Roitt

Fundamentos de Imunologia

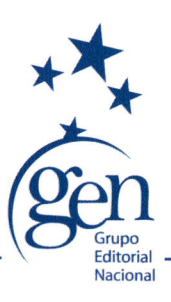

O GEN | Grupo Editorial Nacional – maior plataforma editorial brasileira no segmento científico, técnico e profissional – publica conteúdos nas áreas de ciências da saúde, exatas, humanas, jurídicas e sociais aplicadas, além de prover serviços direcionados à educação continuada e à preparação para concursos.

As editoras que integram o GEN, das mais respeitadas no mercado editorial, construíram catálogos inigualáveis, com obras decisivas para a formação acadêmica e o aperfeiçoamento de várias gerações de profissionais e estudantes, tendo se tornado sinônimo de qualidade e seriedade.

A missão do GEN e dos núcleos de conteúdo que o compõem é prover a melhor informação científica e distribuí-la de maneira flexível e conveniente, a preços justos, gerando benefícios e servindo a autores, docentes, livreiros, funcionários, colaboradores e acionistas.

Nosso comportamento ético incondicional e nossa responsabilidade social e ambiental são reforçados pela natureza educacional de nossa atividade e dão sustentabilidade ao crescimento contínuo e à rentabilidade do grupo.

Roitt Fundamentos de Imunologia

Peter J. Delves
PhD
Division of Infection and Immunity
UCL — Londres, Reino Unido

Seamus J. Martin
PhD, FTCD, MRIA
The Smurfit Institute of Genetics
Trinity College — Dublin, Irlanda

Dennis R. Burton
PhD
Department of Immunology and Microbial Science
The Scripps Research Institute — La Jolla, Califórnia, EUA

Ivan M. Roitt
MA, DSc (Oxon), FRCPath, Hon FRCP (Lond), FRS
Centre for Investigative and Diagnostic Oncology
Middlesex University — Londres, Reino Unido

Revisão Técnica
Arnaldo Feitosa Braga de Andrade
Professor Associado do Departamento de Microbiologia, Imunologia e Parasitologia da Faculdade de Ciências Médicas da Universidade do Estado do Rio de Janeiro (UERJ). Coordenador Geral de Pós-Graduação da Faculdade de Ciências Médicas da UERJ. Pós-Doutorado em Imunologia pela Tufts University, Boston, MA, EUA. Doutor e Mestre em Ciências (Microbiologia) pela Universidade Federal do Rio de Janeiro (UFRJ). Graduado em Medicina pela Universidade Federal do Ceará (UFC).

Tradução
Patricia Lydie Voeux

13ª edição

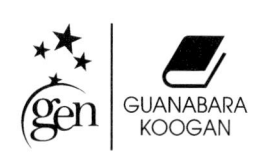

GUANABARA
KOOGAN

- Traduzido de
ROITT'S ESSENTIALS IMMUNOLOGY, THIRTEENTH EDITION
Copyright © 2017 by John Wiley and Sons, Ltd. © 1971, 1974, 1977, 1980, 1984, 1988, 1991, 1994, 1997, 2001, 2006, 2011 by Peter J. Delves, Seamus J. Martin, Dennis R. Burton, Ivan M. Roitt
All Rights Reserved. This translation published under license with the original publisher John Wiley & Sons Inc.
ISBN: 978-1-118-41577-1

- Direitos exclusivos para a língua portuguesa
Copyright © 2018 by
EDITORA GUANABARA KOOGAN LTDA.
Uma editora integrante do GEN | Grupo Editorial Nacional
Travessa do Ouvidor, 11
Rio de Janeiro – RJ – CEP 20040-040
Tels.: (21) 3543-0770/(11) 5080-0770 | Fax: (21) 3543-0896
www.grupogen.com.br | faleconosco@grupogen.com.br

- Capa: Bruno Sales

- Editoração eletrônica: Hera

- Ficha catalográfica

R643
13. ed.

Roitt fundamentos de imunologia / Peter J. Delves ... [et al.] ; tradução Patricia Lydie Voeux ; revisão técnica Arnaldo Feitosa Braga de Andrade . - 13. ed. - [Reimpr.]. - Rio de Janeiro : Guanabara Koogan, 2019.
: il.

Tradução de: Roitt's essentials imunology
ISBN 978-85-277-3349-6

1. Imunologia. 2. Sistema imunológico. I. Voeux, Patricia Lydie. II. Andrade, Arnaldo Feitosa de.

| 18-49248 | CDD: 616.079 |
| | CDU: 612.017 |

Meri Gleice Rodrigues de Souza – Bibliotecária CRB-7/6439

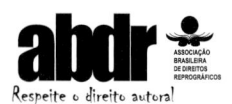

ASSOCIAÇÃO
BRASILEIRA
DE DIREITOS
REPROGRÁFICOS

Respeite o direito autoral

Sobre os autores

Peter J. Delves

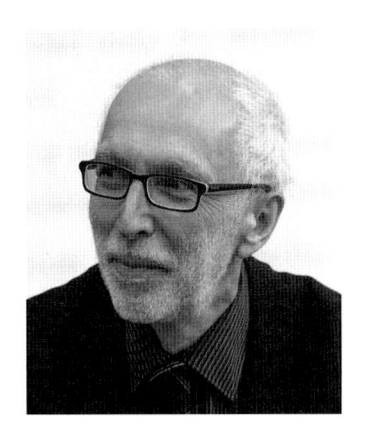

O professor Delves concluiu seu doutorado na University of London em 1986 e leciona Imunologia na University College London (UCL). Suas pesquisas têm como foco os aspectos moleculares do reconhecimento dos antígenos. É autor e editor de vários livros de Imunologia e ensina esta disciplina em diferentes níveis de complexidade.

Seamus J. Martin

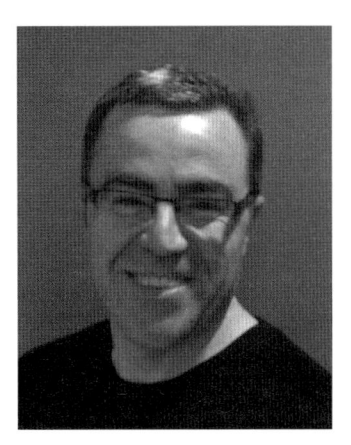

O professor Martin concluiu seu doutorado na National University of Ireland em 1990 e foi pós-doutorando na University College London (com Ivan Roitt) e no The La Jolla Institute for Allergy and Immunology, Califórnia, EUA (com Doug Green). Desde 1999, ocupa a Smurfit Chair of Medical Genetics do Trinity College Dublin e também é diretor pesquisador da Science Foundation Ireland. Suas pesquisas são direcionadas para os vários aspectos da morte celular programada (apoptose) no sistema imune e no câncer, e seus trabalhos nesta área renderam-lhe vários prêmios. Participou como autor de dois livros sobre apoptose e foi eleito como membro da Royal Irish Academy em 2006 e da European Molecular Biology Organisation (EMBO) em 2009.

Dennis R. Burton

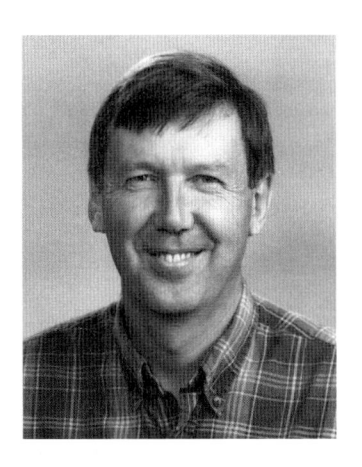

O professor Burton formou-se bacharel em Química na University of Oxford em 1974 e concluiu o doutorado em Bioquímica Médica na University of Lund, na Suécia, em 1978. Tendo trabalhado por um período na University of Sheffield, transferiu-se em 1989 para o Scripps Research Institute em La Jolla, Califórnia, onde é professor de Imunologia e Biologia Molecular. Seu interesse em pesquisa está voltado para anticorpos, respostas humorais aos patógenos e desenvolvimento de vacinas, principalmente em relação ao HIV.

Ivan M. Roitt

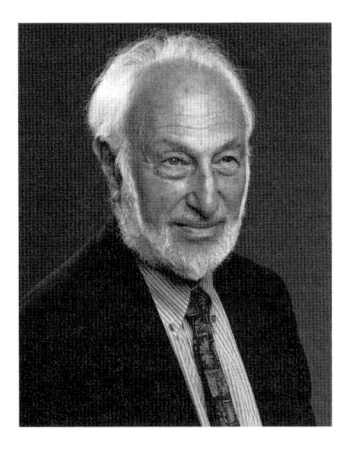

O professor Roitt nasceu em 1927 e realizou seus estudos na King Edward's School, em Birmingham, e no Balliol College, em Oxford. Em 1956, juntamente com Deborah Doniach e Peter Campbell, fez a descoberta clássica dos autoanticorpos contra tireoglobulina na tireoidite de Hashimoto, o que ajudou a fundamentar o conceito geral da relação entre autoimunidade e doenças humanas. Esse trabalho desdobrou-se em um estudo intensivo dos fenômenos autoimunes na anemia perniciosa e na cirrose biliar primária. Em 1983, foi eleito membro da Royal Society, membro honorário do Royal College of Physicians e indicado membro honorário da Royal Society of Medicine. Sua atual pesquisa tem como foco o câncer.

Prefácio

Saudações, prezado leitor! No excitante mundo do progresso científico, a imunologia tem participação proeminente, e nosso intuito foi trazer as últimas descobertas para esta 13ª edição. Os destaques das atualizações incluem:

- Adequação da resposta imune adaptativa aos patógenos, sobretudo na pele por receptores de reconhecimento de padrão
- Novas descobertas sobre a interação entre anticorpos e receptores Fc e a genética das imunoglobulinas
- Controle epigenético da ativação de linfócitos T
- Reconhecimento pelos linfócitos T de antígenos lipídicos e excelentes imagens de alta resolução das interações com outras células do sistema imune
- Ampla discussão sobre os eventos inovadores na biologia das citocinas
- Seção revisada sobre a interação dos anticorpos com proteínas virais
- Avanços recentes na vacinologia, incluindo vacinas com vírus RNA
- Indução de células suprimindo a resposta imune protetora pelos tumores e os recentes avanços da imunoterapia tumoral
- Indução e manutenção da imunossupressão para refrear a rejeição aos enxertos
- Participação dos inflamassomas na doença autoinflamatória.

Nós tentamos manter o estilo informal das edições anteriores, imaginando que os leitores e os autores estão conversando de modo descontraído sobre os temas abordados, e esperamos que isso torne o processo de aprendizagem mais fácil e agradável.

Peter J. Delves
Seamus J. Martin
Dennis R. Burton
Ivan M. Roitt

Agradecimentos

Peter Delves gostaria de agradecer a enorme ajuda fornecida por Biljana Nikolic na orientação pela UCL Division of Infection & Immunity e o intenso suporte de sua esposa Jane e seus filhos Joe, Tom e Jess.

Dennis Burton agradece o financiamento para sua pesquisa do NIH, da Bill and Melinda Gates Foundation, da International AIDS Vaccine Initiative e o Ragon Institute of MGH, MIT e Harvard. Agradeço também à minha esposa, Carole, e aos meus filhos, Damian, Scott e Julia, pelo apoio.

Ivan Roitt é eternamente grato à sua esposa Margaret e à PA Christine.

Abreviaturas

(sc)Fv	Fragmento de ligação de antígeno $V_H + V_L$ (cadeia única)
5HT	5-hidroxitriptamina
AARMD	Agente antirreumático modificador de doença
AAV	Vírus adenoassociado
Ac	Anticorpo
ACh-R	Receptor de acetilcolina
ACT	Transferência adotiva de células
ACTH	Hormônio adrenocorticotrófico
ADA	Adenosina desaminase
ADCC	Citotoxicidade celular dependente de anticorpos
AEP	Asparagina endopeptidase
Ag	Antígeno
AID	Citidina desaminase induzida por ativação
AIDS	Síndrome de imunodeficiência adquirida
AIRE	Regulador autoimune
ALBA	*Addressable laser bead assay*
ANCA	Anticorpos contra citoplasma de neutrófilos
APC	Célula apresentadora de antígeno
AR	Artrite reumatoide
ARRE-1	Elemento responsivo 1 de receptor de antígeno
ARRE-2	Elemento responsivo 2 de receptor de antígeno
ART	Terapia antirretroviral
ASFV	Vírus da febre suína africana
AZT	Zidovudina (3'-azido-3'-desoxitimidina)
BAFF	Fator ativador de células B da família do fator de necrose tumoral
BCG	Forma atenuada do bacilo Calmette-Guérin da tuberculose
BCR	Receptor de células B
BSA	Albumina sérica bovina
Btk	Tirosinoquinase de Bruton
BUDR	Bromodesoxiuridina
C	Complemento
C α(β/γ/δ)	Parte constante da cadeia α (β/γ/δ) do receptor de células T (TCR)
Cadeia J	Cadeia polipeptídica no dímero de IgA e IgM
CALLA	Antígeno comum da leucemia linfoblástica aguda
cAMP	Monofosfato de adenosina cíclico
CCP	Proteína de controle do complemento
CD	Conjunto de diferenciação
CDR	Regiões determinantes de complementaridade da porção variável da imunoglobulina ou do receptor de células T
CEA	Antígeno carcinoembrionário
Célula B	Linfócito que amadurece na medula óssea
Célula T	Linfócito derivado do timo
CFA	Adjuvante completo de Freund
cGMP	Monofosfato de guanosina cíclico
CGS	Cromoglicato sérico
CH(L)	Região constante da cadeia pesada (leve) das imunoglobulinas
ChIP	Imunoprecipitação de cromatina
CHIP	Proteína inibidora da quimiotaxia
CLA	Antígeno cutâneo associado ao linfócito
CLIP	Peptídio de cadeia invariante associado à classe II
CMV	Citomegalovírus
CMVH	Citomegalovírus humano
Cn	Componente "n" do complemento
Cn	Componente "n" ativado do complemento
Cna	Pequeno peptídio derivado de ativação proteolítica de Cn
CpG	Motivo dinucleotídico fosfato de citosina-guanosina
CR(n)	Receptor do componente "n" do complemento
CRP	Proteína C reativa
CSR	Troca recombinante de classe
CTLR	Receptor de lectina do tipo C
DAF	Fator acelerador do decaimento
DAG	Diacilglicerol
DAMP	Padrão molecular associado a risco
DCJv	Doença de Creutzfeldt-Jakob variante
DII	Doença intestinal inflamatória
DMID	Diabetes melito insulinodependente
DNP	Dinitrofenil
DO	Densidade óptica
DTH	Hipersensibilidade do tipo tardio
DTP	Vacina contra difteria, tétano e coqueluche
EAIE	Encefalomielite autoimune (alérgica) experimental
EBV	Vírus Epstein-Barr
EEB	Encefalopatia espongiforme bovina
EET	Encefalopatia espongiforme transmissível
ELISA	Ensaio imunossorvente ligado à enzima
EM	Esclerose múltipla
EF	Eosinófilo
EPE	Exotoxinas piogênicas estreptocócicas
EPO	Eritropoetina
ES	Célula-tronco embrionária
F(ab')2	Fragmento divalente de imunoglobulina que se liga ao antígeno após digestão por pepsina
F(B)	Fator (B etc.)
Fab	Fragmento monovalente de imunoglobulina que se liga ao antígeno após digestão por papaína
FACS	Separador de células ativado por fluorescência
FasL	Ligante de Fas
Fc	Originalmente, fragmento de imunoglobulina que podia ser cristalizado; atualmente, parte não Fab da imunoglobulina

FCT	Fator de célula T
FcgR	Receptor de fragmento Fc da IgG
Flt-3	Tirosinoquinase 3 semelhante a FMS
FR	Fator reumatoide
g.v.h.	Enxerto *versus* hospedeiro
GADS	Protcína adaptadora relacionada com GRB2
G-CSF	Fator estimulador de colônias de granulócitos
GEF	Fatores de troca de nucleotídio guanina
Gene D	Minigene de diversidade que conecta os segmentos V e J para formar a região variável
Gene *J*	Gene que liga o segmento V ou D à região constante
Gene *V*	Gene da região variável para receptor de imunoglobulina ou célula T
GM-CSF	Fator estimulador de colônias de granulócitosmacrófagos
gpn	Glicoproteína com nkDa
GRB2	Proteína 2 de ligação ao receptor de fator do crescimento
GSK3	Glicogênio sintase quinase 3
H-2	Complexo principal de histocompatibilidade do camundongo
H-2D/K/L (A/E)	*Loci* principais para a classe I clássica (classe II) de moléculas MHC murinas
HAMA	Anticorpos humanos contra camundongos
HATA	Anticorpo humano antitoxina
HBsAg	Antígeno de superfície do vírus da hepatite B
HCG	Gonadotrofina coriônica humana
HEL	Lisozima de ovo de galinha
HEV	Endotélio de parede alta de vênula pós-capilar
HIV	Vírus de imunodeficiência humana
HLA	Complexo principal de histocompatibilidade humana
HLA-A/B/C (DP/DQ/DR)	*Loci* principais para a classe I clássica (classe II) de moléculas MHC humanas
HMG	Grupo de alta mobilidade
HPN	Hemoglobinúria paroxística noturna
HRF	Fator de restrição homólogo
HSA	Antígeno termoestável
HSC	Célula-tronco hematopoética
hsp	Proteína do choque térmico
HTLV	Vírus de leucemia de células T humano
H-Y	Antígeno de transplante masculino
ICAM-1	Molécula de adesão intercelular 1
iCn	Componente "n" inativado do complemento
Id (aId)	Idiótipo (anti-idiótipo)
IDC	Células dendríticas interdigitadas
IDO	Indolamina 2,3-dioxigenase
IFNa	Interferona a (também IFNb, IFNg)
IFR	Fator regulado por interferon
Ig	Imunoglobulina
Igα/Igβ	Cadeias peptídicas de membrana associadas a sIg (receptor de célula B)
IgG	Imunoglobulina G (também IgM, IgA, IgD, IgE)
IgIV	Imunoglobulina intravenosa
IgSF	Superfamília de imunoglobulina
IL-1	Interleucina-1 (também IL-2, IL-3 etc.)
ILT	Irradiação linfoide total
iNOS	Sintase do óxido nítrico induzível
IP3	Trifosfato de inositol
ISCOM	Complexo imunoestimulante
ITAM	Motivo de ativação baseado na tirosina do imunorreceptor
ITIM	Motivo de inibição baseado na tirosina do imunorreceptor
JAK	Janus quinases
Ka(d)	Constante de afinidade de associação (dissociação) (geralmente reações Ag-Ac)
kDa	Unidades de massa molecular em quilodáltons
KIR	Receptores *killer* semelhantes à imunoglobulina
KLH	Hemocianina de caracol marinho (*Megathura crenulata*)
LAK	Célula *killer* ativada por linfocina
LAMP	Proteínas de membrana associadas ao lisossomo
LAT	Conexão para ativação de células T
LATS	Estimulador tireóideo de ação prolongada
LBP	Proteína ligadora de LPS
LCMV	Vírus da coriomeningite linfocítica
Le$^{a/b/x}$	Antígenos do grupo sanguíneo de Lewis$^{a/b/x}$
LES	Lúpus eritematoso sistêmico
LFA-1	Antígeno funcional linfocitário 1
LGL	Grande linfócito granular
LHRH	Hormônio liberador do hormônio luteinizante
LIE	Linfócito intraepitelial
LIF	Fator inibidor de leucemia
LLA-T	Leucemia linfoblástica aguda T
LMC	Linfólise mediada por células
LPS	Lipopolissacarídio (endotoxina)
LRR	Repetição rica em leucina
LT(B)	Leucotrieno (B etc.)
mAb	Anticorpo monoclonal
MAC	Complexo de ataque à membrana
MadCAM	Molécula de adesão celular da mucosa (adressina)
MALT	Tecido linfoide associado à mucosa
MAM	Mitógeno de *Mycoplasma arthritidis*
MAP	quinase Proteinoquinase ativada por mitógeno
MAPKKK	Multiproteinoquinase ativada por mitógeno
MBG	Membrana basal glomerular
MBL	Lcctina ligadora dc manose
MBP	Proteína básica principal de eosinófilos (também denominada proteína básica mielínica)
MCP	Proteína cofator de membrana (regulação de complemento)
MCP-1	Proteína quimiotática 1 de monócitos
M-CSF	Fator estimulador de colônias de macrófagos
MDP	Muramil dipeptídio
ME	Microscópio eletrônico
MHC	Complexo principal de histocompatibilidade

MICA	Cadeia A relacionada com MHC classe I
MIDAS	Local de adesão dependente de íons metálicos
MIF	Fator inibidor da migração de macrófagos
MIIC	Compartimentos enriquecidos de MHC classe II
MLA	Monofosforil lipídio A
MLR	Reação linfocitária mista
MMTV	Vírus de tumor mamário de camundongo
MO	Medula óssea
MRSA	*Staphylococcus aureus* resistente a meticilina
MSC	Célula-tronco mesenquimatosa
MSH	Hormônio estimulador de melanócitos
MTP	Proteína microssômica de transporte de triglicerídios
MuLV	Vírus da leucemia murina
MF	Macrófago
NADP	Nicotinamida adenina dinucleotídio fosfato
NAP	Peptídio ativador de neutrófilos
NBT	Nitroazul de tetrazólio
NCF	Fator quimiotático de neutrófilos
NFAT	Fator nuclear de células T ativadas
NFkB	Fator de transcrição nuclear
NK	Células natural killer
NLR	Receptor NOD (nod-like receptor)
NOD	Camundongo diabético não obeso
NO.	Óxido nítrico
NZB	Camundongo negro da Nova Zelândia
NZB × W	Camundongo negro da Nova Zelândia × híbrido branco F1 da Nova Zelândia
.O$_2$	Ânion superóxido
ORF	Estrutura de leitura aberta
OS	Cepa de frangos obesos
Ova	Ovalbumina
PAF(-R)	(Receptor) de fator ativador de plaquetas
PAGE	Eletroforese em gel de poliacrilamida
PAMP	Padrão molecular associado ao patógeno
PCA	Anafilaxia cutânea passiva
PCR	Reação da cadeia da polimerase
PERV	Retrovírus endógenos de porco
PG(E)	Prostaglandina (E etc.)
PHA	Fitoemaglutinina
phox	Fagócito oxidase
PI3K	Fosfatidilinositol 3-quinase
PIAS	Proteína inibidora de STAT ativado
pIgR	Receptor de Ig polimérica
PIP2	Fosfatidilinositol difosfato
PKC	Proteinoquinase C
PKR	Proteinoquinase dependente de RNA
PLC	Fosfolipase C
PLCγ2	Fosfolipase Cγ2
PMN	Neutrófilo polimorfonuclear
PPD	Derivado proteico purificado do Mycobacterium tuberculosis
PRR	Receptores de reconhecimento de padrão
PTFE	Politetrafluoroetileno
PTI	Púrpura trombocitopênica idiopática
PTK	Proteína tirosinoquinase

PWM	Mitógeno da erva-dos-cancros (*Phytolacca americana*)
RANTES	Regulado por meio de ativação de quimiocina expressa e secretada por célula T normal
RAST	Teste radioalergossorvente
RE	Retículo endoplasmático
RH	Resposta de hipersensibilidade
Rh(D)	Grupo sanguíneo *rhesus* (D)
RIP	Promotor de insulina de rato
RLR	Receptor helicase semelhante a RIG
RNAi	Interferência no RNA
ROI	Intermediários de oxigênio reativos
RSA	Resistência sistêmica adquirida
RSS	Sequência de sinal de recombinação
SAP	Amiloide sérico P
SAP	Proteína ativadora de esfingolipídio
SARS	Síndrome respiratória aguda grave
SARS-CoV	Coronavírus associado à SARS
SC	Componente secretor da Ig
SCF	Fator de célula-tronco
scFv	Fragmento da região variável de cadeia única do anticorpo (V$_H$ + V$_L$ unidas por um ligante flexível)
SCID	Imunodeficiência combinada grave
SDF	Fator derivado do estroma
SDS	Dodecil sulfato de sódio
SDS-PAGE	Eletroforese em gel de poliacrilamida-dodecil sulfato de sódio
SEA (B etc.)	Enterotoxina A de *Staphylococcus aureus* (enterotoxina B etc.)
SEREX	Análise sorológica de bibliotecas de expressão de cDNA recombinante
sIg	Imunoglobulina de superfície
siRNA	RNA de interferência curto
SIV	Vírus da imunodeficiência de símios
SLIT	Imunoterapia alergênica por via sublingual
SLP76	Domínio SH2 (com 76 kDa) contendo proteína de leucócito
SOCs	Supressor de sinalização de citocina
SRID	Imunodifusão radial simples
SSA	Superantígeno estreptocócico
STAT	Transdutor de sinal e ativador de transcrição
TACI	Interagente de ativador transmembrana e modulador de cálcio e ligante de ciclofilina [CAML]
TAP	Transportador associado ao processamento de antígeno
TB	Tuberculose
Tc	Célula T citotóxica
TCR1(2)	Receptor de células T com cadeias γ/δ (com cadeias α/β)
TdT	Desoxinucleotidil transferase terminal
TFM	Tubo fotomultiplicador
TG-A-L	Polilisina com cadeias laterais polialanil com ligações aleatórias com tirosina e ácido glutâmico
TGFβ	Fator transformador do crescimento-β

Th(1/2/3/9/17)	Células T auxiliares (subpopulação 1, 2, 3, 9 ou 17)
THF	Fator tumoral tímico
Thp	Precursor de célula T auxiliar
TLR	Receptores *Toll-like*
TM	Transmembrana
TNF	Fator de necrose tumoral
TNP	Trinitrofenol
TPO	Trombopoetina
Treg	Célula T reguladora
Ts	Célula T supressora
TSAb	Anticorpos tireoestimulantes
TSH(R)	Hormônio tireoestimulante (receptor)
TSLP	Linfopoetina do estroma tímico
TSST	Toxina da síndrome do choque tóxico
TUNEL	Marcação terminal de dUTP (desoxiuridina trifosfato) mediada por TdT

VCAM	Molécula de adesão da célula vascular
VCP	Proteína contendo valosina
VEGF	Fator de crescimento da célula endotelial vascular
VH	Parte variável da cadeia pesada da Ig
VIMP	Proteína de membrana que interage com VCP
VIP	Peptídio intestinal vasoativo
VL	Parte variável da cadeia leve da Ig
VLA	Antígeno muito tardio
VLP	Partícula semelhante a vírus
VNTR	Número variável de repetições seriadas
VP1	Peptídio 1 vírus-específico
$V\alpha(\beta/\gamma/\delta)$	Parte variável da cadeia $\alpha(\beta/\gamma/\delta)$ do TCR
$V_{\kappa/\lambda}$	Parte variável da cadeia leve κ/λ
XL	Ligado ao X
ZAP-70	Proteína de 70 kDa associada à cadeia zero

Como usar este livro

Bem-vindo à nova edição do *Roitt | Fundamentos de Imunologia*. Nesta página, você saberá como aproveitar ao máximo todos os recursos de aprendizagem disponíveis neste livro.

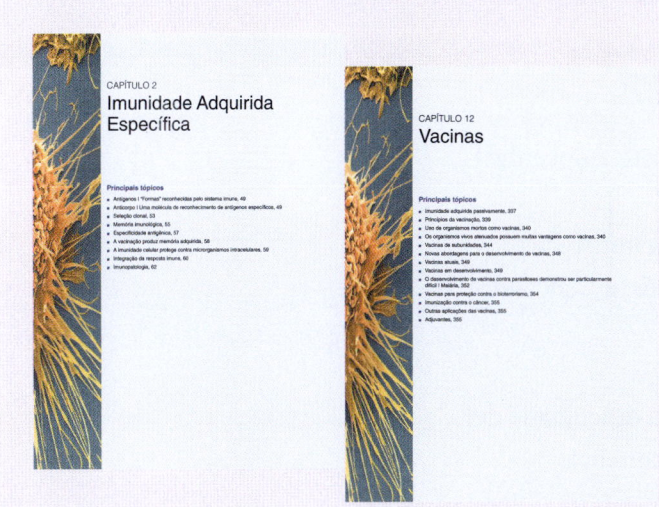

Cada capítulo tem sua própria página de abertura, com tópicos principais contidos no capítulo.

Ao longo do texto, você encontrará quadros com Marcos históricos, indicados pelo ícone ao lado, que apresentam avanços fundamentais para a Imunologia.

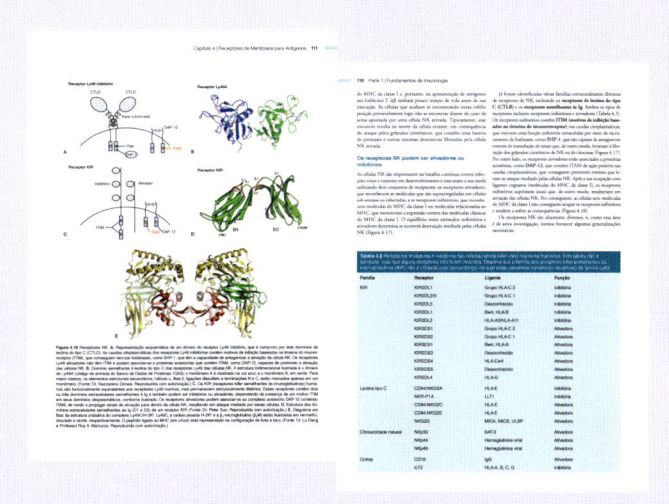

O livro-texto está repleto de fotografias, tabelas e ilustrações para melhor visualização e compreensão do conteúdo.

Guia para o leitor

Em todas as ilustrações, foram usadas formas padronizadas para as células e as vias que mais se repetem. A legenda a seguir apresenta o significado de cada forma.

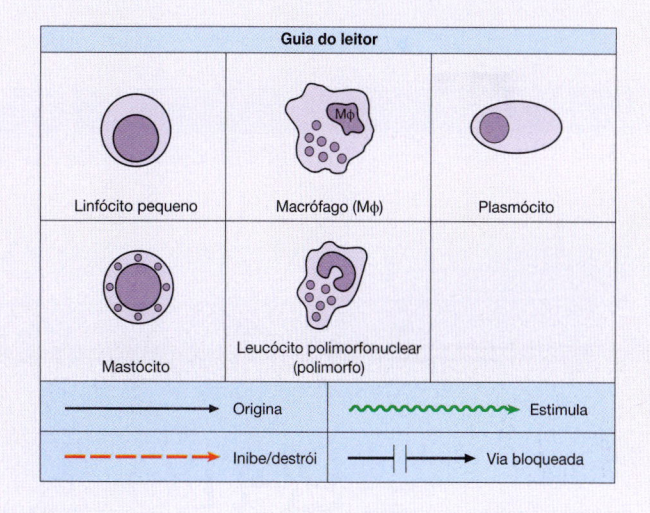

RESUMO

Reconhecimento pelos anticorpos

- Os anticorpos reconhecem formatos moleculares (epítopos) nos antígenos
- Os epítopos proteicos são, em sua maioria, descontínuos, envolvendo resíduos fundamentais de diferentes partes da sequência linear da proteína, embora alguns sejam contínuos e possam ser reproduzidos por peptídios lineares
- O sítio de combinação do anticorpo forma uma superfície complementar com o epítopo do antígeno e envolve, em grande parte, as CDR do anticorpo
- Os sítios de combinação do anticorpo apresentam numerosos formatos e dimensões; os anticorpos contra proteínas tendem a apresentar superfícies de reconhecimento mais extensas do que os anticorpos dirigidos contra carboidratos ou peptídios, que têm maior tendência a envolver sulcos ou bolsas

- Algumas vezes, tanto o anticorpo quanto o antígeno podem sofrer modificações locais de conformação para permitir a ocorrência de interação.

Estimulação da síntese de anticorpos

- A antigenicidade (a capacidade de um antígeno de ser reconhecido por anticorpos) pode ser diferenciada da imunogenicidade (a capacidade de um antígeno [imunógeno] de estimular a produção de anticorpos quando utilizado para imunizar um animal
- As pequenas moléculas de haptenos só estimulam a produção de anticorpos quando ligados a uma molécula carreadora proteica
- Determinados epítopos, habitualmente os que apresentam maior acessibilidade na superfície da proteína (p. ex., alças), desencadeiam respostas humorais mais intensas do que outros

Esperamos que faça uma boa leitura. Boa sorte em seus estudos!

Ao final de cada capítulo, há um resumo para estudo e revisão.

Material Suplementar

Este livro conta com os seguintes materiais suplementares:

- Questões de múltipla escolha
- Capítulo *online*: Métodos Imunológicos e suas Aplicações
- Ilustrações da obra em formato de apresentação (restrito a docentes).

O acesso ao material suplementar é gratuito. Basta que o leitor se cadastre e faça seu *login* em nosso *site* (www.grupogen.com.br), clicando em *GEN-IO* no *menu* superior do lado direito.

É rápido e fácil. Caso haja alguma mudança no sistema ou dificuldade de acesso, entre em contato conosco (gendigital@grupogen.com.br).

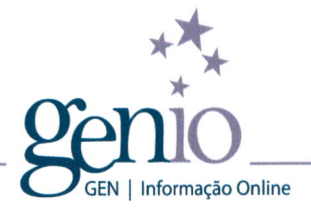

GEN-IO (GEN | Informação Online) é o ambiente virtual de aprendizagem do GEN | Grupo Editorial Nacional, maior conglomerado brasileiro de editoras do ramo científico-técnico-profissional, composto por Guanabara Koogan, Santos, Roca, AC Farmacêutica, Forense, Método, Atlas, LTC, E.P.U. e Forense Universitária. Os materiais suplementares ficam disponíveis para acesso durante a vigência das edições atuais dos livros a que eles correspondem.

Sumário

Roitt Fundamentos de Imunologia

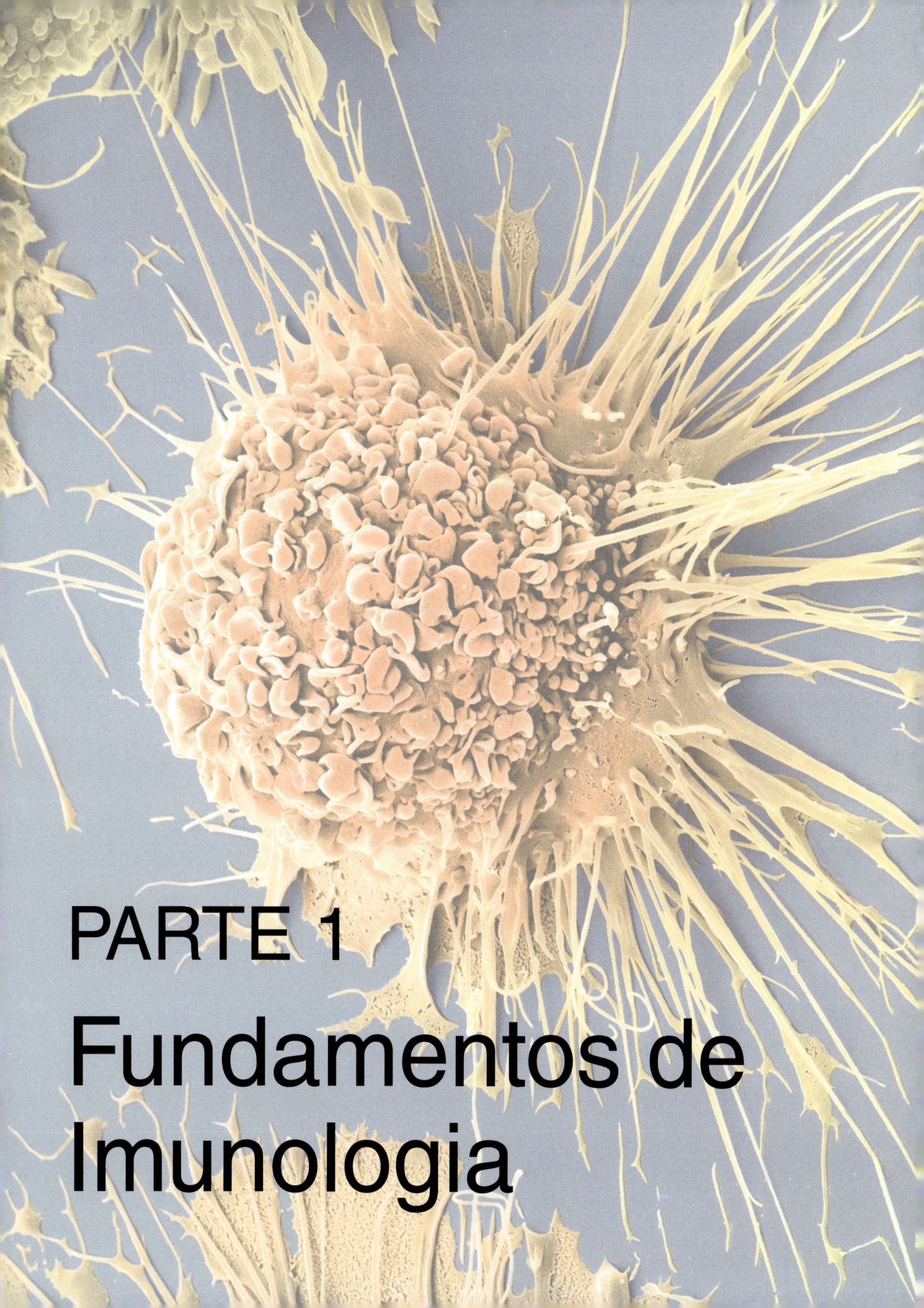

PARTE 1
Fundamentos de Imunologia

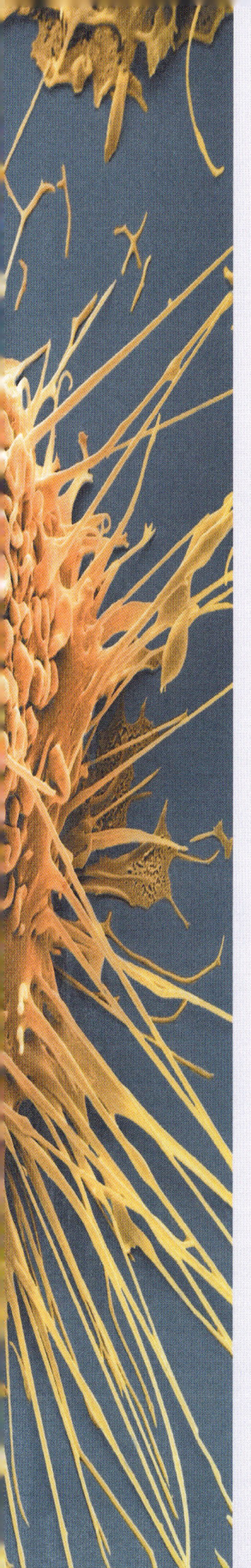

CAPÍTULO 1
Imunidade Inata

Principais tópicos

Introdução

Vivemos em um mundo potencialmente hostil, habitado por uma gama desconcertante de agentes infecciosos (Figura 1.1) de diversos formatos, tamanhos, composição e caráter destrutivo, que ficariam muito felizes em nos utilizar como santuários ricos para a propagação de seus "genes egoístas", caso não tivéssemos também desenvolvido vários mecanismos de defesa, dotados, no mínimo, de efetividade e engenhosidade equivalentes (exceto no caso de muitas parasitoses, nas quais a situação é mais bem descrita como uma trégua insegura e, com frequência, insatisfatória). Esses mecanismos de defesa conseguem estabelecer um estado de imunidade contra as infecções (do latim, *immunitas,* livre de) e sua atuação fornece a base para a maravilhosa disciplina conhecida como "imunologia".

Além de fatores constitucionais ainda pouco elucidados, que tornam uma espécie inatamente suscetível e outra resistente a determinadas infecções, diversos sistemas antimicrobianos relativamente inespecíficos, embora altamente efetivos (p. ex., fagocitose, produção de peptídios antimicrobianos e espécies reativas de oxigênio) foram reconhecidos como **inatos**, ou seja, não são afetados por contato prévio com o agente infeccioso e atuam de modo imediato se encontrarem qualquer elemento que o sistema imune considere indesejável. Iremos descrever esses sistemas e examinar como, no estado de **imunidade adaptativa**, sua efetividade pode ser acentuadamente aumentada por adaptação específica da resposta aos invasores microbianos.

Como saber quando desencadear uma resposta imune

A capacidade de reconhecer e de responder a entidades estranhas é fundamental para a ação do sistema imune

O sistema imune dos vertebrados é um conglomerado de células e moléculas, que cooperam para nos proteger de agentes infecciosos, além de proporcionar um sistema de vigilância para monitorar a integridade dos tecidos do hospedeiro. Embora, como veremos adiante, o sistema imune seja muito sofisticado, sua função pode ser resumida a duas funções básicas: o **reconhecimento** de substâncias estranhas e microrganismos que penetraram em nossas defesas externas (*i. e.*, o epitélio da pele e a mucosa do intestino e dos sistemas genital e respiratório) e a **eliminação** desses agentes por um conjunto diversificado de células e moléculas, que atuam em conjunto para neutralizar a ameaça potencial. Por conseguinte, uma das funções fundamentais do sistema imune é determinar a diferença entre o que é estranho (o que os imunologistas frequentemente chamam de "não próprio") e o que existe normalmente no corpo (*i. e.*, o próprio). Assim, as células e as moléculas que constituem o sistema imune inato têm como missão detectar determinados **padrões moleculares**, que estão tipicamente associados a agentes infecciosos (Figura 1.2). Charlie Janeway deu a essas moléculas o nome de **padrões moleculares associados a patógenos** (PAMP; do inglês, *pathogen-associated molecular patterns*), e são essas estruturas que desencadeiam a ativação do sistema imune inato.

Além das funções fundamentais de reconhecimento e eliminação de agentes infecciosos, é também de grande utilidade ser capaz de aprender a partir dos encontros com patógenos e de manter uma reserva de células capazes de responder rapidamente a uma nova infecção por um micróbio anteriormente encontrado. Isso torna possível desferir um golpe decisivo que acaba com uma infecção incipiente antes de ela até mesmo ter começado. Felizmente, nosso sistema imune também adquiriu essa capacidade, na qual se destaca o **sistema imune adaptativo**, e essa propriedade é denominada **memória imunológica**.

As respostas imunes precisam ser proporcionais à ameaça infecciosa

Uma vez estabelecida a importância fundamental do reconhecimento, da eliminação e da memória de agentes infecciosos para a atuação de um sistema imune efetivo, existe outro fator importante, a **proporcionalidade**, que é essencial para assegurar que tudo proceda sem dificuldade, e que o sistema imune não perca

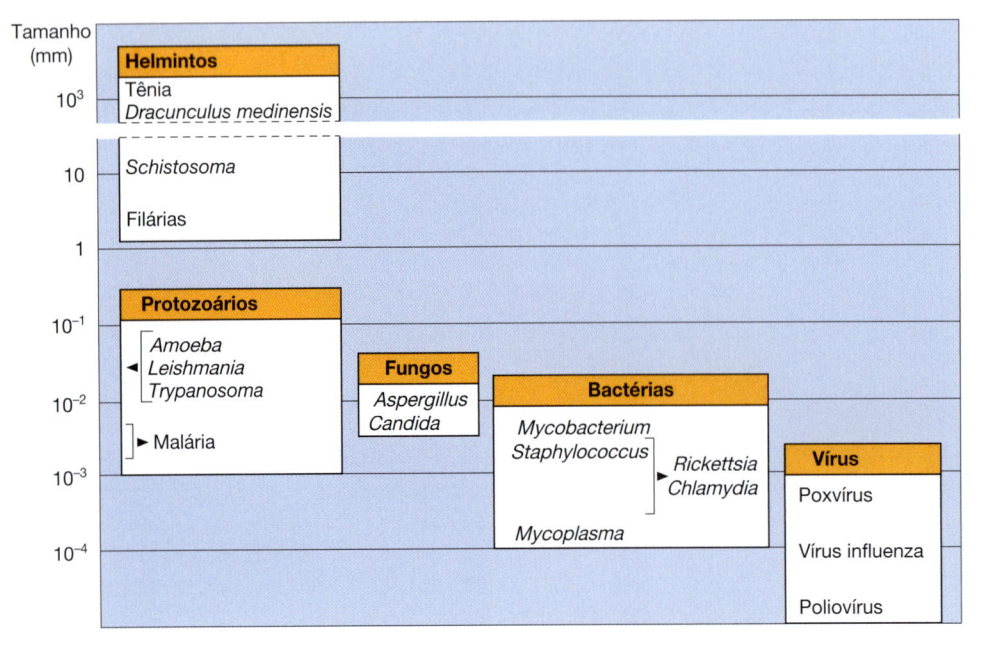

Figura 1.1 A imensa variedade de agentes infecciosos que enfrentam o sistema imune. Embora normalmente não sejam classificados como bactérias, em virtude da ausência de parede celular, os micoplasmas estão incluídos entre elas por conveniência. Os fungos adotam numerosas formas, e são apresentados valores aproximados de algumas das menores formas existentes. Os *colchetes com ponta de seta* para a direita indicam a variedade de tamanhos observados para o(s) microrganismo(s); os *colchetes com ponta de seta* para a esquerda indicam a lista de microrganismos com tamanho definido.

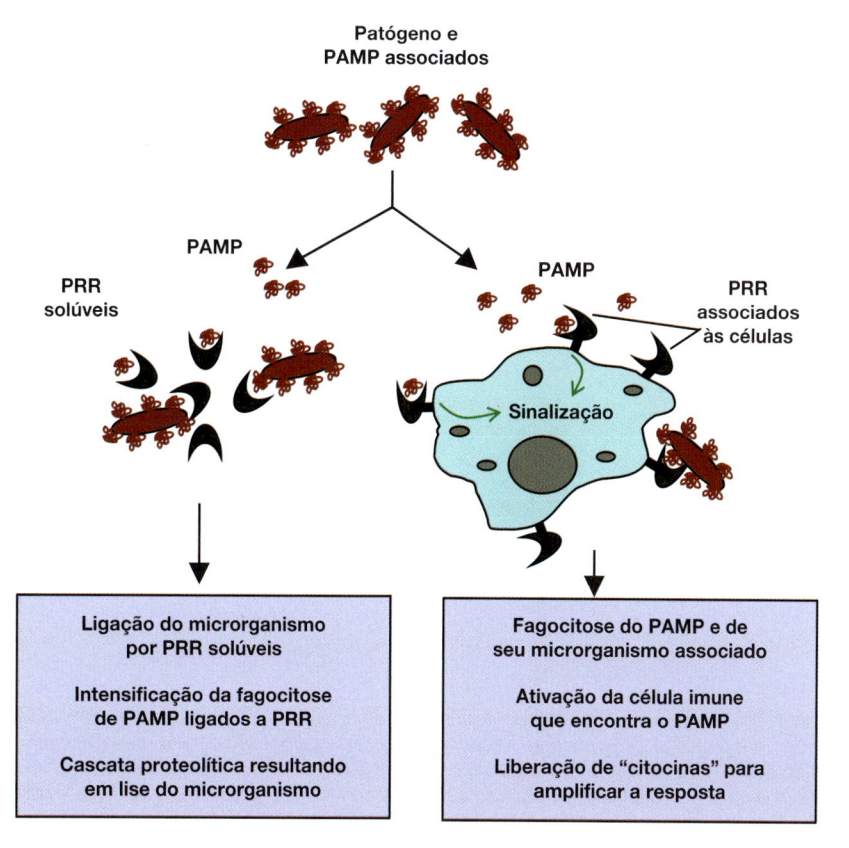

Figura 1.2 Os receptores de reconhecimento de padrões (PRR) detectam padrões moleculares associados a patógenos (PAMP) e desencadeiam respostas imunes. Os PRR podem ser solúveis ou associados às células e são capazes de desencadear vários tipos de resposta quando encontram seus ligantes apropriados.

de vista o seu propósito. Isso porque, como veremos adiante, o sistema imune é capaz de mobilizar vários mecanismos de defesa, cada um deles com seu próprio risco de dano colateral, que algumas vezes pode ser tão deletério quanto a própria infecção. Em casos extremos, a resposta imune pode ser muito mais destrutiva do que o agente que a desencadeou (o que está na base da alergia), e, em algumas situações, esse processo pode levar a um estado duradouro de **ativação imune crônica**, em que o sistema imune não diferencia o que é próprio e o que é não próprio e produz respostas duradouras contra seus próprios tecidos (a chamada autoimunidade). Por conseguinte, é preciso conduzir uma análise de custo-benefício durante os estágios iniciais de uma infecção para verificar a natureza da infecção, o seu nível e se o agente infeccioso está comprometendo a função tecidual (p. ex., desencadeando a morte celular).

Por esses motivos, existem diversos mecanismos de **imunorregulação** para assegurar que as respostas imunes sejam proporcionais ao nível de ameaça representado por um agente infeccioso específico, bem como para garantir que as respostas imunes não sejam dirigidas contra o próprio, e que as respostas direcionadas contra o não próprio sejam interrompidas após a eliminação bem-sucedida do agente infeccioso do corpo. Os mecanismos imunorreguladores (ou **pontos de controle imunes**) estabelecem limiares para a mobilização de respostas imunes e são de importância vital para a atuação apropriada do sistema imune. Como veremos em capítulos posteriores, muitas doenças são causadas por falha dos pontos de controle imunes, resultando em condições como artrite reumatoide, doença de Crohn e até mesmo câncer.

A lesão dos tecidos também pode desencadear resposta imune

Além da infecção, há reconhecimento crescente de que a lesão dos tecidos, que leva à morte celular não fisiológica, também pode ativar o sistema imune (Figura 1.3). Nessa situação, as moléculas que ativam o sistema imune originam-se do próprio organismo, porém normalmente não são encontradas no espaço extracelular, ou em determinado compartimento celular (p. ex., quando ocorre liberação de DNA mitocondrial no citoplasma). Essas moléculas, para as quais Polly Matzinger criou o termo **sinais de perigo**, estão normalmente sequestradas com segurança dentro de células e organelas saudáveis, e só escapam quando uma célula morre em consequência de um processo descontrolado de morte celular, denominada **necrose**. A necrose é causada tipicamente por traumatismo tecidual, queimaduras, determinadas toxinas e outros estímulos não fisiológicos e caracteriza-se por rápido intumescimento e ruptura das membranas plasmáticas das células lesionadas. Isso resulta em liberação de numerosos componentes celulares, que normalmente não escapam das células saudáveis ou de suas organelas.

A identidade precisa das moléculas que atuam como sinais de perigo – hoje mais comumente conhecidos como **padrões moleculares associados a perigo** (**DAMP**; do inglês, *danger-associated molecular patterns*) ou alarminas – constitui atualmente uma área de intensa pesquisa; entretanto, moléculas como HMGB1, uma proteína ligadora de cromatina, bem como as proteínas mensageiras imunológicas, a interleucina-1α (IL-1α) e a IL-33 representam boas candidatas. Pode parecer surpreendente que o sistema imune também possa ser ativado por moléculas

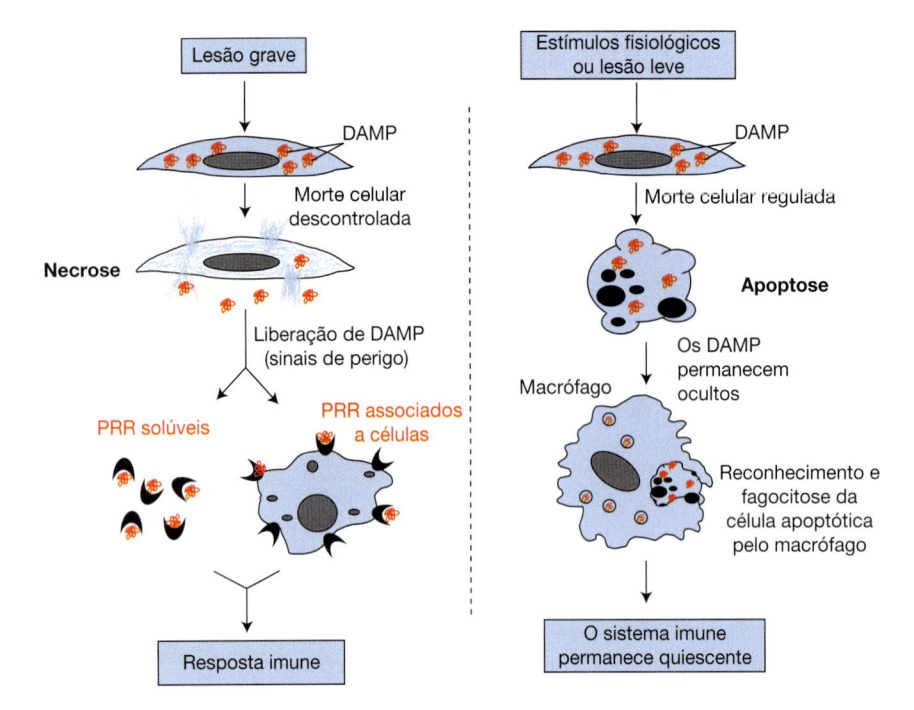

Figura 1.3 As células necróticas liberam padrões moleculares associados a perigo (DAMP), enquanto as células apoptóticas tipicamente não o fazem. Os estímulos que induzem o processo de necrose frequentemente provocam lesão celular grave, levando à rápida ruptura da célula, com consequente liberação de DAMP intracelulares. Em seguida, os DAMP podem recrutar células do sistema imune e promover inflamação. Por outro lado, como os estímulos que desencadeiam a apoptose são tipicamente fisiológicos e relativamente leves, as células apoptóticas não se rompem, e a sua remoção é coordenada por macrófagos e por outras células do sistema imune inato, antes que possa ocorrer a liberação de DAMP. Por isso, a apoptose não está tipicamente associada à ativação do sistema imune.

derivadas do próprio organismo; entretanto, isso faz sentido quando se considera que os eventos que levam à morte celular por necrose são, com frequência, rapidamente seguidos ou acompanhados por infecção. Além disso, se um patógeno conseguir escapar da detecção direta pelo sistema imune, a sua presença será traída caso provoque necrose do tecido que ele invadiu.

Antes de prosseguir, convém assinalar também a existência de outro mecanismo de morte celular que ocorre com frequência no corpo, que é natural e rigorosamente controlado, e que não está associado à ruptura da membrana plasmática nem à liberação do conteúdo intracelular. Esse mecanismo de morte celular, denominado **apoptose**, está sob controle molecular complexo e é utilizado para eliminar as células que alcançaram o final de seu ciclo de vida natural. As células apoptóticas não ativam o sistema imune, visto que as células que morrem dessa maneira exibem moléculas em suas membranas plasmáticas (p. ex., fosfatidilserina) que as marcam para remoção por fagocitose, antes que possam sofrer ruptura e liberar seu conteúdo intracelular. Dessa maneira, os DAMP permanecem ocultos durante a apoptose, e essas células não ativam o sistema imune (Figura 1.3).

Receptores de reconhecimento de padrões detectam o não próprio

Receptores de reconhecimento de padrões disparam o alarme

Para identificar agentes microbianos potencialmente perigosos, nosso sistema imune precisa ser capaz de discriminar entre "o que é próprio não infeccioso e o que é não próprio infeccioso", como tão bem descreveu Janeway. O reconhecimento de entidades não próprias é

obtido por meio de um conjunto de **receptores e proteínas de reconhecimento de padrões** (coletivamente denominados moléculas de reconhecimento de padrões), que evoluíram para detectar componentes conservados (*i. e.*, não propensos a mutações) dos micróbios que normalmente não são encontrados no corpo (*i. e.*, PAMP).

Na prática, os PAMP podem ser qualquer elemento, desde carboidratos, que normalmente não ficam expostos nos vertebrados, proteínas apenas encontradas em bactérias, como a flagelina (um componente do flagelo das bactérias utilizado para natação), até RNA de fita dupla, que é característico dos vírus de RNA, bem como muitas outras moléculas que denunciam a presença de agentes microbianos. A regra fundamental é que um **PAMP normalmente não é encontrado no corpo, porém constitui uma característica comum e invariante de muitos micróbios frequentemente encontrados.** As moléculas de reconhecimento de padrões também parecem estar envolvidas no reconhecimento de DAMP liberados pelas células necróticas.

Com o contato de uma ou mais dessas moléculas de reconhecimento de padrões com um PAMP ou um DAMP apropriado, ocorre uma resposta imune (Figura 1.2). Felizmente, dispomos de muitos mecanismos para enfrentar uma infecção iminente, e, na verdade, a eficiência do nosso sistema imune é atestada pelo fato de que passamos a maior parte de nossas vidas relativamente livres de doenças infecciosas.

Várias respostas podem ocorrer após o reconhecimento de padrões

Uma maneira de lidar com intrusos indesejáveis envolve a ligação de moléculas de reconhecimento de padrões solúveis (humorais), como o **complemento** (uma cascata de enzimas que será descrita mais adiante, neste capítulo), **lectina ligadora de manose**, **proteína C reativa** ou **lisozima**, ao agente infeccioso. A ligação de moléculas de reconhecimento de padrões solúveis a um patógeno tem diversos desfechos (Figura 1.2).

Em primeiro lugar, essa ligação pode acarretar diretamente a **destruição do patógeno** por meio de destruição dos constituintes da parede celular microbiana e formação de brechas na membrana plasmática, em consequência das ações dessas proteínas. Em segundo lugar, os fatores humorais também são peritos em recobrir os microrganismos (um processo denominado **opsonização**), o que aumenta bastante sua captação por **fagocitose** e destruição subsequente por células fagocíticas.

Outros PRR estão associados às células, e a ocupação desses receptores também pode levar à **fagocitose** do microrganismo, seguida de sua destruição dentro das vesículas fagocíticas. Igualmente importante é o fato de que a ligação do PRR celular também resulta na ativação de vias de transdução de sinais, que intensificam acentuadamente as **funções efetoras** das células que possuem esses receptores (como aumento da tendência à fagocitose ou produção de proteínas antimicrobianas) e que também culminam na liberação de proteínas mensageiras solúveis (**citocinas, quimiocinas** e outras moléculas), que mobilizam outros componentes do sistema imune. A ocupação dos PRR nas células efetoras também pode resultar em **diferenciação** dessas células em um estado mais maduro, possibilitando o desempenho de funções especializadas dessas células. Posteriormente, iremos fornecer um exemplo muito importante desse processo quando considerarmos a maturação das células dendríticas, que é iniciada em consequência da ligação dos receptores PRR nessas células aos PAMP microbianos. Por conseguinte, o reconhecimento de padrões de um patógeno por PRR solúveis ou associados às células pode resultar em:

- Lise direta do patógeno
- Opsonização, seguida por fagocitose
- Fagocitose direta por meio de PRR associado às células
- Intensificação das funções das células fagocitárias
- Produção de proteínas antimicrobianas
- Produção de citocinas e quimiocinas
- Diferenciação de células efetoras em um estado mais ativo.

Existem várias classes de receptores de reconhecimento de padrões

Como será comentado adiante neste capítulo, existem várias classes diferentes de PRR associados às células (receptores *Toll-like* [TLR], receptores de lectina do tipo C [CTLR], receptores NOD-*like* [NLR], receptores RIG-*like* [RLR], entre outros), e é a ligação de uma ou mais das diferentes categorias de receptores que não apenas possibilita a **detecção de infecção**, mas também transmite a informação sobre o **tipo** de infecção (por levedura, bactéria ou vírus) e a sua **localização** (extracelular, endossômica ou citoplasmática). Na prática, a maioria dos patógenos tende a se ligar simultaneamente a vários desses receptores, o que acrescenta outro nível de complexidade à sinalização que pode ser gerada por meio da ligação desses receptores. Por sua vez, isso possibilita **adaptação individualizada da resposta imune subsequente** às vulnerabilidades singulares do patógeno que disparou o alarme.

As células do sistema imune liberam proteínas mensageiras que moldam e amplificam as respostas imunes

Uma característica importante do sistema imune é a capacidade de suas células de se comunicar entre si quando encontram determinado patógeno, de modo a iniciar a resposta mais apropriada. Como veremos adiante, existem numerosas "graduações" das defesas imunológicas, cada uma delas com o seu próprio arsenal específico de armas, e é crucial que uma resposta ponderada e apropriada seja desencadeada contra uma ameaça específica. A importância desse aspecto é que, como já mencionado, muitas das armas utilizadas durante uma resposta imune são destrutivas e têm o potencial de provocar danos colaterais. Além disso, o desencadeamento e a escalada de uma resposta imune estão associados a um custo metabólico significativo para o organismo (devido à necessidade de produzir numerosas proteínas e células novas). Por conseguinte, a comunicação entre os diferentes batalhões imunes é fundamental para que seja iniciada a resposta correta e proporcional ao agente específico que a desencadeou. Embora as células do sistema imune sejam capazes de liberar um grande número de moléculas biologicamente ativas com diversas funções, duas categorias importantes de proteínas – as **citocinas** e as **quimiocinas** – desempenham funções particularmente importantes na elaboração e no escalonamento das respostas imunes.

As citocinas constituem um grupo diverso de proteínas, que exercem **efeitos pleiotrópicos**, incluindo a capacidade de ativar outras células, **induzir a diferenciação** em subgrupos específicos de células efetoras e potencializar a atividade microbicida (Figura 1.4). As citocinas são liberadas comumente por células do sistema imune em resposta aos PAMP e DAMP, modificando o **estado de ativação** e o **comportamento** de outras células, de modo a incentivá-las a participar da luta. As quimiocinas também são liberadas com o encontro dos PAMP/DAMP e tipicamente atuam como **fatores quimiotáticos**, ajudando a formar uma trilha que irá orientar outras células do sistema imune até o local de infecção ou lesão tecidual. Ambos os tipos de proteínas mensageiras

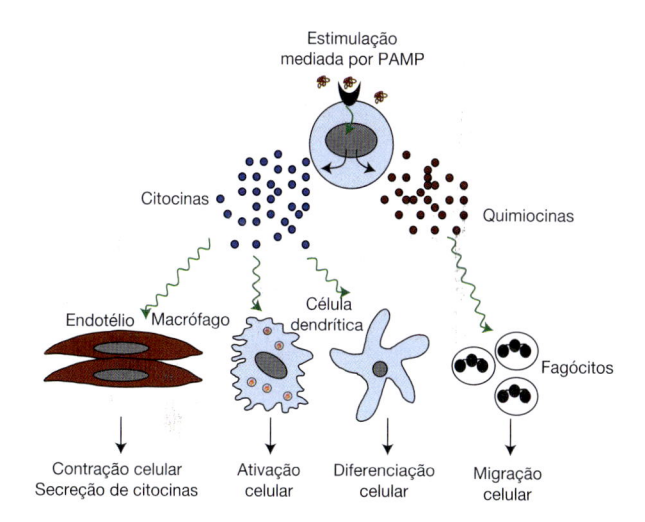

Figura 1.4 As citocinas e as quimiocinas podem exercer efeitos pleiotrópicos. A estimulação das células do sistema imune inato frequentemente resulta na produção de citocinas e quimiocinas inflamatórias, que desencadeiam respostas de outros tipos de células, conforme ilustrado. Observe que não são mostrados todos os efeitos das quimiocinas e das citocinas.

atuam por difusão a partir das células que as secretam e ligação a células equipadas com os receptores de membrana plasmática apropriados para receber esses sinais.

As interleucinas constituem importante classe de citocinas

Um grupo particularmente importante de citocinas no contexto da sinalização imune é a família das interleucinas (IL), que tem mais de 40 membros identificados, numerados pela ordem de sua descoberta. Assim, temos as IL-1, IL-2, IL-3, IL-4 etc. Por definição, as interleucinas são citocinas que emitem sinais entre membros da família dos leucócitos. Entretanto, essas moléculas frequentemente exercem efeitos sobre outros tecidos que o sistema imune precisa recrutar durante as fases iniciais da resposta imune. Por conseguinte, embora as **interleucinas sejam principalmente envolvidas na comunicação entre células imunes**, essas citocinas também exercem efeitos profundos sobre as células endoteliais que revestem os capilares sanguíneos, sobre os hepatócitos no fígado, as células epiteliais, as células-tronco da medula óssea, os fibroblastos e até mesmo os neurônios no sistema nervoso central. É também importante assinalar **que a mesma interleucina consegue provocar desfechos funcionais diferentes**, dependendo do tipo de célula que estabelece contato com ela; trata-se simplesmente de moléculas "acionadoras", que são capazes de ativar ou desativar diferentes funções nas células que encontram. A função que é ativada ou desativada irá depender da célula-alvo e dos outros sinais de citocinas que essa célula esteja recebendo em série. Por conseguinte, assim como integramos numerosas fontes diferentes de informação (p. ex., de colegas, amigos, da família, de jornais, TV, rádio, livros, *websites*, mídia social etc.) em nossa vida diária, que podem influenciar as decisões que tomamos, **as células também integram múltiplas fontes de informações das citocinas para tomar decisões** sobre a necessidade de sofrer divisão, iniciar a fagocitose, expressar novos produtos gênicos, diferenciar-se, migrar ou até mesmo morrer. O Capítulo 8 irá discutir de modo detalhado as citocinas, as quimiocinas e seus respectivos receptores.

As respostas imunes são adaptadas para tipos específicos de infecção

Nem todos os patógenos são iguais

Em breve serão descritos os aspectos específicos do sistema imune; todavia, antes de fazê-lo, convém considerar a diversidade de agentes infecciosos com a qual nosso sistema imune pode deparar-se (Figura 1.1) e contemplar se uma resposta imune "de tamanho único" seria suficiente em todas essas situações. Uma das frustrações expressas por muitos estudantes de imunologia é o fato de que o sistema imune parece ser extremamente complexo. Embora essa peculiaridade seja, de fato, parcialmente verdadeira, existem duas razões para isso. Em primeiro lugar, devido à existência de diferentes tipos de infecção, as **respostas imunes precisam ser adaptadas para a classe de infecção específica** (viral, bacteriana extracelular, bacteriana intracelular, helmíntica, fúngica etc.), de modo a desencadear a resposta imune mais efetiva contra um agente infeccioso específico. Em segundo lugar, embora o sistema imune realmente seja complexo, há também muita ordem e o uso repetido da mesma abordagem básica por ocasião do reconhecimento dos patógenos e iniciação de uma resposta imune. Por conseguinte, embora muitas

das moléculas usadas no reconhecimento dos patógenos pertençam a classes diferentes, muitas delas integram-se nos mesmos mecanismos efetores tão logo seja identificado o patógeno. Portanto, caro leitor, tenha um pouco de paciência enquanto procuramos tornar esse aparente caos mais coerente. Todavia, enquanto isso, iremos voltar aos patógenos para considerar porque o sistema imune precisa ser razoavelmente elaborado e multifacetado.

Os agentes infecciosos constituem um grupo extremamente diversificado e desenvolveram diferentes estratégias para invadir e colonizar nossos corpos, bem como para escapar da detecção imune. Alguns deles, como as leveduras e as bactérias extracelulares, gostam de viver no espaço extracelular, roubando nutrientes que deveriam nutrir nossos próprios tecidos. Outros, como as bactérias intracelulares e os vírus, invadem o citoplasma e até mesmo nosso genoma e podem permanecer escondidos em nossos corpos durante meses ou anos. Além disso, há também os grandes vermes (helmintos) e os protozoários eucarióticos unicelulares com estilos de vida parasitários, com suas próprias adaptações específicas.

Devido à diversidade dos agentes infecciosos, cada um deles com estratégias próprias para escapar e neutralizar os melhores esforços de nosso sistema imune, respondemos a essa situação pelo desenvolvimento de múltiplos métodos de enfrentar os intrusos, dependendo da natureza do agente infeccioso e da melhor maneira de combater esse tipo de infecção. Na verdade, é a constante ameaça de infecção (mais do que qualquer alteração ambiental) que constitui o principal condutor da seleção natural a curto prazo, visto que os vírus e as bactérias têm a capacidade de sofrer mutação com assustadora velocidade para adquirir adaptações passíveis de tornar seus hospedeiros altamente vulneráveis à infecção. Por esse motivo, os genes envolvidos no funcionamento e na regulação do sistema imune estão entre os mais diversificados nos seres humanos e em populações de animais (*i. e.*, apresentam as taxas mais rápidas de mutação) e, com frequência, estão duplicados em grandes famílias de genes (que normalmente constituem variações de um tema muito útil), que nos permitem garantir nossas apostas e continuar à frente na constante batalha contra esses microrganismos que fariam de nós a sua presa.

Como resultado da natureza diversificada dos agentes infecciosos com os quais nos defrontamos, as **respostas imunes ocorrem em diferentes formas** e são **individualizadas de acordo com a natureza do patógeno que inicialmente provocou a resposta**. À medida que progredirmos em nosso estudo, iremos analisar esse conceito de modo muito mais detalhado, porém é importante manter isso em mente para tentar compreender a simplicidade subjacente entre a aparente complexidade das respostas imunes que iremos encontrar.

Existem diferentes tipos de resposta imune

Dessa maneira, o que queremos dizer com diferentes tipos de resposta imune? Não faremos uma descrição exaustiva nesse momento, porém iremos considerar a diferença entre como o nosso sistema imune deve enfrentar um vírus *versus* uma bactéria extracelular. Para ambas as classes de patógenos, seria muito efetivo dispor de um sistema capaz de reconhecer esses agentes e removê-los, seja pela sua destruição (por meio de lise da membrana) seja pela sua ingestão (por meio de fagocitose), seguida de degradação dentro dos endossomos. E, com efeito, nosso sistema imune desenvolveu vários mecanismos para executar ambas as ações; como já foi dito, existem diversas classes de proteínas que **reconhecem as bactérias e os vírus** e **provocam a sua lise** no espaço extracelular (complemento, proteínas da fase aguda, peptídios antimicrobianos), e essas mesmas proteínas frequentemente estão envolvidas em **marcar agentes infecciosos para o seu reconhecimento** e **fagocitose** por células fagocitárias (p. ex., macrófagos e neutrófilos) especializadas nessa tarefa específica. As moléculas que estão envolvidas na decoração de agentes infecciosos para prepará-los para sua remoção são denominadas **opsoninas** (da palavra grega que significa preparar para comer) no linguajar imunológico. Por enquanto, tudo simples.

Entretanto, quando o vírus entra em uma célula, as proteínas e as células fagocitárias mencionadas anteriormente não conseguem mais atuar no combate a esse tipo de infecção, visto que as proteínas são incapazes de se difundir livremente através da membrana plasmática para provocar lise ou para marcar o agente infeccioso para ser fagocitado. Portanto, é neste ponto que a resposta imune a uma infecção bacteriana extracelular *versus* infecção viral intracelular precisa divergir, visto que, agora, precisamos de uma maneira para examinar o interior das células e verificar se elas estão infectadas ou não. Em consequência, desenvolvemos diversos **PRR intracelulares que têm a capacidade de detectar patógenos que entraram nas células**, resultando na produção de sinais (p. ex., citocinas e quimiocinas) que alertam o sistema imune sobre a presença de um agente infeccioso. Igualmente importante foi também o desenvolvimento de uma maneira diabolicamente inteligente de exibir os produtos de degradação dos patógenos a células do sistema imune adaptativo (**as moléculas do complexo principal de histocompatibilidade** [MHC] estão fundamentalmente envolvidas nesse processo), independentemente de o agente infeccioso se encontrar dentro ou fora da célula. Iremos estudar detalhadamente as moléculas do MHC nos Capítulos 4 e 5. Este último processo permite que uma célula infectada por um vírus possa exibir fragmentos de proteínas virais sobre a sua membrana plasmática, no interior de sulcos existentes em moléculas do MHC que foram desenvolvidas para esse propósito, alertando, assim, as células do sistema imune quanto à natureza de seu problema. Uma estratégia engenhosa!

Assim, de que maneira nosso sistema imune enfrenta um vírus ou outro patógeno que invadiu uma célula hospedeira? Embora algumas células fagocitárias especializadas (*i. e.*, macrófagos) possam destruir bactérias intracelulares invasoras, a maioria das células não consegue fazê-lo de modo efetivo, portanto, é necessária outra solução. Para a maioria dos outros tipos de células, a solução é obtida pela **destruição da célula infectada** (tipicamente por apoptose) e sua remoção por **fagocitose**, que aparentemente parece ser fácil, mas que envolve várias etapas que possibilitam o reconhecimento das células hospedeiras infectadas, o "beijo da morte" e englobar o cadáver infectado de tal modo que minimize a evasão do patógeno escondido. Nosso sistema imune solucionou o problema da infecção intracelular pelo desenvolvimento de células (denominadas **linfócitos T citotóxicos** e **células *natural killer***) que possuem a capacidade de detectar células infectadas e destruí-las; iremos estudar detalhadamente as células *natural killer* (NK) mais adiante, neste capítulo.

Evidentemente, esses "poderes de vida ou morte" se acompanham da responsabilidade de assegurar que as células não infectadas não sejam acidentalmente destruídas, visto que existe um princípio básico de multicelularidade, segundo o qual não há destruição aleatória de células "inocentes". Em consequência,

foram incorporados diversos sistemas de controle e comparação nesse sistema de destruição para assegurar que apenas células não próprias sejam destruídas dessa maneira. Iremos estudar os mecanismos detalhados de destruição mediada por linfócitos T citotóxicos no Capítulo 8.

Entretanto, alguns patógenos exigem abordagem diferente, que envolve a migração de grandes números de células altamente fagocitárias (como os neutrófilos) para um tecido, que também pode mobilizar proteases e carboidrases (como a lisozima) destrutivas, bem como outras moléculas aniquiladoras, no espaço extracelular, de modo a sobrepujar e destruir rapidamente um patógeno em divisão acelerada ou um helminto parasita. Esse tipo de resposta é acompanhado de certo grau de dano colateral (em virtude do uso de enzimas que não discriminam "amigo" de "inimigo") e, tipicamente, só ocorre quando há necessidade.

Com base nessa discussão, esperamos que não haja dúvida quanto à necessidade de **diferentes tipos e intensidades de respostas imunes para combater diferentes tipos de infecção**, e esta é a razão de o sistema imune dispor de vários tipos de células e defesas. Por conseguinte, existem diferentes tipos de resposta imune, amplamente determinados pela localização **intracelular ou extracelular** de um patógeno.

Os receptores de reconhecimento de padrões do sistema imune inato geram uma identificação molecular dos patógenos

Como já mencionado, os PRR não apenas ajudam a identificar a **presença** de agentes infecciosos por meio de detecção de seus PAMP associados, como também fornecem informações sobre a **natureza** do agente infeccioso (fúngica, bacteriana ou viral) e a sua localização (extracelular, intracelular, endossômica, citoplasmática ou nuclear). Como veremos adiante, isso decorre do fato de que as várias classes de PRR (p. ex., receptores *Toll-like*, receptores de lectina do tipo C, receptores NOD-*like*, sensores de DNA citoplasmático) são específicas para diferentes tipos de componentes dos patógenos (*i. e.*, PAMP) e se localizam em compartimentos celulares distintos. Por conseguinte, dispomos de um sistema engenhoso, no qual a combinação dos PRR ocupados por um agente infeccioso fornece informações importantes acerca da natureza e da localização precisas da infecção e produz uma **impressão digital molecular do patógeno**. Por sua vez, essa **informação é então utilizada para definir a resposta imune mais efetiva** contra a classe específica de patógeno que a desencadeou.

As citocinas ajudam a definir o tipo de resposta imune desencadeada contra determinado patógeno

Já foi mencionado que as citocinas estão envolvidas na comunicação entre células do sistema imune e ajudam a alertar os tipos de células apropriadas para lidar com diferentes classes (*i. e.*, vírus, bactérias, leveduras etc.) de agentes infecciosos. As citocinas também conseguem deflagrar a **maturação e a diferenciação** de subgrupos de células imunes em classes de **células efetoras** mais especializadas, que têm capacidades singulares de combate de tipos específicos de infecções. Dessa maneira, a detecção de uma infecção (*i. e.*, PAMP) por uma classe específica de PRR é traduzida na resposta imune mais apropriada por meio da **produção de padrões específicos de citocinas e quimiocinas**. Em seguida, esses padrões de citocinas mobilizam os tipos celulares corretos e deflagram sua maturação em subtipos ainda mais específicos de células efetoras. Posteriormente, no Capítulo 8, iremos estudar como esse processo é utilizado na produção de subgrupos especializados de linfócitos T, que são fundamentais no processo da imunidade adaptativa. Examinaremos agora como os diferentes níveis de defesas imunes estão organizados.

Imunidade inata *versus* adaptativa

Os três níveis de defesa imune

Antes de entrarmos em detalhes, iremos resumir inicialmente como o sistema imune atua em linhas gerais. O sistema imune dos vertebrados compreende três níveis de defesa (Figura 1.5). Em primeiro lugar, existe uma **barreira física** à infecção, que é proporcionada pela pele nas superfícies mais externas do corpo, juntamente com as secreções mucosas que recobrem as camadas epidérmicas das superfícies internas dos sistemas respiratório, digestório e genital. Qualquer agente infeccioso que tente penetrar no corpo precisa em primeiro lugar atravessar essas superfícies, que são, em grande parte, impermeáveis aos microrganismos; isso explica por que cortes e arranhões que rompem essas barreiras físicas são frequentemente seguidos por infecção. O segundo nível de defesa é proporcionado pelo **sistema imune inato,** um sistema de defesa de ação relativamente ampla, porém altamente efetivo, encarregado, em grande parte, de tentar destruir os agentes infecciosos a partir do momento em que eles penetram no corpo. As ações do sistema imune inato também são responsáveis por alertar as células que atuam no terceiro nível de defesa, o **sistema imune adaptativo (ou adquirido)**. Essas últimas células representam as tropas de elite do sistema imune e podem desencadear um ataque que foi especificamente adaptado à natureza do agente infeccioso, utilizando defesas sofisticadas, como os anticorpos. Como veremos adiante, os sistemas imunes inato e adaptativo possuem, cada um deles, suas próprias vantagens e desvantagens

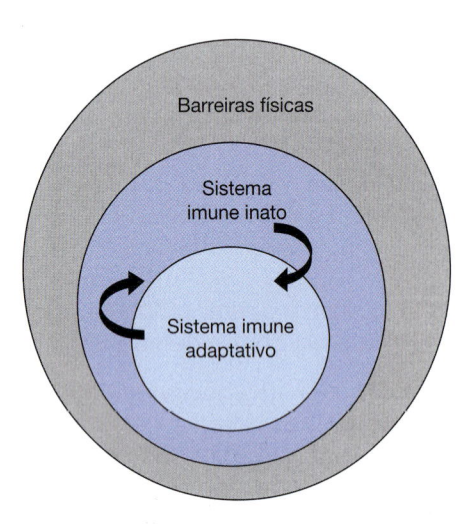

Figura 1.5 O sistema imune dos vertebrados compreende três níveis de defesa. As barreiras físicas da pele e das túnicas mucosas constituem o primeiro nível de defesa. Os agentes infecciosos que atravessam com sucesso as barreiras físicas deparam-se, em seguida, com células e fatores solúveis do sistema imune inato. O sistema imune inato também é responsável por deflagrar a ativação do sistema imune adaptativo, conforme descrito adiante, neste capítulo. As células e os produtos do sistema imune adaptativo reforçam a defesa desenvolvida pelo sistema imune inato.

e, portanto, atuam de modo cooperativo para obter o máximo de proteção imune efetiva do que a que poderia ser obtida por um sistema isoladamente.

As respostas imunes inatas são imediatas e de ação relativamente ampla

Com a entrada de uma entidade estranha no corpo, a resposta imune inata ocorre quase imediatamente. As respostas imunes inatas não se intensificam (pelo menos em grau notável) com encontros frequentes com o mesmo agente infeccioso. O sistema imune inato reconhece componentes amplamente conservados dos agentes infecciosos, os PAMP anteriormente mencionados, que não existem no corpo em condições normais. As moléculas e receptores (*i. e.,* PRR) usados pelo sistema imune inato para detectar os PAMP são programados (*i. e.,* codificados pela linhagem germinativa, o que significa que esses genes são transmitidos de forma essencialmente idêntica de uma geração para outra) e respondem a **categorias amplas** de moléculas estranhas, que são comumente expressas nos microrganismos. A natureza relativamente invariável dos PRR é um ponto forte e, ao mesmo tempo, uma fraqueza do sistema imune inato. É um ponto forte no sentido de discriminar de modo muito confiável o próprio do não próprio (visto que os PRR evoluíram ao longo de milhões de anos para serem capazes de detectar o não próprio e ignorar o próprio). Todavia, é também uma fraqueza no sentido de que a **especificidade de determinado PRR para um patógeno isolado é insatisfatória**, visto que esses receptores não apresentam qualquer taxa apreciável de mutação. Por conseguinte, as respostas imunes inatas não podem ser adaptadas exclusivamente para um patógeno específico, pelo menos além do número de PRR individuais de que dispõe o sistema imune inato.

Como os receptores do sistema imune inato são codificados pela linhagem germinativa, as respostas imunes inatas são, portanto, muito semelhantes nos indivíduos da mesma espécie. Após a detecção de um PAMP, o sistema imune inato desencadeia um ataque imediato contra qualquer estrutura que exiba essas moléculas, englobando essas entidades ou atacando-os com enzimas destrutivas, como proteases ou proteínas de ataque à membrana (Figura 1.2). A intenção declarada é subjugar o intruso indesejável o mais rápido possível. Isso faz sentido quando se consideram as taxas de proliferação extremamente altas que as bactérias podem alcançar (muitas espécies bacterianas são capazes de se dividir a cada 20 min, aproximadamente), em particular no ambiente rico em nutrientes proporcionado pelo nosso corpo. Os principais elementos da resposta imune inata incluem **macrófagos, neutrófilos** e proteínas bactericidas (*i. e.,* que matam bactérias) solúveis, como **complemento** e **lisozima.** Embora sejam extremamente efetivas, as respostas imunes inatas nem sempre são suficientes para enfrentar por completo a ameaça, sobretudo quando o agente infeccioso está bem adaptado para evitar o ataque inicial. Nessa situação, há necessidade de uma resposta imune mais específica, adaptada para determinantes específicos que são encontrados nos patógenos. Este é o momento em que a resposta imune adaptativa passa a atuar.

As respostas imunes adaptativas são tardias, porém extremamente específicas

Devido ao modo pelo qual as respostas imunes adaptativas são iniciadas, essas respostas levam mais tempo para ter importância funcional, tipicamente 4 a 5 dias após a resposta imune inata;

entretanto, são **primorosamente adaptadas** para a natureza do agente infeccioso. Em capítulos subsequentes, iremos discutir de modo pormenorizado como os receptores do sistema imune adaptativo que detectam patógenos (como os anticorpos) alcançam a sua alta especificidade, porém, em poucas palavras, isso envolve o rearranjo de um número relativamente pequeno de precursores receptores que, por meio do poder da recombinação genética aleatória, são capazes de produzir um número verdadeiramente espetacular de receptores de antígenos específicos (na faixa de dezenas de milhões). A principal desvantagem desse processo de recombinação genética é que ela é **propensa a produzir receptores que reconhecem o próprio**. Entretanto, o sistema imune adaptativo desenvolveu métodos de lidar com esse problema, o que será discutido no Capítulo 10.

É importante salientar que, como os receptores de antígenos do sistema imune adaptativo são produzidos sob medida para reconhecer patógenos específicos, essas respostas aumentam a cada encontro com determinado agente infeccioso, uma característica denominada **memória imunológica,** que sustenta o conceito de vacinação. A resposta imune adaptativa é mediada principalmente por **linfócitos T e B,** e essas células possuem receptores específicos em suas membranas plasmáticas, que podem ser adaptados para reconhecer uma gama quase ilimitada de estruturas. Por definição, as moléculas que são reconhecidas pelos linfócitos T e B são denominadas **antígenos**. O reconhecimento de um antígeno por um linfócito estimula a proliferação e a diferenciação dessas células, e isso tem o efeito de aumentar acentuadamente o número de linfócitos capazes de reconhecer o antígeno específico que desencadeou inicialmente a resposta. Isso aumenta rapidamente a tropa de linfócitos (por meio de um processo denominado **expansão clonal,** que possibilita a rápida divisão de células com determinado receptor de antígeno) capazes de lidar com o agente infeccioso que possui o antígeno específico e resulta em uma **resposta de memória** se o mesmo antígeno for novamente encontrado no futuro. No Capítulo 4, iremos estudar de modo detalhado os receptores utilizados pelos linfócitos T e B para reconhecer os antígenos.

As respostas imunes inatas e adaptativas são interdependentes

Os sistemas imunes inato e adaptativo atuam em série para identificar e destruir os agentes infecciosos (Figura 1.5). Como veremos em capítulos subsequentes, embora os sistemas imunes inato e adaptativo tenham pontos fortes individuais, existem muitos pontos de interação do sistema imune inato com o sistema imune adaptativo, e vice-versa. Dessa maneira, ambos os sistemas atuam de modo sinérgico para enfrentar os agentes infecciosos. Por conseguinte, quando ocorre uma infecção, o **sistema imune inato atua como força de reação rápida**, que mobiliza várias linhas de defesa relativamente inespecíficas (embora extremamente efetivas) para erradicar o agente infeccioso ou, pelo menos, para conter a infecção. Isso proporciona tempo para que o sistema imune adaptativo inicialmente lento possa selecionar e proceder à expansão clonal das células com receptores capazes de produzir uma resposta muito mais específica e extraordinariamente adaptada ao agente infeccioso. **A resposta imune adaptativa a um agente infeccioso reforça e contribui com novas armas para o ataque desencadeado pelo sistema imune inato.**

Embora, no passado, a tendência fosse considerar o sistema imune inato como um tanto rudimentar e desajeitado, quando comparado com a relativa sofisticação do sistema imune adaptativo, inúmeras descobertas recentes, realizadas ao longo dos últimos 10 a 15 anos, revelaram que o sistema imune inato é tão bem adaptado e sofisticado quanto o sistema imune adaptativo. Além disso, ficou claramente evidente que o **sistema imune adaptativo é extremamente dependente das células do sistema imune inato para determinar quando e como responder e por quanto tempo**.

Conforme discutido anteriormente, a principal razão disso é que o sistema imune inato utiliza receptores programados (PRR), que são muito confiáveis na discriminação entre próprio e não próprio. Em contrapartida, como o sistema imune adaptativo utiliza receptores que são **produzidos de novo por meio de recombinação genética aleatória em resposta a cada agente infeccioso encontrado, esses receptores podem facilmente acabar reconhecendo o próprio, o que constitui uma situação extremamente indesejável**. Por conseguinte, as **células do sistema imune adaptativo necessitam de instrução (ou permissão) por células do sistema inato,** indicando se uma resposta imune deve ou não ser deflagrada contra determinado antígeno. Além disso, a natureza precisa dos PRR que estão ocupados nas células do sistema imune inato nos estágios iniciais de uma infecção determina o tipo de resposta imune adaptativa necessária (por meio da produção de citocinas e quimiocinas específicas). Em seções subsequentes deste capítulo, essas questões importantes serão retomadas, porém agora iremos examinar com um pouco mais de detalhes as barreiras externas à infecção.

Barreiras externas contra a infecção

Como foi mencionado anteriormente, a maneira mais simples de evitar uma infecção é impedir que os microrganismos tenham acesso ao corpo (Figura 1.6). A pele íntegra é impermeável à maioria dos agentes infecciosos; quando ocorre lesão da pele, como, por exemplo, em uma queimadura, a infecção se torna um problema significativo. Além disso, a maioria das bactérias não consegue sobreviver por muito tempo na pele por causa dos efeitos inibitórios diretos do ácido láctico e dos ácidos graxos do suor e das secreções sebáceas e do pH baixo que eles produzem. Uma exceção é *Staphylococcus aureus,* que frequentemente infecta os folículos pilosos e as glândulas relativamente vulneráveis.

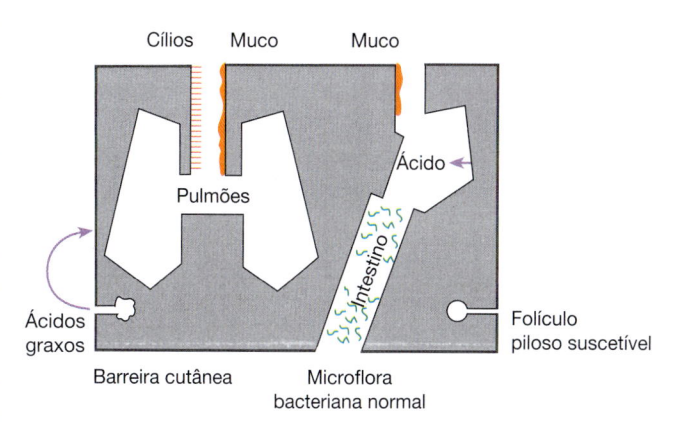

Figura 1.6 Primeiras linhas de defesa contra a infecção: proteção nas superfícies corporais externas.

O muco, que é secretado pelas membranas que revestem as superfícies internas do corpo, atua como barreira protetora para impedir a adesão das bactérias às células epiteliais. Os micróbios e outras partículas estranhas retidos no muco aderente são removidos por estratagemas mecânicos, como movimento ciliar, tosse e espirro. Entre outros fatores mecânicos que ajudam a proteger as superfícies epiteliais, deve-se incluir também a ação de lavagem das lágrimas, da saliva e da urina. Muitos dos líquidos corporais secretados contêm componentes bactericidas, como ácido no suco gástrico, espermina e zinco no sêmen, lactoperoxidase no leite e lisozima nas lágrimas, nas secreções nasais e na saliva.

Um mecanismo totalmente diferente é o **antagonismo microbiano** associado à flora bacteriana normal do corpo (*i. e.*, bactérias comensais). Essas bactérias suprimem o crescimento de muitas bactérias e fungos potencialmente patogênicos em locais superficiais por meio de competição por nutrientes essenciais ou produção de substâncias inibitórias. Por exemplo, a invasão de patógenos é limitada pelo ácido láctico produzido por determinadas espécies de bactérias comensais, que metabolizam o glicogênio secretado pelo epitélio vaginal. Quando os comensais protetores são comprometidos por antibióticos, aumenta a suscetibilidade a infecções oportunistas por *Candida* e *Clostridium difficile*. Os comensais intestinais também produzem colicinas, uma classe de bactericidinas, que se ligam à superfície de carga elétrica negativa de bactérias suscetíveis e introduzem um grampo helicoidal hidrofóbico na membrana; em seguida, a molécula passa por uma transformação do tipo "Jekyll e Hyde" e se torna totalmente hidrofóbica, formando um canal dependente de voltagem na membrana, que destrói por inativação do potencial de energia da célula. Até mesmo nesse nível, a sobrevivência é um jogo duro.

Se microrganismos realmente penetrarem no corpo, o sistema imune inato entra em ação. A imunidade inata envolve duas estratégias defensivas principais para lidar com uma infecção nascente: **o efeito destrutivo de fatores solúveis, como as enzimas bactericidas**, e o mecanismo da **fagocitose** – que literalmente significa "ingestão" pela célula (Marco histórico 1.1). Antes de analisarmos essas estratégias de modo mais detalhado, iremos considerar em primeiro lugar os principais componentes celulares do sistema imune.

Células do sistema imune

As células do sistema imune podem ser amplamente divididas em duas classes principais – células mieloides e células linfoides

As células imunes, que são coletivamente denominadas leucócitos, podem ser amplamente divididas em subgrupos mieloide e linfoide (Figura 1.7).

⚲ Marco histórico 1.1 | Fagocitose

O perspicaz zoólogo russo, Elie Metchnikoff (1845-1916; Figura M1.1.1), constatou que determinadas células especializadas atuavam como mediadoras na defesa contra infecções microbianas (Figura M1.1.2), gerando todo o conceito de imunidade celular. Ficava intrigado com as células móveis de larvas transparentes de estrela-do-mar e fez a observação crítica de que, algumas horas após a introdução de um espinho de rosa nessas larvas, elas ficavam circundadas por essas células móveis. Um ano depois, em 1883, Metchnikoff observou que os esporos de fungos podiam ser atacados pelas células sanguíneas de *Daphnia*, um minúsculo metazoário que, por ser também transparente, podia ser estudado diretamente ao microscópio. Decidiu estender suas pesquisas para os leucócitos de mamíferos, demonstrando a sua capacidade de englobar microrganismos, um processo ao qual deu o nome de **fagocitose**.

Tendo constatado que esse processo era ainda mais efetivo em animais que se recuperavam de uma infecção, chegou a uma conclusão um tanto polarizada de que a fagocitose constituía a principal defesa, senão a única, contra a infecção. Chegou a definir a existência de dois tipos de fagócitos circulantes: o leucócito polimorfonuclear, ao qual deu o nome de "micrófago", e o "macrófago" maior.

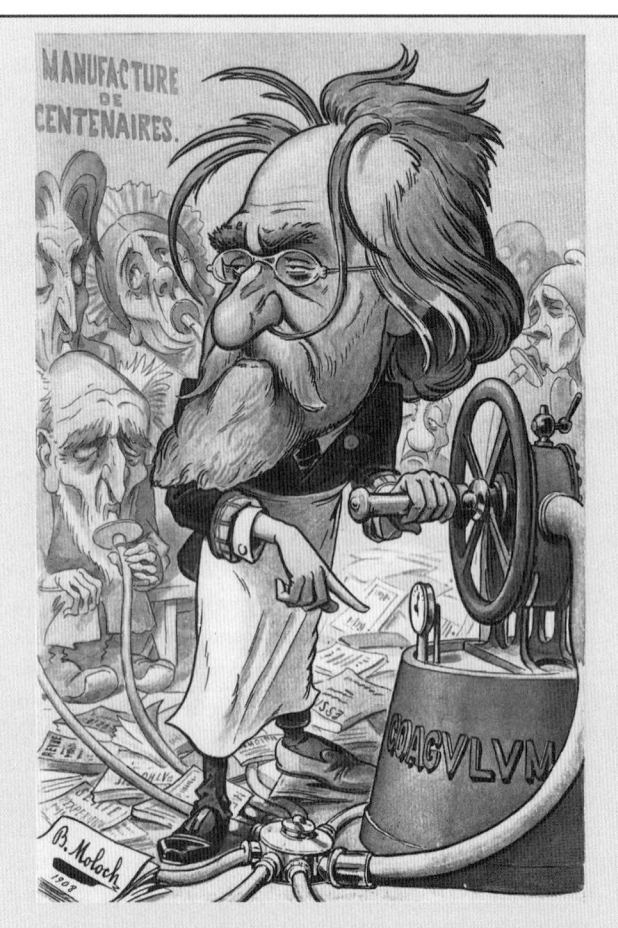

Figura M1.1.1 Caricatura do Professor Metchnikoff. (Fonte: De *Chanteclair*, 1908, No. 4, p. 7. Reprodução autorizada por The Wellcome Institute Library, Londres, Reino Unido.)

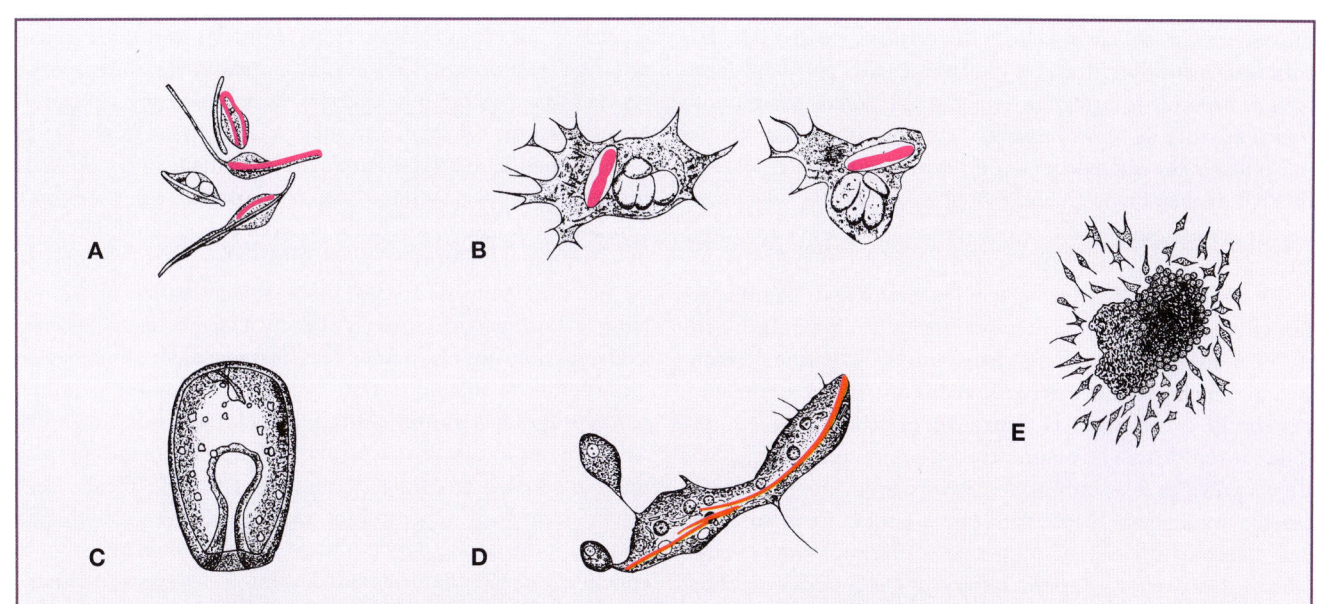

Figura M.1.1.2 Reprodução de algumas ilustrações do livro de Metchnikoff, *Comparative Pathology of Inflammation* (1983). **A.** Quatro leucócitos de rã, englobando bacilos do antraz; alguns ainda estavam vivos e não corados, outros, já mortos, captaram o corante vesuvina e aparecem coloridos. **B.** Ilustração de um bacilo do antraz, corado por vesuvina, dentro de um leucócito de rã; as duas figuras representam duas fases do movimento do mesmo leucócito de rã, que contém bacilos do antraz corados dentro de seu vacúolo fagocítico. **C** e **D.** Corpo estranho (colorido) em uma larva de estrela-do-mar circundado por fagócitos que se fundiram para formar um plasmódio multinucleado mostrado com maior aumento em (**D**). **E.** Isso fornece uma ideia da atração dinâmica dos fagócitos mesenquimatosos móveis por um intrusor estranho dentro de uma larva da estrela-do-mar.

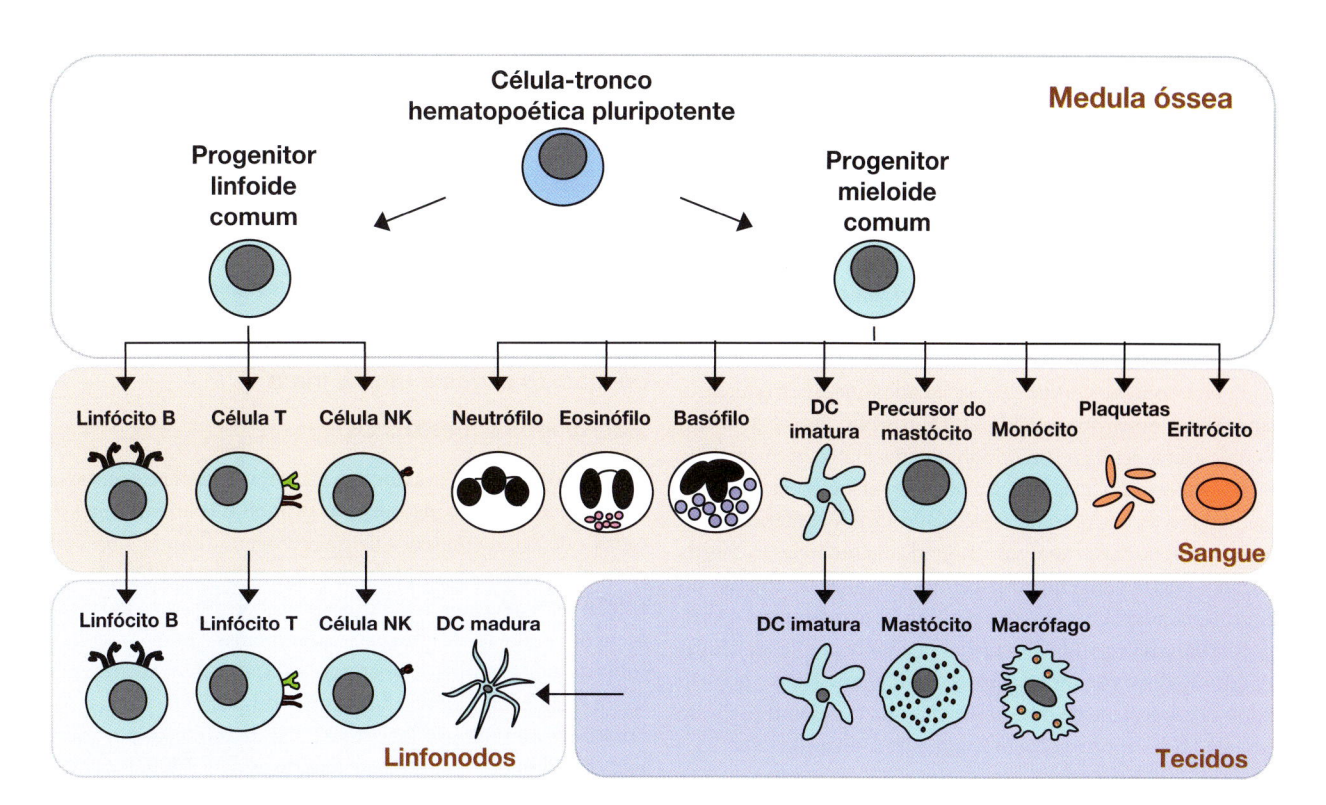

Figura 1.7 As células do sistema imune originam-se na medula óssea a partir de células-tronco hematopoéticas pluripotentes. Essas células-tronco hematopoéticas pluripotentes dão origem a um progenitor linfoide comum, que, por sua vez, dá origem a todos os principais tipos de células linfoides (linfócitos T, linfócitos B e células NK), ou a um progenitor mieloide comum, que dá origem a todos os principais tipos de células mieloides (neutrófilos, eosinófilos, basófilos, células dendríticas [DC], mastócitos e monócitos/macrófagos), bem como aos eritrócitos e megacariócitos (que produzem as plaquetas). Ver mais detalhes de cada tipo de célula nas Figuras 1.8, 1.9 e 1.11.

As **células mieloides,** que constituem a maioria das células do sistema imune inato, incluem **macrófagos** (e seus precursores **monócitos**), **mastócitos, células dendríticas, neutrófilos, basófilos** e **eosinófilos**. Todas as células mieloides possuem algum grau de capacidade fagocitária (embora os basófilos sejam muito pouco fagocitários, em comparação com outros tipos de células mieloides), e são especializadas na detecção de patógenos por meio de PRR de membrana ou endossômicos, seguida de fagocitose e destruição dos agentes infecciosos por meio de uma bateria de enzimas destrutivas contidas em seus grânulos intracelulares.

Os **neutrófilos são, de longe, os leucócitos mais abundantes** que circulam na corrente sanguínea, respondendo por bem mais de 50% dos leucócitos. Essas células são particularmente **competentes na fagocitose e destruição dos micróbios**. Entretanto, em virtude de seu potencial destrutivo, os neutrófilos são impedidos de sair do sangue e entrar em tecidos até que a necessidade de sua presença seja confirmada pelas ações de outras células do sistema imune inato (particularmente macrófagos e mastócitos), bem como de PRR solúveis, como o complemento. Como veremos adiante, certas células mieloides, como os macrófagos e as células dendríticas, desempenham funções particularmente importantes na **detecção e na estimulação de respostas imunes**, bem como na apresentação dos componentes dos micróbios fagocitados a células do sistema linfoide. Em linhas gerais, as células mieloides ativadas também desempenham uma importante função no aumento progressivo das respostas imunes por meio da secreção de múltiplas citocinas e quimiocinas, bem como fatores adicionais, que exercem efeitos poderosos sobre os vasos sanguíneos locais.

A outra classe importante de células imunes, as células linfoides, é constituída por três tipos principais de células: **os linfócitos T, os linfócitos B e as células** *natural killer* **(NK)**. Os linfócitos T e B constituem os elementos centrais do sistema imune adaptativo e possuem a capacidade de produzir **receptores de superfície celular extremamente específicos** (receptores de linfócitos T e de linfócitos B), por meio de recombinação genética de um número relativamente limitado de precursores desses receptores (discutidos de modo detalhado nos Capítulos 4 e 5). Podem ser produzidos receptores de células T (TCR) e receptores de linfócitos B (também denominados anticorpos), que são extremamente específicos para determinadas estruturas moleculares, denominadas antígenos, e podem não reconhecer antígenos relacionados que sejam diferentes em apenas um único aminoácido. As células NK, apesar de serem linfócitos, desempenham um importante papel no sistema imune inato; todavia, essas células também policiam as moléculas especiais apresentadoras de antígeno (as moléculas do MHC anteriormente mencionadas), que são expressas em praticamente todas as células do corpo e que desempenham papel fundamental na atuação do sistema imune adaptativo. As células NK utilizam receptores codificados pela linhagem germinativa (denominados receptores de células NK), que são distintos dos receptores de linfócitos T e B e que são dotados da capacidade de destruir células que expressam perfis de receptores MHC anormais, bem como outros sinais de infecção.

As células do sistema imune originam-se na medula óssea

Todas as células das linhagens linfoide e mieloide originam-se de um **progenitor, uma célula-tronco hematopoética comum,** na medula óssea (Figura 1.7). Essas células-tronco, que têm a capacidade de autorrenovação, dão origem a um **progenitor linfoide comum** e a um **progenitor mieloide comum**, que se diferenciam nos vários tipos de células linfoides e mieloides (Figura 1.7). Esse processo, denominado **hematopoese**, é complexo e ocorre sob a orientação de diversos fatores existentes na medula óssea, incluindo células do estroma, os fatores que elas produzem e a influência da matriz extracelular. Na verdade, o estudo desse processo constitui em si uma disciplina de pesquisa (hematologia), e foram necessários muitos anos para desvendar a multiplicidade de sinais que comandam a produção dos elementos figurados do sangue. Entretanto, de acordo com o esquema básico, os diversos fatores hematopoéticos solúveis e ligados à membrana influenciam a diferenciação dos vários tipos de células mieloides e linfoides em uma série de eventos sequenciais, que envolvem a ativação de diferentes **programas transcricionais** em cada estágio da hierarquia, de modo que as células precursoras imaturas sejam guiadas para uma variedade de fenótipos celulares específicos de diferenciação terminal (monócitos, neutrófilos, mastócitos etc.). Esse processo pode ser influenciado por fatores externos à medula óssea (como citocinas, que são produzidas no contexto das respostas imunes), para aumentar a produção de tipos específicos de células, de acordo com as demandas. Não nos enganemos, esta é uma operação em larga escala, e os seres humanos necessitam, em média, de uma produção diária de quase 4×10^{11} leucócitos (400 bilhões). Uma das razões para essa prodigiosa taxa de produção celular é a de que muitas das células do sistema imune, em particular os granulócitos (neutrófilos, basófilos e eosinófilos), possuem meias-vidas de apenas 1 dia ou mais. Por conseguinte, essas células exigem uma reposição praticamente contínua.

Após diferenciação em células linfoides e mieloides maduras específicas, os diversos leucócitos deixam a medula óssea e passam a circular na corrente sanguínea, até que sejam necessários ou até a sua morte (granulócitos), ou migram para os tecidos periféricos, onde se diferenciam ainda mais sob a influência de fatores teciduais específicos (monócitos, mastócitos, células dendríticas), ou sofrem seleção e diferenciação adicionais em compartimentos especializados (p. ex., os linfócitos T sofrem maturação subsequente e avaliação de controle de qualidade no timo, ver Capítulo 10).

As células mieloides constituem a maioria das células do sistema imune inato

Macrófagos e mastócitos

Os **macrófagos** e os **mastócitos** são células residentes em tecidos e, com frequência, constituem as primeiras células imunes dedicadas a detectar a presença de um patógeno (Figura 1.8). Ambos os tipos celulares desempenham uma **importante função na detecção da infecção** e na amplificação das respostas imunes, por meio da produção de citocinas, quimiocinas e outros mediadores solúveis (como aminas vasoativas e lipídios), que possuem efeitos sobre o endotélio local e facilitam a migração de outras células imunes (como neutrófilos) até o local de infecção, por meio do recrutamento destas últimas células do sangue. Os mastócitos, em particular, são importantes na promoção de vasodilatação por meio da produção de histamina, que exerce efeitos profundos sobre a vasculatura local. Os macrófagos são derivados de **monócitos**, que circulam na corrente sanguínea por várias horas antes de deixar a circulação para se instalar nos tecidos, onde se diferenciam em macrófagos teciduais especializados.

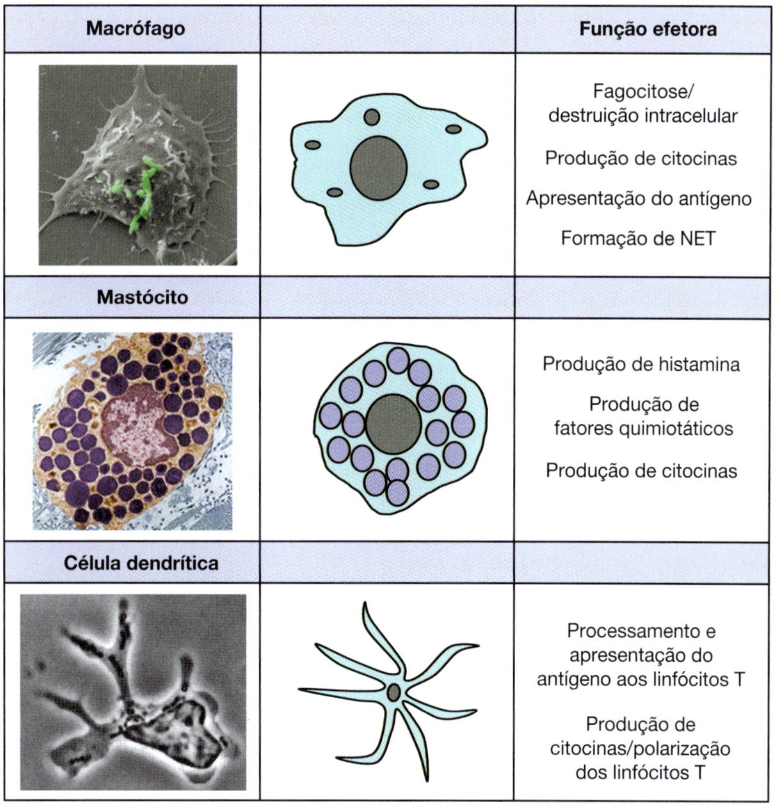

Macrófago		Função efetora
		Fagocitose/ destruição intracelular Produção de citocinas Apresentação do antígeno Formação de NET
Mastócito		
		Produção de histamina Produção de fatores quimiotáticos Produção de citocinas
Célula dendrítica		
		Processamento e apresentação do antígeno aos linfócitos T Produção de citocinas/polarização dos linfócitos T

Figura 1.8 Os macrófagos, os mastócitos e as células dendríticas atuam como sentinelas do sistema imune inato. Os macrófagos e os mastócitos desempenham um importante papel na iniciação das respostas imunes inatas por meio da liberação de mediadores inflamatórios e recrutamento de células adicionais (particularmente neutrófilos) ao local de infecção. Os macrófagos também desempenham uma importante função como fagócitos na fagocitose e destruição dos micróbios. As células dendríticas são um importante elo entre os sistemas imunes inato e adaptativo. São mostradas algumas das principais funções dessas células (ver o texto para maiores detalhes). NET, rede extracelular de neutrófilos. (Fonte: Imagem do macrófago: Dr. Jean Pieters, University of Basel, Suíça.)

Historicamente, os macrófagos teciduais têm recebido uma variedade de nomes, com base na sua descoberta pela análise histológica de diferentes tecidos. Assim, temos as células de Kupffer no fígado, as células da micróglia no encéfalo, as células mesangiais nos rins, as células alveolares nos pulmões e os osteoclastos no osso, bem como uma variedade de outros tipos de macrófagos. Embora os macrófagos não tenham funções específicas no tecido, todos os macrófagos teciduais residentes são altamente fagocíticos, são capazes de destruir micróbios ingeridos e podem produzir citocinas e quimiocinas com a ativação de seus PRR. Posteriormente, neste capítulo, iremos discutir as funções específicas dos macrófagos e dos mastócitos.

Granulócitos

Os **neutrófilos** e seus parentes próximos, os **basófilos** e os **eosinófilos,** que são coletivamente denominados **granulócitos** (Figura 1.9), não residem em tecidos, porém circulam na corrente sanguínea, aguardando sinais que irão possibilitar a sua entrada nos tecidos periféricos. Os neutrófilos, que são algumas vezes designados como neutrófilos polimorfonucleares (PMN), são de longe os mais os numerosos dos três tipos de células, respondendo por quase 97% da população dos granulócitos. São células altamente fagocitárias, que são competentes para perseguir e capturar bactérias e leveduras extracelulares. Os neutrófilos chegam com muita rapidez ao local de infecção, em prazo de duas horas após a

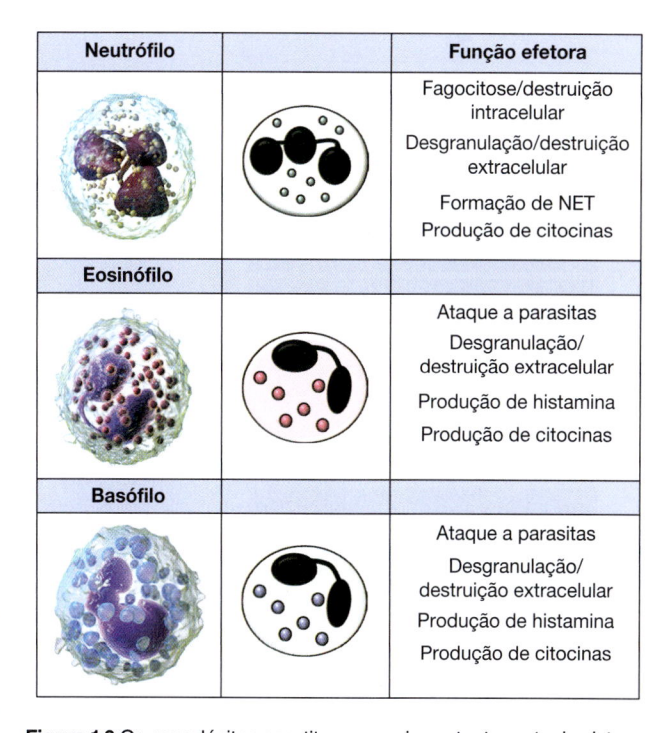

Neutrófilo		Função efetora
		Fagocitose/destruição intracelular Desgranulação/destruição extracelular Formação de NET Produção de citocinas
Eosinófilo		
		Ataque a parasitas Desgranulação/ destruição extracelular Produção de histamina Produção de citocinas
Basófilo		
		Ataque a parasitas Desgranulação/ destruição extracelular Produção de histamina Produção de citocinas

Figura 1.9 Os granulócitos constituem uma importante parte do sistema imune inato. São mostradas representações esquemáticas dos neutrófilos, eosinófilos e basófilos, juntamente com suas principais funções. NET, rede extracelular de neutrófilos. (Fonte: Representações artísticas nos painéis à esquerda: © Blausen.com, com autorização.)

detecção dos primeiros sinais de infecção. Com efeito, multidões impressionantes dessas células migram para os tecidos infectados, como cardumes de piranhas vorazes, que podem alcançar concentrações até 100 vezes mais altas do que aquelas observadas na circulação (Figura 1.10).

Os basófilos e os eosinófilos desempenham funções mais especializadas, atuando por contato próprio em resposta à presença de grandes parasitas, como helmintos, contra os quais utilizam o conteúdo de seus grânulos especializados (que contêm histamina, DNAases, lipases, peroxidase, proteases e outras proteínas citotóxicas, como a proteína básica principal) para atacar e romper a cutícula externa resistente desses vermes. Como os helmintos parasitas são organismos multicelulares, não podem ser fagocitados por macrófagos ou neutrófilos, mas precisam ser atacados com um **bombardeio de enzimas destrutivas**. Esse ataque é realizado por meio da liberação do conteúdo dos grânulos dos eosinófilos e basófilos (um processo denominado **desgranulação**) diretamente sobre o parasita, um processo que comporta um alto risco de dano colateral aos tecidos do hospedeiro. Os basófilos e os eosinófilos também constituem fontes importantes de citocinas, como a IL-4, que desempenham funções muito importantes na configuração da natureza das respostas imunes adaptativas (discutidas posteriormente, no Capítulo 8).

Os granulócitos têm meias-vidas relativamente curtas (até 1 dia ou dois), mais provavelmente como consequência das poderosas enzimas destrutivas que estão contidas em seus grânulos citoplasmáticos. Constituem a "polícia de choque" do sistema imune e, por serem relativamente potentes, são recrutados apenas quando há sinais claros de infecção. Por conseguinte, a existência

de granulócitos em um tecido constitui evidência clara de que uma resposta imune está sendo iniciada. A saída dos granulócitos da circulação e sua migração para os tecidos são facilitadas por alterações no endotélio local que reveste os vasos sanguíneos, induzidas por fatores vasoativos e citocinas/quimiocinas liberados por macrófagos e mastócitos teciduais ativados, que alteram as propriedades aderentes do revestimento dos vasos sanguíneos mais próximos ao local de infecção. Estas alterações, que incluem a suprarregulação de moléculas de adesão sobre a superfície dos vasos sanguíneos locais, bem como a dilatação desses vasos para possibilitar a passagem de células e outras moléculas mais livremente para o tecido subjacente, facilitam o **extravasamento** dos granulócitos do sangue nos tecidos.

Células dendríticas

As **células dendríticas**, que estão entre as primeiras células imunes a serem reconhecidas, constituem o importante elo entre os braços inato e adaptativo do sistema imune. As células dendríticas apresentam morfologia característica, extremamente elaborada (Figura 1.8), com múltiplos prolongamentos celulares extensos (dendritos), que possibilitam um contato máximo com o ambiente circundante. Embora as células dendríticas sejam, em sua maioria, células residentes em tecidos, com capacidade fagocítica semelhante à dos macrófagos, seu principal papel não é a destruição dos micróbios, mas a coleta de **amostras do ambiente tecidual** por meio de **macropinocitose** e **fagocitose** contínuas do material extracelular. Após a detecção e a internalização de um PAMP (e seu micróbio associado) por fagocitose, as células dendríticas sofrem uma transição importante (denominada **maturação das células dendríticas**) de uma célula altamente fagocitária, porém apresentadora de antígenos ineficiente, em uma célula dendrítica pouco fagocitária, porém altamente migratória, que, nesse estágio, está equipada para a apresentação eficiente do antígeno aos linfócitos T nos linfonodos regionais. Voltaremos a esse assunto posteriormente neste capítulo, porém nunca é demais ressaltar a importância da célula dendrítica na indução da imunidade adaptativa.

As células linfoides constituem a maioria das células do sistema imune adaptativo

Linfócitos T e B

Os linfócitos constituem cerca de 20 a 30% da população dos leucócitos e têm aspecto bastante indefinido (Figura 1.11), que não corresponde à sua importância no sistema imune adaptativo. Conforme assinalado, os linfócitos T e B são os atores principais no sistema imune adaptativo e possuem a capacidade de produzir **receptores de superfície celular extremamente específicos**, por meio de recombinação genética de um número relativamente limitado de precursores receptores, que são extraordinariamente específicos para determinadas estruturas moleculares, denominadas antígenos. Em princípio, os receptores de células T (TCR) e os receptores de células B (BCR, mais comumente conhecidos como anticorpos) podem ser produzidos para reconhecer praticamente qualquer estrutura molecular (*i. e.*, antígeno), seja próprio ou não próprio. Entretanto, como veremos nos Capítulos 4 e 10, os receptores dos linfócitos passam por um processo de inspeção cuidadosa após a sua produção para assegurar que aqueles que reconhecem antígenos próprios (ou, realmente, não conseguem

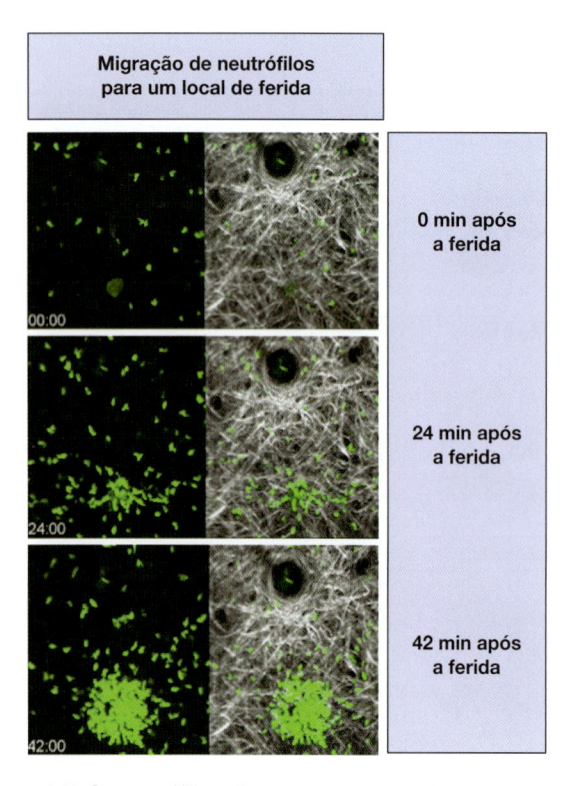

Migração de neutrófilos para um local de ferida

0 min após a ferida

24 min após a ferida

42 min após a ferida

Figura 1.10 Os neutrófilos migram em grandes números para os locais de infecção. Microscopia *time-lapse* de neutrófilos (*na cor verde*) migrando para um local de ferida. (Fonte: Dr. Tim Lämmermann, Max Planck Institute, Freiburg, Alemanha e Dr. Ron Germain, National Institute of Allergy and Infectious Disease, EUA.)

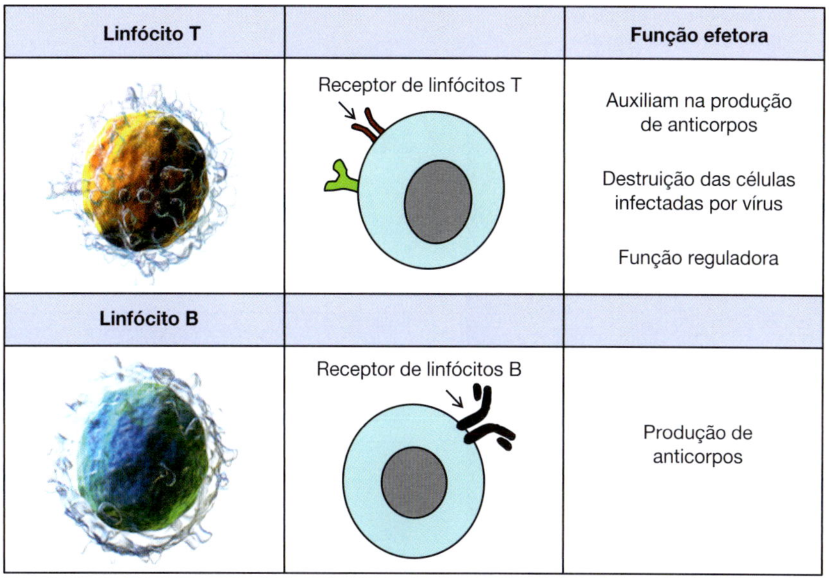

Linfócito T		Função efetora
	Receptor de linfócitos T	Auxiliam na produção de anticorpos
		Destruição das células infectadas por vírus
		Função reguladora
Linfócito B		
	Receptor de linfócitos B	Produção de anticorpos

Figura 1.11 Os linfócitos T e B constituem os principais linfócitos do sistema imune adaptativo. São mostradas representações esquemáticas dos linfócitos T e B, juntamente com suas principais funções. (Fonte: Artistic impressions in the left panels © Blausen.com, com autorização.)

reconhecer qualquer estrutura útil) sejam eliminados para garantir que a resposta imune não seja direcionada contra o próprio (um estado denominado autoimunidade). Os linfócitos T e B também têm a capacidade de sofrer expansão clonal, o que permite aos linfócitos que produziram TCR e BCR úteis (*i. e.*, específicos contra patógenos) sofrer rápida amplificação, possibilitando a geração de grandes números de linfócitos T e B específicas contra patógenos dentro de 5 a 7 dias após o início de uma resposta imune. As células T e B específicas também podem persistir no corpo durante muitos anos (denominadas **células de memória**), conferindo-lhes a capacidade de "lembrar" encontros prévios com determinados antígenos e desencadear rapidamente uma resposta imune altamente específica por ocasião de um encontro subsequente com o mesmo patógeno.

Os linfócitos T ainda podem ser subdivididos em três subgrupos gerais: linfócitos T auxiliares (Th), citotóxicos (Tc) e reguladores (Treg), cujas funções consistem em auxiliar os linfócitos B a produzir anticorpos (Th), destruir as células infectadas por vírus (Tc) ou policiar as ações de outras células (Treg). Os linfócitos T e seus diferentes subgrupos serão discutidos de modo pormenorizado no Capítulo 8.

Células natural killer

As células NK, apesar de também serem linfócitos, desempenham um importante papel no sistema imune inato, embora também sejam capazes de inspecionar a presença de moléculas apresentadoras de antígeno especiais (denominadas moléculas do MHC), que são expressas em praticamente todas as células do corpo, além de desempenhar uma função fundamental na atuação do sistema imune adaptativo. As células NK utilizam receptores codificados pela linhagem germinativa (receptores de NK), que são distintos dos receptores de linfócitos T e B e que são dotados da capacidade de destruir células que expressam perfis de receptores MHC anormais. Com frequência, os vírus interferem na expressão de moléculas do MHC como estratégia para tentar escapar da resposta imune adaptativa, que solicita a atenção das células NK e

pode levar à rápida destruição das células infectada por vírus. As células NK também possuem receptores para uma classe específica de anticorpo (IgG) e podem utilizar esse receptor (CD16) para exibir anticorpos em sua superfície e, dessa maneira, procurar e destruir células infectadas, um processo denominado **citotoxicidade celular dependente de anticorpos.** Iremos discutir de modo mais detalhado as células NK posteriormente, neste capítulo.

Fases iniciais da resposta imune

Os macrófagos desempenham importante papel no desencadeamento das respostas imunes inatas

Conforme assinalado anteriormente, o **macrófago** é importante na iniciação das respostas imunes. Essas células são relativamente abundantes na maioria dos tecidos (constituindo cerca de 10 a 15% do número total de células em algumas áreas do corpo) e atuam como sentinelas para agentes infecciosos, utilizando um conjunto de receptores de reconhecimento de patógenos (PRR) fixados às suas membranas plasmáticas, bem como a outros compartimentos celulares, como endossomos. Os macrófagos teciduais são células relativamente quiescentes, passando o seu tempo coletando amostras do ambiente ao seu redor por meio de fagocitose contínua. Entretanto, com a entrada de um microrganismo que ative um ou mais de seus PRR (como um receptor *Toll-like* ou um receptor *NOD-like*), observa-se a ocorrência de uma transição surpreendente. A ligação do PRR no macrófago ativa uma bateria de genes que o equipam para a execução de algumas novas funções (Figura 1.12).

Em primeiro lugar, o macrófago entra em estado de alerta máximo (*i. e.*, torna-se ativado) e, agora, torna-se mais competente na fagocitose e destruição de quaisquer microrganismos que possa encontrar (esse processo será descrito de modo detalhado na seção subsequente). Em segundo lugar, o macrófago começa a secretar citocinas e quimiocinas, que exercem efeitos sobre as células endoteliais adjacentes que revestem os capilares sanguíneos; isso torna os **capilares dessa área mais permeáveis** do que

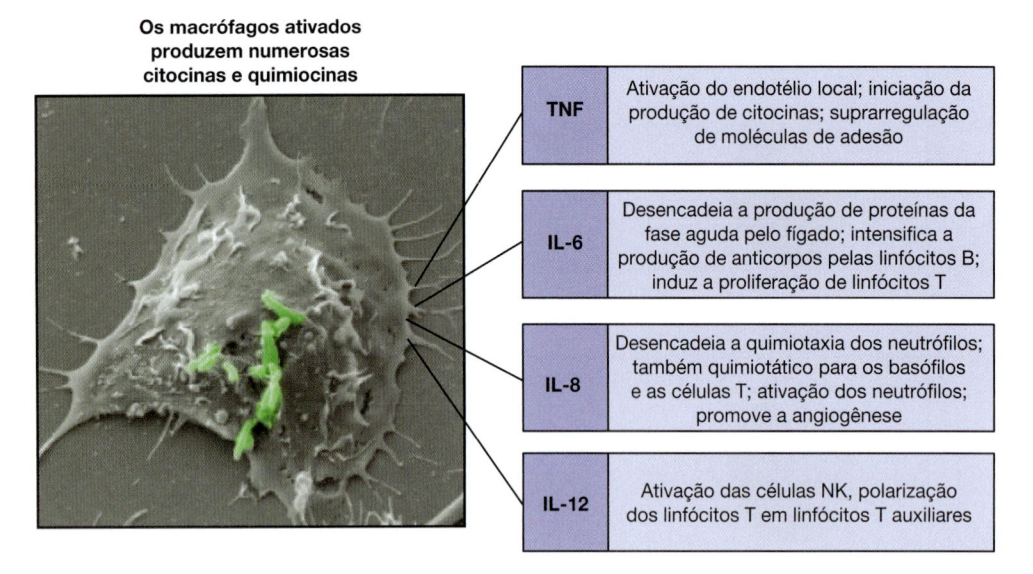

Os macrófagos ativados produzem numerosas citocinas e quimiocinas

| TNF | Ativação do endotélio local; iniciação da produção de citocinas; suprarregulação de moléculas de adesão |

| IL-6 | Desencadeia a produção de proteínas da fase aguda pelo fígado; intensifica a produção de anticorpos pelas linfócitos B; induz a proliferação de linfócitos T |

| IL-8 | Desencadeia a quimiotaxia dos neutrófilos; também quimiotático para os basófilos e as células T; ativação dos neutrófilos; promove a angiogênese |

| IL-12 | Ativação das células NK, polarização dos linfócitos T em linfócitos T auxiliares |

Figura 1.12 Os macrófagos ativados secretam uma variedade de citocinas e quimiocinas. Micrografia eletrônica de um macrófago ativado com várias bactérias (*Mycobacterium bovis*) fixadas à sua superfície celular. A figura mostra apenas uma pequena fração dos numerosos mediadores solúveis liberados dos macrófagos ativados por PAMP. (Fonte: Imagem do macrófago, cortesia de Dr. Jean Pieters, University of Basel, Suíça.)

seriam normalmente. Por sua vez, o **aumento da permeabilidade vascular** possibilita a ocorrência de dois processos. As proteínas plasmáticas, que normalmente ficam restritas, em grande parte, ao sangue, agora podem invadir o tecido no local de infecção, e muitas dessas proteínas possuem propriedades microbicidas. Uma segunda consequência do aumento da permeabilidade vascular é que os **neutrófilos** agora podem ter acesso ao local de infecção. Conforme anteriormente assinalado, lembre-se de que os neutrófilos, como macrófagos, também são competentes na fagocitose, porém normalmente não têm acesso aos tecidos, em virtude de seu comportamento potencialmente destrutivo. Após entrar em um tecido infectado, os neutrófilos ativados iniciam o ataque e fagocitam ativamente quaisquer microrganismos que encontrem. Posteriormente, neste capítulo, iremos tratar dos mecanismos específicos empregados pelos neutrófilos para atacar e destruir os micróbios.

Resposta inflamatória

Inflamação é o termo utilizado para referir-se à série de eventos que acompanham uma resposta imune e apresentam diversas características, incluindo edema local, eritema (devido à dilatação capilar), dor e calor. Essas características constituem a consequência coletiva da liberação de citocinas, quimiocinas e aminas vasoativas dos macrófagos e mastócitos em resposta ao encontro inicial com um patógeno. Os subprodutos da ativação do complemento (*i. e.,* C3a e C5a), que serão discutidos adiante, também contribuem para a resposta inflamatória, promovendo a quimiotaxia dos neutrófilos, bem como a ativação dos mastócitos (Figura 1.13). Todos esses mediadores inflamatórios ajudam a recrutar os neutrófilos e as proteínas plasmáticas ao local de infecção, induzindo vasodilatação dos vasos sanguíneos próximos ao local de infecção e atuando como fatores quimiotáticos para os neutrófilos do sangue circulante. As células e o líquido adicionais que se acumulam no local de uma infecção (e que contribuem para o edema observado), o aumento da vermelhidão da pele na área e a hipersensibilidade associada constituem a reação inflamatória clássica.

Os mastócitos colaboram com os macrófagos para promover a permeabilidade vascular

Conforme anteriormente mencionado, o macrófago é fundamental na iniciação da resposta inflamatória por meio da secreção de citocinas e quimiocinas em resposta à ativação de seus PRR e ao encontro com micróbios opsonizados (Figura 1.12). Entretanto, outra célula do sistema imune inato, o **mastócito**, é fundamental para o aumento da permeabilidade dos vasos sanguíneos, devido à liberação do conteúdo de seus numerosos grânulos citoplasmáticos (Figura 1.8). Os grânulos dos mastócitos contêm, entre outros fatores, grandes concentrações do aminoácido vasoativo, a histamina (Figura 1.14). A desgranulação dos mastócitos pode ser provocada por lesão direta, em resposta a componentes do complemento (C3a e C5a), encontro com PAMP e por meio da ligação do antígeno específico a uma classe de anticorpos (IgE) que se liga intensamente aos mastócitos por meio de receptores de superfície (as classes de anticorpos serão discutidas de modo detalhado no Capítulo 3). A histamina provoca dilatação das vênulas pós-capilares, ativa o endotélio local e aumenta a permeabilidade dos vasos sanguíneos. A irritação das terminações nervosas é outra consequência da liberação de histamina e é responsável pela dor frequentemente associada à evolução, uma adaptação evolutiva que mais provavelmente estimula o hospedeiro a proteger a área infectada ou lesionada para reduzir ao máximo qualquer dano adicional.

O relaxamento induzido nas paredes arteriolares provoca aumento do fluxo sanguíneo e dilatação dos vasos de pequeno calibre, enquanto a contração das células endoteliais capilares possibilita a exsudação das proteínas plasmáticas. Sob a influência das quimiotaxinas, os neutrófilos diminuem a sua velocidade, e as moléculas de adesão de superfície que são estimuladas a expressar provocam a sua marginação nas paredes dos capilares, onde podem passar através de lacunas entre as células endoteliais (**diapedese**) e avançam ao longo do gradiente de concentração dos fatores quimiotáticos até se encontrarem frente a frente com micróbios **opsonizados com complemento** (os detalhes da opsonização

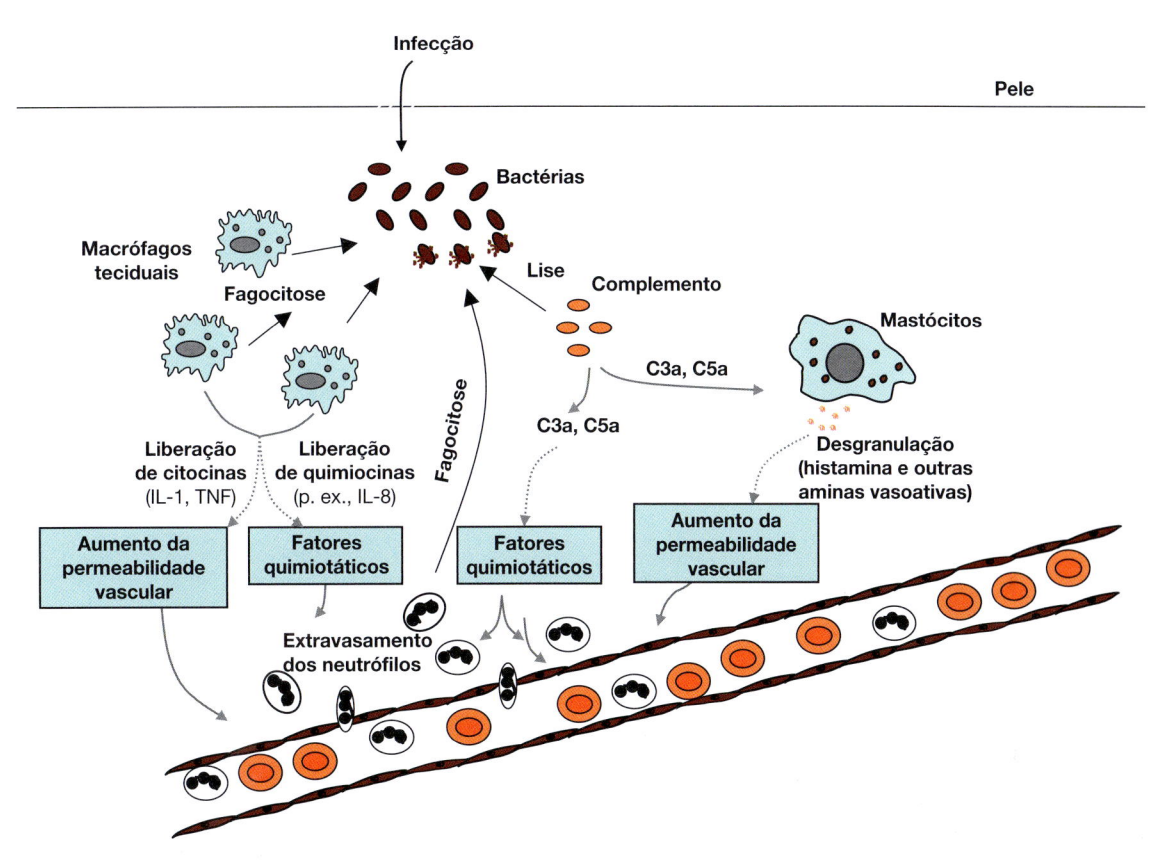

Figura 1.13 Reação inflamatória aguda. A inflamação bacteriana inicia uma série de respostas por meio da ativação da via alternativa do complemento, produzindo C3a e C5a, bem como pela estimulação dos macrófagos teciduais residentes, que detectam PAMP derivados das bactérias. O componente C3b do complemento liga-se às bactérias, com opsonização destas últimas para uma fagocitose mais efetiva por macrófagos e neutrófilos. A ativação do complemento também pode levar à lise direta das bactérias por meio de montagem dos complexos de ataque à membrana. A ativação dos macrófagos pelos PAMP e componentes do complemento induz a secreção de mediadores (*i. e.*, citocinas e quimiocinas) da resposta inflamatória aguda, que aumentam a permeabilidade vascular e induzem os neutrófilos a migrar do sangue para os tecidos. C3a e C5a desencadeiam a ativação dos mastócitos e a secreção de mediadores que provocam dilatação capilar e exsudação das proteínas plasmáticas. Atraídos por C3a e C5a, bem como por outros fatores, os neutrófilos circulantes aderem às moléculas de adesão na célula endotelial e as utilizam como mecanismo de tração, à medida que forçam a sua passagem entre as células, atravessam a membrana basal (com o auxílio da elastase secretada) e seguem o gradiente quimiotático.

mediada pelo complemento são apresentados mais adiante, neste capítulo). Em seguida, ocorre adesão aos receptores do complemento do neutrófilo (C3b), o C3a e C5a (subprodutos de ativação do complemento, conforme discutido posteriormente) em concentrações relativamente altas no gradiente quimiotático, ativam os mecanismos de destruição dos neutrófilos e, rapidamente, a matança do último ato pode começar!

Os neutrófilos são rapidamente recrutados para os locais de infecção

Anteriormente, mencionamos que as citocinas, as quimiocinas e os fatores vasoativos (como a histamina), que são liberados por macrófagos e mastócitos ativados, são fundamentais na deflagração do recrutamento dos neutrófilos da circulação sanguínea para o local de infecção, um processo denominado **extravasamento** (Figura 1.15). Como os neutrófilos são extremamente numerosos e competentes na fagocitose, o seu recrutamento para um local inflamatório constitui uma etapa fundamental na imunidade inata. Por isso, iremos examinar mais detalhadamente esse processo. Em condições normais, os neutrófilos circulam na corrente sanguínea e não aderem às paredes dos vasos sanguíneos, em virtude do rápido fluxo do sangue no interior dos vasos. Para sair da corrente

sanguínea, os neutrófilos precisam, em primeiro lugar, aderir levemente e rolar ao longo da parede do vaso, até ganhar um apoio firme que os permita parar, dando início, então, ao processo de se espremer entre o endotélio. As citocinas secretadas pelos macrófagos ativados, em particular TNFα e IL-1β, desempenham papel importante nesse aspecto, visto que essas últimas citocinas aumentam a aderência das células endoteliais que revestem os capilares sanguíneos mais próximos do local de infecção, desencadeando a exposição de **P e E-selectinas** nessas células. As selectinas existentes no endotélio ativado permitem que os neutrófilos iniciem o processo de parada, começando o processo de rolamento ao longo da parede endotelial por meio de interações de ligação com ligantes de carboidratos (p. ex., sialil-Lewis[x]) existentes na superfície dos neutrófilos (Figura 1.15).

Nesse estágio, o neutrófilo também sofre a ação dos fatores quimiotáticos, como IL-8 e produtos do complemento, que provêm do local de infecção. Esses fatores iniciam o processo de ativação dos neutrófilos, que desencadeia alterações na conformação de moléculas de adesão, denominadas **integrinas** (p. ex., LFA-1, CR3) na superfície dos neutrófilos, possibilitando interações mais fortes com suas **moléculas de adesão intercelulares** (ICAM) receptoras no endotélio ativado, que detém o neutrófilo. Por fim, os neutrófilos espremem-se entre as junções ligeiramente mais largas do que

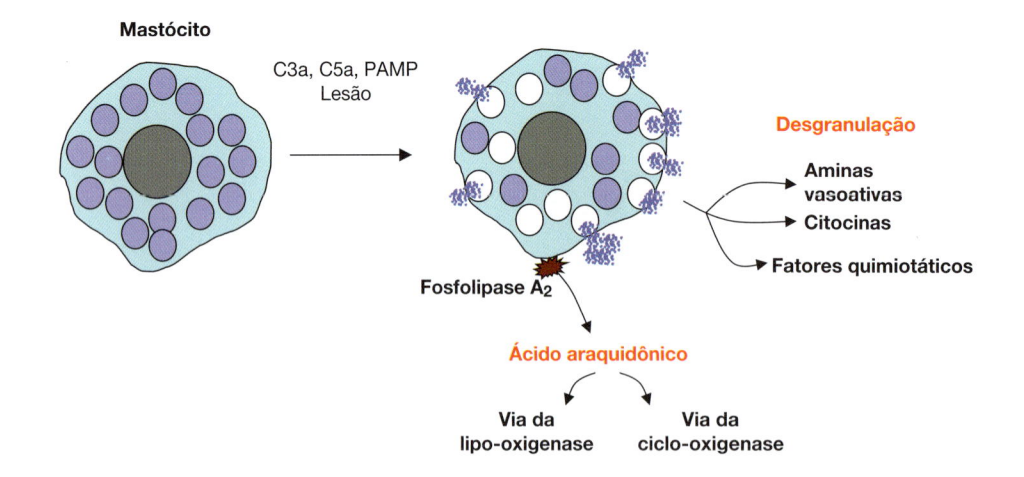

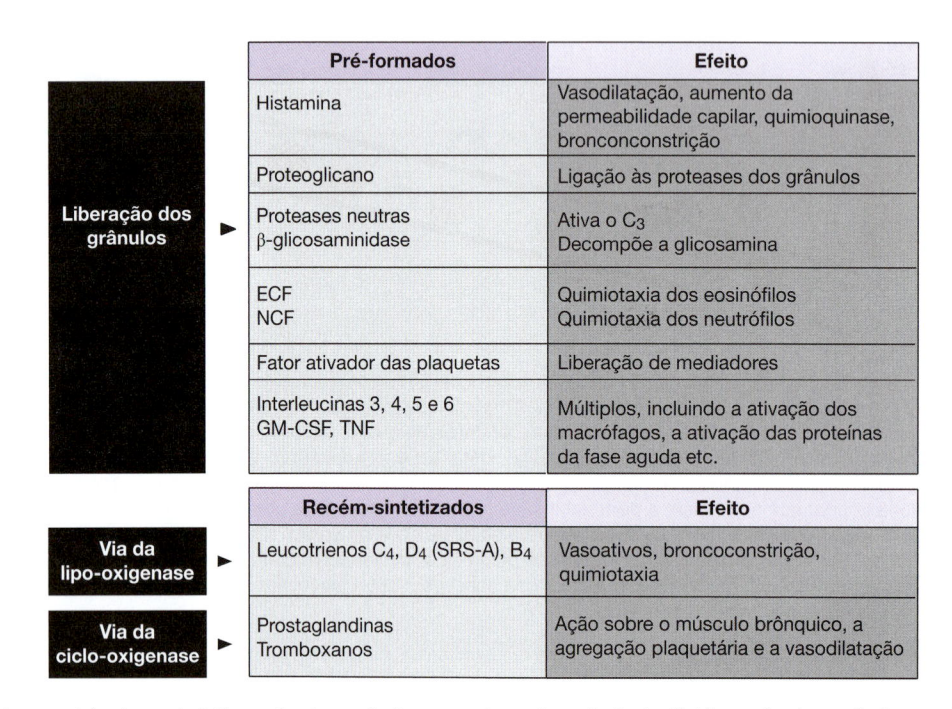

Pré-formados	Efeito
Histamina	Vasodilatação, aumento da permeabilidade capilar, quimioquinase, bronconconstrição
Proteoglicano	Ligação às proteases dos grânulos
Proteases neutras β-glicosaminidase	Ativa o C_3 Decompõe a glicosamina
ECF NCF	Quimiotaxia dos eosinófilos Quimiotaxia dos neutrófilos
Fator ativador das plaquetas	Liberação de mediadores
Interleucinas 3, 4, 5 e 6 GM-CSF, TNF	Múltiplos, incluindo a ativação dos macrófagos, a ativação das proteínas da fase aguda etc.

Recém-sintetizados	Efeito
Leucotrienos C_4, D_4 (SRS-A), B_4	Vasoativos, broncoconstrição, quimiotaxia
Prostaglandinas Tromboxanos	Ação sobre o músculo brônquico, a agregação plaquetária e a vasodilatação

Figura 1.14 Ativação do mastócito, levando à liberação de mediadores por duas vias principais. (i) Liberação de mediadores pré-formados presentes nos grânulos; e (ii) metabolismo do ácido araquidônico produzido pela ativação de uma fosfolipase. Ca^{2+} e AMP cíclico intracelulares são de importância central para a iniciação desses eventos, porém os detalhes ainda não estão bem definidos. Pode ocorrer ativação do mastócito por meio do C3a, do C5a e até mesmo por alguns microrganismos, que podem atuar diretamente sobre os receptores de superfície celular. ECF, fator quimiotático dos eosinófilos; GM-CSF, fator estimulador de colônias de granulócitos-macrófagos; NCF, fator quimiotático de neutrófilos; TNF, fator de necrose tumoral. A quimiotaxia refere-se à migração dirigida dos granulócitos ao longo da via do gradiente de concentração do mediador.

o normal no endotélio ativado (em consequência dos efeitos de relaxamento da histamina) e começam a acompanhar o gradiente dos fatores quimiotáticos (IL-8, componentes do complemento C3a, C5a) até a sua origem. Conforme assinalado anteriormente (Figura 1.10), esse processo é, de fato, muito eficiente e resulta em enorme aumento do número de neutrófilos no local de infecção em questão de horas.

Um processo semelhante também é utilizado para recrutar **monócitos** da circulação sanguínea, de modo a reforçar seus correspondentes macrófagos nos tecidos, porém essa onda de recrutamento habitualmente ocorre 6 a 8 h após o pico de extravasamento dos neutrófilos e sob a influência de uma quimiocina diferente, a **proteína quimiotática 1 de monócitos** (MCP-1). Com efeito, uma das razões do recrutamento de monócitos adicionais (que se diferenciam em macrófagos quando entram nos tecidos) consiste em ajudar a remover todos os neutrófilos cansados da batalha, muitos dos quais estarão repletos de micróbios, bem como de outros resíduos dos tecidos e irão iniciar o processo de **cicatrização de ferida**.

Existem diversas classes de receptores de reconhecimento de padrões

Os receptores de reconhecimento de padrões das células fagocitárias reconhecem e são ativados pelos PAMP

Como a capacidade de discriminar amigo de inimigo é de suma importância para qualquer fagócito, essas células estão repletas de receptores capazes de reconhecer diversos PAMP. Muitos dos

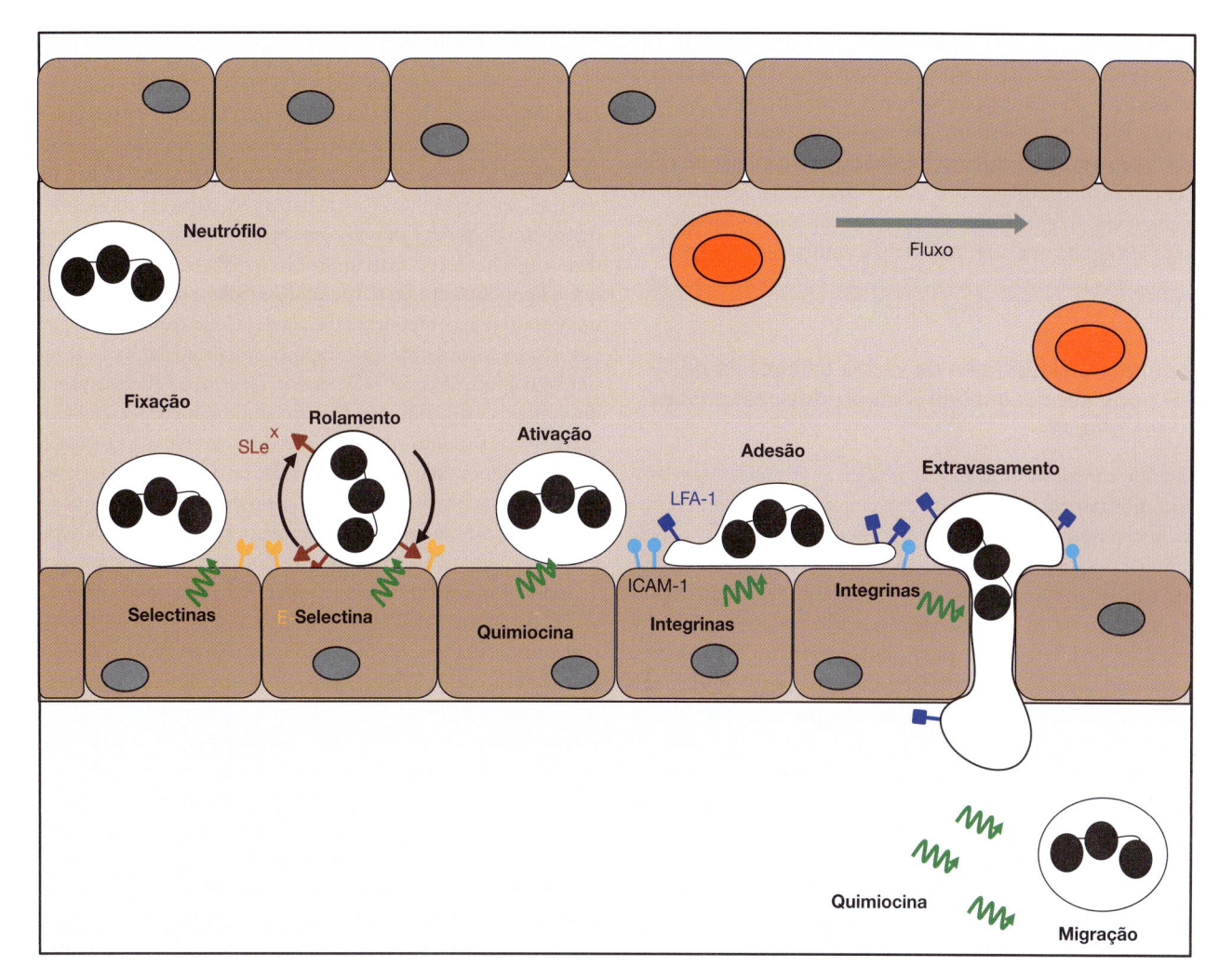

Figura 1.15 Extravasamento dos neutrófilos. Os neutrófilos são induzidos a migrar de vasos sanguíneos adjacentes a locais de infecção por meio de alterações nas células endoteliais que revestem os vasos sanguíneos, que são induzidas pelos produtos dos macrófagos e mastócitos ativados, como IL-1, TNF, IL-8 e histamina. No estágio inicial, os neutrófilos fixam-se frouxamente e rolam ao longo do endotélio por um mecanismo mediado por interações mediadas por sialil-Lewis[x] com P e E-selectinas, que são suprarreguladas no endotélio ativado. Sob a influência de quimiocinas, como a IL-8, os neutrófilos tornam-se ativados, levando à ativação das integrinas de superfície celular (LFA-1, CR3), que proporcionam uma fixação mais firme aos receptores cognatos (ICAM) no endotélio. Essas últimas interações possibilitam a parada dos neutrófilos na parede endotelial e o seu extravasamento através da membrana basal do endotélio, com migração para o tecido, dirigindo-se para a fonte dos fatores quimiotáticos (IL-8, C3a, C5a).

PRR também são expressos nas CD, células NK, neutrófilos e mastócitos, bem como em células do sistema imune adaptativo. Vários desses PRR são semelhantes a lectinas e ligam-se de modo polivalente, com considerável especificidade, a açúcares expostos na superfície dos micróbios, com suas configurações geométricas tridimensionais rígidas características. Esses receptores não se ligam apreciavelmente à variedade de grupos de galactose ou de ácido siálico, que são comumente os penúltimos e últimos açúcares que decoram os polissacarídios de superfície dos mamíferos, proporcionando, assim, a base molecular para a discriminação entre o próprio e células microbianas estranhas. Outros PRR detectam ácidos nucleicos derivados dos genomas bacterianos e virais, em virtude de modificações que comumente não são encontradas nos ácidos nucleicos dos vertebrados, ou de conformações normalmente não encontradas no citoplasma (p. ex., RNA de fita dupla).

Os PRR constituem um grupo diversificado de receptores, que podem ser subdivididos em pelo menos cinco famílias distintas (TLR, CTLR, NLR, RLR e receptores de depuração), com base

em suas características estruturais. Nesses últimos anos, outra classe de sensores também emergiu, os sensores de DNA citosólicos (CDS); essa classe contém um conjunto estruturalmente diversificado de receptores sensores de DNA citosólicos, que estão predominantemente envolvidos na detecção de bactérias e vírus intracelulares. Existem também múltiplos receptores em cada classe, e, consequentemente, mais de 50 PRR distintos podem ser expressos por um único fagócito em determinado momento.

Os receptores de reconhecimento de padrões associados a células decodificam a natureza da infecção

Como já foi mencionado, existem várias classes de PRR associados a células, alguns dos quais estão associados à membrana plasmática (p. ex., muitos receptores *Toll-like*, bem como receptores de lectina do tipo C e receptores de depuração), alguns dos quais estão voltados para o espaço luminal dos endossomos (TLR3, 7, 8, 9), enquanto outros são citoplasmáticos (receptores NOD-*like*, receptores RIG-I-*like*, sensores de DNA citoplasmáticos). Em termos gerais, cada PRR é específico para um PAMP distinto, e, associado aos diferentes compartimentos celulares onde se localizam os PRR, isso transmite informações consideráveis sobre a natureza do patógeno e de sua localização (extracelular ou não), se foi capturado por fagocitose (*i. e.*, dentro de endossomos) ou invadiu o citoplasma. Essas informações ajudam a adaptar a resposta para aquilo que será mais efetivo contra a classe específica do patógeno, influenciando a natureza das citocinas que são produzidas pelas células que respondem.

A ocupação simultânea de várias categorias de PRR pode ser necessária para produzir respostas imunes efetivas

Apesar de constituir uma área de pesquisa contínua, a **sinalização combinatória de PRR** é, provavelmente, muito importante para iniciar respostas imunes efetivas. Por exemplo, a ativação de um único tipo de PRR, por exemplo, em uma célula dendrítica, pode não ser totalmente efetiva para desencadear uma resposta imune adaptativa robusta, visto que isso poderia indicar um baixo nível de infecção, ou que a célula dendrítica se encontra a uma distância considerável do local de infecção (e simplesmente encontrou alguns PAMP errantes, que foram liberados em decorrência da lise do agente infeccioso). Entretanto, a **fagocitose de uma única bactéria por uma célula dendrítica tende a estimular simultaneamente múltiplas categorias de PRR,** levando à ativação sinérgica de diversas vias de transdução de sinais, indicando, portanto, a necessidade de uma resposta robusta. Além disso, é provável que a ativação de diferentes combinações de PRR esteja na base dos diferentes tipos de resposta imune que são necessários para a contenção bem-sucedida de diferentes tipos de infecção: intracelular, extracelular, por parasitas, leveduras, bacteriana, viral etc.

Como veremos ao longo de todo este livro, a liberação de dois (ou mais) sinais diferentes em série é um tema comum nas reações imunes e pode levar a resultados muito diferentes, em comparação com a liberação de um sinal por si só. Iremos agora examinar de modo mais detalhado as várias famílias de PRR.

Receptores Toll-like

Um importante subgrupo de PRR pertence à **família dos receptores *Toll-like* (TLR, *Toll-like* receptor)**, assim denominados em virtude de sua semelhança com o receptor *Toll* da mosca-das-frutas, *Drosophila*. A história da descoberta da família dos TLR é interessante, visto que ilustra perfeitamente a natureza incidental da descoberta científica e mostra como achados muito importantes podem surgir nos locais mais improváveis. Sabe-se, há muito tempo, que o lipopolissacarídio (LPS, também denominado endotoxina), um importante componente da parede celular das bactérias gram-negativas, provoca uma forte resposta imune em animais e fornece um bom exemplo de PAMP clássico. De fato, o LPS constitui um dos principais contribuintes para o choque séptico, a reação imune grave que ocorre quando uma infecção bacteriana alcança a corrente sanguínea, que é frequentemente fatal. Por esses motivos, os imunologistas procuraram identificar o receptor de LPS nos seres humanos e camundongos durante muitos anos, em grande parte sem qualquer sucesso. Entretanto, houve um grande progresso quando foi constatado que o receptor *Toll* estava envolvido na detecção de infecção microbiana em moscas-das-frutas adultas. Isso representou, em si, uma surpresa, visto que o receptor *Toll* já tinha sido identificado, há muitos anos, como um importante regulador da determinação do padrão dorsoventral (*i. e.*, especificando qual a superfície da mosca constitui o dorso, e qual representa a parte ventral) durante o desenvolvimento embrionário inicial de *Drosophila*. Um fator curioso que emergiu foi que o domínio intracelular do receptor *Toll* de *Drosophila* continha um motivo, atualmente conhecido como motivo de sinalização do receptor *Toll*-IL-1 (TIR), que era muito semelhante ao domínio de sinalização citoplasmático identificado no receptor de IL-1, uma molécula que já tinha sido constatado estar envolvida na sinalização imune nos mamíferos. Juntando os fatos, isso levou à identificação de toda a família de TLR nos mamíferos, visto que todos esses receptores possuem um domínio TIR em suas regiões citoplasmáticas.

Já foram identificados vários TLR (existem 10 TLR distintos nos seres humanos), todos atuando como sensores para PAMP (Figura 1.16). Os ligantes dos TLR incluem peptidoglicano, lipoproteínas, lipoarabinomanana micobacteriana, zimosana de leveduras,

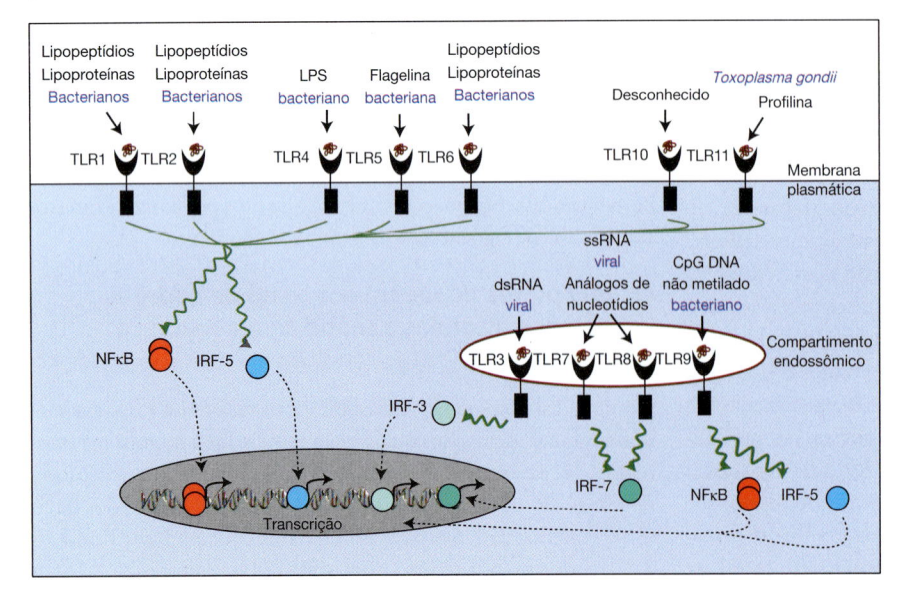

Figura 1.16 Uma família de receptores *Toll-like* (TLR), que atuam como sensores para padrões moleculares associados a patógenos (PAMP). Os TLR residem dentro da membrana plasmática ou em compartimentos da membrana dos endossomos, conforme ilustrado. Com a ligação do ectodomínio do TLR a um PAMP apropriado (são mostrados alguns exemplos), os sinais são propagados no interior da célula e ativam o fator nuclear κB (NFκB) e/ou fatores de transcrição regulados por IRF. Em seguida, os fatores NFκB e de transcrição IRF dirigem a expressão de numerosos produtos gênicos antimicrobianos, como citocinas e quimiocinas, bem como proteínas que estão envolvidas na alteração do estado de ativação da célula.

flagelina, DNA e RNA microbianos, bem como outros ligantes derivados de patógenos (Tabela 1.1). Embora muitos TLR sejam exibidos na superfície celular, alguns, como TLR3 e TLR7/8/9, que não são responsivos ao RNA viral intracelular e ao DNA bacteriano não metilado, estão localizados nos endossomos e tornam-se ativados após o encontro com material fagocitado (Figura 1.16). A ocupação dos TLR com seus respectivos ligantes impulsiona a ativação do fator nuclear κB (NFκB) e de vários membros da família do fator regulado por IRF de fatores de transcrição, dependendo do TLR específico. É também possível a ocorrência de ativação combinatória de TLR; por exemplo, o TLR2 é capaz de responder a uma ampla diversidade de PAMP e normalmente funciona dentro dos complexos heterodiméricos TLR2/TLR1 ou TLR2/TLR6 (Tabela 1.1).

Todos os TLR possuem as mesmas características estruturais básicas, com múltiplas repetições ricas em leucina (LRR), dispostas em uma estrutura solenoide em ferradura ou em forma de crescente, que atua como o domínio de ligação de PAMP (Figura 1.17). Após a ligação de um PAMP, os TLR transduzem sinais para dentro da célula por meio de seus domínios TIR, que recrutam proteínas adaptadoras no citoplasma (como MyD88) que possuem motivos TIR semelhantes. Esses adaptadores propagam o sinal distalmente, culminando na ativação de NFκB e fatores de transcrição da família reguladora de IRF, que regulam a transcrição de toda uma bateria de citocinas inflamatórias e quimiocinas (Figuras 1.16 e 1.18). Como iremos discutir posteriormente, neste capítulo, os fatores de transcrição da IRF controlam a expressão, entre outras coisas, das IRF do tipo I. Estas últimas citocinas são particularmente importantes na defesa contra infecções virais, visto que podem induzir a expressão de várias proteínas, que podem interferir na tradução do mRNA viral e na replicação do vírus, além de induzir a degradação dos genomas de RNA virais.

Receptores de lectina do tipo C

Os fagócitos também apresentam outro conjunto de PRR, as **lectinas do tipo C (cálcio-dependentes)** ligadas à célula, dentre as quais o receptor de manose do macrófago é um exemplo. Outros

Tabela 1.1 Ligantes dos receptores *Toll-like* (TLRs).		
TLR	**Ligante**	**Localização**
Heterodímero TLR1/TLR2	Lipopeptídios bacterianos	Membrana plasmática
Heterodímero TLR2/TLR6	Ácido lipoteicoico (bactérias gram-positivas, zimosana (fungos)	Membrana plasmática
TLR3	dsRNA	Endossômico
TLR4	LPS	Membrana plasmática
TLR5	Flagelina (bactérias móveis)	Membrana plasmática
TLR7	ssRNA viral	Endossômico
TLR8	ssRNA viral	Endossômico
TLR9	CpG DNA não metilado (bacteriano)	Endossômico
TLR10	Desconhecido	Membrana plasmática
TLR11 (apenas camundongo)	Profilina e proteínas semelhantes à profilina	Membrana plasmática

membros dessa grande família diversificada incluem Dectina-1, Dectina-2, Mincle, DC-SIGN, Clec9a e numerosos outros. Essas proteínas transmembrana possuem múltiplos domínios de reconhecimento de carboidratos, cuja ligação a seus PAMP microbianos cognatos produz sinais de ativação intracelular por meio de várias vias de sinalização. Entretanto, alguns receptores de lectina do tipo C (CTLR) não desencadeiam respostas transcricionais robustas e atuam principalmente como receptores fagocíticos. A família dos CTLR é altamente diversa, e os ligantes para muitos

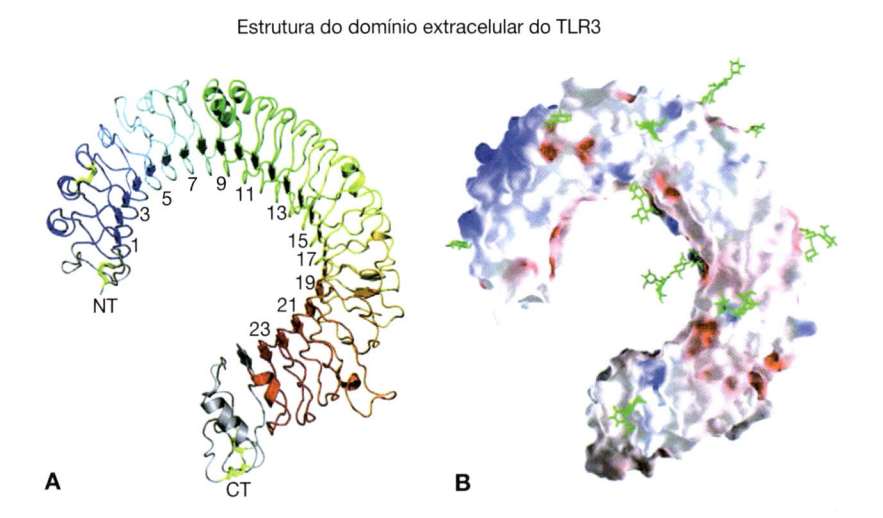

Estrutura do domínio extracelular do TLR3

A **B**

Figura 1.17 Estrutura do receptor *Toll-like* (TLR). Estrutura do ectodomínio do TLR3. **A.** Diagrama em fita. As repetições ricas em leucina (LRR) estão coloridas de *azul* a *vermelho*, começando em LRR1 e prosseguindo até LRR23, conforme indicado. NT, N-terminal; CT, C-terminal. **B.** O potencial eletrostático de superfície mostra cargas positivas (em *azul*) e negativas (em *vermelho*) em pH neutro. Os glicanos de ligação *N* são mostrados como bolas e tacos na *cor verde*. (Fonte: Bell J.K. *et al.* (2005) *Proceedings of the National Academy of Sciences EUA* **102,** 10976-10980. Reproduzida com autorização.)

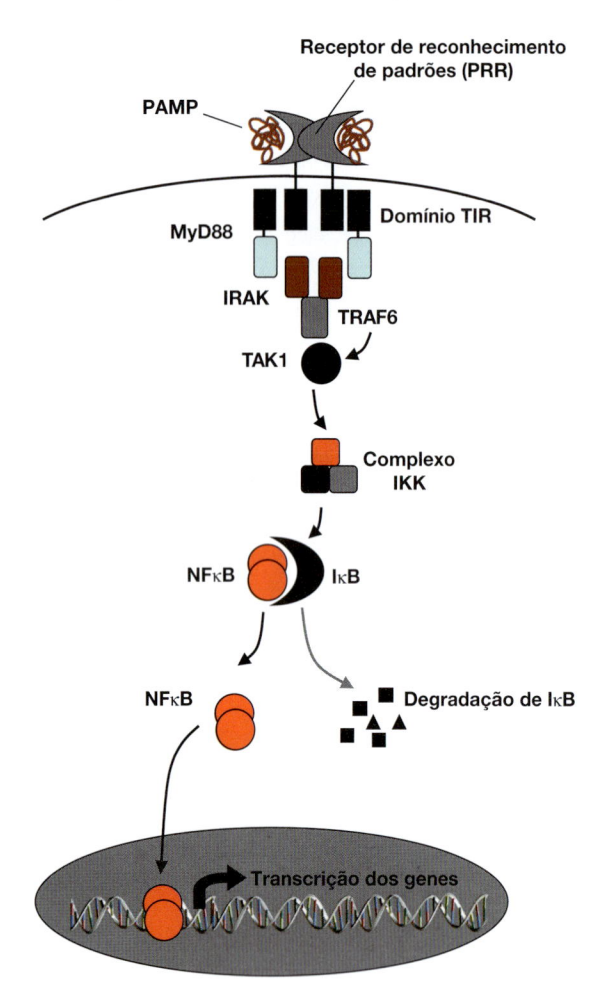

Figura 1.18 Os receptores *Toll-like* promovem a transcrição dependente de NFκB por meio da ativação do complexo IKB quinase (IKK). Após a ligação de um dímero (ou heterodímero) de TLR a seu ligante apropriado, diversas proteínas adaptadoras (conforme ilustrado) são recrutadas para o receptor *Toll* TLR e o domínio semelhante ao receptor (TIR) de IL-1. Em seu conjunto, essas proteínas ativam o complexo IKK, que, por sua vez, fosforila o inibidor do NFκB (IκB), uma proteína que se liga e fixa o NFκB no citosol. Ocorre fosforilação de IκB para degradação, liberando o NFκB, que pode então ser translocado no núcleo e iniciar a transcrição de múltiplos genes.

receptores dessa categoria são objeto de pesquisa contínua. Entretanto, podemos adiantar que os membros da família dos CTLR atuam amplamente como sensores de espécies fúngicas extracelulares. Alguns exemplos de ligantes para os CTLR incluem β-glicanas (que se ligam à Dectina-1), manose (que se liga à Dectina-2) e α-manose (que se liga a Mincle).

Receptores NOD-like

Voltando agora para a detecção de agentes infecciosos que conseguiram ter acesso ao interior de uma célula, os produtos microbianos podem ser reconhecidos pelos denominados receptores *NOD-like* (NLR). Diferentemente dos TLR e dos CTLR, que residem dentro da membrana plasmática ou em compartimentos de membranas intracelulares, os NLR são proteínas solúveis que residem no citoplasma, onde também atuam como receptores para PAMP. Apesar de serem uma família diversificada de receptores (Figura 1.19), os NLR normalmente contêm um motivo de interação proteína-proteína N-terminal, que permite que essas proteínas

possam recrutar proteases ou quinases após ativação, seguido de um domínio de oligomerização central e múltiplas repetições ricas em leucina (LRR) C-terminais, que atuam como sensores para produtos de patógenos (Figura 1.19). Os NLR podem ser subdivididos em quatro subfamílias, com base nos motivos (*motifs*) existentes em suas extremidades N-terminais. Acredita-se que os NLR existam em um estado autoinibido, com seus domínios N-terminais dobrados sobre as LRR C-terminais, uma conformação que impede a interação da região N-terminal com seus parceiros de ligação no citoplasma. A ativação desses receptores é desencadeada mais provavelmente pela ligação direta de um PAMP às LRR C-terminais, cujo efeito consiste em romper a interação das extremidades N e C-terminais do NLR e permitir a oligomerização em um complexo que agora tem a capacidade de recrutar uma quinase ativadora de NFκB (como RIP-2) ou membros da família de caspase de proteases, que podem processar e ativar proteoliticamente o precursor da IL-1β, transformando-o na citocina madura e biologicamente ativa.

Ocorre montagem de um complexo NLR bem estudado, denominado **inflamassomo,** a partir de NLRP3, em resposta ao LPS em associação a fatores de virulência bacterianos, que é importante para a produção de IL-1β e de IL-18. Entretanto, para a atividade completa do inflamossomo e a liberação de IL-1β, é necessário um segundo sinal, na forma de uma toxina bacteriana que provoca lesão da membrana (que também pode ser imitada por vários agentes nocivos). Esse segundo sinal parece possibilitar o efluxo de íons K⁺ do citosol, o que permite a montagem completa do inflamassomo, a ativação da caspase-1 e o processamento da IL-1β e IL-18 distalmente (Figura 1.20).

Receptores de helicase RIG-1-like

As helicases RIG-1-*like* constituem uma família relativamente recém-descoberta, que atuam como sensores intracelulares para o RNA de origem viral (Figura 1.21). Como os NLR, os receptores de helicase RIG-I-*like* são encontrados no citoplasma e são ativados em resposta ao RNA de fita dupla; esses receptores são capazes de dirigir a ativação do NFκB e da IRF3/4, que induzem de modo cooperativo as IRF antivirais do tipo I (IFNα e β). O RIG-I (gene induzível por ácido retinoico I) e a proteína MDA-5 (também denominada Helicard) relacionada podem ligar-se diretamente a diferentes formas de RNA viral (ssRNA ou dsRNA 5′-trifosfato não modificado, respectivamente) no citoplasma, sendo essa ligação seguida de propagação de seus sinais por meio de MAVS (sensor viral associado à mitocôndria), levando, mais uma vez, à ativação de IRF e NFκB (Figura 1.21).

Sensores de DNA citosólico

Diversas proteínas, pertencentes a diferentes famílias, são capazes de detectar a presença de DNA ou dinucleotídios cíclicos citosólicos. O DNA da célula hospedeira normalmente encontra-se localizado de modo seguro nos compartimentos nuclear ou mitocondrial e não pode ativar esses sensores, exceto em condições patológicas que envolvem, por exemplo, a liberação do DNA mitocondrial no citosol. Entretanto, o DNA bacteriano ou viral é capaz de desencadear a ativação dos sensores de DNA **AIM2** e **IFI16**, e isso pode levar à montagem de um complexo envolvendo o adaptador contendo o domínio pirina (ASC), levando à ativação do processamento da caspase-1 e IL-1β. A ativação do

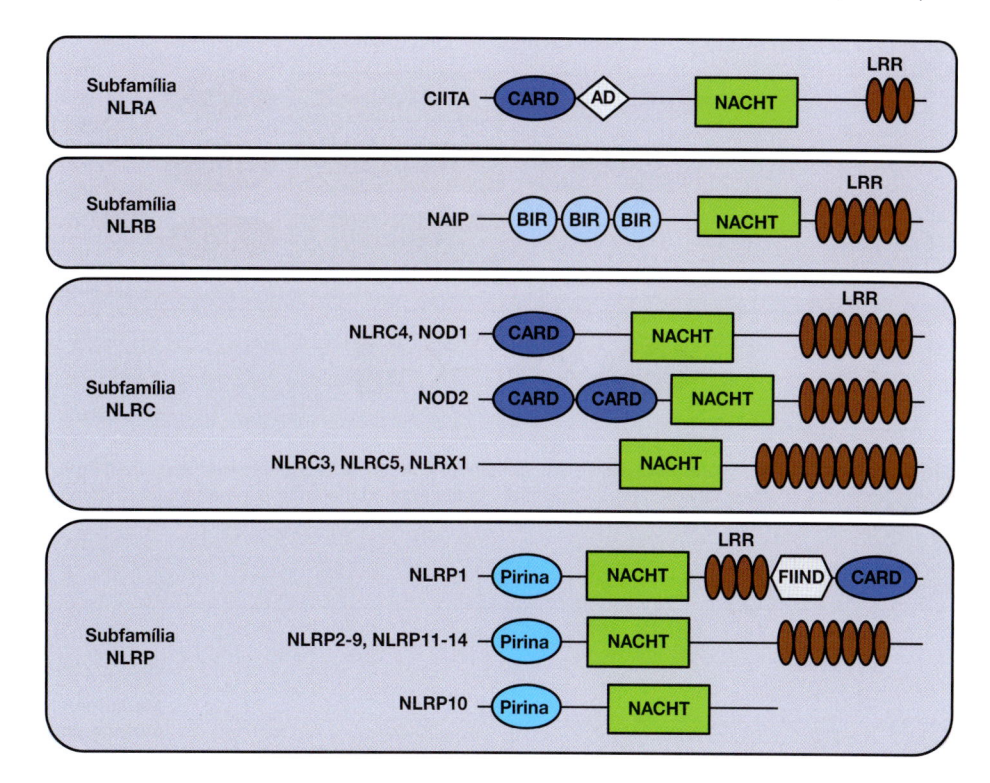

Figura 1.19 Organização de domínios da família do receptor NOD-*like* (NLR). São ilustradas as quatro subfamílias de NLR, separadas principalmente com base no uso de diferentes domínios N-terminais (AD, CARD, Pirina, BIR), que confere funções exclusivas a cada NLR. Todos os NLR contêm um domínio NACHT central, um motivo que possibilita a oligomerização de NLR individuais em supercomplexos. A montagem e a ativação dos complexos NLR são induzidas por meio da ligação de ligantes às LRR C-terminais, que atuam como um domínio sensor para cada um dos NLR. AD, domínio de transativação ácido; CARD, domínio de recrutamento da caspase; BIR, repetição IAP baculoviral; FIIND, função para encontrar o domínio; LRR, repetição rica em leucina.

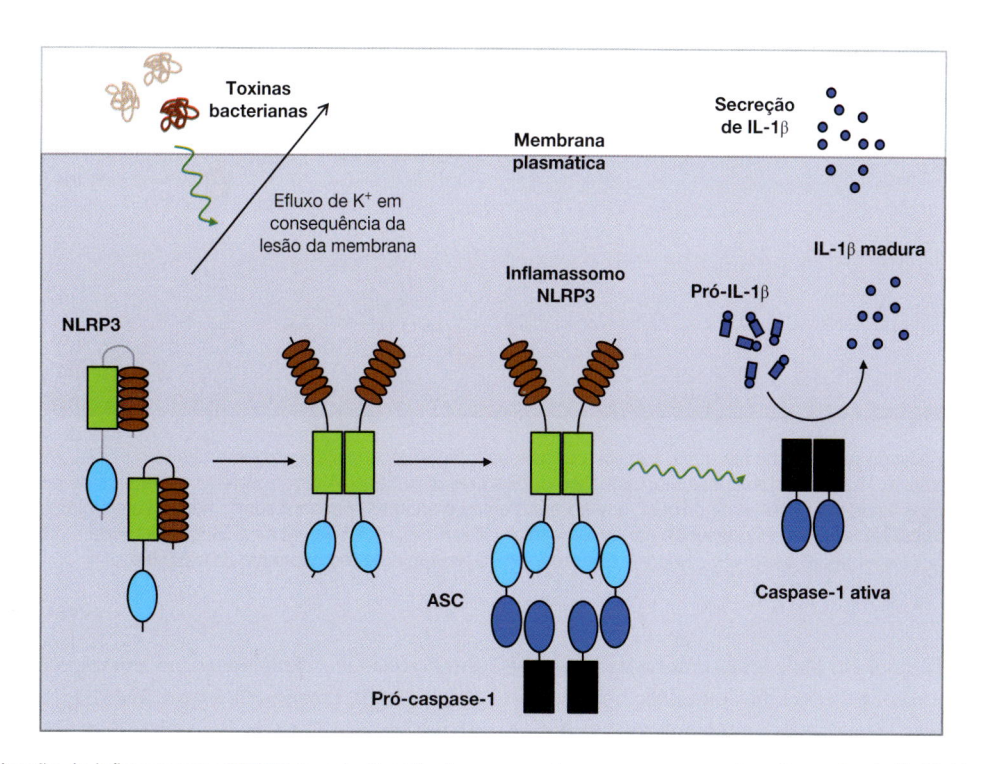

Figura 1.20 A ativação do inflamossomo NLRP3 leva à ativação da caspase-1 e ao processamento e liberação da IL-1β. Um exemplo de um complexo NLR é ilustrado pelo inflamossomo NLRP3, cuja montagem ocorre em resposta a dois sinais diferentes. O sinal 1 é representado pelo LPS, um PAMP que se liga ao TLR4, induzindo, assim, a suprarregulação transcricional de IL-1β por um mecanismo dependente de NFκB (não ilustrado). Todavia, há necessidade de um segundo sinal para o processamento e a liberação da IL-1β, que é fornecido pelas ações citotóxicas das toxinas bacterianas, que possibilitam o efluxo de K⁺, por meio de lesão da membrana plasmática de uma célula preparada por LPS. Este último evento (*i. e.*, efluxo de K⁺) desencadeia a montagem do inflamossomo NLRP3, levando a ativação da caspase-1, processamento da IL-1β e liberação desta última citocina com a morte da célula lesionada. Por conseguinte, o inflamossomo NLRP3 atua como sensor para o efluxo de K⁺ associado à lesão da célula.

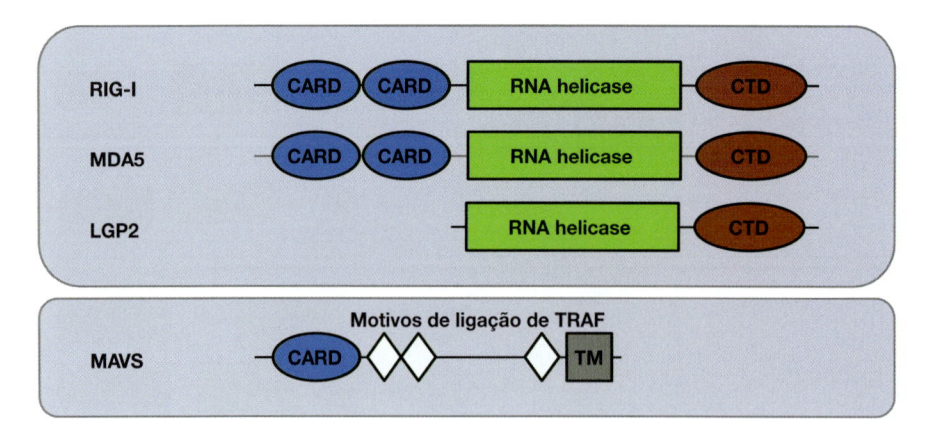

Figura 1.21 Organização de domínio dos receptores RIG-I-*like* e seu adaptador comum, MAVS. Estão ilustrados membros da família da helicase RIG-I-*like,* que atuam como sensores citoplasmáticos para o RNA viral, juntamente com sua proteína adaptadora comum MAVS. Ver também Figura 1.22.

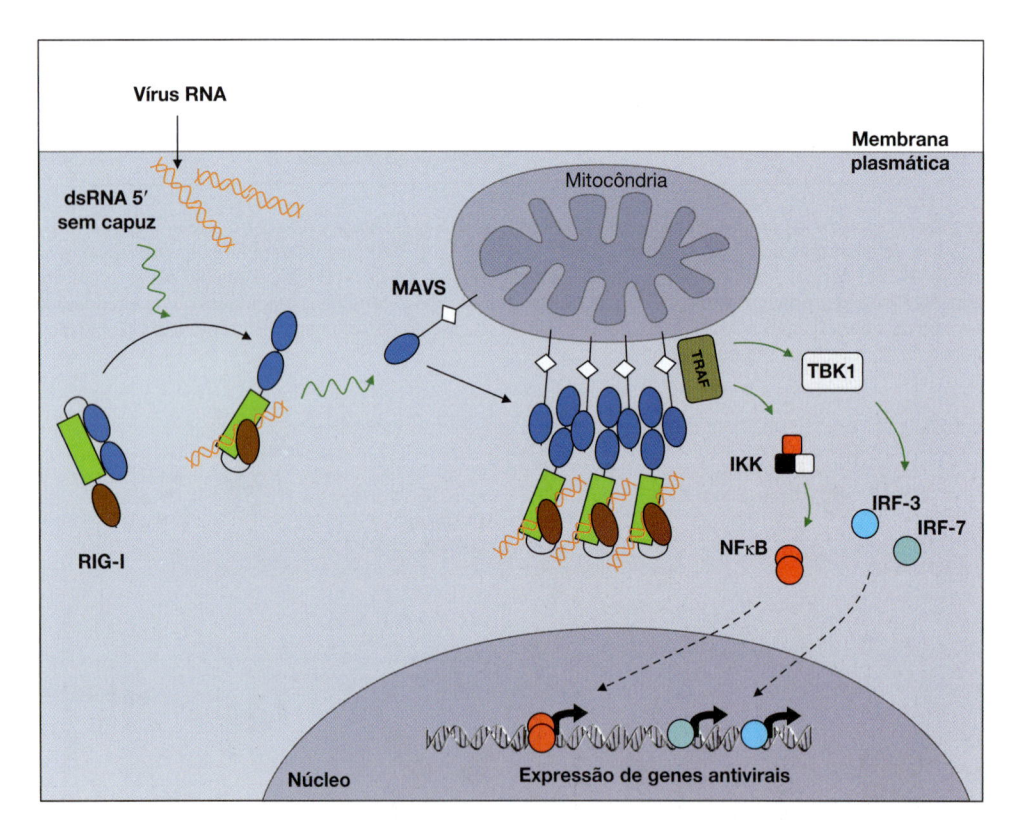

Figura 1.22 O RIG-I é ativado por RNA de fita dupla e inicia a transcrição de genes antivirais por meio das vias de IRF e NFκB. O RIG-I (gene induzível por ácido retinoico 1) atua como sensor citoplasmático para a presença de RNA viral e detecta moléculas de dsRNA ou ssRNA sem capuz 5'-trifosfato. Após a ligação do RNA viral, o RIG-I, que normalmente se encontra em uma conformação autoinibida, pode ligar-se então à MAVS (proteína de sinalização antiviral mitocondrial) por meio de interações CARD-CARD com esta última, de modo a promover a ativação de IRF e transcrição gênica dependente de NFκB, conforme ilustrado. CARD, domínio de recrutamento da caspase.

inflamassomo AIM2 também pode levar à morte da célula. O IFI16 também pode reconhecer o DNA citosólico e pode propagar a sinalização pela formação de um complexo com ASC e caspase-1, à semelhança do inflamassomo AIM2, ou por meio do STING, que é discutido adiante. Recentemente, foram também descobertas duas vias adicionais de detecção do DNA, e ambas utilizam o **STING** (estimulador dos genes de interferona), uma molécula que pode ligar-se diretamente ao DNA citoplasmático ou que pode responder ao GAMP cíclico, uma molécula produzida por uma enzima de localização proximal, denominada cGAS,

que detecta DNA citoplasmático e, em resposta, sintetiza cGAMP (Figura 1.23). Em resposta à ativação do STING, ocorre produção de IFN do tipo I, que possuem propriedades antivirais potentes.

Receptores removedores (scavenger receptors)

Os receptores removedores constituem mais uma classe de receptores fagocíticos, que reconhecem vários polímeros aniônicos e proteínas acetiladas de baixa densidade. A função de molécula removedora (*scavenger*) CD14 no processamento do LPS (endotoxina

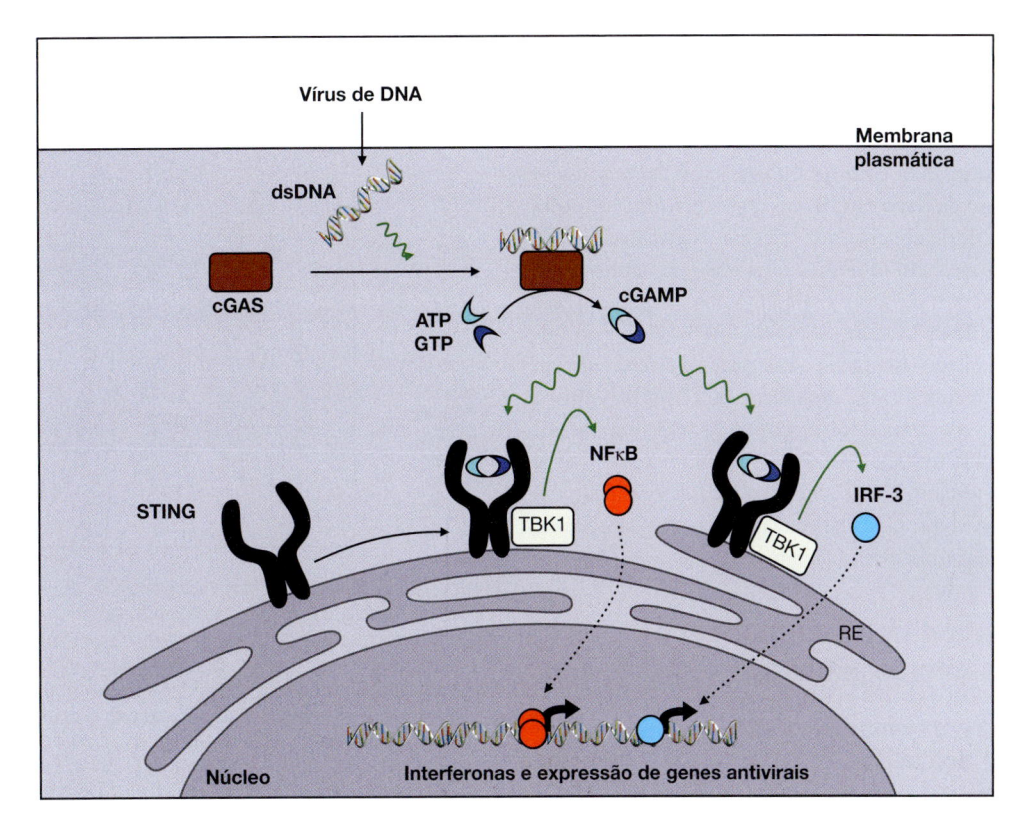

Figura 1.23 O STING atua como sensor citoplasmático para DNA e nucleotídios cíclicos. O STING (estimulador dos genes de interferona) é uma proteína associada ao retículo endoplasmático, capaz de detectar DNA citoplasmático diretamente ou por meio de ligação do DNA à cGAS (GMP-AMP cíclico sintase), uma enzima que gera dinucleotídios cíclicos (cGAMP) incomuns, que podem atuar como ligante para o STING, de modo a ativar a transcrição de IRF e a transcrição dos genes dependentes de NFκB. O STING também pode ser capaz de identificar dinucleotídios cíclicos produzidos por bactérias intracelulares.

lipopolissacarídica) gram-negativo merece alguma atenção, visto que a incapacidade de desempenhar essa função pode resultar em choque séptico. O componente lipídico A biologicamente reativo do LPS é reconhecido por uma proteína plasmática de ligação do LPS, e o complexo que é capturado pela molécula de depuração CD14 na célula fagocitária ativa, então, o TLR4. Entretanto, diferentemente dos PRR já discutidos, a ocupação dos receptores de depuração normalmente não é suficiente por si só para iniciar cascatas de ativação das citocinas.

A ligação do PRR resulta em ativação celular e produção de citocinas pró-inflamatórias

Após o encontro com ligantes de qualquer um dos PRR anteriormente mencionados, o resultado final consiste em mudança de comportamento da célula, de um estado quiescente para um estado ativado. Os macrófagos e os neutrófilos ativados são capazes de fagocitar partículas que se ligam a seus PRR, e, com base em nossa discussão das diversas classes de PRR, após a ligação destes últimos, eles também liberam várias citocinas e quimiocinas, que amplificam ainda mais a resposta imune (ver Figura 1.12). Como o leitor certamente já percebeu, a ligação de muitos dos PPR anteriormente citados resulta em uma cascata de transdução de sinais, que culmina na ativação do NFκB, um fator de transcrição que controla a expressão de numerosas moléculas imunologicamente importantes, como citocinas e quimiocinas. Nas células em repouso, o NFκB fica sequestrado no citoplasma pelo seu inibidor IκB, que mascara um sinal de localização nuclear do primeiro. Com a

ligação de um PAMP a seu PRR correspondente, o NFκB é liberado do IκB, em virtude das ações de uma quinase que fosforila IκB e promove a sua destruição. Em seguida, o NFκB fica livre para ser translocado até o núcleo, à procura de seus genes-alvo, e iniciar a transcrição (ver Figura 1.18).

Alguns dos mediadores inflamatórios mais importantes, sintetizados e liberados em resposta à ativação dos PRR, incluem as **interferonas** antivirais (também denominadas **interferonas do tipo I**), as pequenas proteínas citocinas IL-1β, IL-6, IL-12 e fator de necrose tumoral α (TNFα), que ativam outras células por meio de sua ligação a receptores específicos, e as quimiocinas, como a IL-8, que representam um subgrupo de citocinas quimioatraentes. Em conjunto, essas moléculas amplificam ainda mais a resposta imune e exercem efeitos sobre os capilares sanguíneos locais, que possibilitam o extravasamento dos neutrófilos, que migram para o tecido, de modo a ajudar os macrófagos a enfrentar a situação (ver Figura 1.15).

As células que morrem também liberam moléculas capazes de ativar os PRR

Como já mencionado, as células que sofrem necrose (mas não apoptose) também são capazes de liberar moléculas (i. e., DAMP), que têm a capacidade de ligar-se aos PRR (ver Figura 1.3). A identidade dessas moléculas só lentamente está sendo definida, porém inclui HMGB1, membros da família de proteínas de ligação do cálcio S100, HSP60 e as citocinas clássicas, IL-1α e IL-33. Alguns DAMP parecem ser capazes de ligar-se a membros da família dos TLR (i. e., foi sugerido que HMGB1 sinalize por meio do TLR4), enquanto outros, como a IL-1α e a IL-33, ligam-se a receptores específicos de superfície celular, que possuem motivos de sinalização intracelular semelhantes aos receptores TLR.

Os DAMP estão envolvidos na amplificação das respostas imunes a agentes infecciosos que provocam morte celular e também atuam no fenômeno da **lesão estéril,** em que ocorre uma resposta imune na ausência de qualquer agente infeccioso detectável (p. ex., a equimose que aparece em resposta a uma lesão por compressão que não rompe a barreira cutânea representa uma resposta imune inata). Com efeito, Polly Matzinger sugeriu que as respostas imunes intensas ocorrem apenas quando o não próprio é detectado em associação a lesão tecidual (*i. e.*, uma fonte de DAMP). Aqui, a hipótese é a de que o sistema imune não precisa responder se um agente infeccioso não for deletério. Por conseguinte, os PAMP e os DAMP podem atuar de modo sinérgico para desencadear respostas imunes mais vigorosas e efetivas do que as que ocorreriam em resposta a apenas um deles isoladamente.

As células fagocitárias englobam e destroem os microrganismos

Os macrófagos e os neutrófilos são fagócitos "profissionais" dedicados

A incorporação e a digestão de microrganismos são atribuídas a dois tipos principais de células, identificados por Elie Metchnikoff na virada do último século como micrófagos (atualmente conhecidos como neutrófilos) e macrófagos.

Macrófago

Essas células originam-se de pró-monócitos na medula óssea, que, após sofrer diferenciação em monócitos sanguíneos, finalmente se estabelecem nos tecidos como macrófagos maduros, onde constituem o **sistema fagocítico mononuclear** (Figura 1.24). Essas células são encontradas em todos os tecidos conjuntivos e ao redor da membrana basal dos pequenos vasos sanguíneos e estão particularmente concentradas nos pulmões (macrófagos alveolares), no fígado (células de Kupffer) e no revestimento dos sinusoides esplênicos e seios medulares dos linfonodos, onde estão estrategicamente posicionadas para filtrar materiais estranhos. Outros exemplos são as células mesangiais do glomérulo renal, a micróglia do encéfalo e os osteoclastos dos ossos. Diferentemente dos neutrófilos, os macrófagos são células de vida longa, que apresentam quantidades significativas de retículo endoplasmático rugoso e mitocôndrias; enquanto os neutrófilos fornecem a principal defesa contra bactérias piogênicas (formadoras de pus), como generalização, pode-se dizer que os macrófagos têm o seu melhor desempenho no combate a essas bactérias, a vírus e a protozoários capazes de sobreviver no interior das células do hospedeiro.

Neutrófilo polimorfonuclear

Essa célula, que é a menor das duas, compartilha um precursor comum, a célula-tronco hematopoética, com outros elementos figurados do sangue e constitui o leucócito dominante na corrente sanguínea. Trata-se de uma célula de vida curta que não se divide, com um núcleo multilobulado e numerosos grânulos (Figuras 1.9 e 1.25), que praticamente não são corados por corantes histológicos, como hematoxilina e eosina, diferentemente

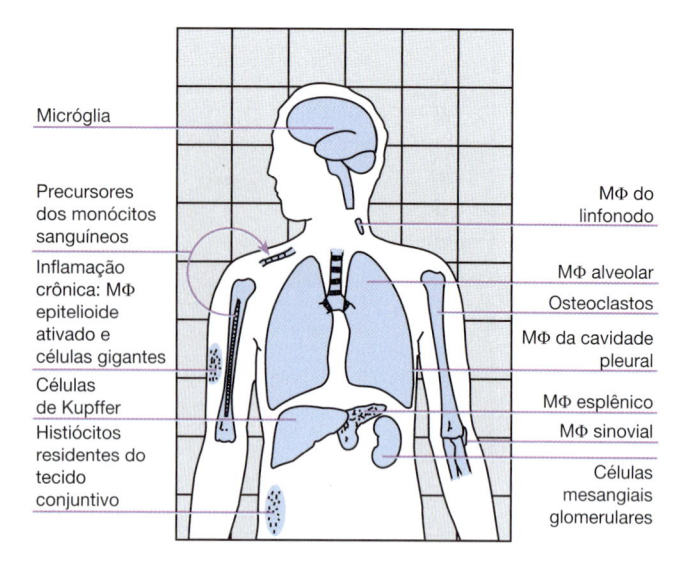

Figura 1.24 Sistema fagocítico mononuclear. Os precursores pró-monócitos na medula óssea desenvolvem-se em monócitos na circulação sanguínea, os quais se distribuem finalmente por todo o corpo, na forma de macrófagos maduros (Mφ), conforme ilustrado. A outra célula fagocitária importante, o neutrófilo polimorfonuclear (PMN), é confinada, em grande parte, à corrente sanguínea, exceto quando é recrutada para locais de inflamação aguda.

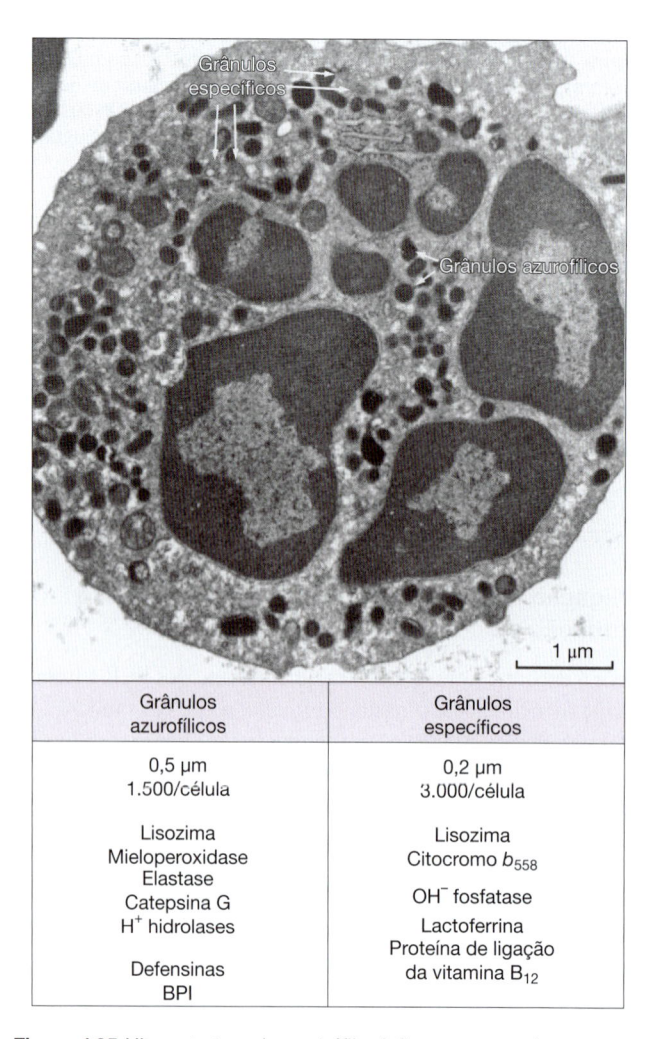

Grânulos azurofílicos	Grânulos específicos
0,5 µm 1.500/célula	0,2 µm 3.000/célula
Lisozima Mieloperoxidase Elastase Catepsina G H$^+$ hidrolases	Lisozima Citocromo b_{558} OH$^-$ fosfatase Lactoferrina Proteína de ligação da vitamina B$_{12}$
Defensinas BPI	

Figura 1.25 Ultraestrutura do neutrófilo. A figura mostra claramente o núcleo multilobulado e dois tipos principais de grânulos citoplasmáticos. BPI, proteína de aumento da permeabilidade bactericida. (Fonte: Dr. D. McLaren. Reproduzida com autorização.)

dessas estruturas nos eosinófilos e basófilos estreitamente relacionados (Figura 1.9). Os grânulos dos neutrófilos são de dois tipos principais: (i) o **grânulo azurófilo primário,** que se forma precocemente, possui morfologia típica de lisossomo e contém mieloperoxidase, juntamente com a maioria dos efetores antimicrobianos não oxidativos, incluindo defensivas, proteína de aumento da permeabilidade bactericida (BPI) e catepsina G (Figura 1.25); e (ii) os **grânulos específicos secundários** negativos para peroxidase, que contêm lactoferrina, grande parte da lisozima, fosfatase alcalina e citocromo b_{558} ligado à membrana (Figura 1.25). As reservas abundantes de glicogênio podem ser usadas na glicólise, permitindo que as células atuem em condições anaeróbicas.

Os micróbios são englobados por células fagocitárias ativadas

Após a adesão do micróbio à superfície do neutrófilo ou do macrófago por meio do reconhecimento de um PAMP (Figura 1.26B), o sinal resultante (Figura 1.26C) inicia a fase de ingestão por meio da ativação de um sistema contrátil de actina-miosina, que emite pseudópodes ao redor da partícula (Figuras 1.26D e 1.27); à medida que receptores adjacentes ligam-se sequencialmente à superfície do micróbio, a membrana plasmática é tracionada ao redor da partícula, exatamente como um "zíper", até que o microrganismo esteja totalmente envolvido em um vacúolo (fagossomo; Figuras 1.26F e 1.27). Nesse estágio, os eventos ocorrem de modo criterioso e, dentro de um minuto, os grânulos citoplasmáticos

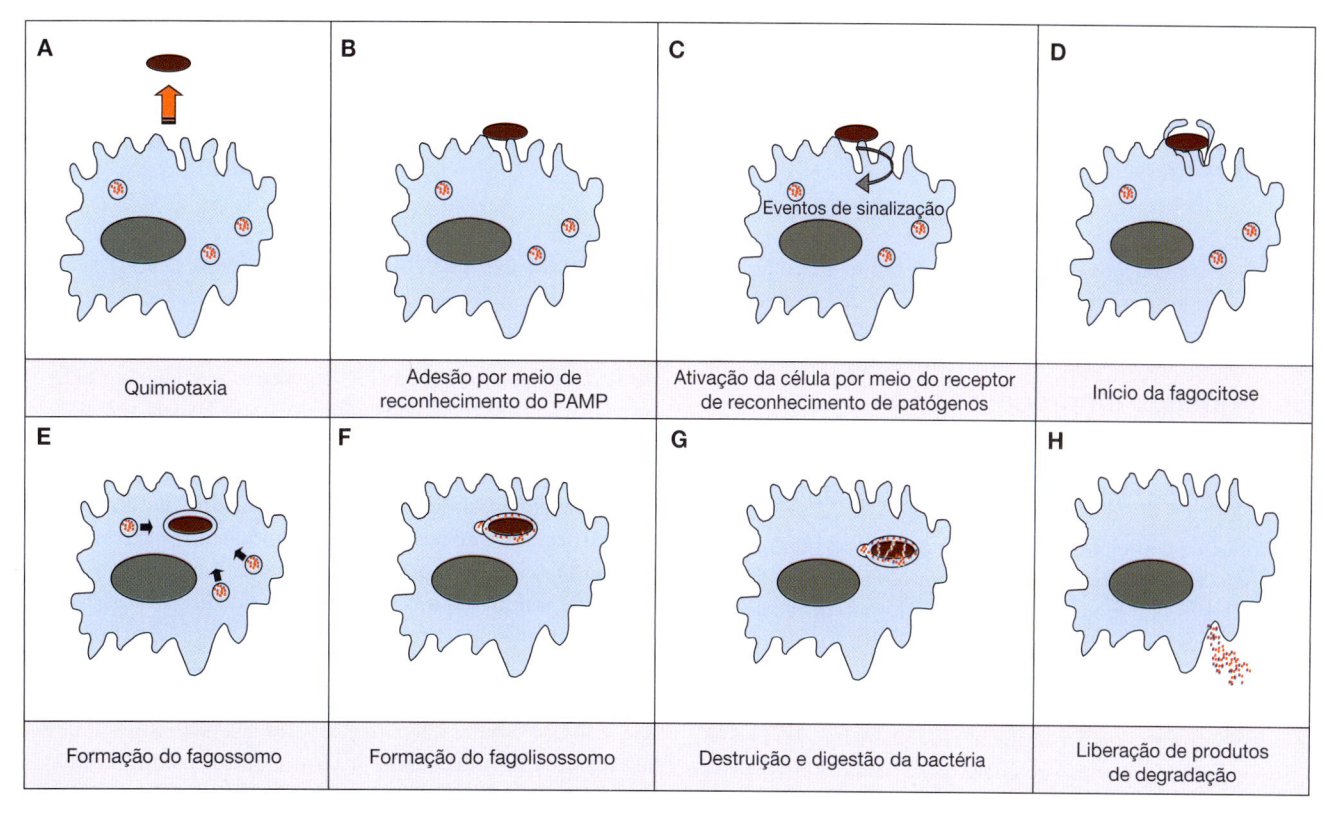

Figura 1.26 Fagocitose e destruição de uma bactéria. Estágio c/d, surto respiratório e ativação da NADPH oxidase; estágio e, lesão por intermediários reativos do oxigênio; estágio f/g, lesão pela peroxidase, por proteínas catiônicas, defensinas peptídicas antibióticas, lisozima e lactoferrina.

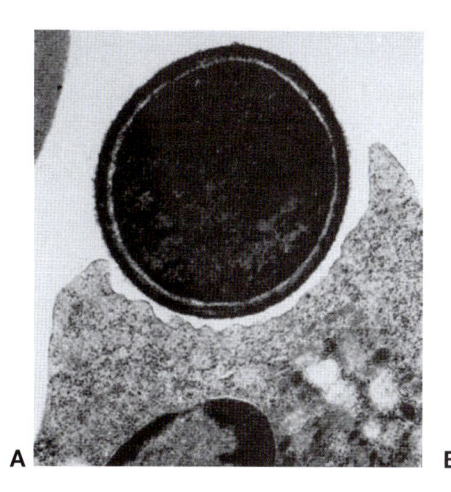

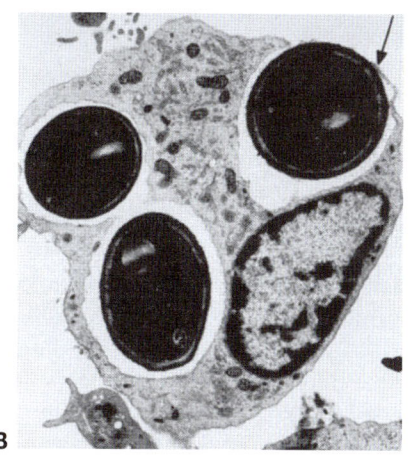

Figura 1.27 Adesão e fagocitose. **A.** Fagocitose de *Candida albicans* por um leucócito polimorfonuclear (neutrófilo). A adesão à manana da superfície da parede de levedura inicia o processo de englobar a partícula fúngica por prolongamentos de citoplasma. Os grânulos lisossômicos são abundantes, porém as mitocôndrias são raras (15.000×). **B.** Fagocitose de *C. albicans* por um monócito, mostrando a formação quase completa do fagossomo (*seta*) ao redor de um microrganismo e a ingestão completa de dois outros (5.000×). (Fonte: Dr. H. Valdimarsson. Reproduzida com autorização.)

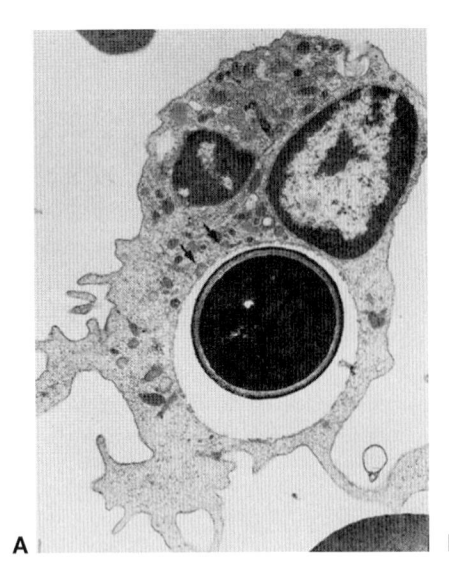 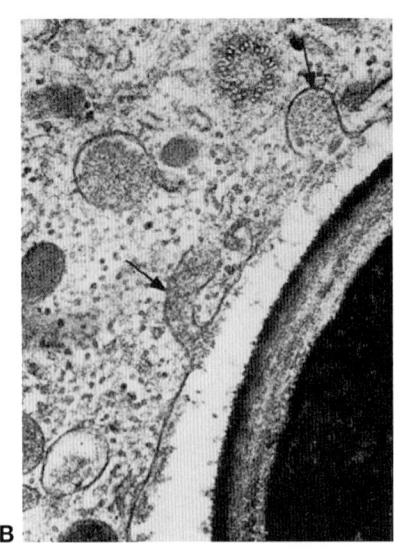

Figura 1.28 Formação do fagolisossomo. **A.** Neutrófilo 30 min após a ingestão de *C. albicans*. O citoplasma já sofreu desgranulação parcial, e dois grânulos lisossômicos (*setas*) estão se fundindo com o vacúolo fagocítico. Os dois lobos do núcleo estão evidentes (5.000×). **B.** Aumento maior de (**A**), mostrando os grânulos fundidos liberando seu conteúdo dentro do vacúolo fagocítico (*setas*) (33.000×). (Fonte: Dr. H. Valdimarsson. Reproduzido com autorização.)

fundem-se com o fagossomo e liberam seu conteúdo ao redor do microrganismo aprisionado (Figuras 1.26G e 1.28), submetendo-o a uma bateria impressionante de mecanismos microbicidas.

Os fagócitos empregam vários mecanismos de destruição

Destruição por intermediários de oxigênio reativos

Os problemas começam para o invasor a partir do momento em que a fagocitose é iniciada. Existe aumento significativo da atividade da via hexose monofosfato, gerando fosfato de nicotinamida adenina dinucleotídio reduzido (NADPH). Os elétrons são transferidos do NADPH para uma flavoproteína de membrana contendo flavina adenina dinucleotídio (FAD) e, em seguida, para um **citocromo** singular de membrana plasmática (**cyt b558**). Esse citocromo apresenta o potencial redox médio muito baixo de -245 mV, que possibilita a redução direta do oxigênio molecular em ânion superóxido (Figura 1.29A). Por conseguinte, a reação fundamental catalisada por essa NADPH oxidase, que inicia a formação dos intermediários de oxigênio reativos (ROI), é a seguinte:

$$NADPH + O_2 \rightarrow NADP^+ + \cdot O^{2-}$$

O ânion superóxido é convertido em peróxido de hidrogênio sob a influência da superóxido dismutase e, subsequentemente, em radicais hidroxila ($\cdot$OH). Todos esses produtos possuem notável reatividade química contra uma ampla gama de alvos moleculares, tornando-os agentes microbicidas formidáveis; em particular, $\cdot$OH constitui um dos radicais livres mais reativos conhecidos. Além disso, a combinação do peróxido, da mieloperoxidase e dos íons haleto constitui um poderoso sistema de halogenação, capaz de destruir tanto bactérias quanto vírus (Figura 1.29A). Embora o H_2O_2 e os compostos halogenados não sejam tão ativos quanto os radicais livres, eles são mais estáveis e, portanto, difundem-se por distâncias maiores, tornando-os tóxicos contra microrganismos presentes no meio extracelular.

Destruição por intermediários reativos do nitrogênio

O óxido nítrico tornou-se conhecido proeminentemente como mediador fisiológico quando foi demonstrado ser idêntico ao fator de relaxamento derivado do endotélio. Esta é apenas uma de suas numerosas funções (incluindo a mediação da ereção do pênis), porém de maior interesse no contexto atual é a sua produção por uma NO$\cdot$ sintase induzível (iNOS) na maioria das células, porém particularmente nos macrófagos e nos neutrófilos humanos, formando, assim, um poderoso sistema antimicrobiano (Figura 1.29B). Enquanto a NADPH oxidase dedica-se à destruição dos microrganismos extracelulares ingeridos por fagocitose e retidos dentro do vacúolo fagocítico, o mecanismo do NO$\cdot$ pode atuar contra micróbios que invadem o citosol; dessa maneira, não é surpreendente que as células não fagocitárias possam, em sua maioria, ser infectadas por vírus e outros parasitas dotados da presença de iNOS. O mecanismo de ação pode consistir na degradação dos grupos prostéticos de Fe-S de determinadas enzimas envolvidas no transporte de elétrons, na depleção do ferro e na produção de radicais tóxicos de $\cdot$ONOO. O gene *N-ramp*, ligado à resistência a determinados micróbios, como o bacilo de Calmette-Guérin (BCG), *Salmonella* e *Leishmania* que conseguem viver em um hábitat intracelular, é agora conhecido pela sua propriedade de expressar uma proteína que forma um canal transmembrana, provavelmente envolvido no transporte de NO. através das membranas lisossômicas.

Destruição por antimicrobianos pré-formados

Essas moléculas, que são encontradas nos grânulos dos neutrófilos, entram em contato com o microrganismo ingerido quando ocorre fusão com o fagossomo (Figura 1.29C). A dismutação do superóxido consome íons hidrogênio e eleva discretamente o pH do vacúolo, permitindo que a família de proteínas e peptídios catiônicos possa atuar em condições ideais. Estas últimas, conhecidas como **defensinas,** têm aproximadamente 3,5 a 4 kDa e

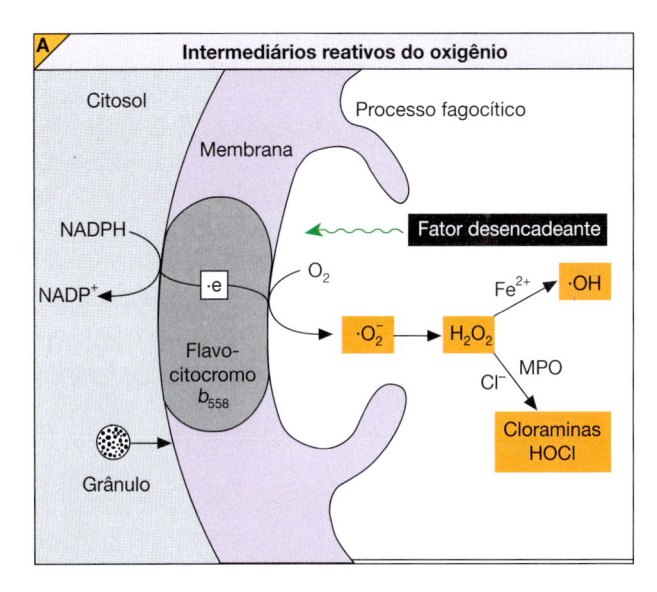

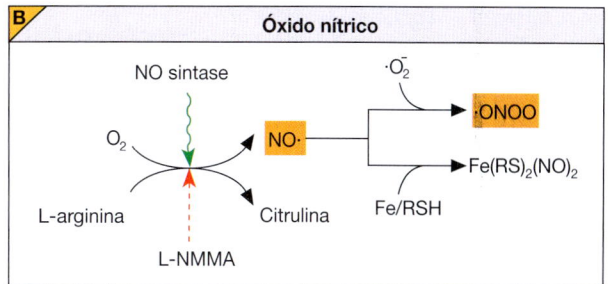

Figura 1.29 Mecanismos microbicidas das células fagocitárias. **A.** Produção de intermediários reativos do oxigênio. Os elétrons provenientes do NADPH são transferidos pela enzima flavocitocromo oxidase para o oxigênio molecular, formando as espécies moleculares microbicidas ilustradas nos retângulos de cor laranja. (Para os mais estudiosos – o agente desencadeante da fagocitose liga-se a um receptor de domínio de sete alças transmembrana ligado à proteína G, que ativa uma proteína de ligação do trifosfato de guanosina (GTP) intracelular. Por sua vez, isso ativa uma variedade de enzimas: a fosfoinositol-3-quinase, envolvida na reorganização do citoesqueleto subjacente às respostas quimiotáticas, a fosfolipase Cy2, que medeia eventos que levam à desgranulação dos lisossomos e à fosforilação de p47[phox] por meio da ativação da proteinoquinase C, e os sistemas de MEK e MAP quinases (ver Figura 7.10), que controlam a montagem da NADPH oxidase. Isso é composto pelo citocromo b_{558}, da membrana, que consiste em uma proteína heme p21 ligada a gp91, com sítios de ligação para o NADPH e FAD em sua superfície intracelular, para a qual a p47 e a p67 fosforiladas são transferidas do citosol com a ativação da oxidase.) **B.** Produção do óxido nítrico. A enzima, que se assemelha estruturalmente à NADPH oxidase, pode ser inibida pelo análogo da arginina, N-monometil-L-arginina (L-NMMA). A combinação do NO· com o ânion superóxido produz o radical peroxinitrito ·ONOO altamente tóxico, que é clivado por meio de protonação para formar as moléculas reativas ·OH e NO_2. O NO· pode formar complexos de ferro ditioldinitroso mononucleares, levando à depleção de ferro e à inibição de várias enzimas. **C.** A base dos sistemas antimicrobianos independentes de oxigênio.

sempre são ricas em arginina e alcançam concentrações incrivelmente altas dentro do fagossomo, na faixa de 20 a 100 mg/mℓ. À semelhança das colicinas bacterianas descritas anteriormente, as defensinas possuem uma estrutura anfipática, que possibilita a sua inserção nas membranas microbianas para formar canais iônicos regulados por voltagem desestabilizadores (quem copiou quem?). Esses peptídios antibióticos, em concentrações de 10 a 100 µg/mℓ, atuam como desinfetantes contra um amplo espectro de bactérias gram-positivas e gram-negativas, muitos fungos e diversos vírus envelopados. Muitos deles exibem notável seletividade para micróbios procarióticos e eucarióticos, em comparação com as células do hospedeiro, dependendo, em parte, da composição lipídica diferencial das membranas. Não podemos deixar de ficar impressionados diante da capacidade desse instrumento surpreendentemente simples em discriminar grandes classes de células não próprias (*i. e.*, micróbios) do próprio.

Como se isso não fosse suficiente, as membranas das bactérias são ainda mais danificadas pela ação de proteases neutras (catepsina G) e por transferência direta da BPI para a superfície do micróbio, o que aumenta a permeabilidade bacteriana. O pH baixo, a lisozima e a lactoferrina constituem fatores bactericidas ou bacteriostáticos independentes de oxigênio e que podem atuar em condições anaeróbicas. É interessante assinalar que a lisozima e a lactoferrina possuem ações sinérgicas. Por fim, os microrganismos mortos são digeridos por enzimas hidrolíticas, e os produtos da degradação são liberados no meio externo (Figura 1.26H).

Neutrófilos e macrófagos também podem colocar "armadilhas" extracelulares para micróbios por meio de liberação do DNA

Descobertas recentes também revelaram uma estratégia bastante surpreendente que os neutrófilos (bem como os granulócitos estreitamente relacionados) utilizam como propósito de imobilizar e destruir bactérias e leveduras extracelulares: **a formação de NET (armadilhas extracelulares de neutrófilos).** Parece que os neutrófilos ativados são capazes de ativar uma via de autodestruição, cujos detalhes estão apenas emergindo, que resulta na liberação do conteúdo intracelular do neutrófilo ativado no espaço extracelular, de modo a atuar como estrutura semelhante a uma teia de aranha, que pode enredar os micróbios e destruí-los *in situ* (Figura 1.30). As próprias NET parecem ser constituídas, em grande parte, de DNA dos neutrófilos com histonas associadas, juntamente com concentrações elevadas de proteases dos grânulos dos neutrófilos, como catepsina G, elastase e proteinase-3. Acredita-se que as NET atuem como depósito dessas proteases, ajudando a restringir suas atividades fora de seus alvos e também a aumentar suas concentrações locais. Curiosamente, foi também relatado que as proteínas histonas possuem propriedades antimicrobianas potentes, embora ainda não se tenha esclarecido como essa propriedade é obtida. Foi também relatado que os macrófagos têm a capacidade de formar estruturas semelhantes às NET em determinadas circunstâncias. Não há limites para o sistema imune no que concerne às estratégias que ele utiliza para nos proteger de danos?

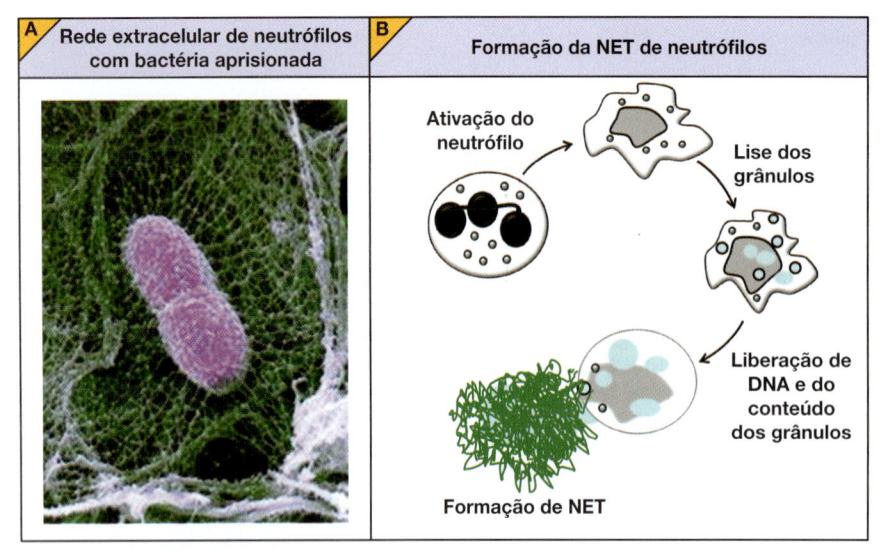

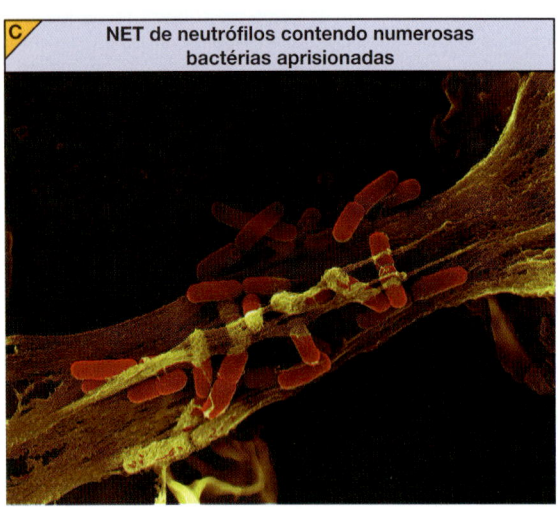

Figura 1.30 A ativação dos neutrófilos pode levar à formação de "armadilhas" extracelulares de neutrófilos (NET). **A.** Bactéria *Klebsiella* (na *cor púrpura*) aprisionada em uma NET (*verde*). **B.** A formação de NET ocorre 1 a 2 h após a ativação dos neutrófilos e envolve a liberação de DNA do neutrófilo, histonas e enzimas dos grânulos no espaço extracelular, onde podem aprisionar bactérias, leveduras e outros patógenos extracelulares e destruí-los *in situ*. **C.** Múltiplas bactérias (*em vermelho*) capturadas em uma NET. (Fonte: Imagens: Dr. Volker Brinkmann, Max Planck Institute for Infection Biology, Berlim, Alemanha.)

O leitor, muito provavelmente, está impressionado com o incrível potencial antimicrobiano das células fagocitárias. Entretanto, existem obstáculos que precisam ser considerados; nosso imenso arsenal de armas é inútil, a não ser que o fagócito seja capaz de: (i) "alcançar" o microrganismo; (ii) aderir a ele; (iii) responder por meio de ativação da membrana, que inicia o processo de fagocitose. Algumas bactérias produzem substâncias químicas, como o peptídio formil.Met.Leu.Phe, que atraem direcionalmente os leucócitos, em um processo conhecido como **quimiotaxia**; muitos microrganismos aderem à superfície dos fagócitos, e muitos fornecem espontaneamente o sinal de iniciação apropriado da membrana. Entretanto, nossos adversários microbianos numerosos estão sofrendo mutação contínua, de modo a produzir novas espécies capazes de enganar as defesas, deixando de ter esses comportamentos. O que ocorre então? O corpo resolveu esse problema sem esforço e com a facilidade decorrente de alguns milhões de anos de evolução, desenvolvendo o sistema **complemento**.

O complemento facilita a fagocitose e a lise das bactérias

O sistema complemento é constituído por um grupo de cerca de 20 ou mais proteínas plasmáticas, que se tornam ativadas por um processo semelhante a uma cascata, após a ligação a determinados polissacarídios microbianos, que normalmente não estão presentes nos vertebrados, mas que são encontrados comumente nas membranas das bactérias. Muitos dos fatores do complemento consistem em proteases, que são inicialmente produzidas como precursores inativos e que são ativadas por meio da detecção dos PAMP, em um processo no qual cada protease ativa o próximo componente da cadeia. A ativação do complemento pode resultar na ligação do complemento às superfícies da célula bacteriana (processo denominado **opsonização** no jargão imunológico), o que pode aumentar acentuadamente a sua captação pelos fagócitos. A deposição de fatores do complemento sobre a sua superfície também pode resultar em **lise direta** da bactéria que teve a infelicidade de desencadear essa cascata. Outra consideração igualmente importante é que determinados fragmentos do complemento, que são formados como subprodutos da ativação do complemento, podem atuar como **fatores quimiotáticos,** de modo a guiar as células fagocitárias (como os neutrófilos e os macrófagos) para a bactéria desafortunada, resultando em sua captura por fagocitose. Esses últimos fatores do complemento também podem **ativar os mastócitos locais** (conforme assinalado anteriormente) a liberar moléculas que irão ajudar a recrutar neutrófilos e outras células do sistema imune para o local de infecção, aumentando a permeabilidade dos vasos sanguíneos locais. Seja qual for o mecanismo, a ativação do complemento traz problemas para nosso pequeno inimigo bacteriano. Tendo em vista as numerosas proteínas envolvidas, o sistema complemento pode, inicialmente, parecer assustador; entretanto, é importante ter em mente os objetivos gerais, que consistem em intensificar a fagocitose, recrutar outras células imunes e dirigir a lise dos microrganismos, conforme iremos descrever de modo detalhado.

Complemento e sua ativação

A cascata do complemento, juntamente com a coagulação sanguínea, a fibrinólise e a síntese de cininas, constitui um dos sistemas enzimáticos ativados presentes no plasma. De modo característico, esses sistemas produzem uma resposta rápida e altamente amplificada a um estímulo deflagrador, mediada por um fenômeno em cascata, na qual o produto de uma reação é o catalisador enzimático da próxima reação.

Alguns dos componentes do complemento são designados pela letra "C", seguida de um número, que está mais relacionado com a cronologia de sua descoberta do que com a sua posição na sequência das reações. O componente mais abundante e de maior importância é C3, que possui um peso molecular de 195 kDa e que está presente no plasma em uma concentração de cerca de 1,2 mg/mℓ.

O C3 sofre clivagem espontânea lenta

Em condições normais, uma ligação tioléster interna do C3 (Figura 1.31) sofre ativação espontânea em uma taxa muito lenta, por meio de reação com a água ou com quantidades diminutas de uma enzima proteolítica plasmática, formando um intermediário reativo, o produto de clivagem C3b, ou uma molécula funcionalmente semelhante, designada como C3i ou C3 (H$_2$O). Na presença de Mg^{2+}, esse intermediário pode formar um complexo com outro componente do complemento, o fator B, que em seguida sofre clivagem por uma enzima plasmática normal (fator D), produzindo C3bBb. Observe que, por convenção, a barra traçada sobre o complexo indica a atividade enzimática; com a clivagem de um componente do complemento, o maior produto geralmente recebe o sufixo "b", e o menor, o sufixo "a".

O C3bBb exibe uma nova atividade enzimática importante: trata-se de uma **C3 convertase,** capaz de clivar o componente C3 para produzir C3a e C3b. Iremos discutir de maneira sucinta as consequências biológicas importantes da clivagem do C3 em relação às defesas microbianas; todavia, em condições normais, deve existir algum mecanismo para conter esse processo em um nível "lento", visto que ele também pode dar origem a mais C3bBb, ou seja, estamos diante de uma **alça de retroalimentação positiva** potencialmente descontrolada (Figura 1.32). Como ocorre com todas as cascatas ativadas e potencialmente explosivas, existem poderosos mecanismos reguladores.

Em condições normais, os níveis de C3b são rigorosamente controlados

Em solução, a C3bBb convertase é instável, e o fator B é facilmente deslocado por outro componente, o fator H, para formar C3bH, que é suscetível ao ataque pelo inativador de C3b, o fator I (Figura 1.32). O iC3b inativado é biologicamente inativo e sofre degradação adicional por proteases existentes nos líquidos corporais. Outros mecanismos reguladores são discutidos posteriormente.

A C3 convertase é estabilizada nas superfícies microbianas

Diversos microrganismos podem ativar a C3bBb convertase para produzir grandes quantidades de produtos de clivagem do C3 por meio de **estabilização da enzima em suas superfícies (carboidratos),** protegendo, assim, o C3b do fator H. Outra proteína, a properdina, atua subsequentemente nessa convertase ligada, estabilizando-a ainda mais. À medida que o C3 é clivado pela enzima ligada à membrana de superfície, com formação de C3b, ele sofre uma mudança de conformação, com exposição da ligação tioléster interna potencialmente reativa. Como a meia-vida do C3b recém-formado é de menos de 100 microssegundos, ele só consegue se difundir por uma curta distância antes de reagir de modo covalente com os grupos hidroxila ou amino locais disponíveis na superfície da célula microbiana (Figura 1.31). Por conseguinte, cada sítio catalítico leva ao agrupamento de grandes números

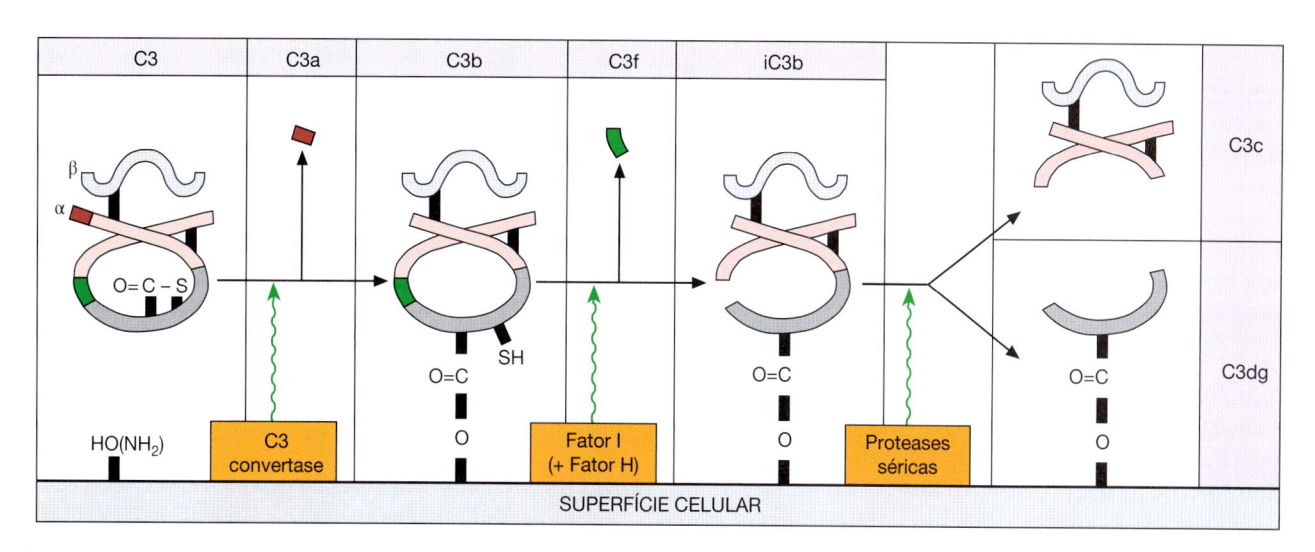

Figura 1.31 Base estrutural para a clivagem do C3 pela C3 convertase e sua ligação covalente a grupos ·OH ou ·NH$_2$ na superfície celular por meio de exposição das ligações tioléster internas. A clivagem subsequente resulta na formação de fragmentos progressivamente menores, C3dg e C3d ligados à membrana. (Figura adaptada de Law S. H. A. e Reid K. B. M. (1988) *Complement,* Figura 2.4. IRL Press, Oxford.)

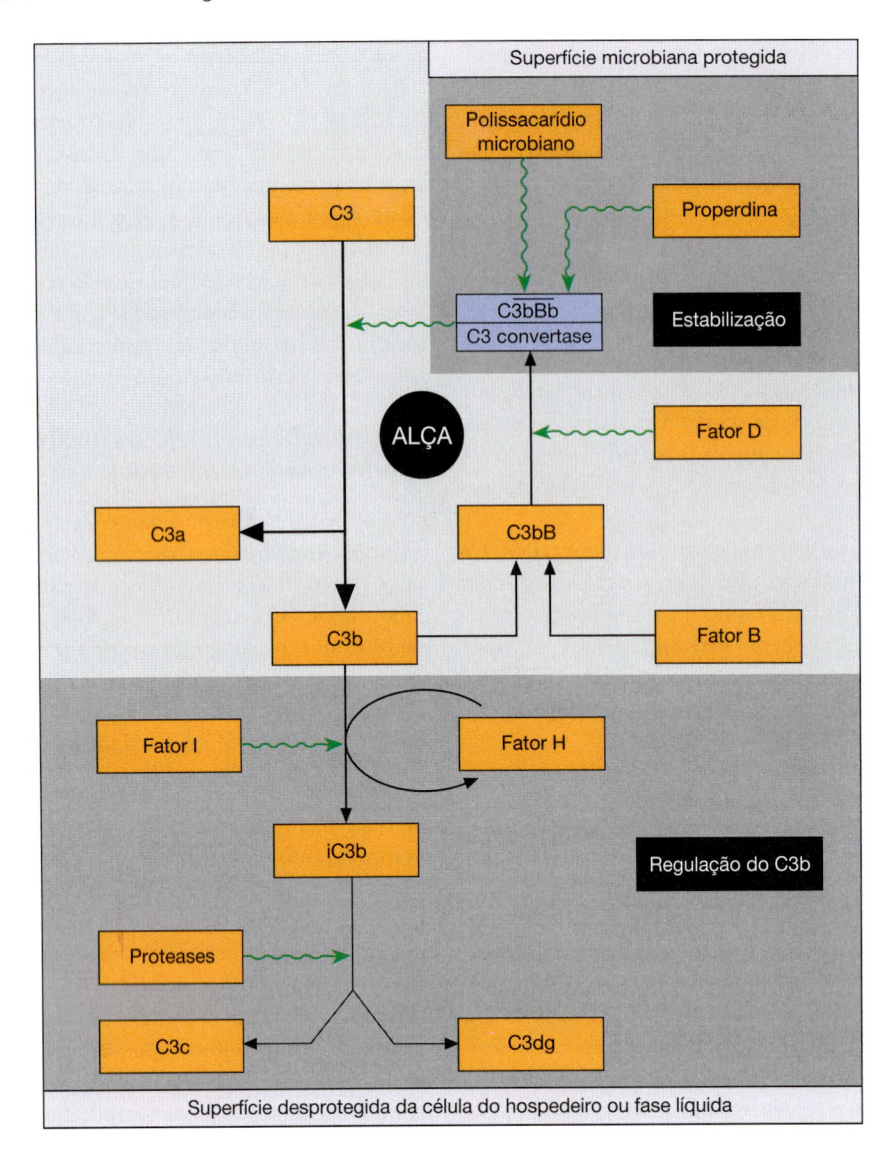

Figura 1.32 Ativação microbiana da via alternativa do complemento por meio de estabilização da C3 convertase (C3bBb) e seu controle pelos fatores H e I. Quando ligado à superfície de uma célula hospedeira ou presente na fase líquida, o C3b da convertase encontra-se "desprotegido", visto que a sua afinidade pelo fator H é muito maior do que pelo fator B, sendo portanto suscetível à degradação pelos fatores H e I. Na superfície de um micróbio, o C3b liga-se mais fortemente ao fator B do que ao fator H e, portanto, torna-se "estabilizado" ou "protegido" da clivagem – ainda mais quando ligado subsequentemente à properdina. Embora do ponto de vista filogenético esta seja a via mais antiga do complemento, ela foi descoberta depois de uma via separada, que será discutida no próximo capítulo, de modo que recebeu a designação confusa de "alternativa." A *seta sinuosa verde* representa um processo de ativação. A *barra horizontal* acima de um componente indica a sua ativação.

de moléculas C3b na superfície do microrganismo. Essa série de reações, que levam à degradação do C3 provocada diretamente pelos micróbios, foi denominada **via alternativa de ativação** do complemento (Figura 1.32).

A via pós-C3 gera um complexo de ataque à membrana

O recrutamento de outra molécula de C3b no complexo enzimático C3bBb produz uma C5 convertase, que ativa o componente C5 por clivagem proteolítica, com liberação de um pequeno polipeptídio, C5a, e conservação do grande fragmento C5b frouxamente ligado ao C3b. A fixação sequencial de C6 e C7 ao C5b forma um complexo com um sítio de ligação à membrana transitório e afinidade pela cadeia peptídica β do C8. A cadeia C8α está situada na membrana e dirige as mudanças de conformação do C9, transformando-o em uma molécula anfipática capaz de se inserir

na bicamada lipídica (ver as colicinas) e sofrer polimerização em um **complexo de ataque à membrana** (MAC; Figura 1.33) circular. Isso forma um canal transmembrana totalmente permeável a eletrólitos e à água, e, em consequência da pressão coloidosmótica interna elevada das células, ocorre um influxo efetivo de Na^+ e água, culminando frequentemente em lise do microrganismo.

O complemento desempenha várias funções biológicas defensivas

Por convenção, essas funções podem ser classificadas em três grupos:

1. **O C3b adere aos receptores do complemento.** As células fagocitárias possuem receptores para C3b (CR1) e iC3b (CR3), que facilitam a adesão dos microrganismos recobertos por C3b à superfície celular (essa função é discutida de modo mais pormenorizado no Capítulo 11).

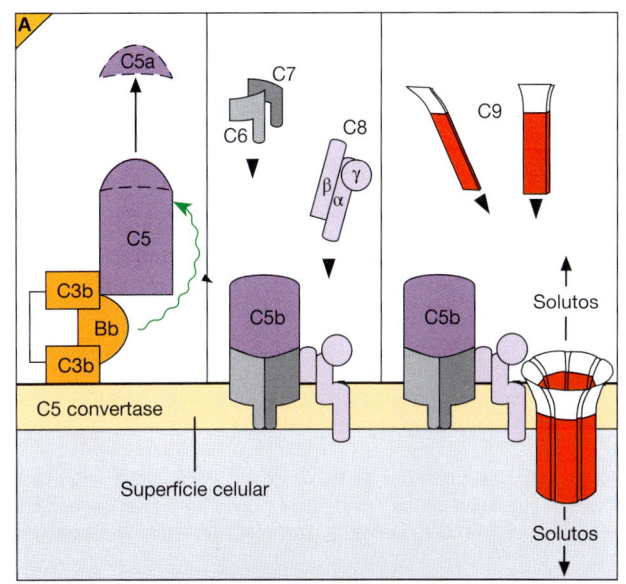

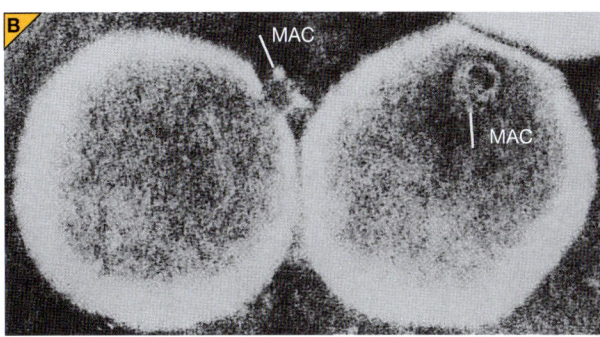

Figura 1.33 A via pós-C3 que leva à produção de C5a e do C5b-9, complexo de ataque à membrana (MAC). **A.** Desenho da montagem molecular. A mudança de conformação na estrutura da proteína C9, que a converte de uma molécula hidrofílica em anfipática (apresentando ambas as regiões hidrofóbicas e hidrofílicas) pode ser interrompida por um anticorpo produzido contra peptídios lineares derivados de C9; como o anticorpo não reage com as formas da molécula solúvel ou ligada à membrana, ele deve estar detectando uma estrutura intermediária, revelada transitoriamente em um rearranjo estrutural de localização profunda. **B.** Micrografia eletrônica de um complexo C5b-9 de membrana incorporado às membranas lipossômicas demonstra claramente a estrutura circular. O complexo cilíndrico é visto do lado inserido na membrana do lipossomo, à esquerda, e em vista apontando à direita. Embora seja por si só uma estrutura bastante esplêndida, a formação do cilindro de C9 provavelmente não é essencial para a ação citotóxica na membrana celular-alvo, visto que essa ação pode ser obtida pela inserção de moléculas de C9 anfipáticas em número muito pequeno para formar um MAC claramente definido. (Fonte: Professor J. Tranum-Jensen e Dr. S. Bhakdi. Reproduzida com autorização.)

2. Ocorre liberação de fragmentos biologicamente ativos. O C3a e o C5a, os pequenos peptídios clivados das moléculas originais durante a ativação do complemento, exercem várias ações importantes. Ambos atuam diretamente nos fagócitos, em particular nos neutrófilos, para estimular a explosão respiratória associada à produção de intermediários reativos do oxigênio e aumentar a expressão dos receptores de superfície para C3b e iC3b. Além disso, ambos são **anafilatoxinas,** visto que têm a capacidade de desencadear a liberação de mediadores dos mastócitos (Figuras 1.14 e 1.34) e de seu correspondente circulante, o basófilo (Figura 1.9), um fenômeno de tamanha importância para nossa discussão que apresentamos os

detalhes dos mediadores e suas ações na Figura 1.14; observe, em particular, as propriedades quimiotáticas desses mediadores e seus efeitos sobre os vasos sanguíneos. Por si só, o C3a é um quimioatraente para os eosinófilos, enquanto o C5a é um potente agente quimiotático para neutrófilos, além de exibir uma notável capacidade de atuar diretamente sobre o endotélio capilar para produzir vasodilatação e aumento da permeabilidade, um efeito que parece ser prolongado pelo leucotrieno B_4 liberado dos mastócitos, neutrófilos e macrófagos ativados.

3. O complexo terminal pode induzir lesões na membrana. Conforme descrito anteriormente, a inserção do MAC em uma membrana pode provocar lise da célula. Providencialmente, o complemento é relativamente ineficiente na lise das membranas celulares de células autólogas do hospedeiro, em virtude da presença de proteínas de controle.

Podemos agora reunir um cenário defensivo efetivamente organizado e iniciado pela ativação da via alternativa do complemento.

No primeiro ato, C3bBb é estabilizada na superfície do micróbio e cliva grandes quantidades de C3. O fragmento C3a é liberado, porém as moléculas de C3b ligam-se em grandes quantidades ao micróbio. Essas moléculas ativam a próxima etapa da sequência para gerar C5a e o complexo de ataque à membrana (embora muitos microrganismos sejam resistentes à sua ação).

Os mecanismos humorais proporcionam uma estratégia de defesa adicional

Fatores microbicidas nas secreções

Voltando agora aos sistemas de defesa que são totalmente mediados por **moléculas de reconhecimento de padrões solúveis** (Figura 1.2), é importante lembrar que muitos micróbios ativam o sistema complemento e podem ser lisados pela inserção do complexo de ataque à membrana. A disseminação da infecção pode ser limitada por enzimas liberadas com a lesão tecidual e que ativam o sistema da coagulação. Entre as substâncias bactericidas solúveis elaboradas pelo organismo, talvez a mais abundante e disseminada seja a enzima lisozima, uma muramidase que cliva a parede de peptidoglicano exposta das bactérias suscetíveis (ver Figura 11.5).

À semelhança das α-defensinas dos grânulos dos neutrófilos, as β-defensinas humanas são peptídios derivados da clivagem proteolítica de precursores maiores; trata-se de estruturas em lâmina β, de 29 a 40 aminoácidos, com três ligações dissulfeto intramoleculares, embora sejam diferentes das α-defensinas quanto à posição das seis moléculas de cisteína. A β-defensina humana principal, hDB-1, é produzida em quantidades abundantes nos rins, no sistema genital feminino, na gengiva e, em particular, nas vias respiratórias dos pulmões. Como sabemos que todos somos infectados diariamente por dezenas de milhares de bactérias transportadas pelo ar, esse mecanismo de defesa deve ser importante. Desse modo, a inibição da hDB-1 e de outra defensina pulmonar, hDB-2, por uma força iônica elevada poderia explicar a suscetibilidade dos pacientes com fibrose cística à infecção, visto que eles possuem uma mutação dos canais iônicos que resulta em concentração elevada de cloreto nos líquidos de superfície das vias respiratórias. Outro fator antimicrobiano ativo nas vias respiratórias contra bactérias gram-negativas e gram-positivas é o LL-37, um peptídio α-helicoidal de 37 resíduos, que é liberado por proteólise de um precursor da catelicidina (inibidor da catepsina L).

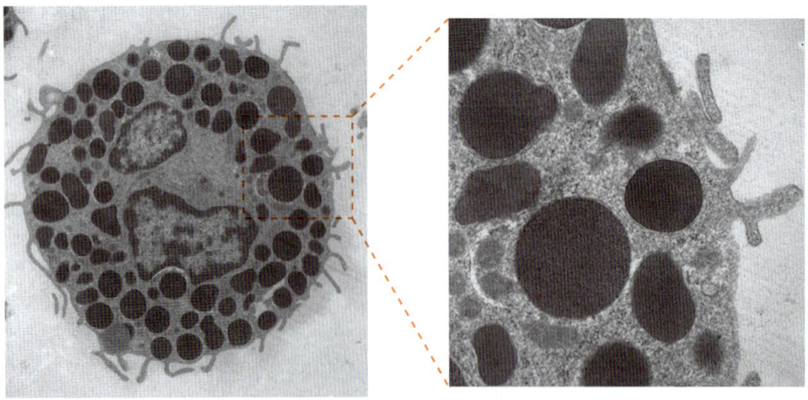

Mastócito

Figura 1.34 Mastócito. Micrografia eletrônica de transmissão de um mastócito peritoneal em repouso de camundongo, ilustrando a abundância de grânulos delimitados por membrana e repletos de mediadores inflamatórios. A liberação desses mediadores pode ser desencadeada por lesão direta, produtos do complemento (C3a, C5a) e estimulação direta com PAMP. (Fonte: Gunnar Pejler, University of Uppsala, Suécia. Reproduzida com autorização.)

Esse tema também aparece no estômago, em que um peptídio clivado da lactoferrina pela pepsina pode conferir às secreções gástricas e intestinais alguma atividade antimicrobiana. Um peptídio de dois domínios bem mais longo, com 107 resíduos, denominado inibidor da protease leucocitário secretório (SLPI), é encontrado em muitas secreções humanas. O domínio C-terminal é uma antiprotease, enquanto o domínio N-terminal é distintamente desagradável para as células fúngicas metabolicamente ativas e para vários microrganismos associados à pele, tornando a sua produção pelos queratinócitos humanos particularmente apropriada. De passagem, é importante ressaltar que muitos análogos de antibióticos peptídicos com D-aminoácidos formam hélices com giro para a esquerda, que conservam a capacidade de induzir a formação de canais iônicos da membrana e, portanto, mantêm o seu poder antimicrobiano; tendo em vista a sua resistência ao catabolismo no corpo, esses análogos devem constituir candidatos interessantes para uma nova classe de antibióticos sintéticos.

Por fim, podemos mencionar as duas proteínas do surfactante pulmonar, SP-A e SP-D, que, em combinação com vários lipídios, reduzem a tensão superficial das células de revestimento epitelial do pulmão, de modo a manter as vias respiratórias desobstruídas. Essas proteínas pertencem a um grupo estrutural totalmente diferente de moléculas, denominadas colectinas (Figura 1.35), que contribuem para a imunidade inata por meio da ligação de seus domínios semelhantes à lectina aos carboidratos existentes nos micróbios e de sua haste colágena a receptores correspondentes nas células fagocitárias – facilitando, assim, a ingestão e a destruição dos agentes infecciosos.

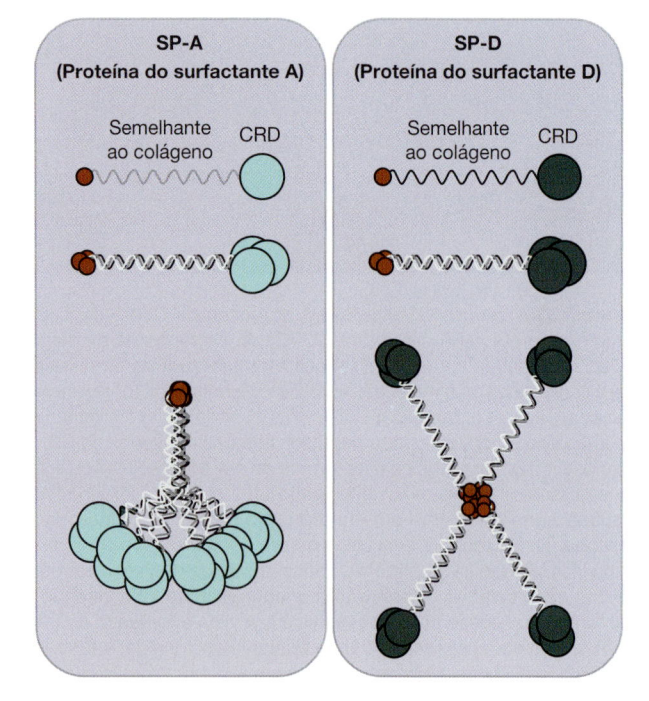

Figura 1.35 Características estruturais das proteínas dos surfactantes A e D. As proteínas do surfactante são compostas de domínios semelhantes ao colágeno e domínios de reconhecimento de carboidratos (CRD), que estão organizados em trímeros (no centro) e dispostos ainda em multímeros de trímeros de ordem mais alta (parte inferior). Os surfactantes pertencem à família das colectinas e são capazes de reconhecer carboidratos não próprios em micróbios, levando à opsonização, seguida por fagocitose.

As proteínas da fase aguda aumentam em resposta à infecção

Observa-se um aumento acentuado na concentração de diversas proteínas plasmáticas, coletivamente designadas como proteínas da fase aguda, em resposta a mediadores de "alarme" precoces, como a interleucina-1 (IL-1) derivada de macrófagos, que é liberada em resposta à infecção ou lesão tecidual. Essas proteínas incluem a proteína C reativa (CRP), a lectina ligadora de manose (MBL)

e o componente P amiloide sérico (Tabela 1.2). Os níveis de expressão nessas últimas proteínas podem aumentar em até 1.000 vezes em resposta a citocinas pró-inflamatórias, como IL-1 e IL-6. Outras proteínas da fase aguda que apresentam uma elevação mais modesta nas suas concentrações incluem a α_1-antiquimiotripsina, o fibrinogênio, a ceruloplasmina, o C9 e o fator B.

As proteínas da fase aguda constituem um grupo relativamente diversificado de proteínas, que pertencem a várias famílias diferentes (incluindo as famílias das **pentraxinas,** das **colectinas**

Tabela 1.2 Proteínas da fase aguda.

Reagente da fase aguda	Função
Aumentos notáveis na concentração de	
Proteína C reativa	Fixa o complemento, opsoniza
Lectina ligadora da manose	Fixa o complemento, opsoniza
Glicoproteína α_1-ácida	Transporta proteínas
Componente P amiloide sérico	Precursor do componente amiloide
Aumentos moderados da concentração de	
Inibidores da α_1-protease	Inibem as proteases bacterianas
α_1-antiquimiotripsina	Inibe as proteases bacterianas
C3, C9, fator B	Aumentam a função do complemento
Ceruloplasmina	Remoção de $\cdot O_2^-$
Fibrinogênio	Coagulação
Angiotensina	Pressão arterial
Haptoglobina	Ligação da hemoglobina
Fibronectina	Fixação à célula

e das **ficolinas,** entre outras), que possuem em comum vários efeitos funcionais. Todas essas proteínas atuam como moléculas de reconhecimento de padrões solúveis e são capazes de se ligar diretamente aos agentes infecciosos, atuando como opsoninas (*i. e.,* "preparam a refeição"), com consequente aumento da captação de microrganismos pelos macrófagos e neutrófilos. Muitas dessas proteínas também têm a capacidade de ativar o complemento e a montagem de um complexo de ataque à membrana. Outro tema comum é a capacidade de aglutinar os microrganismos, impedindo, assim, a sua disseminação nos tecidos infectados. Algumas dessas moléculas também podem formar heterocomplexos, ampliando a gama de PAMP que podem ser detectados.

Essas moléculas de reconhecimento de padrões solúveis são frequentemente sintetizadas por macrófagos ativados após estimulação de seus receptores de reconhecimento de padrões, ou são armazenadas nos grânulos dos neutrófilos, estando disponíveis para liberação imediata por meio de desgranulação em resposta à infecção. O fígado constitui outra fonte importante de muitas proteínas da fase aguda, que são liberadas na circulação em consequência dos efeitos sistêmicos das principais citocinas pró-inflamatórias, IL-1 e IL-6. Examinaremos alguns exemplos com mais detalhes.

Pentraxinas

As pentraxinas, assim denominadas por serem constituídas de cinco subunidades idênticas, formam uma superfamília de proteínas conservadas, que se caracterizam por uma estrutura multimérica cíclica e um domínio de pentraxina C-terminal de 200 aminoácidos de comprimento. A CRP, o componente amiloide sérico P (SAP) e a pentraxina 3 constituem membros dessa família (Figura 1.36). A CRP humana é composta de cinco unidades polipeptídicas idênticas, dispostas de modo não covalente como pentâmero cíclico ao redor de uma cavidade de ligação do cálcio (Ca); foi a primeira pentraxina descrita e constitui o protótipo das proteínas da fase aguda. As pentraxinas circularam no reino animal durante algum tempo, visto que um homólogo estreitamente relacionado, a limulina, é encontrado na hemolinfa do caranguejo-ferradura (límulo), que não é exatamente um parente próximo do *Homo sapiens*. Uma importante propriedade da CRP é a sua capacidade de ligar-se, de modo dependente de Ca, como molécula de reconhecimento de padrões, a diversos microrganismos que contêm fosforilcolina em suas membranas; o complexo formado tem a propriedade útil de ativar o complemento (pela via clássica, e não pela via alternativa com a qual estamos familiarizados). Isso resulta no depósito de C3b na superfície do micróbio, que, dessa maneira, torna-se opsonizado para adesão aos fagócitos.

O SAP pode formar complexos com o sulfato de condroitina, um glicosaminoglicano da matriz celular, e, subsequentemente, ligar-se a enzimas lisossômicas, como a catepsina B liberada no foco de inflamação. O SAP degradado torna-se um componente dos depósitos fibrilares amiloides que acompanham as infecções crônicas – poderia ser até um iniciador fundamental da deposição amiloide. O SAP liga-se também a várias espécies de bactérias por meio do LPS e, à semelhança da CRP, também pode ativar a via clássica do complemento. A CRP e o SAP representam os principais reagentes de fase aguda nos seres humanos e nos camundongos, respectivamente.

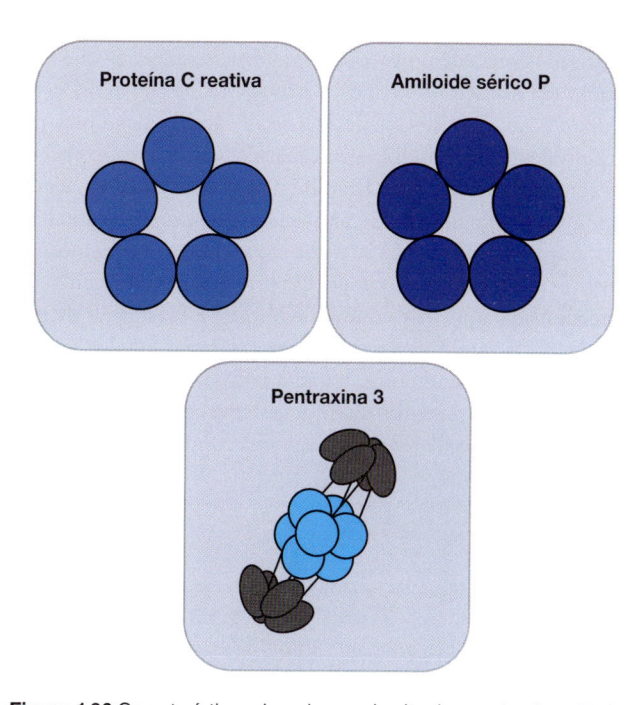

Figura 1.36 Características de ordem mais alta das pentraxinas. Todas as pentraxinas, como a proteína C reativa (CRP), o amiloide sérico P (SAP) e a pentraxina 3, ilustradas aqui, são constituídas de cinco subunidades idênticas, com uma estrutura cíclica. As pentraxinas atuam como PRR solúveis e podem opsonizar as bactérias e promover a ativação do complemento.

Colectinas

Até o momento, foram descritos nove membros da família das colectinas nos vertebrados, dos quais o mais intensivamente estudado é a **lectina ligadora de manose (MBL)**. A MBL pode reagir não apenas com a manose, mas também com vários outros açúcares, possibilitando, assim, a sua ligação a uma variedade excepcionalmente ampla de bactérias gram-negativas e gram-positivas, leveduras, vírus e parasitas; a sua capacidade subsequente de desencadear a C3 convertase da via clássica por meio de duas serina proteases associadas (MASP-1 e MASP-2) recém-descritas constitui a base da denominada **via da lectina** de ativação do complemento. (Por favor, relaxe, iremos revelar os segredos das vias clássica e das lectinas no próximo capítulo.)

A MBL é um múltiplo de complexos triméricos, em que cada unidade contém uma região semelhante ao colágeno ligada a um domínio globular de ligação da lectina (Figura 1.37). Essa estrutura a coloca na família das colectinas (**colágeno + lectina**) que possuem a capacidade de reconhecer padrões de carboidratos "estranhos" que diferem dos polissacarídios "próprios" de superfície, normalmente grupos terminais de galactose e ácido siálico, enquanto a região do colágeno pode ligar-se e ativar as células fagocitárias por meio de receptores complementares existentes em sua superfície. As colectinas, sobretudo a MBL e as moléculas de surfactante alveolar, SP-A e SP-D, mencionadas anteriormente (Figura 1.35), possuem muitos atributos que as qualificam para uma função de primeira linha na imunidade inata como PRR solúveis. Esses atributos incluem a capacidade de diferenciar o próprio do não próprio, de ligar-se a vários micróbios, gerar mecanismos efetores secundários e estar amplamente distribuídas por todo o organismo, incluindo nas secreções mucosas. Naturalmente, as colectinas constituem os equivalentes solúveis dos PRR de lectina do tipo C da superfície celular, descritos anteriormente.

O interesse pela colectina denominada conglutinina foi intensificado com a demonstração, em primeiro lugar, de que ela é encontrada nos seres humanos, e não apenas nos bovinos, e, em segundo lugar, de que ela pode ligar-se à *N*-acetilglicosamina; por ser polivalente, isso implica uma capacidade de recobrir as bactérias com C3b por meio de ligação cruzada do resíduo de açúcar disponível no fragmento do complemento ao proteoglicano bacteriano. Embora ainda não se tenha esclarecido se a conglutinina constitui um membro da família das proteínas da fase aguda, ela é mencionada aqui, visto que ela embeleza a ideia geral de que a evolução das moléculas semelhantes às lectinas, que se ligam a polissacarídios microbianos, e não a polissacarídios próprios, e que, em seguida, podem fixar-se ao sistema complemento ou às células fagocitárias, demonstrou ser uma forma útil de proteção para o hospedeiro.

Ficolinas

Essas proteínas estão relacionadas, tanto na sua estrutura quanto na sua função, com as colectinas (Figura 1.38) e também podem reconhecer PAMP baseados em carboidratos nos microrganismos, de modo a ativar a via das lectinas de ativação do complemento. Normalmente, as ficolinas reconhecem resíduos de *N*-acetilglicosamina em carboidratos complexos, além de outros ligantes. Nos seres humanos, foram identificadas três ficolinas, as ficolinas 1, 2 e 3 (também conhecidas como M-, L- e H-ficolina, respectivamente), e foi também demonstrado que essas proteínas desempenham

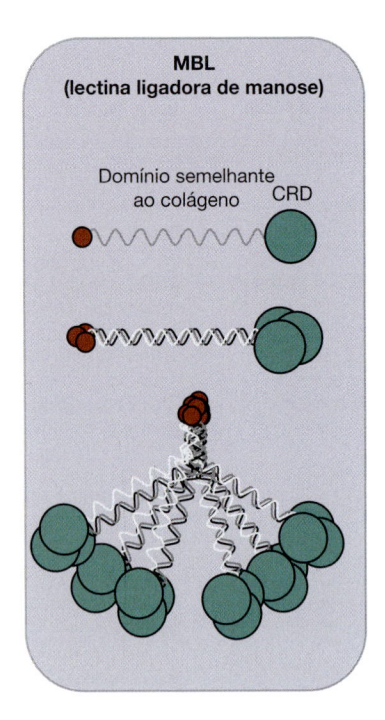

Figura 1.37 Características estruturais da lectina ligadora de manose. A lectina ligadora de manose (MBL) é um múltiplo de complexos triméricos, em que cada unidade contém um domínio semelhante ao colágeno e um domínio de ligação das lectinas (ou domínio de reconhecimento de carboidratos, CRD). A MBL pode reagir com uma ampla variedade de carboidratos bacterianos, como a manose, resultando na opsonização das bactérias para captação por meio de fagocitose, ou pode ativar a via das lectinas para a ativação do complemento (discutida detalhadamente no Capítulo 2) por meio das ações de duas serina proteases (MASP-1 e MASP-2) associadas.

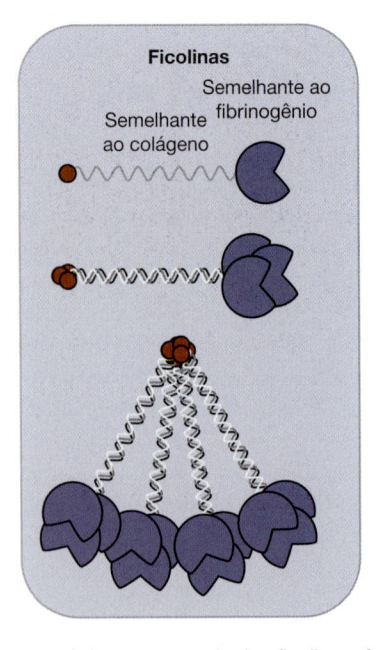

Figura 1.38 Características estruturais das ficolinas. As ficolinas são compostas de domínios semelhantes ao colágeno e ao fibrinogênio (parte superior), que estão organizados em trímeros (no centro) e, em seguida, sofrem polimerização em estruturas de maior ordem (parte inferior). As ficolinas podem ligar-se a PAMP baseados em carboidratos, de modo a ativar a via das lectinas para a ativação do complemento, ou podem opsonizar bactérias para a sua captação por fagocitose.

papel como opsoninas para potencializar a fagocitose. As ficolinas também podem interagir com a CPR para ampliar a gama de bactérias reconhecidas por esta última e também para intensificar a destruição mediada pelo complemento. As estruturas bacterianas reconhecidas pelas ficolinas e pela MBL são complementares e reconhecem espécies bacterianas diferentes, porém sobrepostas.

As interferonas inibem a replicação viral

Com base em nossa discussão anterior dos receptores de reconhecimento de padrões (PRR), é importante lembrar que a ocupação de muitos desses receptores por PAMP resulta na produção de citocinas e quimiocinas que atuam para amplificar as respostas imunes por meio de sua ligação a células adjacentes. As **interferonas** do tipo I (IFNα e IFNβ) constituem importante classe de citocinas induzidas por infecções tanto virais quanto bacterianas. Trata-se de uma família de agentes antivirais de amplo espectro encontrados em aves, répteis e peixes, bem como nos animais superiores. As interferonas foram reconhecidas pela primeira vez em virtude do fenômeno de interferência viral, em que um animal infectado por determinado vírus resiste à superinfecção por um segundo vírus não relacionado. Foram identificadas diferentes formas moleculares de interferona, e foram isolados os genes de todas elas. Existem, no mínimo, 14 α-interferonas (IFNα) diferentes que são produzidos pelos leucócitos, enquanto os fibroblastos e, provavelmente, todos os tipos de células sintetizam IFNβ. Por enquanto, deixaremos de lado um terceiro tipo de interferona (IFNγ), que não é diretamente induzida por vírus.

As células sintetizam interferona quando são infectadas por um vírus e a secretam no líquido extracelular, onde se liga a receptores específicos existentes nas células adjacentes não infectadas. Conforme descrito anteriormente, a ativação de vários membros da família dos TLR, bem como os receptores de helicase RIG-*like* e os sensores de DNA citoplasmático, com seus PAMP correspondentes, resulta na indução de membros da família de fatores regulados por IRF de fatores de transcrição (Figuras 1.22 e 1.23). Em combinação com o NFκB, outro fator de transcrição ativado pela ocupação de vários PRR, as IRF induzem a expressão das interferonas do tipo I, que são secretadas e ligam-se às células na vizinhança. As moléculas longas de RNA de fita dupla, que são produzidas durante o ciclo de vida da maioria dos vírus, são indutores muito bons das interferonas. A interferona ligada exerce agora seu efeito antiviral da seguinte maneira. Acredita-se que pelo menos dois genes sejam ativados na célula de ligação da interferona, possibilitando a síntese de duas novas enzimas. A primeira, uma proteinoquinase denominada **proteinoquinase R** (PKR), catalisa a fosforilação de uma proteína ribossômica e de um fator de iniciação (eIF-2) necessário para a síntese de proteínas. O efeito final disso consiste em reduzir drasticamente a tradução de proteínas como forma de reduzir a eficiência da síntese viral. Outro produto gênico induzido pelas interferonas, a **oligoadenilato sintetase**, catalisa a formação de um polímero curto de ácido adenílico, que ativa uma endorribonuclease latente; por sua vez, essa enzima degrada o mRNA tanto viral quanto do hospedeiro. Esta é outra adaptação inteligente destinada a reduzir a síntese de produtos virais. Outra consequência do declínio da síntese de proteína consiste na redução da expressão das proteínas do complexo principal de histocompatibilidade (MHC), tornando as células suscetíveis aos efeitos das células ***natural killer***.

O resultado final consiste no estabelecimento de um cordão de células não infectadas ao redor do local de infecção viral, de modo a impedir a sua disseminação. A eficiência da interferona *in vivo* pode ser inferida de experimentos em que camundongos, que receberam injeções de antissoro contra interferonas murinas, podiam ser mortos por uma quantidade de vírus várias centenas de vezes menor do que a necessária para matar os controles. Entretanto, é preciso pressupor que a interferona tenha uma função significativa na recuperação das infecções virais, distinta da prevenção.

As interferonas, como grupo, podem desempenhar papel biológico mais amplo do que o controle das infecções virais. Por exemplo, fica evidente que as enzimas induzidas descritas anteriormente poderiam atuar de modo a inibir a divisão das células do hospedeiro, de maneira tão efetiva quanto a inibição da replicação viral.

As células *natural killer* destroem células infectadas por vírus

Até agora, descrevemos situações que tratam principalmente de agentes infecciosos que residem no espaço extracelular. Todavia, o que pode ocorrer se um agente infeccioso conseguir entrar nas células do hospedeiro, onde fica protegido das ações dos PRR solúveis (p. ex., complemento), bem como da fagocitose por macrófagos e neutrófilos? Para lidar com essa situação, foi desenvolvido outro tipo de célula imune – a célula NK, dotada da capacidade de inspecionar as células do hospedeiro à procura de sinais de padrões anormais de expressão de proteínas que possam indicar que essas células estejam abrigando um vírus. As células NK também são capazes de destruir células que sofreram mutações e que estão em processo de transformação maligna em tumores. É importante assinalar que, embora as células NK constituam um componente da resposta inata, elas exibem, em determinadas circunstâncias, uma memória imune, uma característica habitualmente restrita às respostas da imunidade adaptativa.

As células *natural killer* destroem células do hospedeiro que apresentam anormalidades

As células NK são grandes leucócitos granulares com morfologia característica. Essas células selecionam suas vítimas, com base em dois critérios principais. O primeiro deles, conhecido como **"ausência do próprio"**, relaciona-se com o fato de que praticamente todas as células nucleadas do corpo expressam moléculas em sua superfície, denominadas proteínas do **complexo principal de histocompatibilidade (MHC)**. Essas moléculas desempenham uma função muito importante na ativação das células do sistema imune adaptativo, conforme iremos discutir adiante, neste capítulo; por enquanto, é suficiente saber que uma célula que carece de moléculas do MHC não se encontra em uma boa posição dentro da perspectiva do sistema imune. As células NK atuam como contramedida para essa eventualidade, e as células que carecem do padrão normal de expressão das moléculas do MHC são prontamente reconhecidas e destruídas pelas células NK. Conforme assinalado na seção anterior sobre interferonas, uma maneira pela qual a expressão das moléculas do MHC pode ser reduzida aparece como consequência de produtos gênicos responsivos às interferonas, que podem interferir na tradução das proteínas dentro das células infectadas por vírus ou na vizinhança dessas células.

Além da expressão reduzida do MHC ou de sua ausência, as células NK também são capazes de inspecionar as células à procura da expressão de moléculas relacionadas com o MHC (denominadas moléculas do MHC não clássicas) e outras proteínas que normalmente não são expressas pelas células, mas que aparecem em resposta a determinados tipos de estresse, como dano ao DNA. Esse cenário representa a **"alteração do próprio"** e também faz com que essas células sejam selecionadas para a atenção das células NK, culminando em sua rápida execução. Foi também constatado que os receptores NK são capazes de detectar diretamente determinadas proteínas virais, como a hemaglutinina do vírus influenza, o que qualifica esses receptores como outra classe de PRR. Existem outros receptores na superfície das células NK, que possibilitam o reconhecimento de células infectadas ou transformadas, conforme iremos discutir no Capítulo 4. Evidentemente, uma célula NK não é uma célula que possa ser contrariada.

As células *natural killer* destroem as células-alvo por duas vias diferentes

No processo de reconhecimento de uma célula-alvo por meio de um dos mecanismos descritos na seção precedente, a célula NK dispõe de duas armas principais, ambas suficientes para destruir uma célula-alvo em 30 a 60 min. Em ambos os casos, a célula-alvo morre em consequência da ativação de seu próprio mecanismo de morte celular, como resultado do encontro com a célula NK. Por conseguinte, a destruição por uma célula NK representa um tipo de suicídio celular assistido. Durante o processo de destruição mediado pela célula NK, o assassino e a vítima são colocados em contato direto (Figura 1.39), em consequência da detecção de ausência do próprio ou alteração do próprio na célula-alvo. Isso pode ativar a **via do receptor da morte** ou a **via dependente de grânulos** da apoptose (Figura 1.40). Iremos considerar essas duas vias separadamente, embora os resultados sejam muito semelhantes.

Destruição celular dependente do receptor da morte

Os receptores da morte constituem um subgrupo da superfamília dos receptores do TNF, que inclui os receptores para Fas, TNF e TRAIL, e a designação dessas moléculas provém da observação de que a ligação desses receptores ao ligante apropriado pode resultar em morte da célula que possui o receptor (Figura 1.40). Quando essa observação foi feita pela primeira vez, era uma proposição bastante surpreendente, visto que sugeria que uma célula pudesse ser destruída pelo simples expediente de ativar de forma correta um receptor de membrana. Evidentemente, trata-se de um tipo de destruição muito diferente, em comparação com a destruição observada após exposição de uma célula a um estresse físico ou químico tóxico, capaz de destruí-la por meio de ruptura nos processos celulares normais. Neste caso, temos um sistema fisiológico de receptor-ligante que existe com a finalidade de destruir células de acordo com a demanda – algo que, é preciso dizer, o sistema imune faz muitas vezes. Naturalmente, isso estimulou muitas pesquisas tendo como objetivo compreender como a ligação de Fas, TNF e receptores relacionados culmina com a morte celular; em consequência dessa pesquisa, o processo foi atualmente elucidado de maneira detalhada. A ocupação dos receptores de Fas ou TNF com seus ligantes triméricos resulta no recrutamento de uma protease, denominada **caspase-8**, ao complexo receptor, que se torna ativado em consequência da agregação dessa protease induzida pelo receptor, que agora sofre autoativação (Figura 1.41). Em seguida, a ativação da caspase-8 no receptor resulta na propagação da cascata de sinalização em

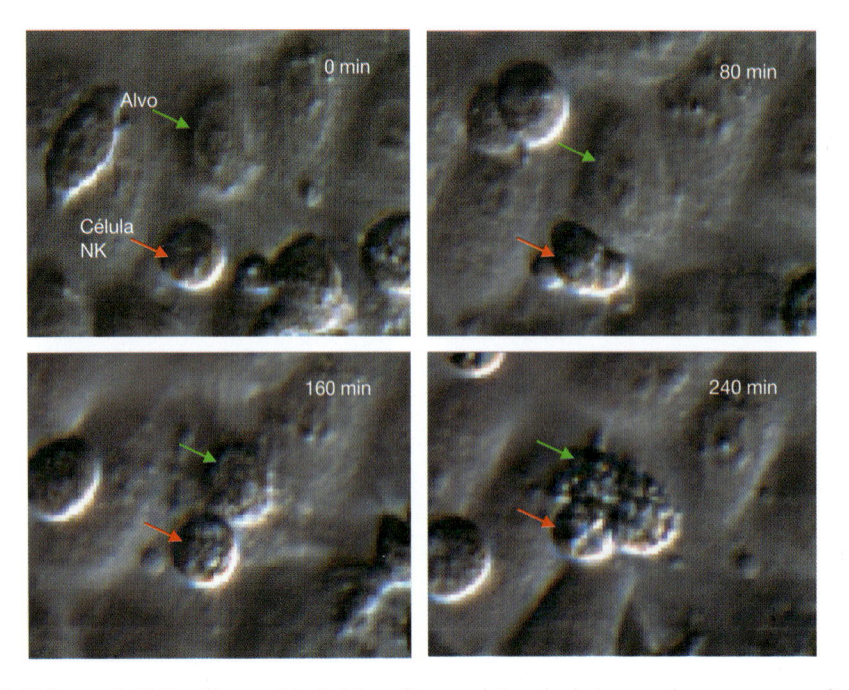

Figura 1.39 | Destruição citotóxica por linfócitos. Nessa série de fotografias com intervalo de tempo, observa-se uma célula NK (*setas vermelhas*) que entra em contato estreito com uma célula-alvo (*setas verdes*), que é rapidamente seguida de abaulamento e formação vigorosa de bolhas na membrana da célula-alvo, à medida que sofre apoptose. O intervalo entre cada imagem é de 80 min. (Fonte: Dr. Sean Cullen, Martin Laboratory, Trinity College Dublin, Irlanda. Reproduzida com autorização.)

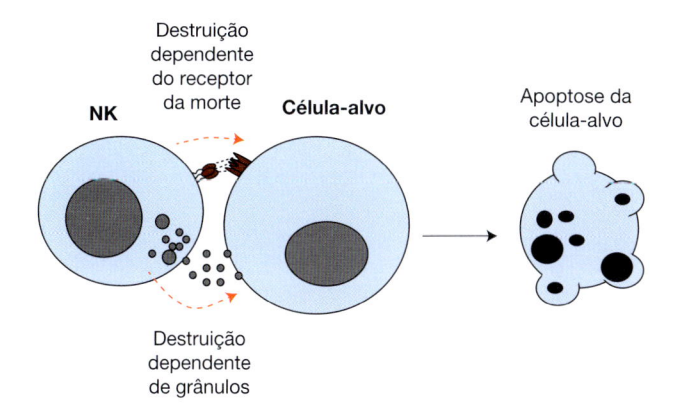

Figura 1.40 As células NK podem destruir células-alvo por dois mecanismos principais: a via do receptor da morte e a via dependente de grânulos. Em ambos os casos, a célula-alvo morre em consequência da ativação de uma bateria de proteases citotóxicas dentro da célula-alvo, denominadas caspases. Ver a Figura 1.41 para mais detalhes sobre os mecanismos moleculares de destruição em ambos os casos.

duas vias possíveis, a proteólise de Bid, que direciona o sinal por meio das mitocôndrias, ou por processamento direto de outras **caspases efetoras** (caspases-3 e -7) distalmente. Em cada um desses casos, a ativação das caspases efetoras culmina na morte da célula por apoptose, que, conforme assinalado anteriormente neste capítulo, representa uma forma programada de morte celular. As células NK podem destruir as células-alvo em um mecanismo dependente do ligante Fas, mas também podem ter uma ação destrutiva, em certo grau, por meio do ligante TNF relacionado.

Destruição celular dependente de grânulos

As células NK também possuem grânulos citotóxicos, que contêm uma bateria de serina proteases, denominadas **granzimas,** bem como uma proteína formadora de poro, denominada **perforina.** A ativação da célula NK resulta em polarização dos grânulos entre o núcleo e o alvo dentro de poucos minutos e na liberação extracelular de seu conteúdo no espaço entre as duas células, seguida de morte da célula-alvo. A polarização dos grânulos em direção à célula-alvo ocorre em consequência da formação de uma sinapse entre o assassino e a vítima, que é composta de uma molécula de adesão, denominada LFA-1, e de seu receptor correspondente, ICAM-I.

A perforina apresenta alguma homologia estrutural com o C9; assemelha-se a essa proteína, porém sem qualquer auxílio além do Ca^{2+}. A perforina pode se inserir na membrana da célula-alvo, aparentemente pela sua ligação à fosforilcolina por meio de seu domínio anfipático central. Em seguida, sofre polimerização para formar um poro transmembrana com estrutura circular, comparável ao complexo de ataque à membrana do complemento (Figura 1.41). Em seguida, esse poro facilita a entrada dos outros constituintes dos grânulos citotóxicos, as granzimas, que resultam na destruição efetiva da célula. Os animais com deficiência de perforina apresentam grave comprometimento da capacidade de destruir células-alvo, visto que a via dependente de grânulos não funciona na ausência de um mecanismo para liberar as granzimas na célula-alvo.

As granzimas destroem as células por meio de proteólise de diversas proteínas dentro da célula-alvo. A maior parte do potencial destrutivo reside nas granzimas A e B, porém a função de

várias outras granzimas (H, K e M nos seres humanos) ainda não está bem definida. O mecanismo de ação da **granzima B** está particularmente bem elucidado, e foi constatado que, em essência, essa protease simula a ação da caspase-8 na via do receptor da morte para a apoptose, conforme descrito anteriormente. Por conseguinte, com a sua entrada na célula-alvo, a granzima B pode iniciar o processo de apoptose pela clivagem de Bid ou por meio de processamento e ativação direta das caspases efetoras distais (Figura 1.41). Ambas as vias levam à ativação das caspases efetoras, que coordenam o desmantelamento da célula por proteólise restrita de centenas de proteínas celulares essenciais.

A atividade das células NK pode ser intensificada por PAMP e por interferonas do tipo I

As células NK também expressam um subgrupo de TLR, que são direcionados para a detecção de PAMP, como RNA de fita dupla, que normalmente estão associados a vírus. O TLR3, o TLR7 e o TLR8 parecem funcionar nas células NK, e, após a ocupação desses receptores, as células NK tornam-se ativadas, e o seu potencial destrutivo aumenta. A **interferona-**α **e a interferona-**β também são importantes ativadores das células NK, cujos efeitos podem aumentar em até 100 vezes a atividade destrutiva dessas células (Figura 1.42). Com base na discussão anterior dos PRR, particularmente os que detectam infecções intracelulares, como o sensor de DNA citoplasmático, STING e os sensores de RNA virais dentro da família de receptores RIG-I-*like* (Figuras 1.22 e 1.23), é importante lembrar que a ativação desses PRR induz a expressão de interferonas do tipo I, como IFN-α e IFN-β. Este é um excelente exemplo de cooperação entre as células do sistema imune inato, em que as citocinas produzidas por macrófagos ou outras células que detectam a presença de determinado patógeno, resulta na ativação de outras células, as células NK no contexto presente, que podem estar mais bem adaptadas para lidar com a ameaça infecciosa.

As células NK ativadas podem amplificar as respostas imunes por meio da produção de IFNγ

Outra consequência da ativação das células NK consiste na síntese de outro tipo de interferona, a IFNγ, uma citocina muito importante que exerce um conjunto de atividades distintas daquelas da IFNα e da IFNβ. Os macrófagos respondem à IFNγ com aumento acentuado na sua atividade microbicida e também com a produção de outras citocinas (como IL-12) que determinam a natureza da resposta imune resultante pelos linfócitos T do sistema imune adaptativo (Figura 1.42). Outro efeito da IFNγ consiste em potencializar a função de **apresentação dos antígenos** das células dendríticas, que também é importante para a ativação do sistema imune adaptativo. Essa citocina também pode influenciar o tipo de resposta imune adaptativa desencadeada, ajudando a polarizar os linfócitos T em direção a determinado padrão de resposta; esse assunto será discutido detalhadamente no Capítulo 8.

Como lidar com grandes parasitas

Como os agentes infecciosos são, em sua maioria, fisicamente muito menores do que o macrófago ou o neutrófilo de tamanho médio, a fagocitose desses organismos constitui uma estratégia razoável para a sua remoção. Entretanto, o que ocorre em situações

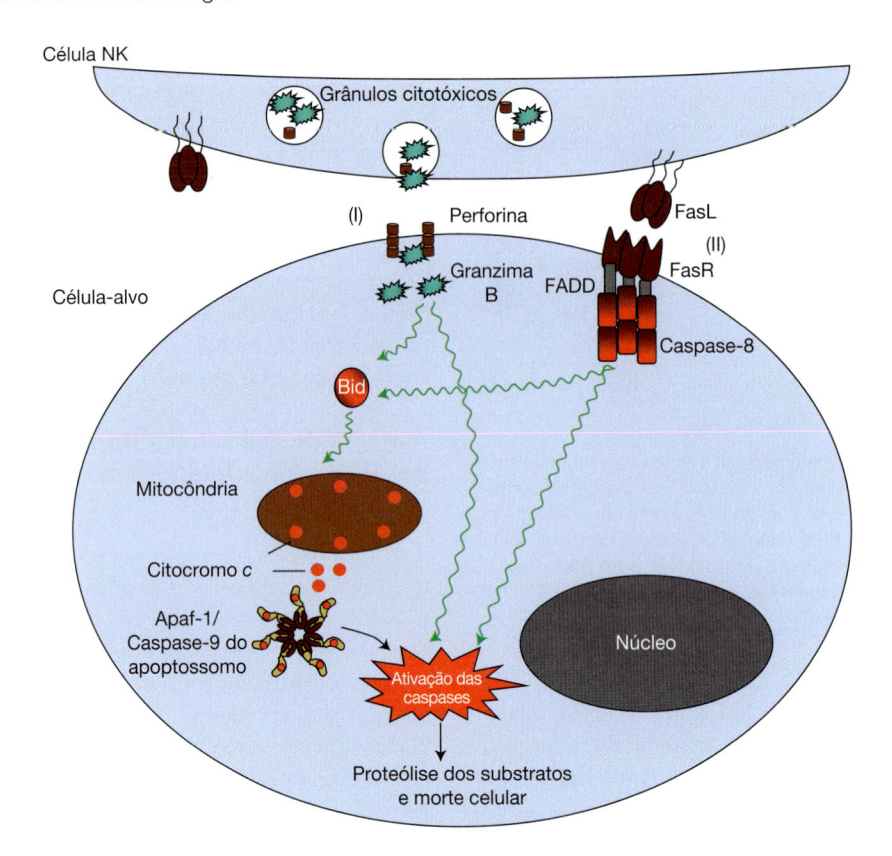

Figura 1.41 Eventos da transdução de sinais envolvidos na apoptose mediada pela célula *natural killer* (NK). As células NK têm a capacidade de destruir as células-alvo por duas vias principais (I) ou (II), conforme ilustrado. Na via dependente de grânulos citotóxicos (I), a ligação dos receptores NK à superfície de uma célula infectada por vírus desencadeia a liberação extracelular de perforina (uma proteína formadora de poros) e granzimas (que consistem em uma coleção diversa de proteases) dos grânulos citotóxicos da célula NK; a perforina sofre polimerização dentro da membrana da célula-alvo para formar canais transmembrana, que possibilitam a entrada das granzimas na célula. As granzimas induzem a morte celular apoptótica por meio de ativação da cascata de proteases, conhecidas como caspases, seja por processamento e ativação diretos das caspases, ou pela liberação do citocromo *c* das mitocôndrias, que ativa a via do "apoptossomo" para ativação das caspases. Na segunda via (II) de morte celular (denominada via do receptor da morte), o ligante Fas (FasL) ligado à membrana na célula NK liga-se a receptores Fas de superfície na célula-alvo, formando trímeros. A ocupação dos receptores Fas recruta a proteína adaptadora FADD, seguida da caspase-8, que então se torna ativada no receptor. Em seguida, a caspase-8 pode promover a ativação de outras caspases por meio de processamento direto dessas enzimas, ou pela via do apoptossomo mitocondrial, semelhante às granzimas. Em ambas as vias, a via comum final para a apoptose ocorre em consequência da ativação de várias "caspases executoras", que coordenam a morte celular por proteólise restrita de centenas de proteínas celulares.

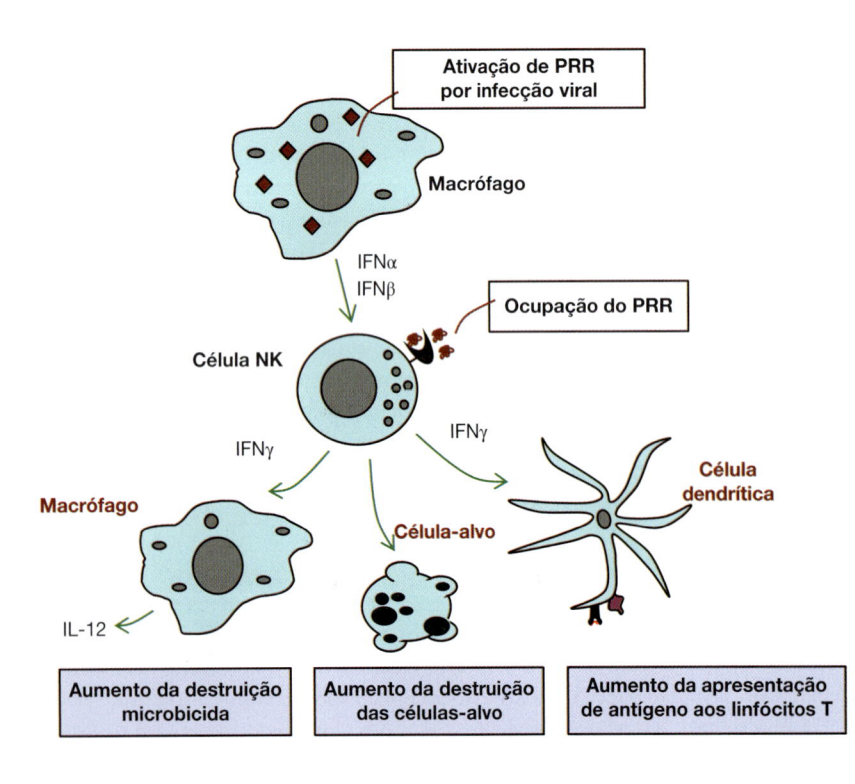

Figura 1.42 As interferonas do tipo I ou estimulação direta mediada por PAMP ativam as células NK, resultando na secreção de IFNγ. Os macrófagos ativados podem produzir interferonas do tipo I, conforme ilustrado, levando a um aumento de 100 vezes da atividade de destruição das células NK. Essas células também podem ser ativadas por meio de estimulação direta com PAMP. Por sua vez, as células NK ativadas constituem uma importante fonte de IFNγ, que intensifica acentuadamente a destruição dos micróbios intracelulares por macrófagos e que também leva à produção de IL-12 por esses macrófagos. Como veremos no Capítulo 8, a IL-12 é uma importante citocina polarizadora dos linfócitos T. A produção de IFNγ pelas células NK também aumenta a apresentação de antígenos pelas células dendríticas.

em que o invasor é muito maior que as células fagocíticas do sistema imune? Para esses casos, é importante a atuação de um "primo em primeiro grau" do neutrófilo, o eosinófilo (Figura 1.9).

Eosinófilos

Os parasitas grandes, como os helmintos, não podem ser fisicamente fagocitados, e a destruição extracelular por eosinófilos parece ter evoluído para ajudar a lidar com essa situação. Esses "primos" polimorfonucleares do neutrófilo possuem grânulos distintos, que se coram intensamente com corantes ácidos (Figura 1.9) e que apresentam uma aparência característica na microscopia eletrônica (ver Figura 11.25). Uma proteína básica principal está localizada no centro dos grânulos, enquanto foram identificadas uma proteína catiônica eosinofílica e uma peroxidase na matriz dos grânulos. Outras enzimas incluem a arilssulfatase B, fosfolipase D e a histaminase. Os eosinófilos possuem receptores de superfície para C3b e, quando ativados, produzem uma explosão respiratória particularmente impressionante, com produção concomitante de metabólitos ativos do oxigênio. A natureza, não satisfeita com isso, também equipou o eosinófilo com proteínas granulares, capazes de produzir um tampão transmembrana na membrana-alvo, à semelhança do C9 e da perforina da célula NK. Uma célula realmente espantosa!

A maioria dos helmintos consegue ativar a via alternativa do complemento; todavia, embora sejam resistentes ao ataque de C9, seu revestimento com C3b possibilita a adesão dos eosinófilos por meio de seus receptores de C3b. Se esse contato levar à ativação, o eosinófilo desencadeará seu ataque extracelular, que inclui a liberação da proteína básica principal e, em particular, a proteína catiônica que danifica a membrana do parasita.

O sistema imune inato estimula a imunidade adaptativa

Como já foi mencionado neste capítulo, qualquer agente infeccioso capaz de entrar no corpo depara-se com um arsenal formidável de armas defensivas, que incluem desde fagocitose mediada por macrófagos e neutrófilos, até ataque mediado por complemento, perfuração da membrana por defensinas e digestão por enzimas extracelulares. Se todo esse arsenal não for suficiente, o sistema imune inato também é fundamental na iniciação de uma resposta imune exclusivamente adaptada para a infecção presente. Essa resposta é obtida pelo recrutamento de células do sistema imune adaptativo e instrução dessas células sobre a natureza dos antígenos específicos que estão causando o problema. Essa função, denominada **apresentação de antígenos**, é executada em grande parte, mas não de modo exclusivo, por uma célula que, há relativamente pouco tempo, entrou em cena como elo de importância crítica entre os sistemas imunes inato e adaptativo: a **célula dendrítica**.

As células dendríticas, que foram descobertas por Steinman e Cohn, em 1973, são produzidas principalmente na medula óssea, e seu nome origina-se das numerosas projeções longas de membrana ou dendritos que essas células possuem (Figura 1.43). As células dendríticas compartilham um progenitor comum com os macrófagos, de modo que tanto os macrófagos quanto as células dendríticas desempenham algumas funções superpostas. As células dendríticas efetivamente "dão permissão" aos **linfócitos T** do sistema imune adaptativo para participar no combate à infecção.

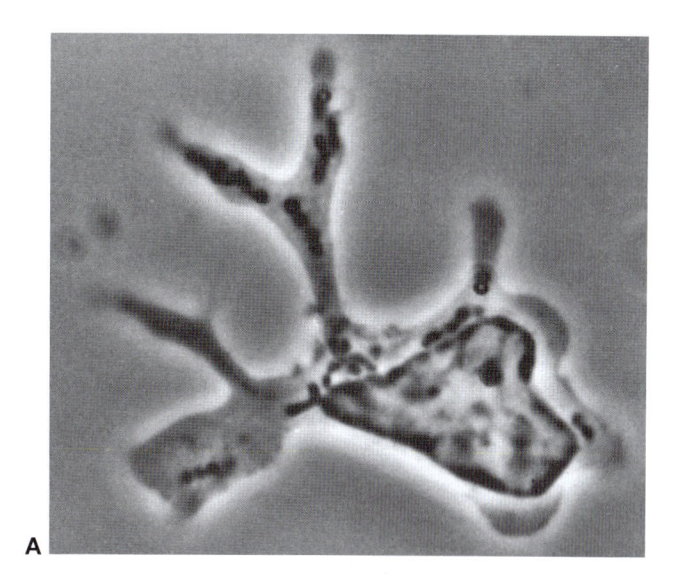

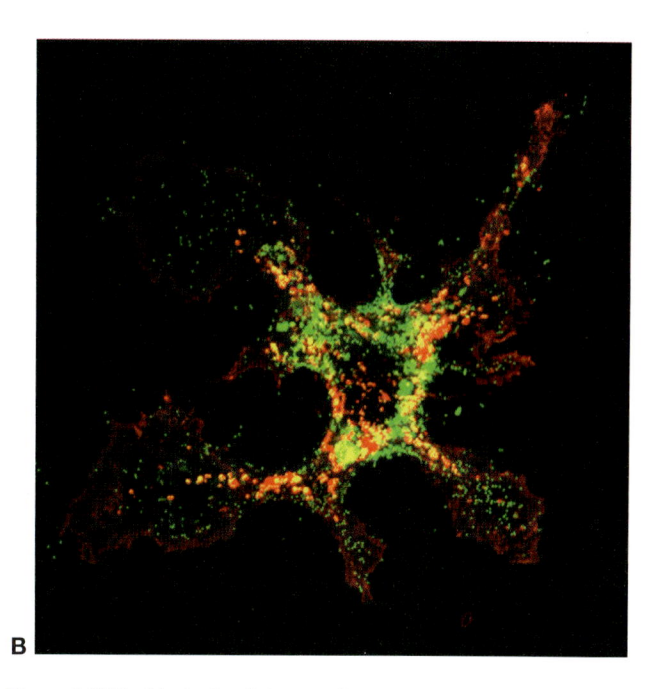

Figura 1.43 Morfologia da célula dendrítica. **A.** Imagem com contraste de fase de uma célula dendrítica não corada, com sua "árvore dendrítica" característica. (Fonte: Dr. Ralphi Steinman, The Rockefeller University, Nova York, EUA e publicado inicialmente em *Mononuclear Phagocytes in Immunity, Infection, and Pathology* (ed. R. van Furth), Blackwell Scientific (1975), p. 96. Reproduzida, com autorização, de Wiley.) **B.** Imagem de microscopia de fluorescência confocal de uma célula dendrítica que fagocitou micropartículas fluorescentes *verdes*, seguida por coloração da membrana plasmática com aglutinina do germe de trigo conjugada com Alexa-594 (*vermelho*) para realçar o carboidrato de superfície. (Fonte Dr. Jim Harris e Dr. Ed Lavelle, Trinity College Dublin, Irlanda.)

Para isso, as células dendríticas enviam **dois sinais** aos linfócitos T, que são essenciais para que um linfócito **T virgem** ou **naive** (*i. e.*, que não foi previamente envolvido em uma resposta imune) seja ativado e sofra expansão clonal e diferenciação em um **linfócito T efetor** totalmente pronto (*i. e.*, capaz de produzir respostas imunes). Analisaremos a função do linfócito T na resposta imune com muito mais detalhes no Capítulo 8; por enquanto, é suficiente saber que os linfócitos T ativados executam várias funções que reforçam os esforços do sistema imune inato, fornecendo citocinas para ajudar a ativar os macrófagos e atrair os neutrófilos. Alguns linfócitos T também desempenham funções muito semelhantes às das células NK e podem detectar e destruir células infectadas por vírus, enquanto outros linfócitos T auxiliam na produção de anticorpos, cujas funções serão discutidas no próximo capítulo.

As células dendríticas estabelecem um elo entre os sistemas imunes inato e adaptativo

Como os macrófagos, as células dendríticas migram para os tecidos, onde se instalam em um estado quiescente, coletando continuamente amostras de seu ambiente por fagocitose e pinocitose. Essas células receberam vários nomes, dependendo do tecido onde se encontram; assim, por exemplo, as células dendríticas da pele são denominadas células de Langerhans. As células dendríticas são equipadas com uma bateria de TLR e outros PRR e, à semelhança dos macrófagos, desempenham a função de sentinelas, aguardando e monitorando sinais de infecção ou lesão tecidual (*i. e.*, ocupação de qualquer um de seus PRR). Entretanto, ao contrário dos macrófagos, as células dendríticas não respondem aos PRR, em vez disso vão para o linfonodo mais próximo (que atua como tipo de quartel para os linfócitos) para desempenhar uma função especial, denominada **apresentação de antígenos,** que deflagra as células do sistema imune adaptativa (Figuras 1.44 e 1.45). Esse processo será discutido com muito mais detalhes no Capítulo 5, porém iremos fazer agora um resumo sucinto dos eventos, visto que é importante que o leitor perceba, desde o início, o papel central desempenhado pelas células dendríticas na imunidade adaptativa.

As células dendríticas apresentam antígenos aos linfócitos T e produzem sinais coestimuladores

Embora as células do sistema imune inato consigam perceber diretamente moléculas não próprias utilizando seus PRR, os linfócitos T do sistema imune adaptativo necessitam que o antígeno lhes seja "apresentado" em um formato especial. Tipicamente, isso envolve a internalização e a fragmentação de antígenos proteicos em pequenos fragmentos peptídicos por uma **célula apresentadora de antígeno** (APC), como uma célula dendrítica. A apresentação de antígenos pela célula dendrítica é obtida por meio de um complexo de membrana, denominado **complexo principal de histocompatibilidade** (MHC), que foi originalmente descoberto em virtude de seu papel na rejeição de enxertos (daí o seu nome complicado). Em essência, as moléculas do MHC atuam como plataformas de serviço para proteínas desmembradas, e os linfócitos T só conseguem "enxergar" o antígeno quando apresentado na fenda de uma molécula do MHC, representando o **sinal 1** (Figura 1.45). Os linfócitos T inspecionam o antígeno apresentado pelas células dendríticas utilizando seus **receptores de células T** (TCR) acoplados à membrana, que são especializados no reconhecimento de complexos peptídio-MHC. A deflagração bem-sucedida de um TCR resulta em ativação e na aquisição de várias funções imunes pelo linfócito T (ver os Capítulos 7 e 8). Embora as células dendríticas sejam as APC mais eficientes para a apresentação de antígenos aos linfócitos T, os macrófagos e os linfócitos B também podem desempenhar essa importante função.

Além de apresentar o antígeno aos linfócitos T no formato correto, as células dendríticas também "dão permissão" para que essas células sofram expansão clonal, produzindo **sinais**

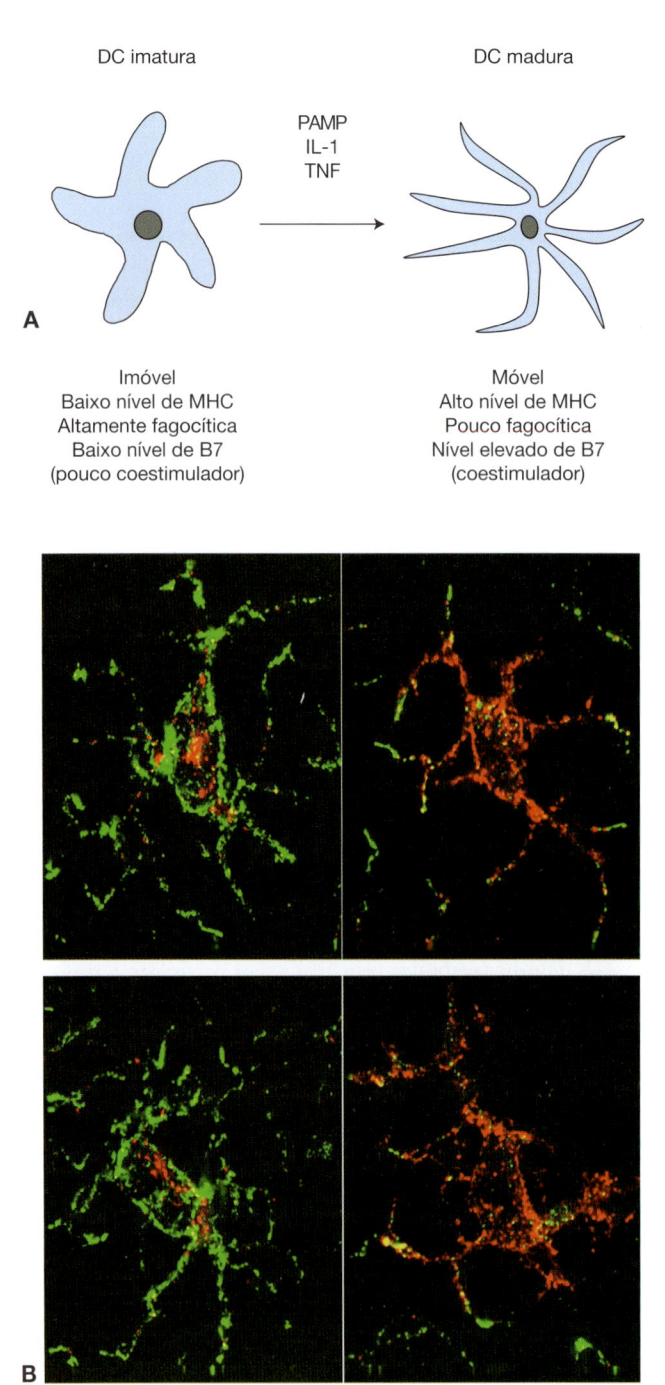

Figura 1.44 A maturação das células dendríticas é induzida por PAMP e por outros sinais de infecção. **A.** As células dendríticas (DC) imaturas sofrem maturação e tornam-se equipadas para apresentar antígenos e fornecer sinais coestimuladores após ativação por padrões moleculares associados aos patógenos (PAMP) (ou padrão molecular associado a perigo [DAMP]), visto que isso leva a um aumento dramático na expressão de moléculas de superfície do MHC e B7 na célula dendrítica. A expressão das proteínas da família B7 é controlada pelo NFκB, que é ativado distalmente a muitos PRR. Embora as células dendríticas imaturas sejam relativamente imóveis, as células dendríticas maduras exibem alta motilidade e migram para tecidos linfoides secundários, de modo a apresentar antígenos aos linfócitos T. **B.** As células de Langerhans da epiderme (*i. e.*, células dendríticas da pele) do camundongo foram coradas para langerina (*verde*) e MHC da classe II (*vermelho*), antes (*à esquerda*) ou depois (*à direita*) da maturação. Observe que, antes da maturação da célula dendrítica, o MHC da classe II (*vermelho*) se encontrava no meio intracelular e, depois de sua maturação, foi prontamente detectado na superfície da célula. (Fonte: **B.** Dr. Ralph Steinman e Dr. Juliana Idoyaga, The Rockefeller University, Nova York, EUA.)

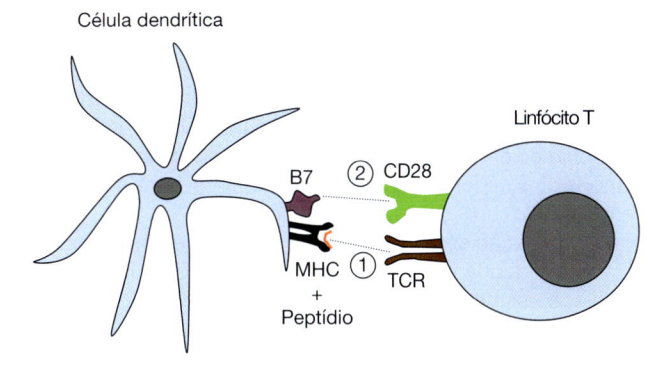

Figura 1.45 As células dendríticas apresentam o antígeno aos linfócitos T do sistema imune adaptativo. As moléculas do MHC existentes nas células dendríticas atuam como plataformas de serviço para as proteínas desmembranadas (*i. e.*, peptídios). Os linfócitos T só conseguem "enxergar" o antígeno quando apresentado dentro da fenda de uma molécula do MHC, e isso representa o sinal 1. Além de apresentar antígenos aos linfócitos T no formato correto, as células dendríticas também dão permissão para que essas células sofram expansão clonal (*i. e.*, proliferação para aumentar seus números), fornecendo sinais coestimuladores na forma dos ligantes de membrana, B7-1 e B7-2 (também denominados CD80/CD86), que se ligam ao CD28 na superfície do linfócito T, representando o sinal 2.

coestimuladores na forma dos ligantes de membrana, B7-1 e B7-2 (também denominados CD80/CD86) que se ligam ao CD28 na superfície do linfócito T, representando o **sinal 2** (Figura 1.45).

A coestimulação (*i. e.*, o sinal 2), não é "uma consideração *a posteriori*" da célula dendrítica, visto que, se for ausente, o linfócito T recusa-se a responder de modo correto e, com frequência,

destrói-se por morte celular programada (apoptose). Apenas para ter certeza de que fomos perfeitamente claros aqui, visto que isso é de importância fundamental na ativação do sistema imune adaptativo, os **linfócitos T virgens necessitam dos sinais 1 e 2 provenientes de uma APC para serem plenamente ativadas.**

A ocupação dos receptores de reconhecimento de padrões equipa as células dendríticas para a produção da coestimulação

Devido à necessidade de ativação apropriada dos linfócitos T pelos sinais 1 e 2, um aspecto essencial da função de uma APC é saber quando fornecer a coestimulação. O leitor astuto poderá agora se perguntar como uma célula dendrítica sabe quando fornecer uma coestimulação, visto que isso define essencialmente se o sistema imune adaptativo será ou não envolvido.

Mais uma vez, os PRR fornecem a chave para saber quando o sistema imune deve ou não responder. As células dendríticas tornam-se apenas equipadas para produzir sinais coestimuladores após ativação por um PAMP (ou DAMP), visto que isso leva a um notável aumento na expressão de moléculas B7 de superfície na célula dendrítica; a expressão de proteínas da família B7 também é controlada pelo NFκB, que é ativado distalmente a muitos PRR. As células dendríticas que apresentam antígenos adquiridos na ausência de estimulação mediada por PAMP têm notável tendência a apresentar moléculas derivadas do próprio e, portanto, não irão fornecer os sinais coestimuladores apropriados, necessários para ativar os linfócitos T virgens (Figura 1.45).

A conclusão de tudo isso é que o sistema imune adaptativo depende, em grande parte, das células do sistema imune inato para saber quando iniciar uma resposta e ao que responder.

A capacidade de reconhecer e de responder ao "não próprio" bem como ao "próprio oculto" é de importância fundamental para a imunidade

- As respostas imunes são iniciadas com a detecção de padrões moleculares associados aos patógenos (PAMP), que representam padrões moleculares não próprios ou associados a perigo (DAMP), que representam o próprio oculto
- As respostas imunes precisam ser proporcionais à ameaça
- As moléculas dos receptores de reconhecimento de padrões (PRR), que podem ser solúveis (humorais) ou associadas a células, são utilizadas pelo sistema imune para detectar a presença de PAMP ou de DAMP
- A ativação dos PRR leva a uma diversidade de respostas, cujo propósito é destruir diretamente ou englobar microrganismos por fagocitose, e também resulta na amplificação de respostas imunes por meio da liberação de uma variedade de moléculas mensageiras, como as citocinas e as quimiocinas
- As interleucinas constituem uma importante classe de citocinas utilizadas pelos leucócitos para iniciar e amplificar as respostas imunes.

As respostas imunes são adaptadas para tipos específicos de infecção

- Existem diferentes classes de patógenos (bactérias intracelulares *versus* extracelulares, vírus, leveduras, helmintos parasitas, parasitas unicelulares, fungos etc.), que determinam a necessidade de diferentes tipos de respostas imunes

- Os PRR decifram a impressão digital molecular de determinados patógenos, configurando, assim, a resposta imune apropriada
- As citocinas, que são produzidas após a ativação dos PRR, ajudam a ativar e a induzir a maturação das classes apropriadas de células efetoras imunes para lidar com determinado tipo de infecção.

Nos vertebrados, existem três níveis de defesa imune

- A pele e a mucosa representam as barreiras físicas contra a infecção
- O sistema imune inato é constituído por um conjunto de fatores solúveis e células que detectam e respondem a agentes infecciosos por meio de sua ligação a estruturas relativamente invariantes (PAMP), comuns a numerosos patógenos
- O sistema imune adaptativo é constituído por linfócitos T e B, que reconhecem estruturas altamente específicas (antígenos) nos microrganismos por meio de receptores de membrana altamente diversificados, que são produzidos de modo aleatório e adaptados especificamente a cada patógeno
- As respostas imunes inatas à infecção são rápidas (questão de minutos), enquanto as respostas imunes adaptativas são tardias (dias). As respostas imunes inatas são amplamente semelhantes entre indivíduos de determinada população e não aumentam com a exposição repetida aos agentes infecciosos. As respostas imunes adaptativas

RESUMO

diferem entre os indivíduos e aumentam com um segundo encontro ou encontros subsequentes com o mesmo antígeno
- As respostas imunes inatas e adaptativas são interdependentes e cooperam para destruir os agentes infecciosos.

Células do sistema imune

- O sistema imune inato é constituído predominantemente de células mieloides, incluindo macrófagos (e seus precursores, os monócitos), mastócitos, células dendríticas e granulócitos (neutrófilos, eosinófilos e basófilos). As células *natural killer,* embora sejam tecnicamente linfócitos, também fazem parte do sistema imune inato
- As células do sistema imune inato utilizam receptores de PAMP conservados ("programados") (PRR), que reconhecem de modo confiável características altamente conservadas dos patógenos comuns, visto que foram selecionadas no decorrer de milhões de anos de evolução
- As células imunes inatas atuam como sentinelas à procura de infecções (macrófagos, mastócitos, células dendríticas) e lidam com a infecção por meio de fagocitose (macrófagos, neutrófilos) ou podem produzir respostas imunes por meio da liberação de mediadores solúveis (citocinas, quimiocinas, aminas vasoativas), que recrutam células adicionais para o local de infecção
- O sistema imune adaptativo compreende linfócitos T e B, que podem produzir novos receptores para antígenos em resposta a cada novo patógeno que invade o corpo. Os receptores de antígenos dos linfócitos T e B são altamente variáveis e, portanto, são propensos a reconhecer o próprio, de modo que precisam ser autenticados antes de seu uso.

Barreiras contra a infecção

- Os microrganismos são mantidos fora do corpo pela pele, pela secreção de muco, ação ciliar e ação de eliminação dos líquidos bactericidas (p. ex., lágrimas), ácido gástrico e antagonismo microbiano
- Quando ocorre penetração, as bactérias são destruídas por moléculas solúveis de reconhecimento de padrões, como a lisozima e o complemento, bem como por fagocitose, seguida de digestão intracelular.

Iniciação de uma resposta imune

- Os macrófagos desempenham um importante papel na iniciação das respostas imunes por meio da liberação de citocinas e quimiocinas após detecção de PAMP. Um dos efeitos dessas citocinas e quimiocinas consiste em ativar o endotélio local para permitir a entrada de neutrófilos e proteínas plasmáticas no local de infecção
- Existem várias classes de PRR, incluindo receptores *Toll-like* (TLR), receptores NOD-*like* (NLR), receptores de lectina do tipo C, receptores RIG-I-*like* (RLR) e sensores de DNA citoplasmático (CDS)
- A ocupação dos PRR leva à ativação da função fagocítica e à secreção de uma variedade de citocinas e quimiocinas, muitas das quais são expressas de modo dependente de NFκB e de IRF
- Os mastócitos desempenham um importante papel ao facilitar a vasodilatação e a permeabilidade vascular, que possibilita o recrutamento de células imunes e mediadores solúveis para o local de infecção

- A reação inflamatória clássica caracteriza-se por vários sinais (eritema, edema, dor e calor) que representam a consequência da liberação de citocinas e aminas vasoativas (p. ex., histamina) por macrófagos e mastócitos ativados, resultando em aumento do líquido plasmático e neutrófilos/monócitos no local inflamado, contribuindo para o edema observado
- A combinação de PRR ativados no início de uma resposta imune ajuda a decodificar a natureza da infecção. A ativação simultânea de várias classes de PRR pode ser necessária para iniciar uma resposta imune vigorosa.

As células fagocitárias reconhecem e destroem os microrganismos

- As principais células fagocitárias são os neutrófilos polimorfonucleares e os macrófagos
- As células fagocitárias utilizam seus receptores de reconhecimento de padrões (PRR) localizados na membrana para reconhecer e aderir aos padrões moleculares associados aos patógenos (PAMP) presentes na superfície dos micróbios
- Os microrganismos que aderem à superfície dos fagócitos ativam o processo de fagocitose e são transportados para dentro da célula, onde se fundem com grânulos citoplasmáticos
- Em seguida, entra em ação uma notável variedade de mecanismos microbicidas: a conversão do O_2 em intermediários reativos do oxigênio, a síntese de óxido nítrico e a liberação de múltiplos fatores independentes do oxigênio dos grânulos
- Os neutrófilos (e macrófagos) também podem instalar redes extracelulares de neutrófilos (NET), que consistem em uma rede de cromatina e proteases derivadas dos grânulos, que são capazes de imobilizar e destruir micróbios.

O complemento facilita a fagocitose e a lise dos microrganismos

- O sistema complemento, que consiste em uma cascata de enzimas de múltiplos componentes, é utilizado para atrair as células fagocitárias até os micróbios e fagocitá-los. Além disso, a ativação do complemento leva à formação de um complexo de ataque à membrana (MAC), que perfura os microrganismos
- Com base nos conhecimentos sobre a via alternativa do complemento, o componente mais abundante, o C3, é clivado por uma enzima convertase formada a partir de seu próprio produto de clivagem, C3b, e pelo fator B; em seguida, é estabilizada contra a sua degradação causada pelos fatores H e I, por meio de sua associação à superfície dos micróbios. Uma vez formado, o C3b liga-se de modo covalente ao microrganismo e atua como opsonina
- O próximo componente, C5, é ativado e produz um pequeno peptídio, C5a; o C5b remanescente liga-se à superfície e efetua a montagem dos componentes terminais C6-9, produzindo um complexo de ataque à membrana, que é livremente permeável a solutos e que pode provocar lise osmótica
- O C5a é um potente agente quimiotático para os neutrófilos e aumenta acentuadamente a permeabilidade capilar
- O C3a e o C5a atuam nos mastócitos, causando a liberação de mais mediadores, como histamina, leucotrieno B_4 e fator de necrose tumoral (TNF), que exercem efeitos sobre a permeabilidade capilar e a adesividade, e a quimiotaxia dos neutrófilos; eles também ativam os neutrófilos.

Os mecanismos humorais constituem uma estratégia de defesa adicional

- Numerosas moléculas solúveis de reconhecimento de padrões, pertencentes a várias famílias de proteínas (p. ex., pentraxinas, colectinas, ficolinas) atuam para detectar a presença de PAMP conservados nos microrganismos. Os mecanismos de ação comuns a esses PRR solúveis, após a sua ligação a seus alvos, incluem: opsonização, ativação do complemento, aumento da captação fagocítica e aglutinação
- Além da lisozima, das defensinas peptídicas e do sistema complemento, outras defesas humorais envolvem as proteínas da fase aguda, como a proteína C reativa e as proteínas de ligação da manose, cuja síntese é acentuadamente aumentada pela presença de infecção. A lectina ligadora da manose desencadeia uma via do complemento, que é distinta da via alternativa em suas reações iniciais, conforme discutido no Capítulo 2. Trata-se de um membro da família das colectinas, que inclui a conglutinina e os surfactantes SP-A e SP-D, notáveis pela sua capacidade de diferenciar os grupos de carboidratos de superfície microbianos dos "próprios" por meio de suas moléculas de reconhecimento de padrões
- A recuperação das infecções virais pode ser efetuada pelas interferonas, que bloqueiam a replicação viral.

As células *natural killer* instruem as células anormais ou infectadas por vírus a cometer suicídio

- As células NK são capazes de identificar células do hospedeiro que estão expressando padrões de proteínas anormais ou alterados
- Após a seleção de uma célula-alvo apropriada, as células NK são capazes de destruí-la por meio de ativação do receptor da morte ou da via dos grânulos citotóxicos para apoptose
- Ambas as vias do receptor da morte e dependente de grânulos para a apoptose envolvem a ativação de um grupo de proteases, denominadas caspases, presentes dentro da célula-alvo, que coordenam o desmantelamento interno das estruturas celulares essenciais, destruindo, assim, a célula.

Como lidar com parasitas extracelulares grandes

- Os agentes infecciosos cujo tamanho é demasiado grande para possibilitar a sua fagocitose imediata por macrófagos e neutrófilos são tratados com um bombardeio de enzimas nocivas liberadas pelos eosinófilos
- A destruição extracelular por eosinófilos acoplados ao C3b pode ser responsável pela incapacidade de muitos parasitas grandes em estabelecer uma base em hospedeiros potenciais.

O sistema imune inato estimula a imunidade adaptativa

- As células dendríticas fornecem um elo entre os sistemas imunes inato e adaptativo, apresentando antígenos aos linfócitos T nos linfonodos
- As células dendríticas maduras apresentam fragmentos peptídicos de antígenos aos linfócitos T por meio de moléculas do MHC de superfície (sinal 1) e também fornecem sinais coestimuladores por meio de ligantes da família B7 (sinal 2). Ambos os sinais são necessários para a ativação eficiente dos linfócitos T
- A estimulação das células dendríticas mediada pelos PAMP promove a sua maturação (*i. e.*, capacidade de apresentar eficientemente antígenos e fornecer uma coestimulação) e a sua migração até os linfonodos.

LEITURA ADICIONAL

Banchereau J. and Steinman R.M. (1998) Dendritic cells and the control of immunity. *Nature* **392**, 245–252.

Bottazzi B., Doni A., Garlanda C., and Mantovani A. (2010) An integrated view of humoral innate immunity: pentraxins as a paradigm. *Annual Review of Immunology* **28**, 157–183.

Brinkmann V. and Zychlinsky A. (2012) Neutrophil extracellular traps: is immunity the second function of chromatin? *Journal of Cell Biology* **198**, 773–783.

Cullen S.P. and Martin S.J. (2008) Mechanisms of granule dependent killing. *Cell Death and Differentiation* **15**, 251–262.

Gay N.J., Symmons M.F., Gangloff M., and Bryant C.E. (2014) Assembly and localization of Toll like receptor signalling complexes. *Nature Reviews Immunology* **14**, 546–558.

Hornung V., Hartmann R., Ablasser A., and Hopfner K.P. (2014) OAS proteins and cGAS: unifying concepts in sensing and responding to cytosolic nucleic acids. *Nature Reviews Immunology* **14**, 521–528.

Hornung V. and Latz E. (2010) Intracellular DNA recognition. *Nature Reviews Immunology* **10**, 123–130.

Iwasaki A. and Medzhitov R. (2010) Regulation of adaptive immunity by the innate immune system. *Science* **327**, 291–295.

Iwasaki A. and Medzhitov R. (2015) Control of adaptive immunity by the innate immune system. *Nature Immunology* **16**, 343–353.

Janeway C.A. Jr and Medzhitov R. (2002) Innate immune recognition. *Annual Review of Immunology* **20**, 197–216.

Lamkanfi M. and Dixit V.M. (2012) Inflammasomes and their roles in health and disease. *Annual Reviews in Cell and Developmental Biology* **28**, 137–161.

Matzinger P. (1994) Tolerance, danger, and the extended family. *Annual Review of Immunology* **12**, 991–1045.

Matzinger P. (2002) The danger model: a renewed sense of self. *Science* **296**, 301–305.

Medzhitov R. (2008) Origin and physiological roles of inflammation. *Nature* **454**, 428–435.

Sayed B.A., Christy A., Quirion M.R., and Brown M.A. (2008) The master switch: the role of mast cells in autoimmunity and tolerance. *Annual Review of Immunology* **26**, 705–739.

Schenten D. and Medzhitov R. (2011). The control of adaptive immune responses by the innate immune system. *Advances in Immunology* **109**, 87–124.

Steinman R.M. and Idoyaga J. (2010) Features of the dendritic cell lineage. *Immunological Reviews* **234**, 5–17.

Tamura T., Yanai H., Savitsky D., and Taniguchi T. (2008) The IRF family transcription factors in immunity and oncogenesis. *Annual Review of Immunology* **26**, 535–584.

Taylor R.C., Cullen S.P., and Martin S.J. (2008) Apoptosis: controlled demolition at the cellular level. *Nature Reviews Molecular Cell Biology* **9**, 231–241.

Van Gorp H., Kuchmiy A., Van Hauwermeiren F., and Lamkanfi M. (2014) NOD like receptors interfacing the immune and reproductive systems. *FEBS Journal* **281**, 4568–4582.

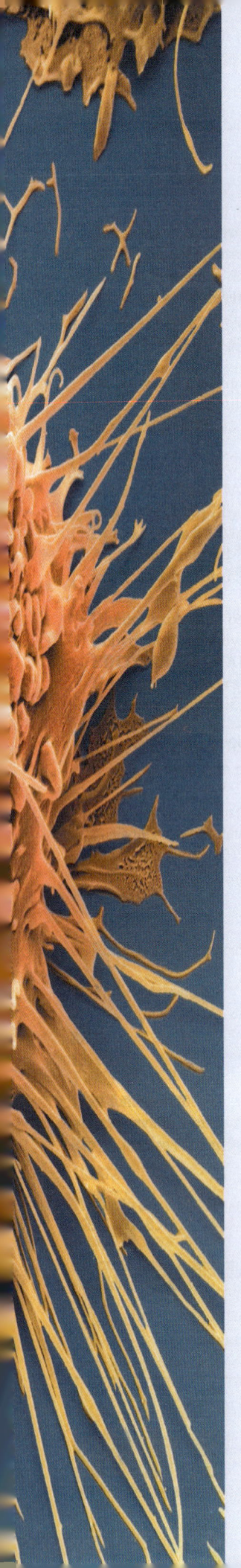

CAPÍTULO 2

Imunidade Adquirida Específica

Principais tópicos

Para lembrar

Os neutrófilos, os eosinófilos, os basófilos, os mastócitos, os monócitos, os macrófagos, as células dendríticas e as células *natural killer* (NK) são, todos eles, componentes celulares da resposta inata. As moléculas envolvidas nas respostas inatas incluem as proteínas da fase aguda e o complemento. Embora as respostas inatas sejam de importância crucial na proteção contra patógenos, elas não são específicas para determinados antígenos e, em geral, não aumentam com encontros repetidos com o agente infeccioso, diferentemente das respostas adquiridas que agora iremos explorar.

Introdução

A resposta imune adquirida é mediada por **linfócitos**, que podem ser classificados em duas variedades principais, os **linfócitos T** (células T) e os **linfócitos B** (células B). Os linfócitos T e B possuem as duas características que definem a resposta imune adquirida – ambas são altamente específicas para antígenos e exibem memória imunológica, por meio da qual respondem de modo mais vigoroso após reexposição ao antígeno específico. As células T são assim denominadas pelo fato de que elas se desenvolvem (a partir de precursores da medula óssea) no **t**imo, um órgão localizado sobre os pulmões, no interior da cavidade torácica. Os linfócitos T desempenham três funções principais: fornecer auxílio a outras células na resposta imune (**células T auxiliares**), limitar as respostas imunes excessivas ou indesejáveis (**células T reguladoras**) e destruir as células infectadas por patógenos (**células T citotóxicas**). Por outro lado, as células B (que se desenvolvem totalmente dentro da medula óssea [*bone marrow*]) estão envolvidas predominantemente na produção de **anticorpos**, proporcionando a denominada **imunidade humoral**.

Antígenos | "Formas" reconhecidas pelo sistema imune

As estruturas que são reconhecidas pela resposta imune adquirida específica são designadas como antígenos. Apresentam forma tridimensional, que é complementar às moléculas de anticorpo que atuam como receptor de antígenos nos linfócitos B. Essas moléculas de anticorpo específicas para antígenos são subsequentemente liberadas em uma forma solúvel (secretada) pelos plasmócitos derivados das células B após a sua ativação. Os antígenos podem ser proteínas, carboidratos, lipídios, ácidos nucleicos, pequenos agrupamentos químicos, designados como haptenos, ou seja, praticamente qualquer coisa. Os antígenos podem representar um componente dos microrganismos, de agentes infecciosos maiores, como os helmintos parasitas, de substâncias ingeridas, como alimentos, de substâncias inaladas, como pólen, de órgãos ou tecidos transplantados ou até mesmo componentes de nosso próprio corpo (antígenos "próprios"). À semelhança das células B, o outro tipo principal de linfócito, a célula T, também reconhece antígenos específicos, embora habitualmente na forma de proteínas, que são digeridas a partir do polipeptídio original, produzindo peptídios curtos. Esses peptídios são então apresentados ao receptor de antígenos na superfície dos linfócitos T. Isso ocorre com o uso de uma molécula denominada complexo principal de histocompatibilidade (MHC; do inglês, *major histocompatibility*

complex), que é especializada na apresentação dos peptídios ao receptor de células T (TCR). Por conseguinte, a célula T reconhece uma forma que consiste em uma combinação de peptídio derivado do antígeno e MHC.

Anticorpo | Uma molécula de reconhecimento de antígenos específicos

Os processos evolutivos alcançaram um grau que só pode ser descrito como uma solução brilhante para o problema de reconhecer uma diversidade quase infinita de antígenos. Essa solução consistiu em planejar moléculas de anticorpos de tal modo que fossem capazes não apenas de reconhecer especificamente o patógeno invasor, mas também de recrutar diversos componentes da resposta imune capazes de destruir subsequentemente o patógeno.

As moléculas de anticorpo são constituídas de duas partes principais: uma delas denominada região variável, cuja função é ligar-se ao antígeno específico (a função de **reconhecimento** do antígeno), e a segunda, denominada região constante, relacionada com a ligação ao complemento, aos fagócitos, às células NK e a outros elementos (função **efetora**). Por conseguinte, o organismo precisa produzir centenas de milhares ou até mesmo milhões de **moléculas de anticorpos com diferentes sítios de reconhecimento de antígenos**, mas que compartilham, todas elas, a propriedade de recrutar outros elementos da resposta imune (Figura 2.1).

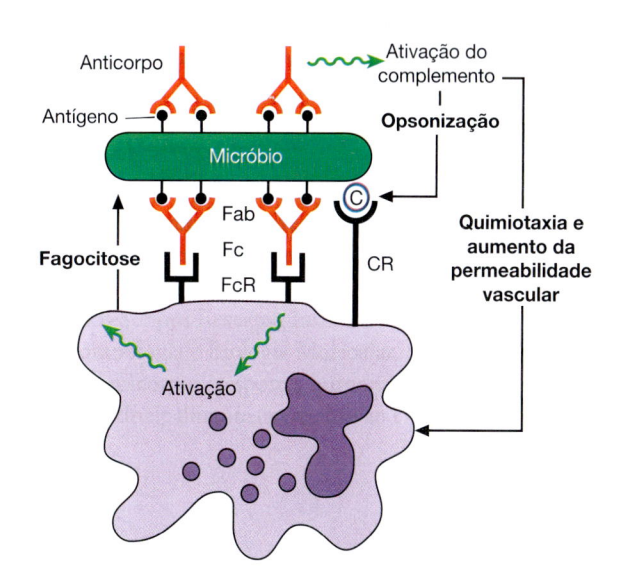

Figura 2.1 O anticorpo opsoniza micróbios para fagocitose, tanto diretamente por meio dos receptores Fc quanto indiretamente pela ativação do complemento. A região Fab (fragmento de ligação do antígeno) do anticorpo liga-se ao antígeno específico do micróbio e varia de um anticorpo para outro. O fragmento Fc (fragmento cristalizável) é idêntico para todos os anticorpos da mesma classe/subclasse e ativa funcionalmente o complemento (anticorpos IgM e IgG, via clássica) e as células fagocitárias (anticorpo IgG, por meio de ligação aos receptores Fc [FcR] na superfície do fagócito). O revestimento dos micróbios com substâncias que são reconhecidas pelas células fagocitárias é designado como opsonização, e tanto a IgG quanto componentes do complemento, como C3b, e os produtos de degradação do C3b, iC3b, C3dg e C3d (todos os quais são reconhecidos por receptores do complemento [CR] no fagócito), podem atuar como opsoninas. Além disso, a ativação do complemento leva à atração quimiotática dos fagócitos para o local de infecção e a aumento da permeabilidade vascular, de modo a facilitar a sua passagem da circulação sanguínea para os tecidos.

Ativação da via clássica do complemento mediada por anticorpos

Os anticorpos humanos são divididos em cinco classes: imunoglobulina M (abreviada como IgM), IgG, IgA, IgE e IgD, que diferem na especialização de suas "extremidades posteriores" efetoras para desempenhar diferentes funções biológicas. No Capítulo 1, descrevemos a via alternativa de ativação do complemento independente de anticorpos, que depende da estabilização da C3 convertase C3bBb por polissacarídios de superfície microbianos. Todavia, a primeira via do complemento a ser descoberta, a **via clássica**, exige a presença dos anticorpos IgM ou IgG para sua ativação. Os anticorpos dessas duas classes, quando ligados ao antígeno, ligam-se à primeira molécula da via clássica do complemento, C1q, e desencadeiam a atividade proteolítica do complexo C1 (Figura 2.2). Subsequentemente, foi descoberto que uma variedade de outras substâncias, incluindo membros da família da pentraxina de receptores de reconhecimento de padrões solúveis, como a proteína C reativa (CRP), também são capazes de ligar antígenos microbianos ao C1q, ativando, assim, a via clássica.

O C1q é um homo-hexâmero (seis moléculas idênticas que se associam) disposto dentro de uma haste central que se ramifica em seis braços, cada qual com uma cabeça globular de ligação do anticorpo na ponta. O C1q está associado a duas outras subunidades, C1r e C1s, em um complexo estabilizado pelo Ca^{2+} (Figura 2.2). Tanto C1r quanto C1s contêm sequências denominadas repetições de proteína de controle do complemento (CCP; do inglês, *complement control protein*). Constituem aspecto estrutural característico de várias proteínas envolvidas no controle do sistema complemento. As alterações que ocorrem no C1q com a ligação do complexo antígeno-anticorpo desencadeia a autoativação do C1r que, em seguida, cliva C1s. A atividade de C1 é regulada por um inibidor-C1 (C1-Inh) que dissocia C1r e C1s do C1q e, dessa maneira, impede a ativação excessiva da via clássica.

O próximo componente da via, C4 (infelizmente, os componentes foram numerados antes do estabelecimento da sequência), liga-se agora às CCP no C1s e, em seguida, é clivado enzimaticamente por C1s. Como seria esperado de uma cascata formada de múltiplas enzimas, várias moléculas do C4 sofrem clivagem, e cada uma libera um fragmento pequeno C4a e revela uma ligação tioléster interna lábil nascente no C4b residual (conforme observado no C3, ver Figura 1.31), que, em seguida, pode ligar-se ao complexo anticorpo-C1 ou à superfície do próprio micróbio. Na presença de Mg^{2+}, o componente do complemento C2 pode formar um complexo com C4b, formando um novo substrato para o C1s: o produto resultante, C4b2a, apresenta agora a atividade essencial de **C3 convertase**, que é necessária para a clivagem de C3 (Figura 2.3).

A C3 convertase da via clássica tem a mesma tarefa que o C3bBb produzido pela via alternativa. A ativação de um único complexo C1 pode desencadear a proteólise de literalmente milhares de moléculas de C3. O C3b resultante é acrescentado ao C4b2a para formar uma C5 convertase, que gera C5a, com funções quimiotática e anafilática, e C3b, que forma o primeiro componente do **complexo de ataque à membrana** (Figuras 1.33 e 2.4). Assim como a C3 convertase da via alternativa é controlada pelos fatores H e I, a degradação de C4b2a é efetuada pelo Fator I na presença da proteína de ligação de C4 (C4bp) ou do receptor C3b de superfície celular (CR1), que atuam como cofatores.

A via da lectina e a via clássica do complemento combinam-se para produzir a mesma C3 convertase

Nesse estágio, é conveniente lembrar-se da ativação do complemento por mecanismos imunes inatos, que envolvem a lectina ligadora de manose (MBL). Ao formar um complexo com um micróbio, a MBL liga-se e estimula a atividade proteolítica das serina proteases associadas à MBL, MASP-1 e MASP-2, que se

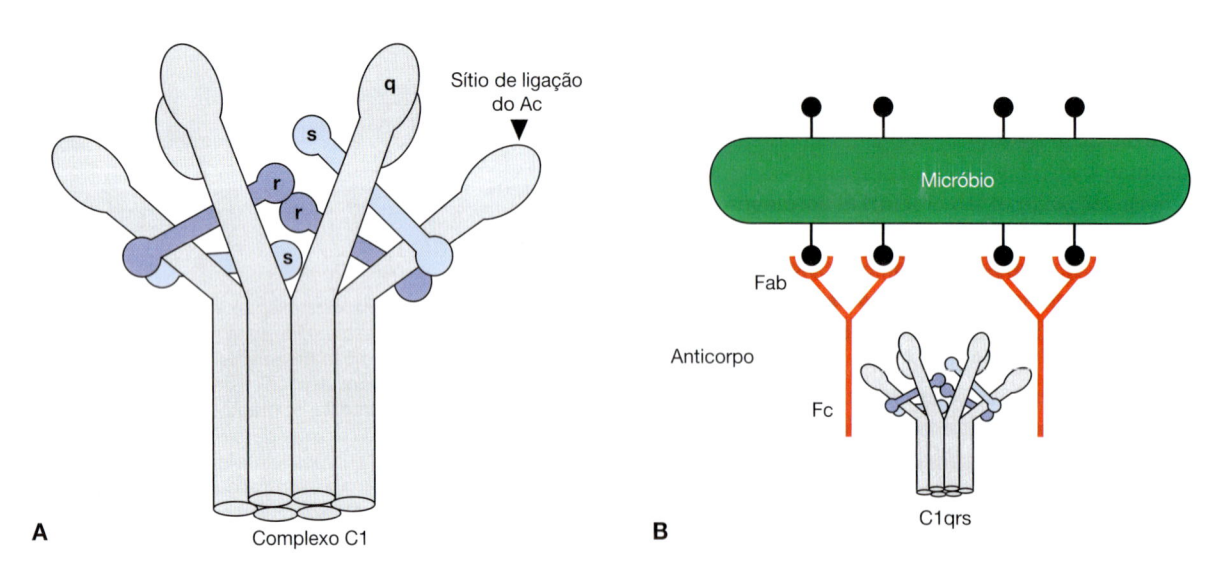

Figura 2.2 Ativação da via clássica do complemento. O primeiro componente, C1, da via clássica do complemento é um complexo formado de três subunidades: C1q, C1r e C1 s. **A.** C1q forma um hexâmero disposto em uma estrutura semelhante a um "ramalhete de tulipas" e está associado ao complexo Ca^{2+} dependente de C1r2-C1s2 flexível, semelhante a um bastonete, que se interdigita com os seis braços do C1q. **B.** A ativação da cascata do complemento pela via clássica exige a ligação de anticorpos ao antígeno, de modo que as cabeças globulares do hexâmero C1q possam se ligar ao fragmento Fc de pelo menos dois anticorpos. Algumas outras moléculas, como a proteína C reativa, também são capazes de recobrir superfícies microbianas e, subsequentemente, ligar-se ao C1q para desencadear a via clássica.

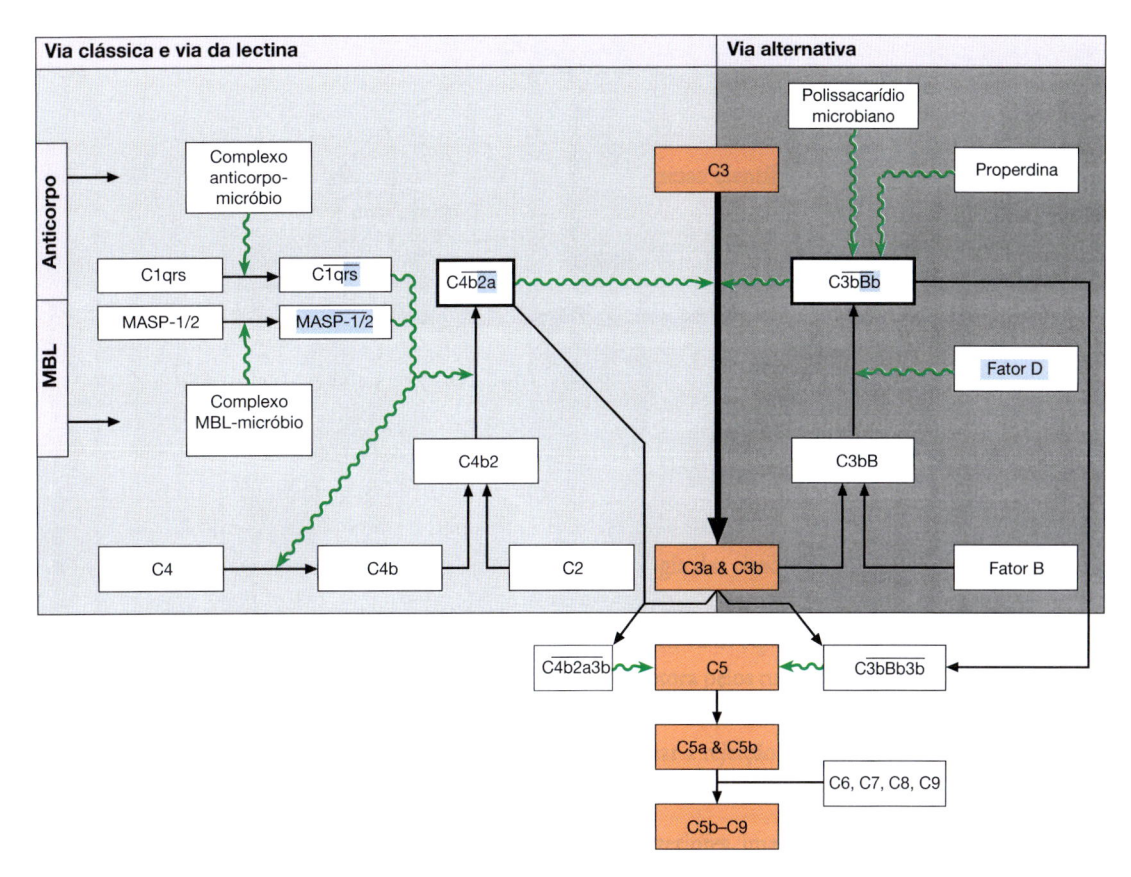

Figura 2.3 Comparação das vias clássica, alternativa e da lectina. A via clássica é ativada por anticorpos, o que não ocorre com as vias alternativa e da lectina. As moléculas com atividade de protease estão realçadas em azul-claro. O evento central essencial para todas as três vias consiste na clivagem do C3 pela C3 convertase (*i. e.*, C4b2a para a via clássica e a via da lectina, C3bBb para a via alternativa). Cuidado com a confusão na nomenclatura: o fragmento C2 grande que forma a C3 convertase é designado como C2a; entretanto, para ser compatível com C4b, C3b e C5b, teria sido mais lógico denominá-lo C2b. A lectina ligadora manose (MBL), quando combinada com açúcares da superfície do micróbio, associa-se às serina proteases associadas à MBL (MASP-1 e MASP-2), que clivam C4 e C2.

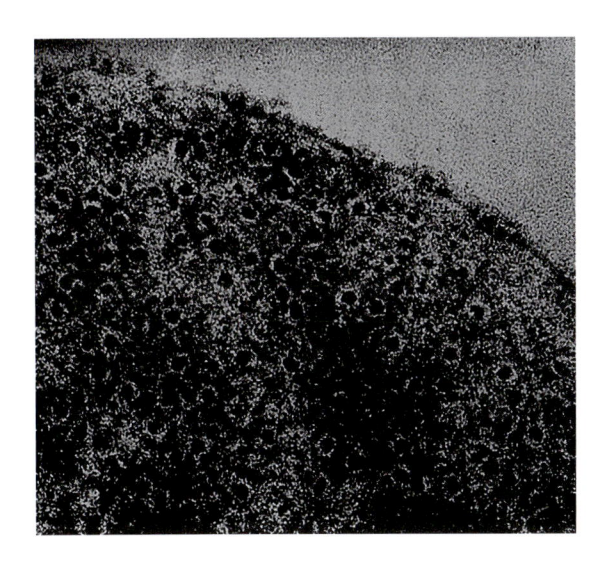

Figura 2.4 Múltiplas perfurações na parede celular da bactéria *Escherichia coli* causadas por interação com o anticorpo IgM e o complemento. Cada perfuração é produzida por uma única molécula de IgM e aparece como uma "depressão escura", em virtude da penetração do "corante negativo". Isso é, de certo modo, uma ilusão, visto que, na realidade, essas "depressões" assemelham-se a crateras de vulcões que se abrem na superfície, sendo cada uma formada por complexos de ataque à membrana. Podem ser obtidos resultados semelhantes na ausência de anticorpo quando se utilizam concentrações mais altas de complemento, visto que a endotoxina da parede celular pode ativar a via alternativa (400.000×). (Fonte: R. Dourmashkin e J.H. Humphrey. Reproduzida com autorização.)

assemelham, do ponto de vista estrutural, a C1r e C1s, respectivamente. De maneira análoga ao complexo C1qrs, a MASP-1 e a MASP-2 clivam C4 e C2 para gerar a C3 convertase C4b2a (Figura 2.3).

Independentemente da ocorrência de ativação pela via clássica, alternativa ou da lectina (na verdade, todas as três vias frequentemente serão ativadas em resposta a determinada infecção, embora a via clássica deva aguardar a chegada do anticorpo), vários componentes biologicamente ativos do complemento são formados e desempenham funções importantes na resposta imune (Figura 2.5).

O anticorpo pode ativar a fagocitose

Algumas vezes, os microrganismos são capazes de resistir à fagocitose. Quando pequenas quantidades de anticorpos são acrescentadas, o fagócito entra em ação. Isso ocorre por meio do reconhecimento de duas ou mais moléculas de anticorpos ligadas ao micróbio, utilizando receptores Fc especializados na superfície celular do fagócito (Figura 2.1).

Uma única molécula de anticorpo complexada ao microrganismo não é suficiente, visto que ela é incapaz de estabelecer uma ligação cruzada dos receptores Fc na membrana de superfície do fagócito, que é necessária para ativar a célula. Há também outro aspecto a ser considerado, frequentemente designado como **efeito bônus da polivalência.** Por motivos termodinâmicos, que serão discutidos no Capítulo 5, a constante de associação de ligantes

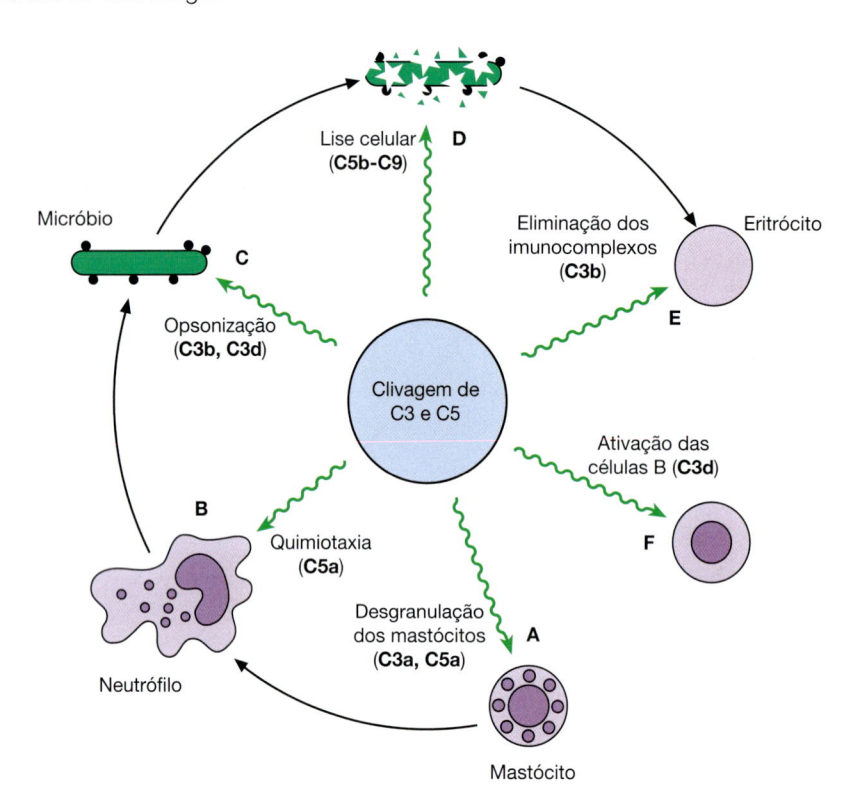

Figura 2.5 Atividades geradas pela ativação da cascata do complemento. Após a clivagem do C3 pela C3 convertase e, subsequentemente, do C5 pela C5 convertase, são produzidos vários componentes biologicamente ativos do complemento. Várias células do sistema imune possuem receptores de superfície celular para determinados componentes do complemento, e as superfícies das células microbianas podem ser recobertas pelo complemento. As funções ativadas atuam em conjunto para gerar uma resposta imune efetiva. Por conseguinte, a liberação de mediadores inflamatórios dos mastócitos (A), que ocorre em resposta aos componentes C3a e C5a (e, em menor grau, ao C4a) do complemento leva a um aumento da permeabilidade vascular. Isso possibilita a saída dos neutrófilos (B) da circulação, em resposta a uma atividade adicional do C5a como quimioatraente dos neutrófilos. Os microrganismos (C) opsonizados pelo C3b e C3d, por exemplo, são fagocitados efetivamente por esses neutrófilos, visto que os fagócitos expressam receptores do complemento. Uma vez depositada a C5 convertase na superfície microbiana, é possível ocorrer a montagem dos componentes terminais (C5b-C9) do sistema complemento para formar o complexo de ataque à membrana (MAC), com destruição subsequente dos microrganismos (D). Como os eritrócitos (E) possuem receptores para o complemento, eles também são capazes de ligar-se a antígenos recobertos pelo complemento, e essas células são rapidamente transportadas até o baço e o fígado para serem destruídas. O componente do complemento C3d atua para facilitar a ativação das células B (F) por meio de coestimulação por receptores do complemento nas células B e/ou por mediação da retenção de imunocomplexos nas células dendríticas foliculares, que, dessa maneira, estão envolvidas na produção de anticorpos específicos contra o micróbio.

que utilizam várias ligações, em lugar de uma, para reagir com os receptores aumenta geometricamente, em lugar de aritmeticamente. Por exemplo, três anticorpos ligados uns próximos dos outros a uma bactéria podem estar ligados a um macrófago com intensidade mil vezes maior do que uma única molécula de anticorpo (Figura 2.6).

Outras atividades dos anticorpos

Além da ativação do complemento e da facilitação da fagocitose, os anticorpos atuam como mediadores de uma variedade de outras funções, incluindo participação em um processo conhecido como citotoxicidade celular dependente de anticorpos (ADCC), formação de imunocomplexos para possibilitar a remoção do antígeno da circulação e, no caso da classe de anticorpos IgE, desencadeamento da desgranulação dos mastócitos e basófilos (Figura 2.7). Além de atuar com outros componentes do sistema imune, os anticorpos são capazes de neutralizar diretamente a ligação de vírus a seus receptores de superfície celular, impedir a adesão das bactérias às superfícies corporais e neutralizar toxinas bacterianas.

Os anticorpos são produzidos pelos linfócitos

A função central dos linfócitos na produção de anticorpos foi estabelecida, em grande parte, pelo trabalho de James Gowans. Esse pesquisador retirou os linfócitos de ratos por meio de drenagem crônica da linfa do ducto torácico, utilizando um cateter de demora, e demonstrou que esses animais apresentavam um acentuado comprometimento na capacidade de produzir uma resposta humoral quando expostos a micróbios. A capacidade de produção de anticorpos podia ser restaurada pela injeção no ducto torácico de linfócitos obtidos de outro rato da mesma raça.

Os **linfócitos** inativos são, em sua maioria, células relativamente pequenas (cerca de 10 μm de diâmetro), com núcleo densamente corado, em virtude da cromatina condensada, e citoplasma relativamente escasso (Figura 2.8A), que contém as mitocôndrias singulares necessárias para o fornecimento básico de energia (Figura 2.8B). Originam-se de células-tronco hematopoéticas na medula óssea, que podem se desenvolver nos progenitores linfoides comuns que irão dar origem às células B produtoras de anticorpos e às células T (Figura 2.9). As células B podem ser divididas em duas populações (B-1 e B-2), enquanto as células T podem ser

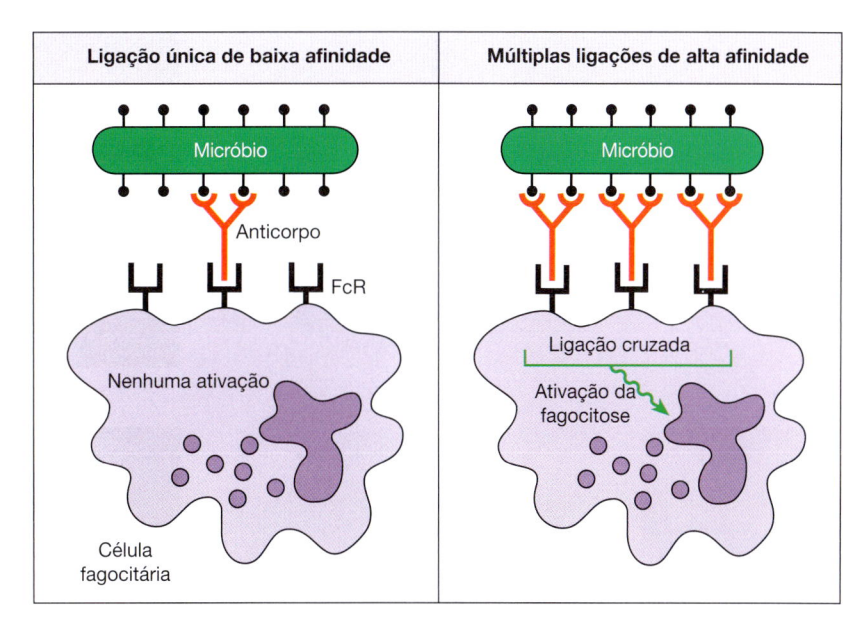

Figura 2.6 Ativação da fagocitose mediada por anticorpos. A ligação de uma bactéria a um fagócito por vários anticorpos gera forças de associação fortes e desencadeia a fagocitose pela ligação cruzada dos receptores Fc (FcR) de superfície.

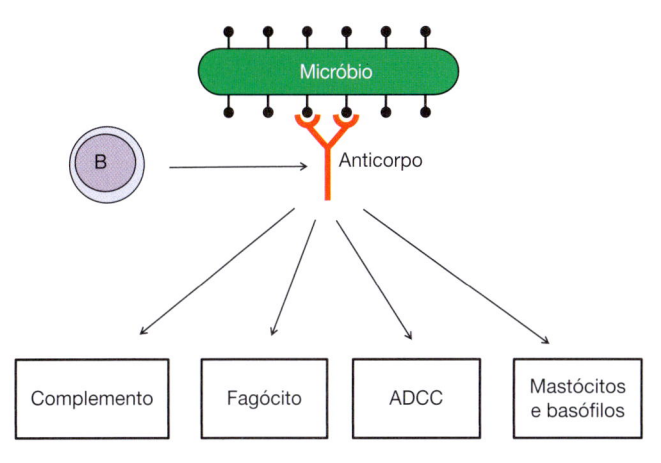

Figura 2.7 A molécula de anticorpo liga o patógeno a outros componentes da resposta imune. O anticorpo fornece um elo entre o agente infeccioso e o sistema complemento (pela via clássica), as células fagocitárias, como neutrófilos e macrófagos, as células *natural killer* (células NK, eosinófilos etc.) por meio de um mecanismo designado como citotoxicidade celular dependente de anticorpos (ADCC) e, no caso dos anticorpos IgE, aos mastócitos e basófilos.

divididas naquelas com receptor de células T γδ e naquelas com receptor de células T αβ. As células T, particularmente as que apresentam TCR αβ, podem ser ainda subdivididas com base na sua função em células T auxiliares, células T reguladoras e células T citotóxicas. As células T auxiliares fornecem auxílio às células B, às células T citotóxicas e aos macrófagos (Figura 2.10).

Seleção clonal

O antígeno seleciona os linfócitos que possuem o receptor específico

Cada célula B está programada para produzir um e apenas um tipo específico de anticorpo e expõe uma versão transmembrana desses anticorpos em sua superfície celular para atuar como receptores do

antígeno específico. Esses anticorpos podem ser detectados com o uso de sondas fluorescentes, e, na Figura 2.8C, são mostradas as moléculas de anticorpos na superfície de um linfócito B humano corado com antissoro de coelho fluorescente produzido contra uma preparação de anticorpos humanos. Cada linfócito B possui cerca de 10^5 moléculas de anticorpo em sua superfície, todas elas com especificidade antigênica idêntica. As células B dão origem aos plasmócitos (Figura 2.8D, E), que produzem grandes quantidades de anticorpos solúveis no retículo endoplasmático rugoso (Figura 2.8F). Em seguida, os anticorpos são secretados pelos plasmócitos no ambiente local e podem circular, ligar-se as células que possuem receptores Fc ou ser transportados até as superfícies mucosas.

Quando um antígeno entra no organismo, ele se depara com uma incrível variedade de linfócitos B, cada qual com diferentes anticorpos e sítios de reconhecimento específicos e próprios. O antígeno só irá se ligar aos receptores com os quais estabelece um encaixe perfeito. Os linfócitos B cujos receptores estão ligados a antígenos recebem um sinal ativador, e, em seguida, podem transformar-se em plasmócitos ou em células B de memória. Como os linfócitos estão programados a produzir apenas uma especificidade de anticorpo, a versão solúvel da molécula de anticorpo secretada pelo plasmócito irá reconhecer o mesmo antígeno do que a versão transmembrana de superfície celular, que atuou originalmente como receptor do antígeno. Dessa maneira, o antígeno seleciona a produção dos anticorpos que o reconhecem efetivamente (Figura 2.11A). As células T com TCR de especificidade apropriada também são selecionadas de modo semelhante (Figura 2.11B), podendo incluir as células T auxiliares que são necessárias na maioria dos casos para ajudar a proliferação das células B e, subsequentemente, a sua diferenciação em plasmócitos.

A necessidade de expansão clonal significa que a imunidade humoral deve ser adquirida

Como somos capazes de produzir centenas de milhares e, talvez, até mesmo milhões de moléculas diferentes de anticorpo, não seria possível ter tantos linfócitos para produzir cada tipo de anticorpo; o

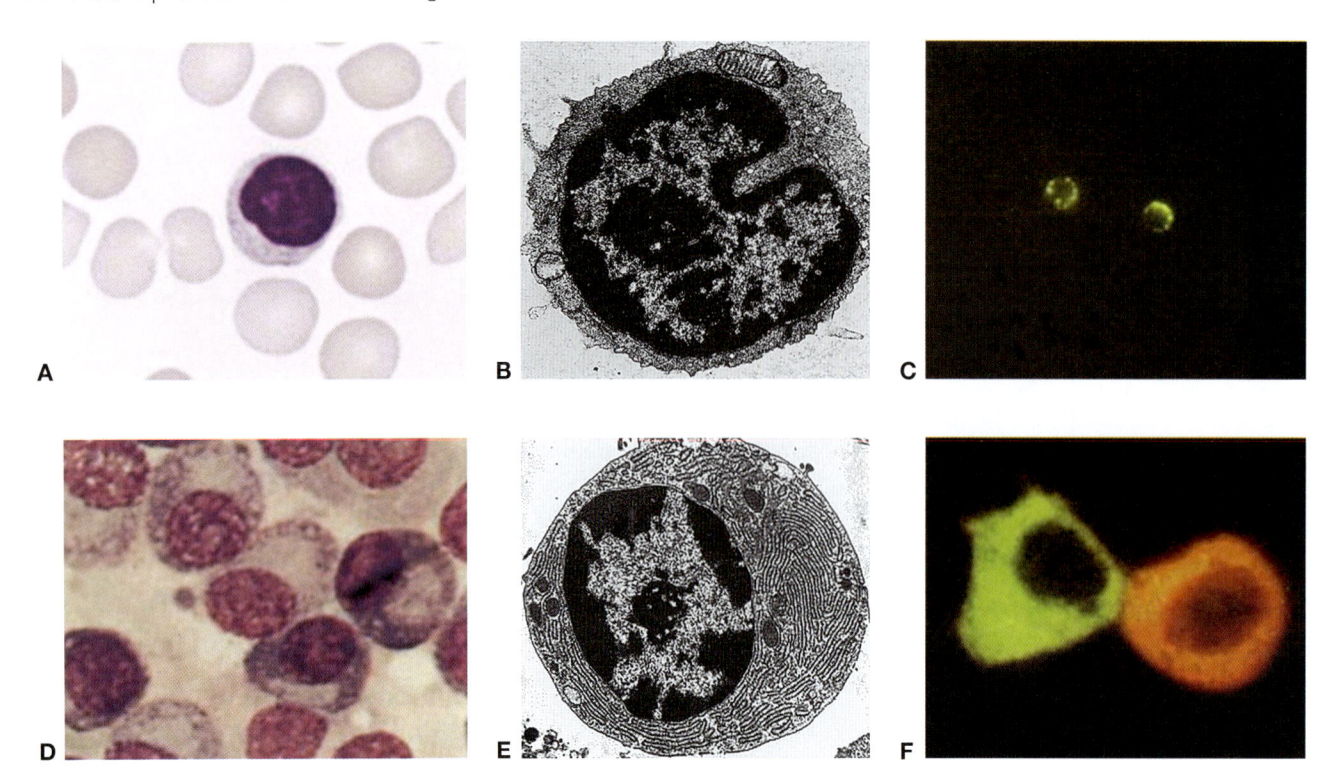

Figura 2.8 Células envolvidas na resposta imune adquirida. **A.** Pequeno linfócito. Linfócito inativo típico com margem fina de citoplasma. A cromatina condensada é responsável pela intensa coloração do núcleo. Coloração de Giemsa. (Fonte: A.V. Hoffbrand, J.E. Pettit, and P.A.H. Moss (2006) *Essential Haematology,* 5th edn. Reproduzida, com autorização, de Wiley.) **B.** Micrografia eletrônica de um linfócito com núcleo endentado contendo cromatina condensada e citoplasma escasso: a célula apresenta uma única mitocôndria (13.000×) (Fonte: A. Zicca. Reproduzida com autorização.) **C.** Coloração por imunofluorescência da imunoglobulina de superfície do linfócito B, utilizando anti-Ig conjugada com fluoresceína (*verde*). (Fonte: P. Lydyard. Reproduzida com autorização.) **D.** Plasmócitos. O núcleo é excêntrico. O citoplasma é fortemente basofílico em decorrência do elevado conteúdo de RNA. A zona justanuclear ligeiramente corada corresponde à região de Golgi. Corante de May-Grünwald-Giemsa. (Fonte: C. Grossi, Reproduzida com autorização.) **E.** Micrografia eletrônica de plasmócito. Retículo endoplasmático rugoso proeminente associado a síntese e secreção de Ig (10.000×). **F.** Plasmócitos fixados com ácido acético e etanol e subsequentemente corados para revelar a imunoglobulina intracelular utilizando anti-IgG corado com fluoresceína (*verde*) e anti-IgM conjugado com rodamina (*vermelho*). (Fonte: C. Grossi. Reproduzida com autorização.)

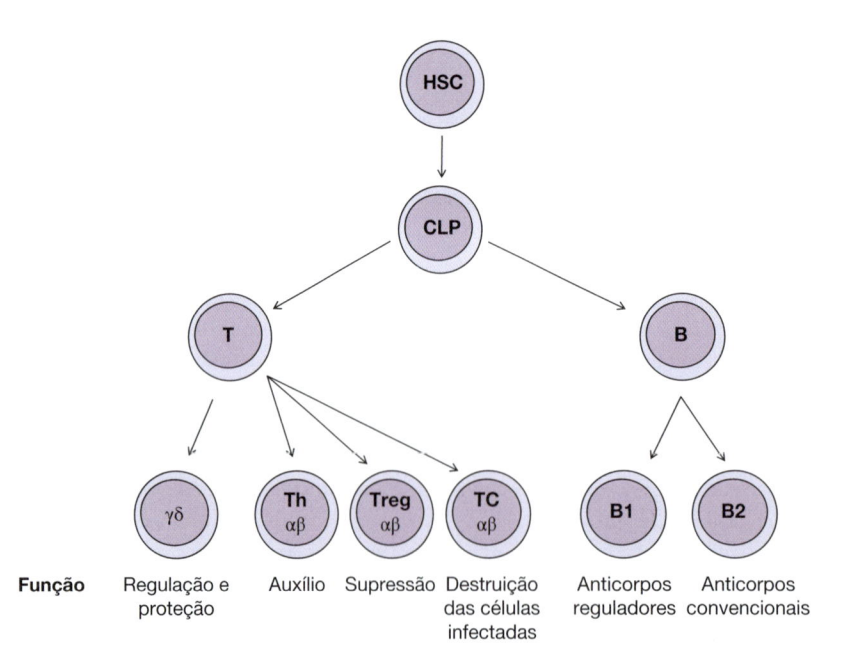

Figura 2.9 Os diferentes tipos de linfócitos originam-se todos de um progenitor linfoide comum. As células-tronco hematopoéticas (HSC) podem dar origem às vias mieloide ou linfoide de diferenciação celular, porém todos os linfócitos derivam da via linfoide. Assim, o progenitor linfoide comum (CLP) produz linfócitos tanto T quanto B. Os linfócitos T podem possuir um receptor de células T (TCR) γδ ou αβ. As células com receptor de células T αβ são funcionalmente divididas em células auxiliares (Th), supressoras reguladoras (Treg) e citotóxicas (Tc). As células B são divididas nas populações B-1 e B-2.

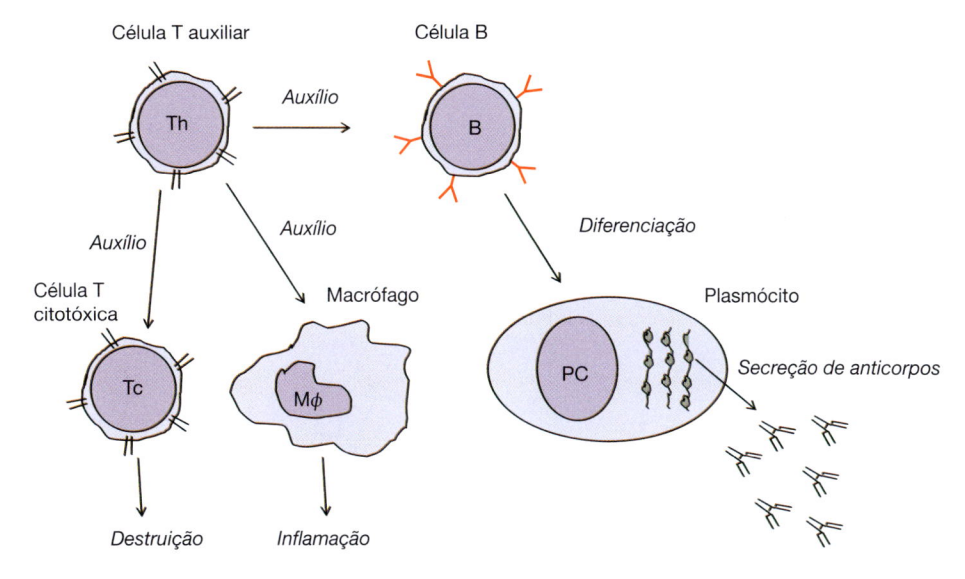

Figura 2.10 As células T auxiliares ajudam outras células na resposta imune. A população de células T auxiliares está envolvida na ativação das células T citotóxicas, pode ativar macrófagos (particularmente por meio da secreção da citocina γ-interferona) e é obrigatória para a maioria das respostas de células B.

corpo não teria espaço suficiente para acomodá-los. Para compensar esse problema, os linfócitos que são ativados por contato com um antígeno sofrem ondas sucessivas de proliferação para produzir um grande clone de plasmócitos, que irão produzir o tipo de anticorpo para o qual o linfócito original foi programado. Por meio desse sistema de **seleção clonal**, podem ser produzidas concentrações altas o suficiente de anticorpos específicos para combater efetivamente a infecção (Marco histórico 2.1; Figura 2.11A). De modo semelhante, a seleção clonal de linfócitos T assegura que apenas as células com especificidade apropriada sejam induzidas a proliferar.

A importância da proliferação para o desenvolvimento de uma resposta significativa de anticorpos é ressaltada pela capacidade dos fármacos antimitóticos, que impede a divisão celular, de suprimir por completo a produção de anticorpos contra determinado estímulo antigênico.

Como é necessário tempo para que o clone em proliferação produza números suficientes de células, vários dias habitualmente transcorrem para que os anticorpos se tornem detectáveis no soro após contato inicial com o antígeno. Os anticorpos recém-formados e as células T recém-expandidas constituem uma consequência da exposição ao antígeno, e, por essa razão, o processo é conhecido como **resposta imune adquirida (adaptativa)**.

Memória imunológica

Quando produzimos uma resposta imune contra determinado agente infeccioso, por definição esse microrganismo precisa estar presente em nosso ambiente e provavelmente iremos encontrá-lo de novo. Por conseguinte, faz sentido que os mecanismos imunes alertados pelo primeiro contato com o antígeno disponham de algum sistema de memória que permita que a resposta a qualquer exposição subsequente ao mesmo antígeno seja mais rápida e de maior magnitude.

Nossa experiência com muitas infecções comuns nos diz que isso deve ocorrer dessa maneira. Raramente, adquirimos duas vezes doenças como o sarampo, a caxumba, a varicela, a coqueluche

etc. O primeiro contato claramente registra alguma informação, confere alguma **memória**, de modo que o organismo esteja efetivamente preparado para referir qualquer invasão subsequente por esse mesmo microrganismo, e um estado de imunidade é estabelecido.

Respostas imunes secundárias são melhores

Ao acompanhar a produção de anticorpos e de células T efetoras após o primeiro e o segundo contatos com o antígeno, podemos identificar a base para o desenvolvimento da imunidade. Por exemplo, quando injetamos um produto bacteriano, como toxoide tetânico, em um coelho, por motivos que já foram discutidos, são necessários vários dias para que se possa detectar no sangue a produção de anticorpos pelas células B; esses anticorpos alcançam um nível máximo e, em seguida, declinam (Figura 2.12). Se o animal agora ficar em repouso e, em seguida, receber uma segunda injeção de toxoide, o curso dos eventos é radicalmente alterado. Dentro de 2 a 3 dias, o nível de anticorpos no sangue aumenta acentuadamente, alcançando valores muito mais altos do que aqueles observados na **resposta imune primária**. Por conseguinte, essa **resposta imune secundária** caracteriza-se por uma produção mais rápida e mais abundante de anticorpos, em consequência do "aperfeiçoamento" ou ativação do sistema responsável pela formação de anticorpos. De modo semelhante, os linfócitos T apresentam respostas secundárias amplificadas, produzindo células com funções efetoras auxiliares ou citotóxicas aprimoradas.

O fato de que os linfócitos são responsáveis pela memória imunológica pode ser demonstrado pela **transferência adotiva** dessas células em outro animal, um sistema experimental utilizado com frequência em imunologia. O potencial imunológico das células transferidas é observado em um receptor tratado com raios X, que destroem sua própria população de linfócitos; assim, o animal receptor atua como "tubo de ensaio" vivo, em que a atividade dos linfócitos transferidos pode ser avaliada *in vivo*. Os linfócitos obtidos de um animal que recebeu uma injeção primária

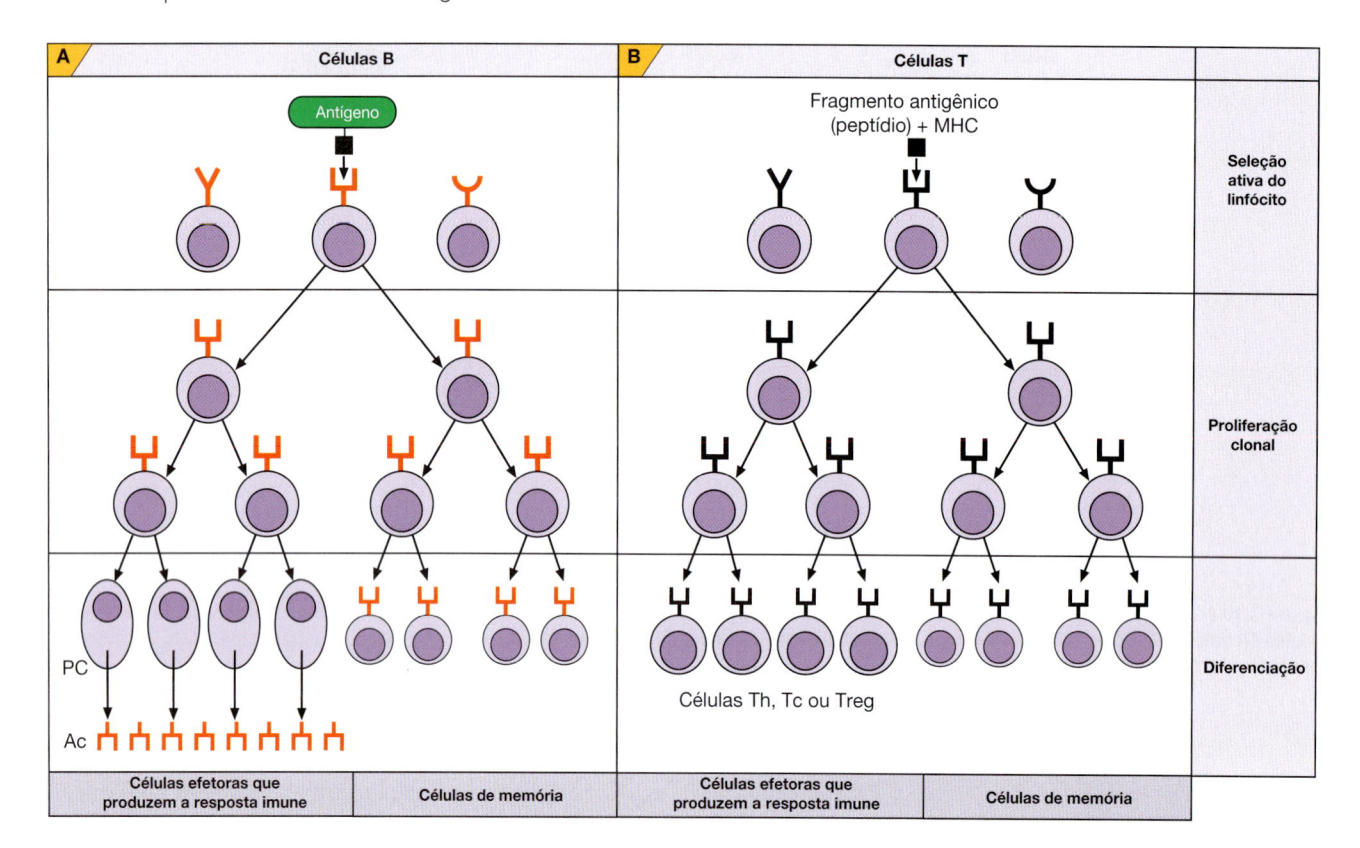

Figura 2.11 O antígeno ativa os linfócitos com um receptor complementar de antígeno. Esse processo é designado como seleção clonal e assegura que apenas os linfócitos relevantes antígeno-específicos sejam ativados para produzir as células efetoras e células de memória apropriadas. **A.** No caso dos linfócitos B produtores de anticorpos, eles utilizam uma versão de superfície celular do anticorpo, que se liga diretamente ao antígeno nativo, como receptor de célula B (BCR). **B.** Os linfócitos T não sintetizam anticorpos, porém também possuem um receptor de antígeno na superfície celular, o receptor de células T (TCR), que reconhece fragmentos proteicos processados do antígeno apresentados por moléculas do MHC (ver Figuras 2.14 e 2.15). Após a sua ativação pelo antígeno, os linfócitos sofrem divisão celular repetida (proliferação clonal), e a progênie dá origem a uma população ampliada de células específicas para o antígeno. Uma parte da progênie dos linfócitos originais reativos ao antígeno transforma-se em células de memória, enquanto outras células diferenciam-se em células efetoras. No caso dos linfócitos B, as células efetoras consistem nos plasmócitos (PC) secretores de anticorpos, ao passo que, para os linfócitos T, as células efetoras podem ser células T auxiliares (Th), células T citotóxicas (Tc) ou células T reguladoras (Treg).

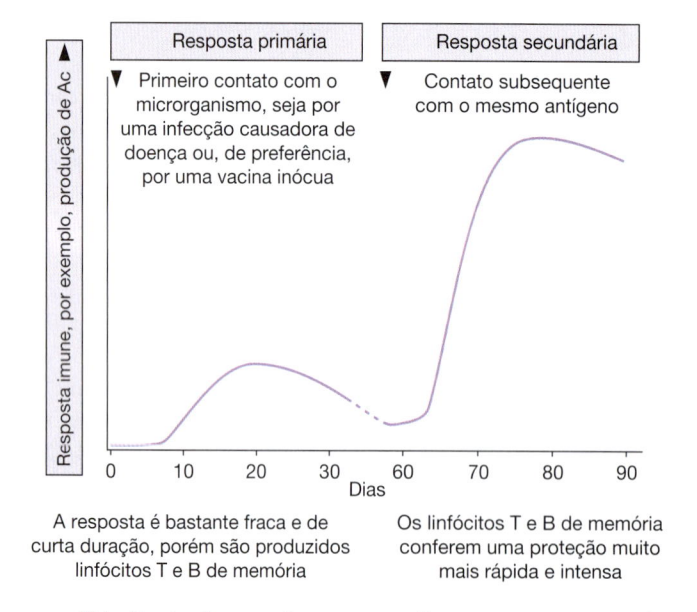

Figura 2.12 Respostas primária e secundária. O primeiro encontro com um antígeno, como, por exemplo, um microrganismo patogênico, desencadeia uma resposta imune primária, que é bastante lenta devido à necessidade de algum tempo para que os linfócitos virgens possam se expandir em números suficientes. A resposta não é de grande magnitude e desaparece com relativa rapidez. A resposta a um segundo contato com o mesmo antígeno é muito mais rápida e mais intensa. As células de memória produzidas durante a resposta primária são quantitativa e qualitativamente superiores aos linfócitos virgens, exigindo menos ciclos de divisão celular para formar células efetoras. A produção de células de memória fornece a base da vacinação, em que a resposta imune é desencadeada por uma forma relativamente inócua do antígeno microbiano, de modo que o sistema imune passa diretamente a produzir uma resposta imune secundária após o primeiro contato com o patógeno real.

Marco histórico 2.1 | Teoria da seleção clonal

Produção de anticorpos de acordo com Ehrlich

Em 1894, bem à frente de seu tempo, como sempre, o ilustre Paul Ehrlich propôs a teoria da cadeia lateral para a produção de anticorpos. Segundo essa teoria, cada célula produziria uma grande variedade de receptores de superfície, que se ligariam a antígenos estranhos em virtude de seu formato complementar de "chave e fechadura". A exposição ao antígeno provocaria a superprodução de receptores (anticorpos), que em seguida seriam liberados na circulação (Figura M2.1.1).

Teorias do molde

A hipótese de Ehrlich implicava a pré-formação dos anticorpos antes da exposição ao antígeno. Entretanto, essa teoria era difícil de aceitar quando pesquisas subsequentes mostraram que os anticorpos poderiam ser produzidos contra quase todas as estruturas orgânicas sintetizadas no laboratório de química (p. ex., sulfonato de *m*-aminobenzeno; Figura 5.6), apesar do fato de que essas moléculas nunca fossem encontradas em condições naturais. Assim, nasceu a ideia de que os anticorpos seriam sintetizados utilizando o antígeno como molde. Vinte anos se passaram para que essa ideia fosse "aniquilada" pela observação de que, após o desdobramento de uma molécula de anticorpo por sais de guanidínio na ausência de antígeno, a molécula espontaneamente readquire a sua conformação, de modo a regenerar a sua especificidade original. Ficou evidente que cada anticorpo tem uma sequência diferente de aminoácidos que determina seu formato enovelado final e, portanto, a sua capacidade de reconhecer o antígeno.

Teorias da seleção

A roda dá uma volta completa, e mais uma vez deparamo-nos com a ideia de que, como diferentes anticorpos précisam ser codificados por genes separados, a informação necessária para a produção desses anticorpos deve pre-existir no DNA do hospedeiro. Em 1955, Nils Jerne percebeu que esta poderia constituir a base de uma teoria seletiva para a produção dos anticorpos. Esse pesquisador sugeriu que o repertório completo de anticorpos pode ser expresso em um nível baixo e que, quando um antígeno entra no corpo, ele seleciona o seu anticorpo complementar para formar um complexo que, de alguma maneira, provoca a síntese adicional desse anticorpo específico. Mas como isso pode ocorrer?

Em seguida, Frank Macfarlane Burnet elaborou brilhantemente uma base celular para esse processo de seleção. Nessa teoria, cada linfócito está programado para produzir seu próprio anticorpo singular, que é inserido como uma "cadeia lateral" de Ehrlich em sua membrana de superfície. Agora, o antígeno irá formar o complexo imaginado por Jerne na superfície do linfócito, e, ao deflagrar a sua ativação e proliferação clonal, serão sintetizadas grandes quantidades do anticorpo específico (Figura 2.11). Só nos resta cumprimentar com respeito esse profeta que foi Ehrlich, quando chegou tão perto em 1894!

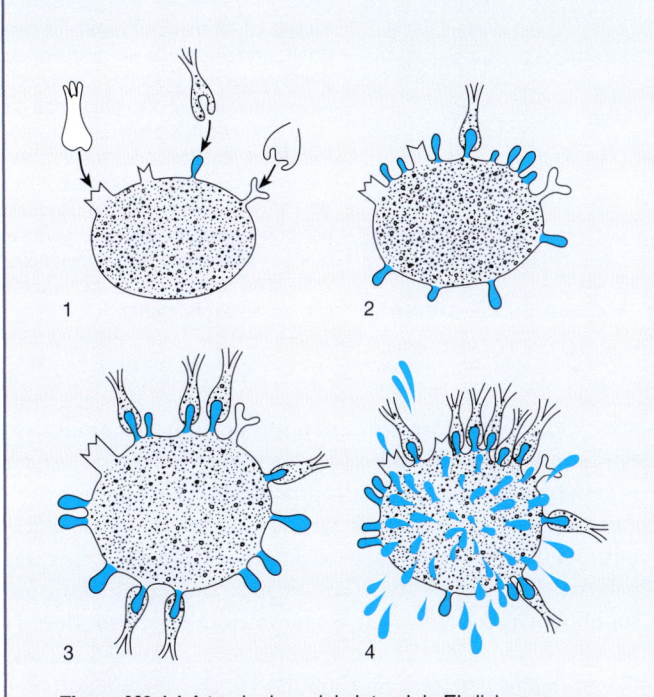

Figura M2.1.1 A teoria da cadeia lateral de Ehrlich para a produção de anticorpos. (Fonte: *Proceedings of the Royal Society B* (1900), 66, 424.)

do antígeno (p. ex., toxoide tetânico ou hemaglutinina do vírus influenza) e transferidos a um receptor irradiado, que, em seguida, é estimulado pelo mesmo antígeno, levam a uma produção rápida e intensa de anticorpos, que caracteriza a resposta secundária (Figura 2.13A, D). Para excluir a possibilidade de que a primeira injeção do antígeno possa exercer um efeito estimulador **inespecífico** sobre os linfócitos, os animais de controle "marcados com x" são expostos por meio da injeção de um antígeno diferente daquele que foi usado na primeira injeção. Nesses animais de controle, são observadas apenas respostas primárias a um antígeno (Figura 2.13B, C). Explicamos de modo detalhado o planejamento do estudo para chamar a atenção sobre a necessidade de uma cuidadosa seleção dos controles nos experimentos imunológicos.

A resposta mais intensa produzida por uma população de linfócitos estimulada deve-se à presença de células T e B de memória, que não apenas formam uma população quantitativamente expandida de linfócitos antígeno-específicos (Figura 2.11), como também são funcionalmente potencializadas, em comparação com os linfócitos virgens originais a partir dos quais se originaram.

Especificidade antigênica

Discriminação entre diferentes antígenos

O estabelecimento de imunidade contra determinado microrganismo não confere proteção contra outro microrganismo não relacionado. Depois de um episódio de sarampo, adquirimos imunidade contra a infecção subsequente, porém continuamos suscetíveis a outros agentes, como os vírus da varicela ou da caxumba, se ainda não foram encontrados. A imunidade adquirida demonstra **especificidade**, e o sistema imune é capaz de diferenciar especificamente entre dois microrganismos. Uma demonstração

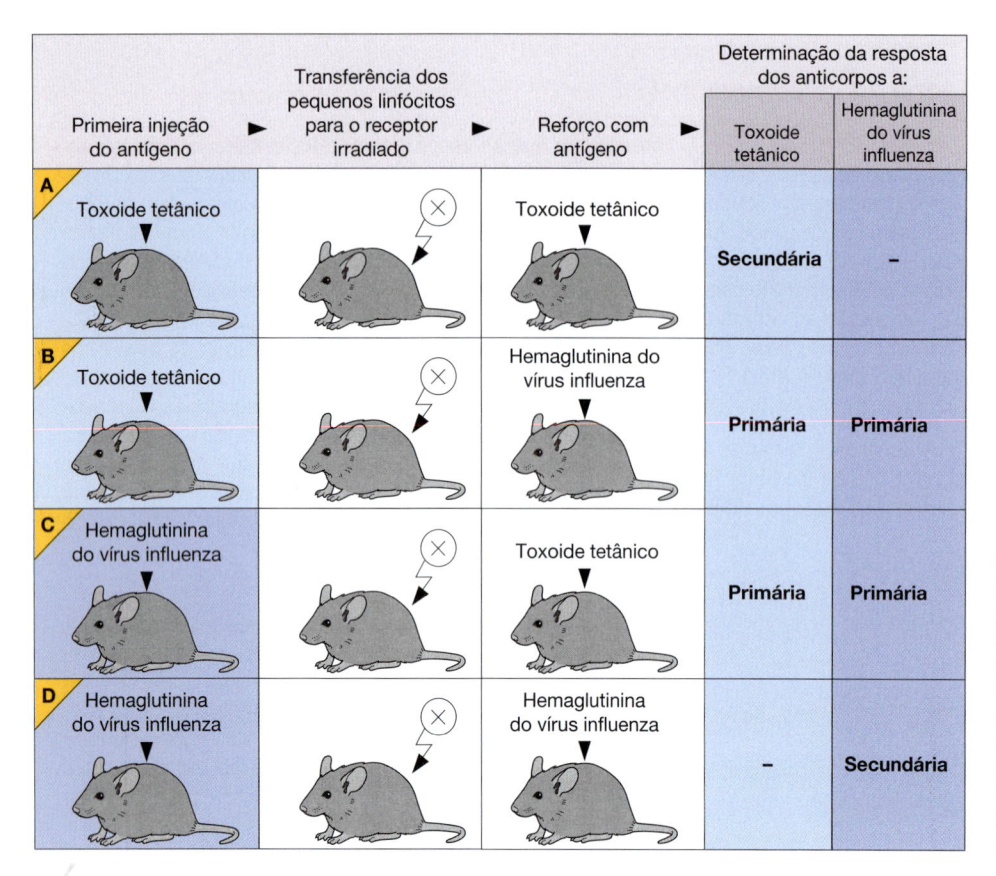

	Primeira injeção do antígeno	Transferência dos pequenos linfócitos para o receptor irradiado	Reforço com antígeno	Determinação da resposta dos anticorpos a:	
				Toxoide tetânico	Hemaglutinina do vírus influenza
A	Toxoide tetânico	⊗	Toxoide tetânico	Secundária	–
B	Toxoide tetânico	⊗	Hemaglutinina do vírus influenza	Primária	Primária
C	Hemaglutinina do vírus influenza	⊗	Toxoide tetânico	Primária	Primária
D	Hemaglutinina do vírus influenza	⊗	Hemaglutinina do vírus influenza	–	Secundária

Figura 2.13 A memória para uma resposta primária pode ser transferida pelos pequenos linfócitos. Os receptores são tratados com uma dose de raios X que destrói diretamente os linfócitos (altamente sensíveis à radiação), mas que só afeta outras células do corpo quando estas se dividem; por conseguinte, o receptor permite que as células do doador funcionem. O texto explica as razões da elaboração desse experimento.

experimental mais formal desse poder discriminativo é observada na Figura 2.13, em que a exposição ao toxoide tetânico estimulou a memória para esse antígeno, mas não para a hemaglutinina do vírus influenza e vice-versa.

A base para essa discriminação reside, naturalmente, na capacidade de reconhecimento de sítios das moléculas receptoras de antígenos para distinguir entre antígenos; os anticorpos que reagem com o toxoide não se ligam ao vírus influenza e, *mutatis mutandis*, como dizem, o anticorpo anti-influenza não reconhece o toxoide. De modo semelhante, os receptores de células T são específicos para determinada sequência peptídica (mais MHC) derivada do antígeno.

Discriminação entre o próprio e o não próprio

Essa capacidade de reconhecer um antígeno e de diferenciá-lo de outro vai mais longe. O indivíduo também precisa reconhecer o que é estranho (*i. e.*, o que é "não próprio"). A incapacidade de discriminar entre o **próprio** e o **não próprio** pode levar à síntese de anticorpos (**autoanticorpos**) dirigidos contra componentes do próprio corpo do indivíduo, que podem ser altamente deletérios. Em bases puramente teóricas, Frank Macfarlane Burnet e Frank Fenner eram da opinião de que o organismo precisa desenvolver algum mecanismo para que possa distinguir entre "próprio" e "não próprio" e postularam que os componentes corporais circulantes que eram capazes de alcançar o sistema linfoide em desenvolvimento durante o período perinatal poderiam ser, de algum modo, "assimilados" como "próprios". Em seguida, seria adquirida uma não reatividade ou **tolerância** permanente, de modo que, quando fosse alcançada a maturidade imunológica, existiria, normalmente, uma incapacidade de responder aos componentes "próprios". Burnet argumentou que,

após seleção clonal, se cada conjunto de linfócitos produzisse seu próprio anticorpo específico, as células programadas para expressar anticorpos reativos contra componentes próprios circulantes poderiam se tornar não reativas, sem com isso afetar outros linfócitos específicos para antígenos estranhos. Em outras palavras, os linfócitos autorreativos poderiam ser seletivamente suprimidos ou tolerados, sem comprometer a capacidade do hospedeiro de responder imunologicamente a agentes infecciosos. Como iremos descrever no Capítulo 10, essas previsões foram amplamente verificadas, embora vejamos adiante que, à medida que novos linfócitos se diferenciam durante a vida, todos irão sofrer esse processo de triagem de autotolerabilidade. Entretanto, a tolerância para o próprio não é absoluta, e, em todos nós, existem linfócitos contra o próprio normalmente inócuos, porém potencialmente prejudiciais.

A vacinação produz memória adquirida

Em 1796, Edward Jenner realizou o notável experimento clínico que marca o início da imunologia como disciplina sistemática. Ao observar a pele bonita e sem lesões de varíola das mulheres ordenhadas, Jenner raciocinou que exposição intencional ao vírus da varíola bovina, que não é virulento para os seres humanos, poderia conferir proteção contra o microrganismo relacionado que causava varíola humana, com o qual tem alguma semelhança antigênica. Por conseguinte, ele inoculou um menino com material de varíola bovina e ficou encantado e provavelmente aliviado quando observou que o menino estava agora protegido contra uma exposição subsequente à varíola (o que os atuais comitês de ética teriam dito sobre isso?!). Com a injeção de uma forma inócua do microrganismo causador da doença, Jenner utilizou a especificidade e a memória da resposta imune adquirida para lançar os fundamentos da moderna **vacinação** (do latim *vacca,* vaca).

A estratégia consiste em preparar uma forma não patogênica do microrganismo infeccioso ou de sua toxina, que ainda conserva substancialmente os antígenos responsáveis pelo estabelecimento das células de memória e da imunidade protetora (Figura 2.12). Esse procedimento pode ser realizado com o uso de microrganismos mortos ou vivos atenuados, com componentes microbianos purificados ou com antígenos quimicamente modificados.

A imunidade celular protege contra microrganismos intracelulares

O termo **imunidade celular** é utilizado para descrever as respostas das **células T**, particularmente no que se refere à capacidade de alguns tipos de células T auxiliares de ativar os macrófagos e à capacidade dos linfócitos T citotóxicos de destruir diretamente as células infectadas. Muitos microrganismos vivem dentro das células do hospedeiro, em que é habitualmente impossível que sejam alcançados por anticorpos humorais. Os **patógenos intracelulares obrigatórios**, como os vírus, precisam replicar-se dentro das células; os **patógenos intracelulares facultativos**, como *Mycobacterium* e *Leishmania*, podem replicar-se dentro das células, particularmente nos macrófagos, porém não precisam fazer isso; eles preferem a vida intracelular pela proteção que lhes proporciona. As células T são especializadas em lidar com células que apresentam microrganismos intracelulares. O **receptor de células T (TCR)** para antígenos, que é diferente da molécula de anticorpo utilizada pelos linfócitos B, não reconhece diretamente o antígeno intacto. Com efeito, reconhece o antígeno que é inicialmente **processado** pela célula na qual está localizado e, em seguida, é subsequentemente **apresentado** à célula T. Esse mecanismo mais elaborado, exigido para o reconhecimento dos antígenos, é necessário para que a célula T enxergue o antígeno em associação a uma célula, e não antígenos não associados a células, como bactérias extracelulares, que podem ser combatidas com anticorpos. Os antígenos proteicos presentes dentro das células são "mastigados" por proteases intracelulares, produzindo **peptídios** curtos. Em seguida, esses peptídios precisam ser transportados até a superfície celular, de modo que possam ser reconhecidos pelo TCR presente nas células T. É altamente improvável que, se estivessem desacompanhados, os peptídios permaneceriam na superfície celular. Sem uma sequência transmembrana, eles simplesmente iriam se desprender da superfície da célula e iriam flutuar livremente – o que não seria de grande utilidade se a célula T precisa se fixar à célula específica que está infectada. Um grupo importante de moléculas, conhecido como **complexo principal de histocompatibilidade (MHC)**, originalmente identificado pela sua capacidade de desencadear reações intensas contra transplantes em outros membros da mesma espécie, desempenha a função de transportar os peptídios até a superfície da célula e, em seguida, apresentá-los aos TCR das células T. Por conseguinte, a maioria das células T reconhece o **peptídio + MHC,** e não o antígeno nativo intacto reconhecido pelas células B.

Em geral, as **células T citotóxicas** reconhecem peptídios apresentados pelas moléculas do **MHC da classe I**, que estão presentes em praticamente todas as células nucleadas do corpo. Por outro lado, as **células T auxiliares e reguladoras** habitualmente reconhecem peptídios apresentados pelas moléculas do **MHC da classe II**

que, além das moléculas do MHC da classe I, estão presentes nas denominadas "células apresentadoras de antígenos profissionais": as células dendríticas interdigitadas, os macrófagos e os linfócitos B. As células T virgens (*i. e.,* as que ainda não encontraram o seu antígeno) precisam ser apresentadas ao antígeno peptídico e ao MHC pelo tipo mais poderoso de célula apresentadora de antígenos, a célula dendrítica interdigitada, para que possam ser ativadas. Entretanto, uma vez ativadas, as células T podem ser ativadas pelo antígeno peptídico e MHC presentes na superfície dos macrófagos (ou das células B), como veremos adiante.

As células T produtoras de citocinas ajudam os macrófagos a destruir os patógenos intracelulares

Os microrganismos que são capazes de sobreviver dentro dos macrófagos possuem a capacidade de subverter os mecanismos microbicidas inatos dos fagócitos. Entretanto, a maioria não consegue impedir que o macrófago processe pequenos fragmentos antigênicos (possivelmente de microrganismos que morreram espontaneamente) e os coloque na superfície da célula do hospedeiro. As **células T auxiliares**, quando estimuladas por esse antígeno, irão reconhecer e ligar-se à combinação do peptídio antigênico com moléculas do MHC da **classe II** presentes na superfície do macrófago e irão produzir uma variedade de fatores solúveis, denominados **citocinas.** Algumas citocinas das células T auxiliam as células B a produzir anticorpos, enquanto outras, como a interferona-γ (IFNγ), atuam como **fatores ativadores dos macrófagos,** que ativam os mecanismos microbicidas previamente subvertidos do macrófago, provocando, assim, a morte dos microrganismos intracelulares (Figura 2.14).

A imunidade adquirida é utilizada para lidar com células infectadas por vírus

Já discutimos a vantagem para o hospedeiro da destruição de células infectadas por vírus antes que esses microrganismos comecem a se replicar e vimos que as células NK podem desempenhar uma função citotóxica por meio de seus receptores ativadores (Figura 2.15A e Tabela 4.3). Esses receptores apresentam, inerentemente, uma gama limitada de especificidades. Todavia, as células NK também possuem receptores para a região constante (Fc) da molécula de anticorpo (conforme discutido anteriormente com referência às células fagocitárias). Essa situação possibilita uma enorme expansão de sua variedade de alvos potenciais, visto que os receptores Fc são capazes de reconhecer anticorpos específicos contra vírus que recobrem a célula-alvo quando qualquer antígeno viral intacto está presente na superfície da célula infectada. Por conseguinte, os anticorpos produzidos pela resposta imune colocam a célula NK muito próxima do alvo pela formação de uma ponte, e a célula NK ativada pelas moléculas de anticorpo complexadas é capaz de destruir as células infectadas por vírus por meio de seus mecanismos extracelulares (Figura 2.15B). Esse sistema é denominado **citotoxicidade celular dependente de anticorpos (ADCC)**.

Entretanto, conforme anteriormente assinalado, existe também um **subgrupo de células T com capacidade citotóxica**. À semelhança das células T auxiliares, essas células possuem uma gama muito ampla de especificidades antigênicas, visto que elas expressam clonalmente um grande número de TCR diferentes. A exemplo das células T auxiliares, as **células T citotóxicas** reconhecem fragmentos de antígenos proteicos (peptídios) em associação a um marcador celular, que, neste caso, é a molécula do MHC da

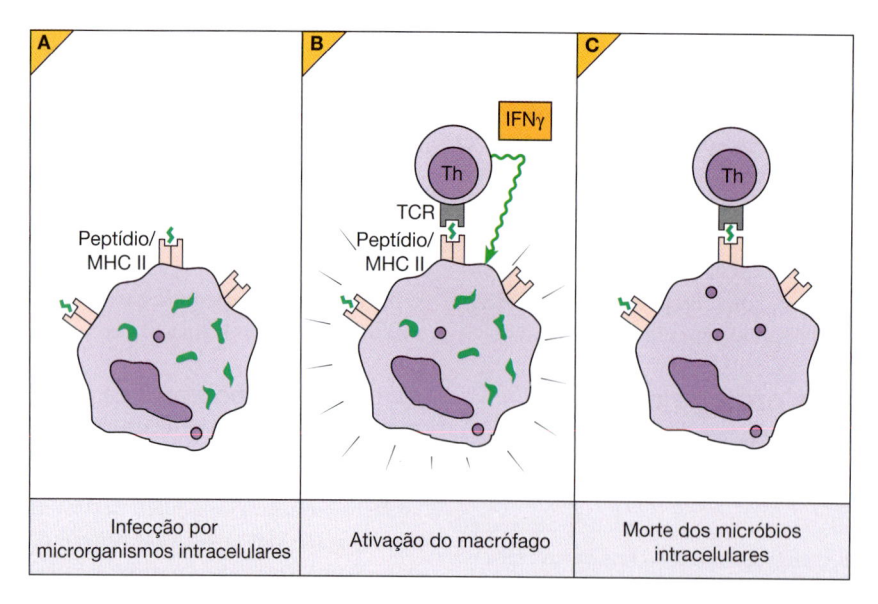

Figura 2.14 Destruição intracelular de microrganismos por macrófagos. **A.** O peptídio antigênico (ϟ) derivado dos micróbios intracelulares é complexado com moléculas do MHC da classe II de superfície celular (⊓). **B.** A célula T auxiliar ativada liga-se a esse complexo MHC-peptídio utilizando o seu receptor de células T (TCR) e é estimulada a liberar γ-interferona (IFNγ), uma citocina. Esse processo ativa os mecanismos microbicidas no macrófago. **C.** O agente infeccioso é destruído em tempo hábil.

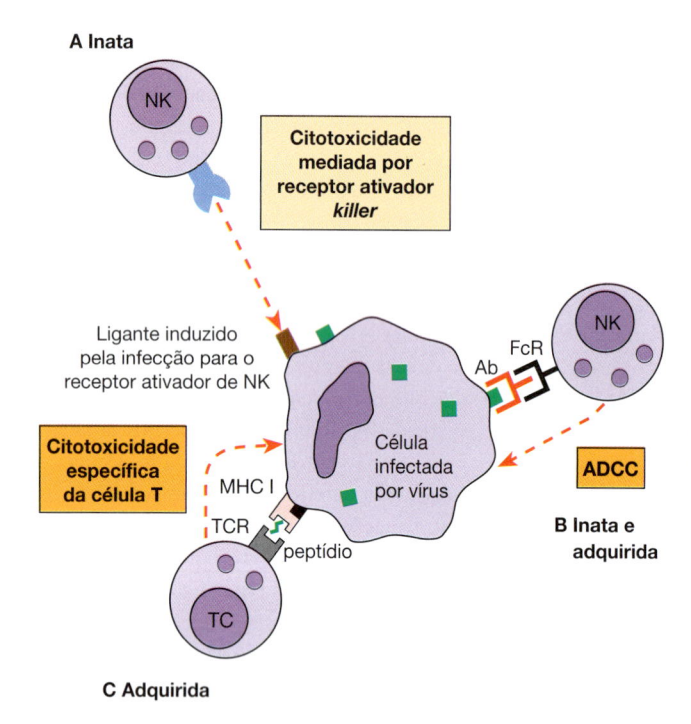

Figura 2.15 Destruição das células infectadas por vírus. **A.** Pode ocorrer destruição das células infectadas por células natural *killer* (NK) da resposta inata após o seu reconhecimento pelos receptores ativadores *killer*. **B.** Além do reconhecimento direto por esses receptores, as células NK possuem receptores Fc e, portanto, são capazes de reconhecer quaisquer anticorpos específicos contra vírus que estejam ligados a quaisquer antígenos virais intactos presentes na superfície das células infectadas. Por conseguinte, trata-se de um exemplo de respostas inata e adquirida que atuam em conjunto para combater o inimigo; nesse caso, o processo é designado como citotoxicidade celular dependente de anticorpos (ADCC). **C.** As células T citotóxicas da resposta adquirida reconhecem especificamente a célula-alvo infectada por meio do reconhecimento dos TCR de peptídios derivados dos vírus apresentados por moléculas do MHC da classe I.

classe I (Figura 2.15C). Por meio desse reconhecimento do antígeno de superfície, a célula citotóxica estabelece contato íntimo com o seu alvo e aplica o "beijo da morte apoptótica". Além disso, libera **IFNγ** que irá ajudar a reduzir a disseminação do vírus para células adjacentes, particularmente nos casos em que o próprio vírus pode constituir um indutor fraco do IFNγ ou β.

Por conseguinte, tanto as células T quanto as células B conferem **imunidade adquirida específica** por uma variedade de mecanismos, os quais atuam, na maioria dos casos, para ampliar a faixa de efetividade da imunidade inata e conferir a vantagem valiosa de que a primeira infecção nos prepara para resistir ao contato subsequente com o mesmo microrganismo infeccioso. A característica que define a resposta adquirida é que ela é mediada por **linfócitos**, que, diferentemente das células da resposta inata, são altamente **específicos para antígenos** e possuem forte **memória** imunológica. Entretanto, é importante assinalar dois aspectos importantes nessa conjuntura. Em primeiro lugar, as respostas imunes e adquiridas habitualmente atuam em conjunto para combater o patógeno, e, em segundo lugar, esses dois sistemas unem-se, apresentando alguns tipos celulares que possuem características que estabelecem uma ponte entre ambos os tipos de resposta.

Integração da resposta imune

Agora, deve ficar evidente que as respostas inatas e adquiridas não constituem dois sistemas totalmente distintos, porém sistemas que formam um *continuum* com diversos pontos de interação. Assim, as células dendríticas e as células NK (resposta inata) atuam com as células T auxiliares e as células T citotóxicas (resposta adquirida) para limitar a infecção das células por vírus (Figura 2.16). Para dar apenas outro exemplo, os anticorpos (resposta adquirida) podem contribuir para uma resposta inflamatória aguda mediada por neutrófilos, macrófagos e mastócitos (resposta inata) (Figura 2.17).

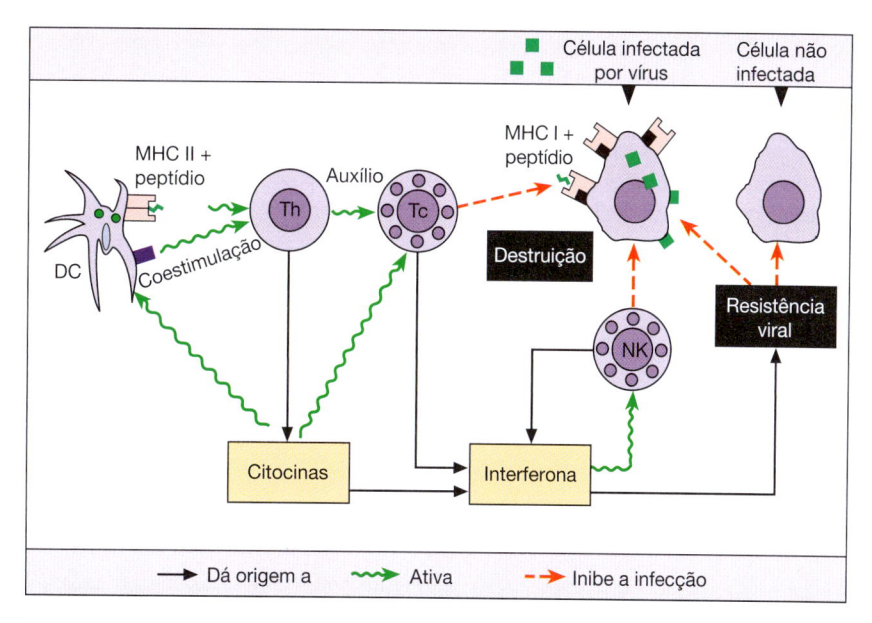

Figura 2.16 As células T ligam-se ao sistema imune inato para combater a infecção intracelular. As moléculas de histocompatibilidade principal da classe I (🔲) e da classe II (🔲) são importantes para o reconhecimento do antígeno pelas células T. As células dendríticas (DC) utilizam o MHC da classe II mais o peptídio, juntamente com uma variedade de moléculas coestimuladoras, de modo a ativar as células T auxiliares (Th). Em seguida, essas células ativam as células T citotóxicas (Tc) e ativam ainda mais as DC. A interferona derivada das células tanto Th quanto Tc inibe a replicação dos vírus e estimula as células NK, as quais produzem mais interferona, e, juntamente com as células Tc, destroem as células infectadas por vírus. A interferona também estabelece um estado de resistência viral nas células adjacentes não infectadas.

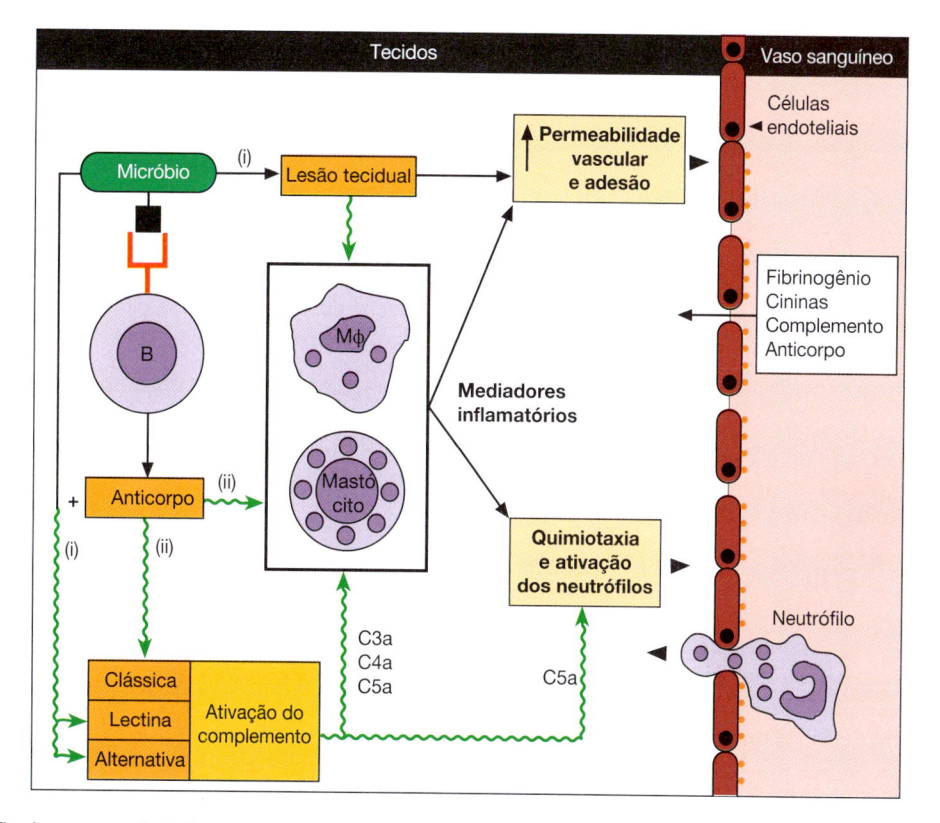

Figura 2.17 Produção de uma reação inflamatória aguda protetora pelos micróbios: (i) por lesão tecidual (p. ex., toxina bacteriana) ou por ativação direta das vias alternativa ou da lectina do complemento, ou (ii) pela ativação dependente de anticorpo da via clássica do complemento ou desgranulação dos mastócitos (isso é realizado por uma classe especial de anticorpo, a IgE).

Imunopatologia

O sistema imune é claramente "uma boa coisa"; entretanto, como ocorre com os exércitos mercenários, pode passar a morder a mão de quem o alimenta, causando dano ao hospedeiro (Figura 2.18).

Por conseguinte, quando ocorrem uma resposta particularmente exacerbada ou uma exposição persistente a antígenos exógenos, o resultado pode consistir em lesão tecidual ou reações de **hipersensibilidade**. Entre os exemplos destacam-se a **alergia** ao pólen de gramíneas, a glomerulonefrite por imunocomplexos que ocorre após infecção estreptocócica e os granulomas crônicos produzidos durante a tuberculose e a esquistossomose.

Em outros casos, podem surgir respostas a autoantígenos em consequência da supressão dos mecanismos que controlam a autotolerância, e uma ampla variedade de **doenças autoimunes**, como diabetes melito tipo 1 (insulinodependente) e esclerose múltipla e muitos distúrbios reumatológicos, pode resultar de um ataque autoimune.

Outra reação imunopatológica de consequência significativa é a **rejeição de enxerto**, em que os antígenos do MHC no transplante do doador pode desencadear uma reação violenta.

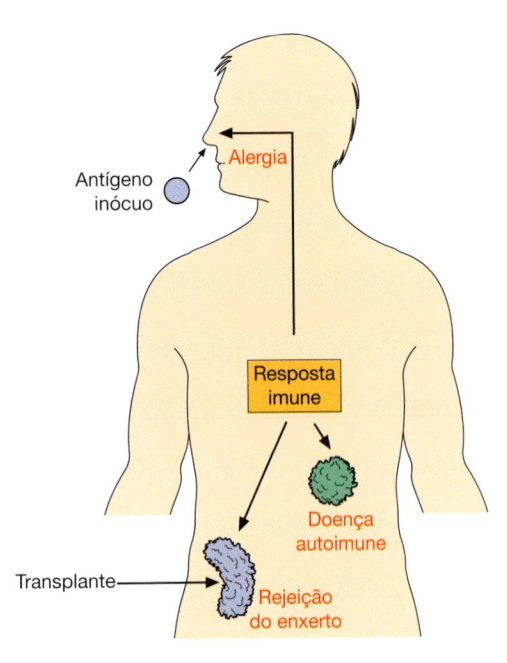

Figura 2.18 As respostas imunes inapropriadas podem provocar reações deletérias, como a resposta alérgica a antígenos normalmente inócuos (alergênios) inalados, destruição do tecido próprio por ataque autoimune e rejeição de transplantes de tecido.

Antígeno

- Os antígenos reconhecidos pelo sistema imune podem consistir em proteínas, carboidratos, lipídios ou muitos outros tipos de moléculas
- Os antígenos possuem uma conformação complementar àquela dos anticorpos que atuam como receptores de antígenos nas células B e àquela das moléculas de anticorpo secretadas, produzidas pelos plasmócitos que se desenvolvem a partir das células B estimuladas por antígenos
- Os receptores de antígenos nas células T, os receptores de células T (TCR), reconhecem geralmente antígenos proteicos que foram processados em peptídios curtos e, em seguida, apresentados aos TCR por moléculas do complexo principal de histocompatibilidade (MHC)
- Os componentes dos agentes estranhos e também os do nosso próprio corpo podem atuar como antígenos.

Anticorpo, a molécula de reconhecimento de antígenos específicos

- A molécula de anticorpo evoluiu de modo a se fixar a microrganismos e atrair outros componentes da resposta imune para o agente infeccioso
- O anticorpo liga-se ao antígeno pelo seu sítio de reconhecimento específico, e suas regiões constantes ativam o complemento pela via clássica (ligação do C1 e geração da convertase C4b2a para degradar o C3) e os fagócitos por meio de seus receptores Fc
- Esse mecanismo da reação inflamatória aguda é potencializado por anticorpos IgE que sensibilizam os mastócitos e por imunocomplexos, que estimulam a liberação de mediadores pelos macrófagos teciduais

- A reação imune inata da lectina de ligação da manose com micróbios ativa as proteases MASP-1 e MASP2, que se unem com a via clássica do complemento por meio de clivagem de C4 e C2.

Base molecular da produção de anticorpos

- Os anticorpos são secretados pelos plasmócitos derivados dos linfócitos B, e cada um deles é programado para produzir anticorpos de uma única especificidade, que é colocado na superfície da célula como receptor para antígenos
- O antígeno liga-se à célula B que apresenta o anticorpo complementar, produz a sua ativação e estimula a proliferação clonal e, por fim, a diferenciação em plasmócitos secretores de anticorpos e células B de memória. Por conseguinte, o antígeno desencadeia a seleção clonal das células que produzem anticorpos dirigidos contra esse antígeno específico.

Memória adquirida e vacinação

- O aumento das células de memória após ativação significa que a resposta secundária adquirida é mais rápida e mais intensa, proporcionando a base da vacinação que utiliza uma forma inócua do agente infeccioso para exposição inicial.

A imunidade adquirida possui especificidade antigênica

- Os anticorpos diferenciam os antígenos, visto que o reconhecimento baseia-se na complementaridade da configuração molecular. Por conseguinte, a memória induzida por determinado antígeno não se estende a outro antígeno não relacionado

- O sistema imune diferencia os componentes próprios dos antígenos estranhos pela produção de linfócitos autorreativos imaturos, que não respondem ao contato com as moléculas do hospedeiro constantemente presentes; os linfócitos que reagem com antígenos estranhos não são afetados (tendo em vista que a infecção é habitualmente um evento transitório), visto que eles normalmente só estabelecem contato após alcançar a maturidade.

A imunidade celular protege contra microrganismos intracelulares

- Outra classe de linfócitos, as células T, está relacionada com o controle das infecções intracelulares. À semelhança das células B, cada célula T possui o seu receptor de antígeno individual (o TCR, que difere estruturalmente do anticorpo), que reconhece o antígeno; em seguida, a célula sofre expansão clonal para formar células efetoras e de memória, que conferem imunidade adquirida específica
- A célula T reconhece antígenos proteicos (peptídios) processados em associação com moléculas do MHC. As células T virgens são apenas estimuladas a produzir uma resposta primária por células dendríticas especializadas apresentadoras de antígenos
- As células T auxiliares ativadas, que identificam o antígeno como peptídio ligado ao MHC da classe II na superfície das células apresentadoras de antígenos profissionais (células dendríticas, macrófagos e linfócitos B), liberam citocinas que, em alguns casos, podem auxiliar as células B a produzir anticorpos e, em outros casos, que ativam macrófagos para destruir os patógenos intracelulares

- As células T citotóxicas possuem a capacidade de reconhecer peptídios antigênicos específicos associados ao MHC da classe I na superfície de células infectadas por vírus. Em seguida, as células infectadas são destruídas para impedir a replicação dos vírus. As células também liberam γ-interferona, que pode tornar as células adjacentes resistentes à disseminação viral
- As células NK da resposta inata podem atuar em conjunto com os anticorpos da resposta adquirida por meio do reconhecimento das células infectadas por vírus recobertas de anticorpos por meio de seus receptores Fcγ. Em seguida, as células NK destroem o alvo por ADCC
- Embora os mecanismos inatos não sejam acentuadamente intensificados com a exposição repetida à infecção, como ocorre com a imunidade adquirida, eles desempenham um papel vital, visto que estão estreitamente ligados aos sistemas adquiridos por **duas vias diferentes**, que praticamente **integram toda a imunologia**. Os anticorpos, o complemento, os leucócitos polimorfonucleares (neutrófilos, eosinófilos e basófilos) e os mastócitos (MC) conferem proteção contra a maioria dos microrganismos extracelulares, enquanto as células T, as citocinas solúveis, as células dendríticas, os macrófagos e as células *natural killer* (NK) lidam com as infecções intracelulares (Figura 2.19).

Imunopatologia

- Pode ocorrer lesão tecidual do hospedeiro mediada por mecanismos imunopatológicos em consequência de: reações de hipersensibilidade inapropriadas a antígenos exógenos; perda da tolerância ao próprio, dando origem às doenças autoimunes; ou reação a enxertos estranhos.

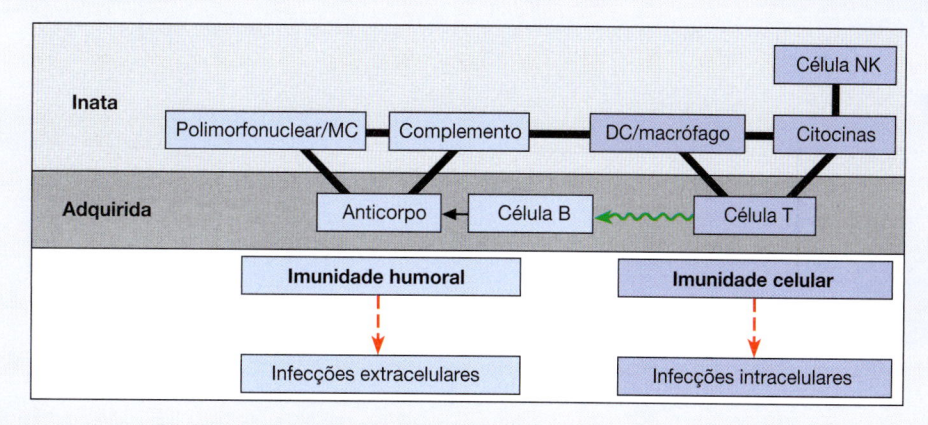

Figura 2.19 As duas vias que ligam a imunidade inata e a imunidade adquirida proporcionam a base para as imunidades humoral e celular, respectivamente. DC, células dendríticas

LEITURA ADICIONAL

Berke G. and Clark W.R. (2007) *Killer Lymphocytes*. Springer, Dordrecht, The Netherlands. 369 pp.

Borghesi L. and Milcarek C. (2007) Innate versus adaptive immunity: a paradigm past its prime? *Cancer Research* **67**, 3989–3993.

Cohn M., Mitchison N.A., Paul W.E., Silverstein A.M., Talmage D.W., and Weigert M. (2007) Reflections on the clonal selection theory. *Nature Reviews Immunology* **7**, 823–830.

Holers V.M. (2014) Complement and its receptors. *Annual Review of Immunology* **32**, 433–459.

Iwasaki A. and Medzhitov R. (2015) Control of adaptive immunity by the innate immune system. *Nature Immunology* **16**, 343–353.

Ricklin D., Hajishengallis G., Yang K., and Lambris J.D. (2010) Complement: a key system for immune surveillance and homeostasis. *Nature Immunology* **11**, 785–797.

Silverstein A.M. (2009) *A History of Immunology*, 2nd edn. Academic Press, San Diego, CA.

Vantourout P. and Hayday A. (2013) Six of the best: unique contributions of γδ T cells to immunology. *Nature Reviews Immunology* **13**, 88–100.

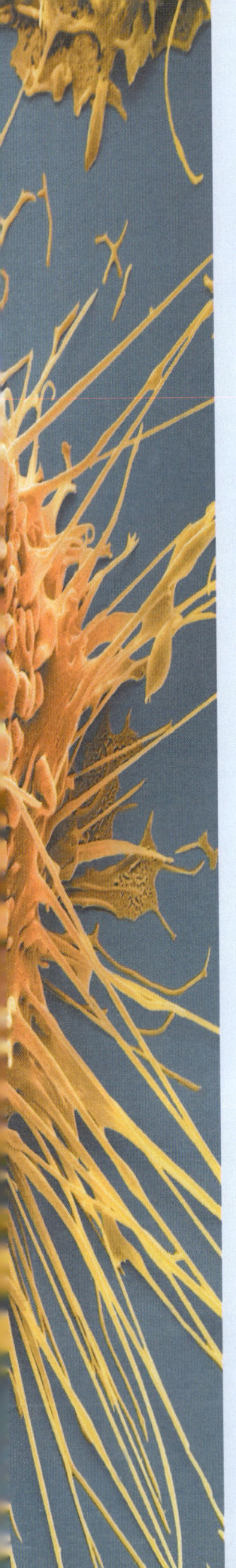

CAPÍTULO 3
Anticorpos

Principais tópicos

Para lembrar

Para resistir ao ataque violento de uma miríade de patógenos, desenvolvemos mecanismos gerais de defesa (imunidade inata) e mecanismos específicos contra determinados patógenos (imunidade adaptativa ou adquirida específica). Como o próprio nome sugere, a imunidade adquirida específica pode ser adquirida e otimizada por meio de contato com o patógeno ou por vacinação. Os anticorpos e os linfócitos T representam os principais atores na imunidade específica. Neste capítulo, iremos estudar os anticorpos de modo detalhado.

Introdução

Em essência, as moléculas de anticorpo desempenham duas funções principais na defesa imune. A **primeira função** consiste em reconhecer o material estranho (antígeno) e ligar-se a ele. Em geral, isso significa a ligação a estruturas moleculares existentes na superfície do material estranho (determinantes antigênicos), que diferem das estruturas moleculares produzidas pelas células do hospedeiro. Esses determinantes antigênicos são habitualmente expressos em múltiplas cópias no material estranho, como as proteínas ou os carboidratos presentes na superfície da célula bacteriana ou as espículas do envelope na superfície de um vírus. Os anticorpos de um único hospedeiro são capazes de reconhecer uma enorme variedade de estruturas moleculares diferentes – o ser humano é capaz de produzir anticorpos contra bilhões de estruturas moleculares diferentes. Essa capacidade é descrita como diversidade dos anticorpos e é necessária para responder à enorme diversidade de estruturas moleculares associadas aos patógenos (que, com frequência, são altamente mutáveis).

O simples ato de ligação do anticorpo pode ser suficiente para inativar um patógeno ou tornar uma toxina inofensiva. Por exemplo, os anticorpos que recobrem um vírus podem impedir a sua entrada nas células-alvo, "neutralizando", assim, o vírus. Todavia, em muitos casos, a **segunda função** do anticorpo é mobilizada para desencadear o processo de eliminação do material estranho. Em nível molecular, isso envolve a ligação de determinadas moléculas (moléculas efetoras) ao material estranho recoberto por anticorpos, de modo a desencadear complexos mecanismos de eliminação, como proteínas do sistema complemento, fagocitose por células imunes do hospedeiro (p. ex., neutrófilos e macrófagos) e citotoxicidade celular dependente de anticorpos (ADCC) pelas células NK. Em geral, os sistemas efetores potentes são apenas desencadeados por moléculas de anticorpos reunidas em uma superfície celular estranha, e não por anticorpos livres sem ligantes. Esse aspecto é crucial quando se consideram as concentrações séricas normalmente altas dos anticorpos.

A divisão do trabalho

As exigências impostas para o desempenho das duas funções da molécula de anticorpo são, de certo modo, bastante contrárias. A primeira função requer uma ampla diversidade de anticorpos. A segunda função exige que muitas moléculas de anticorpos diferentes compartilhem determinadas características; por exemplo, não seria prático para a Natureza planejar uma solução molecular diferente para o problema de eliminar antígenos para cada molécula de anticorpo diferente. Os requisitos conflitantes são inteligentemente

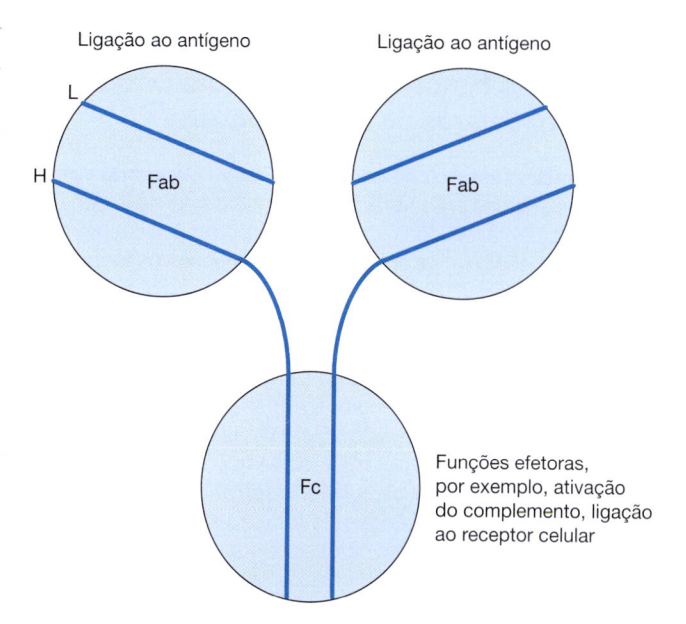

Figura 3.1 Esquema geral simplificado da molécula de anticorpo. A estrutura consiste em quatro cadeias polipeptídicas: duas cadeias pesadas (H) idênticas e duas cadeias leves (L) idênticas, dispostas de modo a formar as três unidades estruturais ilustradas. As duas unidades Fab idênticas ligam-se ao antígeno, enquanto a terceira unidade (Fc) liga-se a moléculas efetoras para desencadear a eliminação do antígeno e mediar funções, como transporte materno-fetal.

solucionados pela estrutura do anticorpo ilustrada de modo esquemático na Figura 3.1. A estrutura consiste em três unidades. Duas unidades são idênticas entre si e estão envolvidas na ligação ao antígeno. Essas unidades constituem os braços **Fab (fragmento de ligação ao antígeno)** da molécula. Elas contêm regiões de sequência que variam acentuadamente de um anticorpo para outro e conferem a determinado anticorpo a sua especificidade de ligação singular. A existência de dois segmentos Fab idênticos amplifica a ligação do anticorpo ao antígeno na situação típica em que várias cópias de determinantes antigênicos estão presentes no material estranho. A terceira unidade – **Fc (fragmento cristalizável)** – está envolvida na ligação a moléculas efetoras. Conforme ilustrado na Figura 3.1, a molécula de anticorpo possui uma estrutura de quatro cadeias, consistindo em duas cadeias pesadas idênticas que se estendem por Fab e Fc e duas cadeias leves idênticas associadas apenas ao Fab. A relação entre a ligação ao antígeno, as diferentes unidades e a estrutura da molécula de anticorpo em quatro cadeias foram reveladas por vários experimentos fundamentais que estão resumidos no Marco histórico 3.1.

As cinco classes de imunoglobulinas

Os anticorpos são frequentemente designados como **imunoglobulinas** (proteínas imunes). Existem cinco classes de anticorpos ou imunoglobulinas, denominadas imunoglobulina G (IgG), IgM, IgA, IgD e IgE. Todas essas classes possuem a estrutura básica de quatro cadeias do anticorpo, porém diferem nas suas cadeias pesadas, denominadas γ, μ, α, δ e ε, respectivamente. As diferenças são mais pronunciadas nas regiões Fc das classes de anticorpos, levando à ativação de diferentes funções efetoras após ligação ao antígeno. Por exemplo, o reconhecimento do antígeno pela IgM pode levar à ativação do complemento,

Marco histórico 3.1 | Estrutura de quatro cadeias polipeptídicas dos monômeros de imunoglobulina

Os primeiros estudos realizados mostraram que a maior parte da atividade dos anticorpos no soro encontra-se na fração eletroforética lenta, denominada gamaglobulina (subsequentemente imunoglobulina). Os anticorpos mais abundantes eram divalentes (*i. e.*, tinham dois sítios de combinação para o antígeno e, portanto, eram capazes de formar um complexo precipitante).

Cabe a Rodney Porter e a Gerald Edelman o mérito de ter desvendado os segredos da estrutura básica da molécula de imunoglobulina. Quando as ligações de dissulfeto internas são reduzidas, as cadeias polipeptídicas constituintes ainda permanecem unidas por meio de atrações não covalentes fortes. Todavia, se a molécula reduzida for submetida a condições ácidas, essas forças de atração são perdidas, visto que as cadeias adquirem cargas elétricas positivas e, agora, podem ser separadas por filtração em gel em cadeias pesadas maiores de aproximadamente 55.000 Da (para a IgG, a IgA e a IgD) ou 70.000 Da (para a IgM e a IgE) e cadeias leves menores com cerca de 24.000 Da.

Os indícios sobre o processo de montagem das cadeias para formar a molécula de IgG foram obtidos de clivagem seletiva utilizando enzimas proteolíticas. A papaína destrói o poder precipitante da molécula intacta, porém produz dois fragmentos Fab univalentes, que ainda são capazes de ligar-se ao antígeno (Fab – **fragmento de ligação ao antígeno**); o fragmento remanescente não tem nenhuma afinidade pelo antígeno e foi denominado Fc por Porter (**fragmento cristalizável**). Após digestão com pepsina, foi isolada uma molécula denominada F(ab')$_2$, que ainda precipita o antígeno e, portanto, conserva ambos os sítios de ligação; todavia, a porção Fc foi ainda mais degradada. A Figura M3.1.1 mostra claramente a base estrutural dessas observações. Em essência, com alterações mínimas, todas as moléculas de imunoglobulinas são construídas a partir de uma ou mais das unidades das quatro cadeias básicas.

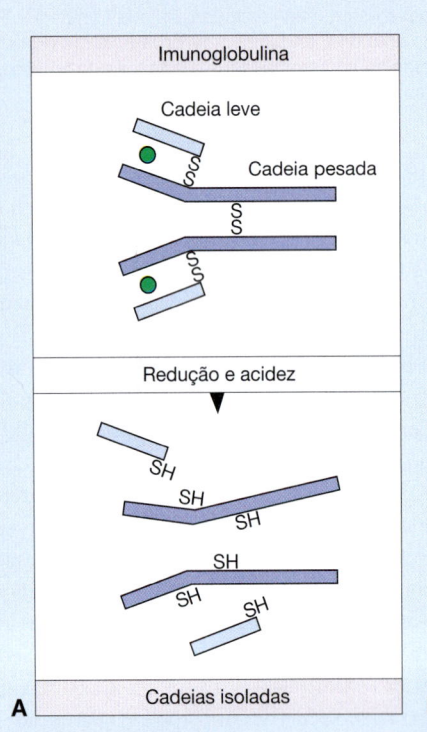

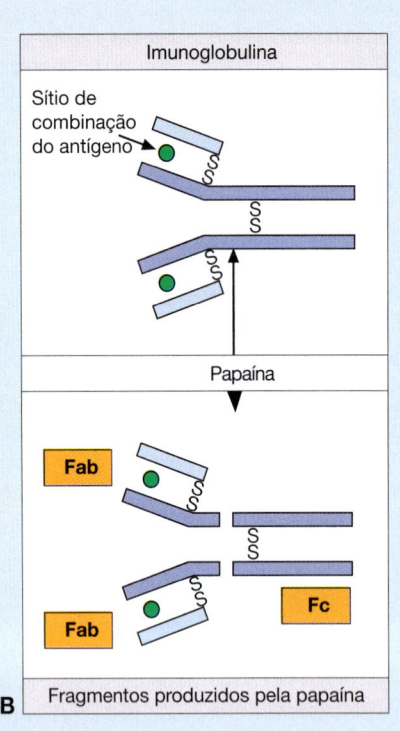

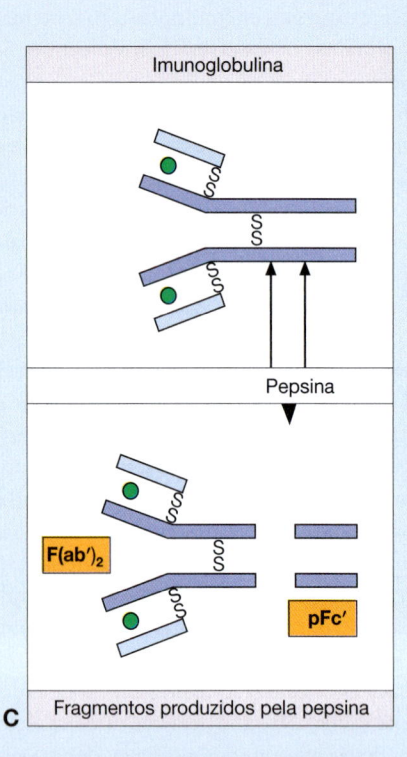

Figura M3.1.1 A unidade básica do anticorpo (a figura ilustra a IgG), que consiste em duas cadeias pesadas idênticas e duas cadeias leves idênticas mantidas unidas por ligações dissulfeto entre as cadeias (**A**), pode ser degradada em suas cadeias polipeptídicas constituintes e em fragmentos proteolíticos, o F(ab')$_2$ sob a ação da pepsina, que conserva dois sítios de ligação para o antígeno (**C**), e Fab sob a ação da papaína com um sítio de ligação (**B**). Após digestão pela pepsina, o fragmento pFc', que representa a metade C-terminal da região Fc, é formado e mantido unido por ligações não covalentes. A porção da cadeia pesada no fragmento Fab é representada pelo símbolo Fd. O resíduo N-terminal está situado à esquerda de cada cadeia.

enquanto o reconhecimento pela IgE (possivelmente do mesmo antígeno) poderia resultar em desgranulação dos mastócitos e anafilaxia (aumento da permeabilidade vascular e contração dos músculos lisos). Essas diferenças são discutidas com mais detalhes adiante. Conforme ilustrado na Figura 3.1, as diferenças estruturais também resultam em diferenças no estado de polimerização de cada monômero. Assim, IgG e IgE são geralmente monoméricas, enquanto a IgM ocorre na forma de pentâmero. A IgA é encontrada predominantemente como monômero no soro e como dímero nas secreções seromucosas.

O principal anticorpo no soro é a IgG, e, como este é o anticorpo mais bem definido em termos de estrutura e função, será descrito em primeiro lugar. As outras classes de anticorpos serão consideradas em relação à IgG.

A molécula de IgG

Na IgG, os fragmentos Fab estão ligados ao Fc por uma região estendida da cadeia polipeptídica, conhecida como dobradiça. Essa região tende a ficar exposta e é sensível ao ataque de proteases que clivam a molécula em suas unidades funcionais distintas, dispostas em torno da estrutura de quatro cadeias (Marco histórico 3.1). Essa estrutura está representada de modo mais detalhado na Figura 3.2A. As cadeias leves existem em duas formas, conhecidas como kappa (κ) e lambda (λ). Nos seres humanos, as cadeias κ são um pouco mais prevalentes do que as cadeias λ; nos camundongos, as cadeias λ são raras. As cadeias pesadas também podem ser agrupadas em diferentes formas ou subclasses, cujo número depende da espécie considerada. Nos seres humanos, existem quatro **subclasses** que apresentam cadeias pesadas designadas como $\gamma 1$, $\gamma 2$, $\gamma 3$ e $\gamma 4$, que dão origem às subclasses IgG1, IgG2, IgG3 e IgG4. Nos camundongos, existem também quatro subclasses, designadas como IgG1, IgG2a, IgG2b e IgG3. As subclasses – sobretudo nos seres humanos – apresentam sequências primárias muito semelhantes, sendo as maiores diferenças observadas na região da dobradiça. A existência das subclasses constitui uma característica importante, visto que mostram diferenças acentuadas na sua capacidade de deflagrar funções efetoras. Em uma única molécula, as duas cadeias pesadas geralmente são idênticas, assim como as duas cadeias leves. A exceção à regra é proporcionada pela IgG4 humana, que pode trocar pares de cadeias leves-pesadas entre moléculas de IgG4 para produzir moléculas híbridas. Como os segmentos Fc das moléculas trocadas são idênticos, o efeito final consiste na troca do fragmento Fab de modo a produzir anticorpos IgG4 que apresentam dois fragmentos Fab distintos e dupla especificidade.

As sequências de aminoácidos das cadeias pesadas e leves dos anticorpos revelaram grande parte de sua estrutura e função. Entretanto, a obtenção das sequências dos anticorpos é muito mais difícil que a de muitas outras proteínas, visto que a população de anticorpos de um indivíduo é incrivelmente heterogênea. A primeira oportunidade de fazer isso surgiu a partir do estudo das **proteínas do mieloma**. Na doença humana conhecida como mieloma múltiplo, uma célula que produz determinado anticorpo divide-se repetidamente de acordo com a maneira descontrolada de uma célula cancerosa, sem levar em consideração as necessidades globais do hospedeiro. O paciente passa a apresentar números enormes de células idênticas originadas como clone a partir da célula original, e todas sintetizam a mesma imunoglobulina – a proteína do mieloma – que aparece no soro, algumas vezes em concentrações muito altas. Com a purificação das proteínas do mieloma, podem-se obter preparações de um único anticorpo para o sequenciamento e muitas outras aplicações. Uma via alternativa para a obtenção de **anticorpos monoclonais** ou isolados surgiu com o desenvolvimento da **tecnologia do hibridoma**. Aqui, a fusão de células individuais produtoras de anticorpos com um tumor de linfócitos B produz um clone de células em constante divisão, dedicadas à síntese de um único anticorpo. Por fim, as **tecnologias dos anticorpos recombinantes**, que foram desenvolvidas mais recentemente, oferecem uma excelente fonte de anticorpos monoclonais.

A comparação das sequências das proteínas de IgG monoclonal indica que a metade carboxiterminal (C-terminal) da cadeia leve e aproximadamente três quartos da cadeia pesada, também C-terminal, exibem pouca variação de sequência entre diferentes moléculas de IgG. Por outro lado, as regiões aminoterminais (N-terminais) com cerca de 100 resíduos de aminoácidos demonstram uma considerável variabilidade de sequências das duas cadeias. Dentro dessas regiões variáveis, existem sequências relativamente curtas, que exibem extrema variação e são designadas como regiões hipervariáveis. Existem três dessas regiões ou "pontos quentes" na cadeia leve e três na cadeia pesada. Como as diferentes IgG reconhecem, por comparação, diferentes antígenos, espera-se que essas **regiões hipervariáveis** estejam associadas ao reconhecimento dos antígenos e, na verdade, são frequentemente designadas como **regiões determinantes de complementaridade (CDR)**. A seguir, iremos discutir de modo sucinto a organização estrutural para a participação das regiões hipervariáveis no reconhecimento dos antígenos e as origens genéticas das regiões constantes e variáveis.

A comparação das sequências das imunoglobulinas também revela a organização da IgG em 12 regiões ou **domínios** de homologia, apresentando, cada uma, uma ligação dissulfeto interna. A estrutura básica do domínio é fundamental para entender a relação entre estrutura e função na molécula do anticorpo e será descrita adiante. Todavia, a Figura 3.2C mostra a estrutura de modo esquemático. Pode-se constatar que a cadeia leve consiste em dois domínios, um deles correspondendo à região de sequência variável discutida anteriormente e designada como domínio V_L (variável leve), e o outro correspondendo a uma região constante e designada como domínio C_L (constante leve). A cadeia pesada da IgG consiste em quatro domínios: os domínios V_H e C_H1 dos fragmentos Fab que estão unidos aos domínios C_H2 e C_H3 do Fc pela dobradiça. A ligação do antígeno ocorre nas pontas dos fragmentos Fab e envolve os domínios V_L e V_H. A ligação das moléculas efetoras ocorre no segmento Fc e envolve os domínios C_H2 e/ou C_H3.

É também evidente (Figura 3.2B,C) que, com exceção do C_H2, todos os domínios estão em estreita associação lateral ou "de lado" com outro domínio: um fenômeno descrito como pareamento de domínios. Os domínios C_H2 possuem duas cadeias de carboidratos interpostas entre eles. Os domínios também exibem interações *cis* mais fracas com os domínios adjacentes na mesma cadeia polipeptídica.

A IgG1 humana está ilustrada na Figura 3.2 em sua conformação em formato de Y, com os fragmentos Fab aproximadamente no mesmo plano que Fc. Esta é a visão clássica da molécula de anticorpo, que ilustrava inúmeros anúncios de encontros científicos e que também aparece nos logotipos de muitas empresas. Na realidade, esta provavelmente é apenas uma das muitas configurações que a molécula de IgG pode adotar, visto que ela é muito **flexível**, conforme ilustrado na Figura 3.3. Acredita-se que essa flexibilidade possa ajudar a função da IgG. Por conseguinte, a flexibilidade Fab–Fab confere ao anticorpo um "alcance variável", permitindo-lhe agarrar determinantes antigênicos de espaçamentos diferentes na superfície de uma célula estranha, ou formar imunocomplexos intrincados com uma toxina (imagine uma mudança de forma em Y para T). A flexibilidade Fc–Fab pode ajudar os anticorpos em diferentes ambientes, por exemplo, em células estranhas, de modo a interagir produtivamente com moléculas efetoras comuns. A Figura 3.4 mostra a estrutura completa de uma molécula de anticorpo IgG1 humana, determinada por cristalografia. Essa estrutura é muito distante da configuração simétrica clássica em Y. O fragmento Fc está mais próximo de um fragmento Fab do que do outro e exibe rotação em relação aos

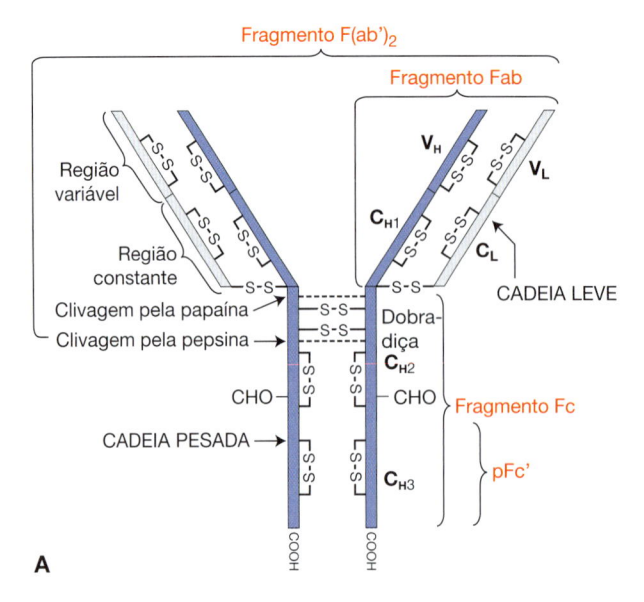

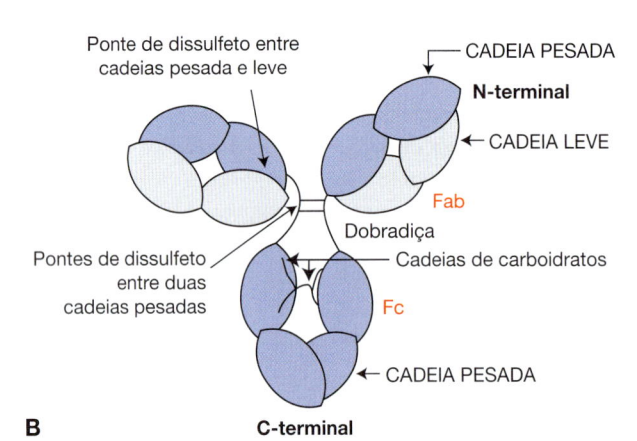

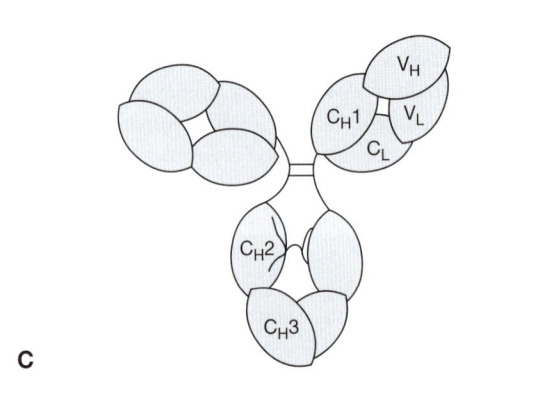

Figura 3.2 Estrutura da IgG em quatro cadeias (IgG1 humana). **A.** Representação linear. Pontes de dissulfeto ligam as duas cadeias pesadas e as cadeias leves e pesadas. A figura também mostra uma disposição regular das ligações dissulfeto nas cadeias. São representados os fragmentos formados por clivagem proteolítica nos sítios indicados. **B.** Representação dos domínios. Cada cadeia pesada (sombreada em escuro) é dobrada em dois domínios nos fragmentos Fab, forma uma região de cadeia polipeptídica estendida na dobradiça e, em seguida, dobra-se em dois domínios na região Fc. A cadeia leve forma dois domínios associados apenas a um fragmento Fab. O pareamento dos domínios leva a uma estreita interação das cadeias pesadas e leves nos fragmentos Fab, suplementados por uma ponte dissulfeto. As duas cadeias pesadas são unidas por pontes dissulfeto na dobradiça (o número de pontes depende da subclasse de IgG) e estão em estreita interação de domínios pareados nas extremidades C-terminais. **C.** Nomenclatura dos domínios. A cadeia pesada é composta pelos domínios V_H, C_H1, C_H2 e C_H3. A cadeia leve é composta pelos domínios V_L e C_L. Todos os domínios são pareados, exceto os domínios C_H2, que apresentam duas cadeias de carboidratos de ligação N ramificadas, interpostas entre eles. Cada domínio tem um peso molecular de aproximadamente 12.000, resultando em um peso molecular de cerca de 50.000 para Fc e Fab e de 150.000 para a molécula de IgG completa. O reconhecimento do antígeno envolve resíduos dos domínios V_H e V_L, ativação do domínio C_H2 pelo complemento, ligação do domínio C_H2 pelo receptor Fc dos leucócitos e receptor Fc neonatal dos domínios C_H2 e C_H3 (ver o texto). (Fonte: Calabi F. and Neuberger M.S. (1987) *New Comprehensive Biochemistry*, Vol. 17: *Molecular Genetics of Immunoglobulin*. Reproduzida com autorização de Elsevier.)

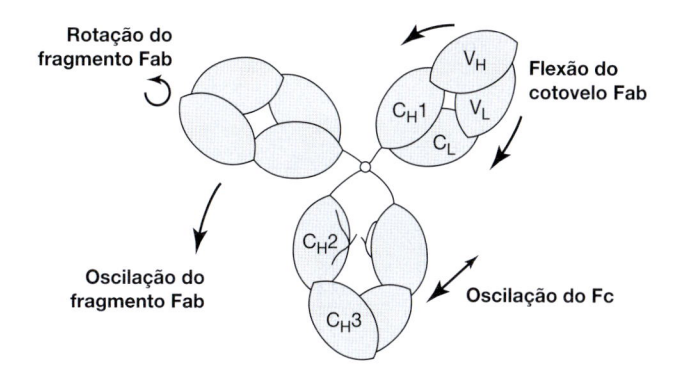

Figura 3.3 Tipos de flexibilidade da molécula de IgG (IgG1 humana). Esses modos foram descritos a partir de estudos de microscopia eletrônica (ver Figura 3.10) e técnicas biofísicas em solução. A flexibilidade na estrutura provavelmente facilita a flexibilidade no reconhecimento dos antígenos e na ativação da função efetora.

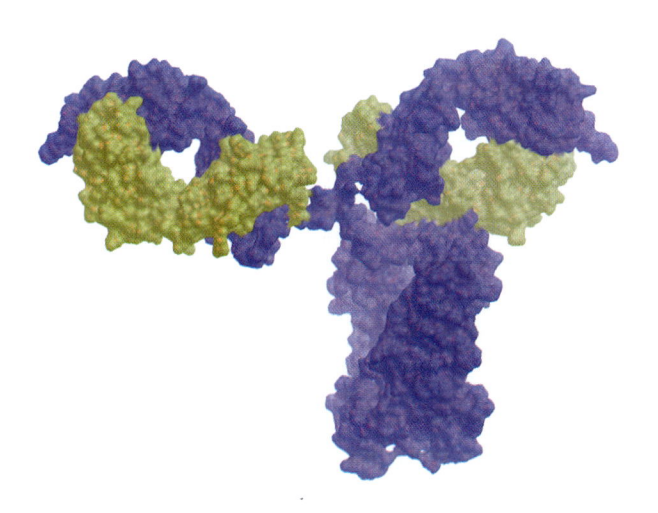

Figura 3.4 Estrutura da molécula de IgG humana. As cadeias pesadas são mostradas na *cor roxa*, e as cadeias leves, na *cor castanha*. Em relação ao desenho clássico de uma molécula de IgG com configuração em Y, esse "retrato instantâneo" da molécula mostra o fragmento Fc (embaixo) "voltado para frente" do observador e muito mais próximo a um fragmento Fab do que ao outro. (Fonte: Erica Ollmann Saphire. Reproduzida com autorização.)

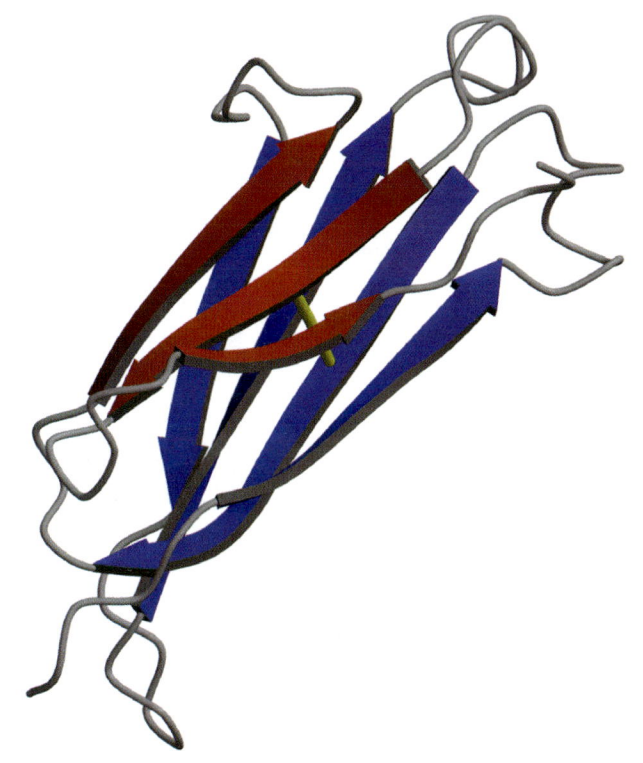

Figura 3.5 Enovelamento da imunoglobulina (domínio constante). Uma lâmina β de três fitas antiparalelas (*em vermelho*) interage com uma lâmina de quatro fitas (*em azul*). Essa disposição é estabilizada por uma ligação dissulfeto entre as duas lâminas. As fitas β estão conectadas por hélices, voltas e outras estruturas. Uma estrutura central geral semelhante é observada em todos os domínios semelhantes de Ig, porém com algumas modificações, como fitas β adicionais ou alterações no modo pelo qual as fitas da borda formam pares com as lâminas β.

fragmentos Fab. Este é apenas um "retrato instantâneo" de uma das numerosas conformações que o anticorpo pode adotar, em virtude de sua flexibilidade.

A organização estrutural da IgG em domínios é claramente evidente nas Figuras 3.2 a 3.4. Cada um desses domínios possui um padrão comum de enovelamento das cadeias polipeptídicas (Figura 3.5). Esse padrão, o "enovelamento da imunoglobulina", consiste em duas lâminas β empilhadas e torcidas, envolvendo um volume interno de resíduos hidrofóbicos densamente acondicionados. O arranjo é estabilizado por uma ligação dissulfeto interna, que liga as duas lâminas em posição central (essa ligação interna está ilustrada na Figura 3.2A). Em um domínio de Ig de tipo constante, uma lâmina possui quatro fitas β antiparalelas, e a outra, três. Essas fitas são unidas por dobras ou alças, que geralmente apresentam pouca estrutura secundária. Os resíduos que compõem as lâminas β tendem a ser conservados, enquanto se observa maior diversidade de resíduos nas alças. O enovelamento das cadeias ilustrado na Figura 3.5 refere-se a um domínio

constante. As lâminas β do domínio variável são mais distorcidas do que as do domínio constante, e o domínio variável possui uma alça adicional.

Estrutura do fragmento Fab

O fragmento Fab apresenta pares de domínios V_H e V_L e de domínios C_H1 e C_L (Figura 3.6). Os domínios V_H e V_L são pareados por contato entre as duas respectivas camadas de lâminas β de três fitas (em *vermelho* na Figura 3.5), enquanto os domínios C_H1 e C_L são pareados por meio de duas camadas de quatro fitas (em *azul* na Figura 3.5). As faces de interação dos domínios são predominantemente hidrofóbicas, e, portanto, a força motriz para o pareamento dos domínios é a remoção desses resíduos do ambiente aquoso. Esse arranjo é ainda mais estabilizado por uma ligação dissulfeto entre os domínios C_H1 e C_L.

Diferentemente das interações "laterais", as interações "longitudinais" ou *cis* entre os domínios V_H e C_H1 e entre os domínios V_L e C_L são muito limitadas e possibilitam o dobramento em torno dos "cotovelos" existente entre esses domínios. Os ângulos dos cotovelos observados em estruturas cristalinas variam entre 117° e 249°.

A região de combinação do anticorpo

A comparação das sequências e dos dados estruturais dos anticorpos mostra como eles são capazes de reconhecer uma gama extremamente diversa de moléculas. Os dados de sequência mostram

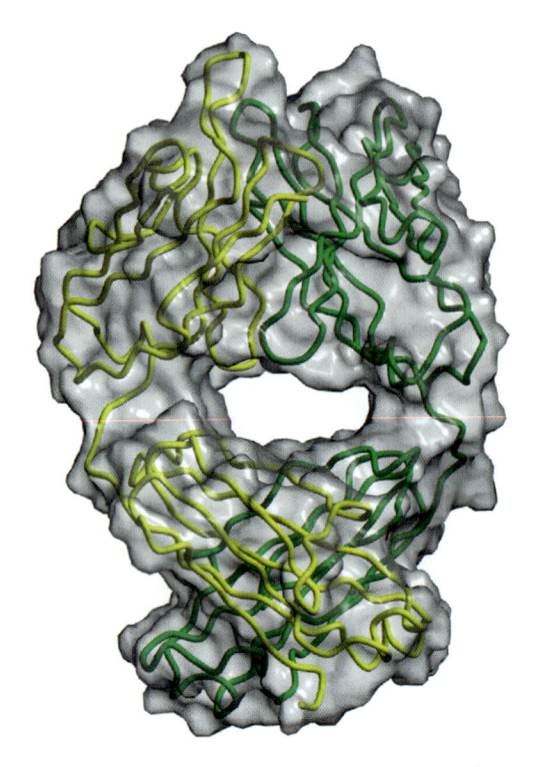

Figura 3.6 Estrutura do Fab. A cadeia pesada é mostrada em *verde*, e a cadeia leve, em *amarelo*. Os domínios V$_H$ e V$_L$ (parte superior) são pareados por contato entre suas faces de cinco fitas, enquanto os domínios C$_H$1 e C$_L$ estão pareados entre as faces de quatro fitas. (Fonte: Robyn Stanfield. Reproduzida com autorização.)

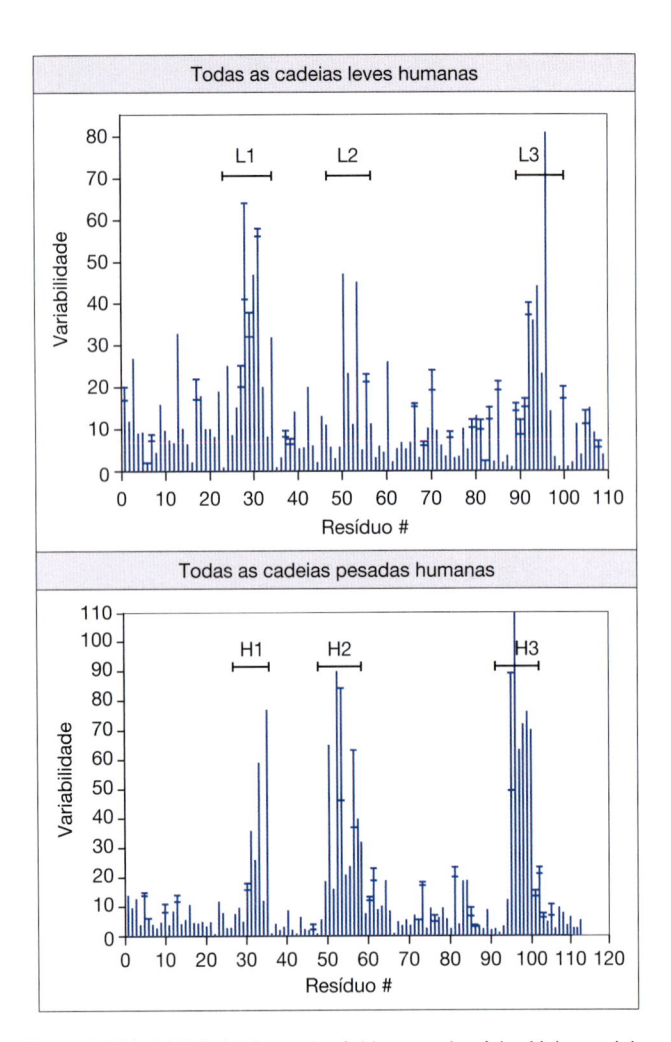

Figura 3.7 Variabilidade dos aminoácidos nos domínios V das cadeias pesadas e leves da Ig humana. A variabilidade, para determinada posição, é definida como a razão entre o número de diferentes resíduos encontrados nessa posição, em comparação com a frequência do aminoácido mais comum. As regiões determinantes de complementaridade (CDR) aparecem como picos no gráfico, e as estruturas, como regiões intervenientes de baixa variabilidade. (Fonte: Dr. E.A. Kabat. Reproduzida com autorização.)

que os domínios variáveis possuem seis regiões hipervariáveis, que exibem grande variação de aminoácidos entre as diferentes moléculas de anticorpos (Figura 3.7). Os dados estruturais dos complexos antígeno-anticorpo revelam que essas regiões hipervariáveis ou regiões de determinação da complementaridade reúnem-se no espaço tridimensional para formar o sítio de ligação do antígeno, também designado frequentemente como **sítio de combinação do anticorpo** (Figura 3.8).

A estrutura do Fc

Quanto ao Fc da IgG (Figura 3.9), os dois domínios C$_H$3 são classicamente pareados, enquanto dos dois domínios C$_H$2 não apresentam nenhuma interação estreita, porém têm duas cadeias de carboidratos de ligação *N* ramificados interpostas entre eles, que possuem contato limitado uma com a outra. As cadeias de carboidratos são muito heterogêneas. Os domínios C$_H$2 contêm os sítios de ligação para várias moléculas efetoras importantes, em particular receptores para Fc e C1q do complemento, conforme ilustrado. O receptor Fc neonatal, que é importante na ligação à IgG e na manutenção de sua meia-vida longa no soro, liga-se a um sítio formado entre os domínios C$_H$2 e C$_H$3. A proteína A, que é muito utilizada na purificação das IgG, liga-se também a esse sítio.

A região da dobradiça e as subclasses de IgG

O termo "**dobradiça**" surgiu a partir de micrografias eletrônicas de IgG de coelho, mostrando que os fragmentos Fab assumiam ângulos diferentes entre si, desde quase 0° (formato em Y em ângulo agudo) até 180° (formato em T). O fragmento Fab era específico para um pequeno grupo químico, o dinitrofenil (DNP),

que era capaz de se ligar a uma das extremidades de uma cadeia de hidrocarboneto. Conforme mostrado nas Figuras 3.10 e 3.11, foram observados diferentes formatos à medida que os fragmentos Fab ligavam-se à molécula de antígeno divalente, utilizando diferentes ângulos Fab–Fab. Outras técnicas biofísicas demonstraram a flexibilidade da dobradiça em solução. Em geral, acreditava-se que a função dessa flexibilidade era possibilitar o reconhecimento divalente de determinantes antigênicos a distâncias variáveis. Nos seres humanos, a classe IgG de anticorpos é dividida em quatro subclasses, e as diferenças mais notáveis entre elas residem na natureza e no comprimento da dobradiça. A IgG1 foi mostrada anteriormente. A IgG3 apresenta uma dobradiça que, quando está totalmente aberta, tem aproximadamente duas vezes o comprimento do Fc, o que coloca potencialmente os fragmentos Fab muito distantes do Fc. Por outro lado, a IgG2 e a IgG4 têm dobradiças curtas e compactas, que provavelmente levam a uma estreita aproximação do Fab e do Fc. É interessante assinalar que a IgG1 e a IgG3 geralmente são mais eficazes para mediar funções efetoras, como ativação do complemento e ADCC, em comparação com a IgG2 e a IgG4.

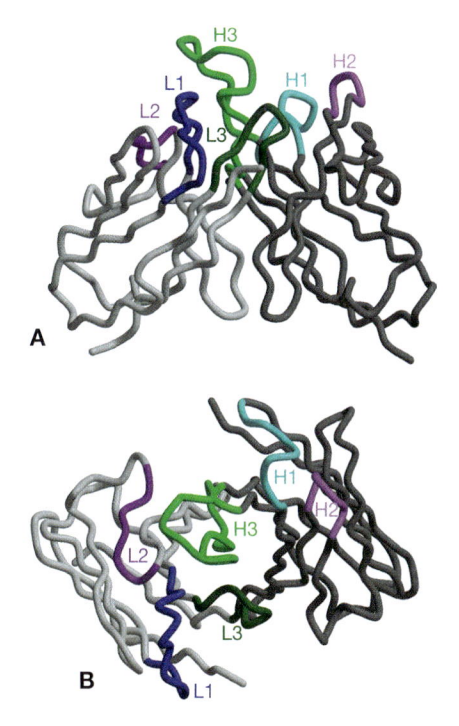

Figura 3.8 A proximidade das regiões de determinação da complementaridade (CDR ou alças variáveis) na extremidade dos fragmentos Fab cria o sítio de combinação do anticorpo. Os domínios V_H e V_L são mostrados em visões lateral (**A**) e superior (**B**). As seis CDR (ver Figura 3.7) são numeradas de 1 a 3 e pertencem à cadeia pesada (H) ou leve (L). (Fonte: Robyn Stanfield. Reproduzida com autorização.)

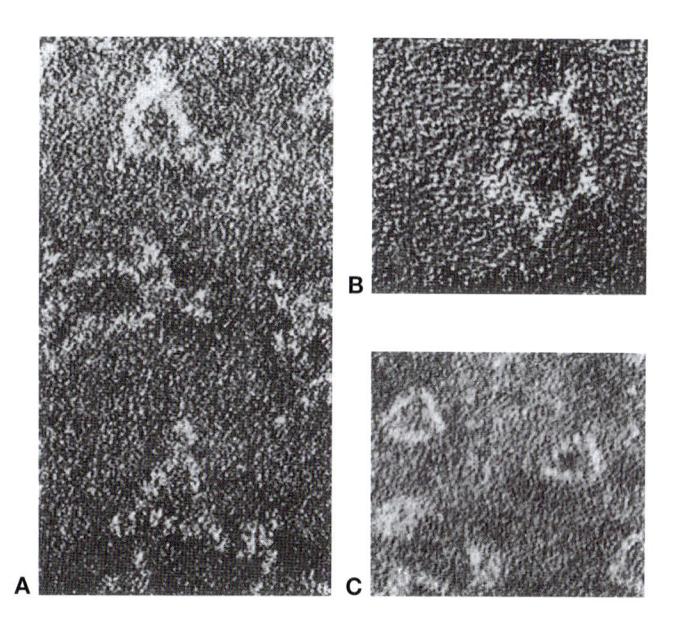

Figura 3.10 A, B. Micrografia eletrônica (1.000.000×) dos complexos formados com a mistura do hapteno dinitrofenil (DNP) divalente com anticorpos anti-DNP de coelho. O "corante negativo" de ácido fosfotúngstico é uma solução eletrodensa, que penetra nos espaços existentes entre as moléculas de proteína. Dessa maneira, a proteína aparece como uma estrutura "clara" no feixe eletrônico. O hapteno reúne as moléculas de anticorpo com formato em Y para formar trímeros (**A**) e pentâmeros (**B**). A flexibilidade da molécula na região da dobradiça é evidente pela variação do ângulo entre os braços do "Y". **C.** Igual à fotografia em (**A**), porém com formação dos trímeros utilizando o fragmento de anticorpo F(ab')2 a partir do qual as estruturas Fc foram digeridas pela pepsina (500.000×). Pode-se constatar que os trímeros carecem das projeções Fc em cada ângulo, conforme mostrado em (**A**). (Fonte: Valentine R.C. and Green N.M. (1967) *Journal of Molecular Biology* **27**, 615. Reproduzida com autorização de Elsevier.)

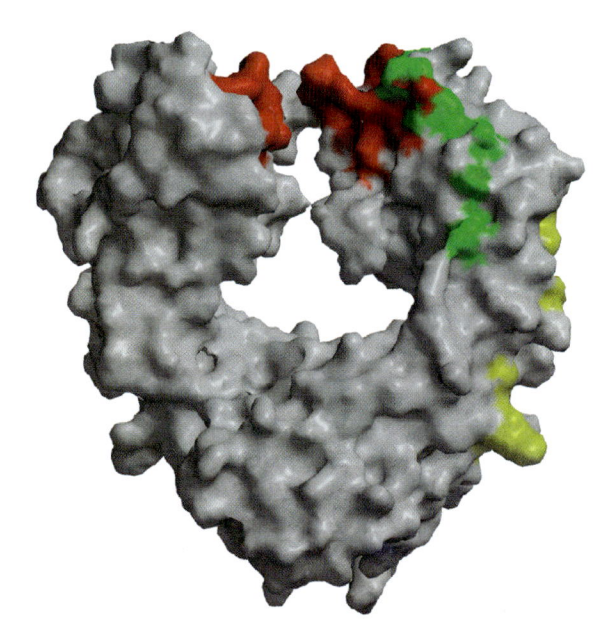

Figura 3.9 Estrutura do Fc da IgG humana. Os domínios C_H3 (parte inferior) são pareados. Os domínios C_H2 não são pareados e apresentam duas cadeias de carboidratos que preenchem parte do espaço existente entre eles. A figura mostra os sítios de ligação para o receptor FcγRIII leucocitário (*em vermelho*), o C1q do complemento (*em verde*) e o receptor Fc neonatal FcRn (*em amarelo*). Os sítios FcγRIII e FcRn foram determinados por estudos de cristalografia (Sondermann P. *et al.* (2000) *Nature* **406**, 267; Martin W.L. *et al.* (2001) *Molecular Cell* 7, 867) e o sítio C1q, por análise de mutações (Idusogie E.E. *et al.* (2000) *Journal of Immunology* **164**, 4178). (Fonte: Robyn Stanfield. Reproduzida com autorização.)

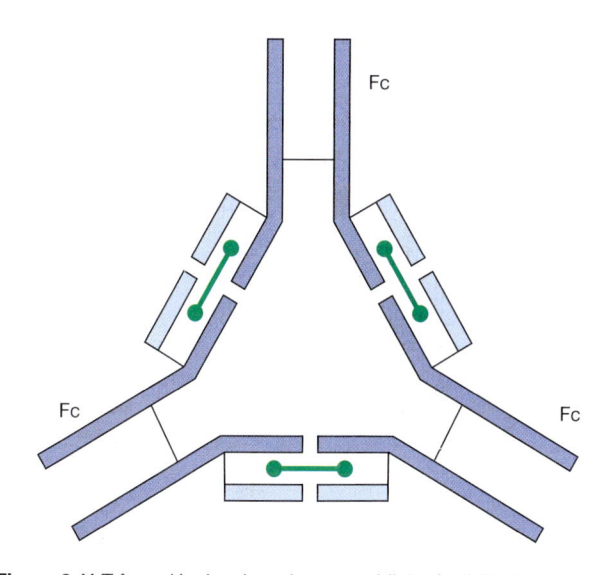

Figura 3.11 Três moléculas de anticorpo antidinitrofenil (DNP) unidos na forma de trímero pelo antígeno divalente (*barra verde*). Comparar com a Figura 3.10A. Quando os fragmentos Fc são inicialmente removidos pela pepsina, as peças dos cantos não são mais visíveis (Figura 3.10C).

Estrutura e função das classes de imunoglobulinas

As classes de imunoglobulinas (Tabela 3.1) desempenham diferentes funções na defesa imune, que podem estar correlacionadas com diferenças nas suas estruturas, com organização em torno da configuração de quatro domínios de Ig (Figura 3.12). A **IgG** é um monômero e constitui o principal anticorpo no soro e nos tecidos não mucosos, onde inativa os patógenos diretamente ou por meio de sua interação com moléculas ativadoras efetoras, como complemento e receptores Fc. A **IgM** é um pentâmero encontrado no soro e altamente eficiente na ativação do complemento. A forma monomérica da IgM com uma sequência acoplada à membrana constitui o principal anticorpo receptor utilizado pelos linfócitos B para o reconhecimento dos antígenos (ver Figura 2.11). A IgM difere da IgG pela presença de um par adicional de domínios constantes, em lugar da região da dobradiça. A **IgA** existe em três formas solúveis. São encontrados monômeros e pequenas quantidades de dímeros de IgA (formados a partir de dois monômeros ligados por um polipeptídio adicional, denominado cadeia J) no soro, onde podem ajudar a ligar patógenos às células efetoras por meio dos receptores Fc específicos para IgA. A IgA secretória é formada por um dímero de IgA e uma proteína adicional, conhecida como componente secretor (SC), e é essencial na proteção das superfícies mucosas do corpo contra o ataque dos microrganismos. Existem duas subclasses de IgA nos seres humanos. A IgA2 apresenta uma região da dobradiça muito mais curta do que a IgA1 e é mais resistente ao ataque das proteases secretadas pelas bactérias. A **IgE** é um anticorpo monômero normalmente encontrado em concentrações muito baixas no soro. De fato, a maior parte da IgE provavelmente está ligada aos receptores Fc de IgE nos mastócitos. A ligação do antígeno à IgE estabelece ligações cruzadas entre os receptores Fc de IgE e desencadeia uma reação inflamatória aguda, que pode auxiliar na defesa imune. Isso também pode levar a sintomas alérgicos indesejáveis a determinados antígenos (alergênios). À semelhança da IgM, a IgE possui um par adicional de domínios constantes, em lugar da região da dobradiça. Por fim, a **IgD** é um anticorpo encontrado principalmente na superfície dos linfócitos B como receptor de antígenos combinado com a IgM, onde provavelmente atua no controle da ativação e da supressão dos linfócitos. Há também algumas evidências de que a IgD livre possa ajudar a proteger contra micróbios nas vias respiratórias superiores dos seres humanos. A IgD é um monômero e apresenta uma região da dobradiça longa.

As estruturas das regiões Fc da IgA1 e da IgE humanas foram determinadas e são comparadas com a IgG1 na Figura 3.13. Em todos os casos, os penúltimos domínios não são pareados e apresentam cadeias de carboidratos interpostas entre eles.

Anticorpos e complemento

O agrupamento de moléculas de IgG, normalmente na superfície de um patógeno, como uma bactéria, leva à ligação da molécula C1 do complemento por meio do subcomponente C1q hexavalente (ver Figura 2.2). Isso desencadeia a via clássica do complemento, bem como diversos processos que podem levar à eliminação do patógeno. Recentemente, foi proposto que a configuração de agrupamento mais favorável de anticorpos na superfície de um antígeno para a ativação do complemento pode ser a configuração hexamérica, acompanhando, assim, a simetria do C1q. As subclasses de IgG demonstram diferentes eficiências de ativação. A IgG1 e a IgG3 são as mais eficientes; a IgG2 só é ativada por antígenos em alta densidade (p. ex., antígenos de carboidrato em uma bactéria); e a IgG4 não produz nenhuma ativação.

A IgM ativa o complemento por um mecanismo diferente. Ela já está "agrupada" (pentâmero), porém encontra-se em uma forma inativa. A ligação ao antígeno polivalente parece alterar a conformação da molécula de IgM, de modo a expor os sítios de ligação que possibilitam a fixação do C1q e a ativação da via clássica do complemento. Estudos de microscopia eletrônica sugerem que a mudança de conformação é uma transição de "estrela" para "grampo", em que os fragmentos Fab movem-se para fora do plano das regiões Fc (Figura 3.14). Os anticorpos IgM tendem a exibir pouca afinidade, conforme determinado por uma interação univalente (p. ex., ligação da IgM a uma molécula monomérica solúvel ou ligação de um fragmento Fab isolado de uma IgM a um antígeno).

Tabela 3.1 Imunoglobulinas humanas.

Classe (designação da cadeia pesada)	Subclasses humanas	Formas moleculares principais	Polipeptídios	Localização principal	Ativação do complemento (via)
IgG (γ)	IgG1 IgG2 IgG3 IgG4	Monômero	$\gamma2$, L2	Soro (cerca de 12 mg/mℓ), tecidos	IgG3 > IgG1 >> IgG2 >> IgG4 (clássica)
IgA (α)	IgA1 IgA2	Monômero Dímero Secretória	$\alpha2$, L2 $(\alpha2, L2)_2$, J $(\alpha2, L2)_2$, J, SC	Soro (cerca de 3 mg/mℓ): 90% de monômero, 10% de dímero Secreções seromucosas, leite, colostro, lágrimas	Sim (lectina ligadora de manose)
IgM (μ)		Pentâmero	$(\mu2, L2)_5$, J	Soro (cerca de 1,5 mg/mℓ)	Sim (clássica)
IgE (ε)		Monômero	$\varepsilon2$, L2	Soro (0,05 µg/mℓ)	Não
IgD (δ)		Monômero	$\delta2$, L2	Soro (30 µg/mℓ)	Não

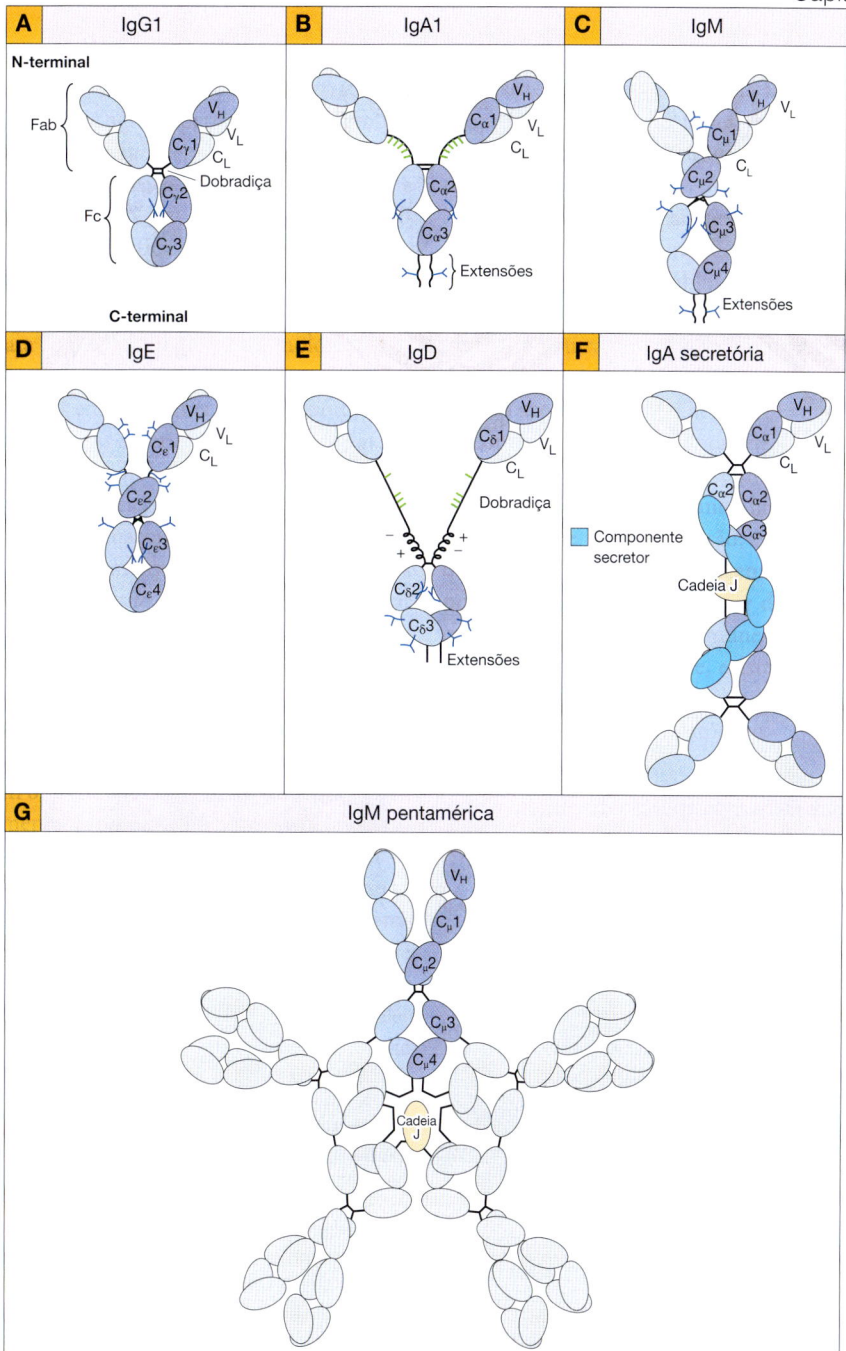

Figura 3.12 Estruturas esquemáticas das classes de anticorpos. As duas cadeias pesadas são representadas em *azul-escuro* e *azul-claro* (duas cores para ressaltar o pareamento das cadeias; as cadeias são idênticas), enquanto as cadeias leves são mostradas em *cinza*. As cadeias de carboidratos com ligação *N* (estruturas ramificadas) estão ilustradas em *azul*, enquanto os carboidratos com ligação *O* (estruturas lineares) estão em *verde*. Os domínios das cadeias pesadas são designados de acordo com a classe da cadeia pesada (p. ex., $C\gamma2$ para o domínio C_H2 da IgG etc.). Para a IgG, a IgA e a IgD, o Fc está conectado aos fragmentos Fab por uma região de dobradiça; para a IgM e a IgE, a dobradiça é substituída por um par adicional de domínios. A IgA, a IgM e a IgD possuem extensões nas extremidades C-terminais das cadeias pesadas. A IgA ocorre nas formas de monômero e dímero. A IgM é um pentâmero. **A.** IgG1. As outras subclasses de IgG humana (e as IgG da maioria das outras espécies) apresentam essa mesma estrutura básica, porém diferem particularmente na natureza e no comprimento da região da dobradiça. **B.** IgA1. A estrutura assemelha-se àquela da IgG1, porém com uma região da dobradiça relativamente longa, que contém cadeias de açúcares com ligação *O*. As estruturas das regiões Fc da IgA1 e da IgE humanas foram determinadas e são comparadas com a IgG1 na Figura 3.13. Em todos os três casos, os penúltimos domínios não são pareados e apresentam cadeias de carboidratos interpostas entre eles. O Fc também exibe algumas diferenças em comparação com o da IgG1 (ver Figura 3.13). Na IgA2, a dobradiça é muito curta, e, no alótipo predominante, as cadeias leves estão ligadas por dissulfeto uma com a outra, mas não com a cadeia pesada. **C.** Unidade monomérica da IgM. Essa representação baseia-se, em grande parte, na comparação das sequências de aminoácidos das cadeias pesadas μ e γ. **D.** IgE. A molécula assemelha-se ao monômero de IgM. **E.** IgD. A dobradiça pode ser dividida em uma região rica em cargas (possivelmente helicoidal) e em outra rica em açúcares com ligação *O*. A estrutura da dobradiça pode ser muito menos estendida em solução do que nessa ilustração esquemática. Entretanto, é muito sensível ao ataque proteolítico, de modo que a IgD sérica é instável. A IgD de camundongo possui uma estrutura muito diferente da IgD humana, diferentemente da semelhança geral de estrutura das Ig humanas e de camundongos. **F.** IgA secretória (ver também Figura 3.19). **G.** IgM pentamérica. A molécula é representada como uma forma em estrela plana. Uma unidade monomérica é representada sombreada como em (**C**). Uma minoria das unidades de IgM também pode formar hexâmeros. Por uma questão de clareza, as estruturas dos carboidratos foram omitidas em (**F**) e (**G**). Os fragmentos Fab provavelmente podem girar para fora do plano em torno de seu eixo duplo (ver também Figura 3.14).

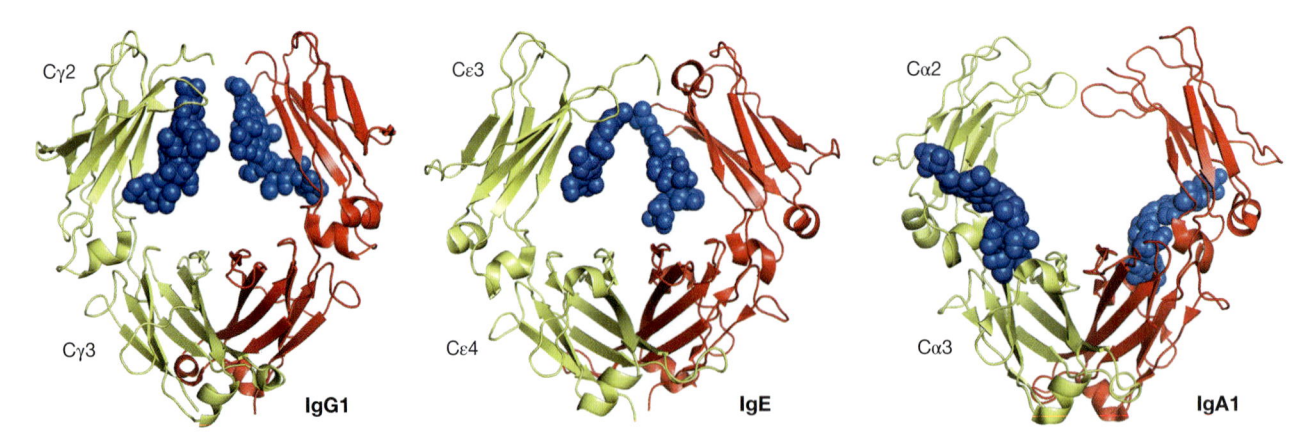

Figura 3.13 Estruturas das regiões Fc da IgG1, IgE e IgA1 humanas. As estruturas ilustradas foram determinadas por análise cristalográfica dos Fc em complexo com receptores Fc. Uma cadeia pesada é mostrada em *vermelho*, e a outra, em *amarelo*, enquanto as cadeias de carboidratos N-ligados, que estão interpostas entre os penúltimos domínios, estão representadas em *azul*. No caso da IgE, a estrutura Fc é mostrada para o fragmento dos domínios Cε4–Cε3 para comparação; dispõe-se agora de uma estrutura que inclui os domínios Cε2. No caso da IgA1, os açúcares com ligação N estão fixados em uma posição muito distinta daquela para a IgG1 e a IgE. As extremidades dos domínios Cα2 também estão unidas por uma ponte dissulfeto. (Fonte: Woof J.M. and Burton D.R. (2004) *Nature Reviews Immunology* **4**, 89-99. Reproduzida com autorização do Nature Publishing Group.)

Todavia, a sua afinidade funcional (avidez) pode ser aumentada pela interação antígeno-anticorpo polivalente, e é precisamente nessas circunstâncias que são mais efetivas na ativação do complemento.

Anticorpos e receptores Fc dos leucócitos humanos

Foram descritos receptores Fc humanos específicos para a IgG, a IgA e a IgE (Tabela 3.2). Os receptores diferem nas suas especificidades para as classes e subclasses de anticorpos, nas suas afinidades por diferentes estados de associação dos anticorpos (monômero *versus* anticorpo complexado a antígeno associado), nas suas distribuições em diferentes tipos de leucócitos e nos seus mecanismos de sinalização celular. Os receptores Fc dos leucócitos são, em sua maioria, estruturalmente relacionados, visto que evoluíram como membros da superfamília de genes de Ig. Cada receptor é constituído de uma cadeia de ligação de ligante singular (cadeia α), que frequentemente está complexada, por meio de sua região transmembrana, com um dímero da cadeia FcRγ. Esta última desempenha um papel fundamental nas **funções de sinalização** de muitos dos receptores. As cadeias FcRγ possuem motivos de ativação de imunorreceptor baseado em tirosina (ITAM) em suas regiões citoplasmáticas, que são de importância crítica para a iniciação dos sinais ativadores. Algumas cadeias α dos receptores possuem seus próprios ITAM em suas regiões citoplasmáticas, enquanto outras apresentam os motivos de inibição de imunorreceptor baseado em tirosina (ITIM).

Para a IgG, foram caracterizadas três classes diferentes de FcγR leucocitários humanos, a maioria com várias formas variantes. Além disso, o receptor Fc neonatal FcRn liga-se também à IgG e será descrito mais adiante. O **FcγRI** (CD64) caracteriza-se pela sua alta afinidade pela IgG monomérica. Esse receptor também é incomum, visto que ele possui três domínios extracelulares semelhantes à Ig em sua cadeia de ligação dos ligantes, enquanto todos os outros receptores Fc apresentam dois desses domínios. O FcγRI é expresso constitutivamente nos monócitos, nos macrófagos e nas células dendríticas, enquanto é induzido nos neutrófilos e nos eosinófilos após a sua ativação por IFNγ e G-CSF (fator estimulador de colônias de granulócitos). Por outro lado, o FcγRI pode ser infrarregulado em resposta à IL-4 e à IL-13. Do ponto de vista estrutural, consiste em

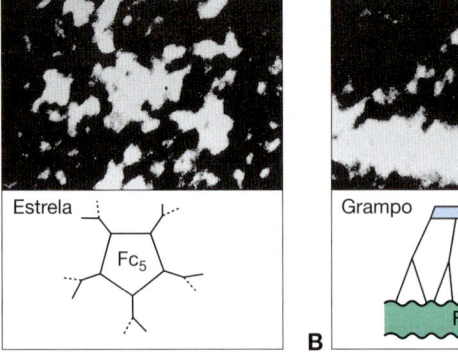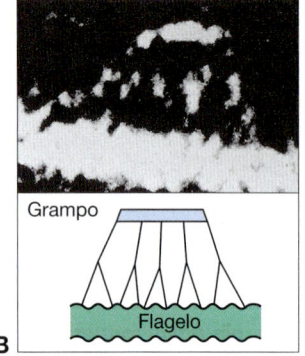

Figura 3.14 Alterações estruturais da IgM associadas à ativação do complemento. **A.** Conformação em "estrela". A micrografia eletrônica de uma proteína IgM não complexada mostra uma conformação "em forma de estrela" (ver Figura 3.12G). **B.** Conformação em "grampo". A micrografia eletrônica de uma IgM de carneiro específica, ligada a um flagelo de *Salmonella paratyphi* como antígeno, sugere que as cinco unidades F(ab')$_2$ e os domínios Cμ2 foram deslocados em relação ao plano dos Fc, de modo a produzir uma conformação em "grampo" ou "caranguejo". O componente C1 do complemento é ativado com a ligação à IgM complexada com antígeno (grampo), porém interage apenas fracamente, sem produzir nenhuma ativação significativa, com a IgM livre (estrela), sugerindo que o processo de deslocamento desempenha um importante papel na ativação do complemento. Foi sugerido que o movimento dos Fab expõe um sítio de ligação de C1q nos domínios Cμ3 da IgM. Isso foi confirmado por observações de que uma molécula Fc5, obtida pela digestão da IgM pela papaína, pode ativar diretamente o complemento, na ausência de antígeno. As micrografias eletrônicas são preparações com coloração negativa, com aumento de $2 \times 10^6\times$, isto é, 1 mm representa 0,5 nm. (Fonte: Dr. A. Feinstein e Dr. E.A. Munn. Reproduzida com autorização.)

uma cadeia α de ligação da IgG e em um homodímero de cadeia γ contendo ITAM. Liga a IgG monomérica com avidez à superfície da célula, sensibilizando-a para o seu encontro subsequente com o antígeno. As principais funções desse receptor consistem, provavelmente, em facilitar a fagocitose, em apresentar o antígeno e em mediar a destruição extracelular das células-alvo recobertas por anticorpo IgG, um processo designado como citotoxicidade celular dependente de anticorpo (ADCC).

Tabela 3.2 Receptores Fc dos leucócitos humanos.

	FcγRI (CD64)	FcγRII (CD32)				FcγRIII (CD16)				FcεRI	FcεRII (CD23)		FcαRI (CD89)
PM (kDa)	50 a 70	40				50 a 80				45 a 65	45 a 50		50 a 70
Principais isoformas expressas	FcγRIa	FcγRIIa		FcγRIIb	FcγRIIc	FcγRIIIa		FcγRIIIb		FcεRI	FcεRIIa	FcεRIIb	FcαRIa
Alótipos		H131	R131			V158	F158	NA1	NA2				
Especificidade para Ig humana*	IgG1 = 3 > 4 IgG2 não se liga	IgG1 > 3 > 2 > 4	IgG1 > 3 > 4 > 2	IgG1 = 3 > 2 IgG4 não se liga	IgG1 = 3 > 2 IgG4 não se liga	IgG3 > 1 > 4 > 2	IgG3 > 1 > 4 > 2	IgG3 > 1	IgG3 > 1	IgE	IgE		IgA1 sérica = 2, SIgA1 = SIgA2
Afinidade pelo monômero de Ig (M^{-1})	Alta (10^7 a 10^8)	Baixa ($< 10^7$)	Baixa ($< 10^7$)	Afinidades mais baixas	Afinidades mais baixas	Alta para IgG3	Alta para IgG3	Baixa ($< 10^7$)	Baixa ($< 10^7$)	Muito alta (10^{10})	Baixa ($< 10^7$)		Média (10^7)
Motivo de sinalização	ITAM da cadeia γ	ITAM da cadeia α		ITIM da cadeia α	ITAM da cadeia α	ITAM da cadeia γ		Ausência de motivo de sinalização. Ancorado na membrana por meio de ligação ao GPI		ITAM da cadeia γ A cadeia β também está presente, porém tem uma função ainda não definida	Lectina tipo C	Lectina tipo C	ITAM da cadeia γ
Distribuição celular	Monócitos, macrófagos, células dendríticas, neutrófilos (IFNγ-estimulados), eosinófilos (IFNγ-estimulados)	Monócitos, macrófagos, neutrófilos, plaquetas, células de Langerhans		Monócitos, macrófagos, linfócitos B	Monócitos, macrófagos, neutrófilos, linfócitos B	Macrófagos, células NK, linfócitos T γδ, alguns monócitos		Neutrófilos, eosinófilos (IFNγ-estimulados)		Mastócitos, basófilos, células de Langerhans, monócitos ativados	Células B	Células B, células T, monócitos, eosinófilos, macrófagos	Neutrófilos, monócitos, alguns macrófagos, eosinófilos, células de Kupffer, algumas células dendríticas

GPI, glicosilfosfatidilinositol; ITAM, motivo de ativação de imunorreceptor baseado em tirosina; ITIM, motivo de inibição de imunorreceptor baseado em tirosina.
*As afinidades relativas de vários ligantes para cada receptor foram determinadas em ectodomínios FcR recombinantes (Bruhns *et al.*, 2009, *Blood* **113**, 3716).
Fontes de dados: Woof J.M. and Burton D.R. (2004) *Nature Reviews Immunology* **4**, 89 e Bruhns P. *et al.* (2009) *Blood* **113**, 3716.

O **FcγRII** (CD32) liga-se muito fracamente à IgG monomérica, porém com afinidade consideravelmente maior à IgG associada, como aquela presente em imunocomplexos ou em uma célula-alvo recoberta por anticorpos. Por conseguinte, as células que possuem FcγRII são capazes de ligar-se a alvos recobertos por anticorpos na presença de concentrações séricas elevadas de IgG monomérica. Diferentemente da única isoforma de FcγRI, existem múltiplas isoformas expressas do FcγRII, que estão coletivamente presentes na superfície da maioria dos tipos de leucócitos (Tabela 3.2). A ligação de complexos de IgG ao FcγRII ativa as células fagocitárias e pode provocar trombose por meio de sua reação com as plaquetas. Os FcγRIIa são receptores de ativação expressos nos fagócitos, que medeiam a fagocitose e a ADCC. Por outro lado, os FcγRIIb são receptores de inibição, que possuem domínios citoplasmáticos contendo ITIM, e a sua ocupação leva à infrarregulação da reatividade celular. O FcγRIIb ocorre em duas isoformas produzidas por *splicing* alternativo. O FcγRIIb1 presente nos linfócitos B apresenta ligações cruzadas com os receptores de células B (BCR) e transmite um sinal inibitório para inativar o linfócito B, com efeito de retroalimentação negativa na produção de anticorpos. FcγRIIb2 é expresso nos fagócitos, onde atua como mediador eficiente da endocitose, resultando na apresentação do antígeno.

FcγRIII (CD16) liga-se também com escassa afinidade à IgG monomérica, porém tem afinidade baixa a média pela IgG agregada. Os dois genes FcγRIII codificam as isoformas FcγRIIIa e FcγRIIIb, que possuem atividades média e baixa pela IgG, respectivamente. FcγRIIIa é encontrado na maioria dos tipos de leucócitos, enquanto FcγRIIIb limita-se principalmente aos neutrófilos e é singular entre os receptores Fc, visto que está fixado à membrana celular por uma âncora de glicosilfosfatidilinositol (GPI), em lugar de um segmento transmembrana. O FcγRIIIa está associado ao dímero de sinalização da cadeia γ nos monócitos e nos macrófagos, bem como às moléculas de sinalização das cadeias ζ e/ou γ nas células NK, e a sua expressão é suprarregulada pelo fator transformador do crescimento β (TGFβ) e infrarregulada pela IL-4. No que concerne às suas funções, o FcγRIIIa é responsável, em grande parte, por mediar a ADCC pelas células NK e pela eliminação dos imunocomplexos da circulação pelos macrófagos. Por exemplo, a eliminação de eritrócitos recobertos por IgG da circulação de chimpanzés foi essencialmente inibida pelo fragmento Fab monovalente de um anticorpo anti-FcγRIII monoclonal. A ligação cruzada do FcγRIIIb estimula a produção de superóxido pelos neutrófilos.

No caso da IgE, foram descritos dois FcγR diferentes. A ligação da IgE a seu receptor **FcεRI** caracteriza-se pela afinidade notavelmente alta da interação, refletindo uma taxa de dissociação muito lenta (a meia-vida do complexo é de cerca de 20 h). O FcεRI é um complexo constituído por uma cadeia α de ligação de ligante estruturalmente relacionada com as do FcγR, de uma cadeia β e do dímero de cadeias FcRγ. O contato com o antígeno provoca desgranulação dos mastócitos, com liberação de aminas vasoativas e citocinas pré-formadas e síntese de uma variedade de mediadores inflamatórios derivados do ácido araquidônico (ver Figura 1.14). Esse processo é responsável pelos sintomas da rinite (febre do feno) e da asma extrínseca quando pacientes com alergia atópica entram em contato com o alergênio (p. ex., pólen de gramínea). A principal função fisiológica da IgE parece consistir na proteção de locais anatômicos suscetíveis a traumatismo e à invasão por

patógenos por meio do recrutamento local de fatores plasmáticos e células efetoras em decorrência da **deflagração de uma reação inflamatória aguda**. Os agentes infecciosos que violam as defesas da IgA combinam-se com a IgE específica na superfície dos mastócitos e desencadeiam a liberação de agentes vasoativos e fatores quimiotáticos para polimorfonucleares, levando, assim, a um influxo de IgG plasmática, complemento, neutrófilos e eosinófilos. Nesse contexto, a capacidade dos eosinófilos de lesar os helmintos recobertos por IgG e a resposta profusa da IgE a esses parasitas constituem um mecanismo de defesa efetivo.

O receptor de IgE de baixa afinidade **FcεRII** (CD23) é uma lectina tipo C (dependente de cálcio). Esse receptor é encontrado em muitos tipos diferentes de células hematopoéticas (Tabela 3.2). A sua principal função parece consistir na regulação da síntese de IgE pelos linfócitos B, com função estimuladora em baixas concentrações de IgE e inibidora em altas concentrações. Além disso, pode facilitar a fagocitose dos antígenos opsonizados pela IgE.

FcαRI (CD89) para a IgA é o receptor Fc mais bem caracterizado. A sua cadeia α de ligação do ligante está estruturalmente relacionada com as dos FcγR e do FcεRI, porém representa um membro mais distante dessa família. Com efeito, esse receptor compartilha uma homologia mais estreita com membros de uma família que inclui os receptores semelhantes à imunoglobulina das células NK (KIR), os receptores semelhantes à Ig dos leucócitos (LIR/LILR/ILT) e o receptor de colágeno específico das plaquetas (GPVI). O FcαRI está presente nos monócitos, nos macrófagos, nos neutrófilos, nos eosinófilos e nas células de Kupffer. A ligação cruzada do FcαRI pelo antígeno pode ativar a endocitose, a fagocitose, a liberação de mediadores inflamatórios e a ADCC. A expressão do FcαRI nos monócitos é fortemente suprarregulada pelo polissacarídio bacteriano.

As estruturas cristalinas estão estabelecidas para o FcγRIa, o FcγRIIa, o FcγRIIb, o FcγRIIIb, o FcεRI e o FcαRI (Figura 3.15). Na maioria dos casos, as estruturas representam os dois domínios extracelulares semelhantes à Ig da cadeia α do receptor, denominados D1 (N-terminal, de membrana distal) e D2 (C-terminal, de membrana proximal). Ainda não se dispõe de nenhuma estrutura para as porções citoplasmáticas de qualquer receptor. As regiões extracelulares equivalentes do FcγRI, do FcγRIIa/b, do FcγRIII e do FcεRI compartilham a mesma estrutura geral. Apesar da semelhança básica de sequência entre o FcαRI e esses receptores, o receptor de IgA apresenta uma estrutura notavelmente diferente. Embora os dois domínios individuais da região extracelular do FcαRI estejam dispostos de modo semelhante aos dos outros receptores, a disposição dos domínios um em relação ao outro é muito diferente. Os domínios apresentam uma rotação de cerca de 180° em relação às posições adotadas nos outros receptores Fc, invertendo essencialmente as orientações D1–D2. O receptor FcεRII também possui uma estrutura diferente: seu domínio de cabeça semelhante à lectina liga-se entre os domínios Cε2 e Cε3 do Fc da IgE.

Os estudos cristalográficos dos complexos de anticorpo-receptor Fc revelaram como os anticorpos interagem com os receptores Fc dos leucócitos (Figura 3.16). No caso da interação IgG–FcγRIII, o domínio D2 de membrana proximal do FcγRIII interage com o ápice dos domínios C_H2 e a parte inferior da dobradiça. Isso exige que o anticorpo adote uma conformação "deslocada", em que os fragmentos Fab rodam para fora do plano do Fc. Uma consequência desse tipo de interação, reconhecida

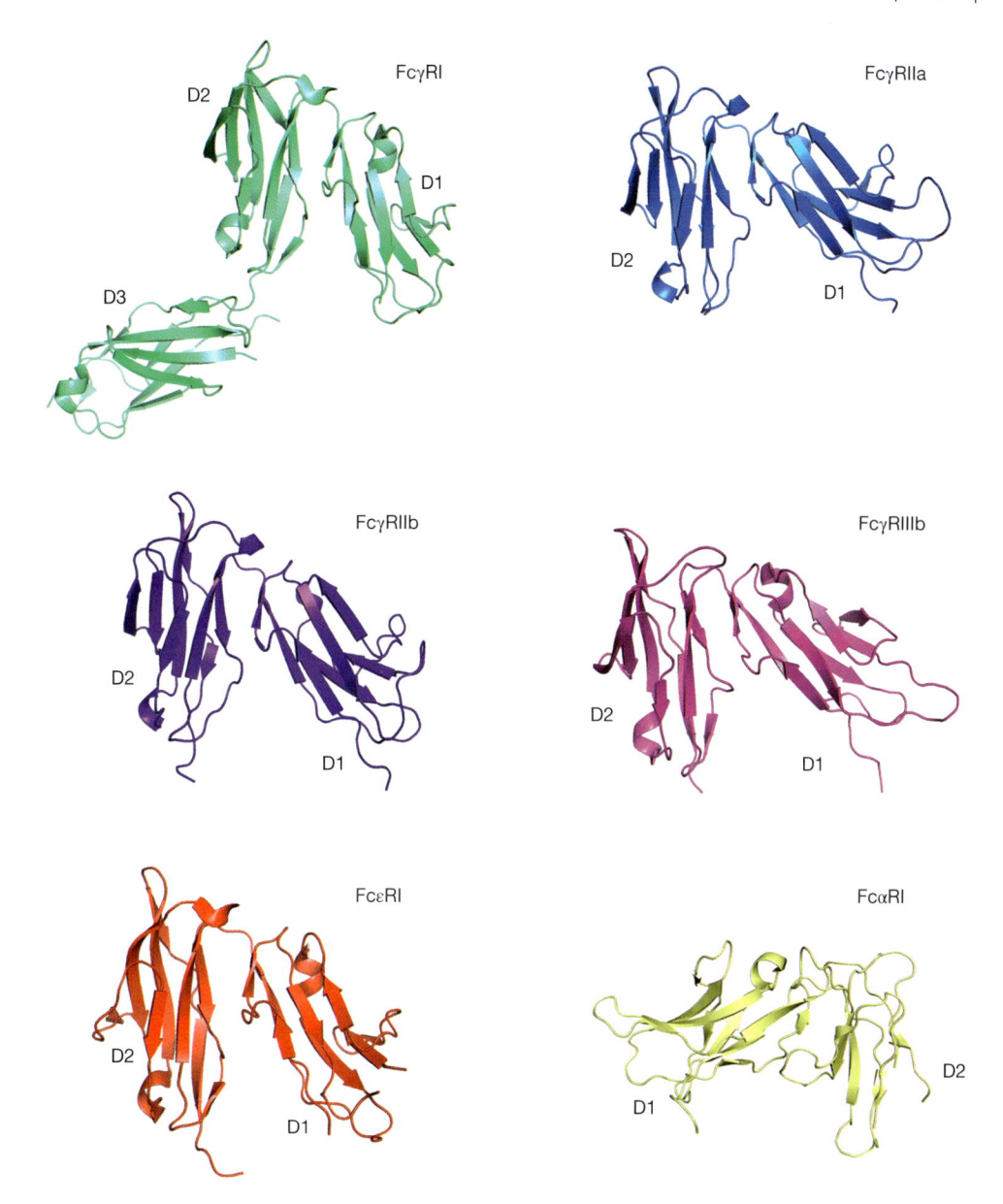

Figura 3.15 Estruturas dos receptores Fc dos leucócitos humanos. Em cada caso, a figura mostra uma visão semelhante do receptor. D1, domínio de membrana distal; D2, domínio de membrana proximal, exceto para FcγRI, em que D3 é o domínio proximal, e FcαRI, em que D2 é o domínio de membrana proximal. Para os FcγR e FcεRI, o sítio de ligação de Fc está presente no "ápice" do domínio D2, ao passo que, para FcαRI, o sítio de interação do Fc encontra-se no ápice do domínio D1. (Fonte: Jenny Woof e Christina Corbaci. Reproduzida com autorização.)

há muitos anos, é que ela promove o contato íntimo da membrana da célula-alvo (na parte superior da página) e a membrana da célula efetora. Isso pode facilitar a atividade da célula efetora contra a célula-alvo. Tendo em vista as semelhanças entre o FcγRI, o FcγRII e o FcγRIII, é provável que todos esses três FcR compartilham um modo comum de ligação à IgG. Com efeito, esse modo de ligação também parece ser compartilhado pela ligação da IgE ao receptor FcεRI, embora a região ligadora dos domínios Cε2–Cε3 substitua a contribuição da dobradiça para a ligação do receptor. Por outro lado, a IgA liga-se ao receptor FcαRI em um sítio localizado entre os domínios Cα2 e Cα3. Esse tipo de ligação possibilita uma estequiometria de IgA:FcR para 2:1, enquanto a estequiometria para a IgG e a IgE nesses complexos é de 1:1. Neste momento, o significado dessas diferenças nos modos de ligação ainda não está definido.

Anticorpos e o receptor Fc neonatal

Um importante receptor Fc para IgG é o receptor neonatal, FcRn. Esse receptor medeia o **transporte da IgG da mãe para o feto** através da placenta (Figura 3.17A). Acredita-se que esse anticorpo, que persiste por algum tempo no sangue do recém-nascido, seja importante para proteger diretamente a criança contra patógenos. Além disso, foi sugerido que a presença do anticorpo materno ajuda o desenvolvimento da imunidade celular na criança pequena, atenuando a estimulação pelos patógenos em lugar de interrompê-la por completo. O FcRn também pode ser importante no transporte da IgG materna do leite materno, através das células intestinais do lactente, para a circulação sanguínea. O FcRn também é crucial na **manutenção da meia-vida longa da IgG no soro** de adultos e crianças. O receptor liga-se à IgG em vesículas ácidas (pH < 6,5), protegendo a molécula da degradação,

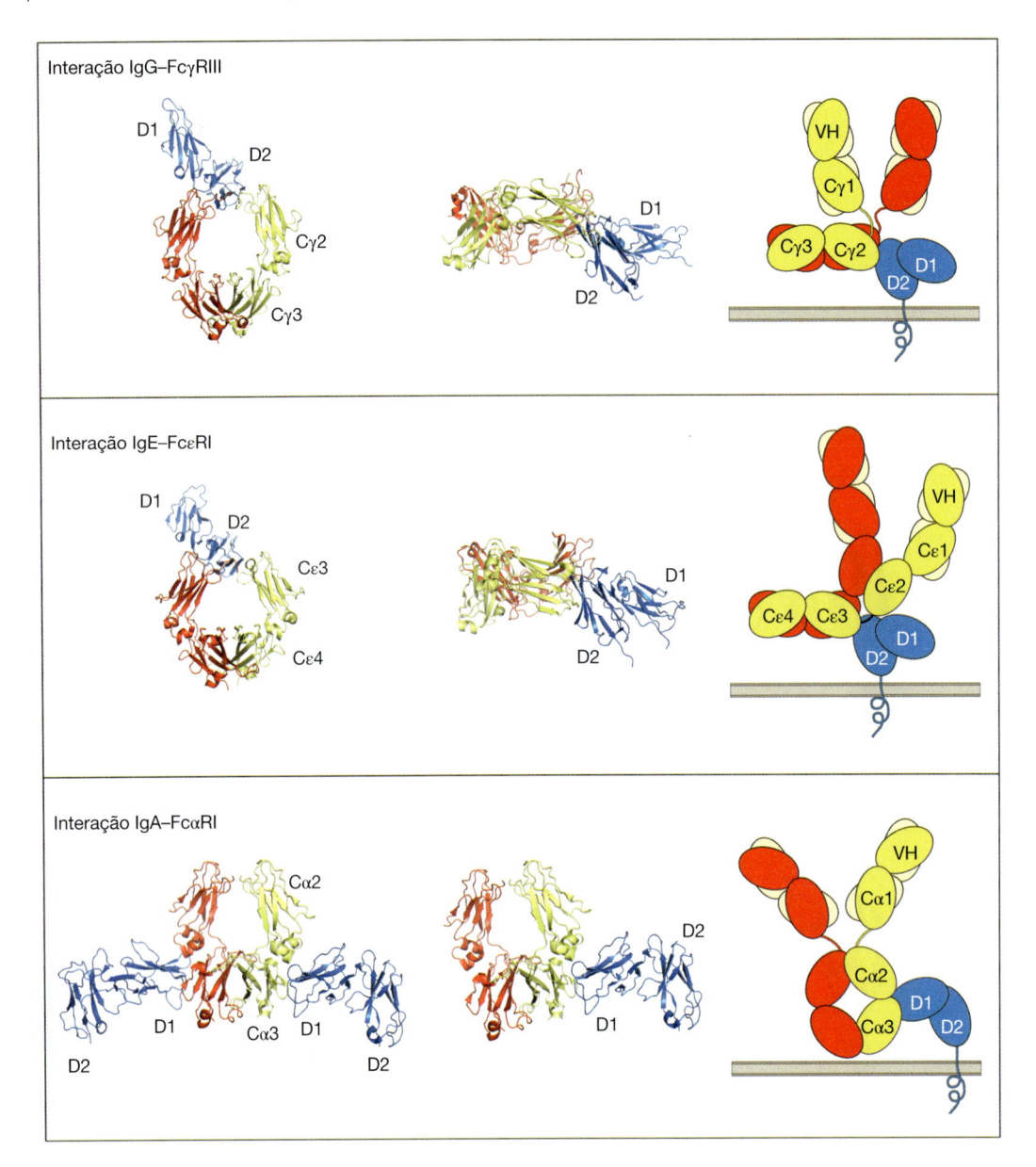

Figura 3.16 Estruturas das interações entre anticorpo e receptor Fc dos leucócitos. As colunas da esquerda e do centro mostram vistas das estruturas cristalinas dos complexos dos FcR com seus respectivos ligantes Fc. Os domínios extracelulares dos receptores são mostrados em *azul*; uma cadeia pesada de cada região Fc é mostrada em *vermelho*, e a outra, em *amarelo-escuro*. Na coluna da esquerda, cada região Fc é mostrada em vista frontal. A semelhança entre as interações IgG–FcγRIII e IgE–FcεRI é notável, enquanto a interação IgA–FcαRI é muito diferente no que se refere aos sítios envolvidos e à estequiometria. A coluna do centro mostra uma vista onde os domínios D2 de cada receptor estão posicionados de modo que suas extremidades C-terminais estejam voltadas para baixo. Aqui, as regiões Fc da IgG e da IgE são vistas em posição horizontal, lateralmente. Para a interação da IgA, a figura mostra apenas uma molécula do receptor. A coluna da direita mostra uma representação esquemática dos receptores e seus ligantes intactos na mesma perspectiva do que as imagens da coluna do centro. As cadeias leves estão representadas em *amarelo-claro*. A necessidade de deslocamento da IgG e da IgE para possibilitar o posicionamento das extremidades do Fab longe da superfície da célula que apresenta o receptor é evidente. (Fonte: Jenny Woof e Christina Corbaci. Reproduzida com autorização.)

e, em seguida, libera a IgG no pH mais alto de 7,4 do sangue (Figura 3.17B). Essa constante reciclagem da IgG e prevenção da degradação nos endossomas aumentam a meia-vida da IgG, em comparação com outros isótipos de anticorpos. O FcRn desempenha várias outras funções importantes, incluindo facilitar a apresentação do antígeno no caso de antígenos derivados do intestino, transporte da IgG em várias secreções e regulação da persistência da albumina sérica.

Os estudos estruturais realizados revelaram a base molecular da atividade do FcRn. O FcRn é diferente dos receptores Fc dos leucócitos e exibe uma semelhança estrutural com as moléculas do MHC da classe I. Trata-se de um heterodímero composto de uma cadeia de β_2-microglobulina ligada de modo não covalente a uma cadeia acoplada à membrana, que inclui três domínios extracelulares. Um desses domínios, incluindo uma cadeia de carboidratos, juntamente com a β_2-microglobulina, interage com um sítio localizado entre os domínios C_H2 e C_H3 do Fc (Figura 3.18). A interação inclui três pontes salinas estabelecidas com resíduos de histidina (His) na IgG, que possuem cargas positivas em pH < 6,5. Na presença de um pH mais alto, os resíduos de His perdem suas cargas positivas, a interação FcRn–IgG torna-se enfraquecida, e ocorre dissociação da IgG.

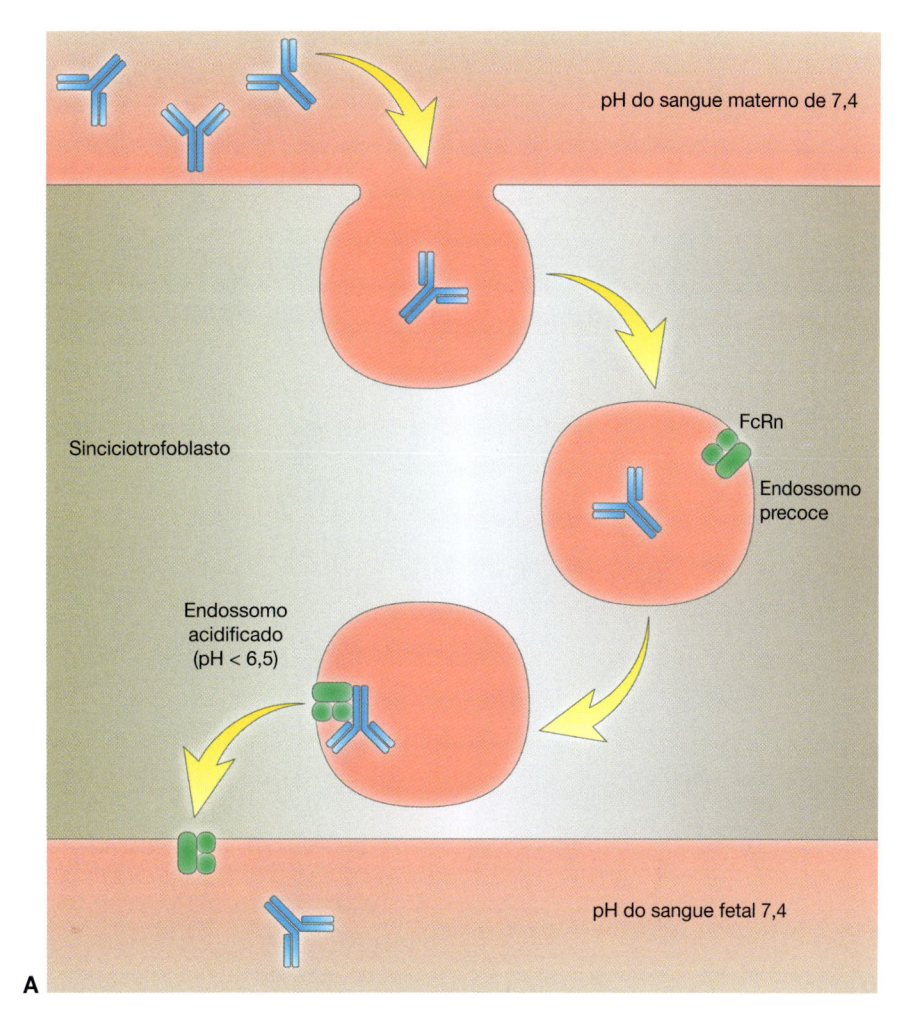

Figura 3.17 Função do receptor neonatal para IgG (FcRn). **A.** O receptor FcRn é encontrado no sinciciotrofoblasto da placenta, onde desempenha a importante tarefa de transferir a IgG materna para circulação fetal. Isso confere proteção antes que o feto desenvolva imunocompetência. Além disso, fica evidente que qualquer agente infeccioso que possa alcançar o feto *in utero* precisa passar em primeiro lugar pela mãe, e, portanto, o feto irá depender do sistema imune materno para obter a IgG produzida com especificidades de ligação apropriadas. Essa IgG materna também fornece proteção ao recém-nascido, visto que são necessárias algumas semanas após o nascimento para que a IgG transferida seja finalmente catabolizada. (*continua*)

IgA secretória

A IgA aparece seletivamente nas secreções seromucosas, como a saliva, as lágrimas, as secreções nasais, o suor, o colostro, o leite e as secreções dos pulmões e dos sistemas geniturinário e gastrintestinal, onde defende as superfícies externas expostas do corpo contra o ataque por microrganismos. Trata-se de uma importante função, visto que cerca de 40 mg de IgA secretória/kg de peso corporal são transportados diariamente através do epitélio das criptas intestinais dos seres humanos para as superfícies mucosas, em comparação com uma produção diária total de IgG de 30 mg/kg.

A IgA é sintetizada localmente pelos plasmócitos e sofre dimerização intracelular, juntamente com um polipeptídio rico em cisteína, denominado cadeia J, com peso molecular de 15.000. A IgA dimérica liga-se fortemente a um receptor de Ig polimérico (**receptor de poli-Ig [pIgR]**, que também se liga à IgM polimérica) presente na membrana das células epiteliais mucosas. Em seguida, o complexo sofre endocitose ativa, é transportado pelo citoplasma e secretado nos líquidos corporais externos após clivagem da cadeia peptídica do pIgR.

O fragmento do receptor que permanece ligado à IgA é denominado componente secretório, enquanto a molécula inteira é designada como **IgA secretória** (Figura 3.19).

Isótipos, alótipos e idiótipos: variantes dos anticorpos

Por motivos de conveniência, a variabilidade dos anticorpos é, com frequência, dividida em três tipos: isótipos, alótipos e idiótipos. Os **isótipos** são variantes encontradas em todos os membros saudáveis de uma espécie: as classes e as subclasses das imunoglobulinas são exemplos de variação isotípica envolvendo a região constante da cadeia pesada. Os **alótipos** são variantes herdadas como alternativas (alelos), e, por conseguinte, nem todos os membros saudáveis de uma espécie herdam determinado alótipo. Os alótipos ocorrem principalmente como variantes dos genes da região constante das cadeias pesadas, em todas as quatro subclasses de IgG, IgA2 e IgM nos seres humanos. A nomenclatura dos alótipos das imunoglobulinas humanas baseia-se no isótopo no qual está presente (p. ex., G1m define os alótipos em uma

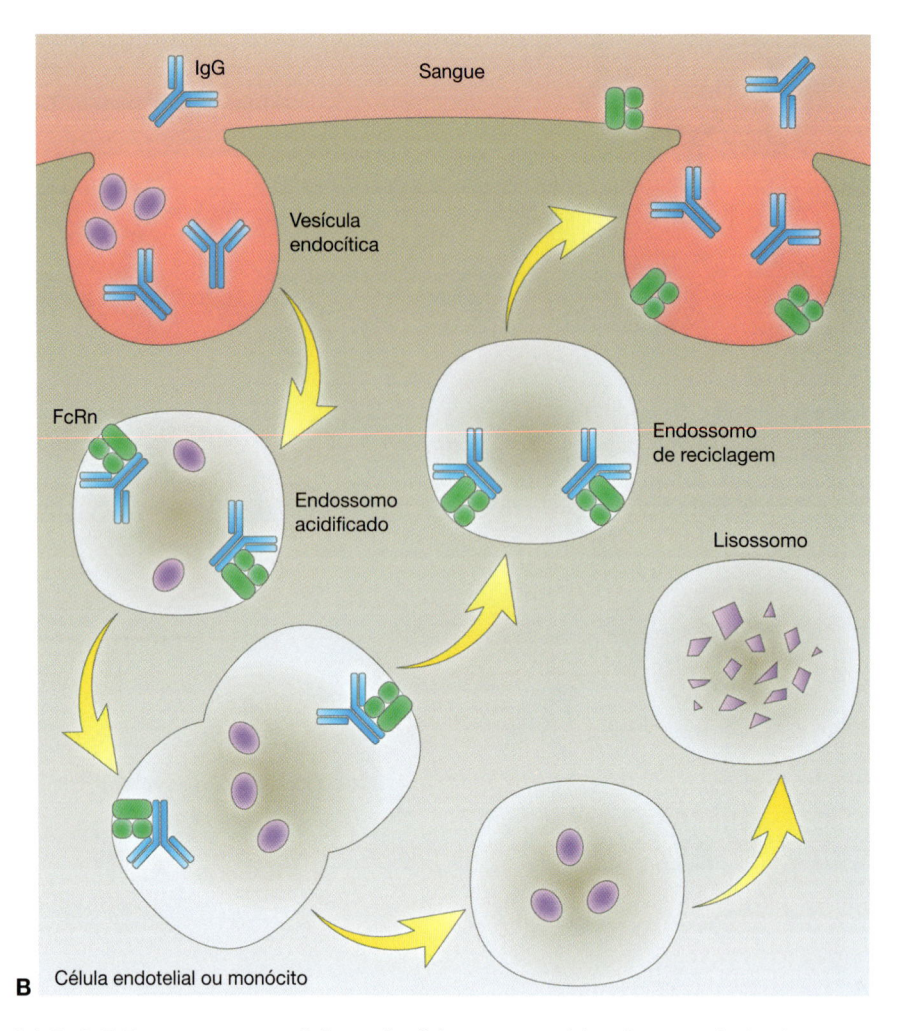

Figura 3.17 (*Continuação*) **B.** O FcRn expresso nas células endoteliais e nos monócitos é responsável pela meia-vida sérica longa da IgG. Essas células internalizam a IgG sérica que, em seguida, é protegida da degradação nos lisossomos ácidos pela sua ligação ao FcRn. Com a sua reciclagem de volta à circulação sanguínea, a IgG é liberada do FcRn nas condições de pH mais alto. FcRn desempenha outras funções, conforme descrito no texto.

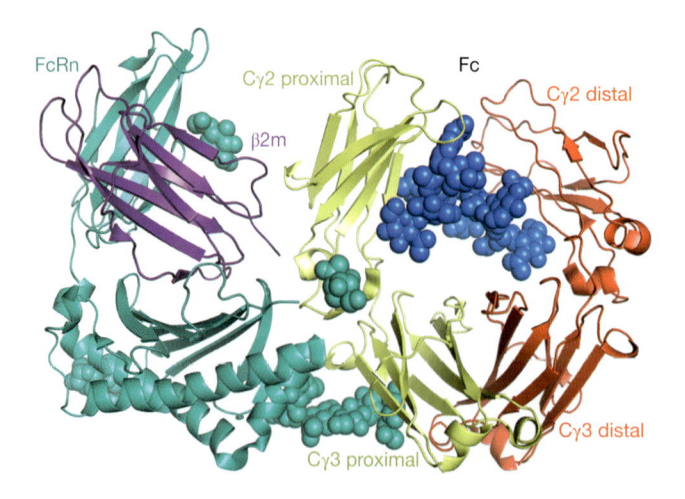

Figura 3.18 Estrutura da ligação do receptor Fc neonatal do rato ao Fc da IgG. A figura mostra um Fc heterodimérico (Fc) com a cadeia de ligação de FcRn em *amarelo*, e a cadeia que não se liga, em *vermelho*. A cadeia *vermelha* sofreu mutações em várias posições, de modo a eliminar a ligação do FcRn. Quando a molécula homodimérica normal é utilizada, são criadas estruturas em fitas oligoméricas, nas quais os dímeros de FcRn estabelecem pontes pelos Fc, impedindo, assim, a cristalização. Os glicanos de Fc estão representados em *azul-escuro*. Os três domínios do FcRn são mostrados em *azul-celeste* (dois deles estão unidos na parte inferior da figura nessa vista), e a β_2-microglobulina (β2m), em *púrpura*. Uma parte do domínio α_2, um carboidrato de ligação *N* fixado a esse domínio e a extremidade C-terminal da β_2-microglobulina formam a parte lateral do FcRn do local de interação. Os resíduos na interface dos domínios C_H2/C_H3 formam o lado Fc do sítio de interação. (Fonte: Segundo Martin W.L. *et al.* (2001) *Molecular Cell* **7**, 867. Reproduzida com autorização de Elsevier.)

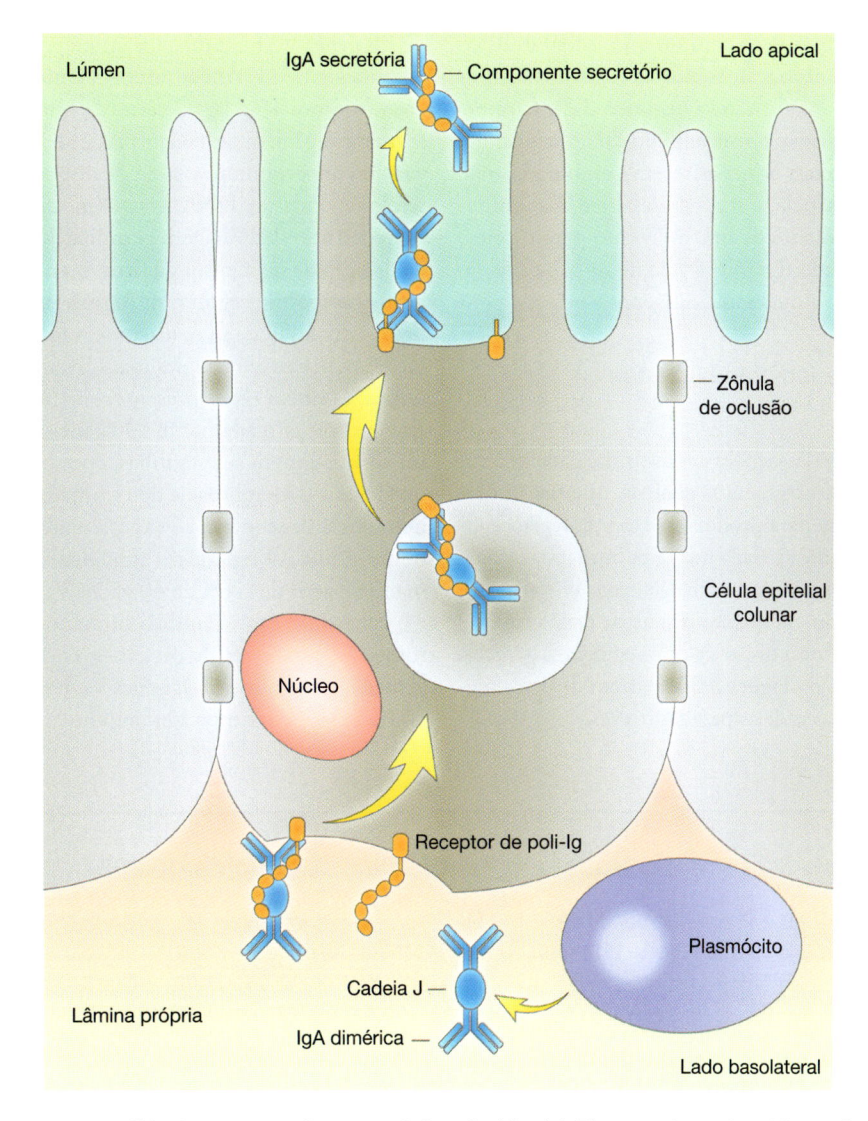

Figura 3.19 Secreção da IgA na superfície das mucosas. O receptor de Ig polimérico (pIgR) na membrana basal liga-se à IgA dimérica, que é transportada por meio de um vacúolo endocítico até a superfície apical. A clivagem do receptor libera a IgA secretória ainda fixada a uma parte do receptor, denominada componente secretório. Acredita-se que a IgA secretória seja muito importante na proteção contra a exposição a patógenos da mucosa.

cadeia pesada da IgG1, Km define os alótipos nas cadeias leves k), seguida de um sistema de numeração da Organização Mundial da Saúde (OMS).

A região variável de um anticorpo pode atuar como antígeno, e os determinantes singulares dessa região, que o diferenciam da maioria dos outros anticorpos dessa espécie, são denominados determinantes idiotípicos. Por conseguinte, o **idiótipo** de um anticorpo consiste em um conjunto de determinantes idiotípicos, cada um deles conhecido como idiótopo. Em geral, os anticorpos anti-idiotípicos policlonais reconhecem um conjunto de idiótopos, enquanto um anticorpo anti-idiotípico monoclonal reconhece um único idiótopo. Os idiótipos são habitualmente específicos de determinado clone de anticorpos (idiótipos privados), porém são algumas vezes compartilhados por diferentes clones de anticorpos (idiótipos públicos, recorrentes ou de reação cruzada). Um anticorpo anti-idiotípico pode reagir com determinantes distantes do sítio de ligação do antígeno, pode acoplar-se ao sítio de ligação e expressar a imagem do antígeno, ou pode reagir com determinantes próximos ao sítio de ligação e interferir na ligação do antígeno. Nos camundongos, o sequenciamento de um anticorpo anti-idiotípico produzido contra um anticorpo específico para o antígeno GAT polipeptídico revelou um CDR3 com uma sequência de aminoácidos idêntica àquela do epítopo do antígeno (*i. e.*, o anticorpo anti-idiotípico contém uma imagem real do antígeno), porém isso representa provavelmente mais a exceção do que a regra.

Genética da diversidade e da função dos anticorpos

Os genes dos anticorpos são produzidos por recombinação somática

O repertório das imunoglobulinas é codificado por múltiplos segmentos gênicos da linhagem germinativa, que sofrem diversificação somática nos linfócitos B em desenvolvimento. Por conseguinte, embora os componentes básicos necessários para gerar um repertório de imunoglobulinas sejam herdados, o repertório maduro de anticorpos de um indivíduo é essencialmente formado durante a vida como resultado de alterações dos genes herdados da linhagem germinativa.

A primeira evidência de que os genes das imunoglobulinas sofrem rearranjo por **recombinação somática** foi fornecida por Hozumi e Tonegawa, em 1976 (Marco histórico 3.2). Como a recombinação somática envolve o rearranjo do DNA nas células somáticas, e não nos gametas, os genes recém-combinados não são herdados. Em consequência, o repertório básico das imunoglobulinas difere discretamente de um indivíduo para o outro e será ainda mais modificado durante a vida de uma pessoa em consequência da exposição a diferentes antígenos.

Segmentos gênicos e *loci* variáveis das imunoglobulinas

Nos seres humanos, os *loci* das regiões variáveis das cadeias leves e pesadas contêm múltiplos segmentos gênicos, que são unidos por recombinação somática para produzir o éxon da região V final. A região variável da cadeia pesada nos seres humanos é construída a partir da união de três segmentos gênicos, **V** (**variável**), **D** (**diversidade**) e **J** (**junção**), enquanto o gene da região variável da cadeia leve é construído pela união de dois segmentos gênicos, V e J. Conforme ilustrado na Figura 3.20, existem diversos segmentos V, D e J nos *loci* das cadeias pesadas e leves.

Os genes V_H humanos foram mapeados no cromossomo 14, embora genes IgH órfãos também tenham sido identificados nos cromossomos 15 e 16. O *locus* V_H humano, assim como outros segmentos gênicos de anticorpos, é altamente polimórfico e provavelmente evoluiu por meio de duplicação, deleção e recombinação repetidas do DNA. Os polimorfismos encontrados dentro do repertório da linhagem germinativa resultam da inserção ou da deleção de segmentos gênicos, ou da ocorrência de diferentes alelos no mesmo segmento. Alguns pseudogenes, que incluem desde aqueles que são mais conservados e contêm algumas mutações pontuais até aqueles mais divergentes, com mutações extensas, também estão presentes nos *loci* das imunoglobulinas. Existem aproximadamente 100 genes V_H humanos, que podem ser agrupados em sete famílias, com base na homologia das sequências. Os membros de determinada família apresentam uma homologia de sequência de aproximadamente 80% em nível dos nucleotídios. O repertório funcional de cadeias pesadas é formado a partir de cerca de 40 genes V_H funcionais, 23 genes D_H e 6 genes J_H. O *locus* lambda humano foi mapeado no cromossomo 22, com cerca de 30 genes $V\lambda$ funcionais e 5 segmentos gênicos $J\lambda$ funcionais. Os genes $V\lambda$ podem ser agrupados em 10 famílias. O *locus* kappa humano no cromossomo 2 é composto

---

 Marco histórico 3.2 | Prêmio Nobel em Fisiologia ou Medicina de 1987

Susumu Tonegawa recebeu o Prêmio Nobel de 1987 em Fisiologia ou Medicina pela "sua descoberta do princípio genético de produção da diversidade de anticorpos". Em seu artigo publicado em 1976, Tonegawa realizou uma análise *Southern blot* do DNA digerido pela enzima de restrição de células linfoides e não linfoides para demonstrar que os genes variáveis e constantes das imunoglobulinas estão distantes uns dos outros no genoma da linhagem germinativa. O DNA de embriões revelou dois componentes quando hibridizado com sondas de RNA específicas para: (i) ambas

as regiões variáveis e constantes e (ii) apenas a região constante, enquanto ambas as sondas estavam localizadas em uma única banda quando hibridizadas para o DNA de uma célula de plasmocitoma produtora de anticorpos. Tonegawa sugeriu que os padrões diferenciais de hibridização poderiam ser explicados se os genes variáveis e constantes estivessem distantes uns dos outros no DNA da linhagem germinativa, mas que se aproximavam para codificar o gene completo das imunoglobulinas durante a diferenciação dos linfócitos.

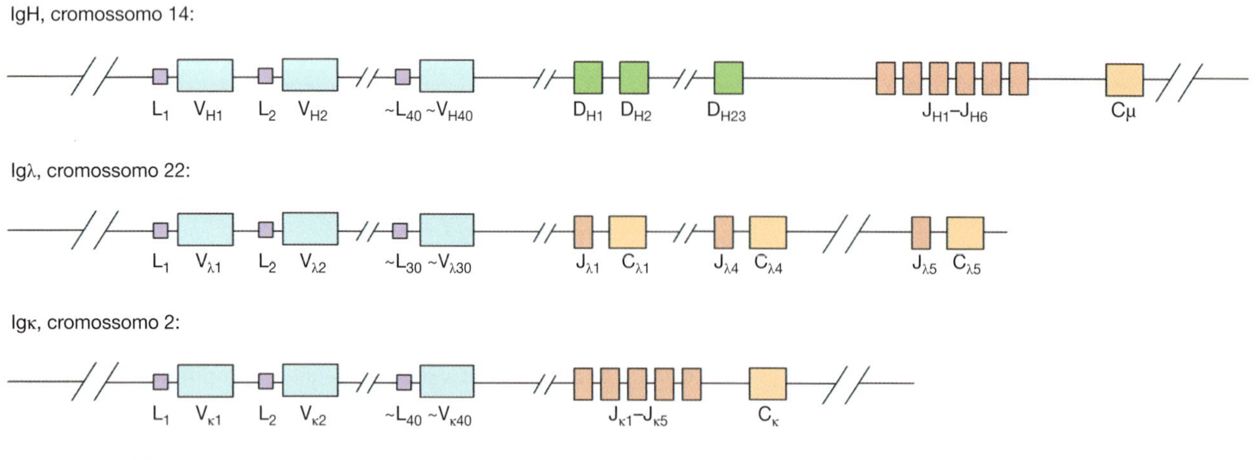

IgH, cromossomo 14:

Igλ, cromossomo 22:

Igκ, cromossomo 2:

Figura 3.20 *Loci* das imunoglobulinas humanas. São mostradas representações esquemáticas dos *loci* da cadeia pesada humana (parte superior) e das cadeias leves lambda (no meio) e kappa (parte inferior). O *locus* da cadeia pesada humana no cromossomo 14 consiste em aproximadamente 40 genes V_H funcionais, 23 genes D_H e 6 genes J_H, que são organizados em grupos proximalmente às regiões constantes. O *locus* lambda humano no cromossomo 22 consiste em aproximadamente 30 genes $V\lambda$ funcionais e 5 segmentos gênicos $J\lambda$ funcionais, sendo cada segmento J seguido de um segmento constante. O *locus* kappa humano no cromossomo 2 consiste em cerca de 40 genes $V\kappa$ funcionais e 5 genes $J\kappa$ funcionais, com os segmentos J agrupados proximalmente à região constante. L, sequência líder.

por um total de aproximadamente 40 genes Vκ funcionais e 5 genes Jκ funcionais. Todavia, o *locus* kappa contém uma grande duplicação da maioria dos genes Vκ, e a maioria dos genes Vκ nesse agrupamento distal, apesar de ser funcional, é raramente utilizada. O número de genes V varia entre indivíduos em consequência dos polimorfismos.

Os *loci* das imunoglobulinas também contêm elementos reguladores (Figura 3.21), incluindo amplificadores na extremidade 3′ de cada *locus* e também entre as regiões J e C (amplificador intrônico) dos *loci* IGH e IGK. Ambos os amplificadores 3′ e intrônicos são importantes para a recombinação V(D)J, enquanto os amplificadores 3′ são mais importantes para a transcrição eficiente dos genes Ig rearranjados. Alguns *loci* de Ig possuem elementos amplificadores adicionais. Cada gene V de Ig possui a sua própria sequência líder e um promotor simples que contém um segmento octamérico conservado e um boxe TATA.

Recombinação V(D)J e diversidade combinatória

A junção desses segmentos gênicos, conforme ilustrado na Figura 3.22, é conhecida como **recombinação V(D)J**. A recombinação V(D)J é um processo altamente regulado e ordenado. O éxon da cadeia leve é construído a partir de uma única junção de segmento gênico V a J. Entretanto, no *locus* da cadeia pesada, um segmento D é unido em primeiro lugar a um segmento J, e, em seguida, o segmento V é unido à sequência DJ combinada. O DNA após rearranjo é transcrito, o transcrito de RNA sofre *splicing* de modo a reunir o éxon da região V e o éxon da região C, e, por fim, o mRNA após *splicing* é traduzido, produzindo a imunoglobulina final.

Numerosos genes singulares das imunoglobulinas podem ser produzidos pela união de diferentes combinações dos segmentos V, D e J nos *loci* das cadeias pesadas e leves. A criação da diversidade

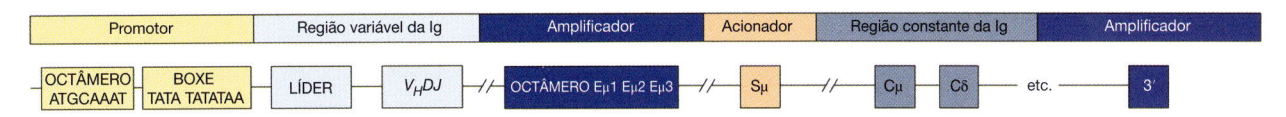

Figura 3.21 Elementos reguladores dos *loci* das imunoglobulinas. Cada segmento VDJ que codifica a região variável está associado a uma sequência líder. Em posição estreitamente proximal, encontra-se o boxe TATA do promotor, que se liga à RNA polimerase II, e o motivo octamérico, que é uma de várias sequências curtas que se ligam a fatores de transcrição reguladores transativos. Os promotores da região V são relativamente inativos, e apenas a associação com amplificadores, que também são compostos de motivos de sequências curtas capazes de se ligar às proteínas nucleares, aumentará a taxa de transcrição para níveis típicos de linfócitos B ativamente secretores. Os transcritos primários são iniciados 20 nucleotídios distalmente ao boxe TATA e estendem-se além da extremidade da região constante. Esses transcritos sofrem *splicing*, são clivados na extremidade 3′ e poliadenilados para gerar o mRNA passível de ser traduzido.

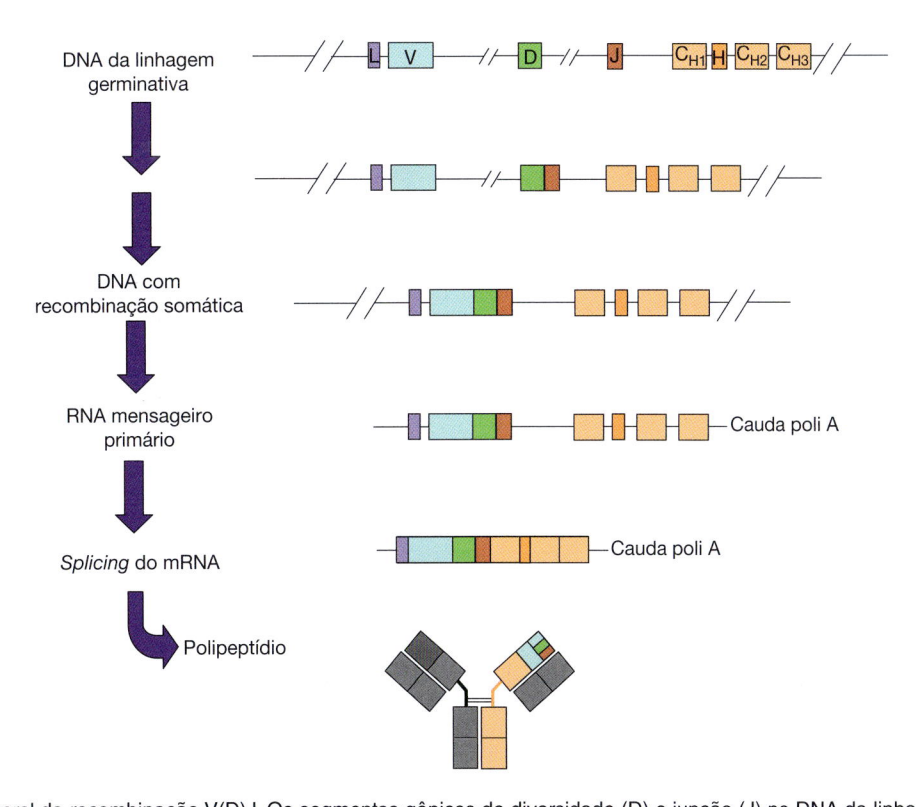

Figura 3.22 Visão geral da recombinação V(D)J. Os segmentos gênicos de diversidade (D) e junção (J) no DNA da linhagem germinativa são unidos por meio de recombinação somática no *locus* da cadeia pesada. Em seguida, o segmento gênico variável (V) é unido ao gene D–J recombinado para produzir o éxon da cadeia pesada totalmente recombinado. Nos *loci* das cadeias leves, ocorre recombinação somática apenas com os segmentos V e J. O DNA recombinado é transcrito, e o transcrito de RNA primário sofre então *splicing*, reunindo as regiões V e constantes (C). A molécula de mRNA após *splicing* é traduzida para produzir a proteína imunoglobulina. A contribuição dos diferentes segmentos gênicos para a sequência do polipeptídio é ilustrada para uma das cadeias pesadas. H, dobradiça.

do repertório de imunoglobulinas por meio dessa junção de vários segmentos gênicos é conhecida como **diversidade combinatória**. Uma maior diversidade é criada pelo pareamento de diferentes cadeias pesadas com diferentes cadeias leves lambda ou kappa. Por exemplo, o repertório potencial de cadeias pesadas é de cerca de $40 V_H \times 23 D_H \times 6 J_H = 5.500$ combinações diferentes. De modo semelhante, existem aproximadamente 150 ($30 V\lambda \times 5 J\lambda$) e 200 ($40 V\kappa \times 5 J\kappa$) combinações diferentes, para um total de 350 combinações de cadeias leves. Se considerarmos que cada cadeia pesada poderia se combinar potencialmente com cada cadeia leve, a diversidade do repertório de imunoglobulina seria muito grande, da ordem de 2 milhões de combinações possíveis. Entretanto, o rearranjo dos genes V ocorre em frequências muito diferentes, de modo que existe uma enorme variação na probabilidade de diferentes combinações. Uma diversidade adicional também é produzida durante a recombinação dos segmentos gênicos e por meio de hipermutação somática, conforme explicado nas seções subsequentes. Dessa maneira, embora o número de segmentos gênicos da linhagem germinativa pareça ser limitado, é possível gerar um repertório incrivelmente diverso de imunoglobulinas.

Sequências de sinais de recombinação

A **sequência de sinais de recombinação** (RSS) ajuda a guiar a recombinação entre segmentos gênicos apropriados. A RSS (Figura 3.23) é uma sequência não codificadora, que flanqueia os segmentos dos genes codificadores. A RSS é constituída por sequências heptaméricas e nonaméricas conservadas, que são separadas por um espaçador não conservado de 12 ou 23 nucleotídios. Ocorre recombinação eficiente entre segmentos com um espaçador de 12 nucleotídios e um espaçador de 23 nucleotídios. Essa **regra de "12/23"** ajuda a garantir a junção dos segmentos gênicos apropriados.

No *locus* V_H, os segmentos V e J são ladeados por RSS com espaçador de 23 nucleotídios, enquanto os segmentos D são flanqueados por RSS com espaçador de 12 nucleotídios. Nos *loci* das

cadeias leves, os segmentos Vκ são ladeados por RSS com espaçadores de 12 nucleotídios, os segmentos Jκ são flanqueados por RSS com espaçadores de 23 nucleotídios, e esse arranjo é invertido no *locus* lambda.

O mecanismo da recombinase

A V(D)J recombinase é um complexo de enzimas que medeiam a recombinação somática dos segmentos gênicos das imunoglobulinas (Figura 3.24). Os produtos gênicos dos genes ativadores da recombinação 1 e 2 (RAG-1 e RAG-2) são enzimas linfocitárias específicas, essenciais para a recombinação V(D)J. Nas etapas iniciais da recombinação V(D)J, o complexo RAG liga-se às sequências de sinais de recombinação e, em associação a proteínas do grupo de alta mobilidade (HMG) envolvidas no dobramento do DNA, as duas sequências de sinais de recombinação são reunidas. Diferentemente das enzimas RAG específicas de células linfoides, as proteínas HMG apresentam expressão ubíqua.

Em seguida, um corte de fita simples é introduzido entre a extremidade 5'-heptamérica da sequência de sinais de recombinação e o segmento codificador. Esse corte resulta em um grupo OH 3' livre, que ataca a fita de DNA antiparalela oposta, em uma reação de transesterificação. Esse ataque resulta em uma quebra do DNA de fita dupla, que leva à formação de "grampos" selados de modo covalente nas duas extremidades codificadoras e à formação de extremidades de sinais rombas. Nesse estágio, forma-se um complexo pós-clivagem, em que a recombinase RAG permanece associada às extremidades do DNA.

Por fim, ocorre reparo da quebra do DNA por um mecanismo de junção de extremidades não homólogas. As sequências de sinais de recombinação são reunidas com precisão para formar a união de sinais. Por outro lado, nucleotídios podem ser perdidos ou acrescentados durante o reparo das extremidades codificadoras (Figura 3.25). A **diversidade juncional** é a diversificação de éxons das regiões variáveis, em virtude dessa junção imprecisa das extremidades codificadoras.

Em primeiro lugar, um pequeno número de nucleotídios frequentemente sofre deleção da extremidade codificadora por uma exonuclease desconhecida. Além disso, a diversidade juncional envolve a adição potencial de dois tipos de nucleotídios, os **nucleotídios P** e os **nucleotídios N**. As sequências palindrômicas que resultam da clivagem assimétrica e do preenchimento mediado por molde dos grampos codificadores são designadas como nucleotídios P. Os nucleotídios N são produzidos pela adição sem molde de nucleotídios às extremidades codificadoras, um processo mediado pela enzima desoxinucleotidil transferase terminal (TdT). Embora os nucleotídios P e N e a deleção da extremidade codificadora e nucleotídios atuem para diversificar acentuadamente o repertório das imunoglobulinas, o acréscimo desses nucleotídios pode, como para outros eventos na montagem dos genes dos anticorpos, resultar na formação de genes receptores fora da estrutura.

À semelhança do complexo da recombinase RAG, o **mecanismo de reparo do DNA** atua como complexo proteico. Entretanto, diferentemente da recombinase RAG, as proteínas não homólogas de junção das extremidades têm expressão ubíqua. Nas primeiras etapas de reparo do DNA, as proteínas Ku70 e Ku80 formam um heterodímero, que se liga às extremidades quebradas do DNA. O complexo Ku recruta a subunidade catalítica da proteinoquinase

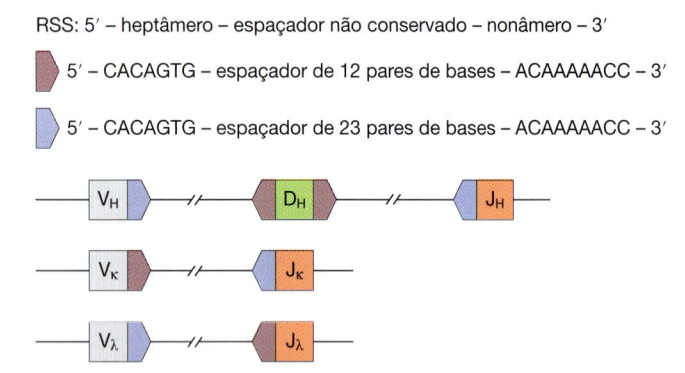

RSS: 5' – heptâmero – espaçador não conservado – nonâmero – 3'

5' – CACAGTG – espaçador de 12 pares de bases – ACAAAAACC – 3'

5' – CACAGTG – espaçador de 23 pares de bases – ACAAAAACC – 3'

Figura 3.23 A sequência de sinais de recombinação. A sequência de sinais de recombinação (RSS) é formada de sequências heptaméricas e nonaméricas conservadas, separadas por um espaçador de 12 ou 23 nucleotídios não conservados. Ocorre recombinação eficiente entre segmentos com um espaçador de 12 nucleotídios e um espaçador de 23 nucleotídios. As RSS com espaçadores de 23 nucleotídios flanqueiam os segmentos V e J do *locus* da cadeia pesada, os segmentos J do *locus* kappa e os segmentos V do *locus* lambda, enquanto as RSS com espaçadores de 12 nucleotídios ladeiam os segmentos D do *locus* da cadeia pesada, os segmentos V do *locus* kappa e os segmentos J do *locus* lambda.

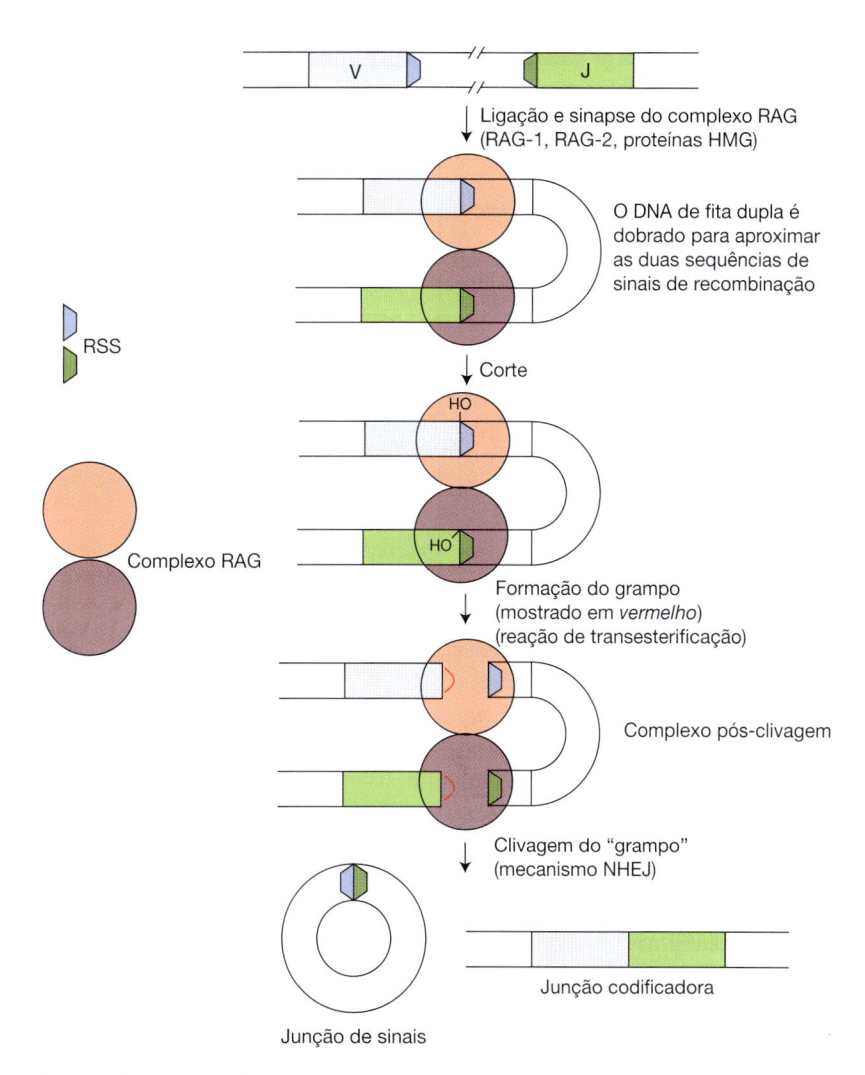

Figura 3.24 A V(D)J recombinase. Nas etapas iniciais da recombinação V(D)J, as proteínas RAG-1 e RAG-2 associam-se às sequências de sinais de recombinação. Em seguida, um corte de fita simples é introduzido entre a extremidade ectamérica 5′ da sequência de sinais de recombinação e o segmento codificador, dando origem a um grupo 3′-OH livre, que medeia uma reação de transesterificação. Essa reação leva à formação de "grampos" de DNA nas extremidades codificadoras. A clivagem dos grampos e a resolução do complexo pós-clivagem por proteínas não homólogas de junção de extremidades (NHEJ) resultam na formação de junções codificadoras e de sinalização separadas nas etapas finais da recombinação V(D)J.

dependente de DNA (DNA-PKcs), que é uma serina-treonina proteinoquinase. Em seguida, a DNA-PKcs ativada recruta e fosforila XRCC4 e Artemis. Artemis é uma endonuclease, que abre as extremidades codificadoras em grampo. Por fim, a DNA ligase IV liga-se à XRCC4 para formar um complexo de ligação de extremidades, e esse complexo medeia as etapas finais de ligação e preenchimento necessárias para formar as junções codificadoras e sinalizadoras.

Regulação da recombinação V(D)J

A recombinação V(D)J e o mecanismo da recombinase precisam ser cuidadosamente regulados, de modo a evitar qualquer dano devastador ao genoma celular. Por exemplo, a ocorrência de recombinação V(D)J aberrante está implicada em determinados linfomas de linfócitos B. A recombinação V(D)J é regulada, em grande parte, pelo controle da expressão do mecanismo de recombinação e da acessibilidade dos segmentos gênicos e amplificadores e promotores adjacentes. Conforme anteriormente assinalado, a

atividade do RAG-1 e do RAG-2 é específica das células linfoides, e ocorre regulação adicional pela infrarregulação da atividade do RAG durante estágios apropriados do desenvolvimento dos linfócitos B. A acessibilidade diferencial de segmentos gênicos ao mecanismo da recombinase, que pode ser obtida pela alteração da estrutura da cromatina, também ajuda a garantir a recombinação dos segmentos gênicos apropriados em uma ordem correta. Os elementos de controle da transcrição de ação *cis*, como amplificadores e promotores, também ajudam a regular a recombinação. Embora não seja uma regra rigorosa, a transcrição de determinados elementos reguladores parece estar correlacionada com o rearranjo dos genes adjacentes. Essa **transcrição estéril** ou improdutiva ajuda, de algum modo, a marcação de proteínas necessárias ou a modulação da acessibilidade dos genes. Por fim, além de direcionar a recombinação entre segmentos gênicos apropriados, as sequências precisas da própria RSS, bem como as sequências dos próprios segmentos gênicos, podem influenciar a eficiência da reação de recombinação.

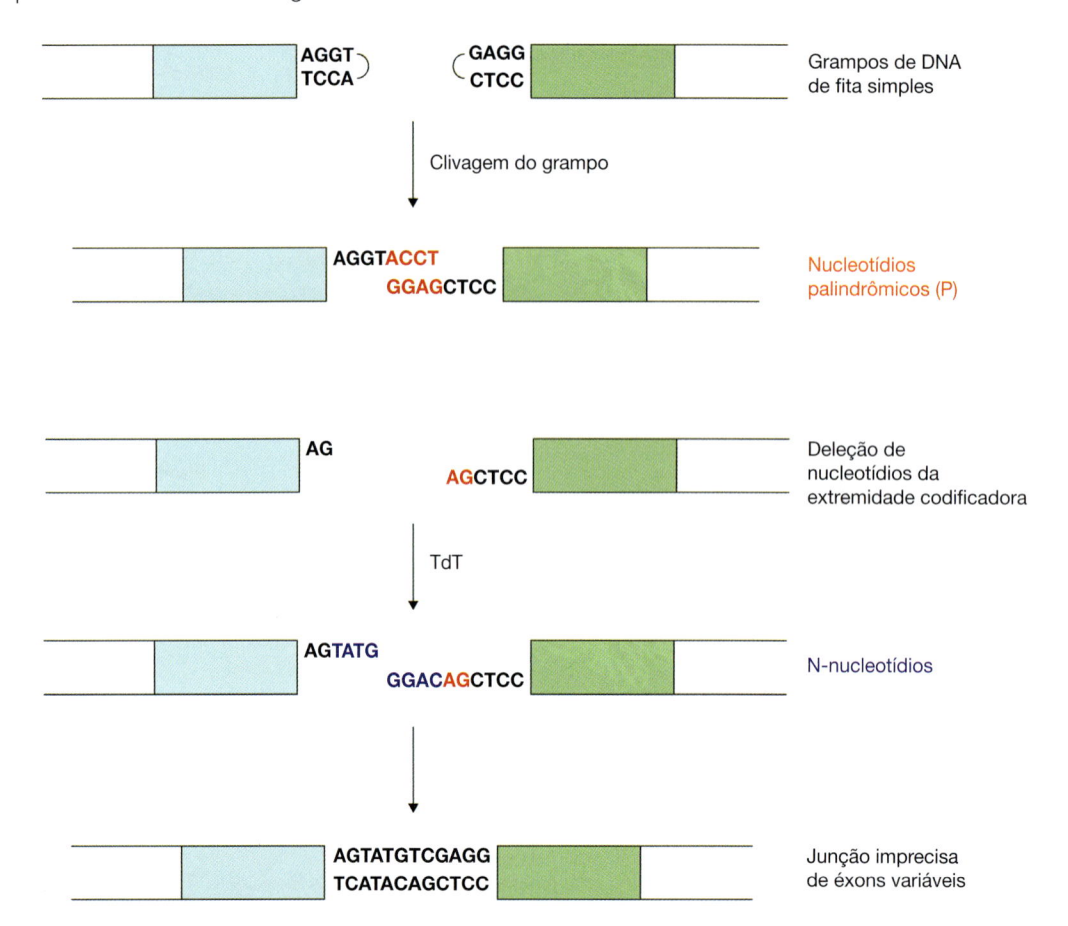

Figura 3.25 A diversidade juncional diversifica ainda mais o repertório imune. O repertório das imunoglobulinas é ainda mais diversificado durante a clivagem e a resolução dos "grampos" das extremidades codificadoras por deleção de um número variável de nucleotídios da extremidade codificadora, adição de N-nucleotídios pela desoxinucleotidil transferase terminal (TdT) e nucleotídios palindrômicos (P) que surgem devido ao preenchimento mediado por molde dos "grampos" de codificação assimetricamente clivados. A TdT acrescenta nucleotídios aleatoriamente às extremidades do DNA (N-nucleotídios), e as extremidades de fita simples são pareadas, possivelmente, mas não de modo necessário, por meio de nucleotídios complementares (TG na fita superior e AC na fita inferior). A ação de aparar da exonuclease, para remover nucleotídios não pareados, e o mecanismo de reparo do DNA atuam de modo a reparar a junção do DNA.

Hipermutação somática

Após ativação por um antígeno, as regiões variáveis das cadeias pesadas e leves das imunoglobulinas são ainda mais diversificadas por hipermutação somática. A **hipermutação somática** envolve a introdução de mutações pontuais não modeladas nas regiões V dos linfócitos B de proliferação rápida nos centros germinativos dos folículos linfoides. A hipermutação somática impulsionada por antígenos de genes variáveis das imunoglobulinas pode resultar em aumento da afinidade de ligação do receptor do linfócito B a seu ligante correspondente. Como os linfócitos B com imunoglobulinas de maior afinidade podem competir com maior sucesso por quantidades limitadas de antígenos presentes, observa-se aumento da afinidade média dos anticorpos produzidos durante uma resposta imune. Esse aumento da afinidade média das imunoglobulinas é conhecido como **maturação de afinidade**.

A hipermutação somática ocorre em uma taxa elevada, que se acredita seja da ordem de cerca de 1×10^{-3} mutações por par de bases por geração, que é aproximadamente 10^6 vezes maior do que a taxa de mutação dos genes de manutenção da célula. Há um viés para mutações de transição, e os "pontos cruciais de mutação" das regiões variáveis estão localizados nos motivos RGWY (R = purina, Y = pirimidina, W = A ou T). Os mecanismos exatos pelos quais as mutações são introduzidas e direcionadas preferencialmente para regiões V apropriadas, enquanto as regiões constantes dos *loci* das imunoglobulinas permanecem protegidas, não estão bem-definidos e constituem o objeto de pesquisas atuais. A transcrição por meio da região V alvo parece ser necessária, porém não é suficiente, para a hipermutação somática. Além disso, foi demonstrado que a enzima **citidina desaminase induzida por ativação (AID)** é essencial para a hipermutação somática e a recombinação com mudança de classe.

A AID é uma citidina desaminase capaz de realizar a desaminação direcionada de C em U e demonstra acentuada homologia com a enzima de edição do RNA, a APOBEC-1. Parece que a AID desamina diretamente o DNA para produzir desequilíbrios de U:G. O mecanismo exato pelo qual a AID é capaz de regular de modo diferencial a hipermutação somática e a recombinação para troca de classe está sendo atualmente estudado e pode depender de interações de cofatores específicos com domínios específicos da AID.

Por conseguinte, a diversidade dentro do repertório das imunoglobulinas é produzida por: (i) união combinatória de segmentos gênicos; (ii) diversidade juncional; (iii) pareamento combinatório de cadeias pesadas e leves; e (iv) hipermutação somática das regiões V.

Conversão gênica e diversificação do repertório

Embora os camundongos e os seres humanos utilizem a diversidade combinatória e juncional como mecanismo para gerar um repertório diversificado, a recombinação V(D)J em muitas espécies, incluindo aves, bovinos, suínos, ovinos, equinos e coelhos, resulta na montagem e expressão de um único gene funcional. A diversificação do repertório é então obtida por **conversão gênica**, um processo em que pseudogenes V são usados como moldes para serem copiados dentro do éxon da região variável montada. Maior diversificação pode ser obtida por hipermutação somática.

O processo de conversão gênica foi originalmente identificado em galinhas, nas quais os linfócitos B imaturos apresentam o mesmo éxon da região variável. Durante o desenvolvimento dos linfócitos B na bolsa de Fabricius, os linfócitos B em rápida proliferação sofrem conversão gênica para diversificar o repertório das imunoglobulinas (Figura 3.26). Segmentos de sequências dos pseudogenes da região variável da linhagem germinativa, localizados proximalmente aos genes V funcionais, são introduzidos nas regiões V_L e V_H. Esse processo ocorre nas placas de Peyer ileais de bovinos, suínos e equinos, bem como no apêndice de coelhos. Esses tecidos linfoides associados ao intestino constituem o equivalente da bolsa nessas espécies de mamíferos.

Recombinação para troca de classe

Os linfócitos B que expressam IgM estimulada por antígeno nos centros germinativos dos órgãos linfoides secundários, como o baço e os linfonodos, sofrem recombinação para troca de classe. A **recombinação para troca de classe (CSR)** possibilita que o éxon da região constante da IgH de determinado anticorpo seja trocado por um éxon alternativo, levando à expressão de anticorpos com a mesma especificidade antigênica, mas de isótipos diferentes e, portanto, com funções efetoras diferentes, conforme descrito anteriormente. A CSR ocorre por meio de uma recombinação de DNA por deleção no *locus* IgH (Figura 3.27), um processo que foi extensamente estudado nos camundongos. Os éxons das regiões constantes para os isótipos da IgD, IgG, IgE e IgA estão localizados em posição proximal ao éxon da IgM ($C\mu$) e a CSR ocorre entre as **regiões de troca** ou **S**. As regiões S são sequências repetitivas, que frequentemente são ricas em G na fita não molde, encontradas proximalmente a cada éxon C_H, com exceção de Cδ. São introduzidas quebras no DNA de duas regiões S, e a fusão das regiões S leva a um rearranjo do *locus* C_H, em que o éxon variável é unido a um éxon de uma nova região constante. O DNA situado entre as duas regiões de troca é excisado e forma um círculo epissômico. Por fim, o *splicing* alternativo do transcrito primário de RNA produzido a partir do DNA recombinado dá origem às formas das imunoglobulinas secretadas ou ligadas à membrana.

Antes da recombinação entre regiões de troca, a transcrição é iniciada a partir de um promotor localizado em posição proximal a um éxon, que precede todos os genes C_H capazes de sofrer CSR, o éxon interveniente (I). Esses transcritos da linhagem germinativa incluem os éxons das regiões I, S e C e não parecem codificar qualquer proteína funcional. Todavia, essa transcrição da linhagem germinativa é necessária, embora não suficiente, para estimular a CSR. O mecanismo preciso responsável pela CSR é objeto de estudos atuais, porém as pesquisas realizadas indicam que a AID, descrita anteriormente pela sua atuação na hipermutação somática, ajuda a mediar a CSR, juntamente com alguns componentes da via de junção de extremidades não homólogas e várias outras vias de reparo do DNA. A junção das regiões S pode ser mediada pela associação a promotores da transcrição, amplificadores, fatores da cromatina, proteínas de reparo do DNA, fatores associados à AID ou por interações envolvendo as próprias sequências da região S.

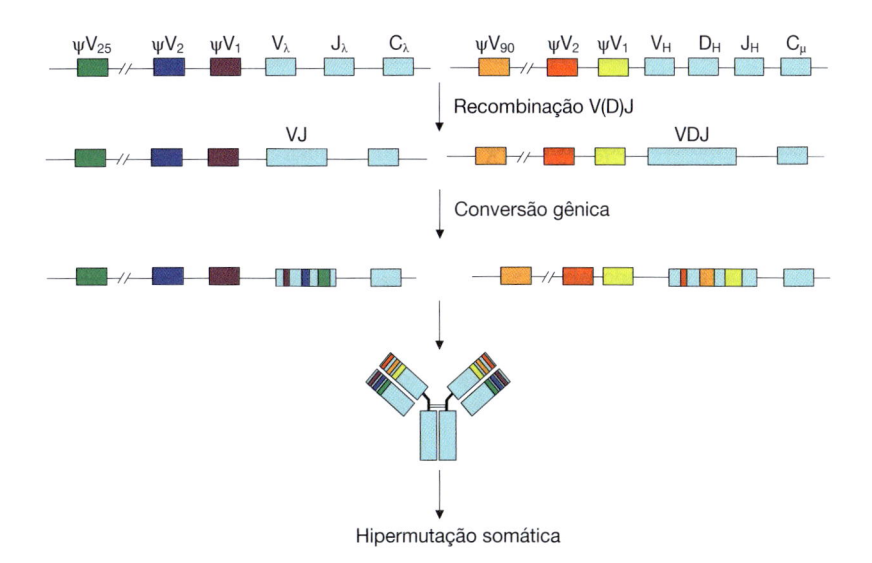

Figura 3.26 Diversificação das imunoglobulinas utilizando a conversão gênica. Nos linfócitos B de galinhas, a recombinação V(D)J resulta em montagem de um único éxon da região variável. No processo de conversão gênica, as sequências de pseudogenes localizados proximalmente aos segmentos gênicos funcionais são copiadas nos éxons variáveis recombinados nos *loci* das cadeias leves e pesadas dos linfócitos B em proliferação rápida na bolsa de Fabricius. Isso resulta em um repertório diversificado de anticorpos.

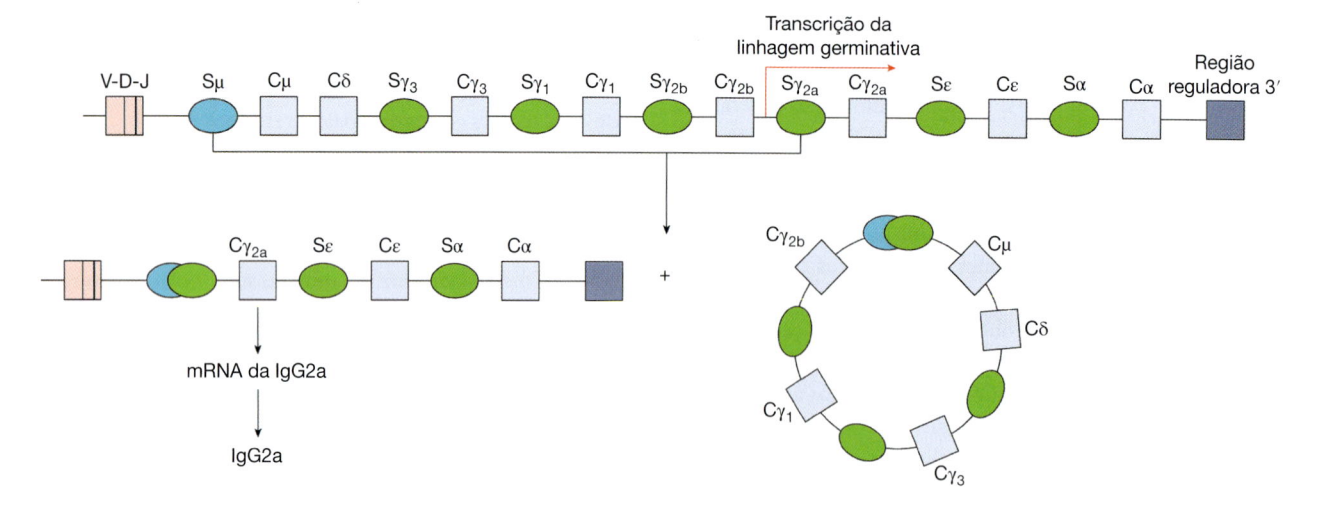

Figura 3.27 A recombinação para troca de classe possibilita a expressão de diferentes isótipos de anticorpos. Envolve a recombinação do DNA em sequências repetitivas, denominadas regiões de troca ou S e está ilustrada aqui para a troca de IgM em IgG2a no *locus* da cadeia pesada do camundongo. A troca por um isótipo de IgG2a começa com a transcrição da linhagem germinativa a partir do promotor localizado em posição proximal ao éxon da região constante e recombinação entre as regiões Sμ e Sγ2a. Essa reação de recombinação do DNA faz com que o éxon da região constante da IgG2a fique distalmente ao éxon da região variável. Os éxons remanescentes das regiões de troca e da região constante sofrem deleção e formam um círculo epissômico. A transcrição de DNA que sofreu rearranjo produz mRNA IgG2a que pode ser traduzido para produzir a imunoglobulina IgG2a.

RESUMO

Estrutura e função dos anticorpos

- Os anticorpos reconhecem materiais estranhos e desencadeiam sua eliminação
- Os anticorpos são moléculas em forma de Y ou T, em que os braços da molécula (Fab) reconhecem o material estranho, enquanto a região (Fc) interage com moléculas imunes, que levam à eliminação do material estranho recoberto por anticorpos
- Os anticorpos apresentam uma estrutura em quatro cadeias, que consiste em duas cadeias pesadas idênticas e duas cadeias leves idênticas
- As regiões N-terminais das cadeias pesadas e das cadeias leves formam os dois fragmentos Fab idênticos, que estão ligados à região Fc da molécula, que consiste nas regiões C-terminais das cadeias pesadas
- As extremidades dos fragmentos Fab consistem em regiões de sequências variáveis de aminoácidos, que estão envolvidas na ligação ao antígeno e que, portanto, conferem a cada anticorpo a sua especificidade singular. O repertório de anticorpos humanos é vasto e possibilita o reconhecimento de praticamente qualquer configuração molecular
- A região Fc da molécula apresenta uma sequência mais conservada e está envolvida na ligação de moléculas efetoras, como complemento e receptores Fc
- As diferenças nas regiões Fc levam a diferentes classes e subclasses de anticorpos ou imunoglobulinas (Ig)
- Existem cinco classes diferentes de Ig – IgG, IgM, IgA, IgD e IgE – que desempenham funções diferentes na proteção imune. Essas imunoglobulinas também demonstram diferentes estados de polimerização
- A estrutura dos anticorpos é organizada em domínios, com base em um arranjo em lâmina β, denominado dobra da imunoglobulina

- Na IgG, os fragmentos Fab, que são constituídos por dois domínios variáveis e dois domínios constantes, estão ligados por meio de uma região de dobradiça flexível ao Fc, que consiste em quatro domínios constantes
- A flexibilidade constitui uma característica importante da estrutura do anticorpo, visto que possibilita a interação com antígenos e com moléculas efetoras em uma variedade de ambientes.

Interação do anticorpo com moléculas efetoras

- IgG ativa o complemento pela sua ligação ao C1q quando se agrupa em um antígeno, como um patógeno. IgM já é polivalente; todavia, após ligação a um antígeno, sofre mudança de conformação para ligar-se ao C1q
- Já foram descritos receptores leucocitários para a IgG, a IgA e a IgE, os quais, após ligação do anticorpo associado ao antígeno, desencadeiam mecanismos efetores, como fagocitose, citotoxicidade celular dependente de anticorpo e respostas inflamatórias agudas. A interação do anticorpo com os receptores Fc também pode ser imunorreguladora
- As estruturas dos receptores Fc da IgG e do receptor Fc da IgE dos mastócitos e o modo de interação dos receptores com a Ig parecem ser muito semelhantes. Todavia, o receptor de IgA apresenta estrutura e modo de interação com a IgA distintos
- A IgG interage com o receptor neonatal FcRn para promover o transporte da IgG da mãe para a criança e para manter a meia-vida longa da IgG no soro.

Visão geral das classes de Ig

- IgG é um monômero e constitui o principal anticorpo no soro e nos tecidos não mucosos, onde inativa os patógenos diretamente ou por meio de sua interação com moléculas ativadoras, como o complemento e os receptores Fc

- IgA ocorre principalmente como monômero no plasma; entretanto, nas secreções seromucosas, onde constitui a principal Ig envolvida na defesa das superfícies externas do corpo, está presente como dímero ligado a um componente secretório
- IgM é mais comumente uma molécula pentamérica, embora uma pequena fração ocorra como hexâmero. IgM é essencialmente intravascular e produzida na fase inicial da resposta imune. Em virtude de sua alta valência, a IgM é um aglutinador bacteriano muito efetivo e mediador da citólise dependente do complemento, de modo que constitui uma poderosa defesa de primeira linha contra bacteriemia
- IgD é encontrada principalmente nos linfócitos e atua juntamente com IgM como receptor de antígenos em linfócitos B virgens (*naive*)
- A IgE liga-se com forte afinidade aos mastócitos e seu contato com o antígeno resulta no recrutamento local de agentes antimicrobianos por meio da desgranulação dos mastócitos e liberação de mediadores inflamatórios. IgE é importante em determinadas infecções parasitárias e é responsável pelos sinais/sintomas de alergia atópica.

A geração da diversidade dos anticorpos

- O repertório de anticorpos de um indivíduo é gerado por meio de eventos de recombinação somática a partir de um conjunto limitado de segmentos gênicos da linhagem germinativa
- A região variável da cadeia pesada nos seres humanos é formada pela união dos segmentos gênicos V_H, D e J, enquanto as regiões variáveis das cadeias leves (κ e λ) são produzidas pela união dos segmentos V_L e J. A junção é imprecisa, levando à produção de maior diversidade
- Eventos de mutação somática direcionados para as regiões variáveis resultam em maior diversificação. A mutação somática e a seleção possibilitam a maturação de afinidade dos anticorpos
- Algumas espécies utilizam a conversão gênica, em lugar da diversidade combinatória e juncional, para obter a diversificação dos anticorpos
- Os eventos de recombinação por troca de classe permitem que a mesma especificidade de anticorpo (regiões variáveis) esteja associada às diferentes classes e subclasses de anticorpos (regiões constantes) e, portanto, a diferentes funções.

LEITURA ADICIONAL

Both L., Banyard A.C., van Dolleweerd C., Wright E., Ma J.K., and Fooks A.R. (2013) Monoclonal antibodies for prophylactic and therapeutic use against viral infections. *Vaccine* **31**, 1553–1559.

Carroll M.C. (2008) Complement and humoral immunity. *Vaccine* **26**, I28–I33.

Chan A.C. and Carter P.J. (2010) Therapeutic antibodies for autoimmunity and inflammation. *Nature Reviews Immunology* **10**, 301–316.

Chen K., Xu W., Wilson M., *et al.* (2009) Immunoglobulin D enhances immune surveillance by activating antimicrobial, proinflammatory and B cell stimulating programs in basophils. *Nature Immunology* **10**, 889–898.

Diebolder C.A., Beurskens F.J., de Jong R.N., *et al.* (2014) Complement is activated by IgG hexamers assembled at the cell surface. *Science* **343**, 1260–1263.

Di Noia J.M. and Neuberger M.S. (2007) Molecular mechanisms of antibody somatic hypermutation. *Annual Review of Biochemistry* **76**, 1–22.

Drinkwater N., Cossins B.P., Keeble A.H., *et al.* (2014) Human immunoglobulin E flexes between acutely bent and extended conformations. *Nature Structural and Molecular Biology* **21**, 397–404.

Ducancel F. and Muller B.H. (2012) Molecular engineering of antibodies for therapeutic and diagnostic purposes. *MAbs* **4**, 445–457.

Holdom M.D., Davies A.M., Nettleship J.E., *et al.* (2011) Conformational changes in IgE contribute to its uniquely slow dissociation rate from receptor FcεRI. *Nature Structural and Molecular Biology* **18**, 571–576.

Hozumi N. and Tonegawa S. (1976) Evidence for somatic rearrangement of immunoglobulin genes coding for variable and constant regions. *Proceedings of the National Academy of Sciences of the USA* **73**, 3628–3632.

IMGT database: www.imgt.org/

Jung D. and Alt F.W. (2004) Unraveling V(D)J recombination: insights into gene regulation. *Cell* **116**, 299–311.

Jung D., Giallourakis C., Mostoslavsky R., and Alt F.W. (2006) Mechanism and control of V(D)J recombination at the immunoglobulin heavy chain locus. *Annual Review of Immunology* **24**, 541–570.

Maizels N. (2005) Immunoglobulin gene diversification. *Annual Review of Genetics* **39**, 23–46.

Maki R., Traunecker, A., Sakano, H., Roeder, W., and Tonegawa, S. (1980) Exon shuffling generates an immunoglobulin heavy chain gene. *Proceedings of the National Academy of Sciences of the USA* **77**, 2138–2142.

Martin W.L., West A.P. Jr, Gan L., and Bjorkman P.J. (2001) Crystal structure at 2.8 Å of an FcRn/heterodimeric Fc complex: mechanism of pH dependent binding. *Molecular Cell* **7**, 867–877.

Matsuda F. and Honjo T. (1996) Organization of the human immunoglobulin heavy chain locus. *Advances in Immunology* **62**, 1–29.

Matthews A.J., Zheng S., DiMenna L.J., and Chaudhuri J. (2014) Regulation of immunoglobulin class switch recombination: choreography of noncoding transcription, targeted DNA deamination, and long range DNA repair. *Advances in Immunology* **122**, 1–57.

Min I.M. and Selsing E. (2005) Antibody class switch recombination: roles for switch sequences and mismatch repair proteins. *Advances in Immunology* **87**, 297–328.

Nemazee D. (2006) Receptor editing in lymphocyte development and central tolerance. *Nature Reviews Immunology* **6**, 728–740.

Neuberger M.S. (2008) Antibody diversification by somatic mutation: from Burnet onwards. *Immunology and Cell Biology* **86**, 124–132.

Nimmerjahn F. and Ravetch J.V. (2011) FcγRs in health and disease. *Current Topics in Microbiology and Immunology* **350**, 105–125.

Nimmerjahn F. and Ravetch J.V. (2012) Translating basic mechanisms of IgG effector activity into next generation cancer therapies. *Cancer Immunity* **12**, 13.

Padlan E.A. (1994) Anatomy of the antibody molecule. *Molecular Immunology* **31**, 169–217.

Padlan E.A. (1996) X ray crystallography of antibodies. *Advances in Protein Chemistry* **49**, 57–133.

Parren P.W. and Burton D.R. (2001) The antiviral activity of antibodies in vitro and in vivo. *Advances in Immunology* 77, 195–262.

Peled J.U., Kuang F.L., Iglesias Ussel M.D., *et al.* (2008) The biochemistry of somatic hypermutation. *Annual Review of Immunology* 26, 481–511.

Perlot T. and Alt F.W. (2008) Cis regulatory elements and epigenetic changes control genomic rearrangements of the IgH locus. *Advances in Immunology* 99, 1–32.

Rath T., Kuo T.T., Baker K., *et al.* (2013) The immunologic functions of the neonatal Fc receptor for IgG. *Journal of Clinical Immunology* 33 (Suppl 1), S9–S17.

Roopenian D.C. and Akilesh S. (2007) FcRn: the neonatal Fc receptor comes of age. *Nature Reviews Immunology* 7, 715–725.

Roth D.B. (2003) Restraining the V(D)J recombinase. *Nature Reviews Immunology* 3, 656–666.

Schroeder H.W. Jr. and Cavacini L. (2010) Structure and function of immunoglobulins. *Journal of Allergy and Clinical Immunology* 125, S41–S52.

Scott A.M., Allison J.P., and Wolchok J.D. (2012) Monoclonal antibodies in cancer therapy. *Cancer Immunity* 12, 14.

Strugnell R.A. and Wijburg, O.L.C. (2010) The role of secretory antibodies in infection immunity. *Nature Reviews Microbiology* 8, 656–667.

Swanson P.C. (2004) The bounty of RAGs: recombination signal complexes and complex outcomes. *Immunological Reviews* 200, 90–114.

Swartz, M.A., Hirosue S., and Hubbell J.A. (2012) Engineering approaches to immunotherapy. *Science Translational Medicine* 4, 148rv9.

Vincent K.J. and Zurini M. (2012) Current strategies in antibody engineering: Fc engineering and pH dependent antigen binding, bispecific antibodies and antibody drug conjugates. *Biotechnology Journal* 7, 1444–1450.

Ward E.S. (2004) Acquiring maternal immunoglobulin; different receptors, similar functions. *Immunity* 20, 507–508.

Woof J.M. and Burton D.R. (2004) Human antibody Fc receptor interactions illuminated by crystal structures. *Nature Reviews Immunology* 4, 89–99.

Woof J.M. and Kerr M.A. (2006) The function of immunoglobulin A in immunity. *Journal of Pathology* 208, 270–282.

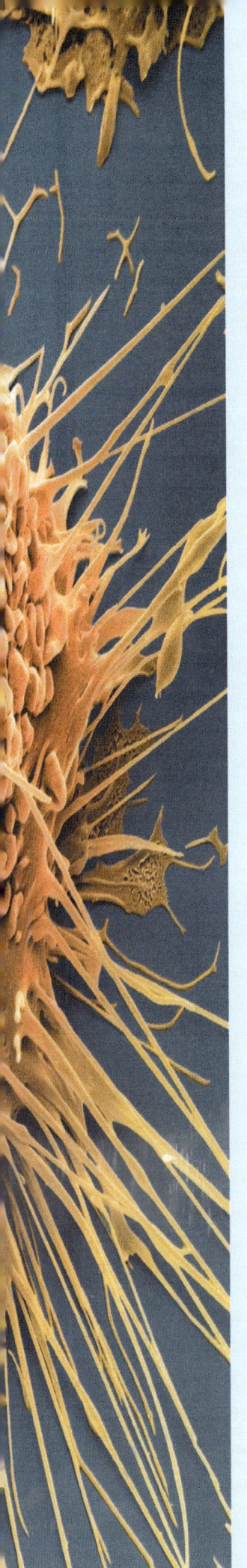

CAPÍTULO 4

Receptores de Membrana para Antígenos

Principais tópicos

- Receptor de superfície de células B (BCR) para antígenos, 93
- Receptor de superfície de células T (TCR) para antígenos, 96
- Geração de diversidade para o reconhecimento de antígenos, 101
- Receptores de linfócitos T *natural killer* invariantes como conexão entre a imunidade inata e a adaptativa, 106
- Receptores NK, 108
- Complexo principal de histocompatibilidade, 113
- Os receptores de reconhecimento de patógenos proporcionam a primeira linha de detecção de antígenos microbianos, 122

Para lembrar

As células dendríticas do sistema imune inato, após sofrer maturação por meio de exposição a padrões moleculares associados aos patógenos (PAMP), iniciam respostas imunes adaptativas por meio de **apresentação de peptídios aos linfócitos T** no contexto das moléculas do MHC. As moléculas do MHC atuam como "quadros de anúncios" para ligação de peptídios, adaptadas para exibir fragmentos de proteína para inspeção por receptores de células T. Em resposta a uma combinação apropriada de peptídio-MHC (sinal 1) e a moléculas B7 coestimuladoras (sinal 2) apresentadas pelas células dendríticas, os linfócitos T tornam-se ativados e sofrem expansão clonal e diferenciação em células efetoras maduras. Por outro lado, os linfócitos B não necessitam de apresentação do antígeno e são capazes de responder diretamente a antígenos solúveis ou particulados por meio de suas imunoglobulinas ligadas à membrana (*i. e.*, receptor de células B). Por conseguinte, os requisitos para o reconhecimento de antígenos pelos linfócitos T e B são muito diferentes. Entretanto, o engajamento bem-sucedido de um receptor de células T ou B capacita o linfócito envolvido a sofrer expansão clonal, de modo a produzir numerosas células-filhas idênticas capazes de reconhecer o mesmo antígeno. Por conseguinte, o reconhecimento do antígeno por linfócitos T ou B constitui uma etapa de importância crítica na iniciação das respostas imunes adaptativas. No Capítulo 1, aprendemos que as células NK conseguem detectar diferenças nos padrões normais de expressão das moléculas do MHC da classe I. Como estas moléculas são normalmente expressas em quase todas as células do corpo, a sua ausência é interpretada como sinal de perigo à espreita. Neste capítulo, iremos descrever de modo mais detalhado os receptores de membrana para antígenos e aprender como a incrível diversidade exibida por esses receptores é adquirida. Iremos também explorar a natureza do MHC e de proteínas semelhantes ao MHC e a sua função central como interface entre as células do corpo e as células do sistema imune.

Introdução

A interação dos linfócitos com antígenos ocorre por meio de ligação a receptores de superfície celular específicos para antígenos e especializados, que funcionam como unidades de reconhecimento. No caso dos linfócitos B, essa interação é direta, visto que a imunoglobulina ligada à membrana atua como receptor de antígenos (Figura 4.1A). Os linfócitos T utilizam receptores distintos de antígenos, que também são expressos na membrana plasmática, porém os receptores de células T (TCR) diferem dos receptores de células B (BCR) em um aspecto muito fundamental: os TCR não têm a capacidade de reconhecer antígenos livres como ocorre com a imunoglobulina. A maioria dos linfócitos T só consegue reconhecer antígenos quando estes são apresentados no sulco de ligação peptídica de uma molécula do MHC (Figura 4.1B). Embora isso possa parecer bastante trabalhoso, uma importante vantagem dos linfócitos T em relação aos linfócitos B é que conseguem inspecionar os antígenos que estão, em grande parte, dentro das células e que, portanto, são inacessíveis à Ig.

Neste capítulo, veremos que as moléculas do MHC são subdivididas em dois grupos principais, denominados MHC da classe I e MHC da classe II. A principal diferença entre essas duas classes reside nos compartimentos celulares onde adquirem suas cargas de

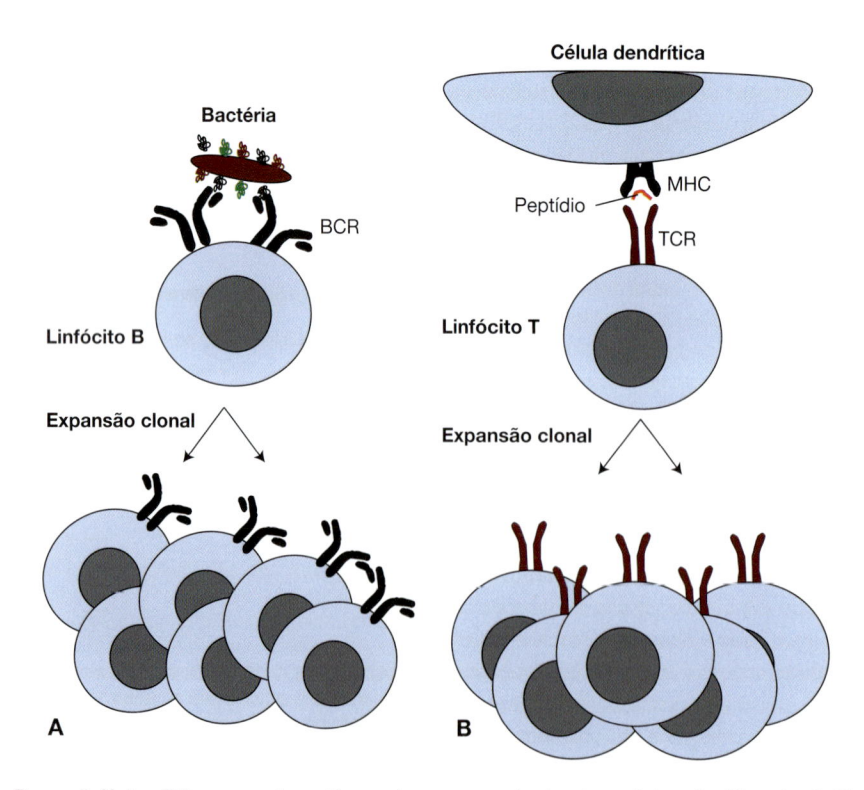

Figura 4.1 Os linfócitos B e os linfócitos T "enxergam" o antígeno de uma maneira fundamentalmente diferente. **A.** No caso dos linfócitos B, a imunoglobulina ligada à membrana atua como receptor de células B (BCR) para antígenos. **B.** Os linfócitos T utilizam receptores de antígenos distintos, que também são expressos na membrana plasmática, embora os receptores de células T (TCR) não sejam capazes de reconhecer o antígeno livre, como ocorre com a imunoglobulina. A maioria dos linfócitos T só consegue reconhecer o antígeno quando este é apresentado no sulco de ligação peptídica de uma molécula do MHC. A estimulação efetiva do BCR ou de TCR resulta em ativação do linfócito portador do receptor, seguida por expansão clonal e diferenciação em células efetoras.

peptídios. **As moléculas do MHC da classe I apresentam peptídios que provêm, em grande parte, de fontes intracelulares, enquanto as moléculas de classe II adquirem peptídios de fontes extracelulares.** Existem também outras diferenças, como diferenças estruturais e de expressão tecidual, porém a principal consequência dessas localizações distintas onde as diferentes classes do MHC adquirem seus peptídios é que o reconhecimento de um peptídio acoplado a uma molécula de MHC da classe I resultará em destruição dessa célula, enquanto o reconhecimento de um peptídio em uma molécula da classe II desencadeia principalmente uma resposta positiva, até mesmo útil. A explicação para isso é que um peptídio não próprio produzido dentro de uma célula (e, consequentemente, apresentado ao MHC da classe I) significa claramente uma infecção intracelular, e a maneira mais efetiva de enfrentar essa situação é matar a célula infectada. Entretanto, a apresentação de um peptídio não próprio que foi adquirido fora da célula (por fagocitose) indica a infecção extracelular, que não será resolvida pela destruição da célula que disparou o alarme. Com efeito, os mecanismos são estabelecidos de tal maneira que as únicas células capazes de apresentar peptídios às moléculas do MHC da classe II são células que desempenham uma função na imunidade. Por outro lado, praticamente todas as células expressam MHC da classe I.

Enquanto os TCR de linfócitos T convencionais são capazes de detectar uma gama muito variada de antígenos peptídicos, os receptores de linfócitos T *natural killer* invariantes (iNKT) reconhecem um conjunto mais limitado de antígenos conservados e, portanto, exibem características mais em comum com receptores codificados de linhagem germinativa do sistema imune inato. Os receptores de iNKT possibilitam a transmissão de sinais imunes de modo tanto inato quanto adaptativo, estabelecendo uma conexão efetiva entre os dois compartimentos do sistema imune. Outra classe de leucócitos, as células *natural killer* (NK), também têm a capacidade de detectar problemas internos. As células NK possuem seus próprios receptores singulares, que verificam os níveis apropriados de moléculas do MHC da classe I, visto que são normalmente expressas em quase todas as células nucleadas do corpo; os receptores NK também podem detectar sinais de anormalidade, como aumentos na expressão de proteínas de estresse pelas células.

Outra classe importante de receptor de reconhecimento de antígenos, os receptores de reconhecimento de patógenos (PRR), que são expressos principalmente em células imunes inatas, proporcionam o primeiro ponto de contato com antígenos microbianos e são fundamentais para a geração de respostas imunes efetivas, tanto inatas quanto adaptativas. Os PRR são receptores codificados na linhagem germinativa, que detectam componentes conservados de patógenos, denominados padrões moleculares associados aos patógenos (PAMP), que são essenciais para a viabilidade dos patógenos e, portanto, refratários à mutação. Neste capítulo, iremos enfatizar principalmente os aspectos estruturais desses diversos tipos de receptores.

Receptor de superfície de células B (BCR) para antígenos

O linfócito B exibe uma imunoglobulina transmembrana em sua superfície

No Capítulo 2, discutimos o sistema habilidoso por meio do qual um antígeno pode ser levado inexoravelmente à sua própria destruição ao ativar linfócitos B, que são capazes de produzir

anticorpos de formato complementar a ele próprio por meio de sua interação com uma cópia da molécula de anticorpo na superfície do linfócito. É importante lembrar que a ligação do antígeno a um anticorpo da membrana pode ativar os linfócitos B e induzir sua proliferação, seguida por maturação em um clone de plasmócitos que secretam anticorpos específicos contra o antígeno desencadeante (Figura 4.1A).

A coloração de linfócitos B vivos por imunofluorescência com anti-imunoglobulina (anti-Ig) marcada (p. ex., Figura 2.8C) revela que a Ig de membrana mais precoce é a classe IgM. Cada linfócito B está condicionado para a produção de apenas uma especificidade de anticorpo e, portanto, transcreve seus genes *VJCk* (ou λ) e *VDJCμ* recombinados. A Ig pode ser secretada ou exibida na superfície do linfócito B por meio de *splicing* **diferencial** do transcrito de pré-mRNA que codifica determinada imunoglobulina. O transcrito de RNA de cadeia μ nuclear inicial inclui sequências que codificam **regiões transmembrana hidrofóbicas**, que possibilitam o estabelecimento da IgM na membrana, onde atua como BCR; entretanto, se forem retiradas, as moléculas do anticorpo podem ser secretadas em uma forma solúvel (Figura 4.2).

À medida que amadurece, o linfócito B coexpressa um BCR utilizando IgD de superfície com a mesma especificidade. Esse fenótipo de linfócito B com IgM e IgD de superfície é abundante nos linfócitos da zona do manto dos folículos linfoides secundários (ver Figura 6.15D) e é obtido por *splicing* diferencial de um único transcrito contendo os segmentos VDJ, Cμ e Cδ que produzem IgM ou IgD de membrana (Figura 4.3). À medida que a maturação do linfócito B prossegue ainda mais, outros isótipos, como IgG, podem ser utilizados no BCR.

A imunoglobulina de superfície é complexada com proteínas de membrana associadas

Como a imunoglobulina secretada não está mais em contato físico com o linfócito B que a produziu, não há como o linfócito B saber quando a Ig secretada encontra o seu antígeno-alvo. Entretanto, no caso da imunoglobulina ancorada à membrana, existe uma ligação direta entre o anticorpo e a célula que a produziu, e isso pode ser explorado para instruir o linfócitos B a aumentar a sua produção. Como qualquer industrial iniciante sabe, uma maneira de aumentar a produção é abrir mais fábricas, enquanto outra é aumentar a taxa de produtividade em cada fábrica. Quando defrontados com a probabilidade de um súbito aumento na demanda de seu produto específico, os linfócitos B utilizam ambas as estratégias por meio de expansão clonal e diferenciação em plasmócitos. Assim, como o BCR estimula o linfócito B a atuar quando encontra um antígeno?

Diferentemente de muitos receptores de membrana plasmática, que dispõem de muitos tipos de motivos (*motifs*) de sinalização em suas caudas citoplasmáticas, a região correspondente da extremidade de uma IgM ancorada à membrana tem apenas três aminoácidos de comprimento. Não há como isso possa acomodar os motivos (*motifs*) estruturais necessários para interação com as proteínas adaptadoras, as proteinoquinases intracelulares ou as fosfatases que tipicamente iniciam cascatas de transdução de sinais. Com certa dificuldade, pode-se dizer, foi finalmente possível isolar um heterodímero ligado por dissulfeto, **Ig-α (CD79a) e Ig-β (CD79b)**, que copurifica com a Ig da membrana e que é responsável pela transmissão dos sinais de BCR para o interior da célula (Figura 4.4). Tanto

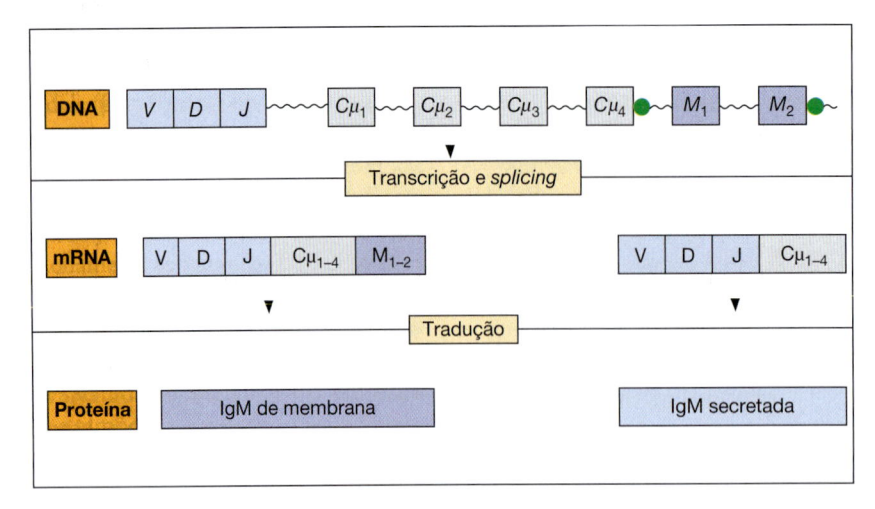

Figura 4.2 Mecanismo de *splicing* para a mudança da forma de IgM de membrana para IgM secretada. O processamento alternativo determina se haverá produção de uma forma da cadeia pesada μ secretada ou ligada à membrana. Se ocorrer o término da transcrição ou clivagem no íntron entre $C\mu4$ e M_1, o sinal de adição poli-A $C\mu4$ (AAUAAA) é utilizado, e há produção da forma secretada. Se a transcrição prosseguir pelos éxons da membrana, pode ocorrer *splicing* de $C\mu4$ com as sequências M, resultando na utilização do sinal de adição poli-A M_2. A sequência hidrofóbica codificada pelos éxons M_1 e M_2 em seguida ancora a IgM receptora à membrana. Para simplificar, a sequência líder foi omitida. $\sim\sim$ = íntrons.

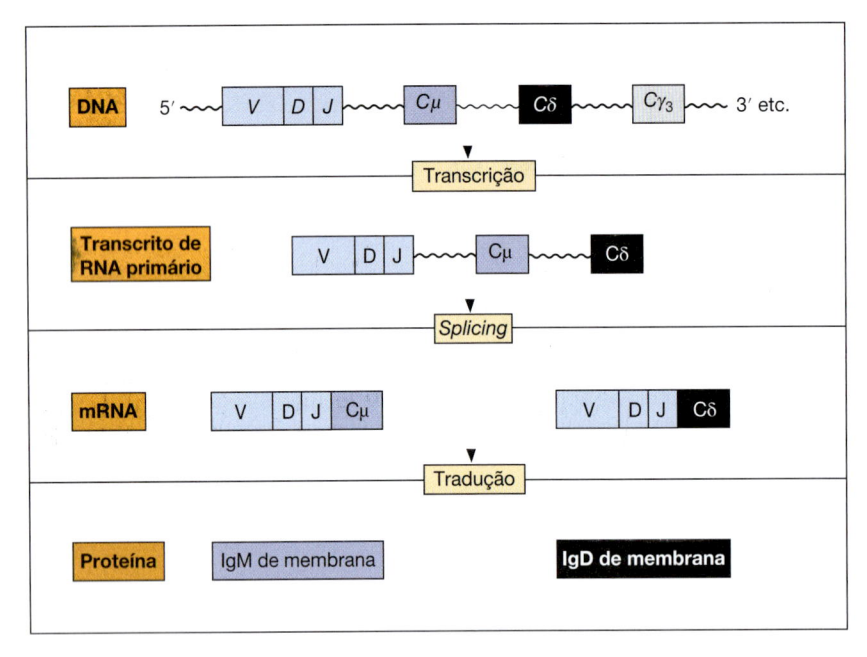

Figura 4.3 Os receptores IgM e IgD de superfície de membrana de especificidade idêntica aparecem na mesma célula por meio de *splicing* diferencial do transcrito de RNA primário composto. Para simplificar, a sequência líder foi novamente omitida.

a Ig-α quanto a Ig-β possuem um domínio tipo imunoglobulina extracelular, porém os seus domínios citoplasmáticos C-terminais são obrigatórios para a sinalização e são fosforilados com a ligação cruzada do BCR pelo antígeno (Figura 4.5), um evento também associado a rápida mobilização de Ca^{2+}.

A Ig-α e a Ig-β contêm, cada uma, um único **ITAM (motivo de ativação baseado na tirosina do imunorreceptor** em suas caudas citoplasmáticas, e esse motivo contém dois resíduos de tirosina espaçados precisamente, que são essenciais para a sua função de sinalização (Figuras 4.4 e 4.5). A ligação do BCR ao antígeno leva à rápida fosforilação das moléculas de tirosina de cada ITAM por quinases associadas ao BCR, e isso tem o efeito de criar sítios de ligação para proteínas com afinidade pelos resíduos de tirosina

fosforilada. Nesse caso, uma proteinoquinase, denominada **Syk**, associa-se ao heterodímero Ig-α/β fosforilado e é fundamental para a coordenação dos eventos que culminam na entrada do linfócito B ativado no ciclo celular para iniciar a expansão clonal. Esse tópico será novamente discutido no Capítulo 7 com mais detalhes sobre a cascata de transdução de sinais pelo BCR.

O antígeno específico desencadeia a formação de microaglomerados de receptores de células B

Estudos recentes sugerem que muitos dos BCR não se difundem livremente dentro da membrana plasmática com seus heterodímeros Ig-α/β associados, porém ficam confinados em zonas específicas

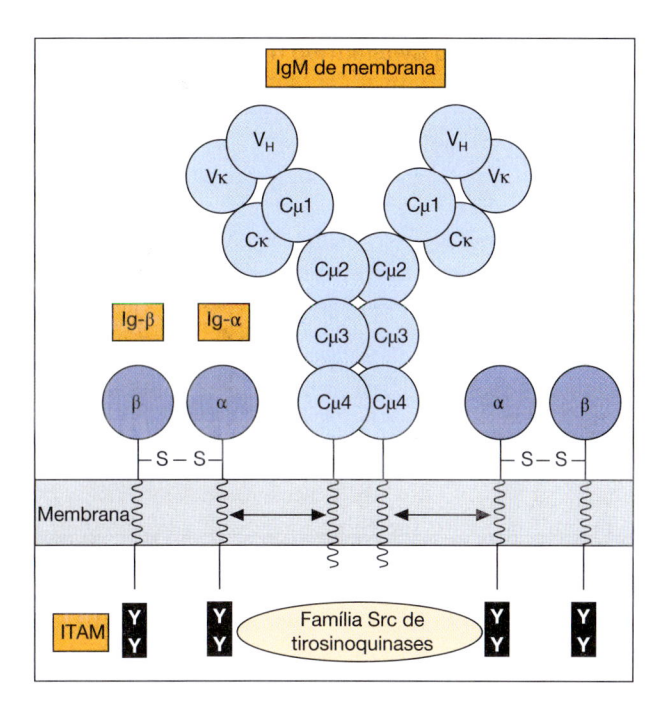

Figura 4.4 Modelo do complexo do receptor de células B (BCR). O heterodímero Ig-α/Ig-β é codificado pelos genes específicos dos linfócitos B, *mb-1* e *B29*, respectivamente. Dois desses heterodímeros são mostrados com a Ig-α associada à região da cadeia μ da IgM que atravessa a membrana. Os domínios extracelulares semelhantes à Ig estão em cor *azul*. Cada boxe contendo tirosina (Y) possui uma sequência com a estrutura geral Tyr.X₂.Leu.Xₓ.Tyr.X₂.Ile (em que X não é um resíduo conservado), designada como motivo (*motif*) de ativação baseado na tirosina do imunorreceptor de tirosina (ITAM). Com a ativação do linfócito B, essas sequências de ITAM atuam como transdutores de sinais, em virtude de sua capacidade de se associar e de serem fosforilados por uma série de tirosinoquinases. Observe que, embora uma cadeia leve κ seja ilustrada para a IgM de superfície, alguns linfócitos B utilizam uma cadeia leve λ.

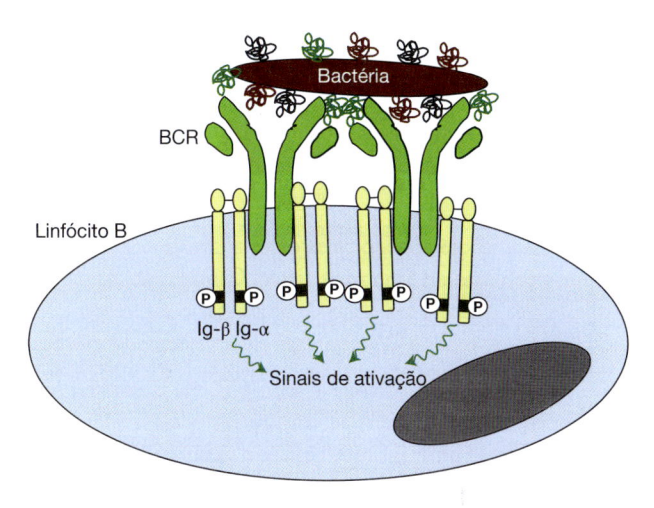

Figura 4.5 A aglomeração dos receptores de células B (BCR) promove a ativação. A ativação do complexo de BCR por meio de ligação do antígeno resulta na propagação de sinais, em consequência da fosforilação dos ITAM intracelulares dentro do heterodímero Ig-α/Ig-β.

pelo citoesqueleto de actina subjacente. O citoesqueleto de actina não estabelece contato direto com o BCR, porém encurrala o receptor em zonas de confinamento por meio de interação com a enzima da membrana. Existe uma boa razão para esse confinamento, visto que ele parece ser necessário para impedir a formação espontânea de **microaglomerados de BCR**. Esses microaglomerados parecem

constituir as estruturas que são capazes de transmitir sinais para o interior do linfócito B, representando um estímulo de ativação. Os microaglomerados de BCR são constituídos de 50 a 500 moléculas de BCR e foram visualizados na superfície de linfócitos B com o uso de técnicas avançadas de microscopia. Com efeito, a simples despolimerização do citoesqueleto de actina parece ser suficiente para permitir a ocorrência espontânea de sinais fracos de ativação do linfócito B, sem necessidade de qualquer antígeno, sugerindo que o confinamento realizado pelo citoesqueleto é necessário e atua como "trava de segurança" para a ativação do BCR. Na verdade, os sinais de fundo ou "tônicos" fracos do BCR parecem ser necessários para o desenvolvimento do linfócito B, visto que a interferência nessa situação resulta em morte dos linfócitos B em formação. Presumivelmente, uma pequena fração do reservatório de BCR que é livremente difusível dentro da membrana plasmática produz essa sinalização tônica.

A ativação dos linfócitos B parece exigir que muitos BCR sejam desalojados de suas zonas de confinamento e recrutados em microaglomerados. Evidências muito recentes sugerem que esse evento é obtido por meio de mudanças de conformação induzidas pelo antígeno dentro da região constante do anticorpo, possibilitando uma autoassociação dentro da membrana. A estimulação mais efetiva do BCR também é obtida por meio de **ligação cruzada do BCR com seu complexo correceptor**, que é discutido adiante. A ativação dos linfócitos B apenas por estimulação do BCR é possível, porém tende a levar a produção de IgM de baixa afinidade e é muito menos preferível do que a coestimulação por meio do complexo correceptor do BCR.

Há também evidências crescentes de que, embora os linfócitos B possam ser estimulados por antígenos solúveis, **o principal tipo de antígeno que desencadeia a ativação dos linfócitos B *in vivo* está predominantemente localizado na superfície das membranas**. A fonte mais provável de antígenos localizados na membrana consiste nas células dendríticas foliculares, que residem nos linfonodos e que são especializadas em capturar complexos de antígenos decorados com complemento, que se difundem nesses tecidos linfoides. A interação entre um linfócito B e um antígeno imobilizado na membrana oferece a oportunidade para a dispersão da membrana celular ao longo da membrana oposta onde está a que apresenta os antígenos, reunindo antígenos suficientes para desencadear a formação de microaglomerados e ativar o linfócito B.

Além de proporcionar um estímulo ideal para ativação, pode haver outra razão para explicar por que os linfócitos B são eficientes na ligação do maior número possível de BCR a antígenos específicos. Isso se deve ao fato de que os **linfócitos B ativados necessitam de auxílio**, na forma de citocinas e estimulação do receptor CD40, dos linfócitos T auxiliares para sofrer troca de classe e hipermutação somática. Esse auxílio é apenas acessível quando o linfócito B pode apresentar o antígeno aos linfócitos T na presença de moléculas do MHC da classe II. Por conseguinte, quanto mais antígenos forem capturados por um linfócito B estimulado, mais eficiente será o auxílio subsequentemente obtido dos linfócitos T. Por conseguinte, a dispersão ao longo de uma superfície revestida de antígenos facilita a ligação de muitos BCR aos antígenos, os quais podem ser então internalizados pelo linfócito B para serem processados e apresentados aos linfócitos T auxiliares. A questão das interações de linfócitos T e B será novamente discutida nos Capítulos 7 e 8, quando esses eventos serão descritos de modo mais detalhado.

O complexo de correceptor do linfócito B atua de modo sinérgico com BCR para ativar os linfócitos B

Já nos referimos ao modelo de dois sinais para a ativação de linfócitos T virgens (*naive*). De modo semelhante, os **linfócitos B também necessitam de dois sinais** (com algumas exceções) para serem ativados de modo produtivo, e isso representa mais provavelmente uma medida de segurança para limitar a produção de autoanticorpos. Com efeito, conforme iremos discutir de modo mais detalhado no Capítulo 7, existem, na realidade, dois tipos distintos de coestimulação que o linfócito B precisa receber, em diferentes momentos, para uma ativação realmente efetiva e mudança subsequente de classe e maturação de afinidade. Uma forma de coestimulação ocorre por ocasião do encontro inicial do BCR com seu antígeno cognato; é fornecida pelo **complexo de correceptor do linfócito B**, que é capaz de se ligar a determinadas moléculas, como o complemento, que podem decorar a mesma superfície (p. ex., de uma bactéria) exibindo o antígeno específico reconhecido pelo BCR (Figura 4.6). A outra forma de coestimulação exigida pelos linfócitos B ocorre após o encontro inicial com o antígeno e é fornecida pelos linfócitos T, na forma do **ligante CD40** associado à membrana, que se liga ao CD40 de superfície no linfócito B. A coestimulação dependente de CD40L será discutida no Capítulo 7, visto que não é necessária para a ativação inicial, porém é muito importante para a troca de classe e a hipermutação somática.

O complexo de correceptor do linfócito B (Figura 4.6) é constituído de quatro componentes: CD19, CD21 (receptor de complemento tipo 2, CR2), CD81 (TAPA-1) e LEU13 (proteína transmembrana 1 induzida por interferona). O CR2 é um receptor para o produto de degradação de C3d do complemento, e a sua presença no complexo de correceptor do BCR permite a ação sinérgica do complemento com o BCR, aumentando, assim, a ligação cruzada que promove a formação de microaglomerados. Por conseguinte, em situações nas quais uma bactéria ativou o complemento e está recoberta pelos produtos da ativação do complemento, quando é subsequentemente capturada pelo BCR de um linfócito B, existe então a oportunidade de que o CR2 no complexo de correceptor do BCR se ligue ao C3d sobre a bactéria. Isso significa efetivamente que o linfócito B agora recebe simultaneamente dois sinais. O primeiro sinal provém do BCR, e o segundo sinal, do complexo de correceptor.

Receptor de superfície de células T (TCR) para antígenos

Como já foi dito, os linfócitos T interagem com o antígeno por um mecanismo muito diferente daquele utilizado pelos linfócitos B. Os receptores da maioria dos linfócitos T não conseguem se ligar diretamente a antígenos solúveis, porém têm a capacidade de "enxergar" fragmentos de antígeno que estão imobilizados em um sulco estreito na superfície das moléculas do MHC (Figura 4.1B). Como iremos discutir de modo pormenorizado no Capítulo 5, as moléculas do MHC ligam-se a fragmentos peptídicos curtos de 8 a 20 aminoácidos de comprimento, que representam amostras de "controle de qualidade" das proteínas que uma célula expressa em determinado momento, ou que foram internalizados por fagocitose, dependendo do tipo de molécula do MHC. Dessa maneira, os linfócitos T conseguem inspecionar efetivamente o que está ocorrendo, em termos antigênicos, dentro de uma célula em qualquer momento determinado, examinando a gama de peptídios apresentados dentro das moléculas do MHC. Outra diferença importante entre os receptores dos linfócitos B e T é que os linfócitos T não conseguem secretar suas moléculas receptoras da mesma maneira que os linfócitos B, que são capazes de mudar a produção de Ig de uma forma ligada à membrana para uma forma secretada. Com exceção dessas diferenças, os **receptores de células T** são, do ponto de vista estrutural, muito semelhantes a anticorpos, visto que são formados a partir de módulos que se baseiam no dobramento da imunoglobulina.

Antes de analisarmos os aspectos estruturais dos receptores de células T, é preciso ter em mente que a função prática desses receptores é possibilitar que o linfócito T explore a superfície das células à procura de peptídios estranhos. Quando um linfócito T encontra uma combinação de peptídio-MHC que exiba uma boa correspondência com o seu TCR, ela é ativada, sofre expansão clonal e diferencia-se em um linfócito T efetor maduro, capaz de se juntar à luta contra o agente infeccioso que produziu esses peptídios estranhos. Na prática, isso é um evento de baixa probabilidade, visto que, como veremos adiante, os TCR são produzidos de modo a fornecer uma enorme variedade desses receptores, exibindo, cada um deles, sua própria especificidade singular para determinada combinação de peptídio-MHC. Além disso, como a maioria dos peptídios apresentados nas moléculas do MHC em determinado momento origina-se de componentes próprios (a não ser que a célula apresentadora de antígenos esteja infectada por um microrganismo), isso reduz ainda mais a probabilidade de que um linfócito T encontre uma combinação perfeita de peptídio estranho-MHC para desencadear uma resposta.

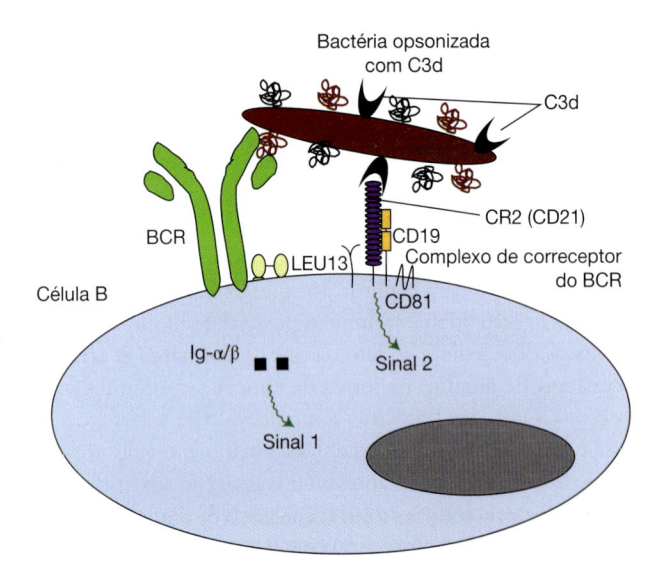

Figura 4.6 O complexo de correceptor da célula B atua de modo sinérgico com o BCR para ativar os linfócitos B. Esse complexo é constituído de quatro componentes: CD19, CD21 (receptor de complemento tipo 2, CR2), CD81 (TAPA-1) e CD225 (LEU13, proteína transmembrana 1 induzida por interferona, ver também a Figura 7.29). Como o CR2 é um receptor para o produto de degradação de C3d do complemento, sua presença no complexo de correceptor do BCR permite ao complemento atuar de modo sinérgico com o BCR, aumentando, assim, os sinais de ativação do linfócito B.

O receptor de antígenos é um heterodímero transmembrana

A identificação do TCR foi mais difícil do que se esperava inicialmente (Marco histórico 4.1). Todavia, foi constatado finalmente que esse receptor é uma molécula ligada à membrana, constituída de duas cadeias α e β unidas por ligação de dissulfeto. Cada cadeia dobra-se em dois domínios semelhantes à Ig, um deles com uma estrutura relativamente invariável e o outro com alto grau de variabilidade, de modo que o TCR αβ possui uma estrutura que realmente se assemelha muito a um fragmento Fab de Ig. Essa analogia se estende ainda mais – cada uma das duas regiões variáveis apresenta três regiões hipervariáveis (ou regiões determinantes de complementaridade, CDR) que, com base em dados de difração dos raios X, incorporam os aminoácidos que estabelecem contato com o ligante de peptídio-MHC. A plasticidade das alças das CDR é um importante fator, que permite ao TCR moldar-se ao redor de combinações de peptídio-MHC estruturalmente diversas.

Embora o modo pelo qual o TCR estabelece contato com o peptídio-MHC ainda não esteja totalmente elucidado, parece que, em alguns TCR, as CDR1 e 2 são em grande parte responsáveis por estabelecer contato com a própria molécula do MHC, enquanto a CDR3 faz contato com o peptídio; todavia, em outros TCR, observa-se o inverso. Independentemente da responsabilidade das CDR pelo estabelecimento do contato com o MHC *versus* peptídio, é evidente que sejam componentes de reconhecimento do receptor; por conseguinte, conforme discutiremos mais adiante, conclui-se que essas regiões respondem por grande parte da variabilidade observada entre os TCR.

Ambas as cadeias α e β são necessárias para a especificidade antigênica, conforme demonstrado pela transfecção dos genes do receptor de célula T de um clone de linfócitos T citotóxicos específicos para a fluoresceína para outro clone de especificidade diferente; quando expressou os novos genes α e β, o clone transfectado adquiriu a capacidade de lisar as células-alvo marcadas com fluoresceína. Outro tipo de experimento utilizou hibridomas de linfócitos T formados pela fusão de linfócitos T específicos de um único antígeno com tumores de linfócitos T de modo a obter a "imortalidade". Um hibridoma que reconhecia a albumina do ovo de galinha, apresentada por um macrófago, deu origem espontaneamente a duas variantes, das quais uma perdeu o cromossomo que codificava a cadeia α, e a outra, a cadeia β. Nenhuma das variantes reconheceu o antígeno; todavia, quando fundidas fisicamente, cada uma forneceu a cadeia receptora complementar, e a reatividade ao antígeno foi restaurada.

As moléculas CD4 e CD8 atuam como correceptores dos TCR

Além do TCR, a maioria dos linfócitos T periféricos também expressa uma ou outra das proteínas de membrana **CD4** ou **CD8**, que atuam como correceptores para moléculas do MHC (Figura 4.7). A molécula CD4 é um polipeptídio de cadeia simples, que contém quatro domínios semelhantes à Ig, densamente acondicionados de modo a formar um bastonete longo que se projeta da superfície do linfócito T. A cauda citoplasmática da molécula CD4 é importante para a sinalização do TCR, visto que essa região está ligada constitutivamente a uma proteína tirosinoquinase, **Lck**, que inicia a cascata de transdução de sinais que é desencadeada após o encontro de um linfócito T com um antígeno (Figura 4.8). A molécula CD8 desempenha um papel semelhante à CD4, visto que ela também se liga à Lck e recruta essa quinase para o complexo do TCR, embora seja estruturalmente bastante distinta; a molécula CD8 é um heterodímero de cadeias α e β unidas por ligação dissulfeto, contendo, cada uma, um único domínio semelhante à Ig conectado a um polipeptídio extenso e densamente glicosilado, que se projeta a partir da superfície do linfócito T (Figura 4.7).

 ## Marco histórico 4.1 | O receptor de células T

Como os linfócitos T respondem por meio de ativação e proliferação quando entram em contato com um antígeno apresentado por células como os macrófagos, parecia razoável postular que isso ocorria por meio de seus receptores de superfície. De qualquer modo, seria difícil incluir os linfócitos T no "clube de seleção clonal" se não tivessem esses receptores. Orientados pelo princípio da navalha de Occam (a lei da parcimônia, que sustenta que a meta da ciência é apresentar os fatos da natureza nas formulações conceituais mais simples e econômicas), os pesquisadores defenderam, em sua maioria, a hipótese de que a natureza não iria favorecer a extravagância de desenvolver duas espécies extremamente diferentes de moléculas de reconhecimento para os linfócitos B e T, e muitos anos infrutíferos foram perdidos na busca do "Santo Graal" do receptor de células T com soros anti-imunoglobulina ou anticorpos monoclonais. O sucesso só apareceu quando foi utilizado um anticorpo monoclonal dirigido contra o idiótipo de um linfócito T para bloquear a resposta ao antígeno. Esse anticorpo foi identificado pela sua capacidade de bloquear um clone individual de linfócitos T entre um grande número de células, e os pesquisadores presumiram corretamente que a estrutura que possibilitava essa seletividade seria o sítio de combinação do receptor de célula T para o antígeno. A imunoprecipitação desse anticorpo produziu um heterodímero ligado por dissulfeto, composto de subunidades de 40 a 44 kDa (Figura M4.1.1).

A outra abordagem foi diretamente dirigida para os genes, sugerindo o seguinte. O receptor de células T deveria ser uma proteína integral de membrana não presente nos linfócitos B. Por esse motivo, o mRNA polissômico do linfócito T, obtido do retículo endoplasmático, que deveria fornecer uma fonte abundante do transcrito apropriado, foi utilizado para preparar cDNA, a partir do qual os genes comuns aos linfócitos B e T foram removidos por hibridização com o mRNA do linfócito B. Os clones específicos de linfócitos T resultantes foram utilizados na procura de um gene de linfócitos T que esteja recombinado em todos os linfócitos T funcionalmente maduros, mas que estivesse em sua configuração germinativa em todos os outros tipos de células (Figura M4.1.2). Dessa maneira, foram descobertos os genes que codificam a subunidade β do receptor de célula T.

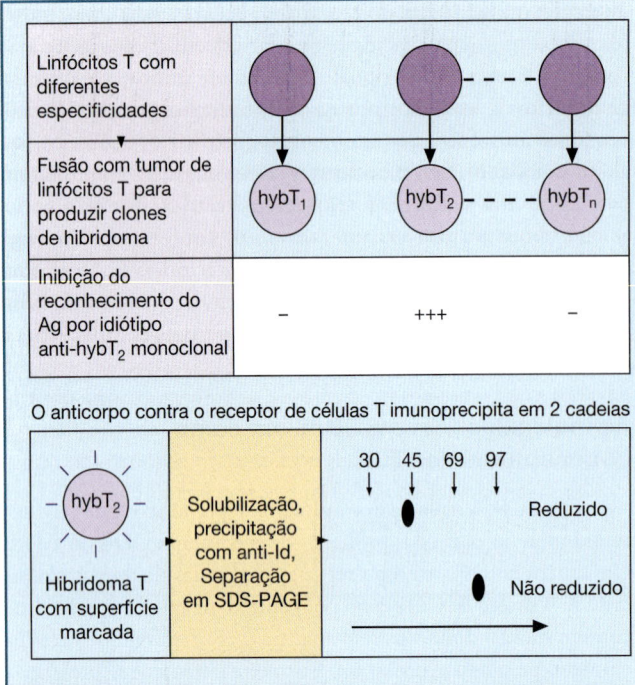

Figura M4.1.1 O anticorpo (Ab) contra o receptor de células T (anti-idiótipo) bloqueia o reconhecimento do antígeno (Ag). (Adaptada de Haskins K. *et al.* (1983) *Journal of Experimental Medicine* **157**, 1149; ligeiramente simplificada.)

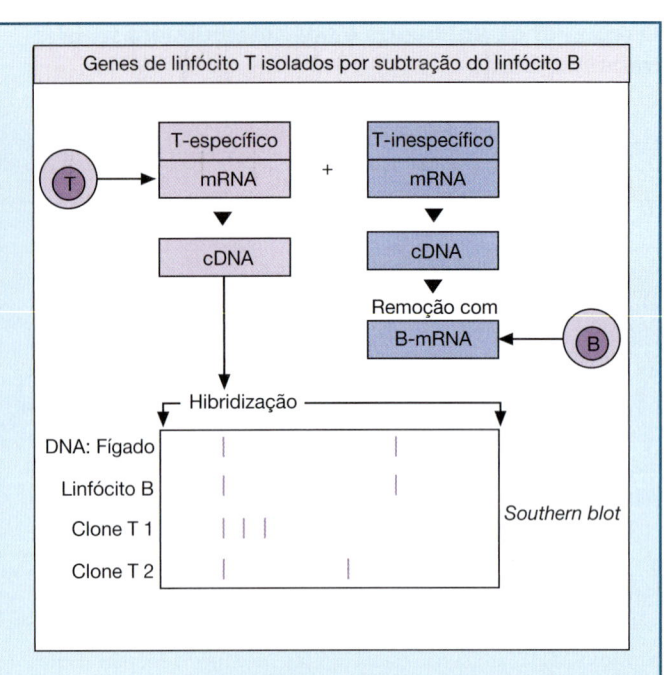

Figura M4.1.2 Isolamento dos genes do receptor de células T. Os fragmentos de DNA de diferentes tamanhos, produzidos por uma enzima de restrição, são separados por eletroforese e detectados por meio de sonda com o gene de linfócito T. Os linfócitos T exibem apresentam recombinação de um dos dois genes de linhagem germinativa encontrados no fígado ou em linfócitos B. (Fonte: Hendrick S.M. *et al.* (1984) *Nature* **308**, 149. Reproduzida, com autorização, de Nature Publishing Group.)

CD4 e CD8 desempenham funções importantes no reconhecimento dos antígenos por linfócitos T, visto que determinam se um linfócito T consegue reconhecer o antígeno apresentado por moléculas do MHC que obtêm seus antígenos peptídicos principalmente de fontes intracelulares (**MHC da classe I**) ou extracelulares (**MHC da classe II**). Isso possui implicações funcionais importantes para o linfócito T, visto que os linfócitos que se tornam ativados após o encontro com o antígeno apresentado por moléculas do MHC da classe I (linfócitos T CD8+) transformam-se invariavelmente em linfócitos T citotóxicos, enquanto os linfócitos ativados por peptídios apresentados por moléculas do MHC da classe II (linfócitos T CD4+) tornam-se linfócitos T auxiliares (ver Figura 7.1).

Existem duas classes de receptores de células T

Pouco depois dos avanços na identificação do TCR αβ, apareceram relatos sobre a existência de um segundo tipo de receptor, composto de cadeias γ e δ. Como aparece em uma fase mais inicial na ontogenia do timo, o receptor γδ é algumas vezes designado como **TCR1**, enquanto o receptor αβ é denominado **TCR2**.

Na maioria dos animais adultos, as células γδ representam apenas 1 a 5% dos linfócitos T que circulam no sangue e nos órgãos periféricos; todavia, são muito mais comuns em tecidos ricos em epitélio, como a pele, o intestino, o sistema genital e os pulmões, onde podem constituir quase 50% da população de linfócitos T. Não se pode negar que os linfócitos T γδ representam, de certo modo, uma singularidade entre os linfócitos T; diferentemente dos linfócitos T αβ, as células γδ não parecem necessitar da apresentação do antígeno no contexto das moléculas do MHC, e acredita-se que sejam capazes de reconhecer antígenos solúveis à semelhança dos linfócitos B. Talvez em virtude dessa falta de dependência do MHC para a apresentação do antígeno, a maioria dos linfócitos T γδ não expressa os correceptores do MHC, CD4 ou CD8 (Tabela 4.1).

O mecanismo de reconhecimento de antígenos pelos linfócitos T γδ ainda continua um tanto misterioso, visto que essas células são efetivamente capazes de interagir com moléculas relacionadas com o MHC, como as proteínas T10 e T22 de camundongo, por um processo que não exige a presença de um antígeno. Como estas últimas moléculas semelhantes ao MHC são suprarreguladas com a ativação dos linfócitos T αβ, isso levou à hipótese de que os linfócitos T γδ têm uma importante função imunorreguladora; quando ativadas por moléculas que aparecem nos linfócitos T ativados, os linfócitos T γδ podem ajudar a regular as respostas imunes de maneira positiva ou negativa. Os linfócitos T γδ também podem reconhecer lipídios, fosfoésteres orgânicos, conjugados de nucleotídios e outros ligantes não peptídicos derivados de patógenos.

Determinados linfócitos T γδ (o subgrupo Vγ1 Vδ1, que são enriquecidos nos tecidos epiteliais) também compartilham algumas das mesmas características de reconhecimento das células NK do sistema imune inato, visto que são capazes de reconhecer as proteínas semelhantes ao MHC da classe I, MICA e MICB, que não atuam como moléculas apresentadoras de antígeno. Com efeito, a MICA e a MICB normalmente estão presentes em baixos níveis nos tecidos epiteliais, porém são suprarreguladas em resposta ao estresse celular, incluindo choque térmico e dano ao DNA.

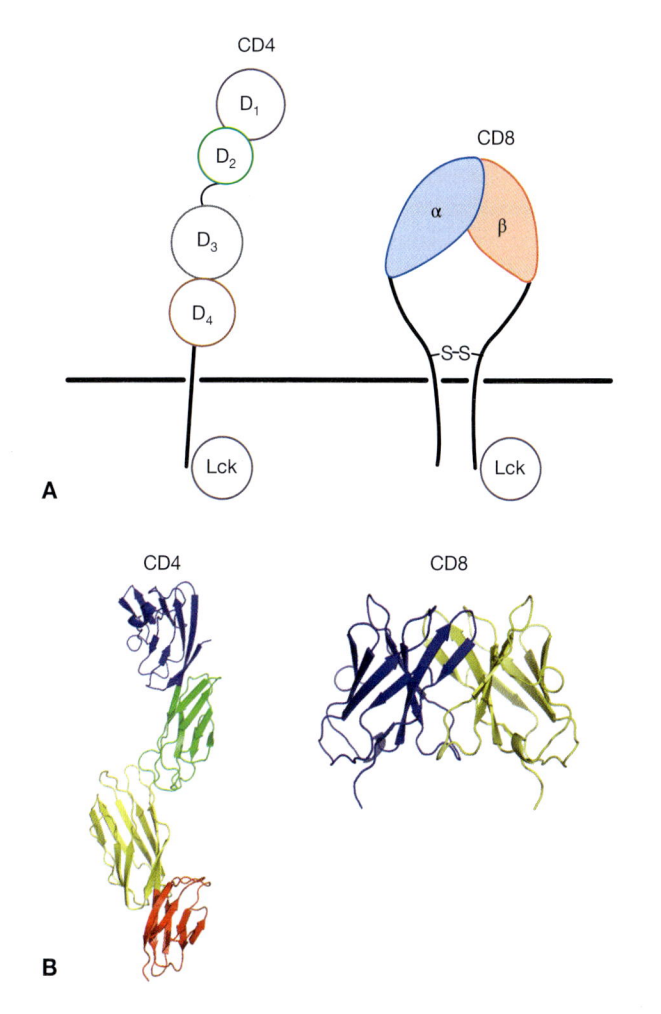

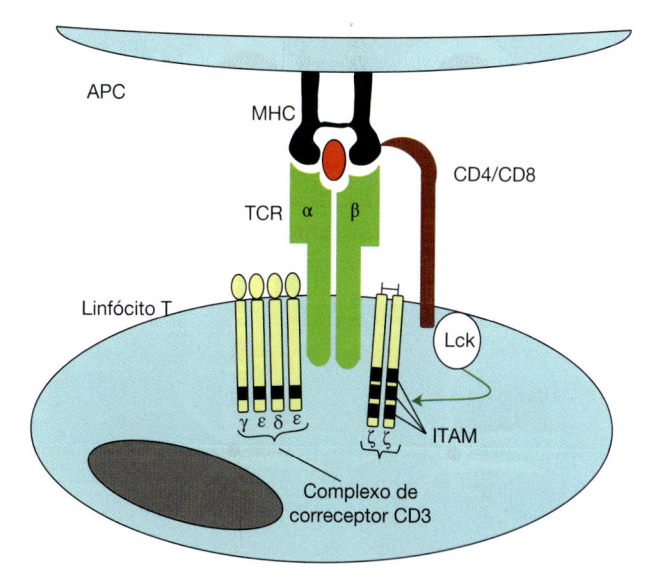

Figura 4.8 O complexo do receptor de células T (TCR) auxiliado pelos receptores CD4 ou CD8, reconhece o antígeno peptídico na presença de moléculas do MHC. Os sinais de ativação do TCR são propagados por meio do complexo correceptor de CD3, que é constituído pelas cadeias γ, ε, δ e ζ de CD3. O coagrupamento de CD4 ou CD8, que estão constitutivamente associadas à quinase Lck, com o complexo do TCR facilita a propagação de sinais iniciada pela Lck por meio de fosforilação dos motivos de ativação baseados na tirosina do imunorreceptor (ITAM) dentro da cadeia ζ de CD3.

Figura 4.7 As moléculas CD4 e CD8 atuam como correceptoras para as moléculas do MHC e definem subgrupos funcionais de linfócitos T. **A.** Representação esquemática das moléculas CD4 e CD8. CD4 é composta de quatro domínios semelhantes à Ig (D_1 a D_4, conforme indicado) e projeta-se da superfície do linfócito T para interagir com moléculas do MHC da classe II. A CD8 é um heterodímero com ligação dissulfeto, constituído de subunidades α e β, semelhantes à Ig, conectadas a uma região densamente glicosilada em forma de bastonete, que se estende a partir da membrana plasmática. CD8 interage com moléculas do MHC da classe I. As caudas citoplasmáticas de CD4 e CD8 estão associadas à tirosinoquinase Lck. **B.** Diagramas em fita das partes extracelulares de CD4 e CD8. Os domínios semelhantes à Ig (D_1 a D_4) da molécula CD4 estão representados em *azul*, *verde*, *amarelo* e *vermelho*, respectivamente. O homodímero de CD8 de duas subunidades α é mostrado. (Fonte: Dr. Dan Leahy. Reproduzida com autorização.)

A infecção por citomegalovírus ou por *Mycobacterium tuberculosis* também é capaz de induzir o aparecimento na superfície dessas moléculas primitivas semelhantes ao MHC, e é quase certo que existam outros ligantes de linfócitos T γδ induzíveis por estresse. Como veremos adiante neste capítulo, a MICA e a MICB também são usadas pelas células NK como ligantes de ativação, embora, neste caso, o receptor responsável seja muito diferente.

A codificação dos TCR é semelhante à das imunoglobulinas

Os segmentos gênicos que codificam as cadeias β do TCR seguem um arranjo amplamente semelhante de *V*, *D*, *J* e segmentos constantes àquele descrito para as imunoglobulinas (Figura 4.9). De modo semelhante, com a formação de um linfócito T imunocompetente, ocorre rearranjo dos genes *V*, *D* e *J* para formar uma

Tabela 4.1 Comparação entre os linfócitos T αβ e γδ.		
Característica	**Linfócitos T αβ**	**Linfócitos T γδ**
Receptor de antígeno	Complexo TCR αβ-CD3	Complexo TCR γδ-CD3
Forma do antígeno reconhecido	MHC + peptídio	Moléculas semelhantes ao MHC mais ligantes não proteicos
Expressão de CD4/CD8	Sim	Em sua maior parte não
Frequência no sangue	60 a 75%	1 a 5%
Restrito ao MHC	Sim	Em sua maior parte não
Função	Auxiliar a ativação dos linfócitos e macrófagos	Função imunorreguladora?
	Destruição citotóxica	Atividade citotóxica

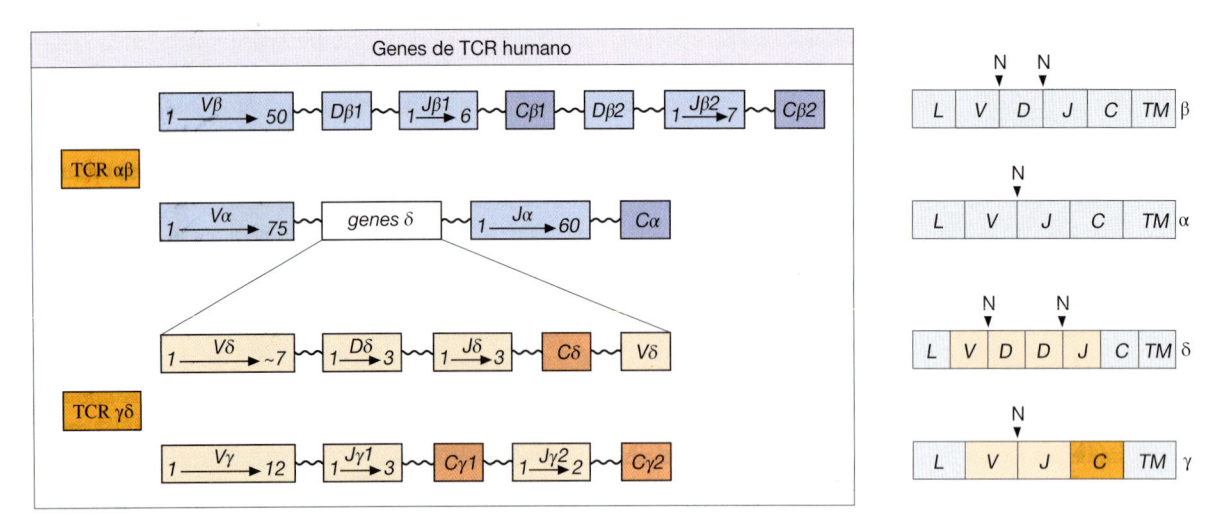

Figura 4.9 Genes codificadores dos receptores de células T αβ e γδ (TCR). Os genes que codificam as cadeias δ situam-se entre os grupos Vα e Jα, e alguns segmentos V nessa região podem ser utilizados nas cadeias δ ou α (i. e., Vα ou Vδ). Os genes do TCR sofrem rearranjo de maneira análoga àquela observada com os genes das imunoglobulinas, incluindo diversidade da região N nas junções V(D)J. Um dos genes Vδ está localizado distalmente (3') ao gene Cδ e sofre rearranjo por um mecanismo inverso.

sequência *VDJ* contínua. A evidência mais sólida de que os linfócitos B e T utilizam mecanismos de recombinação semelhantes provém de camundongos com imunodeficiência combinada grave (SCID), que apresentam um único defeito autossômico recessivo que impede a recombinação bem-sucedida dos segmentos *V*, *D* e *J*. Os mutantes homozigotos não conseguem desenvolver linfócitos B e T imunocompetentes, e são observados defeitos idênticos de sequência na formação de *VDJ* em ambas as linhagens de linfócitos pré-B e pré-T.

Se examinarmos inicialmente o grupo da cadeia β, um dos dois genes *Dβ* recombina-se ao lado de um dos genes *Jβ*. Observe que, devido à maneira pela qual os genes estão organizados, o primeiro gene *Dβ*, *Dβ1*, pode utilizar qualquer um dos 13 genes *Jβ*, porém o *Dβ2* só pode escolher um dos sete genes *Jβ2* (Figura 4.9). Em um dos 50 ou mais genes *Vβ* sofre rearranjo com o segmento *DβJβ* pré-formado. A **variabilidade na formação das junções** e a **inserção randômica dos nucleotídios** para criar a diversidade da região N em um dos lados do segmento *D* reproduzem o mesmo fenômeno observado nos rearranjos dos genes das Ig. A análise de sequência ressalta a analogia com a molécula de um anticorpo; cada segmento *V* contém duas regiões hipervariáveis, enquanto a sequência juncional **DJ** proporciona a estrutura CDR3 **muito hipervariável**, totalizando seis CDR potenciais para a ligação do antígeno em cada TCR (Figura 4.10). À semelhança da síntese de anticorpo, o íntron entre VDJ e C sofre *splicing* do mRNA antes da tradução, com a restrição de que os rearranjos envolvendo genes do grupo *Dβ2Jβ2* só podem ligar-se ao *Cβ2*.

Todas as outras cadeias dos TCR são codificadas por genes formados por meio de translocações semelhantes. O reservatório de genes da cadeia α não tem segmentos *D*, porém produz um número prodigioso de segmentos *J*. O número de genes *Vγ* e *Vδ* é pequeno em comparação com os genes *Vα* e *Vβ*. À semelhança do reservatório de cadeias α, o grupo da cadeia β não tem nenhum segmento *D*. A localização desejada do *locus* δ inserido dentro do grupo dos genes α faz com que os linfócitos T que sofreram combinação *Vα-Jα* não tenham genes δ no cromossomo recombinado; em outras palavras, os genes δ são totalmente excisados.

O complexo CD3 é uma parte integral do receptor de células T

O complexo de reconhecimento de antígenos do linfócito T e o seu correspondente do linfócito B podem ser comparados a espiões do exército, cuja missão é avisar o batalhão principal tão logo o inimigo é avistado. Quando o TCR "avista o inimigo" (i. e., liga-se ao antígeno), ele transmite um sinal por meio de um complexo associado de polipeptídios transmembrana (**CD3**) no interior do linfócito T, fornecendo-lhe a instrução de despertar de seu estado G0 adormecido e executar algo útil – por exemplo, transformar-se em uma célula efetora. Em todos os linfócitos T imunocompetentes, o TCR está ligado de modo não covalente, porém ainda estreitamente à molécula CD3 em um complexo que, com base nos conhecimentos atuais, pode conter duas unidades de reconhecimento heterodiméricas de TCR αβ ou γδ em estreita aposição a uma molécula das cadeias polipeptídicas γ e δ de CD3 invariáveis, duas moléculas de CD3ε e o dímero ζ–ζ com ligação dissulfeto. Por conseguinte, o complexo total tem a estrutura TCR2–CD3γδε2–ζ2 (Figura 4.8 e Figura 4.10B).

À semelhança do heterodímero Ig-α/β associado ao BCR, as cadeias de CD3 também contêm um ou mais ITAM, e esses motivos também são fundamentais na propagação dos sinais de ativação dentro do linfócito. Após o TCR entrar em contato com o peptídio-MHC, os ITAM dentro do complexo CD3 tornam-se fosforilados nos resíduos de tirosina; em seguida, passam a atuar como plataforma para o recrutamento de uma verdadeira multidão de proteínas de ligação de fosfotirosina, que disseminam ainda mais o sinal por todo o linfócito T. É neste momento que o papel dos correceptores CD4 e CD8 torna-se evidente; a fosforilação dos ITAM na cadeia ζ (zeta) de CD3 é efetuada pela tirosinoquinase Lck que, como podemos lembrar, está associada às caudas citoplasmáticas de CD4 e CD8 (Figuras 4.7 e 4.8). Nos camundongos, uma ou ambas as cadeias ζ podem ser substituídas por uma variante de *splicing* do gene ζ, denominada η. A cadeia ζ também está associada ao receptor FCγRIIIA nas células *natural killer* (NK), onde atua como parte do mecanismo de transdução

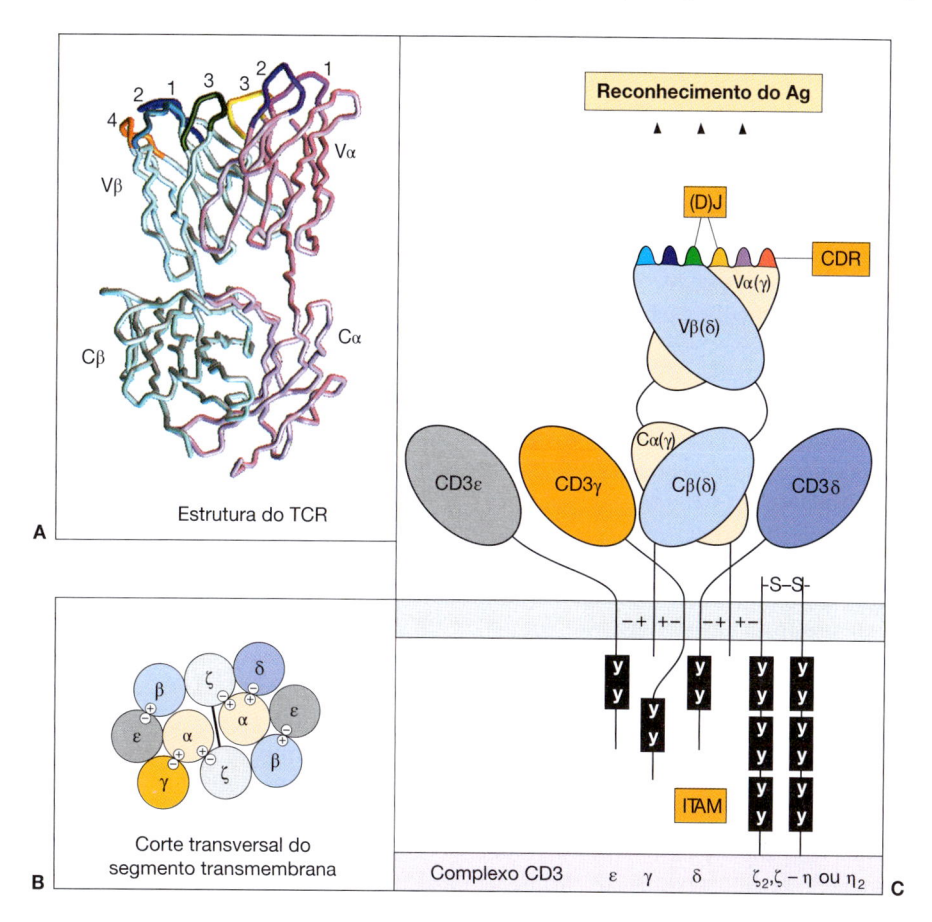

Figura 4.10 Receptor de células T (TCR)/complexo CD3. O TCR assemelha-se, quanto à estrutura, ao fragmento de ligação de antígeno Fab da imunoglobulina. Os segmentos variáveis e constantes das cadeias α e β do TCR (VαCα/VβCβ) e das cadeias γ e δ correspondentes do TCR γδ pertencem, estruturalmente, à família de domínios tipo imunoglobulina. **A.** No modelo, as CDR da cadeia α estão representadas nas cores *magenta* (CDR1), *púrpura* (CDR2) e *amarela* (CDR3), enquanto as CDR da cadeia β aparecem em *ciano* (CDR1), *azul-marinho* (CDR2) e *verde* (CDR3). A quarta região hipervariável da cadeia β (CDR4), que constitui parte do sítio de ligação para alguns superantígenos, é representada pela cor *laranja*. (Reproduzida de Garcia K. *et al*. (1998) *Science* **279**, 1166; com autorização.) As alças CDR3 α e β do TCR, codificadas pelos genes (*D*) *J*, são curtas; a alça CDR3 γ do TCR também é curta, com uma distribuição de comprimento estreito, porém a alça δ é longa, com ampla distribuição de comprimento, lembrando as CDR3 das cadeias leves e pesadas das Ig, respectivamente. **B.** Os TCR podem ser expressos em pares ligados ao complexo CD3. As cargas elétricas negativas dos segmentos transmembrana das cadeias invariáveis do complexo CD3 estão em contato com as cargas opostas nas cadeias Cα e Cβ do TCR, conforme ilustrado conceitualmente. **C.** Os domínios citoplasmáticos das cadeias peptídicas de CD3 contêm motivos de ativação baseados na tirosina do imunorreceptor (ITAM; ver BCR, Figura 4.4) que entram em contato com as proteínas tirosinoquinases src. Procure não confundir as cadeias γδ do TCR das cadeias γδ de CD3.

de sinais nesse contexto também. No Capítulo 7, iremos discutir de modo mais pormenorizado a transdução de sinais iniciada pelo TCR.

Geração de diversidade para o reconhecimento de antígenos

Sabemos que o sistema imune tem a capacidade de reconhecer praticamente qualquer tipo de patógeno que tenha surgido ou que ainda possa surgir. A incrível solução genética para esse problema de antecipar um futuro imprevisível envolve a produção de milhões de diferentes receptores de antígenos específicos, provavelmente em número muito maior do que o necessário ao longo de toda vida do indivíduo. Como isso ultrapassa enormemente o número estimado de 25.000 a 30.000 genes no corpo humano, existem alguns mecanismos inteligentes para gerar toda essa diversidade, particularmente tendo em vista que o número total de genes *V, D, J* e *C* em um ser humano para codificar os anticorpos e TCR é de apenas cerca de 400. Em seguida, iremos proceder a

uma revisão da genética da diversidade dos anticorpos e explorar as enormes semelhanças e diferenças ocasionais observadas nos mecanismos empregados para gerar a diversidade dos TCR.

Amplificação da diversidade nas cadeias

A combinação VDJ aleatória aumenta geometricamente a diversidade

No Capítulo 3, vimos que, assim como podemos utilizar um número relativamente pequeno de diferentes unidades de construção em um brinquedo de construção infantil, como o LEGO®, para criar uma rica variedade de obras de arte arquitetônicas, os segmentos gênicos individuais para receptores podem ser considerados como componentes básicos para criar uma multiplicidade de receptores de antígenos específicos para os linfócitos B e T. As regiões variáveis das cadeias leves das imunoglobulinas são criadas a partir dos segmentos *V* e *J*, enquanto as regiões variáveis das cadeias pesadas são produzidas a partir dos segmentos *V, D* e *J*. De modo semelhante, para os receptores de células T tanto αβ quanto γδ, a região variável de uma das cadeias (α ou γ) é codificada por um segmento *V* e por um segmento *J*, enquanto a região variável da outra cadeia (β ou δ) também é codificada por um segmento *D*. À semelhança dos genes das imunoglobulinas, as enzimas RAG-1 e RAG-2 reconhecem sequências de sinais de recombinação (RSS) adjacentes às sequências codificadoras dos segmentos gênicos *V*, *D* e *J* do TCR. As RSS também consistem em heptâmeros e nonâmeros conservados, separados por espaçadores de 12 ou 23 pares de bases, que estão localizados no lado 3' de cada segmento *V*, em ambos os lados 5' e 3' de cada segmento *D* e no lado 5' de cada segmento *J*. A incorporação de um segmento *D* é sempre incluída no rearranjo; Vβ não pode ligar-se diretamente a Jβ, e tampouco Vδ pode ligar-se diretamente a Jδ. Para entender como a diversidade de sequência é gerada para o TCR, examinaremos o TCR αβ como exemplo (Tabela 4.2). Embora o número preciso de segmentos gênicos varie de um indivíduo para outro, há tipicamente cerca de 75 segmentos gênicos *V*α e 60 segmentos gênicos *J*α. Se houvesse uma **junção totalmente aleatória** de qualquer segmento *V* com qualquer segmento *J*, teríamos a possibilidade de produzir 4.500 combinações *VJ* (75 × 60). No que concerne à cadeia β do TCR, existem aproximadamente 50 genes *V*β de localização proximal em relação a dois grupos de genes DβJβ, cada um associado a um gene Cβ (Figura 4.11). O primeiro grupo, que está associado a Cβ1, possui um único gene Dβ1 e seis genes Jβ1, enquanto o segundo grupo associado a Cβ2 também tem um único gene Dβ (Dβ2) com sete genes Jβ2. O segmento *D*β1 pode combinar-se com qualquer um dos 50 genes *V*β e com qualquer

um dos 13 genes *J*β1 e *J*β2 (Figura 4.11). O β2 comporta-se de modo semelhante, mas pode combinar-se apenas com um dos 7 genes *J*β2 de localização distal. Isso fornece 1.000 combinações possíveis diferentes de VDJ para a cadeia β do TCR. Por conseguinte, embora os genes *V*, *D* e *J* das cadeias α e β do TCR tenham uma soma aritmética de apenas 200, eles produzem um enorme número de diferentes regiões variáveis α e β por meio de **recombinação geométrica** dos elementos básicos. Todavia, à semelhança do rearranjo dos genes das imunoglobulinas, isso representa apenas o começo.

Brincando com as junções

Outro estratagema para introduzir mais variações no repertório de linhagem germinativa, que é utilizado pelos genes dos TCR e das imunoglobulinas (ver Figura 3.25), envolve recombinações limítrofes variáveis de *V*, *D* e *J* para produzir sequências juncionais diferentes (Figura 4.12).

Conforme discutido no Capítulo 3, obtém-se maior diversidade pela geração de sequências palindrômicas (elementos P), que surgem da formação de estruturas em grampo de cabelo durante o processo de recombinação e da inserção de nucleotídios na região N entre os segmentos *V*, *D* e *J*, um processo associado à expressão da desoxinucleotidil transferase terminal. Embora esses mecanismos acrescentem nucleotídios à sequência, é possível criar uma diversidade ainda maior por meio de nucleases que "mastigam" as extremidades expostas das fitas para remover nucleotídios. Essas manobras também aumentam enormemente

Tabela 4.2 Cálculos da diversidade dos genes *V* humanos. Sabe-se que o número preciso de segmentos gênicos varia de um indivíduo para outro, talvez cerca de 40 no caso dos genes V_H, por exemplo, de modo que esses cálculos representam números "típicos". O número de especificidades geradas pela combinação aleatória direta de segmentos da linhagem germinativa está calculado. Esse número será aumentado pelos mecanismos adicionais listados: *Suposição mínima de aproximadamente 10 variantes para cadeias que não têm segmentos *D* e 100 para cadeias com segmentos *D*. O cálculo para a cadeia β do TCR exige uma explicação adicional. O primeiro dos dois segmentos *D*, *D*β1, pode combinar-se com 50 genes *V* e com todos os 13 genes *J*β1 e *J*β2. O *D*β2 comporta-se de modo semelhante, porém só pode se combinar com os 7 genes *J*β2 situados distalmente.

	TCR γδ (TCR1)		TCR αβ (TCR2)		Ig		
	γ	δ	α	β	H	L	
						κ	λ
Segmentos dos genes *V*	12	~8	75	50	40	40	30
Segmentos dos genes *D*	–	3	–	1,1	23	–	–
Segmentos dos genes *J*	3,2	3	60	6,7	6	5	5
Junção combinatória aleatória (sem diversidade juncional)	$V{\times}J$ 12×5	$V{\times}D{\times}J$ 8×3×3	$V{\times}J$ 75×60	$V{\times}D{\times}J$ 50(13+7)	$V{\times}D{\times}J$ 40×23×6	$V{\times}J$ 40×5	$V{\times}J$ 30×5
Total	60	72	4.500	1.000	5.520	200	150
Heterodímeros combinatórios	60×72		4.500×1.000		5.520×200		5.520×150
Total (arredondado)	$4,3{\times}10^3$		$4,5{\times}10^6$		$1,1{\times}10^6$		$0,8{\times}10^6$
Outros mecanismos: *D*s em 3 estruturas de leitura, diversidade juncional, inserção da região *N*; × 10³	$4,3{\times}10^6$		$4,5{\times}10^9$		$1,3{\times}10^9$		$1,0{\times}10^9$
Mutação somática	–		–		+++		+++

DNA de linhagem germinativa para a cadeia β do TCR:

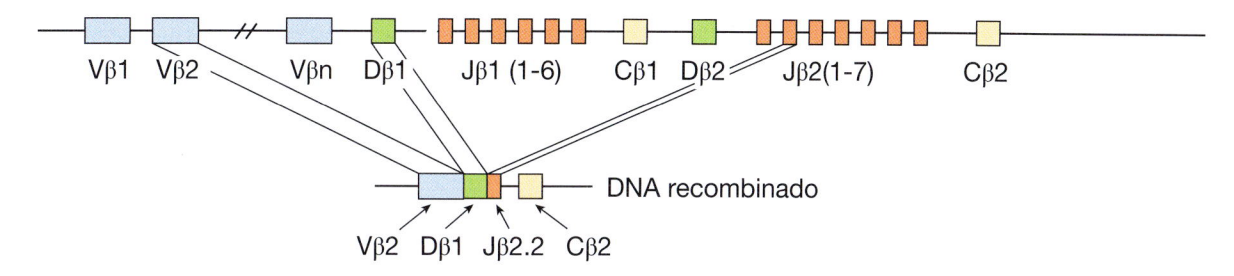

Figura 4.11 Rearranjo do *locus* dos genes das cadeias β do receptor de células T. Nesse exemplo, Dβ1 foi recombinado com Jβ2.2, e, em seguida, o gene Vβ2 foi selecionado entre os aproximadamente 50 genes Vβ (Vβn). Se os mesmos segmentos V e D tivessem sido utilizados, porém desta vez com o uso de Jβ1.4, o segmento gênico Cβ1 teria sido utilizado em lugar de Cβ2.

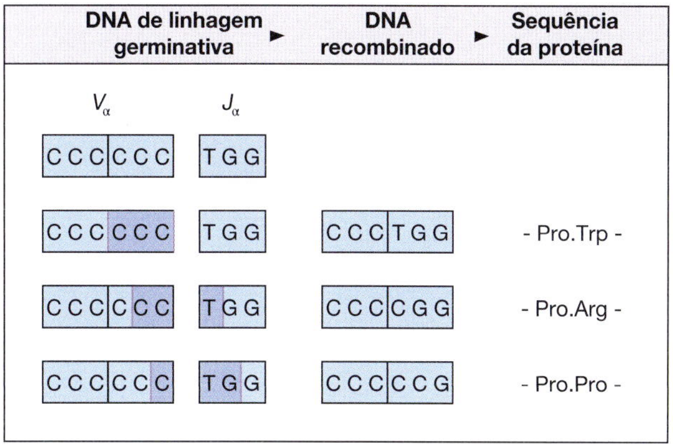

DNA de linhagem germinativa ►		DNA recombinado ►	Sequência da proteína
V_α	J_α		
C C C C C C	T G G		
C C C C C C	T G G	C C C T G G	- Pro.Trp -
C C C C C C	T G G	C C C C G G	- Pro.Arg -
C C C C C C	T G G	C C C C C G	- Pro.Pro -

Figura 4.12 Diversidade juncional entre os segmentos de linhagem germinativa V α e J α do TCR, produzindo três sequências de proteínas variantes.
A trinca de nucleotídios que sofre splicing está indicada em *azul mais escuro*. Para os genes da cadeia β do TCR e das cadeias pesadas de Ig, a diversidade juncional pode aplicar-se aos segmentos *V, D* e *J*.

o repertório, o que é de suma importância para os genes γ e δ do TCR, que, de outro modo, estariam numericamente bastante limitados.

Outros mecanismos estão relacionados especificamente com a sequência da região *D*: particularmente no caso dos genes δ do TCR, nos quais o segmento *D* pode ser lido em três estruturas de leitura diferentes e dois segmentos *D* podem ser unidos. Essas combinações *DD* produzem uma terceira região determinante de complementaridade (CDR3) mais longa do que aquela encontrada em outras moléculas de TCR ou de anticorpo.

Tendo em vista que a CDR3 em várias cadeias de receptores é essencialmente composta pelas regiões entre os segmentos *V(D)J*, onde os mecanismos de diversidade juncional podem introduzir um grau muito elevado de variabilidade dos aminoácidos, pode-se compreender por que essa alça hipervariável habitualmente contribui mais para a determinação da especificidade precisa de ligação de antígenos dessas moléculas.

Edição do receptor

Observações recentes estabeleceram que os linfócitos não ficam necessariamente presos ao receptor de antígenos que eles inicialmente produzem: se não gostarem do receptor, eles podem

trocá-lo. A substituição de um receptor indesejável por outro que tenha características mais aceitáveis é designada como **edição do receptor**. Esse processo foi descrito tanto para as imunoglobulinas quanto para os TCR e possibilita a substituição de rearranjos não funcionais ou de especificidade autorreativas. Além disso, a edição do receptor na periferia pode evitar que os linfócitos B de baixa afinidade sofram apoptose (morte celular), substituindo um receptor de baixa afinidade por outro com maior afinidade. O achado de que os linfócitos B maduros nos centros germinativos podem expressar RAG-1 e RAG-2, que medeiam o processo de rearranjo, sustenta fortemente que isso de fato ocorre na periferia.

Entretanto, como funciona essa edição de receptor? No caso das cadeias de receptor sem segmentos gênicos *D*, isto é, a cadeia leve da imunoglobulina e a cadeia α do TCR, pode ocorrer um rearranjo secundário por um segmento do gene *V* de localização proximal ao segmento *VJ* previamente rearranjado, recombinando-se com uma sequência do gene *J* 3′, tendo ambos os segmentos RSS intactos e compatíveis (Figura 4.13A). Todavia, para as cadeias pesadas das imunoglobulinas e as cadeias β dos TCR, o processo de rearranjo *VDJ* deleta todas as RSS associadas ao segmento *D* (Figura 4.13B). Como V_H e J_H possuem espaçadores de 23 pares de bases em suas RSS, eles não podem se recombinar, visto que isso violaria a regra 12/23. Esse obstáculo aparente à edição do receptor dessas cadeias pode ser superado pela presença de uma sequência próximo à extremidade 3′ das sequências codificadoras *V*, que pode atuar como RSS substituta, de modo que o novo segmento *V* poderia simplesmente substituir o segmento *V* previamente recombinado, mantendo a mesma sequência *D* e *J* (Figura 4.13B). Trata-se, provavelmente, de um processo relativamente ineficiente, e, por conseguinte, a edição do receptor pode ocorrer com mais facilidade nas cadeias leves das imunoglobulinas e nas cadeias α dos TCR do que nas cadeias pesadas das imunoglobulinas e nas cadeias β do TCR. Na verdade, foi sugerido que a cadeia α do TCR pode sofrer uma série de rearranjos, com deleções contínuas de segmentos *VJ* rearranjados e previamente funcionais até a produção de um TCR selecionável.

Reconhecimento das regiões genômicas corretas pela recombinase RAG

Uma questão que só agora está sendo resolvida é saber como a recombinase RAG-1/RAG-2 seleciona as regiões genômicas corretas como alvo para recombinação. Evidentemente, seria desastroso se esse complexo fosse capaz de acessar todo o DNA, deixando aleatoriamente rupturas de fita dupla em seu caminho. Um mecanismo de proteção consiste em induzir a expressão de RAG apenas nos locais e na ocasião em que ela se faz necessária, porém isso não explica como o complexo RAG é direcionado apenas para os *loci* de Ig e de TCR nas células nas quais está expresso. Esse enigma é explicado por observações sugerindo que as **alterações das histonas** – as proteínas sobre as quais o DNA é acondicionado – assinalam *loci* específicos para a ligação do complexo RAG. Estudos

recentes demonstraram que a histona H3, que foi modificado por trimetilação da lisina na posição 4 (H3K4me3), atua como sítio de ligação para a RAG-2. Por conseguinte, as regiões genômicas marcadas para a recombinação de VDJ estão localizadas próximo a "marcas" de histona H3K4me3. De acordo com essa hipótese, a ablação experimental das marcas de H3K4me3 resulta em acentuado comprometimento da recombinação V(D)J. Entretanto, a marca H3K4me3 é encontrada em muito mais locais pelo genoma do que o número de *loci* de receptores de antígeno, de

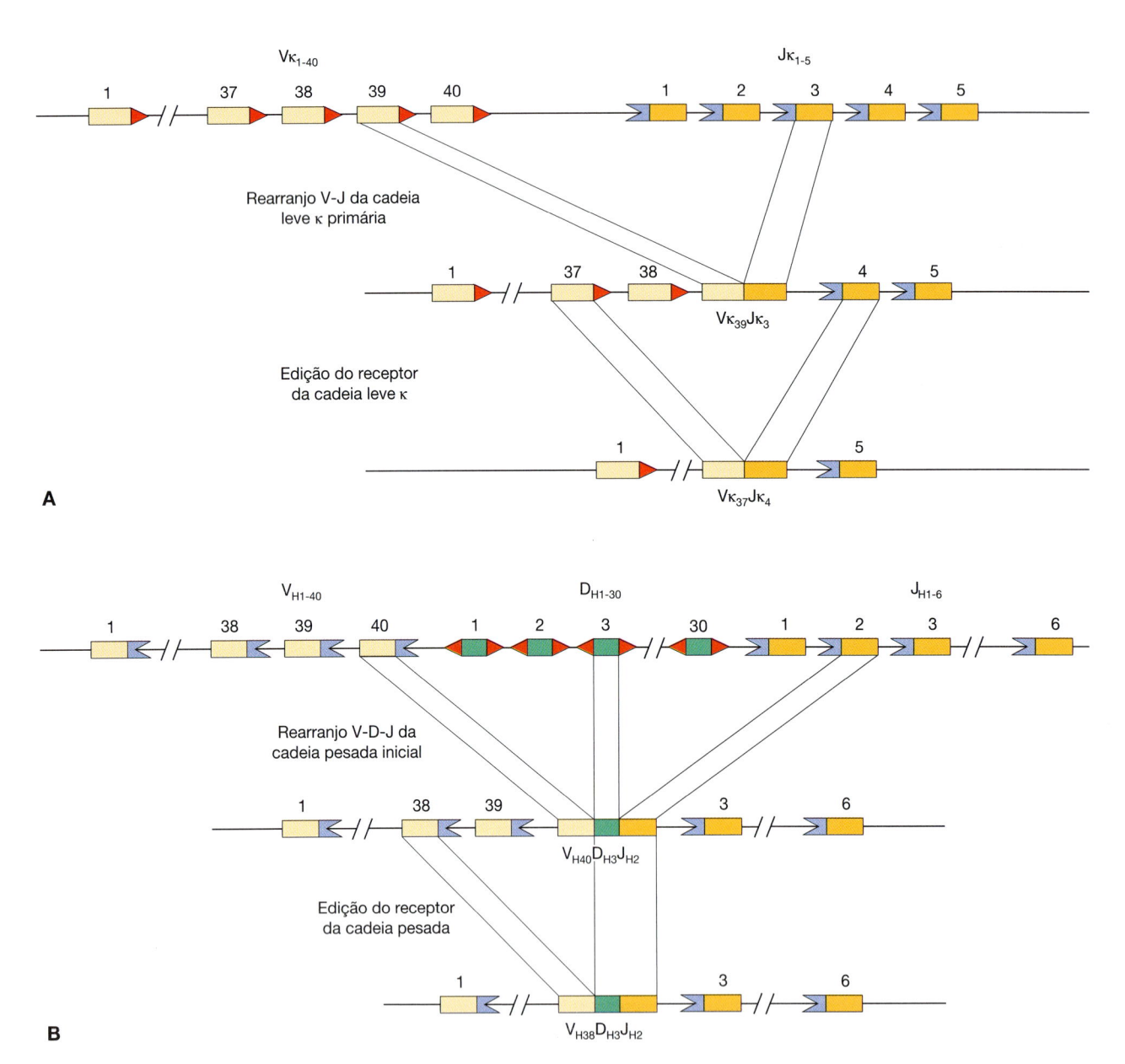

Figura 4.13 Edição do receptor. **A.** Para a cadeia leve da imunoglobulina ou a cadeia α do TCR, as sequências de sinais de recombinação (RSS; motivos de heptâmero-nonâmero) na extremidade 3′ de cada segmento variável (*V*) e da extremidade 5′ de cada segmento de junção (*J*) são compatíveis entre si, e, portanto, pode ocorrer potencialmente um rearranjo totalmente novo, conforme ilustrado. Isso resultaria em um receptor com uma diferente sequência variável de cadeia leve (neste exemplo, *V*κ$_{37}$*J*κ$_4$ substituindo *V*κ$_{39}$*J*κ$_3$) com a cadeia pesada original. **B.** No caso da cadeia pesada de imunoglobulina ou da cadeia β do TCR, a organização das sequências de heptâmero-nonâmero na RSS impede a recombinação direta de um segmento *V* com o segmento *J*. Esta é a denominada regra 12/23, por meio da qual as sequências de heptâmero-nonâmero associadas a um espaçador de 23 pares de bases (indicado na cor *violeta*) só podem formar pares de bases com sequências de heptâmero-nonâmero contendo um espaçador com 12 pares de bases (na cor *vermelha*). Os segmentos *V* e *J* da cadeia pesada possuem uma RSS com um espaçador de 23 pares de bases, de modo que não pode atuar como iniciador. Além disso, todos os segmentos *D* que não sofreram rearranjo foram deletados, de modo que não existem espaçadores remanescentes com 12 pares de bases. Esse aparente obstáculo a um rearranjo secundário é provavelmente superado pela presença de uma sequência semelhante a RSS próximo à extremidade 3′ das sequências codificadoras do gene *V*, de modo que apenas o segmento do gene *V* é substituído (no exemplo apresentado, a sequência *V*$_{H38}$*D*$_{H3}$*J*$_{H2}$ substitui *V*$_{H40}$*D*$_{H3}$*J*$_{H2}$).

modo que a questão é saber como o complexo RAG-1/RAG-2 encontra os locais corretos? A resposta parece ser de que a especificidade da RAG-1 pelos sítios de RSS, combinada com a da RAG-2 para marcas de cromatina H3K4me3, pode atuar como um grampo que orienta a recombinase para os locais corretos. A ligação do complexo RAG à marca H3K4me3 também pode ativar a atividade de recombinase da RAG-1 por meio de um mecanismo alostérico, aumentando a atividade catalítica do complexo quando posicionado no local correto.

Amplificação entre as cadeias

O sistema imune fez um avanço inovador quando dois tipos diferentes de cadeia foram utilizados para as moléculas de reconhecimento, visto que a combinação produz não apenas um sítio de combinação maior com afinidade potencialmente maior, como também uma nova variabilidade. O pareamento das cadeias leves e pesadas entre as imunoglobulinas parece ser, em grande parte, aleatório, e, portanto, dois linfócitos B podem empregar a mesma cadeia pesada, porém cadeias leves diferentes. Essa via de produção de anticorpos com diferentes especificidades é facilmente observada *in vitro*, em que o rearranjo de diferentes cadeias leves recombinantes com a mesma cadeia pesada pode ser usado para refinar ou, algumas vezes, até mesmo alterar a especificidade do anticorpo final. Em geral, as evidências disponíveis sugerem que, *in vivo*, a principal contribuição para a diversidade e a especificidade provenha da cadeia pesada, talvez não relacionada com o fato de que a CDR3 da cadeia pesada saia de uma posição privilegiada na corrida pela diversidade, codificada pelas junções entre três segmentos de genes: *V*, *D* e *J*.

Essa associação aleatória entre as cadeias γ e δ do TCR, entre as cadeias α e β do TCR e entre as cadeias leves e pesadas da Ig produz um aumento geométrico ainda maior na diversidade. Com base na Tabela 4.2, pode-se constatar que cerca de 230 segmentos funcionais de linhagem germinativa de TCR e 153 segmentos de linhagem germinativa funcionais de Ig podem dar origem a 4,5 e 2,3 milhões de combinações diferentes, respectivamente, por meio de associações diretas *sem* levar em consideração todos os mecanismos juncionais sofisticados descritos anteriormente. Podemos tirar o chapéu para a evolução!

Hipermutação somática

Conforme discutido no Capítulo 3, há evidências inquestionáveis de que os genes da região *V* das imunoglobulinas podem sofrer **hipermutação somática** significativa. A análise de 18 mielomas λ murinos revelou 12 com estrutura idêntica, dos quais quatro exibiram apenas uma mudança de aminoácido, enquanto um teve duas alterações, e outro, quatro alterações, todas elas dentro das regiões hipervariáveis, indicando uma hipermutação somática de um único gene λ murino de linhagem germinativa. Em outro estudo, após imunização com antígeno pneumocócico, um único gene V_H T15 de linhagem germinativa deu origem, por mutação, a diversos genes V_H diferentes, todos com a capacidade de codificar anticorpos contra fosforilcolina (Figura 4.14).

Convém proceder a uma revisão de várias características desse fenômeno de diversificação somática. As mutações resultam de substituições de um único nucleotídio, estão restritas à região variável, em contraposição à região constante, e ocorrem em regiões tanto estruturais quanto hipervariáveis. A frequência de mutação é notavelmente alta, de cerca de 1×10^{-3} por par de bases por geração, o que representa cerca de um milhão de vezes mais alta do que a frequência de mutação de outros genes de mamíferos. Além disso, o mecanismo das mutações está ligado, de algum modo, à recombinação de troca de classes, visto que a enzima **citidina desaminase induzida por ativação** (**AID**) é necessária para ambos os processos, e a hipermutação é mais frequente nos anticorpos IgG e IgA do que na IgM, afetando as cadeias tanto pesadas (Figura 4.14) quanto leves. Todavia, os genes V_H, em média, sofrem mais mutações do que os genes V_L. Isso poderia ser uma consequência da edição do receptor, que atua mais frequentemente nas cadeias leves, visto que teria o efeito de eliminação no que se refere às mutações dos genes *V* das cadeias leves, mantendo ao mesmo tempo as mutações pontuais já acumuladas dos genes *V* das cadeias pesadas.

Conforme delineado no Capítulo 3, a AID inicia a recombinação de troca de classe e a hipermutação somática pela desaminação da desoxicitidina dentro de determinados pontos focais do DNA, que se caracterizam pela presença de sequências WRC (W = A ou T, R = purina, enquanto C é a desoxicitidina que sofreu desaminação). Embora se acreditasse inicialmente que o

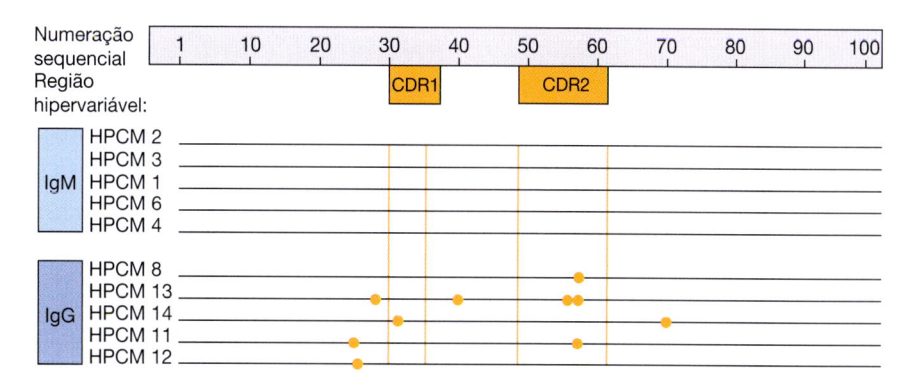

Figura 4.14 Mutações em um gene de linhagem germinativa. As sequências de aminoácidos das regiões V_H de cinco anticorpos IgM e cinco anticorpos IgG monoclonais contra a fosforilcolina, produzidos durante uma resposta antipneumocócica em um único camundongo, são comparadas com a estrutura primária da sequência de linhagem germinativa T15. Uma *linha* indica a identidade com o protótipo T15, e o *círculo em laranja* marca uma diferença de um único aminoácido. As mutações ocorreram apenas nas moléculas de IgG e são observadas nos segmentos hipervariáveis e estruturais. (De Gearhart P.J. (1982) *Immunology Today* **3**, 107.) Em alguns outros estudos, embora se tenha demonstrado uma hipermutação somática nos anticorpos IgM, o número de mutações habitualmente aumenta de modo acentuado após a troca de classe.

alvo da AID fosse o RNA, evidências mais recentes sugerem que essa enzima atua diretamente sobre o DNA, embora a edição do RNA não seja excluída. A desaminação da desoxicitidina transforma essa base em desoxiuracila, que normalmente seria reparada por enzimas de reparo de pareamento impróprio; entretanto, por motivos que ainda não estão totalmente esclarecidos, pode resultar na remoção da uracila imprópria que produz um espaço que é preenchido por uma polimerase sujeita a erro, de modo a gerar uma mutação pontual nessa posição e que também pode produzir mutações de bases circundantes. Ainda não foi esclarecido como a AID é direcionada para os locais corretos dentro das regiões V dos genes rearranjados de Ig, de modo a assegurar que não sejam introduzidas mutações inadvertidamente em outros *loci*; todavia, à semelhança da recombinase RAG, esse processo poderia envolver modificações de histonas específicas. As versões hiperacetiladas das histonas H3 e H4 parecem ser mais abundantes nas regiões V mutantes do que nas regiões C dos genes de Ig. Essa observação, somada à constatação de que a AID é recrutada para a transcrição ativa de genes de Ig por proteínas que se ligam às sequências CAGGTG encontradas em todos os amplificadores da transcrição das Ig, sugere um possível mecanismo. Por conseguinte, a combinação do motivo da sequência CAGGTG, acoplada com as histonas modificadas discutidas anteriormente, pode posicionar a AID nos locais corretos onde deve atuar.

A hipermutação somática não parece contribuir de modo significativo para o repertório disponível nas fases iniciais da resposta primária, porém ocorre durante a geração de memória e é responsável por ajustar a resposta em um nível de maior afinidade.

Recentemente, foram apresentados dados sugerindo que existe ainda outro mecanismo para criar maior diversidade. Esse mecanismo envolve a inserção ou a deleção de segmentos curtos de nucleotídios na sequência de genes *V* das imunoglobulinas das cadeias tanto pesadas quanto leves. Esse mecanismo teria um efeito intermediário sobre o reconhecimento dos antígenos, sendo mais acentuado do que uma mutação pontual simples, porém consideravelmente mais sutil do que a edição do receptor. Em um estudo, foi utilizada uma reação em cadeia da polimerase-transcriptase reversa (RT-PCR) para amplificar os genes V_H e V_L expressos de 365 linfócitos B IgG⁺, e foi demonstrado que 6,5% dessas células continham inserções ou deleções de nucleotídios. Os transcritos foram mantidos na estrutura, e essas modificações não introduziram nenhum códon de terminação. A porcentagem de células contendo essas alterações tende a ser uma subestimativa. Todas as inserções e as deleções estavam dentro ou próximas de CDR1 e/ou CDR2. A diversidade da região N da CDR3 significou que não seria possível analisar a terceira região hipervariável quanto a inserções/deleções desse tipo, e, portanto, elas passariam despercebidas na análise. O fato de que as alterações estavam associadas à CDR sugere que os linfócitos B foram submetidos à seleção por antígeno. Foi também notável o fato de que as inserções/deleções tenham ocorrido em pontos focais conhecidos para mutação pontual somática, e, aqui, pode também estar envolvida a mesma DNA polimerase propensa a erro, responsável pela hipermutação somática. Com frequência, as sequências eram uma duplicação de uma sequência adjacente no caso de inserções, ou uma deleção de uma sequência repetida conhecida. À semelhança da edição do receptor, esse tipo de modificação pode desempenhar uma importante função na eliminação da autorreatividade e também na ampliação da afinidade do anticorpo.

Por outro lado, os **genes do receptor de células T geralmente não sofrem hipermutação somática**. Foi sugerido que isso poderia constituir uma medida de segurança útil, visto que os linfócitos T são selecionados positivamente no timo para reações fracas com o MHC próprio, de modo que as mutações poderiam facilmente levar à emergência de receptores autorreativos de alta afinidade e de autoimunidade.

Poderíamos nos perguntar como esse conjunto de genes de linhagem germinativa é protegido da deriva genética. Com uma biblioteca de cerca de 390 genes *V*, *D* e *J* funcionais, a seleção atuaria apenas fracamente em qualquer gene isolado que tivesse sido funcionalmente incapacitado por mutação, e isso significa que uma grande parte da biblioteca poderia ser perdida antes que as forças da evolução pudessem operar. Uma hipótese é de que cada subfamília de genes *V* relacionados contém um protótipo que codifica um anticorpo indispensável para a proteção contra algum patógeno comum, de modo que a ocorrência de mutação nesse gene colocaria o hospedeiro em desvantagem e, por conseguinte, seria eliminado pelo processo de seleção. Se quaisquer outros genes estreitamente relacionados nesse grupo se tornassem defeituosos em decorrência de mutação, esse gene indispensável poderia repará-los por conversão gênica, um mecanismo em que dois genes interagem de tal modo que a sequência de nucleotídios de parte ou de todo um gene torna-se idêntica à sequência do outro. Embora a conversão gênica tenha sido sugerida para explicar a diversificação dos genes do MHC, ela também pode atuar em outras famílias de genes para manter um certo grau de homogeneidade de sequências. Certamente, esse mecanismo é extensamente usado, por exemplo, por galinhas e coelhos, com a finalidade de produzir diversidade das imunoglobulinas. Nos coelhos, apenas um único gene V_H da linhagem germinativa é recombinado na maioria dos linfócitos B; em seguida, torna-se um substrato para conversão gênica por um entre o grande número de pseudogenes V_H. Nos seres humanos, existem também grandes números de pseudogenes V_H e genes órfãos (genes localizados fora do *locus* gênico, com frequência em um cromossomo totalmente diferente), que, na verdade, ultrapassam o número de genes funcionais, embora, até o momento, não haja nenhuma evidência de que sejam usados em processos de conversão gênica.

Receptores de linfócitos T *natural killer* invariantes como conexão entre a imunidade inata e a adaptativa

A natureza extremamente variável do TCR confere à população convencional de linfócitos T a capacidade de responder a uma imensa variedade de antígenos diferentes, sendo cada linfócito T específico para um único antígeno. Os linfócitos T *natural killer* invariantes (iNKT) constituem um subgrupo singular de linfócitos T que exibem um TCR semivariante, que proporciona aos iNKT a capacidade de detectar uma ampla variedade de antígenos lipídicos microbianos, apresentados em moléculas apresentadoras de antígeno CD1d, em células apresentadoras de antígenos (APC). Embora os linfócitos T convencionais sejam ativados por APC, que foram inicialmente ativadas por um antígeno microbiano (em um processo que exige algum tempo), iNKT conseguem responder diretamente a PAMP, secretando citocinas e apresentando moléculas coestimuladoras de maneira mais reminiscente da ativação do PRR das células imunes inatas do que da estimulação de linfócitos T.

Embora os linfócitos T CD4⁺ convencionais "auxiliem" os linfócitos B como parte de uma resposta imune adaptativa, iNKT são singulares, visto que podem auxiliar os linfócitos B de forma inata e adaptativa, com diferentes resultados. As células iNKT que são ativadas por antígeno apresentado na molécula C1d dos linfócitos B podem habilitar diretamente a ativação dos linfócitos B de forma cognata, semelhante à resposta inata, por meio de coestimulação com CD40L e produção de diversas citocinas, como IFNγ e IL-21. Isso leva a uma forma restrita de ativação dos linfócitos B, com expansão de plasmoblastos, desenvolvimento inicial do centro germinativo, maturação de afinidade modesta e produção primária de anticorpos com troca de classe, porém com ausência de desenvolvimento de plasmócitos e respostas de memória de linfócitos B. Como alternativa, iNKT que foram ativados por células dendríticas apresentadoras de antígeno podem estimular a ativação plena dos linfócitos B de forma não cognata ou adaptativa, recrutando o auxílio dos linfócitos T CD4⁺ para engajar os linfócitos B, impulsionando a geração de centros germinativos maduros, maturação de afinidade robusta, desenvolvimento de plasmócitos produtores de anticorpos e resposta de memória dos linfócitos B.

Ligação do antígeno por receptores de iNKT

À semelhança dos linfócitos T convencionais, o TCR de iNKT consiste em uma cadeia α e β, sendo cada cadeia dividida em uma região constante (C) e uma região variável (V), em que as regiões variáveis conferem a diversidade dos ligantes. O domínio variável da cadeia α do TCR é dividido em regiões V e J, enquanto a cadeia β é codificada por domínios V, D e J (Figura 4.15). **Três regiões determinantes de complementaridade (CDR)** estão situadas nos domínios V de ambas as cadeias α e β, e essas regiões geram o sítio de ligação do receptor ao antígeno (Figura 4.15).

Existem dois subgrupos principais de linfócitos iNKT – iNKT do tipo I e do tipo II —, em que o ligante ligado pelos TCR tipo I exibem características de PRR inatos, enquanto os receptores de iNKT do tipo II compartilham alguma semelhança com TCR convencionais. iNKT do tipo I possuem uma cadeia α de TCR semi-invariante (Vα24 Jα18), combinada com uma cadeia β restrita que utiliza Vβ11. A alça CD3α é especialmente importante para NKT do tipo I, visto que a deleção dessa região em camundongos compromete bastante a ligação do ligante. Uma característica que define a iNKT do tipo I em relação à do tipo II é sua capacidade de detectar α-galactosilceramida (αGalCer) ligada a CD1d, um glicolipídio originalmente isolado da esponja marinha *Agelas mauritianus* e que, mais recentemente, demonstrou ser um componente das bactérias *Bacteroides* que habitam o intestino humano. A ligação de αGalCer a CD1d é típica de outros glicolipídios com ligação α, estando a parte hidrofóbica do ligante mergulhada nas duas regiões principais de ligação de CD1d, as bolsas A' e F', enquanto a região polar é exposta ao solvente. A ligação do ligante pelo TCR do tipo I é uma ligação relativamente rígida, independente da natureza do ligante, e é dominada por regiões codificadas pela linhagem germinativa na cadeia α semivariante, com auxílio de motivos de cadeia β. O TCR das células iNKT do tipo I posiciona-se de modo paralelo, acima da bolsa F' de CD1d,

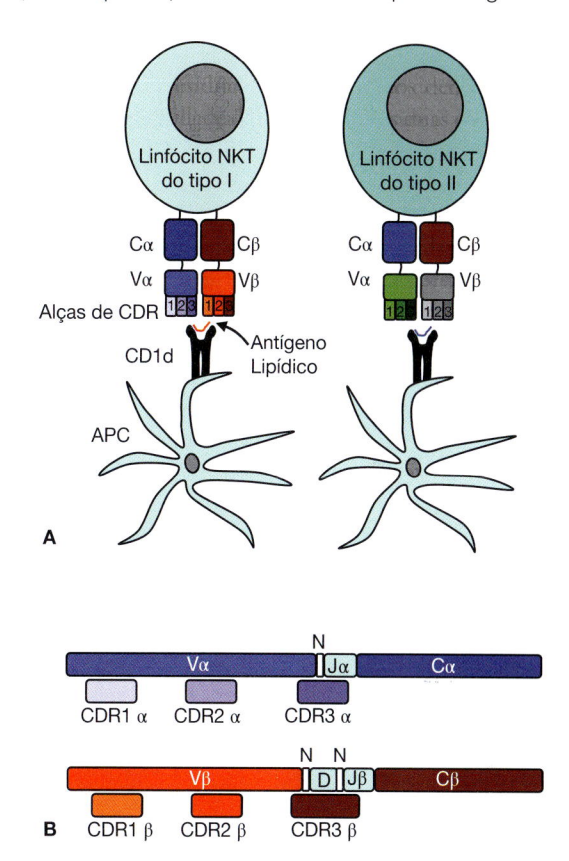

Figura 4.15 Linfócitos T *natural killer*. **A.** Representação esquemática de linfócitos T *natural killer* (NKT) dos tipos I e II. Esses dois subgrupos utilizam diferentes segmentos de genes da região variável (V) nas cadeias α e β de seus receptores de células T (TCR) e reconhecem diferentes antígenos CD1d-restritos. **B.** TCR αβ é composto por duas cadeias, e os domínios V contêm alças da região determinante de complementaridade (CDR). As alças CDR3 são codificadas por múltiplos segmentos gênicos e também contêm regiões não moldadas (N), que acrescentam maior diversidade ao repertório de TCR. O código de cores é o mesmo daquele usado para o TCR de NKT do tipo I em (A). APC, célula apresentadora de antígenos; C, constante; D, diversidade; J, junção. (Reproduzida com autorização dos autores Rossjohn *et al.*, (2012) *Nature Reviews Immunology* **12**, 845-857 © Nature Publishing Group.)

de maneira semelhante aos PRR de tipo inato, com ligação de CDR2β da cadeia β a uma região acima da bolsa F'. A αGalCer liga-se diretamente à alça CDR1α e, estabelecendo uma ponte de CD1d e αGalCer pela alça CDR3α, estabiliza a interação (Figura 4.16). A importância das alças CDR2β e CDR3α para a ligação do ligante é ilustrada pela acentuada redução da ligação do ligante em receptores que apresentam mutações de resíduos críticos nessas regiões. Foram demonstrados muitos ligantes microbianos para as células iNKT do tipo I, incluindo α-glicosildiacilgliceróis de *Streptococcus pneumoniae* e α-galactosildiacilgliceróis de *Borrelia burgdorferi*. À semelhança da αGalCer, as ligações α-glicosídicas nesses ligantes denunciam a sua origem microbiana, visto que os glicolipídios de mamíferos apresentam principalmente ligações β-glicosídicas.

Os linfócitos iNKT do tipo II não respondem a α-glicolipídios, como αGalCer; entretanto, os receptores do tipo II possuem um repertório oligoclonal mais variado do que as células do tipo I, que compartilham características dos linfócitos T tanto convencionais quanto do tipo inato. Foi constatado que o linfócito iNKT do tipo II específico para o antígeno glicolipídico próprio sulfatídeo desempenha um papel na regulação de vários distúrbios autoimunes, incluindo hepatite induzida por concanavalina A (um modelo murino de hepatite autoimune humana) e diabetes melito tipo 1. A estrutura cristalina do TCR Vα1Jα26-Vβ16Jβ2.1 tipo II ligado a CD1d/sulfatídeo mostra que, diferentemente do receptor do tipo I, em que regiões codificadas pela linhagem germinativa de tipo inato conferem especificidade, regiões não codificadas por linhagem germinativa, que se assemelham mais aos TCR convencionais, dominam a ligação de ligante da célula iNKT do tipo II (Figura 4.16). Embora o receptor de tipo I esteja orientado acima da bolsa F' de CD1d, o TCR do tipo II é posicionado acima da bolsa A', com ambas as cadeias α e β estabelecendo contato com CD1d em uma orientação diagonal, semelhante às interações MHC-TCR. Além disso, a alça CDR3β do receptor de tipo II determina a especificidade para o sulfatídeo, enquanto a cadeia α do TCR do tipo I interage com o ligante. Acredita-se que a natureza mais diversificada de ligação do TCR de tipo II possa conferir às células iNKT de tipo II a capacidade de responder a uma gama mais variada de antígenos, incluindo sulfatídeos e outros glicolipídios, fosfolipídios e antígenos não lipídicos. A capacidade dos TCR de iNKT dos tipos I e II de ligar-se a um antígeno apresentado por CD1d em maneiras mecanicamente distintas ilustra a impressionante natureza dos sistemas imunes dos mamíferos em sua resposta a uma gama variada de produtos patogênicos.

Receptores NK

As células *natural killer* (NK) constituem uma população de leucócitos que, à semelhança dos linfócitos T e B, empregam receptores que podem desencadear a sua ativação, cujas consequências consistem na secreção de citocinas, mais notavelmente IFNγ, e na liberação de sinais para suas células-alvo por meio do ligante Fas ou de grânulos citotóxicos, capazes de destruir a célula que emitiu o sinal de ativação (Figuras 1.40 e 1.41). Todavia, além dos **receptores NK ativadores**, as células NK também possuem receptores capazes de inibir a sua função. Como veremos adiante, os **receptores inibitórios das células NK** são de importância crítica para o funcionamento correto dessas células, visto que esses receptores são os que impedem que as células NK ataquem de modo indiscriminado os tecidos saudáveis do hospedeiro. Vamos nos deter por um momento nesse processo, visto que ele é

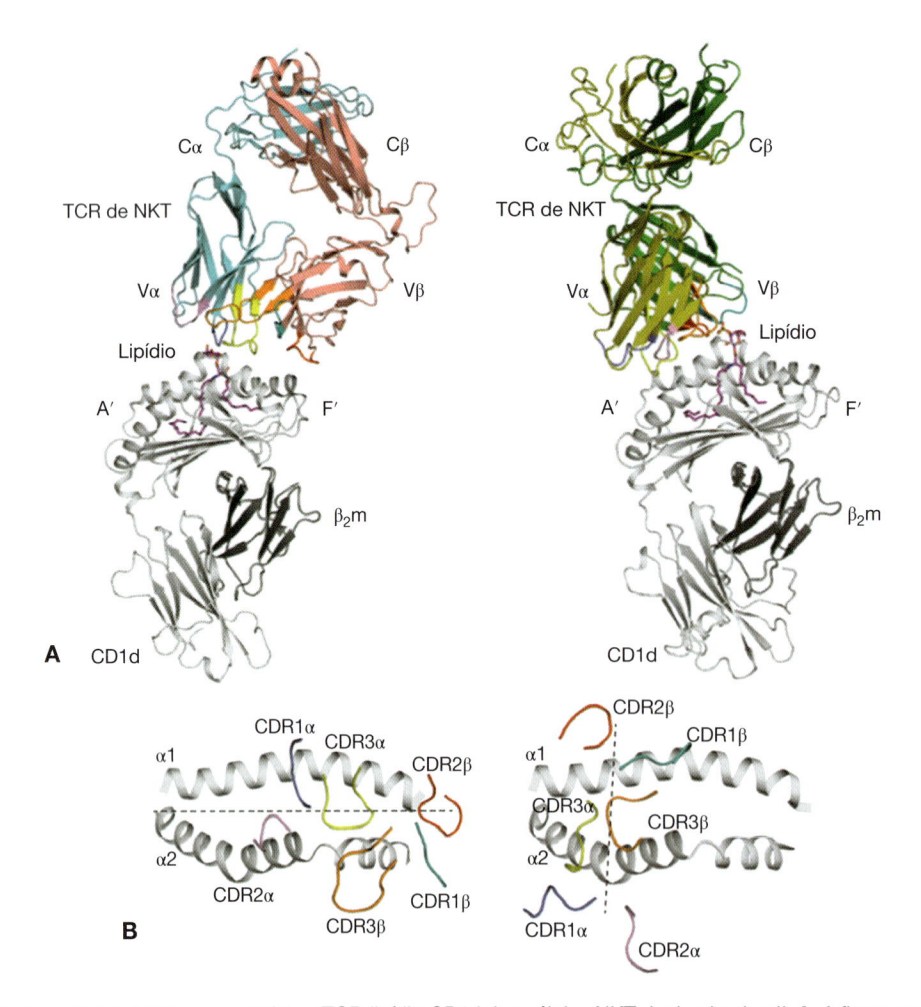

Figura 4.16 Comparação estrutural entre os complexos TCR-lipídio-CD1d das células NKT do tipo I e tipo II. **A.** A figura mostra o modo de atracagem do receptor de células T (TCR) em um complexo TCR-lipídio-CD1d do linfócitos T *natural killer* (NKT) do tipo I (*à esquerda*) e o complexo TCR-lipídio-CD1d da célula NKT do tipo II (*à direita*). As bolsas de ligação de antígeno CD1d estão indicadas por A' e F'. **B.** A figura mostra a vista olhando para baixo no sulco de ligação de antígeno dos dois complexos, revelando o modo de atracagem paralela no complexo NKT do tipo I-lipídio-CD1d (*à esquerda*) e o modo de atracagem octogonal no complexo NKT do tipo II-lipídio-CD1d (*à direita*). As *linhas tracejadas* representam o modo de atracagem. β₂m, β₂-microglobulina. (Reproduzida com autorização dos autores Rossjohn *et al.*, (2012) *Nature Reviews Immunology* **12**, 845-857 © Nature Publishing Group.)

muito diferente daquele que prevalece nos linfócitos T e B. O linfócito T ou B possui um único tipo de receptor, que reconhece ou não um antígeno. As células NK são dotadas de dois tipos de receptor: os receptores ativadores que desencadeia a atividade citotóxica após o reconhecimento de ligantes que não deveriam existir na célula-alvo, e os receptores inibitórios, que restringem a atividade de destruição das células NK ao reconhecer ligantes que deveriam estar presentes. Por conseguinte, a destruição pelas células NK pode ser deflagrada por duas situações diferentes: o aparecimento de ligantes para os receptores ativadores, ou o desaparecimento de ligantes para os receptores inibitórios. Naturalmente, ambos os processos podem ocorrer de modo simultâneo, porém um deles é suficiente.

No Capítulo 1, descrevemos com alguns detalhes a atividade de destruição mediada pelas células NK; aqui, iremos focalizar como essas células selecionam seus alvos em consequência de alterações no padrão normal de expressão de moléculas de superfície celular, como as moléculas do **MHC clássico da classe I**, que podem ocorrer durante uma infecção viral. As células NK também podem atacar células que apresentam níveis normais de expressão de moléculas clássicas do MHC da classe I, mas que exibem níveis suprarregulados de moléculas relacionadas às moléculas **não clássicas do MHC da classe I**, devido ao estresse celular ou dano ao DNA.

As células NK expressam diversos receptores "programados"

Ao contrário dos receptores de antígenos dos linfócitos T e B, os receptores NK são "programados" e não sofrem recombinação V(D)J para gerar diversidade. Em consequência, a diversidade dos receptores de células NK é obtida por duplicação e divergência dos genes e, nesse aspecto, assemelha-se aos receptores de reconhecimento de padrões, que foram descritos no Capítulo 1. Por conseguinte, os receptores NK constituem um "amálgama" um tanto confuso de moléculas estruturalmente diferentes, que compartilham a propriedade funcional comum de examinar células à procura de padrões normais de expressão de moléculas do MHC e moléculas relacionadas ao MHC. Em contraste com os linfócitos T αβ, as células NK não são **restritas ao MHC**, no sentido de que elas não identificam o antígeno somente quando este é apresentado no sulco das moléculas do MHC da classe I ou da classe II. Pelo contrário, uma das principais funções das células NK consiste em patrulhar o organismo à procura de células que perderam a expressão das moléculas clássicas normalmente ubíquas do MHC da classe I, uma situação conhecida como **reconhecimento da "falta do próprio"** (Figura 4.17). Essas células anormais habitualmente são malignas ou estão infectadas por um microrganismo que interfere na expressão das moléculas de classe I.

No Capítulo 1, verificamos que muitos patógenos ativam PRR, como os receptores *Toll-like*, que induzem a transcrição de fatores regulados por interferonas, que subsequentemente dirigem a transcrição de interferonas do tipo I (IFNα e IFNβ). Os PRR, como TLR3, TLR7-9 e as helicases semelhantes a RIG, localizados em compartimentos intracelulares, são particularmente aptos a induzir a expressão de interferonas do tipo I (ver Figura 1.16). Tipicamente, esses PRR detectam moléculas de RNA longas de fita simples ou dupla, que são produzidas caracteristicamente por muitos vírus. Uma das consequências da secreção de interferonas

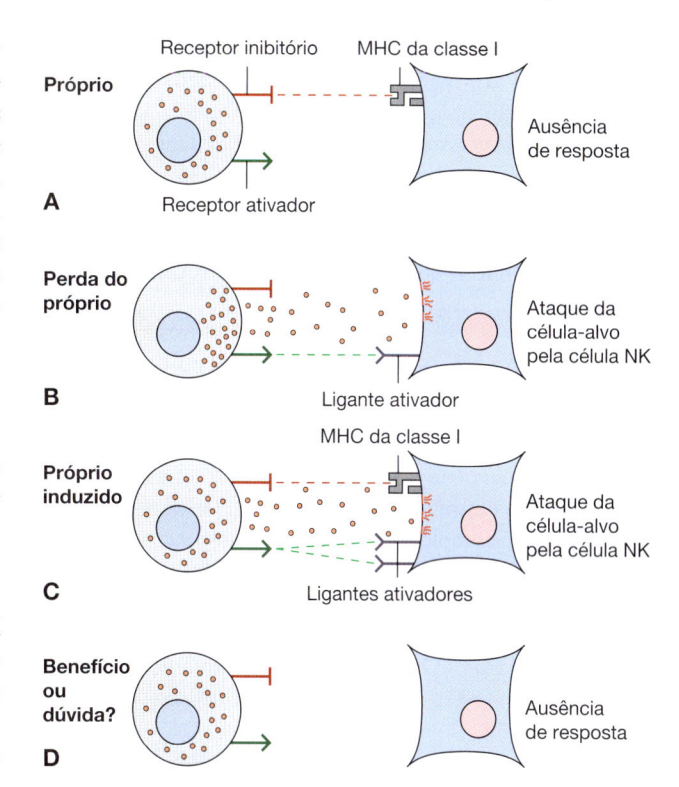

Figura 4.17 Destruição mediada por células *natural killer* (NK) e a hipótese da "perda do próprio". **A.** Após o encontro com uma célula autóloga normal que expressa MHC da classe I, os receptores inibitórios NK são ocupados, e os receptores NK ativadores permanecem desocupados, visto que não há ligantes ativadores expressos na célula-alvo. A célula NK não fica ativada nessa situação. **B.** A perda da expressão do MHC da classe I ("perda do próprio"), bem como a expressão de um ou mais ligantes para os receptores NK ativadores, provoca o ataque da célula mediado por células NK por meio de seus grânulos citotóxicos. **C.** Após o encontro com uma célula-alvo que expressa moléculas do MHC da classe I, mas que também expressa um ou mais ligantes dos receptores NK ativadores ("próprio induzido"), o resultado será determinado pela força relativa dos sinais inibitórios de ativadores recebidos pela célula NK. **D.** Em alguns casos, as células podem não expressar moléculas do MHC da classe I ou ligantes ativadores e podem ser ignoradas pelas células NK, possivelmente devido à expressão de ligantes alternativos para os receptores NK inibitórios.

é a interrupção da síntese de proteínas e a consequente infrarregulação das moléculas do MHC da classe I, entre outras coisas. Por conseguinte, a detecção de PAMP provenientes de vírus intracelulares ou outros patógenos intracelulares pode tornar essas células vulneráveis ao ataque mediado pelas células NK. Qual é exatamente a questão? Muitos patógenos intracelulares também interferem diretamente na expressão ou na exposição de moléculas do MHC da classe I na superfície como estratégia para escapar da detecção pelos linfócitos T CD8+ que rastreiam essas moléculas à procura de peptídios não próprios.

Tendo em vista a função central que as moléculas do MHC da classe I desempenham na apresentação de peptídios derivados de patógenos intracelulares ao sistema imune, é relativamente fácil compreender por que essas moléculas atraem a atenção indesejável dos vírus ou de outros visitantes não convidados que planejam entrar como "penetras" em seus hospedeiros celulares. É provavelmente por isso que as células NK coevoluíram com os linfócitos T restritos ao MHC, de modo a assegurar que os patógenos ou outras condições que possam interferir na expressão do MHC da classe I e, portanto, na apresentação de antígenos aos linfócitos T $\alpha\beta$ tenham pouco tempo de vida antes de sua execução. As células que acabam se encontrando nessa infeliz posição provavelmente logo irão se encontrar diante do cano da arma apontada por uma célula NK ativada. Tipicamente, esse encontro resulta na morte da célula errante, em consequência do ataque pelos grânulos citotóxicos, que contêm uma bateria de proteases e outras enzimas destrutivas liberadas pela célula NK ativada.

Os receptores NK podem ser ativadores ou inibitórios

As células NK são importantes na batalha contínua contra infecções virais e tumores em desenvolvimento e executam a sua tarefa utilizando dois conjuntos de receptores: os receptores ativadores, que reconhecem as moléculas que são suprarreguladas em células sob estresse ou infectadas, e os receptores inibitórios, que reconhecem moléculas do MHC da classe I ou moléculas relacionadas ao MHC, que monitoram a expressão correta das moléculas clássicas do MHC da classe I. O equilíbrio entre estímulos inibitórios e ativadores determina se ocorrerá destruição mediada pelas células NK (Figura 4.17).

Já foram identificadas várias famílias estruturalmente distintas de receptores de NK, incluindo os **receptores de lectina do tipo C (CTLR)** e os **receptores semelhantes às Ig**. Ambos os tipos de receptores incluem receptores inibitórios e ativadores (Tabela 4.3). Os receptores inibitórios contêm **ITIM (motivos de inibição baseados na tirosina do imunorreceptor)** nas caudas citoplasmáticas, que exercem uma função inibitória intracelular por meio do recrutamento de fosfatases, como **SHP-1**, que são capazes de antagonizar eventos de transdução de sinais que, de outro modo, levariam à liberação dos grânulos citotóxicos de NK ou de citocinas (Figura 4.17). Por outro lado, os receptores ativadores estão associados a proteínas acessórias, como **DAP-12**, que contêm ITAM de ação positiva nas caudas citoplasmáticas, que conseguem promover eventos que levam ao ataque mediado pelas células NK. Após a sua ocupação com ligantes cognatos (moléculas do MHC da classe I), os receptores inibitórios suprimem sinais que, de outro modo, resultariam em ativação das células NK. Por conseguinte, as células sem moléculas do MHC da classe I não conseguem ocupar os receptores inibitórios e tendem a sofrer as consequências (Figura 4.18).

Os receptores NK são altamente diversos, e, como essa área é de ativa investigação, iremos fornecer algumas generalizações necessárias.

Tabela 4.3 Receptores ativadores e inibitórios das células *natural killer* (NK) nos seres humanos. Esta tabela não é completa, visto que alguns receptores não foram incluídos. Observe que a família dos receptores *killer* semelhantes às imunoglobulinas (KIR) não é utilizada pelo camundongo, no qual estão presentes numerosos receptores da família Ly49.

Família	Receptor	Ligante	Função
KIR	KIR2DL1	Grupo HLA-C 2	Inibitória
	KIR2DL2/3	Grupo HLA-C 1	Inibitória
	KIR2DL5	Desconhecido	Inibitória
	KIR3DL1	Bw4, HLA-B	Inibitória
	KIR3DL2	HLA-A3/HLA-A11	Inibitória
	KIR2DS1	Grupo HLA-C 2	Ativadora
	KIR2DS2	Grupo HLA-C 1	Ativadora
	KIR3DS1	Bw4, HLA-B	Ativadora
	KIR2DS3	Desconhecido	Ativadora
	KIR2DS4	HLA-Cw4	Ativadora
	KIR2DS5	Desconhecido	Ativadora
	KIR2DL4	HLA-G	Ativadora
Lectina tipo C	CD94:NKG2A	HLA-E	Inibitória
	NKR-P1A	LLT1	Inibitória
	CD94:NKG2C	HLA-E	Ativadora
	CD94:NKG2E	HLA-E	Ativadora
	NKG2D	MICA, MICB, ULBP	Ativadora
Citotoxicidade natural	NKp30	BAT-3	Ativadora
	NKp44	Hemaglutinina viral	Ativadora
	NKp48	Hemaglutinina viral	Ativadora
Outras	CD18	IgG	Ativadora
	ILT2	HLA-A, B, C, G	Inibitória

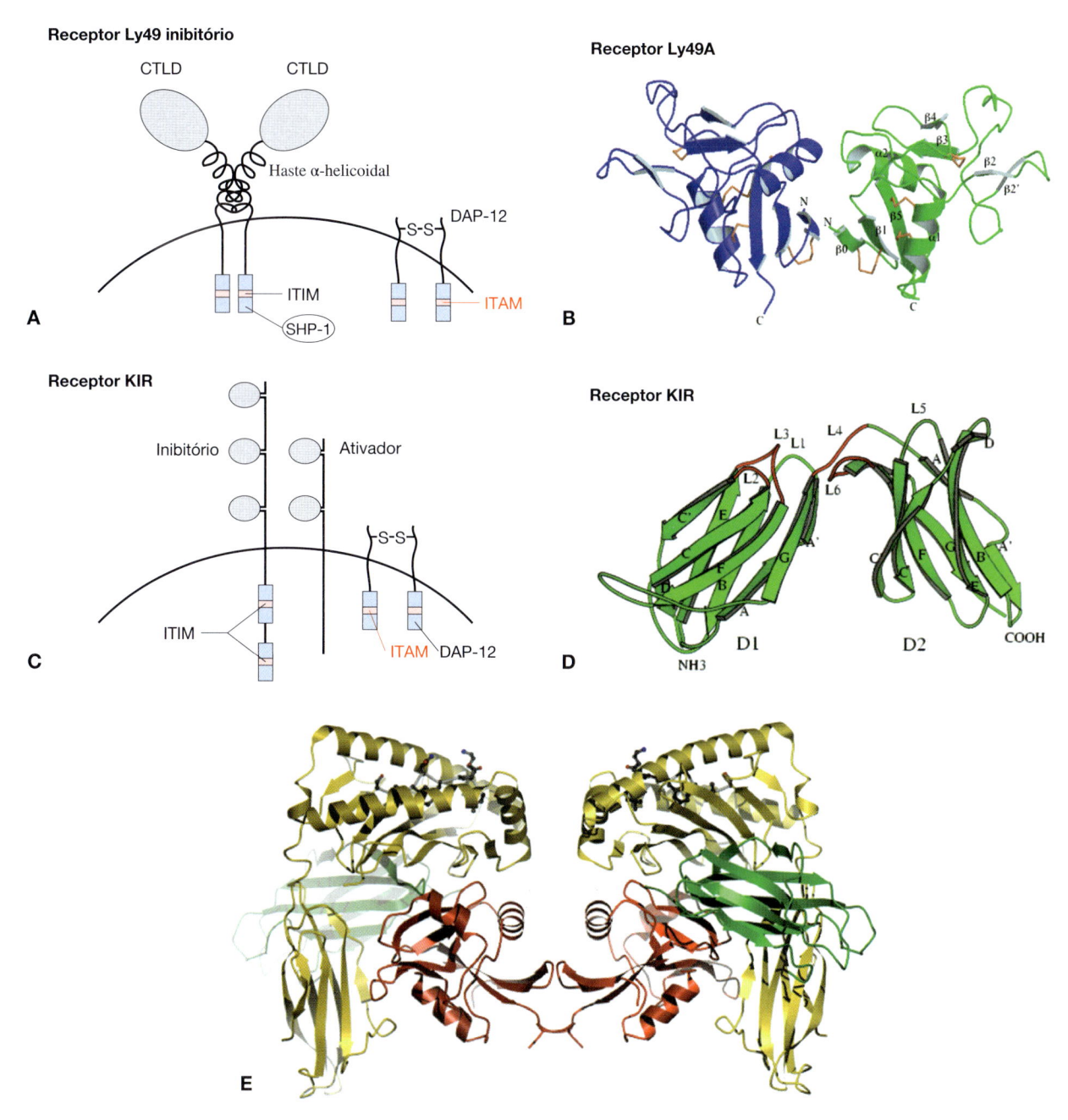

Figura 4.18 Receptores NK. **A.** Representação esquemática de um dímero do receptor Ly49 inibitório, que é composto por dois domínios de lectina do tipo C (CTLD). As caudas citoplasmáticas dos receptores Ly49 inibitórios contêm motivos de inibição baseados na tirosina do imunorreceptor (ITIM), que conseguem recrutar fosfatases, como SHP-1, que têm a capacidade de antagonizar a ativação da célula NK. Os receptores Ly49 ativadores não têm ITIM e podem associar-se a proteínas acessórias que contêm ITAM, como DAP-12, capazes de promover a ativação das células NK. **B.** Domínio semelhante à lectina do tipo C dos receptores Ly49 das células NK. A estrutura tridimensional ilustrada é o dímero de Ly49A (código de entrada do Banco de Dados de Proteínas 1Q03); o monômero A é mostrado na cor *azul*, e o monômero B, em *verde*. Para maior clareza, os elementos estruturais secundários, hélices α, fitas β, ligações dissulfeto e terminações N e C, estão marcados apenas em um monômero. (Fonte: Dr. Nazzareno Dimasi. Reproduzida com autorização.) **C.** Os KIR (receptores *killer* semelhantes às imunoglobulinas) humanos são funcionalmente equivalentes aos receptores Ly49 murinos, mas permanecem estruturalmente distintos. Esses receptores contêm dois ou três domínios extracelulares semelhantes à Ig e também podem ser inibitórios ou ativadores, dependendo da presença de um motivo ITIM em seus domínios citoplasmáticos, conforme ilustrado. Os receptores ativadores podem associar-se ao complexo acessório DAP-12 contendo ITAM, de modo a propagar sinais de ativação para dentro da célula NK, resultando em ataque mediado por essas células. **D.** Estrutura dos domínios extracelulares semelhantes às Ig (D1 e D2) de um receptor KIR (Fonte: Dr. Peter Sun. Reproduzida com autorização.) **E.** Diagrama em fitas da estrutura cristalina do complexo Ly49C/H-2K^{b}. Ly49C, a cadeia pesada H-2K^{b} e a β_2-microglobulina (β_2M) estão ilustrados em *vermelho*, *dourado* e *verde*, respectivamente. O peptídio ligado ao MHC (em *cinza*) está representado na configuração de bola e taco. (Fonte: Dr. Lu Deng e Professor Roy A. Mariuzza. Reproduzida com autorização.)

Receptores Ly49

Nos camundongos, a principal classe de receptores de monitoramento do MHC da classe I é representada pela família multigênica de receptores Ly49, que contém aproximadamente 23 genes distintos: Ly49A a W. Esses receptores são expressos como homodímeros ligados por ligações dissulfeto, em que cada monômero é constituído de um domínio de lectina do tipo C conectado à membrana celular por uma haste helicoidal α de cerca de 40 aminoácidos (Figura 4.18A). Cada célula NK expressa um a quatro genes Ly49 diferentes. Cada receptor Ly49 reconhece moléculas do MHC da classe I por um mecanismo que, na maioria dos casos, independe do peptídio ligado. Os dímeros Ly49 estabelecem contato com moléculas do MHC da classe II em dois sítios diferentes, que não se superpõem significativamente com a área de ligação do TCR no MHC (Figura 4.18E).

Receptores killer semelhantes às imunoglobulinas

De modo bastante notável, os seres humanos não utilizam receptores à base de Ly49 para executar a mesma tarefa, porém empregam um conjunto de receptores funcionalmente equivalentes porém distintos quanto à sua estrutura, para essa finalidade: os **receptores *killer* semelhantes às imunoglobulinas (KIR)** (Figura 4.18C, D). Isso fornece um bom exemplo de **evolução convergente**, em que genes não relacionados evoluíram para desempenhar a mesma função. Diferentemente do modo de ligação dos receptores Ly49 ao MHC, os KIR estabelecem contato com moléculas do MHC da classe I com uma orientação que se assemelha ao mecanismo de atracagem do TCR, em que o contato com o peptídio ligado faz parte da interação. Todavia, convém ressaltar que, embora os KIR façam contato com o peptídio dentro do sulco do MHC da classe I, esses receptores não diferenciam peptídios próprios de não próprios, como o fazem os TCR.

Receptores CD94/NKG2

As células NK também utilizam membros da **família CD94/NKG2**, que pertencem à classe dos receptores CTLR presentes nos genomas dos seres humanos, ratos e camundongos. Os heterodímeros CD94/NKG2A, que são receptores inibitórios, podem monitorar indiretamente a expressão das proteínas do MHC da classe I por meio de sua interação com uma molécula invariante relacionada ao MHC, denominada HLA-E (nos seres humanos) e Qa-1 (no camundongo), cuja expressão de superfície depende da síntese apropriada das proteínas principais A, B, C do MHC da classe I, conforme discutido de modo mais detalhado adiante. Se forem detectados níveis normais de HLA-E, os receptores inibitórios irão suprimir o ataque das células NK. Os heterodímeros CD94/NKG2 são expressos na maioria das células NK, bem como nos linfócitos T γδ.

Esse sistema de receptores monitora indiretamente a expressão das moléculas do MHC da classe I por um mecanismo bastante engenhoso. As moléculas HLA-E/Qa-1 relacionadas com o MHC da classe I são notáveis pela sua capacidade de ligar-se principalmente a peptídios invariantes que são encontrados na sequência líder (aminoácidos 3 a 11) das moléculas A, B e C do MHC clássico da classe I. Na ausência da sequência líder nesses peptídios, as moléculas HLA-E e Qa-1 não são expressas na superfície celular,

desencadeando, assim, o ataque das células NK. Como muitos agentes microbianos, sobretudo vírus, antagonizam a expressão das moléculas do MHC da classe I, o monitoramento do nível de expressão dessas moléculas constitui uma maneira simples de detectar indiretamente que nem tudo está adequado.

Outro membro dessa família de receptores, NKG2D, não se associa ao CD94, porém forma homodímeros NKG2D/NKG2D, que são receptores ativadores. Os homodímeros de NKG2D reconhecem proteínas relacionados com o MHC, a **cadeia A relacionada com a cadeia do MHC classe I (MICA)** e a **MICB** relacionada, bem como proteínas de ligação de UL16 nos seres humanos e as proteínas H60/RAE-1/MULT-1 homólogas nos camundongos. Esses ligantes ficam suprarregulados em células danificadas ou sob estresse, conforme descrito adiante.

Receptores de citotoxicidade natural

Outros receptores NK, que pertencem à classe semelhante às Ig, são os **receptores de citotoxicidade natural**, que incluem NKp30, NKp44 e NKp46, todos os quais são receptores ativadores. Os ligantes para esses receptores ainda não estão bem definidos, porém há algumas evidências de que possam detectar certos produtos virais, como hemaglutinina do vírus influenza ou do vírus Sendai, e também possam ser sensíveis a padrões alterados de heparano sulfato na superfície dos tumores. Recentemente, BAT-3 (transcrito 3 associado ao HLA-B), uma proteína implicada nas vias de resposta ao dano do DNA, também foi sugerida como ligante para NKp30.

Receptores de Fc CD16

Outro exemplo de receptor NK ativador é o CD16, o receptor de Fc de baixa afinidade para a IgG, que é responsável pela citotoxicidade celular dependente de anticorpos (ADCC, *antibody-dependent cellular cytotoxicity*). Neste caso, o ligante do receptor é a IgG ligada ao antígeno presente em uma célula-alvo, o que claramente constitui uma situação anormal.

As respostas ao estresse celular e ao dano do DNA podem ativar as células NK

O estresse celular, como o choque térmico, também é motivo de preocupação para as células do sistema imune, visto que o estresse também pode ser causado por infecção, ou, por outro lado, essas células podem estar sofrendo transformação maligna. O sistema HLA-E/Qa-1, que, conforme anteriormente discutido, está envolvido no monitoramento da expressão contínua de proteínas MHC da classe I, também está envolvido na atração da atenção das células NK na presença de estresse celular. Em resposta a diversas formas de estresse celular, as proteínas do choque térmico, como a HSP-60, são induzidas, e os peptídios derivados do peptídio líder da HSP-60 podem deslocar os peptídios derivados do MHC da classe I da fenda de ligação do peptídio HLA-E. Embora os complexos peptídicos HLA-E/HSP-60 sejam conduzidos até a superfície celular, eles não são mais reconhecidos por heterodímeros CD94/NKG2, resultando na ativação das células NK em consequência da "perda do próprio".

Além de reconhecer a "perda do próprio", as células NK também utilizam seus receptores para o reconhecimento direto de componentes dos patógenos ou de proteínas não clássicas semelhantes ao

MHC da classe I, como MICA e MICB, que, em condições normais, estão precariamente expressas nas células saudáveis normais. A MICA e ligantes relacionados exibem um complexo padrão de expressão; todavia, com frequência, estão suprarregulados nas células transformadas ou infectadas, e isso pode ser suficiente para ativar os receptores NK, que são capazes de fornecer sinais de ativação, um fenômeno denominado **reconhecimento do "próprio induzido"** (Figura 4.17). Após a sua ligação, os receptores ativadores sinalizam a célula NK para destruir a célula-alvo e/ou secretar citocinas. Em condições normais, a situação potencialmente anárquica, em que as células NK iriam atacar todas as células do corpo, é impedida, devido ao reconhecimento do MHC da classe I por receptores inibitórios. Por conseguinte, os padrões normais de expressão do MHC da classe I suprimem a destruição pelas células NK, enquanto a presença de padrões anormais de moléculas próprias induz a sua ativação. A intensidade relativa desses sinais é que determina se irá ocorrer ou não um ataque.

Estudos recentes também sugerem que as quinases dos pontos de controle, como a Chk1, que estão envolvidas na **resposta ao dano do DNA**, podem induzir a expressão de uma variedade de ligantes ativadores para os receptores NKG2, quando uma célula é danificada por irradiação γ, ou após tratamento com fármacos que provocam dano ao DNA. Isso sugere que as células que sofreram lesão do DNA também podem, além de ativar o seu mecanismo de reparo do DNA, suprarregular os ligantes dos receptores NK para alertar o sistema imune. Isso faz sentido, visto que essas células são perigosas em virtude de seu potencial de escapar dos controles normais de crescimento, formando um tumor em consequência do reparo defeituoso ou incompleto do DNA. Com efeito, acredita-se que a vigilância tumoral constitua uma das principais funções das células NK, conforme iremos discutir novamente no Capítulo 16.

Complexo principal de histocompatibilidade

As moléculas que compõem esse complexo foram originalmente definidas pela sua capacidade de provocar rejeição vigorosa de enxertos realizados entre membros diferentes de determinada espécie (Marco histórico 4.2). Anteriormente, ressaltamos a necessidade de associação dos antígenos a moléculas do MHC da classe I ou da classe II para que possam ser reconhecidos pelos linfócitos T (Figura 4.8). O Capítulo 5 irá discutir detalhadamente como peptídios antigênicos são processados e selecionados para apresentação dentro das moléculas do MHC e como o TCR "enxerga" esse complexo, porém vamos analisar sucintamente os principais aspectos envolvidos, de modo que o leitor possa entender por que essas moléculas são de suma importância dentro do sistema imune.

A montagem das moléculas do MHC ocorre dentro da célula, onde se associam a fragmentos peptídicos curtos derivados de proteínas sintetizadas pela célula (as moléculas do MHC da classe I ligam-se a peptídios derivados de proteínas sintetizadas no interior da célula) ou de proteínas que foram internalizadas pela célula por meio de fagocitose ou pinocitose (as moléculas do MHC da classe II ligam-se a peptídios provenientes de proteínas produzidas

---

 ## Marco histórico 4.2 | Complexo principal de histocompatibilidade

Peter Gorer desenvolveu antissoros de coelhos contra eritrócitos de camundongos de cepa pura (resultantes de > 20 acasalamentos entre irmãos), e, por meio de cuidadosa absorção cruzada com eritrócitos de diferentes cepas, identificou o antígeno cepa-específico II, atualmente conhecido com H-2 (Tabela M.4.2.1).

Em seguida, esse pesquisador demonstrou que a rejeição de um tumor de camundongo albino (A) por camundongos pretos (C57) estava estreitamente relacionada com a presença do antígeno II (Tabela M.4.2.2), e que a rejeição tumoral estava associada ao desenvolvimento de anticorpos dirigidos contra esse antígeno.

Subsequentemente, George Snell introduziu o termo antígeno de **histocompatibilidade (H)** para descrever antígenos que provocam rejeição de enxerto e demonstrou que, entre todos os antígenos H potenciais, as diferenças no *locus* H-2 (*i. e.*, antígeno II) provocavam as reações de enxerto mais intensas observadas entre várias cepas de camundongos.

Tabela M.4.2.2 Relação do antígeno II com a rejeição de tumores.

Fenótipo do antígeno II da cepa receptora	Rejeição do inóculo tumoral (cepa A) por:			
	Cepa pura*		Retrocruzamento de F1 (A × C57) com C57**	
	−	+	−	+
Ag II + ve (A)	39	0	17 (19,3)	17 (19,5)
Ag II − ve (C57)	0	45	0	44 (39)

*Um inóculo do tumor A, derivado de um camundongo da cepa A e portador do antígeno II, é rejeitado pelo hospedeiro C57 (+ = rejeição; − aceitação). **A prole do cruzamento de A × 57 foi submetida a retrocruzamento com o genitor C57, e a progênie resultante foi testada para o antígeno II (Ag II) e a sua capacidade de rejeitar o tumor. Os números entre parênteses representam os números esperados quando o crescimento do tumor é influenciado por dois genes dominantes, um dos quais determina a presença do antígeno II.

Tabela M.4.2.1 Identificação do H-2 (antígeno II).

Antissoro de coelho contra:	Antígenos detectados nos eritrócitos dos albinos		
	I	II	III
Albino (A)	+++	+++	++
Preto (C57)	++	−	++

Aos poucos, pesquisas árduas revelaram gradualmente uma situação extremamente complicada. Longe de representar um único *locus* de gene, o H-2 demonstrou ser um grande complexo de múltiplos genes, muitos dos quais eram altamente polimórficos, dando origem ao termo **complexo principal de histocompatibilidade (MHC)**. Os principais componentes dos atuais mapas genéticos do HLA humano e do MHC H-2 do camundongo estão ilustrados na Figura M4.2.1 para fornecer ao leitor uma visão geral da complexa constituição dessa região importante (para os imunologistas, queremos dizer! – presumivelmente, todas as regiões altamente transcritas são de algum modo importantes para o hospedeiro).

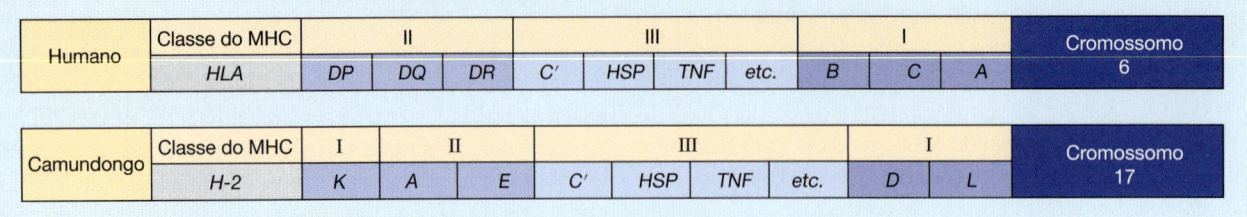

Figura M4.2.1 Principais regiões genéticas do complexo principal de histocompatibilidade (MHC).

fora da célula). Existem algumas exceções a essas regras gerais, conforme discutido no Capítulo 5. Anteriormente, citamos a analogia de que esse processo representa um tipo de sistema de "controle de qualidade", em que uma fração das proteínas presentes na célula, em determinado momento, é apresentada aos linfócitos T para inspeção, de modo a assegurar que nenhuma seja proveniente de materiais estranhos. Naturalmente, se uma célula abrigar um peptídio não próprio, queremos que o sistema imune tenha conhecimento desse fato o mais rápido possível, de modo que possam ser tomadas as medidas apropriadas. Por conseguinte, as moléculas do MHC da classe I exibem peptídios que são próprios ou que estão sendo produzidos por um vírus ou por uma bactéria intracelulares. As moléculas do MHC da classe II exibem peptídios que consistem em proteínas próprias extracelulares ou proteínas que estão sendo sintetizadas por microrganismos extracelulares. A ideia central é permitir que um linfócito T possa inspecionar o que está ocorrendo, em termos antigênicos, dentro da célula.

Como veremos adiante, as moléculas do MHC da classe I desempenham uma importante função na apresentação dos peptídios para inspeção pelos linfócitos T CD8, cuja principal missão é detectar células infectadas por vírus ou "anormais", de modo que sejam destruídas. Caso um linfócito T CD8 com TCR reconheça uma combinação de MHC da classe I-peptídio que se "encaixe" adequadamente a seu TCR, atacará e destruirá essa célula. Por outro lado, as moléculas do MHC da classe II não são expressas na população geral de células, porém limitam-se a células do sistema imune, como as células dendríticas, que possuem uma função de apresentação do antígeno, conforme descrito no Capítulo 1. Após reconhecimento de uma combinação apropriada de MHC da classe II-peptídio por um linfócito T CD4, ocorre ativação deste e maturação em um linfócitos T efetor, por exemplo, capaz de fornecer auxílio aos linfócitos B para produzir anticorpos. Embora isso seja uma simplificação, conforme iremos discutir em capítulos subsequentes, é importante ter em mente a ideia geral de que as moléculas do MHC das classes I e II apresentam peptídios aos linfócitos T CD8 e CD4 específicos, respectivamente, com o propósito de permitir que essas células determinem se elas devem ser "ativadas" e sofrer diferenciação em células efetoras. A seguir, iremos examinar estas moléculas de modo mais detalhado.

As moléculas das classes I e II são heterodímeros ligados à membrana

MHC da classe I

As moléculas da **classe I** consistem em uma cadeia polipeptídica pesada de 44 kDa, ligada de modo covalente a um polipeptídio menor de 12 kDa, denominado β_2-**microglobulina**. A maior parte da cadeia pesada está organizada em três domínios globulares (α_1, α_2 e α_3), que se projetam a partir da superfície da célula; um segmento hidrofóbico ancora a molécula à membrana, e uma sequência hidrofílica curta tem a sua extremidade C-terminal dentro do citoplasma (Figura 4.19).

O estabelecimento da estrutura cristalina de uma molécula do MHC da classe I humano possibilitou um notável avanço para compreender a função do MHC. Tanto a β_2-microglobulina quanto a região α_3 assemelham-se a domínios clássicos da Ig no seu padrão de enovelamento (ver Figura 4.19C). Entretanto, os domínios α_1 e α_2, de localização mais distal à membrana, formam duas hélices α estendidas acima de uma base criada por fitas mantidas unidas em uma folha β-pregueada, formando o conjunto um **sulco** bem-definido (Figura 4.19B, C). O aspecto desses domínios é tão notável, que duvidamos que o leitor necessite da ajuda de analogias gastronômicas, como "duas salsichas em uma grelha" para evitar qualquer amnésia quanto à estrutura da classe I. Outro aspecto curioso emergiu. O sulco estava ocupado por uma molécula linear, hoje identificada como peptídio, que tinha cocristalizado com a proteína da classe I (Figura 4.20).

MHC da classe II

As moléculas do **MHC da classe II** também são glicoproteínas transmembrana, que, neste caso, consistem em cadeias polipeptídicas α e β, com pesos moleculares de 34 kDa e 29 kDa, respectivamente.

Existe uma considerável homologia de sequência com as moléculas da classe I, e os estudos estruturais conduzidos demonstraram que os domínios α_2 e β_2, os que estão mais próximos da membrana celular, assumem a conformação característica das Ig, enquanto os domínios α_1 e β_1 simulam os domínios α_1 e α_2 da classe I, formando um sulco delimitado por duas hélices α e uma base com folha β-preguedeada (Figura 4.19A e Figura 4.20).

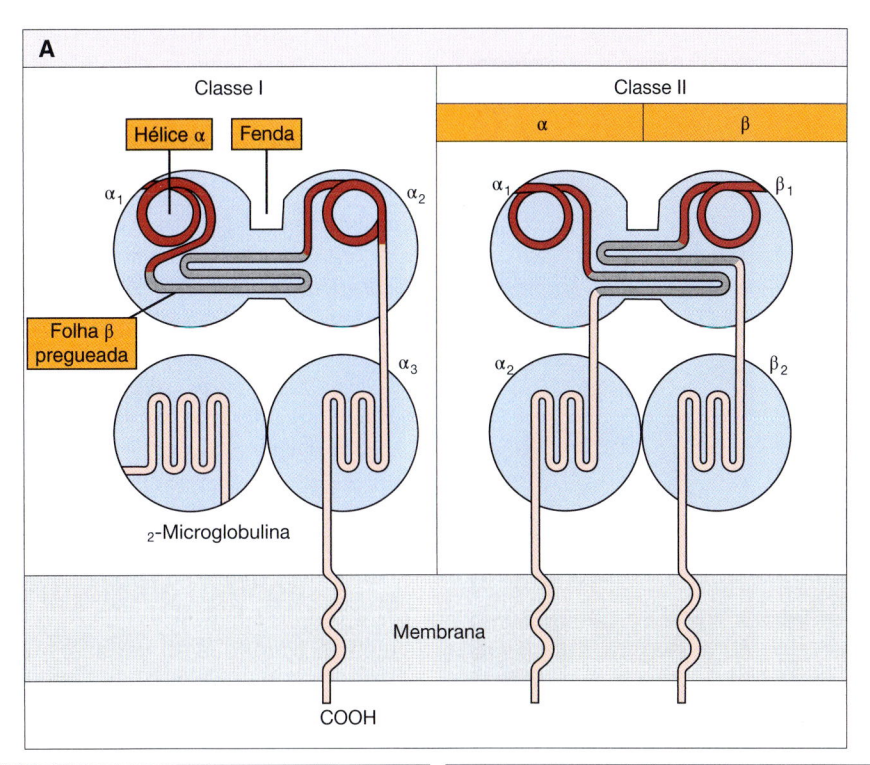

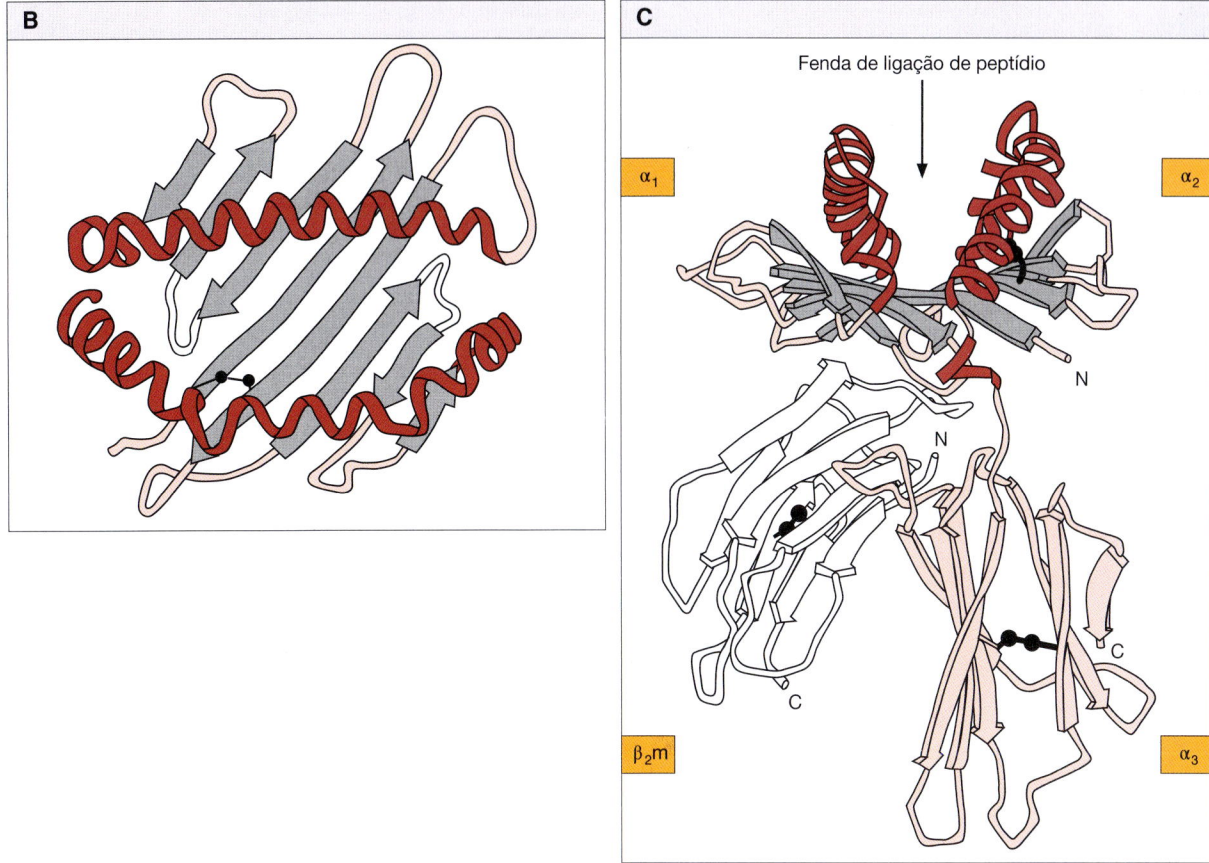

Figura 4.19 Moléculas do MHC das classes I e II. **A.** Diagrama ilustrando os domínios e os segmentos transmembrana; as hélices α e as folhas β são vistas em sequência. **B.** Representação esquemática em olho de pássaro da superfície superior da molécula da classe I humana (HLA-A2), com base na estrutura revelada por cristalografia de raios X. As fitas que constituem a folha β pregueada são mostradas como *setas cinza espessas* na direção do amino para carbóxi; as hélices α estão representadas por fitas helicoidais *vermelho-escuras*. As faces internas das duas hélices e a superfície superior da folha β formam uma fenda. As duas *esferas pretas* representam uma ligação dissulfeto intracadeia. **C.** Vista lateral da mesma molécula, mostrando claramente a anatomia da fenda e o dobramento típico de Ig dos domínios α_3- e β_2-microglobulina (β_2m) (quatro fitas β antiparalelas em uma face e três na outra). (Fonte: Bjorkman P.J. *et al.* (1987) *Nature* **329**, 506. Reproduzida com autorização de Nature Publishing Group.)

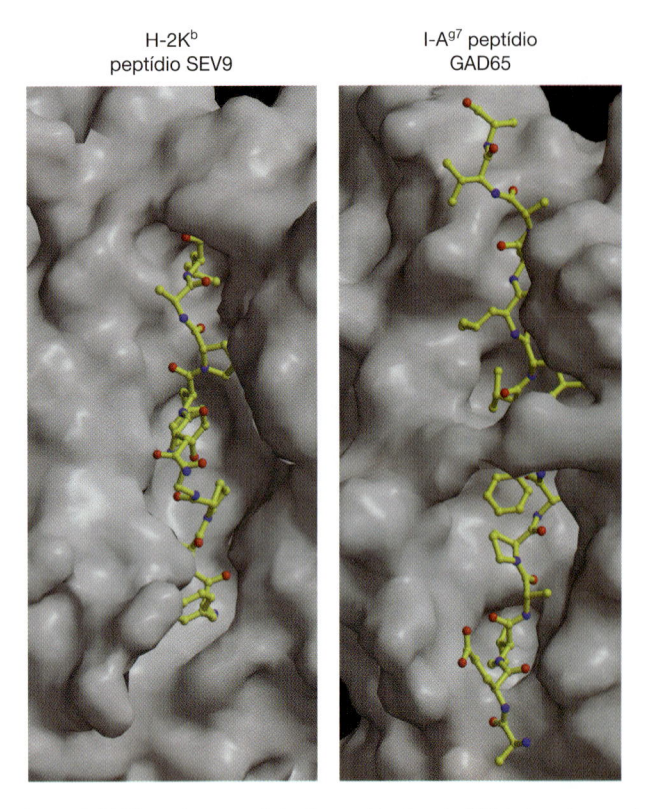

H-2K^b
peptídio SEV9

I-A^{g7} peptídio
GAD65

Figura 4.20 Vista de superfície das moléculas do MHC das classes I e II do camundongo em complexo com peptídio. Áreas de superfície acessíveis ao solvente da molécula da classe I do camundongo (H-2K^b) em complexo com um peptídio derivado de vírus, e a molécula I-A^{g7} da classe II do camundongo em complexo com um peptídio endógeno. As vistas mostradas nesta figura são semelhantes ao esquema apresentado na Figura 4.19B e estão voltadas para a superfície das moléculas do MHC. Observe que a fenda de ligação de peptídio das moléculas da classe I é mais restrita que a das moléculas da classe II; em consequência, os peptídios de ligação da classe I normalmente são mais curtos do que os que se ligam às moléculas da classe II. (Fonte: Robyn Stanfield e Dr. Ian Wilson, Department of Molecular Biology, The Scripps Research Institute, La Jolla, Califórnia, EUA. Reproduzida com autorização.)

A Figura 4.21 mostra a organização dos genes que codificam a cadeia α da molécula HLA-DR da classe II humana e as sequências reguladoras principais que controlam a sua transcrição.

As moléculas do MHC das classes I e II são poligênicas

A maioria das células expressa vários tipos diferentes de proteínas do MHC das classes I e II. Existem três genes diferentes para a cadeia α da classe I, designados como *HLA-A, HLA-B* e *HLA-C* nos seres humanos e *H-2K, H-2D* e *H-2L* no camundongo, que podem resultar na expressão de pelo menos três proteínas diferentes da classe I em cada célula. Esse número é duplicado se o indivíduo for **heterozigoto** para os alelos da classe I expressos em cada *locus*; na verdade, este é frequentemente o caso, em virtude da natureza **polimórfica** dos genes da classe I, conforme discutido mais adiante, neste capítulo.

Existem também três tipos diferentes de genes para as cadeias α e β do MHC da classe II expressos nos seres humanos, *HLA-DQ, HLA-DP* e *HLA-DR*, e dois pares nos camundongos, *H2-A* (I-A) e *H2-E* (I-E). Por conseguinte, os seres humanos podem expressar, no mínimo, três moléculas diferentes da classe II, porém esse número aumenta de modo significativo quando se consideram os polimorfismos; isso se deve à possível produção de diferentes combinações de cadeias α e β quando o indivíduo é heterozigoto para determinado gene da classe II.

Todos os diferentes tipos de moléculas das classes I e II exibem a mesma estrutura básica mostrada na Figura 4.19A, e todos participam na apresentação de peptídios aos linfócitos T; entretanto, devido a diferenças significativas em seus sulcos de ligação a peptídios, **cada uma apresenta uma gama diferente de peptídios** ao sistema imune. Isso tem o efeito extremamente desejável de reduzir a probabilidade de que peptídios derivados de proteínas dos patógenos não sejam apresentados.

As moléculas do MHC das classes I e II provavelmente evoluíram a partir de um único gene ancestral, que sofreu duplicações gênicas seriadas, seguidas de diversificação em consequência da

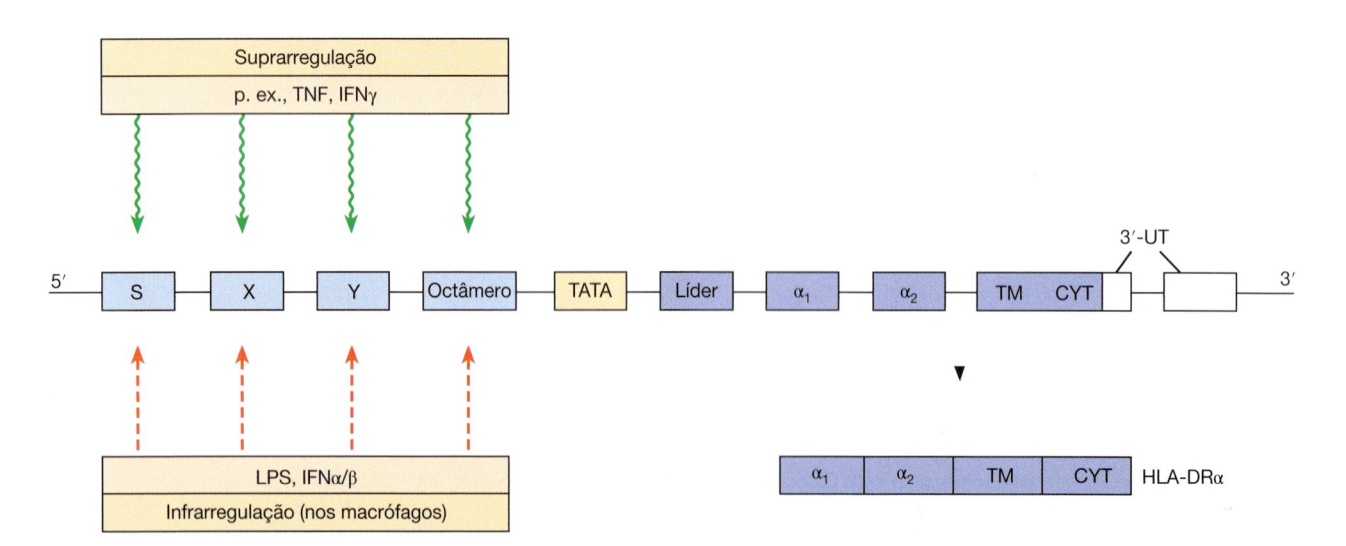

Figura 4.21 Genes que codificam a cadeia α do HLA-DR humano (*azul mais escuro*) e seus elementos de controle (sequências reguladoras em *azul-claro* e boxe TATA promotor em *amarelo*). Os genes α₁/α₂ codificam os dois domínios extracelulares; TM e CYT codificam os segmentos transmembrana e citoplasmático, respectivamente. 3′-UT representa a sequência 3′ não traduzida. São também encontrados motivos octâmeros em praticamente todos os promotores dos genes *V* das cadeias pesadas e leves das imunoglobulinas, bem como nos promotores de outros genes específicos dos linfócitos B, como *B29* e *CD20*.

pressão seletiva, de modo a produzir os diferentes genes das classes I e II que conhecemos atualmente (Figura 4.22). Os genes que não conseguiram conferir qualquer vantagem seletiva, ou que sofreram mutações deletérias foram deletados do genoma, ou ainda estão presentes na forma de pseudogenes (genes que são incapazes de expressar uma proteína funcional); com efeito, existem muitos pseudogenes dentro da região do MHC. Esse tipo de padrão de evolução gênica foi denominado **modelo de nascimento e morte** ou modelo sanfona, devido ao modo pelo qual essa região gênica sofreu expansão e contração durante a evolução.

Vários genes relacionados com a resposta imune contribuem para a região da classe III remanescente do MHC

Vários outros genes reunidos dentro da região cromossômica do MHC são agrupados sob a designação de classe III. Em termos gerais, pode-se dizer que muitos desses genes estão direta ou indiretamente relacionados com funções de defesa imune. Um agrupamento notável envolve quatro genes que codificam componentes do complemento, dos quais dois para os isótipos C4, C4A e C4B, e os outros dois para C2 e o fator B. As citocinas, fator de necrose tumoral (TNF, algumas vezes designado como TNFα) e linfotoxinas (LTα e LTβ), são codificadas na região da classe III, bem como três membros das proteínas do choque térmico humanas de 70 kDa. Como sempre, as coisas não se encaixam perfeitamente em pequenas caixas, como gostaríamos de fazê-lo. Mesmo se fosse perfeitamente claro onde uma região do MHC termina e outra começa (o que não ocorre), alguns genes localizados no meio das regiões "clássicas" das classes I ou II (ver Figura 4.24) deveriam ser classificados mais corretamente como parte da coorte da classe III. Por exemplo, os genes *LMP* e *TAP* relacionados

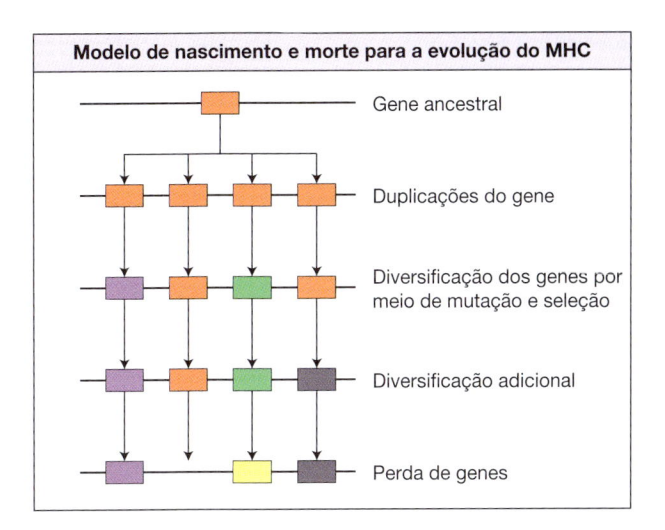

Figura 4.22 Modelo de nascimento e morte para a evolução do MHC. Diferentes genes do complexo principal de histocompatibilidade (MHC) surgiram, mais provavelmente, por meio de eventos de duplicação, que resultaram em diversificação dos genes duplicados, como resultado da pressão seletiva, Os genes que não conferem nenhuma vantagem seletiva podem sofrer mutações deletérias, resultando em pseudogenes, ou podem ser deletados por completo do genoma. Os diferentes ambientes impõem pressões seletivas distintas, devido, por exemplo, a patógenos diferentes, resultando em elevado grau de polimorfismo dentro dessa família de genes. O polimorfismo do MHC é observado principalmente dentro das regiões de ligação de peptídios das moléculas do MHC das classes I e II.

com o processamento intracelular e o transporte de peptídios dos epítopos dos linfócitos T são encontrados na região da classe II, porém não apresentam a estrutura clássica dessa classe e tampouco estão expressos na superfície celular.

Mapa dos genes do MHC

A sequência completa de um MHC humano foi publicada no final do último milênio, após um gigantesco esforço colaborativo envolvendo grupos da Inglaterra, da França, do Japão e dos EUA. A sequência completa, que representa uma combinação de vários haplótipos do MHC, compreende 224 *loci* gênicos. Entre os 128 desses genes que se supõe serem expressos, estima-se que cerca de 40% desempenhem funções relacionadas com o sistema imune. Ainda não foi bem esclarecido por que um número tão grande de genes relacionados à resposta imune está aglomerado nessa região relativamente pequena, embora esse fenômeno também tenha sido observado com os genes de manutenção, que compartilham funções relacionadas. Como a localização de um gene dentro da cromatina pode influenciar profundamente a sua atividade transcricional, talvez isso esteja relacionado com a função de assegurar que os genes nessa região sejam expressos em níveis semelhantes. Com frequência, os genes localizados dentro de regiões condensadas de cromatina são expressos em níveis relativamente baixos e, em alguns casos, podem não ser expressos. Nos seres humanos, a região situada entre as classes II e I contém cerca de 60 genes da classe III. A Figura M4.2.1, no Marco histórico 4.2, fornece uma visão geral dos principais agrupamentos de genes das classes I, II e III do MHC dos camundongos e dos seres humanos. As Figuras 4.23 a 4.25 fornecem mapas mais detalhados de cada região. Diversos pseudogenes foram omitidos desses mapas para maior simplicidade.

A molécula de classe I de superfície celular, baseada em uma cadeia transmembrana com três domínios extracelulares associados à β₂-microglobulina, provou ser claramente uma estrutura de grande utilidade, a julgar pelo número de variantes desse tema que surgiram durante a evolução. É útil subdividir essas variantes, inicialmente nas **moléculas da classe I clássicas** (também designadas como classe Ia), HLA-A, HLA-B e HLA-C nos seres humanos e H-2K, H-D e H-L nos camundongos. Essas moléculas foram definidas sorologicamente por anticorpos produzidos em indivíduos que receberam enxertos, utilizando métodos desenvolvidos a partir dos estudos pioneiros de Gorer (Marco Histórico 4.2). Outras moléculas, algumas vezes designadas como classe Ib, possuem estruturas relacionadas e são codificadas dentro do próprio *locus* do MHC (moléculas do MHC "**não clássicas**", por exemplo, HLA-E, HLA-F e HLA-G, HFE, MICA e MICB dos seres humanos, H-2T, H-Q e H-M murinos) ou em qualquer outra parte do genoma ("**moléculas relacionadas com as cadeias da classe I**" incluindo a família CD1 e FcRn). Os genes do MHC não clássico são muito menos polimórficos do que os do MHC clássico, são frequentemente invariantes e muitos deles consistem em pseudogenes. Muitas dessas moléculas do MHC da classe I não clássicas formam estruturas muito semelhantes às das moléculas da classe I e também foram encontradas em antígenos não peptídicos presentes ou peptídios canônicos (*i. e.*, invariantes) que desempenham funções no monitoramento dos níveis globais de estresse celular. Essas moléculas do MHC não clássicas serão descritas com mais detalhes no final deste capítulo.

Ser humano	Gene HLA	*MICB*	*MICA*	*B*	*C*	*E*	*A*	*G*	*F*
	Produto gênico	MICB	MICA	HLA-B	HLA-C	HLA-E	HLA-A	HLA-G	HA-FL

Camundongo	Gene H-2	*TAPASINA*	*K*	*D*	*L*	*Q*	*T*	*M*
	Produto gênico	TAPASINA	H-2K	H-2D	H-2L	Q	T	H-2M

Figura 4.23 Mapa dos genes do MHC da classe I. Os genes da classe I polimórficos "clássicos", *HLA-A, -B, -C* nos seres humanos e *H-2K, -D, -L* nos camundongos, estão ressaltados em tons de *laranja* e codificam cadeias peptídicas que, juntamente com a β₂-microglobulina, formam as moléculas completas da classe I, originalmente identificadas em estudos mais antigos como antígenos, com base nos anticorpos que desencadeiam durante o processo de enxerto em outro membro da mesma espécie. Observe que apenas algumas cepas de camundongos possuem um gene *H-2L*. Os genes expressos em maiores quantidades são *HLA-A* e *HLA-B* nos seres humanos e *H-2K* e *H-2D* no camundongo. Os outros genes da classe I ("classe Ib") são denominados "não clássicos" ou "relacionados com as cadeias da classe I". Esses genes são mais oligomórficos do que polimórficos ou, algumas vezes, invariantes, e muitos são silenciosos ou pseudogenes. No camundongo, existem aproximadamente 15 genes *Q* (também designados como *Qa*), 25 genes *T* (também designados como *TL* ou *Tla*) e 10 genes *M*. A MICA e a MICB são ligantes para os receptores de células NK. A tapasina está envolvida no transporte de peptídios. O gene que codifica essa molécula encontra-se na extremidade centromérica da região do MHC e, portanto, é mostrado nesse mapa de genes do camundongo; todavia, na Figura 4.24, o mapa dos genes da classe II é mostrado em relação ao ser humano. Veja a Figura M4.2.1 para entender o motivo disso.

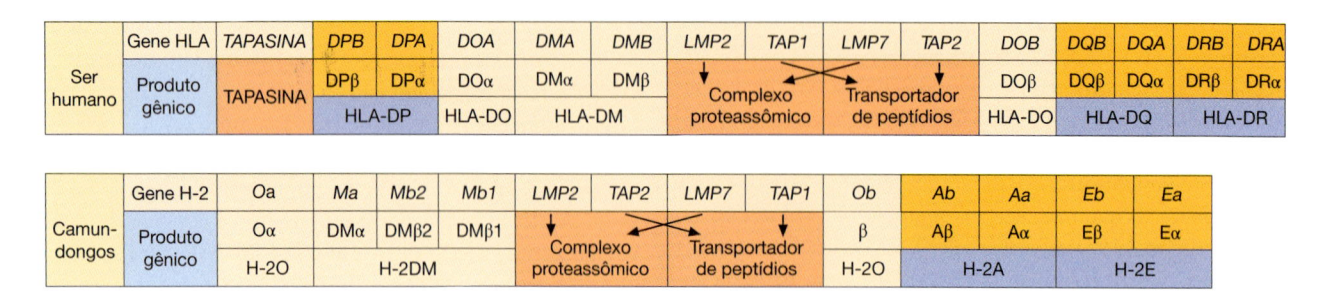

Figura 4.24 Mapa dos genes do MHC da classe II. Genes *HLA-DP, HLA-DQ* e *HLA-DR* "clássicos" nos seres humanos e *H-2A (IA)* e *H-2E (I-E)* nos camundongos em tonalidades mais escuras. Ambas as cadeias α e β do heterodímero da classe II são transcritas a partir de genes estreitamente localizados. Em geral, existem dois genes *DRB* expressos, *DRB1* e um dos genes *DRB3, DRB4* ou *DRB5*. Uma situação semelhante com uma única cadeia α pareada com cadeias β diferentes é encontrada na molécula I-E do camundongo. Os genes *LMP2* e *LMP7* codificam parte do complexo proteassômico, que cliva as proteínas citosólicas em pequenos peptídios, os quais são transportados pelos produtos do gene *TAP* para o retículo endoplasmático. *HLA-DMA* e *HLA-DMB* (*H-2DMa, H-DMb1* e *H-DMb2* no camundongo) codificam o heterodímero αβ DM, que remove o peptídio de cadeia invariante associado à classe II (CLIP) de moléculas clássicas da classe II para possibilitar a ligação de peptídios de alta afinidade. As moléculas H-2DM do camundongo frequentemente são designadas como H-2M1 e H-2M2, embora essa denominação seja extremamente confusa, visto que o termo *H-2M* também é utilizado para referir-se a um conjunto totalmente diferente de genes situados distalmente à região *H-2T* e que codificam membros da família da classe Ib (ver Figura 4.23). Os genes *HLA-DOA* (alternativamente denominado *HLA-DNA*) e *HLA-DOB* (*H-20a* e *H-Ob* no camundongo) também codificam um heterodímero αβ, que pode desempenhar um papel na seleção de peptídios ou troca com moléculas da classe II clássicas. (Fonte: Horton R. *et al.* (2004) *Nature Reviews Genetics* **5**, 889-899. Reproduzida com autorização de Nature Publishing Group.)

Ser humano	*CYP21B*	*C4B*	*CYP21A*	*C4A*	*BF*	*C2*	*HSPA1B*	*HSPA1A*	*HSPA1L*	*LTB*	*TNF*	*LTA*

Camundongo	*CYP21A1*	*C4*	*CYP21A2*	*Slp*	*BF*	*C2*	*HSP70-1*	*HSP70-3*	*Hsc70t*	*LTB*	*TNF*	*LTA*

Figura 4.25 Mapa dos genes do MHC da classe III. Essa região é algo semelhante a uma "colcha de retalhos". Além dos produtos imunologicamente "respeitáveis", como C2, C4, fator B (codificado pelo gene *BF*), fator de necrose tumoral (*TNF*), linfotoxina α e linfotoxina β (codificadas pelos genes *LTA* e *LTB*, respectivamente) e três proteínas do choque térmico de 70 kDa (genes *HSPA1A, HSPA1B* e *HSPA1L* nos seres humanos, genes *HSP70-1, HSP70-3* e *Hsc70t* nos camundongos), os genes não ilustrados nesta figura, porém presentes nesse *locus,* incluem os que codificam a valil tRNA sintetase (*G7a*), NOTCH4, que desempenha algumas atividades reguladoras, e tenascina, uma proteína da matriz extracelular. Naturalmente, muitos genes podem ter sido deslocados para essa região durante o longo transcurso do processo evolutivo, sem necessariamente ter que atuar em combinação com seus genes adjacentes para desempenhar alguma função de defesa integrada. As 21-hidroxilases (21OHA e B, codificadas pelos genes *CYP21A* e *CYP21B*, respectivamente) são responsáveis pela hidroxilação dos esteroides, como a cortisona. *Slp* (proteína limitada ao sexo) codifica um alelo murino de C4, expresso sob a influência da testosterona.

Os genes do MHC exibem notável polimorfismo

Diferentemente do sistema das imunoglobulinas, em que, conforme já descrito, a variabilidade é obtida em cada indivíduo por um sistema **multigênico**, o MHC evoluiu em termos de variabilidade entre indivíduos com um sistema altamente **polimórfico** (que significa, literalmente, "de muitas formas"), baseado em **múltiplos alelos** (*i. e.*, genes alternativos em cada *locus*). Isso provavelmente surgiu por meio de **seleção impulsionada por patógenos** para formar novos alelos, capazes de oferecer maior "aptidão" para o indivíduo; nesse contexto, a aptidão poderia significar uma maior proteção contra um microrganismo infeccioso. Os genes das classes I e II são os genes mais polimórficos do genoma humano; para alguns desses genes, foram identificadas mais de 600 variantes alélicas (Figura 4.26). Isso significa que houve uma intensa pressão seletiva sobre a região dos genes do MHC, e que os genes nessa região estão sofrendo mutações com frequência muito mais rápida do que os de outros *loci*.

Conforme amplamente ilustrado na Figura 4.26, as moléculas HLA-A, HLA-B e HLA-C da classe I são altamente polimórficas, da mesma forma que as cadeias β da classe II (principalmente HLA-DRβ, seguido de HLA-DPβ e, por fim, de HLA-DQβ), e, embora em menor grau do que as cadeias β, as cadeias α do HLA-DP e HLA-DQ. O HLA-DRα e a β$_2$-microglobulina possuem uma estrutura invariante. As alterações dos aminoácidos responsáveis por esse polimorfismo restringem-se aos domínios α$_1$ e α$_2$ da classe I e aos domínios α$_1$ e β$_1$ da classe II. É de suma importância que ocorram essencialmente na base da folha β e na superfície interna das hélices α que revestem a cavidade central (Figura 4.19A), bem como na superfície superior das hélices; estas são as superfícies específicas que estabelecem contato com os peptídios oferecidos por essas moléculas do MHC para inspeção pelos TCR (Figura 4.20). A localização não aleatória na qual os alelos do MHC divergem entre si é um resultado da seleção positiva ao longo da evolução animal, em decorrência de interações entre hospedeiro e patógeno. Em consequência da natureza polimórfica das moléculas do MHC, o espectro de peptídios ligados por essas moléculas é altamente variável. No Capítulo 5, iremos explorar com mais detalhes como o peptídio interage com a base da folha β pregueada das moléculas do MHC, visto que essas interações influenciam

acentuadamente os tipos de peptídios que podem ser apresentados por determinadas moléculas. O estímulo contínuo para a formação de novas moléculas do MHC com sulcos de ligação de peptídio ligeiramente alterados é semelhante a uma corrida armamentista genética, na qual o sistema imune está constantemente tentando manter-se à frente de seu inimigo. Essa competição genética tem sido denominada **seleção compensatória impulsionada por patógenos**, visto que os heterozigotos normalmente possuem uma vantagem seletiva sobre os homozigotos em determinado *locus*.

A região do MHC representa um ponto ativo notável, com taxas de mutação duas vezes maiores que as de *loci* não MHC. Essas múltiplas formas alélicas podem ser produzidas por uma variedade de mecanismos: mutações pontuais, recombinação, cruzamento homólogo, porém desigual e **conversão gênica**.

O grau de homologia entre as sequências e a ocorrência aumentada do motivo dinocleotídico 5′-citosina-gunaina-3′ (de modo a produzir as denominadas ilhas de CpG) parecem ser importantes para a conversão gênica, e foi sugerido que isso poderia envolver uma atividade de entalhe do DNA, tendo como alvo sequências de DNA ricas em CpG. Os genes do MHC sem essas sequências, por exemplo, *H-2Ea^d* e *HLA-DRA*, não parecem sofrer conversão gênica, enquanto os que possuem ilhotas de CpG atuam como doadores (p. ex., *H-2Eb^b*, *H-2Q2^k*, *H-2Q10^b*), aceptores (p. ex., *H-2A^b*) ou ambos (p. ex., *H-2K^k*, *HLA-DQB1*). O grande número de pseudogenes existentes dentro do MHC pode representar um estoque de informação genética para a produção da diversidade polimórfica das moléculas "funcionais" das classes I e II.

Nomenclatura

Como grande parte do trabalho experimental relacionado com o MHC baseia-se em experimentos realizados em nosso pequeno amigo de laboratório, o camundongo, pode ser útil, para explicar a nomenclatura usada, descrever os genes alélicos e seus produtos. Se alguém lhe disser em uma linguagem obscura que "teremos eleições livres", você não irá entender, não pelo fato de a ideia ser complicada, mas porque você não compreende a linguagem. Isso é muito semelhante à designação abreviada empregada para descrever o sistema H-2, que aparece desnecessariamente assustador ao leigo. Para identificar e comparar os genes alélicos dentro do complexo H-2 de diferentes cepas, é comum iniciar com determinadas cepas homozigotas puras consanguíneas, obtidas por cruzamentos sucessivos entre irmãos, de modo a obter os protótipos. O conjunto de genes no complexo H-2 é denominado **haplótipo**, e o haplótipo de cada cepa consanguínea prototípica irá receber um determinado sobrescrito. Por exemplo, o haplótipo da cepa DBA é designado como *H-2^d*, e os genes que constituem o complexo são, portanto, *H-2K^d*, *H-2Aa^d*, *H-2Ab^d*, *H-2D^d* e assim por diante; seus produtos serão H-2K^d, H-2A^d e H-2D^d e assim por diante (Figura 4.27). Quando são obtidas novas cepas por recombinação genética durante o acasalamento, elas são designadas com novos haplótipos, porém os genes específicos são designados pelo haplótipo da cepa prototípica a partir da qual se originaram. Por conseguinte, a cepa A/J produzida por *cross-over* genético durante o acasalamento consanguíneo entre camundongos F1 (*H-2^k* × *H-2^d*) (Figura 4.28) recebe arbitrariamente o haplótipo *H-2^a*, porém a Tabela 4.4 mostra que os genes específicos no complexo são identificados pelo símbolo do haplótipo dos genitores originais.

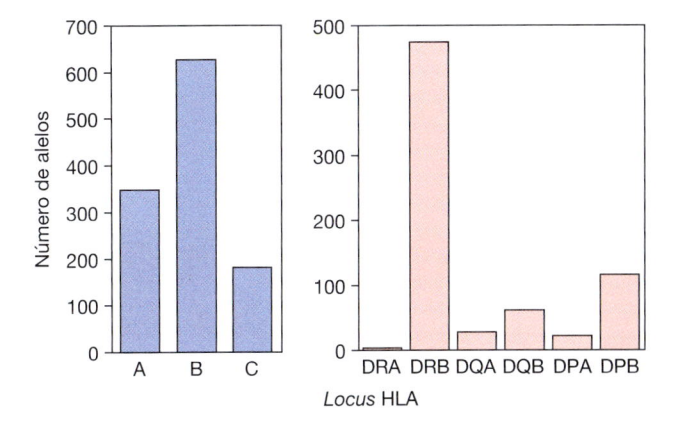

Figura 4.26 Polimorfismo dentro dos genes HLA (antígeno leucocitário humano) das classes I e II dos seres humanos. Número de alelos HLA humanos distintos da classe I (A, B, C) e da classe II (DRA, DRB, DQA, DQB, DPA, DPB) em cada *locus* até janeiro de 2005. (Adaptada de Marsh S.G. *et al.* (2005) *Tissue Antigens* **65**, 301. Reproduzida com autorização de Wiley.)

Cepa	Haplótipo	Designação do MHC	I	II				III		I	
C57BL	*b*	*H-2^b*	*K^b*	*Ab^b*	*Aa^b*	*Eb^b*	*Ea^b*	*C4^b*	*etc*	*D^b*	etc.
CBA	*k*	*H-2^k*	*K^k*	*Ab^k*	*Aa^k*	*Eb^k*	*Ea^k*	*C4^k*	*etc*	*D^k*	etc.

Figura 4.27 Como funciona a definição do haplótipo *H-2*. Os camundongos de cepa pura homozigotos para toda região *H-2* obtidos por meio de cruzamentos consanguíneos prolongados entre irmãos durante pelo menos 20 gerações são arbitrariamente definidos por um haplótipo designado por um sobrescrito. Por conseguinte, o conjunto particular de alelos que ocorre na cepa denominada C57BL recebe a denominação de haplótipo *H-2^b*, enquanto a sequência nucleotídica específica de cada alelo em seu MHC é designada como gene^b (p. ex., *H-2K^b*). Naturalmente, é mais conveniente descrever um determinado alelo pelo haplótipo do que percorrer toda a sequência nucleotídica, e é mais fácil acompanhar as reações das células com constituição *H-2* conhecida, utilizando a terminologia dos haplótipos. (p. ex., ver a interpretação do experimento na Figura 4.28).

Herança do MHC

Os camundongos de cepa pura obtidos por acasalamento repetido entre irmãos são homozigotos para cada par de cromossomos homólogos. Por conseguinte, no contexto presente, o haplótipo do MHC derivado da mãe é idêntico ao do pai; por exemplo, os animais da cepa C57BL terão, cada um deles, dois cromossomos com o haplótipo *H-2^b* (ver Tabela 4.4).

Examinemos como o MHC se comporta quando cruzamos duas cepas puras com os haplótipos *H-2^k* e *H-2^d*, respectivamente. Constatamos que todos os linfócitos da prole (geração F1) apresentam *ambas* as moléculas de H-2^k e H-2^d em sua superfície (*i. e.*, há **expressão codominante**) (Figura 4.28). Se continuarmos o experimento e acasalarmos os animais da F1, a progênie terá os genótipos *k, k/d* e *d* nas proporções esperadas se o **haplótipo segregar como único traço mendeliano**. Isso ocorre porque o complexo H-2 estende-se por 0,5 centimorgan, equivalente a uma frequência de recombinação entre as extremidades *K* e *D* de 0,5%,

Tabela 4.4 Os haplótipos do complexo *H-2* de algumas cepas de camundongos comumente utilizadas e recombinantes derivados deles. A cepa A/J foi obtida por intercruzamento (*k* × *d*) de camundongos F1, ocorrendo recombinação entre as regiões E (classe II) e S (classe III).*

Cepa	Haplótipo	Origem de cada região				
		K	A	E	S	D
C57BL	*b*	*b*	*b*	*b*	*b*	*b*
CBA	*k*	*k*	*k*	*k*	*k*	*k*
DBA/2	*d*	*d*	*d*	*d*	*d*	*d*
A/J	*a*	*k*	*k*	*k**	*d*	*d*
B.10A(4R)	*h4*	*k*	*k*	*b*	*b*	*b*

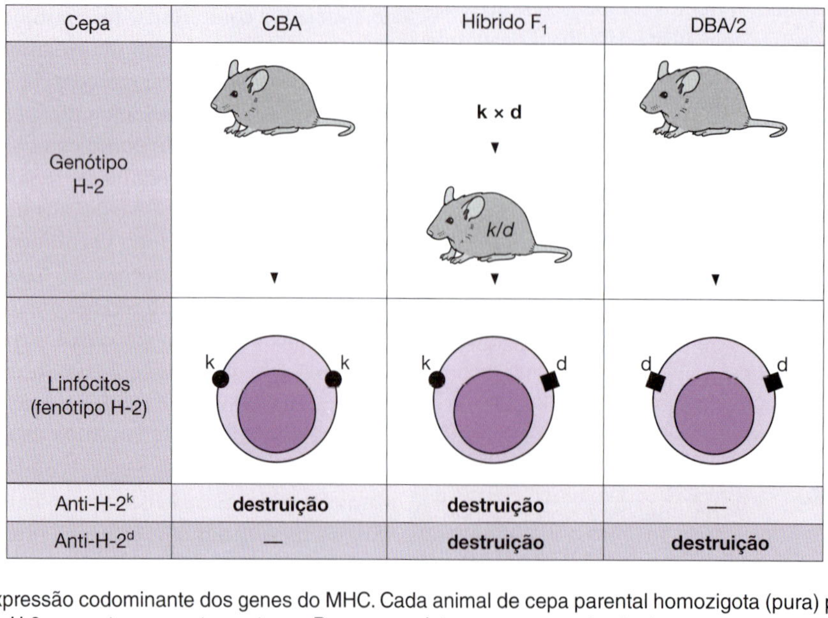

Figura 4.28 Herança e expressão codominante dos genes do MHC. Cada animal de cepa parental homozigota (pura) possui dois cromossomos idênticos com o haplótipo *H-2*, um paterno e outro materno. Por conseguinte, nesse exemplo, designamos uma cepa *H-2^k* como *k/k*. A primeira geração familiar (F1), obtida pelo cruzamento das cepas parentais puras CBA (*H-2^k*) e DBA/2 (*H-2^d*), apresenta o genótipo *H-2 k/d*. Como 100% dos linfócitos de F1 são destruídos na presença de complemento por anticorpos contra H-2^k ou H-2^d (cuja produção é induzida pela injeção de linfócitos H-2^k em um animal H-2^d e vice-versa), as moléculas do MHC codificadas por ambos os genes parentais precisam ser expressas em todos os linfócitos. O mesmo se aplica a outros tecidos do corpo.

enquanto o haplótipo tende a ser herdado *em bloco*. Apenas as recombinações relativamente incomuns causadas por *cross-over* meiótico, conforme descrito anteriormente para a cepa A/J, revelam a complexidade do sistema.

Distribuição tecidual das moléculas do MHC

Essencialmente, todas as células nucleadas possuem moléculas da classe I clássicas. Essas moléculas são expressas em grandes quantidades nas células tanto linfoides quanto mieloides, em quantidades menores no fígado, nos pulmões e nos rins e apenas em quantidades escassas no encéfalo e no músculo esquelético. Nos seres humanos, a superfície do citotrofoblasto extraviloso placentário não tem HLA-A e HLA-B, embora hoje haja algumas evidências de que possa expressar HLA-C. Um fato bem estabelecido é que o citotrofoblasto extraviloso e outros tecidos placentários expressam HLA-G, uma molécula que geralmente carece de alodeterminantes e não aparece na maioria das outras células do corpo, exceto nos epitélios medular e subcapsular do timo e nos monócitos sanguíneos, após ativação com interferona-γ. O papel do HLA-G na placenta não está totalmente elucidado, mas parece atuar como substituto para moléculas clássicas da classe I, cuja função é inibir as respostas imunes contra os alelos MHC paternos apresentados pelo feto. Por outro lado, as moléculas da classe II são altamente restritas na sua expressão e são apenas encontradas nos linfócitos B, nas células dendríticas, nos macrófagos e no epitélio do timo. Todavia, quando ativados por agentes como a gamainterferona, os endotélios capilares e muitas células epiteliais em outros tecidos além do timo expressam moléculas da classe II de superfície e níveis elevados de moléculas da classe I.

Moléculas do MHC não clássicas e relacionadas com cadeias da classe I

Essas moléculas incluem a família **CD1**, que utilizam a β_2-microglobulina e possuem uma estrutura geral semelhante àquela das moléculas da classe I clássicas (Figura 4.29). Entretanto, essas moléculas são codificadas por um conjunto de genes localizados em um cromossomo diferente daquele do MHC, isto é, o cromossomo 1 nos seres humanos e o cromossomo 3 nos camundongos. À semelhança de seus correspondentes verdadeiros do MHC, o CD1 está envolvido na apresentação de antígenos aos linfócitos T, porém o sulco de ligação de antígenos está, em certo grau, recoberto, contém principalmente aminoácidos hidrofóbicos e só está acessível por meio de uma entrada estreita. Em lugar de ligar-se a antígenos peptídicos, as moléculas CD1 geralmente apresentam lipídios ou glicolipídios. São encontradas pelo menos quatro moléculas CD1 diferentes, expressas nas células humanas; CD1a, b e c estão presentes nos timócitos corticais, nas células dendríticas e em um subgrupo de linfócitos B, enquanto CD1d é expressa no epitélio intestinal, nos hepatócitos e em todas as células linfoides e mieloides. Os camundongos parecem expressar apenas duas moléculas CD1 diferentes, ambas semelhantes à CD1d humana quanto à estrutura e distribuição tecidual; essas moléculas são designadas como CD1d1 e CD1d2 (ou CD1.1 e CD1.2).

Os genes no próprio MHC, que codificam moléculas não clássicas do MHC, incluem os *loci H-2T, H-2Q* e *H-2M* nos camundongos, em que cada um codifica um certo número de moléculas diferentes. Por exemplo, as moléculas T22 e T10 são induzidas por ativação celular e são reconhecidas diretamente pelo TCR γδ, sem a necessidade de antígeno, sugerindo a possibilidade de que estejam envolvidas na ativação de linfócitos T γδ imunorreguladores.

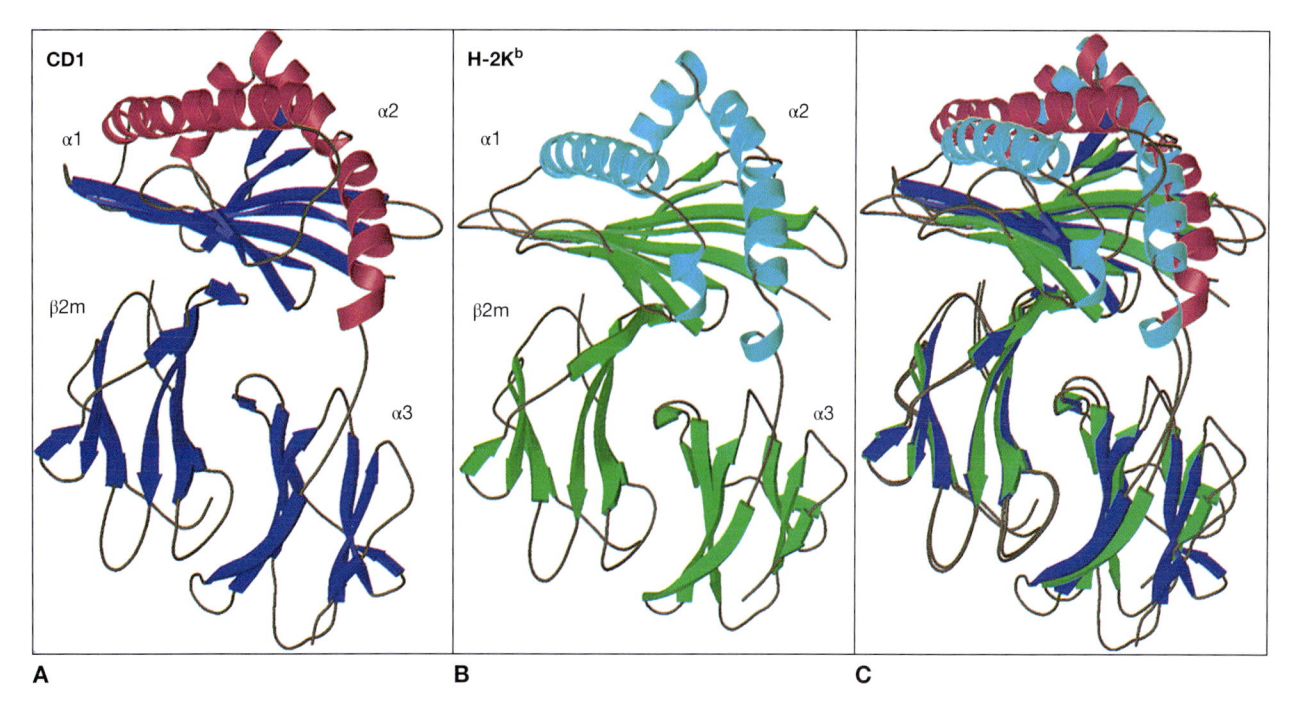

Figura 4.29 Comparação das estruturas cristalinas do CD1 e do MHC da classe I. **A.** Diagrama em fita de base do CD1 d1 do camundongo (hélices α, em *vermelho*; fitas β, em *azul*). **B.** Diagrama em fita da molécula H-2K^b do MHC da classe I do camundongo (hélices α, em *ciano*; fitas β, em *verde*). **C.** A superposição utilizando o alinhamento da β_2-microglobulina ressalta algumas das diferenças entre CD1d1 e H-2K^b. Observe, em particular, o desvio das hélices α. Isso produz um sulco mais profundo e mais volumoso em CD1d1, que é mais estreito na sua entrada, em comparação com H-2K^b. (Fonte: Porcelli S.A. *et al.* (1998) *Immunology Today* **19**, 362. Reproduzida com autorização de Elsevier.)

Outras moléculas não clássicas da classe I ligam-se a peptídios, como H-2M3, que apresenta peptídios *N*-formilados produzidos nas mitocôndrias ou por bactérias.

Nos seres humanos, o **HLA-E** liga-se a um peptídio de nove aminoácidos derivado da sequência de sinais das moléculas de HLA-A, HLA-B, HLA-C e HLA-G e é reconhecido pelos receptores CD94/NKG2 nas células NK e linfócitos T citotóxicos, bem como pelo TCR αβ de alguns linfócitos T citotóxicos. *HLA-E* é suprarregulado quando outros alelos HLA fornecem os peptídios líderes apropriados, permitindo, assim, que as células NK monitorem a expressão de moléculas da classe I polimórficas utilizando um único receptor. O homólogo murino, Qa-1, possui uma função semelhante.

A MICA e a MICB (moléculas relacionadas com cadeias do MHC da classe I) induzidas por estresse possuem a mesma estrutura de domínios do que a classe I clássica e exibem um nível relativamente alto de polimorfismo. Essas moléculas estão presentes nas células epiteliais, principalmente no sistema digestório e no córtex do timo e são reconhecidas pela molécula ativadora de NKG2D. Uma função possível para essa interação consiste na promoção das respostas antitumorais das células NK e dos linfócitos T.

A função do **HLA-F** não está bem esclarecida, embora sua expressão nos trofoblastos placentários tenha levado alguns pesquisadores a sugerir que possa desempenhar um papel na proteção do feto em desenvolvimento contra o ataque do sistema imune materno. Foi encontrada uma função mais definitiva do **HLA-G** nesse contexto. Essa molécula HLA também é expressa de modo preferencial nas células trofoblásticas placentárias, onde desempenha um papel na proteção do feto contra ações indesejáveis das células NK e dos linfócitos T citotóxicos maternos. Há muito tempo questiona-se por que as mães toleram seus fetos geneticamente diferentes, visto que o esperado normalmente seria uma resposta imune vigorosa às moléculas HLA estranhas (*i. e.*, paternas). Embora esse enigma esteja, em parte, resolvido com a infrarregulação da expressão das moléculas A, B e C do MHC da classe I na placenta, isso normalmente atrairia a atenção das células NK em sua ronda à procura de células com essas características de perda do próprio, conforme discutido anteriormente com relação aos receptores NK. A expressão do HLA-G na interface entre placenta e trofoblasto materno parece constituir uma solução. A interação da molécula de transcrito-2 semelhante à imunoglobulina (ILT2) nas células NK, que é um receptor NK inibitório, com o HLA-G expresso nos trofoblastos placentários confere proteção contra a citólise mediada pelas células NK.

O **HFE**, anteriormente designado como HLA-H, possui um sulco extremamente estreito, que é incapaz de ligar-se a peptídios e que pode não desempenhar nenhuma função na defesa imune. Todavia, liga-se ao receptor de transferrina e parece estar envolvido na captação do feto. Observa-se uma mutação pontual (C282Y) do HFE em 70 a 90% dos pacientes com hemocromatose hereditária.

As moléculas do MHC não clássicas podem ser precursoras das moléculas do MHC clássicas

A análise dos genomas dos vertebrados sugere que as moléculas não clássicas invariantes do MHC provavelmente sejam os precursores primordiais das moléculas polimórficas modernas do MHC das classes I e II, e, em lugar de desempenhar uma função na apresentação de antígenos, essas moléculas eram mais provavelmente usadas como "sinais de perigo" primitivos, envolvidos na transmissão de sinais de estresse às células do sistema imune inato. Por conseguinte, a expressão dessas moléculas na superfície celular significava uma célula sob estresse ou potencialmente transformada, que deveria ser eliminada no interesse da integridade geral do organismo. No decorrer da evolução, essas moléculas então desenvolveram mais provavelmente a capacidade de ligar-se a peptídios próprios, que, no início, eram relativamente invariantes, seguida da capacidade de ligação a peptídios altamente variáveis, conforme observado, hoje em dia, com os produtos gênicos do MHC das classes I e II clássicas. O aparecimento de moléculas polimórficas do MHC, em consequência de duplicações gênicas seguidas de divergência, teria proporcionado uma diversidade muito maior à gama de peptídios ligados por essas moléculas. Por conseguinte, as moléculas invariantes semelhantes ao MHC (como HLA-E, HLA-F, HLA-G, MICA, MICB) não tendem a desempenhar a função de apresentação de antígenos, porém realizam funções homeostáticas ou reguladoras, permitindo que as células do sistema imune inato possam monitorar a saúde celular por um mecanismo relativamente inespecífico quanto a antígenos.

Um bom exemplo, que foi discutido no contexto dos receptores NK, mas que convém citar mais uma vez, é a molécula HLA-E, que se liga a um peptídio de nove aminoácidos, derivado da sequência de sinais das moléculas HLA-A, HLA-B e HLA-C. Se os complexos HLA-E-peptídio estiverem ausentes nas células, isso sugere a possível presença de um agente infeccioso, ou a ocorrência de alguma forma de estresse das células. Isso resulta na ativação das células NK por meio de ativação dos receptores CD94/NKG2, com consequente destruição dessas células mediada por NK. Na ausência de peptídio líder da classe I, o HLA-E pode ser estabilizado na superfície das células sob estresse mediante tratamento com choque térmico, visto que o peptídio sinalizador HSP-60 também pode ligar-se em lugar de peptídios HLA da classe I. Entretanto, esses complexos de HLA-E/peptídio líder HSP-60 não conseguem ser reconhecidos pelo receptor CD94/NKG2, precipitando mais uma vez o ataque das células NK. Por conseguinte, o estresse celular pode suplantar a apresentação de peptídios derivados da classe I por competição com peptídios derivados de HSP-60, que normalmente não devem estar presentes em níveis altos o suficiente para competir efetivamente nas células não estressadas. Se isso não for um sistema inteligente de segurança molecular, então não sabemos o que é.

Os receptores de reconhecimento de patógenos proporcionam a primeira linha de detecção de antígenos microbianos

Conforme assinalado no Capítulo 1, o sistema imune inato emprega uma bateria impressionante de mecanismos de defesa, que detectam especificamente a presença de micróbios invasores, de modo a coordenar uma série de respostas rápidas que lidam diretamente com o invasor, porém semeando, ao mesmo tempo, as sementes para uma resposta imune adaptativa mais específica e duradoura. Ao longo de muitos milênios de coevolução, os sistemas imunes dos vertebrados tornaram-se notavelmente competentes na identificação acurada da presença de micróbios potencialmente prejudiciais, por meio da detecção de estruturas microbianas que são essenciais para a viabilidade e, portanto, refratárias às pressões da seleção natural. Esses antígenos microbianos conservados, denominados **padrões moleculares associados aos patógenos (PAMP)**, são exclusivos de classes específicas de micróbios e, desse modo, transmitem informações específicas dos patógenos ao sistema imune inato, facilitando a produção de uma resposta adaptada e apropriada à ameaça específica.

A detecção dos PAMP é facilitada por uma família de receptores codificados pela linhagem germinativa e evolutivamente conservados, denominados **receptores de reconhecimento de patógenos (PRR)**, que estão expressos em células do sistema imune inato, como as células dendríticas, os macrófagos e os neutrófilos. A detecção de PAMP constitui, com frequência, a primeira indicação da presença de micróbios para o sistema imune inato, e, em consequência, a ativação dos PRR induzida pelos PAMP promove rapidamente a síntese de um exército de citocinas, quimiocinas e interferonas do tipo I, que mobilizam as células imunes inatas para enfrentar diretamente o invasor. Além disso, a estimulação dos PRR atua como linha de comunicação crucial entre os sistemas imunes inato e adaptativo por meio da instrução das células apresentadoras de antígenos, como as células dendríticas, de modo a **autorizar efetivamente uma resposta imune adaptativa mediada pelos linfócitos T** contra determinado antígeno. Conforme discutido em capítulos subsequentes, o modo específico de ativação dos linfócitos T é ainda mais configurado por citocinas derivadas das células dendríticas e induzidas pelo PRR, as quais adaptam efetivamente a resposta mediada por linfócitos T ao tipo específico de micróbio invasor. Como foi também demonstrada a importância da sinalização dos PRR para instruir os linfócitos B

a responder a determinados tipos de antígenos microbianos, deve ficar claro que o reconhecimento de PAMP microbianos pelos PRR é crucial na coordenação das respostas imunes tanto inatas quanto adaptativas à infecção.

Até o momento, foram caracterizadas várias classes diferentes de PRR, incluindo receptores *Toll-like* (TLR), receptores NOD (NLR), receptores RIG-*T-like* (RLR), receptores de DNA e receptores semelhantes à lectina do tipo C, que, juntos, identificam uma ampla gama de antígenos microbianos conservados. Os TLR estão entre os PRR mais bem caracterizados, de modo que, agora, iremos concentrar nossa atenção para essa importante família de receptores imunes.

Os receptores *Toll-like* detectam uma ampla gama de PAMP microbianos conservados

Os **receptores *Toll-like* (TLR)**, cuja denominação provém de uma proteína de *Drosophila* que foi originalmente descoberta como proteína importante na embriogênese e, mais tarde, como necessária para a imunidade antifúngica, constituem uma família essencial de PRR de mamíferos, envolvidos na detecção de uma ampla variedade de PAMP. Até o momento, foram descritos 10 TLR nos seres humanos, e foram caracterizados 12 nos camundongos. Os TLR1, 2, 4, 5 e 6 estão expressos na **superfície celular** e detectam ligantes de bactérias, fungos, protozoários e determinados antígenos próprios, enquanto a expressão dos TLR3, 7, 8 e 9 limita-se a **compartimentos endocitóticos intracelulares**, onde reconhecem ácidos nucleicos específicos de bactérias e vírus (Figura 4.30A).

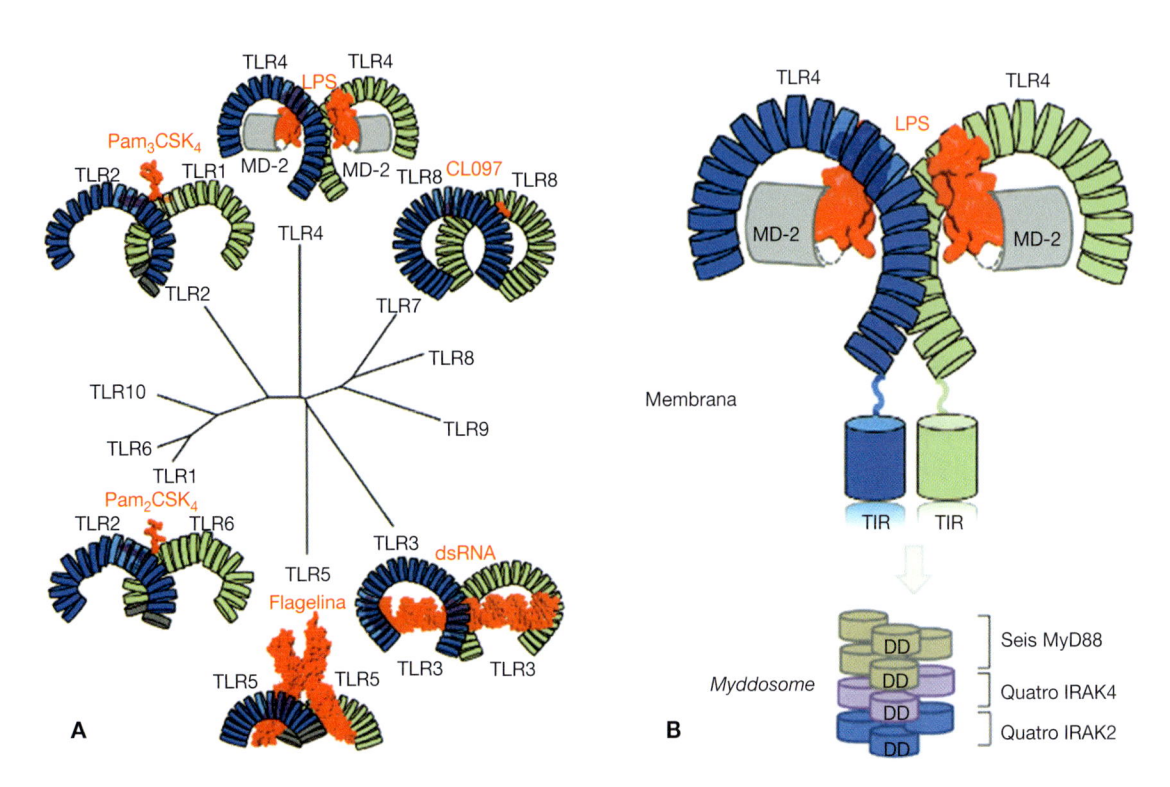

Figura 4.30 Estrutura da família dos TLR, especificidade de ligantes e mecanismo de sinalização. **A.** Estruturas dos TLR ligados a ligantes e dispostos em uma árvore filogenética. Os ligantes estão representados em *vermelho*, enquanto os TLR aparecem nas cores *azul* e *verde*. **B.** Visão geral do reconhecimento do LPS pelo complexo TLR4/MD-2. A ligação do LPS induz a dimerização do complexo TLR4/MD-2, cujo propósito é possibilitar a dimerização dos domínios TIR intracelulares e o recrutamento de moléculas adaptadoras, como MyD88. A agregação dos domínios da morte (DD) do MyD88 leva à reunião de quatro moléculas de IRAK4 e quatro moléculas de IRAK2, formando uma grande estrutura semelhante a uma torre, denominada *Myddossome*. (Fonte: Park B.S. *et al.* (2013) *Experimental and Molecular Medicine* **45**(12), 1-9. Reproduzida com autorização de Nature Publishing Group.)

Os TLR são receptores de membrana integrais do tipo 1, compostos de um domínio extracelular de ligação de ligante, uma única hélice transmembrana e um **domínio de sinalização *Toll*/IL-1R (TIR)** intracelular, assim denominado em virtude de sua homologia com os domínios de sinalização da superfamília de receptores da interleucina-1. A ligação do ligante provoca dimerização dos domínios extracelulares do TLR, o que, por sua vez, facilita a localização e dimerização subsequente dos domínios TIR intracelulares, necessários para a sinalização. Em seguida, os domínios TIR dimerizados recrutam diversos adaptadores, incluindo a **proteína de resposta primária de diferenciação mieloide 88 (MyD88)** (Figura 4.30B) e **adaptador indutor de interferona-β contendo domínio TIR (TRIF)**, que, em última análise, promovem a ativação de fatores de transcrição, como o fator nuclear κB (NFκB) e fatores reguladores de interferona (IRF), responsáveis pela indução da expressão de citocinas, quimiocinas e fatores antimicrobianos.

Os TLR pertencem à família de proteínas de **repetição rica em leucina (LRR)**, com domínios extracelulares caracterizados por repetições em série em módulos de LRR de 20 a 30 aminoácidos de comprimento, estando as leucinas hidrofóbicas espaçadas a intervalos definidos. As leucinas estão voltadas para o interior da proteína, formando um cerne hidrofóbico, que atua para estabilizar a estrutura geral da proteína, enquanto as regiões variáveis estão voltadas para fora, formando uma folha β. Esse tipo de disposição confere aos TLR um formato clássico **semelhante a um solenoide**, em que cada módulo LRR está organizado em estruturas circulares, espiraladas adjacentes, semelhante ao modo pelo qual o DNA nuclear está enrolado ao redor de histonas, enquanto a folha β de uma LRR está disposta em paralelo com a folha β de uma LRR adjacente. Como as folhas β estão mais densamente agrupadas em comparação com o restante da LRR, a estrutura global do receptor é forçada a se curvar, assumindo **formato em ferradura**, com as folhas β distribuídas no lado côncavo (Figura 4.31A). Embora as proteínas da família LRR interajam, em sua maioria, com ligantes proteicos, os TLR são distintos em sua interação com antígenos não proteicos, em que os ligantes interagem nos lados côncavo ou lateral do receptor.

Embora todos os TLR compartilhem uma estrutura geral semelhante, eles exibem uma considerável divergência nas suas afinidades de ligação a ligantes, devido, principalmente, a diferenças no tamanho e na carga das bolsas de ligação de ligantes e à sua capacidade de sofrer **homodimerização induzida por ligante (TLR3, TLR7)** e **heterodimerização impulsionada por ligantes** com outros membros da família TLR (TLR2/1, TLR2/6), e com correceptores não TLR (TLR4/MD-2) (Figura 4.30A). Independentemente da especificidade dos TLR individuais para ligantes, a dimerização de receptores adjacentes induzida por ligante resulta em uma **conformação em "forma de m"** característica, em que os TLR interagem em suas extremidades C-terminais para impulsionar a dimerização de domínios TIR intracelulares. Para analisar mais detalhadamente a estrutura dos TLR, iremos descrever o TLR4, possivelmente o mais bem caracterizado desses receptores.

O complexo TLR4/MD-2 detecta lipopolissacarídios microbianos

O **lipopolissacarídio (LPS)** é um componente essencial das paredes celulares das bactérias gram-negativas, que tem a capacidade de induzir respostas imunes poderosas em concentrações extremamente baixas, as quais, se não forem controladas, podem levar ao choque séptico e à morte. Essa resposta aguda sugere que os sistemas imunes inatos dos mamíferos evoluíram para detectar com

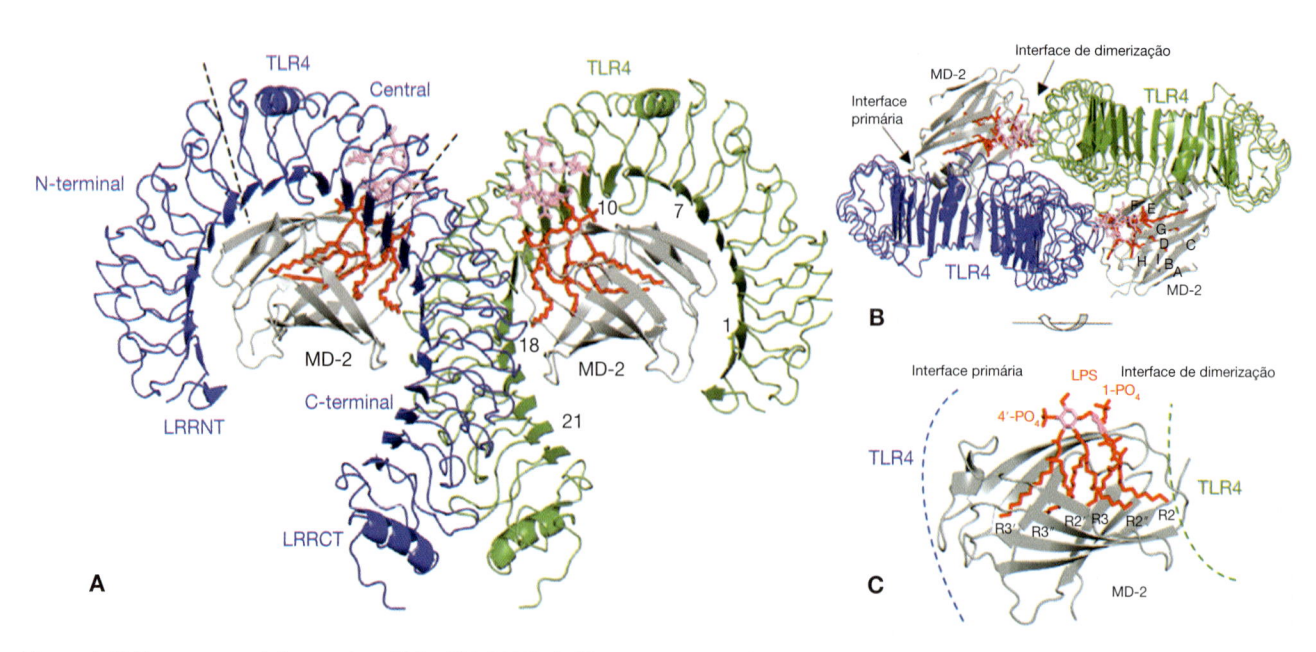

Figura 4.31 Estrutura geral do complexo TLR4-MD-2-LPS. **A.** Vista superior do dímero simétrico do complexo TLR4-MD-2-LPS. A interface primária entre TLR4 e MD-2 é formada antes da ligação do LPS, e a interface de dimerização é induzida pela ligação do LPS. **B.** Vista lateral do complexo. O componente de lipídio A do LPS aparece em *vermelho*, enquanto os carboidratos do cerne do LPS estão indicados na cor *rosa*. Os números dos módulos das LRR no TLR4 e os nomes das fitas β na molécula MD-2 estão escritos em *preto*. O TLR4 é dividido em domínios N-terminal, central e C-terminal. Os módulos LRRNT e LRRCT recobrem as extremidades amino e carboxiterminais dos módulos LRR. **C.** Estrutura das interfaces primária e de dimerização do complexo TLR4-MD-2-LPS. As cadeias lipídicas do LPS estão indicadas. A molécula MD-2 está indicada em cor *cinza*. As cadeias lipídicas e os grupos fosfato do LPS são mostrados em *vermelho*. O arcabouço de glicosamina é mostrado na cor *rosa*. (Fonte: Park B.S. e Lee J.O. (2009) *Nature* **458**, 1191–1195. Reproduzida com autorização de Nature Publishing Group.)

extrema sensibilidade esse PAMP, e essa detecção é realizada pelo TLR4, em associação a seu **correceptor MD-2**, ambos expressos em quantidades abundantes na maioria das células imunes inatas, nos linfócitos B e nos tecidos de barreira na linha de frente da infecção. Essa dupla forma um **heterodímero 1:1**, em que o MD-2 ligado ao TLR4 atua como principal interface de ligação com o LPS. A interação entre o LPS e o MD-2 abre resíduos do MD-2, que promovem uma interação estável com moléculas adjacentes do TLR4, promovendo a dimerização de complexos TLR4/MD-2 adjacentes, em que a dimerização subsequente dos domínios TIR intracelulares desencadeia a sinalização.

O LPS nativo está mergulhado na parede celular bacteriana em uma conformação de detecção difícil, porém é extraído de modo eficiente por um fator sérico, denominado **proteína de ligação do LPS (LBP)**, sendo essa extração facilitada por fatores do complemento, que escavam orifícios na parede celular bacteriana, dispersando fragmentos de material contendo LPS na corrente sanguínea. A LBP transfere oligômeros de LPS para **CD14**, que os cliva em monômeros para apresentação ao complexo TLR4/MD-2 para a sua detecção eficiente. Antes da ligação do LPS, o TLR4 e o MD-2 estão unidos na forma de heterodímeros, com o ectodomínio TLR4 de 21 LRR disposto na forma típica em ferradura, enquanto as moléculas menores de MD-2 estão ligadas ao lado lateral, suspensas para baixo em um arranjo semelhante a um cesto de flores pendurado (Figura 4.31A). A molécula MD-2 é o principal elemento de interação com o LPS e adota uma estrutura caliciforme, em que duas folhas β antiparalelas formam um núcleo estável em forma de barril, capaz de acomodar moléculas lipídicas de tamanho definido. O LPS é um glicolipídio com uma **região lipídica A** hidrofóbica ligada a uma cadeia de carboidrato, e o número de cadeias lipídicas no segmento de lipídio A parece constituir um determinante crítico de ativação do complexo TLR4/MD-2, sendo o número ideal de seis cadeias lipídicas. Com efeito, a região do lipídio A é responsável pela maior parte da atividade inflamatória do LPS, em que cinco cadeias lipídicas exibem uma atividade 100 vezes menor, enquanto quatro cadeias lipídicas, como *eritoan*, atuam como inibidores. A estrutura cristalina do complexo ectodomínio TLR4/MD-2/PS ilustra a preferência de seis cadeias. Cinco cadeias de lipídio A do LPS estão inseridas profundamente na **bolsa β hidrofóbica de MD-2**, enquanto o sexto resíduo de lipídio A é exposto, com grupos fosfato de carga negativa estabelecendo contatos críticos com resíduos de carga positiva tanto no MD-2 quanto no ectodomínio de TLR4. É importante assinalar que essas interações reorientam o MD-2, de modo que as suas **alças F126** e **L87** tornam-se expostas e, agora, livres para estabelecer contato com uma molécula adjacente separada de TLR4, também ligada a seu próprio MD-2, o qual, por sua vez, efetua uma interação recíproca. Esse sítio de interação de moléculas adjacentes de LPS e MD-2 é denominado **interface de dimerização** e promove a dimerização de moléculas adjacentes de TLR4/MD-2, com o complexo heterotetramérico resultante TLR4-MD-2-LPS, em uma proporção de 2:2:2 (Figura 4.31A). O resultado final de todas essas interações consiste em uma interação estável entre as extremidades C-terminais de dois ectodomínios do TLR4, formando uma estrutura em forma de m, que facilita a interação estreita e dimerização subsequente dos domínios TIR intracelulares (Figura 4.31A, B).

Conforme assinalado anteriormente, a dimerização do domínio TIR é necessária para o recrutamento do adaptador de MyD88 contendo domínio TIR, que recruta IRAK4 e IRAK2 em uma estrutura definida, que foi denominada *Myddosome*, que retransmite o sinal inflamatório para dentro da célula. Iremos examinar mais detalhadamente como a estrutura do *Myddosome* está organizada para executar essa tarefa; entretanto, iremos descrever em primeiro lugar um TLR com propriedades de ligação que difere daquelas do complexo TLR4/MD-2, o TLR2.

TLR2/1/6

O TLR2 desempenha um papel crucial no reconhecimento de **lipopeptídios microbianos**, e os camundongos com deficiência desse receptor correm risco aumentado de adquirir infecções por uma variedade de bactérias incluindo *S. pneumoniae* e *M. tuberculosis*. As lipoproteínas bacterianas são constituídas de um arcabouço de glicerol ao qual estão fixadas duas ou três cadeias acil (ácidos graxos). As **bactérias gram-negativas** possuem **lipoproteínas triaciladas**, com duas cadeias de ácidos graxos ligadas por ligações éster a uma cisteína N-terminal, com a terceira cadeia lipídica conectada à cisteína por uma ligação amida, enquanto as lipoproteínas das **bactérias gram-positivas e dos *Mycoplasma* são diaciladas**, visto que não têm cadeia lipídica com ligação amida e, portanto, apresentam apenas duas cadeias de ácidos graxos. Estudos iniciais de *knockout* de genes mostraram que os macrófagos de camundongos deficientes em TLR2 perdem a capacidade de responder a lipoproteínas diaciladas e triaciladas de uma variedade de bactérias. É interessante observar que os macrófagos deficientes em TLR1 perdem a capacidade de responder apenas a lipoproteínas triaciladas, enquanto os macrófagos deficientes em TLR6 são incapazes de responder à forma diacilada. Esses resultados sugerem fortemente que o TLR2 atua em conjunto com o TLR1 para a detecção de lipoproteínas triaciladas de bactérias gram-positivas, enquanto sofre pareamento com o TLR6 para a detecção de bactérias gram-positivas que possuem lipoproteínas diaciladas. Com efeito, estruturas cristalinas confirmaram subsequentemente esses dados, mostrando que as lipoproteínas triaciladas ligam-se simultaneamente ao TLR1 e ao TLR2, atuando efetivamente como ponte para aproximar os dois receptores o suficiente para que possa ocorrer dimerização, enquanto as lipoproteínas diaciladas formam um complexo com TLR2 e TLR6.

Embora o TLR2 possa se ligar diretamente tanto a diglicerídios quanto a triglicerídios sem a necessidade de intervenção do TLR1 ou do TLR6, essa ligação não promove uma interação ideal entre receptores TLR2 individuais ligados à lipoproteína, e, portanto, não ocorre a dimerização de ectodomínios TLR2 adjacentes necessária para a sinalização intracelular. Isso se deve ao fato de que o TLR2 liga-se eficientemente às primeiras duas cadeias lipídicas em uma lipoproteína, deixando o restante da molécula livre para sofrer interações específicas com TLR1, no caso da forma triacilada, ou com TLR6 para as lipoproteínas diaciladas. Na verdade, é a especificidade do TLR1 para lipoproteínas triaciladas e a do TLR6 para lipoproteínas diaciladas que conferem especificidade aos complexos TLR2/1 e TLR2/6.

Os ectodomínios de todos os três TLR exibem a forma característica em ferradura do TLR, com 20 módulos LRR, contendo, cada um deles, 24 resíduos, e podem ser divididos em três subdomínios distintos: N-terminal, central e C-terminal (Figura 4.32A). Embora o domínio N-terminal compartilhe uma homologia com outras LRR, os domínios central e C-terminal do TLR1 e do TLR2 desviam-se da norma, com a borda entre esses dois domínios moldada em **bolsas de ligação de ligante, reves-tidas com resíduos hidrofóbicos**. A bolsa de ligação de ligante no TLR2 é grande o suficiente para acomodar as primeiras duas cadeias de ácidos graxos de uma lipoproteína triacilada, enquanto a terceira cadeia acil encaixa-se em uma bolsa semelhante, porém menor, no TLR1. O ligante triacilado ligado atua efetivamente, agora, como **ponte** para aproximar ambos os TL, permitindo que os resíduos hidrofóbicos que circundam as bolsas de ligação em ambos os TLR formem pontes de hidrogênio, que estabilizam ainda mais a interação, aproximando ainda mais ambos os TLR (Figura 4.32). Essas interações ligante-TLR e TLR-TLR resul-tam em dimerização do TLR1 e do TLR2 em suas extremidades C-terminais, produzindo a "forma em m" distinta, que facilita a localização dos domínios TIR intracelulares.

Enquanto os complexos TLR1/2 ligam-se eficientemente a lipoproteínas triaciladas, por que os complexos TLR2/6 são espe-cíficos para ligantes diacilados? A resposta encontra-se em várias diferenças estruturais importantes entre TLR1 e TLR6, em suas superfícies de ligação de ligantes e dimerização. Embora o TLR1 possa acomodar uma cadeia acil em sua bolsa C-terminal de li-gação de ligante, essa bolsa no TLR6 é parcialmente **bloqueada pelas cadeias laterais volumosas de dois resíduos de fenilala-nina**, reduzindo à metade o tamanho da bolsa e restringindo a entrada do ligante. Com efeito, a mutação dessa região do TLR6 para imitar aquela encontrada no TLR1 permite que o TLR6 se ligue eficientemente a ligantes triacilados, ressaltando a impor-tância desses resíduos de fenilalanina C-terminais para conferir especificidade para lipoproteínas diaciladas. Embora o TLR6 ca-reça de uma bolsa de ligação de ligante passível de acomodar uma cadeia acil, isso é compensado pela sua capacidade superior de ligar a parte peptídica das lipoproteínas diaciladas. À semelhança do complexo TLR1/2, as duas cadeias acil do lipopeptídio são inse-ridas na bolsa C-terminal do TLR2, enquanto a região peptídica exposta do ligante forma várias pontes de hidrogênio firmes com o TLR2 e o TLR6 (Figura 4.32). Além disso, uma região extensa no TLR6 também estabelece contato direto com o TLR2, formando pontes de hidrogênio estáveis, que respondem por um **aumento de pelo menos 80% na interação proteína-proteína**, em com-paração com o TLR1/2. Essas interações combinam-se para apro-ximar o TLR2 e o TLR6 o suficiente para ocorrer dimerização e sinalização intracelular.

Embora a nossa atenção tenha sido concentrada nas interações do domínio TLR extracelular que são produzidas pela ligação do ligante, a reorientação associada dos domínios intracelulares, ne-cessária para impulsionar a sinalização, é igualmente importante, de modo que iremos examiná-la agora de modo detalhado.

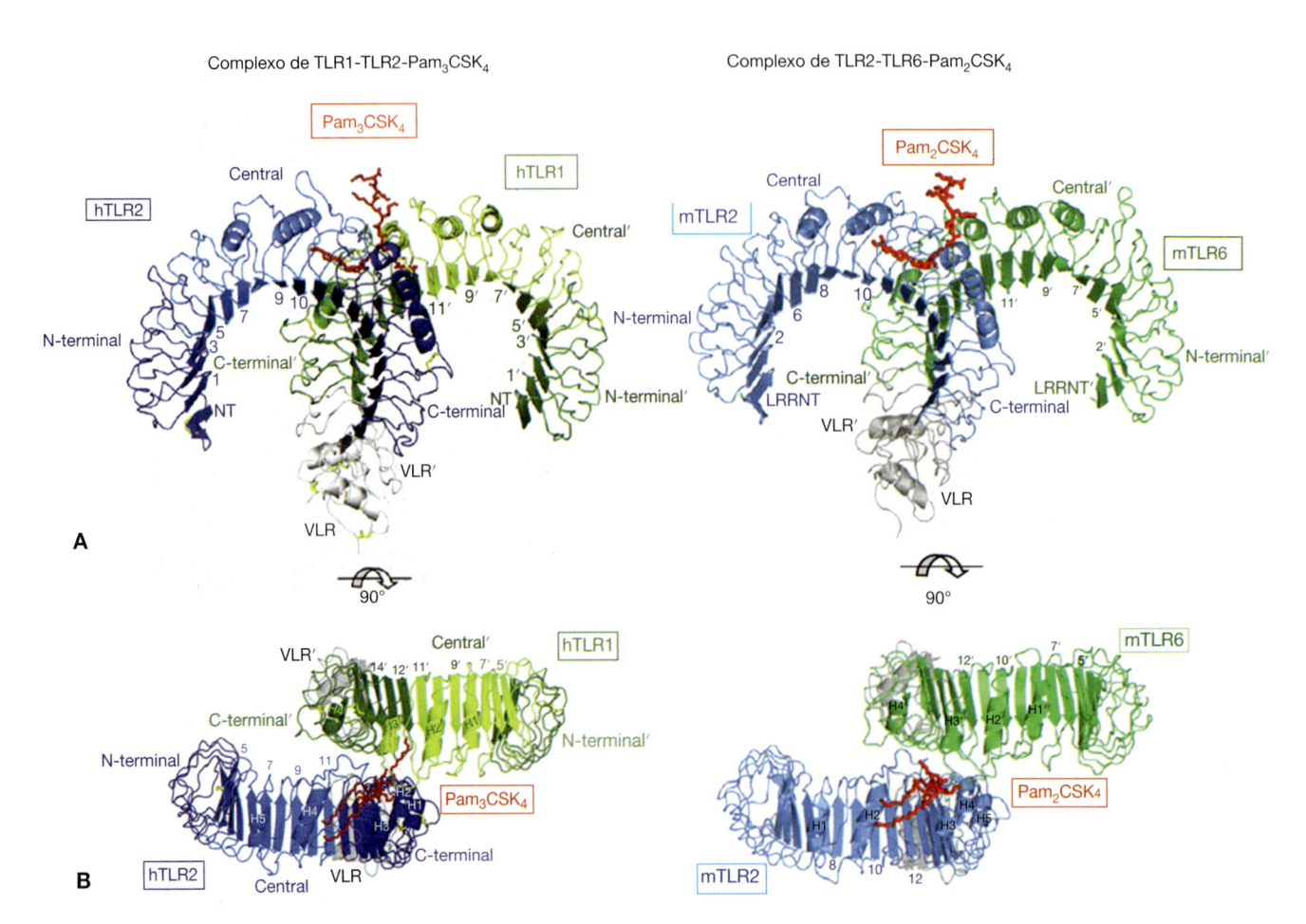

Figura 4.32 Estrutura geral do complexo TLR1-TLR2-Pam$_3$-CSK$_4$ humano e do complexo TLR2-TLR6-Pam$_2$-CSK$_4$ do camundongo. Para facilitar a cristalização e a determinação da estrutura, o C-terminal da LRR e as uma ou duas LRR últimas dos TLR 1, 2 e 6 foram substituídos por regi-ões correspondentes de um VLR de peixe-bruxa. Os TLR1, TLR2, TLR6 e fragmentos VLR nos híbridos TLR-VLR estão ilustrados esquematica-mente em *verde* (TLR1 e TLR6), *azul* (TLR2) e *cinza* (VLR). Pam$_3$CSK$_4$ e Pam$_2$CSK$_4$ são mostrados em *vermelho*. Alguns módulos de LRR são numerados, e os subdomínios N-terminal, central e C-terminal estão indicados. **A.** Vista lateral. **B.** Vista superior. (Fonte: Jin M.S. *et al.* (2007) *Cell* **130**, 1071–1082 e Kang J.Y. *et al.* (2009) *Immunity* **31**, 873-884. Reproduzida com autorização de Nature Publishing Group.)

Os rearranjos estruturais dinâmicos propagam a sinalização do TLR intracelular

Independentemente da natureza da dimerização induzida por ligante de ectodomínios individuais do TLR, a dimerização na extremidade C-terminal reorienta os receptores, de modo que os **domínios TIR intracelulares** colocalizam e sofrem a dimerização necessária para recrutar adaptadores contendo domínios TIR. É interessante ressaltar que o truncamento artificial extenso de ectodomínios do TLR desencadeia a autoativação do receptor, o que sugere que, em suas formas não ligadas, os ectodomínios podem atuar para inibir uma tendência intrínseca dos domínios transmembrana e intracelular a sofrer dimerização. Existem cinco adaptadores contendo domínio TIR que transmitem sinais do TLR para dentro da célula, com a presença necessária de **MyD88** em nível proximal para a sinalização de todos os TLR, com exceção do TLR3, que utiliza exclusivamente o **TRIF**. No caso do TLR4, a ligação do ligante promove a dimerização dos ectodomínios, permitindo a dimerização dos domínios TIR e o recrutamento de seis moléculas de MyD88, juntamente com a molécula de estabelecimento de ponte, a **proteína semelhante ao adaptador MyD88 (MAL)**. Em seguida, acredita-se que o contato estreito entre os domínios da morte de MyD88 possa facilitar o recrutamento de quatro moléculas do adaptador contendo o domínio da morte, **IRAK4**, que, por sua vez, recruta quatro moléculas de **IRAK2**, formando uma estrutura de ordem maior, semelhante a uma coluna, que foi denominada *Myddosome*, responsável pela ativação do NFκB.

A estrutura do domínio é dividida em uma folha β central, organizada em quatro ou cinco fitas β paralelas (as fitas βA-βE), com cinco hélices α (hélices αA-αE) conectadas às bordas da folha por uma série de alças. Algumas dessas alças desempenham um papel fundamental na transdução de sinais, como a **alça BB**, que une a fita βB da folha β com a hélice α αB. Um polimorfismo nessa região do TLR4, na cepa CHC3 H/HeJ de camundongos de laboratório, destrói completamente a sinalização do receptor e torna esses animais incapazes de responder ao LPS. Embora tenha sido difícil cristalizar os domínios TIR dimerizados, estudos de mutações e inibidores esclareceram o método de dimerização dos domínios TIR, em que a alça BB de TIR adjacentes previsivelmente forma uma interface extensa. Além disso, as regiões dentro da alça BB também estabelecem contato direto com o domínio TIR da MAL, que atua como molécula de estabelecimento de pontes para estabilizar a interação TLR4-MyD88.

O TLR4 também pode transmitir sinais por meio do adaptador contendo o domínio TIR, **TRIF**, juntamente com a molécula de estabelecimento de pontes, a molécula adaptadora relacionada com TRIF (**TRAM**), para impulsionar a ativação do IRF3 e a expressão dos genes de interferona. A TRAM é recrutada para o TLR4 somente após a endocitose do receptor, sugerindo que uma possível mudança na conformação do receptor, estimulada pelo ambiente ácido do endossomo, possa ser necessária para a ligação da TRAM e o recrutamento subsequente do TRIF. É interessante ressaltar que o domínio TIR do TLR3, que transmite sinais exclusivamente por meio do TRIF, contém uma alanina na alça BB, em lugar de uma prolina, como todos os outros TLR, e a ocorrência de mutação desse resíduo no TLR3 para prolina altera a especificidade do TLR3 do TRIF para MAL/MyD88, com sinalização associada do NFκB, em contraposição com eventos dependentes do IRF.

A MyD88 e a TRIF formam complexos de ordem maior

Além de um domínio TIR, a MyD88 também contém um **domínio da morte (DD)**, que é comum em proteínas associadas à apoptose, bem como à imunidade. O DD da MyD88 fornece uma plataforma para o recrutamento do IRAK4 contendo DD, que, por sua vez, recruta o IRAK2 por meio de interações com o DD. Os domínios da morte conferem a essas proteínas a capacidade de formar hetero-oligômeros, e a estrutura cristalina do complexo MyD88-IRAK4-IRAK2 esclareceu a natureza notavelmente ordenada dessa plataforma de sinalização (Figura 4.33). Seis a oito moléculas de MyD88 recrutam quatro moléculas de IRAK4, as quais, por sua vez, recrutam quatro moléculas de IRAK2, em um

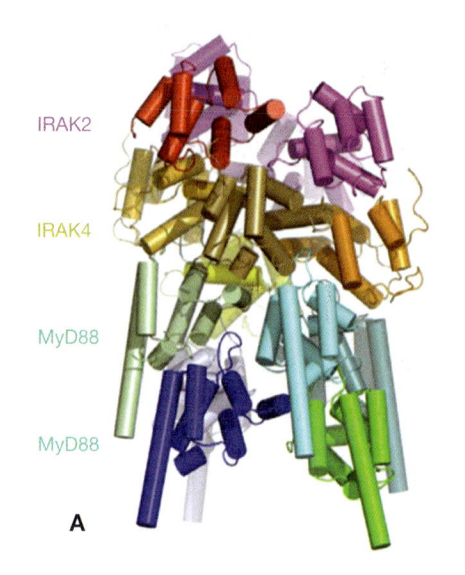
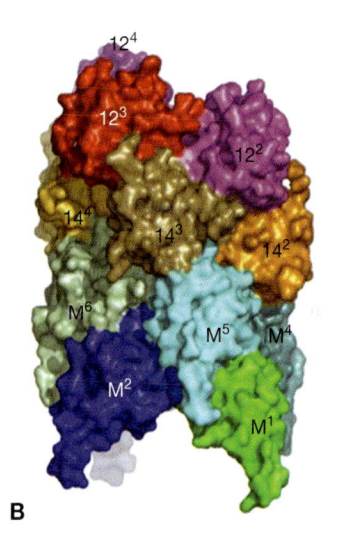

Figura 4.33 Estrutura do *Myddosome*. **A.** Diagrama em fita da estrutura do *Myddosome*, com as seis moléculas de MyD88 em cores frias, as quatro moléculas de IRAK4 em cores de tonalidade terra, e as quatro moléculas de IRAK2 em cores quentes. **B.** Diagrama de superfície do complexo, com cada subunidade indicada, utilizando o mesmo código de cores de (**A**). M, MyD88; I4, IRAK4; I2, IRAK2. (Fonte: Lin S.C. *et al.* (2010) *Nature* **465**, 885-890. Reproduzida com autorização de Nature Publishing Group.)

complexo helicoidal de três camadas, denominado *Myddosome*, impulsionado por interações DD-DD. A importância desse complexo na sinalização do TLR é ilustrada por um polimorfismo de ocorrência natural no DD da MyD88, que faz com que esses complexos sejam deficientes tanto na sinalização quanto na formação de *Myddosome*.

Diferentemente da MyD88, a molécula maior de TRIF não tem um DD e contém, em seu lugar, um domínio α-helicoidal N-terminal (TRIF-NTD), que se acredita que possa autoinibir a ativação da proteína TRIF inativa, obscurecendo os sítios de ligação dos adaptadores distais. A ligação do TRIF ao TLR3 ou TLR4/TRAM desloca o TRIF-NTD e libera uma **região rica em prolina** na proteína, que facilita o recrutamento do fator associado ao receptor do fator de necrose tumoral 2 (TRAF3) e quinase 1 de ligação de TANK (TBK1) para a ativação dos IRF. Além disso, o motivo de interação homotípica da proteína de interação do receptor (RIP) TRIF (RHIM) é também liberado para recrutar a RIP quinase 1, resultando em apoptose dependente de FADD e ativação do NFκB. As estruturas cristalinas dos complexos TRIF ainda não foram resolvidas para responder à pergunta se formam ou não complexos de ordem maior, como o *Myddosome*; todavia, a opinião atual é a de que seja possível a formação de um complexo semelhante contendo TRIF.

Os receptores semelhantes à lectina do tipo C detectam antígenos fúngicos

Os **receptores semelhantes à lectina do tipo C** (**CLR**) formam uma grande família variada de receptores, que compartilham um **domínio semelhante à lectina do tipo C** (**CTLD**) e atuam em vários cenários, desde a adesão entre células até a sinalização imune e apoptose. Embora o CTLD exiba uma homologia estrutural com os domínios de ligação de carboidratos encontrados em proteínas de ligação de carboidratos, os são mais variados e não estão necessariamente restritos a ligantes de carboidratos. Essa família de receptores pode ser comumente subdividida de acordo com a sua necessidade de cálcio para a ligação funcional de ligante e tipo de domínio de sinalização intracelular, que pode apresentar **ITAM** ativadores ou **ITIM** inativadores. O reconhecimento de ligantes e a transdução de sinais por CLR ativadores assemelham-se amplamente ao cenário dos TLR; a ligação do ligante promove a dimerização dos ectodomínios do receptor, que, em seguida, dimeriza e ativa motivos ITAM intracelulares para recrutar moléculas adaptadoras contendo ITAM, como Syk quinase, de modo a promover a ativação de fatores de transcrição pró-inflamatórios, como o NFκB.

Embora muitos membros da família do CTLD liguem-se a uma variedade de carboidratos presentes em vários microrganismos diferentcs (p. ex., a dectina-1 liga-se ao β-glicana, enquanto a dectina-2 reconhece a manose), outros membros, como o receptor MINCLE de ligação de lipídios, também podem ligar-se a ligantes não carboidratos. O receptor de ligação de β-glicana fúngico, dectina-1, é o receptor de CTLD mais bem caracterizado, cujo modo de ação será agora examinado de forma mais detalhada.

A dectina-1 reconhece o β-glicana fúngico

As respostas imunes a infecções fúngicas são mediadas principalmente por receptores CTLD, e a detecção de β-glicanos pela dectina-1 desempenha um papel particularmente importante na imunidade antifúngica. Camundongos com deficiência desse receptor apresentam defeitos acentuados na infiltração de células imunes durante a invasão fúngica e são altamente suscetíveis à infecção por *Candida albicans*, enquanto a dectina-1 também detecta β-glicanos de uma variedade de outros fungos, incluindo *Saccharomyces, Penicillium* e *Aspergillus*. Como componentes altamente conservados e essenciais da parede celular de determinados fungos e levedura de padeiro, os β-glicanos certamente podem ser considerados como PAMP clássicos. A dectina-1 pode reconhecer **glicanos de ligação β-1,3 e β-1,6** de fungos, plantas e bactérias, com ligação de alta afinidade ao ligante mais bem caracterizado, o zimozan de paredes celulares de levedura. A expressão da dectina-1 nas células dendríticas, nos monócitos, macrófagos e neutrófilos a coloca na linha de frente da imunidade antifúngica, em que a ativação do receptor pode desencadear a fagocitose do patógeno ou a produção de citocinas e quimiocinas antifúngicas.

Com um único CTLD extracelular, uma região transmembrana e um ITAM citoplasmático, acredita-se que a ligação do ligante promova a dimerização do ectodomínio da dectina-1, necessária para ativar os ITAM intracelulares. Diferentemente de outros membros da família de receptores CTLD, a ligação do ligante ocorre na ausência de cálcio. A estrutura cristalina da parte extracelular da dectina-1 ilustra que ela adota uma conformação semelhante àquela de outros receptores contendo CTLD, com duas folhas β antiparalelas e duas hélices α, com as extremidades N-terminal e C-terminal em estreita proximidade (Figura 4.34). A análise de sequência revelou um certo número de resíduos hidrofóbicos de superfície, passíveis de desempenhar um papel na ligação do ligante, e estudos mutacionais identificaram dois resíduos, **Trp221** e **His223**, na terceira folha β do CTLD, como de importância particular para o reconhecimento do ligante. A mutação desses resíduos para uma alanina bloqueou a interação do β-glicana com o receptor, enquanto um anticorpo anti-dectina-1, que inibiu eficientemente a ligação de β-glicana, não conseguiu ligar-se ao mutante W221A, sugerindo que a região desempenha um papel fundamental na interação com o ligante.

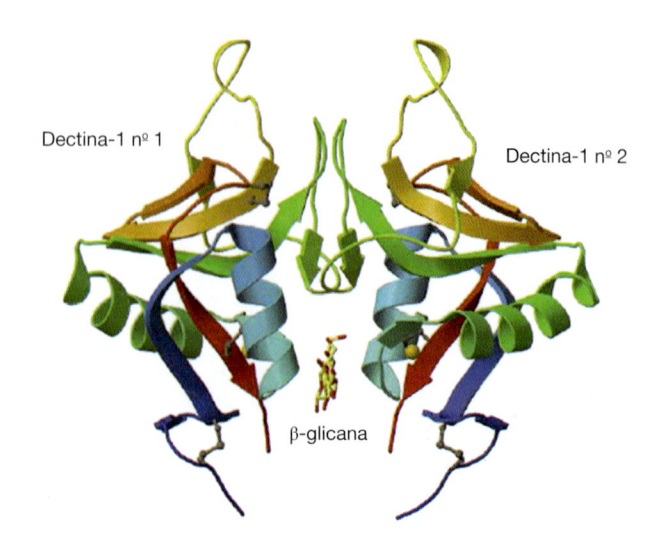

Dectina-1 nº 1

Dectina-1 nº 2

β-glicana

Figura 4.34 Dois monômeros de dectina-1 formam um dímero, ao qual se liga um β-glicana curto. Diagrama do dímero dectina-1, com cada monômero nas cores *azul* na extremidade N-terminal e *vermelha* na extremidade C-terminal. (Fonte: Brown J. *et al.* (2007) *Protein Science* **16**, 1042-1052. Reproduzida com autorização de Wiley.)

Essa região revela um sulco hidrofóbico de pouca profundidade na estrutura cristalina da dectina-1, porém não foi observada nenhuma ligação de ligantes nessa bolsa, possivelmente devido a restrições técnicas na obtenção da cristalização de ligantes de β-glicana de tamanho suficiente. Com efeito, estudos baseados em células sugeriram que o tamanho mínimo do β-glicana suficiente para a ligação ao receptor não deve ser menor do que 10 mer, um tamanho que certamente pode ser acomodado nesse sulco. Embora a estrutura cristalina atual não seja conclusiva, é provável que a ligação de β-glicana atue como ponte para moléculas adjacentes de dectina-1, de modo a facilitar a dimerização do ITAM e o recrutamento de Syk quinase e, potencialmente, de Raf, que podem impulsionar a sinalização imune por meio de ativação do NFκB. A Syk ativada também estimula resultados dependentes de cálcio, como ativação do NFAT, com secreção associada de citocinas.

Receptor de superfície de células B para antígenos

- O linfócito B insere seu produto gênico de Ig contendo um segmento transmembrana em sua superfície, onde atua como receptor específico de antígenos
- O antígeno específico induz a formação de microaglomerados de receptores de células B (BCR), constituídos por cerca de 50 a 500 receptores que parecem representar a forma ativa do BCR
- A Ig de superfície forma complexos com as proteínas de membrana Ig-α e Ig-β, que são fosforiladas com a ativação da célula e transduzem sinais recebidos por meio do receptor de antígeno Ig
- As caudas citoplasmáticas dos motivos de ativação baseados na tirosina do imunorreceptor (ITAM) da Ig-α e Ig-β, após fosforilação, podem recrutar proteínas de ligação da fosfotirosina, que desempenham funções importantes na transdução de sinais do BCR
- O correceptor do linfócito B atua de modo sinérgico com o BCR para ativar de modo produtivo os linfócitos B.

Receptor de superfície de células T para antígenos

- O receptor de antígenos é um dímero transmembrana, em que cada cadeia consiste em dois domínios semelhantes à Ig
- Os domínios externos possuem estruturas variáveis, enquanto os domínios internos são constantes, de modo bastante semelhante ao Fab ligado à membrana
- Ambas as cadeias são necessárias para o reconhecimento do antígeno
- Os TCR só conseguem reconhecer, em sua maioria, o antígeno quando apresentado dentro do contexto das moléculas do MHC
- O CD4 e o CD8 atuam como correceptores, juntamente com o TCR, para moléculas do MHC. O CD4 atua como correceptor para moléculas do MHC da classe II, enquanto o CD8 reconhece moléculas do MHC da classe I
- Os linfócitos T expressam, em sua maioria, um receptor (TCR) com cadeias α e β (TCR2). Uma linhagem separada (TCR1), que possui receptores γδ, é transcrita fortemente nas etapas iniciais da ontogenia do timo, porém está associada principalmente aos tecidos epiteliais no adulto
- A codificação do TCR assemelha-se àquela das imunoglobulinas. A sequência de codificação da região variável no linfócito T em processo de diferenciação é formada por translocação aleatória de grupos de segmentos *V*, *D* (para as cadeias β e δ) e *J*, produzindo uma única sequência *V(D)J* recombinante para cada cadeia
- À semelhança das cadeias de Ig, cada região variável possui três sequências hipervariáveis, que atuam no reconhecimento dos antígenos

- O complexo CD3, constituído por dímeros γ, δ, ε e ζ, ζη ou η ligados de modo covalente, forma uma parte intrínseca do receptor e desempenha uma função de transdução de sinais após a ligação do ligante ao TCR.

Geração de diversidade de anticorpos para o reconhecimento de antígenos

- Em geral, as cadeias leves e pesadas de Ig e as cadeias α e β do TCR são representadas na linhagem germinativa por cerca de 30 a 75 genes de regiões variáveis, cerca de 2 a 23 minigenes do segmento D (cadeia pesada da Ig e TCRβ e TCRδ apenas) e 5 a 60 segmentos J curtos
- As cadeias γ e δ do TCR são codificadas por um número muito menor de genes
- A recombinação aleatória de qualquer segmento V, D e J simples a partir de cada grupo de genes gera aproximadamente $5,5 \times 10^3$ sequências *VDJ* de cadeias pesadas de Ig, 350 cadeias leves, $4,5 \times 10^3$ de TCRα, 1×10^3 de TCRβ, porém apenas 60 TCRγ e 72 TCRδ
- A combinação aleatória entre cadeias produz aproximadamente $1,9 \times 10^6$ de Ig, $4,5 \times 10^6$ de receptores TCR αβ e $4,3 \times 10^3$ de receptores TCR γδ
- Maior diversidade é introduzida nas junções entre os segmentos *V*, *D* e *J* por combinação variável, à medida que sofrem *splicing* por enzimas recombinases e pela inserção na região N de sequências nucleotídicas sem molde aleatórias. Esses mecanismos podem ser particularmente importantes para aumentar o número de especificidades que podem ser obtidas do reservatório relativamente pequeno de γδ
- Os receptores inúteis ou autorreativos podem ser substituídos por edição de receptores
- Além disso, após uma resposta primária, os linfócitos B, mas não os linfócitos T, sofrem alta taxa de mutação somática, afetando as regiões V.

Os receptores de iNKT compartilham características dos receptores de antígenos de células dos sistemas imunes inato e adaptativo

- iNKT promovem respostas imunes inatas e adaptativas
- iNKT detectam principalmente um repertório conservado de antígenos à base de lipídios
- Existem dois tipos principais de iNKT, tipo I e tipo II, exibindo, cada um deles, repertórios de ligantes distintos
- Os receptores de iNKT compartilham características com receptores de reconhecimento de antígenos inatos e adaptativos
- Os receptores de iNKT do tipo I são semivariáveis, com um conjunto mais restrito de antígenos, e utilizam regiões codificadas pela linhagem germinativa para entrar em contato com o antígeno

- Os receptores de iNKT do tipo II compartilham mais características com os TCR convencionais e apresentam uma gama mais diversificada de ligantes.

Receptores NK

- As células NK apresentam diversos receptores com domínios do tipo Ig e outros receptores com domínios de lectina do tipo C. Os membros de ambos os tipos de famílias de receptores podem atuar como receptores inibitórios ou ativadores, determinando se a célula-alvo deve ou não ser destruída
- Os receptores NK são "programados" (*i. e.*, codificados pela linhagem germinativa) e desenvolvem a sua diversidade graças a seu elevado número e não por recombinação somática
- A perda de moléculas do MHC da classe I pode provocar o ataque das células NK
- As células NK também conseguem reconhecer ligantes, tipicamente moléculas não clássicas semelhantes ao MHC, que são suprarreguladas por células que sofrem estresse ou dano ao DNA.

MHC

- As moléculas do MHC atuam como receptores de antígenos e apresentam peptídios derivados de antígenos aos linfócitos T
- Cada espécie de vertebrado possui um MHC originalmente identificado pela sua capacidade de provocar rejeição vigorosa de transplantes
- Cada uma contém três classes de genes. A classe I codifica polipeptídios transmembrana de 44 kDa, associados à β_2-microglobulina na superfície celular. As moléculas da classe II são heterodímeros transmembrana. Os produtos da classe III são heterogêneos, porém incluem componentes do complemento ligados à formação de C3 convertases, proteínas do choque térmico e fatores de necrose tumoral
- As moléculas do MHC da classe I apresentam peptídios endógenos sintetizados pela célula, enquanto as moléculas do MHC da classe II apresentam peptídios exógenos que foram internalizados pela célula
- Todas as células expressam vários tipos diferentes de moléculas do MHC das classes I e II. Os genes do MHC também exibem notável polimorfismo. Um determinado grupo de genes do MHC é designado como "haplótipo" e é habitualmente herdado *en bloc* como traço mendeliano simples, embora seus genes constituintes tenham sido identificados por eventos de recombinação por *crossover*
- O estado extremamente polimórfico das moléculas do MHC das classes I e II mais provavelmente surgiu em consequência da seleção estimulada por patógenos e aumenta ao máximo o número de peptídios derivados de patógenos que podem ser apresentados ao sistema imune
- As moléculas da classe I clássicas são encontradas em praticamente todas as células do corpo e apresentam peptídios aos linfócitos T citotóxicos CD8+

- As moléculas da classe II estão particularmente associadas aos linfócitos B, às células dendríticas e aos macrófagos, mas podem ser induzidas nas células endoteliais dos capilares e nas células epiteliais pela interferona-γ. As moléculas da classe II apresentam peptídios aos linfócitos T auxiliares CD4+ para linfócitos B e macrófagos
- Os dois domínios distais à membrana celular formam uma cavidade de ligação de peptídios, delimitada por duas hélices α paralelas que repousam sobre uma base de fitas de folhas β; as paredes e a base da cavidade e a superfície superior das hélices constituem os sítios de substituições máximas de aminoácidos polimórficos
- Os genes silenciosos da classe I podem aumentar o polimorfismo por meio de mecanismos de conversão gênica
- As moléculas do MHC não clássicas e as moléculas semelhantes ao MHC desempenham diversas funções e incluem CD1, que apresenta antígenos lipídicos e glicolipídicos aos linfócitos T, e HLA-E, que apresenta peptídeos de sequência sinalizadora de moléculas da classe I clássicas ao receptor CD94/NKG2 das células NK
- As moléculas invariantes não clássicas semelhantes ao MHC provavelmente representam os precursores primordiais das atuais moléculas altamente polimórficas do MHC das classes I e II.

Os receptores de reconhecimento de patógenos do sistema imune inato proporcionam a primeira linha de detecção de antígenos microbianos

- Os receptores de reconhecimento dos patógenos (PRR) codificados pela linhagem germinativa detectam componentes microbianos conservados (PAMP), que são essenciais para a viabilidade dos patógenos
- Já foram caracterizadas várias classes diferentes de PRR, incluindo receptores *toll-like* (TLR) e receptores semelhantes à lectina do tipo C
- Os TLR detectam uma ampla variedade de PAMP extra e intracelulares
- Os TLR são constituídos de um domínio extracelular (ecto), com uma região transmembrana curta e um domínio TIR citosólico necessário para a sinalização
- Os ectodomínios de todos os TLR adotam uma forma clássica semelhante a uma "ferradura", em que a dimerização de ectodomínios de TLR adjacentes, induzida por ligantes, provoca a dimerização dos domínios TIR citosólicos necessária para a sinalização
- O complexo TLR4/MD-2 detecta lipopolissacarídios microbianos
- O complexo TLR1/TLR2 detecta lipoproteínas triaciladas, enquanto os complexos TLR2/TLR6 reconhecem a forma diacilada
- A dimerização dos domínios TIR recruta um complexo multiproteico de ordem maior, denominado *Myddosome*, que ativa o NFκB
- Os receptores semelhantes à lectina do tipo C (CLR) detectam uma ampla gama de antígenos microbianos e antígenos próprios conservados
- A dectina-1, um CLR, detecta o β-glicana fúngico.

LEITURA ADICIONAL

Biassoni R. (2009) Human natural killer receptors, co receptors, and their ligands. In *Current Protocols in Immunology*. John Wiley & Sons Ltd, Chichester, Chapter 14 Unit 14.10.

Botos I., Segal D.M., and Davies D.R. (2011) The structural biology of Toll like receptors. *Structure* **19**, 447–459.

Braud V.M., Allan D.S.J., and McMichael A.J. (1999) Functions of nonclassical MHC and non MHC encoded class I molecules. *Current Opinion in Immunology* **11**, 100–108.

Call M.E. and Wucherpfennig K.W. (2005) The T cell receptor: critical role of the membrane environment in receptor assembly and function. *Annual Review of Immunology* **23**, 101–125.

Chien Y., Meyer C., and Bonneville M. (2014) γ T cells: First line of defence and beyond. *Annual Reviews Immunology* **32**, 121–155.

Clark D.A. (1999) Human leukocyte antigen G: new roles for old? *American Journal of Reproductive Immunology* **41**, 117–120.

de Wildt R.M.T., van Venrooij W.J., Winter G., Hoet R.M., and Tomlinson I.M. (1999) Somatic insertions and deletions shape the human antibody repertoire. *Journal of Molecular Biology* **294**, 701–710.

Flajnik M.F. and Kasahara M. (2010) Origin and evolution of the adaptive immune system: genetic events and selective pressures. *Nature Reviews Genetics* **11**, 47–59.

Garcia K.C. and Adams E.J. (2005) How the T cell receptor sees antigen – a structural view. *Cell* **122**, 333–336.

Gay N.J., Symmons M.F., Gangloff M., and Bryant C.E. (2014) Assembly and localization of Toll like receptor signalling complexes. *Nature Reviews Immunology* **14**, 546–558.

Gleimer M. and Parham P. (2003) Stress management: MHC class I and class II molecules as receptors of cellular stress. *Immunity* **19**, 469–477.

Godfrey D.I., Rossjohn J., and McCluskey J. (2008) The fidelity, occasional promiscuity, and versatility of T cell receptor recognition. *Immunity* **28**, 304–314.

Hardison S.E. and Brown G.D. (2012) C type lectin receptors orchestrate antifungal immunity. *Nature Immunology* **13**, 817–822.

Horton R., Wilming L., Rand V., Lovering R.C., Bruford E.A., Khodiyar V.K., *et al.* (2004) Gene map of the extended human MHC. *Nature Reviews Genetics* **5**, 889–899.

Hunt J.S. (2006) Stranger in a strange land. (Review on HLA G and pregnancy) *Immunological Reviews* **213**, 36–47.

Kelsoe G. (1999) V(D)J hypermutation and receptor revision: coloring outside the lines. *Current Opinion in Immunology* **11**, 70–75.

Krangel M.S. (2009) Mechanics of T cell receptor gene rearrangement. *Current Opinion in Immunology* **21**, 133–139.

Kumanovics A., Takada T., and Lindahl K.F. (2003) Genomic organization of the mammalian MHC. *Annual Review of Immunology* **21**, 629–657.

Kumar V. and McNerney M.E. (2005) A new self: MHC class I independent natural killer cell self tolerance. *Nature Reviews Immunology* **5**, 363–374.

Longerich S., Basu U., Alt F., and Storb U. (2006) AID in somatic hypermutation and class switch recombination. *Current Opinion in Immunology* **18**, 164–174

Mak T.W. (1998) T cell receptor, αβ. In *Encyclopedia of Immunology*, 2nd edn. (eds. Delves P.J. and Roitt I.M.). Academic Press, London, pp. 2264–2268. (See also article by Hayday A. and Pao W. on the γδ TCR. In *Encyclopedia of Immunology*, 2nd edn. (eds. Delves P.J. and Roitt I.M.). Academic Press, London, pp. 2268–2278.)

Matsuda F., Ishii K., Bourvagnet P., *et al.* (1998) The complete nucleotide sequence of the human immunoglobulin heavy chain variable region locus. *Journal of Experimental Medicine* **188**, 2151–2162.

Matthews A.G. and Oettinger M.A. (2009) RAG: a recombinase diversified. *Nature Immunology* **10**, 817–821.

MHC Sequencing Consortium (1999) Complete sequence and gene map of a human major histocompatibility complex. *Nature* **401**, 921–923.

Moody D.B., Zajonc D.M., and Wilson I.A. (2005) Anatomy of CD1–lipid antigen complexes. *Nature Reviews Immunology* **5**, 387–399.

Neefjes J.I., Jongsma M.L., Paul P., and Bakke O. (2011) Towards a systems understanding of MHC class 1 and MHC class II antigen presentation. *Nature Reviews Immunology* **11**, 823–836.

Nemazee D. (2000) Receptor editing in B cells. *Advances in Immunology* **74**, 89–126.

Parham P. (2008) The genetic and evolutionary balances in human NK cell receptor diversity. *Seminars in Immunology* **20**, 311–316.

Prugnolle F., Manica A., Charpentier M., Guégan J.F., Guernier V., and Balloux F. (2005) Pathogen driven selection and worldwide HLA class I diversity. *Current Biology* **15**, 1022–1027.

Raulet D.H. (2004) Interplay of natural killer cells and their receptors with the adaptive immune response. *Nature Immunology* **5**, 996–1002.

Rossjohn J., Pellicci D.G., Patel O., Gapin L., and Godfrey D.I. (2012) Recognition of CD1d restricted antigens by natural killer T cells. *Nature Reviews Immunology* **12**, 845–857.

Salio M., Silk J.D., and Cerundolo V. (2010) Recent advances in processing and presentation of CD1 bound lipid antigens. *Current Opinion in Immunology* **22**, 81–88.

Sasaki Y. and Kurosaki T. (2010) Immobile BCRs: the safety on the signal trigger. *Immunity* **32**, 143–144.

Schatz D.G. and Yanhong J. (2011) Recombination centres and the orchestration of V(D)J recombination. *Immunity* **28**, 304–314.

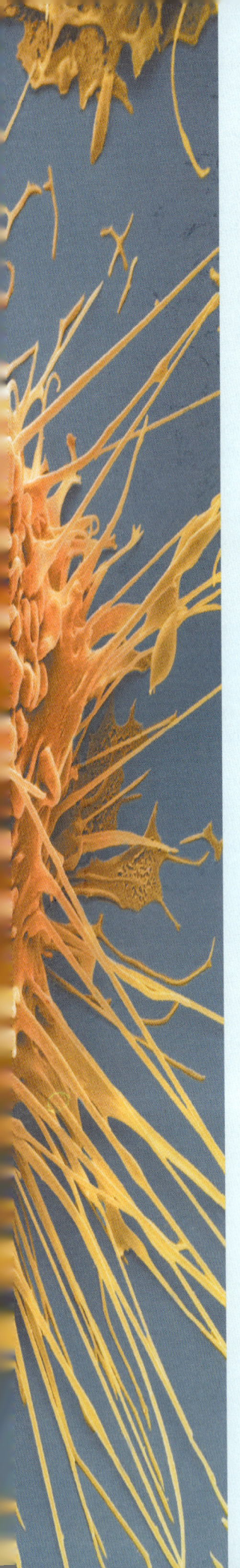

CAPÍTULO 5
Reconhecimento Antigênico Específico

Principais tópicos

Para lembrar

As respostas imunes adquiridas desencadeadas pelos linfócitos dependem do reconhecimento específico do antígeno pelo receptor de células B (BCR, uma versão transmembrana da molécula de anticorpo) ou pelo receptor de células T (TCR). Após seleção clonal, os linfócitos específicos para antígenos sofrem proliferação para produzir um número suficiente de células efetoras e também para gerar células de memória. No caso das células B, as principais células efetoras são os plasmócitos, que secretam uma versão solúvel do mesmo anticorpo que foi utilizado como BCR na célula B original. No caso dos linfócitos T, as células efetoras são células auxiliares ou reguladoras secretoras de citocinas ou células citotóxicas citocidas.

Introdução

Na imunidade adquirida, os antígenos específicos são reconhecidos por duas classes de moléculas: (i) os **anticorpos**, que estão presentes como proteínas solúveis ou como moléculas transmembrana na superfície das **células B**; e (ii) **receptores de células T**, presentes como moléculas transmembrana na superfície das **células T**. Os anticorpos reconhecem antígenos presentes no lado externo dos patógenos ou como material solúvel, como as toxinas, enquanto os receptores de células T αβ reconhecem peptídios em associação a moléculas do **MHC** na superfície das células do hospedeiro. Por conseguinte, os anticorpos podem ser considerados como elementos de sondagem direta à procura de material estranho, enquanto as células T (particularmente as células T citotóxicas) buscam as células infectadas por patógenos.

O que os anticorpos enxergam

Os anticorpos reconhecem configurações moleculares (epítopos) nos antígenos. Em geral, quanto melhor o encaixe do epítopo (em termos de geometria e natureza química) com o sítio de combinação do anticorpo, mais favoráveis serão as interações formadas entre o anticorpo e o antígeno, e maior a afinidade do anticorpo pelo antígeno. A afinidade do anticorpo pelo antígeno constitui um dos fatores mais importantes na determinação da eficácia do anticorpo *in vivo*.

Os epítopos são encontrados em uma enorme variedade de diferentes configurações, assim como os sítios de combinação dos anticorpos. Normalmente, as superfícies das proteínas são reconhecidas por uma superfície complementar no sítio de combinação do anticorpo, conforme ilustrado na Figura 5.1, que mostra como um anticorpo reconhece um epítopo no receptor do fator de crescimento epidérmico humano HER-2. Pode-se perceber facilmente o grau de complementaridade das superfícies que interagem.

A região do antígeno que estabelece contato com o anticorpo é designada como *footprint* e normalmente mede cerca de 4 a 10 nm². Os *footprints* apresentam dimensões ligeiramente diferentes e formatos irregulares; uma projeção de um quadrado de 2,5 × 2,5 nm em uma série de antígenos proteicos fornece uma ideia do tamanho aproximado dos *footprints* típicos de um anticorpo (Figura 5.2).

Os anticorpos reconhecem uma superfície topográfica de um antígeno proteico. De modo mais frequente, os resíduos essenciais no epítopo originam-se de posições amplamente diferentes

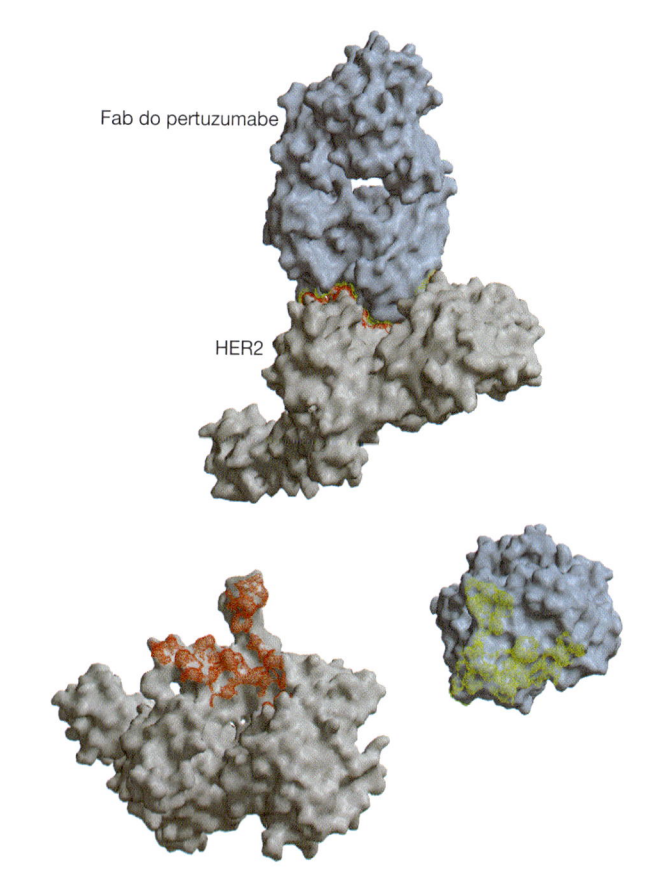

Figura 5.1 Complementaridade do sítio de combinação do anticorpo e do epítopo reconhecido no antígeno. A figura mostra a estrutura do complexo Fab do anticorpo pertuzumabe e seu antígeno HER2. O HER2, o receptor do fator de crescimento epidérmico humano, é hiperexpresso em algumas células do câncer de mama, e o pertuzumabe é um anticorpo, semelhante a Herceptin®, com potencial terapêutico no tratamento do câncer de mama. *Embaixo*, as duas moléculas estão ilustradas separadamente com o *footprint* de interação mostrado em cada uma delas. (Fonte: Robyn Stanfield. Reproduzida com autorização.)

na sequência linear de aminoácidos da proteína (Figura 5.3). Isso se deve ao modo pelo qual as proteínas são enoveladas; normalmente, a sequência linear enrola-se várias vezes de um lado ao outro da proteína. Esses epítopos são descritos como epítopos **descontínuos**. Em certas ocasiões, os resíduos essenciais originam-se de uma sequência linear de aminoácidos. Nesses casos, o anticorpo pode ligar-se com afinidade relativamente alta a um peptídio que incorpore a sequência linear apropriada do antígeno. Além disso, o peptídio livre pode inibir a ligação do antígeno ao anticorpo. Nesses casos, o epítopo é descrito como **contínuo**. Um exemplo de epítopo contínuo seria uma alça da superfície da proteína para o qual um anticorpo reconheceu resíduos sucessivos nessa alça. Todavia, é importante assinalar que o anticorpo que reconhece um epítopo contínuo não se liga a uma estrutura aleatória ou desordenada. Com efeito, ele reconhece uma estrutura definida que se encontra na proteína completa, mas que pode ser facilmente adotada pelo peptídio mais curto. A Figura 5.4 mostra a estrutura de um anticorpo que reconhece um epítopo linear em complexo com um peptídio que contém o epítopo, observe que a estrutura do peptídio é, em grande parte, helicoidal nesse exemplo.

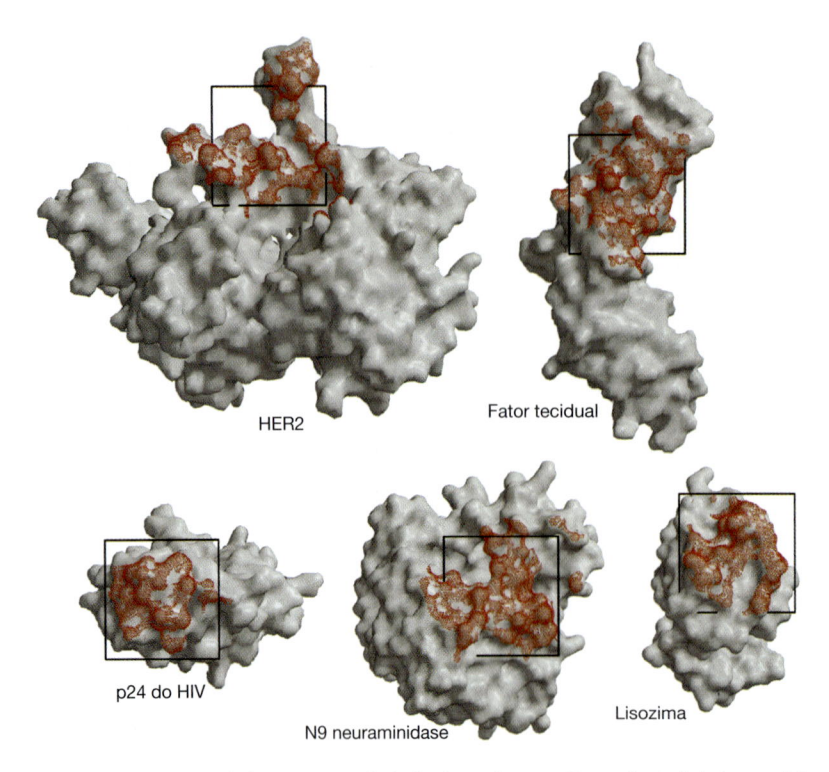

Figura 5.2 *Footprints* para o anticorpo (em *vermelho*) em uma variedade de antígenos. Esses *footprints* foram determinados a partir das estruturas cristalina dos antígenos ligados aos anticorpos. Os *footprints* são irregulares, mas podem ser representados aproximadamente como um quadrado com dimensões de 2,5 × 2,5 nm. (Fonte: Robyn Stanfield. Reproduzida com autorização.)

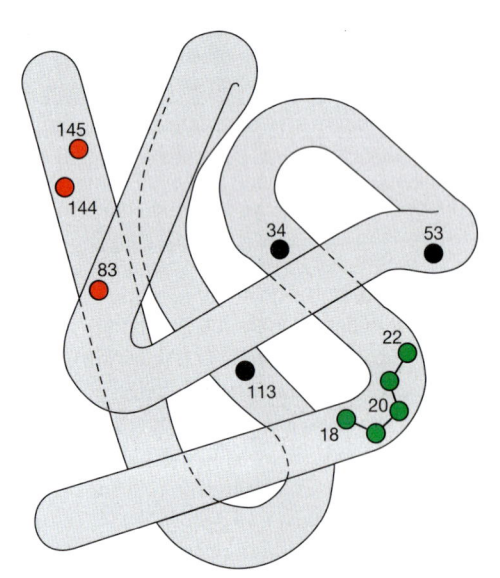

Figura 5.3 Resíduos que contribuem para os epítopos na cadeia peptídica enovelada da mioglobina. Os resíduos de aminoácidos 34, 53 e 113 (em *preto*) contribuem para a ligação de um anticorpo monoclonal (mAc), enquanto os resíduos 83, 144 e 145 atuam na ligação de outro mAc (em *vermelho*). Ambos os epítopos estão claramente descontínuos. Por outro lado, um terceiro mAc liga-se aos resíduos 18 a 22 (em *verde*). O mAc liga-se a peptídios isolados que contêm a sequência correspondente aos resíduos 18 a 22. O epítopo é descrito como contínuo. Grande parte da estrutura da mioglobina encontra-se em uma conformação α-helicoidal. (Fonte: Adaptada de Benjamin D.C. *et al.* (1986). *Annual Review of Immunology* **2**, 67.)

As regiões determinantes de complementaridade (CDR) do anticorpo estabelecem contato com o epítopo

O sítio de combinação do anticorpo pode variar acentuadamente na sua configuração e caráter, dependendo do comprimento e das características das CDR. Em geral, a maioria ou todas as CDR (embora nem todos os resíduos de forma alguma compõem uma CDR) contribuem para a ligação ao antígeno, embora se observe uma variação nas suas contribuições relativas. As cadeias pesadas CDR e, em particular, CDR H3, tendem a contribuir desproporcionalmente mais para a ligação ao antígeno. A CDR H3 nos anticorpos humanos pode ser muito longa e apresenta uma aparência digitiforme, que pode ser utilizada para a sua ligação a cavidades no antígeno. Com frequência, os sítios de combinação dos anticorpos contra moléculas menores, como carboidratos e grupos orgânicos (haptenos), consistem mais obviamente em sulcos ou bolsas, e não nas superfícies extensas normalmente encontradas nos anticorpos contra proteínas. Deve-se assinalar também que os resíduos da região de arcabouço (FR) também podem contribuir para a ligação do antígeno. Para anticorpos com alta mutação somática, como aqueles contra o HIV, são observados contatos muito extensos entre resíduos da FR e o antígeno de superfície do vírus.

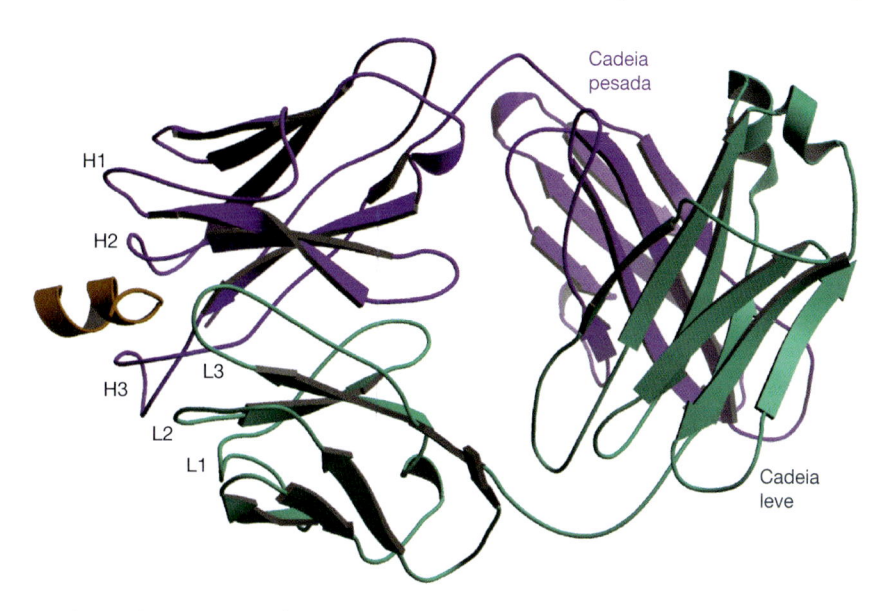

Figura 5.4 Estrutura de um anticorpo ligado a um peptídio correspondente a um epítopo linear. O anticorpo 4E10 neutraliza o HIV quando se liga a um epítopo linear existente na glicoproteína gp41 da superfície do vírus. O anticorpo liga-se a peptídios que contêm a sequência de aminoácidos NWFDIT, e os peptídios que contêm essa sequência podem inibir a ligação do 4E10 à gp41. A estrutura do fragmento Fab do 4E10 ligado a um peptídio (na cor *dourada*) contendo a sequência NWFDIT mostra que o peptídio adota uma conformação helicoidal. É provável que o anticorpo reconheça seu epítopo em uma conformação helicoidal no vírus. (Fonte: Rosa Cardoso. Reproduzida com autorização.)

Podem ocorrer alterações estruturais e rearranjos de conformação nos anticorpos ou nos antígenos durante a interação. Em outras palavras, em certas ocasiões, a relação entre o anticorpo e o antígeno irá se assemelhar a uma "chave e fechadura"; todavia, em outras ocasiões, a chave ou a fechadura ou ambos podem ser deformados para proporcionar um bom encaixe. No caso do anticorpo, as possíveis mudanças de conformação incluem rearranjos das cadeias laterais, movimentos segmentares das CDR ou da estrutura da cadeia principal e rotação do domínio V_L-V_H com a ligação ao antígeno. Foram documentadas alterações significativas na conformação da CDR H3 em estruturas cristalinas dos complexos Fab. Conforme ilustrado na Figura 5.5, um anticorpo dirigido contra a progesterona possui uma bolsa de combinação

muito hidrofóbica, que normalmente é preenchida por um triptofano da CDR H3. A ligação ao antígeno envolve a saída desse resíduo da bolsa, a entrada da molécula de antígeno e a estabilização da ligação ao antígeno pelo triptofano.

À medida que cada vez mais estruturas estão sendo determinadas, fica evidente que as interações antígeno-anticorpo ocorrem em todas as configurações e dimensões, com poucas regras gerais. É importante ter em mente que os anticorpos de alta afinidade evoluem em cada indivíduo após vários ciclos de mutação e seleção. Existem muitas maneiras para se obter o reconhecimento de alta afinidade de um antígeno, e, na verdade, não existem duas interações antígeno-anticorpo que sejam exatamente iguais.

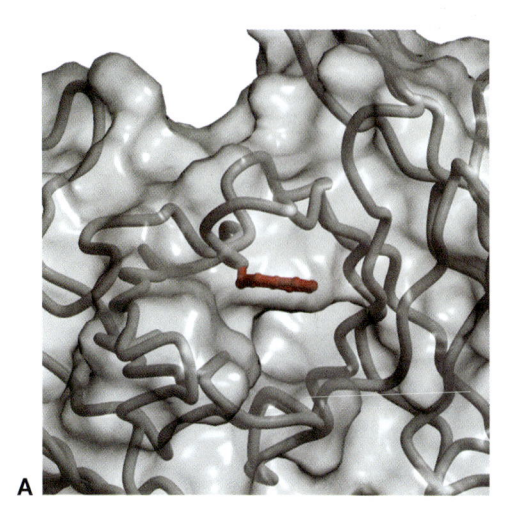
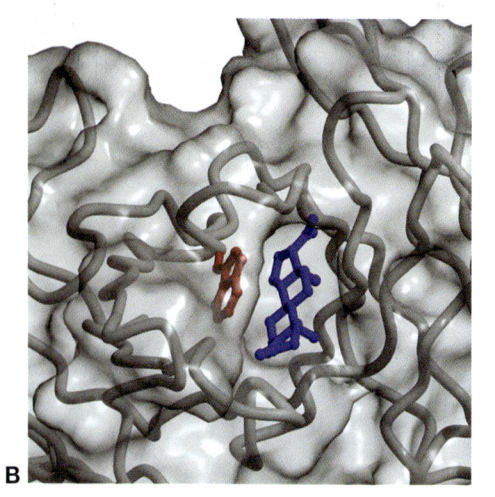

Figura 5.5 Mudança de conformação no sítio de combinação de um anticorpo. **A.** Um anticorpo antiprogesterona apresenta uma bolsa muito hidrofóbica, que é preenchida por um resíduo de triptofano (na cor *vermelha*) no anticorpo livre. **B.** Para ligar-se à progesterona (*azul-escuro*), o resíduo de triptofano sai da bolsa, e o antígeno adquire acesso. (Fonte: Robyn Stanfield. Reproduzida com autorização.)

Antígenos *versus* imunógenos

O epítopo de um antígeno pode ligar-se muito firmemente a determinado anticorpo, porém raramente pode induzir esses anticorpos quando o antígeno é utilizado para imunizar um animal. Em outras palavras, pode haver um sítio perfeito em um patógeno para a ligação do anticorpo, porém a resposta humoral a esse sítio é tão fraca, que ela não pode contribuir para a proteção humoral contra o patógeno. Dizemos então que o sítio possui baixa imunogenicidade, e as consequências podem ser claramente significativas.

Um exemplo extremo da distinção entre a capacidade de ser reconhecido por anticorpo (que é denominada antigenicidade) e a capacidade de desencadear a síntese de anticorpos quando utilizado para imunizar um animal (que denominamos imunogenicidade) foi fornecido por experimentos que utilizaram moléculas pequenas, conhecidas como haptenos, como o sulfonato de *m*-aminobenzeno. A imunização com hapteno livre não produz anticorpos contra o hapteno (Figura 5.6). Entretanto, a imunização com grupos de hapteno ligados a um carreador proteico leva à produção de anticorpos que reagem com alta afinidade contra o hapteno isoladamente ou ligado a uma molécula diferente do carreador. É lógico referir-se ao hapteno como o antígeno, e ao complexo hapteno-proteína, como imunógeno, embora o termo "antígeno" estritamente seja derivado da substância que "gera anticorpos".

Identificação dos epítopos da célula B em uma proteína

Quantos epítopos existem em uma única proteína? Isso depende da definição de epítopo. Para a pequena proteína lisozima (peso molecular de cerca de 14.300 dáltons), foram determinadas as estruturas de três anticorpos monoclonais não competitivos em complexo com o antígeno proteico. Possuem *footprints* com sobreposição mínima, que cobrem apenas menos da metade da

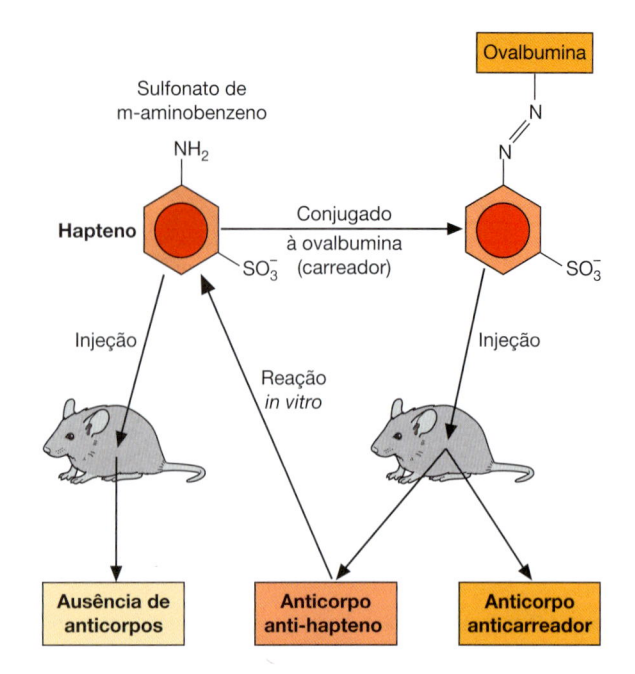

Figura 5.6 Antigenicidade e imunogenicidade. Uma pequena molécula de hapteno livre não irá induzir a produção de anticorpos se for injetada em um animal. Todavia, podem ser obtidos anticorpos específicos de alta afinidade contra o hapteno livre por meio da injeção do hapteno conjugado a uma molécula proteica carreadora, como a ovalbumina.

superfície da proteína (Figura 5.7). Pode-se extrapolar que uma proteína pequena como esta teria algo entre três e seis epítopos não superpostos, reconhecidos por anticorpos não competitivos. Por conseguinte, é possível definir a especificidade de determinado anticorpo pela sua capacidade de competir com três a seis anticorpos "protótipos". Na prática, isso ocorre com frequência; diz-se que um anticorpo é dirigido contra determinado epítopo

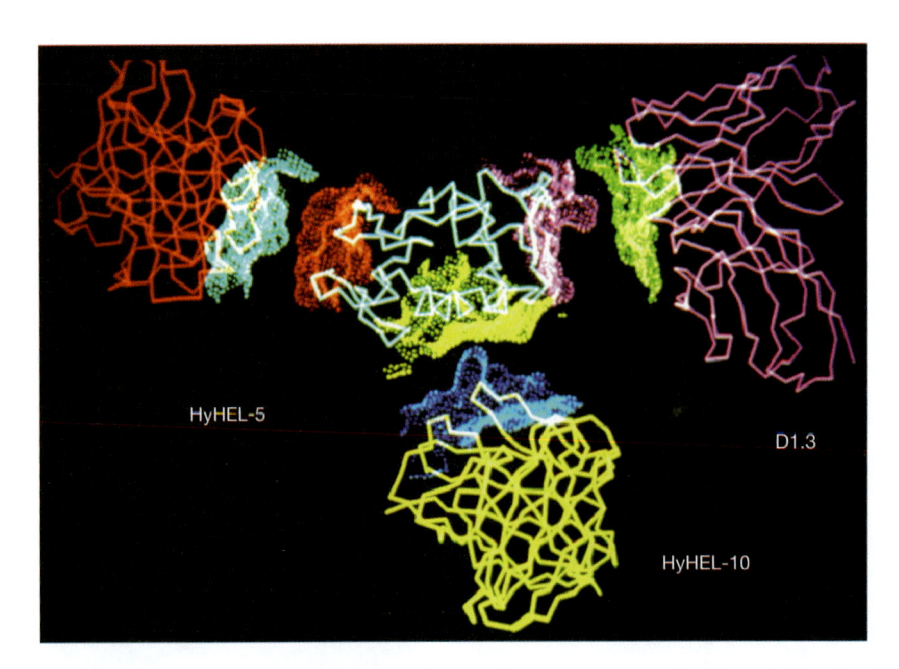

Figura 5.7 Três epítopos na pequena proteína lisozima. Foram determinadas as estruturas cristalinas da lisozima ligada a três anticorpos (HyHEL-5, HyHEL-10 e D1.3). Nesta figura, o fragmento Fv de cada anticorpo é mostrado separado da lisozima para revelar o *footprint* da interação em cada caso. Os três epítopos praticamente não apresentam sobreposição, com apenas uma pequena sobreposição entre HyHEL-10 e D1.3. (Fonte: Adaptada de Davies D.R. *et al.* (1990) *Annual Review of Biochemistry* **59**, 439. Reproduzida com autorização de Annual Reviews.)

quando ele compete com um anticorpo protótipo de especificidade conhecida. Naturalmente, esta é uma visão bastante simplista, visto que muitos anticorpos irão competir com mais de um anticorpo protótipo, possibilitando a elaboração de um mapa mais sofisticado de epítopos da célula B. Um mapa ainda mais sofisticado pode ser construído pela investigação da mutagênese do antígeno. Neste último caso, posições isoladas no antígeno podem ser substituídas por diferentes aminoácidos (habitualmente alanina – explicando o termo "mutagênese de varredura da alanina"), e podem-se medir os efeitos sobre a ligação do anticorpo (ver Figura 5.10). Nesse maior nível de precisão, é provável que dois anticorpos não irão apresentar exatamente o mesmo *footprint,* e, portanto, não há dois anticorpos que reconheçam exatamente o mesmo epítopo.

O que determina a intensidade da resposta dos anticorpos a determinado epítopo em uma proteína? Parece haver a participação de diversos fatores. Talvez o mais importante desses fatores seja a acessibilidade do epítopo na superfície da proteína. As alças que se projetam a partir da superfície da proteína enovelada tendem a desencadear respostas humorais particularmente adequadas. A superfície do vírus influenza é decorada pela proteína hemaglutinina (HA) (Figura 5.8A). Após infecção pelo vírus ou vacinação com materiais contendo HA, ocorre produção de anticorpos, particularmente contra o "ápice" da estrutura, que neutralizam o vírus e protegem contra a reinfecção ou até mesmo contra a própria infecção no caso de uma vacina. Entretanto, as mutações dessas regiões-alvo permitem ao vírus "escapar" dos anticorpos neutralizantes e infectar hospedeiros humanos que estavam protegidos contra a forma original do vírus. Por conseguinte, as epidemias de influenza refletem diretamente os anticorpos dirigidos contra determinados epítopos preferidos. Além disso, a vacina tende a fornecer proteção apenas contra algumas cepas do vírus influenza e

normalmente é administrada anualmente. Todavia, recentemente, foram descritos anticorpos monoclonais que neutralizam muitas cepas diferentes do vírus influenza (Figura 5.8A), os denominados anticorpos amplamente neutralizantes, e os epítopos reconhecidos por esses anticorpos podem constituir o alvo de uma "vacina influenza universal" planejada apropriada.

O HIV é outro vírus que explora a tendência do sistema humoral de responder a regiões variáveis altamente expostas na proteína de superfície viral, de modo a escapar ao controle imune. Após a infecção primária, é necessário algum tempo (semanas) para que os anticorpos neutralizantes alcancem um nível onde começam a inibir a replicação viral. Normalmente, esses anticorpos são dirigidos contra as regiões expostas do vírus. Enquanto esses anticorpos estão sendo produzidos, o vírus já se diversificou (*i. e.*, transformou-se em um "enxame" de vírus relacionados) por meio de erros associados à transcrição do RNA desse retrovírus em DNA. Entre esse "enxame" encontra-se um vírus que apresenta mudanças de sequência nos epítopos direcionados pela resposta dos anticorpos neutralizantes que possibilitou o seu escape da resposta. Esse novo vírus torna-se predominante. Por fim, uma resposta é desencadeada por esse vírus, e surge um segundo vírus novo e assim por diante. A resposta humoral persegue o vírus durante muitos anos, mas nunca parece controlá-lo. Entretanto, mais uma vez, foram identificados anticorpos amplamente neutralizantes contra o HIV, que estão sendo intensamente investigados à procura de indícios para o planejamento de uma vacina contra o HIV, visto que esses anticorpos são precisamente os que devem oferecer proteção contra cepas circulantes globais do HIV (Figura 5.8B).

É importante ressaltar que as alças acessíveis nas estruturas proteicas tendem a ser flexíveis. Por conseguinte, a dominância do epítopo também tem sido associada às regiões flexíveis de um antígeno proteico.

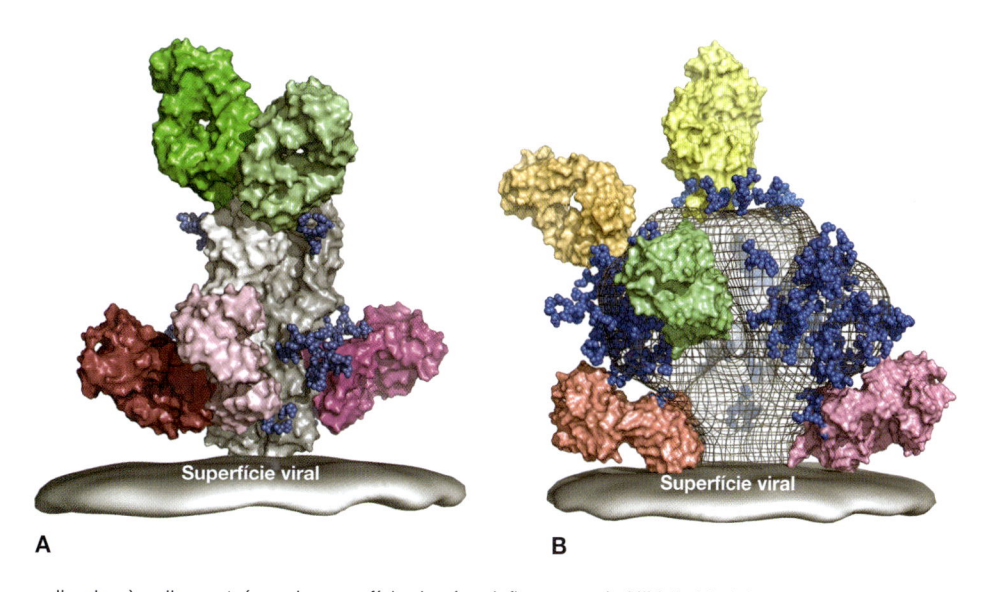

A **B**

Figura 5.8 Anticorpos ligados às glicoproteínas de superfície do vírus influenza e do HIV. **A.** Modelo de anticorpos amplamente neutralizantes dirigidos contra epítopos relativamente conservados na hemaglutinina (HA) do vírus influenza. Normalmente, a infecção natural e a vacinação resultam em anticorpos dirigidos contra epítopos altamente variáveis no ápice da estrutura. Entretanto, alguns anticorpos (em *verde*) são capazes de reconhecer elementos conservados associados ao sítio de ligação do ácido siálico nessa região. Outros anticorpos (em *rosa*) reconhecem epítopos conservados na haste da HA. Os anticorpos ilustrados são fragmentos Fab. Os glicanos de ligação *N* estão em *azul*. **B.** Modelo de anticorpos amplamente neutralizantes direcionados contra epítopos conservados na espícula do envelope do HIV. Neste caso também, a infecção natural normalmente desencadeia a produção de anticorpos dirigidos contra epítopos altamente variáveis no ápice da estrutura, resultando em anticorpos específicos contra cepas. A espícula é densamente recoberta com açúcares que dificultam o reconhecimento pelo anticorpo. Todavia, alguns anticorpos ligam-se a epítopos conservados, conforme ilustrado. Os glicanos com ligação *N* estão em *azul*.

Termodinâmica das interações antígeno-anticorpo

A interação de anticorpo e antígeno é reversível e pode ser descrita pelas leis da termodinâmica. Em particular, a reação

$$\text{Ac} + \text{Ag} \rightleftharpoons \text{Complexo Ac} - \text{Ag}$$

pode ser estudada, e a posição de equilíbrio, estabelecida em diversas condições. Em outras palavras, é possível estimar a quantidade de anticorpos ligados ao antígeno em diferentes condições. Essa informação é crucial. Quando o anticorpo recobre um vírus, é provável que esse vírus seja impedido de entrar nas células-alvo, evitando, assim, a ocorrência de infecção. Se o anticorpo conseguir se fixar a uma célula bacteriana em uma densidade alta o suficiente, o complemento pode ser desencadeado, e a célula é então destruída.

A posição de equilíbrio é descrita pela constante de associação ou ligação, K_a:

$$K_a = \left[\text{Complexo Ac} - \text{Ag} \right] / \left([\text{Ac}] \times [\text{Ag}] \right)$$

em que os colchetes indicam as concentrações molares. Por conseguinte, as unidades da K_a são moles por litro, (M^{-1}) ou 1/M. Se K_a for um número grande, o equilíbrio estará muito desviado para a direita, e a formação de complexos Ac-Ag será favorecida. Normalmente, os anticorpos de alta afinidade apresentam valores de K_a da ordem de 10^8 a $10^{10}\,M^{-1}$. Alguns pesquisadores preferem considerar a ligação em termos de uma constante de dissociação, K_d, definida simplesmente como $1/K_a$, com unidades de M. Assim, os anticorpos de alta afinidade apresentam valores de K_d na ordem de 10^{-8} a 10^{-10} M. Como uma $K_d = 10^{-9}$ M corresponde a 1 nM, os anticorpos de alta afinidade são algumas vezes designados como "ligadores nM". Os anticorpos de afinidade moderada, como as IgM, são frequentemente designados como ligadores μM ($K_d = 1\,\mu$M).

Outra maneira de interpretar a equação de ligação é raciocinar que, se metade dos sítios disponíveis do antígeno estiverem ocupados por anticorpo, então [Ag] = [complexo Ac-Ag] e $K_a = 1/$[Ac] ou $K_d = $[Ac]. Em outras palavras, a K_d é igual à concentração de anticorpo, na qual metade dos anticorpos está ligada. Assim, por exemplo, a ligação de um anticorpo nM irá começar a formar um complexo com o antígeno quando a sua concentração estiver na faixa nanomolar. O anticorpo irá se ligar muito pouco se a sua concentração estiver apenas na faixa picomolar (10^{-12}), porém a sua ligação será muito efetiva na faixa μM. De modo semelhante, um anticorpo μM será efetivo na faixa μM de concentração, mas não na faixa nM. No caso da IgG, nM é de aproximadamente 0,15 μg/mℓ, e mM de 150 μg/mℓ. A concentração média de IgG no soro é de cerca de 12 mg/mℓ. Evidentemente, portanto, se precisarmos que os anticorpos estejam presentes no soro em concentrações que serão efetivas para a ligação do antígeno, um número muito maior de especificidades pode ser coberto por um conjunto de anticorpos de ligação nM (de alta afinidade) do que por um conjunto de anticorpos com ligação μM. Com efeito, isso parece constituir, em grande parte, o mecanismo pela qual a natureza atua fora dos protocolos de imunização extrema em modelos animais. Por conseguinte, estamos principalmente protegidos, pelo menos contra a reinfecção, após uma infecção primária ou vacinação, por anticorpos de alta afinidade em concentrações relativamente moderadas.

Na discussão anterior, assumimos de forma implícita que as interações antígeno-anticorpo são monovalentes, envolvendo apenas um fragmento Fab da molécula do anticorpo. De fato, essas interações podem ser polivalentes, o que complica até certo ponto a situação, porém os principais aspectos permanecem válidos. Voltaremos mais tarde a discutir a polivalência.

As constantes de ligação das interações antígeno-anticorpo são frequentemente estimadas a partir de determinações por ELISA; todavia, hoje em dia, podem ser determinadas com alguma precisão por técnicas como a ressonância plasmônica de superfície e calorimetria isotérmica. No caso da ligação de anticorpos a antígenos na superfície celular, a citometria de fluxo pode fornecer uma boa estimativa das afinidades de ligação.

A constante de ligação para uma reação está diretamente relacionada com a energia que acompanha a reação pela seguinte equação:

$$\Delta G = - RT \ln K_a$$

em que ΔG é a energia livre da reação, R é a constante dos gases, T é a temperatura em K; e ln é o log natural = $2{,}303 \times \log_{10}$. Portanto, a ΔG constitui outra maneira de descrever o grau de desvio de uma reação para a esquerda ou para a direita do ponto de equilíbrio em determinadas condições. Se $K_a = 10^9\,M^{-1}$, ΔG é de aproximadamente -12 kcal/mol; se $K_a = 10^6\,M^{-1}$, ΔG é de aproximadamente -8 kcal/mol. A vantagem de considerar a ΔG é que ela pode ajudar a começar a compreender as forças moleculares que levam à interação antígeno-anticorpo. Por conseguinte, a energia livre de uma reação (ΔG) é o efeito final das contribuições da entalpia (ΔH) e da entropia (ΔS):

$$\Delta G = \Delta H - T \Delta S$$

A entalpia é o calor da reação: quanto mais calor for liberado pela reação (ΔH negativa), mais a reação será favorecida (ΔG negativa). Se for necessário fornecer calor à reação, ela é desfavorecida. Quanto mais entropia (ou desordem) resultar da reação (ΔS positiva), mais a reação será favorecida. Por exemplo, uma interação antígeno-anticorpo seria favorecida pela formação de uma ligação de H entre as duas moléculas na faixa de aproximadamente 1 a 3 kcal/mol. Uma ponte de sal forneceria uma quantidade de energia semelhante ou ligeiramente maior. A reação também seria favorecida por superfícies hidrofóbicas no anticorpo e no antígeno que entram em contato, visto que a água que estava ordenada em torno das faces hidrofóbicas seria então liberada para aumentar a entropia. Estima-se que o encobrimento de 1 nm² de superfície hidrofóbica gera cerca de 2,5 kcal/mol de energia de ligação. A Figura 5.9 fornece um resumo de algumas das forças que promovem as interações entre proteínas.

Com frequência, um epítopo é definido em termos da região do antígeno que entra em contato com o anticorpo, uma imagem fornecida pelos estudos da estrutura cristalina dos complexos antígeno-anticorpo. Todavia, é preciso ter em mente que o exame dos contatos entre antígeno e anticorpo em uma estrutura cristalina não fornece nenhuma informação sobre as contribuições de cada interação para a energia total de ligação. Isso pode ser obtido pela determinação dos efeitos da mutagênese de varredura sobre a ligação do anticorpo medido. Os dados disponíveis sugerem que apenas algumas interações produtivas ("pontos quentes") dominam a energética da ligação; muitas interações são neutras ou prejudiciais para a ligação, mesmo em um par de antígeno-anticorpo de alta afinidade. Na interação

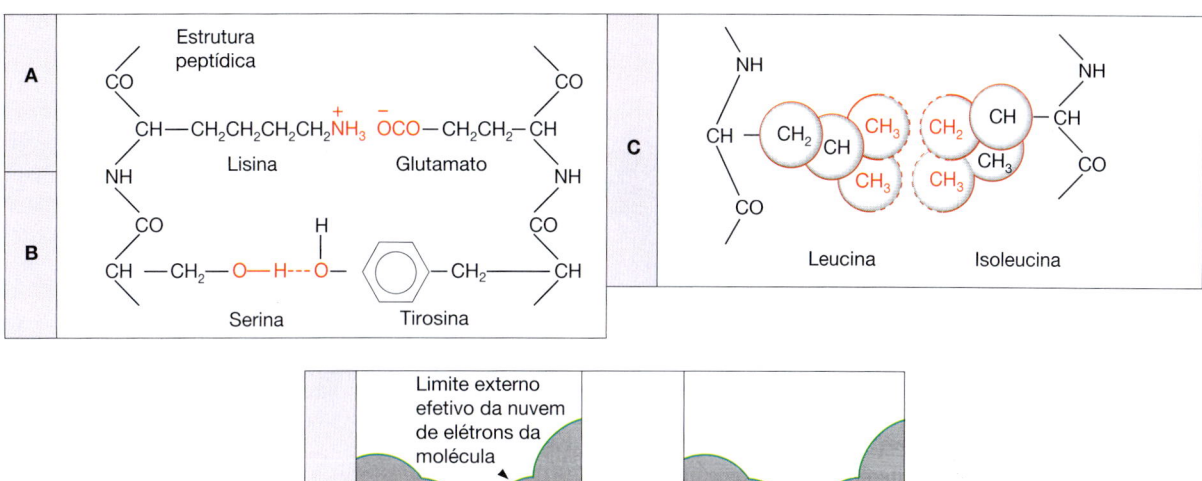

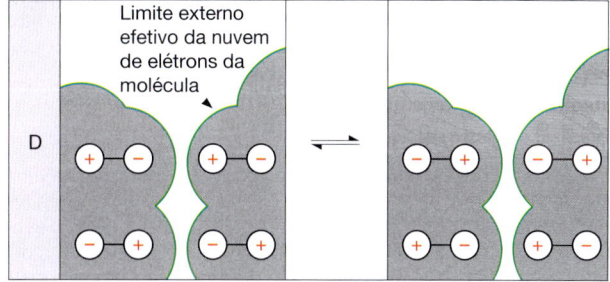

Figura 5.9 Interações de proteínas. **A.** Atração coulômbica entre grupos iônicos de cargas opostas nas cadeias laterais de duas proteínas, ilustradas por um grupo amino ionizado (NH_3^+) na lisina de uma proteína e por um grupo carboxila ionizado ($-COO^-$) no glutamato da outra proteína. A força de atração é inversamente proporcional ao quadrado da distância entre as cargas elétricas. Por conseguinte, à medida que as cargas elétricas se aproximam, a força de atração aumenta de modo considerável: se reduzirmos a distância à metade, a atração será quadruplicada. Além disso, como a constante dielétrica da água é extremamente alta, a exclusão de moléculas de água por meio da proximidade dos resíduos interativos aumentaria acentuadamente a força de atração. Os dipolos no antígeno e no anticorpo também podem atrair-se. Além disso, as forças eletrostáticas podem ser geradas por reações de transferência de cargas elétricas entre o anticorpo e o antígeno; por exemplo, um resíduo de proteína doadora de elétrons, como o triptofano, poderia doar um elétron para um grupo como a dinitrofenila (DNP), que é aceptora de elétrons, criando, desse modo, uma carga elétrica efetiva +1 no anticorpo, e uma carga −1 no antígeno. **B.** A ligação de hidrogênio entre duas proteínas, envolvendo a formação de pontes de hidrogênio reversíveis entre grupos hidrofílicos, como OH, NH_2 e COOH, depende, em grande parte, da estreita aproximação das duas moléculas que possuem esses grupos. Embora as ligações de H sejam relativamente fracas, visto que são essencialmente de natureza eletrostática, a exclusão da água entre as cadeias laterais em reação aumentaria acentuadamente a energia de ligação por meio de acentuada redução da constante dielétrica. **C.** Os grupos hidrofóbicos apolares, como as cadeias laterais de valina, leucina e isoleucina, tendem a se associar em um ambiente aquoso. A força motriz para essa interação hidrofóbica provém do fato de que a água, em contato com moléculas hidrofóbicas com as quais não consegue ligar-se, irá se associar a outras moléculas de água, porém o número de configurações que permitem a formação de ligações de H não será tão grande quanto o que ocorre quando são circundadas completamente por outras moléculas de água (i. e., a entropia é menor). Quanto maior a área de contato entre a água e as superfícies hidrofóbicas, menor a entropia e maior o estado energético. Por conseguinte, se os grupos hidrofóbicos em duas proteínas se aproximarem de modo a excluir as moléculas de água entre elas, a superfície final em contato com água é reduzida, e as proteínas assumem um estado energético menor do que quando estão separadas (em outras palavras, existe uma força de atração entre elas). **D.** Força de van der Waals: a interação dos elétrons dos orbitais externos de duas macromoléculas diferentes pode ser considerada (para simplificar!) como a atração entre dipolos oscilantes induzidas nas duas nuvens de elétrons. É difícil descrever a natureza dessa interação em termos não matemáticos, porém ela tem sido comparada a uma perturbação temporária de elétrons em uma molécula que forma efetivamente um dipolo, que induz uma perturbação dipolar na outra molécula; em seguida, os dois dipolos apresentam uma força de atração entre eles; à medida que os elétrons deslocados oscilam de volta para a posição de equilíbrio e além dela, os dipolos oscilam. A força de atração é inversamente proporcional à sétima potência da distância e, em consequência, aumenta muito rapidamente à medida que as moléculas que interagem se aproximam.

de um anticorpo com lisozima, apenas cerca de um terço dos resíduos de contato do anticorpo na verdade contribui de modo significativo para a ligação final (Figura 5.10).

A substituição de apenas um resíduo do antígeno ou do anticorpo pode ser decisiva na ligação final do anticorpo ao antígeno. Isso pode ser facilmente entendido de modo intuitivo. Quando um resíduo volumoso substitui um resíduo pequeno no epítopo reconhecido, então toda a interface antígeno-anticorpo pode ser desagregada. Normalmente, os patógenos escapam dos anticorpos por mutações de um pequeno número de resíduos críticos.

Polivalência das interações antígeno-anticorpo

A ligação de um fragmento Fab monovalente a um antígeno monovalente pode ser analisada de maneira direta, conforme anteriormente descrito. Isso também deve se aplicar à molécula de IgG

divalente correspondente, que interage com o antígeno monovalente. Todavia, quando consideramos a interação de uma IgG divalente (ou de um anticorpo polivalente de qualquer classe) com um antígeno polivalente, a análise da ligação torna-se mais complexa.

Consideremos a ligação da IgG a um antígeno expresso em múltiplas cópias na superfície de uma célula. Quando as moléculas de antígeno são espaçadas apropriadamente e encontram-se em uma orientação adequada, a IgG pode ligar-se de modo divalente (Figura 5.11). Isso irá resultar em maior afinidade (frequentemente designada como avidez ou afinidade funcional) da IgG pela superfície celular do que o Fab correspondente. O "efeito bônus" da ligação divalente pode ser entendido de modo intuitivo em termos da tendência da IgG divalente a aderir melhor à superfície celular do que o Fab correspondente. Para que o Fab "se desprenda" da célula, é preciso haver ruptura de uma série de interações de um único sítio

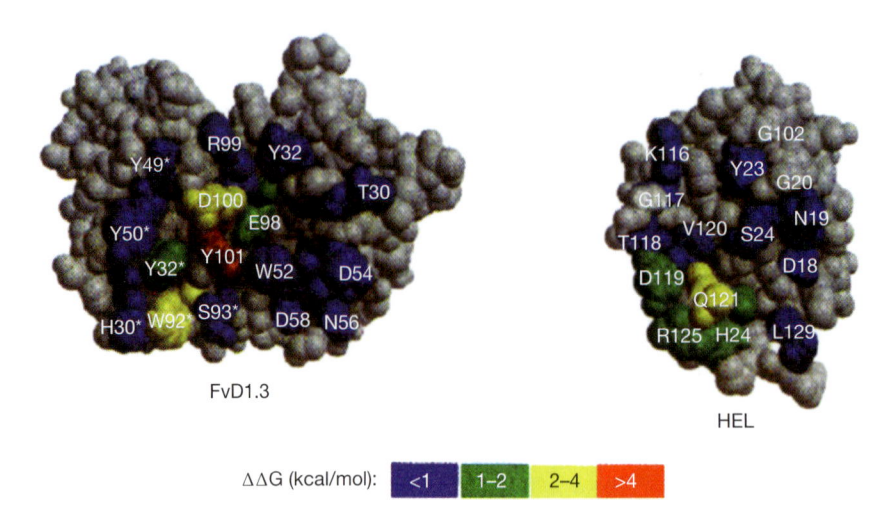

FvD1.3

HEL

ΔΔG (kcal/mol): <1   1-2   2-4   >4

Figura 5.10 Mapa energético de uma interface antígeno-anticorpo. O anticorpo D1.3 (a figura mostra uma única cadeia Fv (sFv) liga-se com alta afinidade à lisozima da clara de ovo de galinha (HEL), e a estrutura cristalina do complexo foi elucidada (ver Figura 5.7). A contribuição energética dos resíduos de contato tanto do anticorpo quanto do antígeno pode ser estimada substituindo-se o resíduo pela alanina relativamente "neutra". O efeito pode ser expresso em termos de perda de energia livre de ligação para a interação na substituição da alanina (ΔΔG). Um valor positivo alto para ΔΔG mostra que a substituição pela alanina teve forte efeito desfavorável sobre a ligação e implica que o resíduo substituído forma um contato crucial na interface entre o antígeno e o anticorpo. Evidentemente, a maioria dos resíduos que estabelecem contato, particularmente no anticorpo, contribui pouco para a energia global de ligação. Existem "pontos quentes" evidentes tanto no anticorpo quanto no antígeno, e os resíduos dos "pontos quentes" no lado do anticorpo da interação correspondem aos do lado do antígeno. (Fonte: Adaptada de Sundberg E.J. e Mariuzza R.A. (2002) *Advances in Protein Chemistry* **61**, 119. Reproduzida com autorização de Elsevier.)

de combinação do anticorpo com o antígeno. Para que a IgG se desprenda, as interações em dois sítios de combinação do anticorpo precisam ser rompidas simultaneamente, constituindo um evento de menor probabilidade. O efeito bônus pode ser considerado em termos de Δ*G*. A ligação divalente irá produzir uma Δ*H* mais favorável, devido ao uso de dois sítios de combinação do anticorpo. Entretanto, o preço da entropia será pago na forma de contenção dos fragmentos Fab da molécula de IgG. O efeito final na Δ*G* corresponde habitualmente a um aumento da afinidade da ordem de 1 a 100 vezes na forma do efeito bônus. Além disso, é preciso ter em mente que a IgG pode ligar-se de modo monovalente, até mesmo a um antígeno polivalente, quando as moléculas do antígeno estão inadequadamente espaçadas ou orientadas. A IgM é decavalente para o antígeno, o que, teoricamente, poderia produzir um efeito bônus enorme na afinidade funcional. Na prática, as IgM tendem a ser ligadores com afinidade bastante moderada, sugerindo o uso limitado da polivalência e/ou um elevado preço da entropia pago para a ligação polivalente.

Um dos efeitos mais notáveis da interação com anticorpos polivalentes pode ser observado na neutralização das toxinas. As neurotoxinas botulínicas provocam a doença paralítica humana, denominada botulismo, e são consideradas como uma importante ameaça potencial de bioterrorismo. Foram produzidos anticorpos monoclonais (mAc) a partir de bibliotecas de fagos contra a toxina. Nenhum mAc isoladamente protegeu camundongos contra a exposição letal à toxina. Entretanto, uma combinação de três mAc protegeu os camundongos contra uma exposição maciça à toxina. A diferença pode ser atribuída, em parte, a um efeito bônus da polivalência (ligação cooperativa dos anticorpos a mais de uma molécula de toxina), que aumentou as afinidades funcionais dos anticorpos da faixa nM para a faixa pM em cada mAc. A Figura 5.12 ilustra as origens desse efeito para uma combinação de dois mAc.

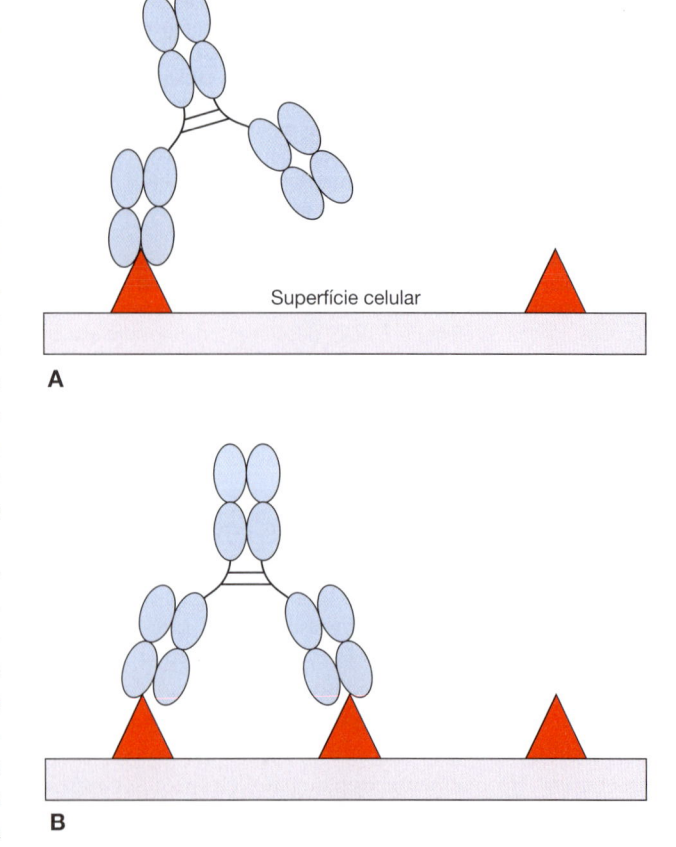

Superfície celular

A

B

Figura 5.11 Ligação de um anticorpo divalente à superfície de uma célula. A afinidade de um anticorpo capaz de se ligar de modo divalente a um antígeno polivalente (**B**), como aquele que pode ser encontrado na superfície de uma célula, é maior em comparação com a de um anticorpo que só pode se ligar de modo monovalente (**A**).

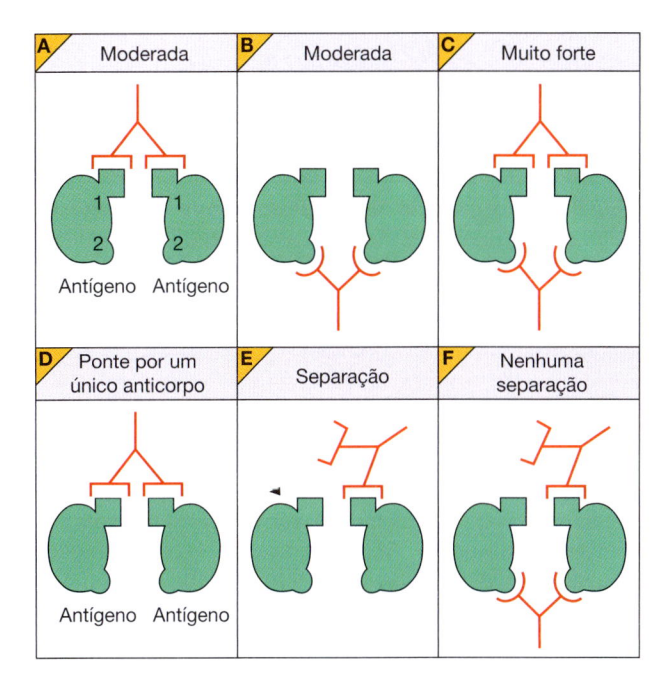

Figura 5.12 Efeito bônus da ligação polivalente na neutralização de uma molécula solúvel, como uma toxina, por anticorpos. **A** a **C.** Foi constatado que a ligação de dois anticorpos a epítopos que não se sobrepõem em um antígeno solúvel podem apresentar uma afinidade consideravelmente maior, em comparação com os anticorpos utilizados separadamente (ligação cooperativa). **D** e **E.** Se houver apenas um anticorpo presente, a dissociação do complexo exige apenas a ruptura da interação de um sítio de combinação do anticorpo com seu epítopo. **F.** Se dois anticorpos estiverem ligados ao antígeno, e uma interação do sítio de combinação do anticorpo com o epítopo for perdida, como mostra a figura, o complexo permanece unido, e o fragmento Fab liberado encontra-se em uma posição para a formação de outro complexo. De fato, os valores de k_{off} para os dois anticorpos estão diminuídos no complexo, e, se um fragmento Fab for desalojado, o valor de k_{on} aumenta em comparação com a situação de um único anticorpo ligado.

Especificidade e reatividade cruzada dos anticorpos

A especificidade é um conceito comumente discutido no contexto dos anticorpos. A especificidade pode ter diferentes significados. Algumas vezes, o termo é utilizado simplesmente para indicar que o anticorpo possui alta afinidade pelo antígeno. Em geral, isso significa que o anticorpo possui um sítio de combinação que se encaixa muito bem a um epítopo no antígeno, mas tem muito menos probabilidade de se encaixar muito bem a outros formatos. Por conseguinte, o anticorpo é específico para o antígeno. Entretanto, pode haver outros formatos que podem ser acomodados, particularmente se estiverem relacionados com o epítopo antigênico na sua composição ou natureza. É mais provável que outras moléculas sejam reconhecidas com menor afinidade. Com base na discussão anterior, é importante lembrar que os anticorpos são funcionais em concentrações situadas em torno de seus valores de K_d. Assim, se um anticorpo tiver uma afinidade nM para determinado antígeno e estiver presente em concentrações nM *in vivo,* as reatividades cruzadas com outros antígenos na faixa sub-μM têm pouca probabilidade de serem funcionalmente significativas, a não ser que esses antígenos estejam em altas concentrações.

Um segundo significado ligado ao termo "especificidade" é a capacidade de discriminar moléculas. Isso evidentemente se sobrepõe à discussão anterior, mas também pode ser aplicado a anticorpos de menor afinidade. Por conseguinte, nos estudos genômicos, tem havido uma demanda de anticorpos capazes de diferenciar as proteínas-alvo de muitas outras proteínas e identificar as proteínas-alvo em uma variedade de ensaios. Isso não exige necessariamente uma alta afinidade, porém uma boa capacidade de discriminação. Os anticorpos de afinidade moderada selecionados a partir de bibliotecas de fagos têm sido usados com sucesso nesse contexto.

O que a célula T enxerga

Em diversas ocasiões, aludimos ao fato de que o receptor das células T αβ enxerga antígenos peptídicos associados a uma molécula do MHC da classe I ou II na superfície das células. Agora chegou o momento de analisar detalhadamente essa relação.

A restrição ao haplótipo revela a necessidade da participação do MHC

Foi estabelecido, em caráter definitivo, que as células que possuem receptores αβ, com algumas exceções, só respondem quando as células apresentadoras de antígenos (APC) expressam o mesmo haplótipo MHC que o hospedeiro do qual as células T se originam (Marco histórico 5.1). Essa **restrição ao haplótipo** para o reconhecimento pelas células T mostra de modo inequívoco que as moléculas do MHC estão direta e necessariamente envolvidas na interação da célula que apresenta o antígeno com seu linfócito T antígeno-específico correspondente. Aprendemos também que, de modo geral, as células T citotóxicas reconhecem o antígeno na presença do MHC da classe I, enquanto as células T auxiliares interagem quando o antígeno está associado a moléculas do MHC da classe II. Dessa maneira, aceitando a participação do MHC no reconhecimento pela célula T, o que acontece com o antígeno?

Marco histórico 5.1 | Restrição da reatividade das células T ao MHC

O MHC era conhecido como um elemento dominante de controle na rejeição dos enxertos de tecidos, porém isso poderia ser realmente a sua principal função?

Uma dramática revelação dos vencedores do Prêmio Nobel, Peter Doherty e Rolf Zinkernagel foi a de que as células T citotóxicas retiradas de um indivíduo em recuperação de uma infecção viral destruíam apenas as células infectadas por vírus que compartilham um haplótipo MHC com o hospedeiro. Esses pesquisadores constataram que as células T citotóxicas de camundongos do haplótipo H-2^d, infectados pelo vírus da coriomeningite linfocítica, eram capazes de destruir células infectadas por vírus derivadas de qualquer cepa H-2^d, mas não as células do haplótipo H-2^k ou de outros haplótipos H-2. O experimento recíproco com camundongos H-2^k

mostrou que isso não é apenas uma propriedade especial associada ao H-2^d (Figura M5.1.1A). Estudos realizados com cepas recombinantes (ver Tabela 4.4) identificaram o MHC da classe I como o elemento restritivo, e isso foi confirmado pela demonstração de que os anticorpos contra o MHC da classe I bloqueiam a reação citotóxica.

O mesmo fenômeno tem sido observado repetidamente nos seres humanos. Os indivíduos HLA-A2 que se recuperam da influenza apresentam células T citotóxicas que destroem as células-alvo HLA-A2 infectadas pelo vírus influenza, mas não as células com uma especificidade de tipo tecidual HLA diferente (Figura M5.1.1B). Observe como foi possível inibir a citotoxicidade por antissoro específico para o tipo HLA-A do doador, mas não por antissoros contra a forma alélica de HLA-A1 ou a estrutura HLA-DR da classe II. Nesses estudos, é notavelmente importante assinalar a incapacidade dos anticorpos dirigidos contra nucleoproteína de bloquear o reconhecimento pelas células T, embora a especificidade dos linfócitos T estivesse reconhecidamente dirigida contra

esse antígeno. Como os anticorpos reagem com a nucleoproteína em sua forma nativa, a conformação do antígeno apresentado à célula T deve ser muito diferente.

Paralelamente, uma série inteiramente comparável de experimentos estabeleceu o papel das moléculas do MHC da classe II na apresentação de antígenos às células T auxiliares. Inicialmente, Ethan Shevach e Alan Rosenthal mostraram que a proliferação dos linfócitos em resposta à presença de antígeno *in vitro* podia ser bloqueada por antissoros produzidos entre duas cepas de cobaias, que poderiam ter incluído anticorpos contra o MHC dos linfócitos reativos. Evidências mais convincentes provêm do tipo de experimento em que um clone de células T em proliferação em resposta à ovalbumina ligada a células apresentadoras de antígenos com o fenótipo H-2A^b é incapaz de responder se o antígeno for apresentado no contexto do H-2A^k. Entretanto, quando células apresentadoras de antígeno H-2A^k são transfectadas com os genes que codificam H-2A^b, elas passam a se comunicar de modo efetivo com as células T (Figura M5.1.2).

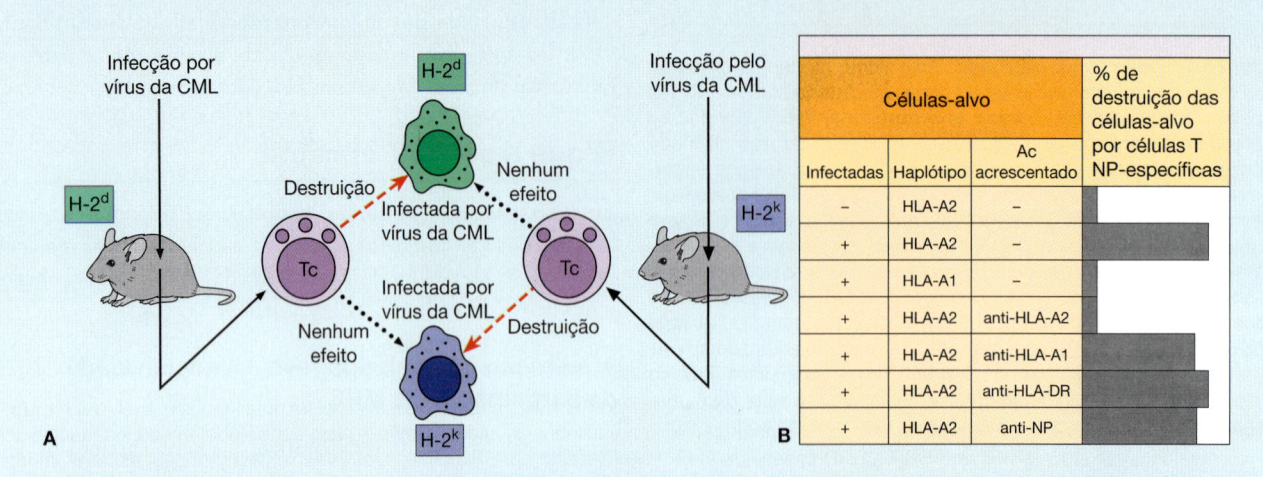

Células-alvo			% de destruição das células-alvo por células T NP-específicas
Infectadas	Haplótipo	Ac acrescentado	
−	HLA-A2	−	
+	HLA-A2	−	
+	HLA-A1	−	
+	HLA-A2	anti-HLA-A2	
+	HLA-A2	anti-HLA-A1	
+	HLA-A2	anti-HLA-DR	
+	HLA-A2	anti-NP	

Figura M5.1.1 A destruição pelas células T é restrita pelo haplótipo MHC das células-alvo infectadas por vírus. **A.** Destruição restrita por haplótipo das células-alvo infectadas pelo vírus da coriomeningite linfocítica (CML) por células T citotóxicas. As células *killer* dos hospedeiros H-2^d destruíram apenas as células-alvo infectadas H-2^d, mas não as do haplótipo H-2^k e vice-versa. **B.** Destruição de células-alvo infectadas pelo vírus influenza por células T específicas para a nucleoproteína (NP) da influenza de um doador HLA-A2. A destruição foi restrita aos alvos HLA-A2 e apenas inibida por anticorpos contra A2, mas não contra A1 nem contra a estrutura HLA-DR da classe II ou o antígeno NP nativo.

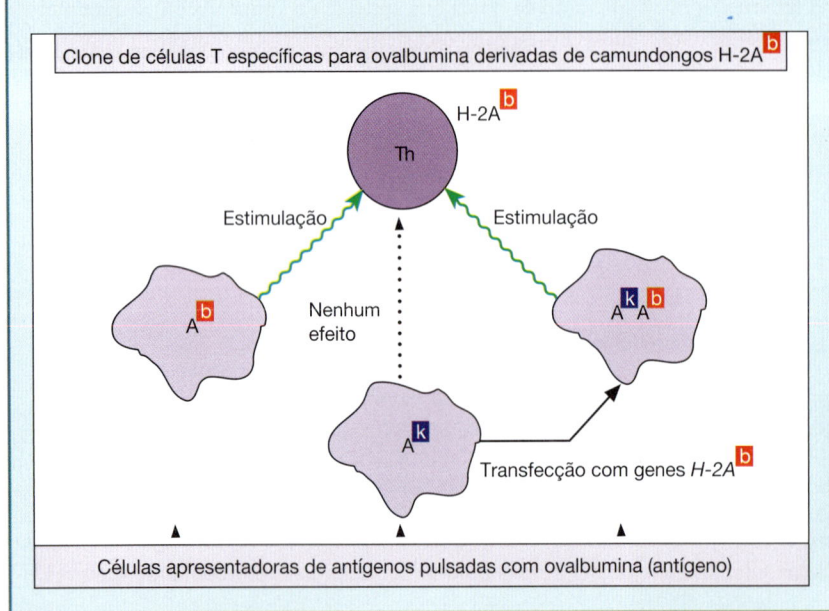

Figura M5.1.2 O clone de células T só responde por meio de proliferação *in vitro* quando as células apresentadoras de antígenos (p. ex., macrófagos) pulsadas com ovalbumina expressam o mesmo MHC da classe II.

As células T reconhecem uma sequência peptídica linear do antígeno

No Marco histórico 5.1, descrevemos experimentos envolvendo células T específicas para a nucleoproteína do vírus influenza, que eram capazes de destruir as células infectadas por esse vírus. A destruição ocorre após a **célula T citotóxica** aderir firmemente a seu alvo por meio do reconhecimento de moléculas específicas de superfície celular. É curioso, então, que a nucleoproteína, que carece de uma sequência de sinais ou de uma região transmembrana e, portanto, é incapaz de ser expressa na superfície da célula, possa, mesmo assim, atuar como alvo para as células T citotóxicas, particularmente tendo em vista que já constatamos que os anticorpos contra a nucleoproteína nativa não têm nenhuma influência sobre a reação citotóxica (ver Figura M5.1.1B). Além disso, as células **não infectadas** não se tornam alvos para as células T citotóxicas quando a nucleoproteína integral é adicionada ao sistema de cultura. Entretanto, se em vez disso acrescentarmos uma série de peptídios curtos com sequências derivadas da estrutura primária da nucleoproteína, as células não infectadas tornam-se agora suscetíveis ao ataque das células T citotóxicas (Figura 5.13).

Assim, foi revelado o mistério do reconhecimento dos antígenos pelas células T. As células T reconhecem peptídios lineares derivados dos antígenos proteicos, e esta é a razão pela qual os anticorpos produzidos contra nucleoproteína em sua conformação tridimensional original não inibem a destruição. Observe que apenas alguns peptídios da nucleoproteína foram reconhecidos pelas células T policlonais na população do doador; por conseguinte, esses peptídios constituem os **epítopos das células T**. Quando clones são obtidos dessas células T, cada clone reage com apenas um dos peptídios; em outras palavras, à semelhança dos clones de células B, cada clone é específico para um epítopo correspondente.

São obtidos resultados inteiramente análogos quando clones de células **T auxiliares** são estimulados por células apresentadoras de antígenos às quais foram adicionados determinados peptídios derivados do antígeno original. Neste caso também, por meio da síntese de uma série desses peptídios, foi possível mapear com alguma precisão o epítopo das células T.

A conclusão é a de que a **célula T reconhece tanto o MHC quanto o peptídio**, e hoje sabemos que o peptídio situa-se ao longo do sulco formado pelas hélices α e assoalho de folha β dos domínios externos da classe I e da classe II (ver Figura 4.19). Entretanto, como exatamente são produzidos os peptídios? A resposta encontra-se em uma etapa designada como **processamento do antígeno**, em que as proteases presentes dentro das células, sejam elas reunidas em uma estrutura denominada **proteassomo**, que está presente no citosol (Figura 5.14A), ou localizadas em **vesículas endossômicas** (Figura 5.14B), decompõem a proteína intacta em peptídios. Várias moléculas são então envolvidas na inserção dos peptídios dentro do sulco de ligação da molécula do MHC antes da **apresentação do antígeno** peptídico ao TCR nas células T. Iremos agora examinar mais detalhadamente o processamento do antígeno.

Processamento do antígeno intracelular para apresentação pelo MHC da classe I

Os proteassomos estão constitutivamente envolvidos na renovação rotineira e degradação celular das proteínas. As proteínas citosólicas destinadas para apresentação de antígenos, incluindo proteínas virais, são degradadas em peptídios pela via que envolve essas estruturas. Além das proteínas que já se encontram presentes no citosol, as proteínas com montagem e enovelamento defeituosos são transportadas do RE de volta ao citosol por um processo de controle de qualidade, designado como degradação proteica associada ao RE (DARE). As proteínas que sofreram retranslocação do RE para o citosol também podem ser então processadas para apresentação à classe I, assim como as proteínas derivadas das mitocôndrias. Antes do processamento, os antígenos polipeptídicos são ligados de modo covalente a várias moléculas da ubiquitina, uma proteína de 7,5 kDa, por um processo dependente do ATP. Essa **poliubiquitinação** tem como alvos os polipeptídios do proteassomo (Figura 5.15).

Apenas uma pequena minoria de peptídios produzidos pelo **proteassomo de manutenção** apresenta um comprimento ideal (8 a 10 aminoácidos) para se encaixar no sulco das moléculas do MHC da classe I; os peptídios remanescentes são demasiado curtos ou demasiado longos. Os peptídios mais longos podem sofrer processamento adicional, por exemplo, por **aminopeptidases citosólicas** (como a leucina aminopeptidase). O processamento também pode ocorrer após transferência no RE; utilizando, nos seres humanos, as aminopeptidases residentes do retículo endoplasmático (**ERAP-1 e ERAP-2**) e, nos camundongos, a aminopeptidase do RE associada ao processamento de antígenos (**ERAAP**). Se os peptídios forem apenas ligeiramente muito longos, eles ainda podem

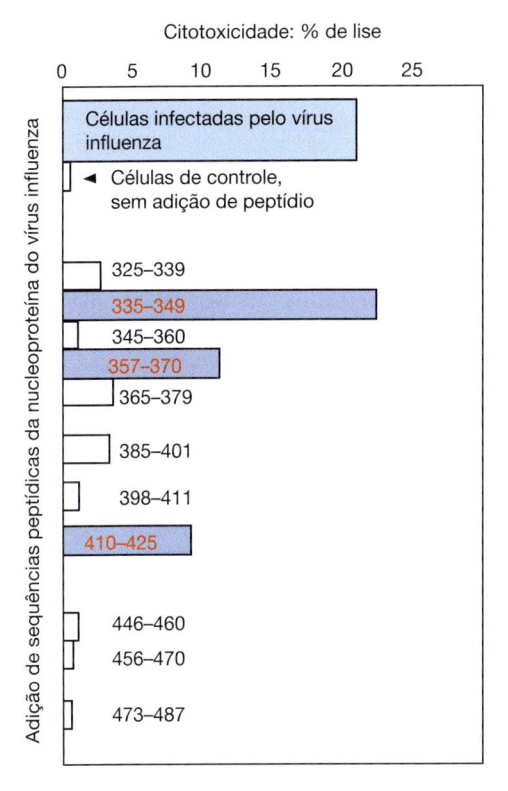

Figura 5.13 As células T citotóxicas, obtidas de um doador humano, destroem as células-alvo não infectadas na presença de peptídios curtos da nucleoproteína do vírus influenza. Os peptídios indicados foram adicionados a células singênicas (*i. e.*, iguais àquelas do doador de células T) marcadas com Cr51, e a citotoxicidade foi avaliada pela liberação de Cr51 com uma relação entre células citotóxicas e células-alvo de 50:1. Os três peptídios indicados em *vermelho* induziram uma boa atividade citotóxica. (Fonte: Townsend A.R.M *et al.* (1986) *Cell* **44**, 959-968. Reproduzida com autorização de Elsevier.)

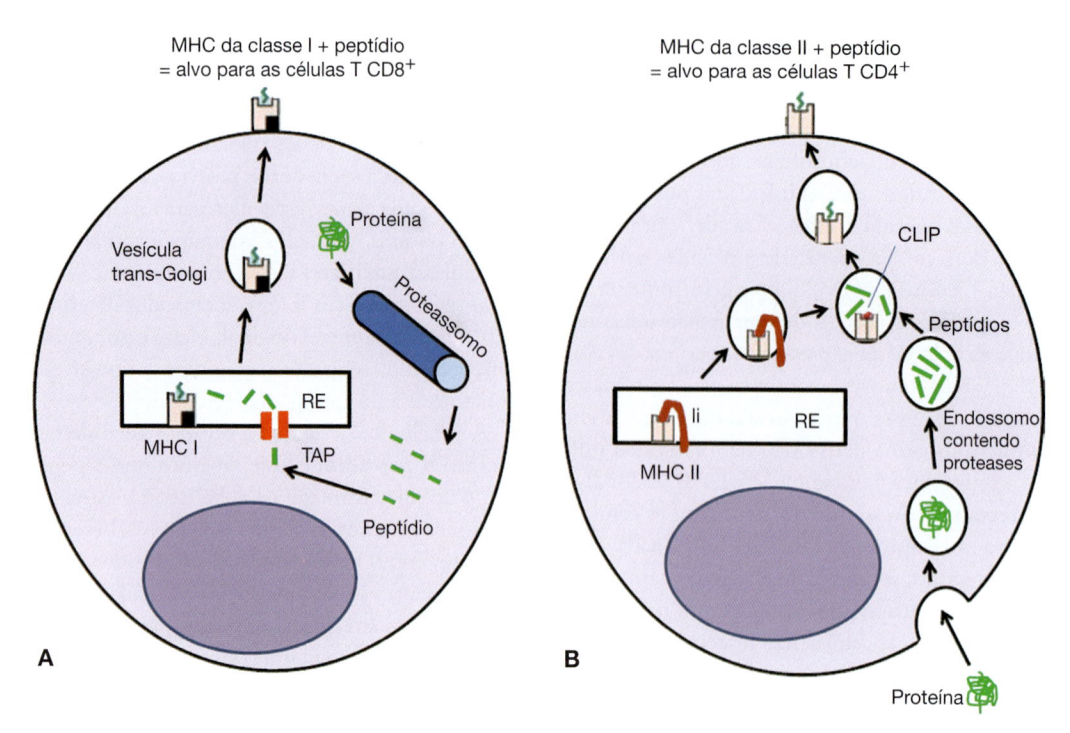

Figura 5.14 Processamento e apresentação do antígeno. Para ser reconhecido por células T que possuem um receptor αβ, o antígeno proteico (polipeptídio) precisa ser degradado (processado) em peptídios curtos por enzimas proteolíticas. **A.** Os antígenos (p. ex., proteínas virais) presentes no citoplasma de uma célula são designados como antígenos endógenos e são processados por enzimas que estão organizadas em uma estrutura, denominada proteassomo. Os peptídios resultantes são transferidos, então, do citoplasma para o RE por meio dos transportadores associados ao processamento do antígeno (TAP) e, subsequentemente, carregados em uma molécula do MHC da classe I recém-sintetizada. **B.** Por outro lado, os antígenos captados do lado externo da célula por endocitose ou fagocitose são descritos como antígenos exógenos, que são degradados em peptídios por um conjunto diferente de proteases presentes nos vacúolos endocíticos/fagocíticos. As moléculas do MHC da classe II recém-sintetizadas precisam ser transportadas para fora do RE em vesículas, que subsequentemente se fundem com os vacúolos que contêm peptídios. Para impedir que os peptídios presentes no RE se liguem a moléculas do MHC da classe II (em lugar da classe I pretendida), um "interruptor molecular", denominado cadeia invariante (Ii), é colocado no sulco da classe II. Posteriormente, a cadeia Ii é degradada em um fragmento, denominado CLIP, que é então subsequentemente trocado pelo peptídio. As moléculas do MHC da classe I e da classe II contendo peptídios são finalmente transportadas até a superfície celular para a apresentação do antígeno ao TCR. O MHC da classe I apresenta peptídios às células T CD8⁺, enquanto o MHC da classe II apresenta peptídios às células T CD4⁺.

ligar-se ao sulco e podem ser reconhecidos pelos TCR; todavia, neste caso, que pode aplicar-se a até 10% dos peptídios ligados a moléculas da classe I, eles fazem protuberância a partir do sulco.

A citocina IFNγ aumenta a produção de três subunidades proteossômicas catalíticas especializadas, **β₁i, β₂i e β₅i**, que substituem as subunidades catalíticas homólogas no proteassomo de manutenção, de modo a produzir o **imunoproteassomo**, uma estrutura com especificidade de clivagem modificada, que aumenta acentuadamente a proporção de peptídios longos gerados de **8 a 10 aminoácidos.** Os peptídios produzidos tanto pelo proteassomo quanto pelo imunoproteassomo são transferidos para dentro do RE pelo transportador heterodimérico associado ao processamento de antígenos (constituído das subunidades TAP1 e TAP2) (Figura 5.15). A cadeia α da classe I recém-sintetizada é retida no RE pela chaperona semelhante à lectina, a **calnexina**, que se liga a glicana de ligação N monoglicosilado da cadeia α nascente. A calnexina auxilia o envolvimento da proteína e promove a montagem com a β₂-microglobulina. Em seguida, a calnexina é substituída pela **calreticulina**, que possui propriedades semelhantes às da lectina, e, juntamente com **TAP1/2**, **tapasina** e **Erp57** (tiol oxidorredutase do RE de 57 kDa), constitui o **complexo de carregamento de peptídio (PLC)**. A ponte de **tapasina** assegura que a molécula da classe I vazia fique adjacente aos poros de TAP no RE, facilitando, dessa maneira, o carregamento de peptídios.

A tapasina também desempenha um papel na edição dos peptídios, assegurando a incorporação preferencial de peptídios com ligação de alta afinidade às moléculas do MHC da classe I. Após carregamento dos peptídios, a molécula da classe I dissocia-se do PLC, e o complexo MHC-peptídio agora estável atravessa a pilha de Golgi e alcança a superfície, onde constitui um alvo assentado para as células T citotóxicas.

O processamento do antígeno extracelular para apresentação do MHC da classe II percorre uma via diferente

Os complexos do MHC da classe II com o peptídio antigênico são formados por um mecanismo intracelular fundamentalmente diferente, visto que as APC que interagem com as células T auxiliares precisam coletar o antígeno no compartimento **extra**celular. Em essência, uma vesícula trans-Golgi contendo a molécula do MHC da classe II precisa se juntar com um endossomo tardio contendo o antígeno proteico exógeno captado na célula por fagocitose, macropinocitose ou endocitose.

No que se refere às próprias moléculas da classe II, a sua montagem ocorre a partir de cadeias α e β no RE, em associação à **cadeia invariante (Ii)** transmembrana (Figura 5.16), que sofre trimerização para recrutar três moléculas do MHC da classe II

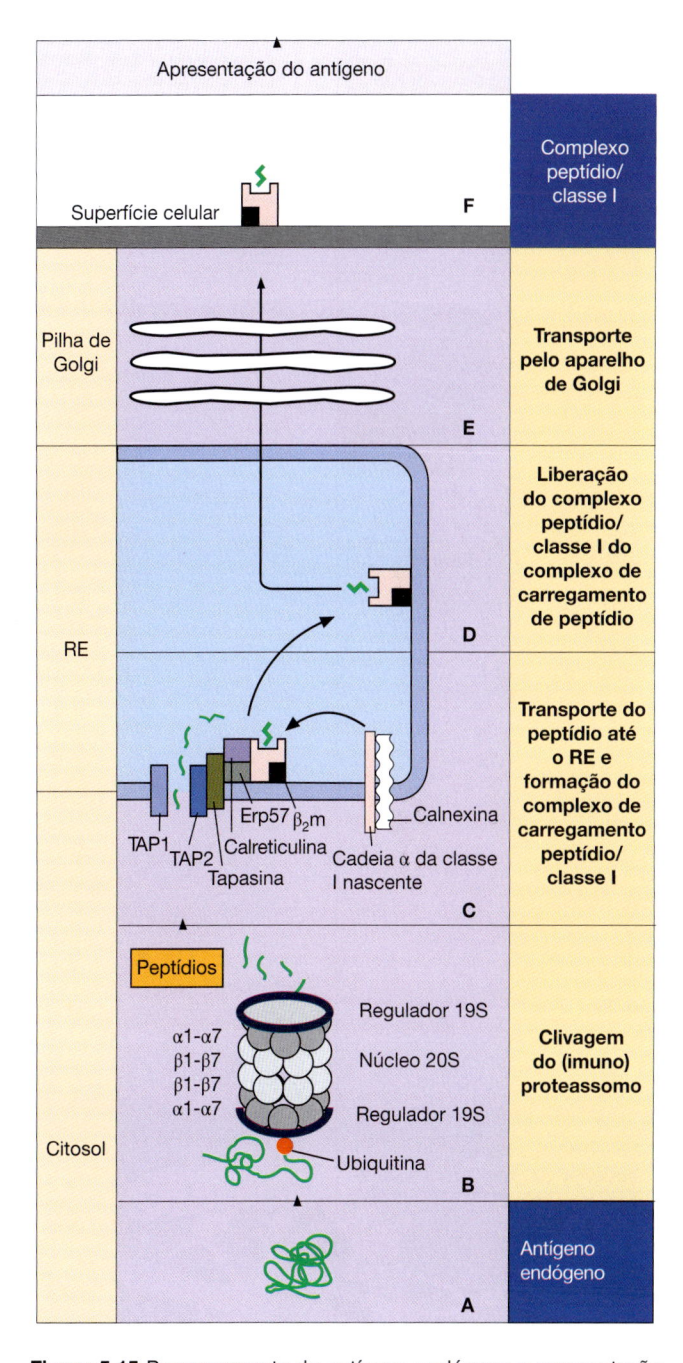

Figura 5.15 Processamento do antígeno endógeno e apresentação pelo MHC da classe I. As proteínas citosólicas (**A**) que são alvo para degradação sofrem poliubiquitinação pela adição de várias moléculas de ubiquitina. A proteína ubiquitinada liga-se ao regulador 19S do proteassomo (**B**) que, em uma reação dependente de ATP, remove a ubiquitina, efetua o desenovelamento da proteína e a transfere para dentro da estrutura cilíndrica do proteassomo 20S, que é constituído de 28 subunidades dispostas em quatro anéis empilhados. Os peptídios resultantes são transportados no retículo endoplasmático (RE) por TAP1 e TAP2 (**C**) sob a influência do complexo de carregamento do peptídio (PLC; que inclui TAP1/2, juntamente com calreticulina, tapasina e ERp57), os peptídios são carregados para dentro do sulco do MHC da classe I ligado à membrana. ERp57 isomeriza as ligações dissulfeto, de modo a assegurar a conformação correta da molécula de classe I. A tapasina forma uma ponte entre TAP1/2 e os outros componentes do PLC e está ligada de modo covalente ao ERp57, que, por sua vez, está ligado de modo não covalente à calreticulina. Após o carregamento do peptídio, o complexo peptídio-MHC é liberado do PLC (**D**), atravessa o sistema de Golgi (**E**) e aparece na superfície da célula (**F**) pronto para a sua apresentação ao receptor de células T. As células mutantes com deficiência de TAP1/2 não liberam peptídios à classe I e não podem atuar como alvos das células T citotóxicas.

em um complexo nonamérico. A cadeia Ii desempenha várias funções. Em primeiro lugar, atua como **chaperona** dedicada, de modo a assegurar o envolvamento correto da molécula de classe II nascente. Em segundo lugar, uma sequência interna da porção luminal da cadeia Ii repousa no sulco da molécula do MHC para inibir a ligação precoce de peptídios no RE antes que a molécula de classe II alcance o compartimento endocítico que contém o antígeno. Além disso, a combinação da Ii com o heterodímero αβ da classe II **inativa um sinal de retenção** e possibilita o transporte para o aparelho de Golgi. Por fim, o **direcionamento de motivos** na região citoplasmática N-terminal da Ii assegura a liberação da vesícula contendo moléculas da classe II na via endocítica.

Enquanto isso, a proteína exógena é captada por um dos processos endocíticos mencionados anteriormente. A enzima **GILT** (tiol redutase lisossômica induzida por interferona-γ) está presente nos endossomos e cliva quaisquer ligações dissulfeto existentes nas proteínas captadas. À medida que o endossomo inicial sofre acidificação progressiva, as proteínas são processadas em peptídios por uma variedade de enzimas proteolíticas (ver a legenda da Figura 5.16). Os endossomos iniciais amadurecem em endossomo final e lisossomos, ambos os quais adquirem, de modo característico, **proteínas de membrana associadas ao lisossomo (LAMP)**, incluindo o receptor LAMP-2a para autofagia mediada por chaperona. Esses endossomos finais fundem-se com o vacúolo que contém o complexo classe II-Ii. Nas condições ácidas existentes dentro desses compartimentos enriquecidos pelo MHC da classe II (MIIC), a asparagina endopeptidase (AEP) e as catepsinas S, L e F degradam a Ii, exceto a parte que está localizada dentro do sulco da molécula do MHC que, nesse momento, permanece como peptídio denominado CLIP (peptídio da cadeia invariante associado à classe II). Em seguida, uma molécula heterodimérica relacionada com o MHC, a DM, catalisa a remoção do CLIP e mantém o sulco aberto, de modo que os peptídios gerados no endossomo possam ser inseridos (Figura 5.17). A ligação inicial dos peptídios é determinada pela concentração do peptídio e a sua taxa de ativação; todavia, subsequentemente, a DM auxilia a remoção dos peptídios de menor afinidade, de modo a possibilitar a sua substituição por peptídios de alta afinidade (*i. e.*, atua como editor peptídico, permitindo a incorporação de peptídios com as características de ligação mais estáveis, ou seja, aqueles com uma taxa de desprendimento lenta). Nas células B e no epitélio tímico, em particular, uma outra molécula heterodimérica relacionada com o MHC, a DO, associa-se com a DM ligada à molécula da classe II e inibe a sua função. O papel preciso da DO ainda não foi estabelecido. Entretanto, nas células B, a DO pode reprimir transitoriamente a DM, de modo a favorecer a apresentação de antígenos internalizados por meio do BCR, em detrimento daqueles captados por endocitose da fase líquida. Em seguida, os complexos peptídio-molécula da classe II são transportados até a membrana para a sua apresentação às células T auxiliares.

Apresentação cruzada dos antígenos

Acabamos de ver como as moléculas do MHC da classe I apresentam antígenos endógenos, enquanto as do MHC da classe II apresentam antígenos exógenos. Todavia, cerca de 10 a 30% das moléculas da classe I apresentam antígenos de origem exógena, e uma proporção semelhante de moléculas do MHC da classe II apresentam peptídios derivados de antígenos citoplasmáticos ou nucleares. Com efeito, as

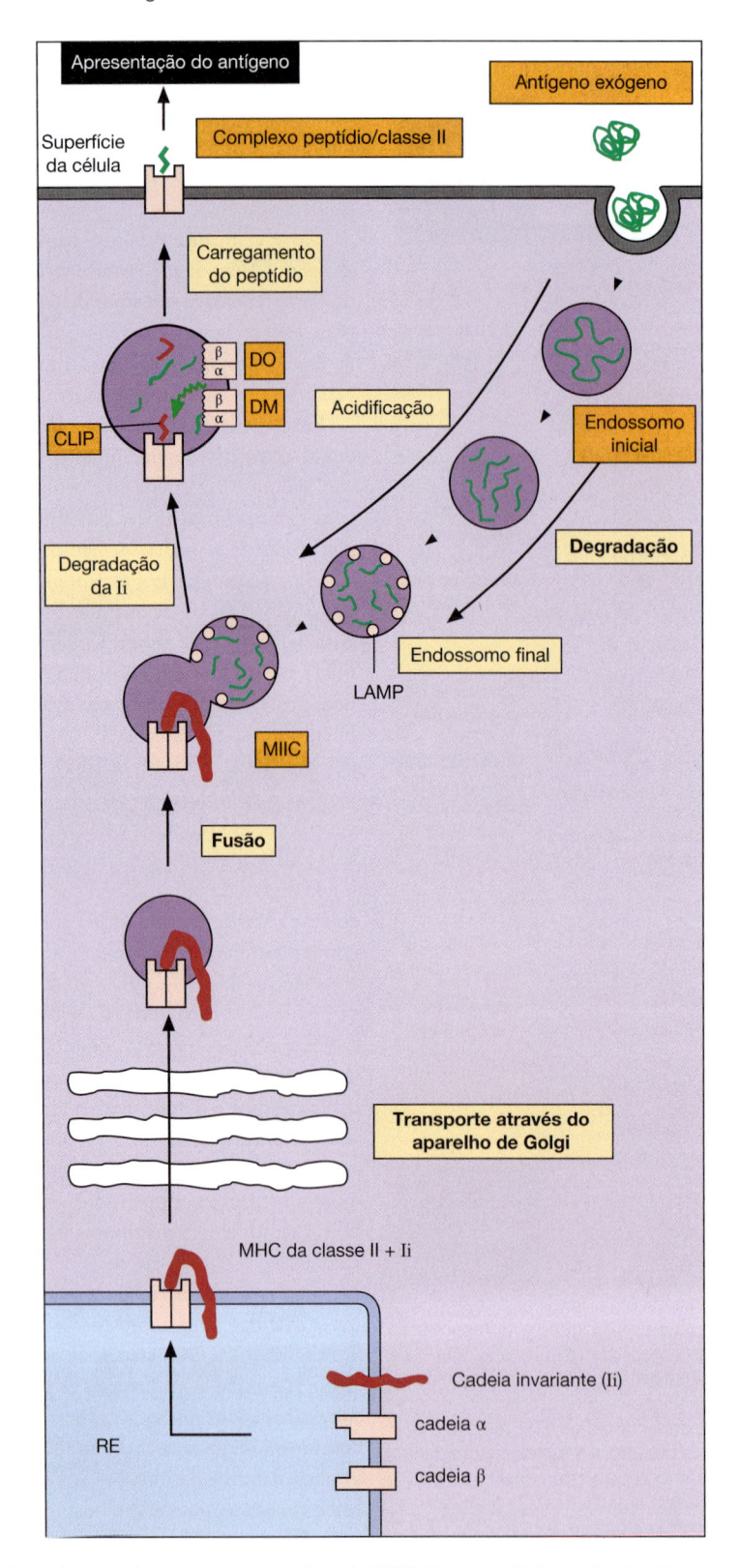

Figura 5.16 Processamento do antígeno exógeno e apresentação pelo MHC da classe II. As moléculas da classe II com Ii são organizadas (na realidade, como nanômero, constituído de três cadeias invariantes, três cadeias α da classe II e três cadeias β da classe II – não ilustradas) no retículo endoplasmático (RE). Em seguida, são transportadas através do aparelho de Golgi até o retículo trans-Golgi. O vacúolo contendo a molécula de classe II funde-se agora com um endossomo final, que possui características lisossômicas e contém peptídios gerados pela degradação parcial das proteínas derivadas da captação endocítica do antígeno exógeno. Essa fusão gera um denominado compartimento enriquecido pelo MHC da classe II, o MIIC. Particularmente implicadas no processamento do antígeno exógeno nos endossomos estão as cisteína proteases catepsinas S e L, ambas as quais possuem atividade de endopeptidase, bem como a catepsina D e a asparagina endopeptidase (AEP), que também podem participar desse processo. Subsequentemente, acredita-se que as exopeptidases catepsinas B e X aparam a extremidade C-terminal, enquanto as catepsinas C e H aparam a extremidade N-terminal dos peptídios, antes ou depois de sua ligação ao sulco do MHC da classe II. A degradação da cadeia invariante resulta no CLIP (peptídio da cadeia invariante associado à classe II) que permanece no sulco; todavia, sob a influência da molécula DM, é substituído pelos peptídios derivados do antígeno exógeno, e os complexos são transportados até a superfície da célula para a sua apresentação às células T auxiliares.

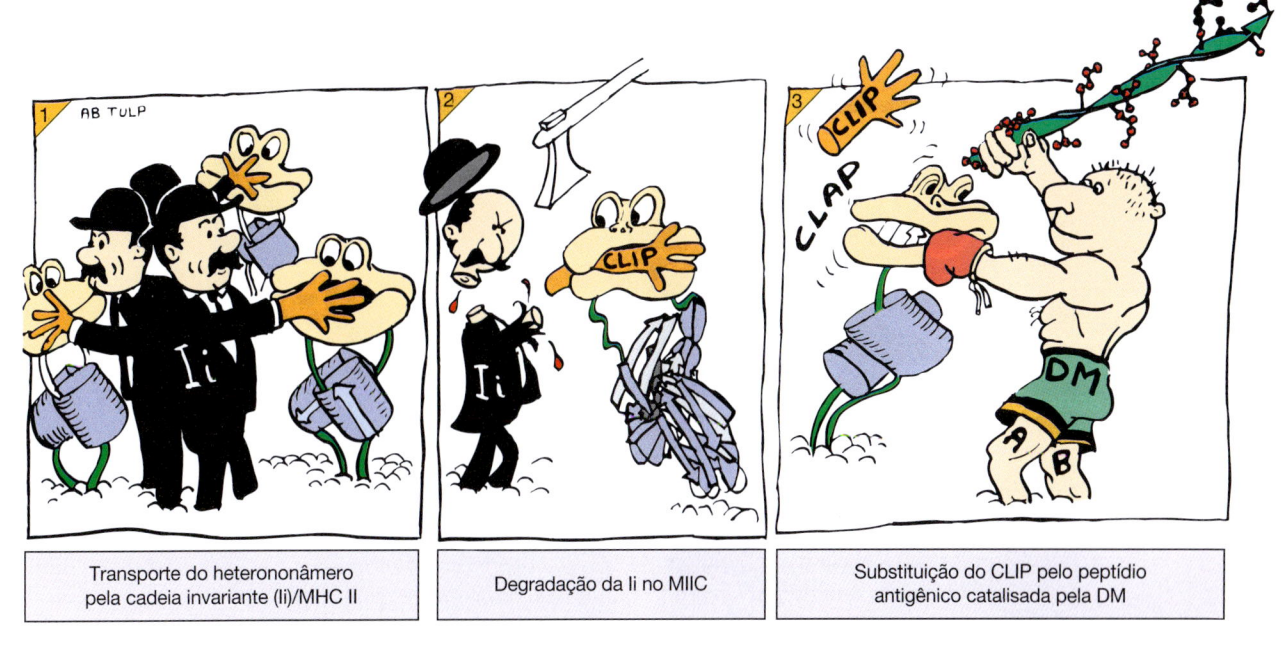

| Transporte do heterononâmero pela cadeia invariante (Ii)/MHC II | Degradação da Ii no MIIC | Substituição do CLIP pelo peptídio antigênico catalisada pela DM |

Figura 5.17 Transporte pelo MHC da classe II e carregamento de peptídios, ilustrados pela caricatura delicadamente vulgar de Tulp. (Fonte: Benham A. *et al.* (1995) *Immunology Today* **16**, 359-362. Reproduzida com autorização de Elsevier.)

células T citotóxicas virgens necessitam das células dendríticas para a sua ativação, porém a maioria dos vírus não tem tropismo pelas células dendríticas e, portanto, esses vírus não estão naturalmente presentes no citosol das APC profissionais. Tendo em vista as duas vias separadas (endógeno/classe I, exógeno/classe II) delineadas nas seções anteriores, como isso pode ser obtido? A resposta a esse enigma é encontrada no fenômeno da apresentação cruzada. Os antígenos captados por fagocitose ou endocitose podem escapar através de canais no vacúolo no qual foram incorporados e, assim, podem entrar no citosol (Figura 5.18A). Quando entram no citosol, esses antígenos passam a constituir o alvo de ubiquitinação e degradação subsequente pelo proteassomo, sendo esses processos seguidos de transferência mediada por TAP no RE e apresentação por moléculas do MHC da classe I. É também possível que alguns antígenos que sofreram endocitose possam ser processados em peptídios curtos o suficiente para serem carregados diretamente na reciclagem das moléculas do MHC da classe I dentro do endossomo, sem a necessidade de serem inicialmente processados no citosol. Além das células dendríticas, os macrófagos também parecem ser capazes de participar no jogo de apresentação cruzada, embora de modo menos eficiente.

Por outro lado, alguns dos peptídios derivados do proteassomo localizados no citosol, como aqueles derivados de capsídios virais, apresentam um comprimento suficiente para torná-los clientes em potenciais do sulco das moléculas de classe II e podem seguir a sua jornada até o MIIC. Isso pode ocorrer por um processo conhecido como autofagia, em que partes do citoplasma, que pode conter peptídios gerados pelo proteassomo, bem como proteínas intactas, são incorporados internamente por estruturas designadas como autofagossomos (Figura 5.18B). A autofagia ocorre de modo constitutivo nas APC profissionais, e o autofagossomo contendo peptídios pode então se fundir com o MIIC contendo moléculas do MHC da classe II, onde também pode ocorrer clivagem proteolítica de quaisquer proteínas intactas. A partir desse momento, os eventos que ocorrem assemelham-se aos descritos para a apresentação de antígenos exógenos, com substituição do CLIP pelos peptídios, e a transferência do complexo MHC-peptídio para a superfície celular. Durante períodos de estresse celular, uma segunda via, a autofagia mediada por chaperonas, pode ser utilizada, envolvendo membros da família da proteína do choque térmico 70 (**hsp70**), que se ligam à proteína a ser processada. Em seguida, o complexo proteico é reconhecido pela LAMP-2a e arrastado para dentro do lúmen de um lisossomo para processamento subsequente.

Natureza do peptídio apresentado no sulco

O sulco da molécula do MHC, que se liga a um único peptídio, impõe algumas restrições bem definidas à natureza e comprimento do peptídio que ele pode acomodar. Entretanto, na maioria das posições do ligante peptídico, um grau surpreendente de redundância é permitido, que está relacionado, em parte, com os resíduos que interagem com o receptor da célula T, e não com o MHC. Por conseguinte, cada molécula do MHC tem o potencial de ligar-se a centenas ou até mesmo a milhares de diferentes sequências peptídicas, contanto que, em determinadas posições de aminoácidos, os peptídios compartilhem características de resíduos de âncora conservados para esse alelo MHC particular. Diferentes alelos do MHC irão se ligar a uma diferente variedade de peptídios, em virtude da diferença na sequência do sulco de ligação das diferentes variantes do MHC.

Ligação às moléculas do MHC da classe I

A análise por cristalografia de raios X revelou que os peptídios estão firmemente instalados ao longo do comprimento do sulco, em uma configuração estendida, sem espaço disponível para estruturas α-helicoidais (Figura 5.19). As forças moleculares envolvidas na ligação dos peptídios ao MHC e na ligação do TCR ao peptídio-MHC são semelhantes àquelas observadas entre anticorpo e antígeno (*i. e.*, não covalentes).

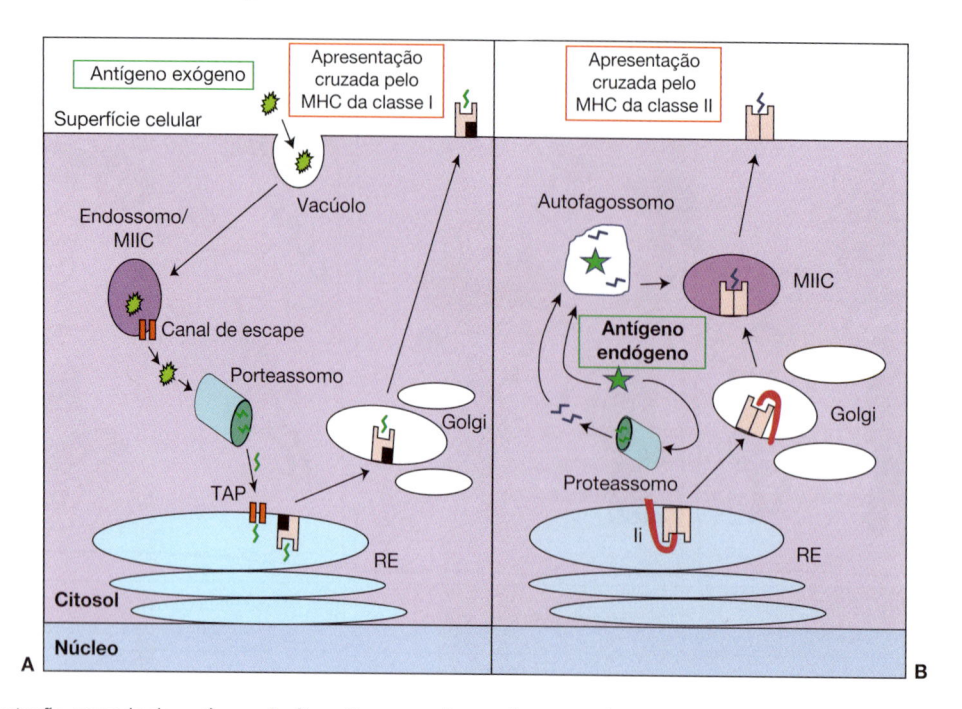

Figura 5.18 Apresentação cruzada do antígeno. **A.** Os antígenos exógenos incorporados são capazes de acessar a via de processamento das moléculas da classe I ao sair dos endossomos finais e dos compartimentos do MHC da classe II (MIIC) por meio de canais de escape. Outras vias para a apresentação pelo MHC da classe I de peptídios derivados de antígenos exógenos podem incluir a troca de peptídios, com reciclagem das moléculas do MHC da classe I da membrana celular. **B.** A apresentação cruzada também pode atuar como outra via, com peptídios citosólicos gerados a partir do proteassomo (e também antígenos endógenos intactos) que sofrem autofagia para entrar na via de processamento e apresentação por moléculas da classe II. RE, retículo endoplasmático; TAP, transportador associado ao processamento de antígeno.

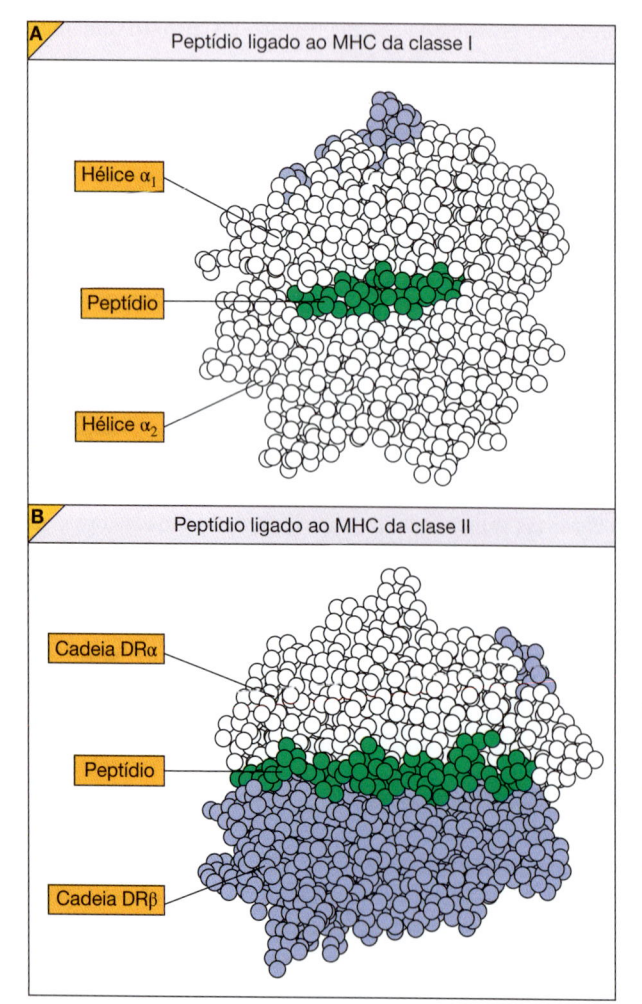

Figura 5.19 Ligação dos peptídios a fenda do MHC. O receptor de células T (TCR) "enxerga" olhando para baixo, as hélices α que revestem a fenda (ver Figura 4.19B) representada nos modelos compactos. **A.** Peptídio 309-317 da transcriptase reversa do HIV-1 ligado firmemente dentro da fenda do HLA-A2 da classe I. Em geral, uma a quatro das cadeias laterais do peptídio apontam na direção do TCR, oferecendo uma acessibilidade ao solvente de 17 a 27%. **B.** Hemaglutinina 306-318 do vírus influenza situada na fenda do HLA-DR1 da classe II. Diferentemente da classe I, o peptídio estende-se para fora de ambas as extremidades do sulco de ligação e de quatro a seis cadeias laterais apontam para o TCR, aumentando a acessibilidade ao solvente para 35%. (Fonte: Adaptada de Vignali D.A.A and Strominger J.L. (1994) *The Immunologist* **2**, 112. Reproduzida com autorização de Hogrefe & Huber Publishers.)

Tabela 5.1 Os ligantes de peptídios naturais às moléculas do MHC da classe I contêm dois resíduos de âncora alelo-específicos.

Alelo da classe I	Posição do aminoácido								
	1	2	3	4	5	6	7	8	9
H-2K^d	•	Y	•	•	•	•	•	•	I/L
H-2K^b	•	•	•	•	Y/L	•	•	L/M	
H-2D^b	•	•	•	•	N	•	•	•	L/M/I
HLA-A*0201	•	L/M/I	•	•	•	•	•	•	L/V/I/M
HLA-B*2705	•	R	•	•	•	•	•	•	R/K/L/F

Baseado em Rammensee H.G. *et al.* (1995) *Immunogenetics* **41**, 178.
As letras representam o código de Dayhoff para aminoácidos: F, fenilalanina; I, isoleucina; K, lisina; L, leucina; M, metionina; N, asparagina; R, arginina; V, valina; Y, tirosina. Nos locais onde predomina mais de um resíduo em determinada posição, a(s) alternativa(s) é(são) fornecida(s); • = qualquer resíduo.

Os peptídios de ocorrência natural podem ser extraídos de moléculas purificadas do MHC da classe I e sequenciados. Esses peptídios apresentam predominantemente um comprimento de **8 a 10 resíduos**; como o sulco de ligação de peptídios do MHC da classe I encontra-se fechado em ambas as extremidades, qualquer peptídio cujo comprimento seja ligeiramente maior precisa fazer protrusão para fora do sulco. A análise das sequências do reservatório de peptídios indicou os aminoácidos com características definidas em determinadas posições fundamentais (Tabela 5.1). Essas posições são denominadas **posições de âncora** e representam as cadeias laterais de aminoácidos necessárias para se encaixar dentro de **bolsas alelo-específicas** no sulco do MHC (Figura 5.20A). Em geral, existem **duas** e, algumas vezes, **três** dessas principais posições de âncora para os peptídios de ligação à classe I, frequentemente nas posições 2 (P2) e 9 (P9) do peptídio, porém algumas vezes em outras posições. Por exemplo, o HLA-A*0201 altamente prevalente possui uma bolsa que irá aceitar a leucina, a metionina ou a isoleucina na posição peptídica P2 e outra bolsa que irá aceitar a leucina, a valina, a isoleucina ou a metionina na P9 (Tabela 5.1). Em alguns alelos HLA, em lugar de uma bolsa de âncora principal, existem duas ou três bolsas de ligação mais fraca. Mesmo com as restrições de dois ou três motivos de âncora, cada alelo do MHC da classe I pode acomodar centenas ou até mesmo milhares de diferentes peptídios. Por conseguinte, contanto que os critérios para as posições de âncora sejam preenchidos, os outros aminoácidos da sequência podem variar. A ligação de hidrogênio **independente de alelo** a resíduos conservados em ambas as extremidades do sulco do MHC da classe I ocorre nas extremidades N-terminal e C-terminal do peptídio.

Exceto na presença de infecção, os ligantes naturais da classe I consistem em peptídios próprios derivados de proteínas endógenas sintetizadas pela célula, histonas, proteínas do choque térmico, enzimas, sequências sinalizadoras líder etc. Cerca de 75% desses peptídios originam-se no citosol, e a maioria deles estará em baixas concentrações, de cerca de 100 a 400 cópias por célula. Por conseguinte, as proteínas expressas com abundância incomum, como as proteínas oncofetais nos tumores e os antígenos virais nas células infectadas, devem ser prontamente detectadas por células T inativas.

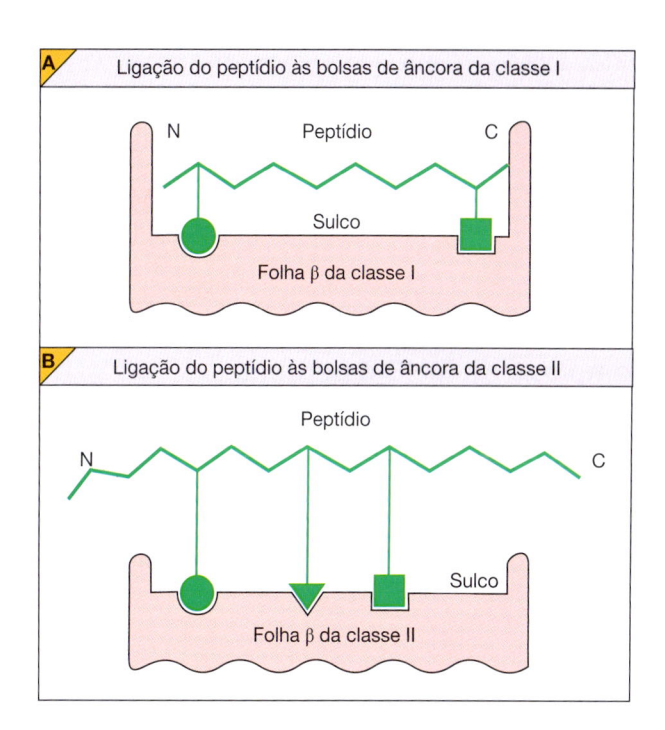

Figura 5.20 As bolsas alelo-específicas nos sulcos de ligação do MHC ligam-se aos motivos de resíduos de âncora principais dos ligantes peptídicos. Corte transversal através do eixo longitudinal do sulco do MHC. As duas hélices α que formam as paredes laterais do sulco estão situadas horizontalmente acima e abaixo do plano do papel. **A.** O sulco da molécula de classe I é fechado em ambas as extremidades. As posições de âncora estão, com muita frequência, em P2 e P9, mas também podem ser encontradas em outros locais, dependendo do alelo MHC (ver Tabela 5.1). **B.** Por outro lado, o sulco da molécula de classe II é aberto em ambas as extremidades e não restringe o comprimento do peptídio. Em geral, existem três ou quatro bolsas de âncora principais, por exemplo, com P1 dominante para HLA-DR1 e P4 dominante para HLA-DR3.

Ligação às moléculas do MHC da classe II

Diferentemente da classe I, o sulco da classe II é aberto em ambas as extremidades e, portanto, pode ligar-se a peptídios mais longos, normalmente de cerca de **15 a 20 aminoácidos** de comprimento. Entretanto, à semelhança da classe I, é uma extensão de cerca de 9 aminoácidos que está diretamente envolvida na interação, e essa porção é designada como registro de ligação do peptídio.

Os outros aminoácidos podem estender-se a partir de cada extremidade do sulco, o que difere muito da camisa de força do sítio dos ligantes da classe I (Figuras 5.19 e 5.20), e são suscetíveis à "poda" proteolítica. No que concerne às bolsas de ligação alelo-específicas da classe II para cadeias laterais peptídicas, os motivos baseiam-se em três ou quatro resíduos de âncora principais, normalmente, mas nem sempre, P1, P4, P6 e P9 (Figura 5.20B). Infelizmente, é difícil estabelecer essas preferências para cada resíduo dentro de determinado peptídio. Isso se deve ao fato de que, embora o comprimento do sulco da classe II seja semelhante ao da classe I, a natureza aberta do sulco da classe II não impõe nenhuma restrição ao comprimento do ligante. Por conseguinte, cada molécula de classe II liga-se a um conjunto de peptídios de comprimentos variáveis, e a análise desse reservatório de ocorrência natural isolado do MHC não iria estabelecer que cadeias laterais de aminoácidos ligam-se preferencialmente aos nove sítios disponíveis dentro do sulco. Uma abordagem para solucionar esse problema é estudar a ligação das moléculas solúveis de classe II às bibliotecas muito grandes de nonapeptídios de sequência aleatória expressos na superfície dos bacteriófagos.

A ligação do peptídio leva a uma transição de uma conformação mais aberta para uma estrutura mais compacta que se estende pelo sulco de ligação do peptídio. A faixa de concentrações dos diferentes complexos peptídicos que resultam irá produzir uma hierarquia de dominância de epítopos em relação à sua capacidade de interagir com células T.

O receptor de células T αβ liga-se a um complexo de MHC e peptídio

Quando preparações de TCR solúveis produzidas utilizando a tecnologia do DNA recombinante são imobilizadas em um *chip* sensor, elas podem ligar-se especificamente ao complexo peptídio-MHC com afinidades (K_a) bastante baixa, na faixa de 10^4 a 10^7 M^{-1}. Essa baixa afinidade e o número relativamente pequeno de contatos atômicos formados entre os TCR e seus ligantes de MHC-peptídio quando as células T entram em contato com a sua célula-alvo fazem com que a contribuição do reconhecimento pelo TCR para a energia de ligação dessa interação celular seja bastante trivial. A força da atração depende dos pares de moléculas de adesão principal independente de antígeno, como LFA-1 – ICAM-1 e CD2 – LFA-3, que são recrutados na sinapse imunológica (ver Figura 7.20); todavia, qualquer ativação subsequente da célula T pelo complexo MHC-antígeno peptídico deve envolver uma sinalização por meio do receptor de células T.

Topologia do complexo ternário

Dentre as três regiões de determinação da complementaridade existentes em cada cadeia do TCR, a CDR1 e a CDR2 são muito menos variáveis do que a CDR3. Diferentemente das imunoglobulinas, não ocorre hipermutação somática nos genes do TCR, de modo que a variabilidade em CDR1 e CDR2 é limitada pelo número de genes V da linhagem germinativa. Entretanto, à semelhança da imunoglobulina, a CDR3 do TCR é codificada por uma sequência V(D)J que resulta de mecanismos combinatórios e de inserção de nucleotídios. Como as sequências do MHC em determinado indivíduo são fixas, embora haja um grande número de diferentes sequências peptídicas, um modelo lógico teria a CDR1 e a CDR2 de cada cadeia do TCR em contato com as hélices α na extremidade do sulco de ligação do peptídio do MHC, enquanto a CDR3 muito mais variável estaria em contato com o peptídio. De acordo com essa hipótese, vários estudos mostraram que as células T que reconhecem pequenas variações em um peptídio, no contexto de uma determinada molécula do MHC, diferem apenas nas suas regiões CDR3.

Os sítios de combinação dos TCR são, em geral, relativamente planos (Figura 5.21) o que seria esperado tendo em vista a necessidade de complementaridade com a superfície ligeiramente ondulada da combinação peptídio-MHC (Figura 5.22A). Na maioria das

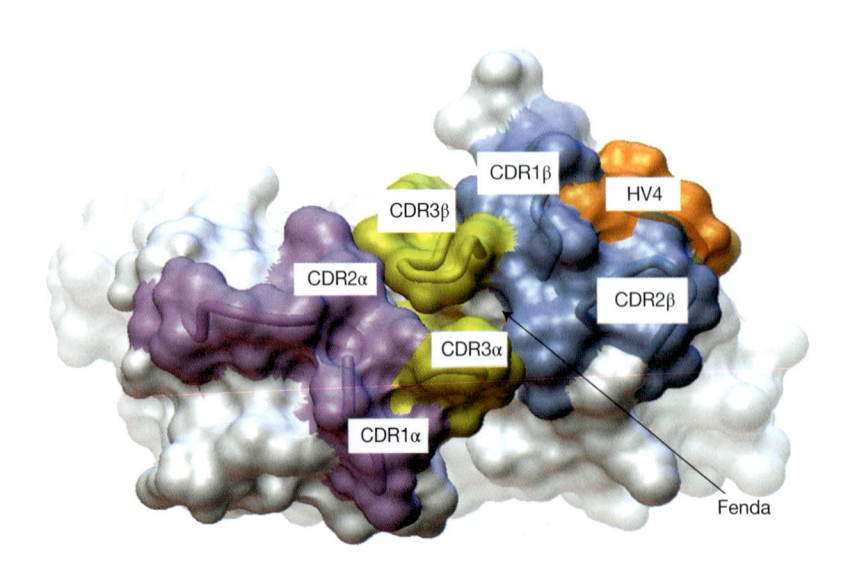

Figura 5.21 Sítio de combinação do antígeno com o receptor de células T. Nesse exemplo (um TCR murino denominado 2C), embora a superfície seja relativamente plana, existe uma fenda entre o CDR3α e o CDR3β, que pode acomodar uma cadeia lateral voltada para cima na parte central do peptídio ligado ao sulco de uma molécula do MHC. A superfície e as alças da Vα CDR1 e CDR2 estão na cor *magenta*, Vβ CDR1 e CDR2 em *azul*, Vα CDR3 e Vβ CDR3 em *amarelo* e a quarta região hipervariável Vβ, que estabelece contato com alguns superantígenos, na cor *laranja*. (Fonte: Garcia K.C. *et al.* (1996) *Science* **274**, 209-219. Reproduzida com autorização de AAAS.)

estruturas definidas até hoje, o reconhecimento envolve a localização do TCR em diagonal (Figura 5.22B) ou de modo ortogonal (Figura 5.22C) através do complexo peptídio-MHC, com $V\alpha$ CDR1 e CDR2 do TCR em sobreposição à hélice β_1 da molécula do MHC classe II ou hélice α_2 da classe I, enquanto $V\beta$ CDR1 e CDR2 sobrepõem-se à hélice α_1 do MHC da classe I ou da classe II (Figura 5.23). As regiões CDR3 mais variáveis estabelecem contato com o peptídio, ressaltando particularmente os resíduos de posição intermediária (P4 a P6). Há evidências sugerindo que o TCR liga-se inicialmente ao MHC por um mecanismo bastante independente do peptídio, seguido de mudanças de conformação, particularmente nas alças CDR3 de reconhecimento do peptídio do TCR, de modo a possibilitar um contato ideal com o peptídio. A ativação por meio do complexo TCR-CD3 pode atuar se esses ajustes permitirem uma ligação mais estável e multimérica. O correceptor CD4 ou CD8 para MHC liga-se a resíduos não polimórficos existentes nos domínios $\alpha2$ e $\beta2$ da classe II (Figura 5.24) e no domínio $\alpha3$ da classe I, respectivamente.

Moléculas semelhantes ao MHC da classe I

Além das moléculas clássicas altamente polimórficas do MHC da classe I clássicas (HLA-A, HLA-B e HLA-C nos seres humanos e H-2K, H-D e H-L no camundongo), existem outros *loci* que codificam moléculas do MHC apresentadoras de peptídio contendo β_2-microglobulinas, com cadeias pesadas relativamente não polimórficas. Essas moléculas são **H-2 M3, H-Qa** e **H-Q** nos camundongos e **HLA-E, HLA-F** e **HLA-G** nos seres humanos. Além disso, há vários homólogos do MHC especializados, incluindo as moléculas T10 e T22, que atuam como ligantes para as células T $\gamma\delta$, que não apresentam peptídios e que ocorrem nos camundongos, mas não nos seres humanos.

A molécula **H-2 M3** é singular, visto que o seu sulco de ligação de peptídios apresenta numerosos aminoácidos apolares destinados a facilitar a ligação do resíduo hidrofóbico característico de *N*-formilmetionina dos peptídios derivados de proteínas bacterianas, que podem ser então apresentados às células T. A expressão da H-2 M3 é limitada pela disponibilidade

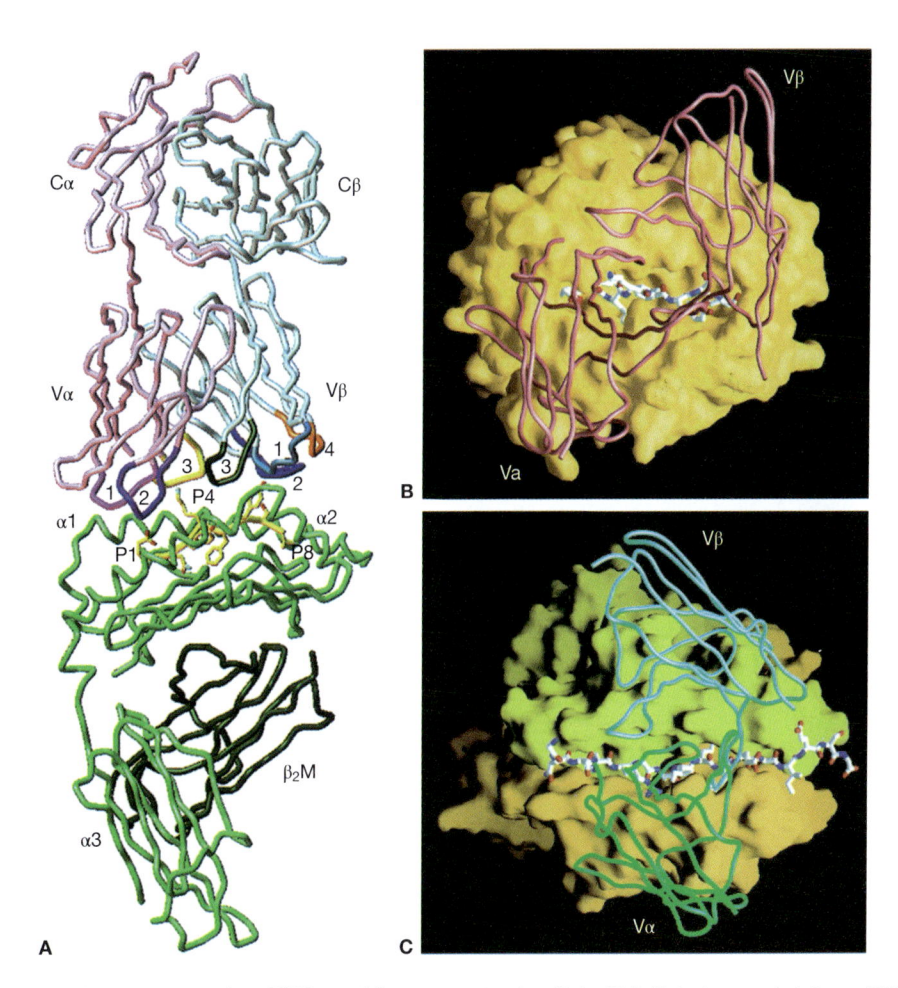

Figura 5.22 Complementaridade entre o complexo MHC-peptídio e o receptor de células T. **A.** Estrutura central de um TCR (2C), reconhecendo um peptídio (denominado dEV8) apresentado pela molécula H-2K^b do MHC da classe I. O TCR encontra-se na metade superior da figura, com a cadeia α em *rosa* e o CDR1 na cor *magenta*, CDR2 em *púrpura* e CDR3 em *amarelo*. A cadeia β está na cor *azul-claro*, com CDR1 em *azul*, CDR2 em *azul-marinho*, CDR3 em *verde* e a quarta alça hipervariável, em *laranja*. Abaixo do TCR encontra-se a cadeia α do MHC em *verde* e a β_2-microglobulina em *verde-escuro*. O peptídio com suas cadeias laterais nas posições P1, P4 e P8 está na cor *amarela*. (Fonte: **A.** Garcia K.C. *et al.* (1998) *Science* **279**, 1166-1172.) **B.** O mesmo complexo visto de baixo em uma representação da superfície molecular da molécula H-2K^b em *amarelo*, com o modo de acoplamento diagonal do TCR em uma representação vermiforme na cor *rosa*. O peptídio está representado no formato de bola e bastão. **C.** Por outro lado, vemos aqui o modo de acoplamento ortogonal de um TCR (denominado D10), reconhecendo um peptídio derivado da conalbumina apresentado pelo MHC da classe II. A representação vermiforme da estrutura do TCR mostra $V\alpha$ em *verde* e $V\beta$ em *azul*, enquanto a representação da superfície molecular da I-A^k da classe II apresenta a cadeia α em *verde-claro* e a cadeia β em *laranja*, retendo o peptídio. (Fonte: (**B** e **C**) Reinherz E.L. *et al.* (1999) *Science* **286**, 1913-1921. Reproduzida com autorização de AAAS.)

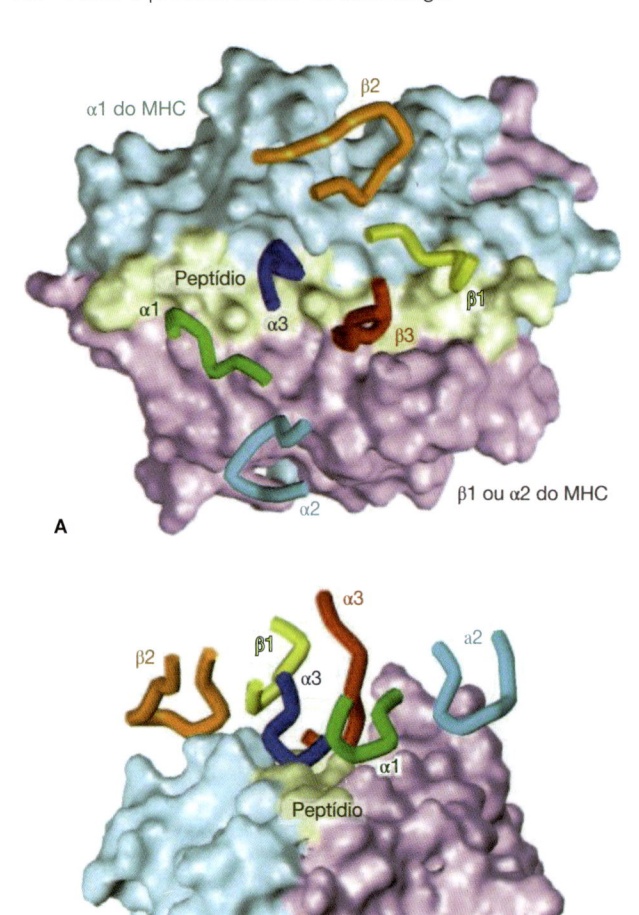

A

α1 do MHC
β2
Peptídio
α1
α3
β3
β1
α2
β1 ou α2 do MHC

B

β2
β1
α3
α3
α1
α2
Peptídio
α1 do MHC
β1 ou α2 do MHC

Figura 5.23 Reconhecimento pela CDR3 do TCR de um peptídio apresentado pelo MHC. **A.** Contatos entre as alças CDR1-3 das cadeias α e β de um receptor de células T (TCR) e a superfície compacta do MHC e peptídio. O exemplo mostrado nesta figura é de um TCR de camundongo ligado à H2 I-Aᵇ, apresentando um peptídio 13-mer. A região α1 do MHC está na cor *azul-claro*, a região β1 ou α2 do MHC está em *magenta*, o peptídio, em *amarelo*. As alças CDR das cadeias α e β do TCR estão indicadas (α1 é CDR1 da cadeia α e assim por diante). **B.** Perspectiva em elevação das interações. (Fonte: Marrack P. *et al.* (2008) *Annual Review of Immunology* **26**, 171-203. Reproduzida com autorização de Annual Reviews.)

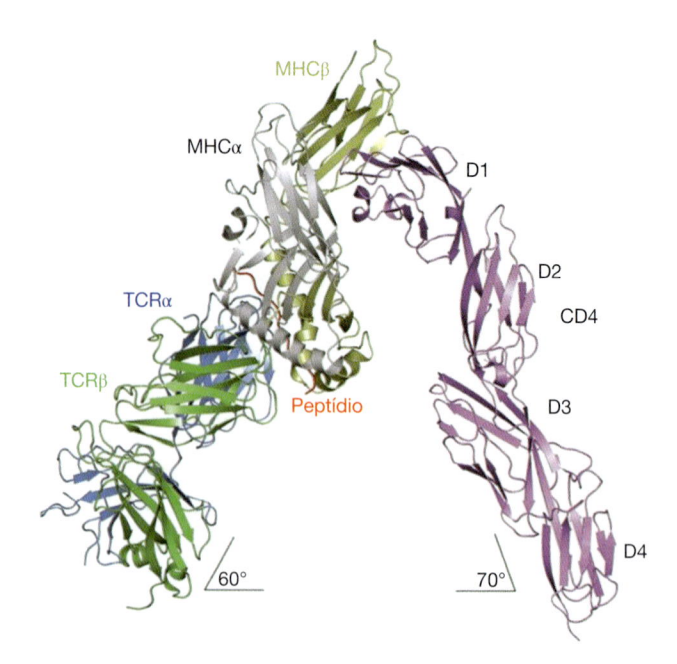

MHCβ
MHCα
D1
TCRα
D2
CD4
TCRβ
Peptídio
D3
60°
70°
D4

Figura 5.24 Complexo TCR-peptídio-MHC-CD4. Diagrama em fita do complexo orientado como se as moléculas do TCR (MS2-3C8) e CD4 estão fixadas à célula T na base, enquanto a molécula do MHC da classe II (HLA-DR4) está fixada a uma APC oposta na parte superior. Cadeia α do TCR em *azul*; cadeia β do TCR, em *verde*; CD4, em *rosa*; cadeia α do MHC, em *cinza*; cadeia β do MHC, em *amarelo*; peptídio (derivado da proteína básica da mielina), em *vermelho*. (Fonte: Yin Y. *et al.* (2012) *Proceedings of the National Academy of Sciences of the USA.* **109**, 5405-5410. Reproduzida com autorização.)

desses peptídios, de modo que a ocorrência de níveis elevados só é observada durante as infecções procarióticas. O Capítulo 15 apresenta uma discussão do papel da expressão do HLA-G no citotrofoblasto extraviloso humano.

Reconhecimento de antígenos não proteicos pelas células T

As moléculas CD1 apresentam antígenos lipídicos, glicolipídicos e lipoproteicos

Depois das moléculas do MHC das classes I e II, a família **CD1** (CD1a-e) de moléculas forma um terceiro conjunto de moléculas apresentadoras de antígenos, que são reconhecidas pelos linfócitos T. Exatamente como ocorre com a cadeia α da molécula do MHC da classe I, a CD1 associa-se à β₂-microglobulina, e a estrutura geral é, com efeito, semelhante àquela das moléculas clássicas de classe I, embora a topologia do sulco de ligação seja

alterada (ver Figura 4.29). As moléculas CD1 podem apresentar (Figura 5.25) uma ampla variedade de antígenos **lipídicos**, **glicolipídicos** e **lipopeptídicos** e até mesmo algumas moléculas orgânicas pequenas às células T αβ e γδ clonalmente diversas e, no caso de CD1d, às células NKT.

Um motivo estrutural comum facilita a apresentação do antígeno mediada por CD1 e compreende uma região hidrofóbica de uma cadeia acila ramificada ou dupla e uma porção hidrofílica constituída pelos grupos polares ou com carga elétrica do lipídio e/ou seu carboidrato ou peptídio associado. Em uma estrutura cristalina resolvida, as regiões hidrofóbicas estão mergulhadas no sulco de ligação profundo de CD1b, enquanto as regiões hidrofílicas, como as estruturas de carboidratos, são reconhecidas pelo TCR (Figura 5.26). Em outra estrutura definida, o TCR αβ reconhece CD1 com α-galactosilceramida, acoplando-se em paralelo ao complexo (Figura 5.27). Isso é bastante diferente da ligação diagonal ou ortogonal habitualmente observada no reconhecimento do complexo peptídio-MHC pelo TCR αβ (Figura 5.28).

Lipídios tanto endógenos quanto exógenos podem ser apresentados por CD1 (Figura 5.25), e, à semelhança do MHC da classe I, a cadeia pesada de CD1 forma inicialmente um complexo com a calnexina no retículo endoplasmático e, em seguida, é subsequentemente substituída pela calreticulina. Em seguida, a proteína ERp57 é recrutada para o complexo. A dissociação subsequente do complexo possibilita a ligação da β₂-microglobulina, e, em uma etapa que envolve a proteína de transferência de triglicerídios (MTP) microssômica, a inserção de antígenos lipídicos endógenos na região de ligação do antígeno da CD1. À semelhança de seus correspondentes proteináceos, os antígenos lipídicos e

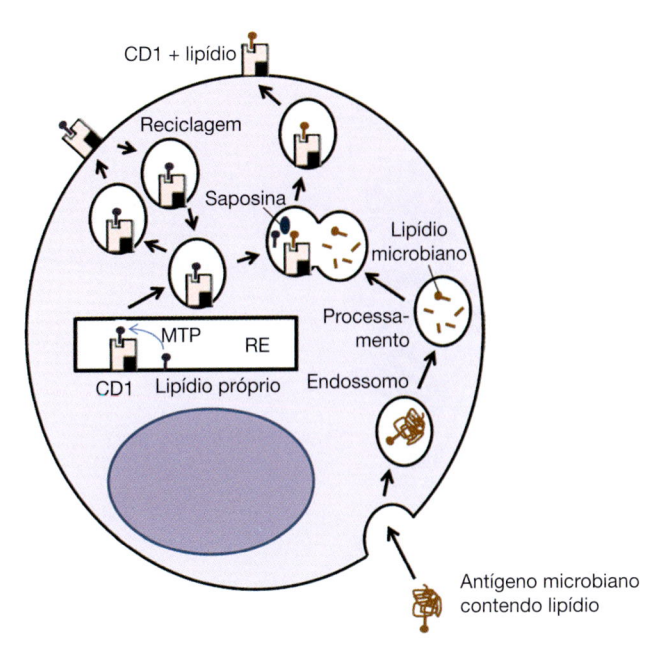

Figura 5.25 O processamento e a representação dos antígenos lipídicos. As moléculas CD1 que contêm lipídio próprio transitam pela superfície da célula (onde podem ser capazes de estimular células T autorreativas). Subsequentemente, as moléculas CD1 são internalizadas em depressões revestidas por clatrina e podem ser recicladas para se unir com a via endocítica. Algumas moléculas CD1 também podem ser diretamente enviadas para os endossomos, evitando, assim, uma etapa preliminar na superfície celular. As moléculas CD1 recém-sintetizadas no retículo endoplasmático (RE) podem incorporar lipídios próprios, em um processo mediado pela proteína de transferência de triglicerídios microssômica (MTP). Uma via para a apresentação de antígenos lipídicos exógenos envolve a troca entre antígeno lipídico próprio e estranho nos compartimentos endossômicos. Os antígenos de patógenos contendo lipídios são captados pela célula, por captação mediada por receptor (p. ex., pelo receptor de lipoproteína de baixa densidade, receptores de lectina tipo C ou receptores de depuração) ou por captação geral. O processamento desses antígenos estranhos mediado por enzimas pode ocorrer nos endossomos finais, e, após fusão com a vesícula trans-Golgi contendo CD1 e lipídio próprio, pode ocorrer troca entre lipídio estranho e lipídio próprio mediada pela saposina. Em seguida, a molécula CD1 contendo lipídio estranho é captada na superfície celular para reconhecimento pelas células T αβ, células T γδ ou células NKT que possuem um TCR apropriado.

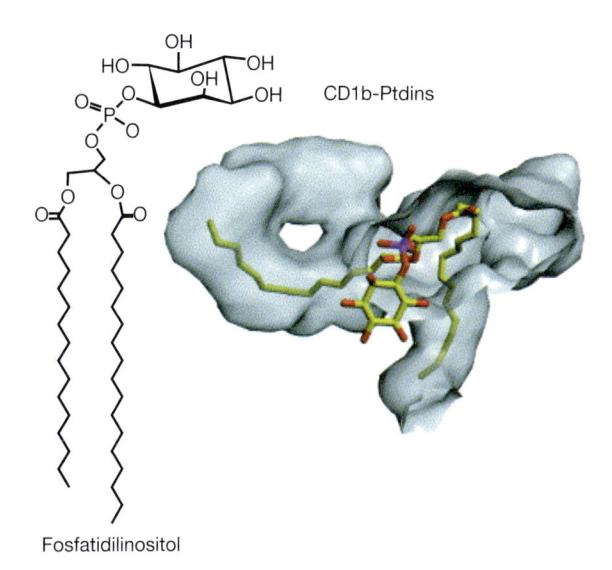

Figura 5.26 Bolsa de ligação do antígeno da CD1. Nesse exemplo, a ligação do fosfatidilinositol (Ptdins) à CD1b é mostrada com a bolsa de ligação representada em visão de cima, olhando diretamente para dentro do sulco. As estruturas alifáticas estão em *verde*, o átomo de fósforo em *azul* e os átomos de oxigênio, em *vermelho*. (Fonte: Hava D.L. *et al.* (2005) *Current Opinion in Immunology* **17**, 88-94. Reproduzida com autorização de Elsevier.)

glicolipídicos de origem exógena são liberados no compartimento endossômico ácido. Tanto os seres humanos quanto os camundongos com deficiência de prosaposina, uma molécula precursora das proteínas ativadoras de esfingolipídios (SAP), saposinas A-D, são deficientes na apresentação de antígenos lipídicos às células T. Várias linhas de evidências indicam que essas moléculas estão envolvidas na transferência de antígenos lipídicos à CD1 nos endossomos (Figura 5.25). Os ligantes para **CD1a** incluem o sulfatídio esfingolipídio e micopeptídios, como a dide-hidroximicobactina de *Mycobacterium tuberculosis;* os ligantes para **CD1b** incluem o ácido micólico e estruturas de carboidratos, como o componente da parede celular micobacteriana, a lipoarabinomanana; e os ligantes para **CD1c** incluem o manosil-1-fosfodolicol micobacteriano. A α-galactosilceramida de esponjas marinhas é conhecida por ser um estimulador muito potente das células NKT invariantes (iNKT) quando apresentada por CD1d. Os lipídios microbianos apresentados por **CD1d** incluem o α-galactosil diacilglicerol de *Borrelia burgdorferi,* enquanto os lipídios endógenos, como a

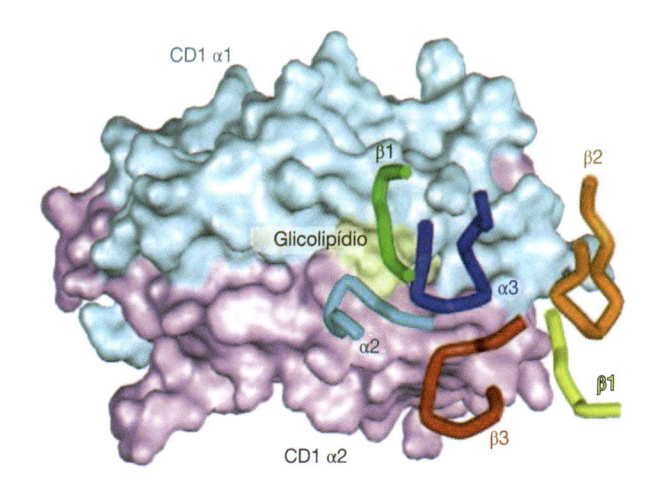

Figura 5.27 Reconhecimento do antígeno apresentado pela CD1d pelo receptor de células T (TCR). Reconhecimento pelo TCR αβ da α-galactosilceramida apresentada pela CD1d. São mostradas as regiões α1 (na cor *azul-claro*) e α2 (*magenta*) da CD1d e o glicolipídio (em *amarelo*), juntamente com as alças CDR das cadeias α e β do TCR. Observe que a ligação do TCR ocorre na direção de uma extremidade da molécula CD1d. Como o componente lipídico do antígeno está mergulhado dentro da molécula CD1d, o reconhecimento da α-galactosilceramida pelo TCR envolve apenas a cabeça glicosila que faz protrusão. A CDR1 da cadeia α (α1) do TCR interage apenas com o antígeno, enquanto CDR3 da cadeia α (α3) interage com o antígeno e com CD1d. O reconhecimento do antígeno não envolve a cadeia β do TCR, cujas CDR2 (β2) e CDR3 (β3) ligam-se à CD1d. Nesse exemplo, a CDR2 da cadeia α (α2) e a CDR1 da cadeia β (β1) não estão envolvidas na ligação ao complexo antígeno-CD1d. (Fonte: Marrack P. *et al.* (2008) *Annual Review of Immunology* **26**, 171-203. Reproduzida com autorização de Annual Reviews.)

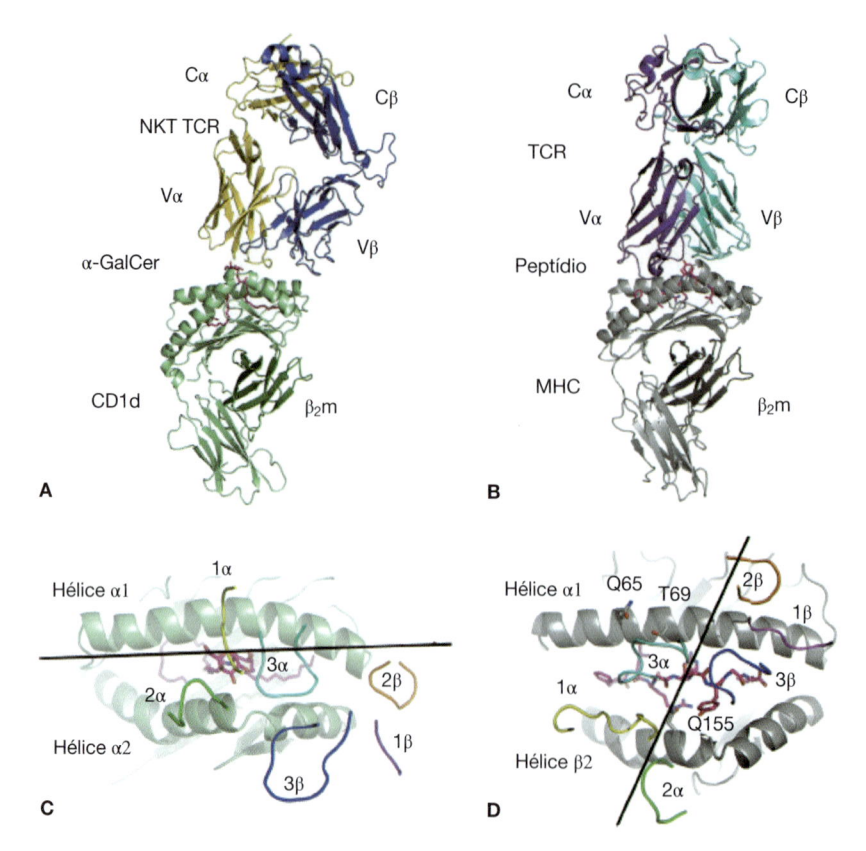

Figura 5.28 Comparação do reconhecimento de CD1d-lipídio e MHC-peptídio pelo TCR. **A.** Ligação da cadeia α (em *amarelo*) e da cadeia β (em *azul*) do receptor de células T (TCR) à α-galactosilceramida (na cor *magenta*) apresentada por CD1d (*verde*). **B.** Ligação da cadeia α (na cor *roxa*) e da cadeia β (*azul-claro*) do TCR ao MHC (*cinza*) e ao peptídio (*magenta*). **C.** Modo de acoplamento paralelo observado com o reconhecimento pelo TCR (CDR1α, *amarelo*; CDR2α, *verde*; CDR3α, *azul-claro*; CDR1β, *magenta*; CDR2β, *laranja*; CDR3β, *azul*) da α-galactosilceramida (*magenta*) apresentada pela CD1d (hélices α, verde-claro). **D.** Modo de acoplamento diagonal de um TCR típico (alças de CDR nas mesmas cores de [**C**]) com o complexo peptídio-MHC. Em (**C**) e (**D**), o centro da massa entre os domínios Vα e Vβ está indicado pela *linha preta*. (Fonte: Borg N.A. *et al.* (2007) *Nature* **448**, 44-49. Reproduzida com autorização de Nature Publishing Group.)

lisofosfatidilcolina apresentada por esse membro da família CD1, podem atuar como marcadores da inflamação. O quinto membro da família **CD1e**, possui propriedades muito distintas e pode atuar como uma saposina, como facilitador de troca de lipídio para CD1b e CD1c, de modo a permitir a substituição do lipídio endógeno por lipídios de origem microbiana.

Células NKT

As células NKT possuem o marcador NK1.1, que é característico das células NK, juntamente com um receptor de células T. Existem duas populações, uma com TCR diversos e outra designada como células NKT invariantes (células iNKT). Nessa última população, o TCR possui uma cadeia α invariante (Vα24Jα18 nos seres humanos, Vα14Jα18 nos camundongos), sem nenhuma modificação da região N e com um repertório extremamente limitado de cadeias β, baseado em Vβ11 nos seres humanos e em Vβ8.2, Vβ7 e Vβ2 nos camundongos. Esses receptores reconhecem antígenos lipídicos apresentados pela CD1d e constituem um importante componente do compartimento de células T, respondendo por aproximadamente 30% das células T no fígado (e até por 2,5% das células T nos tecidos linfoides secundários) dos camundongos. Embora as células iNKT estejam presentes em uma frequência muito menor nos seres humanos, a população de células NKT com receptores diversos é muito mais prevalente nos seres humanos do que nos camundongos. Após ativação,

as células NKT secretam rapidamente IL-4 e IFNγ e, portanto, podem estar envolvidas na estimulação de muitos tipos celulares, incluindo células dendríticas, células NK e células B.

Reconhecimento do antígeno pelas células T γδ

Diferentemente das células T αβ, as células T γδ reconhecem antígenos diretamente, sem a necessidade de seu processamento. Foram isoladas células T γδ humanas que reconhecem diretamente as moléculas de ligação a não peptídios relacionadas com o MHC, MICA ou MICA ou que reconhecem CD1c, independentemente de qualquer antígeno lipídico ou glicolipídico. De modo semelhante, nos camundongos, existem células T γδ que reconhecem a molécula I-E^k do MHC da classe I (independentemente do peptídio ligado) ou moléculas de ligação a não peptídios semelhantes ao MHC, T10 e T22. Outras células T γδ podem responder a agentes infecciosos, como o citomegalovírus. Parece que as células γδ desempenham uma função distinta complementar àquela da população αβ e atuam no reconhecimento direto de patógenos microbianos e células do hospedeiro danificadas ou estressadas.

As evidências do reconhecimento direto do antígeno pelas células T γδ provêm de experimentos, como aqueles que envolvem um clone de células T γδ específico para a glicoproteína-1 do herpes-vírus simples. Esse clone pode ser estimulado pela proteína nativa ligada ao plástico, sugerindo que as células são estimuladas pela ligação cruzada de seus receptores pelo antígeno que elas reconhecem no estado nativo intacto, exatamente como fazem os anticorpos. Existem argumentos estruturais que favorecem essa hipótese. Apesar da inclusão de um curto segmento D na cadeia β, as alças CDR3 são comparáveis quanto ao comprimento e são relativamente limitados quanto ao tamanho das cadeias α e β do TCR αβ, refletindo uma relativa constância no tamanho dos complexos peptídio-MHC aos quais se ligam. As regiões CDR3 das cadeias leves das imunoglobulinas são curtas e também restritas quanto a seu comprimento; todavia, nas cadeias pesadas, são mais longas e de comprimento mais variável, devido à necessidade de reconhecer uma ampla gama de epítopos. De modo bastante surpreendente, os TCR γδ assemelham-se aos anticorpos, visto que as alças CDR3 da cadeia γ são curtas, com estreita variação de comprimento, ao passo que, na cadeia δ, são relativamente longas, com ampla variação de comprimento. Por conseguinte, nesse aspecto, o **TCR γδ assemelha-se ao anticorpo** mais do que o TCR αβ. Quando foi definida a primeira estrutura por cristalografia com raios X de um TCR γδ de camundongo ligado a seu ligante, a molécula do MHC não clássico T22 mencionada anteriormente, foi constatado que ele apresenta um modo bastante incomum de reconhecimento do antígeno. A alça CDR3 estendida da cadeia δ, particularmente o segmento Dδ2 codificado por uma sequência sem mutação (de linhagem germinativa), mediou a maior parte da ligação, com uma pequena contribuição também fornecida pela CDR3 da cadeia γ. Entretanto, uma estrutura mais recente de um TCR γδ humano, neste caso com ligação à MICA, indicou um foco em CDR1 e CDR2, mais do que em CDR3 da cadeia δ. Precisamos aguardar até que mais estruturas sejam definidas para compreender melhor o espectro de sítios de ligação usados pelos TCR γδ.

Um subgrupo particular de células γδ nos seres humanos sempre utiliza os segmentos gênicos *Vγ9* e *Vδ2* (apesar de utilizar diferentes segmentos gênicos *D* e *J*). Esse subgrupo pode expandir-se *in vivo* de modo a constituir a maior parte das células T γδ circulantes na presença de uma grande variedade de infecções. Foi demonstrado que essas células T Vγ9Vδ2 reconhecem fosfoantígenos, incluindo alguns desses antígenos produzidos por vários patógenos humanos, como *Mycobacterium tuberculosis* e *Plasmodium malariae*.

Os superantígenos são ativadores extremamente potentes das células T

As toxinas piogênicas bacterianas são capazes de ativar famílias inteiras de células T

As sequências do gene variável (V) dos receptores de células T podem ser agrupadas em diversas famílias, conforme anteriormente descrito para os genes V das imunoglobulinas. Por conseguinte, existem aproximadamente 50 genes Vβ funcionais do TCR humano, que estão agrupados em 23 famílias (várias das quais apresentam apenas um membro), em que algumas famílias estão muito mais representadas no repertório do que outras. Enquanto determinado peptídio complexado com o MHC irá reagir com células T específicas para antígeno, que representam uma porcentagem relativamente pequena do reservatório de células T, tendo em vista a necessidade de ligação específica do peptídio a

determinadas regiões CDR3 do TCR αβ, foi identificado uma classe especial de moléculas que estimulam 5 a 20% aproximadamente da população total de células T que expressam a mesma estrutura da família dos Vβ do TCR. Essas moléculas o fazem independentemente da especificidade antigênica do receptor. São conhecidas como **superantígenos** e não precisam ser processadas pela APC, mas estabelecem ligações cruzadas com a classe II e Vβ, independentemente da interação direta entre as moléculas do MHC e do TCR (Figura 5.29).

Os superantígenos da família da toxina piogênica podem causar intoxicação alimentar, febre, vômitos e diarreia e incluem as enterotoxinas de *Staphylococcus aureus* (SEA, SEB e várias outras), a toxina 1 da síndrome do choque tóxico estafilocócico (TSST-1), o superantígeno estreptocócico (SSA) e várias exotoxinas piogênicas estreptocócicas (SPE). Embora todas essas moléculas possuam uma estrutura semelhante, elas estimulam células T que apresentam diferentes sequências Vβ. São fortemente mitogênicas (*i. e.*, estimula a mitose) para essas células T na presença de células que expressam o MHC da classe II. A SEA é um dos mitógenos mais potentes conhecidos das células T, provocando uma acentuada proliferação na faixa de concentração de 10^{-13} a 10^{-16} M. À semelhança dos outros superantígenos, a SEA pode causar uma "tempestade de citocinas" envolvendo a liberação de quantidades excessivas de

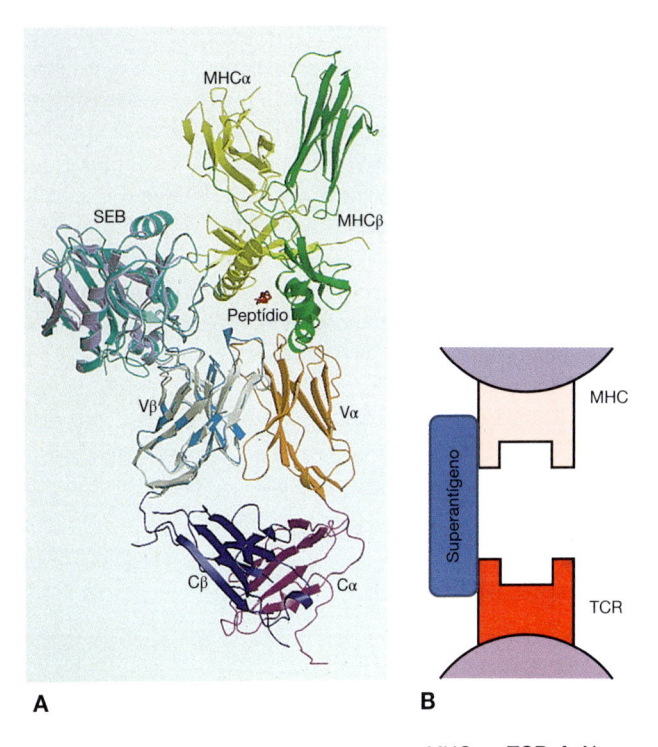

Figura 5.29 Interação do superantígeno com o MHC e o TCR. **A.** Nesse modelo complexo, a interação com o superantígeno enterotoxina estafilocócica B (SEB) envolve o encunhamento da própria SEB entre a cadeia Vβ do receptor de células T (TCR) e o MHC, impedindo efetivamente a interação do TCR com o peptídio no sulco e entre a cadeia β do TCR e o MHC. Por conseguinte, o contato direto entre o TCR e o MHC limita-se a resíduos de aminoácidos Vα. Outros superantígenos interrompem, em graus variáveis, as interações diretas do TCR com o complexo peptídio-MHC, e, em alguns casos (p. ex., mitógeno do *Mycoplasma arthritidis*), não existe nenhum contato direto entre o TCR e o complexo peptídio-MHC. (Fonte: Li H. *et al.* (1999) *Annual Review of Immunology* **17**, 435-466. Reproduzida com autorização de Annual Reviews.) **B.** Ligação cruzada do MHC da classe II e do Vβ do TCR pelo superantígeno.

IL-2, IFNγ, TNFα, TNFβ (linfotoxina) e outras citocinas, bem como dos leucotrienos dos mastócitos, que constituem a base de sua capacidade de produzir a síndrome do choque tóxico.

Outros superantígenos para as células T

Outros superantígenos que não pertencem à família de superantígenos de toxinas piogênicas, incluem as toxinas esfoliativas estafilocócicas (ET), o mitógeno de *Mycoplasma arthritidis* (MAM) e o mitógeno de *Yersinia pseudotuberculosis* (YPM). Além disso, pode ocorrer ativação policlonal das células T em resposta a superantígenos virais, como a proteína do nucleocapsídio do vírus da raiva.

Os micróbios também podem produzir superantígenos para as células B

Existem diversos superantígenos que são capazes de estimular uma proporção substancial de linfócitos B. Por exemplo, a proteína A estafilocócica reage não apenas com a região Fcγ da IgG, mas também com 15 a 50% dos anticorpos que utilizam a família V_H3. A glicoproteína gp120 do vírus da imunodeficiência humana (HIV) também reage com imunoglobulinas que utilizam membros da família V_H3.

Por que as células T αβ precisam reconhecer o antígeno de maneira tão complexa?

Os anticorpos combatem os patógenos e seus produtos nos líquidos corporais extracelulares, onde estão presentes essencialmente em sua forma nativa (Figura 5.30A). Evidentemente, é vantajoso para o hospedeiro que o receptor de células B reconheça epítopos nas **moléculas nativas**. As células T αβ realizam um trabalho muito diferente. No caso das células T citotóxicas, elas precisam procurar e ligar-se às células infectadas e desempenham sua função efetora em contato direto com o alvo. As moléculas do MHC atuam como marcadores que avisam o linfócito T efetor que ele está entrando em contato com uma célula, e o peptídio processado atua como marcador da infecção (Figura 5.30B). Tendo em vista que praticamente todas as células nucleadas podem ser infectadas por algum vírus ou outro, é necessário que o marcador celular do MHC da classe I seja expresso por todas as células nucleadas do

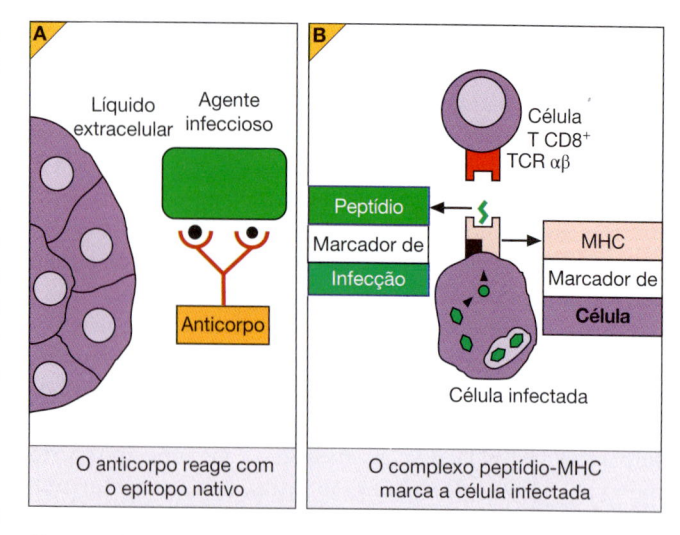

Figura 5.30 Diferença fundamental entre o reconhecimento do antígeno por um anticorpo e pelo receptor de células T αβ (TCR). **A.** Os anticorpos são produzidos contra a forma nativa e não desnaturada dos agentes infecciosos que são atacados nos líquidos extracelulares. **B.** As células T efetoras reconhecem as células infectadas por dois marcadores de superfície: o MHC é um sinal para a célula, e o peptídio estranho é encontrado no sulco do MHC, derivado das proteínas de um agente infeccioso intracelular. Outros sinais microbianos de superfície celular podem ser proporcionados por antígenos não degradados e por antígenos de baixo peso molecular contendo fosfato (detectados pelas células T γδ) e lipídios e glicolipídios apresentados por moléculas CD1.

corpo, visto que a destruição citotóxica exige o contato celular íntimo entre a célula T αβ CD8⁺ citotóxica efetora e o célula-alvo (infectada) que expressa a molécula da classe I. Por outro lado, a secreção de citocinas por células T auxiliares e reguladoras não exige um contato celular entre a célula efetora e a célula reativa. Por conseguinte, a ativação das células T auxiliares e reguladoras pode ser transferida para APC profissionais designadas que, além de expressar o MHC da classe I, também expressam o MHC da classe II, que é necessário para a apresentação de peptídios a essas células T αβ CD4⁺.

Uma situação comparável de contato celular imposto surge quando moléculas CD1 apresentam lipídios, glicolipídios e lipoproteínas processados às células T αβ, células T γδ ou células NKT.

RESUMO

Reconhecimento pelos anticorpos

- Os anticorpos reconhecem formatos moleculares (epítopos) nos antígenos
- Os epítopos proteicos são, em sua maioria, descontínuos, envolvendo resíduos fundamentais de diferentes partes da sequência linear da proteína, embora alguns sejam contínuos e possam ser reproduzidos por peptídios lineares
- O sítio de combinação do anticorpo forma uma superfície complementar com o epítopo do antígeno e envolve, em grande parte, as CDR do anticorpo
- Os sítios de combinação do anticorpo apresentam numerosos formatos e dimensões; os anticorpos contra proteínas tendem a apresentar superfícies de reconhecimento mais extensas do que os anticorpos dirigidos contra carboidratos ou peptídios, que têm maior tendência a envolver sulcos ou bolsas

- Algumas vezes, tanto o anticorpo quanto o antígeno podem sofrer modificações locais de conformação para permitir a ocorrência de interação.

Estimulação da síntese de anticorpos

- A antigenicidade (a capacidade de um antígeno de ser reconhecido por anticorpos) pode ser diferenciada da imunogenicidade (a capacidade de um antígeno [imunógeno] de estimular a produção de anticorpos quando utilizado para imunizar um animal
- As pequenas moléculas de haptenos só estimulam a produção de anticorpos quando ligados a uma molécula carreadora proteica
- Determinados epítopos, habitualmente os que apresentam maior acessibilidade na superfície da proteína (p. ex., alças), desencadeiam respostas humorais mais intensas do que outros

- Muitos vírus, como o vírus influenza e o HIV, utilizam a tendência da resposta humoral a focalizar os epítopos imunodominantes para "escapar" do controle dos anticorpos.

Termodinâmica da interação antígeno-anticorpo

- A interação antígeno-anticorpo é reversível e está sujeita às leis de termodinâmica
- A tendência do anticorpo e do antígeno de interagir reflete-se na sua constante de ligação (K_a) e na energia livre para a interação (ΔG)
- Os anticorpos fisiologicamente ativos apresentam, em sua maioria, constantes de ligação da ordem de 10^9/M ("ligadores nM")
- A energética da interação antígeno-anticorpo é dominada por alguns "pontos quentes"
- A polivalência pode aumentar acentuadamente a afinidade dos anticorpos funcionais, com consequências fisiológicas significativas (p. ex., inativação de toxina)
- Em geral, os anticorpos fisiologicamente ativos de alta afinidade apresentam afinidades muito menores por antígenos diferentes do antígeno-alvo (i.e., apresentam baixa reatividade cruzada).

Reconhecimento pelas células T

- As células $\alpha\beta$ enxergam antígenos em associação a moléculas do MHC
- As células T são restritas ao haplótipo da célula para a qual foram inicialmente ativadas
- Os antígenos proteicos são processados dentro das células para formar pequenos peptídios lineares, que se associam às moléculas do MHC, ligando-se ao sulco central formado pelas hélices α e pela base da lâmina β.

Processamento do antígeno para apresentação pelo MHC da classe I

- Os antígenos citosólicos endógenos, como as proteínas virais, são clivados por (**imuno)proteassomos**, e os peptídios assim formados são **transportados** até o RE por TAP1 e TAP2
- Em seguida o peptídio dissocia-se das moléculas de TAP e forma um heterotrímero estável com a cadeia pesada do MHC de classe I recém-sintetizada e com a β_2-microglobulina
- Em seguida, esse **complexo peptídio-MHC** é transportado até a superfície da célula para apresentação às células T citotóxicas.

Processamento do antígeno para apresentação pelo MHC da classe II

- As cadeias α e β da **molécula de classe II** são sintetizadas no RE e formam complexos com a **cadeia invariante (Ii)** ligada à membrana
- Isso facilita o transporte das vesículas que contêm moléculas da classe II através do aparelho de Golgi e as direciona para um endossomo final acidificado, que contém a proteína exógena capturada na célula por endocitose ou fagocitose
- A degradação proteolítica da cadeia Ii nos compartimentos enriquecidos da classe II (MIIC) resulta em um peptídio denominado CLIP, que protege o sulco do MHC
- O processamento por proteases do endossomo degrada o antígeno em peptídios, que substituem o CLIP

- Em seguida, o complexo **peptídio-classe II** aparece na superfície da célula para a sua apresentação às células T auxiliares.

Apresentação cruzada

- Os antígenos exógenos também podem ser apresentados pelo MHC da classe I em células dendríticas por meio de uma via envolvendo a transferência no citosol, seguido de processamento convencional do proteassomo
- Por outro lado, a autofagia pode transferir peptídios e proteínas do citosol para o MIIC para apresentação subsequente pela classe II.

Peptídio antigênico

- Os peptídios da classe I são mantidos em uma conformação estendida dentro do sulco do MHC
- Em geral, possuem um comprimento de 8 a 10 resíduos e têm duas ou três **âncoras** essenciais, isto é, resíduos relativamente invariáveis que se ligam a bolsas alelo-específicas do MHC
- Normalmente, os peptídios da classe II têm um comprimento de 15 a 20 resíduos, estendem-se além do sulco e, em geral, possuem três ou quatro resíduos de âncora
- Os outros resíduos de aminoácidos no peptídio são acentuadamente variáveis e são reconhecidos pelo receptor de células T.

Complexo entre TCR, MHC e peptídio

- A primeira e a segunda regiões hipervariáveis (CDR1 e CDR2) de cada cadeia do TCR $\alpha\beta$ entram em contato principalmente com as hélices α do MHC, enquanto as CDR3, que exibem a maior variabilidade, interagem com o peptídio antigênico.

Algumas células T são independentes das moléculas do MHC clássico

- As moléculas semelhantes ao MHC da classe I, como a H-2 M3 murina, são relativamente não polimórficas e podem apresentar antígenos, como os peptídios de N-formilmetionina bacterianos
- A família CD1 de moléculas não semelhantes ao MHC da classe I pode apresentar antígenos como antígenos lipídicos e glicolipídicos micobacterianos
- As células T $\gamma\delta$ assemelham-se aos anticorpos no reconhecimento de moléculas inteiras não processadas, como moléculas não proteináceas de baixo peso molecular contendo fosfato.

Superantígenos

- Os superantígenos são mitógenos potentes que estimulam subpopulações inteiras de linfócitos que compartilham a mesma família de região variável, independentemente da especificidade do antígeno
- As enterotoxinas de Staphylococcus aureus são poderosos superantígenos de células T humanas, que provocam intoxicação alimentar e síndrome do choque tóxico
- Os superantígenos das células T não são processados, porém estabelecem ligações cruzadas com o MHC da classe II e o TCR Vβ, independentemente de sua interação direta

- Alguns superantígenos (p. ex., proteína A estafilocócica) são capazes de ativar de modo policlonal os linfócitos B que utilizam determinados membros da família V_H.

Reconhecimento de diferentes formas de antígeno pelas células B e T

- As células B reconhecem epítopos no antígeno nativo; isso é importante, visto que os anticorpos reagem com o antígeno nativo no líquido extracelular

- As células T citotóxicas precisam entrar em contato com as células infectadas, e a célula infectada emite sinais à célula T pela combinação da molécula do MHC da classe I com o antígeno degradado
- As células T auxiliares e reguladoras também reconhecem antígenos que foram degradados em peptídios; todavia, nesse caso, o MHC envolvido é a molécula da classe II encontrada apenas nas células apresentadoras de antígenos profissionais.

LEITURA ADICIONAL

Adams E.J. and Luoma A.M. (2013) The adaptable major histocompatibility complex (MHC) fold: structure and function of nonclassical and MHC class I like molecules. *Annual Review of Immunology* **31**, 529–561.

Amigorena S. and Savina A. (2010) Intracellular mechanisms of antigen cross presentation in dendritic cells. *Current Opinion in Immunology* **22**, 109–117.

Blum J.S., Wearsch P.A., and Cresswell P. (2013) Pathways of antigen processing. *Annual Review of Immunology* **31**, 443–473.

Burton D.R., Poignard P., Stanfield R.L., and Wilson I.A. (2012) Broadly neutralizing antibodies present new prospects to counter highly antigenically diverse viruses. *Science* **337**, 183–186.

Chapman H.A. (2006) Endosomal proteases in antigen presentation. *Current Opinion in Immunology* **18**, 78–84.

Chien Y H. (2014) γδ T cells: first line of defense and beyond. *Annual Review of Immunology* **32**, 121–155.

Crotzer V.L. and Blum J.S. (2009) Autophagy and its role on MHC mediated antigen presentation. *Journal of Immunology* **182**, 3335–3341.

Davies D.R. and Padlan E.A. (1990) Antibody–antigen complexes. *Annual Reviews of Biochemistry* **59**, 439–473.

Davis S.J., Ikemizu S., Evans E.J., Fugger L., Bakker T.R., and van der Merwe P.A. (2003) The nature of molecular recognition by T cells. *Nature Immunology* **4**, 217–224.

De Libero G. and Mori L. (2012) Novel insights into lipid antigen presentation. *Trends in Immunology* **33**, 103–111.

Finley D. (2009) Recognition and processing of ubiquitin protein conjugates by the proteasome. *Annual Review of Biochemistry* **78**, 477–513.

Fraser J.D. and Proft T. (2008) The bacterial superantigen and superantigen like proteins. *Immunological Reviews* **255**, 226–243.

Girardi E. and Zajonc D.M. (2012) Molecular basis of lipid antigen presentation by CD1d and recognition by natural killer T cells. *Immunological Reviews* **250**, 167–179.

Godfrey D.I., Rossjohn J., and McCluskey J. (2008) The fidelity, occasional promiscuity, and versatility of T cell receptor recognition. *Immunity* **28**, 304–314.

Mantegazza A.R., Magalhaes J.G., Amigorena S., and Marks M.S. (2013) Presentation of phagocytosed antigens by MHC class I and II. *Traffic* **14**, 135–152.

Nowakowski A., Wang C., Powers D.B., *et al.* (2002) Potent neutralization of botulinum neurotoxin by recombinant oligoclonal antibody. *Proceedings of the National Academy of Sciences USA* **99**, 11346–11350.

Padlan E.A. (1994) Anatomy of the antibody molecule. *Molecular Immunology* **31**, 169–217.

Procko E., O'Mara M.L., Bennett W.F., Tieleman D.P., and Gaudet R. (2009) The mechanism of ABC transporters: general lessons from structural and functional studies of an antigenic peptide transporter. *The FASEB Journal* **23**, 1287–1302.

Raghavan M., Cid N.D., Rizvi S.M., and Peters L.R. (2008) MHC class I assembly: out and about. *Trends in Immunology* **29**, 436–443.

Roche P.A. and Furuta K. (2015) The ins and outs of MHC class II-mediated antigen processing and presentation. *Nature Reviews Immunology* **15**, 203–216.

Rossjohn J., Pellicci D.G., Patel O., Gapin L., and Godfrey D.I. (2012) Recognition of CD1d restricted antigens by natural killer T cells. *Nature Reviews Immunology* **12**, 845–857.

Rudd P.M., Elliott T., Cresswell P., Wilson I.A., and Dwek R.A. (2001) Glycosylation and the immune system. *Science* **291**, 2370–2376.

Salio M., Silk J.D., Jones E.Y., and Cerundolo V. (2014) Biology of CD1- and MR1-restricted T cells. *Annual Review of Immunology* **32**, 323–366.

Segura E. and Amigorena S. (2015) Cross-Presentation in Mouse and Human Dendritic Cells. *Advances in Immunology* **127**, 1–31.

Sela Culang I., Kunik V., and Ofran Y. (2013) The structural basis of antibody antigen recognition. *Frontiers in Immunology* **4**, 302.

Sundberg E.J. and Mariuzza R.A. (2002) Molecular recognition in antibody–antigen complexes. *Advances in Protein Chemistry* **61**, 119–160.

Tanaka K., Mizushima T., and Saeki Y. (2012) The proteasome: molecular machinery and pathophysiological roles. *Biological Chemistry* **393**, 217–234.

van den Eynde B.J. and Morel S. (2001) Differential processing of class I restricted epitopes by the standard proteasome and the immunoproteasome. *Current Opinion in Immunology* **13**, 147–153.

Van Rhijn I., Godfrey D.I., Rossjohn J., and Moody D.B. (2015) Lipid and small-molecule display by CD1 and MR1. *Nature Reviews Immunology* **15**, 643–654.

Vantourout P. and Hayday A. (2013) Six of the best: unique contributions of γδ T cells to immunology. *Nature Reviews Immunology* **13**, 88–100.

Wearsch P.A. and Cresswell P. (2008) The quality control of MHC class I peptide loading. *Current Opinion in Cell Biology* **20**, 624–631.

Wilson I.A. and Stanfield R.L. (1994) Antibody antigen interactions: new structures and new conformational changes. *Current Opinion in Structural Biology* **4**, 857–867.

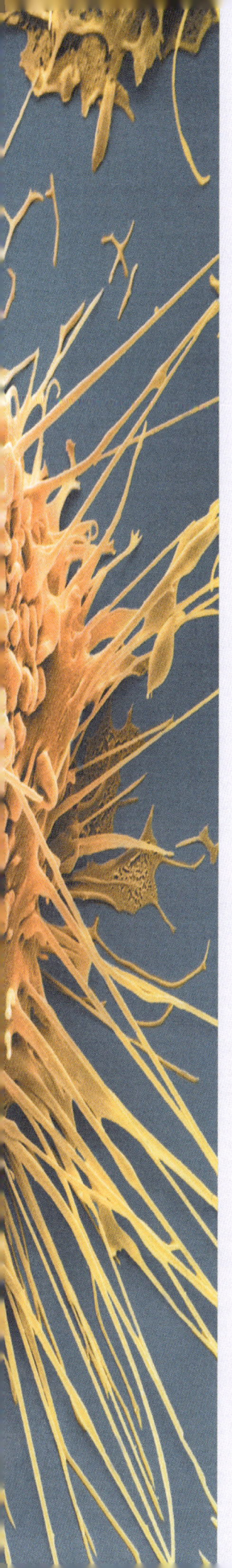

CAPÍTULO 6
Anatomia da Resposta Imune

Principais tópicos

Para lembrar

As repostas imunes adquiridas são mediadas por linfócitos específicos para antígenos. A frequência de cada especificidade na população é baixa, e, portanto, os clones relevantes de linfócitos são selecionados pelo antígeno para a sua expansão por meio de extensa proliferação. As células T citotóxicas e a maioria das células B, ambas específicas para antígenos, necessitam do auxílio das células T auxiliares antígeno-específicas. Além disso, as células T auxiliares CD4$^+$ exigem que o antígeno seja apresentado a elas por células apresentadoras de antígeno profissionais MHC da classe II$^+$. Essas rigorosas interações celulares determinam que, diferentemente das respostas inatas, as respostas imunes adquiridas precisam ser iniciadas em um ambiente altamente estruturado.

Introdução

Uma diferença fundamental entre o sistema imune e outros sistemas do corpo, como os sistemas nervoso, endócrino e digestório, é que muitas das células envolvidas na resposta imune caracterizam-se pela sua alta motilidade. Essas células utilizam os **vasos sanguíneos** e os **vasos linfáticos** para entrar e sair do **tecido linfoide** organizado e para alcançar locais de infecção. Uma resposta imune adquirida, para ser efetiva, exige uma complexa série de eventos celulares. O antígeno precisa ser detectado e, em seguida, processado por células apresentadoras de antígeno (APC), que subsequentemente estabelecem contato com células T auxiliares e as ativam para estimular as células B e precursores das células T citotóxicas. Além disso, são necessários diversos fatores, como as citocinas, para sustentar a proliferação dos linfócitos e promover a diferenciação celular. É também necessária a formação de células de memória para as respostas secundárias, e toda a resposta deve ser coordenada, de modo que seja adequada, porém não excessiva, e apropriada para o tipo de infecção que está sendo combatida. A integração das complexas interações celulares que formam a base da resposta imune ocorre dentro do **tecido linfoide secundário**, que consiste nos **linfonodos**, no **baço** e no **tecido linfoide associado à mucosa (MALT)** que reveste os sistemas respiratório, gastrintestinal e geniturinário.

Localização do sistema imune

A primeira linha de defesa é proporcionada pela pele e pelas superfícies mucosas externas do corpo. Se houver qualquer perda da integridade dessa linha de defesa, as células convencionalmente designadas como sistema imune são encontradas. Praticamente todas as células do sistema imune (com exceção das células dendríticas foliculares) são geradas a partir de **células-tronco hematopoéticas pluripotentes** na **medula óssea**, cuja maioria amadurece dentro da medula óssea antes de sua liberação na circulação sanguínea e entrada subsequente nos tecidos. As células da resposta inata estão distribuídas por todo o corpo, como, por exemplo, os macrófagos teciduais residentes, os mastócitos no tecido conjuntivo e nas mucosas, as células NK em muitos locais, os neutrófilos recrutados para o local de infecção, e assim por diante. Quanto aos linfócitos da resposta adaptativa, enquanto as **células B** tornam-se totalmente maduras na **medula óssea**, os precursores das **células T** devem migrar da medula óssea para o **timo**, onde alcançam a sua plena maturidade (Figura 6.1). Por conseguinte, a medula óssea e o timo

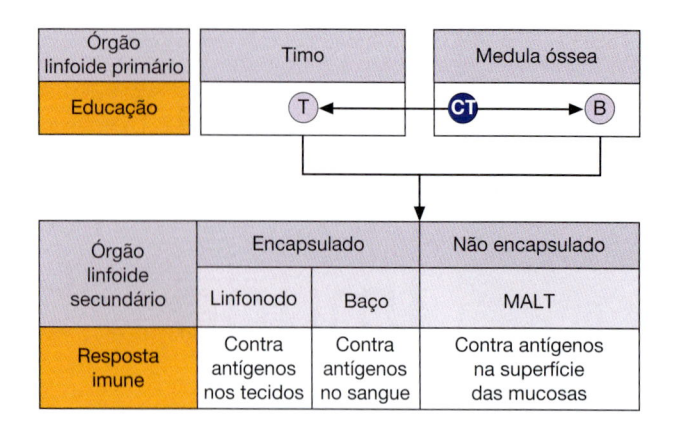

Figura 6.1 Organização funcional do tecido linfoide. As células-tronco (CT) hematopoéticas que se originam na medula óssea diferenciam-se em células T e B imunocompetentes nos órgãos linfoides primários e, em seguida, colonizam os tecidos linfoides secundários, onde as respostas imunes são organizadas. O tecido linfoide associado à mucosa (MALT), juntamente com agrupamentos difusos de células na lâmina própria, produz anticorpos para as secreções da mucosa.

são designados como **tecido linfoide primário** – o local onde são produzidos linfócitos maduros. Qualquer local no corpo fora dos tecidos linfoides primários é designado como "periferia" pelos imunologistas. A iniciação das respostas imunes adaptativas pelos linfócitos ocorre em áreas especializadas da periferia – os **tecidos linfoides secundários** (MALT, linfonodos e baço).

O termo "leucócito" é usado para descrever as células sanguíneas da série branca; entretanto, é importante estar ciente do fato de que a circulação sanguínea atua, em grande parte, como uma rede de distribuição para essas células, que executam as suas funções principalmente nos tecidos linfoides e cm outros tecidos do corpo. Esta pode ser uma boa oportunidade para formular a seguinte pergunta: como uma célula é considerada como pertencente ao sistema imune? Como muitas perguntas simples, não existe nenhuma resposta fácil. Assim, os eritrócitos talvez não sejam habitualmente considerados como parte do sistema imune, embora possuam receptores de complemento, que lhes conferem um importante papel na eliminação de imunocomplexos da circulação. De modo semelhante, as células endoteliais normalmente não são classificadas como células do sistema imune, apesar de seu papel fundamental ao alertar os leucócitos sobre a existência de uma infecção. Aqui, a mensagem é clara: a Mãe Natureza não divide os diferentes sistemas corporais em compartimentos da maneira rígida como algumas vezes procuramos fazê-lo.

Sistema imune cutâneo

Os patógenos habitualmente são encontrados pela primeira vez na superfície do corpo, seja na pele, seja nas mucosas, de modo que essas superfícies são dotadas de uma variedade de barreiras contra a infecção (ver Figura 1.6). A superfície externa da pele é composta de **queratinócitos**, que constituem uma **barreira física** resistente contra microrganismos. Além disso, os queratinócitos expressam muitos tipos de **receptores de reconhecimento de padrões**, incluindo TLR, receptores NOD-*like*, receptores semelhantes a RIG-1 e lectinas tipo C. Após detecção de patógenos, esses receptores estimulam os queratinócitos a produzir **compostos microbicidas**, como β-defensinas, bem como uma variedade de citocinas (incluindo **quimiocinas**, uma família de moléculas com funções quimiotáxicas e outras funções). No estado normal, sem inflamação, a **epiderme** contém **células de Langerhans** residente e **células T** tanto αβ quanto γδ (Figura 6.2). As células de Langerhans podem promover respostas Th17 contra patógenos extracelulares e também podem regular o desenvolvimento de tolerância contra antígenos não patogênicos.

A **derme** subjacente contém **células dendríticas, macrófagos, células T** (tanto αβ quanto γδ), **células NK** e **mastócitos**. Cerca de 10% das células T CD4⁺ humanas na pele expressam Foxp3, indicando que essas células podem atuar como células T reguladoras. Há migração contínua de leucócitos dos vasos sanguíneos para a derme. As células T direcionadas para migrar para a pele suprarregulam várias moléculas de adesão, incluindo o antígeno leucocitário cutâneo (CLA), CD43 e CD44, e todas essas três moléculas ligam-se à E-selectina no endotélio dos vasos sanguíneos na pele. A ligação de LFA-1 e de Mac-1 à ICAM-1 e a ligação de VLA-4 à VCAM-1, bem como a ligação de CCR4 na célula T ao CCL17 no endotélio dos vasos sanguíneos, também estão envolvidas nesse processo (Figura 6.3). Subsequentemente, as células T podem retornar à circulação por meio de drenagem dos vasos linfáticos e linfonodos. Se um patógeno provocar uma reação inflamatória na pele, outras células do sistema imune irão aparecer rapidamente no local, incluindo **neutrófilos**, **monócitos** e **eosinófilos**. Em doenças como o eczema tópico, observa-se um aumento substancial no número de leucócitos na pele.

Imunidade das mucosas

A mucosa constitui a outra superfície "externa" do corpo. A maioria dos patógenos entre no corpo através das superfícies mucosas, após ingestão, inalação ou transmissão sexual. Por conseguinte, os sistemas gastrintestinal, respiratório e geniturinário (Figura 6.4) são altamente protegidos por células do sistema imune presentes na lâmina própria (tecido conjuntivo) altamente vascularizada, situada abaixo das células epiteliais (Figura 6.5). Essas células consistem em **agrupamentos difusos** de linfócitos T e B (Figura 6.5A), bem como em plasmócitos secretores de anticorpos (Figura 6.5B) e fagócitos. Além disso, muitos dos linfócitos estão **organizados** no **tecido linfoide associado à mucosa (MALT)** com folículos bem formados. Nos seres humanos, o MALT compreende as tonsilas lingual, palatina e faríngea, as placas de Peyer do intestino delgado (Figura 6.5C) e o apêndice.

O tecido linfoide associado ao intestino é separado do lúmen intestinal por epitélio colunar, com zônulas de oclusão e uma túnica mucosa. Esse epitélio é entremeado com células *microfold* (M) (Figuras 6.5D e 6.6). Trata-se de células especializadas transportadoras de antígeno, com microvilosidades irregulares e curtas em sua superfície apical. Realizam a endocitose de antígenos que, em seguida, são transportados até a superfície basal, onde são eliminados por exocitose para a atenção subsequente de linfócitos, células dendríticas e macrófagos (Figura 6.6B, C). Em seu conjunto, as células e os tecidos envolvidos na imunidade da mucosa formam um sistema interconectado dentro do qual os linfócitos podem circular (Figura 6.7).

As placas de Peyer formam o local de indução das respostas imunes no intestino

O material estranho, incluindo bactérias, é captado pelas células M e transferido para as APC da placa de Peyer subjacente, as quais ativam, então, os linfócitos apropriados. Por conseguinte, as **placas de Peyer** constituem o **local de indução** para o início das respostas imunes no intestino. Após induzir a sua ativação, os linfócitos seguem o seu trajeto na linfa até os linfonodos mesentéricos, onde

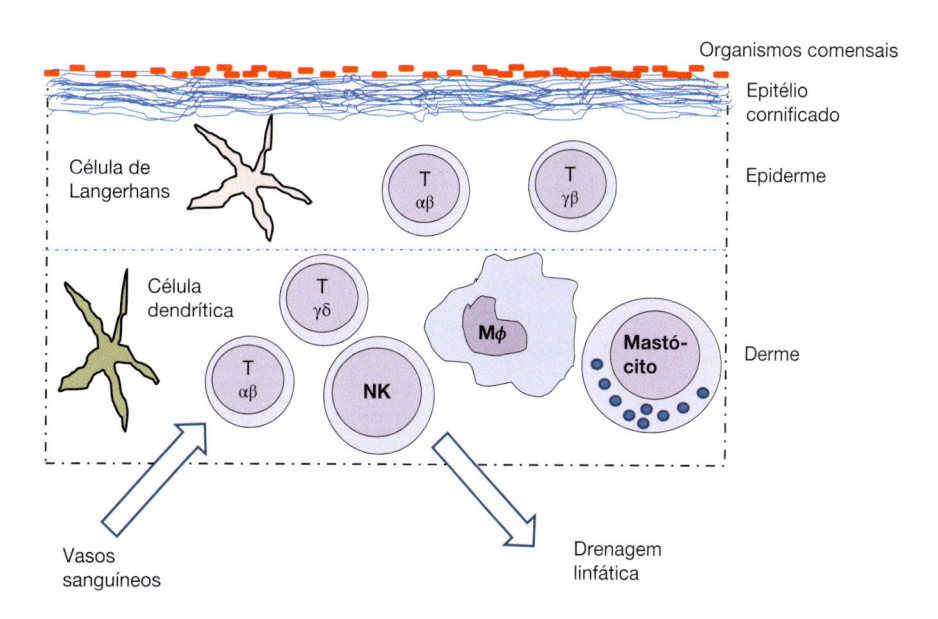

Figura 6.2 Sistema imune cutâneo. Os organismos comensais sobre a superfície da pele, juntamente com a função de barreira física e química desse tecido, protegem o corpo contra a infecção. Para os microrganismos que superam essas defesas, tanto a epiderme abaixo do epitélio cornificado quanto a derme subjacente estão bem protegidas por células das respostas inata e adaptativa. As células de Langerhans na epiderme e as células dendríticas dérmicas compartilham muitas propriedades, porém há algumas evidências de que as células de Langerhans podem estar particularmente envolvidas no desenvolvimento da imunidade mediada por células Th17 contra patógenos cutâneos, como *Staphylococcus aureus* e *Candida*, bem como na indução da tolerância imunológica aos microrganismos comensais, enquanto as células dendríticas da derme talvez estejam mais concentradas em iniciar respostas imunes protetoras contra vírus, envolvendo células Th1 e células T citotóxicas CD8⁺.

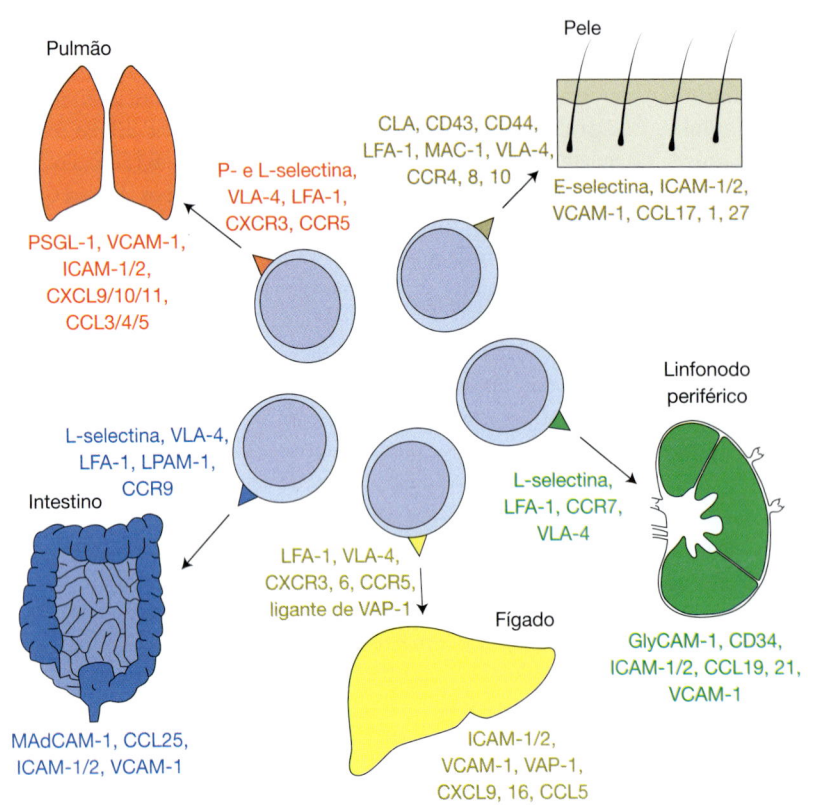

Pulmão

P- e L-selectina, VLA-4, LFA-1, CXCR3, CCR5

PSGL-1, VCAM-1, ICAM-1/2, CXCL9/10/11, CCL3/4/5

Pele

CLA, CD43, CD44, LFA-1, MAC-1, VLA-4, CCR4, 8, 10

E-selectina, ICAM-1/2, VCAM-1, CCL17, 1, 27

L-selectina, VLA-4, LFA-1, LPAM-1, CCR9

Intestino

MAdCAM-1, CCL25, ICAM-1/2, VCAM-1

LFA-1, VLA-4, CXCR3, 6, CCR5, ligante de VAP-1

Fígado

ICAM-1/2, VCAM-1, VAP-1, CXCL9, 16, CCL5

Linfonodo periférico

L-selectina, LFA-1, CCR7, VLA-4

GlyCAM-1, CD34, ICAM-1/2, CCL19, 21, VCAM-1

Figura 6.3 O acesso aos tecidos requer o código postal correto. As células T (e também as células dendríticas) destinadas a vários locais carregam um código de combinação de moléculas de superfície celular, que reconhecem seus respectivos ligantes no endotélio vascular em seu destino. Alguns pares de ligante-ligante são iguais, independentemente do tecido de destino, como a ligação de LFA-1 a ICAM-1 e ICAM-2 e a ligação da integrina VLA-4 ($\alpha_4\beta_1$) a VCAM-1. Outras interações utilizam moléculas de adesão, que se ligam a ligantes expressos em locais específicos. Por exemplo, o reconhecimento da E-selectina pelo CLA (antígeno cutâneo associado ao linfócito), CD43 e CD44 auxilia no direcionamento dos linfócitos ligados à pele para o local correto. A L-selectina reconhece GlyCAM-1 e CD34 no endotélio dos linfonodos periféricos, porém reconhece MAdCAM-1 (molécula de adesão celular da mucosa 1 adressina vascular) no endotélio do intestino. Tanto a L-selectina quanto a P-selectina ligam-se ao PSGL-1 (ligante glicoproteico 1 de P-selectina) no endotélio pulmonar. Além disso, os receptores de quimiocinas (ver Tabela 8.2) reconhecem tecidos que exibem determinadas quimiocinas.

podem ocorrer ativação e proliferação adicionais. Uma característica especial das APC das placas de Peyer, dos linfonodos mesentéricos e da lâmina própria é que elas contêm uma população de células dendríticas CD103⁺ que expressam enzimas desidrogenases da retina, que convertem a vitamina A em ácido retinoico. Por que isso é relevante? Bem, porque a estimulação por receptores de ácido retinoico (RAR) nos linfócitos induz as células T a suprarregular tanto a integrina LPAM-1 ($\alpha_4\beta_7$) quanto os receptores de endereçamento intestinal CCR9, além de intensificar a diferenciação das células T reguladoras Foxp3⁺ e favorecer a geração de células B produtoras de IgA. Em seguida, os linfócitos T "marcados" seguem pelo ducto torácico e alcançam a corrente sanguínea e, por fim, a **lâmina própria** do intestino (Figura 6.7). Nesse **local reativo**, as células T ativadas auxiliam as células B e plasmócitos produtores de IgA e os plasmócitos que, por estarem agora amplamente distribuídos, protegem uma extensa área do intestino com anticorpos. Por conseguinte, sobrepostos a um sistema imune comum da mucosa, os linfócitos podem ser direcionados para determinados locais da mucosa.

Linfócitos intestinais

O ligante da integrina LPAM-1 ($\alpha_4\beta_7$), MAdCAM-1 é encontrado nas vênulas pós-capilares da lâmina própria intestinal (Figura 6.8) e, portanto, facilita a chegada das células T intestinais LPAM-1⁺. Essas células exibem um fenótipo aproximadamente comparável ao dos linfócitos do sangue periférico – isto é, > 95% de receptores de célula T (TCR) αβ e uma razão CD4:CD8 7:3 – e parecem ser principalmente células ativadas ou de memória. As respostas imunes indesejadas no intestino podem ser reduzidas após a secreção de IL-2 e do fator transformador do crescimento β (TFGβ) por células T reguladoras induzíveis. Na lâmina própria, há também

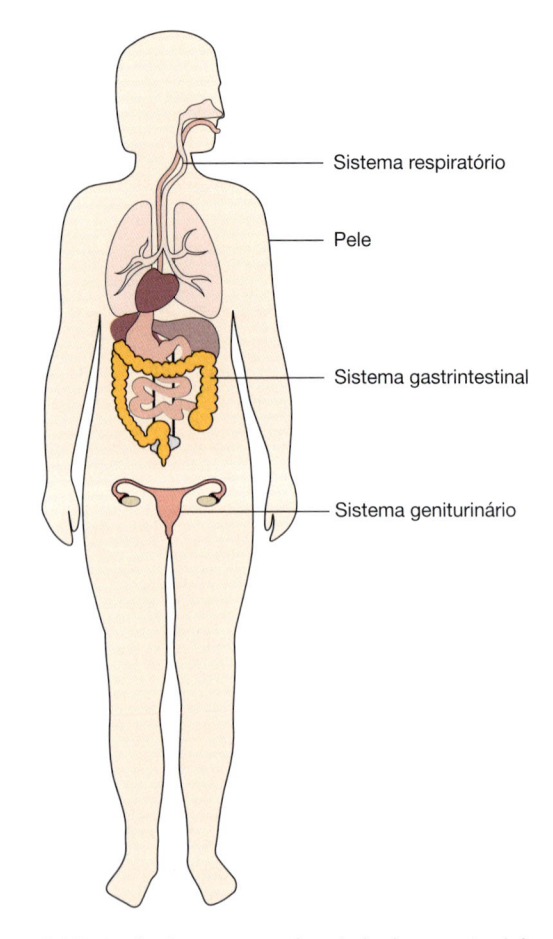

Sistema respiratório

Pele

Sistema gastrintestinal

Sistema geniturinário

Figura 6.4 Proteção das mucosas. A maioria dos agentes infecciosos penetra no corpo através das superfícies mucosas dos sistemas respiratório, gastrintestinal e geniturinário. Por conseguinte, esses locais são fortemente protegidos pelo sistema imune.

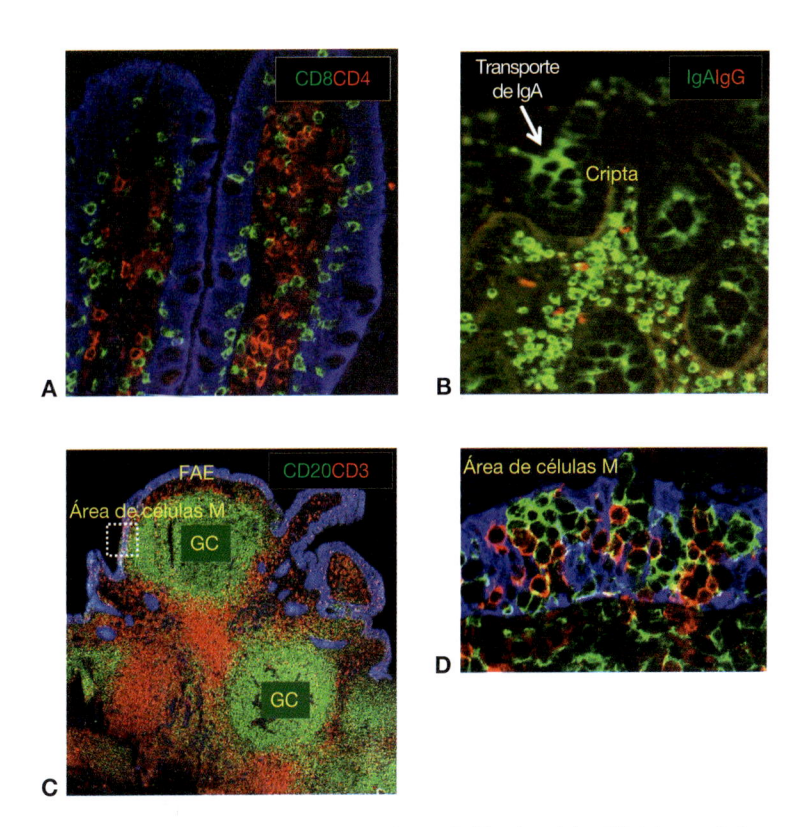

Figura 6.5 Imunidade associada ao intestino. **A.** Coloração para as células T CD8 (*verde*) e CD4 (*vermelho*) na mucosa duodenal humana. O epitélio das vilosidades é *azul* (citoqueratina). A expressão fraca de CD4 observada no fundo consiste em macrófagos ou células dendríticas. **B.** Coloração para IgA (*verde*) e IgG (*vermelho*) em corte de mucosa do intestino grosso humano. O epitélio da cripta revela um transporte seletivo de IgA. São observadas apenas algumas células dispersas produtoras de IgG na lâmina própria, juntamente com numerosos plasmócitos secretores de IgA (coloração *verde brilhante*). **C.** Coloração por imunofluorescência, indicando as células B (com anti-CD20, *verde*), as células T (com anti-CD3, *vermelho*) e o epitélio associado ao folículo (FAE) (com anticitoqueratina, *azul*) na placa de Peyer do intestino delgado humano. GC, centro germinativo; célula M, célula *microfold*. **D.** Detalhes da área da célula *microfold* (célula M) de amostragem de antígeno. (Fonte: Brandtzaeg P. e Pabst R. (2004). *Trends in immunology* **25**, 570-577. Reproduzida com autorização de Elsevier.)

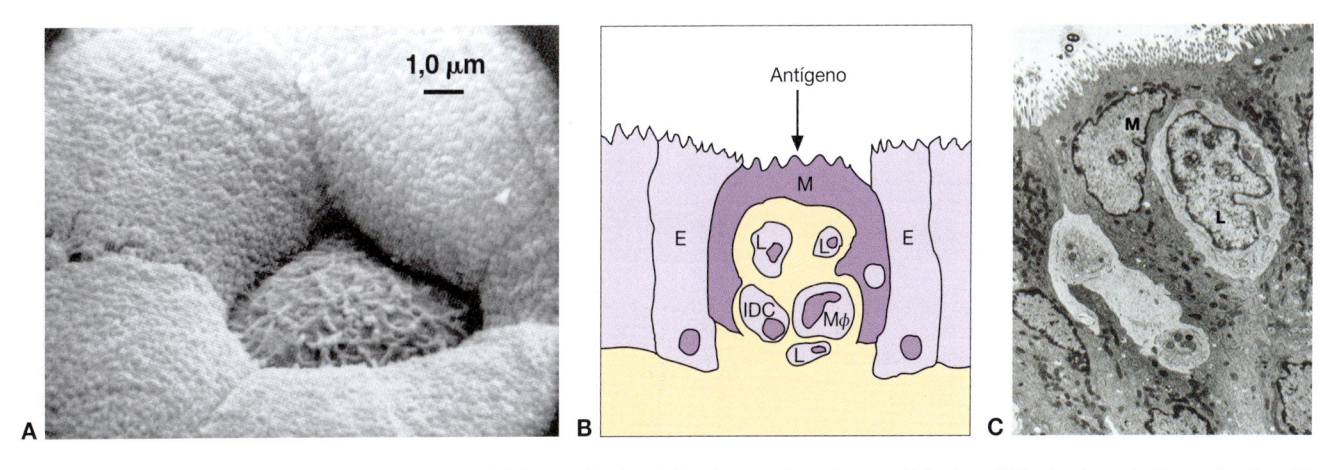

Figura 6.6 Célula M no epitélio da placa de Peyer. **A.** Micrografia eletrônica de varredura da superfície do epitélio da placa de Peyer. A célula M de amostragem de antígeno no centro é circundada por enterócitos absorvidos cobertos por microvilosidades regulares e densas. Observe as micropregas irregulares e curtas da célula M. (Fonte: Kato T. e Owen, R.L. (1999) In Ogra R. *et al.* (eds) *Mucosal Immunology*, 2nd edn. Academic Press, San Diego. Reproduzida com autorização.) **B.** Após a sua captação e transporte transcelular pela célula M (M), o antígeno é processado por macrófagos e células dendríticas, que o apresentam às células T nas placas de Peyer e nos linfonodos mesentéricos. E, Enterócito; IDC, célula dendrítica interdigitada; L, linfócito; Mø, macrófago. (Fonte: Adaptada de Sminia T. e Kraal G. (1988) In Delves P.J. e Roitt I.M. (eds.). *Encyclopedia of Immunology*, 2nd edn., p. 188. Academic Press, London.) **C.** Fotomicrografia eletrônica de uma célula M (M no núcleo) com linfócito adjacente (L no núcleo). Observe que ambas as células epiteliais flanqueadoras são enterócitos absortivos com borda em escova típica. (Citrato de chumbo e acetato de uranila, 1.600×.)

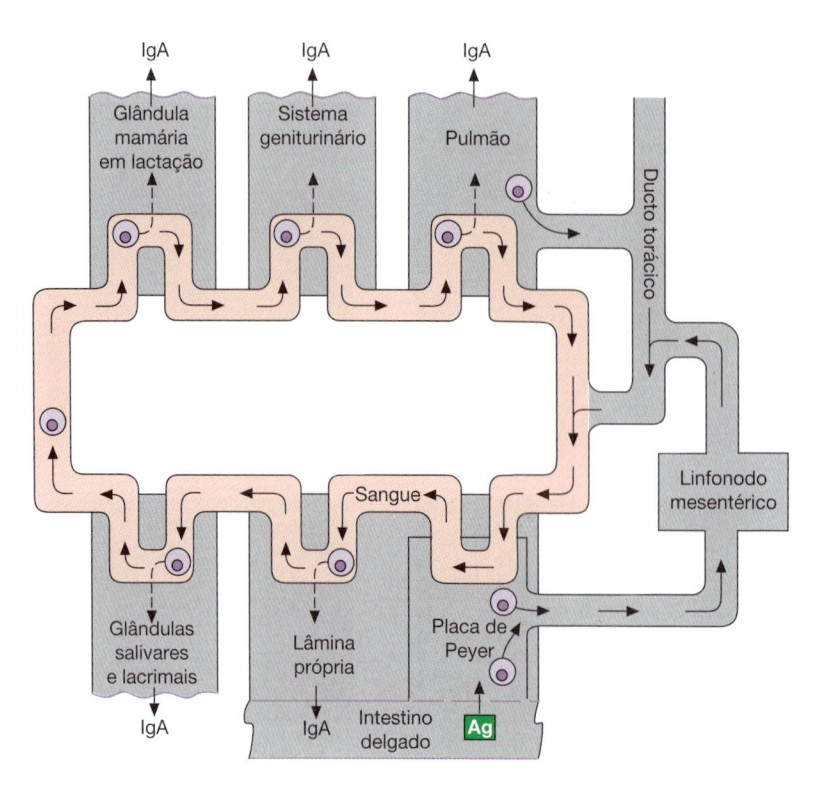

Figura 6.7 Circulação dos linfócitos no sistema imune comum da mucosa. Os diferentes tecidos da mucosa estão conectados entre si pela circulação sanguínea, possibilitando a circulação dos linfócitos e de outras células do sistema imune de um tecido da mucosa para outros tecidos da mucosa. Por exemplo, os linfócitos inicialmente ativados por antígeno nas placas de Peyer do intestino delgado e, em seguida, subsequentemente ativados nos linfonodos mesentéricos podem colonizar a lâmina própria de outros tecidos da mucosa. Essa conectividade forma o que foi descrito como sistema imune comum das mucosas.

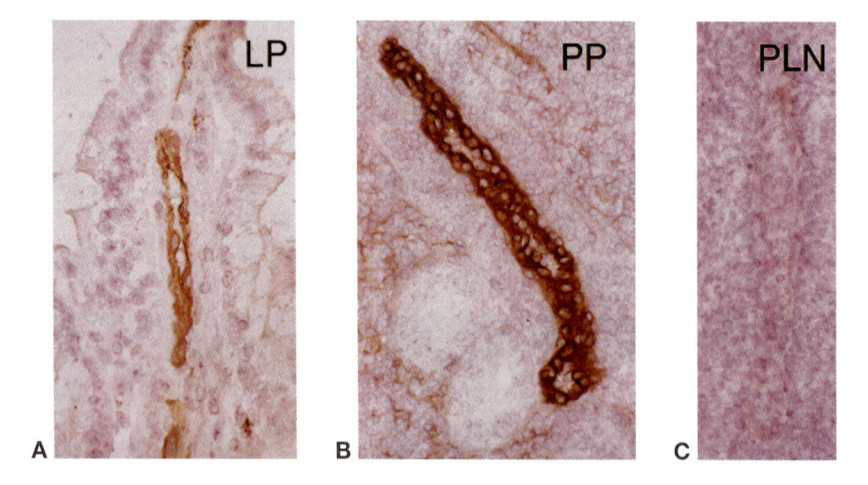

Figura 6.8 Expressão seletiva da adressina vascular da mucosa, MAdCAM-1, no endotélio, envolvida no endereçamento dos linfócitos para locais gastrintestinais. A coloração imuno-histológica revela a presença de MAdCAM-1 nas vênulas pós-capilares na lâmina própria (LP) do intestino delgado (**A**) e no endotélio de parede alta de vênula pós-capilar (HEV) nas placas de Peyer (PP) (**B**), porém a sua ausência dos HEV nos linfonodos periféricos (PLN) (**C**). (Fonte: Butcher E. C. *et al.* (1999) *Advances in Immunology* **72**, 209. Reproduzida com autorização.)

uma quantidade generosa de células B ativadas e plasmócitos secretoras de IgA dispersos para o transporte do receptor de poli-Ig até o lúmen do intestino (ver Figura 6.5B).

Os **linfócitos intraepiteliais** (IEL) intestinais formam uma população claramente diferente. Tanto essas células quanto as células dendríticas intraepiteliais expressam altos níveis da integrina $\alpha_E\beta_7$, que se liga à E-caderina nas células epiteliais intestinais, localizando, assim, os IEL entre as células epiteliais (Figura 6.9). Trata-se, em sua maioria, de células T, das quais cerca de 10%

possuem um TCR $\gamma\delta$ nos seres humanos. Em outras espécies, incluindo os camundongos, as células T $\gamma\delta$ podem representar até 60% das células T IEL.

Entre os IEL que apresentam um **TCR $\alpha\beta$**, a maioria consiste em células CD8[+] positivas que, nos camundongos, podem ser divididas em duas populações. Um terço possui a forma convencional de CD8, que consiste em um heterodímero composto de uma cadeia α CD8 e uma cadeia β CD8. Entretanto, dois terços expressam um **homodímero $\alpha\alpha$ CD8**, que é encontrado quase exclusivamente

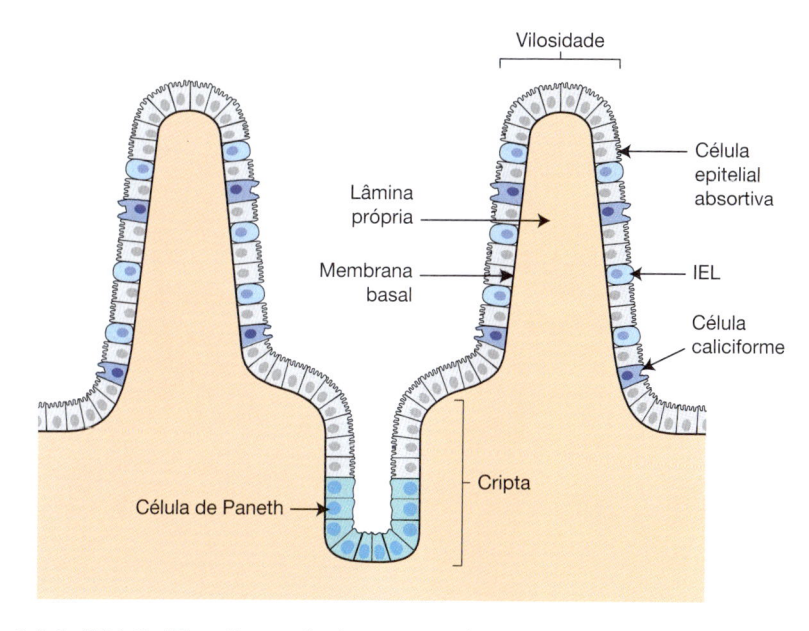

Figura 6.9 Linfócitos intraepiteliais (IEL). Os IEL estão espalhados entre as células epiteliais das vilosidades no intestino. As células absortivas com microvilosidades proeminentes digerem e absorvem nutrientes, as células caliciformes secretam muco e as células de Paneth nas criptas secretam lisozima e defensinas.

nos IEL. Nos seres humanos, a existência de células T αβ com TCR CD8 αα só foi confirmada no intestino fetal, mas não do adulto. Os IEL que consistem em células T convencionais com TCR αβ e um heterodímero CD8 αβ reconhecem o complexo peptídio-MHC. Entretanto, os IEL com TCR αβ que expressam CD8 αα são gerados de modo eficiente em camundongos *knockout* para a classe I e para CD1 e, portanto, não reconhecem antígenos apresentados por essas moléculas. Pelo menos alguns desses IEL parecem ser restritos por moléculas não clássicas do MHC, como TL nos camundongos, e atuam como primeira linha de defesa relativamente primitiva nas superfícies externas do corpo.

As **células T γδ** com homodímero CD8 αα são encontradas tanto nos seres humanos quanto nos camundongos. MICA e MICB, que são membros da família relacionada com a cadeia I do MHC da classe I (MIC), são reconhecidos por muitos IEL com TCR γδ humanos.

Reflita, por um momento, sobre o fato de que existem aproximadamente 10^{14} bactérias que residem no lúmen intestinal do homem adulto normal. Durante uma infecção, muitas dessas bactérias tornam-se patógenos, em lugar de comensais benignos. Juntamente com a barreira de muco produzida pelas células caliciformes e a zona protetora de anticorpos IgA secretados, esses agrupamentos de linfócitos intestinais representam uma linha de defesa crucial. Na verdade, o número de IEL no intestino delgado do camundongo representa quase 50% do número total de células T em todos os órgãos linfoides.

Outros locais da mucosa

As células T e B aparecem no tecido linfoide do pulmão e em outros locais de mucosa guiadas pelas interações de receptores de endereçamento específicos com adressinas HEV apropriadas (Figura 6.3). As quimiocinas e seus receptores também desempenham um importante papel nesse processo. Por exemplo, as quimiocinas CXCL10 e CCL5 são expressas nos pulmões e detectadas pelos CXCR3 e CCR5, respectivamente, em células T de endereçamento pulmonar (Figura 6.3).

Sangue e sistema linfático

Conforme assinalado anteriormente, muitas células do sistema imune, particularmente linfócitos, células NK, monócitos, neutrófilos, eosinófilos e basófilos circulam pelo corpo no sangue e na linfa. Tanto os vasos sanguíneos quanto os vasos linfáticos são revestidos por um tipo de célula epitelial, denominado **endotélio**. Como os agentes infecciosos podem, comumente, infectar qualquer órgão ou tecido, essa motilidade do sistema imune é essencial para proteger todo o corpo. Os leucócitos são transportados pela circulação sanguínea por meio da ação de bombeamento do coração e passam do coração para as artérias, alcançando finalmente os capilares distribuídos por todos os tecidos. Os leucócitos podem continuar o seu trajeto nas veias, que contêm válvulas internas, de modo a assegurar o fluxo de sangue na direção correta, retornando finalmente ao coração. Por conseguinte, os leucócitos podem circular repetidamente por todo o corpo através da circulação sanguínea. O sistema de vasos linfáticos (Figura 6.10) também está distribuído por todo o corpo e estabelece conexões físicas com a circulação sanguínea no tórax. Aqui, um vaso linfático, denominado **ducto torácico** (também designado como ducto linfático esquerdo) une-se com a veia subclávia esquerda, enquanto o **ducto linfático direito** une-se com a veia subclávia direita.

Os pequenos capilares linfáticos coletam o líquido intersticial (o líquido que circunda e banha as células) e unem-se entre si para formar os **vasos linfáticos aferentes**. As diversas células móveis do sistema imune e qualquer patógeno ou fragmentos de patógenos que possam estar presentes também podem ser transportados com o líquido intersticial nos vasos linfáticos aferentes. Esse líquido é agora denominado **linfa** e flui através dos vasos linfáticos, devido à atividade peristáltica dos vasos em associação às válvulas que asseguram um fluxo unidirecional. Por fim, os vasos linfáticos aferentes entram em estruturas linfoides organizadas, denominadas **linfonodos**. Subsequentemente, a linfa pode deixar os linfonodos pelos **vasos linfáticos eferentes** e, por fim, irá se misturar com o sangue por meio das conexões já descritas.

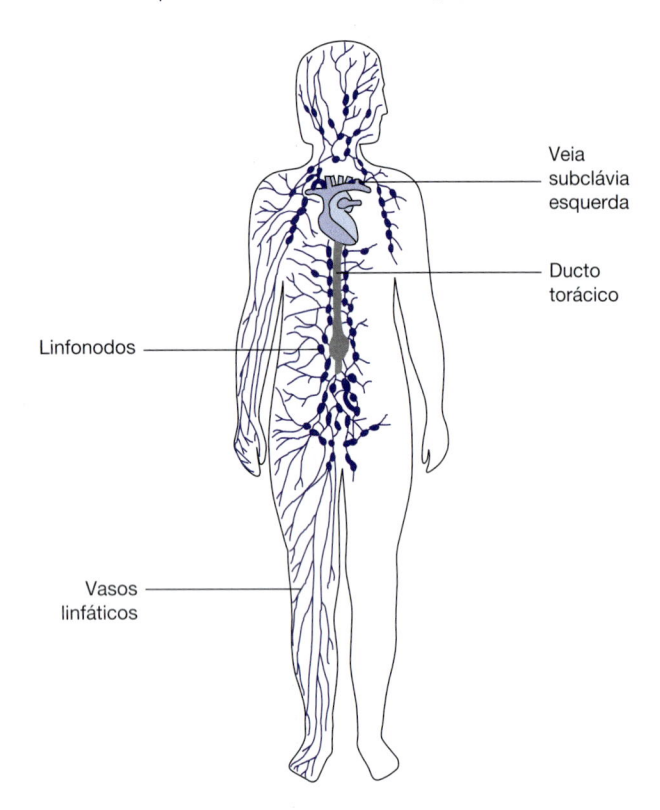

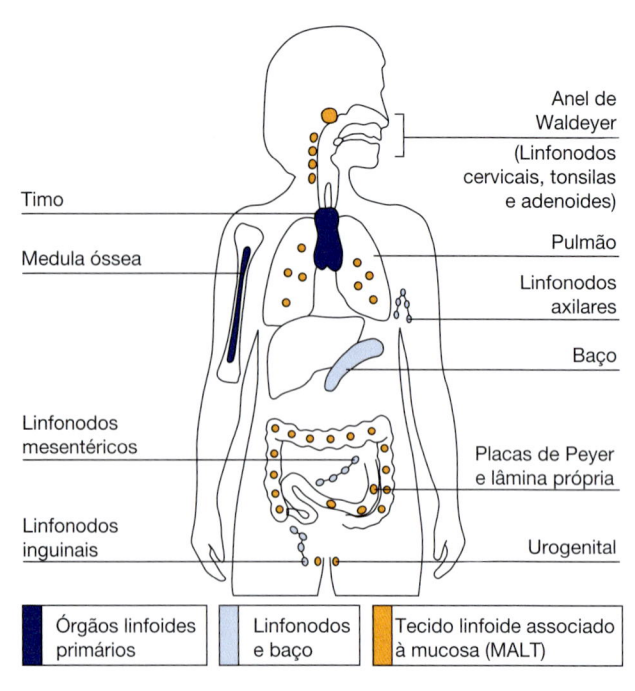

Figura 6.11 Distribuição dos principais tecidos linfoides pelo corpo.

Figura 6.10 Rede de linfonodos e vasos linfáticos. Os linfonodos ocorrem nas junções dos vasos linfáticos de drenagem. A linfa é finalmente coletada no ducto torácico e no ducto linfático direito e, em seguida, retorna à corrente sanguínea pela veia subclávia esquerda ou pela veia subclávia direita, respectivamente.

Tecido linfoide organizado

O papel da **medula óssea** na hematopoese e do **timo** no desenvolvimento das células T é discutido no Capítulo 10.

Conforme descrito anteriormente, o **MALT** lida com antígenos presentes na superfície das mucosas. Por outro lado, os **linfonodos** recebem antígenos drenando diretamente dos tecidos ou transportados por células dendríticas, enquanto o **baço** monitora o sangue. A localização anatômica desses tecidos linfoides está ilustrada na Figura 6.11. A comunicação imunológica entre esses tecidos e o restante do corpo é mantida por um reservatório de linfócitos recirculantes que, conforme já descrito, passam do sangue para os linfonodos, o baço e outros tecidos e retornam ao sangue pelos vasos linfáticos principais, como o ducto torácico (Figura 6.12).

Endereçamento dos linfócitos

Esse trânsito dos linfócitos por todo o corpo permite que essas células específicas para antígenos procurem "seus" antígenos e sejam mobilizadas para locais onde haja necessidade de uma resposta. Quando o antígeno alcança um linfonodo em um animal sensibilizado, observa-se uma queda acentuada na liberação de células nos vasos linfáticos eferentes, um fenômeno descrito de modo variável como "interrupção celular" ou sequestro de linfócitos. Esse processo envolve uma redução da reatividade dos linfócitos à esfingosina 1-fosfato (S1P), uma molécula que sinaliza os linfócitos para a sua saída do linfonodo. A fase de interrupção é seguida de liberação de células ativadas, que alcançam um pico em cerca de 80 h.

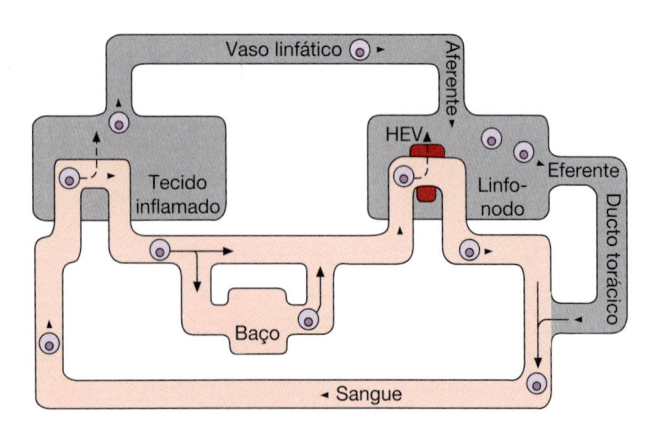

Figura 6.12 Trânsito e recirculação dos linfócitos pelo tecido linfoide encapsulado e locais de inflamação. Os linfócitos no sangue circulante entram nos tecidos inflamados quando reconhecem moléculas de adesão suprarreguladas no endotélio dos vasos sanguíneos e entram nos linfonodos através do endotélio de parede alta de vênula pós-capilar (HEV). Eles saem pelos vasos linfáticos de drenagem. Os vasos linfáticos eferentes unem-se para formar o ducto torácico, que devolve os linfócitos à corrente sanguínea. No baço, que carece de HEV, os linfócitos das arteríolas passam para a área linfoide (polpa branca), passam pelos sinusoides da área eritroide (polpa vermelha) e saem pela veia esplênica (ver Figura 6.16B). O trânsito pelo sistema imune das mucosas está ilustrado na Figura 6.7.

Os linfócitos virgens são endereçados para os linfonodos

Os linfócitos virgens podem entrar em um linfonodo no líquido linfático (linfa) que drena no linfonodo pelos vasos linfáticos aferentes ou ao sair da corrente sanguínea através do **endotélio de parede alta de vênula pós-capilar (HEV)** (Figura 6.13). Se chegarem através do HEV, a sua entrada é determinada por uma série de **receptores de endereçamento** no linfócito, que incluem o membro da superfamília de **integrinas**

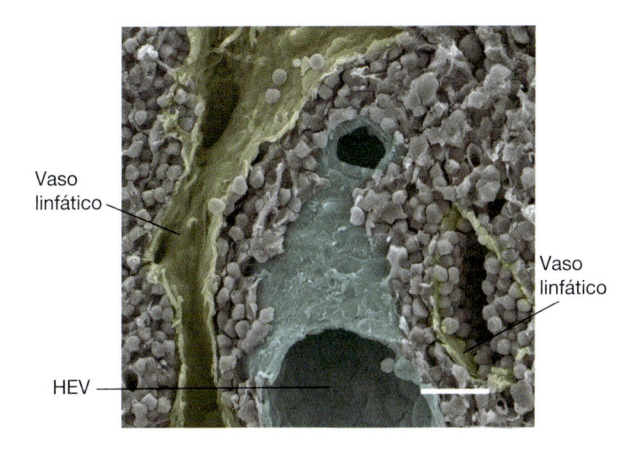

Figura 6.13 Endotélio de parede alta de vênula pós-capilar (HEV). Micrografia eletrônica de varredura de linfonodo mesentérico de rato, mostrando linfócitos frouxamente aglomerados ao redor de um HEV (*azul*) e vasos linfáticos (*amarelo*). (O orifício preto no topo do HEV é um artefato, devido à perda de uma tributária do HEV durante o preparo.) O linfonodo foi fatiado com um micrótomo de vibração que retira muitos dos linfócitos livres do lúmen do HEV e dos vasos linfáticos. Barra de escala = 20 μm. (Fonte: O. Ohtani. Reproduzida com autorização.)

LFA-1 ($\alpha_L\beta_2$, Tabela 6.1), o membro da família das selectinas L-selectina, e o receptor de quimiocinas CCR7. Seus ligantes no endotélio atuam como **adressinas vasculares**. Por conseguinte, a L-selectina reconhece estruturas de oligossacarídios Lewis^X presentes em uma variedade de glicoproteína no HEV (incluindo GlyCAM-1 e CD34), geralmente designadas como adressinas de linfonodos periféricos (PNAd) (Figura 6.3). As quimiocinas apresentadas pelo endotélio vascular desempenham um papel essencial ao desencadear a retenção dos linfócitos, estando os receptores de quimiocinas nos linfócitos envolvidos tanto na ligação a seu ligante quanto na ativação funcional de integrinas.

Por conseguinte, os linfócitos virgens e também as células dendríticas, por meio da expressão do receptor de quimiocina CCR7, são direcionados para os linfonodos periféricos, visto que os HEV nos linfonodos exibem as quimiocinas CCL19 e CCL21 (ver Tabela 8.2) em sua superfície luminal. Enquanto o CCL21 é produzido pelas próprias células endoteliais, o CCL19 é secretado pela rede de células reticulares fibroblásticas (FRC) dentro do linfonodo e, subsequentemente, transferido para o HEV. O camundongo *plt/plt*, que carece da expressão de ambas as quimiocinas, exibe de modo não surpreendente uma deficiência na migração de células T para os linfonodos periféricos. A ativação das integrinas por quimiocinas ocorre em consequência dos sinais da quimiocina que facilitam a sua mobilidade lateral na membrana celular, bem como por indução de alterações estruturais nas integrinas, que aumentam a sua afinidade pelos seus ligantes.

A passagem através do HEV no linfonodo ocorre em três estágios

Estágio 1 | Fixação e rolamento

Para se fixar ao HEV, o linfócito precisa superar as forças de cisalhamento criadas pelo fluxo sanguíneo. Isso é realizado pelas forças de atração entre os receptores de endereçamento e seus ligantes na parede do vaso, que atua por meio das microvilosidades na superfície dos leucócitos (Figura 6.14). Após esse processo de fixação, o linfócito rola ao longo do HEV, com ligação da L-selectina e de outras moléculas de adesão no linfócito a seus ligantes no endotélio. Em geral, as selectinas terminam em um domínio de lectina (daí o termo "selectina"), como seria esperado tendo em vista a natureza oligossacarídica dos ligantes.

Estágio 2 | Ativação de LFA-1 resultando em adesão firme

O processo de fixação e rolamento leva ao recrutamento da integrina LFA-1 na superfície não vilosa do linfócito. Essa integrina sofre ativação estrutural em resposta a sinais de quimiocinas, resultando em ligação muito forte a ICAM-1 e a ICAM-2 na célula endotelial. O contato íntimo causa a parada do rolamento dos linfócitos e o seu achatamento.

Estágio 3 | Diapedese

O linfócito achatado utiliza agora o LFA-1 para ligar-se adicionalmente à molécula de adesão juncional 1 (JAM-1) nas células endoteliais, de modo a abrir caminho entre as células endoteliais e no tecido, em resposta a sinais quimiotáxicos.

Endereçamento dos linfócitos para outros tecidos

O endereçamento de linfócitos ativados e de memória para outros tecidos, como o fígado, envolve um processo semelhante, porém com a atuação de diferentes receptores e ligantes (Figura 6.3). As células dendríticas do tecido apropriado desempenham uma importante função na marcação seletiva do código postal correto durante a ativação das células T virgens. As células que atuam na imunidade da mucosa são marcadas para a sua entrada nas placas de Peyer por meio de ligação aos HEV nesse local. Em outros casos envolvendo a migração para tecidos normais e inflamados, os linfócitos ligam-se a endotélios mais planos não especializados e os atravessam.

É essencial que, uma vez ativados nos tecidos linfoides secundários, os linfócitos de especificidade antigênica apropriada possam ser rapidamente mobilizados para o local de infecção. A suprarregulação da expressão das integrinas VLA-4 e LFA-1 nessas células antígeno-específicas ativadas permite que elas detectem, respectivamente, as moléculas de adesão celular VCAM-1 e ICAM-1 que tornam-se expressas no endotélio vascular em resposta à produção de IL-1 nos tecidos inflamados.

Linfonodos

O tecido encapsulado dos linfonodos atua como filtro para a linfa que drena dos tecidos (Figura 6.15A). A linfa, que contém quaisquer antígenos estranhos encontrados nos tecidos, entra no seio (espaço) subcapsular pelos vasos linfáticos aferentes. O seio subcapsular constitui uma área contínua abaixo da cápsula, que circunda todo o linfonodo e, juntamente com os seios trabeculares que passam através do linfonodo, permite que antígenos maiores sejam englobados pelos macrófagos residentes que revestem os seios subcapsulares e medulares, ou sigam livremente até os vasos linfáticos eferentes (Figuras 6.12 e 6.15B). Os macrófagos residentes, juntamente com as células dendríticas que capturaram o antígeno nos tecidos e que chegam pelos vasos linfáticos aferentes, podem atuar como APC para as células T no linfonodo.

Tabela 6.1 Superfamília das integrinas. Em geral, as integrinas estão relacionadas com a adesão intercelular e a adesão a componentes da matriz extracelular. Vários membros estão envolvidos na embriogênese, no crescimento celular, na diferenciação, na motilidade, na morte celular programada e na manutenção dos tecidos. Muitas também estão envolvidas na transdução de sinais celulares. São heterodímeros $\alpha\beta$ selecionados de 18 cadeias α e 8 cadeias β, que se emparelham para formar 24 combinações diferentes. Uma estrutura, denominada domínio I (inserido), está presente em muitas subunidades de integrinas e contém o sítio de adesão dependente de íons metálicos (MIDAS, *metal ion-dependent adhesion site*) que, na presença de Mg^{2+}, atua na ligação do motivo Arg–Gly–Asp (RGD) em muitos dos ligantes essenciais para a adesão celular. O ligante das integrinas $\alpha_v\beta_3$ e $\alpha_v\beta_5$, MFG-E8, é expresso por uma variedade de tipos celulares, incluindo IDC e macrófagos nos tecidos linfoides secundários, onde desempenha um papel na fagocitose de células B apoptóticas. O LAP liga-se ao TGFβ e, portanto, inibe a sua atividade.

Integrina	Designação CD*	Expressão	Ligante
$\alpha_1\beta_1$ (VLA-1)	CD49a/CD29	Disseminada	CO, LM
$\alpha_2\beta_1$ (VLA-2)	CD49b/CD29	Disseminada	CO, LM, THR
$\alpha_3\beta_1$ (VLA-3)	CD49c/CD29	Disseminada	LM, THR
$\alpha_4\beta_1$ (VLA-4)	CD49d/CD29	Disseminada	CD14, FN, MAdCAM-1, OP, THR, VCAM-1
$\alpha_5\beta_1$ (VLA-5)	CD49e/CD29	Disseminada	FN, OP
$\alpha_6\beta_1$ (VLA-6)	CD49f/CD29	Disseminada	LM
$\alpha_7\beta_1$	–/CD29	Disseminada	LM
$\alpha_8\beta_1$	–/CD29	Disseminada	FN, OP, TN, VN
$\alpha_9\beta_1$	–/CD29	Disseminada	OP, TN, VECAM-1
$\alpha_{10}\beta_1$	–/CD29	Disseminada	CO, LM
$\alpha_{11}\beta_1$	–/CD29	Musculoesquelética	CO
$\alpha_v\beta_1$	CD51/CD29	Maioria dos leucócitos	FN, LAP-TGFβ, OP
$\alpha_L\beta_2$ (LFA-1)	CD11a/CD18	Maioria dos leucócitos	ICAM-1, -2, -3, -4, JAM-1
$\alpha_M\beta_2$ (CR3 [Mac-1])	CD11b/CD18	N, Mo, Mø	C3bi, FG, FX, ICAM-1, -4
$\alpha_X\beta_2$ (p150, 95)	CD11c/CD18	IDC, IEL, NK, Mo, Mø	C3bi, CO, FG, ICAM-1, -2, -4, VCAM-1
$\alpha_D\beta_2$	CD11d/CD18	Mø	ICAM-3, VECAM-1
$\alpha_{IIb}\beta_3$ (GPIIb/IIIa)	CD41/CD61	Megacariócitos, plaquetas	FG, FN, THR, VN, VWF
$\alpha_v\beta_3$	CD51/CD61	Disseminada	BSP, DEL-1, FG, FIBRILINA, FN, LAP-TGFβ, MFG-E8, OP, PECAM-1, THR, TN, VN, VWF
$\alpha_6\beta_4$	CD49f/CD104	Epitélio, endotélio, células de Schwann, células T	LM
$\alpha_v\beta_5$	CD51/–	Disseminada	BSP, DEL-1, MFG-E8, OP, VN
$\alpha_v\beta_6$	CD51/–	Epitélio	FN, LAP-TGFβ, OP
$\alpha_4\beta_7$ (LPAM-1)	CD49d/–	Células T, células B	FN, MADCAM-1, OP, VCAM-1
$\alpha_E\beta_7$	CD103/–	IEL	E-caderina
$\alpha_v\beta_8$	CD51/–	Neurônios	LAP-TGFβ

BSP, sialoproteína óssea; CO, colágeno; CR3, receptor do complemento 3; DEL-1, *locus* endotelial de desenvolvimento 1; FG, fibrinogênio; FN, fibronectina; FX, fator X; GPIIb/IIIa, glicoproteínas de integrinas IIb e IIIa; ICAM, molécula de adesão intercelular; IDC, célula dendrítica interdigitada; IEL, linfócito intraepitelial; JAM-1, molécula de adesão juncional 1; LAP-TGFβ, complexo de peptídio associado à latência-fator transformador do crescimento β; LFA, molécula associada à função leucocitária; LM, laminina; LPAM, molécula de adesão de linfócitos à placa de Peyer; Mø, macrófago; MAdCAM, molécula de adesão celular adressina da mucosa; MFG-E8, glóbulo de gordura do leite-fator de crescimento epidérmico 8; MMP, metaloproteinase da matriz; Mo, monócito; N, neutrófilo; NK, célula *natural killer*; NN, nefronectina; OP, osteopontina; THR, trombospondina; TN, tenascina; VCAM, molécula de adesão da célula vascular; VLA, antígeno muito tardio (embora nem todos sejam expressos tardiamente!); VN, vitronectina; VWF, fator de von Willebrand.
*Os marcadores CD são explicados na Tabela 10.1. –, nenhuma designação CD atribuída até o momento.

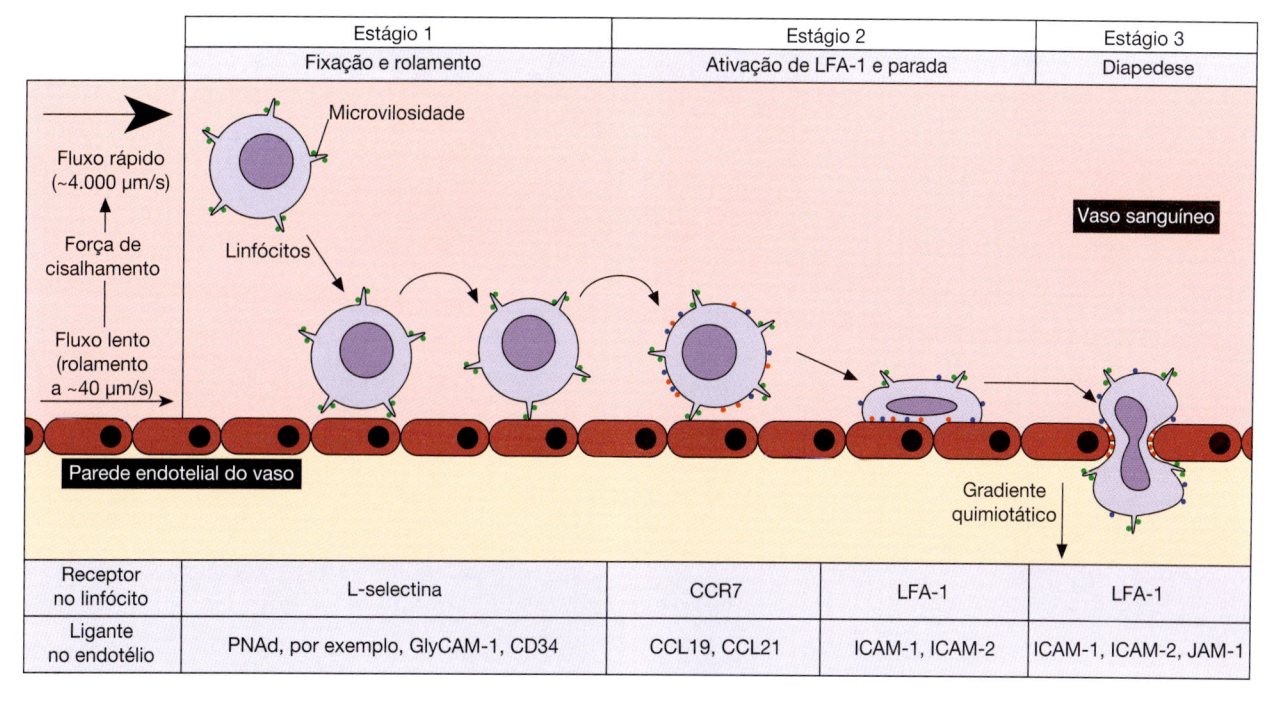

Figura 6.14 Endereçamento e transmigração dos linfócitos para linfonodos periféricos. Os linfócitos de rápida mobilidade são fixados (Estágio 1) às paredes dos vasos do tecido para onde estão guiados por meio de uma interação de receptores de endereçamento específicos, como a L-selectina (*pontos verdes*) localizada nas microvilosidades do linfócito, e seus ligantes de adressina do linfonodo periférico (PNAd) na parede do vaso. A PNAd é constituída de várias moléculas, incluindo CD34 e GlyCAM-1, que possuem estruturas de Lewis^x fucosiladas, sulfatadas e sialiladas. Há também vários receptores de quimiocinas (*pontos vermelhos*) nessas células T e B. Após rolamento ao longo da superfície das células endoteliais, ocorre ativação da integrina LFA-1 do linfócito (*pontos azuis*) (ver Tabela 6.1) (Estágio 2), em resposta à estimulação por quimiocinas. Para as células T, esse estágio é regulado principalmente pela ligação de CCL19 e CCL21 ao CCR7, conforme ilustrado, ao passo que, para as células B, a ligação de CXCL13 ao CXCR5 fornece sinais adicionais. Observe que, devido à ausência de LFA-1 das microvilosidades, ocorre ligação firme do corpo do linfócito a seus ligantes, ICAM-1/2, no endotélio. Esse processo resulta em parada e achatamento da célula, seguidos de migração do linfócito entre células endoteliais adjacentes, um processo denominado diapedese (Estágio 3), que envolve a ligação de LFA-1 não apenas a ICAM-1/2, mas também à molécula de adesão juncional 1 (JAM-1), que está presente entre as células endoteliais.

As células B virgens, independente de sua especificidade antigênica, são capazes de utilizar seus receptores de complemento para transportar imunocomplexos do seio subcapsular para **células dendríticas foliculares (FDC)** especializadas para apresentação subsequente a células B antígeno-específicas. As FDC apresentam prolongamentos muito alongados, que estabelecem um contato íntimo com os linfócitos B. Diferentemente de quase todas as outras células do sistema imune, as FDC não se originam de células-tronco hematopoéticas da medula óssea, porém de células-tronco mesenquimais pluripotentes. Do ponto de vista funcional, são claramente distintas das células dendríticas interdigitadas, não são fagocitárias e carecem do MHC da classe II e de moléculas necessárias para a coestimulação das células T, como CD80 e CD86.

No parênquima dos linfonodos, existem extensas redes de condutos, constituídas de fibras colágenas revestidas por **células reticulares fibroblásticas (FRC)**, formando canais com diâmetro de 200 nm a 3 μm (Figura 6.15C). A linfa que contém pequenos antígenos (abaixo de cerca de 70 kDa), quimiocinas e outras substâncias de baixo peso molecular atravessa os canais do sistema de condutos e percorre o linfonodo. Como as FRC não formam uma vedação completa ao redor dos canais, tanto as células dendríticas quanto os linfócitos são capazes de estender protuberâncias dentro dos condutos, acessando, assim, a linfa contendo antígenos e recebendo sinais de quimiocinas. O aspecto notável sobre a organização do linfonodo é o fato de que os linfócitos T e B estão muito separados em diferentes compartimentos anatômicos, um processo dirigido, em grande parte, pelas quimiocinas. As células do estroma do linfonodo (e, em menor grau, as células dendríticas interdigitadas) secretam CCL19 e CCL21 no paracórtex, que são depositados localmente sobre a superfície dos HEV e das FRC, atraindo, assim, células T que expressam CCR7 ao longo de uma rede de fibras reticulares. Por outro lado, o CXCL13 produzido por células do estroma no córtex atrai células B CXCR5 positivas, que podem transitar ao longo de uma rede de prolongamentos de FDC.

Áreas das células B

As agregações foliculares de linfócitos B constituem uma característica proeminente do córtex externo do linfonodo. No linfonodo não estimulado, estão presentes em agrupamentos esféricos de células denominados **folículos primários**; todavia, após estimulação antigênica, formam **folículos secundários**, que consistem em uma coroa ou manto de pequenas células B IgM^+ IgD^+ em repouso e organizadas concentricamente, que circundam um **centro germinativo** pálido (Figura 6.15D, E). Essa estrutura contém blastos B grandes, habitualmente proliferativos (células B ativadas com quantidade aumentada de citoplasma), uma minoria de células T, macrófagos dispersos e uma rede de FDC. A formação de centros germinativos depende da expressão do

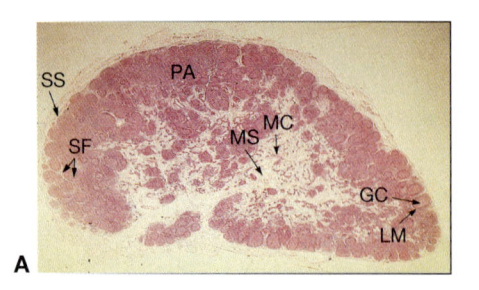

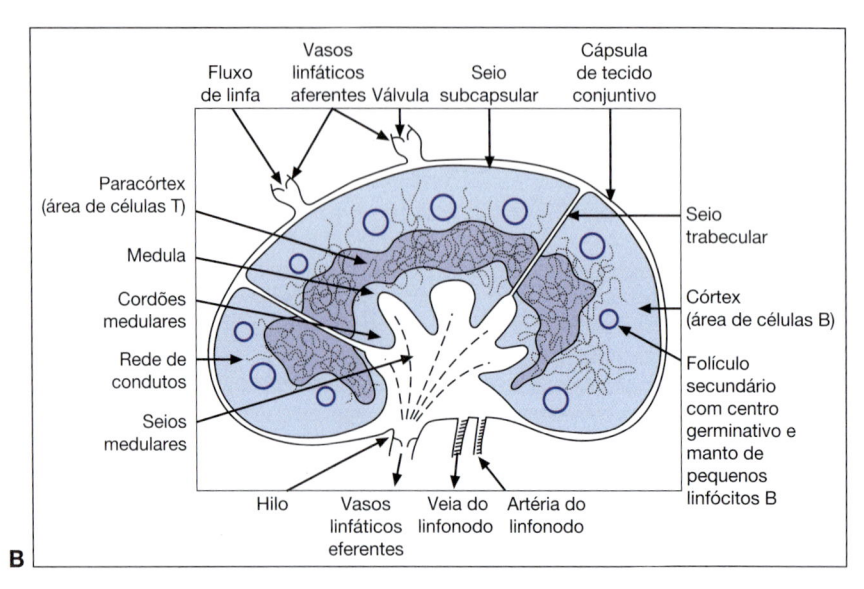

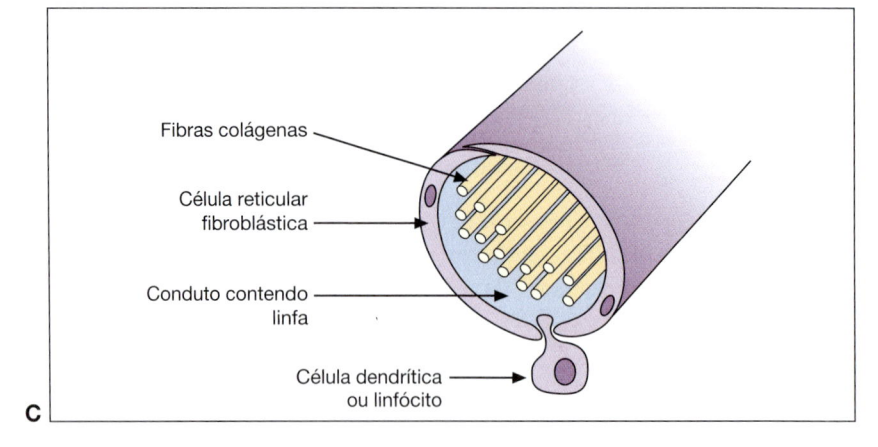

Figura 6.15 Linfonodo. **A.** Linfonodo humano, vista em pequeno aumento. GC, centro germinativo; LM, manto de linfócitos; MC, cordões medulares; MS, seio medular; PA, paracórtex; SF, folículos secundários; SS, seio subcapsular. (Fonte: P.M. Lydyard. Reproduzida com autorização.) **B.** Representação diagramática de um corte através de uma linfonodo inteiro. Cada linfonodo é suprido por vários vasos linfáticos aferentes, porém habitualmente só tem um vaso linfático eferente. **C.** As redes de condutos que permeiam o parênquima do linfonodo são compostas de feixes colágenos envolvidos por células reticulares fibroblásticas. As redes são preenchidas por linfa e atuam para o transporte de pequenos antígenos e quimiocinas a diferentes áreas do linfonodo. **D.** Folículo linfoide secundário, mostrando o centro germinativo circundado por um manto de pequenos linfócitos B corados por anti-IgD humana marcada com peroxidase de raiz-forte (cor *marrom*). Existem poucas células IgD-positivas no centro, porém ambas as áreas contêm linfócitos B IgM-positivos. (Fonte: K.A. MacLennan. Reproduzida com autorização.) **E.** Diferenciação das células B durante a sua passagem pelas diferentes regiões de um centro germinativo ativo. Os macrófagos englobam as células B apoptóticas na zona clara basal. Os precursores dos plasmócitos deixam o centro germinativo antes de alcançar a sua plena maturidade, enquanto as células B de memória podem deixar o centro germinativo ou entrar na zona do manto. FDC, célula dendrítica folicular; Mø, macrófago.

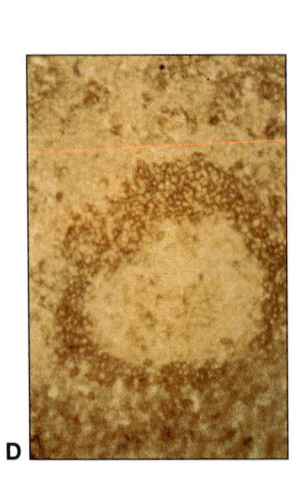

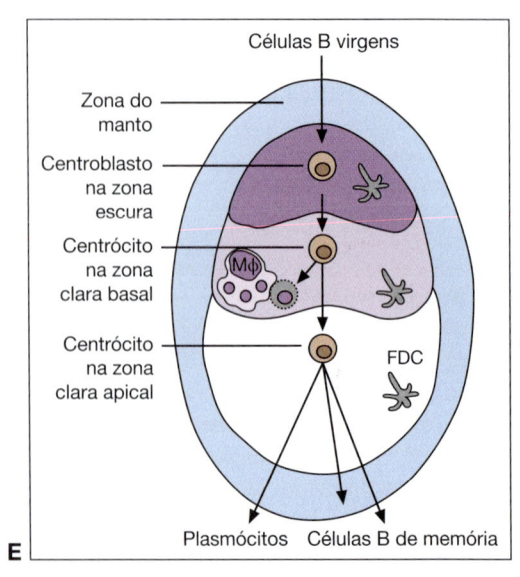

fator de transcrição Bcl-6 pela célula B, que, entre outras funções, regula a ativação e a diferenciação das células B. Os centros germinativos constituem os locais de proliferação das células B, permuta de classe, hipermutação somática e geração das células B de memória e precursores de plasmócitos.

Após *priming* com um antígeno T-dependente (*i. e.*, um antígeno para o qual as células B necessitam da cooperação das células T auxiliares), a rede de FDC dentro do centro germinativo torna-se colonizada por células B específicas que sofrem crescimento exponencial. Essas células proliferativas formam a denominada **zona escura** (em virtude de sua coloração mais densa com corantes histológicos). Essa coloração deve-se à aglomeração densa dos linfócitos, com produção de aproximadamente 10^4 células B, designadas, nesse local, como **centroblastos**. O recrutamento das células B para a zona escura do centro germinativo depende da produção local da quimiocina CXCL12 detectada pelo CXCR4 nas células B. Os centroblastos deslocam as células B em repouso original que agora formam o manto que circunda o centro germinativo. Esses centroblastos altamente mitóticos na zona escura expressam altos níveis de CXCR4 e baixos níveis de CD86. A diferenciação em **centrócitos** envolve o trânsito para uma área menos densamente aglomerada do centro germinativo, denominada **zona clara basal**, que é o local onde se encontra a maioria das FDC. Essa diferenciação é acompanhada de infrarregulação do CXCR4 e suprarregulação de CD86. Nesse estágio, observa-se um grau muito extenso de morte por apoptose das células B com especificidade e/ou afinidade inapropriadas, dando origem a linfócitos fragmentados, que são visíveis como "corpos tingíveis" fagocitados dentro dos macrófagos, o sistema de descarte das células mortas. Os sobreviventes com maior afinidade sofrem diferenciação final na **zona clara apical**. Uma parte das células que se diferenciam ao longo da via das células de **memória** estabelece residência na zona do manto, enquanto o restante se junta ao reservatório de células B recirculantes. Outras células B do centro germinativo na zona clara apical diferenciam-se em um tipo celular, denominado **plasmoblasto**, que apresenta retículo endoplasmático bem definido, aparelho de Golgi proeminente e Ig citoplasmática. Esses plasmoblastos migram e transformam-se em **plasmócitos** secretores de anticorpos nos **cordões medulares**, que se projetam entre os **seios medulares** (Figura 6.15B). Essa maturação de células produtoras de anticorpos em um local diferente (*i. e.*, nos cordões medulares dos folículos secundários, e não no próprio centro germinativo) daquele em que ocorreu estimulação antigênica também é observada no baço, onde os plasmócitos são encontrados predominantemente na zona marginal. Acredita-se que esse movimento de células atue para impedir a geração de altas concentrações locais de anticorpos dentro do centro germinativo, de modo a evitar a neutralização do antígeno e o término prematuro da resposta imune. Iremos examinar mais uma vez os centros germinativos no Capítulo 8.

O restante do córtex externo também é essencialmente uma área de células B, com células T dispersas.

Áreas de células T

As células T ficam restritas principalmente ao paracórtex do linfonodo (Figura 6.15A,B). Técnicas como microscopia de varredura a *laser* multifotônica intravital permitem a observação do comportamento dos linfócitos no tecido linfoide. Observam-se as células T que se movem rapidamente e de modo aleatório no paracórtex, onde procuram encontrar uma célula dendrítica interdigitada (IDC) com o "seu" antígeno. Caso o TCR na célula T reconheça o complexo MHC-peptídio cognato, ocorre uma ligação estável, que é consolidada, em grande parte, por LFA-1 na célula T, ligando-se à ICAM-1 na IDC. Ocorre geração de uma sinapse imunológica, e o contato é mantido por 8 a 24 h, de modo a ativar totalmente a célula T. À medida que os centros germinativos se desenvolvem, células T auxiliares recém-ativadas podem entrar nessas estruturas, transformando-se em células T auxiliares foliculares (Tfh). Essas células T suprarregulam a expressão do fator de transcrição Bcl-6, levando a uma redução dos níveis de CCR7 e aumento dos níveis do receptor de quimiocinas CXCR5. Além disso, apresentam altos níveis dos membros da família CD28, PD-1 e ICOS, e secretam citocinas, como a IL-4 e a IL-21, que dirigem a diferenciação das células B do centro germinativo.

Baço

O baço é dividido em **polpa branca**, que inclui as **bainhas linfoides periarteriolares (PALS)** e que funciona como tecido linfoide secundário, e na **polpa vermelha** rica em macrófagos, que é responsável pela remoção, por fagocitose, dos eritrócitos e plaquetas senescentes e de alguns patógenos transportados pela corrente sanguínea. A polpa branca forma áreas circulares ou alongadas (Figura 6.16A) dentro da polpa vermelha contendo eritrócitos, que possuem sinusoides (canais) venosos cheios de sangue, revestidos por macrófagos. À semelhança do linfonodo, as áreas de células T e B da polpa branca são separadas (Figura 6.16B). Além de atuar como filtro sanguíneo muito efetivo para a remoção de células em degeneração (idosas ou danificadas), o baço também é importante na geração de respostas imunes contra quaisquer agentes infecciosos presentes no sangue. Verifica-se a presença de plasmoblastos e plasmócitos maduros na área designada como **zona marginal**, que se estende na polpa vermelha (Figura 6.16C).

A medula óssea como importante local de síntese de anticorpos

Embora as células B amadureçam na medula óssea a partir de células-tronco hematopoéticas, após a maturação, a maioria das células B virgens migra para os tecidos linfoides secundários, onde podem encontrar antígenos. Essa saída da medula óssea pode ser regulada pela esfingosina 1-fosfato, que controla a saída dos linfócitos do timo e dos linfonodos. As células B ativadas podem recircular e retornar à medula óssea, aglomerando-se em torno dos sinusoides vasculares. Nesse local, são capazes de participar na geração de respostas de anticorpos a patógenos transportados pelo sangue, e a sua sobrevida é mantida por células dendríticas da medula óssea que secretam a citocina MIF (fator inibidor da migração de macrófagos). Sabe-se que a medula óssea constitui a principal residência dos plasmócitos de vida longa (Figura 6.17), cujos precursores são gerados nos centros germinativos de tecidos linfoides secundários. Por conseguinte, a medula óssea constitui uma importante fonte de Ig sérica. Verifica-se também a presença de células de memória B e T.

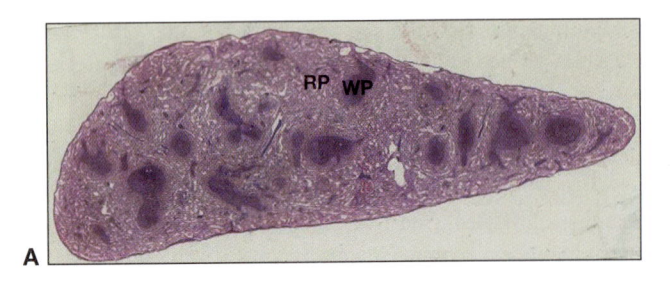

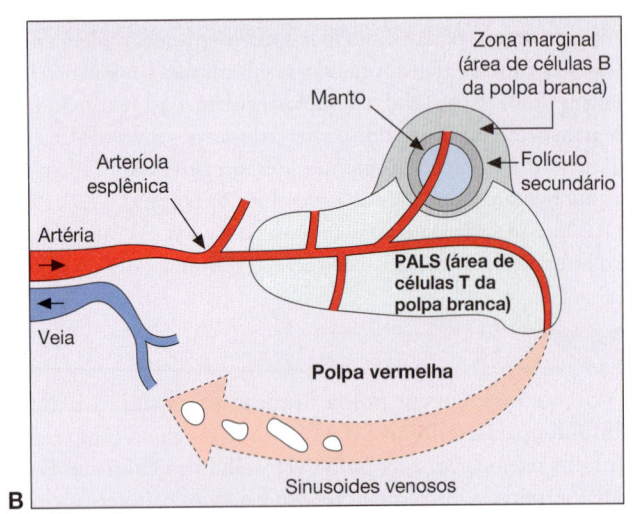

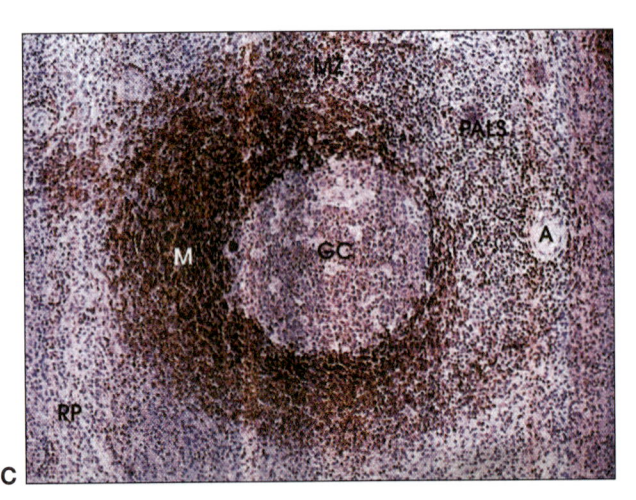

Figura 6.16 Baço. **A.** Vista em pequeno aumento do baço humano, mostrando a polpa vermelha (RP) e a polpa branca (WP) linfoide. Coloração tripla de Mallory. (Fonte: Imagem cedida por G. Campbell.) **B.** Representação esquemática de uma área da polpa branca circundada por polpa vermelha. **C.** Vista em grande aumento do centro germinativo (GC) e do manto de linfócitos (M) circundados pela zona marginal (MZ) e polpa vermelha (RP). Adjacente ao folículo, uma arteríola (A) é circundada por uma bainha linfoide periarteriolar (PALS), constituída predominantemente de células T. Observe que a zona marginal só está presente acima do folículo secundário. (Fonte: I.C.M. MacLennan. Reproduzida com autorização.)

O fígado contém uma variedade de células do sistema imune

O fígado é suprido tanto por sangue venoso proveniente do intestino quanto por sangue arterial, de modo que ele se encontra em uma boa posição para monitorar os antígenos circulantes. O fígado desempenha um importante papel nas respostas inatas, incluindo a produção de proteínas da fase aguda e muitos dos componentes

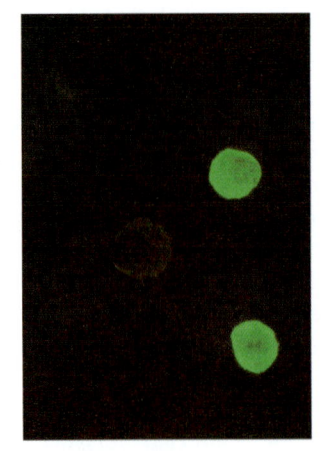

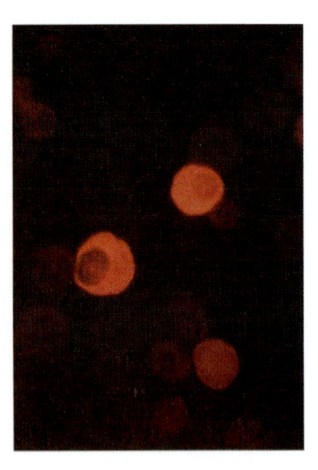

Figura 6.17 Plasmócitos na medula óssea humana. Preparação de citospina corada com rodamina (*laranja*) para a cadeia pesada de IgA e fluoresceína (*verde*) para a cadeia leve lambda. Ambas as imagens são do mesmo campo, uma das quais mostra a fluorescência verde, enquanto a outra mostra a fluorescência laranja. Por conseguinte, uma célula é positiva para IgA.λ e outra para IgA.não λ, enquanto a terceira não é positiva para IgA.λ. (Fonte: R. Benner, W. Hijmans e J.J. Haaijman. Reproduzida com autorização.)

do complemento. Juntamente com o baço, constitui o principal local para onde são transportados os imunocomplexos para destruição subsequente. No caso do fígado, essa função é executada pelas células de Kupffer – os macrófagos residentes desse órgão. Existe uma proporção relativamente alta de células NK e NKT, e CD1d nas células dendríticas tem a capacidade de apresentar glicolipídios microbianos às células NKT hepáticas. O fígado humano também contém um grande número de células T convencionais, que podem ser ativadas localmente por uma variedade de APC, incluindo células dendríticas interdigitadas, células de Kupffer e células endoteliais sinusoidais hepáticas. Todavia, o fígado tende a ser um ambiente bastante tolerogênico, devido à presença de altos níveis de IL-10 e de PD-L1 (ligante 1 da morte programada 1), de modo que o limiar para a ativação das células T é bastante alto.

Locais imunologicamente privilegiados

Alguns locais no corpo, como o encéfalo, a câmara anterior do olho e o testículo, são designados como **locais imunologicamente privilegiados**, visto que os antígenos que ali se encontram não provocam resposta imune. Por exemplo, os enxertos de córnea estranha não são rejeitados, e alguns vírus expandiram-se por meio de passagem repetida pelo encéfalo de animais.

Em geral, os locais privilegiados são protegidos por barreiras entre o sangue e os tecidos e baixa permeabilidade a substâncias hidrofílicas. Níveis funcionalmente insignificantes de complemento reduzem a ameaça de reações inflamatórias agudas, e concentrações muito altas de citocinas imunossupressoras, como IL-10 e TFGβ, anulam qualquer atividade indevida dos linfócitos Th1. O privilégio imune também pode ser mantido por apoptose induzida por Fas (CD95) de células autoagressivas. A imunologista Lesley Brent descreveu isso muito bem: "pode-se pressupor que seja benéfico para o organismo não transformar a câmara anterior ou a córnea do olho ou o encéfalo em um campo de batalha inflamatória, visto que a resposta imunológica é, algumas vezes, mais prejudicial do que a agressão provocada pelo antígeno".

Processamento do antígeno

Para onde se dirige o antígeno quando entra no corpo? Quando penetra nos tecidos, é transportado pela linfa até os linfonodos de drenagem. Os antígenos encontrados nas vias respiratórias superiores, no intestino ou no sistema reprodutivo são enfrentados pelo MALT local, enquanto os antígenos no sangue provocam uma reação no baço.

Os macrófagos são células apresentadoras de antígeno gerais

Os antígenos que drenam para o tecido linfoide são capturados por macrófagos. Em seguida, esses antígenos são parcial ou totalmente degradados nos fagolisossomos; alguns podem escapar da célula em uma forma solúvel, capturados por outras APC, como as células dendríticas, e uma fração pode reaparecer na superfície como peptídio processado associado ao MHC da classe II. Embora os macrófagos residentes em repouso expressem uma quantidade muito pequena de MHC da classe II ou nenhuma, os antígenos habitualmente são encontrados no contexto de um agente infeccioso microbiano, que pode ativar o macrófago a expressar a classe II após a ocupação dos receptores de reconhecimento de padrões, como o TLR4 pelo lipopolissacarídio (LPS) bacteriano. Os macrófagos também são induzidos a expressar o MHC da classe II após exposição ao IFNγ ou ocupação de CD35 (receptor do complemento 1).

As células dendríticas interdigitadas apresentam o antígeno aos linfócitos T virgens

Apesar da impressionante capacidade do poderoso macrófago de apresentar antígenos, existe uma função em que ele é deficiente, que consiste na sensibilização (*priming*) dos linfócitos T virgens. Essa função é desempenhada pela célula dendrítica interdigitada (IDC), que são a *nata* das APC. Os precursores no sangue entram nos tecidos e diferenciam-se em células dendríticas com atividade de fagocitose e endocitose. Na literatura, essas células são algumas vezes descritas como células dendríticas imaturas, porém a realidade é que elas têm plena capacidade, nesse estágio, de executar as funções que lhes cabem, principalmente a detecção e a captação de antígenos. Essas células incluem as células de Langerhans na epiderme da pele. Os receptores envolvidos na captura do antígeno, incluindo receptor de manose, vários TLR e receptores Fc para IgG e IgE, são encontrados nessas células dendríticas. A expressão do MHC da classe II na superfície celular e de moléculas de adesão e coestimuladoras é baixa nesse estágio inicial da vida das células dendríticas. Entretanto, à medida que se diferenciam em APC totalmente desenvolvidas, diminuem a sua atividade de fagocitose e de endocitose, apresentam níveis reduzidos de moléculas envolvidas na captura do antígeno, porém aumentam acentuadamente suas moléculas do MHC da classe II. Ocorre também suprarregulação das moléculas coestimuladoras, como CD40, CD80 (B7.1) e CD86 (B7.2). A expressão de diversos receptores de quimiocinas, incluindo CCR7, CCR8 e CXCR4 (ver Tabela 8.2), significa que essas células são atraídas e migram para áreas de células T no tecido linfoide.

Foram descritas duas vias de desenvolvimento separadas para as IDC: a via mieloide, que gera **células dendríticas mieloides** intersticiais CD11c⁺ e células de Langerhans cutâneas, e a via linfoide, que produz **células dendríticas plasmocitoides**, que carecem ou que expressam apenas níveis muito baixos de CD11 e que podem produzir grandes quantidades de interferona-α e β. Parece haver diversas subpopulações de células dendríticas mieloides, embora essa área ainda seja um tanto incerta.

Na ausência de ativação, as células dendríticas carecem da expressão de moléculas estimuladoras, como CD80 e CD86. O antígeno apresentado por essas células dendríticas "tolerogênicas" provoca anergia ou deleção das células T, devido a uma ausência de coestimulação, ou induz as células T reguladoras a secretar citocinas imunossupressoras, como IL-10 e TFGβ. Na verdade, as próprias células dendríticas também são capazes de secretar essas citocinas. Em algumas circunstâncias, as células dendríticas também podem exibir um fenótipo regulador pela secreção de indolamina 2,3-dioxigenase (IDO), que catalisa a depleção de triptofano, na ausência do qual as células T sofrem apoptose.

O cenário para o *priming* das células T parece ser o seguinte. As células dendríticas captam e processam o antígeno. À medida que prossegue a diferenciação em resposta à estimulação por receptores de reconhecimento de padrões, essas células infrarregulam a molécula de adesão, E-caderina, suprarregulam determinados receptores de quimiocinas, incluindo CCR7 (que detecta o CCL19 e o CCL21 expressos pelo endotélio nos linfonodos periféricos) e produzem metaloproteinases da matriz para facilitar a sua migração. Em seguida, seguem o seu percurso como células "camufladas" na linfa (Figura 6.18A) antes de se estabelecer como IDC na zona paracortical de células T do linfonodo de drenagem (Figura 6.18B). Nesse local, a IDC leva o antígeno proteico processado na forma do complexo peptídio-MHC, juntamente com sinas coestimuladores (Figura 6.19), para estimulação intensa das células T virgens e, subsequentemente, células T específicas ativadas. Voltaremos a tratar das IDC no Capítulo 10, quando iremos discutir o seu papel central no timo, na apresentação de peptídios próprios a células T autorreativas em desenvolvimento e desencadeamento de sua execução apoptótica (conhecida pelo eufemismo "deleção clonal").

As células dendríticas foliculares ligam-se a imunocomplexos e estimulam as células B

Os receptores de imunoglobulina FcγRIIB e FcεRII, juntamente com os receptores de complemento CR1 (CD35) e CR2 (CD21), na superfície das **células dendríticas foliculares (FDC)** não fagocitárias e negativas para o MHC da classe II possibilita a ligação eficiente dessas células a imunocomplexos de antígeno-anticorpo-complemento. Em seguida, as células B de memória podem ser estimuladas pelo reconhecimento do antígeno e coestimuladas por meio do reconhecimento de fragmentos do complemento na superfície da FDC pelo CD21 das células B. Os antígenos intactos podem ser preservados como imunocomplexos nas FDC durante muitos meses ou, possivelmente, por mais tempo.

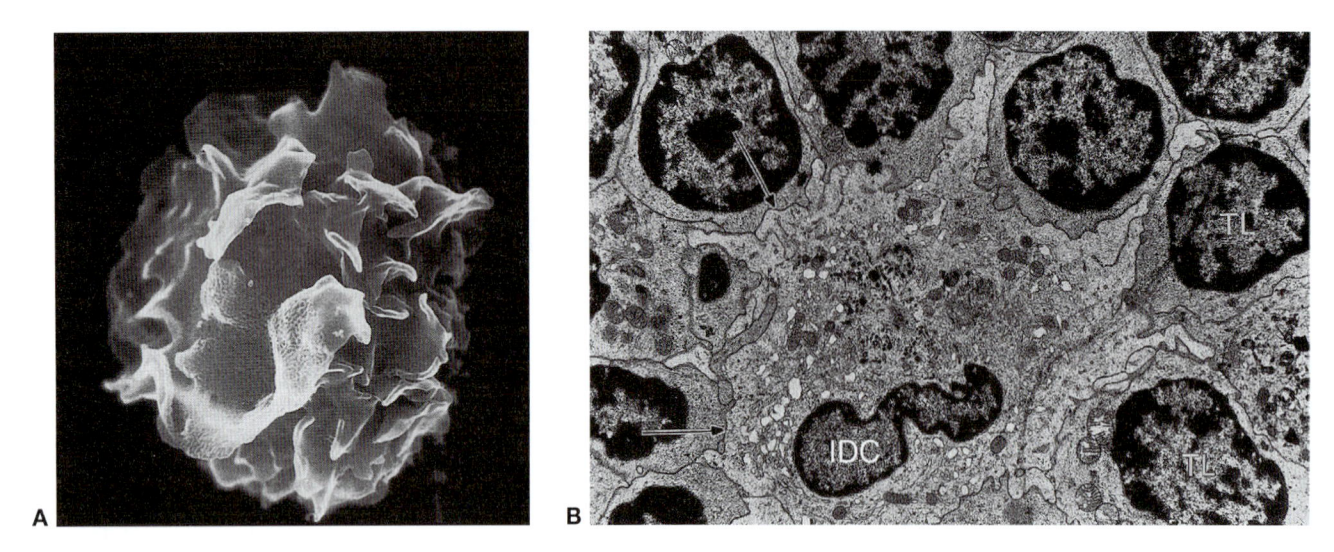

Figura 6.18 Células dendríticas interdigitadas (IDC). **A.** Micrografia eletrônica de varredura de uma célula camuflada, uma forma morfológica adotada pelas IDC quando seguem o seu percurso na linfa aferente. (Fonte: Cortesia de G.G. MacPherson.) **B.** IDC na área dependente do timo de um linfonodo de rato. São estabelecidos contatos íntimos com as membranas de superfície (*setas*) dos linfócitos T (TL) adjacentes (2.000×). Diferentemente dessas IDC que apresentam o antígeno processado às células T, as células dendríticas foliculares nos centros germinativos apresentam o antígeno intacto às células B. (Fonte: Kamperdijk E.W.A. *et al.* (1980) In Van Furth R. (ed.) *Mononuclear Phagocytes*, 3rd edn. Rijhoff Publishers, The Hague. Reproduzida com autorização de Rijhoff Publishers.)

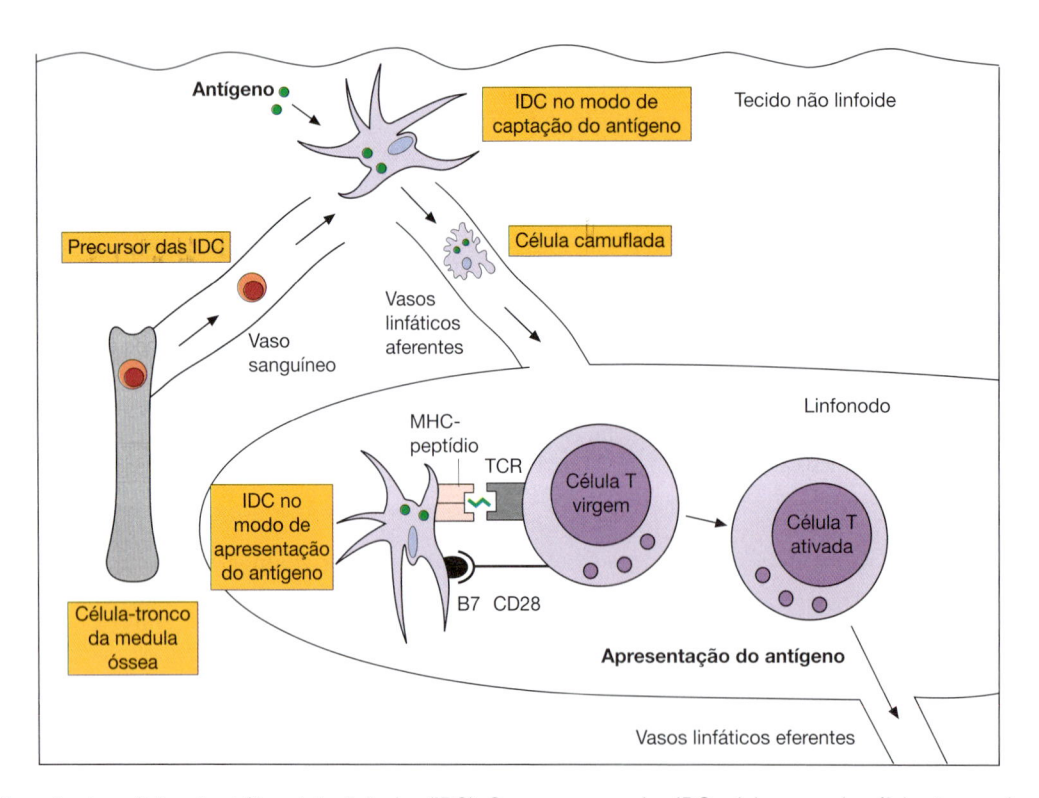

Figura 6.19 Migração das células dendríticas interdigitadas (IDC). Os precursores das IDC originam-se de células-tronco da medula óssea. Seguem o seu percurso pelo sangue até tecidos não linfoides. Nesse estágio de sua vida, as IDC (p. ex., células de Langerhans na pele) são especializadas na captação de antígeno. Subsequentemente, seguem pelos vasos linfáticos aferentes como células camufladas (ver Figura 6.18A) para estabelecer residência nos tecidos linfoides secundários (ver Figura 6.18B), onde expressam altos níveis de moléculas do MHC da classe II e coestimuladoras, como B7 (CD80 e CD86). Essas células são altamente especializadas para a ativação das células T virgens. A célula T ativada pode executar a sua função no linfonodo ou, após impressão com moléculas de endereçamento relevantes, podem recircular, retornando ao tecido apropriado.

Localização

- O sistema imune é constituído por células caracterizadas pela sua alta motilidade e capazes de circular por todo o corpo na circulação sanguínea e linfática
- Essa motilidade aumenta acentuadamente a probabilidade de um encontro com o patógeno
- Os tipos celulares mais estreitamente envolvidos na defesa imune são, em sua grande maioria, gerados a partir de células-tronco hematopoéticas pluripotentes na medula óssea
- Quanto aos linfócitos, as células B desenvolvem-se diretamente na medula óssea, enquanto os precursores das células T precisam migrar inicialmente para o timo antes de se transformarem em células T maduras funcionais. Por esse motivo, a medula óssea e o timo são designados como tecidos linfoides primários
- As respostas imunes adaptativas são iniciadas nos tecidos linfoides secundários: o tecido linfoide associado à mucosa (MALT), os linfonodos e o baço.

Pele

- Os microrganismos comensais e as barreiras física e química proporcionadas pela pele constituem defesas importantes contra a infecção
- As células T de ambos os subgrupos $\alpha\beta$ e $\gamma\delta$ estão presentes na epiderme e na derme
- As células T cutâneas caracterizam-se pela presença do antígeno cutâneo associado ao linfócito (CLA) e receptor de quimiocina CCR4
- Cerca de 10% das células T cutâneas expressam Foxp3, indicando que elas podem desempenhar uma função reguladora
- As células de Langerhans na epiderme e as células dendríticas da derme estão estreitamente relacionadas, porém podem executar funções diferentes.

Imunidade das mucosas

- As infecções respiratórias, gastrintestinais e sexualmente transmitidas na superfície das mucosas são combatidas por aglomerados difusos de células T e B e pelo MALT organizado
- As placas de Peyer constituem o local onde são induzidas as respostas imunes no intestino
- As células M transportadoras de antígenos especializadas no intestino coletam os antígenos e os transmitem às células apresentadoras de antígenos e linfócitos subjacentes
- A lâmina própria altamente vascularizada abaixo da superfície epitelial contém células T ativadas e plasmócitos produtores de IgA secretora
- As células T LPAM-1+ (integrina $\alpha_4\beta_7$) são dirigidas para a lâmina própria intestinal, devido à expressão de MAdCAM-1 nas vênulas pós-capilares dessa região
- Os linfócitos intraepiteliais são, em sua maioria, células T e incluem células CD8 $\alpha\alpha$ que reconhecem antígenos apresentados por moléculas do MHC não clássicas.

Circulação dos leucócitos

- Os leucócitos podem circular no sangue para alcançar os tecidos linfoides ou entrar no local de uma infecção
- As células do sistema imune, particularmente os linfócitos e as células dendríticas, também circulam pelo sistema linfático, que se une à circulação sanguínea pelo ducto torácico e ducto linfático direito.

Endereçamento dos linfócitos

- A recirculação dos linfócitos entre o sangue e os linfonodos é guiada por moléculas de endereçamento especializadas na superfície do endotélio de parede alta de vênula pós-capilar (HEV)
- As moléculas de endereçamento atuam como adressinas vasculares e são reconhecidas pela integrina LFA-1, L-selectina e CCR7 no linfócito
- As adressinas dos linfonodos periféricos (PNAd) compreendem oligossacarídios Lewis^X em determinadas glicoproteínas, incluindo GlyCAM-1 e CD34
- Os HEV dos linfonodos periféricos exibem as quimiocinas CCL19 e CCL21, que são reconhecidas pelo CCR7 tanto nos linfócitos quanto nas células dendríticas
- A passagem através do HEV ocorre em três estágios: (1) fixação e rolamento, (2) ativação de LFA-1 e (3) diapedese
- A esfingosina 1-fosfato (S1P) emite um sinal para que os linfócitos deixem os linfonodos.

Linfonodos e baço

- Os linfonodos filtram e examinam a linfa que flui dos tecidos corporais; o baço filtra o sangue
- As áreas de células B e T são separadas sob a direção das quimiocinas
- Os linfonodos contêm redes de condutos, que possibilitam a distribuição de pequenos antígenos e quimiocinas pelo linfonodo e que são constituídas de fibras colágenas circundadas por células reticulares fibroblásticas
- As estruturas das células B surgem no córtex do linfonodo como folículos primários, que se transformam em folículos secundários com centros germinativos após estimulação antigênica
- O centro germinativo consiste em uma zona escura, uma zona clara basal e uma zona clara apical e é circundado por um manto de células B em repouso
- Os centros germinativos com a sua rede de células dendríticas foliculares expandem as células B e direcionam a sua diferenciação em células de memória e precursores dos plasmócitos secretores de anticorpos
- O baço é constituído de polpa vermelha e polpa branca, e esta última inclui bainhas linfoides periarteriolares (PALS).

Outros locais

- A medula óssea constitui um importante local de produção de anticorpos
- O fígado contém quantidades substanciais de linfócitos e células fagocitárias
- O encéfalo, a câmara anterior do olho e o testículo constituem locais privilegiados, nos quais os antígenos são sequestrados com segurança.

Processamento do antígeno

- Os macrófagos são células gerais apresentadoras de antígeno para linfócitos sensibilizados; todavia, são incapazes de estimular células T virgens
- Isso é realizado pelas células dendríticas que processam o antígeno, migram para o linfonodo de drenagem e se estabelecem como células profissionais apresentadoras de antígeno positivas para o MHC da classe II

- Essas células dendríticas interdigitadas apresentam níveis elevados de moléculas coestimuladoras, como CD80 e CD86, que possibilitam a ativação das células T virgens
- As células dendríticas originam-se de ambas as vias mieloide e linfoide de diferenciação das células-tronco hematopoéticas

- Na ausência de estimulação, as células dendríticas carecem de CD80 e CD86 e são tolerogênicas
- Um tipo totalmente diferente de célula, a célula dendrítica folicular (FDC), origina-se de células-tronco mesenquimais pluripotentes e reside nos centros germinativos, onde apresenta imunocomplexos para ativar as células B.

LEITURA ADICIONAL

Barclay A.N., Birkeland M.L., Brown M.H., *et al.* (1997) *The Leukocyte Antigen Facts Book*, 2nd edn. Academic Press, London.

Bos J.D. (ed.) (2004) *Skin Immune System (SIS): Cutaneous Immunology and Clinical Immunodermatology*, 3rd edn. CRC Press, Boca Raton, FL.

Crispe N. (2009) The liver as a lymphoid organ. *Annual Review of Immunology* **27**, 147–163.

Gonzalez S.F., Degn S.E., Pitcher L.A., Woodruff M., Heesters B., and Carroll M.C. (2011) Trafficking of B cell antigen in lymph nodes. *Annual Review of Immunology* **29**, 215–233.

Heath W.R. and Carbone F.R. (2013) The skin resident and migratory immune system in steady state and memory: innate lymphocytes, dendritic cells and T cells. *Nature Immunology* **14**, 978–985.

Hu W. and Pasare C. (2013) Location, location, location: tissue specific regulation of immune responses. *Journal of Leukocyte Biology* **94**, 409–421.

Masopust D. and Schenkel JM. (2013) The integration of T cell migration, differentiation and function. *Nature Reviews Immunology* **13**, 309–320.

Mueller S.N., Gebhardt, T., Carbone, F.R., and Heath W.R. (2013) Memory T cell subsets, migration patterns, and tissue residence. *Annual Review of Immunology* **31**, 137–161.

Ramiscal R.R. and Vinuesa C.G. (2013) T cell subsets in the germinal center. *Immunological Reviews* **252**, 146–155.

Simpson E. (2006) A historical perspective on immunological privilege. *Immunological Reviews* **213**, 12–22.

Victora G.D. and Nussenzweig M.C. (2012) Germinal centers. *Annual Review of Immunology* **30**, 429–457.

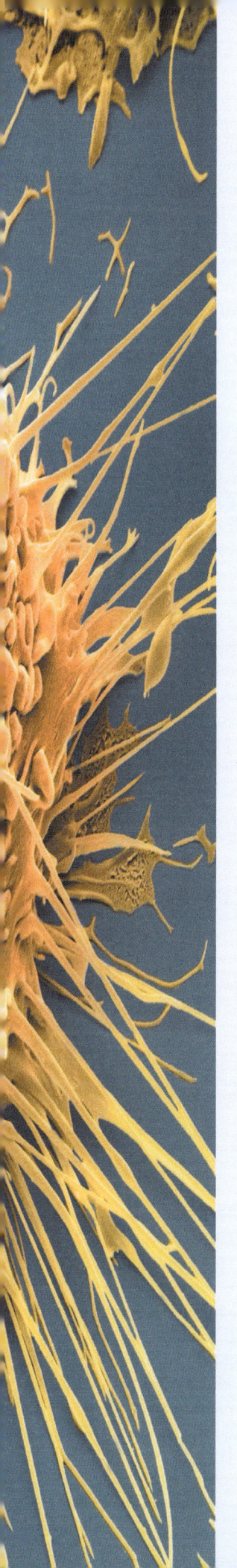

CAPÍTULO 7
Ativação dos Linfócitos

Principais tópicos

Para lembrar

Os linfócitos T e B constituem os principais efetores da imunidade adaptativa e utilizam receptores de membrana produzidos de modo aleatório para identificar o antígeno. Em ambos os casos, o reconhecimento do antígeno correspondente desencadeia a expansão clonal do linfócito, o que aumenta o número de células disponíveis para produzir uma resposta e assegura que o encontro subsequente com o mesmo antígeno irá desencadear uma resposta mais intensa desde o início (*i. e.*, memória imunológica). Embora os receptores das células B (IgM e IgD de superfície) possam interagir diretamente com o antígeno, as células T exigem a apresentação do antígeno na presença de moléculas do MHC. A apresentação do antígeno a células T virgens (*i. e.*, que não foram previamente estimuladas) ocorre nos tecidos linfoides e normalmente é realizada por células dendríticas maduras, que migraram dos tecidos periféricos em virtude da exposição a um estímulo de maturação, como um padrão molecular associado aos patógenos (PAMP). As células dendríticas maduras apresentam antígenos processados às células T, exibindo peptídios derivados desses antígenos nas moléculas do MHC. As células dendríticas também fornecem uma coestimulação essencial para as células T na forma de ligantes da família B7 (CD80/CD86) e outras moléculas de superfície; a ausência de moléculas coestimuladoras na célula dendrítica não induz a ativação produtiva da célula T e pode levar à indução de tolerância ou morte de uma célula T responsiva. A ativação das células B também ocorre nos linfonodos e em outros tecidos linfoides e é facilitada por células dendríticas foliculares especializadas, que capturam e concentram com eficiência o antígeno que drena dos tecidos adjacentes. Com algumas exceções, as células B ativadas também exigem a coestimulação das células T auxiliares, na forma de citocinas e do ligante CD40 ligado à membrana, de modo a possibilitar a proliferação e a diferenciação. Além da expansão clonal, a ativação das células B ou T também resulta em maturação em células efetoras especializadas, que produzem anticorpos (no caso das células B), ou em associações particulares de citocinas ou moléculas citotóxicas (no caso das células T).

Introdução

A resposta imune adaptativa é desencadeada pelo encontro entre um linfócito B ou T e seu antígeno específico e, em condições ideais, resulta na "ativação" do linfócito e em uma mudança radical no comportamento da célula – de um estado latente e sem divisão para um estado mais proliferativo, dotado da capacidade de produzir numerosas proteínas que contribuem para a imunidade. Assim, são alcançados simultaneamente dois objetivos: o número de células capazes de responder a determinado antígeno é enormemente multiplicado por meio de expansão clonal, e esses novos recrutas são dotados da capacidade de produzir grandes quantidades de citocinas ou de anticorpos para ajudar a expulsar o invasor. Entretanto, é preciso considerar um aspecto muito importante antes que o encontro de um linfócito com o antígeno possa levar a uma resposta imune totalmente desenvolvida. Devido aos riscos potenciais associados a uma ativação inapropriada dos linfócitos (contra substâncias "próprias" ou inócuas), os sinais que promovem a ativação das células T ou B habitualmente exigem a coestimulação por outras células do sistema imune. Com efeito, a iniciação de uma resposta imune adaptativa depende efetivamente da apresentação do antígeno por células do sistema imune inato (particularmente células dendríticas) que identificaram sinais claros e inequívocos de infecção na forma de padrões moleculares associados aos patógenos (PAMP). Por conseguinte, as células do sistema imune inato que encontraram PAMP dão efetivamente a permissão (na forma de coestimulação) aos linfócitos do sistema imune adaptativo de responder ao antígeno apresentado no contexto apropriado. A necessidade de coestimulação eleva o limiar para a ativação dos linfócitos e fornece uma proteção muito importante contra a autoimunidade (ver Capítulo 17). Os encontros com o antígeno específico na ausência dos sinais coestimuladores apropriados frequentemente resultam em morte por apoptose do linfócito responsivo.

Nos capítulos anteriores, constatamos que as células B ou T utilizam receptores de antígenos relacionados, porém todavia distintos, para reconhecer o antígeno. A estimulação das células T ou B por meio de seus respectivos receptores de antígenos desencadeia uma cascata de **eventos de transdução de sinais** dentro do linfócito responsivo, que dependem acentuadamente de **proteinoquinases**, isto é, proteínas que podem acrescentar grupos fosfato a outras proteínas. Esses grupos fosfato, apesar de fracos no contexto geral da proteína à qual estão fixados, alteram radicalmente a atividade da proteína-alvo (de modo positivo ou negativo) ou criam sítios de ligação para a atracagem de outras proteínas. Dessa maneira, a ativação de determinadas quinases atua como acionador para modificar o comportamento da proteína. Por fim, a maioria desses eventos de sinalização culmina na ativação de múltiplos fatores de transcrição, que acionam novas baterias de genes e que permitem que o linfócito responsivo possa sintetizar citocinas ou anticorpos em uma elevada taxa. Por conseguinte, os receptores de membrana para antígenos atuam simplesmente como acionadores externos para sinais que possibilitam o recrutamento dos linfócitos T e B no momento apropriado. Grande parte da complexidade da sinalização dos receptores de células T e B gira em torno da questão de saber se o acionador deve ser ativado ou não (*i. e.*, quando há necessidade de responder ou não).

Embora haja diferenças na natureza das quinases específicas que retransmitem sinais provenientes dos receptores de células B e T, existem também muitas semelhanças. Em ambos os casos, esses eventos de transdução de sinais levam à ativação de muitos dos mesmos fatores de transcrição, entrada no ciclo de divisão celular e expressão de um conjunto de novas proteínas pelo linfócito ativado, que confere a essas células funções características de células efetoras.

O agrupamento de receptores de membrana frequentemente leva à sua ativação

Todas as células utilizam receptores ligados à membrana plasmática para extrair informações de seu ambiente. Essas informações são propagadas na célula por moléculas sinalizadoras e permite que a célula produza a resposta apropriada, seja ela a reorganização do citoesqueleto celular (para facilitar o movimento), a expressão de novos produtos gênicos, o aumento da adesão celular ou todas essas respostas. Em muitos casos, a ocupação do receptor pelo seu ligante específico (um fator de crescimento, um hormônio ou um antígeno) provoca a mudança de conformação ou outras alterações no receptor, que promovem o recrutamento de proteínas adaptadoras citoplasmáticas para a parte do receptor exposta ao citoplasma. Como muitos receptores de membrana plasmática são proteinoquinases ou podem recrutar essas enzimas após a ativação por seus ligantes específicos, a estimulação desses receptores normalmente resulta em fosforilação de regiões do receptor em contato com o citoplasma (*i. e.*, cauda citoplasmática) ou de proteínas associadas.

No caso dos receptores de células B e T (BCR e TCR), os receptores em si não possuem qualquer atividade enzimática intrínseca, porém estão associados a moléculas acessórias invariantes (as cadeias γδε e ζ de CD3 no caso do TCR e o complexo Ig-αβ no caso do BCR), que podem atrair a atenção de uma classe específica de quinases. Para essa atração, é fundamental a presença de motivos especiais, denominados **ITAM (motivos de ativação baseados na tirosina do imunorreceptor)** nas caudas citoplasmáticas dessas moléculas acessórias (ver também o Capítulo 4). A fosforilação dos ITAM nos resíduos de tirosina – em resposta à estimulação do TCR ou BCR – possibilita a interação desses motivos com proteínas adaptadoras, que possuem afinidade por motivos de tirosina fosforilados, desencadeando, assim, a transdução de sinais. Trataremos, em seguida, dos eventos de sinalização que ocorrem após o encontro de uma célula T ou de uma célula B com um antígeno.

Os linfócitos T e as células apresentadoras de antígenos interagem por meio de vários pares de moléculas acessórias

Antes de analisarmos os aspectos básicos dos eventos de sinalização impulsionados pelo TCR, é importante lembrar que as células T só podem reconhecer um antígeno quando este for apresentado dentro do sulco de ligação peptídica das moléculas do complexo principal de histocompatibilidade (MHC). Além disso, enquanto o TCR constitui o principal mecanismo pelo qual as células T interagem com o complexo MHC-peptídio, as células T também expressam correceptores para o MHC (CD4 ou CD8), que definem subgrupos funcionais de células T. Lembre-se de que as moléculas CD4 atuam como correceptores para o MHC da classe II e são encontradas em populações de células T auxiliares, que fornecem "ajuda" para a ativação e a maturação das células B e das células T citotóxicas (Figura 7.1). As moléculas CD8 atuam como correceptores para moléculas do MHC da classe I e constituem uma característica das células T citotóxicas, que são capazes de destruir células infectadas por vírus ou pré-cancerosas (Figura 7.1). Todavia, observe que a afinidade de um TCR individual pelo seu complexo MHC-peptídio antigênico específico é relativamente baixa (Figura 7.2). Por conseguinte, uma associação suficientemente estável com uma célula apresentadora de antígeno (APC) só pode ser obtida pela interação de vários pares complementares de moléculas acessórias, como LFA-1/ICAM-1, CD2/LFA-3 e assim por diante (Figura 7.3). Essas moléculas de adesão possibilitam a associação das células T com células dendríticas e outras APC com o propósito de inspecionar os peptídios apresentados dentro das moléculas do MHC (Figura 7.4). Todavia, esses acoplamentos moleculares não estão necessariamente relacionados apenas com a adesão intercelular; algumas dessas interações também proporcionam a coestimulação necessária que é fundamental para a ativação apropriada dos linfócitos.

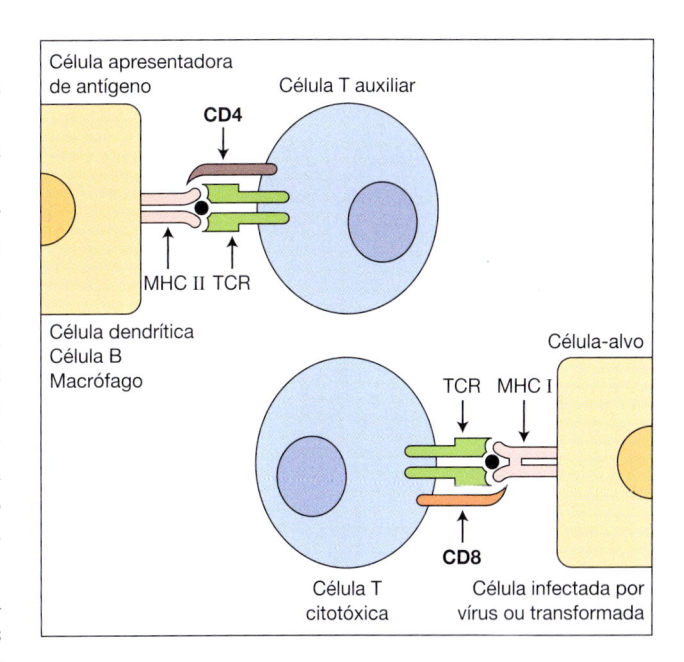

Figura 7.1 Os subgrupos de células T auxiliares e citotóxicas são limitados pela classe do MHC. O CD4 nas células T auxiliares atua como correceptor para o MHC da classe II e ajuda a estabilizar a interação do TCR com o complexo peptídio-MHC; o CD8 nas células T citotóxicas desempenha uma função semelhante pela sua associação ao MHC da classe I.

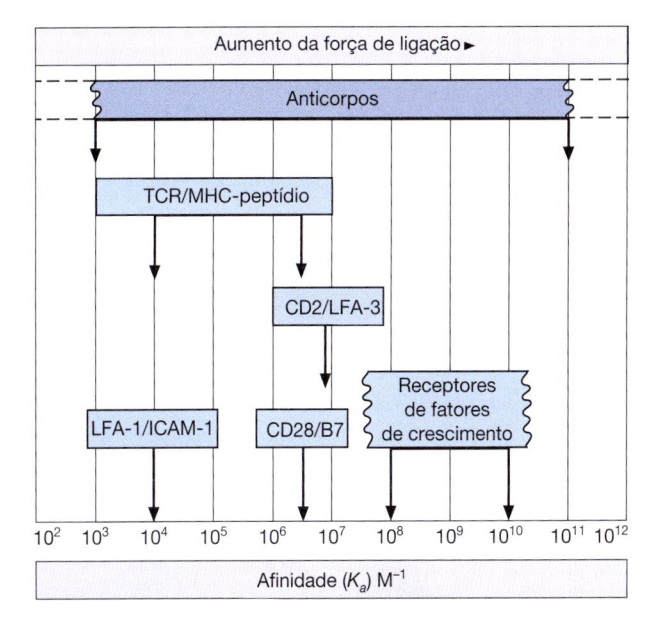

Figura 7.2 Afinidades relativas dos pares moleculares envolvidos nas interações de linfócitos T com células apresentadoras de antígeno. A figura mostra, para comparação, as faixas de afinidades dos fatores de crescimento e seus receptores, bem como dos anticorpos. (Fonte: Adaptada de Davies M.M. and Chien Y.-H. [1993] *Current Opinion in Immunology* **5**, 45. Reproduzida, com autorização, de Elsevier.)

Normalmente, os linfócitos não estimulados não são aderentes, porém aderem rapidamente a componentes da matriz extracelular ou a outras células (como APC) dentro de segundos após o encontro de quimiocinas ou antígeno. As integrinas, como LFA-1 e VLA-4, parecem ser particularmente importantes para a adesão dos linfócitos. A facilidade com que os linfócitos podem alterar a sua adesividade parece estar relacionada com a capacidade de

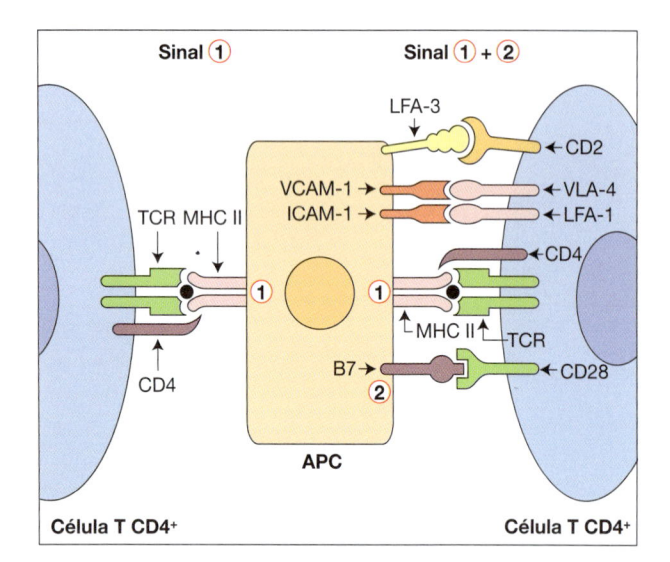

Figura 7.3 Ativação das células T em repouso. A interação de moléculas coestimuladoras leva à ativação do linfócito T em repouso pela célula apresentadora de antígeno (APC) após a ocupação do receptor de células T (TCR) pelo seu complexo antígeno-MHC. A ativação do sinal 1 do TCR sem acompanhamento do sinal 2 coestimulador leva à anergia. Observe que, naturalmente, uma célula T citotóxica, e não uma célula T auxiliar, envolveria o acoplamento de CD8 ao MHC da classe I. O sinal 2 é emitido para uma célula T em repouso principalmente por meio da ocupação do CD28 na célula T por B7.1 ou B7.2 na APC. ICAM-1, molécula de adesão intercelular 1; LFA-1, antígeno funcional linfocitário 1; VCAM-1, molécula de adesão da célula vascular 1; VLA-4, antígeno muito tardio 4.

mudança de conformação das integrinas; de um estado fechado e de baixa afinidade para um estado mais aberto e de alta afinidade (Figura 7.5). Por conseguinte, após o encontro de uma célula T com uma APC exibindo um complexo MHC-peptídio apropriado, os sinais enviados por meio do complexo do TCR asseguram o rápido aumento da afinidade do LFA-1 pelo ICAM-1, o que ajuda a estabilizar a interação entre a célula T e a APC. Esse complexo passou a ser conhecido como **sinapse imunológica**. A ativação da pequena GTPase, **Rap1,** pela estimulação do TCR parece contribuir para a rápida mudança na adesividade da integrina. Ainda não foi estabelecido com certeza como a Rap1 consegue isso, porém é provável que a modificação da cauda citoplasmática da integrina

atue para desencadear mudança de conformação dentro dos domínios extracelulares da integrina, em um processo denominado sinalização "de dentro para fora".

A ativação das células T exige dois sinais

A estimulação do TCR pelo complexo MHC-peptídio (que pode ser simulado por anticorpos dirigidos contra o TCR ou o complexo CD3) não é suficiente por si só para ativar por completo as células T auxiliares em repouso. Entretanto, com a coestimulação por meio do receptor CD28 na célula T, a síntese de RNA e de proteína é induzida, a célula aumenta e adquire uma aparência semelhante a um blasto, a síntese de interleucina-2 (IL-2) começa, e a célula passa da fase G0 para G1 no ciclo de divisão celular. Por conseguinte, são necessários **dois sinais** para a ativação de uma célula T auxiliar virgem (Figura 7.3).

O antígeno em associação ao MHC da classe II na superfície de uma célula dendrítica madura é claramente capaz de preencher as exigências de ambos os sinais. A formação de complexo entre o **TCR e o MHC-peptídio fornece o sinal 1**, por meio do complexo receptor-CD3, e esse processo é acentuadamente potencializado pelo acoplamento de CD4 ao MHC. Nesse estágio, a célula T é exposta a um **sinal coestimulador (sinal 2)** proveniente da célula dendrítica madura. As moléculas coestimuladoras mais potentes são os **ligantes da família B7** (CD80/CD86) na célula dendrítica, que interagem com o CD28 na célula T, embora outras moléculas (como IL-1 e ligantes para ICOS, CD2 e OX40) também possam atuar nessa capacidade.

Conforme assinalado no Capítulo 1, as células dendríticas imaturas, que não foram expostas a PAMP ou a DAMP (padrões moleculares associados a risco), são incapazes de ativar de modo produtivo as células T. Isso se deve à ausência relativa de moléculas coestimuladoras, como CD80/CD86, na superfície das células dendríticas imaturas. Entretanto, observa-se um acentuado aumento na expressão dessas moléculas, em consequência da maturação das células dendríticas após a estimulação de seus receptores de reconhecimento de padrões com um PAMP ou um DAMP. As citocinas inflamatórias (como IL-1, GM-CSF e TNFα), que são produzidas por macrófagos e por neutrófilos nos estágios iniciais da infecção, também são capazes de converter células dendríticas imaturas e pouco coestimuladoras em células dendríticas maduras,

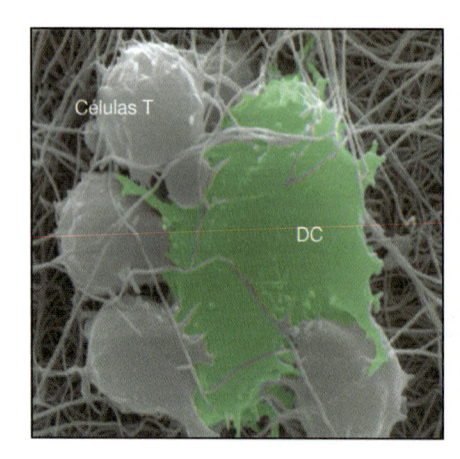
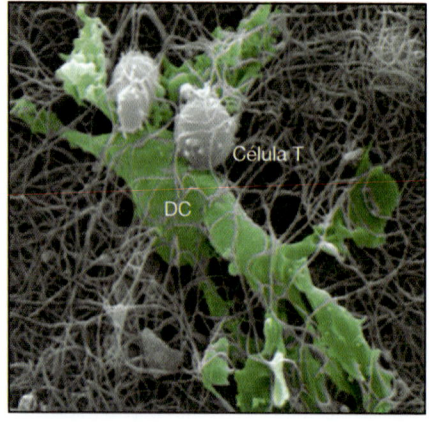

Figura 7.4 Interação das células T com as células dendríticas (DC). Análise por microscopia eletrônica de varredura das interações de DC com célula T dentro de matriz de colágeno 3-D. (Fonte: Gunzer M. *et al.* [2004] *Blood* **104**, 2801-2809. Reproduzida, com autorização, de American Society of Hematology.)

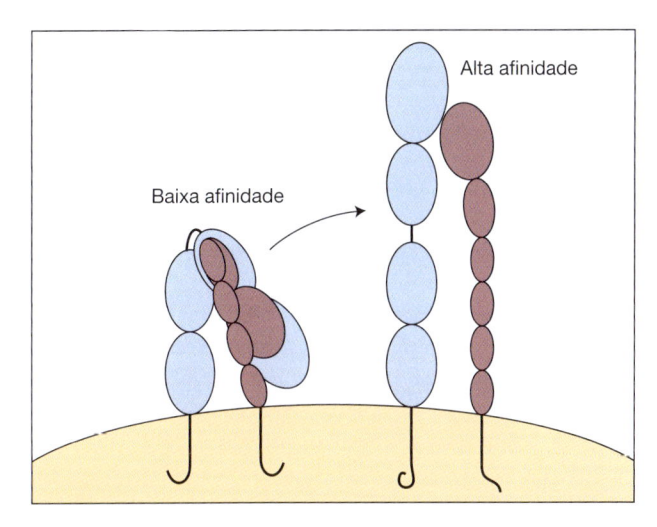

Figura 7.5 Ativação das integrinas. As integrinas, como o LFA-1, podem assumir diferentes conformações, que estão associadas a diferentes afinidades. A conformação da cabeça curva possui baixa afinidade pelo ligante, porém pode ser rapidamente transformada na conformação estendida de alta ativação por sinais ativadores, que atuam sobre as caudas citoplasmáticas das subunidades α e β da integrina; esse processo é conhecido como sinalização "de dentro para fora".

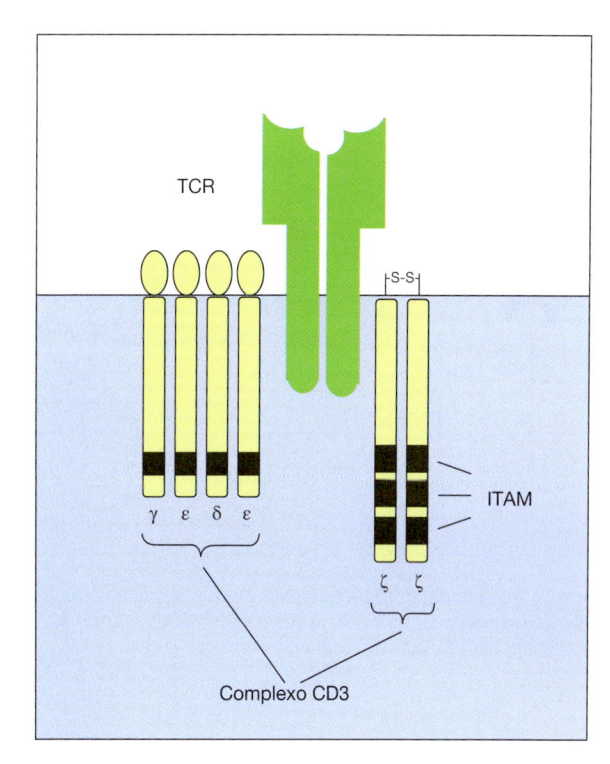

Figura 7.6 O complexo do correceptor CD3. O TCR não tem nenhuma atividade sinalizadora intrínseca, porém emite sinais por meio do complexo CD3 associado. Acredita-se que o complexo CD3 seja constituído de uma subunidade de CD3γ e de CD3δ, duas subunidades CD3ε e duas subunidades CD3ζ (zeta) ligadas por dissulfeto. Conforme ilustrado na figura, todas as subunidades do correceptor de CD3 contêm motivos de ativação baseados na tirosina do imunorreceptor (ITAM), que podem ser fosforilados por quinases ativadas com a estimulação do TCR. A fosforilação nesses motivos cria sítios de ligação para outras moléculas sinalizadoras, que podem propagar os sinais de ativação das células T.

com capacidade de emitir os sinais necessários. A ativação das células T em repouso pode ser bloqueado por anti-B7, tornando a célula T **anérgica** (*i. e.*, com ausência de resposta a qualquer outra estimulação por antígenos). Como veremos nos próximos capítulos, o princípio segundo o qual dois sinais ativam uma célula específica de antígeno, enquanto um sinal pode induzir anergia, proporciona o potencial de terapia imunossupressora direcionada. Entretanto, diferentemente dos linfócitos T em repouso, as **células T ativadas proliferam em resposta a um único sinal**.

As moléculas de adesão, como ICAM-1, VCAM-1 e LFA-3, não são intrinsecamente coestimuladoras, porém aumentam de modo acentuado o efeito de outros sinais em até 100 vezes (Figura 7.3), representando uma importante distinção. Os eventos sinalizadores iniciais também envolvem a agregação de **balsas lipídicas**, que consistem em subdomínios da membrana enriquecidos com colesterol e glicoesfingolipídios. As moléculas da membrana celular envolvidas na ativação tornam-se concentradas nessas estruturas.

Acionamento do complexo do receptor de célula T

Consideremos agora uma situação em que uma célula T encontra uma célula dendrítica exibindo a combinação peptídio-MHC correta e interage, então, com a célula dendrítica, de tal modo que muitos dos TCR na célula T ligam-se a um número semelhante de complexos peptídio-MHC de alta afinidade na APC. Esse evento estabiliza acentuadamente a interação entre a célula T e a célula dendrítica, de modo que a duração do encontro (tempo de permanência) será suficiente para ativar a célula T (Figura 7.4). Entretanto, qual é o evento ativador efetivo? Em outras palavras, como o complexo do TCR registra que a chave foi acionada?

Apesar de numerosas pesquisas, ainda não obtivemos uma resposta definida a essa pergunta; entretanto, parece que tanto a agregação do complexo do TCR quanto as mudanças de conformação dentro do complexo possam desempenhar papéis fundamentais

na iniciação do sinal. No Capítulo 4, foi demonstrado que o complexo do receptor da célula T é composto do próprio TCR e do **complexo do correceptor CD3**. O complexo do correceptor CD3 contém CD3γδεζ, que possui os motivos de sinalização (ITAM) necessários para a propagação dos sinais dentro da célula (Figura 7.6). Evidências recentes sugerem que, em uma célula T em repouso, as caudas citoplasmáticas das moléculas de CD3ε e CD3ζ estão inseridas na lâmina interna da membrana plasmática, o que protege seus ITAM da quinase, denominada Lck (que será discutida na próxima seção), necessária para manter a cascata de transdução de sinais. As interações MHC-TCR estáveis parecem ser capazes de liberar as caudas CD3ε e CD3ζ da membrana, tornando-as acessíveis para fosforilação. Como iremos discutir de maneira sucinta, as cascatas de sinalização que resultam da estimulação do TCR podem tornar-se muito complexas (Figura 7.7); entretanto, dando um passo de cada vez, pode-se obter um sentido de ordem no caos aparente.

A fosforilação da proteína tirosina constitui um evento inicial na sinalização das células T

A interação entre o TCR e o complexo MHC-peptídio é acentuadamente intensificada pelo recrutamento do correceptor para o MHC (CD4 ou CD8) no complexo. Além disso, como as caudas

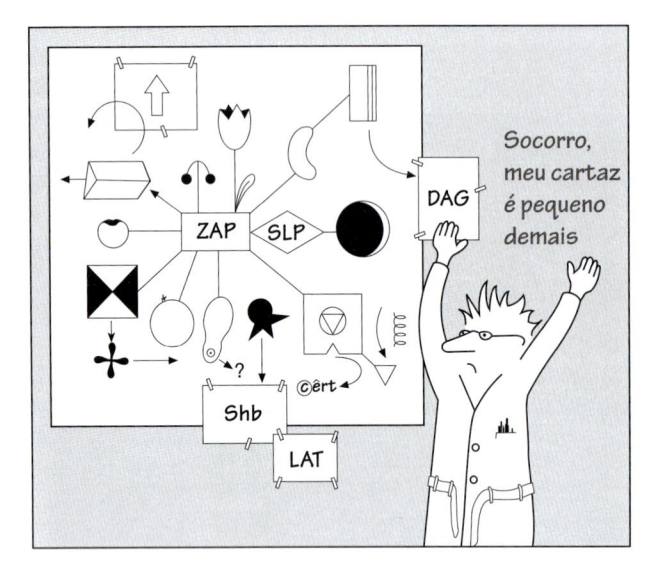

Figura 7.7 As vias de sinalização podem tornar-se muito complexas. (Fonte: Zolnierowicz S. and Bollen M. (2000) *EMBO Journal* **19**, 483. Reproduzida, com autorização, de Wiley.)

citoplasmáticas de CD4 e CD8 estão constitutivamente associadas à **Lck**, uma proteína tirosinoquinase (PTK) que pode fosforilar os três ITAM dispostos de modo consecutivo dentro das **cadeias** ζ do TCR, o recrutamento do CD4 ou do CD8 para o complexo resulta em uma associação estável entre a Lck e o seu substrato da cadeia ζ (Figura 7.8A).

A fosforilação da cadeia ζ pela Lck cria sítios de ligação para o recrutamento de outra PTK, a **ZAP-70 (proteína associada à cadeia zeta de 70 kDa),** no complexo de sinalização do TCR (Figura 7.9). O recrutamento da ZAP-70 para o complexo do receptor resulta na ativação dessa PTK por meio de fosforilação mediada pela Lck. Por sua vez, a ZAP-70 fosforila duas proteínas adaptadoras essenciais, a **LAT (conexão para ativação de células T)** e a **SLP-76 (proteína de leucócito de 76 kDa contendo o domínio SH2)**, que podem induzir cascatas de sinalização divergentes distalmente (Figura 7.8B).

A **LAT desempenha um papel particularmente importante** em eventos subsequentes, atuando como plataforma para o recrutamento de vários outros elementos que atuam no complexo do TCR. A LAT contém muitos resíduos de tirosina que, quando fosforilados pela ZAP-70, podem ligar-se a outras proteínas adaptadoras por meio de motivos (denominados domínios SH2) que se ligam a resíduos de fosfotirosina. Por conseguinte, a fosforilação da LAT resulta em recrutamento da **GADS (proteína adaptadora relacionada com GRB2)**, que está constitutivamente associada à SLP-76. A SLP-76 foi implicada em rearranjos do citoesqueleto, em virtude de sua capacidade de se associar a Vav1 e NCK. Por conseguinte, é mais provável a ocorrência de alterações do formato da célula induzidas por estimulação dos TCR, devido ao recrutamento de SLP-76 no complexo de sinalização do TCR.

A LAT fosforilada também atrai a atenção de duas outras proteínas de ligação de fosfotirosina, a isoforma γ1 da **fosfolipase C (PLCγ1)** e a proteína adaptadora **GRB2 (proteína 2 de ligação ao receptor do fator de crescimento)**. A partir desse ponto, podem ocorrer pelo menos duas cascatas de sinalização distintas: a **via da Ras-MAP quinase** e a **via do fosfatidilinositol** (Figura 7.8C).

Eventos de ocorrência distal após a sinalização do TCR

Via da Ras-MAP quinase

A Ras é uma pequena proteína G constitutivamente associada à membrana plasmática e ativada, com frequência, a diversos estímulos que promovem a divisão celular (Figura 7.10). A Ras pode existir em dois estados: ligada ao GTP (ativa) e ligada ao GDP (inativa). Por conseguinte, a troca de GDP por GTP estimula a ativação da Ras e permite que essa proteína recrute um de seus efetores distalmente, Raf. Por conseguinte, como a estimulação do TCR resulta em ativação da Ras? Uma das maneiras pelas quais a ativação da Ras pode ser obtida é por intermédio da atividade dos **GEF (fatores de troca de nucleotídio guanina),** que promovem a troca de GDP por GTP na Ras. Um desses GEF, SOS (do inglês *son of sevenless*), é recrutado para fosforilar a LAT por meio da proteína de ligação de fosfotirosina GRB2 (Figura 7.8). Por conseguinte, a fosforilação da LAT pela ZAP-70 leva diretamente ao recrutamento do complexo GRB2/SOS para a membrana plasmática, onde pode estimular a ativação da Ras ao promover a troca de GDP por GTP.

Em seu estado ligado ao GTP, a Ras pode recrutar uma quinase, **Raf** (também denominada **MAPKKK, multiproteinoquinase ativada por mitógeno**), para a membrana plasmática, que desencadeia, então, uma série de outros eventos de ativação de quinases, culminando na fosforilação do fator de transcrição Elk1, além de muitos outros fatores de transcrição. A fosforilação de Elk1 possibilita a translocação dessa proteína para o núcleo e resulta na expressão de Fos, outro fator de transcrição. O aparecimento de Fos resulta na formação de heterodímeros com Jun para formar o complexo AP-1, que apresenta sítios de ligação no promotor de IL-2, bem como em muitos outros genes (Figura 7.11). A deleção dos sítios de ligação de AP-1 do promotor de IL-2 retira 90% da atividade estimuladora de IL-2.

Via do fosfatidilinositol

A fosforilação da LAT pela ZAP-70 não apenas promove a atracagem do complexo GRB/SOS à LAT, mas também estimula o recrutamento da isoforma γ1 da **fosfolipase C (PLCγ1)** (Figura 7.8B). A PLCγ1 desempenha um papel crucial na propagação adicional da cascata. A fosforilação da PLCγ1 ativa essa lipase, possibilitando, assim, a hidrólise do fosfolipídio de membrana, o **fosfatidilinositol difosfato (PIP$_2$)**, em diacilglicerol (DAG) e trifosfato de inositol (IP$_3$) (Figura 7.11). A interação do IP$_3$ com receptores específicos no retículo endoplasmático desencadeia a liberação de Ca^{2+} no citosol, o que também desencadeia um influxo de cálcio extracelular (Figura 7.12). A concentração **elevada de Ca^{2+}** dentro da célula T tem pelo menos duas consequências. Em primeiro lugar, atua de modo sinérgico com o DAG para ativar a **proteinoquinase C (PKC)**; em segundo lugar, atua juntamente com a **calmodulina** para aumentar a atividade da **calcineurina**, uma proteína fosfatase que pode promover a ativação de um importante fator de transcrição (NFAT) necessário para a produção de IL-2.

A ativação dependente de **Ca^{2+}** da PKC pelo DAG é fundamental na ativação de outro fator de transcrição, o NFκB. Na verdade, o NFκB é uma família de fatores de transcrição relacionados, que estão envolvidos na regulação da transcrição de muitos

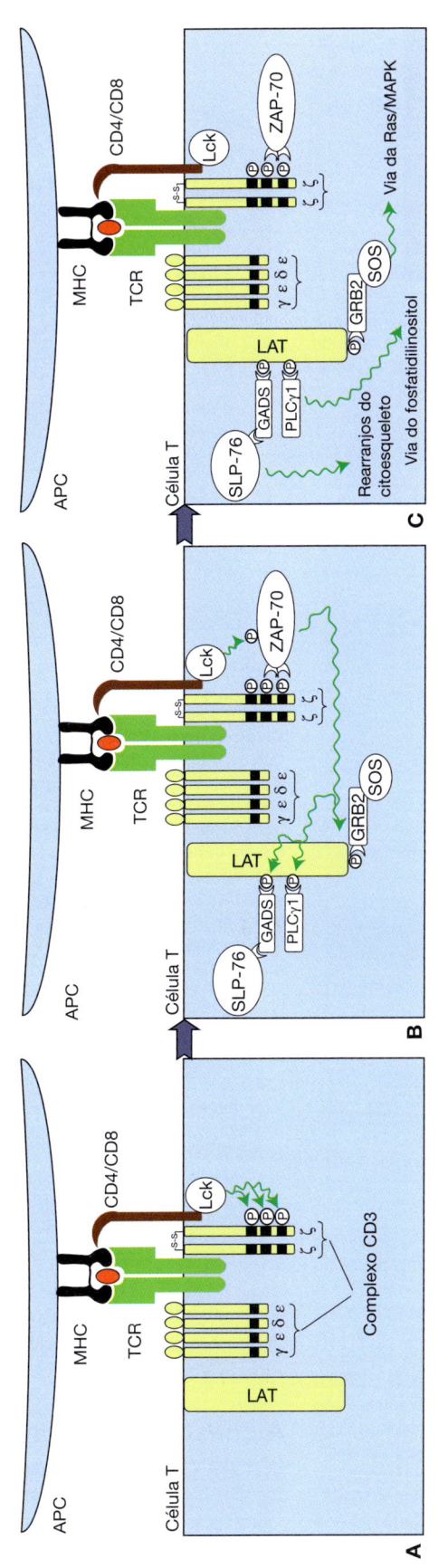

Figura 7.8 Eventos de sinalização distalmente à ligação do receptor de células T (TCR). **A.** A ligação do TCR à combinação peptídio-MHC correta leva ao recrutamento de CD4/CD8 para o complexo do TCR por meio de interações com o MHC na célula apresentadora de antígeno (APC) (observe que, para simplificar, a coestimulação entre B7 e CD28 não é mostrada). A associação constitutiva entre CD4 e CD8 e a quinase Lck leva a uma estreita proximidade da Lck com os ITAM no complexo do correceptor CD3. Em seguida, a Lck fosforila CD3ζ em diversos sítios, o que cria sítios de ligação para o recrutamento da ZAP-70 quinase. **B.** O recrutamento da ZAP-70 para o complexo do correceptor CD3 leva a sua fosforilação e ativação pela Lck. Em seguida, a ZAP-70 ativa propaga os sinais do TCR por meio de fosforilação da LAT em diversos sítios. A LAT fosforilada atua como plataforma para o recrutamento de múltipos complexos sinalizadores, como mostra a figura. **C.** As moléculas recrutadas para a LAT induzem três cascatas principais de sinalização, conforme ilustrado, que cooperam para produzir ativação da célula T. Ver o texto para mais detalhes.

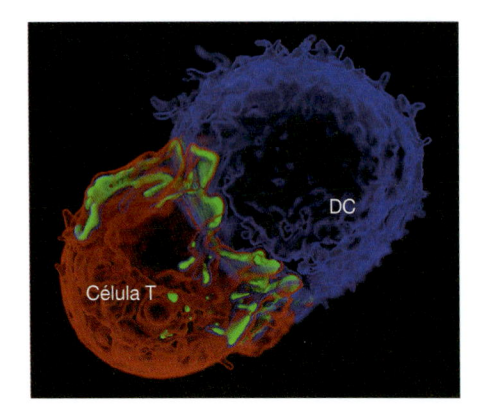

Figura 7.9 Interação da célula T com a célula dendrítica (DC). Com a interação com uma DC, ocorre sinalização da célula T pelo recrutamento da ZAP-70 (em *verde*) para a interface entre as duas células. (Fonte: James R.J. and Vale, R.D. (2012) *Nature* **487**, 64-69. Reproduzida, com autorização, de Nature Publishing Group.)

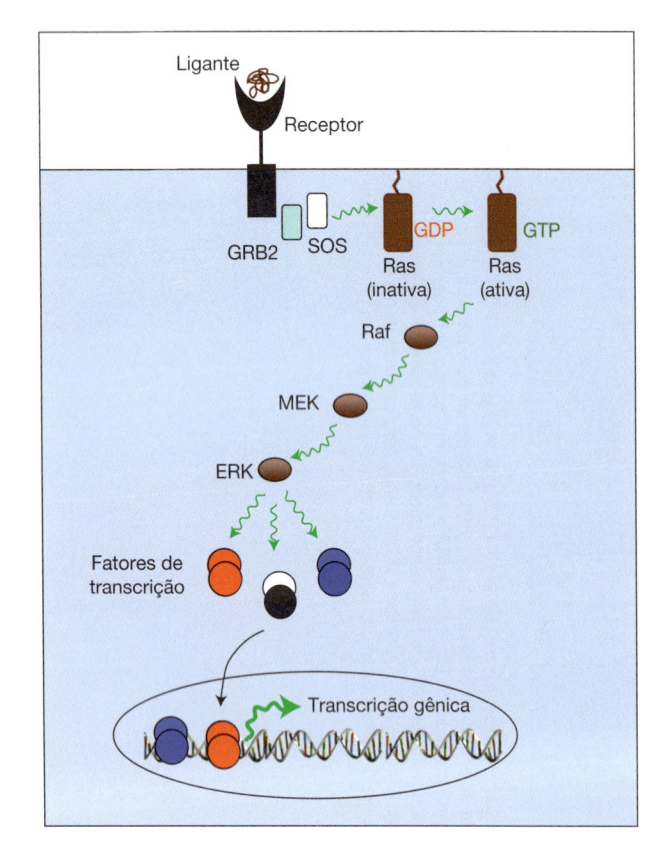

Figura 7.10 Via da Ras-MAP quinase. A regulação da atividade da Ras controla as cascatas de amplificação de quinases. Vários receptores de superfície celular emitem sinais por meio das vias reguladas pela Ras. A Ras alterna entre os estados de Ras-GDP inativo e de Ras-GTP ativo, regulada por fatores de troca de nucleotídio de guanina (GEF), que promovem a conversão de Ras-GDP a Ras-GTP, e por proteínas ativadoras de GTPase (GAP), que aumentam a atividade intrínseca de GTPase da Ras. Com a ligação do ligante ao receptor, as tirosinoquinases do receptor recrutam proteínas adaptadoras (p. ex., Grb2) e proteínas GEF, como Sos (do inglês "*son of sevenless*"), para a membrana plasmática. Esses eventos geram Ras-GTP, que agora pode recrutar a Raf quinase (também conhecida como proteinoquinase ativada por mitógeno MAPK) para a membrana plasmática, onde se torna ativada por outra quinase associada à membrana. Em seguida, a ativação de Raf leva a uma cascata de outros eventos distais de ativação de quinases, culminando na ativação de uma bateria de fatores de transcrição, incluindo Elk1. Com frequência, a cascata Ras-MAPK é induzida por fatores de crescimento e outros estímulos que desencadeiam a proliferação.

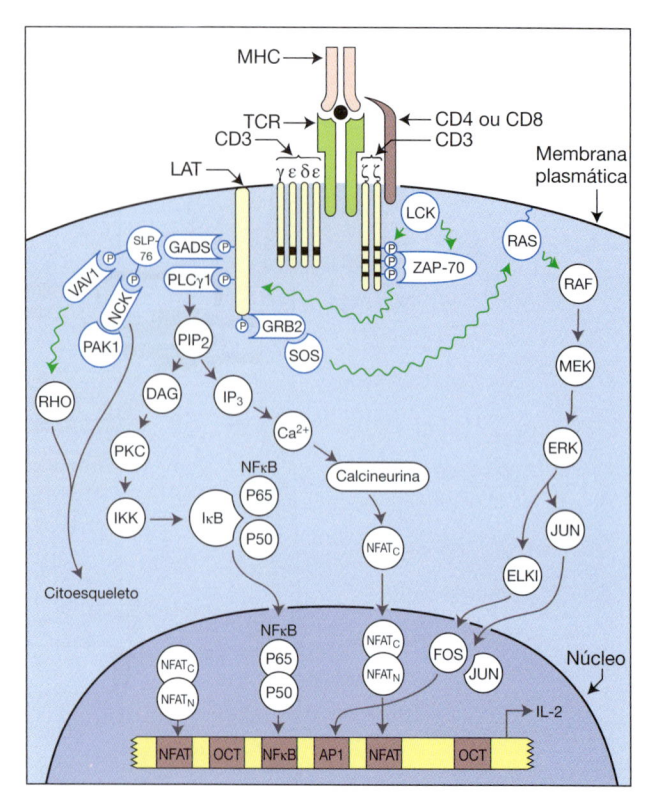

Figura 7.11 Visão geral da sinalização pelo TCR. Os sinais emitidos pelo complexo MHC-antígeno (sinal 1) e pelas moléculas B7 (sinal 2) iniciam uma cascata de eventos de ativação de proteinoquinase e elevação do cálcio intracelular, ativando, assim, os fatores de transcrição que controlam a entrada no ciclo celular a partir de G0 e que regulam a expressão da IL-2 e de muitas outras citocinas. O recrutamento estável do CD4 ou do CD8 para o complexo do TCR inicia a cascata de transdução de sinais por meio de fosforilação dos motivos ITAM dispostos em série nas cadeias ζ do CD3, o que cria sítios de ligação para a ZAP-70 quinase. Os eventos subsequentes são guiados por meio de fosforilação da LAT mediada pela ZAP-70; o recrutamento de vários complexos sinalizadores para a LAT leva ao desencadeamento das vias de sinalização de Ras-MAPK e PLCγ1. Essas últimas vias culminam na ativação de uma variedade de fatores de transcrição, incluindo NFκB, NFAT e heterodímeros Fos/Jun. Observe que outras moléculas também podem contribuir para essa via, porém foram omitidas para maior clareza. Ver o texto para maiores detalhes. DAG, diacilglicerol; ERK, quinase regulada por sinal extracelular; IP$_3$, trifosfato de inositol; LAT, conexão para ativação de células T; NFκB, fator nuclear κB; NFAT, fator nuclear de células T ativadas; OCT-1, fator de ligação de octâmero; Pak1, quinase ativada por p21; PIP$_2$, fosfatidilinositol difosfato; PKC, proteinoquinase C; PLC, fosfolipase C; SH2, domínio de homologia Src 2; SLAP, fosfoproteína associada a SLP-76; SLP-76, fosfoproteína de 76 kDa específica de leucócito contendo o domínio SH2; ZAP-70, proteinoquinase associada à cadeia ζ.

genes, incluindo citocinas (como IL-2), bem como genes capazes de promover a sobrevivência celular ao bloquear sinais que promovem a apoptose.

A coestimulação de CD28 amplifica os sinais do TCR e bloqueia a apoptose

Como já assinalamos em muitas ocasiões, as células T virgens normalmente exigem dois sinais para a sua ativação apropriada: um sinal derivado da ligação do TCR (sinal 1) e outro proporcionado pela ocupação simultânea do CD28 na célula T (sinal 2) pelo CD80 (B7.1) ou CD86 (B7.2) na célula dendrítica (Figura 7.3).

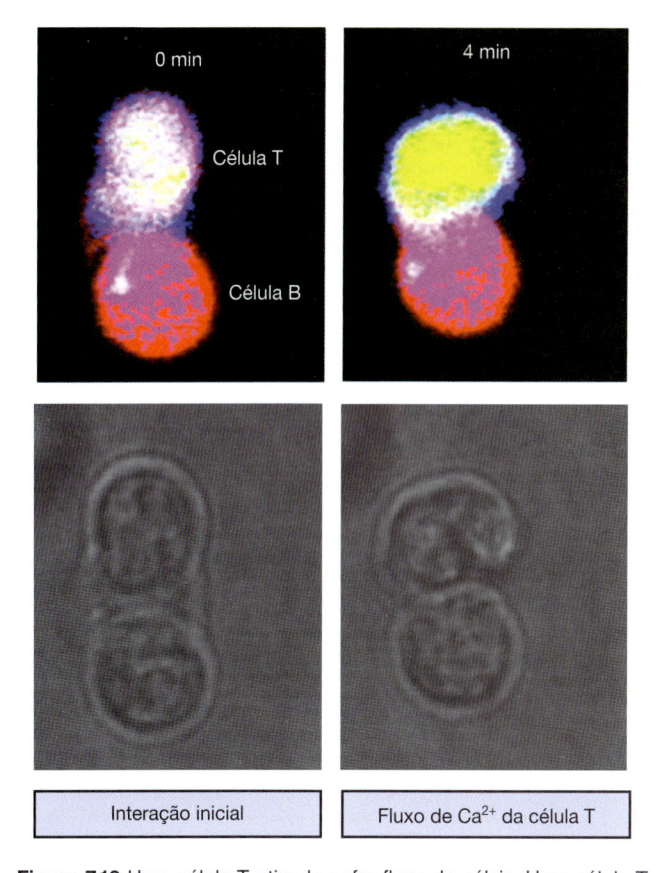

Figura 7.12 Uma célula T ativada sofre fluxo de cálcio. Uma célula T recebe um sinal de cálcio (luminosidade *amarela*) após interação correspondente com uma célula B virgem. (Fonte: Gunzer M. *et al.* (2004) *Blood* **104**, 2801-2809. Reproduzida, com autorização, de American Society of Hematology.)

Na verdade, células T derivadas de camundongos com deficiência de CD28 ou células tratadas com anticorpos bloqueadores anti-CD28 exibem uma grave redução na capacidade de proliferação em resposta à estimulação do TCR tanto *in vitro* quanto *in vivo*. Além disso, a deficiência de CD28 também compromete a diferenciação das células T e a produção de citocinas necessárias para auxiliar as células B. Efeitos semelhantes também são observados quando há interferência na expressão de CD80 ou CD86. Dessa maneira, o que a estimulação do receptor de CD28 faz que seja tão especial?

Uma resposta simples é que, na verdade, não sabemos que tipo de sinal a coestimulação do CD28 produz que seja radicalmente diferente dos sinais emitidos com a estimulação do complexo do TCR, visto que são desencadeadas várias das mesmas vias de sinalização. O CD28 é expresso na membrana plasmática das células T virgens, bem como das células T ativadas, como homodímero de 44 kDa, cujo domínio citoplasmático carece de qualquer atividade enzimática intrínseca. Entretanto, a cauda citoplasmática do CD28 contém motivos baseados na tirosina que, com a fosforilação desses resíduos, recrutam a **fosfatidilinositol 3-quinase (PI3K)** e **Grb2**. Por conseguinte, com a ligação cruzada de CD28, os sinais são propagados via PI3K, que podem ter impacto sobre múltiplas vias de sinalização, incluindo a sobrevida e o metabolismo das células e a síntese de proteínas.

A ativação da PI3K mediada por CD28 é importante para a supressão da apoptose, o que parece ser obtido por meio do alvo distal dessa via, a PkB/Akt quinase. Essa última regula fatores de transcrição, que resultam em aumento da expressão da proteína antiapoptótica Bcl-x$_L$. Por meio da suprarregulação da Bcl-x$_L$, a estimulação de CD28 bloqueia sinais mediados pelo TCR, de outro modo, resultariam em apoptose (um processo denominado **morte celular induzida por ativação (AICD)**). A PI3K também tem sido implicada na fosforilação de Itk, que, por sua vez, pode fosforilar a PLCγ, a qual, conforme discutido anteriormente, desempenha uma importante função na geração de IP$_3$ distalmente à estimulação do TCR. Por conseguinte, a ativação da PI3K por meio de coestimulação do CD20 pode atuar de modo sinérgico com o TCR, promovendo a ativação da PLCγ.

A Grb2 fixa-se ao mesmo motivo na cauda citoplasmática de CD28, como a PI3K, e pode ativar a via da Ras por intermédio de seu fator de troca de nucleotídeo de guanina associado, SOS, conforme discutido anteriormente.

Embora estudos iniciais tenham sugerido que a estimulação do CD28 pode resultar em sinais *qualitativamente* diferentes daqueles gerados por intermédio do TCR, muitos estudos indicam que isso poderia não ser o caso. Com efeito, esses estudos sugerem que, enquanto a ligação do CD28 poderia ativar vias dentro da célula T que não seriam ativadas apenas pela estimulação do TCR, o principal propósito da coestimulação por meio do CD28 pode consistir na amplificação *quantitativa* ou estabilização de sinais por meio do TCR, convergindo em fatores de transcrição semelhantes, como o NFκB e NFAT, que são de importância crítica na produção de IL-2. A favor desse ponto de vista, análises por *microarray* de genes suprarregulados em resposta à ligação do TCR apenas, em comparação com a ligação do TCR na presença de coestimulação do CD28, mostraram, de modo bastante surpreendente, que praticamente as mesmas coortes de genes estavam expressas em ambos os casos. Embora os sinais de CD28 tenham intensificado a expressão de muitos dos genes ativados em resposta à ligação do TCR, não houve expressão de novos genes, isso indica que a coestimulação de CD28 pode ser necessária para cruzar os limiares de sinalização que não são alcançáveis apenas por meio de ligação do TCR. Isso lembra aqui o afogador existente nas primeiras gerações de carros, que proporcionava uma mistura ligeiramente mais rica em combustível para ajudar a dar partida a um motor frio. A coestimulação de CD28 das células T virgens pode ter um propósito semelhante, não havendo mais necessidade do "afogador" CD28 quando essas células foram aquecidas em consequência de estimulação prévia.

A necessidade de dois sinais para a ativação das células T constitui uma maneira muito adequada de reduzir ao máximo a probabilidade de resposta das células T a antígenos próprios. Como os receptores de células T são gerados de modo aleatório e podem, em princípio, reconhecer quase qualquer peptídio curto, o sistema imune precisa dispor de um meio para que uma célula T saiba que ela deve responder a determinados peptídios (*i. e.*, não próprios), e não a outros (*i. e.*, derivados do próprio). O fato de que as moléculas CD80/CD86 são apenas suprarreguladas nas APC que foram estimuladas por um PAMP fornece uma maneira muito hábil de assegurar que apenas as APC que encontraram microrganismos são capazes de apresentar apropriadamente peptídios às células T. Mais uma vez, vemos a mão condutora do sistema imune inato ajudando a qualificar o que representa um "perigo" e o que não é. Assim, iremos agora considerar o que ocorre distalmente a um evento bem-sucedido de ativação das células T.

As células T ativadas exibem assinaturas distintas de expressão gênica

Tendo em vista a existência de inúmeros agentes infecciosos, incluindo desde vírus, bactérias intracelulares, grandes helmintos parasitas e bactérias extracelulares até leveduras e outros fungos, o leitor não irá se surpreender muito ao descobrir que as **células T ativadas tornam-se especializadas** em lidar com a classe específica de agente infeccioso que provocou o seu despertar. Esse processo, denominado **polarização das células T,** será descrito de modo mais pormenorizado no Capítulo 8; todavia, ele será introduzido aqui em virtude de sua ligação indissociável com a ativação das células T. Em virtude da diversidade de patógenos intra e extracelulares, as células T ativadas precisam sofrer **diferenciação em tipos distintos de células T efetoras**, especificamente adaptadas para lidar com uma classe específica de invasores. Conforme assinalado em capítulos anteriores, as células T ativadas podem sofrer diferenciação em pelo menos três subclasses distintas: as células T auxiliares (Th), as células T citotóxicas (CTL) e as células T reguladoras (Treg). As células T CD4⁺ coordenam as respostas imunes, diferenciando-se em **subgrupos** distintos de **células T auxiliares** que moldam a resposta imune para o agente infeccioso específico.

As células T auxiliares desempenham essa função por meio da liberação de potentes **citocinas inflamatórias**, que dirigem as respostas subsequentes das células T CD8⁺, dos linfócitos B e das células do sistema imune inato, como os macrófagos. Estudos recentes sugeriram que, durante a fase de expansão clonal, o processo de diferenciação já começa na segunda duplicação das células, e, nesse contexto, a ativação e a diferenciação podem ser vistas como os dois lados da mesma moeda. Cumulativamente, a ativação e a diferenciação das células T promove a suprarregulação de uma infinidade de genes, e, a seguir, iremos considerar os mais importantes (Figura 7.13).

Os sinais integrados do TCR, dos correceptores e das citocinas promovem programas distintos de expressão gênica

A resposta clássica do tipo 1 à infecção por patógenos intracelulares é impulsionada por **células Th1 CD4⁺**, que secretam IFNγ para dirigir a ativação dos CTL CD8⁺ e células fagocitárias, como os macrófagos (Figura 7.14). As células **Th2 CD4⁺** secretam IL-4, IL-5 e IL-13 para ativar a resposta dos anticorpos mediada por células B contra parasitas multicelulares, como os helmintos, enquanto as células **Th17 CD4⁺** secretam a IL-17, necessária para

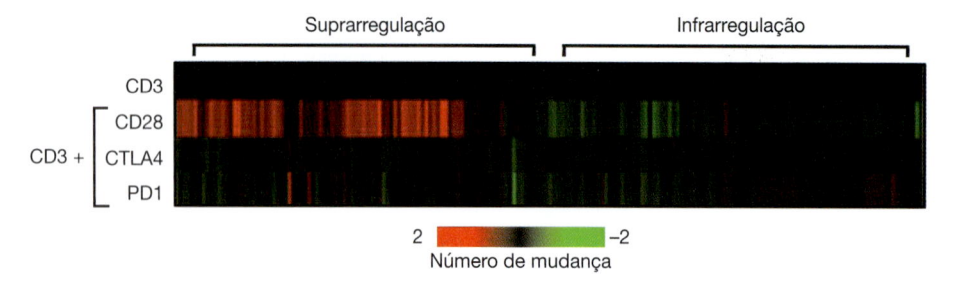

Figura 7.13 Análise da expressão gênica nas células T após ligação do TCR/correceptor. Esplenócitos CD4⁺ foram estimulados com anti-CD3 apenas ou em associação com anticorpos específicos contra vários receptores coestimuladores. O mapa de calor indica o número de mudança em relação à estimulação isolada de CD3.

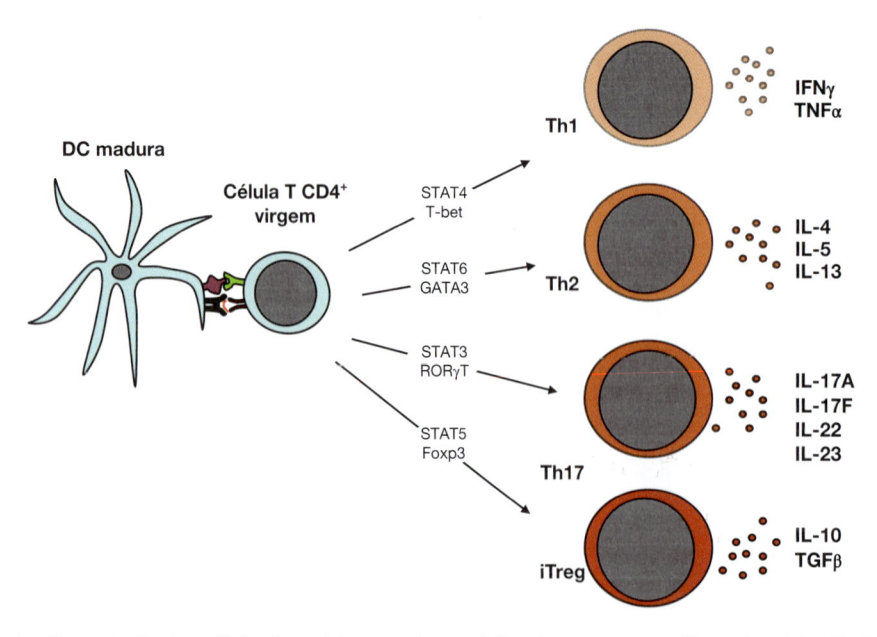

Figura 7.14 Regulação da diferenciação das células T por fatores de transcrição. Linhagens específicas de células T são produzidas pela ação de fatores de transcrição fundamentais, promovendo a diferenciação e a secreção de um conjunto específico de citocinas, que subsequentemente modulam a resposta imune.

as respostas imunes efetivas impulsionadas por neutrófilos e células B contra fungos e bactérias extracelulares. A coordenação de determinada resposta imune pelas células T é dirigida por sinais do complexo TCR/CD28 (*i. e.*, sinais 1 e 2), juntamente com **citocinas exógenas essenciais (sinal 3) fornecidas por APC e células do sistema imune inato** que foram ativadas por determinado patógeno. Embora a estimulação de TCR/CD28 forneça sinais para iniciar a proliferação das células T e mantê-la, são as citocinas associadas liberadas por células do sistema imune inato que dirigem a diferenciação das células T e, portanto, determinam a natureza específica da resposta imune. Em seu conjunto, esses poderosos eventos sinalizadores promovem a ativação de diversos fatores de transcrição fundamentais, com expressão associada de inúmeros genes pró-inflamatórios, que moldam o resultado da ativação das células T (Figura 7.14).

Com a estimulação do antígeno, a estimulação do TCR/CD28 promove a ativação de três fatores de transcrição, o NFκB, o NFAT e o complexo AP-1, que estimulam a entrada no ciclo celular, a proliferação e a sobrevida por meio da ativação de numerosos genes-alvo. A transcrição de IL-2 constitui um dos eventos fundamentais para impedir que a célula T sinalizada sofra anergia e é controlada por múltiplos sítios de ligação de fatores de transcrição na região promotora (Figura 7.11). Sob a influência da calcineurina, o componente citoplasmático do fator nuclear de células T ativadas (**NFAT**$_c$) sofre desforilação, o que possibilita a sua translocação para o núcleo, onde forma um complexo binário com **NFAT**$_n$, o seu parceiro, que é constitutivamente expresso no núcleo. O complexo NFAT liga-se a dois sítios reguladores diferentes de IL-2 (Figura 7.11). Observe aqui que o efeito da calcineurina é bloqueado pelos fármacos anticélula T, a ciclosporina e o tacrolimo (ver Capítulo 15). As vias dependentes de PKC e de calcineurina atuam de modo sinérgico na ativação da IκB quinase (IKK) de múltiplas subunidades, que fosforila o inibidor IκB, direcionando-o, assim, para a ubiquitinação e degradação subsequente pelo proteassomo. A perda de IκB do complexo IκB-NFκB expõe o sinal de localização nuclear no fator de transcrição NFκB que, em seguida, entra rapidamente no núcleo. Além disso, o fator de transcrição onipresente, **Oct-1,** interage com motivos de sequência de ligação de octâmeros específicos. Além de secretar IL-2, as células T ativadas também aumentam a expressão do IL-2R para manter a sinalização da IL-2.

A diferenciação das células T ativadas é controlada por diferentes reguladores mestres da transcrição

A expressão de T-bet dirige a polarização para as células Th1

Embora sinais endógenos, como a expressão de IL-2, iniciem a proliferação e ajudem a mantê-la, citocinas específicas liberadas por células do sistema imune inato dirigem a **diferenciação das células T CD4⁺** em tipos específicos de efetores: células Th1, Th2 e Th17. Em resposta à infecção por vírus ou por bactérias intracelulares, ou pela fagocitose de células infectadas, os macrófagos e as células dendríticas são ativados e estimulados a secretar a citocina polarizadora de Th1, a IL-12. As células T CD4⁺ virgens que reconhecem complexos de peptídio derivado de patógeno-MHC que lhes são apresentados por essas células dendríticas ativadas também serão expostas a quantidades copiosas de IL-12, que se liga ao IL-12R na superfície das células T e o ativa. As proteínas transdutor

de sinal e ativador de transcrição (STAT) desempenham um papel essencial na conexão de sinais provenientes de receptores de citocinas da membrana celular ativados com vias intracelulares que levam à indução de genes. Por conseguinte, a ativação do STAT4 induzida por IL-12 é importante para a indução do regulador mestre de Th1, **T-bet.** Esse fator de transcrição ativa a expressão das **citocinas Th1 essenciais, o IFNγ e o TNFα**, pelas células T, enquanto suprarregula simultaneamente a expressão do IL-12R na superfície celular, dirigindo as respostas imunes de Th1 contra patógenos intracelulares e reforçando o fenótipo Th1 (Figura 7.14).

A expressão de GATA3 dirige a polarização para as células Th2

Por outro lado, a diferenciação das células Th2 é iniciada pela IL-4. Embora a fonte inicial de IL-4 não esteja totalmente esclarecida, a estimulação de células T virgens por essa citocina desencadeia a ativação do STAT6, que ativa o **fator de transcrição mestre Th2, GATA3,** necessário para promover a expressão gênica e a secreção das **citocinas Th2, IL-4, IL-5 e IL-13**, pelas células Th2 ativadas. A função do GATA3 na diferenciação das células Th2 é ressaltada pela incapacidade completa de camundongos com deficiência de GATA3 de gerar uma resposta Th2. A ativação do STAT5 mediada pela IL-2 também desempenha um importante papel na indução do gene da IL-4 nas células Th2 por meio de sua ligação ao *locus* do gene IL-4, intensificando a sua expressão. Subsequentemente, as células Th2 ativadas coordenam a resposta a patógenos extracelulares, promovendo a ativação das células B induzida por IL-4 para a secreção de IgE, o recrutamento dos eosinófilos induzido por IL-5, a ativação dos mastócitos dependente de IL-3 e IL-4 e a ativação alternativa de macrófagos por meio de IL-4 e IL-13. É interessante destacar o fato de que o GATA3 também pode inibir as respostas Th1 por meio de infrarregulação da expressão do IL-12R, reforçando, assim, a resposta Th2.

A expressão do Rorγt dirige a polarização para as células Th17

As células Th17 dirigem a resposta imune contra bactérias e fungos extracelulares e são ativadas pela IL-6 e pelo TGFβ, que, por sua vez, promovem a ativação mediada por STAT3 do **regulador mestre da diferenciação de IL-17, Rorγt.** Esse fator de transcrição promove a expressão das **citocinas Th17, IL-17A, IL17F, IL-22 e IL-23** nas células T Th17 diferenciadas, as quais, por sua vez, ativam numerosos tipos de células não imunes, como as células endoteliais, para secretar mediadores inflamatórios que irão recrutar e ativar neutrófilos nos locais de infecção. Além disso, a ativação do STAT3 inibe a expressão do fator de transcrição mestre das células T reguladoras (Treg), Foxp3, sustentando, desse modo, a polarização de Th17 em relação à geração de células Treg.

A expressão do Foxp3 dirige a polarização para as células Treg

As células Treg constituem um tipo distinto de linfócitos T, que desempenham função essencial no controle das respostas imunes adaptativas coordenadas pelas células T efetoras. Enquanto se acredita que as células Treg "naturais" ou derivadas do timo sejam células funcionalmente diferenciadas que são liberadas pelo timo, as células Treg induzíveis (iTreg) podem ser diferenciadas a partir de células T virgens após estimulação pelo antígeno. As células iTreg são induzidas por estimulação com TGFβ e IL-2 e caracterizam-se pela ativação do **Foxp3.** A ativação desse fator de transcrição mestre comove a expressão das citocinas **TGFβ e IL-10** nas células Treg, que suprimem as respostas das células T efetoras em determinados contextos (Figura 7.14).

A diferenciação das células T CD8⁺ está sob o controle do T-bet

As células T citotóxicas (CTL) CD8⁺ desempenham um papel central na resposta a patógenos intracelulares. Essas células diferenciam-se a partir de células T CD8⁺ virgens após a ligação de peptídio:MHC na presença de uma variedade de citocinas, incluindo IL-2, IL-12, IFNγ, IL-27 e IL-23. A ação combinada do desencadeamento de TCR/correceptor, juntamente com essas citocinas, promove a proliferação, a diferenciação e a sobrevida dos CTL, em associação com a expressão das moléculas citotóxicas, **perforina e granzimas,** que são utilizadas pelos CTL para matar rapidamente as células infectadas por vírus ou tumorigênicas. À semelhança das células Th1, o regulador mestre, T-bet, desempenha um importante papel na diferenciação dos CTL. Uma vez eliminada a infecção, ocorre redução no número de CTL por apoptose, porém uma pequena porcentagem sobrevive e diferencia-se em células T de memória CD8⁺. As células T de memória possuem uma sobrevida extremamente longa, proporcionando uma memória imunológica talvez tão longa quanto a vida do organismo, essas células caracterizam-se pela expressão do IL-7R, permitindo-lhes responder rapidamente a uma reinfecção após estimulação com IL-7. O que determina a mudança do CTL CD8⁺ para a célula T CD8⁺ de memória? Embora os CTL CD8⁺ dependam do **T-bet,** as células T CD8⁺ de memória expressam preferencialmente um regulador mestre relacionado, o **Eomes,** que pode ser importante na indução do fenótipo de memória T. A ablação genética do Eomes tem um efeito profundo sobre a geração das respostas de memória à infecção viral, enquanto demonstra pouco impacto sobre o número de CTL citotóxicos.

Embora o quadro que acabamos de descrever aqui seja relativamente linear, avanços recentes na análise de células isoladas revelaram que a ativação das células T para determinado destino pode ser um processo relativamente plástico, em que subgrupos de células T, que outrora eram considerados como tipos celulares de diferenciação terminal, retêm uma capacidade de sofrer rediferenciação em um fenótipo diferente, dependendo do ambiente das citocinas e da infecção presente. Iremos examinar mais profundamente a geração de células T efetoras no Capítulo 8. Embora tenhamos considerado apenas um número relativamente pequeno de genes que determinam o resultado da ativação das células T, mais de 70 genes são expressos dentro de 4 h após a ativação, resultando na proliferação e na síntese de diversas citocinas e seus receptores (ver Capítulo 8). Além disso, a estimulação do TCR promove a expressão de uma variedade de genes metabólicos, que induzem uma alteração radical no metabolismo das células T ativadas, conforme descrito de modo mais detalhado no final deste capítulo. Embora a formação de complexos de TCR em resposta à ligação peptídio correspondente:MHC possa constituir o primeiro passo para a ativação das células T, é evidente que os sinais emitidos pelo TCR e complexo do correceptor, juntamente com a informação específica do patógeno proveniente das citocinas externas,

deflagram um programa de expressão gênica nas células T virgens, que não apenas promove a proliferação, mas também transforma de modo coordenado o resultado da ativação para responder aos desafios de uma infecção específica.

Controle epigenético da ativação das células T

O controle epigenético da expressão gênica regula a ativação e a diferenciação das células T

A ativação e a diferenciação das células T nos subgrupos de efetores corretos é fundamental para produzir uma resposta imune capaz de combater uma infecção específica. Por conseguinte, os genes que regulam a ativação e a diferenciação das células T são rigorosamente controlados. O DNA nuclear enrola-se normalmente em torno de proteínas, denominadas **histonas,** que atuam como carretéis ao redor dos quais o DNA é enrolado, de modo que a célula possa condensar e organizar uma grande quantidade de informação genética dentro dos limites relativamente pequenos do núcleo. É importante ressaltar que as histonas atuam como guardiãs da informação genética, protegendo os genes da ativação de fatores de transcrição, de modo que a ocorrência de uma modificação nas histonas introduz um importante grau de regulação da expressão gênica. Por exemplo, modificações pós-tradução das histonas em aminoácidos específicos podem modificar diretamente a conformação da histona nesse sítio e afrouxar ou apertar a sua aderência ao DNA, tornando-o mais ou menos acessível à ligação de fatores de transcrição e ativação dos genes. Esse processo também pode ocorrer indiretamente, em que a **modificação das histonas** cria um sítio de ligação para fatores modificadores da cromatina, os quais podem, em seguida, modificar a estrutura da cromatina, de modo a ativar ou reprimir a transcrição de genes em determinado *locus.* O ChIP-sequenciamento (Chip-Seq) é uma técnica experimental, que combina a imunoprecipitação da cromatina com sequenciamento do DNA em larga escala para a detecção de sítios de ligação entre proteínas e DNA em uma escala genômica ampla. Essa tecnologia revelou numerosas modificações importantes das histonas, incluindo trimetilação da histona H3 na lisina 4 (**H3K4me3**), que promove um arranjo ativo da cromatina em determinados genes, e **H3K27me3,** que pode compactar a cromatina e reprimir a transcrição dos genes. Além disso, a metilação direta do DNA em sítios CpG pode levar a uma transcrição menos ativa dos genes, podendo desempenhar um importante papel na regulação gênica.

Fatores epigenéticos que controlam a polarização das células T

A ligação de DNA metiltransferases promove a transferência de um grupo metila para ilhas CpG do DNA, que podem atuar como plataforma para a ligação de **proteínas de domínio de ligação de metil-CpG (MBD).** Essas proteínas desempenham uma importante função na regulação dos genes, recrutando fatores de remodelação da cromatina, que podem compactar a cromatina em torno de determinado gene, suprimindo, dessa maneira, a sua indução. A regulação repressiva no *locus* gênico *I14* parece desempenhar uma importante função na definição do resultado da diferenciação. A ligação da DNA metiltransferase Dnmt-1 ao *locus I14* recruta o MBD2, de modo a compactar cromatina em torno do gene *I14,* bloqueando o acesso ao fator de transcrição. Por conseguinte, a deleção genética de um desses fatores leva à expressão aberrante do *I14* independente de GATA3 em subgrupos de células não Th2. O *locus I14* é ainda mais reprimido por H3K27me3 nas células Th1, enquanto as células Th2 apresentam uma H3K4Me3 ativadora no gene *I14,* promovendo, assim, a sua transcrição e o fenótipo Th2. Para sustentar a polarização de células Th1, foram encontradas modificações da H3K4Me3 ativadora no *locus Ifnγ* de células Th1, promovendo a ligação do regulador mestre T-bet da célula Th1, com transcrição associada do gene *Ifnγ.* Por outro lado, a transcrição do *locus Ifnγ* nas células Th2 é reprimida por meio de metilação do DNA e trimetilação da histona H3K27me3, induzindo, preferencialmente, a diferenciação de células Th2 na presença de citocinas Th2. O controle epigenético também se aplica às células Th17 e Treg, que apresentam H3K4Me3 ativadora nos genes *Rorγt* e *Foxp3,* respectivamente, juntamente com H3K27me3 repressora, em ambos os *loci* gênicos nos tipos Th sem expressão. Nesse aspecto, a desacetilação das histonas e a repressão subsequente da atividade gênica no *locus Foxp3* parece desempenhar um importante papel na regulação do número de células Treg, visto que camundongos com deficiência de *Foxp3* desacetilase sirtuína 1 apresentam contagens elevadas de células Treg e aumento da imunossupressão.

A regulação epigenética é controlada por citocinas

Como seria de esperar, a transcrição dos reguladores mestres da programação de células Th1 e Th2, T-bet e GATA3, também parecem ser regulados por fortes sinais de H3K4Me3 ativadora em cada subtipo respectivo, com ausência da H3K27me3 inativadora nesses *loci.* Juntamente com a H3K27me3 inativadora, é interessante constatar que os *loci T-bet* e *Gata3* também estão decorados com uma pequena quantidade de H3K4Me3 ativadora em subtipos sem expressão. A decoração das histonas com marcas tanto ativadoras quanto inativadoras no mesmo gene indica genes bivalentes e também sugere que esses reguladores mestres podem estar "preparados" para sofrer expressão em linhagens sem expressão quando surge a ocasião. Isso cria a curiosa possibilidade de que modificações das histonas ativadoras e inibidoras possam atuar como uma chave para aumentar o grau de plasticidade de diferenciação que tem sido observada entre subtipos de células Th.

Os elementos amplificadores são regiões não codificantes de genes, que recrutam fatores da transcrição para ativar a expressão gênica. Esses determinantes importantes da especificidade do tipo celular demonstraram ser difíceis de localizar experimentalmente, porém avanços recentes na identificação de cromatina específica facilitaram o mapeamento genômico amplo dos amplificadores gênicos. Foram identificadas marcas da H3K4Me1 amplificador ativador, e assim como a ligação da acetiltransferase p300, ambas as quais abrem a região amplificadora para a ligação do fator de transcrição. Uma questão fundamental na biologia das células T tem sido estabelecer como sinais provenientes do ambiente externo e intracelular modulam o cenário amplificador e, portanto, a ativação de genes mestres. Pesquisas recentes abordaram de modo sofisticado essa questão, utilizando a p300 e H3K4Me1 como sondas em uma triagem genômica ampla de reguladores da amplificação durante a diferenciação das células T CD8+. Embora se tenha pressuposto que o T-bet e GATA3 induzidos por STAT possam ativar genes Th1 e Th2 essenciais de modo linear, parece

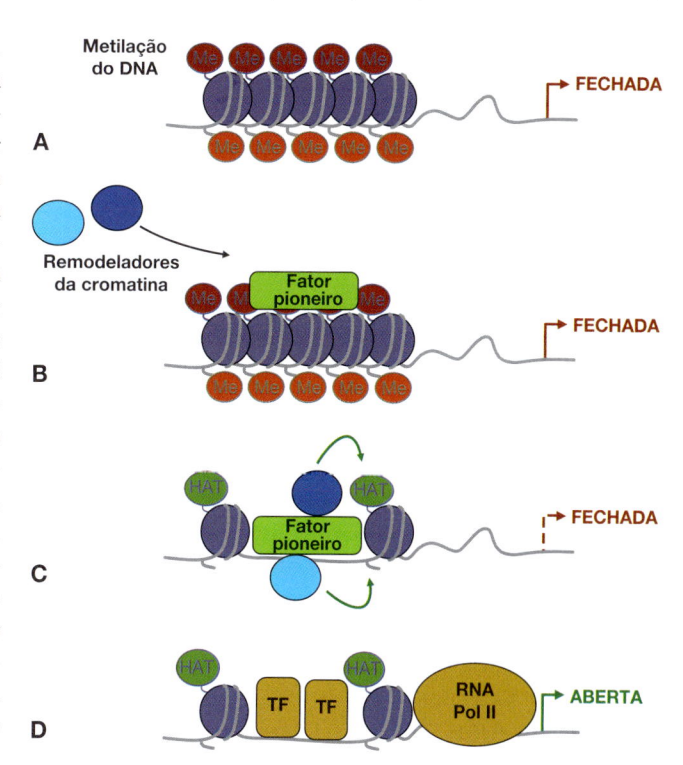

Figura 7.15 Os fatores "pioneiros" podem estabelecer um cenário amplificador para facilitar a expressão gênica. **A.** Antes da ativação das células T, a cromatina ao redor das regiões amplificadoras de genes permanece em uma conformação fechada para a transcrição gênica. **B.** Após estimulação, os fatores de transcrição "pioneiros" são recrutados para as regiões amplificadoras. **C.** Os fatores pioneiros podem deslocar a cromatina diretamente ou recrutar enzimas modificadoras de histona, como a histona acetiltransferase (HAT), para esse propósito, criando uma conformação aberta para a transcrição gênica. **D.** Os fatores de transcrição (TF) podem agora se ligar e ativar a transcrição gênica mediada por RNA polimerase II.

agora que os STAT desempenham uma maior função do que a de simplesmente ativar esses reguladores mestres. Foi constatado que os STAT promovem a ligação da p300 a amplificadores-chaves de Th1 e Th2, e isso é, em grande parte, necessário para tornar o amplificador acessível para ligação subsequente e ativação por T-bet ou GATA3, enquanto a H3K4Me1 desempenha um papel menor. É importante assinalar que a expressão induzida de T-bet ou GATA3 não é suficiente para ativar a expressão dos genes Th1 ou Th2 em células com deficiência de STAT, sugerindo que, além da ativação de fatores de transcrição essenciais, as proteínas STAT podem atuar como fatores "pioneiros", que abrem o cenário dos amplificadores necessário para a expressão gênica e a diferenciação (Figura 7.15).

As células T ativadas sofrem mudança metabólica essencial

A reprogramação metabólica aciona a ativação das células T e a diferenciação dos efetores

Fica evidente agora que a ativação dos linfócitos desencadeia uma profusão de vias de sinalização, que transformam radicalmente as células T em repouso na preparação para a sua função efetora, e avanços recentes revelaram que vias metabólicas específicas desempenham uma função crucial, não apenas na ativação dessas mudanças, mas também no direcionamento da diferenciação das células T em subtipos efetores específicos. As células T ativadas não apenas diferem metabolicamente de seus equivalentes em repouso, visto que a diferenciação nas várias populações efetoras não pode prosseguir sem uma **reprogramação metabólica** distinta.

As células T virgens estão constantemente em movimento, migrando pelos tecidos linfoides para patrulhar sinais de infecção ao coletar incessantemente amostras de complexos MHC-peptídio exibidos por células apresentadoras de antígenos. Esse dinamismo, impulsionado por uma constante reorganização do citoesqueleto, apresenta uma extrema demanda de energia e necessita de um método eficiente de produção de ATP, enquanto requer, ao mesmo tempo, uma nova biossíntese mínima. As células T em repouso utilizam o processo altamente eficiente de geração de ATP da **fosforilação oxidativa** (OXPHOS) para suprir suas necessidades energéticas. Em termos simplificados, a glicose é inicialmente degradada em piruvato no citoplasma, em um processo separado denominado glicólise, que também produz duas moléculas de ATP (Figura 7.16). Em seguida, o piruvato é convertido em acetil-CoA, o fator apical de uma série de reações químicas nas mitocôndrias, denominada **ciclo do ácido tricarboxílico (TCA)**. O resultado final do ciclo do TCA é a geração de NADH utilizado como doador de elétrons na cadeia de transporte de elétrons das mitocôndrias, o processo de OXPHOS dependente de oxigênio, que produz até 34 moléculas adicionais de ATP a partir de uma única molécula de glicose. Além disso, os ácidos graxos e determinados aminoácidos podem ser catabolizados para fornecer acetil-CoA, para acionar o ciclo do TCA, bem como para suprir a cadeia de transporte de elétrons. Por conseguinte, as células T em repouso utilizam a via da OXPHOS para converter a maior parte de seu suprimento nutritivo, na forma de açúcar, ácidos graxos e proteína, em ATP.

Em condições de baixa concentração de oxigênio, as células podem sobreviver com a via da glicólise menos eficiente para suprir suas necessidades energéticas, em que, em lugar de ser utilizado como intermediário para acionar o ciclo do TCA, o piruvato derivado da glicose é convertido em lactato para a geração de NAD$^+$, de modo a reiniciar o processo glicolítico, com uma produção escassa de duas moléculas de ATP por molécula de glicose (Figura 7.16). Assim, pode ser então surpreendente que as células T ativadas utilizam principalmente a glicólise para produzir ATP, mesmo na presença de oxigênio, em um processo denominado **glicólise aeróbica**. Apesar de ser contraintuitivo à primeira vista, uma observação mais atenta do que a ativação das células T esclarece essa estranha escolha desse sistema produtor de energia. Diferentemente das células T quiescentes, que necessitam de um alto nível de energia, porém apenas níveis mínimos de nova biossíntese, as células T ativadas precisam proliferar rapidamente e se diferenciar em células T efetoras para lidar com o desafio da infecção, um processo que não apenas exige energia, mas também um grau considerável de **nova biossíntese para gerar células-filhas e citocinas inflamatórias**. Enquanto fornece uma baixa produção de ATP, a glicólise produz uma quantidade abundante de metabólitos essenciais para formar novas células e proteínas. É importante assinalar que os derivados da glicólise podem ser extraídos e usados nas vias de pentose fosfato e biossíntese de serina para

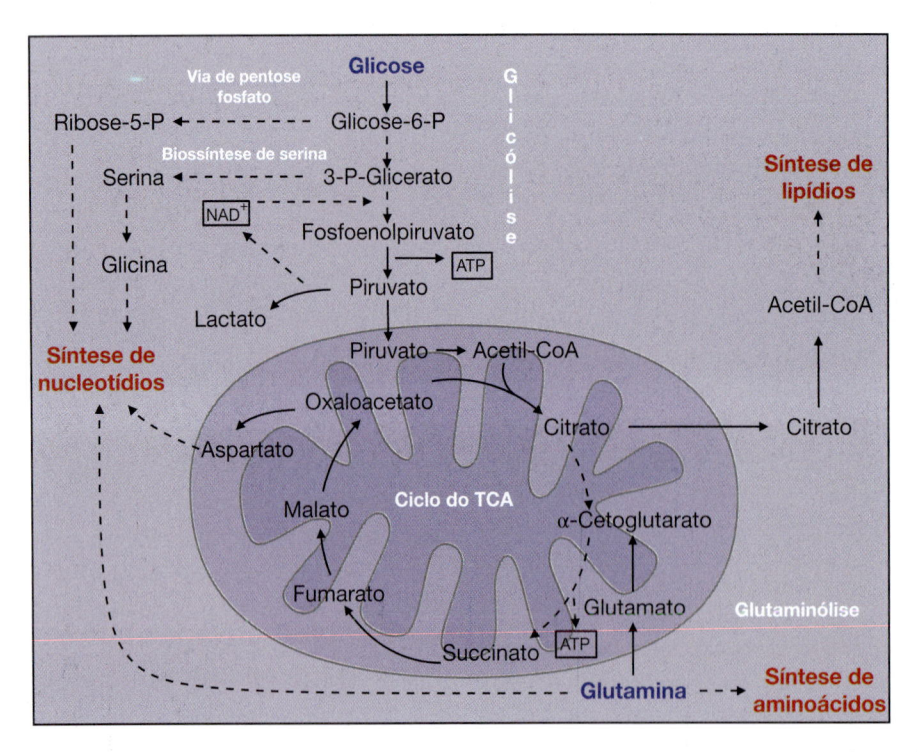

Figura 7.16 Vias metabólicas que estimulam o crescimento e a proliferação. A glicólise e o ciclo do ácido tricarboxílico (TCA) atuam separadamente e em combinação para gerar ATP e metabólitos na promoção da biossíntese. A glicose é inicialmente degradada em piruvato, que, em seguida, pode ser convertido em NAD$^+$ e utilizado para reiniciar a glicólise. Uma pequena quantidade de piruvato também pode ser usada como fonte de acetil-CoA para impulsionar o ciclo do TCA nas mitocôndrias. Os intermediários da via da glicólise podem ser extraídos e utilizados pela via de pentose fosfato para produzir ribose-5P e pela via de biossíntese de serina para gerar serina, ambas as quais podem ser utilizadas na síntese de nucleotídios. O citrato pode ser removido do ciclo do TCA e utilizado para regenerar acetil-CoA para a biossíntese de lipídios. Para manter o ciclo do TCA em movimento na ausência de citrato, a glutamina é convertida em glutamato por meio de glutaminólise e, em seguida, em α-cetoglutarato para reiniciar o ciclo. O oxaloacetato também pode ser utilizado para gerar aspartato para a síntese de nucleotídios.

produzir um suprimento abundante de precursores metabólicos para a síntese de nucleotídios e de ácidos graxos (Figura 7.16). Durante a glicólise aeróbica, a maior parte do piruvato é convertida em lactato, porém uma pequena quantidade é desviada para um ciclo do TCA modificado, em que o citrato é extraído e utilizado na síntese de lipídios essenciais para a formação de membranas celulares, enquanto o catabolismo dos ácidos graxos é ativamente inibido. Para manter esse ciclo do TCA improvisado em movimento, a glutamina é convertida em glutamato e, em seguida, em α-cetoglutarato, em um processo denominado glutaminólise, que substitui o α-cetoglutarato que, de outro modo, teria sido gerado pelo citrato. Em resumo, as células T ativadas transformam a maior parte de seu suprimento de nutrientes em biomassa para produzir um exército de células-filhas específicas para antígenos e mediadores inflamatórios cruciais para combater uma infecção (Figura 7.16).

Os sinais do TCR, as moléculas coestimuladoras e as citocinas coordenam o metabolismo das células T ativadas

Embora muitos tipos celulares adaptem seu perfil metabólico, com base nos nutrientes disponíveis, a transição das células T estimuladas por antígenos para a glicólise aeróbica é induzida por sinais propagados diretamente pelo complexo do TCR, mantida por coestimulação de CD28 e modulada por citocinas inflamatórias. A estimulação do TCR controla o desvio da OXPHOS, em que os nutrientes são consumidos para gerar ATP, para um **metabolismo glicolítico gerador de biomassa**, de modo a sustentar a biossíntese necessária para as células-filhas e os mediadores inflamatórios. A estimulação do TCR transmite esses sinais por meio de serina-treonina quinases, as quais ativam uma variedade de fatores de transcrição e reguladores cruciais que, em conjunto, coordenam um aumento na captação de glicose e de aminoácidos essencial para impulsionar a glicólise, enquanto, ao mesmo tempo, **bloqueiam a oxidação de lipídios** para favorecer a síntese de ácidos graxos na formação das membranas celulares.

O fator de transcrição **c-Myc** é ativado precocemente na estimulação do TCR pelas ERK1 e ERK2 ativadas por RAS e desempenha um papel crucial na regulação da glicólise. O c-Myc promove a expressão de genes glicolíticos essenciais, incluindo o transportador de glicose da membrana celular Glut1; a glutaminase, que impulsiona a glutaminólise; a lactato desidrogenase, que é essencial na conversão do piruvato em lactato para repor o ciclo glicolítico; e vários transportadores de glutamina (Figura 7.16). A importância da glicólise para a ativação das células T é ilustrada pelo destino das células T deficientes em c-Myc, que são totalmente incompetentes para a glicólise e a glutaminólise e que não conseguem proliferar após estimulação antigênica.

A estimulação do TCR também induz a expressão de transportadores de L-aminoácidos na membrana celular, promovendo o influxo de leucina, que é fundamental para a ativação de outro regulador importante da glicólise, o complexo **mTORC1**. O aumento da leucina intracelular desvia o mTORC1 para a membrana lisossômica, onde pode ser ativado pelo homólogo RAS enriquecido no cérebro (RHEB). É importante assinalar que a ativação do complexo de CD28 correceptor é necessária para a ativação do mTORC1, visto que a ativação de PI3K induzida por CD28, em colaboração com **mTORC2**, facilita a inativação

mediada por AKT do repressor do mTORC1, TSC2, levando à ativação do mTORC1. O mTORC1 exerce múltiplos efeitos sobre a ativação das células T, aumentando a taxa de tradução de proteínas e bloqueando a oxidação de ácidos graxos por meio de inibição de CPT1a mediada por SREBP-2, uma proteína necessária para fornecer às mitocôndrias os ácidos graxos durante a OXPHOS. O mTORC1 também ativa o **fator induzível de hipoxia 1α (HIF1α),** um fator de transcrição bem conhecido para promover a expressão dos genes necessários para a sobrevivência em ambientes com privação de oxigênio. O HIF1α induz muitos dos genes necessários para glicólise, e, embora o eixo mTORC1/HIF1α não seja necessário para ativar a glicólise nos estágios iniciais da estimulação do TCR, sua ativação é essencial para promover a glicólise sustentada necessária para a plena ativação das células T. Como a estimulação de CD28 também ativa os transportadores de glutamina necessários para glutaminólise, a estimulação dos correceptores por meio da ativação de mTORC1/HIF1α e importação de glutamina desempenha um papel crucial na manutenção da ativação das células T por um tempo suficiente para a ocorrência de proliferação, um aspecto ainda mais ilustrado pela ação do agente imunossupressor, a rapamicina, que inibe diretamente o complexo mTORC1, resultando em um estado de anergia das células T. Por conseguinte, os esforços coordenados do c-Myc, o complexo mTOR e o HIF1α desencadeiam um desvio para o metabolismo glicolítico essencial para ativar a biossíntese de células-filhas específicas de antígenos e citocinas inflamatórias necessárias para combater a infecção.

Por outro lado, a ativação da via da glicólise é anulada pelo sensor de nutrientes citosólico **AMPK**, que bloqueia a ativação de mTORC1, inibindo a glicólise e facilitando o acúmulo de CPT1a, que promove a oxidação dos lipídios nas mitocôndrias, com consequente bloqueio da biossíntese de lipídios. A AMPK é ativada por um aumento da razão AMP:ATP, que indica uma queda dos níveis celulares de ATP. Em um sistema modulado de regulação, a presença de níveis celulares suficientes de ATP possibilita a ligação do ATP a um sítio de fosforilação ativador na AMPK e o seu bloqueio, impedindo a sua fosforilação pela quinase ativadora de AMPK, LBK1. Quando o nível de energia celular cai, e a razão AMP:ATP aumenta, o AMP pode deslocar o ATP de sua ligação à AMPK, facilitando, assim, a sua ativação pela LBK1, e a promoção da OXPHOS e da geração de ATP em relação à glicólise e biossíntese.

Controle metabólico da diferenciação das células T

Deve ter ficado agora claro que a reprogramação metabólica desempenha um papel crucial na ativação das células T. Entretanto, a regulação não termina nesse ponto. Os programas metabólicos específicos não são apenas essenciais para a função imunoestimuladora de subgrupos específicos de células T, visto que a natureza individual do sinal metabólico também desempenha um papel crucial na determinação da diferenciação, na medida em que a inibição de um sinal metabólico sobre outro é suficiente para desviar a diferenciação das células T para um desfecho diferente. Os estudos genéticos revelaram que a via do mTOR desempenha um papel essencial na promoção da diferenciação de Th1, Th2 e Th17, em que a estimulação de células com deficiência de mTOR leva principalmente à diferenciação de células Treg, o que indica um papel crucial para o mTOR na promoção da diferenciação de células T efetoras (Teff) (Figura 7.17). Na verdade, os níveis de regulação do mTOR estendem-se para populações individuais de células Th efetoras, em que a deleção do ativador de mTORC1, o Rheb, tende para o fenótipo de células efetoras Th2, enquanto a deleção de RICTOR, um componente essencial do complexo mTORC2, favorece a geração de efetores principalmente Th1 e Th17 (Figura 7.17). Por conseguinte, a ativação de mTORC1 dirige a diferenciação para Th1 e Th17, enquanto mTORC2 promove a produção de células Th2. Enquanto a ativação do mTOR pode desviar para os fenótipos Th1 ou Th2, o HIF1α, desempenha uma função particularmente importante na diferenciação das células Th17, ativando o fator de transcrição mestre Th17-específico, RORγt. Além disso, o HIF1α também pode ligar-se ao regulador mestre específico de células Treg, Foxp3, promovendo a sua degradação e a inibição da diferenciação Treg. Assim, a deleção genética do HIF1α bloqueia as respostas Th17 e desvia a diferenciação para as células Treg.

A dependência da via mTOR para a diferenciação das células Teff indica que essas células dependem, em grande parte, da glicólise, e isso faz sentido, visto que as células Teff precisam sofrer rápida proliferação para combater a infecção. Por outro lado, as células Treg e as células T de memória possuem menor necessidade de proliferação, e, portanto, essas células dependem principalmente da oxidação dos ácidos graxos para a obtenção de energia, com dependência mínima da glicólise. Na verdade, as células Treg apresentam níveis aumentados de AMPK, que reprime a ativação do mTOR e da glicólise. Enquanto as células T CD8+ simulam os efetores CD4+ quanto à dependência da glicólise aeróbica para impulsionar a sua rápida proliferação, as células T de memória CD8+ são células de vida longa, que patrulham os tecidos linfáticos à procura de sinais de recidiva da infecção. Por conseguinte, essas células dependem menos de biossíntese e mais da produção de energia e utilizam a oxidação dos ácidos graxos para a geração

do ATP necessário. Isso se reflete por um aumento na expressão da AMPK, de modo a reprimir a glicólise e CPT1a para impulsionar a oxidação dos lipídios nas mitocôndrias. Por conseguinte, a deleção de TRAF6, que parece ser necessária para a expressão da AMPK nas células T CD8+ de memória, atenua acentuadamente a resposta da memória após uma infecção inicial.

Diminuição do entusiasmo das células T

Reiteramos com frequência a premissa de que nenhum organismo que se preza permitiria a atuação de uma iniciativa expansiva, como a proliferação da população de células T, sem alguns mecanismos sensíveis de controle. Aqui, são observadas algumas semelhanças com as regras que governam aquisições corporativas no mundo dos negócios, em que se considerou prudente assegurar que nenhuma empresa isolada domine por completo o mercado. Essas práticas de monopólio, se fossem permitidas sem nenhuma regulamentação, acabariam eliminando toda concorrência. Isso não é bom para a diversidade nem para o bem-estar geral.

Do mesmo modo, para preservar a diversidade imunológica e a capacidade de responder rapidamente a novos desafios de natureza infecciosa, é necessário impedir que células T específicas para determinados epítopos proliferem indefinidamente e acabem dominando o compartimento imune. Isso reduziria inevitavelmente a probabilidade de geração de respostas a antígenos recentemente encontrados, visto que as células T virgens teriam de competir pelo acesso às células dendríticas com números esmagadores de células T previamente ativadas, com consequências desastrosas inevitáveis para a competência imunológica. Por esses motivos, nossos sistemas imunes altamente adaptados desenvolveram mecanismos para manter uma competição saudável entre as células T, o que é obtido por meio de infrarregulação das respostas imunes com a eliminação de um patógeno, juntamente com destruição da maioria das células T

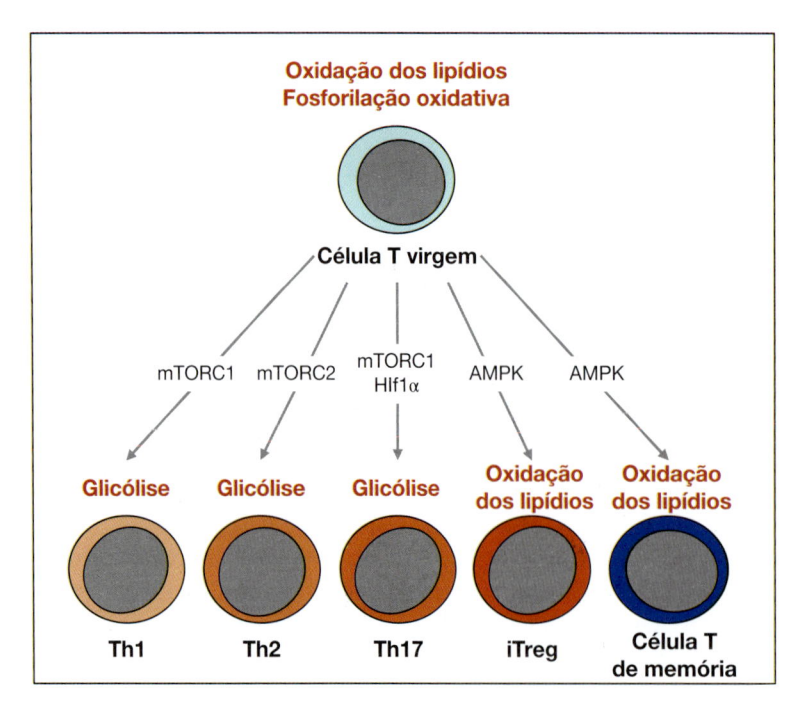

Figura 7.17 Regulação da diferenciação e do metabolismo das células T por fatores de transcrição. As assinaturas metabólicas específicas das células T, essenciais para a função e a manutenção de subgrupos de células T, são impulsionadas pela ação de fatores de transcrição essenciais.

recém-expandidas. Isso também é necessário, visto que o compartimento imune possui um tamanho relativamente limitado e não é capaz de acomodar um número infinito de linfócitos.

Existem diversos mecanismos para diminuir as respostas das células T, alguns dos quais operam em nível da própria célula T ativada, enquanto outros atuam por meio de subgrupos adicionais de células T (**células T reguladoras**), que utilizam uma variedade de estratégias para controlar as respostas das células T, algumas das quais são dirigidas para a célula T, enquanto outras estão voltadas para as células dendríticas. As células T reguladoras serão discutidas de modo pormenorizado no Capítulo 8, de modo que, aqui, iremos nos concentrar principalmente nas moléculas presentes nas células T ativadas que atuam como "chaves para desligar" essas células T. Essas moléculas representam importantes pontos de controle imunológicos, ajudando a manter as respostas das células T dentro de certos limites.

Os sinais enviados por meio do CTLA-4 infrarregulam as respostas das células T

O **antígeno associado ao linfócito T citotóxico 4 (CTLA-4)** está estruturalmente relacionado com o CD28 e liga-se também a ligantes B7 (CD80/CD86). Entretanto, enquanto as interações CD28-B7 são coestimuladoras, as interações CTLA-4-B7 atuam de maneira oposta e contribuem para o término da sinalização do TCR (Figura 7.18). Enquanto CD28 é expresso de modo constitutivo nas células T, o **CTLA-4 não é encontrado na célula em repouso, porém sofre rápida suprarregulação em 3 a 4 h após** **ativação induzida por TCR/CD28.** O CTLA-4 apresenta uma afinidade 10 a 20 vezes maior para B7.1 e B7.2 e, portanto, pode competir favoravelmente com CD28 pela ligação a estas últimas moléculas, mesmo quando presentes em concentrações relativamente baixas. O mecanismo de supressão da ativação das células T pelo CTLA-4 tem sido objeto de intenso debate, visto que esse receptor parece recrutar um repertório semelhante de proteínas (como PI3K) em sua cauda intracelular, como o faz o CD28. Vários mecanismos foram propostos para explicar o efeito inibitório do CTLA-4 sobre a ativação das células T. Um dos mecanismos consiste em **simples competição com CD28 pela ligação às moléculas CD80/CD86 nas células dendríticas.** Outro mecanismo consiste em recrutamento de SHP-1 e SHP-2 proteínas tirosina fosfatases para o complexo do TCR, o que pode contribuir para o término dos sinais do TCR por meio de desfosforilação das proteínas necessárias para a propagação desses sinais do TCR. O CTLA-4 também pode antagonizar o recrutamento do complexo TCR para as balsas lipídicas, onde residem muitas das proteínas sinalizadoras que propagam os sinais do TCR.

Embora as células T convencionais necessitem da indução da expressão do CTLA-4 após ativação pelo antígeno, as células Treg expressam de modo constitutivo esse receptor, e isso parece desempenhar um importante papel na imunossupressão mediada por células Treg. As células Treg podem utilizar o CTLA-4 para a ligação de CD80/CD86 nas APC, promovendo a transendocitose e a remoção de ligantes B7 da superfície celular das APC, com

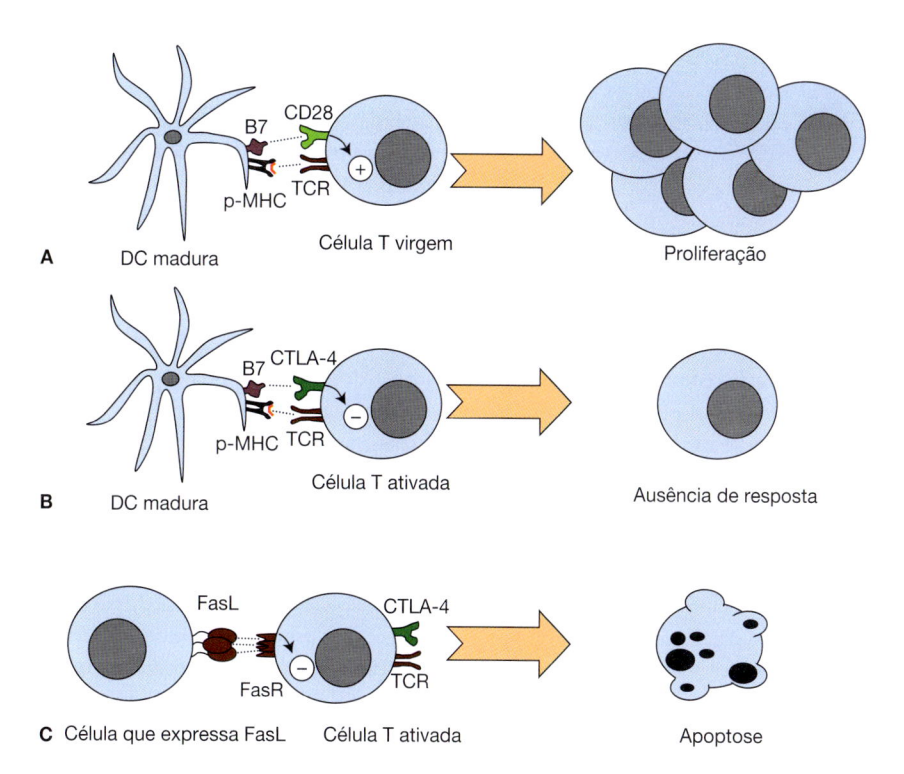

Figura 7.18 Infrarregulação das respostas das células T. **A.** A apresentação do antígeno por uma célula dendrítica (DC) madura fornece uma estimulação antigênica efetiva por meio do peptídio-MHC (sinal 1) e dos ligantes B7 (sinal 2) que ativam o complexo do receptor de células T (TCR) e o CD28 nas células T, respectivamente. **B.** A apresentação do antígeno a uma célula T previamente ativada que possui CTLA-4 de superfície (uma molécula relacionada com CD28 que também pode interagir com ligantes B7) pode levar a uma ausência de responsividade das células T, em virtude de sinais inibitórios emitidos por meio da coestimulação de CTLA-4 (ver o texto para maiores detalhes). **C.** Enquanto as células T virgens que apresentam o receptor Fas de superfície são normalmente resistentes à ligação desse receptor, as células T ativadas adquirem sensibilidade à ocupação do receptor Fas (FasR) dentro de cerca de 1 semana após a ativação. A ocupação do FasR em células suscetíveis resulta em ativação do mecanismo de morte celular programada, em consequência do recrutamento e da ativação da caspase-8 dentro do complexo FasR. A caspase-8 ativa propaga uma cascata de outros eventos de ativação da caspase para destruir a célula por apoptose.

consequente infrarregulação das respostas imunes. Enquanto essa função extrínseca do CTLA-4 esteja se tornando amplamente reconhecida, convém assinalar que as células Treg também suprimem as respostas imunes de modo independente do CTLA-4 (conforme discutido no Capítulo 8). Independentemente de seu mecanismo de ação, o CTLA-4 é, sem dúvida alguma, de importância crítica para manter as células T sob controle, e, nesse aspecto, é também importante para impedir respostas contra antígenos próprios. Camundongos com deficiência de CTLA-4 exibem um distúrbio hiperproliferativo acentuado e morrem dentro de 3 semanas após o nascimento, em consequência de infiltração tecidual maciça e destruição dos órgãos pelas células T.

A PD-1 também representa uma importante molécula como ponto de controle das células T

Outro receptor inibitório potente das células T, a **morte programada 1 (PD-1)**, está atualmente criando bastante alvoroço, em virtude do sucesso clínico emergente das terapias antitumorais, que procuram bloquear a sua ação e reativar a resposta imune contra tumores que expressam ligantes de PD-1 inibitórios de CTL em sua superfície. À semelhança do CTLA-1, a PD-1 também pertence à família CD28 de correceptores e medeia seu efeito inibitório após ligação do antígeno por meio do recrutamento da fosfatase SHP-2, que desfosforila e inativa adaptadores da sinalização proximais, como ZAP-70 nas células T e Syk nas células B. Antes da estimulação antigênica, a expressão de PD-1 nas células T está suprarregulada, em seguida desencadeada por um de seus dois receptores: o PD-L1, expresso principalmente em células não linfoides, e PD-L2, expresso nas APC. Por conseguinte, à semelhança do CTLA-4, a PD-1 está envolvida na supressão das respostas imunes ativadas por células T. Entretanto, diferentemente do CTLA-4, cuja deficiência leva ao desenvolvimento de doença autoimune fatal em camundongos, a perda da PD-1 tem consequências menos drásticas, resultando no desenvolvimento de uma variedade de doenças autoimunes diferentes, dependendo da origem genética dos camundongos. Essa diferença entre as funções de PD-1 e CTLA-4 parece refletir uma propensão da ativação da PD-1 a estimular respostas apenas nas células que expressam PD-1 (respostas celulares intrínsecas), enquanto as respostas do CTLA-4 são de maior alcance, não apenas por meio de processos intrínsecos, mas também por meio de infrarregulação de CD28 mediada por CTLA-4 impulsionada por células T extrínseca nas APC e células T efetoras.

É importante ressaltar a expressão do PD-L1 em níveis significativamente elevados em muitos tipos de tumores, que está correlacionada com um prognóstico clínico sombrio. Isso indica que as **células tumorais podem expressar agressivamente o PD-L1 em sua superfície para bloquear a destruição mediada por CTL**. De fato, estudos pré-clínicos em animais, utilizando anticorpos bloqueadores dirigidos contra PD-1 ou PD-L1 mostraram efeitos promissores na reestimulação da resposta imune mediada por células T para promover a regressão do tumor. Muitas **terapias bloqueadoras de PD-1/PD-L1** estão atualmente em estudos clínicos de fase avançada e produziram respostas clínicas impressionantes em vários tipos de tumores, incluindo uma taxa de resposta de 38% com o fármaco anti-PD-1, MK-3475, em pacientes com melanoma avançado. Como a ação da PD-1 é principalmente celular intrínseca, os efeitos colaterais associados ao sistema imune com as terapias bloqueadoras de PD-1 têm sido consideravelmente menos graves do que aqueles observados com as terapias inibitórias de CTLA-4, que também demonstraram ter sucesso na clínica. As terapias desenvolvidas para reestimular a imunidade antitumoral mediada pelas células T são particularmente desejáveis, visto que a ativação do sistema imune adaptativo contra tumores não apenas proporciona um excelente grau de precisão, devido à geração de receptores de antígenos altamente específicos contra antígenos tumorais, como também gera uma memória de longa vida, o que pode diminuir significativamente a probabilidade de recidiva do tumor.

As ubiquitina ligases da família Cbl restringem os sinais do TCR

Foram identificadas várias outras moléculas que podem estar envolvidas no controle da ativação das células T, incluindo a **família Cbl** de proteínas: C-Cbl, Cbl-b e Cbl-c. Os membros da família Cbl são **proteínas ubiquitina ligases**, que podem catalisar a degradação de proteínas por meio da fixação de cadeias de poliubiquitina a essas moléculas, marcando-as, assim, como alvos para destruição pela **via da ubiquitina-proteassomo**. A cadeia ζ do complexo do correceptor CD3 foi identificada como alvo para ubiquitinação mediada por c-Cbl, o que pode resultar em internalização e degradação do complexo TCR. Por conseguinte, as proteínas c-Cbl podem elevar o limiar para sinais induzidos por TCR por meio de desestabilização desse complexo. Os camundongos com dupla deficiência de c-Cbl e Cbl-b (que parecem exercer funções um tanto redundantes) exibem hiper-responsividade a sinais induzidos pelo TCR, resultando em proliferação excessiva e produção de citocinas em células T virgens, bem como em células T efetoras diferenciadas; esses camundongos morrem em consequência de doença autoimune. Isso parece ser devido a um defeito na infra-modulação do complexo TCR nas células T ativadas. Enquanto os complexos TCR são normalmente internalizados e degradados após estimulação por complexos peptídio-MHC correspondentes (um evento que contribui para o término dos sinais do TCR), os complexos TCR não são internalizados nas células com deficiência de c-Cbl/Cbl-b, levando a uma acentuada ampliação da sinalização dos TCR e a uma expansão descontrolada das células T.

As proteínas da família Cbl também podem exercer a sua influência sobre a sinalização do TCR de outras maneiras e podem desempenhar uma função particularmente importante na manutenção da necessidade de coestimulação de CD28 para a ativação correta das células T. De modo surpreendente, camundongos com deficiência de Cbl-b perdem a necessidade normal de coestimulação pelo CD28 (*i. e.*, sinal 2) para a proliferação das células T; essas células produzem grandes quantidades de IL-2 e sofrem proliferação vigorosa em resposta à estimulação apenas do TCR. Isso significa que a Cbl-b desempenha um importante papel na manutenção da necessidade do sinal 2 para a ativação das células T virgens. Embora o mecanismo exato de atuação ainda não esteja bem esclarecido, a ativação de Vav, que ocorre distalmente ao TCR, bem como a estimulação do receptor CD28, parece ser suprimida por Cbl-b em células de tipo selvagem. Por conseguinte, a ativação efetiva de Vav exige normalmente os sinais 1 e 2. Entretanto, na ausência de Cbl-b, um grau suficiente de ativação de Vav é obtido por meio da estimulação apenas do TCR, dispensando a necessidade de coestimulação de CD28.

A morte das células T ocorre por meio de estimulação dos receptores Fas da membrana

Outro mecanismo importante para impedir a atividade das células T consiste em destruí-las por morte celular programada (Figura 7.18). As células T virgens, bem como as células T recentemente ativadas, expressam o receptor Fas (CD95) de membrana; todavia, são insensíveis à estimulação por esse receptor, visto que elas contêm um inibidor endógeno (FLIP) da molécula de sinalização proximal, a caspase-8, que é ativado em consequência da estimulação pelo receptor Fas. Entretanto, depois de vários ciclos de estimulação, as células T experientes tornam-se sensíveis à estimulação por meio de seus receptores Fas, mais provavelmente devido à perda da expressão do FLIP, e essa situação resulta em apoptose dessas células. Camundongos com deficiência na expressão de Fas ou FasL manifestam uma síndrome linfoproliferativa, que resulta em doença autoimune, devido à incapacidade de eliminar os linfócitos que sofreram expansão recente.

Interações dinâmicas na sinapse imunológica

Conforme descrito anteriormente, a estimulação bem-sucedida do TCR envolve numerosos eventos de transdução de sinais, que culminam na ativação da célula T. Entretanto, qual é a probabilidade dessa ativação ocorrer *in vivo?* As células T precisam ser altamente eficientes na identificação de seu antígeno cognato e na discriminação entre complexos peptídio-MHC ativadores e não ativadores por várias razões.

Em primeiro lugar, o número de células T que possuem o TCR correto para uma interação produtiva com o complexo peptídio-MHC é normalmente pequeno; não é raro que uma em cada 100.000 células ou menos tenha a capacidade de responder a uma combinação peptídio-MHC específica. Por conseguinte, as células T precisam ser capazes de reconhecer de modo eficiente a combinação peptídio-MHC correta em um verdadeiro oceano de moléculas de peptídio-próprio-MHC e peptídio-não ativador-MHC. Tendo em vista a necessidade de procurar a combinação peptídio-MHC correta, as **células T virgens estão em contínuo movimento dentro de um linfonodo**, efetuando uma varredura em uma velocidade que possibilita visitar até 5.000 células dendríticas em 1 h; quase semelhante ao navegador de redes sociais! Devido a essa incrível velocidade de movimento, as interações TCR-peptídio-MHC são muito fugazes, visto que as células passam pelas outras em alta velocidade. Quando ocorre uma interação ativadora TCR-peptídio-MHC, são suficientes apenas 10 complexos de peptídio-MHC para persuadir uma célula T a parar esse movimento e a se demorar, formando, assim, uma interação mais estável que leva à montagem produtiva da **sinapse imunológica** (descrita adiante). Naturalmente, o leitor irá compreender que a célula T precisa ter bastante certeza de que este é o complexo peptídio-MHC correto ao qual deve responder, visto que, se for cometido qualquer erro, as consequências são potencialmente calamitosas e podem resultar em autoimunidade.

O comportamento de uma célula T dentro de um linfonodo em sua busca pela combinação peptídio-MHC correta pode ser dividido em várias fases. Embora o movimento da célula T seja rápido durante a fase de procura (fase I), o encontro com o peptídio-MHC agonista produz interações estáveis entre a célula T e a célula

dendrítica, que duram aproximadamente 12 h (fase II), durante as quais ocorre produção de citocinas, como a IL-2. Essa fase é seguida de retorno ao movimento rápido, envolvendo interações transitórias adicionais com as células dendríticas (fase III), durante as quais a célula T divide-se várias vezes e deixa o linfonodo.

Um modelo de ocupação seriada do TCR para a ativação das células T

Já comentamos que as principais forças de atracagem que possibilitam a conjugação da APC com o seu linfócito T correspondente devem provir das moléculas acessórias complementares, como ICAM-1/LFA-1 e LFA-3/CD2, mais do que das ligações de afinidade relativamente baixa de TCR-MHC mais peptídio (Figura 7.3). Todavia, o reconhecimento do antígeno correspondente pelo TCR continua sendo um *sine qua non* para a ativação das células T. Muito bem, porém como apenas 10 complexos de MHC-peptídio em uma célula dendrítica, por meio de sua formação de complexo de baixa afinidade com TCR, executam a tarefa hercúlea de manter um fluxo intracelular elevado de cálcio durante o período de 60 min necessário para a ativação total da célula? Qualquer declínio no fluxo de cálcio, como o que pode ser ocasionado pela adição de um anticorpo ao MHC, faz com que o $NFAT_c$ volte obedientemente do núcleo para a sua localização citoplasmática, interrompendo, assim, o processo de ativação.

De modo surpreendente, Salvatore Valitutti e Antonio Lanzavecchia mostraram que apenas 100 complexos MHC-peptídio em uma APC são suficientes para infrarregular 18.000 TCR em seu linfócito T correspondente. Esses pesquisadores sugeriram que cada complexo MHC-peptídio pode ocupar *seriadamente* até 200 TCR. Em seu modelo, a conjugação de um dímero MHC-peptídio com dois TCR ativa a transdução de sinal, a fosforilação das cadeias ζ associadas a CD3 com eventos subsequentes e, em seguida, a infrarregulação desses TCR. A ligação de afinidade intermediária favorece a dissociação do complexo MHC-peptídio, liberando-o para ligar-se a outro TCR e ativá-lo, mantendo, assim, os eventos necessários para a ativação intracelular. O modelo de ação **agonista** também poderia explicar por que peptídios que proporcionam interações de afinidade menor ou maior do que a ideal poderiam se comportar como **antagonistas** (Figura 7.19). O fenômeno importante pelo qual peptídios modificados se comportam como **agonistas parciais**, com efeitos diferenciais sobre o resultado da ativação das células T, é descrito na legenda da Figura 7.19.

Sinapse imunológica

Experimentos realizados com complexos de peptídio-MHC e moléculas de ICAM-1 marcados com diferentes fluorocromos e inseridos em uma bicamada lipídica plana em um suporte de vidro forneceram evidências sustentando a ideia de que a ativação das células T ocorre no contexto de uma sinapse imunológica. Esses estudos e outros exames de imagem revelaram que a sinapse imunológica entre a célula T e a célula dendrítica possui um padrão em "olho de boi", com aglomerado central de TCR-peptídio-MHC, conhecido como **cSMAC (complexo de ativação supramolecular central)**, circundado por um anel da integrina LFA-1, que interage com o seu ligante correspondente ICAM-1 na célula dendrítica (Figura 7.20). Ocorrem interações TCR-MHC inicialmente instáveis fora do anel de integrina, seguidas de trânsito das moléculas de peptídio-MHC

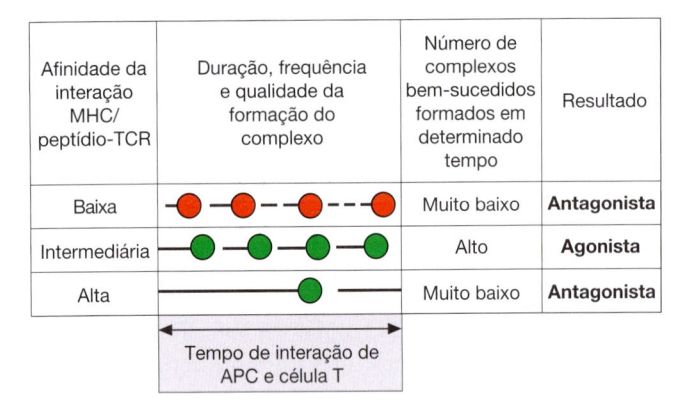

Afinidade da interação MHC/ peptídio-TCR	Duração, frequência e qualidade da formação do complexo	Número de complexos bem-sucedidos formados em determinado tempo	Resultado
Baixa	⬤—⬤—-⬤—-⬤	Muito baixo	**Antagonista**
Intermediária	🟢—🟢—🟢—🟢	Alto	**Agonista**
Alta	—🟢—	Muito baixo	**Antagonista**

Tempo de interação de APC e célula T

Figura 7.19 Modelo de estimulação seriada para a ativação do receptor de células T (TCR). Os complexos de afinidade intermediária entre MHC-peptídio e TCR persistem o suficiente para que um sinal de ativação bem-sucedido seja transduzido pelo TCR e para que o complexo MHC-peptídio se dissocie e ocupe outro TCR. É necessária uma alta taxa de formação constante de complexos efetivos para que ocorra ativação completa da célula T. Os complexos de baixa afinidade possuem meia-vida curta e não exercem nenhum efeito sobre o TCR ou produzem a sua inativação, talvez por meio de fosforilação parcial das cadeias ζ. Os *círculos verdes* indicam uma ativação bem-sucedida de TCR; os *círculos vermelhos*, uma inativação do TCR; e um *travessão*, ausência de efeito. O comprimento da *barra horizontal* indica o tempo de vida desse complexo. Por serem de baixa afinidade, eles sofrem rápida reciclagem e ocupam e inativam um grande número de TCR. Os complexos de alta afinidade apresentam um tempo de sobrevida tão longo antes da dissociação, que o número de eventos de estimulação bem-sucedida é insuficiente. Por conseguinte, os ligantes peptídicos modificados de baixa ou de alta afinidade podem atuar como antagonistas, impedindo o acesso dos agonistas a um número adequado de TCR desocupados. Alguns peptídios modificados atuam como agonistas parciais, visto que produzem efeitos diferenciais sobre os resultados da ativação das células T. Por exemplo, a substituição de um único resíduo em um peptídio da hemoglobina reduziu em 10 vezes a secreção de IL-4, porém teve um efeito de *knock out* completo sobre a proliferação de células T. O mecanismo envolve, presumivelmente, eventos de fosforilação incompletos ou com transdução inadequada, que ocorrem por meio de meia-vida truncada de ocupação do TCR, efeitos alostéricos sobre os parceiros MHC-TCR ou alinhamento incorreto de orientação do peptídio dentro do complexo. (Fonte: Valitutti S. and Lanzavecchia A. (1995) *The Immunologist* **3**, 122. Reproduzida, com autorização, de Hogrefe & Huber Publishers.)

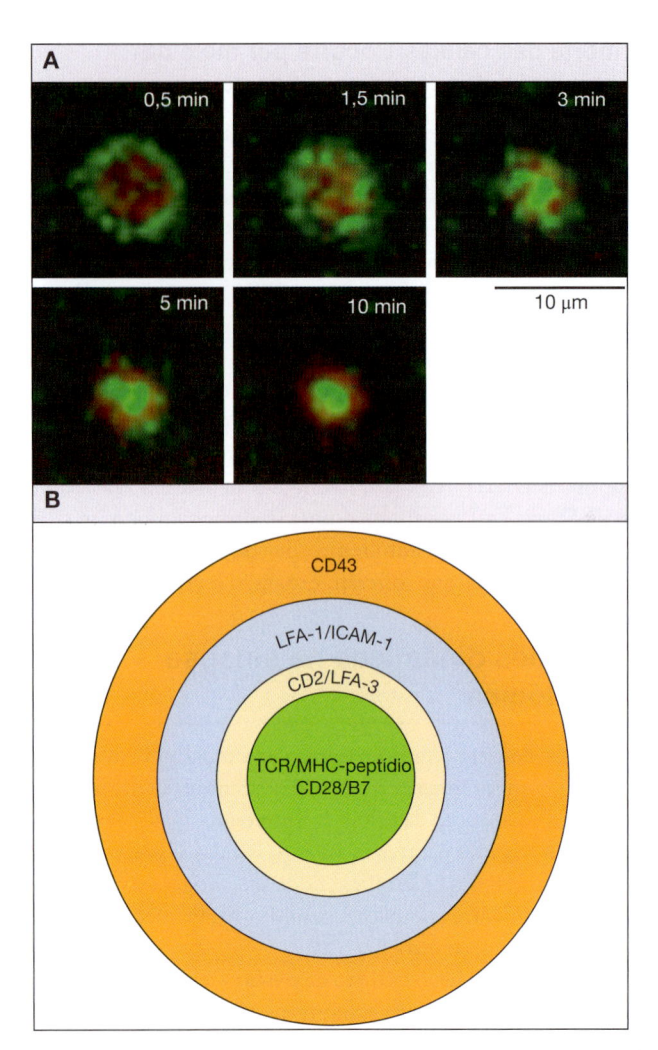

Figura 7.20 A sinapse imunológica. **A.** Formação da sinapse imunológica. As células T foram colocadas em contato com bicamadas lipídicas planas, e são mostradas as posições do complexo MHC-peptídio ocupado (*verde*) e da ICAM-1 ocupada (*vermelho*) nos tempos indicados após o contato inicial. (Fonte: Grakoui A. *et al.* (1999) *Science* **285**, 221. Reproduzida, com autorização, de AAAS.) **B.** Representação diagramática da sinapse resultante, em que os pares de moléculas de adesão, CD2/LFA-3 e LFA-1/ICAM-1, que originalmente estavam no centro, deslocaram-se para fora e agora circundam a interação de reconhecimento de antígeno e sinalização entre o TCR e o complexo MHC-peptídio e a interação coestimuladora entre CD28 e B7. Foi relatado que a molécula CD43 liga-se a ICAM-1 e E-selectina; uma vez ligada, adquire a capacidade de induzir a expressão do mRNA de IL-2, CD69 e CD154 (CD40 L) e de estimular a atividade de ligação ao DNA dos fatores de transcrição AP-1, NFκB e NFAT.

dentro do cSMAC, mudando de lugar com as moléculas de adesão que agora formam o anel externo (Figura 7.20). Foi sugerido que a geração da sinapse imunológica só ocorre após ter sido alcançado um determinado limiar inicial de ativação do TCR, dependendo a sua formação da reorganização do citoesqueleto e levando à potencialização do sinal. A ligação do LFA-1 à ICAM-1 é essencial para a formação das sinapses imunológicas por várias razões. Nos estágios iniciais da formação da sinapse, essas moléculas demonstram uma capacidade de adesão predominante para ficar células opostas, de modo a facilitar as interações entre o TCR e o complexo peptídio-MHC, permitindo, assim, que a célula T examine o complexo peptídio-MHC apresentado.

As células B respondem a três tipos diferentes de antígeno

Existem três tipos principais de células B que respondem à infecção, secretando anticorpos dirigidos contra classes específicas de micróbios, sendo a função específica de cada subgrupo de células B geralmente determinada pela sua localização. As **células B foliculares** (também denominadas células B2) expressam receptores de células B (BCR) monorreativos altamente específicos, são encontradas nos folículos linfoides do baço e linfonodos e normalmente necessitam da presença de células T para produzir anticorpos de alta afinidade e sofrer permuta de classe (Figura 7.21). Entretanto, conforme discutido adiante, alguns tipos de antígenos (denominados antígenos T-independentes) podem promover a ativação das células B sem o auxílio das células T. Os anticorpos assim formados normalmente são de baixa afinidade e não sofrem permuta de classe nem hipermutação somática, porém oferecem uma rápida proteção contra determinados microrganismos e ganham tempo para a ocorrência das

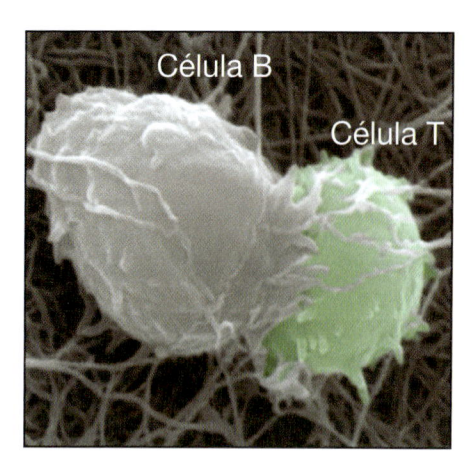

Figura 7.21 Interação de células B e células T. Análise de um par célula B/célula T correspondente por microscopia eletrônica de varredura, mergulhado em matriz de colágeno 3-D. (Fonte: Gunzer M. *et al.* (2004) *Blood* **104,** 2801-2809. Reproduzida, com autorização, da American Society of Hematology.)

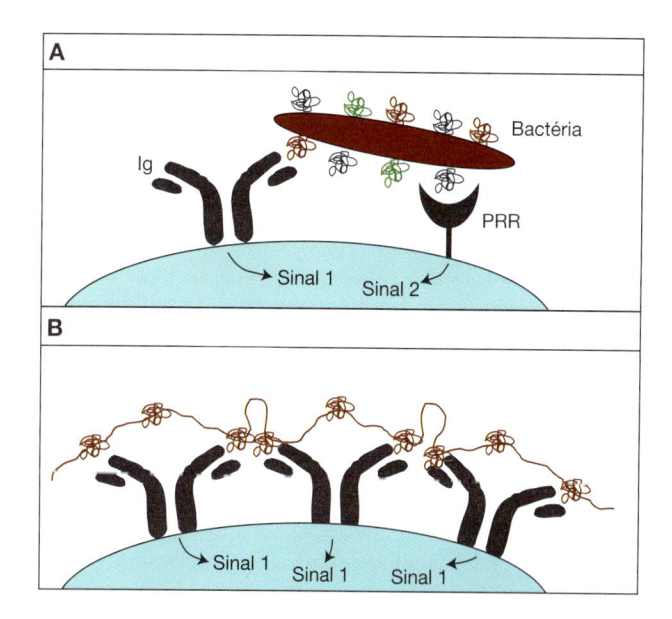

Figura 7.22 Reconhecimento de antígenos independentes do timo do tipo 1 (**A**) e do tipo 2 (**B**) pelas células B. O complexo emite um sinal contínuo à célula B, em virtude da meia-vida longa desse tipo de molécula.

respostas das células B dependentes das células T. Essas respostas rápidas dos anticorpos são mediadas pelas células B "de tipo inato": **as células B1** e **as células B da zona marginal (MZ)**, que expressam BCR polirreativos que possuem ampla especificidade e que permitem o reconhecimento de múltiplos tipos diferentes de antígenos microbianos evolutivamente conservados. Dessa maneira, assemelham-se aos receptores *Toll-like* (TLR) expressos nas células imunes inatas convencionais. De fato, as células B de tipo inato também expressam TLR e podem ser ativadas diretamente por PAMP, atuam como APC e secretam citocinas, colocando-as na interface entre o sistema imune inato e o sistema imune adaptativo. É importante ressaltar que essa resposta de células B de tipo inato está posicionada em áreas estratégicas que são sensíveis à invasão microbiana, como a pele, a mucosa e a zona marginal do baço, onde convergem os sistemas linfático e circulatório.

1. Antígenos independentes do timo tipo 1

Determinados antígenos, como os lipopolissacarídios bacterianos, quando presentes em uma concentração alta o suficiente, têm a capacidade de ativar de modo policlonal uma proporção substancial do reservatório de células B (*i. e.*, sem relação com a especificidade do antígeno das regiões hipervariáveis do receptor de superfície). Isso ocorre por meio de ligação a moléculas de superfície, como os TLR discutidos no Capítulo 1, que dispensam a parte inicial da via bioquímica mediada pelo receptor específico de antígeno. Em concentrações demasiado baixas para induzir ativação policlonal por meio de ligação sem auxílio a essas moléculas de desvio mitogênicas, a população de células B com receptores de Ig específicos para esses antígenos concentra-se de modo seletivo e passivo em sua superfície, onde a alta concentração local resultante é suficiente para impulsionar o processo de ativação (Figura 7.22A).

2. Antígenos independentes do timo tipo 2

Determinados antígenos lineares, que não são facilmente degradados no organismo e que possuem um determinante altamente repetido a intervalos adequadamente espaçados – por exemplo, polissacarídio de *Pneumococcus*, Ficoll, polímeros D-aminoácidos

e polivinilpirrolidona – também são independentes do timo em sua capacidade de estimular diretamente as células B, sem a necessidade de participação das células T. Esses antígenos persistem por longos períodos na superfície das células dendríticas foliculares, localizadas no seio subcapsular dos linfonodos e na zona marginal do baço, e podem ligar-se com alta afinidade a células B específicas de antígenos por meio de fixação polivalente aos receptores de Ig complementares com os quais estabelecem uma ligação cruzada (Figura 7.22B).

Em geral, os antígenos independentes do timo induzem respostas predominantemente de IgM de baixa afinidade, alguma IgG3 no camundongo e relativamente pouca ou nenhuma memória. As células B neonatais não respondem bem a antígenos do tipo 2, e isso tem consequências importantes para a eficácia das vacinas de carboidratos em crianças pequenas.

Essa detecção inata e independente de células T do antígeno microbiano é mediada por dois tipos de células B: as células B da zona marginal (MZ) e as células B B1. As células B MZ estão localizadas na zona marginal do baço. Essa área especializada, situada na interface entre os sistemas circulatório e linfático, atua como tipo de filtro para patógenos transportados pelo sangue, e as células B MZ nesse local monitoram constantemente os níveis circulantes de PAMP. Por outro lado, as células B B1 são encontradas na pele e nas mucosas, áreas continuamente cercadas por patógenos, e atuam como primeira linha de defesa rápida contra a invasão de micróbios. É importante assinalar que a ativação de ambos os tipos de células B inatas pela ativação simultânea dos BCR e TLR não apenas promove uma intensa resposta de IgM e IgG3, como também apresenta o antígeno às células T, ativando rapidamente a resposta imune adaptativa. Os camundongos com deficiência específica de Myd88 das células B, um transdutor de sinal essencial para os TLR, apresentam defeitos acentuados na sua capacidade de desencadear uma resposta humoral a muitos tipos de infecção, sugerindo que a sinalização intrínseca do TLR desempenha um papel importante na função das células B.

3. Antígenos dependentes do timo

Necessidade de colaboração com as células T auxiliares

Muitos antígenos são dependentes do timo, visto que provocam pouca ou nenhuma resposta humoral em animais que foram submetidos a timectomia por ocasião do nascimento e, portanto, que possuem poucas células T (Marco histórico 7.1). Esses antígenos não podem preencher os requisitos moleculares para estimulação direta; podem ser univalentes no que concerne à especificidade de cada determinante; podem ser facilmente degradados por células fagocitárias; e podem carecer de mitogenicidade. Quando se ligam a receptores de células B, sentam-se sobre a superfície, exatamente como um hapteno, e não atuam para ativar a célula B (Figura 7.23). Convém lembrar a definição de hapteno – uma pequena molécula, como o dinitrofenil (DNP), que se liga ao anticorpo pré-formado (p. ex., o receptor de superfície de uma célula B específica), mas que não consegue estimular a produção de anticorpos (*i. e.*, que não estimula a célula B). Lembre-se também de que os haptenos tornam-se imunogênicos quando acoplados a uma proteína carreadora apropriada. Com base no conhecimento de que tanto as células T quanto as células B são necessárias para as respostas dos anticorpos contra antígenos dependentes do timo (Marco histórico 7.1), sabemos agora que o carreador atua para estimular as células T auxiliares que cooperam com as células B, fornecendo sinais acessórios para que possam responder ao hapteno (Figura 7.3). Com base na Figura 7.23, fica também evidente que, enquanto um determinante em um antígeno proteico típico comporta-se como hapteno na ligação à célula B, os outros determinantes desempenham uma função carreadora no recrutamento de células T auxiliares.

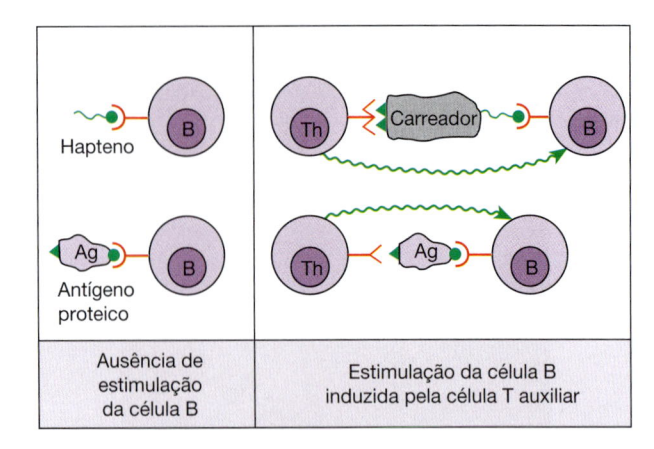

Figura 7.23 As células T auxiliares cooperam, por meio de determinantes de proteínas carreadoras, para auxiliar as células B ao responder ao hapteno ou a determinantes equivalentes nos antígenos (Ag), emitindo sinais acessórios. (Para simplificar, ignoramos o componente MHC e o processamento do epítopo no reconhecimento das células T, porém não devemos esquecê-los.)

Processamento do antígeno pelas células B

A necessidade de **ligação física do hapteno e do carreador** sugere fortemente que as células T auxiliares precisam reconhecer os determinantes do carreador na célula B que responde, de modo a fornecer os sinais estimuladores acessórios relevantes. Entretanto, como as células T só reconhecem o antígeno processado ligado à membrana em associação a moléculas do MHC, as células T auxiliares não podem reconhecer o antígeno nativo ligado simplesmente aos receptores de Ig da célula B, conforme ilustrado

---

 ## Marco histórico 7.1 | Colaboração das células T e B na produção de anticorpos

Na década de 1960, à medida que os mistérios relativos ao timo estavam sendo lentamente desvendados, nossos antigos colegas, levando ao limite as fronteiras do conhecimento, descobriram que a timectomia neonatal no camundongo abolia não apenas a rejeição celular de enxertos cutâneos, mas também a resposta dos anticorpos a alguns antígenos, mas não a todos (Figura M7.1.1). Pesquisas subsequentes mostraram que tanto os timócitos quanto as células da medula óssea eram necessários para uma resposta ideal dos anticorpos a esses **antígenos dependentes do timo** (Figura M7.1.2). Com a realização dessas transferências com células de animais apresentando um marcador cromossômico reconhecível (T6), ficou evidente que as células produtoras de anticorpos eram derivadas do inóculo de medula óssea, explicando a nomenclatura "*T*" para os linfócitos derivados do timo e "*B*" para os precursores das células produtoras de anticorpos que se originam na medula óssea. Essa nomenclatura conveniente se manteve, embora a medula óssea contenha precursores embrionários das células T, visto que as células T e B imunocompetentes diferenciam-se no timo e na medula óssea, respectivamente (ver o Capítulo 10).

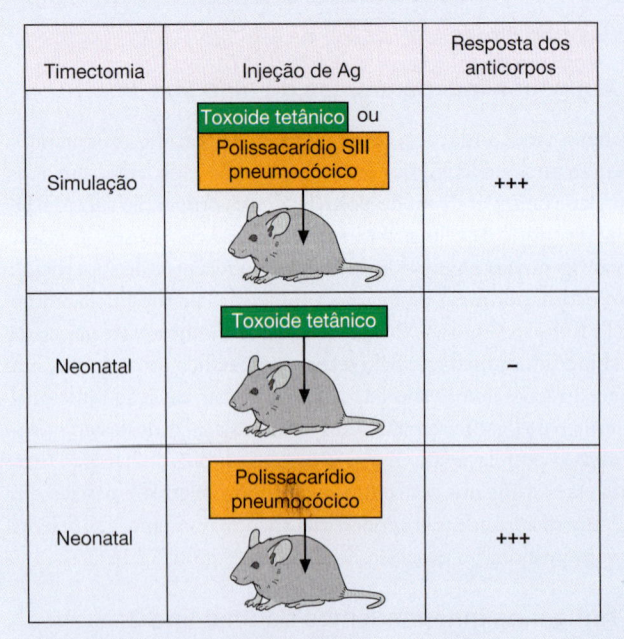

Timectomia	Injeção de Ag	Resposta dos anticorpos
Simulação	Toxoide tetânico ou / Polissacarídio SIII pneumocócico	+++
Neonatal	Toxoide tetânico	–
Neonatal	Polissacarídio pneumocócico	+++

Figura M7.1.1 A resposta de anticorpos a alguns antígenos é dependente do timo e, a outros antígenos, independente do timo. A resposta ao toxoide tetânico em animais submetidos a timectomia neonatal pode ser restaurada pela injeção de timócitos.

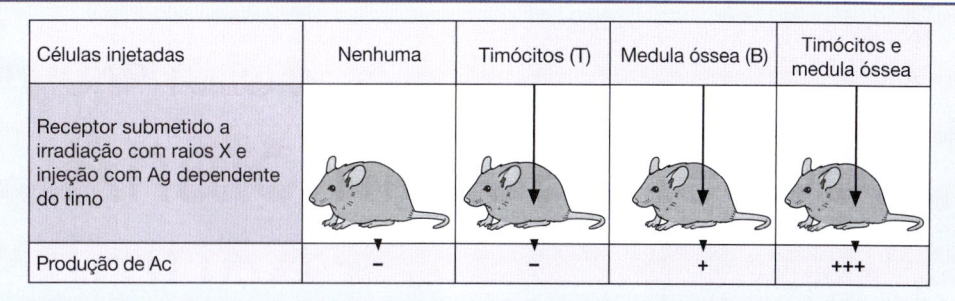

Células injetadas	Nenhuma	Timócitos (T)	Medula óssea (B)	Timócitos e medula óssea
Receptor submetido a irradiação com raios X e injeção com Ag dependente do timo				
Produção de Ac	–	–	+	+++

Figura M7.1.2 A resposta dos anticorpos a um antígeno dependente do timo exige duas populações diferentes de linfócitos. Diferentes populações de células de um camundongo normal histocompatível com o receptor (*i. e.*, do mesmo haplótipo H-2) foram injetadas em receptores submetidos a irradiação com raios X para destruir as próprias respostas dos linfócitos. Em seguida, foram preparadas com um antígeno dependente do timo, como eritrócitos de carneiro (*i. e.*, um antígeno que não produz uma resposta em camundongos submetidos a timectomia neonatal; Figura M7.1.1) e examinadas à procura da produção de anticorpos depois de 2 semanas. A pequena quantidade de anticorpos (Ac) sintetizada por animais recebendo apenas medula óssea deve-se à presença de precursores dos timócitos no inóculo celular, que se diferenciam no timo intacto do receptor.

de maneira tão simples na Figura 7.23. Entretanto, nem tudo está perdido, visto que as **células B preparadas (*primed*) podem apresentar o antígeno às células T auxiliares** (Figura 7.24) – com efeito, elas atuam em concentrações muito menores de antígeno do que as células apresentadoras convencionais, visto que podem concentrar o antígeno por meio de seus receptores de superfície. O antígeno ligado à Ig de superfície é internalizado em endossomos, os quais se fundem, em seguida, com vesículas contendo moléculas do MHC da classe II com sua cadeia invariante. Em seguida, ocorre processamento do antígeno proteico, conforme descrito no Capítulo 5 (ver Figura 5.16), e o peptídio antigênico resultante é reciclado até a superfície, em associação às moléculas de classe II, onde fica disponível para reconhecimento por células T auxiliares específicas (Figuras 7.25 e 7.26). Agora, a necessidade da união física do hapteno com o carreador é revelada; o hapteno leva o carreador a ser processado no interior da célula,

que é programada para produzir anticorpos anti-hapteno e, após estímulo pela célula T auxiliar reconhece o carreador processado, ela executa o seu programa e finalmente produz anticorpos que reagem com o hapteno (não existe limite para a astúcia da natureza?).

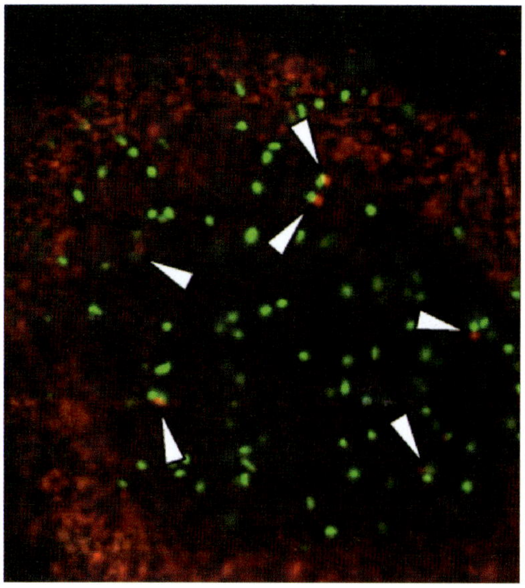

A natureza da ativação das células B

À semelhança das células T, as células B virgens ou em repouso não sofrem divisão, e a ativação por meio do BCR conduz essas células para o ciclo celular. Como no caso do TCR, o BCR (Ig de superfície) não possui nenhuma atividade enzimática intrínseca. Mais uma vez, são as moléculas acessórias associadas ao receptor de antígeno que propagam os sinais de ativação dentro da célula B. No Capítulo 4, foi assinalado que o complexo BCR é constituído de imunoglobulina ancorada à membrana, associada a um heterodímero de Ig-α e Ig-β ligado por dissulfeto, cujas caudas citoplasmáticas contêm, cada uma, um único motivo ITAM (ver Figura 4.4). Como iremos discutir de modo mais detalhado, a ligação cruzada do BCR acionada pelo antígeno leva à iniciação de uma cascata de sinalização impulsionada pela PTK, escalada pelos ITAM Ig-α/β e desperta um conjunto de fatores de transcrição de sua letargia celular.

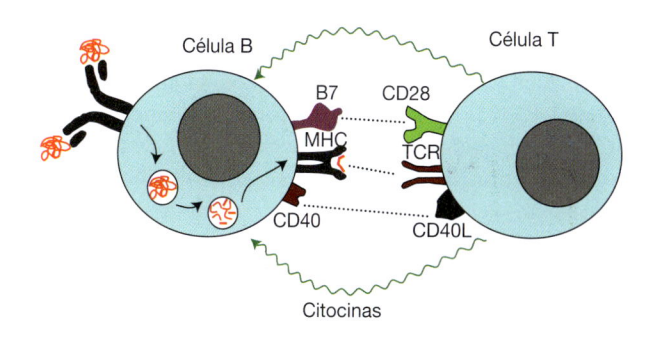

Figura 7.24 Interação das células T e B em um folículo de células B. Há formação de múltiplos pares de células T (*vermelho*) e células B (*verde*) na borda da zona T dentro do folículo de células B (*pontas de seta*). (Fonte: Gunzer M. *et al.* (2004) *Blood* **104,** 2801-2809. Reproduzida, com autorização, de American Society of Hematology.)

Figura 7.25 Processamento de um antígeno dependente do timo pela célula B e apresentação a uma célula T ativada. O antígeno capturado pelo receptor de Ig de superfície é internalizado em um endossomo, processado e expresso na superfície da célula B com MHC da classe II (ver Figura 5.16). São necessários sinais coestimuladores por meio da interação CD40-CD40L (CD154) para a ativação da célula B em repouso pela célula T auxiliar. Além da coestimulação por CD40L, as células T auxiliares também fornecem uma estimulação adicional à célula B na forma de citocinas, como a IL-4.

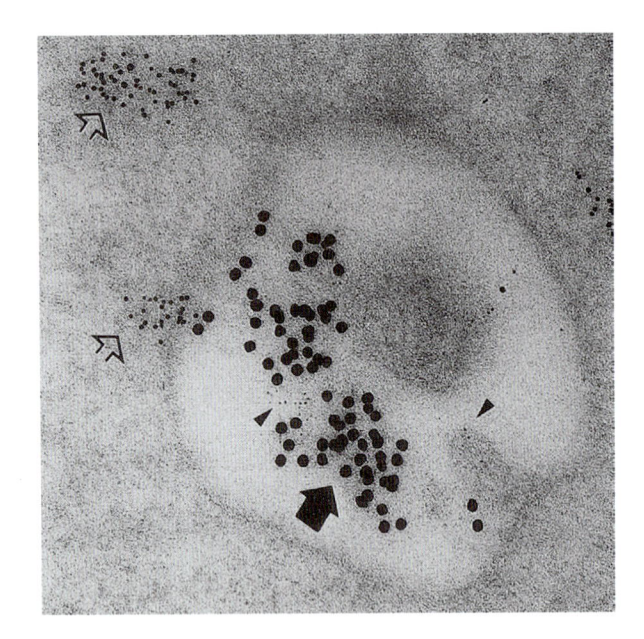

Figura 7.26 Demonstração de que os receptores de Ig de superfície da célula B endocitados entram em vesículas citoplasmáticas orientadas para o processamento do antígeno. A Ig de superfície foi submetida a ligação cruzada com Ig de cabra anti-humana e Ig de coelho anticabra conjugadas a esferas de ouro de 15 nm (*seta grande e escura*). Depois de 2 min, os cortes celulares foram preparados e corados com cadeia invariante anti-HLA-DR (2 nm de ouro; pontas de setas) e um anticorpo contra a catepsina protease (5 nm de ouro; *setas vazadas*). Por conseguinte, a IgG internalizada é exposta à proteólise em uma vesícula contendo moléculas da classe II. A presença da cadeia invariante mostra que as moléculas da classe II provêm do retículo endoplasmático e do complexo de Golgi, e não da superfície celular. Observe o uso inteligente de partículas de ouro de tamanhos diferentes para distinguir os anticorpos utilizados para a localização das várias proteínas intravesiculares etc. (Fonte: Guagliardi L.E. *et al.* (1990) *Nature* **343,** 133. Reproduzida, com autorização, de Nature Publishing Group.)

As células B são estimuladas pela ligação cruzada das Ig de superfície

A ativação das células B começa com uma interação entre o antígeno e a imunoglobulina de superfície. Acredita-se que o recrutamento do BCR para balsas lipídicas desempenhe um importante papel na ativação das células B, visto que a Ig de superfície é normalmente excluída das balsas lipídicas, porém é rapidamente recrutada para as balsas dentro de minutos após a ligação cruzada da Ig (Figura 7.27); é provável que esse evento aproxime estreitamente a PTK **Lyn** com os ITAM dentro das caudas citoplasmáticas do heterodímero Ig-α/β associado ao BCR, visto que a Lyn está constitutivamente associada às balsas lipídicas. Com o recrutamento, a Lyn acrescenta, então, grupos fosfato aos resíduos de tirosina dentro dos ITAM das caudas citoplasmáticas do complexo Ig-α/β. Esse processo é rapidamente seguido de ligação da PTK **Syk** aos ITAM, juntamente com outra quinase **Btk (tirosinoquinase de Bruton)**. A forma ativa de Lyn também fosforila resíduos no CD19, um componente do complexo de correceptor das células B (discutido de modo detalhado na próxima seção), que reforça os sinais iniciados pelo BCR (Figura 7.28).

A Syk desempenha um papel fundamental no processo de ativação das células B; a ruptura do gene que codifica Syk no camundongo possui efeitos profundos sobre os eventos distais na sinalização da célula B e resulta em desenvolvimento de células B

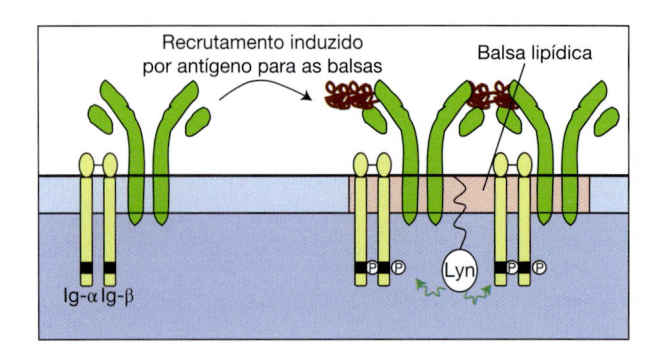

Figura 7.27 A ligação cruzada do receptor recruta o BCR para as balsas lipídicas. A ligação cruzada do receptor induzida pelo antígeno recruta o BCR, que normalmente é excluído dos domínios das balsas lipídicas ricas em colesterol da membrana, para as balsas lipídicas da membrana, onde residem as proteínas de sinalização, como a proteína tirosinoquinase Lyn. O recrutamento estável do BCR para as balsas facilita a fosforilação mediada por Lyn dos ITAM dentro das caudas citoplasmáticas das moléculas acessórias de Ig-α e Ig-β que iniciam a cascata de sinalização impulsionada pelo BCR.

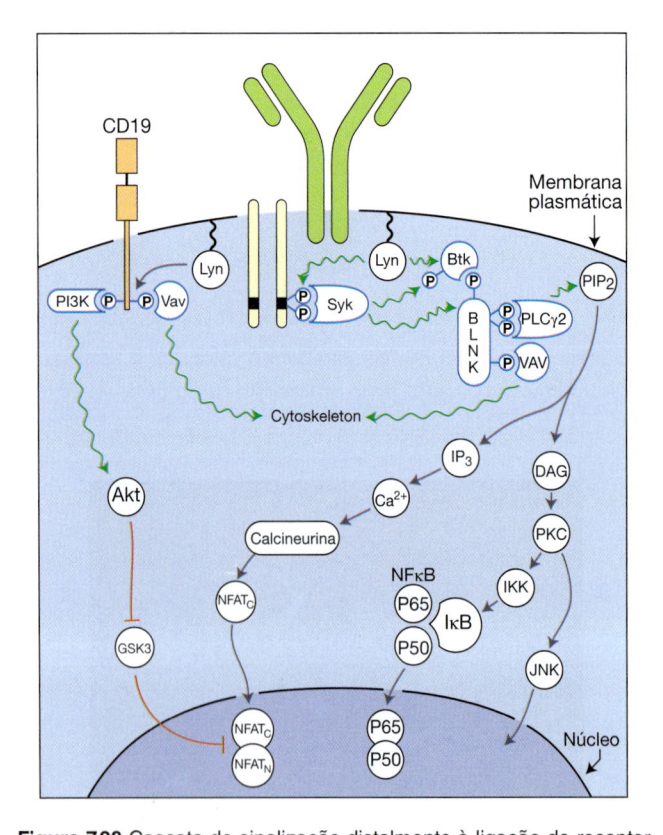

Figura 7.28 Cascata de sinalização distalmente à ligação do receptor de células B (BCR) acionada por antígeno. Após interação com o antígeno, o BCR é recrutado para as balsas lipídicas, onde os ITAM dentro do heterodímero Ig-α/β sofrem fosforilação pela Lyn. Esse processo é seguido de recrutamento e ativação das quinases Syk e Btk. A fosforilação da proteína adaptadora da célula B, BLNK, cria sítios de ligação para várias outras proteínas, incluindo PLCγ2, que promove a hidrólise de PIP2 e induz uma cadeia de eventos de sinalização, que culminam na ativação dos fatores de transcrição NFAT e NFκB. A molécula do correceptor CD19 também é fosforilada pela Lyn e pode suprimir os efeitos inibitórios de GSK3 no NFAT por meio da via PI3K/Akt. A estimulação do BCR também resulta em reorganização do citoesqueleto celular por meio de ativação de Vav, que atua como um fator de troca de nucleotídio guanina para proteínas G pequenas, como Rac e Rho.

defeituosas. Nesse aspecto, a Syk desempenha nas células B um papel semelhante ao de ZAP-70 nas células T. A forma ativa da Syk fosforila e recruta a **BLNK** (proteína ligadora de células B; também denominada SLP-65, BASH e BCA) para o complexo do BCR. Após fosforilação pela Syk, a BLNK oferece sítios de ligação para a **fosfolipase Cγ2 (PLCγ2)**, Btk e **Vav**. O recrutamento de Btk em estreita proximidade com PLCγ2 possibilita a fosforilação desta última pela Btk e aumento de sua atividade. Assim como na via de sinalização da célula T, a PLCγ2 ativada inicia uma via que envolve a hidrólise de PIP$_2$ para gerar diacilglicerol e trifosfato de inositol e resultar em aumento do nível intracelular de cálcio e ativação da PKC (Figura 7.28). Por sua vez, a ativação da PKC resulta em ativação dos fatores de transcrição **NFκB** e **JNK**, e o aumento do cálcio intracelular resulta em ativação do **NFAT,** exatamente como ocorre nas células T.

A família Vav de fatores de troca de nucleotídio guanina consiste em pelo menos três isoformas (Vav-1, -2 e -3) e desempenha um papel crucial na sinalização das células B por meio de ativação de Rac1 e regulação das alterações citoesqueléticas após a ligação cruzada do BCR; as células B com deficiência de Vav-1 apresentam um defeito na proliferação associado à ligação cruzada do BCR (Figura 7.27).

O modelo de ligação cruzada do BCR parece apropriado para entender a estimulação por antígenos independentes do timo tipo 2, visto que seus determinantes repetidos asseguram uma forte ligação a múltiplos receptores de Ig na superfície da célula B e sua ligação cruzada, formando agregados que persistem em virtude da meia-vida prolongada do antígeno e manter o elevado nível intracelular de cálcio necessário para a ativação. Por outro lado, os antígenos T-independentes do tipo 1, como os ativadores policlonais das células T, provavelmente dispensam o receptor específico e atuam diretamente em moléculas de localização distal, como diacilglicerol e proteínoquinase C, visto que a Ig-α e a Ig-β não são fosforiladas.

A ativação eficiente das células B exige coestimulação por meio do complexo do correceptor da célula B

À semelhança das células T, as células B também exigem **duas formas de coestimulação** para produzir respostas efetoras eficientes. Uma forma de coestimulação ocorre no ponto do encontro inicial do BCR com seu antígeno correspondente e é proporcionada pelo **complexo do correceptor da célula B**, que tem a capacidade de se associar a moléculas como o complemento, que podem estar presentes em estreita proximidade com o antígeno específico reconhecido pelo BCR. A outra forma de coestimulação necessária para as células B ocorre após o encontro inicial com o antígeno e é proporcionada pelas células T, na forma do **ligante CD40** associado à membrana, **que se liga ao CD40** na célula B. Essa forma de coestimulação exige a internalização do antígeno na célula B, seguida de processamento e apresentação em moléculas do MHC da classe II a uma célula T apropriada. Se a célula B estiver exibindo uma combinação de MHC-peptídio reconhecida pela célula T, esta última será estimulada a produzir citocinas (como IL-4), além de fornecer uma coestimulação à célula B, na forma do CD40L. Iremos considerar aqui a natureza dos sinais coestimuladores emitidos pelo complexo do correceptor da célula B e iremos discutir a coestimulação baseada no CD40L, em uma seção separada, adiante.

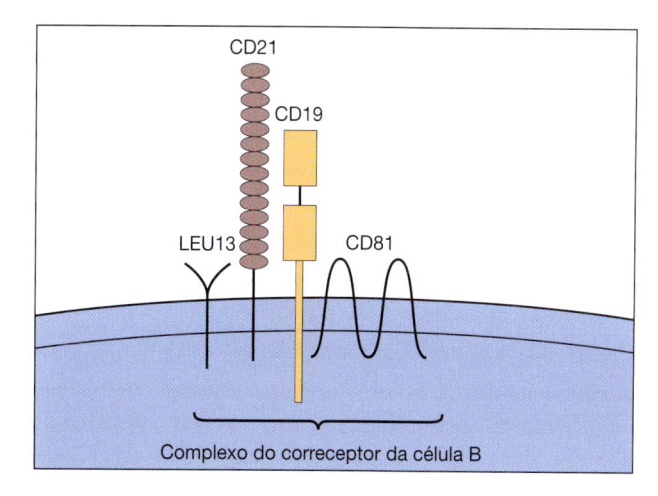

Figura 7.29 O complexo do correceptor da célula B emite sinais coestimuladores para a ativação da célula B por meio do recrutamento de várias moléculas sinalizadoras, incluindo fosfatidilinositol 3-quinase e Vav, que podem amplificar sinais iniciados pelo receptor da célula B. Nas células B maduras, o CD19 forma um complexo tetramérico com três outras proteínas: CD21 (receptor do complemento tipo 2), CD81 (TAPA-1) e CD225 (proteína transmembrana 1 induzida por interferona) (LEU13). Ver também a Figura 4.6.

O complexo do correceptor da célula B madura (Figura 7.29) é constituído de quatro componentes: CD19, CD21 (receptor do complemento tipo 2, CR2), CD81 (TAPA-1) e CD225 (LEU13, proteína transmembrana 1 induzida por interferona). O CR2 é um receptor para o produto de degradação de C3d do complemento, e a sua presença no complexo do correceptor do BCR possibilita o sinergismo de um componente da resposta imune inata (complemento) com o BCR, de modo a ativar produtivamente as células B. Imagine uma bactéria que tenha ativado o complemento e que foi recoberta pelos produtos de ativação do complemento, incluindo C3d. Se essa mesma bactéria for subsequentemente capturada pelo BCR em uma célula B, existe agora a oportunidade de ligação do CR2 existente no complexo do correceptor do BCR ao C3d, o que significa, efetivamente, que a célula B recebe agora dois sinais simultâneos. O sinal 1 provém do BCR, enquanto o sinal 2 deriva do complexo do correceptor. Desse modo, como a ocupação simultânea do complexo do correceptor e do BCR leva a um aumento na ativação das células B?

Bem, a resposta é que não sabemos ao certo, porém é evidente que o CD19 desempenha um papel particularmente importante nesse processo. O **CD19** é uma proteína transmembrana específica da célula B, que é expressa desde o estágio de célula pró-B até o plasmócito e possui uma cauda citoplasmática relativamente longa, contendo nove resíduos de tirosina. Após estimulação do receptor da célula B, a cauda citoplasmática de CD19 sofre fosforilação em vários desses resíduos de tirosina (por quinases associadas ao BCR), o que cria sítios de ligação no CD19 para várias proteínas, incluindo a tirosinoquinase Lyn, Vav e fosfatidilinositol 3-quinase (PI3K). O CD19 desempenha um papel como plataforma para o recrutamento de várias proteínas para o complexo do BCR (Figura 7.28), de modo muito semelhante à função da LAT na ativação do TCR.

A Vav é recrutada para CD19 com a fosforilação deste último pela Lyn e, juntamente com a PI3K, que também é recrutada para CD19 em consequência da fosforilação mediada por

Lyn (Figura 7.28), desempenha um papel na ativação da serina-treonina quinase **Akt**; esta última também pode intensificar a ativação de NFAT por meio de neutralização dos efeitos inibitórios da **GSK3 (glicogênio sintase quinase 3)** sobre NFAT. Como a GSK3 também pode fosforilar e desestabilizar Myc e a ciclina D, que são essenciais para a entrada no ciclo celular, a ativação de Akt também possui efeitos positivos sobre a proliferação das células B ativadas.

À semelhança do papel desempenhado por CD28 nas células T, o correceptor da célula B amplifica em aproximadamente 100 vezes os sinais transmitidos por intermédio do BCR. Conforme anteriormente discutido, em virtude da associação mútua entre as moléculas de CD19 e CR2 (CD21) isso pode ser produzido pela união dos receptores de Ig e CR2 na superfície da célula B por meio de ligação dos complexos antígeno-C3d à superfície das APC. Por conseguinte, a aglomeração induzida por antígeno do complexo do correceptor da célula B com o BCR diminui o limiar de ativação da célula B por intermédio de uma estreita aproximação entre as quinases associadas com o BCR e o complexo do correceptor. A ação dessas quinases sobre o complexo do correceptor ativa as vias de sinalização, que reforçam os sinais que se originam do BCR.

As células B também necessitam de coestimulação das células T auxiliares

Assim como as células T exigem sinais coestimuladores das células dendríticas, na forma de ligante B7, para a sua ativação produtiva (Figura 7.3), as células B T-dependentes também necessitam de coestimulação das células T auxiliares, de modo a transpor o limiar necessário para a expansão clonal e a diferenciação em células efetoras (Figura 7.24). A sequência de eventos é muito semelhante a esta. Após encontrar o antígeno correspondente por meio de ligação direta a um microrganismo, o BCR sofre os eventos iniciais de ativação descritos anteriormente. Esse processo culmina na internalização do BCR, juntamente com o antígeno capturado, que é então processado e apresentado às moléculas do MHC da classe II (Figura 7.30). Agora, para continuar o processo de maturação em plasmócito ou em célula de memória, a célula B precisa agora encontrar uma célula T capaz de reconhecer um dos peptídios antigênicos apresentados pela célula B a partir do antígeno internalizado. Observe que essa necessidade não precisa ser o mesmo epítopo reconhecido pela célula B para a sua ativação inicial. Após encontrar uma célula T com o TCR apropriado, a célula B fornece um estímulo à célula T, na forma de MHC-peptídio, bem como por sinais B7 coestimuladores (Figura 7.30). Por sua vez, a célula T suprarregula o ligante de CD40 (CD40L), que pode proporcionar a coestimulação essencial da célula B, permitindo a ativação completa e a expansão clonal desta última, bem como a permuta de classe. Se não houver auxílio do CD40L, as células B rapidamente sofrem apoptose e são eliminadas. Esse auxílio é proporcionado por uma classe especial de célula T, denominada célula T auxiliar folicular, um ramo distinto de células T CD4$^+$ que expressam o receptor de superfície celular CXCR5, que as direciona para os folículos de células B nos órgãos linfoides secundários. Por conseguinte, as células B e T fornecem uma coestimulação mútua como meio de reforçar seus sinais de ativação iniciais (Figura 7.30). Na realidade, o linfócito B está atuando como APC e, conforme assinalado anteriormente é muito eficiente, em virtude de sua capacidade de concentrar o antígeno focando-o em sua Ig de superfície. Todavia, embora uma célula T auxiliar pré-ativada seja

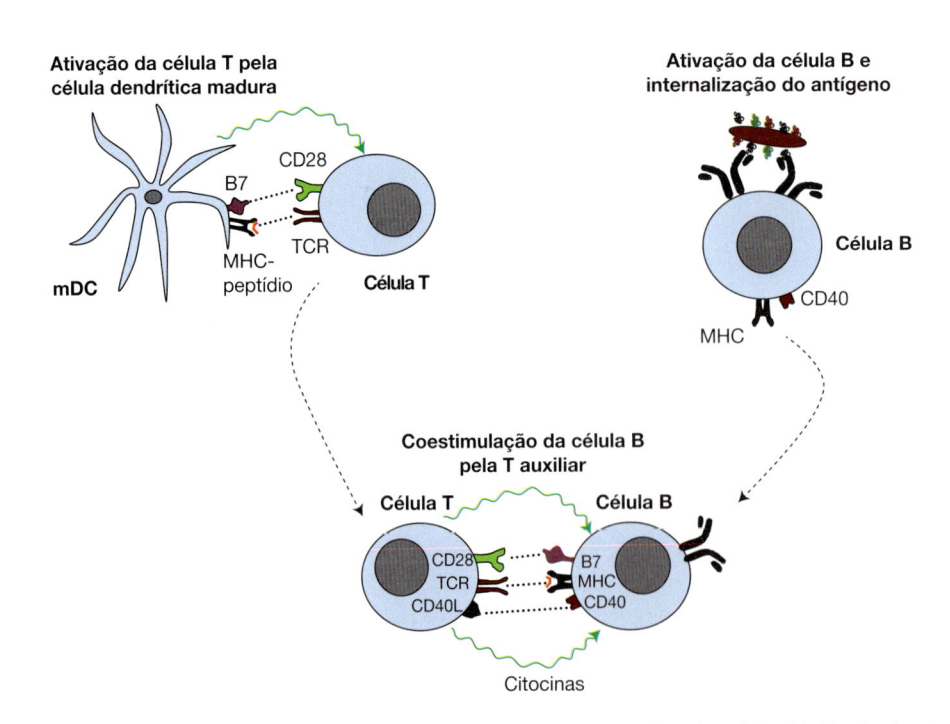

Figura 7.30 A coestimulação da célula B dependente de CD40-CD40L por uma célula T auxiliar. As células T e B ativadas de modo independente interagem se a célula B apresentar o complexo peptídio-MHC correto, em quantidade suficiente para a estimulação da célula T. A apresentação bem-sucedida do antígeno por uma célula B a uma célula T auxiliar ativada resulta em coestimulação dependente de CD40L da célula B, bem como no suprimento de citocinas, como a IL-4, pela célula T, que são essenciais para a permuta de classe, a expansão clonal e a diferenciação em células efetoras.

capaz de interagir mutuamente com uma célula B em repouso e estimulá-la, uma célula T *em repouso* só pode ser ativada por uma célula B que tenha adquirido o coestimulador B7, que só está presente nas células B ativadas, e não em repouso.

Presumivelmente, os imunocomplexos nas células dendríticas foliculares dos centros germinativos de folículos secundários possam ser capturados pelas células B para a sua apresentação às células T auxiliares; todavia, além disso, os complexos poderiam formar ligações cruzadas com a sIg dos blastos das células B e acionar a sua proliferação de modo independente das células T. Esse processo seria intensificado pela presença de C3 nos complexos, visto que o receptor de complemento (CR2) das células B é comitogênico.

Redução da ativação das células B

Já discutimos como o entusiasmo das células T pelo antígeno pode ser dissipado pela ligação do CTLA-4; mecanismos semelhantes também atuam para reduzir os sinais enviados por meio do BCR. Vários receptores de superfície celular, incluindo FcγRIIB, CD22 e PIRB (receptor B pareado semelhante à imunoglobulina), foram implicados no antagonismo da ativação das células B por meio de recrutamento da proteína tirosina fosfatase SHP-1 para **ITIM (motivos de inibição baseados na tirosina do imunorreceptor)** em suas caudas citoplasmáticas. O SHP-1 compromete a sinalização do BCR ao antagonizar os efeitos da quinase Lyn sobre Syk e Btk; mediante a desfosforilação dessas duas proteínas, o SHP-1 bloqueia o recrutamento de PLCγ2 para o complexo do BCR. Por conseguinte, a coligação do BCR a qualquer um desses receptores provavelmente bloqueia a ativação das células B. O CD22 parece estar associado de modo constitutivo ao BCR das células B em repouso e, dessa maneira, pode elevar o limiar para a ativação das células B. A formação bem-sucedida de uma sinapse no receptor de células B pode excluir fisicamente CD22 do complexo do BCR.

Interações dinâmicas na sinapse do BCR

Assim como os TCR formam sinapses imunológicas durante o contato com o complexo peptídio específico-MHC, foi também constatado que os receptores de células B exibem um comportamento semelhante, particularmente quando o antígeno é apresentado na superfície de uma membrana. Embora as células B possam ser estimuladas por antígeno solúvel, existe atualmente uma ampla aceitação de que a **forma primária de antígeno que desencadeia a ativação da célula B *in vivo* está localizada na superfície da membrana.** Nesse caso, os responsáveis mais prováveis são as células dendríticas foliculares, residentes nos linfonodos, bem como macrófagos e células dendríticas que migram para lá, carregando ofertas de antígeno. Os antígenos podem ser imobilizados na superfície celular pelo complemento ou por receptores Fc, na forma de imunocomplexos, ou por meio de ligação direta a vários receptores de depuração. O encontro entre uma célula B e o antígeno associado à membrana fornece a oportunidade para que a membrana da célula B se estenda ao longo da membrana oposta, reunindo uma quantidade de antígeno suficiente para desencadear a ativação da célula B, além de proporcionar uma oportunidade para o estabelecimento de outros contatos, como os que podem ser proporcionados por integrinas da membrana.

Essa resposta de expansão é acionada pela ligação do antígeno ao BCR na margem condutora da célula B e, além de aumentar o número de contatos entre BCR e antígeno disponíveis para desencadear a ativação da célula B, a resposta de expansão **também aumenta a quantidade de antígeno que finalmente é concentrada e internalizada pela célula B**, levando a uma apresentação mais eficiente do antígeno às células T ativadas, quando a célula B subsequentemente procura o auxílio da célula T (Figura 7.30).

A expansão da célula em resposta à ocupação do BCR pelo antígeno específico é desencadeada em resposta a sinais propagados por meio do BCR, em que Lyn e Syk desempenham papéis particularmente importantes nesse processo. Evidentemente, a expansão ao longo de uma superfície que carrega antígeno exige uma extensa reorganização do citoesqueleto. Embora esse mecanismo ainda não esteja totalmente elucidado no momento, é essencial aqui a ativação de Vav, que, conforme discutido anteriormente, está envolvido na regulação do citoesqueleto por meio de Rac e Rho.

Há evidências de que os BCR nas células B em repouso não estejam dispersos de modo aleatório na membrana plasmática, porém limitados a determinadas zonas, sendo a sua difusão livre restrita por contatos com o citoesqueleto à base de actina subjacente. De acordo com isso, foi constatado que a ruptura da rede de actina nas células B leva a uma sinalização espontânea de cálcio dependente de BCR, possivelmente devido à formação espontânea de **microaglomerados de BCR.** Por conseguinte, o citoesqueleto parece desempenhar um papel importante na restrição da distribuição superficial e comportamento dos BCR na célula B em repouso. A ligação do antígeno polivalente ao BCR pode romper a organização dos BCR na célula B em repouso, resultando na formação de microaglomerados de BCR contendo 50 a 500 BCR, cuja formação também depende de um citoesqueleto intacto. De fato, foi constatado que a rede de actina nas células B ativadas circunda ou encurrala microaglomerados de BCR na membrana plasmática.

A expansão da célula B ao longo da superfície que carrega antígenos aumenta o número de microaglomerados de BCR e, por fim, ocupa um número suficiente de BCR para permitir transpor o limiar de ativação das células B. À semelhança das células T, as células B maduras também expressam altos níveis das integrinas LFA-1 e VLA-1. A interação dessas moléculas de adesão com seus ligantes correspondentes, ICAM-1 e VCAM-1/ fibronectina, na célula que exige o antígeno imobilizado também promove a adesão das células B e facilita a expansão da célula ao longo da superfície-alvo. Após a expansão ao longo de uma superfície que carrega antígenos, as células B passam por uma fase de contração prolongada, que culmina em uma reorganização importante dos microaglomerados de BCR na membrana, que coalescem para formar uma sinapse imunológica, semelhante àquela observada nas células T (Figura 7.21). A sinapse imunológica madura do BCR contém um anel central (cSMAC), enriquecido com complexos de BCR-antígeno, e um anel externo (pSMAC) enriquecido com integrinas (Figura 7.31). Os contatos de integrina não apenas promovem a expansão e a adesão entre os pares de células que interagem, porém evidências recentes também sugerem que esses contatos reduzem o limiar de ativação das células B ao diminuir a concentração de antígeno necessária para formar uma sinapse estável e ativar as células B.

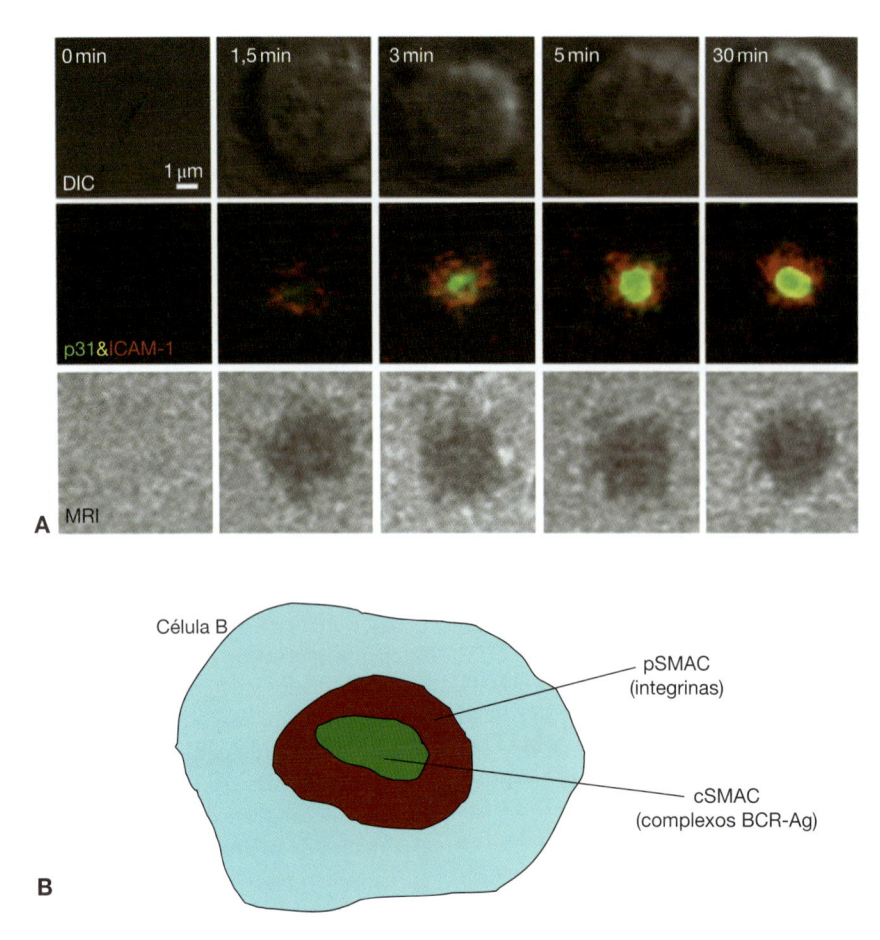

Figura 7.31 A sinapse imunológica no receptor de células B (BCR). **A.** Imagem da sinapse imunológica no BCR. Quantificação em tempo real do antígeno e recrutamento de ICAM-1 para a sinapse da célula B. As células B virgens foram depositadas sobre bicamadas lipídicas planas contendo ICAM-1 ligado a glicosilfosfatidilinositol (GPI) (*vermelho*) e antígeno p31 (*verde*). Os *painéis do centro* mostram o acúmulo do antígeno p31 (*verde*) e da ICAM-1 (*vermelho*) no padrão de uma sinapse madura nos tempos especificados. Os *painéis superior* e *inferior* mostram imagens de microscopia de contraste por interferência diferencial e de reflexo com interferência nos mesmos momentos. (Fonte: Carrasco Y.R. *et al.* (2004) *Immunity* **20**, 589-599. Reproduzida, com autorização, de Elsevier.) **B.** Representação esquemática da sinapse imunológica do BCR, mostrando o complexo de ativação supramolecular central (cSMAC), enriquecido com microaglomerados de BCR-Ag, e o complexo de ativação supramolecular periférico (pSMAC) circundante, que é enriquecido com integrinas, como LFA-1/ICAM-1.

RESUMO

As células T e B imunocompetentes diferem em muitos aspectos

- Os receptores específicos para antígenos, TCR/CD3 nas células T e Ig de superfície nas células B, estabelecem uma distinção bem definida entre esses dois tipos de células
- As células T e B diferem nos seus receptores para C3d, IgG e determinados vírus
- Existem ativadores policlonais distintos das células T (PHA, anti-CD3) e das células B (anti-Ig, vírus Epstein-Barr).

Os linfócitos T e as células apresentadoras de antígenos interagem por meio de vários pares de moléculas acessórias

- A atracagem de células T e de APC depende de fortes interações mútuas entre pares moleculares complementares em sua superfície: MHC II-CD4, MHC I-CD8, VCAM-1-VLA-4, ICAM-1-LFA-1, LFA-3-CD2, B7-CD28 (e CTLA-4)
- As interações B7-CTLA-4 são inibitórias, enquanto as interações B7-CD28 são estimuladoras. O CTLA-4 pode antagonizar o recrutamento do TCR para as balsas lipídicas,

onde residem muitas proteínas de sinalização associadas à membrana.

A ativação das células T exige dois sinais

- As células T são ativadas por dois sinais, porém apenas um deles produz ausência de responsividade (anergia) ou morte por apoptose
- O sinal 1 é proporcionado pela interação de baixa afinidade de TCR cognato-MHC mais peptídio
- O segundo sinal coestimulador (sinal 2) é mediado pela ligação de CD28 por B7 (CD80/CD86) e amplifica acentuadamente os sinais gerados por meio de interações TCR-MHC
- As células T previamente estimuladas só necessitam de um sinal, por meio de seus TCR, para uma ativação eficiente.

Ativação do receptor de células T

- O TCR não possui nenhuma atividade enzimática intrínseca, porém está associado a proteínas acessórias (o complexo do correceptor de CD3), que podem recrutar proteínas tirosinoquinases (PTK)

- O sinal do TCR é transduzido e amplificado por uma cascata enzimática de proteínas tirosinoquinases
- O recrutamento de CD4 ou CD8 para o complexo TCR leva à fosforilação de sequências ITAM nas cadeias ζ associadas a CD3 pela PTK Lck associada a CD4. Os ITAM fosforilados ligam-se à quinase ZAP-70 e a ativam.

Eventos de ocorrência distal após a sinalização do TCR

- Proteínas adaptadoras não enzimáticas formam complexos multiméricos com quinases e fatores de troca de nucleotídio guanina (GEF)
- A hidrólise do fosfatidilinositol difosfato pela fosfolipase Cγ1 ou Cγ2 produz trifosfato de inositol (IP_3) e diacilglicerol (DAG)
- O IP_3 mobiliza o cálcio intracelular
- O DAG e o aumento do cálcio ativam a proteinoquinase C
- A elevação dos níveis de cálcio, juntamente com a calmodulina, também estimula a atividade da calcineurina
- A ativação de Ras pelo fator de troca de nucleotídio guanina Sos aciona uma cascata de quinase, que opera por meio de Raf, MAP quinase quinase MEK, e MAP quinase ERK. O CD28, por meio da PI3 quinase, também pode influenciar a MAP quinase
- Os fatores de transcrição Fos e Jun, NFAT e NFκB são ativados pela MAP quinase, calcineurina e PKC, respectivamente, e ligam-se a sítios reguladores na região promotora de IL-2
- Os sinais integrados do TCR, CD28 e citocinas exógenas impulsionam programas de expressão específicos de genes, que sincronizam a ativação e a diferenciação das células T
- A diferenciação das células T ativadas é controlada pela expressão de diferentes reguladores mestres da transcrição
- A expressão gênica que controla a ativação e a diferenciação das células T está sob forte controle epigenético
- Um pequeno número de complexos de MHC-peptídio pode desencadear em série um número muito maior de TCR, proporcionando, assim, o sinal duradouro necessário para a ativação
- A ligação inicial de integrinas facilita a formação de uma sinapse imunológica, cujo cerne troca integrinas para a interação do TCR com o complexo MHC-peptídio
- O correceptor inibitório de CTLA-4 é um importante regulador da ativação das células T
- A inibição das células T mediada por PD-1 facilita o crescimento de tumores
- As moléculas adaptadoras da família Cbl estão envolvidas em vias de sinalização negativa
- Os domínios de fosfatase no CD45 são necessários para remover fosfatos nos sítios inibitórios nas quinases.

As células T ativadas sofrem mudança metabólica essencial

- As células T virgens geram ATP por meio da OXPHOS, enquanto as células T efetoras ativadas utilizam a glicólise aeróbica para gerar metabólitos e ajudar na proliferação e produção de citocinas
- Os sinais do TCR, do CD28 e das citocinas impulsionam programas metabólicos específicos
- Determinados programas metabólicos são necessários para a diferenciação das células T em subgrupos de efetores.

As células B respondem a três tipos diferentes de antígeno

- Os antígenos independentes do timo tipo 1 são ativadores policlonais concentrados sobre as células B específicas por receptores sIg
- Os antígenos independentes do timo tipo 2 são moléculas poliméricas, que formam ligações cruzadas com muitos receptores de sIg e, em virtude de suas meias-vidas longas, fornecem um sinal persistente para a célula B
- Os antígenos dependentes do timo exigem a cooperação das células T auxiliares para estimular a produção de anticorpos pelas células B
- O antígeno capturado por receptores de sIg específicos é transportado para dentro da célula, processado e expresso na superfície como peptídio em associação ao MHC da classe II
- Esse complexo é reconhecido pela célula T auxiliar, que ativa a célula B em repouso
- A capacidade de proteínas carreadoras de possibilitar a resposta dos anticorpos a haptenos é explicada pela colaboração entre células T e B, em que as células T reconhecem o carreador, e as células B, o hapteno.

A natureza da ativação das células B

- A ligação cruzada dos receptores de Ig de superfície (p. ex., por antígenos independentes do timo tipo 2) ativa as células B
- As células T auxiliares ativam as células B em repouso por meio do reconhecimento pelo TCR de complexos MHC II-peptídio carreador e coestimulação por meio de interações CD40L-CD40 (análogas ao segundo sinal de B7-CD28 para a ativação das células T)
- A coestimulação das células B também é proporcionada pelo complexo de correceptor da célula B, que consiste em CD19, CD21, CD81 e LEU13
- Os receptores de células B (BCR) também formam sinapses imunológicas, constituídas de numerosos microaglomerados de BCR e integrinas.

LEITURA ADICIONAL

Abraham R.T. and Weiss A. (2004) Jurkat T cells and development of the T cell receptor signalling paradigm. *Nature Reviews Immunology* **4**, 301–308.

Acuto O. and Michel F. (2003) CD28 mediated costimulation: a quantitative support for TCR signalling. *Nature Reviews Immunology* **3**, 939–951.

Batista F.D. and Harwood N.E. (2009) The who, how and where of antigen presentation to B cells. *Nature Reviews Immunology* **9**, 15–27.

Buday L. and Downward J. (2008) Many faces of Ras activation. *Biochimica Biophysica Acta* **1786**, 178–187.

Chang J.T., Wherry E.J., and Goldrath A.W. (2014) Molecular regulation of effector and memory T cell differentiation. *Nature Immunology* **15**, 1104–1115.

Dustin M.L. and Depoli D. (2011) New insights into the T cell synapse by single molecule techiques. *Nature Reviews Immunology* **11**, 672–684.

Fooksman D.R., Vardhana S., Vasiliver Shamis G., *et al.* (2010) Functional anatomy of T cell activation and synapse formation. *Annual Review of Immunology* **28**, 1–27.

Harwood N.E. and Batista F.D. (2010) Early events in B cell activation. *Annual Review of Immunology* **28**, 185–210.

Huang F. and Gu H. (2008) Negative regulation of lymphocyte development and function by the Cbl family of proteins. *Immunological Reviews* **224**, 229–238.

Iwasaki A. and Medzhitov R. (2015) Control of adaptive immunity by the innate immune system. *Nature Immunology* **19**, 343–353.

Jenkins M.K., Khoruts A., Ingulli E., *et al.* (2001) *In vivo* activation of antigen specific CD4 T cells. *Annual Review of Immunology* **19**, 23–45.

Kinashi T. (2005) Intracellular signaling controlling integrin activation in lymphocytes. *Nature Reviews Immunology* **5**, 546–559.

Kurosaki T. (2002) Regulation of B cell signal transduction by adaptor proteins. *Nature Reviews Immunology* **2**, 354–363.

Mueller D.L. (2010) Mechanisms maintaining peripheral tolerance. *Nature Immunology* **11**, 21–27.

MacIver N.J., Michalek R.D., and Rathmell J.C. (2013) Metabolic regulation of T lymphocytes. *Annual Review of Immunology* **31**, 259–283.

Niiro H. and Clark E.A. (2002) Regulation of B cell fate by antigen receptor signals. *Nature Reviews Immunology* **2**, 945–956.

Nutt, S.L., Hodgkin P.D., Tarlinton D.M., and Corcoran L.M. (2012) The generation of antibody secreting plasma cells. *Nature Reviews Immunology* **160**, 160–172.

Okazak T., Chikuma S., Iwai Y., Fagarasan S., and Honjo T. (2013) A rheostat for immune responses: the unique properties of PD 1 and their advantages for clinical application. *Nature Immunology* **12**, 1212–1218.

Rudd C.E., Taylor A., and Schneider H. (2009) CD28 and CTLA 4 coreceptor expression and signal transduction. *Immunological Reviews* **229**, 12–26.

Smith Garvin J.E., Koretzky G.A., and Jordan M.S. (2009) T cell activation. *Annual Review of Immunology* **27**, 591–619.

Yokosuka T. and Saito T. (2009) Dynamic regulation of T cell costimulation through TCR–CD28 microclusters. *Immunological Reviews* **229**, 27–40.

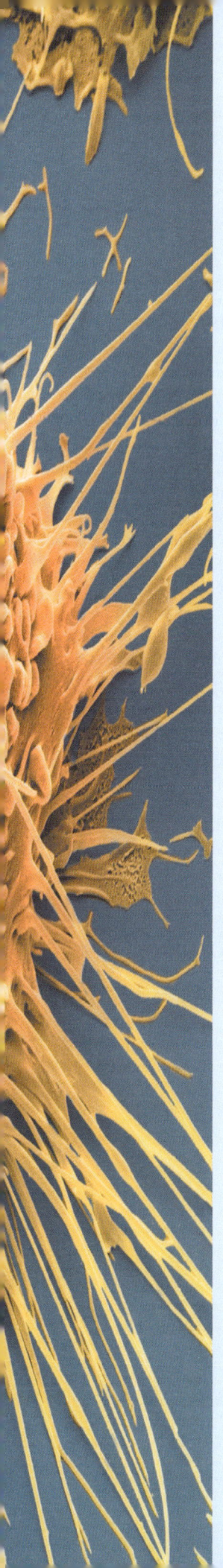

CAPÍTULO 8
Produção de Efetores

Principais tópicos

Para lembrar

A resposta imune adaptativa atua em série com uma resposta imune inata contínua e, como veremos adiante, **amplifica e reforça a resposta imune inata por meio do abastecimento de citocinas, anticorpos e células T citotóxicas capazes de exterminar células infectadas por vírus**. As células T ativadas diferenciam-se em **células efetoras**, que têm a capacidade de secretar diversos padrões de citocinas ou moléculas citotóxicas. De modo semelhante, as células B ativadas diferenciam-se em plasmócitos capazes de secretar diferentes classes de anticorpos. As células do sistema imune inato em geral e as células dendríticas, em particular, desempenham função fundamental na definição do tipo específico de resposta imune adaptativa desencadeada em resposta a uma estimulação antigênica. Isso ocorre **por meio da secreção de diferentes padrões de citocinas** em resposta à infecção inicial. Por sua vez, essas citocinas influenciam a natureza dos efetores produzidos pelas células T e B. As citocinas também podem estimular a produção de células imunes inatas adicionais, como os macrófagos e os neutrófilos, podem aumentar a produção de proteínas da fase aguda e promover a dilatação dos vasos sanguíneos locais, de modo a facilitar a migração das células imunes até o local de infecção.

Com base nos capítulos anteriores, o leitor certamente deve lembrar-se de que **as citocinas são moléculas solúveis de comunicação intercelular**, de modo que as células do sistema imune possam "falar" com outras células imunes, fornecendo aos receptores desses sinais instruções para ativar determinadas funções. As citocinas que são importantes para a iniciação e/ou a amplificação das respostas imunes também podem ser liberadas de tecidos que formam barreiras, como os queratinócitos da pele ou o epitélio intestinal, permitindo, assim, que essas células não imunes desempenhem um papel na iniciação e configuração das respostas imunes. Iremos agora examinar as várias classes de citocinas que são importantes dentro do sistema imune, o mecanismo pelo qual

a sua produção é regulada, como transmitem suas mensagens intracelularmente e como as várias citocinas e combinações de citocinas influenciam as diversas funções efetoras dos linfócitos T e B do sistema imune adaptativo.

Introdução

No Capítulo 1, aprendemos que **as respostas imunes são desencadeadas por duas classes principais de estímulos, os padrões moleculares associados aos patógenos (PAMP) e os padrões moleculares associados a perigo (DAMP)**, que são encontrados por células do sistema imune inato, em consequência de infecção (PAMP) ou de lesão (DAMP). Como o leitor inteligente já deve ter percebido, os PAMP ligam-se às várias classes de receptores de reconhecimento de padrões (TLR, RLR, NLR e assim por diante) existentes nos macrófagos e nas células dendríticas, cuja ativação desencadeia a produção de citocinas e quimiocinas, que colaboram para iniciar rapidamente uma resposta inflamatória (Figura 8.1). Como aprendemos também no Capítulo 1, a natureza do agente infeccioso (viral, bacteriano ou fúngico etc.) e o local de detecção (extracelular, intracelular) irão determinar o repertório de receptores de PAMP que são ativados em resposta a uma infecção específica. Por conseguinte, **as células do sistema imune inato decodificam o tipo de infecção que estão enfrentando por meio de seu PAMP singular e específico**. Os sinais combinados dos receptores de PAMP que são ativados, além dos estímulos do tecido circundante, irão produzir um padrão distinto de citocinas (Figura 8.1). Isso dá o pontapé inicial para adaptar a resposta imune inata, bem como a resposta imune adaptativa subsequente, no sentido de definir a estratégia mais útil para determinado agente infeccioso. A contribuição do tecido circundante (na forma de citocinas, bem como moléculas passíveis de influenciar a função das células dendríticas e dos macrófagos) também irá ajudar a adaptar a resposta no sentido de atuar da melhor forma para o tecido em

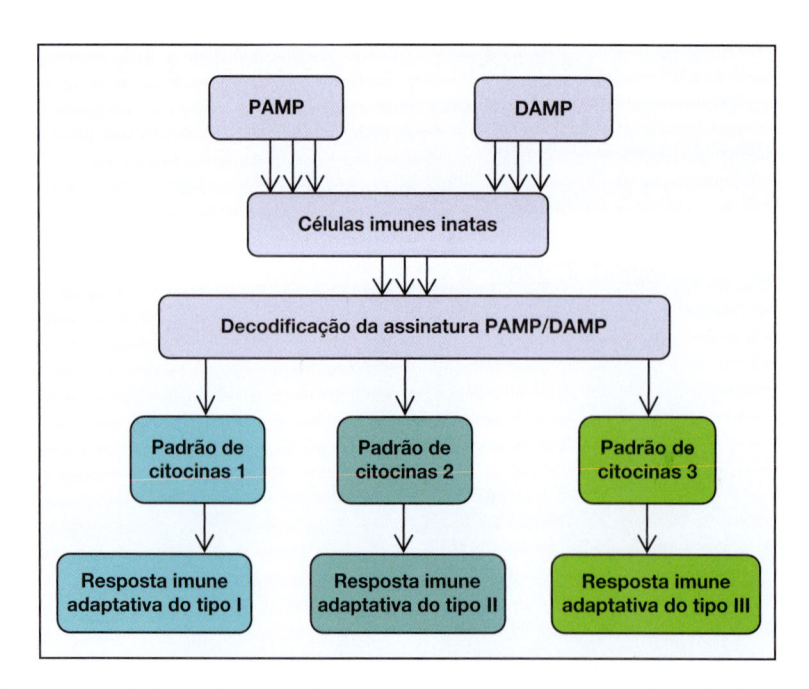

Figura 8.1 As células do sistema imune inato moldam a imunidade adaptativa por meio da detecção de PAMP e DAMP. As combinações individuais de PAMP/DAMP são identificadas por células dendríticas (utilizando uma bateria de PRR e receptores específicos para DAMP), bem como por outras células do sistema imune inato (como macrófagos, mastócitos, granulócitos) e são, em seguida, traduzidas na produção de citocinas singulares e específicas que desencadeiam as respostas efetoras apropriadas das células T e B distalmente.

questão. Como veremos adiante, a IL-12 e o IFNγ provenientes da célula dendrítica irão ativar os CTL e outras células T que produzem citocinas (como IFNγ e TNF) úteis para a eliminação das infecções virais e bacterianas intracelulares; a IL-4 dos mastócitos ou basófilos ativados localmente irá induzir as células T especializadas a auxiliar a produção de anticorpos derivados das células B para a eliminação de infecções bacterianas extracelulares e grandes helmintos parasitas; por outro lado, a combinação de IL-6/TFGβ irá produzir, em última análise, células Th17 especializadas na secreção de citocinas para promover o recrutamento dos neutrófilos no combate à infecção bacteriana na pele e nas mucosas.

Na ausência de infecção, a morte celular, que resulta na liberação de DAMP do tecido local, inicia o processo de inflamação estéril, que está mais relacionada com a cicatrização de feridas do que com o combate dos agentes infecciosos. Os membros da extensa família da IL-1 (que inclui a IL-1α, IL-1β, IL-18, IL-33 e três citocinas IL-36) fornecem os melhores exemplos de DAMP que conhecemos, visto que todas elas são citocinas sem liderança, que são apenas liberadas no processo de necrose. Como veremos adiante, outra classe de células T, denominada Treg, pode responder diretamente aos DAMP, promovendo a produção de citocinas relacionadas com a cicatrização de feridas, como a anfirregulina, que estimula a proliferação de células locais para repor o tecido perdido por lesão. Os macrófagos e outros tipos celulares, como os fibroblastos, também respondem aos DAMP, promovendo a cicatrização de feridas.

Naturalmente, a infecção também leva, com frequência, à lesão dos tecidos. Assim, os DAMP liberados por meio de necrose na presença de infecção combinam-se frequentemente com os PAMP para amplificar e definir a resposta específica das citocinas estimulada pelos PAMP (Figura 8.1).

Por conseguinte, **combinações específicas de PAMP e de DAMP modulam a natureza das respostas efetoras que são geradas pelo sistema imune adaptativo**. Essas combinações de PAMP/DAMP são traduzidas em **tipos específicos de citocinas que desencadeiam as respostas efetoras apropriadas das células T e B**. Como teremos a oportunidade de verificar ao longo deste capítulo, **combinações específicas de citocinas desencadeiam a diferenciação de populações de células T e B em classes efetoras distintas**.

Mecanismos efetores da imunidade inata e adaptativa

O sistema imune inato utiliza diversos mecanismos efetores diferentes para combater as infecções

No Capítulo 1, aprendemos que **o sistema imune inato utiliza uma variedade de estratégias** para lidar com microrganismos que conseguiram transpor com sucesso as barreiras físicas da pele e das mucosas. A primeira linha de defesa envolve células e fatores solúveis do sistema imune inato, que atuam imediatamente após a detecção de elementos não próprios, na forma de PAMP. As medidas tomadas pelo sistema imune inato para lidar com uma infecção incipiente incluem a **ligação direta dos receptores de reconhecimento de padrões (PRR) solúveis**, como complemento, lisozima, peptídios antimicrobianos e lectina de ligação da manose, para coordenar a destruição imediata de um patógeno ou intensificar a **captação fagocítica por macrófagos e neutrófilos**. Os macrófagos e os neutrófilos também reconhecem diretamente

e fagocitam patógenos por meio de seus receptores de reconhecimento de padrões associados às células. No Capítulo 1, aprendemos também que os neutrófilos podem liberar suas enzimas citotóxicas no espaço extracelular por meio de **desgranulação** e podem até mobilizar sua cromatina na forma de **redes extracelulares** para microrganismos, atacando e matando os agentes infecciosos por meio de proteases e carboidrases destrutivas.

Outras opções à disposição do sistema imune inato envolvem a **mobilização dos mastócitos e basófilos**, que utilizam as enzimas de seus grânulos para combater grandes parasitas extracelulares. Não podemos esquecer das **células *natural killer* (NK) que são especializadas na destruição de células do hospedeiro que exibem sinais de infecção viral** ou outras evidências de problemas internos. Como veremos posteriormente, neste capítulo, as células NK também podem utilizar as proteases de seus grânulos para atacar bactérias intracelulares e extracelulares por meio de um sistema de liberação ligeiramente modificado dessas enzimas. Discutimos também o **papel das células dendríticas como sentinelas do sistema imune inato**, desempenhando a função de alertar as células T sobre uma infecção existente por meio de apresentação do antígeno no contexto de sinais coestimuladores apropriados (*i. e.*, ligantes da família B7). Para resumir esses mecanismos efetores, o sistema imune inato pode utilizar uma ou mais das seguintes estratégias:

- Lise direta de patógenos por meio de PRR solúveis (p. ex., complemento, peptídios antimicrobianos)
- Opsonização de patógenos por PRR solúveis, seguida de fagocitose
- Fagocitose direta dos patógenos por meio de PRR associados às células
- Destruição de micróbios e grandes parasitas por meio da liberação de enzimas dos granulócitos (*i. e.*, neutrófilos, basófilos, eosinófilos) e mastócitos no espaço extracelular
- Formação de redes extracelulares de cromatina por granulócitos e macrófagos
- Ataque das células infectadas ou de bactérias extracelulares mediado por células NK
- Produção de quimiocinas e citocinas mediada por células dendríticas e macrófagos para coordenar as respostas imunes
- Apresentação de antígenos mediada por células dendríticas e macrófagos e coestimulação de células T para promover a imunidade adaptativa.

No cômputo geral, o sistema imune inato dispõe de um arsenal verdadeiramente impressionante de armas muito efetivas, que podem ser utilizadas na defesa do corpo contra a infecção. Todavia, o sistema imune inato frequentemente necessita de ajuda para lidar com patógenos bem adaptados, os quais desenvolveram um conjunto igualmente impressionante de estratégias de evasão imune para frustrar todos os esforços anteriormente citados. A cavalaria surge na forma da resposta imune adaptativa.

O sistema imune inato desempenha papel fundamental no desencadeamento e na modelação dos mecanismos efetores desenvolvidos pelo sistema imune adaptativo

Embora os receptores de reconhecimento de padrões (PRR) programados, utilizados pelo sistema imune inato para a detecção de PAMP, sejam altamente confiáveis quanto à sua capacidade de discriminar o próprio do não próprio, eles carecem da especificidade necessária para abordar um patógeno que conseguiu sobreviver ao ataque inicial. Em sua maior parte, os mecanismos efetores do sistema imune inato também carecem da memória de encontros anteriores com invasores regulares (embora pesquisas recentes tenham sugerido que a imunidade inata possui alguma capacidade de memória) e precisam começar do zero toda vez que ocorre uma nova infecção. Como o sistema imune adaptativo utiliza receptores (*i. e.*, receptores de células T e anticorpos) que são produzidos *de novo* por meio de recombinação genética aleatória em resposta a cada agente infeccioso, esses receptores podem ser primorosamente adaptados sob medida para reconhecer praticamente qualquer patógeno. Além disso, arsenais de células T e B particularmente úteis também podem ser produzidos por meio de expansão clonal e mantidos durante muitos anos, na forma de células de memória. Essas células de memória podem ser rapidamente mobilizadas quando chegam visitantes regulares, proporcionando uma considerável vantagem sobre um patógeno não suspeito. Entretanto, existe um contratempo muito problemático no sistema imune, que não pode passar despercebido. Como o mecanismo de embaralhamento dos genes usado para gerar diversidade entre os TCR e os BCR pode acabar com muita facilidade reconhecendo o próprio (desencadeando, consequentemente, a autoimunidade), as células do sistema imune adaptativo necessitam receber instruções por células do sistema inato quanto à propriedade de produção ou não de resposta imune contra determinado antígeno. Esta é uma função fundamental do sistema imune inato, e a sua importância não pode ser minimizada. O que qualifica um antígeno como não próprio para um linfócito T ou B e, portanto, que deve ser atacado com segurança, é a sua apresentação no contexto de coestimulação, que exige a detecção de PAMP pelas células (predominantemente dendríticas) do sistema imune inato. Por conseguinte, as células do sistema imune inato dão permissão, de fato, às células do sistema imune adaptativo para responder a determinado antígeno.

Além disso, conforme assinalado anteriormente, **a natureza precisa dos PRR que são ativados nas células do sistema imune inato nos estágios iniciais de uma infecção determina o tipo de resposta imune adaptativa necessária** (*i. e.*, se ela deve ser dominada por células B produtoras de anticorpos ou, de modo alternativo, por CTL que destroem vírus intracelulares e células transformadas). Isso é obtido por meio da produção de citocinas e quimiocinas específicas durante a fase de iniciação de uma resposta imune adaptativa, cuja influência estabelece o tipo correto de resposta imune adaptativa (Figura 8.2).

A imunidade adaptativa também emprega uma variedade de mecanismos efetores

Assim como o sistema imune inato emprega uma variedade de estratégias para subjugar os agentes infecciosos (ver Capítulo 1), o sistema imune adaptativo, constituído de linfócitos T e B, também dispõe de diversas armas. No Capítulo 2, discutimos o papel dos anticorpos derivados das células B como meio de recobrir microrganismos, tendo como finalidade intensificar a lise mediada por complemento pela via clássica ou intensificar a sua captação por fagocitose por meio de receptores Fc específicos presentes nos macrófagos e neutrófilos ou, com efeito, pela simples agregação dos agentes infecciosos, impedindo a sua incursão subsequente nos tecidos. Os anticorpos também podem ser usados em benefício

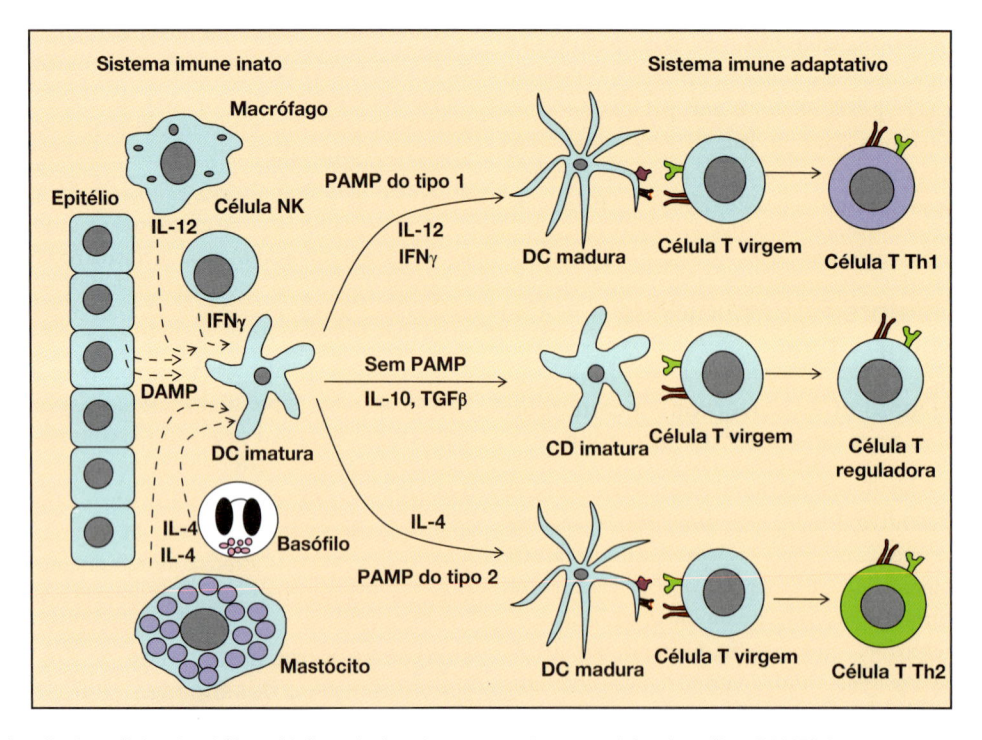

Figura 8.2 A polarização das células dendríticas é influenciada pela natureza do agente infeccioso (*i. e.*, PAMP), bem como pela localização no tecido. A polarização das células dendríticas (DC) é influenciada pelo tipo de microrganismo reconhecido e pelo local de ativação. As DC imaturas podem ser polarizadas por padrões moleculares associados aos patógenos (PAMP) do tipo 1, tipo 2 e tipo regulador ou por fatores teciduais, transformando-se em DC efetoras maduras que promovem o desenvolvimento de células T virgens em diferentes classes de células T efetoras. Observe que a designação dos PAMP em tipo 1 e tipo 2 não é exaustiva, visto que as DC adaptam a sua produção de citocinas para a combinação PAMP/DAMP específica detectada.

das células NK, de modo a concentrar suas ações citotóxicas por meio de citotoxicidade celular dependente de anticorpos (ADCC). As células T também empregam uma variedade de estratégias para defender o corpo contra agentes infecciosos (Figura 8.3). Lembre-se de que as células T podem ser classificadas em duas grandes subdivisões: as células T auxiliares (Th) e as células T citotóxicas (Tc ou CTL), que são selecionadas para reconhecer o antígeno apresentado no contexto de moléculas do MHC da classe II ou da classe I, respectivamente. Enquanto as células T auxiliares atuam para ajudar as células B a produzir anticorpos ou a ativar a função de destruição dos macrófagos ou das células NK, as células Tc são dotadas da capacidade de ligar-se às células infectadas por vírus e destruí-las. Conforme discutido de modo mais detalhado neste capítulo, as **células T auxiliares podem ser ainda subdivididas em células Th1, Th2, Th17 e Tfh, com base nos perfis de citocinas secretadas por essas células**, visto que isso confere diferentes funções efetoras a essas células. Iremos também descrever outras subdivisões das células T (**células T reguladoras [Treg]**), que também diferem no perfil de citocinas produzidas, visto que essas células desempenham funções reguladoras importantes e ajudam a proteger o corpo contra respostas inapropriadas das células T que são dirigidas contra o próprio, bem como contra respostas excessivas ou inapropriadas direcionadas para o não próprio.

Assim, para recapitular, a imunidade adaptativa pode envolver uma ou mais das seguintes respostas:

- Agregação dos patógenos mediada por anticorpos, impedindo, assim, a invasão dos tecidos
- Opsonização dos patógenos mediada por anticorpos, seguida de fagocitose
- Opsonização de patógenos mediada por anticorpos, seguida de ativação do complemento
- Potencialização da destruição mediada por células NK por meio da ADCC
- Destruição das células infectadas por vírus mediada pelas células T
- Destruição das células transformadas mediada pelas células T
- Produção de citocinas pelas células T para intensificar a destruição por macrófagos
- Produção de citocinas pelas células T para promover o recrutamento dos granulócitos
- Produção de citocinas pelas células T para promover a síntese de anticorpos pelas células B
- Produção de citocinas pelas células T para promover a cicatrização de feridas.

As citocinas influenciam tanto a geração quanto a função de efetores no sistema imune adaptativo

Conforme assinalado anteriormente, a produção de várias citocinas em resposta à detecção de patógenos pelo sistema imune inato é fundamental tanto para a maturação quanto para as funções efetoras específicas das células B e T. Já mencionamos os diversos papéis das citocinas nos capítulos anteriores e aludimos às suas propriedades como **moléculas mensageiras que possibilitam a comunicação entre os diferentes elementos do sistema imune, além de desencadear o processo de diferenciação em tipos específicos de células efetoras**. A comunicação

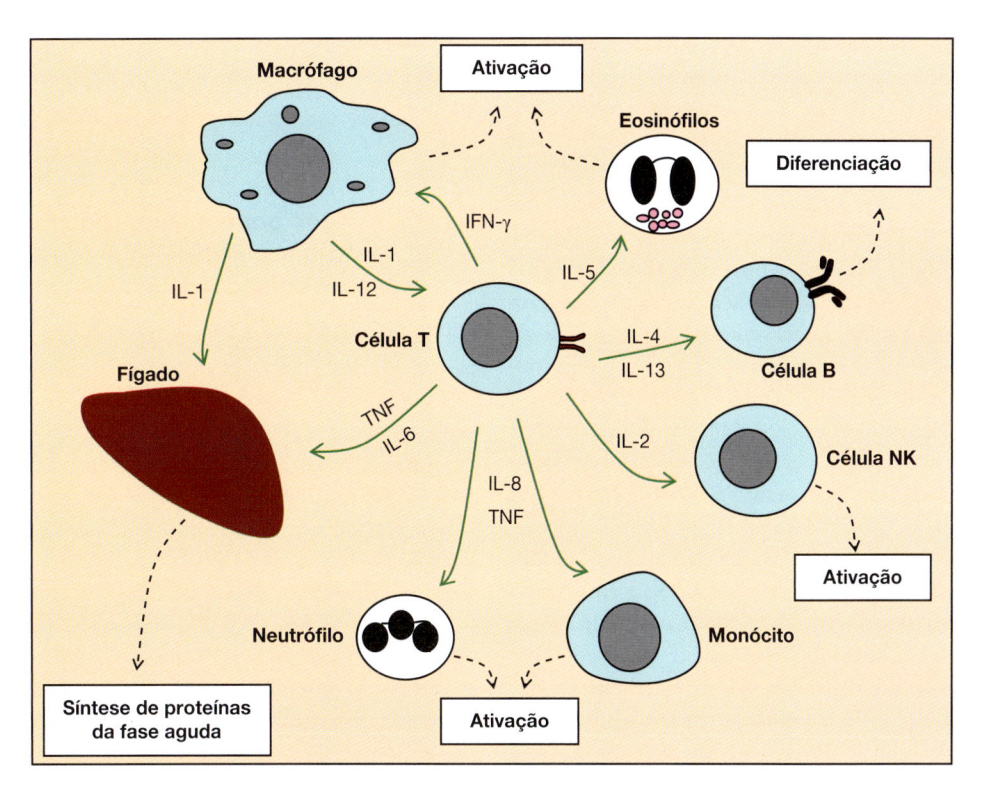

Figura 8.3 As células T podem regular diversos elementos do sistema imune por meio da produção de diferentes citocinas. Isso ilustra algumas das interações, porém certamente nem todas, das células T ativadas com outros elementos do sistema imune, por meio da secreção dirigida de citocinas específicas. Observe que nem todas as células T têm a capacidade de secretar todas as enzimas indicadas. Com efeito, são gerados subgrupos de células T que são desviadas para a secreção de subgrupos específicos das citocinas mostradas.

entre células do sistema imune inato e adaptativo constitui a base da amplificação das respostas imunes (Figuras 8.1 e 8.2) e também é fundamental para conduzir a resposta apropriada (*i. e.*, se for predominantemente mediada por anticorpos ou por células), dependendo da natureza do agente infeccioso, bem como da via de sua entrada no corpo. Aqui, iremos descrever com mais detalhes as diferentes categorias de citocinas, como essas moléculas atuam nas suas células-alvo e o espectro de respostas que elas iniciam. Todas essas questões são fundamentais para o mecanismo de geração das células efetoras do sistema imune adaptativo e para a natureza das respostas das quais participam. Enquanto muitos dos elementos do sistema imune inato estão preparados para lutar com pouca demora após a detecção de um PAMP, **as ações dos linfócitos T e B são acentuadamente influenciadas pelo ambiente das citocinas que acompanha a sua exposição inicial ao antígeno específico**.

As células dendríticas e outras células do sistema imune inato desempenham um papel central na geração de efetores

Uma importante influência sobre o tipo de células efetoras produzidas em resposta a um estímulo patogênico é exercida pelas células dendríticas que, além de apresentar o antígeno (sinal 1) e enviar sinais coestimuladores (sinal 2) às células T, também exercem controle significativo sobre o tipo de resposta gerada das células T. **As células dendríticas executam essa função ao proporcionar um impulso adicional na forma de citocinas (sinal 3)**, que determinam a natureza das células T efetoras assim geradas (Figura 8.4). O coquetel específico de citocinas elaborado pelas células dendríticas durante o ciclo inicial de estimulação das células T em um linfonodo influencia se a resposta será dominada pela geração de efetores das células T, que auxiliam as células B (Th2), ou, de modo alternativo, irá resultar na produção de células T que ativam os macrófagos e auxiliam a função dos CTL (células Th1). Foi também reconhecida a geração de outros subgrupos de células Th (p. ex., células Th17, células Tfh), que se caracterizam por padrões específicos de citocinas. **O padrão de citocinas secretadas pelas células T efetoras diferenciadas pode ser ainda influenciado por macrófagos locais, mastócitos, células NK, basófilos e outras células do sistema imune inato encontradas pelas células T ativadas que migram para os locais de infecção**. Mais uma vez, isso ocorre por meio do suprimento de citocinas que desencadeiam ou reforçam o desenvolvimento de diferentes subgrupos de células T efetoras.

Conforme assinalado anteriormente, é a natureza dos PAMP e DAMP que estimula em primeiro lugar a ação das células dendríticas, bem como das citocinas elaboradas pelas outras células do sistema imune inato ao encontrarem um agente infeccioso, que influenciam o perfil de citocinas adotado por uma célula dendrítica ativada (Figuras 8.1 e 8.2). No Capítulo 1, verificamos que **o sistema imune inato decodifica efetivamente o tipo de agente infeccioso** encontrado (bacteriano, viral, fúngico ou parasita) por meio da detecção da combinação singular de PAMP associados ao invasor, além de transmitir informações importantes sobre o local de infecção (intracelular ou extracelular). **Essa informação é traduzida, por meio das ações da multiplicidade de receptores de reconhecimento de padrões, em uma assinatura exclusiva de citocinas**, que é fundamental para moldar o tipo de resposta imune desencadeada para lidar com a infecção em questão.

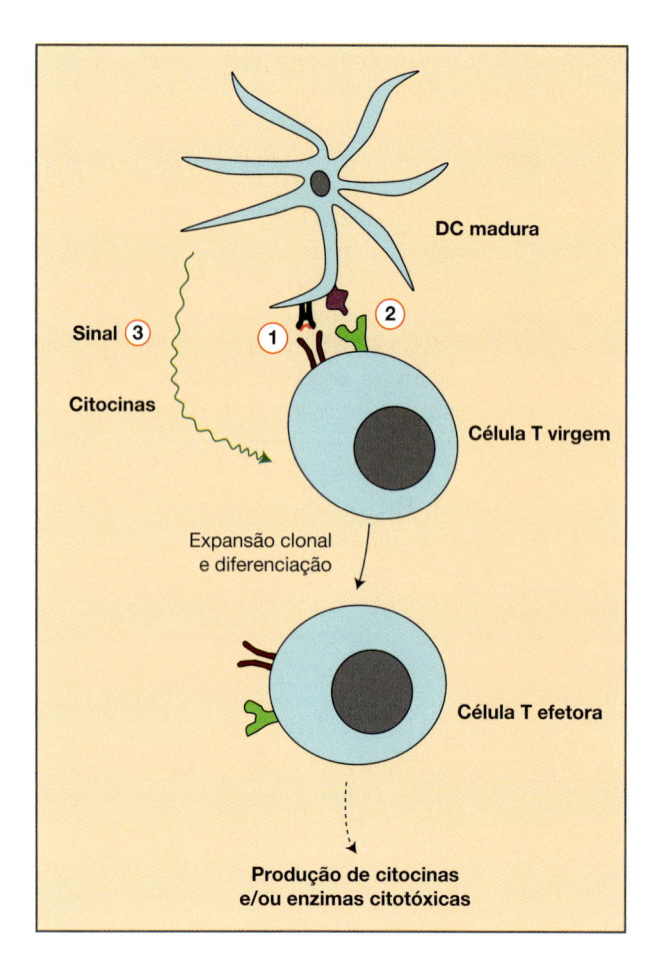

Figura 8.4 A geração de células T efetoras é influenciada pelo ambiente de citocinas no qual se encontra a célula T no momento da ativação inicial. O reconhecimento do complexo MHC-peptídio pelo TCR representa o sinal 1, a coestimulação de CD28 por ligantes B7 constitui o sinal 2, e as citocinas produzidas pelas células dendríticas (DC) representam o sinal 3. Observe que o ambiente de citocinas após nova estimulação de uma célula T dentro de um tecido infectado também irá influenciar a natureza da resposta efetora produzida pela célula T.

Os macrófagos podem sofrer polarização em diferentes subpopulações, que produzem diferentes combinações de citocinas

Há muitas evidências de que os macrófagos, que estão presentes na maioria dos tecidos em grandes quantidades, conforme discutido no Capítulo 1, também possam sofrer polarização, de modo a expressar combinações distintas de citocinas. Foram identificadas, no mínimo, duas grandes populações de macrófagos, designados como macrófagos M1 (ou ativados classicamente) e macrófagos M2 (ou ativados alternativamente). Os macrófagos M1 são gerados sob a influência do IFNγ ou de PAMP microbianos e possuem propriedades pró-inflamatórias antimicrobianas por meio da produção de altos níveis de TFNα, IL-1, IL-6, IL-12 e IL-23, entre outras citocinas. Os macrófagos M1 também exibem uma alta expressão de moléculas do MHC da classe II na superfície. Por outro lado, os macrófagos M2 expressam baixos níveis de MHC da classe II e IL-12 e são produzidos sob a influência da IL-4, IL-10 ou IL-13 e promovem uma resposta mais anti-inflamatória e de cicatrização de feridas por meio da produção de IL-10 e arginase (que antagoniza a proliferação das células T por meio da depleção da arginina local), entre outros fatores. A presença de populações de macrófagos polarizados dentro dos tecidos pode deslocar as respostas imunes adaptativas para a indução de populações de células T que favorecem as respostas das células T citotóxicas ou as que auxiliam a produção de IgE mediada pelas células B ou por meio de supressão do desenvolvimento dessas respostas.

Entretanto, realmente nunca é demais enfatizar que a divisão dos macrófagos em subgrupos M1/M2 bem definidos representa uma simplificação grosseira. A situação real assemelha-se muito mais a uma paleta de cores, em que cada tonalidade do espectro de cores representa tipos distintos de macrófagos, expressando diferentes subgrupos de citocinas, quimiocinas, peptídios antimicrobianos e outras moléculas efetoras. As populações de macrófagos são muito diversificadas, e há evidências crescentes sugerindo que essa diversidade depende da experiência singular dos macrófagos individuais no ambiente tecidual. Em consequência, existem grandes diferenças entre os fenótipos e as propriedades funcionais de macrófagos de diferentes tecidos, como as células de Kupffer no fígado, os macrófagos alveolares dos pulmões, os macrófagos peritoneais, as células da micróglia no cérebro e assim por diante. A natureza dos fatores que desencadeiam a polarização dos macrófagos só agora está sendo identificada, porém foi demonstrado que o ácido retinoico, a osmolaridade tecidual, as prostaglandinas e o ácido láctico constituem alguns dos fatores que ativam diferentes programas de fatores de transcrição para promover a polarização dos macrófagos.

Antes de discutirmos os diversos tipos de linfócitos T e B efetores, iremos examinar de modo mais detalhado a diversidade da família das citocinas e estudar como essas importantes moléculas de comunicação intercelular exercem seus efeitos em nível molecular.

As citocinas atuam como mensageiros intercelulares

As citocinas são polipeptídios estruturalmente diversificados, que atuam como **moléculas mensageiras** passíveis de transmitir sinais de um tipo celular para outro e, entre outras funções, instruir a célula que recebe o sinal a proliferar, sofrer diferenciação, secretar outras citocinas, migrar ou morrer (Figura 8.5). As citocinas emitem sinais por meio de receptores existentes na membrana plasmática, aos quais se ligam com afinidade muito alta, e, em geral, demonstram especificidade também muito alta pelos seus receptores. Em consequência da afinidade muito alta pelos seus receptores correspondentes, as citocinas são, com frequência, biologicamente ativas em concentrações muito baixas, em geral na faixa de nanomolares (10^{-9}) ou até mesmo picomolares (10^{-12}). As citocinas fornecem instruções entre as células, de modo a ativar ou desativar funções efetoras específicas ou iniciar o processo de diferenciação de um estado da célula para outro. Na maioria dos casos, **essa função é executada pela iniciação da transcrição de uma nova coorte de genes dentro da célula, cujos produtos conferem à célula capacidades novas ou potencializadas** (Figura 8.6). Por exemplo, a IL-2 desencadeia um programa de transcrição no interior das células T que possibilita a proliferação dessas células ao receber esse sinal, enquanto o TNF induz a suprarregulação transcricional de mais 50 citocinas, quimiocinas e proteínas/peptídios antibacterianos diferentes, bem como outras moléculas da resposta imune dentro das células-alvo responsivas. O TFN também pode estimular a ativação de neutrófilos e o endotélio local para suprarregular integrinas que facilitam o extravasamento de células imunes e proteínas plasmáticas (contendo complemento e outros reagentes da fase aguda) nos tecidos.

Até o momento, foram descritas muitas citocinas diferentes, e não há dúvida de que algumas ainda irão ser descobertas (Tabela 8.1). Um dos grupos de citocinas de maior importância, na perspectiva do imunologista, é a família das interleucinas, visto que contém citocinas que atuam como comunicadores entre os leucócitos. Os membros da família das interleucinas são muito diversificados e pertencem a diferentes classes estruturais de proteínas (Figura 8.7), visto que a principal qualificação para pertencer a essa família é biológica (*i. e.*, sinais de atividade dos leucócitos), em lugar da homologia de sequência ou estrutura. Na verdade, embora sejam conhecidos outros homólogos da família das interleucinas, sua classificação como interleucinas aguarda evidências de que essas proteínas exercem efeitos funcionais sobre os leucócitos. Até o momento, foram descritas aproximadamente 37 interleucinas (IL-1 a IL-38).

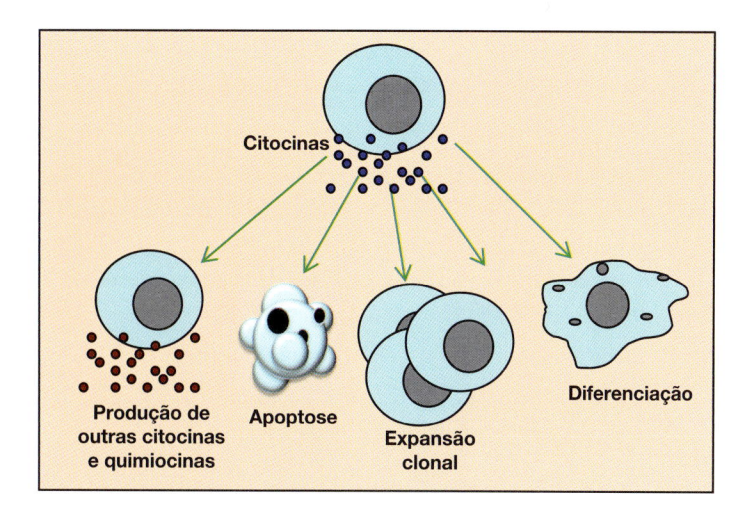

Figura 8.5 As citocinas podem exercer múltiplos efeitos biológicos. As citocinas podem promover a divisão celular e desencadear a produção de outras citocinas, quimiocinas e peptídios antimicrobianos; outras podem promover a morte da célula ou a diferenciação celular. As citocinas também exibem efeitos pleiotrópicos, induzindo uma resposta em um tipo específico de célula e uma resposta totalmente diferente em outro tipo.

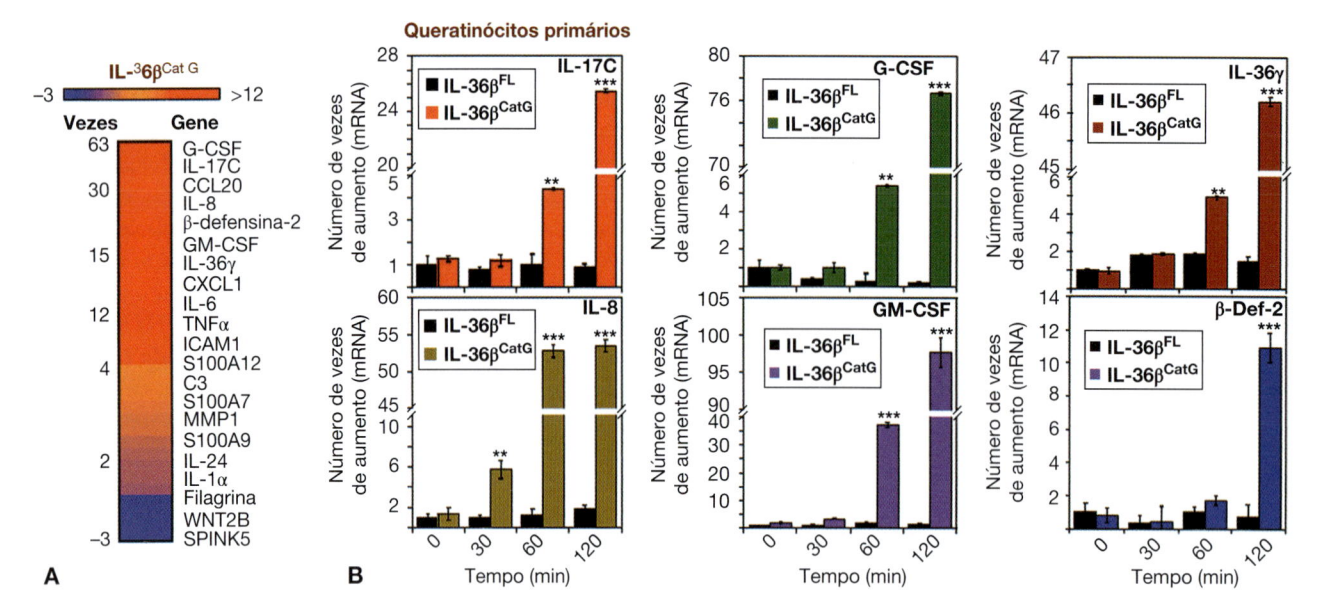

Figura 8.6 As citocinas podem desencadear baterias de expressão de novos genes. Citocinas apicais ou "a montante", como o TNF ou membros da família estendida da IL-1, podem promover a expressão de dezenas ou centenas de novos eventos de expressão gênica, muitos dos quais codificam outras citocinas, quimiocinas, peptídios antimicrobianos, proteínas e fatores do complemento. Nesse exemplo, queratinócitos humanos primários foram tratados com o membro da família da IL-1, IL-36β, seguido de análise dos genes suprarregulados em resposta a essa citocina por meio de análise em série de expressão gênica (**A**) e quantificação da produção de citocinas por ELISA (**B**). (Fonte: Henry C.M. *et al.* (2016) *Cell Reports* **14**, 708-722. Reproduzida, com autorização, de Elsevier.)

Tabela 8.1 Citocinas: origem e função.

Citocina	Origem	Função efetora
Interleucinas		
IL-1α, IL-1β	Mono, Mφ, DC, NK, B, Endo	Coestimula a ativação das células T por meio de aumento na produção de citocinas, incluindo IL-2 e o seu receptor; intensifica a proliferação e a maturação das células B; citotoxicidade NK; induz a IL-1, a IL-6, a IL-8, o TNF, o GM-CSF e a PGE$_2$ por Mφ; pró-inflamatória por indução de quimiocinas e ICAM-1 e VCAM-1 no endotélio; induz febre, PFA, reabsorção óssea por osteoclastos
IL-2	Th1	Induz a proliferação das células T e B ativadas; potencializa a citotoxicidade NK e destruição de células tumorais e bactérias por monócitos e Mφ
IL-3	T, NK, MC	Crescimento e diferenciação dos precursores hematopoéticos; crescimento de MC
IL-4	Th2, Tc2, NK, NKT, γδT, MC	Induz as células Th2; estimula a proliferação de células B, T e MC ativadas; suprarregula o MHC da classe II nas células B e Mφ e de CD23 nas células B; infrarregula a produção de IL-12 e, portanto, inibe a diferenciação de Th1; aumenta a fagocitose dos Mφ; induz a permuta para IgG1 e IgE
IL-5	Th2, MC	Induz a proliferação de eosinófilos e de células B ativadas; induz a permuta de classe para IgA
IL-6	Th2, Mono, Mφ, DC, estroma da MO	Diferenciação das células-tronco mieloides e dos linfócitos B em plasmócitos; induz PFA; intensifica a proliferação de células T. Importante para a polarização das células Th17 e Tfh
IL-7	Estroma da MO e do timo	Induz a diferenciação das células-tronco linfoides em células T e B progenitoras; ativa as células T maduras
IL-8/CXCL8	Mono, Mφ, Endo	Medeia a quimiotaxia e a ativação dos neutrófilos
IL-9	Th	Induz a proliferação dos timócitos; intensifica o crescimento de MC; atua de modo sinérgico com a IL-4 na permuta de classe para IgG1 e IgE
IL-10	Th (Th2 no camundongo), Tc, B, Mono, Mφ	Inibe a secreção de IFNγ por células Th1 no camundongo e de IL-2 por células Th1 nos seres humanos; infrarregula a produção do MHC da classe II e de citocinas (incluindo IL-12) por Mono, Mφ e DC, inibindo, assim, a diferenciação das células Th1; inibe a proliferação de células T; intensifica a diferenciação das células B

Tabela 8.1 Citocinas: origem e função. (*Continuação*)

Citocina	Origem	Função efetora
IL-11	Estroma da MO	Promove a diferenciação das células pró-B e dos megacariócitos; induz PFA
IL-12	Mono, Mϕ, DC, B	Citocina de importância fundamental para a diferenciação das células Th1; induz a proliferação e a produção de IFNγ por Th1, células T CD8$^+$ e γδ e células NK; intensifica a citotoxicidade NK e das células T CD8$^+$
IL-13	Th2, MC	Inibe a ativação e a secreção de citocinas por Mϕ; coativa a proliferação de células B; suprarregula o MHC da classe II e o CD23 nas células B e Mono; induz a permuta de classe para IgG1 e IgE; induz VCAM-1 no Endo
IL-15	T, NK, Mono, Mϕ, DC, B	Induz a proliferação de células T, NK e B ativadas e a produção de citocinas e citotoxicidade na célula NK e célula T CD8$^+$; quimiotáxica para as células T; estimula o crescimento do epitélio intestinal
IL-16	Th, Tc	Quimioatraente para as células T CD4, Mono e Eosino; induz o MHC da classe II
IL-17	T	Pró-inflamatória; estimula a produção de citocinas, incluindo TNF, IL-1β, IL-6, IL-8, G-CSF
IL-17A	Th17, NK, Neutro	Pró-inflamatória; estimula a produção de citocinas, incluindo TNF, IL-1β, IL-6, IL-8, G-CSF pelas células epiteliais, células endoteliais e fibroblastos
IL-17F	Th17, NK, Neutro	Efeitos semelhantes à IL-17A
IL-18	Mϕ, DC	Induz a produção de IFNγ pelas células T; intensifica a citotoxicidade NK
IL-19	Mono	Modulação da atividade de Th1
IL-20	Mono, queratinócitos	Regulação das respostas inflamatórias na pele
IL-21	Th	Regulação da hematopoese; diferenciação de NK; ativação das células B; coestimulação das células T; polarização da célula Tfh e sobrevida
IL-22	T	Inibe a produção de IL-4 pela célula Th2
IL-23	DC	Proliferação e produção de IFNγ pelas células Th1; induz a expansão e a sobrevivência das células Th17, indução de citocinas pró-inflamatórias, como IL-1, IL-6, TNF por macrófagos
IL-24	Th2, Mono, Mϕ	Indução de TNF, IL-1, IL-6, atividade antitumoral
IL-25	Th1, Mϕ, Mast	Indução de IL-4, IL-5, IL-13 e patologias associadas às células Th2
IL-26	T, NK	Produção aumentada de IL-8 e IL-10 pelo epitélio
IL-27	DC, Mono	Indução de respostas das células Th1; produção aumentada de IFNγ
IL-28	Mono, DC	Atividade semelhante ao IFN tipo 1, inibição da replicação viral
IL-29	Mono, DC	Atividade semelhante ao IFN tipo 1, inibição da replicação viral
IL-30	APC	Subunidade P28 do heterodímero da IL-27. Regula a responsividade das células T virgens. Atua de modo sinérgico com a IL-12 para induzir o IFNγ
IL-31	T	Promove respostas inflamatórias na pele
IL-32	NK, T	Promove a inflamação. Papel na apoptose das células T induzida por ativação
IL-33	Estroma, DC	Indução de citocinas Th2; medeia a quimiotaxia de basófilos e mastócitos
IL-34	Estroma	Estimula a proliferação de monócitos e a formação de progenitores de macrófagos
IL-35	Treg	Efeitos imunossupressores sobre as células Th1, Th2 e Th17. Estimula a proliferação de Treg
IL-36α IL-36β IL-36γ	Queratinócitos, outras barreiras teciduais, neutrófilos	Ativa monócitos, macrófagos e queratinócitos a produzir múltiplas citocinas pró-inflamatórias. Coestimulação das células T
IL-37	Desconhecida	Anti-inflamatória, possivelmente antagonista de IL-18R. Ausente no camundongo
IL-38	Desconhecida	Anti-inflamatória, homólogo de IL-36Ra, possivelmente antagonista do receptor de IL-36

(Continua)

Tabela 8.1 Citocinas: origem e função. (*Continuação*)

Citocina	Origem	Função efetora
Fatores estimulantes de colônias		
GM-CSF	Th, Mφ, Fibro, MC, Endo	Estimula o crescimento de progenitores de monócitos, neutrófilos, eosinófilos e basófilos; ativa os Mφ
G-CSF	Fibro, Endo	Estimula o crescimento de progenitores dos neutrófilos
M-CSF	Fibro, Endo, Epit	Estimula o crescimento de progenitores de monócitos
SLF	Estroma da MO	Estimula a divisão das células-tronco (ligante c-*kit*)
Fatores de necrose tumoral		
TNF (TNFα)	Th, Mono, Mφ, DC, MC, NK, B	Citotoxicidade tumoral; caquexia (perda de peso); induz a secreção de citocinas; induz a E-selectina no Endo; ativa os Mφ; antiviral
Linfotoxina (TNFβ)	Th1, Tc	Citotoxicidade tumoral; potencializa a fagocitose por Neutro e Mφ; envolvida no desenvolvimento de órgãos linfoides; antiviral
Interferonas		
IFNα	Leucócitos	Inibe a replicação viral; intensifica o MHC da classe II
IFNβ	Fibroblastos	Inibe a replicação viral; intensifica o MHC da classe II
IFNγ	Th1, Tc1, NK	Inibe a replicação viral; intensifica o MHC das classes I e II; ativa os Mφ; induz a permuta de classe para IgG2a; antagoniza várias ações da IL-4; inibe a proliferação de células Th2
Outras		
TGFβ	Th3, B, Mφ, MC	Pró-inflamatório; por exemplo, por meio de quimioatração de Mono e Mφ, mas também anti-inflamatório, por exemplo, pela inibição da liberação de linfócitos; induz permuta para IgA; promove o reparo tecidual
LIF	Epit tímico, estroma da MO	Induz PFA
Eta-1	T	Estimula a produção de IL-12 e inibe a produção de IL-10 por Mφ
Oncostatina M	T, Mφ	Induz PFA

PFA, proteínas da fase aguda; B, célula B; Baso, basófilo; MO; medula óssea; Endo; endotélio; Eosino; eosinófilo; Epit, epitélio; Fibro, fibroblasto; GM-CSF, fator estimulador de colônias de granulócitos-macrófagos; IL, interleucina; LIF, fator inibitório da leucemia; Mφ, macrófago; MC, mastócito; Mono, monócito; Neutro, neutrófilo; NK, *natural killer*; SLF, fator do *locus steel*; T, célula T; TGFβ, fator transformador do crescimento β; DC, células dendríticas.
Observe que não existe nenhuma interleucina-14. Essa designação foi dada a uma atividade que, após pesquisa posterior, não poderia ser atribuída de modo inequívoco a uma única citocina. A IL-30 também aguarda uma designação. A IL-8 é um membro da família das quimiocinas. Essas quimiocinas estão listadas separadamente na Tabela 8.2.

Outras famílias de citocinas foram estabelecidas com base na sua capacidade de sustentar a proliferação de precursores hematopoéticos (fatores estimuladores de colônias) ou na atividade citotóxica contra tipos de células transformadas (fatores de necrose tumoral) ou na capacidade de interferir na replicação viral (interferonas). Entretanto, é importante assinalar que **as citocinas frequentemente exercem efeitos pleiotrópicos**, executando muito mais tarefas do que aquelas sugeridas pelos seus nomes um tanto descritivos (e, com frequência, enganadores). Na verdade, a resposta induzida por muitas dessas moléculas depende, em grande parte, do contexto em que o sinal da citocina é emitido (*i. e.*, se a célula está recebendo ou não sinais concomitantes de outras citocinas e/ou PAMP), bem como do tipo de célula que está recebendo o sinal. Outros fatores, como o estágio de diferenciação da célula, a sua posição no ciclo celular (em estado quiescente ou na fase proliferativa) e a presença simultânea de outras citocinas, podem influenciar a resposta a determinada citocina.

A ação das citocinas é transitória e habitualmente de curto alcance

Normalmente, as citocinas são proteínas secretadas de baixo peso molecular (15 a 25 kDa), que medeiam a divisão celular, a inflamação, a citotoxicidade, a diferenciação, a migração e o reparo. Como elas regulam a amplitude e a duração das respostas imunes-inflamatórias, a produção de citocinas precisa ser transitória e rigorosamente acoplada à presença de material estranho (*i. e.*, PAMP) ou lesão tecidual (DAMP). Por esses motivos, sequências ricas em AU nas regiões 3'-não traduzidas do mRNA de muitas citocinas preparam esses mRNA para rápida degradação, assegurando, assim, um rápido declínio da produção de citocinas na ausência de estimulação apropriada. Diferentemente dos hormônios endócrinos, **as citocinas normalmente têm, em sua maioria, uma ação local parácrina ou até mesmo autócrina** (Figura 8.8).

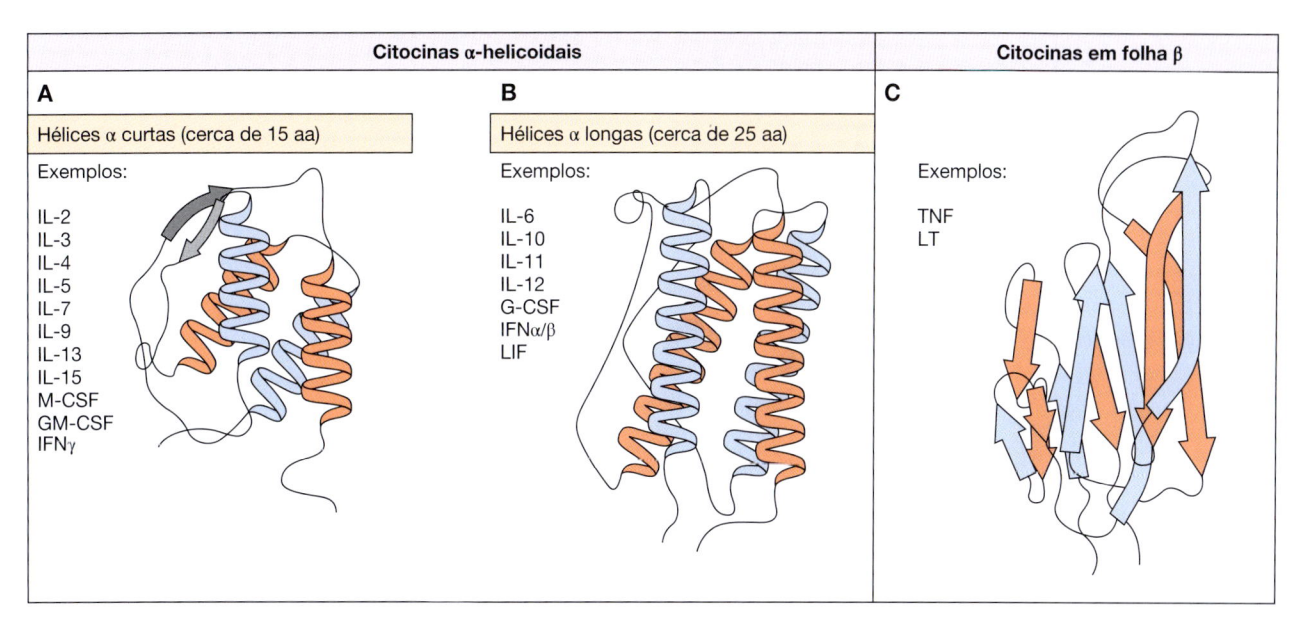

Figura 8.7 Estruturas das citocinas. As citocinas podem ser divididas em diferentes grupos estruturais. Aqui estão ilustrados três dos principais tipos de estruturas, com alguns exemplos de cada tipo: quatro hélices α curtas (cerca de 15 aminoácidos) (**A**), quatro hélices α longas (cerca de 25 aminoácidos) (**B**) e uma estrutura em folha β (**C**). (Fonte: Michal G. (ed.) (1999) *Biochemical Pathways: An Atlas of Biochemistry and Molecular Biology*. John Wiley & Sons, New York. Reproduzida, com autorização, de Wiley.)

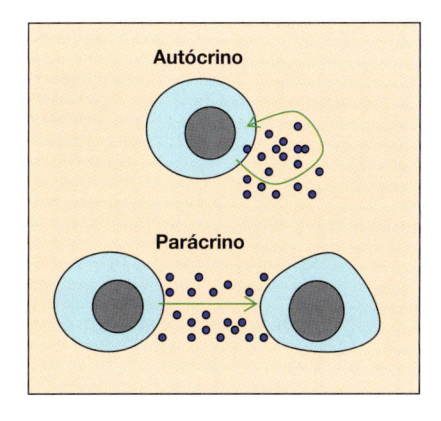

Figura 8.8 As citocinas atuam localmente de modo autócrino ou parácrino. As ações das citocinas são habitualmente de curto alcance e podem afetar a célula que produz a citocina (efeito autócrino) ou células na localidade (efeito parácrino).

Por conseguinte, as citocinas derivadas de linfócitos raramente persistem na circulação, porém as células não linfoides, como células endoteliais e fibroblastos, podem ser estimuladas por produtos bacterianos a liberar citocinas, que podem ser detectadas na corrente sanguínea, frequentemente em detrimento do hospedeiro. Por exemplo, o choque séptico é um distúrbio potencialmente fatal, que resulta, em grande parte, da superprodução maciça de citocinas, como o fator de necrose tumoral (TNF) e a IL-1, em resposta à infecção bacteriana, e ressalta a necessidade de manter a produção de citocina sob rigoroso controle. Algumas citocinas, como o TNF, também existem como formas ancoradas à membrana e podem exercer seus efeitos estimuladores sem se tornarem solúveis. Como veremos adiante, **a produção de citocinas e a função efetora distal são mantidas sob rigoroso controle em múltiplos níveis**, tanto de transcrição quanto de tradução, bem como por meio do uso

de receptores chamarizes (que se ligam às citocinas, porém não emitem sinais) e antagonistas dos receptores de citocinas (que competem com as citocinas pela sua ligação a seus receptores correspondentes).

Funções alternativas das citocinas

Embora a comunicação intercelular seja a principal função das citocinas, relatos recentes sugerem que algumas citocinas também podem desempenhar funções efetoras diretas como proteínas antimicrobianas. Por exemplo, foi também relatado que a IL-26, uma citocina semelhante à IL-10 que está principalmente envolvida no aumento da expressão de IL-8 e IL-10 por células epiteliais, possui propriedades antibacterianas por meio de sua ligação às membranas bacterianas e sua ruptura através de uma região anfipática dentro da extremidade N-terminal dessa citocina. Além disso, foram também descritas formas poliméricas da IL-26, que se ligam ao DNA liberado de bactérias lisadas, intensificando, assim, a captação dessas últimas por macrófagos. Embora esse aspecto da função das citocinas possa ser raro, é importante ter em mente que determinadas citocinas podem desempenhar um duplo papel, assim como os fatores do complemento (como C5), que podem ter efeitos antibacterianos diretos, além de atuar como fatores quimiotáxicos para neutrófilos e ativadores dos mastócitos.

As citocinas atuam em cascatas hierárquicas

Antes de descrever os aspectos específicos das citocinas individuais, é importante ter em mente que essas moléculas atuam em cascatas hierárquicas (Figura 8.9), em que **algumas citocinas exercem poderosos efeitos sistêmicos** (p. ex., citocinas da família TNF, IL-1), que podem levar à produção de numerosas outras citocinas, quimiocinas, fatores do complemento, peptídios antimicrobianos e outras proteínas pró-inflamatórias,

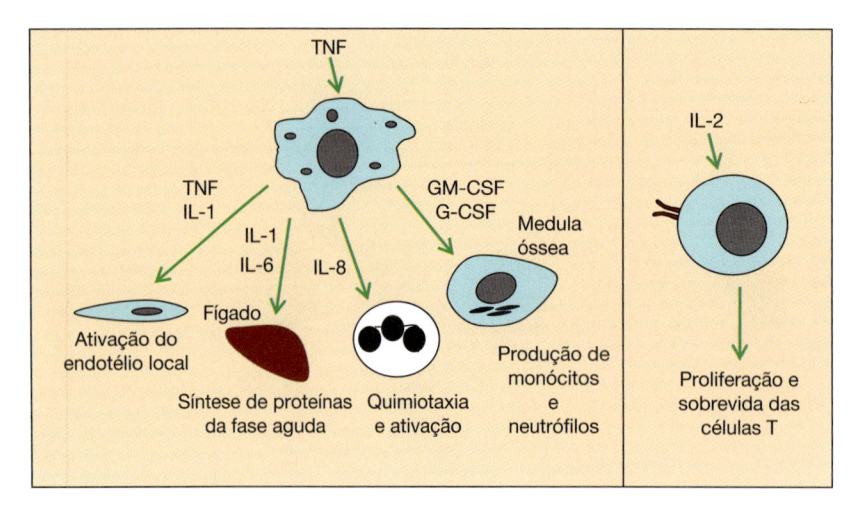

Figura 8.9 Algumas citocinas são de ampla ação, enquanto outras podem exercer efeitos mais específicos. Algumas citocinas exercem efeitos globais de ampla ação sobre múltiplos tipos celulares (p. ex., membros da família TNF, IL-1), promovendo a expressão de múltiplas citocinas, quimiocinas e fatores pró-inflamatórios, enquanto outras citocinas promovem efeitos localizados mais específicos sobre um tipo celular relativamente restrito (p. ex., IL-2).

enquanto **outras citocinas possuem efeitos mais restritos** (p. ex., IL-2, IL-4, IL-12), cujas atividades estão limitadas a tipos celulares específicos, com efeitos distais muito mais limitados sobre a produção de citocinas adicionais e quimiocinas (Figura 8.9). Por conseguinte, embora todas as citocinas e quimiocinas sejam intrinsecamente importantes, **algumas citocinas atuam como reguladores apicais ou "a montante"** de muitos outros fatores inflamatórios, enquanto **outras atuam e desempenham um papel mais distal ou "a jusante"**.

As quimiocinas também desempenham importantes funções na coordenação das respostas imunes

Embora as citocinas, particularmente as da família das interleucinas, possam desempenhar o papel dominante na definição da natureza das respostas imunes adaptativas, as quimiocinas (i. e., citocinas quimiotáxicas) também desempenham importantes papéis, assegurando que as células do sistema imune tanto inato quanto adaptativo sejam direcionadas para os locais onde são necessárias. As quimiocinas (termo derivado do grego *kinos*, movimento) são pequenos polipeptídios (cerca de 8 a 10 kDa), **especializados na coordenação do movimento das células imunes nos tecidos**. Desempenham funções importantes na inflamação, no desenvolvimento dos órgãos linfoides, no tráfego das células, na compartimentalização celular dentro dos tecidos linfoides, na angiogênese e na cicatrização de feridas.

As quimiocinas são divididas em duas classes funcionais principais: inflamatórias e homeostáticas

Existem duas grandes classes funcionais de quimiocinas, as **quimiocinas inflamatórias** e as **quimiocinas homeostáticas**, sendo a primeira classe muito mais numerosa e de desenvolvimento mais rápido do que a segunda. Em geral, as quimiocinas inflamatórias são expressas de modo induzível por células do sistema imune inato em resposta à infecção e lesão (i. e., PAMP e

DAMP), com expressão constitutiva normalmente baixa dessas quimiocinas. **As quimiocinas inflamatórias atuam para guiar as células do sistema imune tanto inato quanto adaptativo, particularmente monócitos e neutrófilos, até os locais de infecção ativa,** ajudando, assim, a amplificar as respostas imunes que já estão em curso. Por exemplo, a CXCL8 (que, infelizmente, recebeu a designação original de IL-8) é uma quimiocina por excelência para o recrutamento de neutrófilos até os locais de inflamação, enquanto a MCP-1 (também denominada CCL2) é especializada no recrutamento de macrófagos. Nos seres humanos, as quimiocinas inflamatórias estão localizadas predominantemente em dois grandes agrupamentos no cromossomo 4 (as quimiocinas CXC) e no cromossomo 17 (as quimiocinas CCL), refletindo a sua origem por meio de eventos de duplicação gênica recentes (Figura 8.10). As quimiocinas inflamatórias exibem muita diversidade e sofrem rápida evolução, presumivelmente em virtude da rápida mudança do ambiente patogênico encontrado pelos seres humanos ao longo do tempo. Normalmente, essas últimas quimiocinas podem ligar-se a múltiplos fatores de quimiocinas, atuando como agonistas para alguns e como antagonistas para outros.

Diferentemente do elevado grau de diversidade de sequência exibido pelas quimiocinas inflamatórias, as quimiocinas homeostáticas são, em termos evolutivos, altamente conservadas, são produzidas de modo constitutivo e estão **envolvidas na mobilização de células do sistema imune para os locais corretos em todo o corpo** em situações não infecciosas. Assim, as quimiocinas homeostáticas guiam as células T para os linfonodos, os macrófagos para a pele, as células B para os folículos linfáticos, e assim por diante. Algumas quimiocinas exibem propriedades de quimiocinas inflamatórias e homeostáticas e, portanto, são denominadas quimiocinas de função dupla. As quimiocinas homeostáticas estão localizadas isoladamente ou em miniagrupamentos espalhados por todo o genoma (Figura 8.10). Em virtude de seu elevado grau de conservação de sequência, as quimiocinas homeostáticas exibem um grau de conservação funcional muito maior entre camundongos e seres humanos e ligam-se normalmente a um único receptor (embora existam exceções a essa regra).

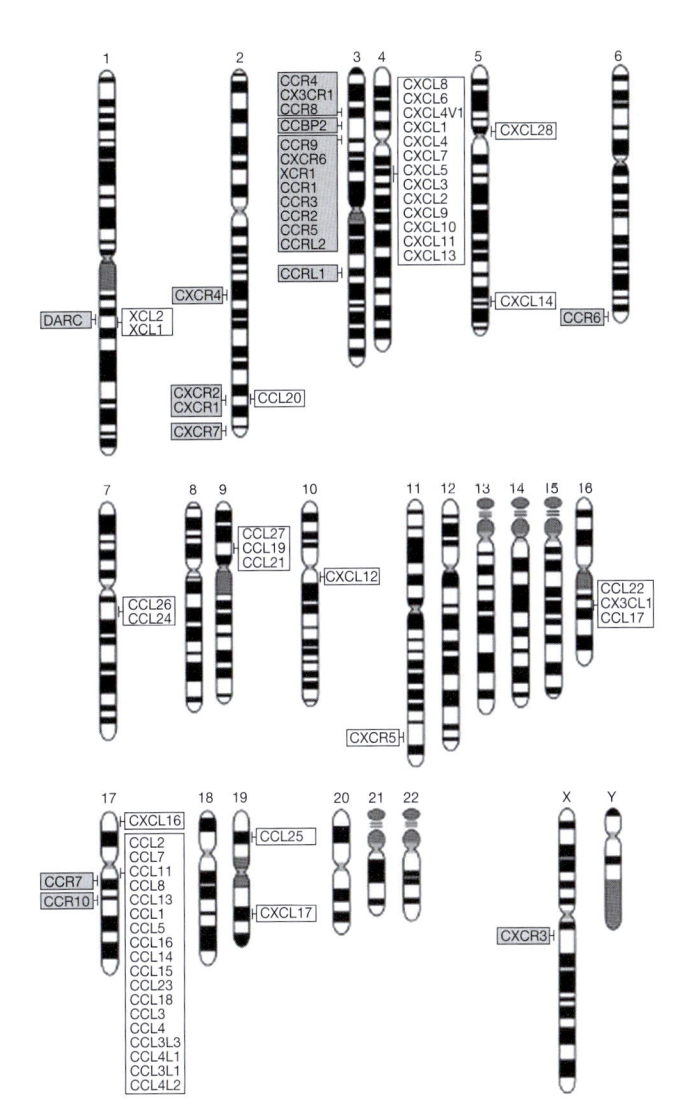

Figura 8.10 Localizações cromossômicas das quimiocinas e seus receptores nos seres humanos. As quimiocinas (*boxes brancos*) e seus receptores (*boxes cinza*) estão distribuídos em muitos cromossomos nos seres humanos. As quimiocinas inflamatórias são encontradas em dois grandes grupos no cromossomo 5 (agrupamento CXCL) e 17 (agrupamento CCL), enquanto as quimiocinas homeostáticas estão dispersas por todo o genoma, isoladamente ou em pares. As quimiocinas inflamatórias são altamente divergentes e sofrem rápida evolução, presumivelmente por pressão seletiva mediada por patógenos. Os receptores de quimiocinas são encontrados predominantemente nos cromossomos 2 e 3. (Fonte: Zlotnik A. and Yoshie O. (2012) *Immunity* **36**, 705-716. Reproduzida, com autorização, de Elsevier.)

As quimiocinas formam uma família grande e diversificada

As quimiocinas podem ser produzidas por uma variedade de tipos celulares e são divididas em quatro famílias, com base na disposição dos primeiros dois (N-terminais) dos quatro resíduos de cisteína canônica (Tabela 8.2). As quimiocinas CXC possuem um aminoácido e as CX3C têm três aminoácidos entre as duas cisteínas. As quimiocinas CC apresentam cisteínas adjacentes nessa localização, enquanto as quimiocinas C carecem das cisteínas 1 e 3 encontradas em outras quimiocinas. As quimiocinas ligam-se a receptores que atravessam sete vezes a membrana, acoplados à proteína G (Figuras 8.11 e 8.12). Embora uma única quimiocina

algumas vezes possa se ligar a mais de um receptor, e um único receptor possa se ligar a diversas quimiocinas, muitas quimiocinas exibem forte especificidade para o tecido e o receptor.

As quimiocinas inflamatórias são relativamente promíscuas e podem ligar-se a mais de um receptor

Diferentemente das citocinas, as quimiocinas inflamatórias normalmente ligam-se a mais de um receptor de quimiocinas, e cada receptor de quimiocinas inflamatórias pode ligar-se a mais de uma quimiocina. Para tornar o assunto mais complexo, as quimiocinas inflamatórias humanas e murinas sofreram acentuada divergência, mais provavelmente devido a pressões de patógenos distintos em cada organismo, e, com frequência, é difícil definir as quimiocinas funcionalmente equivalentes em cada organismo. Por conseguinte, os estudos das quimiocinas inflamatórias nos camundongos não podem ser facilmente traduzidos para o contexto humano. As quimiocinas homeostáticas são muito mais conservadas entre camundongos e seres humanos e são muito menos promíscuas, ligando-se normalmente a apenas um único receptor.

Nos seres humanos, existem 23 receptores de quimiocinas, localizados, em grande parte, no cromossomo 3 (Figura 8.10), porém cinco desses receptores são atípicos (CXCR7, CCBP2, CCRL1, CCRL2 e DARC) e não emitem sinais para a quimiotaxia, atuando, na verdade, como antagonistas das ações das quimiocinas por meio de sua atuação como escoadouros para múltiplas quimiocinas.

As quimiocinas podem atuar como agonistas de um receptor e como antagonistas de outro

As quimiocinas também podem atuar para antagonizar ou suprimir as ações de outras quimiocinas. Com efeito, em virtude de seu comportamento promíscuo quanto à sua ligação a receptores, muitas quimiocinas atuam como agonistas para alguns receptores, porém como antagonistas para outros. Por exemplo, as quimiocinas que atuam como agonistas para CXCR3 (CXCL9, CXCL10, CXCL11) são antagonistas naturais para CCR3, enquanto o agonista CCL11 do CCR3 é um antagonista natural para o CXCR3 (Figura 8.13). Além disso, determinados receptores de quimiocinas (como DARC e CXCR7) são receptores atípicos, que não parecem emitir sinais, mas que atuam, na verdade, para eliminar ou reciclar quimiocinas. O DARC liga-se a diversas quimiocinas (p. ex., CXCL1, CXCL2, CXCL3, CXCL7, CXCL8 e várias quimiocinas da família CCL) e pode atuar como escoadouro para quimiocinas, de modo a infrarregular as suas funções.

As quimiocinas também podem desempenhar funções adicionais

Além de seu papel como fatores quimiotáxicos, foi também relatado que diversas quimiocinas exercem efeitos antimicrobianos diretos (*i. e.*, capacidade de provocar lise direta das bactérias), e várias delas também desempenham papéis como agentes pró-angiogênicos (particularmente CXCL8/IL-8), com capacidade de estimular o crescimento de novos vasos sanguíneos para facilitar a cicatrização de feridas após uma infecção. Como veremos no Capítulo 16, as propriedades pró-angiogênicas (*i. e.*, capacidade de estimular o crescimento de novos vasos sanguíneos) de algumas quimiocinas também podem ser exploradas por cânceres sólidos

Tabela 8.2 Quimiocinas e seus receptores.

Família	Quimiocina	Nomes alternativos	Quimiotaxia	Receptores
CXC	CXCL1	GROα/MGSAα	Neutro	CXCR2>CXCR1
	CXCL2	GROβ/MSGAβ	Neutro	CXCR2
	CXCL3	GROγ/MGSAγ	Neutro	CXCR2
	CXCL4	PF4	Eosino, Baso, T	CXCR3-B
	CXCL5	ENA-78	Neutro	CXCR2
	CXCL6	GCP-2/(CKα-3)	Neutro	CXCR1, CXCR2
	CXCL7	NAP-2	Neutro	CXCR2
	CXCL8	IL-8	Neutro	CXCR1, CXCR2
	CXCL9	Mig	T, NK	CXCR3-A, CXCR3-B
	CXCL10	IP-10	T, NK	CXCR3-A, CXCR3-B
	CXCL11	I-TAC	T, NK	CXCR3-A, CXCR3-B
	CXCL12	SDF-1α/β	T, B, DC, Mono	CXCR4
	CXCL13	BLC/BCA-1	B	CXCR5
	CXCL14	BRAC/Bolecina	?	DC, Mono
	CXCL15	Lungkine	Neutro	?
	CXCL16	Nenhum	T, NKT	CXCR6
	CXCL17	DMC	DC, Mono	?
C	XCL1	Linfotactina/SCM-1α/ATC	T	XCR1
	XCL2	SCM-1β	T	XCR1
CX3C	CX3CL1	Fractalcina/Neurotactina	T, NK, Mono	CX3CR1
CC	CCL1	I-309/(TCA-3/P500)	Mono	CCR8
	CCL2	MCP-1/MCAF	T, NK, DC, Mono, Baso	CCR2
	CCL3	MIP-1α/LD78α	T, NK, DC, Mono, Eosino	CCR1, CCR5
	CCL4	MIP-1β	T, NK, DC, Mono	CCR5
	CCL5	RANTES	T, NK, DC, Mono, Eosino, Baso	CCR1, CCR3, CCR5
	(CCL6)	(C10/MRP-1)	Mono, Mφ, T, Eosino	CCR1
	CCL7	MCP-3	T, NK, DC, Mono, Eosino, Baso	CCR1, CCR2, CCR3
	CCL8	MCP-2	T, NK, DC, Mono, Baso	CCR3
	(CCL9/10)	(MRP-2/CCF18/MIP-1γ)	T, Mono	CCR1
	CCL11	Eotaxina-1	T, DC, Eosino, Baso	CCR3
	(CCL12)	(MCP-5)	T, NK, DC, Mono, Baso	CCR2
	CCL13	MCP-4	T, NK, DC, Mono, Eosino, Baso	CCR2, CCR3
	CCL14	HCC-1/HCC-3	T, Mono, Eosino	CCR1
	CCL15	HCC-2/Leucotactina-1/MIP-1δ	T	CCR1, CCR3

Tabela 8.2 Quimiocinas e seus receptores. (*Continuação*)

Família	Quimiocina	Nomes alternativos	Quimiotaxia	Receptores
	CCL16	HCC-4/LEC/(LCC-1)	T	CCR1
	CCL17	TARC	T, DC, Mono	CCR4
	CCL18	DCCK1/PARC/AMAC-1	T, DC	?
	CCL19	MIP-3β/ELC/Exodus-3	T, B, DC	CCR7
	CCL20	MIP-3α/LARC/Exodus-1	DC	CCR6
	CCL21	6Ckine/SLC/Exodus-2/(TCA-4)	T, DC	CCR7
	CCL22	MDC/STCP-1/ABCD-1	T, DC, Mono	CCR4
	CCL23	MPIF-1	T	CCR1
	CCL24	MPIF-2/Eotaxina-2	T, DC, Eosino, Baso	CCR3
	CCL25	TECK	T, DC, Mono	CCR9
	CCL26	SCYA26/Eotaxina-3	T	CCR3
	CCL27	CTACK/ALP/ESkine	T	CCR10
	CCL28	MEC	T, B, Eosino	CCR3/CCR10

As quimiocinas são agrupadas de acordo com a disposição de suas cisteínas (ver o texto). A letra L designa o ligante (*i. e.*, a quimiocina individual), enquanto a letra R designa o receptor. Os nomes entre parênteses referem-se aos homólogos murinos da quimiocina humana quando os nomes destas diferem, ou apenas a quimiocina murina se não tiver sido descrito nenhum equivalente humano.
B, célula B; Baso, basófilo; DC, célula dendrítica; Eosino, eosinófilo; MEC, quimiocina epitelial da mucosa; Mono, monócito; Neutro, neutrófilo; NK, *natural killer*; T, célula T.

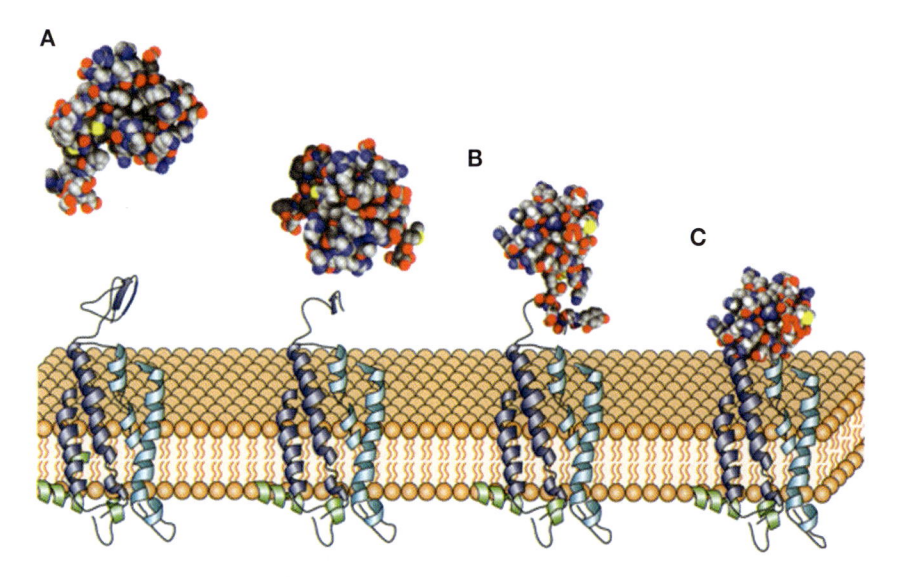

Figura 8.11 Modelo de atracagem do RANTES com seu receptor CCR5. A aproximação da quimiocina (**A**) é inicialmente impulsionada por interações eletrostáticas entre as alças extracelulares de carga negativa do receptor e a superfície de carga positiva da quimiocina. Após atracagem inicial (**B**), ocorrem mudanças de conformação no aminoterminal e outros resíduos adjacentes, resultando na estabilização da conformação ativa do receptor (**C**). (Fonte: Schwarz M.K. and Wells T.N.C. (2002) *Nature Reviews Drug Discovery* **1**, 347-358. Reproduzida, com autorização, de Nature Publishing Group.)

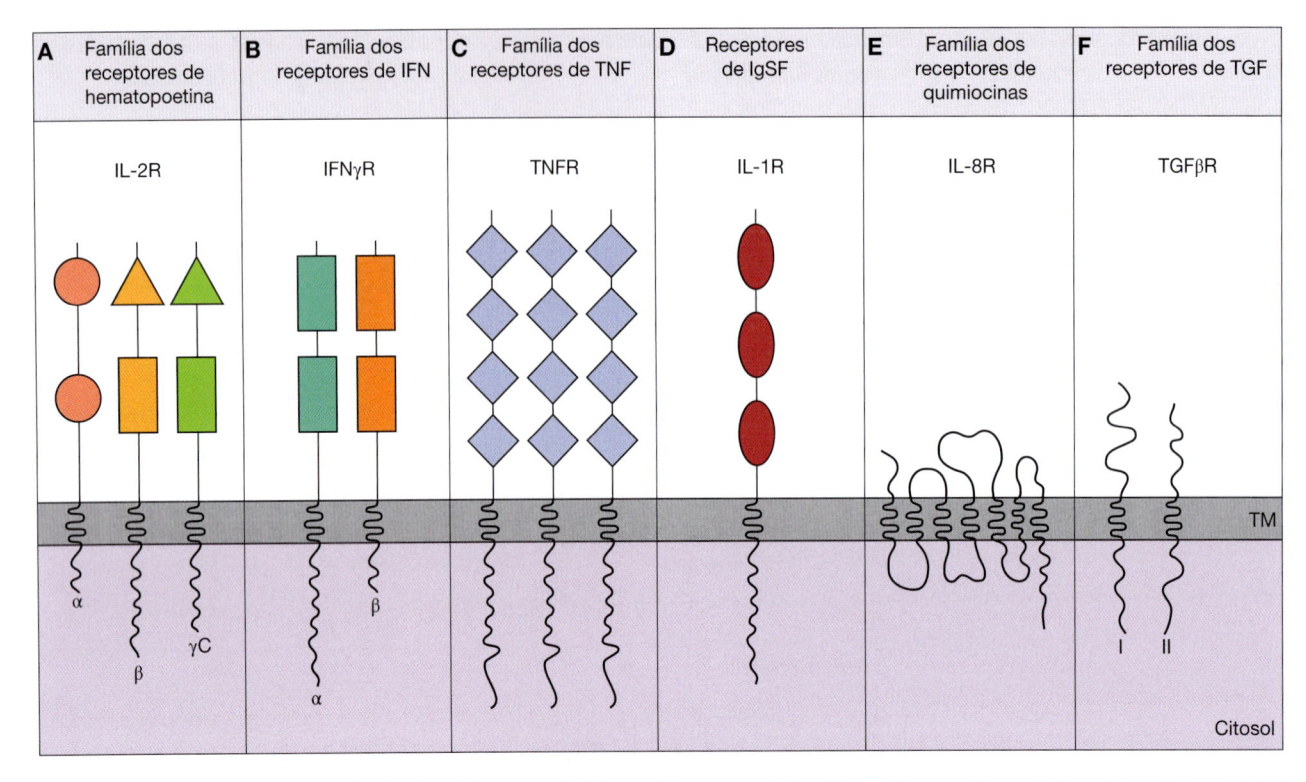

Figura 8.12 Famílias de receptores de citocinas. Um exemplo é fornecido para cada família. **A.** Os receptores de hematopoetina operam por meio de uma subunidade comum (γc, βc ou gp 130, dependendo da subfamília), que transduz o sinal para o interior da célula. Em essência, a ligação da citocina a seu receptor precisa iniciar o processo de sinalização, como mediador para a formação de hétero ou homodímero envolvendo a subunidade comum. Em alguns casos, a citocina é ativa quando ligada ao receptor na forma solúvel ou fixada à membrana (p. ex., IL-6). O receptor de IL-2 é interessante no que concerne à sua ligação ao ligante. A cadeia α (CD25, reagindo com Tac monoclonal) do receptor possui dois domínios estruturais proteicos de controle do complemento e liga-se à IL-2 com baixa afinidade; a cadeia β (CD122) apresenta um domínio estrutural de fibronectina proximal tipo III de membrana e um domínio estrutural de receptor de citocina distal e associa-se à cadeia γ comum (CD132), que possui uma organização estrutural semelhante. A cadeia β liga-se à IL-2 com afinidade intermediária. A IL-2 liga-se à cadeia α e dissocia-se dela com muita rapidez, porém os mesmos processos envolvendo a cadeia β ocorrem com duas ou três ordens de magnitude mais lentas. Quando as cadeias α, β e γ formam um único receptor, a cadeia α liga-se rapidamente à IL-2 e facilita a sua ligação a um sítio separado na cadeia β, do qual só pode se dissociar lentamente. Como a afinidade final (K_d) baseia-se na razão entre as constantes de velocidade de dissociação e associação, então $K_d = 10^{-4}$ s^{-1}/10^7 M^{-1} s^{-1} = 10^{-11} M, que representa uma afinidade muito alta. A cadeia γ por si só não se liga à IL-2, porém contribui para a transdução de sinal. **B.** A família de receptores de interferona consiste em moléculas heterodiméricas, apresentando, cada uma delas, dois domínios de fibronectina do tipo III. **C.** Os receptores para TNF e moléculas relacionadas consistem em um único polipeptídio com quatro domínios de TNFR. O receptor sofre trimerização com a ligação do ligante e, em comum com vários outros receptores, também é encontrado em uma forma solúvel que, quando liberada de uma célula após ativação, pode atuar como antagonista. **D.** Outro grupo de receptores contém números variáveis de domínios de superfamília da Ig, enquanto os receptores de quimiocinas são membros da superfamília de receptores acoplados à proteína G e possuem sete domínios transmembrana hidrofóbicos (**E**). **F.** A última família ilustrada é constituída pelos receptores de TGF, que exigem um associação entre duas moléculas, designadas como TGFR do tipo I e TGFR do tipo II, para que possa ocorrer a sinalização.

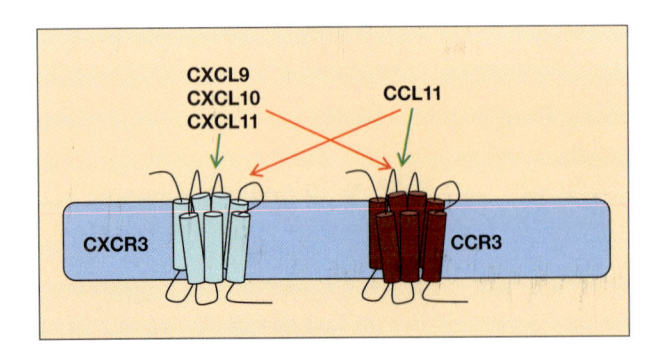

Figura 8.13 As quimiocinas podem atuar como agonistas de um receptor, enquanto também atuam como antagonistas de outro. As quimiocinas inflamatórias são moléculas relativamente promíscuas, que têm a capacidade de ligar-se a múltiplos receptores de quimiocinas, como mostra a figura. Entretanto, a ligação ao receptor pode ter efeitos agonistas, bem como antagonistas.

para seu próprio benefício. Por fim, as quimiocinas também foram implicadas na ativação dos neutrófilos e macrófagos, porém principalmente quando atuam em combinação com outros estímulos.

As citocinas e as quimiocinas atuam por intermédio de classes distintas de receptores de superfície celular

As citocinas são muito potentes, atuando, com frequência, em concentrações picomolares (10^{-12} M), associando-se a pequenos números de receptores de superfície celular de alta afinidade para produzir mudanças no padrão de síntese de RNA e de proteínas nas células sobre as quais atuam. Essa ação é implementada por meio da ativação, mediada por receptores de citocinas, de cascatas de transdução de sinais, que culminam na ativação de fatores de transcrição que dirigem a síntese de baterias de novos produtos gênicos, ou aumentam o nível daqueles existentes dentro da célula (Figura 8.6). O resultado final consiste em **mudança de comportamento ou funcionalidade** da célula, em consequência dessas alterações na expressão gênica. **Normalmente, os receptores de citocinas possuem domínios de interação proteína-proteína específicos ou motivos de fosforilação dentro de suas caudas citoplasmáticas, de modo a facilitar o recrutamento de proteínas adaptadoras apropriadas com a estimulação do receptor.** Esses motivos atuam como velcro molecular, possibilitando a associação das moléculas sinalizadoras "a jusante" com o receptor e a sua ativação com a ligação ao receptor. Um tema recorrente nas vias de ativação dos receptores de citocinas é a **dimerização ou trimerização das subunidades do receptor induzida por ligante**; isso facilita a propagação do sinal dentro da célula por meio da interação das caudas citoplasmáticas do receptor associadas transitoriamente. Existem seis famílias estruturais principais de receptores de citocinas (Figura 8.12).

Receptores de hematopoetina

Trata-se da maior família de citocinas, algumas vezes designada simplesmente como superfamília de receptores de citocinas, sendo os membros denominados com base no primeiro membro definido dessa família – o receptor de hematopoetina. Em geral, esses receptores consistem em uma ou duas cadeias polipeptídicas, que são responsáveis pela ligação da citocina, e em uma outra cadeia compartilhada (comum ou "c") envolvida na transdução de sinal. A cadeia γc (CD132) é utilizada pelo receptor de IL-2 (Figura 8.12A) e pelos receptores de IL-4, IL-7, IL-9, IL-15 e IL-21; uma cadeia βc (CDw131) é compartilhada pelos receptores de IL-3, de IL-5 e do fator de estimulação de colônias de granulócitos-macrófagos (GM-CSF), e a gp130 (CD130) é compartilhada pelos receptores de IL-6, IL-11, IL-12, IL-27, oncostatina M, fator neurotrófico ciliar e fator inibidor de leucemia (LIF).

Receptores de interferonas

Esses receptores consistem em duas cadeias polipeptídicas, e, além dos receptores de IFNα, IFNβ e IFNγ (Figura 8.12B), essa família inclui o receptor de IL-10.

Receptores do TNF

Os membros da superfamília de receptores do TNF possuem domínios extracelulares ricos em cisteína e ocorrem como trímeros, que sofrem mudança de conformação nos seus domínios intracelulares com a ligação do ligante. Incluem o receptor do fator de necrose tumoral (TNF) (Figura 8.12C) e os receptores Fas (CD95/APO-1) e TRAIL (DR4/DR5) relacionados. Essa família também contém os receptores de linfotoxina (LT) e do fator de crescimento neural (NGF), bem como o receptor CD40, que desempenha um importante papel na coestimulação das células B e das células dendríticas por células T ativadas.

Receptores de citocinas da IgSF

Os membros da superfamília de imunoglobulinas são amplamente utilizados em muitos aspectos da biologia celular e incluem o receptor de IL-1 (Figura 8.12D) e os receptores do fator de estimulação de colônias de macrófagos (M-CSF) e do fator de células-tronco (SCF/c-kit).

Receptores de quimiocinas

Os receptores de quimiocinas compreendem uma família de aproximadamente 20 polipeptídios diferentes com sete segmentos transmembrana e acoplados à proteína G (Figura 8.12E). Conforme discutido anteriormente, cada subtipo de receptor é capaz de se ligar a múltiplas quimiocinas dentro da mesma família (Figura 8.13). Por exemplo, o receptor de CXC 2 (CXCR2) é capaz de se ligar a sete ligantes diferentes dentro da família do ligante CXC (CXCL).

Receptores de TGF

Os receptores dos fatores transformadores do crescimento, como o receptor de TGFγ (Figura 8.12F), possuem domínios de sinalização citoplasmáticos com atividade de serina/treonina quinase.

Cascatas de transdução de sinal dos receptores de citocinas

A homo ou heterodimerização das subunidades dos receptores de citocinas, induzida por ligante, representa um tema comum de sinalização por citocinas. Numerosas citocinas emitem sinais por meio da via de Janus quinase (JAK)-STAT, enquanto várias outras ativam a via do NFκB e a via da Ras-MAP quinase. No Capítulo 7, já discutimos os detalhes da via da Ras-MAP quinase (ver Figura 7.10), de modo que, aqui, iremos nos concentrar nas vias de JAK-STAT e de ativação do NFκB.

Via de transdução de sinal pela via de JAK-STAT

Iremos examinar agora a estratégia geral empregada na base da ativação de JAK-STAT impulsionada pelos receptores de citocinas. Entretanto, desde o início, precisamos estar atentos para o fato de que os detalhes específicos irão variar de um receptor de citocinas para outro, visto que existem quatro JAK diferentes e sete STAT diferentes, que são utilizados em combinações distintas, dependendo da combinação específica de receptor de citocina-citocina envolvida.

Os membros da superfamília de receptores de citocinas (receptores de hematopoetina) carecem de domínios catalíticos, porém estão constitutivamente associados a uma ou mais JAK (Figura 8.14). Existem quatro membros da família de JAK de mamíferos: JAK1, JAK2, JAK3 e Tyk2 (tirosinoquinase 2), e todos eles fosforilam seus substratos subsequentes em resíduos de tirosina. Estudos de *knockout* genético mostraram que as várias JAK desempenham funções altamente específicas e produzem fenótipos letais ou graves relacionados com defeitos no desenvolvimento linfoide, falência da eritropoese e hipersensibilidade a patógenos.

Com a dimerização ou multimerização do receptor induzido por citocina, as JAK são aproximadas uma da outra o suficiente para haver fosforilação recíproca, levando à sua ativação. Em seguida, as JAK ativas fosforilam resíduos de tirosina específicos nas caudas citoplasmáticas do receptor, de modo a criar sítios de atracagem para membros da família **STAT** (transdutores de sinal e ativadores da transcrição) de fatores de transcrição contendo o domínio SH2. Os STAT residem no citoplasma em um estado inativo; todavia, com o seu recrutamento para receptores de citocinas (por meio de seus domínios SH2), os STAT são fosforilados pelas JAK e sofrem dimerização e dissociação do receptor.

Em seguida, os STAT dimerizados são translocados para o núcleo, onde desempenham um importante papel ao impulsionar a célula ao longo do ciclo mitótico por meio da ativação da transcrição de vários genes (Figura 8.14). Foram descritos sete STAT de mamíferos, e cada um deles desempenha um papel relativamente não redundante em vias distintas de sinalização de citocinas. Em geral, cada citocina emprega mais de um tipo de STAT para exercer seus efeitos biológicos; isso se deve ao fato de que os receptores de hematopoetina são constituídos por duas cadeias diferentes de receptores, capazes de recrutar diferentes proteínas STAT. Maior complexidade é obtida em consequência da capacidade dos STAT de formar heterodímeros entre si, com a consequência de que uma única citocina é capaz de exercer seus efeitos de transcrição por meio de uma série de combinações de STAT. As JAK também podem atuar por meio de quinases da família src para gerar outros fatores de transcrição pela via da Ras-MAP quinase (ver Figura 7.10). Algumas citocinas também ativam a fosfatidilinositol 3-quinase (PI3 K) e a fosfolipase C (PLCγ).

A infrarregulação da sinalização de JAK-STAT é obtida por proteínas que pertencem às famílias SOCS (supressor da sinalização de citocinas) e PIAS (proteína inibidora do STAT ativado) (Figura 8.14). As proteínas SOCS são induzidas de modo dependente de STAT e, portanto, representam um mecanismo clássico de inibição por retroalimentação, em que os sinais das citocinas induzem a expressão de proteínas que diminuem suas próprias cascatas de sinalização. A família SOCS contém oito membros (*i. e.*, CIS e SOCS1-SOCS-7), e essas proteínas utilizam dois mecanismos distintos para infrarregular os sinais das citocinas. Por um lado, as proteínas SOCS podem interagir com as JAK, bem como com outras proteínas sinalizadoras, como Vav, e tornam essas proteínas alvos para degradação pela via da ubiquitina proteassomo (ver Capítulo 5). Como alternativa, as proteínas da família SOCS podem interagir com sítios de ligação do domínio SH2 encontrados dentro da alça de ativação dos domínios da JAK quinase, bloqueando, assim, o acesso das JAK a seus substratos "a jusante" (Figura 8.14). Alguns membros da

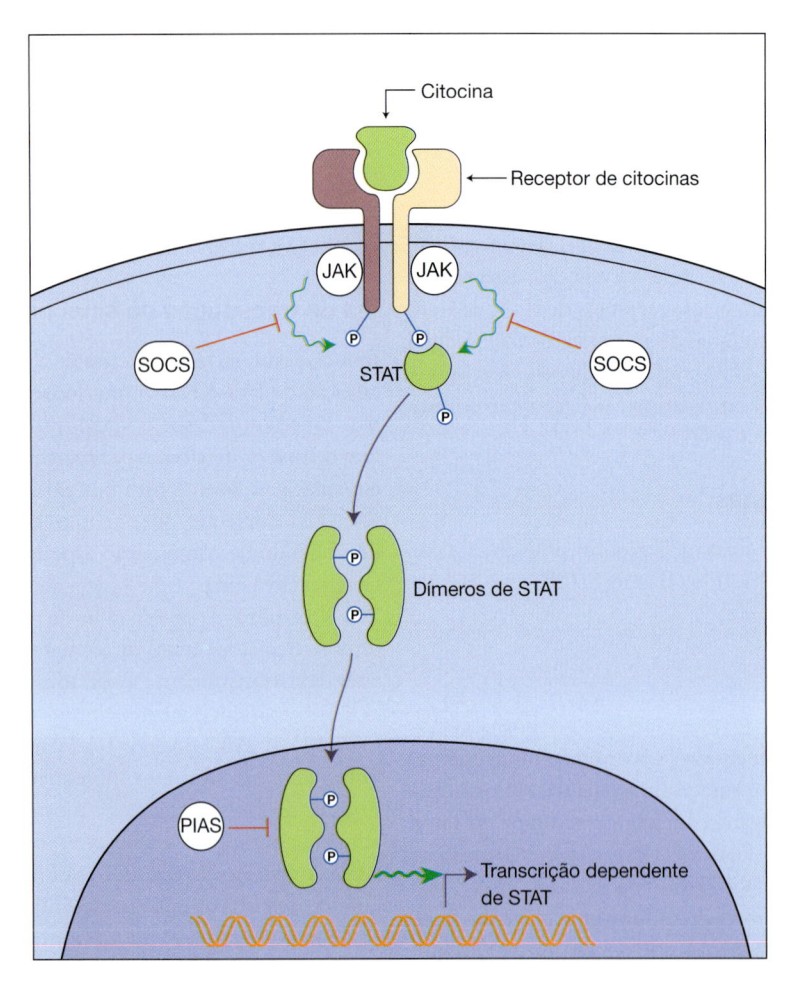

Figura 8.14 Vias mediadas por receptores de citocina para a transcrição gênica dependente de JAK-STAT. A oligomerização do receptor, induzida por citocina, ativa as JAK quinases, que estão constitutivamente associadas às caudas citoplasmáticas do receptor. Após ativação, as JAK quinases fosforilam resíduos de tirosina nas caudas dos receptores, criando, assim, sítios de ligação para fatores de transcrição STAT, que, em seguida, são recrutados para o complexo do receptor e são, por sua vez, fosforilados por JAK. A fosforilação de STAT desencadeia a sua dissociação do receptor e promove a formação de dímeros de STAT, que são translocados para o núcleo, de modo a dirigir a transcrição de genes que apresentam os motivos adequados de ligação em suas regiões promotoras. Os membros da família SOCS de inibidores podem suprimir a sinalização de citocinas em diversos pontos, seja por meio de inibição direta da atividade de JAK quinase, seja pela promoção da poliubiquitinação e degradação de JAK mediada por proteassomos. A família PIAS de inibidores do STAT pode formar complexos com proteínas STAT, que resultam em diminuição da ligação de STAT ao DNA ou em recrutamento de correpressores da transcrição, que podem bloquear a transcrição mediada por STAT. Os receptores de citocinas também podem recrutar outras proteínas adaptadoras, como Shc, Grb2 e Sos, que são capazes de ativar a MAP quinase (ver Figura 7.10) e cascatas de sinalização de PI3 quinase, porém estas foram omitidas para maior clareza.

família do SOCS, como SIC (contendo o domínio de homologia src 2 [SH2] induzível por citocina), também podem interagir diretamente com os domínios SH2 de ligação do STAT encontrados em receptores de citocinas e, ao fazê-lo, podem bloquear o recrutamento de moléculas de STAT para o complexo do receptor. A deleção direcionada de genes SOCS no camundongo revelou a importância dessas proteínas para a sinalização normal das citocinas. Os camundongos com deficiência de *SOCS1* apresentam acentuado retardo do crescimento e linfocitopenia e morrem por falência de múltiplos órgãos associada à inflamação dentro de 3 semanas após o nascimento. Em concordância com o papel das proteínas SOCS como reguladores negativos da sinalização das citocinas, os linfócitos derivados de camundongos com deficiência de *SOCS1* sofrem ativação espontânea, até mesmo na ausência de patógenos. Os camundongos deficientes em *SOCS1*, gerados com deficiência de *RAG2*, não exibem nenhum dos fenótipos observados em uma constituição genética normal, confirmando que o SOCS1 exerce seus efeitos principalmente dentro do compartimento dos linfócitos.

A família PIAS consiste em quatro membros (PIAS1, PIAS3, PIASX e PIASY) e pode atuar para reprimir a atividade de transcrição induzida por STAT por meio de interação com essas proteínas para restringir a sua capacidade de interagir com os elementos promotores do DNA com os quais se associam ou, como alternativa, por meio do recrutamento de proteínas correpressoras da transcrição, como a histona desacetilase para os complexos de transcrição do STAT (Figura 8.14).

As vias JAK-STAT também podem ser reguladas por outros mecanismos, como, por exemplo, o antagonismo da atividade de JAK mediada pela proteína tirosina fosfatase.

Como é obtida a especificidade das citocinas?

Tendo em vista a multiplicidade de receptores de citocinas que utilizam um reservatório relativamente pequeno de quatro JAK e sete STAT, além das cadeias compartilhadas de sinalização dos receptores (p. ex., βc, gp130), **a existência de diferenças relativamente menores nas modificações pós-tradução dos participantes de sinalização (*i. e.*, as próprias JAK e STAT) tende a levar a diferenças significativas na produção de cada receptor.** Essas diferentes modificações são iniciadas por cadeias de receptores específicos de citocinas que determinam o impulso de sinalização da cadeia comum do receptor. Por exemplo, embora todos os receptores de GM-CSF, IL-3 e IL-5 compartilhem uma cadeia β de sinalização comum, as cadeias α específicas para ligantes irão modificar os impulsos de sinalização das cadeias β.

Além disso, **são observadas diferentes respostas inclusive à mesma citocina em diferentes tipos de células**, pelo menos, em parte, devido a alterações epigenéticas na cromatina, que tornam certos promotores gênicos inacessíveis a tipos celulares específicos. Por exemplo, determinados tipos de células (p. ex., epitélio intestinal) respondem ao TNF por meio de apoptose, enquanto outros (p. ex., macrófagos) induzem um forte programa de expressão de genes pró-inflamatórios. Por conseguinte, a linhagem de uma célula que ativa uma combinação de STAT específica pode influenciar acentuadamente a resposta observada. Em outras palavras, a ativação do mesmo STAT em um macrófago *versus* uma célula T, por exemplo, irá, sem dúvida alguma, resultar em diferentes coortes de eventos de expressão gênica em qualquer

tipo de célula, devido ao panorama epigenético (que afeta a acessibilidade dos promotores gênicos), que é radicalmente diferente entre esses tipos celulares.

Além disso, **o contexto em que um sinal de citocina é recebido também irá influenciar acentuadamente a resposta observada**. Por conseguinte, a resposta que ocorre em relação à citocina B, precedida da citocina A, tende a ser diferente daquela observada para a citocina B isoladamente, devido à suprarregulação dos genes pela citocina A. De modo semelhante, a resposta que ocorre às citocinas A e B, simultaneamente, tende a ser muito diferente daquela que ocorre para A ou B, isoladamente.

Iremos examinar agora como o GM-CSF, uma citocina que emite sinais por meio da via JAK-STAT, promove a ativação de seu receptor e pode levar a resultados biológicos divergentes em concentrações baixas *versus* altas de ligante.

Ativação do receptor de GM-CSF

O receptor do GM-CSF é um heterodímero constituído de uma cadeia α de ligação de ligante, que tem grande parte da responsabilidade pela ligação inicial do GM-CSF (GMRα), e de uma subunidade de cadeia β (βc) sinalizadora (Figura 8.15). Os receptores de IL-3 e de IL-5 estreitamente relacionados compartilham βc com o receptor de GM-CSF, porém utilizam cadeias α específicas de ligantes. À semelhança de muitos outros receptores de citocinas, o receptor de GM-CSF pode sinalizar uma variedade de funções celulares, incluindo promoção da divisão celular, supressão da apoptose, comprometimento para a mielopoese e ativação de monócitos e neutrófilos maduros. **Embora a subunidade βc seja absolutamente necessária para a sinalização em células que expressam os receptores de GM-CSF, IL-3 e IL-5, a especificidade funcional de sinalização é modulada pela presença das diferentes cadeias α.** Por conseguinte, a ativação do receptor de GM-CSF induz preferencialmente o processo de diferenciação, enquanto o IL-3R promove, em grande parte, a proliferação.

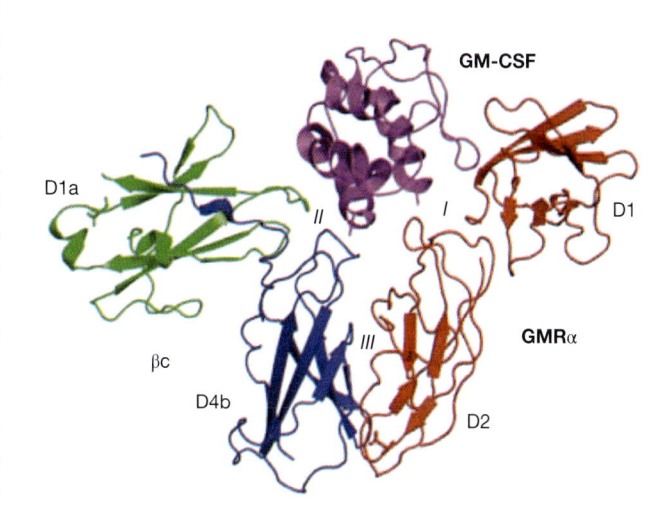

Figura 8.15 GM-CSF em complexo com o seu receptor. A citocina é mostrada na cor *magenta*, enquanto as subunidades do receptor são apresentadas em cores seguindo a ordem de sua ligação à citocina: *vermelho* para a primeira subunidade (cadeia GMRα) e *azul* e *verde* para a segunda subunidade (βc). Observe que apenas a parte da subunidade βc acentuadamente estendida é mostrada. (Fonte: Hercus T.R. *et al.* (2009) *Blood* **114**, 1289–1298. Reproduzida, com autorização, de American Society of Hematology.)

A cauda citoplasmática do receptor de GM-CSF sofre fosforilação diferencial em concentrações variáveis de ligante, e isso está associado a resultados funcionais distintos. Essa última observação sugere que a pleiotropia das citocinas pode decorrer de diferenças nas modificações pós-tradução do receptor, em respostas a concentrações diferentes do GM-CSF.

A estrutura cristalina do GM-CSF em complexo com o seu receptor revela um complexo hexamérico constituído de duas moléculas de GM-CSF, duas cadeias GMRα e duas cadeias βc, em que as duas cadeias βc estão altamente entrelaçadas em uma configuração estendida (Figura 8.16). À semelhança de muitos outros receptores de citocinas, o receptor de GM-CSF não possui atividade intrínseca de tirosinoquinase, porém associa-se à tirosinoquinase JAK2, que é necessária para a transfosforilação βc e a iniciação da sinalização. Os domínios citoplasmáticos de ambas as cadeias GMRα e βc são essenciais para a ativação do receptor, porém apenas a cadeia βc associa-se à JAK2. A configuração estendida das cadeias βc entrelaçadas mantém seus domínios citoplasmáticos e moléculas associadas de JAK2 a uma distância de mais de 100 Å, uma separação que provavelmente impede a transfosforilação e a ativação do receptor. Todavia, a análise da rede cristalina do receptor de GM-CSF revela um complexo dodecamérico, que consiste em dois complexos hexaméricos que se associam em uma orientação cabeça com cabeça, estabelecendo uma estreita proximidade das cadeias βc e GMRα adjacentes (Figura 8.17). O evento final possibilita a dimerização e a transfosforilação do receptor e a iniciação da transdução de sinal. A montagem do complexo dodecamérico também facilita a interação das duas cadeias GMRα, que são essenciais para a transdução de sinal. A ativação do receptor de IL-3 parece ocorrer ao longo de um processo semelhante.

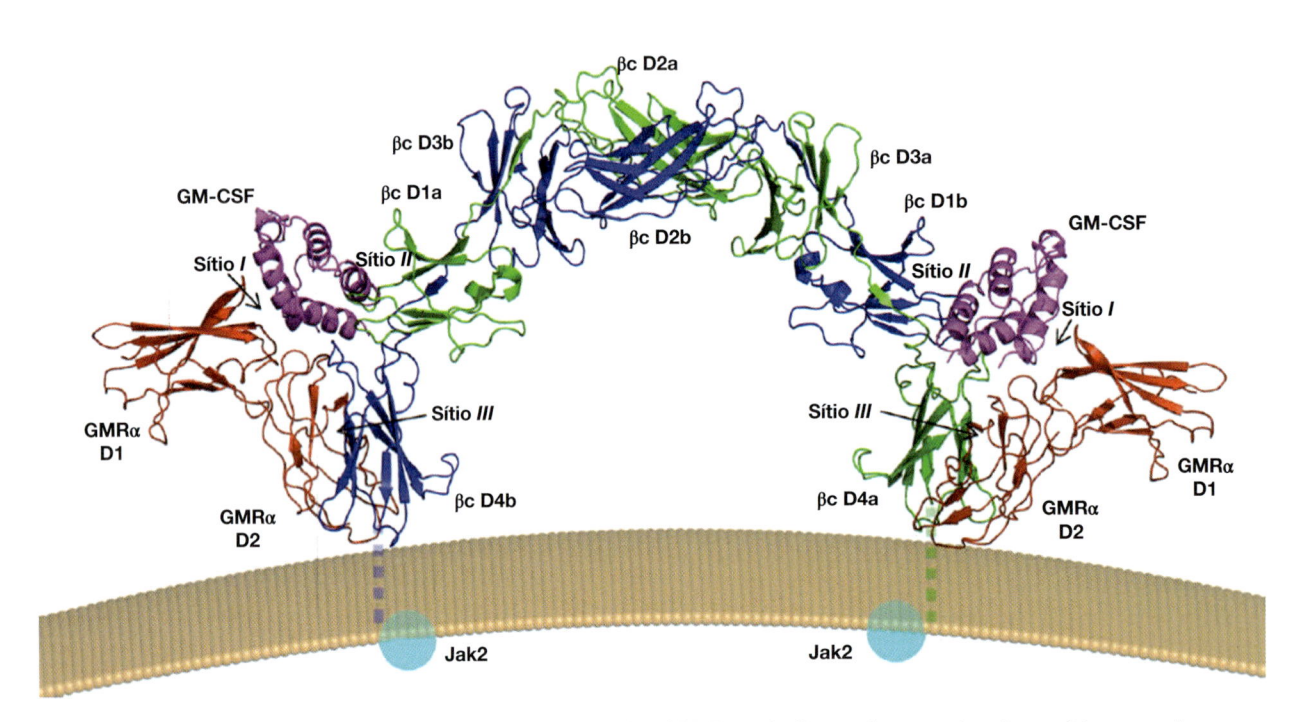

Figura 8.16 Estrutura cristalina do complexo ternário do receptor de GM-CSF. Desenho ilustrando o complexo hexamérico como deve repousar sobre uma superfície celular. Um monômero da cadeia βc é mostrado em *verde* (cadeia a), e o outro, em *azul-escuro* (cadeia b). O GM-CSF é mostrado em *magenta*, e o GMRα, em *vermelho*. As designações indicam os domínios de proteína, enquanto se indica a localização das superfícies que interagem (sítios I-III). As regiões transmembrana, ausentes na estrutura, são mostradas estilisticamente na forma de *linhas tracejadas*. As moléculas de JAK2, que estão fixadas às caudas citoplasmáticas das subunidades βc do receptor, são mostradas como *esferas azuis*. (Fonte: Hercus T.R. *et al.* (2009) *Blood* **114**, 1289–1298. Reproduzida, com autorização, de American Society of Hematology.)

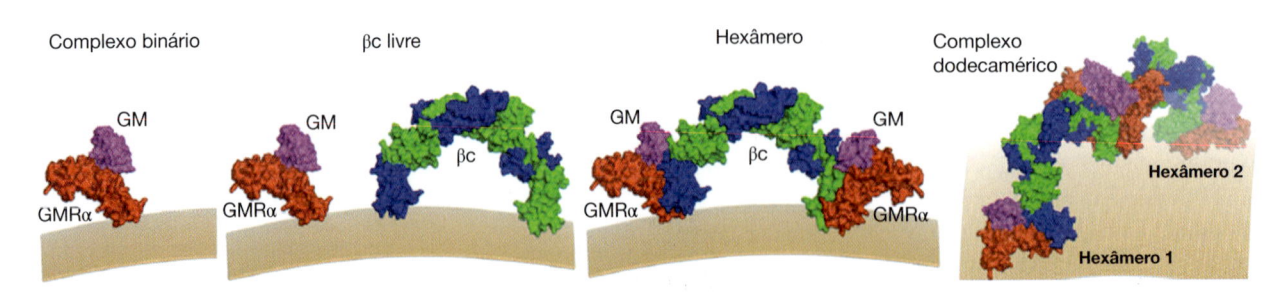

Figura 8.17 Modelo de ativação do receptor de GM-CSF. O complexo binário de baixa afinidade consiste em GM-CSF (na cor *magenta*) ligado ao GMR (em *vermelho*). A interação com a cadeia βc (*azul* e *verde*) forma o complexo hexamérico de alta afinidade. Os complexos dodecaméricos (ou de maior ordem) formam-se por agregação lateral de complexos hexaméricos para produzir um complexo de sinalização totalmente competente. A JAK2 associada à cadeia βc é capaz de sofrer dimerização e transfosforilação no complexo dodecamérico, mas não no complexo hexamérico. (Fonte: Hercus T.R. *et al.* (2009) *Blood* **114**, 1289–1298. Reproduzida, com autorização, de American Society of Hematology.)

Por conseguinte, a ativação do receptor de GM-CSF ocorre de modo sequencial, em que a ligação do GM-CSF à cadeia GMRα forma um complexo binário que, em seguida, é recrutado para dímeros βc pré-formados, gerando um complexo hexamérico 2:2:2 semelhante a um arco (Figura 8.17). Esse processo é seguido da associação de dois complexos hexaméricos para formar uma estrutura dodecamérica em duplo arco, resultando na transdução do sinal (Figura 8.17). Essa forma de ativação do receptor levanta a interessante possibilidade de que as formas intermediárias de montagem do receptor (*i. e.*, hexamérica *versus* dodecamérica) exibem diferentes atividades biológicas. Há também algumas evidências de que diferentes resíduos nas cadeias βc do receptor sejam fosforiladas em concentrações baixas *versus* altas de GM-CSF, com consequentes resultados biológicos distintos. Isso pode explicar relatos de que o GM-CSF pode promover seletivamente a sobrevida das células em concentrações muito baixas (fM) de citocina, na ausência de proliferação. Por outro lado, na presença de altas concentrações de ligante (> 10 pM), o GM-CSF promove tanto a sobrevida quanto a proliferação das células. Os resultados biológicos distintos podem ser explicados por diferentes conformações do receptor ou estados oligoméricos em concentrações baixas *versus* altas de citocina.

Transdução de sinal das citocinas por meio da via do NFκB

Diversas citocinas importantes emitem sinais por meio da via de ativação do NFκB, incluindo todos os membros da família da IL-1 estendida (IL-1α, IL-1β, IL-18, IL-33, IL-36α, IL-36β, IL-36γ) e TNFα, bem como outros membros da superfamília do TNF (Fas, TRAIL, RANKL). **O NFκB é um fator de transcrição que normalmente está fixado no citoplasma por meio da associação a seu inibidor IκB** (inibidor do NFκB). A degradação do IκB, que ocorre por fosforilação deste último pelo complexo IKK (IκB quinase), é de importância central para a ativação do NFκB (Figura 8.18). **A fosforilação do IκB pelo complexo IKK resulta em degradação do IκB** pela via da ubiquitina proteassomo, que resulta na exposição de um sinal de localização nuclear no

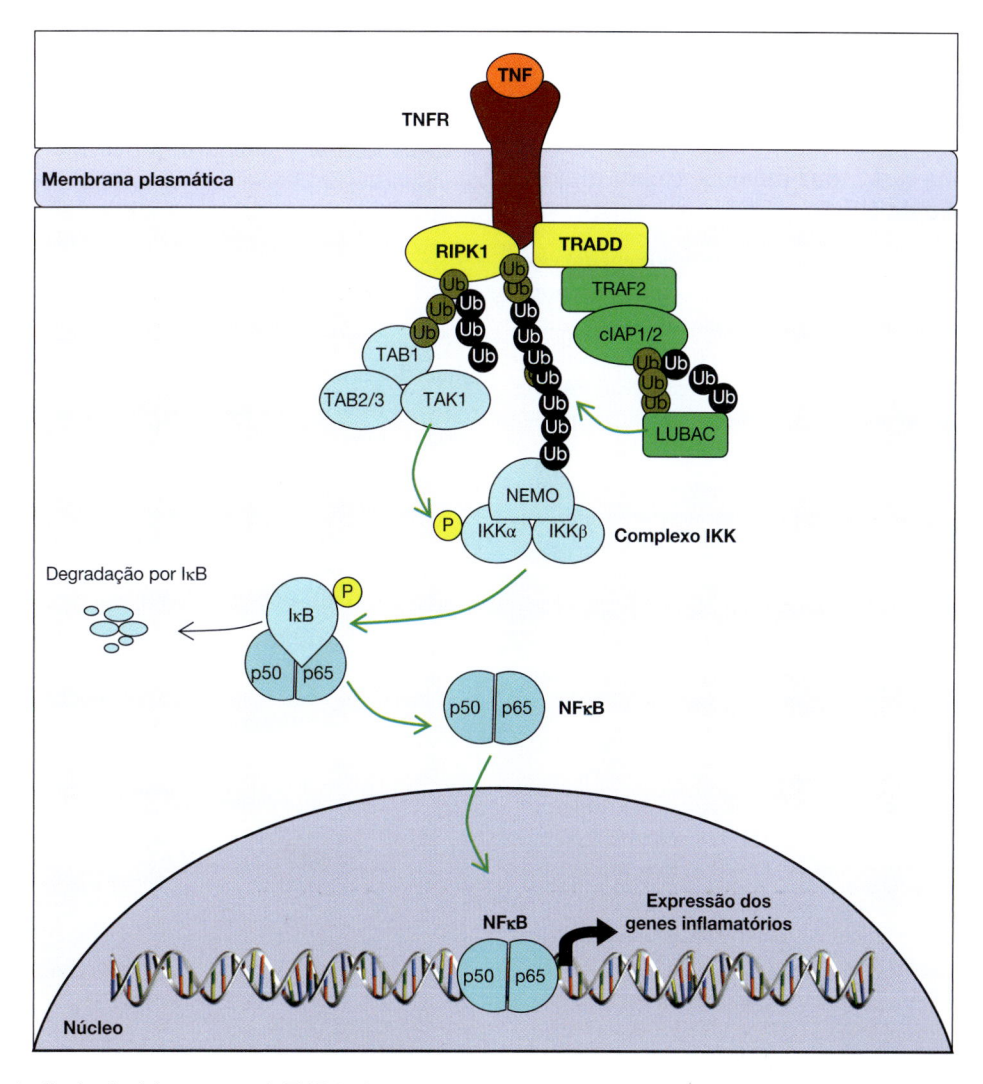

Figura 8.18 Transdução de sinal do receptor de TNF. A trimerização do receptor induzida pelo TNF estimula o recrutamento de TRADD, RIPK1 e TRAF2 para o complexo receptor. TRAF2 e moléculas associadas, cIAP-1/cIAP-2, promovem a ubiquitinação uma da outra (símbolos Ub em *verde*), bem como RIPK1, que facilita o recrutamento do complexo de ubiquitinação em cadeia linear (LUBAC). O LUBAC acrescenta cadeias de ubiquitina lineares (símbolos Ub em *preto*) à RIPK1, o que possibilita o recrutamento do complexo IKK (bem como do complexo TAB/TAK em determinados tipos celulares). A IKK fosforila a molécula inibitória do NFκB, IκB, que deflagra a sua degradação pelo proteassomo, com consequente liberação do NFκB para a sua translocação no núcleo e ativação de numerosos promotores.

NFκB, o que possibilita a sua entrada no compartimento nuclear para ligar-se a seus promotores específicos (Figura 8.18). Outra quinase, TAK1, também está envolvida na ativação do NFκB em determinados contextos. A ativação do NFκB pode resultar na expressão de literalmente centenas de genes, muitos dos quais consistem em citocinas, quimiocinas, peptídios antimicrobianos e fatores pró-inflamatórios, que estão envolvidos essencialmente na regulação das respostas imunes. A ativação do NFκB também resulta na transcrição de múltiplos genes (como IAP e FLIP, bem como membros da família Bcl-2), que podem promover a sobrevida das células e potencializar a viabilidade das células que ativam esse fator de transcrição.

O complexo IKK é composto de três subunidades – IKKα, IKKβ e a subunidade reguladora IKKγ (também denominada NEMO) – e é ativado por meio de seu recrutamento para cadeias de poliubiquitina, que estão fixadas a moléculas sinalizadoras "a montante". Essas moléculas tornam-se associadas a receptores de superfície celular (p. ex., TNFR, IL-1R, IL-33R, IL-36R, FasR), que ativam a via do NFκB, devido à ligação de sua citocina correspondente. A associação com cadeias de poliubiquitina mais provavelmente modifica a conformação da subunidade reguladora NEMO do complexo IKK e permite que ative o complexo. Para ilustrar a sequência de eventos, iremos utilizar o receptor de TNF como exemplo (Figura 8.18).

TNF: uma citocina que induz inflamação por meio da via de ativação do NFκB

O TNF é uma importante citocina, que é produzida em um estágio muito precoce na resposta ao estresse tecidual ou ao encontro com PAMP ou DAMP; trata-se de uma das citocinas mais apicais produzida em resposta à infecção. O TNF promove a produção de numerosas moléculas pró-inflamatórias, e a sua produção em excesso pode resultar em doenças autoimunes, como artrite reumatoide, doença intestinal inflamatória ou psoríase. Em consequência, a neutralização do TNF, utilizando antagonistas do receptor solúveis ou anticorpos anti-TNF neutralizantes, levou a um notável avanço no tratamento dessas últimas condições. Os receptores de TNF estão expressos em diversos tipos de células, incluindo monócitos, macrófagos, células dendríticas, células T, células endoteliais que revestem os vasos sanguíneos, queratinócitos da pele e muitas outras células. O TNF também ativa o endotélio local para possibilitar o extravasamento de neutrófilos e monócitos e promove a síntese de numerosas quimiocinas e citocinas a partir de muitos tipos de células não imunes.

Em resposta à trimerização do TNFR pelo TNF, uma molécula adaptadora, denominada TRADD, é recrutada para as caudas citoplasmáticas do complexo TNFR, o que, por sua vez, recruta a RIPK1 quinase para o receptor (Figura 8.18). Várias moléculas de sinalização adicionais também são recrutadas para esse complexo sinalizador, incluindo as ubiquina ligases TRAF2, cIAP-1, cIAP-2 e o complexo de ubiquinação linear (LUBAC) (constituído pelas subunidades HOIL e HOIP). As atividades de ubiquitina ligases de TRAF2/cIAP-1/cIAP-2 e do complexo LUBAC modificam a RIPK1 (bem como um ao outro), de maneira que possibilite a associação do complexo IKK com RIPK1, resultando em sua ativação. Em seguida, o complexo IKK ativado fosforila IκB, resultando em ativação do NFκB "a jusante" (Figura 8.18).

A sinalização do TNFR é regulada de modo negativo pelas desubiquitinases A20 e CYLD, que atuam pela remoção das cadeias de ubiquitina de RIPK1, bem como de outras moléculas ubiquitinadas no complexo, atenuando, assim, a ativação do receptor. Membros da família estendida de citocina IL-1 também emitem sinais por meio do NFκB, embora as quinases proximais envolvidas no processo sejam diferentes; todavia, os mecanismos que atuam são amplamente semelhantes.

As citocinas frequentemente exercem múltiplos efeitos

Em geral, as citocinas são **pleiotrópicas** (*i. e.*, exercem múltiplos efeitos sobre uma variedade de tipos celulares) (Tabela 8.1), e há uma considerável superposição e redundância entre as funções de cada uma delas, devido, em parte, a componentes compartilhados dos receptores (conforme discutido na seção anterior) e uso de fatores de transcrição em comum. Por exemplo, muitas das atividades biológicas da IL-4 sobrepõem-se às da IL-13, e existe uma redundância semelhante no que concerne à atividade biológica da IL-1α e IL-1β, bem como dos três membros da família da IL-36. Entretanto, convém assinalar que praticamente todas as citocinas possuem, pelo menos, algumas propriedades exclusivas. É também muito importante observar que as células raramente ou nunca irão apresentar uma única citocina isoladamente. Com efeito, **são os sinais aditivos e sinérgicos produzidos por determinadas combinações de citocinas que conspiram para produzir a resposta desejada**. No caso dos linfócitos T e B, os sinais recebidos por meio dos receptores de citocinas também serão combinados com sinais provenientes do TCR e do BCR, produzindo diferentes respostas efetoras.

As citocinas produzidas nos estágios iniciais da ativação das células T e B influenciam de modo fundamental o destino subsequente da célula no final da recepção. Seus papéis na geração de células T e B efetoras e na regulação das reações inflamatórias crônicas (Figura 8.3) serão discutidos posteriormente, neste capítulo. Também convém assinalar aqui o importante papel das citocinas no controle da hematopoese (Figura 8.19). A diferenciação das células-tronco nos elementos figurados do sangue dentro do ambiente da medula óssea é cuidadosamente

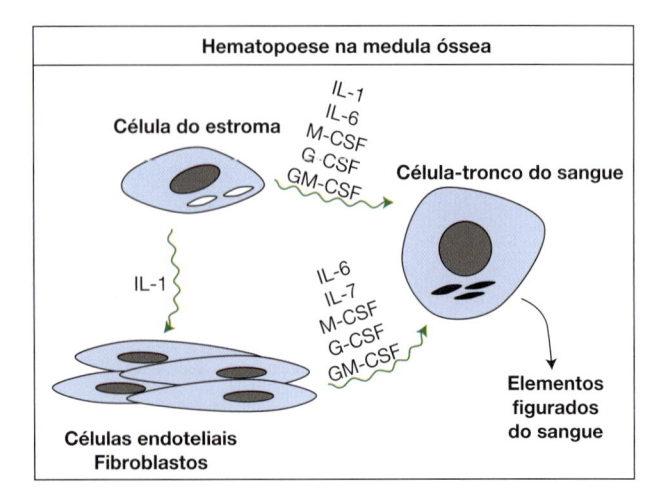

Figura 8.19 Múltiplas citocinas produzidas por células T efetoras e outras células do sistema imune podem influenciar a hematopoese.

sustentada por meio da produção de citocinas pelas células do estroma. Essas citocinas incluem GM-CSF, G-CSF (fator estimulador de colônias de granulócitos), M-CSF, IL-6, IL-7 e LIF (Tabela 8.1), e muitas delas também provêm de células T e macrófagos. Portanto, não é surpreendente que, durante um período de inflamação crônica, as citocinas produzidas recrutem novos precursores para a via de diferenciação hematopoética – um exercício útil nessas circunstâncias. Deve-se destacar uma das citocinas, a IL-3, pela sua excepcional capacidade de sustentar as células imaturas nessa via, particularmente em uma ação sinérgica com IL-6 e G-CSF (Figura 8.19).

Interações de redes

As relações complexas e integradas entre as diferentes citocinas são medidas por eventos celulares. Os genes para IL-3, IL-4, IL-5 e GM-CSF estão todos estreitamente ligados ao cromossomo 5, em uma região que contém genes para M-CSF e seu receptor, bem como para vários outros fatores de crescimento e receptores. A interação pode ocorrer por meio de uma cascata, em que uma citocina induz a produção de outra, por meio de transmodulação do receptor para outra citocina e por sinergismo ou antagonismo de duas citocinas que atuam na mesma célula (Figura 8.20). Devido ao número de combinações possíveis, e tendo em vista a descoberta quase anual de novas citocinas, os mecanismos pelos quais as células-alvo integram e interpretam os complexos padrões de estímulos induzidos por esses múltiplos fatores solúveis estão apenas sendo lentamente revelados.

As atividades das citocinas são moduladas por meio de uma variedade de mecanismos

Como as citocinas são moléculas poderosas, é muito importante que suas atividades possam ser rapidamente controladas, ou que seus efeitos possam ser exercidos apenas acima de determinados limiares de concentração. Com efeito, muitos distúrbios autoimunes e autoinflamatórios, como a doença de Crohn, a artrite reumatoide e a psoríase, representam a consequência da produção desregulada de citocinas acima dos níveis normais. Entretanto, a boa notícia é que muitas dessas condições são, hoje em dia, passíveis de tratamento com o uso de anticorpos monoclonais dirigidos contra citocinas específicas ou seus receptores correspondentes (como TNF ou IL-17A), que neutralizam as ações dessas citocinas e diminuem a inflamação que causam. Desse modo, quais são as estratégias empregadas pelo sistema imune para modular as atividades das citocinas?

Existem vários mecanismos empregados, incluindo o uso de **receptores de chamariz não sinalizadores**, que podem ligar-se às citocinas, mas que não respondem. Um bom exemplo desse tipo de receptor é o TNFR2 (receptor de TNF 2), que pode ligar-se ao TNF, mas que não apresenta uma cauda citoplasmática sinalizadora para possibilitar a propagação dos sinais no interior da célula. Por conseguinte, o TNFR2 diminui efetivamente a concentração de TNF disponível para o TNFR1 (que possui um domínio de sinalização citoplasmático produtivo) por meio de

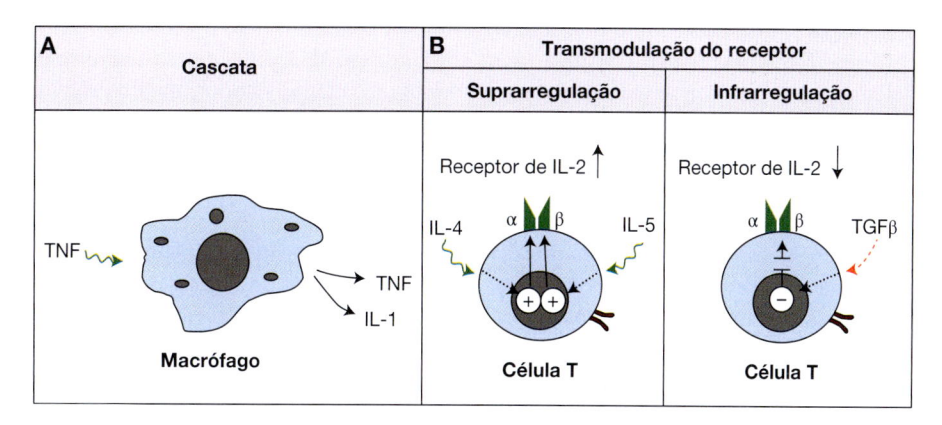

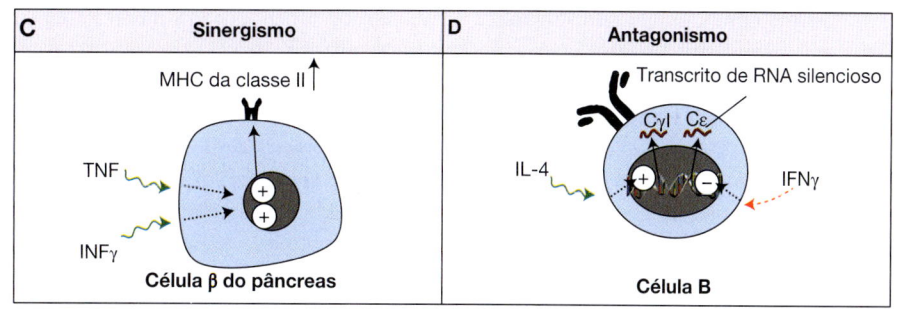

Figura 8.20 Interações das citocinas em rede. **A.** Cascata: neste exemplo, o TNF induz a secreção de IL-1 ou a sua própria secreção (autócrina) no macrófago. (Observe que todos os diagramas nesta figura estão simplificados, visto que os efeitos sobre o núcleo são produzidos por mensageiros resultantes da combinação da citocina com o seu receptor de superfície.) **B.** Transmodulação do receptor, mostrando a suprarregulação de cada cadeia que forma o receptor de IL-2 de alta afinidade em uma célula T ativada por citocinas individuais e a infrarregulação pelo TGFβ. **C.** Ação sinérgica do TNF e do IFNγ na suprarregulação das moléculas do MHC da classe II de superfície em células pancreáticas secretoras de insulina cultivadas. **D.** Antagonismo da IL-4 e do IFNγ sobre a transcrição de mRNA silencioso ("estéril") relacionado com a permuta de isótipo (ver Figura 8.24).

sua ligação ao TNF, porém sem propagar os sinais produtivos no interior da célula. Outro mecanismo de antagonismo da ação das citocinas envolve a produção de **antagonistas dos receptores de citocinas** (p. ex., antagonista do receptor de IL-1 [IL-1Ra]), que estão estreitamente relacionados com as citocinas, mas que não ativam os receptores aos quais se ligam. Estas últimas moléculas atuam como inibidores competitivos para a ligação do receptor de citocinas e estabelecem um limiar para a atividade das citocinas, abaixo do qual a citocina natural é incapaz de emitir um sinal, mesmo quando presente. Foram identificados vários antagonistas de receptores dentro da família da IL-1 estendida, incluindo IL-1Ra e IL-36Ra. É interessante assinalar que foram identificados indivíduos com deficiência destes últimos antagonistas, e esses indivíduos normalmente apresentam uma variedade de condições autoinflamatórias, incluindo DIRA (deficiência de antagonista do receptor de IL-1) e psoríase pustulosa generalizada, que pode ser potencialmente fatal. Outro estratagema regulador envolve a **produção de receptores de citocinas solúveis**, como o receptor de IL-2 solúvel, o receptor de IL-4 solúvel, o receptor de IL-6 solúvel e outros. Esses receptores solúveis diminuem as atividades das citocinas, atuando como escoadouro para o excesso de citocinas.

Além dos receptores de chamariz e antagonistas dos receptores, as atividades das citocinas também são **moduladas por meio de proteólise**, que pode intensificar ou desativar suas atividades. Um exemplo bem conhecido de aumento de atividade pode ser observado em membros da família da IL-1 estendida (que inclui IL-1α, IL-1β, IL-18, IL-33 e IL-36), e muitas dessas citocinas são inicialmente produzidas como pró-citocinas inativas, que exigem o seu processamento proteolítico para a sua ativação. Por exemplo, a IL-1β e a IL-18 são sintetizadas como precursores totalmente inativos e exigem processamento pela caspase-1 para expressar atividade biológica. A caspase-1 é ativada em resposta à detecção de patógenos intracelulares ou extracelulares, que iniciam a montagem de complexos de inflamassomos intracelulares, que promovem a ativação da caspase-1 (ver Figura 1.20). Dessa maneira, a maturação da IL-β e da IL-18 está estreitamente acoplada à detecção de patógenos, levando à sua maturação por meio de proteólise dependente de caspase-1. Os neutrófilos, que frequentemente constituem as primeiras células que respondem no sistema imune, também constituem uma fonte de várias proteases (como elastase, catepsina G e proteinase-3), que estão contidas em seus grânulos secundárias e que podem ser liberadas no espaço extracelular após o encontro com patógenos grandes, imunoagregados ou fortes estímulos de ativação (ver Figuras 1.9 e 1.30). Evidências emergentes também indicam que as proteases derivadas dos neutrófilos também podem processar múltiplos membros da família estendida da IL-1, de modo a intensificar a atividade dessas últimas citocinas, atuando, assim, como meio de aumentar progressivamente a inflamação.

Uma classe final de moléculas que modulam os efeitos das citocinas é constituída por **antagonistas intracelulares das vias de sinalização das citocinas**, que interferem nas vias de transdução de sinais "a jusante" dos receptores de citocinas. Um bom exemplo é representado pelas proteínas da família do SOCS (supressor da sinalização de citocinas), que atuam "a jusante" de muitas citocinas que ativam a via de JAK-STAT, discutida anteriormente neste capítulo. Outro exemplo é A20, que desubiquitina moléculas de sinalização de citocinas "a jusante" da sinalização do TNF.

Em resumo, as atividades das citocinas são reguladas pelos seguintes mecanismos:

- Os receptores de chamariz não sinalizadores podem ligar-se às citocinas, porém não emitem sinais
- Os antagonistas dos receptores de citocinas podem competir com citocinas pela sua ligação ao receptor
- Os receptores de citocinas solúveis podem atuar como "escoadouro" para as citocinas
- Algumas citocinas (p. ex., membros da família da IL-1) exigem proteólise para a sua ativação
- As moléculas intracelulares (p. ex., SOCS, A20) podem atuar como antagonistas da sinalização dos receptores de citocina.

As células T ativadas proliferam em resposta às citocinas

Conforme discutido no Capítulo 7, uma vez cruzado o limiar necessário para ativação, uma célula T entra no ciclo de divisão celular e sofre proliferação clonal e diferenciação em células efetoras. Ocorre suprarregulação de uma sucessão de genes com a ativação das células T. Nos primeiros 30 min, ocorre expressão de fatores de transcrição nuclear, como Fos/Jun e NFAT, que regulam a expressão de IL-2 e o proto-oncogene celular c-*myc*; todavia, nas próximas horas, observa-se a síntese de uma variedade de citocinas e seus receptores específicos. Posteriormente, aparecem moléculas como o receptor de transferrina relacionado com a divisão celular e, em uma fase muito tardia, antígenos, como a molécula de adesão VLA-1, que possibilita a ligação das células T ativadas ao endotélio vascular nos locais de infecção. Em seu conjunto, esses eventos conferem às células T ativadas novas propriedades funcionais, que incluem a capacidade de ativar os macrófagos, o fornecimento de ajuda mediada por citocinas para a produção de anticorpos pelas células B e a capacidade de eliminar alvos infectados por vírus por meio da indução de apoptose nessas células.

No que concerne às células T, a proliferação clonal após ativação depende fundamentalmente da IL-2 (Figura 8.21). Essa citocina é um peptídio simples com peso molecular de 15,5 kDa, que só atua em células que expressam receptores de IL-2 de alta afinidade (Figura 8.12A). Esses receptores não estão presentes nas células T em repouso, porém são sintetizados dentro de poucas horas após a ativação. As células T ativadas sofrem rápida divisão por 4 a 5 dias, em um processo dependente de IL-2, e, em seguida, diferenciam-se em vários subgrupos de células efetoras, conforme descrito adiante.

A separação de uma população de células T ativadas cm células com receptores de IL-2 de alta e de baixa afinidade mostrou claramente a exigência de um número adequado de receptores de alta afinidade para a ação mitogênica da IL-2. O número desses receptores na célula aumenta sob a ação do antígeno e da IL-2, e, à medida que o antígeno é eliminado, o número de receptores também diminui e, com isso, a responsividade à IL-2. É preciso assinalar que, embora a IL-2 seja um fator de crescimento de células T imunologicamentc inespecífico, ela só funciona adequadamente em respostas específicas, visto que as células T não estimuladas não expressam receptores de IL-2 de alta afinidade.

Como veremos adiante, as células T ativadas também produzem um conjunto impressionante de outras citocinas, e o efeito

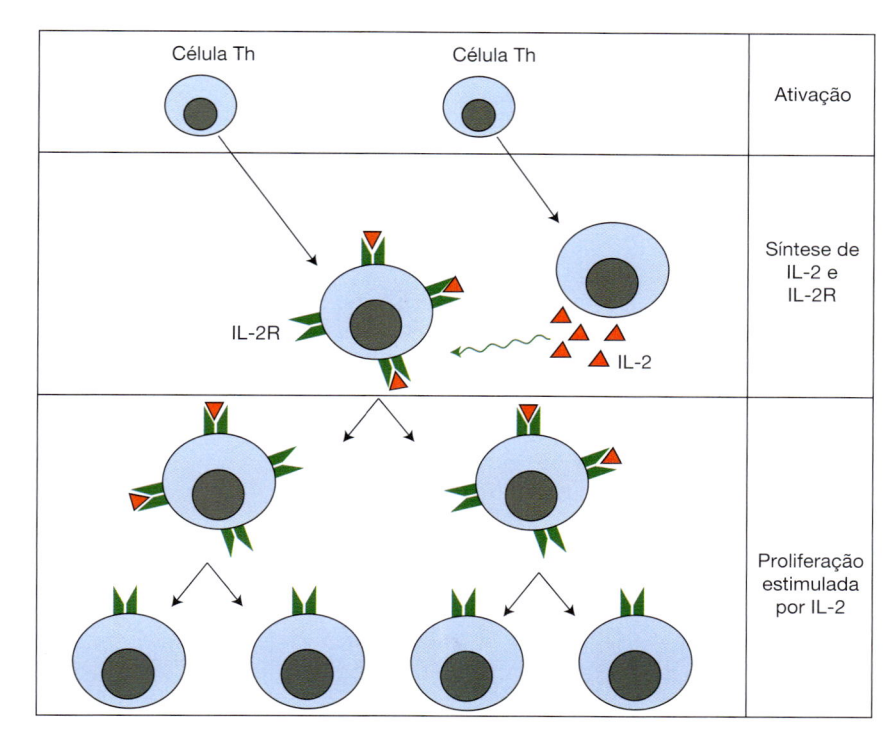

Figura 8.21 Blastos T ativados, que expressam receptores de superfície para IL-2, proliferam em resposta a essa citocina. Produzida por eles próprios ou por outro subgrupo de células T. A expansão é controlada por meio de infrarregulação do receptor de IL-2 ou pela própria IL-2. A população expandida secreta uma ampla variedade de citocinas biologicamente ativas, das quais a IL-4 também intensifica a proliferação de células T.

proliferativo da IL-2 é reforçado pela ação da IL-4 e, em certo grau, da IL-6, que reagem com os receptores correspondentes nas células T em divisão.

Os diferentes subgrupos de células T podem produzir diferentes padrões de citocinas

Mencionamos anteriormente a ideia de que é possível gerar diferentes tipos de células T (Figura 8.1). Além dos principais subgrupos de células T CD4 e CD8 restritas, pode-se **detectar outra subfuncionalização das células T, com base nos padrões de citocinas expressas por essas células**. Conforme assinalado anteriormente, o padrão específico de citocinas secretadas por uma célula T ativada é influenciado pela natureza das citocinas a qual é exposta após o encontro inicial com o antígeno apresentado por uma célula dendrítica madura dentro dos órgãos linfoides secundários. A **polarização das células T** (*i. e.*, a sua diferenciação adicional em determinado subgrupo Th) pode ser ainda mais reforçada por sinais de citocinas que são encontrados no trajeto da célula T preparada (*primed*) até o local de infecção ou o local de reestimulação adicional com o antígeno. Dessa maneira, as respostas das células T podem ser adaptadas de acordo com a natureza do patógeno que inicialmente induziu a ativação do sistema imune. Entretanto, antes de examinarmos mais detalhadamente a polarização das células T, **alertamos o leitor a não pensar nesse processo como rigorosamente limitador**, porém como um *continuum* de respostas, que podem exibir padrões particularmente distintos em pontos específicos do espectro. Além disso, a polarização das células T pode não ser um destino irreversível, visto

que há evidências de que as células T polarizadas podem adotar diferentes estados polarizados, a não ser que repetidamente reestimuladas em condições específicas de polarização.

Polarização das células Th

Os clones de células T auxiliares podem ser divididos em quatro subgrupos principais – Th1, Th2, Th17 e Tfh –, e cada um deles exibe um perfil distinto de secreção de citocinas (Figura 8.22), que, por sua vez, influencia a variedade de funções efetoras desempenhadas por cada subgrupo. Foi também identificado um subgrupo adicional de células T CD4-positivas, que exerce controle sobre os outros subgrupos de células T, inibindo a sua função efetora; essas células são denominadas células T reguladoras ou Treg. Iremos considerar algumas das propriedades que esses perfis de citocinas conferem aos subgrupos de células T.

As células Th1 coordenam as respostas a patógenos intracelulares

As células Th1 secretam perfis de citocinas direcionados para a coordenação das respostas a **infecções bacterianas e virais intracelulares** (Figura 8.22). Isso é obtido, em grande parte, pela ativação dos macrófagos e auxílio na expansão dos linfócitos T citotóxicos (Tc). Como produzem grandes quantidades de IFNγ, as células Th1 têm a capacidade de ativar macrófagos, o que é particularmente importante quando os macrófagos são infectados por bactérias intracelulares que antagonizam ativamente a função dos macrófagos. Quando uma célula efetora polarizada em Th1 alcança o local de infecção, pode ser reestimulada por macrófagos locais que estão infectados por bactérias intracelulares ou que internalizaram fragmentos de bactérias. A apresentação do antígeno

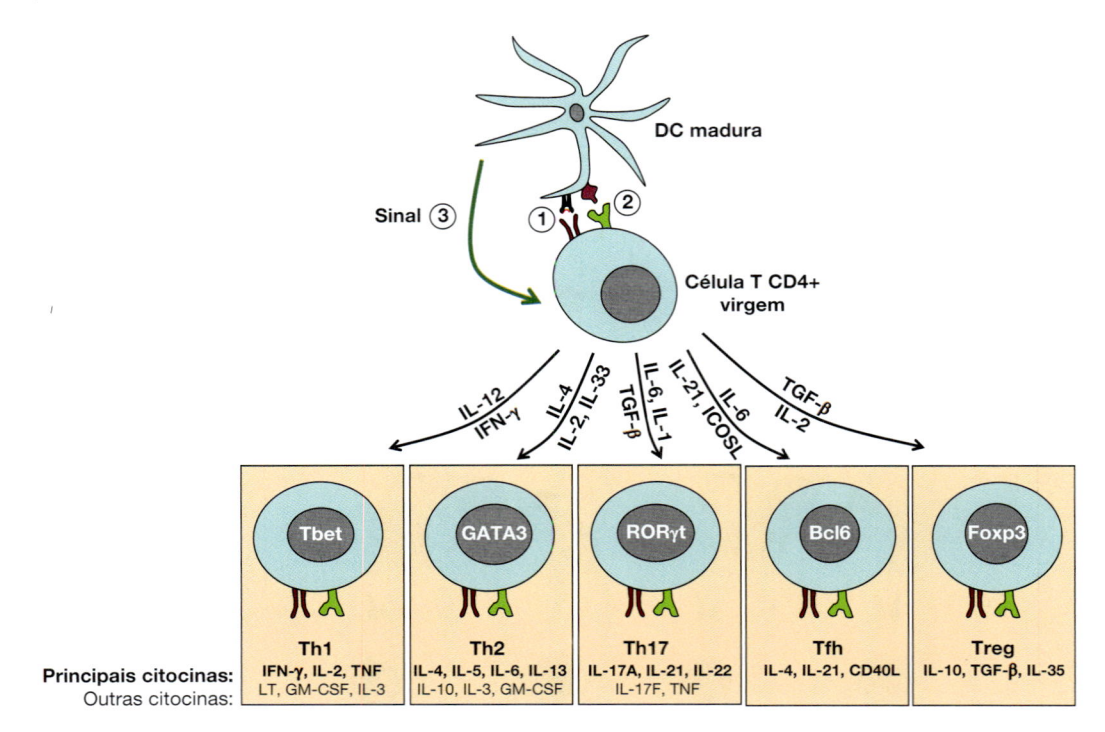

Figura 8.22 As células T podem sofrer polarização em subgrupos distintos, que secretam diferentes combinações de citocinas. As células T virgens podem sofrer ativação e polarização em subgrupos Th distintos. As citocinas produzidas por células dendríticas ou outras células do sistema imune inato, que representam o sinal 3, determinam a diferenciação da célula T, conforme ilustrado. São mostrados os reguladores mestres da diferenciação das células T (Tbet, GATA3, RORγt, Bcl6 e Foxp3), que sofrem permutação nas classes Th correspondentes.

específico por meio de moléculas do MHC da classe II no macrófago leva à secreção dirigida de IFNγ pela célula Th1, de modo a ativar o macrófago (Figura 8.23). Entretanto, na ausência de outros sinais, os macrófagos não são muito responsivos ao IFNγ. Esse problema também é resolvido pela célula Th1 na forma de CD40L, que se liga ao CD40 no macrófago, aumentando acentuadamente a sua sensibilidade ao IFNγ. As células Th1 também podem intensificar as funções microbicidas do macrófago contra bactérias extracelulares que foram fagocitadas (Figura 8.23). No Capítulo 1, foi assinalado que os macrófagos aumentam acentuadamente as suas propriedades microbicidas com a sua ativação, e tanto o IFNγ quanto o TNFα constituem uma maneira muito adequada de obter isso. Os macrófagos estimulados pelo IFNγ também produzem IL-12, que leva a um reforço do fenótipo Th1.

As células Th1 também secretam altos níveis de IL-2 (Figura 8.22), que são capazes de sustentar a expansão das células T citotóxicas CD8-positivas, isto é, células destruidoras profissionais de células infectadas por vírus, cujo mecanismo de destruição será descrito mais adiante, neste capítulo. Isso pode ocorrer quando as células T ativadas migraram para um local de infecção, e uma célula Th1 acopla-se a um macrófago ou a uma célula dendrítica infectados (por meio de interações do MHC da classe II/peptídio-TCR) simultaneamente com um CTL, que está acoplado à célula apresentadora de antígeno (APC) por meio de interações do MHC da classe I/peptídio-TCR. Isso cria as circunstâncias em que um CTL pode ser induzido a sofrer expansão clonal para aumentar o seu número, devido à IL-2 produzida pela célula Th1. Posteriormente, neste capítulo, iremos mostrar que uma célula Th1 também pode "autorizar" uma célula dendrítica a estimular uma célula Tc após a saída da célula Th1.

Outras citocinas secretadas pelas células Th1, como a IL-3 e o GM-CSF, exercem efeitos mais distantes sobre precursores da medula óssea e induzem a produção de neutrófilos e macrófagos para aumentar as quantidades dessas células, quando necessário, durante uma infecção em curso.

As células Th2 coordenam as respostas a patógenos extracelulares

Tendo em vista a sua capacidade de gerar IL-4, IL-5 e IL-3 (Figura 8.22), todas as quais sustentam a proliferação das células B, a permuta de classe e a diferenciação em efetores (Figura 8.24), as células Th2 são auxiliares muito apropriadas para as células B e parecem estar adaptadas para a defesa contra parasitas e outros **patógenos extracelulares** vulneráveis à IgE produzida por permuta em resposta à IL-4, eosinofilia induzida por IL-5 e proliferação dos mastócitos estimulados por IL-3/4. Todavia, como veremos adiante, a geração de células B maduras de afinidade nos centros germinativos exige uma população diferente de células T denominadas células auxiliares foliculares T (Tfh), que colaboram com as células B e as células dendríticas foliculares no centro germinativo para selecionar células B que sofreram hipermutação somática para aumentar a afinidade de seus BCR a antígenos. À semelhança das células Th1, as células Th2 também produzem IL-3 e GM-CSF para induzir a produção de neutrófilos e macrófagos a partir dos precursores da medula óssea. A IL-5 também atua a distância e mostra-se particularmente importante na produção de eosinófilos (Figura 8.3), que, conforme discutido no Capítulo 1, estão particularmente bem adaptados para combater grandes parasitas extracelulares como helmintos parasitas. Em virtude de seu tamanho físico, esses agentes infecciosos não podem ser facilmente

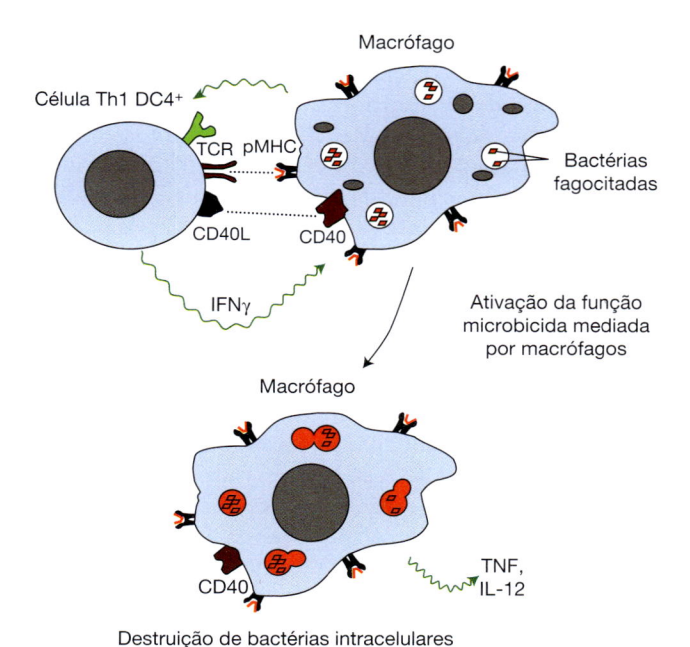

Figura 8.23 As células Th1 ativam a atividade microbicida dos macrófagos. O IFNγ derivado das células Th1 é importante na ativação dos macrófagos e pode intensificar a atividade microbicida dessas células para destruir bactérias fagocitadas. O IFNγ também pode induzir a secreção de IL-12 e de TNF por macrófagos, como mostra a figura.

fagocitados por macrófagos ou neutrófilos. Para solucionar esse problema, os eosinófilos são dotados de grânulos especializados, que contêm uma variedade de moléculas citotóxicas, que são liberadas na superfície do parasita após a ocupação dos receptores de C3b do complemento no eosinófilo com parasitas opsonizados por C3b.

As células Th17 promovem respostas inflamatórias agudas e recrutam os neutrófilos

As células Th17 são células produtoras de IL-17A, que também secretam IL-17F, IL-21 e IL-22 (Figura 8.22). Essas células parecem ser especializadas no desencadeamento de respostas inflamatórias maciças contra **infecções bacterianas e fúngicas extracelulares**, particularmente na pele e na interface das mucosas. Essa função é desempenhada por meio da produção de IL-17A, IL-17F e IL-22, que possuem efeitos amplos sobre muitos tipos de células não imunes, como células endoteliais e epiteliais, e que induzem a produção de citocinas pró-inflamatórias e quimiocinas por essas células, de modo a promover o recrutamento dos neutrófilos para o local de inflamação. Essas citocinas também induzem a secreção de peptídios antimicrobianos por queratinócitos, por exemplo, o que reforça a sua função de barreira contra a infecção. As células Th17 também têm tendência a atuar em reações autoimunes, quando as ações dessas células ficam fora de controle.

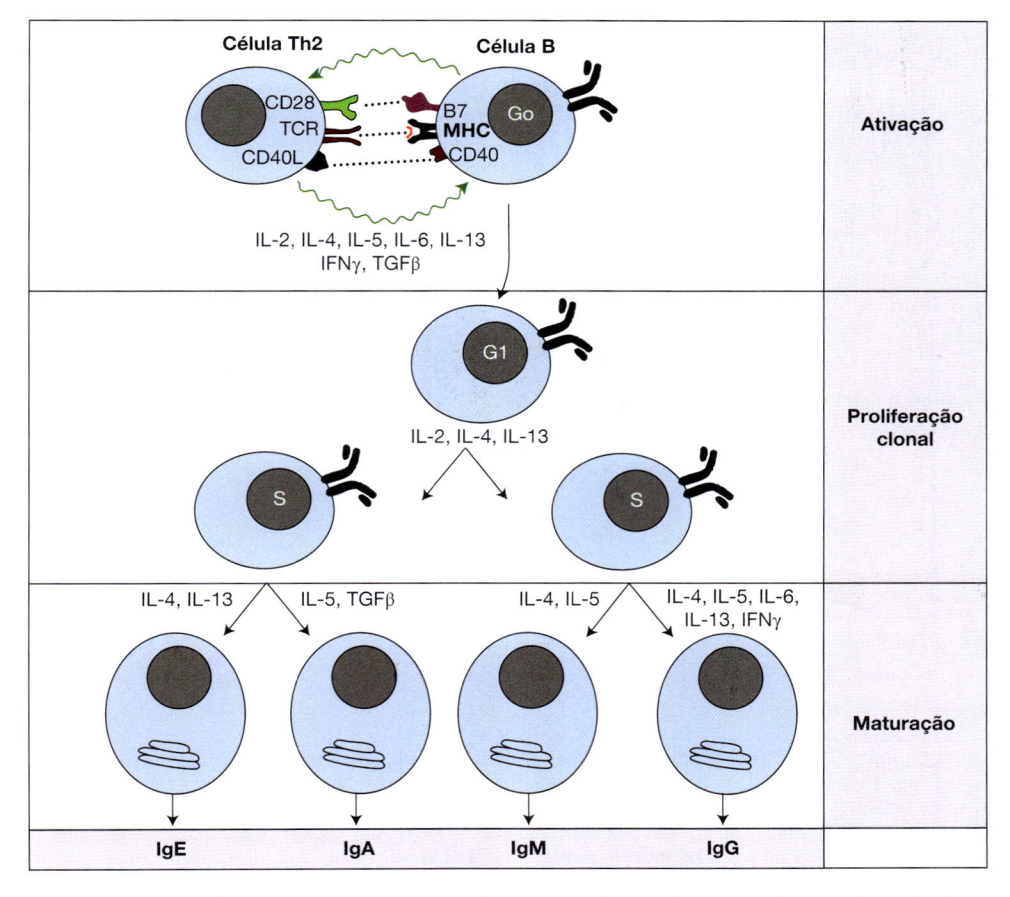

Figura 8.24 Resposta das células B a antígenos dependentes do timo (TD): expansão clonal e maturação das células B ativadas sob a influência de fatores solúveis derivados de células T. A coestimulação por meio da interação CD40L-CD40 é essencial para as respostas imunes primárias e secundárias a antígeno TD, bem como para a formação dos centros germinativos e da memória. A expressão de c-*myc*, que se torna máxima dentro de duas horas após a estimulação pelo antígeno ou anti-μ, é paralela à sensibilidade a fatores de crescimento; a transfecção com c-*myc* substitui anti-μ.

As células Tfh estimulam a formação e a manutenção dos centros germinativos

Embora se saiba da existência das células Th1, Th2 e Th17 há algum tempo, as células T auxiliares foliculares (Tfh) foram recentemente acrescentadas às fileiras das células Th (Figura 8.22). **As células Tfh também fornecem auxílio às células B, porém são especializadas na formação e na manutenção dos centros germinativos dentro dos folículos de células B** dos órgãos linfoides secundários. As células T auxiliares foliculares são células T CD4-positivas maduras, que expressam de modo constitutivo o receptor de guiamento (*homing*) folicular de células B, CXCR5, e são encontradas dentro das regiões de células B dos linfonodos, do baço e das placas de Peyer, onde desempenham uma função essencial na formação e na manutenção dos folículos de células B por meio do suprimento de CD40L, bem como secreção de IL-4 e IL-21. Os folículos de células B dependem, fundamentalmente, da presença contínua de células Tfh, visto que essas células fornecem uma multiplicidade de sinais (incluindo CD40L, IL-4, IL-21 e vários outros sinais que aumentam o tempo de permanência entre células Tfh e B), que são necessários para a maturação de afinidade das células B e a diferenciação em plasmócitos. As células Tfh também estão envolvidas na eliminação (por meio de FasL) das células B que não tiveram sucesso no rearranjo de seu BCR e que não reconhecem mais eficientemente o antígeno.

Regulação cruzada dos subgrupos de células Th1, Th2 e Th17

As citocinas específicas secretadas pelas células Th1, Th2 e Th17 não apenas possibilitam a indução de funções biológicas distintas, como também ajudam a reforçar o mesmo padrão de produção de citocinas, além de inibir a polarização para o subgrupo de células Th alternativo, uma característica que algumas vezes é explorada para o benefício de alguns patógenos. A capacidade do IFNγ, a citocina característica das células Th1, de inibir a proliferação de clones de Th2, e da IL-4 e IL-10 derivadas de Th2 de bloquear tanto a proliferação quanto a liberação de citocinas pelas células Th1 parece fazer com que essa questão esteja além de qualquer dúvida razoável (Figura 8.25). De modo semelhante, o desenvolvimento do fenótipo Th1 ou Th2 parece ser antagonista ao desenvolvimento de células Th17.

Os estudos realizados sobre a infecção de camundongos pelo protozoário patogênico *Leishmania major* demonstraram que a injeção intravenosa ou intraperitoneal de promastigotas mortos leva à proteção contra estímulos com parasitas vivos associados a uma alta expressão do mRNA do IFNγ e a baixos níveis de mRNA de IL-4; foi constatado o achado recíproco de baixa expressão de IFNγ e alta expressão de IL-4 após imunização subcutânea, que não conseguiu fornecer proteção. Além disso, camundongos não vacinados infectados por microrganismos vivos podem ser salvos pela injeção de IFNγ e de anti-IL-4. Esses resultados são compatíveis com a expressão preferencial de uma população de células Th1 protetoras secretoras de IFNγ por imunização intraperitoneal ou intravenosa, bem como de células Th2 não protetoras, produtoras de IL-4 em animais que receberam injeção subcutânea.

Estabilidade *versus* plasticidade dos subgrupos de células Th

A classificação original de Mosmann-Coffman em subgrupos Th1 e Th2 foi baseada em dados obtidos com clones mantidos em cultura por longos períodos e poderia ter sido decorrente de

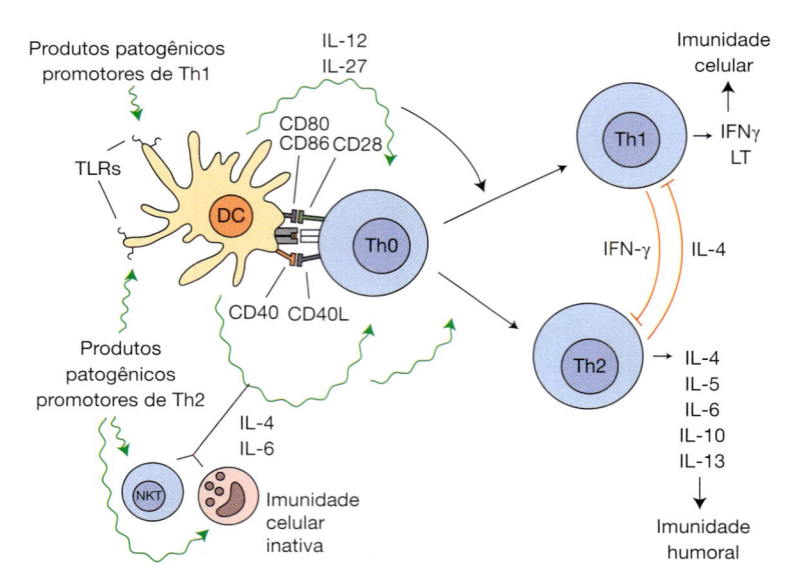

Figura 8.25 Geração de subgrupos Th1 e Th2 CD4. Após estimulação inicial das células T, surge uma variedade de células produtoras de um espectro de padrões de citocinas. Dependendo da natureza do patógeno e da resposta das células do sistema imune inato durante as fases iniciais da infecção, a população de células T auxiliares resultante pode ser direcionada para os dois extremos. Os produtos patogênicos promotores de Th1 (como LPS) ocupam receptores *Toll-like* (TLR) nas células dendríticas ou nos macrófagos e induzem a secreção de citocinas polarizadoras de Th1, como IL-12 e IL-27. Estas últimas citocinas promovem o desenvolvimento de células Th1, que produzem as citocinas características da imunidade celular. A IL-4, possivelmente produzida pela interação de microrganismos com o receptor NK1.1⁺ semelhante à lectina nas células NKT ou por meio de interação dos produtos patogênicos promotores de Th2 com TLR nas células dendríticas, direciona o desenvolvimento para a produção de células Th2, cujas citocinas auxiliam o progresso das células B em células secretoras de anticorpos, e assegura a produção de imunidade humoral. As citocinas produzidas por subpopulações polarizadas de Th1 e Th2 são mutuamente inibitórias. LT, linfotoxina (TNFγ); Th0, célula auxiliar inicial, que produz um espectro de citocinas; outras abreviaturas iguais às da Tabela 8.1.

artefatos de condições *in vitro*. O uso de anticorpos monoclonais específicos contra citocinas para coloração fluorescente intracelular e de ensaios ELISPOT para a detecção das moléculas secretadas demonstrou que os fenótipos Th1 e Th2 também tornam-se evidentes em células de amostras recentemente coletadas e, portanto, aplica-se *in vivo*. Todavia, talvez seja melhor não se limitar tão rigidamente ao raciocínio conduzido pelo paradigma de Th1/Th2/Th17/Tfh, porém considerar as células T ativadas como células potencialmente produtoras de todo um espectro de perfis de citocinas (Th0, Figura 8.25), com possível desvio das respostas para determinados padrões, dependendo da natureza do estímulo antigênico. Por conseguinte, também devem existir outros subgrupos, em particular as células Th3/Tr1 (T reguladoras 1) produtoras do fator transformador de crescimento β (TFGβ) e de IL-10, que possuem interesse, visto que essas citocinas podem mediar efeitos imunossupressores e podem estar envolvidas na indução da tolerância induzida na mucosa.

É muito provável que sejam identificados outros subgrupos de células T nos próximos anos, e as evidências atuais sugerem que, em vez de cada subgrupo representar "linhagens" de células T altamente comprometidas e distintas, parece haver uma considerável plasticidade no espectro de citocinas passíveis de serem secretadas pelas células T diferenciadas. Além disso, é também evidente que pode ocorrer **reprogramação de células T efetoras**, com conversão de subgrupos de células T diferenciados de um tipo para outro.

As células do sistema imune inato moldam a resposta de Th1/Th2/Th17/Tfh

Já introduzimos o conceito de que o ambiente de citocinas estabelecido por células do sistema imune inato durante os estágios iniciais da infecção exerce uma importante influência sobre a resposta imune adaptativa (Figuras 8.1 e 8.2). Nos estágios iniciais de uma infecção, as respostas imunes inatas assumem o controle, visto que os linfócitos T necessitam de *priming* pelas células dendríticas para iniciar a expansão clonal e a maturação em células efetoras. Com a migração das células T antígeno-específicas para os linfonodos, onde entram em contato com células dendríticas maduras que encontraram, há pouco tempo, patógenos microbianos, os produtos patogênicos encontrados pelas células dendríticas terão produzido polarização destas últimas para a secreção de determinadas citocinas, conforme discutido anteriormente (Figuras 8.1 e 8.22). A polarização das células T para Th1, Th2 ou outro destino é obtido por meio do sinal 3, e a natureza desse sinal é fortemente influenciada pelas condições nas quais houve sensibilização (*priming*) das células dendríticas (Figura 8.4).

Polarização para Th1

A IL-12 e suas interleucinas relacionadas, IL-23 e IL-27 são fundamentais no processo de polarização para um fenótipo de células Th1 (Figura 8.22). A invasão de células fagocitárias por patógenos intracelulares induz a secreção copiosa de IL-12, que, por sua vez, estimula a produção de IFNγ por células NK. A ocupação de muitos dos receptores *Toll-like* (TLR) conhecidos nas células dendríticas por produtos microbianos (como LPS, dsRNA e DNA bacteriano) desencadeia a maturação das células dendríticas e induz a produção de IL-12, favorecendo, assim, as respostas Th1. A sensibilização (*priming*) bacteriana também induz a expressão do receptor CD40 nas células dendríticas e leva a uma responsividade ao CD40 L, expresso pelas células T ativadas, para a síntese ideal de IL-12. A IL-12 também é particularmente efetiva na indução do IFNγ por células T ativadas, e a secreção deste último pela célula T intensifica ainda mais a produção e a secreção pelas células dendríticas; esse processo atua como uma alça de retroalimentação positiva clássica para intensificar a produção de IL-12 e direciona ainda mais a resposta para Th1. Conforme assinalado no Capítulo 7, a ativação de STAT4 induzida pela IL-12 é importante para a indução do regulador de transcrição mestre de Th1, T-bet. Esse fator de transcrição ativa a expressão das citocinas Th1 essenciais pela célula T, o IFNγ e o TNFα, enquanto suprarregula simultaneamente a expressão do IL-12R na superfície celular.

Polarização para Th2

A IL-4 é essencial para a produção de um fenótipo celular Th2. Enquanto a IL-12 e o IFNγ promovem uma resposta Th1, essas citocinas também inibem as respostas Th2 (Figura 8.22). Entretanto, os efeitos da IL-4 parecem ser dominantes em relação à IL-12, e, por conseguinte, as quantidades de IL-4 em relação à quantidade de IL-12 e de IFNγ são de suma importância para determinar a diferenciação das células Th0 (*i. e.*, não polarizadas) em Th1 ou Th2. A IL-4 infrarregula a expressão da subunidade β_2 do IL-12R, que é necessária para a responsividade à IL-12, polarizando ainda mais a dominância de Th2. A estimulação das células T virgens pela IL-4 desencadeia a ativação de STAT6, que ativa o **fator de transcrição mestre Th2, GATA3**, necessário para promover a expressão gênica e a secreção das **citocinas Th2, IL-4, IL-5 e IL-13**, das células Th2 ativadas. Ainda não foi esclarecido se sinais provenientes do sistema imune inato estimulam as células T na direção de uma resposta Th2, ou se existe uma via de diferenciação básica para as células Th, a não ser que sejam suprimidas por sinais de polarização para Th1, como IL-12 ou IFNγ. Uma população de células especiais, as células NKT, que possuem o marcador NK1.1⁺, libera rapidamente um padrão de citocinas com predomínio de IL-4 quando estimulada. Essas células exibem muitas características incomuns. Podem ser CD4⁻CD8⁻ ou CD4⁺CD8⁻ e podem expressar baixos níveis de receptores αβ da célula T, com uma cadeia α invariante e uma cadeia β muito restrita, e muitos desses receptores reconhecem a molécula CD1 semelhante ao MHC não clássica. A sua morfologia e o conteúdo de grânulos são intermediários entre as células T e as células NK. Embora expressem TCR αβ, há uma tendência a classificá-las no limite do sistema imune "inato", tendo em vista as suas características primitivas e a presença do receptor NK1.1 semelhante à lectina, que pode estar envolvido no reconhecimento de carboidratos microbianos.

Polarização para Th17

A IL-6 e a IL-1 em associação como o TGFβ são fundamentais na geração de células Th17, reforçadas pela IL-23, que parece ser importante na expansão e na estabilização dessas células (Figura 8.22). As células T virgens não expressam receptores de IL-23, porém os suprarregulam com a sua ativação produtiva, que também é estimulada pela IL-6. Por conseguinte, o papel da IL-23 na diferenciação em células Th17 é mais um reforço do que um processo de iniciação. Embora o TGFβ em associação com a IL-6 e a IL-1 influencie a produção de células Th17, o TGFβ isoladamente polariza as células T para um destino de células Treg, conforme discutido adiante. Entretanto, o TGFβ não parece desempenhar um papel instrutivo na produção de células Th17, visto que parece atuar ao suprimir o desenvolvimento dos fenótipos Th1 ou Th2, que são antagonistas ao destino Th17. A IL-6 e o TGFβ promovem a ativação mediada por STAT3 do fator de transcrição **Rorγt**, que é o regulador mestre da diferenciação de IL-17. O Rorγt promove a expressão das **citocinas Th17, IL-17, IL-22 e IL-23**, nas células Th17 diferenciadas.

Polarização para Tfh

Embora se saiba que a suprarregulação do fator de transcrição Bcl-6, o qual, por sua vez, suprarregula o receptor de quimiocina de guiamento (*homing*) dos folículos de células B, CXCR5, seja de importância crítica para o desenvolvimento de células Tfh, os eventos que levam à expressão desse fator de comprometimento de linhagem ainda estão sendo elucidados. A expressão do CXCR5 nas células Tfh confere responsividade à quimiocina CXCL13 e permite a sua localização nos folículos. A expressão de Bcl-6 também reprime a expressão dos fatores de transcrição T-bet, GATA3, Rorγt e Foxp3, que são necessários para a diferenciação em células Th1, Th2, Th17 e Treg, respectivamente. A IL-6 e a IL-21 parecem ser importantes para o desenvolvimento das células Tfh, sendo a IL-21 importante para a sua sobrevivência continuada (Figura 8.22). Com a expressão do CXCR5, as células Tfh são guiadas para os folículos de células B, onde recebem uma coestimulação (por meio do ligante coestimulador induzível [ICOSL]) por células B apresentadoras de antígeno, o que parece reforçar ainda mais a diferenciação de Tfh. As células Tfh estão perdidas nos camundongos ICOS⁻/⁻ ou nos animais tratados com anticorpos neutralizantes ICOSL. Além disso, as células Tfh também necessitam da presença constante de células B, sugerindo que o comprometimento para esse destino Th seja iniciado por células dendríticas, porém exija um reforço contínuo por estimulação derivada das células B, mais provavelmente por meio do ICOSL.

Outras reflexões sobre a polarização Th

Embora se disponha de uma certa quantidade de evidências indicando a existência de subpopulações de células dendríticas especializadas na estimulação de populações Th1, Th2, Th17 ou Tfh, parece que as células dendríticas são relativamente plásticas e são capazes de adotar um fenótipo de polarização para Th1, Th2, Th17 ou Tfh, dependendo dos sinais iniciadores (*priming*) encontrados a partir de fontes microbianas e de tecidos. Entretanto, a discussão anterior deve tornar óbvio que as citocinas produzidas na vizinhança imediata da célula T são imporantes.

Policiamento do sistema imune adaptativo

Além dos subgrupos de células T efetoras já descritos, há muitas evidências de que as células T também podem se diferenciar em células que desempenham uma **função supressora ou reguladora** das respostas imunes (Figura 8.22). Isso significa que essas células parecem policiar as ações das outras classes de células T, intervindo para reprimir as respostas imunes quando isso parece ser necessário. Essas células são denominadas células T reguladoras ou Treg e parece haver duas categorias diferentes dessas células: as **células Treg derivadas do timo** e as **células Treg perifericamente derivadas**. Essas células desempenham um papel na supressão das respostas a antígenos próprios, bem como das respostas inapropriadas ou indesejáveis a antígenos não próprios (como bactérias comensais ou alimento no sistema gastrintestinal); na verdade, acredita-se agora que as células Treg possam controlar quase todas as respostas imunes adaptativas. A estratégia adotada pelas células Treg na supressão das respostas autoimunes nascentes parece ser a de encobrir outras células T, agrupando-se em torno das células dendríticas e de outras APC. Se as células Treg receberem fortes sinais dos TCR da mesma célula dendrítica, como uma célula T demonstrando sinais de ativação (devido à produção de IL-2), a célula Treg pode utilizar uma variedade de estratégias para suprimir o desenvolvimento da função efetora total das células T autoimunes nas proximidades (Figura 8.26). Como veremos adiante, as células Treg podem abafar respostas autorreativas emergentes das células T por meio da secreção de IL-10, secreção de IL-35, depleção de IL-2, inibição da coestimulação por CTLA-4 e até mesmo destruição direta da célula T ou da própria APC. Evidências recentes sugerem que as células Treg também desempenham um importante papel, promovendo o reparo dos tecidos após uma lesão por meio da produção de citocinas associadas ao reparo tecidual, como a anfirregulina. Iremos examinar em primeiro lugar as células Treg derivadas do timo, visto que elas parecem constituir o tipo mais abundante.

Células Treg derivadas do timo

As células Treg derivadas do timo (também denominadas células Treg naturais) constituem uma população de células T Foxp3⁺CD25⁺CD4⁺, que têm a capacidade de suprimir as respostas imunes de células T autorreativas por mecanismos que ainda não estão totalmente elucidados, mas que parecem envolver várias estratégias distintas e, possivelmente, superpostas. A opinião atual é a de que essas células T reativas a antígenos próprios desenvolvem-se no timo e são liberadas como células funcionalmente maduras, que podem atuar para suprimir predominantemente a ativação

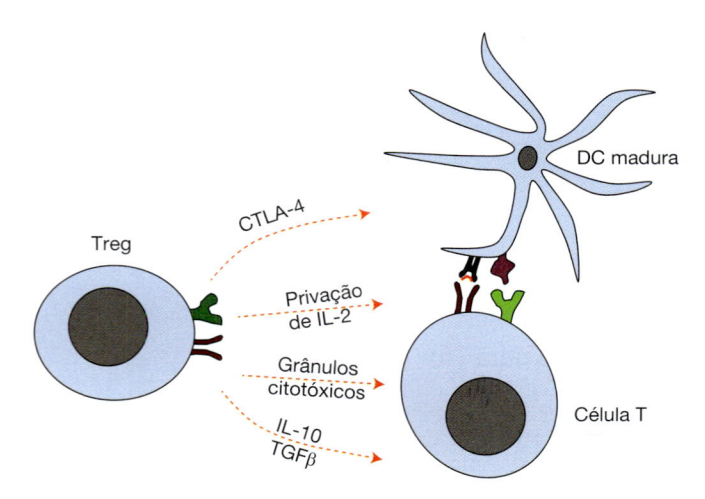

Figura 8.26 Diversidade dos mecanismos de supressão mediada pela célula Treg. As células T reguladoras (Treg) podem exercer suas funções reguladoras sobre as células T por meio da secreção de citocinas imunossupressoras, enzimas citotóxicas ou efeitos dependentes de contato com célula CTLA-4. Esses efeitos podem atuar sobre a célula T regulada ou sobre as células dendríticas (DC) ou outras células apresentadoras de antígeno (APC) que apresentam o antígeno a células T virgens. Ver o texto para mais detalhes.

de outras células autorreativas que escapam da seleção negativa no timo, possivelmente por meio de competição por antígenos próprios apresentados pelas células dendríticas ou por meio de sinais mediados por CTLA-4 da célula Treg para a célula dendrítica. A expressão do fator de transcrição Foxp3, que é suprarregulado em resposta ao TGFβ e à IL-2, induz a expressão de citocinas, como a IL-10, que desempenha um papel na função da célula Treg.

As células Treg derivadas do timo (tTreg) constituem 5 a 10% das células T CD4-positivas, e o seu desenvolvimento depende fundamentalmente da indução do Foxp3, um fator de transcrição capaz de reprimir a transcrição de citocinas dos tipos Th1, Th2 e Th17. As mutações com perda de função no gene *Foxp3* resultam em uma variedade de defeitos inflamatórios e autoimunes, que se caracterizam pela superprodução maciça de citocinas dos tipos Th1 e Th2, que acaba sendo fatal. As células Treg parecem ser essenciais para a supressão contínua das células T autorreativas, visto que a sua depleção leva ao desenvolvimento espontâneo de doença autoimune em camundongos normais sob os demais aspectos. Nos seres humanos, a condição equivalente que resulta de mutações no gene que codifica o Foxp3 é conhecida como desregulação imune, poliendocrinopatia, enteropatia ligada ao X (IPEX). A doença autoimune também pode ser provocada por transferência adotiva de esplenócitos com depleção de Treg em camundongos adultos normais para receptores singênicos que carecem de células T. A estimulação *in vitro* de células com depleção de Treg Foxp3$^+$ do sangue periférico de indivíduos saudáveis revelou a presença frequente de células T reativas contra múltiplos antígenos próprios; todavia, a proliferação dessas células T autorreativas pode ser facilmente suprimida pelo reacréscimo de células Treg. Esses experimentos argumentam que, provavelmente, todos os indivíduos possuem células T autorreativas que não são anérgicas. Por conseguinte, as células Treg mais provavelmente existem para neutralizar as ações dessas células e para impedir o desenvolvimento de autoimunidade espontânea.

A IL-2 também é crucial para a manutenção das células Treg derivadas do timo, visto que essas células T são incapazes de produzir a sua própria IL-2, diferentemente das células T ativadas, e dependem por completo da IL-2 parácrina para a sua sobrevida. Em consequência, observa-se uma redução drástica do número dessas células em camundongos com *knockout* de *IL-2* e *IL-2R*, cuja consequência é o desenvolvimento de linfoproliferação nesses animais, seguida de autoimunidade letal. A fonte de IL-2 para a manutenção das células Treg ainda não foi identificada, porém acredita-se hoje que se origine de células T autorreativas ou ativadas por antígeno que estejam interagindo com as mesmas células dendríticas que a célula Treg. Por conseguinte, as células Treg roubam efetivamente a IL-2 de células T adjacentes que se tornaram ativadas com a mesma célula dendrítica que a célula Treg e, portanto, provavelmente compartilham a mesma especificidade antigênica (definindo-as, portanto, como células autorreativas). Isso possibilita a expansão simultânea das células Treg, bem como a privação da célula T potencialmente autorreativa de IL-2, cuja presença é fundamental para a expansão clonal (Figura 8.21).

Células Treg perifericamente derivadas

Diferentemente das células Treg derivadas do timo, as células Treg "perifericamente derivadas" (também denominadas induzíveis ou adaptativas) (pTreg) são geradas a partir de células T virgens na periferia após o encontro com o antígeno apresentado por células dendríticas. Essas células T reguladoras formam um grupo diversificado, embora ainda não esteja claro se essas populações de células Treg perifericamente derivadas são realmente distintas.

As **células Th3** representam um subgrupo de células pTreg que foram encontradas na mucosa e que secretam IL-4, IL-10 e TGFβ. Essas células parecem ser importantes para a tolerância oral, e as células Th3 geralmente podem intervir para manter a tolerância aos microrganismos comensais benéficos que habitam o trato intestinal.

Foram descritas **células Tr1** com a ativação das células T na presença de altas concentrações de IL-10 *in vitro*. As células Tr1 secretam TGFβ e podem ser induzidas por células dendríticas imaturas que apresentam o antígeno na ausência de ligantes coestimuladores apropriados.

Foram descritas **células Treg induzíveis por Foxp3$^+$**, em que a ativação do TCR ocorre na presença de TGFβ e de IL-2. A diferenciação das células pTreg Foxp3 também parece ser favorecida em determinados ambientes teciduais, e os tecidos linfoides associados ao intestino (GALT) são particularmente sensíveis à geração dessas células.

As células Treg exercem seus efeitos por meio de múltiplos mecanismos

Conforme assinalado anteriormente, foi relatado que as células Treg exercem seus efeitos supressores por várias estratégias diferentes (Figura 8.26). Algumas células Treg parecem reprimir as respostas das células T por meio da **produção de citocinas imunossupressoras**, como IL-10, TGFβ ou IL-35. A IL-10 suprime as respostas das células T ao inibir a produção de IL-2, de IL-5 e do TNFβ, bem como pela inibição da suprarregulação do MHC da classe II e de ligantes coestimuladores B7 nas células dendríticas e nos macrófagos. A consequência desse último efeito consiste em antagonizar a apresentação efetiva do antígeno e a coestimulação das células T. O TGFβ também bloqueia a produção de citocinas pelas células T, bem como a citotoxicidade e a proliferação. Atualmente, não se sabe ao certo como a IL-35 suprime a função das células T, porém é possível que atue para suprimir a proliferação das células T.

Foi também relatada a **destruição de APC ou de células T efetoras** mediada por Treg. Nesse cenário, o reconhecimento do antígeno específico por uma célula Treg precipita uma reação de destruição das células T citotóxicas, em que a célula Treg induz a apoptose na APC que apresenta o antígeno à Treg ou em um uma célula T próxima em comunicação com a mesma APC. Nessa situação, foi relatado que a destruição depende da expressão de granzima B e perforina pela célula Treg. Posteriormente, neste capítulo, iremos explorar o mecanismo detalhado da destruição mediada por granzima B/perforina.

Conforme assinalado anteriormente, a competição pela IL-2 com células T ativadas também foi implicada como mecanismo efetor das células Treg, visto que essas células podem utilizar, mas não produzir a sua própria IL-2. A estratégia aqui parece ser a de que a célula Treg compete pela IL-2 produzida por células efetoras adjacentes, reduzindo, assim, a expansão de células T ativadas, que dependem essencialmente dessa citocina para proliferação clonal.

Por fim, porém não menos importante, a **CTLA-4**, o receptor alternativo para ligantes coestimuladores B7, tem sido considerada consistentemente importante para as funções das células Treg.

As células Treg que possuem CTLA-4 de superfície podem exercer efeitos inibitórios sobre a ativação das células T por vários mecanismos. Um deles consiste na simples competição com células T por ligantes B7 nas APC; outro mecanismo consiste em emitir sinais negativos para as células dendríticas por meio da CTLA-4, que infrarregula os ligantes B7 (*i. e.*, CD80 e CD86) nestas últimas, tornando essas células incapazes de ativar de modo produtivo células T virgens. Foi observado que as células Treg formam agregados ao redor das células dendríticas e suprimem a suprarregulação de ligantes B7; essas células também podem inibir a produção de citocinas pelas células dendríticas. É importante assinalar que a deleção Treg-específica de CTLA-4 leva ao desenvolvimento espontâneo de linfoproliferação sistêmica e doença fatal em camundongos.

É provável que haja uma atuação concomitante de um ou mais dos mecanismos anteriores citados, dependendo do contexto. Todavia, **um mecanismo básico que pode ser comum a todas as células Treg parece operar por meio da CTLA-4**, particularmente em relação às células Treg naturais, visto que essas células expressam níveis elevados desse receptor. Vamos analisar as evidências. O bloqueio de CTLA-4 por anticorpos monoclonais provoca doença autoimune específica de órgãos e doença intestinal inflamatória em animais saudáveis sob os demais aspectos. A Foxp3, juntamente com outros fatores de transcrição, suprarregula a CTLA-4 por efeitos dependentes de promotores. Os camundongos que carecem *CTLA-4*, especificamente em células Treg derivadas do timo, sucumbem a uma variedade de doenças autoimunes de modo semelhante a camundongos com deficiência de *Foxp3*.

Independentemente do mecanismo preciso de ação, todos concordam com o fato de que as células Treg são de suma importância no policiamento das atividades de células T potencialmente autorreativas, bem como na limitação das respostas excessivas a antígenos não próprios. Em consequência, a incapacidade de produzir respostas efetivas de Treg leva, com frequência, ao desenvolvimento de doença autoimune.

Uma função independente do TCR para células Treg na promoção do reparo dos tecidos

Além de seu papel dependente de TCR na supressão das respostas das células T ativadas por meio de um ou mais dos mecanismos descritos anteriormente, evidências recentes sugerem que as células Treg também podem exercer efeitos independentes do TCR e produzir uma resposta tecidual protetora por meio da secreção de citocinas que induzem proliferação na cicatrização de feridas, como a anfirregulina, um membro da família do EGF. Esse papel protetor tecidual é induzido pela liberação de DAMP, como a IL-18 e a IL-33, de células mortas, o que promove a expansão de células Treg locais e aumento da expressão da anfirregulina, que parece ser de importância crítica na promoção do reparo dos tecidos danificados (Figura 8.27). Em consequência, o *knockout* condicional da anfirregulina em células Treg CD4+Foxp3+ levou a um acentuado aumento da lesão pulmonar aguda em resposta a infecção pelo vírus influenza. É importante ressaltar que a produção de anfirregulina pelas células Treg não parece exigir a estimulação do TCR, mas parece ser induzida diretamente por efeitos mediados pela IL-18 e IL-33 sobre as células Treg. Por conseguinte, as células Treg pode desempenhar uma função protetora anti-inflamatória nos tecidos por meio de dois mecanismos distintos: a supressão das respostas das células T efetoras que podem aumentar o recrutamento de respostas dos neutrófilos e macrófagos que provocam dano e a produção de citocinas associadas ao reparo tecidual, como a anfirregulina, que podem promover diretamente a cicatrização de feridas.

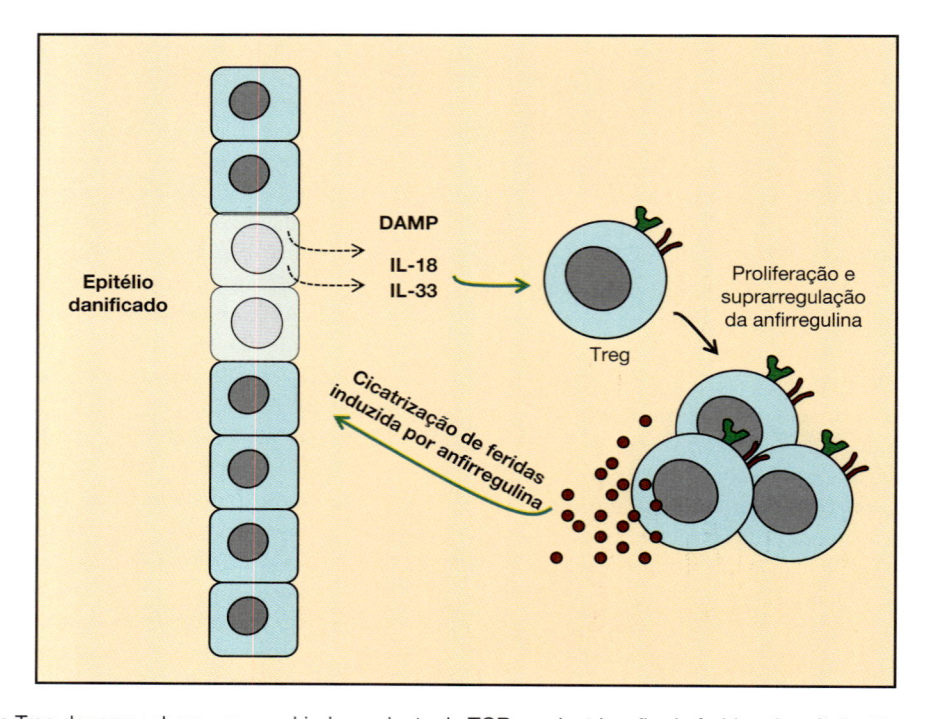

Figura 8.27 As células Treg desempenham um papel independente do TCR na cicatrização de feridas. As células T reguladoras (Treg) podem responder a DAMP liberados em resposta à lesão tecidual por meio de proliferação (por um processo independente do TCR), seguida da secreção da citocina semelhante ao EGF, a anfirregulina, que pode promover a proliferação do epitélio local de modo a facilitar a cicatrização de feridas.

Um subgrupo de células dendríticas também pode exercer efeitos citotóxicos sobre as células T para infrarregular as respostas imunes

Embora as células dendríticas sejam principalmente conhecidas pela sua capacidade de apresentar o antígeno com o propósito de induzir a ativação das células T, evidências recentes também sugerem que um subgrupo de células dendríticas expressa a perforina, uma molécula formadora de poros, que é mais frequentemente encontrada nas células T citotóxicas e nas células NK. Parece que as células dendríticas que expressam perforina apresentam auto-antígenos às células T, aparentemente como estratégia para atrair essas células fora de sua atuação correta, seguida de destruição das células T que respondem, e não do fornecimento de uma coestimulação. A depleção dessas células dendríticas que expressam perforinas possibilita a sobrevida das células T autorreativas em certos modelos de autoimunidade. Meu Deus, não existe nenhum lugar em que uma célula T autorreativa possa se esconder?

Células T CD8⁺ efetoras na imunidade celular

As células T citotóxicas (Tc) CD8⁺ restritas ao MHC da classe I, também designadas como linfócitos T citotóxicos (CTL), representam o outro braço importante da resposta imune celular e possuem importância estratégica na destruição das células infectadas por vírus, além de contribuir para os mecanismos de vigilância contra células cancerosas. Evidências emergentes também sugerem que os CTL e as células NK possam exercer efeitos citotóxicos contra bactérias intracelulares e extracelulares. Embora algumas células T CD4⁺ também sejam capazes de destruição citotóxica, a maior parte da destruição por CTL é executada pela população de células T CD8⁺.

Geração de células T citotóxicas

Os precursores dos CTL reconhecem o antígeno na superfície de células em associação a moléculas do MHC da classe I e, à semelhança das células B, necessitam habitualmente do auxílio das células T. Entretanto, o mecanismo de ajuda pode ser muito diferente do mecanismo utilizado pelas células Th2 para estimular a proliferação das células B e sua diferenciação em efetores. Conforme explicado anteriormente, a colaboração efetiva entre células T e B é habitualmente "cognata", visto que as células colaboradoras reconhecem dois epítopos ligados fisicamente (em geral, na mesma molécula). Se o leitor nos permitir lembrar, sem qualquer ofensa, o motivo é que os receptores de Ig de superfície na célula B capturam o antígeno nativo, o processam internamente e o apresentam à célula Th como peptídio em associação ao MHC da classe II. Embora se tenha mostrado que os epítopos ligados no antígeno também são necessários para a cooperação entre as células Th e os precursores das células T citotóxicas (Tcp), a natureza do reconhecimento das células T impede que o antígeno nativo seja concentrado no Tcp pelo seu receptor para processamento subsequente, mesmo que essa célula fosse expressar MHC II, o que ela não faz em seu estado de repouso. Parece mais provável que as células Th e os Tcp se liguem à mesma APC, por exemplo, a uma célula dendrítica, que processou o antígeno viral e exibe peptídios virais processados em associação tanto à classe II (para a célula Th) quanto à

classe I (para o Tcp) em sua superfície; não se pode descartar a possibilidade de que a APC possa ser a própria célula infectada por vírus. As citocinas da célula Th estimuladas serão liberadas em estreita proximidade do Tcp, que está participando do sinal antígeno-MHC e será estimulado a proliferar e a se diferenciar em uma Tc sob a influência da IL-2 e da IL-6 (Figura 8.28A). Todavia, a interação da APC com as células Th e Tc pode ser temporalmente separada, e, nesse caso, parece que a célula T auxiliar "autoriza" a célula dendrítica para uma futura interação com a célula T citotóxica. Essa função é executada por meio de ativação da célula dendrítica por CD40, suprarregulando, assim, as moléculas coestimuladoras e a produção de citocinas, em particular IL-12, pela célula dendrítica (Figura 8.28B). Acredita-se também que ocorra um mecanismo de ativação de Tc totalmente independente de Th. Por exemplo, isso foi demonstrado na resposta a antígenos proteicos administrados como adjuvantes potentes, como sequências de DNA imunoestimuladoras (ISS), neste caso, envolvendo possivelmente a produção induzida pelo adjuvante de citocinas pró-inflamatórias e moléculas coestimuladoras de superfície celular.

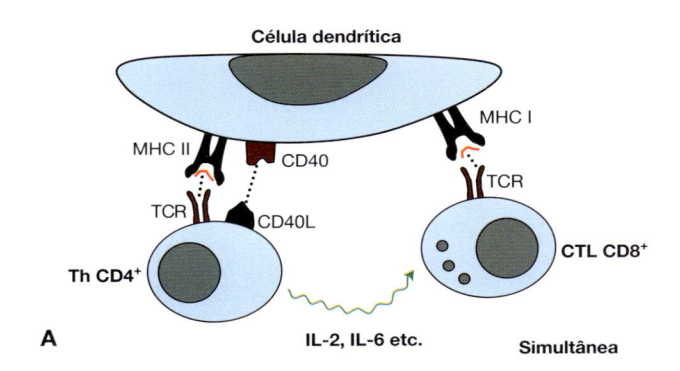

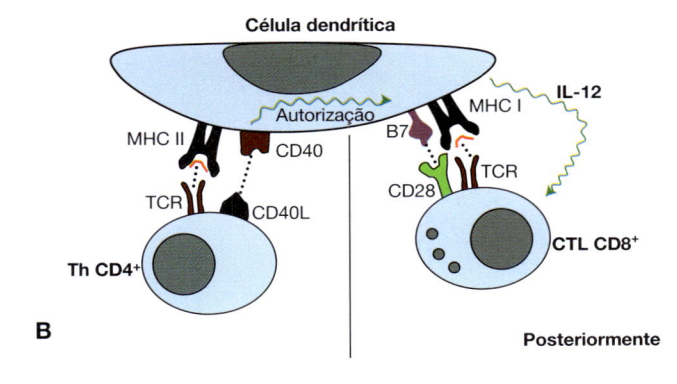

Figura 8.28 Ativação das células T citotóxicas por células T auxiliares. A ativação das células T auxiliares (Th) CD4⁺ pela célula dendrítica envolve um sinal coestimulador de CD40-ligante de CD40 (CD154) e o reconhecimento de um peptídio do MHC da classe II apresentado pelo receptor da célula T. **A.** Se tanto a célula Th quanto o linfócito T citotóxico (Tc) estiverem presentes ao mesmo tempo, a liberação de citocinas pelas células Th ativadas estimula a diferenciação do precursor de CD8⁺ em uma Tc ativada restrita ao MHC da classe I. Entretanto, conforme ilustrado em (**B**), a célula Th e a Tc não precisam interagir ao mesmo tempo com a APC. Neste caso, a célula Th "autoriza" a célula dendrítica para uma futura interação com uma célula Tc. Por conseguinte, a célula Th, ao ocupar o CD40, estimula a célula dendrítica a passar de um estado de repouso para um estado ativado, com suprarregulação de moléculas coestimuladoras, como B7.1 e B7.2 (CD80 e CD86, respectivamente) e aumento na produção de citocinas, particularmente de IL-12.

O processo letal

Conforme assinalado anteriormente, as células T citotóxicas são, em geral, do subgrupo CD8, e a sua ligação à célula-alvo por meio de reconhecimento mediado pelo TCR do peptídio apresentado no MHC da classe I é auxiliada por interações de CD8, o correceptor para a classe I e por outras moléculas acessórias, como LFA-1 e CD2, que aumentam a afinidade da interação do CTL com a célula-alvo (ver Figura 7.3).

Após o reconhecimento de uma célula-alvo adequada, os CTL são capazes de destruir por duas vias distintas: a **via de Fas/ligante de Fas** e a **via da perforina/granzima**, que não são mutuamente exclusivas, visto que ambas as opções de destruição podem estar disponíveis em um CTL (Figura 8.29). Ambas as vias de destruição culminam na ativação de uma família de proteases citotóxicas, denominadas caspases, dentro da célula-alvo, que coordenam internamente o processo de destruição celular; a única diferença entre as duas vias é o mecanismo de ativação das caspases. A comparação das células T que carecem de ligante de Fas funcional e de perforina com as células T que só carecem de perforina demonstrou que essas duas vias são responsáveis pela maior parte da atividade de destruição dos CTL (bem como das células NK), em que o TNF representa um pequeno componente da capacidade de destruição do CTL. Iremos examinar os mecanismos de destruição da perforina/granzima e dependente de Fas, um de cada vez.

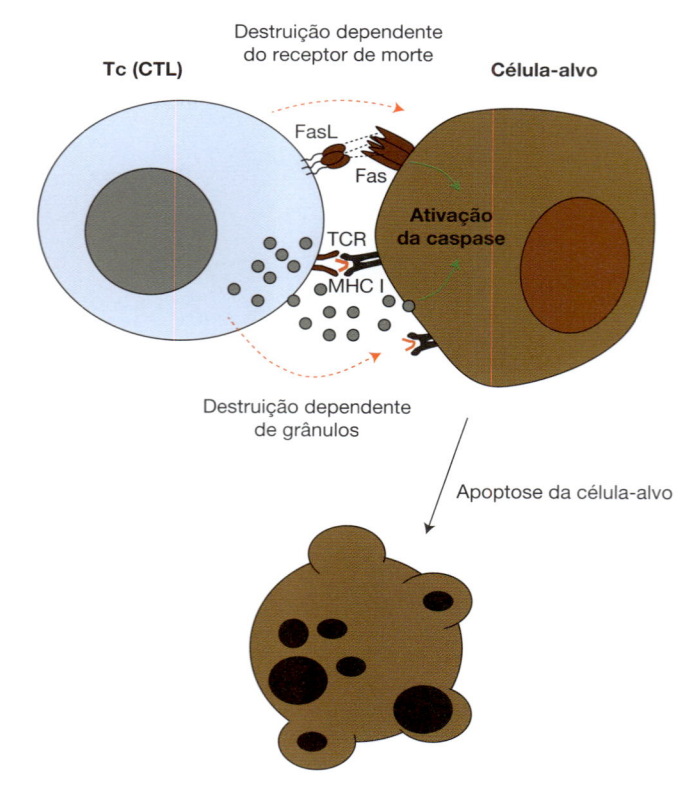

Figura 8.29 As células T citotóxicas (Tc ou CTL) podem destruir células-alvo por vias dependentes de grânulos ou dependentes de ligante Fas (FasL) para a apoptose. Ambas as vias resultam na ativação de membros da família caspase de proteases, e essas enzimas destroem o alvo por proteólise de centenas de substratos proteicos. Ver as Figuras 8.31 e 8.32 para maiores detalhes sobre o mecanismo de destruição celular por cada uma dessas vias.

Destruição dependente de perforina/granzima

Os CTL contêm lisossomos modificados, equipados com uma bateria de proteínas citotóxicas, coletivamente denominados **grânulos citotóxicos**. Após ativação do CTL, os grânulos citotóxicos são conduzidos em velocidade excepcional (até 1,2 μm/s) ao longo do sistema de microtúbulos e liberados no ponto de contato entre o CTL e o seu alvo, a **sinapse imunológica** (Figura 8.30). A distribuição direcionada dos grânulos citotóxicos na sinapse imunológica é importante, visto que assegura a especificidade de destruição determinada pelo reconhecimento do alvo pelo TCR e limita danos colaterais às células adjacentes e também à própria célula *killer*. À semelhança das células NK, que apresentam grânulos comparáveis, a exocitose dos grânulos citotóxicos libera uma variedade de proteínas citotóxicas no citosol da célula-alvo, que cooperam para promover a sua apoptose. A videomicroscopia mostra que os CTL são assassinos em série. Depois do "beijo da morte", a célula T pode se desligar e procurar outra vítima, com rápida síntese de novos grânulos.

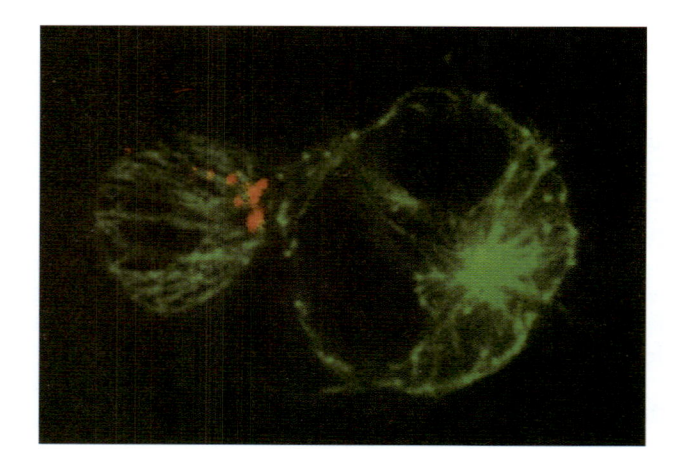

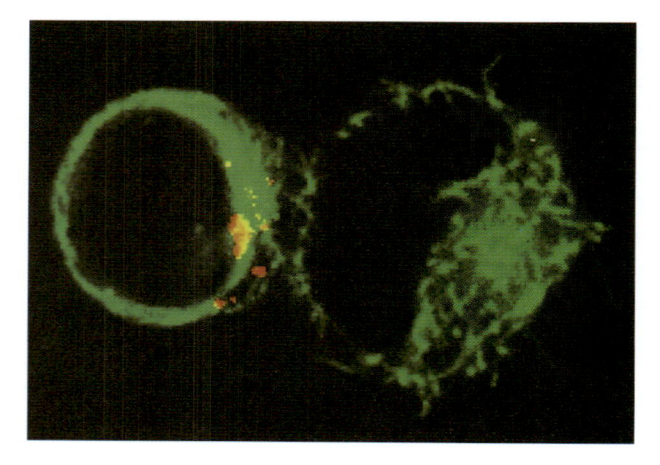

Figura 8.30 Conjugação de uma célula T citotóxica (*à esquerda*) com o seu alvo, que, aqui, é um mastocitoma murino, mostrando a polarização dos grânulos em direção ao alvo no ponto de contato. O citoesqueleto de ambas as células é revelado por coloração imunofluorescente com um anticorpo contra tubulina (*verde*), enquanto os grânulos líticos são mostrados por um anticorpo contra a granzima A (*vermelho*). Vinte minutos após a conjugação, o citoesqueleto da célula-alvo ainda pode estar intacto (*em cima*), porém sofre rápida desorganização (*embaixo*). (Fonte: Dra. Gillian Griffiths. Reproduzida com autorização.)

Os grânulos das células T citotóxicas contêm **perforina**, uma proteína formadora de poros, semelhante ao componente C9 do complemento, e o conjunto de proteases semelhantes à catepsina, coletivamente designadas como **granzimas**. A perforina facilita a entrada dos outros constituintes dos grânulos dentro da célula-alvo por um mecanismo que ainda está sendo muito debatido. Uma maneira pela qual a perforina pode liberar granzimas na célula-alvo é por meio de oligomerização em um poro na membrana plasmática do alvo, possibilitando, assim, o acesso das granzimas ao citosol (Figura 8.31). Na verdade, pode haver formação de poros de até 20 nm de diâmetro nas camadas lipídicas, utilizando perforina purificada. Outro mecanismo que foi proposto envolve a endocitose dos grânulos citotóxicos pela célula-alvo, em que a perforina facilita o escape das granzimas dos endossomos para o citosol da célula-alvo. Independentemente do mecanismo preciso de ação da perforina, é evidente que essa proteína formadora de poros desempenha um papel essencial no processo de destruição. Camundongos com deficiência de perforina apresentam grave comprometimento na eliminação de diversos patógenos virais. Nos seres humanos, a deficiência congênita de perforina resulta no distúrbio imunorregulador potencialmente fatal, a linfo-histiocitose hemofagocítica familiar (LHF) tipo 2, que se caracteriza por hiperativação das células T e dos macrófagos, que infiltram os tecidos e causam lesão extensa em consequência da produção excessiva de citocinas inflamatórias. Estes últimos sintomas também apontam para um papel da via da perforina/granzima em um contexto imunorregulador, conforme mencionado anteriormente em nossa discussão sobre o mecanismo de ação das células Treg (Figura 8.26).

Ainda não está bem esclarecido como todas as granzimas contribuem para a morte da célula-alvo após a sua liberação no citoplasma celular; entretanto, sabe-se que as granzimas A e B desempenham funções particularmente importantes nesse processo. A granzima A pode promover a ativação de uma nuclease por meio de proteólise de seu inibidor, e essa situação leva à formação de numerosas quebras de DNA de fita simples dentro da célula-alvo (Figura 8.31). A granzima B pode processar diretamente e ativar vários membros da família **caspase** de cisteína proteases, que podem rapidamente iniciar a apoptose por proteólise restrita de centenas de proteínas dentro da célula-alvo. A granzima B também pode promover indiretamente a ativação da caspase, por meio de ativação da Bid, uma proteína que promove a permeabilização das mitocôndrias e a liberação do citocromo *c* mitocondrial no citosol; este último evento equipa um complexo ativador de caspase, denominado "o apoptossomo", que promove a ativação de diversas caspases distalmente (Figura 8.31). Foram encontradas várias outras granzimas dentro dos grânulos citotóxicos, porém o seu papel funcional preciso na destruição dos CTL continua sendo objeto de pesquisa contínua. Coletivamente, a entrada de todo o espectro de granzimas nas células-alvo resulta em destruição celular muito rápida (dentro de cerca de 60 min), e diversas vias paralelas de apoptose estão mais provavelmente envolvidas durante esse processo. Os CTL também expressam inibidores da protease, como PI-9, que podem protegê-los contra os efeitos letais do conteúdo de seus próprios grânulos.

Destruição dependente de Fas

Os CTL também são dotados de um segundo mecanismo de destruição envolvendo Fas e seu ligante (Figura 8.29). Nessa situação, a ocupação do receptor Fas trimérico pelo ligante do Fas

associado à membrana do CTL inicia uma via de sinalização na célula-alvo, que resulta em recrutamento e ativação da caspase-8 no complexo do receptor (Figura 8.32). Após ativação, a caspase-8 pode propagar ainda mais o sinal de morte por meio de proteólise restrita de Bid, à semelhança da via da granzima B discutida anteriormente, ou pode processar e ativar diretamente caspases distais, como a caspase-3. Entretanto, a incapacidade de camundongos com *knockout* da perforina de eliminar os vírus de modo efetivo sugere que os grânulos secretores constituam o principal

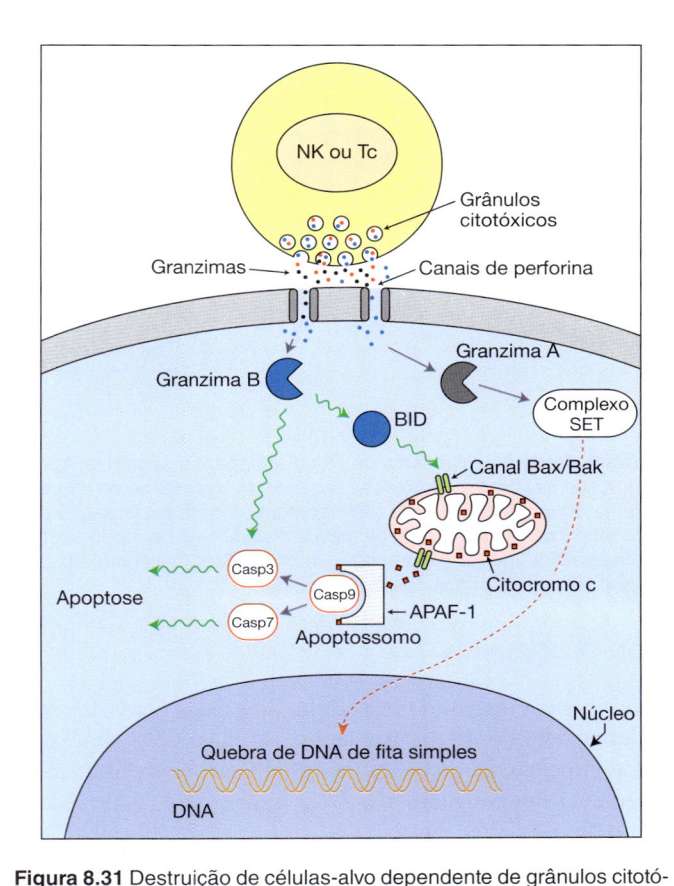

Figura 8.31 Destruição de células-alvo dependente de grânulos citotóxicos por células T citotóxicas e células NK. Em resposta a um estímulo apropriado, as células Tc e NK liberam o conteúdo de seus grânulos citotóxicos sobre a superfície das células-alvo. Acredita-se que a perforina, a proteína dos grânulos citotóxicos, sofra polimerização dentro da membrana da célula-alvo, formando poros que possibilitam a passagem de outros constituintes dos grânulos, incluindo várias serina proteases (granzimas), na célula-alvo. Após a sua entrada no alvo, a granzima B coordena a apoptose por meio de clivagem e ativação de BID, que é translocado para as mitocôndrias e desencadeia a abertura de um poro ou canal dentro da membrana mitocondrial externa, composto de Bax e/ou Bak; este canal possibilita a liberação do citocromo *c* do espaço intermembrana da mitocôndria para o citoplasma, onde atua como cofator para a montagem de um complexo ativador de caspase-9 (o apoptossomo). O apoptossomo ativa caspases distais, como a caspase-3 e a caspase-7, e estas últimas proteases coordenam a apoptose por proteólise restrita de centenas de substratos proteicos. A granzima B também pode processar proteoliticamente e ativar diretamente a caspase-3 e a caspase-7, proporcionando uma via mais direta de ativação das caspases. Outra proteína do grânulo, a granzima A, pode clivar uma proteína no complexo SET (um complexo de proteína associado ao retículo endoplasmático). Isso permite a translocação de uma nuclease (NM23-H1) para o compartimento nuclear, que pode catalisar quebras de DNA de fita simples. Os grânulos citotóxicos também contêm outras granzimas, que contribuem para a destruição da célula-alvo, porém ainda não foram identificados os substratos dessas proteases.

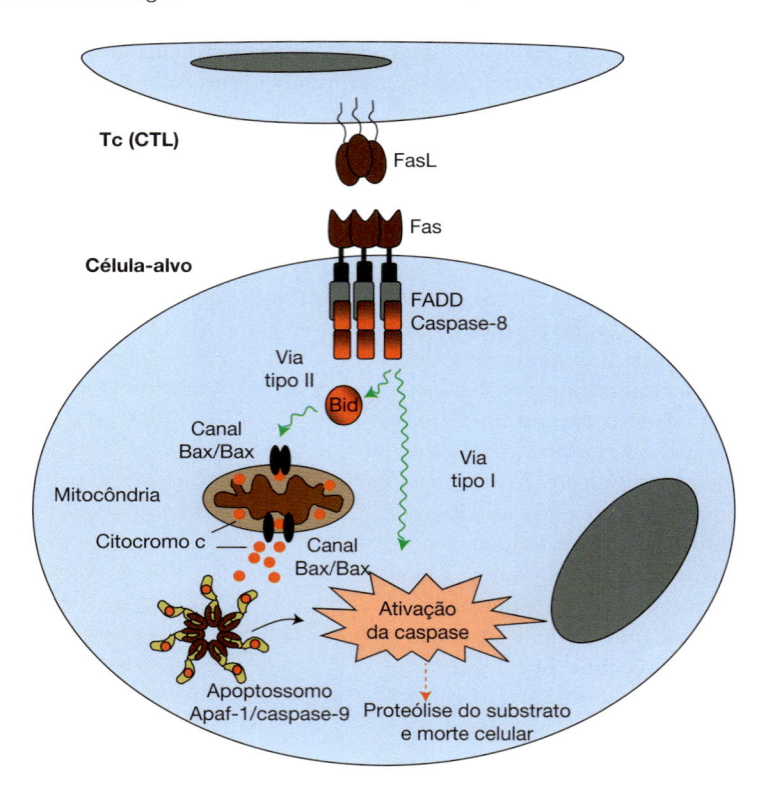

Figura 8.32 Via do Fas-ligante de Fas (FasL) para a apoptose. Após o encontro de uma célula que apresenta um ligante de Fas (FasL), as células suscetíveis sofrem apoptose por meio de recrutamento da caspase-8 para a cauda citoplasmática do receptor de Fas, por intermédio da proteína adaptadora FADD. O recrutamento da caspase-8 para o complexo do receptor resulta em ativação dessa protease, que, em seguida, pode amplificar a ativação de caspases distais, seja de modo direto (via tipo I) ou de modo indireto por clivagem de Bid e liberação do citocromo *c* das mitocôndrias (via tipo II), que ativa o "apoptossomo" Apaf-1/caspase-9. Em seguida, o apoptossomo promove a ativação de caspases efetoras distalmente, que destroem a célula.

recurso para a destruição das células infectadas por vírus. Não se deve perder de vista o fato de que as células CD8 sintetizam outras citocinas, como o TNF e o IFNγ, que também exercem potentes efeitos antivirais.

A ativação da caspase coordena internamente a morte da célula-alvo

Conforme já discutido, a via comum final que leva à morte celular envolve a ativação de membros da família caspase de proteases dentro da célula-alvo, independentemente se a destruição foi iniciada pela via da perforina/granzima ou pela via do receptor de Fas. As caspases destroem as células por proteólise restrita (*i. e.*, clivando as proteínas em apenas um ou dois sítios) de literalmente **centenas de substratos proteicos**. Até o momento, foram identificados 600 substratos para as caspases apoptóticas utilizando análises proteômicas globais. Essa estratégia de **"morte por mil cortes"** assegura que, se houver falha na clivagem de algumas proteínas aqui ou ali, é improvável que uma célula escape das garras dessas enzimas destrutivas uma vez desencadeada a sua ação. Além de destruir a célula-alvo, as caspases também desencadeiam alterações na membrana plasmática, que atraem a atenção de células fagocitárias locais, de modo a promover a eliminação da célula que está morrendo (Figura 8.33). Foi constatada a ocorrência de várias alterações da membrana plasmática nas células apoptóticas, sendo a mais notável a externalização da fosfatidil serina, um fosfolipídio normalmente limitado à lâmina interna da membrana plasmática.

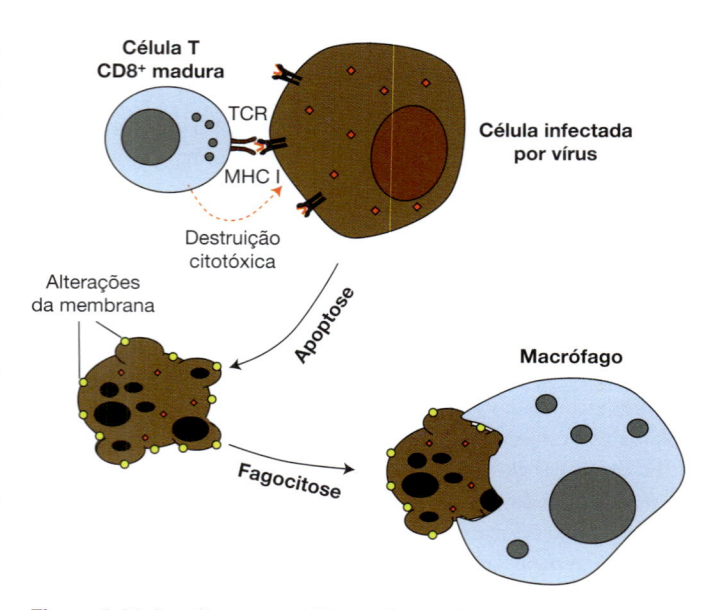

Figura 8.33 As células apoptóticas são rapidamente reconhecidas e removidas por fagócitos. As células apoptóticas sofrem múltiplas alterações da membrana (p. ex., externalização da fosfatidil serina na lâmina externa da membrana plasmática) que possibilitam o seu reconhecimento por fagócitos profissionais, bem como não profissionais, resultando em fagocitose dessas células antes da ruptura da membrana e liberação do conteúdo intracelular. No contexto de destruição de uma célula infectada por vírus pela célula T citotóxica (Tc), esse processo também pode impedir a liberação de partículas virais que ocorreria de outro modo se a morte celular ocorresse por necrose (*i. e.*, ruptura da célula).

As células apoptóticas são rapidamente eliminadas por fagocitose

A indução da apoptose, diferentemente da necrose, pelo CTL tende a proporcionar vários benefícios. Em virtude das alterações específicas de suas membranas plasmáticas mencionadas na seção anterior, as células apoptóticas são rapidamente reconhecidas por macrófagos e outras células fagocitárias e são fagocitadas antes que seu conteúdo intracelular possa extravasar. Essas alterações da membrana promovem o reconhecimento seletivo e a rápida fagocitose das células apoptóticas por macrófagos teciduais, bem como por células fagocitárias não profissionais (Figura 8.33). A rápida retirada das células apoptóticas de um tecido tem o efeito desejável de reduzir ao máximo danos colaterais às células adjacentes e também pode impedir o escape de partículas virais de uma célula infectada. Além disso, as nucleases e as caspases proteases que foram ativadas dentro da célula-alvo durante a apoptose também tendem a degradar os ácidos nucleicos virais e proteínas estruturais e também podem contribuir para assegurar que a liberação de partículas virais infecciosas seja mínima.

As células T citotóxicas e as células NK também podem destruir bactérias intracelulares e extracelulares pela via dependente de granulisina

Evidências recentes também sugerem que o CTL e as células NK também podem exercer atividade citotóxica contra bactérias intracelulares, como *Listeria* e *Mycobacteria*, que infectam os macrófagos e se multiplicam neles. Os grânulos citotóxicos dos CTL e das células NK dos seres humanos (mas não de roedores) também contêm uma proteína formadora de poro, denominada granulisina, que possui propriedades antibacterianas intrínsecas modestas. Entretanto, quando combinada com a granzima B, ocorre acentuado aumento na atividade citotóxica da granulisina, aparentemente pela liberação de granzima B na bactéria, no interior da qual cliva diversas proteínas, incluindo algumas dentro da cadeia de transporte de elétrons da bactéria. Este último evento gera oxigênio reativo que, em sequência com a proteólise dependente de granzima B das proteínas de defesa contra o estresse oxidativo nas bactérias, é suficiente para matar esses microrganismos. Além disso, sabe-se também que o CTL e as células NK ativados liberam o conteúdo de seus grânulos citotóxicos no espaço extracelular, permitindo que eles também possam contribuir para o controle das bactérias extracelulares. Para sustentar essa ideia, foi constatado que os camundongos (que normalmente não expressam a granulisina) que expressam granulisina transgênica têm mais capacidade de eliminar *Listeria monocytogenes*. Convém também assinalar que os mastócitos expressam granzimas, cuja função ainda não está bem caracterizada nessas células, e que também podem ser capazes de dirigir a destruição microbiana dessa maneira.

As respostas de proliferação e maturação das células B são mediadas por citocinas

Após o seu encontro com um antígeno cognato, as células B ativadas entram no ciclo celular e sofrem proliferação clonal para aumentar o seu exército. Algumas das células B ativadas sofrem diferenciação ao longo de vias extrafoliculares, dando origem principalmente a plasmócitos de vida curta, cujo BCR sofre pouca hipermutação somática. Entretanto, outras migram para os folículos

de células B e, sob a orientação das células Tfh, sofrem maturação de afinidade pela aquisição de mutações pontuais nos BCR, diferenciando-se finalmente em plasmócitos que migram para a medula óssea, onde produzem e secretam grandes quantidades de anticorpos durante períodos relativamente longos. Iremos analisar esses eventos de modo detalhado.

Após ativação bem-sucedida mediada por células dendríticas de uma célula T auxiliar nas áreas de células T de um linfonodo, a célula T ativada e guiada por quimiocinas parte em busca de uma célula B para fornecer auxílio. Nas áreas de células B do linfonodo, as células B ativadas por ligação cruzada da imunoglobulina de superfície com o antígeno correspondente apresentado nas células dendríticas foliculares necessitam do auxílio das células Th para uma ativação completa. Para receber ajuda, a célula B precisa apresentar o peptídio antigênico correto a uma célula T que já tenha recebido estimulação por uma célula dendrítica. A ativação das células B por células Th, por meio do reconhecimento pelo TCR do peptídio antigênico ligado ao MHC, associado à **interação CD40L-CD40** coestimuladora, leva à suprarregulação do receptor de superfície para IL-4. A liberação local de quantidades abundantes dessa citocina pela célula Th estimula uma poderosa proliferação clonal e expansão da população de células B ativadas. A IL-2 e a IL-13 também contribuem para esse processo (Figura 8.24).

Sob a influência da IL-4 e da IL-13, os clones expandidos podem se diferenciar e amadurecer em células que sintetizam IgE. O TGFβ e a IL-5 estimulam nessas células a permuta de sua classe de Ig para IgA. Os plasmócitos de IgM emergem sob a tutela da IL-4 mais IL-5, e os produtores de IgG resultam da influência combinada de IL-4, IL-5, IL-6, IL-13 e IFNγ (Figura 8.24).

Os antígenos independentes do timo tipo 2 podem ativar diretamente as células B; todavia, ainda necessitam de citocinas para proliferação e produção de Ig eficientes. Essas citocinas podem ser provenientes de células acessórias, como as células NK e NKT, que possuem receptores semelhantes à lectina.

O que está acontecendo no centro germinativo?

Conforme descrito no Capítulo 6, os **centros germinativos (GC) constituem os locais de expansão clonal, diversificação e maturação de afinidade das células B dependentes de antígeno**, sendo todos esses processos necessários para a produção de anticorpos de alta afinidade que desempenham funções fundamentais nas respostas imunes humorais. Em essência, o que acontece nos centros germinativos **é um processo controlado de rápida evolução das células B (por meio de mutação de seus BCR), supervisionada por células T auxiliares foliculares, que selecionam as células B de maior afinidade, com base na sua capacidade de capturar o antígeno das células dendríticas foliculares (FDC).**

Na ausência de antígeno, as células B dentro dos linfonodos residem principalmente em folículos primários, compostos de uma rede de FDC, cujos espaços são preenchidos com pequenos linfócitos B em repouso. Entretanto, após o encontro com um antígeno T-dependente, os folículos primários sofrem transformação em folículos secundários, à medida que as células B específicas do antígeno sofrem rápida proliferação clonal e concentram-se em torno da rede de FDC, deslocando as células B em repouso na periferia ou manto do folículo. Essa separação divide o GC em duas regiões anatomicamente distintas: uma zona escura (DZ), que contém grandes células B com atividade mitótica, conhecidas como **centroblastos**, e uma zona clara (LZ), que contém células B menores que não sofrem divisão, conhecidas como **centrócitos**, bem como o antígeno depositado na superfície das FDC e **células T auxiliares foliculares** específicas do antígeno, que são de importância fundamental na geração e manutenção dos folículos (Figura 8.34).

Essa segregação entre a área de divisão celular e agentes de seleção potencial (*i. e.*, FDC apresentadoras de antígeno e células T auxiliares foliculares) sugere um modelo em que a seleção de células B de alta afinidade exige a migração de células entre as duas zonas,

atuando a DZ como local de proliferação e mutação das células B, seguidas de apresentação do antígeno e seleção (*i. e.*, coestimulação por meio de CD40L e citocinas liberadas pelas células Tfh) na LZ, enquanto as células B possivelmente retornam à DZ para múltiplos ciclos de proliferação e mutação. Durante os ciclos frenéticos de divisão celular na DZ, ocorre **hipermutação somática** de genes de Ig das células B. As células também sofrem **permuta de classe de Ig**. Em seguida, à medida que se transformam em centrócitos e retornam à LZ, tornam-se vulneráveis e morrem rapidamente, sendo capturadas como "corpos tingíveis" por macrófagos, a não ser

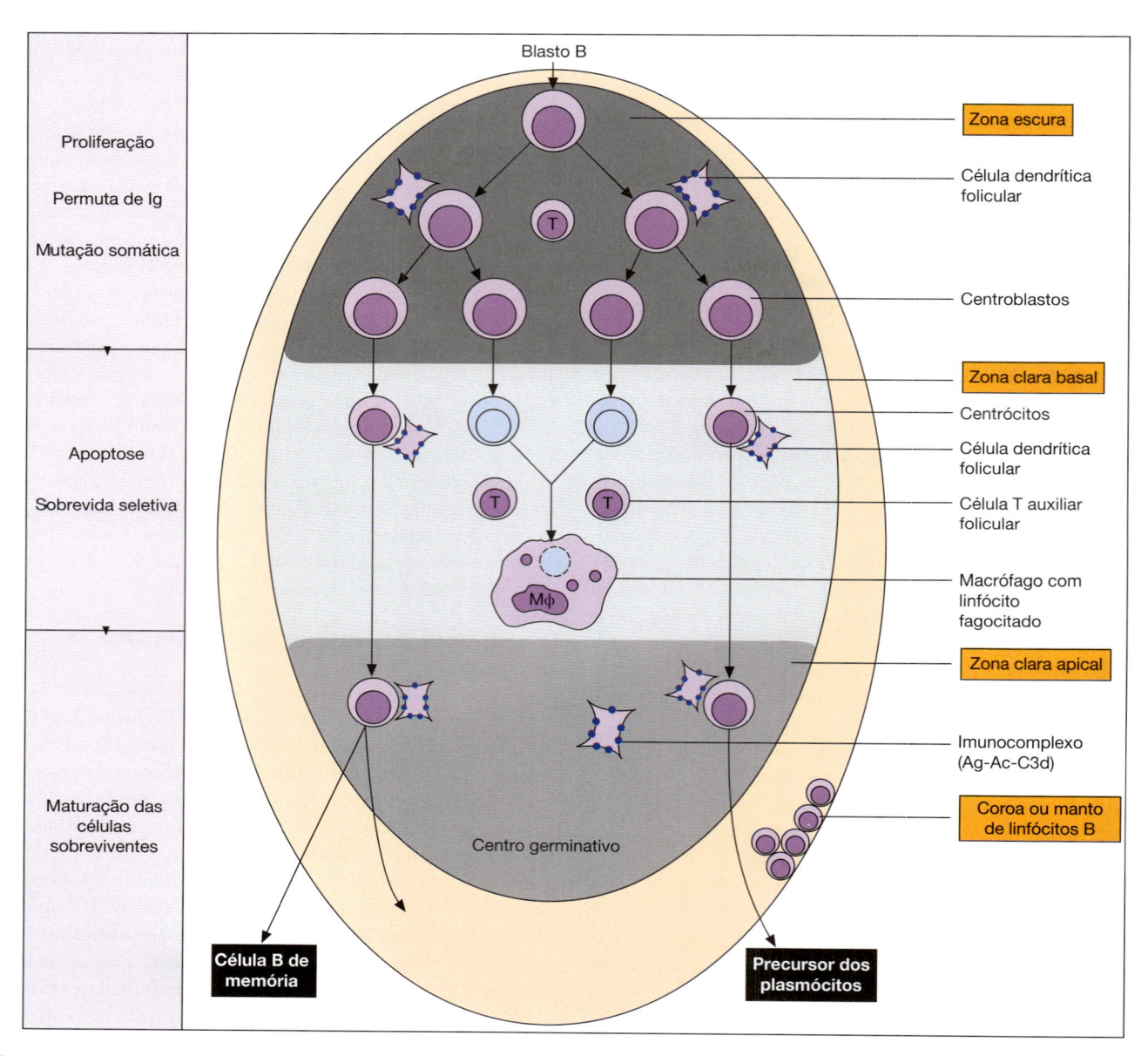

Figura 8.34 Eventos que ocorrem nos centros germinativos linfoides. As células B do centro germinativo podem ser enriquecidas por meio de sua afinidade pela aglutinina do amendoim, a lectina. Essas células exibem numerosas mutações nos genes dos anticorpos. A expressão de LFA-1 e ICAM-1 nas células B e nas FDC no centro germinativo as torna "aderentes". Os centroblastos na base do folículo são fortemente positivos para CD77. As células Th apresentam o marcador CD57 incomum. Todas as FDC expressam CD21 e CD54; as que se encontram na zona clara apical são fortemente positivas para CD23, enquanto as da zona clara basal expressam pouca quantidade de CD23. Por meio de seus receptores de superfície, as FDC ligam-se a imunocomplexos contendo antígeno e C3, os quais, por sua vez, são estimuladores muito efetivos das células B, visto que a coligação dos receptores de superfície para antígeno e C3 (CR2) diminui o seu limiar de ativação. As moléculas coestimuladoras CD40 e B7 desempenham papéis fundamentais. Os anticorpos contra CD40 impedem a formação de centros germinativos, e os anticorpos anti-CD40L podem desorganizar os centros germinativos estabelecidos dentro de 12 h. O anticorpo anti-B7.2, administrado no início da resposta imune, impede a formação dos centros germinativos e, quando administrado no início da hipermutação, suprime esse processo.

que sejam resgatadas por uma célula Tfh na LZ. Isso pode resultar da ligação cruzada de receptores de Ig de superfície, e o processo é acompanhado da expressão de Bcl-x e Bcl-2, que protegem contra a apoptose. As interações do BAFF (fator ativador de células B da família do fator de necrose tumoral, também denominado BLyS) na célula Tfh com o TACI (interagente do ativador transmembrana e modulador de cálcio e ligante de ciclofilina [CAML]), seu receptor na célula B, também podem ser importantes para a manutenção das células B do centro germinativo. A sinalização por meio de CD40 e TACI, durante a apresentação do antígeno às células Tfh, também parece prolongar a vida do centrócito.

Qual é a razão da separação física das células B em zonas clara e escura no GC?

Embora os mistérios da circulação das células B entre as zonas escura e clara ainda sejam objeto de pesquisa contínua, **a principal razão prática dessa separação parece a de reduzir ao máximo a depleção de antígeno**, o que ocorreria rapidamente se a expansão clonal de células B portadoras de BCR específicos de antígeno fosse permitida na mesma área usada para selecionar os BCR de maior afinidade para ciclos adicionais de expansão. Embora um modelo inicial tenha sugerido que as células B com receptores de alta afinidade sejam selecionadas simplesmente em consequência da ligação cruzada dos BCR por antígeno depositado na forma de imunocomplexos sobre a superfície das FDC, dados mais recentes sugerem que as células B do GC utilizam seus BCR para capturar e internalizar o antígeno para apresentação às células Tfh residentes no GC. Em seguida, as células Tfh podem influenciar a seleção das células B, fornecendo auxílio na forma de secreção de citocinas e CD40L. Por conseguinte, **a expansão clonal das células B é controlada por um número limitado de células Tfh na LZ, que fornecem auxílio às células B que capturaram e internalizaram mais o antígeno**. Nesse cenário, o papel do BCR não consiste em fornecer estimulação em si, porém em capturar o antígeno das FDC, sendo a quantidade relativa de antígeno capturada determinada pela afinidade dos BCR. Por conseguinte, existe uma competição entre as células B foliculares para auxílio mediado pelas células Tfh, em que as células Tfh distinguem entre as células B da LZ, com base na quantidade de antígeno capturado e apresentado. Quanto mais antígeno capturado por uma célula B e apresentado no MHC da classe II às células Tfh, maior a probabilidade de receber ajuda da célula Tfh e, portanto, de sofrer ciclos adicionais de proliferação e hipermutação somática na LZ. Em consonância com este último cenário, menos de 5% das células B do GC formam conjugados estáveis com células Tfh do GC, e as que formam conjugados estáveis desencadeiam a rápida externalização do CD40L nas células Tfh, levando a um aumento da expressão de ICOSL na célula B, reforçando a estabilidade da célula Tfh. Por conseguinte, o auxílio da célula Tfh, e não a competição direta pelo antígeno nas FDC, parece constituir o fator limitante na seleção do GC.

Naturalmente, as interações de células Tfh e células B só irão ocorrer se o receptor de Ig de superfície que sofreu mutação ainda se ligar ao antígeno e, à medida que a concentração de antígeno cai gradualmente, apenas se o receptor for de alta afinidade. Em outras palavras, o sistema pode liberar anticorpos de alta afinidade por um processo darwiniano de mutação de alta frequência dos genes de Ig e seleção, pelo antígeno, das células que possuem o anticorpo que se liga com maior intensidade (Figura 8.35). Esse aumento de afinidade à medida que cai o nível de anticorpos na fase avançada da resposta possui um benefício evidente, visto que uma pequena quantidade de anticorpos de alta afinidade executa o trabalho de uma grande quantidade de anticorpos de baixa afinidade (como no boxe, um lutador pequeno e bom geralmente é páreo para um lutador grande e medíocre).

Ocorre uma diferenciação adicional agora. As células migram para os locais de atividade dos plasmócitos (p. ex., medula do linfonodo) ou expandem o reservatório de células B de memória, dependendo da citocina e de outros sinais recebidos.

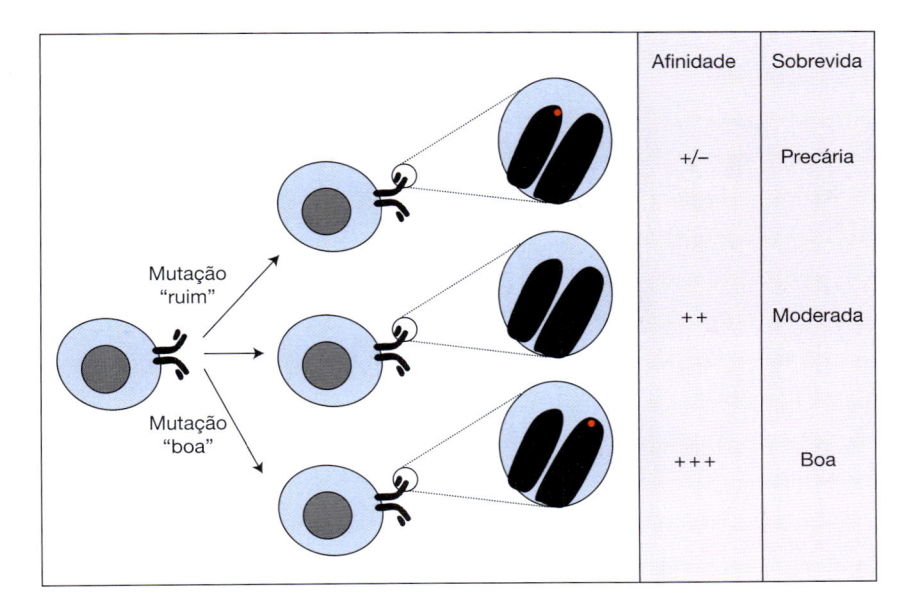

Figura 8.35 A seleção darwiniana por antígeno de células B com anticorpos mutantes de alta afinidade protege contra morte celular no centro germinativo, por meio de ligação cruzada de sIg por antígeno nas células dendríticas foliculares, ou por meio de reconhecimento pela célula Th do antígeno processado e sinalização por CD40. Em ambos os casos, a captura de antígeno, particularmente à medida que a concentração cai, será afetada acentuadamente pela afinidade do receptor de superfície.

Os plasmócitos migram para nichos especializados sob a orientação de quimiocinas

Através de ciclos de proliferação, uma fração de células B sofre diferenciação e deixa os centros germinativos na forma de plasmócitos ou células B de memória. A emigração de plasmócitos dos órgãos linfoides secundários é mediada pela indução do receptor de esfingosina 1-fosfato nos plasmócitos, enquanto a expressão do receptor de quimiocina CXCR4 promove o recrutamento dos plasmócitos em nichos da medula óssea e contribui para o posicionamento dos plasmócitos próximo às células do estroma da medula óssea que expressam a quimiocina CXCL12. Tanto as células B de memória quanto os plasmócitos têm a capacidade de longevidade; o tempo de sobrevida dos plasmócitos pode alcançar vários anos nos camundongos e décadas nos seres humanos, fornecendo anticorpos protetores durante toda a vida, em alguns casos. Para obter essa longevidade, os plasmócitos precisam se localizar em nichos especializados, compostos de células que emitem os sinais necessários para manter a viabilidade celular plasmática.

A sobrevida dos plasmócitos é mantida por meio de citocinas que suprarregulam as moléculas antiapoptóticas

Em nichos que promovem a persistência dos plasmócitos, essas células recebem sinais mediados por citocinas provenientes de células estromais locais, que são de suma importância para a sua sobrevida a longo prazo. Esses sinais incluem ligantes para o receptor BCMA, como APRIL (um ligante indutor de proliferação) e BAFF (um fator de ativação das células B), bem como IL-4, IL-5, IL-6 e TNF, ligantes de CD44 e CXCL12. Muitos destes últimos promovem a expressão de proteínas antiapoptóticas da família Bcl-2, porém a expressão de Mcl-1, em particular, parece ser de importância crítica, visto que a deleção de *Mc11* leva ao rápido desaparecimento dos plasmócitos no camundongo.

Síntese de anticorpos

A Figura 8.36 ilustra os processos sequenciais que dão origem à Ig secretada. Na célula normal produtora de anticorpos, existe uma rápida renovação das cadeias leves, que estão presentes em pequeno excesso. Ocorre uma alteração do controle em muitas células de mieloma, e pode-se observar uma produção excessiva de cadeias leves ou a supressão completa da síntese de cadeias pesadas.

As regiões variáveis e constantes sofrem *splicing* no mRNA antes de deixar o núcleo. Os mecanismos diferenciais de *splicing* também fornecem uma explicação racional para a coexpressão de IgM e IgD de superfície, com regiões V idênticas em uma única célula, bem como para a permuta da produção do receptor de IgM ligado à membrana para a IgM secretora na célula produtora de anticorpos (ver as Figuras 4.2 e 4.3).

A permuta de classe de imunoglobulinas ocorre em células B individuais

A síntese de anticorpos pertencentes às várias classes de imunoglobulinas ocorre em diferentes velocidades. Em geral, observa-se uma resposta inicial da IgM, que tende a cair rapidamente. A síntese de anticorpos IgG aumenta até alcançar um nível máximo no decorrer de um período maior de tempo. Com um estímulo antigênico secundário, o tempo de resposta da IgM assemelha-se àquele observado na estimulação primária. Por outro lado, a síntese de anticorpos IgG acelera-se rapidamente até alcançar um título muito mais elevado, e observa-se uma queda relativamente

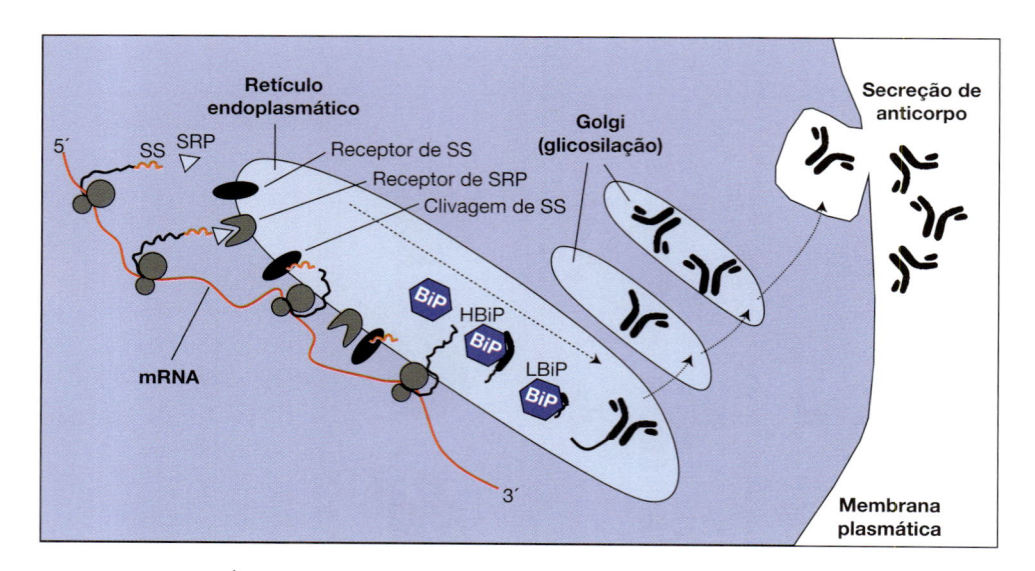

Figura 8.36 Síntese de imunoglobulina. À medida que o mRNA é traduzido no ribossomo, a sequência sinalizadora (SS) N-terminal liga-se a uma partícula de reconhecimento de sinal (SRP), que se fixa a um receptor na membrana externa do retículo endoplasmático (RE) e facilita a entrada da cadeia de Ig nascente no lúmen do RE. A SS associa-se a um receptor específico de membrana e é clivada; o restante da cadeia, à medida que se alonga, forma um complexo com a chaperona molecular BiP (proteína de ligação de imunoglobulinas), que se liga aos domínios C_H1 e V_L da cadeia pesada, de modo a controlar o enovelamento da proteína. As cadeias não montadas oxidam e dissociam-se na forma da molécula de Ig H_2L_2 completa. As moléculas H_2L_2 montadas podem deixar agora o RE para glicosilação terminal no aparelho de Golgi e secreção final. A Ig do receptor de superfície seria inserida pelas suas sequências hidrofóbicas na membrana do retículo endoplasmático, à medida que fosse sintetizada.

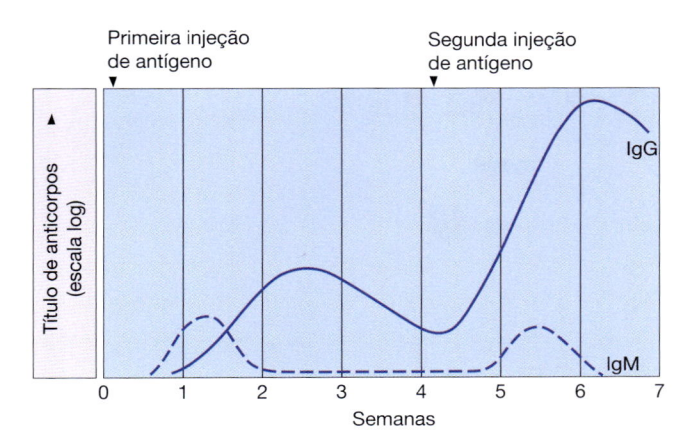

Figura 8.37 Síntese das classes de anticorpos IgM e IgG nas respostas primária e secundária a antígenos.

lenta nos níveis séricos de anticorpo (Figura 8.37). O mesmo provavelmente se aplica à IgA, e, de certo modo, ambas as classes de imunoglobulinas são responsáveis pela principal defesa imediata contra uma futura penetração por antígenos estranhos.

Conforme discutido nos Capítulo 3 e 4, as células B individuais podem mudar a produção de IgM para a produção de IgG. Por exemplo, o estímulo antigênico de receptores irradiados que receberam números relativamente pequenos de células linfoides produziu focos esplênicos de células, cada um sintetizando anticorpos de diferentes classes de cadeia pesada apresentando um único idiótipo; o idiótipo comum sugere que cada foco origina-se de uma única célula precursora, cuja progênie pode produzir anticorpos de classe diferente.

A síntese de anticorpos na maioria das classes depende consideravelmente da cooperação das células T, visto que as respostas em animais privados de células T são acentuadamente deficientes; isso ocorre com as respostas dos anticorpos IgG1, IgG2a, IgA, IgE e parte da IgM nos camundongos. Os antígenos T-independentes, como o ativador policlonal endotoxina lipopolissacarídio (LPS), induzem a síntese de IgM, com certa quantidade de IgG2b e IgG3. A imunopotencialização pelo adjuvante de Freund completo, uma emulsão de água em óleo contendo antígeno na fase aquosa e uma suspensão de bacilos da tuberculose mortos na fase oleosa, parece ocorrer, pelo menos em parte, por meio da ativação das células Th, que estimulam a produção de anticorpos em classes T-dependentes. A previsão a partir desse fato, de que a resposta a antígenos T-independentes (p. ex., polissacarídio do *Pneumococcus*) não deve ser potencializada pelo adjuvante de Freund, é confirmada na prática; além disso, conforme assinalado anteriormente, esses antígenos estimulam anticorpos principalmente IgM e pouca memória imunológica, assim como os antígenos T-dependentes injetados em hospedeiros com deficiência de células T submetidos a timectomia neonatal.

Por conseguinte, nos roedores pelo menos, a permuta da IgM por IgG e outras classes parece estar, em grande parte, sob o controle das células T, sendo o processo essencialmente mediado por CD40 e citocinas, conforme já discutido neste capítulo. Vamos analisar mais uma vez a estimulação pelo LPS de pequenas células B positivas para IgM de superfície. Conforme observamos, o próprio mitógeno inespecífico estimula a síntese de IgM, IgG3 e alguma quantidade de IgG2b. Após a adição de IL-4 ao sistema, ocorre permuta de classe da IgM para a produção de IgE e

IgG1, enquanto o IFNγ estimula a permuta de classe da IgM para IgG2a, e o TGFβ induz a permuta de IgM para IgA ou IgG2b. Essas citocinas induzem a formação de transcritos estéreis de linhagem germinativa, que começam no éxon 5′ I (de iniciação) da região de permuta para a classe de anticorpo para a qual ocorrerá a mudança e terminam no sítio 3′ de poliadenilação do gene C_H relevante (Figura 8.38). Os transcritos não são traduzidos, porém permanecem associados ao molde de DNA, formando híbridos RNA-DNA nas regiões S do DNA, que poderiam atuar como alvos para enzimas envolvidas no processo de recombinação. Sob a influência da recombinase, um determinado segmento do gene VDJ é transferido de μδ para o novo gene da região constante (Figura 8.38), produzindo, assim, anticorpos da mesma especificidade, porém de classe diferente.

As células B que sofreram permuta de classe estão sujeitas a altas taxas de mutação após a resposta inicial

O leitor sem dúvida alguma irá lembrar que essa ideia foi mencionada nos Capítulos 3 e 4 quando foi discutida a geração da diversidade, e que o centro germinativo foi identificado como local de intensa mutagênese, catalisada pela citidina desaminase induzida por ativação (AID). Esta última remove um grupo amino (NH_2) da desoxicitidina no DNA, desencadeando uma reação modificada de reparo do DNA, que resulta em mutação dessa base em qualquer um dos quatro nucleotídios. Essa reação ocorre em determinados pontos cruciais nos genes de Ig, guiada por motivos de sequência, bem como modificações da cromatina, de modo que as mutações dependentes de AID ocorrem preferencialmente em regiões V. A taxa normal de mutação da região V é da ordem de 10^{-5}/par de base por divisão celular, porém aumenta para 10^{-3}/par de base por geração nas células B, em consequência da estimulação antigênica. Esse processo está ilustrado na Figura 8.39, que mostra o acúmulo de mutações somáticas na estrutura do anticorpo V_H/ V_k imunodominante durante a resposta imune à feniloxazolona. Com o passar do tempo e o reforço sucessivo, a taxa de mutação aumenta drasticamente, e, nessa discussão atual, é evidente que as hipermutações estrategicamente direcionadas, que ocorrem dentro das alças hipervariáveis de determinação da complementaridade ou adjacentes a elas (Figura 8.40), podem dar origem a células que secretam anticorpos com afinidade de combinação diferente daquela observada na célula-mãe original. De modo aleatório, algumas células-filhas mutantes irão apresentar maior afinidade pelo antígeno, outras terão afinidade igual ou menor, e outras talvez, não terão nenhuma afinidade (Figura 8.35). De modo semelhante, as mutações nas regiões estruturais podem ser "silenciosas" ou, se alterarem o enovelamento da proteína, podem dar origem a moléculas não funcionais. De modo pertinente, a proporção de células B no centro germinativo com mutações "silenciosas" é alta no início da resposta imune, porém cai acentuadamente com o passar do tempo, sugerindo que a diversificação inicial é seguida de expansão preferencial de clones que expressam mutações que melhoram sua probabilidade de reagir com o antígeno e de ser estimulados por ele. As células B que expressam anticorpos mutantes que agora não reconhecem o antígeno sofrem apoptose, visto que é necessária uma estimulação antigênica contínua por meio do receptor da célula B para a sobrevida das células B durante essa fase.

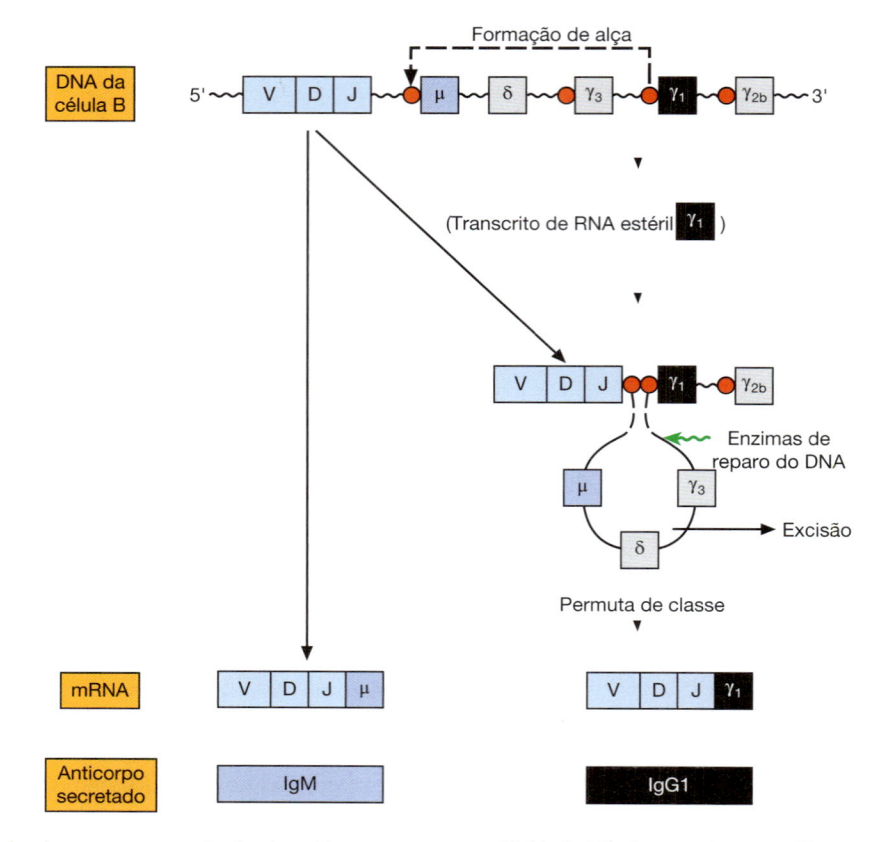

Figura 8.38 A permuta de classe para a produção de anticorpos com especificidade idêntica, porém com diferente isótipo de imunoglobulina (neste exemplo, de IgM para IgG1) é obtida por um processo de recombinação, que utiliza as sequências de permuta especializadas (⬤) e leva a uma perda da alça interposta de DNA (μ, δ e $\gamma3$). Cada sequência de permuta apresenta um comprimento de 1 a 10 quilobases e possui repetições de 20 a 100 pares de bases ricas em guanosina. Como a sequência de permuta associada a cada gene C_H tem uma sequência exclusiva de nucleotídios, a recombinação homóloga não pode ocorrer e, portanto, provavelmente depende da junção de extremidades não homólogas. As proteínas de reparo do DNA, incluindo Ku70, Ku80 e a subunidade catalítica da proteinoquinase dependente de DNA (DNA-PK$_{CS}$) estão envolvidas nesse processo.

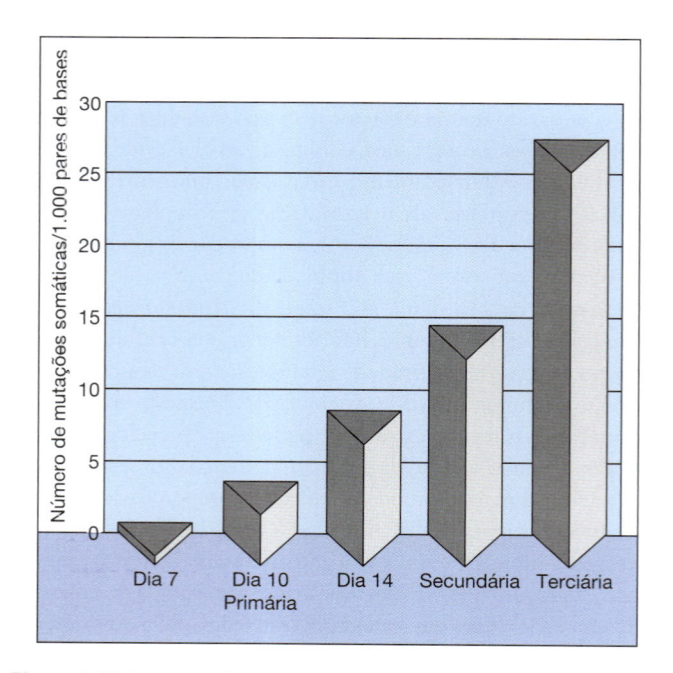

Figura 8.39 Aumento das mutações somáticas no anticorpo de linhagem germinativa imunodominante, observado em hibridomas isolados após imunização repetida com feniloxazolona. (Dados de: Berek C. and Apel M. (1989) In Melchers F. *et al.* (eds.) *Progress in Immunology* **7**, 99. Springer-Verlag, Berlin.)

Fatores que afetam a afinidade dos anticorpos na resposta imune

O efeito da dose de antígeno

Se tudo permanecer igual, a intensidade de ligação de um antígeno ao receptor de superfície de uma célula B será determinada pela constante de afinidade da reação:

$$Ag + Ac \text{ (superfície)} \rightleftharpoons AgAc$$

e os reagentes irão se comportar de acordo com as leis da termodinâmica.

Pode-se supor que, quando moléculas de antígeno em número suficiente estão ligadas aos receptores na superfície celular e processadas para apresentação às células T, o linfócito será estimulado a se transformar em um clone produtor de anticorpos. Se houver apenas pequenas quantidades de antígeno, apenas os linfócitos com receptores de alta afinidade serão capazes de se ligar a um número suficiente de antígenos para que ocorra estimulação, e suas células-filhas naturalmente irão produzir também anticorpos de alta afinidade. Uma análise da equação de equilíbrio antígeno-anticorpo irá mostrar que, à medida que aumenta a concentração de antígeno, até mesmo anticorpos com afinidade relativamente baixa ligam-se a mais antígenos; por conseguinte, na presença de altas doses de antígeno, os linfócitos com receptores de menor

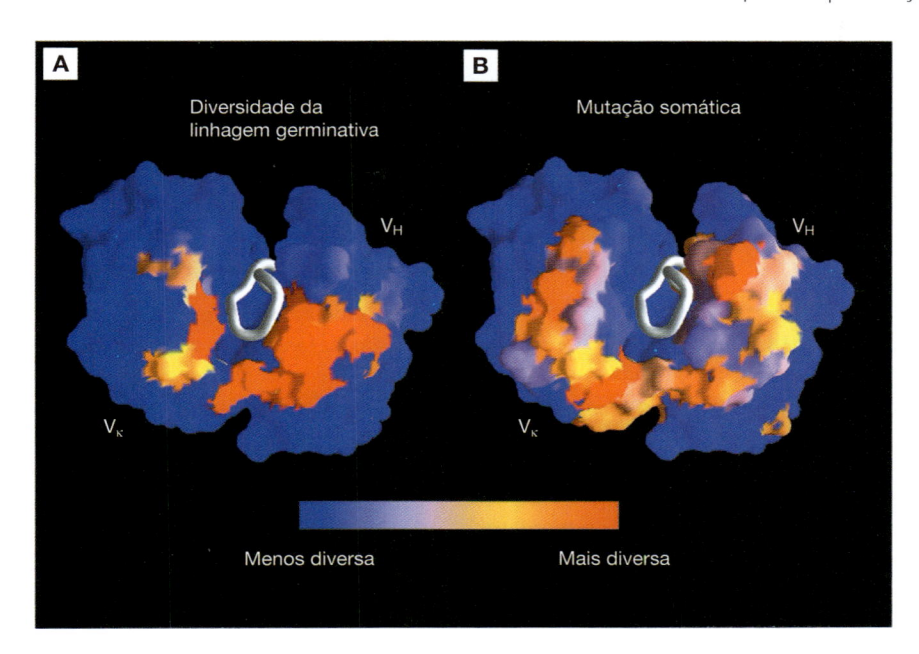

Figura 8.40 Visão da diversidade de sequências nos anticorpos humanos de acordo com o "olhar de um antígeno". A diversidade de sequências foi representada em uma escala que se estende do *azul* (mais conservada) até o *vermelho* (mais diversa). O domínio V_H encontra-se à direita, enquanto o domínio V_k está à esquerda em ambas as figuras. **A.** A diversidade de linhagem germinativa antes da hipermutação somática concentra-se no centro do sítio de ligação do antígeno. **B.** A hipermutação somática dissemina a diversidade para regiões na periferia do sítio de ligação, que são altamente conservadas no repertório do gene *V* da linhagem germinativa. Por conseguinte, a hipermutação somática é complementar à diversidade da linhagem germinativa. O CDR3 de V_H, que está localizado no centro do sítio de ligação do antígeno, não foi incluído nessa análise e, portanto, é mostrado em *cinza*, como uma estrutura em alça. A extremidade do CDR3 de V_k (também excluída) localiza-se no centro do sítio de ligação e não é visível nessa representação. (Fonte: Tomlinson IM *et al.* (1996) *Journal of Molecular Biology* **256**, 813. Reproduzida, com autorização, de Elsevier.)

afinidade também serão estimulados e, como se pode observar na Figura 8.41, são mais abundantes do que os linfócitos com receptores de alta afinidade. Além disso, existe uma forte possibilidade de que as células com maior afinidade se liguem a uma quantidade tão grande de antígeno que haja tolerabilidade. Portanto, em resumo, os antígenos, quando presentes em pequena quantidade, produzem anticorpos de alta afinidade, enquanto altas concentrações de antígeno dão origem a um antissoro com afinidade baixa a moderada.

Maturação da afinidade

Além de serem mais vigorosas e avultadas, as respostas secundárias tendem a ser de maior afinidade. Existem provavelmente duas razões principais para essa maturação de afinidade após a estimulação primária. Em primeiro lugar, quando a resposta primária é iniciada, e a concentração de antígeno declina para baixos níveis, apenas as células de afinidade sucessivamente mais alta irão se ligar a uma quantidade de antígeno suficiente para manter a proliferação. Em segundo lugar, nesse estágio, as células sofrem mutação frenética nos centros germinativos, e qualquer mutante com afinidade acidentalmente mais alta irá se ligar bem ao antígeno nas FDC e será selecionado positivamente pela sua expansão clonal persistente. A modificação da especificidade do anticorpo por mutações pontuais somáticas possibilita uma diversificação gradual sobre a qual pode atuar a seleção positiva de afinidade durante a expansão clonal.

Convém assinalar que as respostas a antígenos independentes do timo, que possuem memória pouco desenvolvida com mutações muito raras, não exibem esse fenômeno de maturação

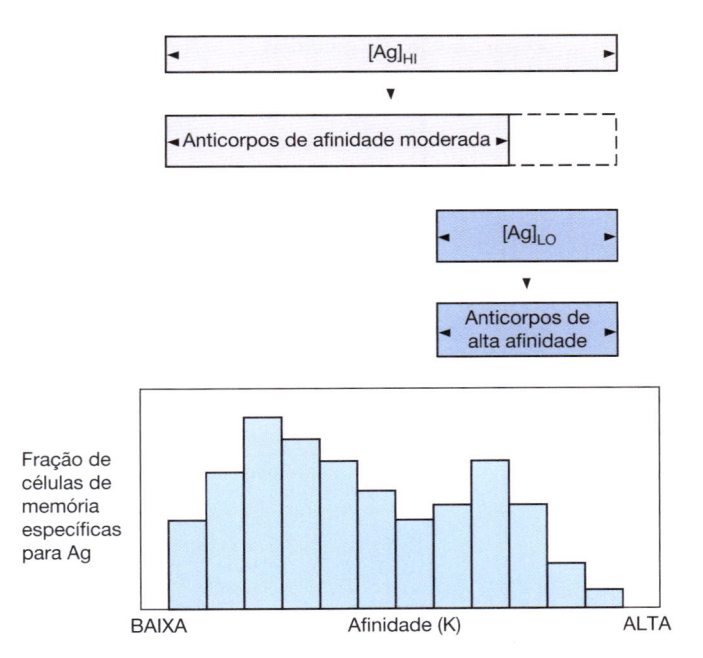

Figura 8.41 Relação entre a concentração de antígeno e a afinidade dos anticorpos produzidos. Baixas concentrações de antígeno ([Ag]$_{LO}$) ligam-se a uma variedade de células de memória de alta afinidade e possibilitam a sua estimulação, com consequente produção de anticorpos que possuem alta afinidade. Altas doses de antígeno ([Ag]$_{HI}$) são capazes de se ligar em quantidade suficiente às células de baixa afinidade e, portanto, possibilitar a sua estimulação, enquanto as células de maior afinidade podem ligar-se a antígenos em excesso e sofrer tolerabilidade (*linha tracejada*); o antissoro resultante irá apresentar uma população de anticorpos de afinidade baixa a moderada.

de afinidade. Em geral, a capacidade da célula Th de facilitar as respostas a antígenos não poliméricos e não ativadores policlonais, de induzir uma proliferação clonal expansiva, de efetuar a permuta de classe e, por fim, de modular as respostas para maior afinidade nos proporcionou respostas imunes maiores, melhores e mais flexíveis.

Células de memória

À medida que a resposta imune declina, a maioria das células efetoras que sofreram expansão recente é eliminada por indução de apoptose em larga escala nessa população. No Capítulo 7, discutimos o papel importante das interações Fas-ligante de Fas nesse processo, bem como o mecanismo pelo qual células T efetoras ativadas tornam-se suscetíveis a células com ligante de Fas à medida que envelhecem. A fonte de ligante de Fas responsável pela eliminação das células T recém-expandidas pode ser a própria célula T. Por conseguinte, as células T ativadas podem destruir-se de modo autócrino (*i. e.*, suicida), ou podem ser destruídas por células T adjacentes com ligante de Fas por um mecanismo parácrino (*i. e.*, fratricida). Enquanto as células T tanto virgens quanto ativadas expressam o receptor de Fas, as primeiras são protegidas dos efeitos de destruição do ligante de Fas, devido à expressão de uma molécula (FLIP), que desorganiza a cascata de sinalização distalmente à estimulação do receptor que, de outro modo, ativaria as propriedades de destruição celular dessa cascata. As células B também são suscetíveis à destruição dependente do ligante de Fas, particularmente se não receberem estimulação dependente de CD40L de uma célula Th2 ou Tfh cognata. Todavia, uma subpopulação de células escapa do processo de eliminação e forma o **compartimento de memória**, cuja função é produzir uma resposta imune secundária mais rápida e eficiente em caso de reexposição ao mesmo antígeno. É possível que a população de células de memória represente uma subpopulação de células que se desviam por completo do estágio de célula efetora, porém esse conceito continua sendo objeto de controvérsia. O processo de geração de células de memória é fundamental para o conceito de vacinação, e, em consequência, as células de memória têm sido objeto de muita pesquisa.

Geração de memória

Não se sabe ao certo se as células de memória e as células efetoras são derivadas do mesmo compartimento celular, ou se representam trajetórias de diferenciação distintas dos linfócitos ativados. Existem duas escolas principais de pensamento sobre a geração de memória. Na primeira (o modelo de "desliga-liga-desliga"), as células de memória originam-se de células efetoras e formam uma população de linfócitos experientes em antígeno, que permanece após a resolução de uma infecção (Figura 8.42). Nesse modelo, as células efetoras diferenciadas ativam de algum modo a produção de suas moléculas efetoras e diferenciam-se em um estado de memória. Esse cenário defende que as células de memória derivam de células efetoras, o que está em discordância com alguns dados sobre o número de divisões celulares que estas últimas células sofrem, em comparação com as células de memória. Na segunda (o modelo de desenvolvimento), as células de memória são geradas como população distinta paralelamente à geração de células efetoras, e isso pode ser uma consequência de menor estimulação antigênica dessas células em comparação com os linfócitos que se diferenciam em efetores. Este último modelo é interessante, visto que prevê que, à medida que o antígeno desaparece do sistema, aumentaria a geração de células de memória, em consequência dos linfócitos que passam a receber concentrações menores de estimulação dependente de antígeno do que as necessárias para a produção de células efetoras totalmente desenvolvidas (Figura 8.42).

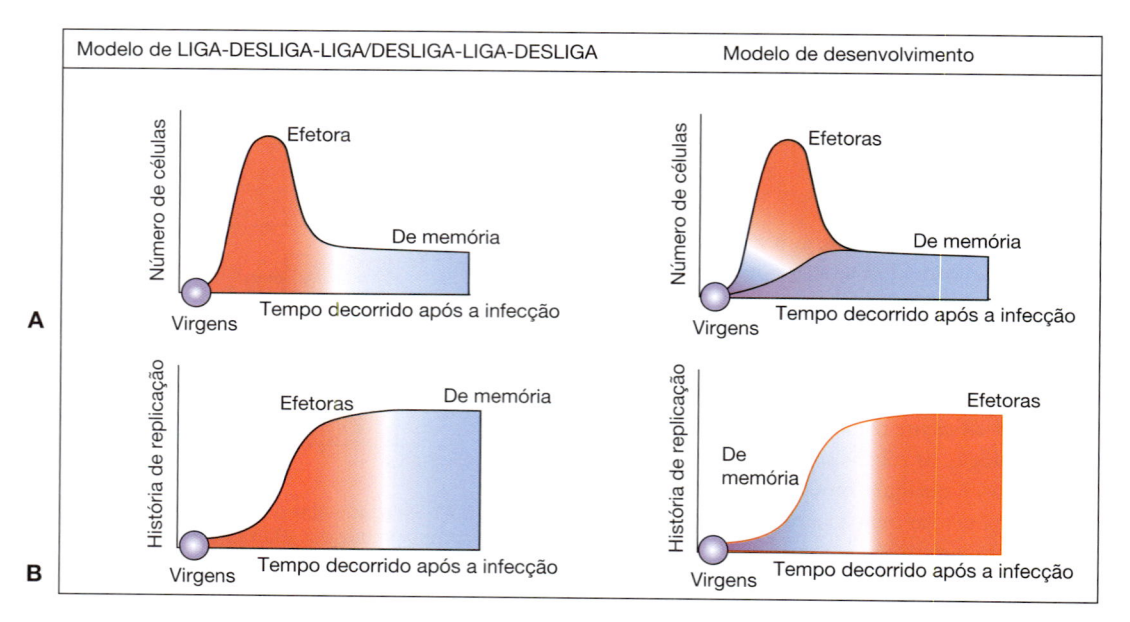

Figura 8.42 Dois modelos de geração de células de memória. Dois dos possíveis modelos de geração de linfócitos de memória são o modelo de "desliga-liga-desliga" (*à esquerda*), em que todas as células T de memória derivam de células efetoras que se transformam em células de memória no final de uma resposta imune, e o modelo de "desenvolvimento" (*à direita*), em que as células de memória surgem a partir de precursores virgens como trajetória alternativa de diferenciação, sem antes passar por um estágio efetor. (Fonte: Restifo N.P. and Gattinoni L. (2013) *Current Opinion in Immunology* 25, 556-563. Reproduzida, com autorização, de Elsevier.)

Por conseguinte, pode ser a intensidade da estimulação dos linfócitos ativada por antígeno que determina se uma célula irá se transformar em célula de memória ou célula efetora. Por conseguinte, com a resolução da infecção, a produção de efetores declinaria, enquanto a produção de células de memória naturalmente aumentaria (Figura 8.42).

Foi também sugerido que as células de memória e efetoras podem ser demarcadas por **divisão assimétrica** das células T após estimulação produtiva com antígenos (Figura 8.43). Nesse modelo, o polo celular mais próximo da sinapse imunológica (*i. e.*, o ponto em que a célula T e a célula dendrítica ou a célula-alvo estabelecem interações TCR-peptídio/MHC produtivas) pode ter uma distribuição de **determinantes do destino celular** (*i. e.*, fatores de transcrição) diferente do outro polo da célula. A distribuição dos determinantes do destino celular dentro de uma célula pode ser regulada por proteínas do complexo de polaridade. A divisão subsequente da célula T ativada pode levar à distribuição assimétrica desses determinantes do destino celular entre as células-filhas, o que poderia estabelecer as trajetórias de diferenciação subsequentes em células efetoras *versus* células de memória (Figura 8.43). Há algumas evidências que sustentam esse modelo, como a associação da proteína do complexo de polaridade Scribble à sinapse imunológica, enquanto outra proteína do complexo de polaridade, PKCζ, foi encontrada associada ao polo oposto da célula. Além disso, alguns estudos relataram que as células-filhas que herdam a sinapse imunológica apresentam maiores níveis de expressão de LFA-1 e transformam-se em células efetoras, enquanto o outro polo celular produz células de memória (Figura 8.43). Todavia, há também evidências de que as células efetoras podem tornar-se células de memória, de modo que a questão não está bem definida. Com efeito, a geração de células de memória pode utilizar vários mecanismos diferentes envolvendo todas as estratégias anteriormente discutidas.

A persistência do antígeno é necessária para a manutenção da memória?

Os anticorpos codificados por genes de linhagem germinativa não mutantes representam uma forma de memória evolutiva, visto que tendem a incluir especificidades para patógenos comumente encontrados e estão presentes na denominada fração de "anticorpos naturais" do soro. A memória adquirida durante a resposta imune adaptativa exibe um contato com o antígeno e a expansão de células de memória específicas de antígeno, conforme observado, por exemplo, no aumento de 20 vezes no número de precursores de células T citotóxicas após imunização de fêmeas com o antígeno H-Y masculino.

A memória de infecções antigas, como o sarampo, é permanente, **o que leva a questionar se as células de memória são de longa vida ou se estão sujeitas à estimulação antigênica repetida devido à persistência do antígeno ou reinfecção subclínica**. Em 1847, Peter Panum descreveu uma epidemia de sarampo ocorrida no ano anterior nas Ilhas Faroe, em que quase toda população foi infectada, exceto algumas pessoas idosas que haviam sido infectadas 65 anos antes. Embora essa evidência favoreça a hipótese da meia-vida longa, a função de memória de células B transferidas para um receptor singênico irradiado desaparece dentro de 1 mês, a não ser que o antígeno seja administrado ou que o doador seja transgênico para o gene *bcl-2* (lembre-se de que os

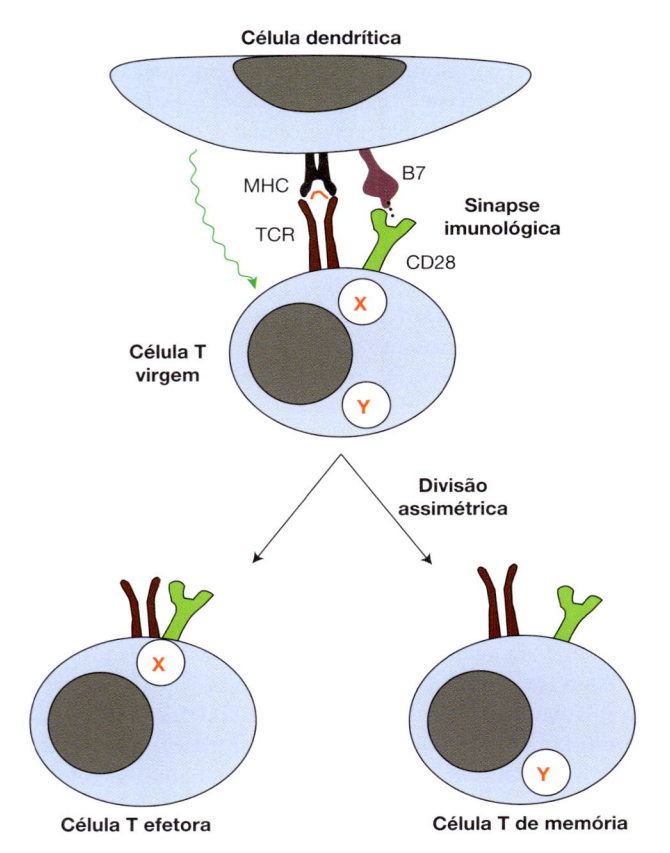

Figura 8.43 A divisão celular assimétrica pode contribuir para a geração de células efetoras *versus* de memória. Um possível mecanismo para a geração de células T efetoras *versus* de memória de vida longa consiste na divisão assimétrica das células T virgens ativadas, devido à distribuição desigual de determinantes de destino celular, designados aqui como "X" e "Y" para fins ilustrativos, que podem influenciar o condicionamento da célula quanto ao destino. Os determinantes do destino celular podem ser fatores de transcrição, que podem condicionar as células para vias distintas de diferenciação e que podem ser segregados de modo desigual nas células, em virtude da fixação a diferentes proteínas do complexo de polaridade, que restringem a sua difusão livre. Nesta figura, o determinante "X" do destino celular está fixado próximo à sinapse imunológica e especifica o destino de uma célula efetora na divisão celular subsequente. Em contrapartida, o determinante do destino celular "Y" está fixado no lado oposto e condiciona a célula para um destino de memória na divisão subsequente.

sinais no centro germinativo que impedem a apoptose de células B centrocíticas também suprarregulam a expressão de *bcl-2*). A memória das células B é considerada um estado dinâmico, em que a sobrevida das células de memória é mantida por sinais recorrentes de FDC nos centros germinativos, o único repositório de antígenos a longo prazo.

Evidências obtidas de modelos murinos sugerem fortemente que as **células T de memória são capazes, pelo menos em princípio, de persistir na ausência de antígeno**. Células T isoladas de camundongos vários meses após a sua imunização com vírus da coriomeningite linfocítica (LCMV) foram transferidas para dois grupos de camundongos geneticamente modificados, que não tinham células T endógenas; Além disso, um dos grupos também não expressava moléculas do MHC da classe I. As células T foram mantidas nesses camundongos por 10 meses e, em seguida, analisadas *in vitro*. Foi constatada a presença de

CTL CD8[+] vírus-específicos funcionais em ambos os grupos de camundongos, em números semelhantes, embora as células dos camundongos da classe I[-] não pudessem ter o antígeno apresentado a seu TCR. Na verdade, essas células T de memória sofrem proliferação *in vivo* independente do antígeno e do MHC, e o seu número é controlado, pelo menos em parte, por um equilíbrio entre sinais indutores de proliferação da IL-15 e sinais indutores de morte celular de IL-2 liberada no ambiente local, com ligação de ambas as citocinas à cadeia β do IL-2R (ver Figura 8.4). Outros achados recentes indicam que a memória das células T auxiliares também não exige a presença contínua de antígeno e do MHC, e, pelo menos em alguns casos, a memória das células Th é mantida na ausência de divisão celular.

Entretanto, não devemos perder de vista o fato de que, embora esses experimentos em animais transgênicos e *knockout* demonstrem claramente que é *possível* manter a memória imunológica na ausência de antígeno, o antígeno persiste habitualmente na forma de complexos nas FDC. Por conseguinte, existe a possibilidade de que APC no centro germinativo capturem e processem esse antígeno complexado e, em seguida, o apresentem às células T de memória. Algumas evidências também sugerem que é um tipo de célula dendrítica, e não as células B do centro germinativo, que pode desempenhar essa função. Para aumentar a complexidade, há também evidências cada vez maiores indicando que os mecanismos utilizados para manter as células T de memória no camundongo, um animal de vida relativamente curta, podem diferir significativamente daqueles empregados pelo sistema imune humano. **O antígeno específico pode desempenhar um papel muito mais importante na manutenção da memória dos linfócitos T nos seres humanos, particularmente porque a entrada contínua de novas células de memória específicas para diversos antígenos no compartimento de memória irá gerar uma competição entre as células de memória.** Como o tamanho dos reservatórios de células virgens e de células de memória é mantido relativamente constante, é provável que as células de memória que recebem reestimulação periódica pelo antígeno tenham tendência a persistir por mais tempo do que outras não reencontram o antígeno. A competição pode estar ausente ou diminuída em modelos murinos quando os animais são normalmente mantidos em ambientes artificiais limpos; essa proteção tende a reduzir a taxa de entrada de novas especificidades de células T no compartimento de memória e, portanto, tende a reduzir a competição entre populações de células de memória. Esse ponto de vista é sustentado pelo fato de que, enquanto há evidências de que a memória das células T nos seres humanos pode persistir por décadas após exposição a determinados antígenos, a imunidade declina efetivamente com o passar do tempo, e as estimativas da meia-vida das respostas das células T indicam que é de 8 a 15 anos. Além disso, como o tempo de vida do camundongo de laboratório é muito mais curto que o do ser humano médio, os problemas associados à retenção das células de memória no ser humano tendem a ser maiores do que aqueles encontrados pelos camundongos de laboratório. O desgaste contínuo das células T de memória, na ausência de reestimulação antigênica, pode contribuir para o aumento da frequência e gravidade das doenças infecciosas nos indivíduos idosos e também pode explicar porque os vírus latentes, como o vírus varicela-zóster (herpes-vírus humano 3), podem sofrer reativação muitos anos depois da infecção inicial.

A população de memória não constitui simplesmente uma expansão de células virgens correspondentes

Em geral, as células de memória são estimuladas mais rapidamente por determinada dose de antígeno, em virtude de sua maior afinidade. No caso das células B, estamos convencidos pela evidência que liga a mutação e a seleção estimulada por antígeno, que ocorre nos centros germinativos dos folículos secundários dos linfonodos, com a criação de células de memória de alta afinidade. Os receptores de antígeno nas células T de memória também apresentam maior afinidade; entretanto, como não sofrem mutação somática significativa durante a resposta de *priming*, parece que as células com **receptores preexistentes de afinidade relativamente maior na população de células virgens proliferam de modo seletivo por meio de sua ligação preferencial ao antígeno.**

Intuitivamente, não se pode esperar que a afinidade aumente no mesmo grau que a hipermutação somática das células B pode alcançar; todavia, as células T de memória aumentam a sua avidez de ligação à célula apresentadora de antígeno por meio de aumento da expressão de moléculas de adesão acessórias, CD2, LFA-1, LFA-3 e ICAM-1. Como várias dessas moléculas também atuam para intensificar a transdução de sinais, a célula T de memória é mais rapidamente estimulada do que a célula correspondente virgem. Com efeito, as células de memória entram em divisão celular e secretam citocinas mais rapidamente do que as células virgens, e há algumas evidências de que podem secretar maior variedade de citocinas do que as células virgens.

Uma alteração fenotípica na isoforma do antígeno comum leucocitário, CD45R, produzida por *splicing* diferencial, permite que se estabeleça alguma distinção entre células virgens e de memória. A expressão de CD45RA tem sido utilizada como marcador de células T virgens, e a de CD45RO, como marcador de células de memória capazes de responder a antígenos de memória. Entretanto, a maioria das características associadas ao subgrupo CD45RO consiste, de fato, em manifestações de **células ativadas**, e as células CD45RO podem reverter para o fenótipo CD45RA. Por conseguinte, as células de memória, talvez na ausência de estimulação antigênica, podem perder o seu estado ativado e juntar-se a um reservatório de repouso. Outro marcador usado para a diferenciação entre células virgens e de memória dá um passo atrás na escada de CD e emprega diferenças na expressão relativa da molécula de adesão CD44; as células T virgens parecem expressar baixos níveis de CD44, enquanto as células T de memória expressam altos níveis.

O papel do CD44 como antagonista de sinais dependentes de Fas para a apoptose

As evidências sugerem que o CD44 pode ser importante para a entrada no compartimento de células de memória por meio da inibição de sinais dependentes de Fas para a apoptose (Figura 8.44). Conforme discutido anteriormente, as interações Fas-FasL desempenham um importante papel na eliminação de uma proporção considerável de linfócitos recém-ativados. Além de se tornarem suscetíveis à apoptose impulsionada pelo FasL, as células T ativadas suprarregulam a expressão de superfície de CD44 e mantêm uma alta expressão subsequente, enquanto o papel do CD44 na função das células T não está tão esclarecido. Entretanto, observações recentes indicam que o CD44

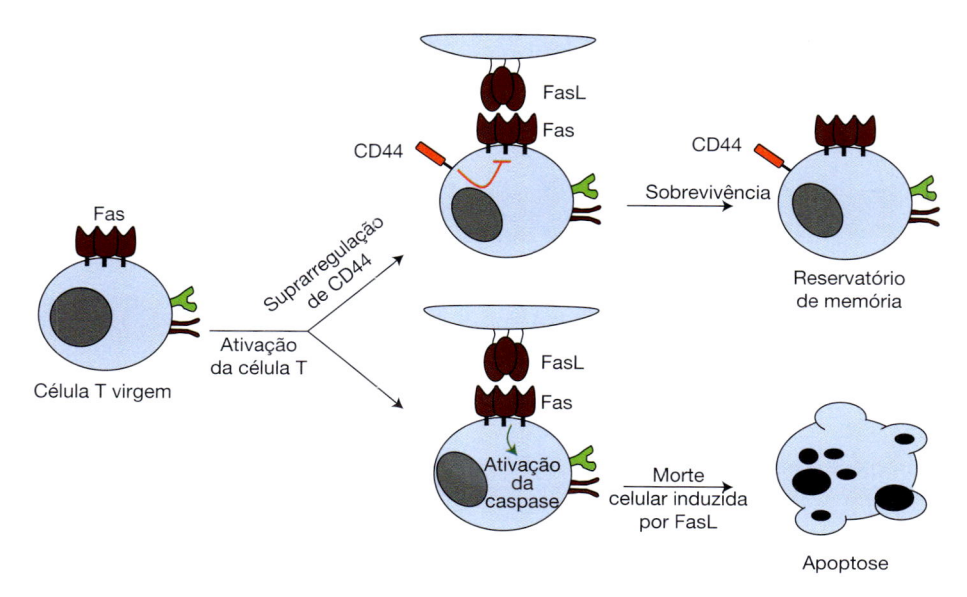

Figura 8.44 O CD44 pode antagonizar a apoptose de células T expandidas dependente de Fas-ligante de Fas. As células T tornam-se suscetíveis a sinais desencadeantes de apoptose emitidos por receptores de Fas de superfície dentro de poucos dias após a ativação. O ligante de Fas (FasL) pode originar-se da própria célula T ativada (autócrina), de uma célula T ativada adjacente (parácrina), de uma célula T citotóxica ou de uma célula dendrítica. A suprarregulação do CD44 de superfície parece ser capaz de interferir nos sinais dependentes de Fas para a apoptose, por um mecanismo que ainda não foi definido, e isso pode proteger as células T ativadas da deleção e possibilitar a entrada no compartimento de memória. Observe que esse mecanismo pode se aplicar apenas às células Th1.

desempenha uma função na determinação da entrada no compartimento de memória. Células Th1 com deficiência de CD44 específicas para influenza *versus* células Th1 de tipo selvagem foram transferidas adotivamente em camundongos silvestres, e a estimulação antigênica subsequente mostrou que, enquanto podem ser observadas respostas intensas a antígenos de memória nas células CD44-positivas, as células com deficiência de CD44 não responderam ao antígeno. A deficiência de CD44 não parece ter impacto sobre a ativação das células T, a expansão em resposta ao antígeno ou a aquisição de função efetora. Entretanto, essas células mostraram-se suscetíveis à apoptose dependente de Fas durante os estágios mais avançados de expansão, diferentemente das células correspondentes que expressam CD44, embora os mecanismos para esse efeito ainda não estejam esclarecidos. Uma ressalva é que a proteção mediada por CD44 parece aplicar-se apenas às células Th1, de modo que diferentes mecanismos podem operar em diferentes subgrupos de células T.

Antonio Lanzavecchia e colaboradores propuseram que o receptor de quimiocina CCR7 permite que se estabeleça uma distinção entre células T "de memória centrais" CCR7+, que se diferenciam a partir das células T virgens, e células T "de memória efetoras" CCR7−, que surgem subsequentemente a partir das células T de memória centrais (Figura 8.45). Ambas as populações são de vida longa. As células de memória centrais formam um reservatório de expansão clonal de células sensibilizadas por antígeno, que podem se deslocar até órgãos linfoides secundários, sob a influência da quimiocina CCL21 (SLC) (ver Tabela 8.2) e, após o reencontro com o antígeno, podem estimular as células dendríticas, auxiliar as células B e gerar células efetoras. Por outro lado, as células T de memória efetoras possuem receptores CCR1, CCR3 e CCR5 para quimiocinas pró-inflamatórias e constituem células de guiamento tecidual, que atuam como mediadoras das reações inflamatórias ou citotoxicidade.

Manutenção das células de memória

Recentemente, a IL-7 emergiu como regulador essencial da sobrevida das células T periféricas e da renovação homeostática. Diferentemente da maioria das outras citocinas que utilizam receptores contendo a cadeia γ comum (CD132), a IL-7 é produzida de modo constitutivo em baixos níveis, pode ser detectada no soro humano e pode contribuir para a manutenção independente de antígeno das células T de memória CD4 e CD8, estimulando a divisão homeostática dessas células. Enquanto estudos que utilizaram camundongos com deficiência de MHC mostraram que as interações peptídio-MHC não são fundamentais para a persistência das células T de memória, as células T CD4 declinam rapidamente na ausência de IL-7. A expressão de IL-7R é máxima nas células em repouso, assegurando que essas células sejam mais efetivas do que as células T efetoras ativadas em sua competição pela IL-7 disponível. Com efeito, a estimulação por meio do TCR induz uma infrarregulação do receptor de IL-7, à medida que as células T efetoras são influenciadas por citocinas produzidas durante as respostas imunes (como IL-2, IL-4, IL-7, IL-15 e IL-21). À medida que a resposta diminui, as células T mais uma vez tornam-se dependentes da IL-7 para a sua sobrevida contínua. Por conseguinte, a visão atual é a de que a IL-7 contribui para a manutenção independente de antígeno das células T, visto que possibilita a divisão homeostática dessas células, na ausência de estimulação antigênica (Figura 8.46). A IL-15 também parece ser mais importante para a manutenção das células T de memória CD8, visto que camundongos com deficiência de IL-15 ou da cadeia α do IL-15R exibem uma redução da memória das células T CD8, que pode ser recuperada pela transferência dessas células em camundongos normais. Por conseguinte, a IL-7 e a IL-15 parecem atuar em conjunto para manter o reservatório de células T de memória, sendo este último particularmente importante para a manutenção das células T de memória CD8 (Figura 8.46).

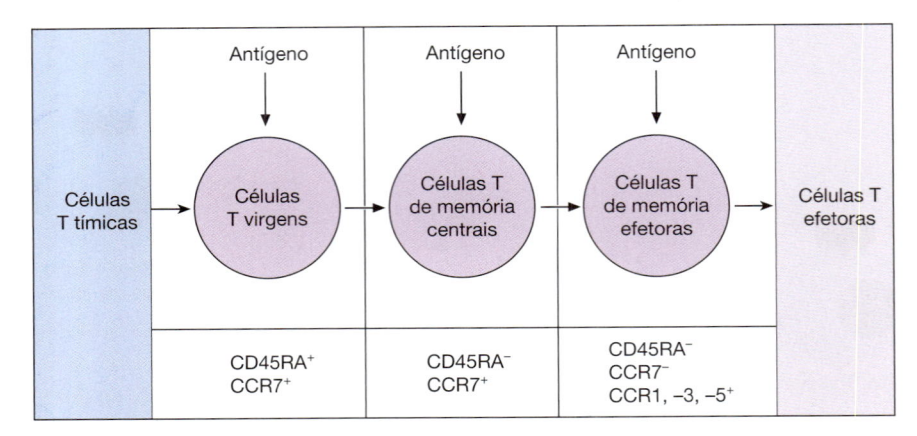

Figura 8.45 Células T de memória centrais e efetoras. As células T virgens apresentam a variante de *splicing* CD45RA da molécula de CD45 e são atraídas do timo para o tecido linfoide secundário, sob a influência de quimiocinas de ligação de CCR7, como CCL19 (MIP-3β) e CCL21 (6Ckine/SLC). Após encontrar com o antígeno, algumas dessas células tornam-se efetoras da resposta imune primária, enquanto outras se diferenciam em células T de memória centrais, que preservam o receptor de quimiocina CCR7, mas que perdem a expressão de CD45RA. O reencontro subsequente com o antígeno impele essas células para o compartimento de memória efetora, com substituição de CCR7 por outros receptores de quimiocinas, como CCR1, CCR3 e CCR5. Isso modifica as características de guiamento (*homing*) dessas células, que agora podem se deslocar como células T secretoras de citocinas ou citotóxicas para os locais de inflamação, sob a influência de diversas quimiocinas, incluindo CCL3 (MIP-1α), CCL4 (MIP-1β) e CCL5 (RANTES) (ver Tabela 8.2). Observe que, enquanto a ativação e a diferenciação subsequente dessas células dependem do antígeno, acredita-se que tanto as células T de memória centrais quanto as células T de memória efetoras sejam de longa vida na ausência de antígeno.

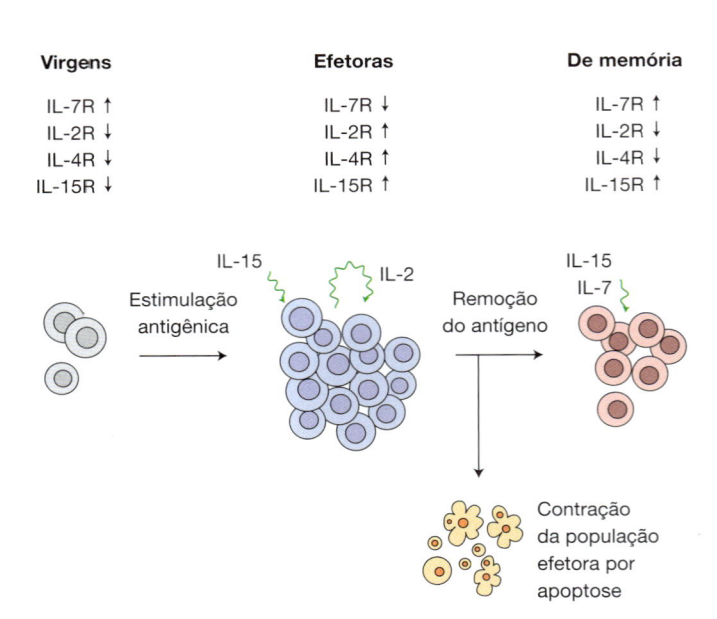

Figura 8.46 A expressão dos receptores de citocinas e a disponibilidade de citocinas controlam a proliferação e a sobrevivência das células T. As células T CD4 e CD8 virgens expressam altos níveis de IL-7R e baixos níveis de receptores de outras citocinas, como IL-2, IL-4 e IL-5, que podem influenciar a proliferação e a sobrevivência das células T. A estimulação antigênica induz a infrarregulação do IL-7R e a suprarregulação dos receptores de IL-2, IL-4 e IL-15, visto que essas citocinas mantêm a expansão clonal e a sobrevivência das células T durante a fase efetora da resposta imune. Durante a resolução da resposta imune, ocorre apoptose maciça no compartimento de células efetoras, deixando apenas as células "mais aptas" a se tornarem células de memória. O compartimento de células de memória parece depender da IL-7 para a sobrevivência a longo prazo, e acredita-se também que a IL-15 seja necessária, particularmente para a manutenção das células T CD8 de memória.

A persistência das células de memória também pode ser influenciada por fatores físicos, como o comprimento dos **telômeros cromossômicos**, que limitam o número de divisões que as células de mamíferos podem realizar, constituindo o denominado **limite de Hayflick**. A erosão progressiva dos telômeros cromossômicos durante cada divisão celular pode levar as células a entrar em um estado de senescência, do qual não conseguem sair. Nessa situação, as células são incapazes de sofrer divisão posterior e tendem a apresentar comprometimento funcional, sendo, portanto, de pouca utilidade para o sistema imune. Em muitos tipos de células, o limite de Hayflick é normalmente alcançado com 40 a 50 divisões celulares; todavia, os linfócitos podem apresentar um número ligeiramente maior de divisões celulares, devido à suprarregulação da enzima de alongamento dos telômeros, a **telomerase**, nos linfócitos ativados. Há relatos de que as células T CD8 são incapazes de suprarregular a telomerase depois de quatro reestimulações pelo antígeno, enquanto as células T podem preservar essa capacidade por mais tempo.

As células B virgens perdem a IgM e a IgD de superfície e mudam de isótipo de receptor quando se tornam células de memória, e a expressão diferencial desses marcadores de superfície facilitou enormemente a divisão das células B e T em populações virgens e de memória para estudo adicional. As moléculas coestimuladoras B7.1 (CD80) e B7.2 (CD86) são rapidamente suprarreguladas nas células B de memória, e a grande capacidade dessas células de apresentar o antígeno às células T poderia explicar a natureza intensa e vigorosa das respostas secundárias. Pode existir também para o compartimento de linfócitos B um esquema semelhante àquele delineado na Figura 8.45 para as células T, com uma população inicial de células de memória que apresentam o marcador B220 transformando-se em células B de memória B220⁻, que, em seguida, geram células efetoras secretoras de anticorpos.

Os PAMP e os DAMP detectados por células imunes inatas modulam as respostas imunes adaptativas

- As combinações de PAMP e DAMP detectadas por células do sistema imune inato são traduzidas em assinaturas distintas de citocinas
- Os padrões de citocinas gerados pelas APC, particularmente células dendríticas, desempenham um papel fundamental na individualização da resposta imune adaptativa para a resposta efetora desejada.

Mecanismos efetores

- O sistema imune inato utiliza vários mecanismos efetores diferentes (como fagocitose, ativação do complemento e mobilização de células contendo grânulos citotóxicos, como as células NK e os eosinófilos) para combater a infecção
- De modo semelhante, a imunidade adaptativa também emprega uma variedade de mecanismos efetores, incluindo a mobilização de células T citotóxicas (Tc ou CTL), células T auxiliares (Th) e células B secretoras de anticorpos. As células Th podem ser ainda subdivididas em células Th1, Th2, Th17 e Tfh, com base nos perfis de citocinas produzidos por essas células, o que lhes confere diferentes funções efetoras
- As citocinas influenciam acentuadamente a geração e a função específica dos efetores no sistema imune adaptativo
- As células dendríticas, com a contribuição de outras células do sistema imune inato, desempenham um papel central na geração de efetores por meio do fornecimento do sinal 3, que representa padrões distintos de citocinas que possuem influências polarizadoras sobre as células efetoras geradas subsequentemente
- A natureza do sinal 3 é influenciada pela combinação de PAMP e DAMP, que promovem a maturação das células dendríticas e a sua migração para os linfonodos.

As citocinas e as quimiocinas coordenam as respostas imunes

- As quimiocinas são citocinas quimiotáxicas especializadas, que promovem a migração das células para a fonte da quimiocina
- Existem duas classes funcionais distintas de quimiocinas: inflamatória e homeostática
- As quimiocinas inflamatórias ocorrem de modo induzível com a exposição de células imunes inatas a PAMP e DAMP e promovem o rápido recrutamento de células imunes, particularmente macrófagos e neutrófilos
- As quimiocinas inflamatórias são moléculas em rápida evolução (devido à pressão exercida pelos patógenos) e altamente divergentes, que ocorrem como dois importantes grupos (*clusters*) de genes nos seres humanos. Membros dessa classe de quimiocinas podem ligar-se a mais de um tipo de receptor de quimiocinas e podem atuar como antagonistas naturais de determinados receptores
- As quimiocinas inflamatórias humanas e murinas não são bem conservadas
- As quimiocinas homeostáticas são mais antigas em termos evolutivos do que as quimiocinas inflamatórias e são mais altamente conservadas. Membros dessa classe de quimiocinas são expressos de modo constitutivo e estão envolvidos no guiamento de células do sistema imune para órgãos linfoides, bem como para outros tecidos.

As citocinas atuam como mensageiros intercelulares

- As citocinas exercem ação transitória e, em geral, de curto alcance (de maneira autócrina ou parácrina), embora a IL-1 e a IL-6 circulantes possam mediar a liberação de proteínas da fase aguda pelo fígado
- As citocinas são, em sua maior parte, pequenas proteínas que atuam por meio de receptores de superfície pertencentes a seis famílias estruturais
- A dimerização induzida por citocinas de subunidades individuais da principal família de receptores (hematopoetina) ativa as proteínas tirosinoquinases, incluindo JAK, e leva à fosforilação e à ativação dos fatores de transcrição STAT
- A sinalização das citocinas pode ser infrarregulada por membros das famílias SOCS e PIAS de inibidores que atuam para suprimir a atividade de JAK ou a transcrição dependente de STAT, respectivamente
- A sinalização por citocinas também é frequentemente direcionada para a via de ativação do NFκB. O NFκB é um regulador transcricional de numerosos genes pró-inflamatórios
- A ativação do NFκB é regulada por meio da degradação de seu inibidor específico, IκB, que é obtida por meio da ativação do complexo IKK, um complexo de quinase que pode fosforilar IκB, desencadeando, assim, a degradação deste último por meio do proteassomo
- Os efeitos das citocinas são regulados utilizando diversas estratégias, incluindo: antagonistas de receptores naturais, receptores chamariz (receptores não sinalizadores), receptores solúveis e inibidores da via de transdução intracelular de sinal
- As citocinas são pleiotrópicas (*i. e.*, exercem múltiplos efeitos) nas áreas gerais de: (i) controle do crescimento dos linfócitos, (ii) ativação dos mecanismos imunes inatos (incluindo a inflamação), (iii) controle da hematopoese na medula óssea e (iv) indução ou supressão da morte celular (apoptose)
- As citocinas podem atuar de modo sequencial, seja pela produção induzida por citocina de outra citocina ou por transmodulação do receptor para outra citocina; além disso, também podem exercer ações sinérgicas e antagonistas
- As citocinas atuam em cascatas hierárquicas, em que determinadas citocinas têm ação mais apical (*i. e.*, a montante) do que os dímeros
- Algumas citocinas possuem efeitos amplos (p. ex., TNF, membro da família da IL-1), enquanto as ações das outras são mais distais e específicas de alvos (p. ex., IL-2)
- Os papéis das citocinas *in vivo* podem ser avaliados por "*knockout*" de genes, transfecção ou inibição por anticorpos específicos.

A ativação das células T suprarregula uma sucessão de genes

- Dentro de 15 a 30 min, ocorre expressão dos genes para fatores de transcrição relacionados envolvidos na progressão de G0 para G1 e no controle da IL-2
- Em até 14 h, ocorre expressão das citocinas e seus receptores
- Mais tarde, há suprarregulação de uma variedade de genes relacionados com a divisão e adesão celulares
- As células T ativadas diferenciam-se em células efetoras depois de 4 a 5 dias de expansão clonal.

As células T ativadas proliferam em resposta às citocinas

- A IL-2 atua como fator de crescimento autócrino para as células Th1 e como fator parácrino para as células Th2, que suprarregularam seus receptores de IL-2
- As citocinas atuam sobre células que expressam um receptor apropriado de citocina.

Os diferentes subgrupos de células T podem produzir diferentes citocinas

- O meio das citocinas que é estabelecido nos estágios iniciais da infecção, em virtude de combinações distintas de PAMP e DAMP, possui uma influência significativa sobre o padrão de citocinas secretadas por populações de células Th
- À medida que a imunização progride, as células Th tendem a se desenvolver em quatro subgrupos: células Th1, Th2, Th17 e Tfh
- As células Th1 promovem a ativação dos macrófagos e a sensibilidade de tipo tardio e produzem IL-2 e IL-3, IFNγ, TNF, linfotoxina e GM-CSF; as células Th2 auxiliam as células B a sintetizar anticorpos e secretam IL-3, IL-4, IL-5, IL-6 e IL-13, TNF e GM-CSF; as células Th17 desencadeiam respostas inflamatórias maciças contra fungos e bactérias extracelulares, particularmente nas mucosas. As células Th17 produzem IL-17A, IL-21, IL-22 e IL-17F e induzem a produção de citocinas pró-inflamatórias e quimiocinas por células não imunes, como células endoteliais e fibroblastos, de modo a promover o recrutamento de neutrófilos para o local de inflamação. As células Tfh são especializadas no fornecimento de ajuda às células B e direcionam-se para os folículos de células B, em virtude da expressão constitutiva do receptor de endereçamento CXCR5. As células Tfh promovem o desenvolvimento dos centros germinativos por meio de estimulação das células B pelo CD40L, juntamente com IL-4 e IL-21
- A interação do antígeno com macrófagos ou células dendríticas, por meio de seus receptores *Toll-like* (TLR) e outros receptores de reconhecimento de padrões, leva à produção de IL-12 e IL-27, que desviam as respostas das células T para o tipo Th1, ou à produção de IL-4, que desvia as respostas para o polo Th2. A IL-6 e a IL-1, em associação ao TGFβ inicialmente, seguido de IL-23 posteriormente, são importantes na produção de células Th17. A IL-6 e a IL-21, bem como o ICOSL, são importantes na polarização para as células Tfh.

Células T efetoras CD4-positivas na imunidade celular

- As citocinas atuam como mediadoras nas respostas inflamatórias crônicas e induzem a expressão do MHC da classe II nas células endoteliais, em uma variedade de células epiteliais e em muitas linhagens de células tumorais, facilitando, desse modo, as interações de células T e células não linfoides
- A expressão diferencial dos receptores de quimiocinas possibilita o recrutamento seletivo de neutrófilos, macrófagos, células dendríticas e células T e B
- O TNF atua de modo sinérgico com o IFNγ na destruição das células
- A inflamação mediada por células T é fortemente infrarregulada pela IL-4 e IL-10.

As células T reguladoras (Treg) policiam as ações das células T auxiliares

- Existem diferentes classes de células Treg. As células Treg derivadas do timo são células T Foxp3$^+$ CD4$^+$ geradas no timo, que podem atuar como antagonistas dominantes das ações das células T autorreativas e impedir o desenvolvimento de autoimunidade, bem como respostas imunes excessivas contra patógenos
- As células Treg induzidas perifericamente podem ser produzidas por meio de estimulação subótima mediada por TCR, particularmente na presença de IL-10 ou do TGFβ
- As células Treg exercem seus efeitos por diversos mecanismos, incluindo a secreção das citocinas imunossupressoras IL-10, IGFβ e IL-35, a destruição de células T autorreativas e APC por meio da granzima B/perforina, competição por IL-2 ou efeitos mediados por CTLA-4. O mecanismo efetor predominante depende, provavelmente, das circunstâncias específicas, bem como do tecido
- O antagonismo da apresentação eficiente do antígeno mediado por CTLA-4 e a coestimulação das células dendríticas por células Treg podem constituir um mecanismo central de ação
- As células Treg também podem contribuir de modo significativo no reparo dos tecidos após a ocorrência de lesão por meio da produção de citocinas, como a anfirregulina, em resposta a DAMP (como IL-18 e IL-33) liberados pelas células mortas.

Células T efetoras CD8$^+$ na imunidade celular

- As células T citotóxicas são produzidas contra células (p. ex., infectadas por vírus) que apresentam um peptídio derivado do meio intracelular associado ao MHC de classe I da superfície. Essas células destroem utilizando grânulos líticos que contêm perforina e granzimas ou por meio da via de FAS-ligante de Fas
- Os CTL contêm lisossomos modificados, equipados com uma bateria de proteínas citotóxicas, coletivamente denominadas grânulos citotóxicos. A via dependente de grânulos citotóxicos para a apoptose é coordenada pela granzima B, uma serina protease que pode processar e ativar a proteína permeabilizante mitocondrial, Bid, bem como membros da família de caspase das proteases de morte celular. A granzima A também desempenha um importante papel na destruição dependente de grânulos
- A destruição dependente de Fas é realizada por meio da caspase-8, que destrói de modo muito semelhante à granzima B por ativação de caspases distais que, em seguida, coordenam a morte celular por apoptose
- A ativação da caspase coordena internamente a morte da célula-alvo. Após a sua ativação, as caspases clivam literalmente centenas de proteínas celulares para coordenar a apoptose
- As células apoptóticas são rapidamente eliminadas por fagocitose, em consequência do aparecimento de alterações da membrana (p. ex., externalização de fosfatidilserina), que permitem aos fagócitos reconhecer seletivamente estas células e removê-las.

A proliferação de respostas de células B é mediada por citocinas

- A proliferação inicial é mediada pela IL-4, que também auxilia a síntese de IgE

- Os produtores de IgA são estimulados pelo TGFβ e pela IL-5
- A IL-4 mais IL-5 promovem a síntese de IgM, enquanto a IL-4, IL-5, IL-6 e IL-13 mais IFNγ estimulam a síntese de IgG.

Eventos no centro germinativo

- As células T auxiliares foliculares (Tfh) são essenciais na formação e na manutenção dos centros germinativos, e essas células supervisionam o processo de maturação de afinidade dos anticorpos por meio de hipermutação somática, selecionando apenas os clones de células B de maior afinidade por meio de fornecimento limitado de auxílio (CD40L, IL-21, IL-4) às células B
- Ocorrem expansão clonal, permuta de isótipo e mutação nos centroblastos da zona escura
- As células B após maturação de afinidade retornam à zona clara do centro germinativo, onde competem com outras células B pela captação de complexos de antígeno a partir das células dendríticas foliculares. As células que capturam e apresentam o antígeno às células Tfh recebem a coestimulação apropriada para promover a sua sobrevida; aquelas que não o fazem, morrem
- Os centroblastos de células B morrem por apoptose, a não ser que sejam resgatados por determinados sinais que suprarregulam *bcl-2*. Esses sinais incluem coestimulação e citocinas (IL-21, IL-4) das células Tfh, bem como ocupação do receptor CD40, que conduz a célula para o compartimento de memória
- A seleção de mutantes pelo antígeno orienta o desenvolvimento de células B de alta afinidade.

Síntese de anticorpos

- O RNA para as regiões variáveis e constantes sofre *splicing* antes de deixar o núcleo
- O *splicing* diferencial possibilita a coexpressão de IgM e IgD com regiões V idênticas em uma única célula e a permuta da IgM ligada à membrana por IgM secretada.

A permuta de classe de Ig ocorre em células B individuais

- A IgM produzida no início da resposta muda para a IgG, particularmente com antígenos dependentes do timo. A permuta é controlada, em grande parte, pelas células T
- As respostas da IgG, mas não da IgM, melhoram com estímulo secundário.

Afinidade dos anticorpos durante a resposta imune

- O antígeno em baixas doses tende a selecionar células B de alta afinidade e, portanto, anticorpos, visto que somente estes podem ser recuperados no centro germinativo
- Pelas mesmas razões, a afinidade amadurece à medida que a concentração de antígeno cai durante uma resposta imune.

Células de memória

- Após o desaparecimento da fonte de antígeno que iniciou a sua produção, a grande maioria dos linfócitos efetores é eliminada por apoptose. Uma fração de células que respondem ao antígeno é retida, possivelmente as que apresentam maior afinidade pelo antígeno, formando o compartimento de memória
- A apoptose dos linfócitos efetores ativados ocorre, em grande parte, pela via dependente de Fas-ligante de Fas. O FasL pode ser suprido de modo autócrino ou parácrino
- O modo pelo qual os linfócitos de memória são produzidos continua sendo um processo um tanto misterioso
- O desenvolvimento das células de memória pode constituir uma trajetória de diferenciação distinta seguida por células abaixo de determinado limiar de estimulação dependente do antígeno. À medida que o antígeno desaparece do sistema, a geração de células de memória pode ser favorecida naturalmente em relação à geração de células efetoras
- Uma ideia alternativa é a de que a divisão assimétrica dos linfócitos ativados pode contribuir para a geração de células de memória *versus* células efetoras por meio de uma distribuição desigual de determinantes do destino celular que influenciam a sua diferenciação subsequente
- As células T de memória murinas podem ser mantidas na ausência de antígeno, porém as células T de memória humanas podem exigir uma reestimulação periódica com o antígeno
- Os imunocomplexos na superfície das células dendríticas foliculares nos centros germinativos proporcionam uma fonte de antígenos a longo prazo
- As células de memória possuem maior afinidade do que as células virgens, no caso das células B por mutação somática e, no caso das células T, por meio de proliferação seletiva de células com receptores de maior afinidade e pela expressão suprarregulada de moléculas associadas, como CD2 e LFA-1, que aumentam a avidez (afinidade funcional) pela célula apresentadora de antígeno
- As células T de memória e virgens ativadas são diferenciadas pela expressão de isoformas CD45, as primeiras com o fenótipo CD45RO, e as últimas, com CD45RA. Parece provável que uma parte da população CD45RO retorne a um reservatório CD45RA de células de memória em repouso. As células de memória CD45RA⁻ podem ser divididas em células de memória centrais CCR7⁺ e células de memória efetoras CCR7⁻
- As células T de memória também se caracterizam por altos níveis de expressão CD44, enquanto a expressão de baixo nível está associada às células T virgens
- O CD44 pode participar na geração de memória por antagonização dos sinais dependentes de Fas para a apoptose
- A IL-7 parece ser fundamental para a sobrevida a longo prazo de populações de células T CD4 e liga-se preferencialmente às células T em repouso. As células T CD8 de memória necessitam de IL-15 para a sua sobrevida a longo prazo.

LEITURA ADICIONAL

Abbas A.K., Benoist C., Bluestone J.A., *et al.* (2013) Regulatory T cells: recommendations to simplify the nomenclature. *Nature Immunology* **14**, 307–308.

Arpaia N., Green J.A., Moltedo B., *et al.* (2015) A distinct function of regulatory T cells in tissue protection. *Cell* **162**, 1078–1089.

Arsenio J., Metz P.J., and Chang J.T. (2015) Asymmetric cell division in T lymphocyte fate diversification. *Trends in Immunology* **36**, 670–683.

Barnes M.J. and Powrie F. (2009) Regulatory T cells reinforce intestinal homeostasis. *Immunity* **31**, 401–411.

Beverly P.C.L. (2004) Kinetics and clonality of immunological memory in humans. *Seminars in Immunology* **16**, 315–321.

Bradley L.M., Haynes L., and Swain S.L. (2005) IL-7: maintaining T-cell memory and achieving homeostasis. *Trends in Immunology* **26**, 172–176.

Crotty S. (2014) T follicular helper cell differentiation, function, and roles in disease. *Immunity* **41**, 529–542.

Crotty S. (2015) A brief history of T cell help to B cells. *Nature Reviews Immunology* **15**, 185–189.

Cullen S.P. and Martin S.J. (2008) Mechanisms of granule-dependent killing. *Cell Death and Differentiation* **15**, 251–262.

Delgoffe G.M., Murray P.J., and Vignali D.A. (2011) Interpreting mixed signals: the cell's cytokine conundrum. *Current Opinion in Immunology* **23**, 632–638.

Hercus T.R., Thomas D., Guthridge M.A., *et al.* (2009) The granulocyte-macrophage colony-stimulating factor receptor: linking its structure to cell signaling and its role in disease. *Blood* **114**, 1289–1298.

Iwasaki A. and Medzhitov R. (2015) Control of adaptive immunity by the innate immune system. *Nature Immunology* **16**, 343–353.

Josefowicz S.Z., Lu L.F., and Rudensky A.Y. (2012) Regulatory T cells: mechanisms of differentiation and function. *Annual Reviews of Immunology* **30**, 531–564.

Kapsenberg M.L. (2003) Dendritic cell control of pathogen-driven T-cell polarization. *Nature Reviews Immunology* **3**, 984–993.

Korn T., Bettelli E., Oukka M., and Kuchroo V.K. (2009) IL-17 and Th17 cells. *Annual Review of Immunology* **27**, 485–517.

Littman D.R. and Rudensky A.Y. (2010) Th17 and regulatory T cells in mediating and restraining inflammation. *Cell* **140**, 845–858.

Mitchell D.M. and Williams M.A. (2010) An activation marker finds a function. *Immunity* **32**, 9–12.

O'Garra A. and Murphy K.M. (2009) From IL-10 to IL-12: how pathogens and their products stimulate APCs to induce T_H1 development. *Nature Immunology* **10**, 929–932.

Okabe Y. and Medzhitov R. (2015) Tissue biology perspective on macrophages. *Nature Immunology* **17**, 9–17.

O'Shea J.J. and Paul W.E. (2010) Mechanisms underlying lineage commitment and plasticity of helper CD4+ T cells. *Science* **327**, 1098–1102.

Restifo N.P. and Gattinoni L. (2013) Lineage relationship of effector and memory T cells. *Current Opinion in Immunology* **25**, 556–563.

Sawant D.V. and Vignali D.A. (2014) Once a Treg, always a Treg? *Immunological Reviews* **259**, 173–191.

Schenten D. and Medzhitov R. (2011) The control of adaptive immune responses by the innate immune system. *Advances in Immunology* **109**, 87–124.

Schluns K.S. and Lefrançois L. (2003) Cytokine control of memory T-cell development and survival. *Nature Reviews Immunology* **3**, 269–279.

Strasser A., Jost, P.J., and Nagata S. (2009) The many roles of FAS receptor signaling in the immune system. *Immunity* **30**, 180–192.

Taylor R.C., Cullen S.P., and Martin S.J. (2008) Apoptosis: controlled demolition at the cellular level. *Nature Reviews Molecular Cell Biology* **9**, 231–241.

Victora G.D. and Nussenzweig M.C. (2012) Germinal centers. *Annual Reviews of Immunology* **30**, 429–457.

Zlotnik A. and Yoshie O. (2012) The chemokine superfamily revisited. *Immunity* **36**, 705–716.

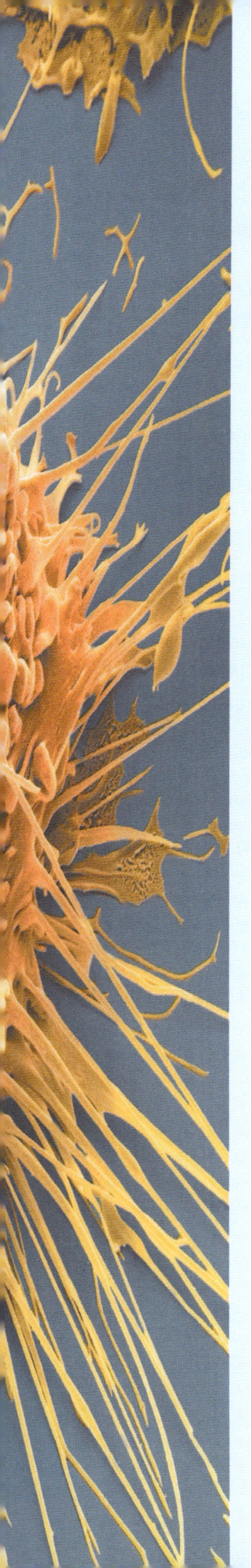

CAPÍTULO 9
Regulação da Resposta Imune

Principais tópicos

Para lembrar

As células fagocitárias e inflamatórias amplamente específicas da resposta imune frequentemente precisam migrar até o local da infecção. Além disso, os linfócitos da resposta adaptativa precisam proliferar em tecidos linfoides secundários organizados (os tecidos linfoides associados à mucosa, os linfonodos e o baço), de modo a gerar um número suficiente de células específicas para antígenos. Os linfócitos T precisam ser ativados por células apresentadoras de antígeno (APC) e a maioria das respostas dos linfócitos B necessita do auxílio dos linfócitos T que apresentam especificidade pelo mesmo antígeno. Existem múltiplos níveis de regulação para garantir que essas respostas sejam apropriadas tanto do ponto de vista quantitativo quanto qualitativo.

Introdução

Após entrar em contato com um agente infeccioso, as células específicas para antígenos apropriadas da resposta imune adquirida proliferam, formando, com frequência, uma proporção considerável dos linfócitos nos tecidos linfoides locais. Entretanto, é crucial que esse processo não se torne excessivo, visto que isso poderia levar a própria resposta imune a provocar dano substancial a nossos próprios tecidos. Além disso, é importante que as respostas só ocorram como reação a patógenos estranhos, e que, uma vez eliminado o patógeno, o sistema imune retorne a seu estado de repouso. Faz sentido que o **antígeno** seja um importante fator regulador, e que as respostas imunes sejam estimuladas pela presença de uma infecção, com declínio de sua intensidade à medida que o patógeno é eliminado (Figura 9.1).

Imunogenética

É absolutamente evidente que a resposta imune é influenciada pela constituição genética do indivíduo. Na década de 1970, Guido Biozzi *et al.* mostraram que é possível efetuar um cruzamento seletivo de camundongos para obter uma resposta de anticorpos alta ou baixa ao longo de várias gerações para produzir duas linhagens,

uma que produz consistentemente altos títulos de anticorpos contra uma variedade de antígenos, e a outra, títulos relativamente baixos de anticorpos (Figura 9.2). Sabe-se que a resposta imune é influenciada por um número substancial de genes.

Os genes dos receptores de antígenos recombinam-se nos linfócitos

Evidentemente, os genes de Ig e TCR *V, D* e *J*, que codificam os sítios de reconhecimento específicos dos receptores de antígenos dos linfócitos, são de importância fundamental para a resposta imune adquirida. Todavia, como os mecanismos de recombinação para gerar a diversidade de receptores a partir dos genes disponíveis são extremamente poderosos (ver Capítulo 4), é improvável que ocorra imunodeficiência em consequência de um baixo repertório de genes de regiões variáveis das Ig ou dos TCR. Entretanto, apenas em certas ocasiões, constatamos "falhas no repertório", devido à ausência de um gene; como exemplo, temos a ausência de resposta ao polímero açúcar dextrana α1-6, que é uma característica de animais sem um determinado gene *V* de imunoglobulina, e camundongos que carecem do gene do TCR *Vα2*, que são incapazes de produzir uma resposta de linfócitos T citotóxicos contra o antígeno H-Y masculino.

As respostas imunes são influenciadas pelo MHC

Houve muito entusiasmo quando se descobriu que as respostas dos anticorpos a várias substâncias antigenicamente simples e dependentes do timo são determinadas por genes que mapeiam o complexo principal de histocompatibilidade (MHC). Por exemplo, camundongos do haplótipo *H-2^b* respondem bem ao polipeptídio ramificado sintético (T,G)-A-L, enquanto camundongos *H-2^k* têm uma resposta precária (Tabela 9.1). Com outro antígeno sintético, (H,G)-A-L, que possui uma histidina em lugar de tirosina, a posição é invertida, de modo que os camundongos com "baixa resposta ao (T,G)-A-L" agora produzem uma boa resposta de anticorpos, enquanto os camundongos com "alta resposta ao (T,G)-A-L" exibem uma resposta fraca, mostrando que a capacidade de determinada cepa de produzir uma resposta alta ou baixa

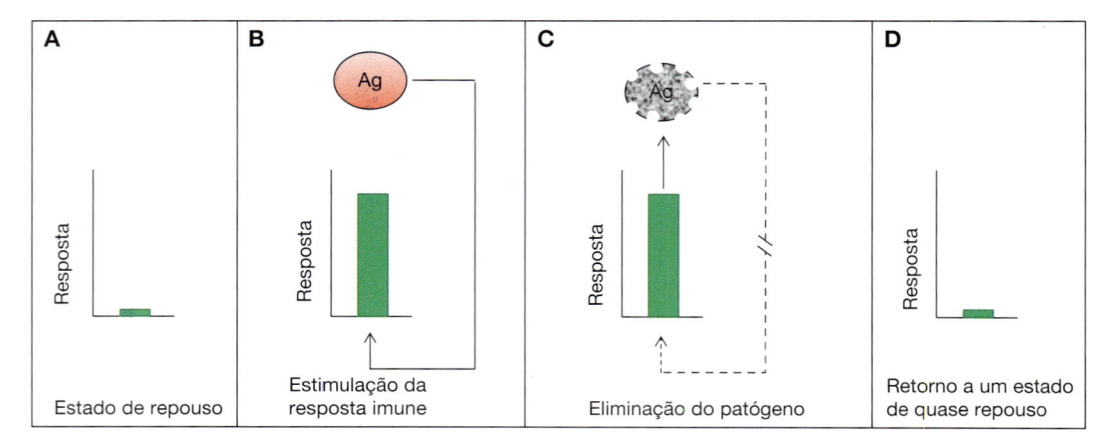

Figura 9.1 O antígeno estimula a resposta imune. A resposta imune é estimulada pelo antígeno. Um nível basal de resposta imune é mantido pelas células teciduais residentes da resposta inata e pelos linfócitos virgens (e qualquer célula de memória preexistente) da resposta adquirida. Após encontro com um antígeno, há produção de uma resposta imune envolvendo a proliferação e a diferenciação de linfócitos específicos para antígenos nos tecidos linfoides secundários, com recrutamento de células tanto inatas quanto adquiridas para o local de infecção. Com a eliminação bem-sucedida do patógeno, o estímulo desaparece, e a resposta imune retorna quase a seu estado de repouso (porém agora com memória aumentada relacionada com a resposta adquirida).

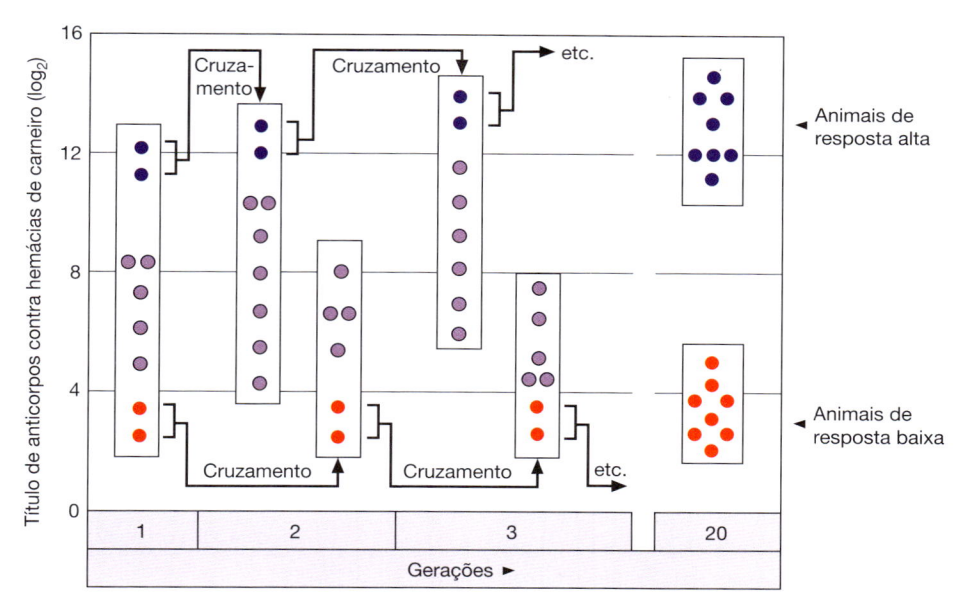

Figura 9.2 Cruzamento seletivo de indivíduos com respostas alta e baixa de anticorpos. Uma população de base de camundongos silvestres (com constituição genética diversa e grande variabilidade na resposta de anticorpos) é imunizada com hemácias de carneiro, um antígeno multideterminante. O título de anticorpos de cada camundongo é mostrado por *círculo*. O macho e a fêmea com títulos mais elevados de anticorpos (*círculos azuis*) foram cruzados, e os filhotes foram estimulados com antígeno. Mais uma vez, os animais que tiveram melhor resposta foram cruzados, e assim sucessivamente por 20 gerações, quando todos os camundongos apresentaram uma alta resposta às hemácias de carneiro e a uma variedade de outros antígenos. O mesmo experimento foi realizado com os animais de menor resposta (*círculos vermelhos*), produzindo uma cepa de animais de baixa resposta.

Tabela 9.1 Haplótipo H-2 ligado a respostas imunes altas, baixas e intermediárias a peptídios sintéticos.

Antígeno	Haplótipo H-2				
	b	**k**	**d**	**a**	**s**
(T,G)-A-L	Alta	Baixa	Int	Baixa	Baixa
(H,G)-A-L	Baixa	Alta	Int	Alta	Baixa

(T,G)-A-L, polilisina com cadeias laterais de polialanina ligadas com tirosina e glutamina; (H,G)-A-L, a mesma, com histidina em lugar de tirosina.

varia de acordo com o antígeno (Tabela 9.1). Essas relações só se tornam evidentes quando se estudam antígenos com estrutura altamente restrita, visto que a resposta a cada determinante é controlada por um gene MHC, e é menos provável que os diferentes determinantes em um antígeno complexo estejam todos associados a genes de resposta consistentemente alta ou consistentemente baixa. Todavia, embora se esperasse uma média de genes de respostas alta e baixa aleatoriamente, visto que os vários determinantes na maioria dos antígenos complexos dependentes do timo não estão estruturalmente relacionados, o resultado sofre um viés em virtude da dominância de um ou mais epítopos.

No caso de antígenos complexos, na maioria dos casos, mas não em todos, a ligação H-2 habitualmente só é observada quando a dose administrada é baixa o suficiente para que apenas um determinante imunodominante seja reconhecido pelo sistema imune. Dessa maneira, as reações controladas por genes do MHC são distintas da reatividade global a uma variedade de antígenos complexos, que é uma característica dos camundongos de Biozzi (mencionados anteriormente).

O MHC controla a apresentação de antígenos aos linfócitos T αβ

A Tabela 9.2 fornece uma ideia do tipo de análise originalmente usada para mapear os genes do MHC nos camundongos. As três cepas com alta resposta possuem genes *H-2* individuais derivados de linhagens puras prototípicas (B.10 e A.SW), que foram intercruzados para produzir recombinações na região H-2. Os únicos genes que os animais com resposta alta possuem em comum são A^k e D^b; como a cepa B.10 que apresenta o gene D^b tem uma baixa resposta, a resposta alta tem de estar correlacionada, neste caso, à presença de A^k. As moléculas da região I (I-A e I-E) são as moléculas do MHC da classe II murinas, e os polimorfismos nesses genes afetam o sulco de ligação do peptídio e, portanto, a sua capacidade de apresentar o antígeno a linfócitos T auxiliares $CD4^+$. Por conseguinte, influenciam diretamente a capacidade de

Tabela 9.2 Mapeamento do gene MHC para as respostas ao (H,G)-A-L por análise de diferentes cepas recombinantes.

Cepa	Região H-2				Resposta a (H,G)-A-L
	K	**A**	**E**	**D**	
A	k	k	k	b	Alta
A. TL	s	k	k	b	Alta
B. IO. A (4R)	k	k	b	b	Alta
B.IO	b	b	b	b	Baixa
A.SW	s	s	s	s	Baixa

reatividade dos camundongos no que diz respeito à sua resposta de anticorpos dependente do timo ao antígeno *in vivo*. Na verdade, existe uma boa correlação entre a proliferação de linfócitos T específicos para antígeno e o estado de resposta dos anticorpos do animal. Isso também explica por que esses efeitos do gene *H-2* são observados com antígenos de linfócitos B dependentes do timo, mas não T-independentes.

Três mecanismos podem explicar a reatividade alta e baixa ligada à classe II: a apresentação de antígeno, o repertório de linfócitos T e a supressão mediada por linfócitos T.

1. Apresentação de antígeno

Em um indivíduo com alta resposta, o processamento do antígeno e o seu reconhecimento por uma célula T correspondente levam a estimulação e expansão clonal dos linfócitos (Figura 9.3A). Embora exista (e tenha que existir) uma considerável degeneração na especificidade do sulco da classe II para a ligação do peptídio, conforme assinalado, a variação em determinados resíduos essenciais pode alterar a força de ligação a determinado peptídio e converter o indivíduo com resposta alta em um indivíduo com resposta baixa, visto que o MHC não consegue apresentar o antígeno à célula T reativa (Figura 9.3B). Algumas vezes, o processamento natural de um antígeno em determinado indivíduo não produz um peptídio que se encaixe adequadamente em suas moléculas do MHC. Em um estudo, foi mostrado que um clone de linfócitos T citotóxicos restrito ao HLA-A2, que reconheceu os resíduos 58 a 68 da proteína da matriz do vírus influenza A, poderia apresentar uma reação cruzada com células de um indivíduo HLA-A69 pulsadas com o mesmo peptídio; entretanto, o clone foi incapaz de reconhecer células HLA-A69 infectadas pelo vírus influenza A, provavelmente porque os indivíduos com o MHC da classe I HLA-A69 desenvolvem imunidade contra um epítopo diferente na mesma proteína.

2. Repertório de linfócitos T

Os linfócitos T com afinidade moderada a alta por moléculas do próprio MHC e seus complexos com autoantígenos processados são tolerizados, criando, assim, uma "falha" no repertório de células T. Se houver reação cruzada (*i. e.*, semelhança de formato no nível de reconhecimento dos linfócitos T entre um antígeno estranho e uma molécula própria que já induziu ausência de reatividade), o hospedeiro não terá linfócitos T específicos para o antígeno estranho e, portanto, irá apresentar uma resposta baixa (Figura 9.3C). Para fornecer um exemplo concreto, camundongos da cepa DBA/2 respondem bem ao peptídio sintético poliglutamil, politirosina (GT), o que não ocorre com os camundongos BALB/c, embora ambos possuam genes da classe II idênticos. As células B ativadas dos camundongos BALB/c expressam uma estrutura que simula a GT, e a suposição seria de que a autotolerância torna esses camundongos não respondedores à GT. Isso foi confirmado mostrando que os camundongos DBA/2 tornados tolerantes por um pequeno número de células hematopoéticas BALB/c passaram de um estado de resposta alta para uma resposta baixa. Para encerrar a história de modo satisfatório, foi constatado um *priming* para GT nos camundongos DBA/2 aos quais foram injetados blastos B BALB/c, induzidos pelo polissacarídio ativador policlonal.

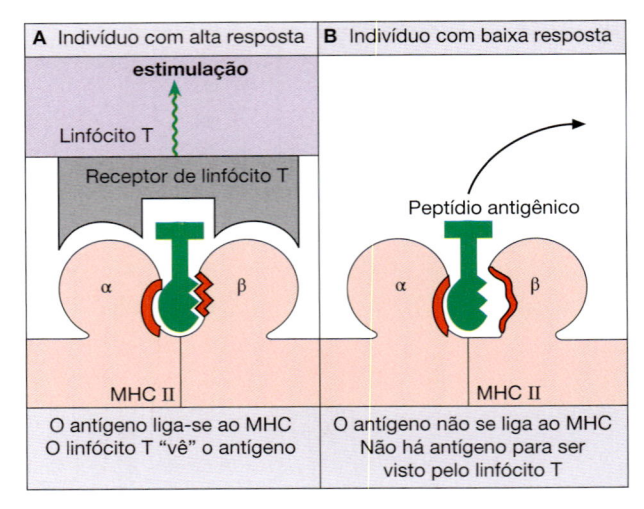

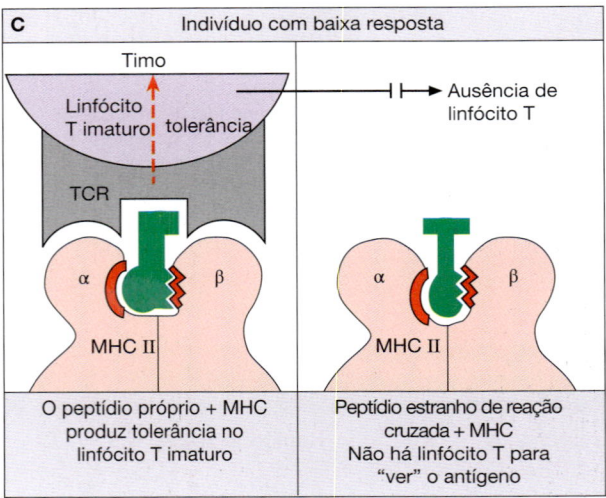

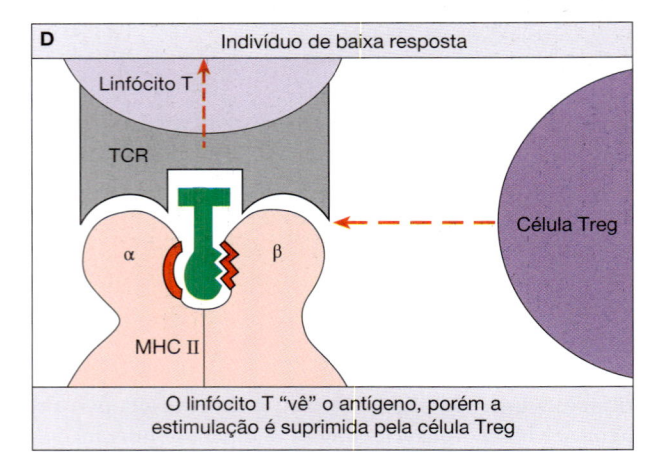

Figura 9.3 Diferentes mecanismos podem ser responsáveis pela baixa resposta dos linfócitos T a um antígeno em associação ao MHC da classe II. **A.** Para a ativação dos linfócitos T CD4+, é necessário que o peptídio se ligue com alta afinidade ao sulco de ligação formado pelos domínios α_1 e β_1 de uma molécula do MHC da classe II e, em seguida, que o TCR se ligue ao complexo peptídio-MHC. **B.** Se o peptídio for incapaz de se ligar ao sulco do MHC, é evidente que não existe possibilidade de resposta dos linfócitos T. **C.** Durante a seleção negativa no timo, os linfócitos T tornam-se tolerizados a peptídios derivados de antígenos próprios, e essa tolerância estende-se a quaisquer peptídios semelhantes (de reação cruzada) derivados de antígenos estranhos. **D.** Mesmo se o peptídio de ligar ao MHC, e o linfócito T tiver um TCR apropriado, em algumas circunstâncias, a capacidade de reatividade pode ser bloqueada por células Treg.

3. Supressão mediada por linfócitos T

Gostaríamos de mencionar mais uma vez a supressão transferível que pode ocorrer com antígenos relativamente complexos, visto que isso ilustra a ideia de que a situação de resposta baixa pode surgir em consequência da atividade das células reguladoras (Figura 9.3D). A resposta baixa pode ser dominante nos heterozigotos de classe II, indicando que a supressão pode atuar contra Th restrita a qualquer outra molécula da classe II. Nesse aspecto, difere dos modelos 1 e 2 já descritos, em que a resposta alta é dominante no heterozigoto, visto que os fatores associados ao gene de baixa resposta (apresentação deficiente ou repertório deficiente de células T) não podem influenciar a atividade de um gene de resposta alta se estiver também presente.

A Figura 9.4 fornece um resumo da ampla variedade de contribuições genéticas para a resposta imune.

Competição antigênica

A presença de um antígeno em uma mistura de antígenos pode diminuir drasticamente a resposta imune aos outros. Isso também se aplica até mesmo a epítopos de uma determinada molécula; por exemplo, alguns epítopos na região pré-S2 do antígeno de superfície da hepatite B são altamente imunogênicos, enquanto outros só induzem respostas imunes relativamente fracas. Evidentemente, a possibilidade de que determinados antígenos em uma mistura ou determinados epítopos em um antígeno possa comprometer uma resposta imune protetora desejada possui implicações no desenvolvimento de vacinas. Os fatores que determinam a imunodominância incluem a frequência de precursores dos linfócitos T e B que possuem receptores de antígenos para diferentes epítopos no antígeno, a afinidade relativa dos receptores de linfócitos B pelos seus respectivos epítopos, o grau com que o anticorpo de superfície da membrana protege o epítopo da proteólise após a endocitose do complexo antígeno-anticorpo

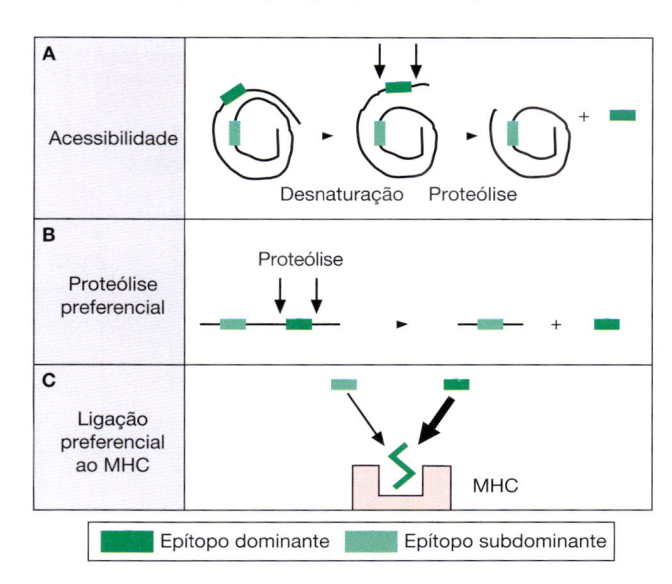

Figura 9.5 Mecanismos de dominância dos epítopos em nível do MHC. Existe uma clara hierarquia de epítopos em relação à ligação competitiva, de acordo com: a acessibilidade diferencial a proteases quando a molécula se desdobra (**A**); a presença ou ausência de determinadas sequências de aminoácidos que constituem sítios sensíveis à protease (**B**); e a relativa afinidade dos peptídios gerados para o MHC (**C**). Por conseguinte, os epítopos dominantes tomam conta da maior parte dos sulcos disponíveis do MHC, enquanto os epítopos subdominantes têm menos sucesso. O outro fator passível de influenciar a dominância é a disponibilidade de linfócitos T reativos; caso tenham sido eliminados (p. ex., por meio de tolerização por antígenos próprios de reação cruzada), até mesmo um peptídio que domine o sulco do MHC será incapaz de provocar uma resposta imune.

pelo linfócito B e a capacidade de gerar peptídios antigênicos processados que possuem forte afinidade pelo sulco do MHC (Figura 9.5).

O complemento e o anticorpo ajudam a regular as respostas imunes

Atividade estimuladora

Em geral, os mecanismos imunes inatos são os primeiros a entrar em cena, e a ativação das vias alternativa e/ou de lectina do complemento leva à deposição de C3b e C3d sobre o micróbio. Quando antígenos recobertos por C3d são reconhecidos pela célula B, a ligação cruzada do receptor de célula B (BCR) e o receptor do complemento CD21, com sua molécula de transdução de sinal associada CD19, aumenta a ativação das células B (Figura 9.6A). A IgM e a IgG3 (que é produzida relativamente cedo após a permuta de classe em muitas respostas imunes) também podem intensificar a resposta dos anticorpos de maneira dependente do complemento e, portanto, presumivelmente pelo mesmo mecanismo, porém envolvendo a via clássica de ativação do complemento. As outras subclasses de IgG podem estimular não apenas a produção de anticorpos, mas também as respostas das células T CD4$^+$ por meio da ligação de imunocomplexos ao FcγR ao ativador, como FcγRI, FcγRIIA e FcγRIII e o consequente aumento da captação e da apresentação de antígeno pelas células dendríticas. Os anticorpos IgE também podem estimular a produção de todos os isótipos de anticorpos e promover as respostas das células T CD4$^+$. Aqui,

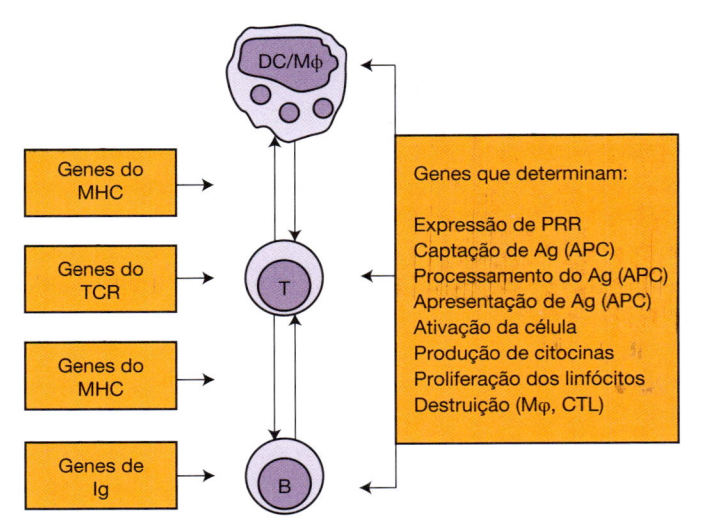

Figura 9.4 Controle genético da resposta imune. Múltiplos genes determinam a responsividade imune, incluindo os que se combinam para gerar os receptores de linfócitos específicos para antígenos, os genes do MHC altamente polimórficos e os genes que determinam uma variedade de atividades das células do sistema imune. APC, células apresentadoras de antígeno profissionais (células dendríticas [DC], macrófagos [Mø], células B); PRR, receptores de reconhecimento de padrões.

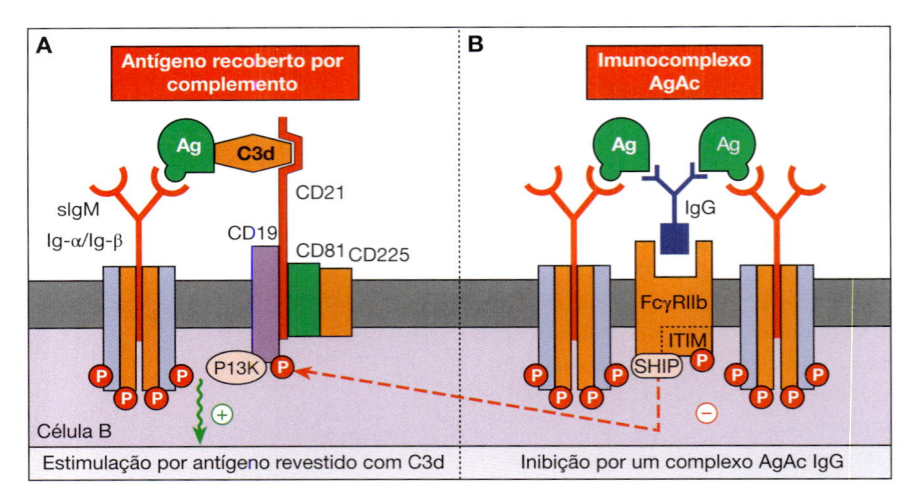

Figura 9.6 A ligação cruzada do receptor de antígeno IgM de superfície com o receptor de complemento CD21 estimula as células B, enquanto a ligação cruzada com o receptor de Fcγ, FcγRIIb, as inibe. **A.** Após a ativação do complemento, ocorre ligação covalente de C3d à superfície do micróbio. O receptor do complemento CD21, que, juntamente com o seu complexo de sinalização CD19-CD81-CD225 (LEU)13 associado, forma o correceptor da célula B (ver Figura 7.29), liga-se a C3d. O antígeno recoberto por complemento estabelece uma ligação cruzada com esse complexo na IgM de superfície (sIgM) do BCR, levando à fosforilação da tirosina de CD19 e ligação subsequente de fosfatidilinositol 3-quinase (PI3K), resultando em ativação da célula B. **B.** A molécula de FcγRIIb possui um motivo de inibição baseado na tirosina do imunorreceptor (ITIM) cito-plasmático e, após ligação cruzada à Ig de membrana, sofre fosforilação e liga-se ao inositol polifosfato 5' fosfatase SHIP. Isso suprime a fosforilação de CD19 e, portanto, inibe a ativação das células B.

o mecanismo não está bem esclarecido, porém sabe-se que é dependente das células B que expressam CD23 (FcεRII, o receptor de baixa afinidade para IgE).

Respostas a anticorpos inibidores

Paradoxalmente, os anticorpos IgG de todas as subclasses podem não apenas estimular, mas também inibir a resposta de anticorpos. Um mecanismo pelo qual isso ocorre com a maioria das subclasses de IgG consiste na ligação cruzada do BCR ao FcγRIIb, que possui um motivo de inibição baseado na tirosina do imunorreceptor (ITIM). Isso emite um sinal negativo ao suprimir a fosforilação da tirosina do CD19 (Figura 9.6B). O mascaramento do epítopo por anticorpo também pode inibir as respostas das células B ao impedir que os linfócitos enxerguem os epítopos relevantes no antígeno. Na verdade, seria lógico se, na fase inicial ou quando a concentração e a afinidade do anticorpo específico estão baixas, houvesse estimulação da resposta; entretanto, posteriormente, quando se observa um excesso de anticorpo, a combinação de mascaramento do epítopo e retroalimentação negativa, juntamente com a eliminação do antígeno por fagocitose e digestão, infrarre-gula a resposta. Múltiplos aspectos, incluindo a concentração de antígeno, a afinidade do anticorpo, a especificidade do epítopo, a distribuição de subclasses e os níveis de expressão do FcγR relevante, provavelmente determinam se a IgG desempenha um papel estimulador ou inibidor durante uma resposta imune.

Redes de idiótipos

Em 1974, Neils Jerne, ganhador do Prêmio Nobel, publicou um artigo intitulado "Towards a network theory of the immune system" (rumo a uma teoria de redes do sistema imune), em que propôs que estruturas formadas pelas regiões variáveis dos anticorpos (*i. e.*, o idiótipo do anticorpo) poderiam reconhecer regiões variáveis de outros anticorpos, de modo que formariam uma rede baseada em

interações mútuas de idiótipo-anti-idiótipo. Como as células B utilizam a molécula de anticorpo como receptor de antígeno, isso proporcionaria uma conectividade entre diferentes clones de células B. Por conseguinte, a perturbação da rede em consequência de um encontro com o antígeno teria o potencial de suprarregular e infrarregular os clones individuais membros da rede (Figura 9.7). Não há dúvida de que os elementos que podem formar uma rede idiotípica estão presentes no corpo, porém o grau de contribuição das interações idiotípicas para a regulação das respostas imunes continua sendo debatido entre os imunologistas.

Morte celular induzida por ativação

Evidentemente, a remoção do antígeno do corpo pelo sistema imune leva a uma infrarregulação da proliferação dos linfócitos, devido à ausência de sinais por meio do receptor de antígenos. Entretanto, mesmo na presença de antígeno, o potencial de proliferação excessiva é limitado por um processo designado como morte celular induzida por ativação (AICD, *activation-induced cell death*). Após a sua ativação, as células T suprarregulam os receptores de morte e seus ligantes (Figura 9.8A). Os receptores de morte são membros da família do receptor do fator de necrose tumoral (TNFR) e incluem o TNFRI, o Fas (CD95), o receptor de ligante 1 indutor de apoptose relacionado com o TNF (TRAIL-R1, receptor de morte DR4) e TRAIL-R2 (DR5). Se os seus ligantes estiverem presentes na superfície celular, a apoptose é então ativada. Com frequência, os ligantes também são liberados da superfície celular por proteases, produzindo formas solúveis que, em alguns casos, preservam a sua atividade; por exemplo, a versão solúvel do TRAIL mantém a capacidade de sinalização por meio do TRAIL-R1. Esses ligantes solúveis têm o potencial de mediar a morte celular parácrina ou autócrina *in vivo* e mostram-se promissores como tratamento para tumores. No início, a indução de apoptose por meio de receptores de

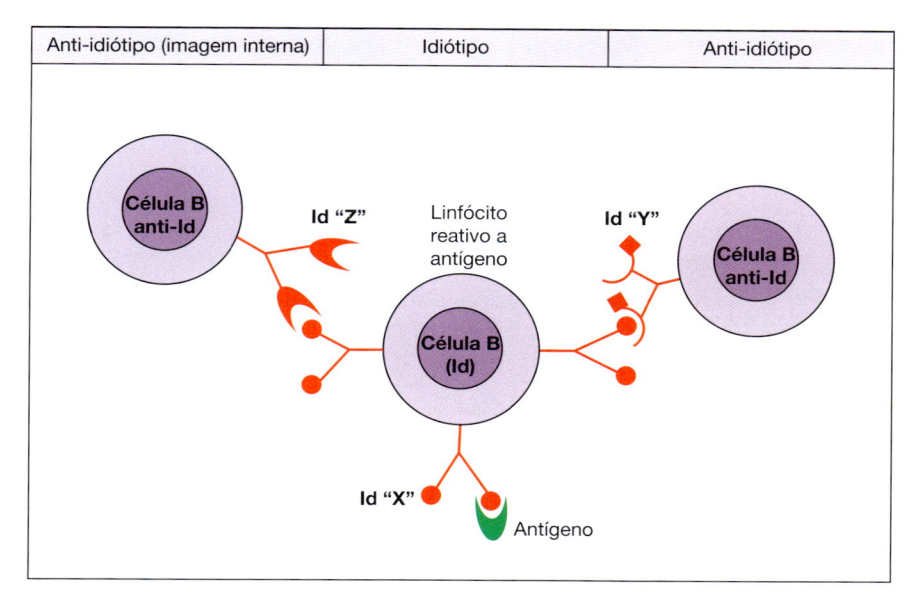

| Anti-idiótipo (imagem interna) | Idiótipo | Anti-idiótipo |

Figura 9.7 Regiões variáveis do receptor de antígeno conectam os linfócitos por interações idiotípicas. Os idiótipos (Id) são basicamente "formatos" gerados pelo dobramento de sequências de aminoácidos na região variável do receptor de antígeno. Os receptores em um linfócito têm o potencial de reconhecer de modo recíproco um idiótipo nos receptores de outro linfócito se houver "encaixe" dos dois formatos, exatamente como a ligação antígeno-anticorpo convencional. Embora sejam interações mútuas de dois idiótipos diferentes, um desses idiótipos é habitualmente designado como anti-idiótipo, e o outro, como idiótipo. Na prática, ambos são idiótipos e simultaneamente ambos anti-idiótipos, fornecendo um excelente exemplo do enigma do ovo e da galinha! A interação por meio do reconhecimento idiótipo-idiótipo pode levar potencialmente a estimulação ou supressão da atividade dos linfócitos. Todas as interações célula B-célula B, célula B-célula T e célula T-célula T são possíveis. Por exemplo, podem ocorrer interações célula T-célula T por meio do reconhecimento direto de um receptor de células T (TCR) pelo outro ou, de modo mais frequente, pelo reconhecimento de um peptídio processado do TCR associado ao MHC. Entre as numerosas estruturas "anti-idiótipo" possíveis diferentes, algumas podem, por acaso, ter um idiótipo de formato semelhante ao do antígeno (i. e., fornecer uma imagem interna, representada por uma de nossas próprias moléculas, de uma estrutura encontrada no mundo externo – por exemplo, um antígeno em um patógeno). Essa situação é ilustrada pelo idiótipo "Z" à esquerda da figura, que não apenas reconhece o idiótipo "X" antígeno-específico, mas que também possui uma estrutura semelhante à do antígeno, que é reconhecida pelo Id "X". O idiótipo "Y" à direita da figura também reconhece o idiótipo "X", porém não exibe qualquer semelhança com o antígeno. Observe que os receptores de diferentes especificidades antigênicas algumas vezes podem apresentar o mesmo idiótipo (designados como idiótipos de reação cruzada), e que a rede pode ser muito mais extensa do que a ilustrada na figura com antianti-Id, antianti-anti-Id e assim por diante.

morte envolve a clivagem da cisteína protease inativa, a procaspase-8, para produzir a caspase-8 ativa (Figura 9.8A). Por fim, essa via de ativação converge com a via de apoptose mitocondrial induzida por estresse celular (Figura 9.8B), levando, ambas as vias, à ativação de caspases efetoras distais.

Embora as vias do receptor de morte e mitocondrial sejam ativadas por diferentes estímulos, elas estão interconectadas, visto que a caspase-8 pode clivar o membro da família Bcl-2, Bid para produzir uma forma truncada (tBid), que, em seguida, ativa Bax, levando à permeabilização da membrana mitocondrial externa. Isso possibilita a liberação de moléculas pró-apoptóticas, como o citocromo *c*, do espaço existente entre as membranas externa e interna da mitocôndria. Outros membros da família Bcl-2, como a própria Bcl-2 e Bcl-x_L, atuam como cães de guarda para inibir a apoptose indesejável, impedindo a estimulação da permeabilização da membrana externa.

A molécula FLIP, que existe em várias formas, tem relevância particular para a AICD mediada pelo receptor de morte. A forma longa da FLIP (FLIP$_L$) possui uma semelhança estrutural com a caspase-8 e, portanto, quando expressa em altos níveis, inibe de modo competitivo o recrutamento da caspase-8 no complexo de sinalização indutor de morte (DISC). Por conseguinte, os níveis de FLIP podem determinar o destino da célula quando o receptor de morte é ocupado pelo seu ligante, porém não afetam a apoptose induzida pela via mitocondrial ativada por estresse (Figura 9.9).

Membros da superfamília CD28 que regulam negativamente a resposta imune

A morte programada 1 (PD-1), o antígeno 4 dos linfócitos T citotóxicos (CTLA-4) e o atenuador dos linfócitos B e T (BTLA) pertencem à mesma família de moléculas que CD8 e ICOS; entretanto, diferentemente dessas duas moléculas, estão envolvidos na regulação negativa das respostas imunes, e não na coestimulação (Figura 9.10). Após ativação celular, ocorre expressão de PD-1 e BTLA nos linfócitos T, nos linfócitos B e nas células mieloides, enquanto o CTLA-4 é encontrado em quantidades significativas apenas nos linfócitos T ativados. Diferentemente do CTLA-4, que compartilha seus ligantes CD80 e CD86 com CD28, existem ligantes específicos para PD-1, isto é, o PD-L1, que é amplamente expresso por muitos tipos celulares, e PD-L2 que, à semelhança de CD80 e CD86, é encontrado principalmente nas células dendríticas, nos macrófagos e nos linfócitos B. O ligante para BTLA é o HVEM (mediador de entrada do herpes-vírus), que também é encontrado em células apresentadoras de antígeno profissionais. Todos esses três reguladores negativos atuam por meio do recrutamento das SHP-1, SHP-2, e PP2A fosfatases, que desfosforilam várias moléculas de sinalização necessárias para a ativação celular. O resultado consiste em diminuição da produção de citocinas, redução da proliferação e diferenciação e declínio da sobrevida

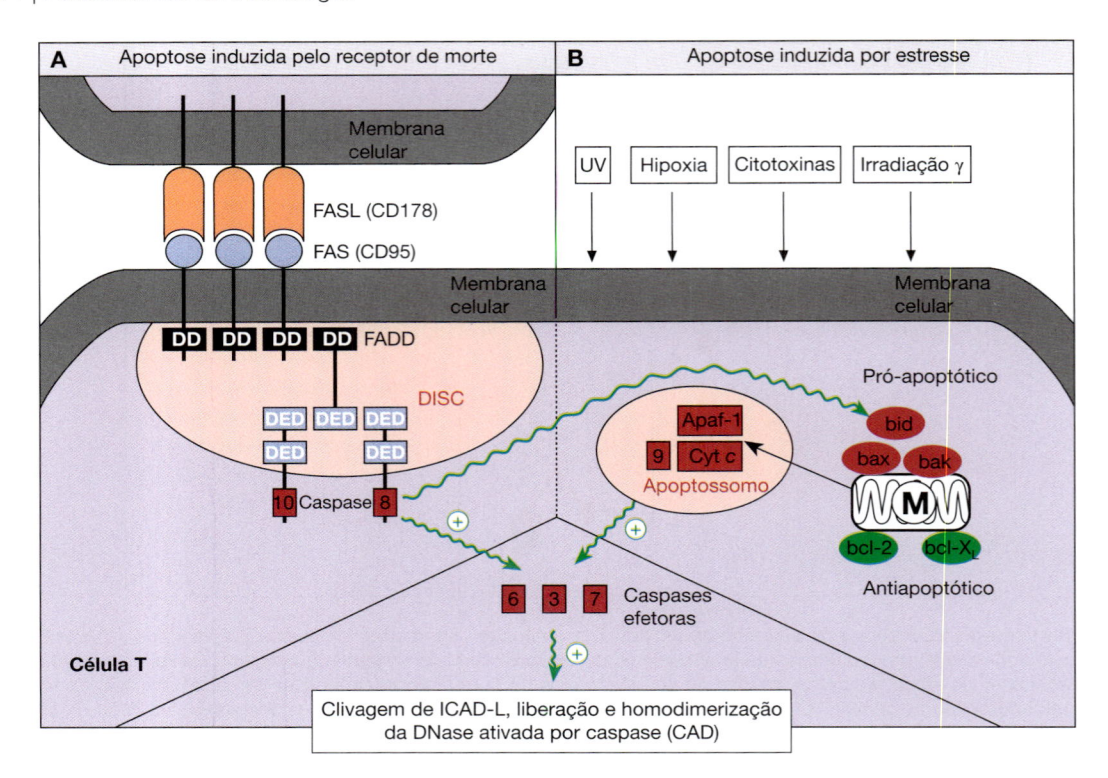

Figura 9.8 Morte celular induzida por ativação, envolvendo receptores de morte e seus ligantes. **A.** A indução da apoptose por receptor envolve a trimerização de membros da família do TNFR (p. ex., Fas) por ligantes trimerizados (p. ex., ligante de Fas [FasL]). Isso reúne domínios de morte (DD) citoplasmáticos, que podem recrutar um certo número de moléculas adaptadoras contendo domínio efetor de morte (DED) para formar o complexo de sinalização indutor de morte (DISC, *death-inducing signaling complex*). Os diferentes receptores utilizam combinações diferentes de adaptadores contendo DED; o Fas utiliza FADD (proteína associada a Fas com domínio de morte). O DISC, que também inclui a caspase-10, induz a clivagem da pró-caspase-8 inativa em caspase-8 ativa, com ativação subsequente de caspases efetoras distais. Por fim, esse processo leva à clivagem mediada por caspase-3 da versão longa do inibidor da DNase ativada por caspase (ICAD-L). A clivagem de ICAD-L resulta na liberação de CAD, que, em seguida, sofre homodimerização para formar a endonuclease ativa, que cliva o DNA internucleossômico. **B.** Uma segunda via de indução da apoptose, frequentemente desencadeada por estresse celular, envolve diversas proteínas associadas à mitocôndria (M), incluindo o citocromo *c* e membros pró-apoptóticos (Bax, Bak, Bid) e antiapoptóticos (Bcl-2, Bcl-X$_L$) membros da família Bcl-2. A ativação da caspase-9 constitui o evento essencial nessa via e exige a formação do complexo "apoptossomo" formado quando o citocromo *c* é liberado após permeabilização da membrana mitocondrial externa mediada por Bax e Bak, em resposta a sinais pró-apoptóticos. Após a sua associação ao citocromo *c* e ao cofator Apaf-1, a pró-caspase-9 é ativada e cliva a pró-caspase-3. M, mitocôndria (ver as Figuras 8.31 e 8.32).

da célula. Em virtude de seu papel na regulação negativa das respostas imunes, a PD-1, o CTLA-4 e o BTLA desempenham uma importante função na restrição das respostas imunes excessivas e prevenção do desenvolvimento de doença autoimune.

Imunorregulação por linfócitos T

Especialização dos linfócitos T auxiliares

Os linfócitos T auxiliares (Th) podem ser divididos em diferentes subgrupos, com diferentes atividades funcionais, baseadas nas citocinas que produzem. As três principais subpopulações definidas até o momento são os linfócitos Th1 secretores de IFNγ, os linfócitos Th2 secretores de IL-4 e os linfócitos Th17 secretores de IL-17. Não se preocupe pensando que omitiu algo, visto que, embora também existam células designadas como linfócitos Th3, bem como linfócitos Th9 produtores de IL-9 (ainda!), não há linfócitos Th com outros números até alcançar o linfócito Th17. Entretanto, observe que, embora os linfócitos Th1 e Th2 sejam "auxiliares", eles também podem ser vistos como células "supressoras", tendo em vista o fato de que antagonizam mutuamente suas atividades (Figura 9.11A). Com efeito, existe um tema recorrente

em imunologia de que as células e as moléculas individuais podem intensificar algumas respostas, enquanto inibem outras, de modo a manter a homeostasia imune. Deve-se assinalar também que existe uma considerável plasticidade entre as diferentes populações de linfócitos T CD4+, de modo que não estão necessariamente "fixados" em determinada população durante toda a sua vida.

O subgrupo Th17 compartilha com os linfócitos T reguladores Foxp3+ (células Treg, discutidas logo adiante) a sua indução pela citocina TGFβ. Entretanto, os linfócitos Th17 são induzidos apenas na presença de outras citocinas específicas (nos seres humanos, IL-1β e/ou IL-23; no camundongo, IL-6 e/ou IL-21), de modo que os linfócitos T precursores irão se diferenciar tanto em células Treg (na presença de TGFβ, porém na ausência dessas citocinas específicas) **quanto** em linfócitos Th17, levando, pelo menos em parte, a uma relação recíproca entre essas duas populações (Figura 9.11B). A especialização é reforçada pela capacidade do fator de transcrição Foxp3 nas células Treg de ligar-se ao fator de transcrição RORγτ necessário para a atividade do linfócito Th17 e, portanto, inibi-lo. Diferentemente das células Treg supressoras, os linfócitos Th17 estão principalmente relacionados com a promoção da inflamação tecidual.

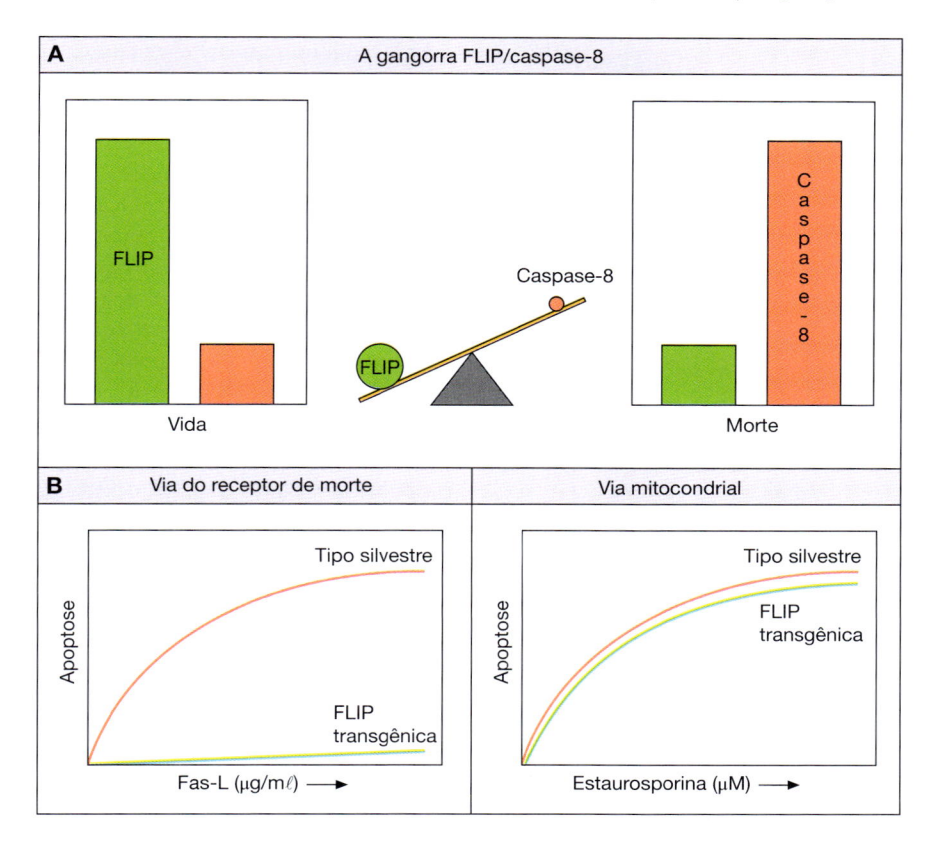

Figura 9.9 Decisões de vida e morte. **A.** As quantidades relativas de FLIP antiapoptótica e de caspase-8 pró-apoptótica podem determinar o destino da célula. **B.** Os experimentos envolvendo a hiperexpressão da FLIP em camundongos transgênicos indicam que essa proteína protege os linfócitos T contra a morte celular induzida por ativação (AICD), estimulada por meio da via do receptor de morte por Fas-ligante, mas não da morte celular desencadeada pela via mitocondrial utilizando a substância estaurosporina. (Dados de: J. Tschopp e colaboradores.)

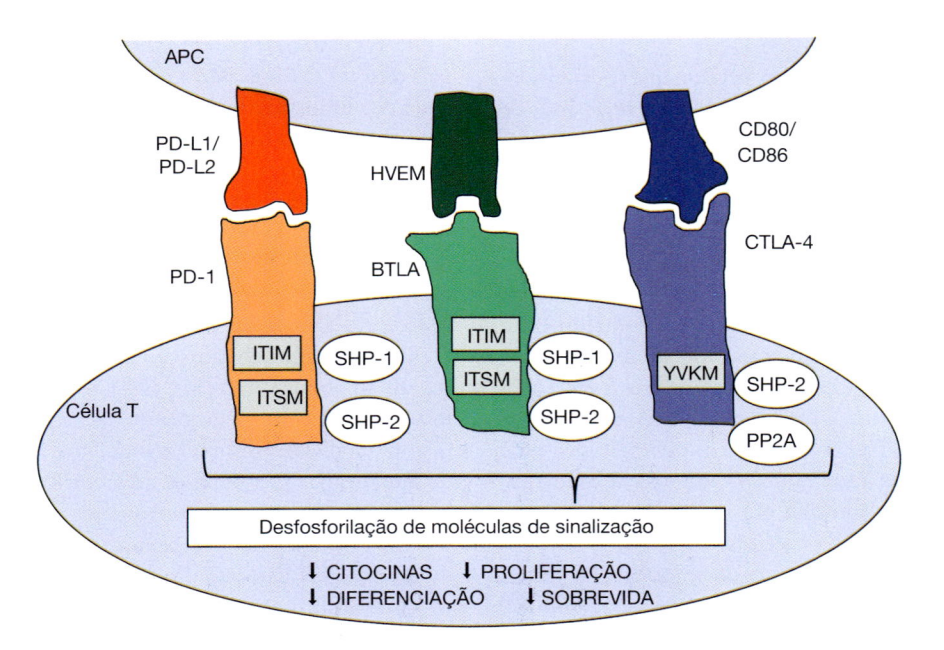

Figura 9.10 Receptores inibidores da superfamília CD28. Os domínios citoplasmáticos de PD-1 e BTLA, mas não de CTLA-4, contêm um motivo de inibição baseado na tirosina do imunorreceptor (ITIM) e um motivo de permuta de imunorreceptor baseado em tirosina (ITSM), sendo este último responsável pelo recrutamento da SHP-2 fosfatase. Ocorre também recrutamento de SHP-1, porém a sua dependência ou não do ITSM continua sendo uma área de pesquisa ativa. O CTLA-4 possui um motivo YVKM (tirosina-valina-lisina-metionina) intracelular, que recruta ambas as SHP-2 e PP2A fosfatases. SHP-1, SHP-2 e PP2A desfosforilam várias moléculas de sinalização envolvidas na ativação dos linfócitos T, incluindo fosfatidilinositol 3-quinase, Ras, Akt e fosfolipase Cγ.

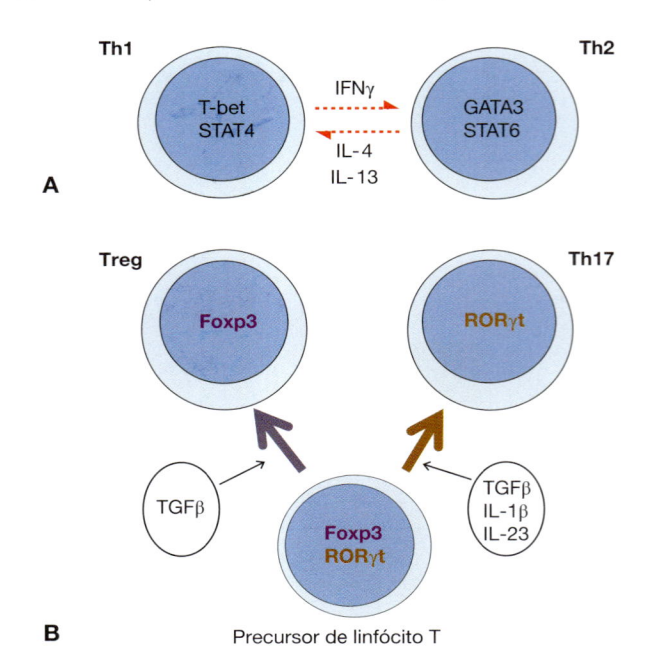

Figura 9.11 Antagonismo entre subpopulações de linfócitos T. **A.** A geração de linfócitos Th1 é dirigida pela produção de IL-12 por células dendríticas. Uma vez geradas, podem suprimir a geração de linfócitos Th2 pela secreção da citocina IFNγ, que impede a expressão dos fatores de transcrição GATA3 e STAT6 necessários para o fenótipo Th2, enquanto a produção de IL-4 e de IL-13 por linfócitos Th2 limita a expressão dos fatores de transcrição T-bet e STAT4 associados à atividade de TH1. **B.** O fator de transcrição Foxp3 atua como antagonista contra o fator de transcrição RORγτ necessário para a atividade de Th17. Por conseguinte, os linfócitos T reguladores Foxp3+ (Treg) ou os linfócitos Th17 RORγt+ tendem a dominar, dependendo de qual desses dois fatores de transcrição é expresso com mais intensidade. Isso é, pelo menos em parte, controlado pelo ambiente local de citocinas.

Supressão mediada por linfócitos T

No início da década de 1970, foi demonstrado que se camundongos recebessem uma injeção de uma alta dose de hemácias de carneiro para torná-los não reativos, seus linfócitos T iriam suprimir a produção de anticorpos específicos em receptores normais para os quais esses linfócitos T fossem transferidos (Figura 9.12). O leitor pode não perceber por que esse resultado foi surpreendente; entretanto, naquela época, a tolerância induzida por antígeno era considerada essencialmente um fenômeno negativo, envolvendo a depleção ou o silenciamento de clones, em vez de um estado de supressão ativa. No decorrer dos anos, foi demonstrado que a supressão mediada por linfócitos T modula várias respostas humorais e celulares, estas últimas incluindo a hipersensibilidade de tipo tardio, os linfócitos T citotóxicos e a proliferação de linfócitos T antígeno-específicos. Entretanto, a existência de linfócitos T supressores profissionais dedicados era uma questão que gerava muita controvérsia.

Originalmente, foi constatado que os linfócitos T supressores em camundongos apresentam Ly2 (atualmente denominado CD8α) e Ly3 (CD8β) em sua superfície. Quando os pesquisadores começaram a caracterizar esses linfócitos T supressores CD8+, foram descritos como células que expressavam uma molécula denominada I-J, codificada dentro da região do MHC, e essas células eram capazes de produzir fatores supressores solúveis, que frequentemente eram específicos para antígenos. Foi impossível

definir bioquimicamente esses fatores supressores, e, quando todo o MHC murino foi clonado, foi constado que a I-J não existia! Em seguida, talvez de modo não surpreendente diante das circunstâncias, houve um período de extremo ceticismo sobre a verdadeira existência de linfócitos T supressores. Todavia, nesses últimos anos, essas células fizeram um dramático retorno, embora se saiba, agora, que a maioria pertence à linhagem de linfócitos T CD4, e não CD8, e a moda atual é descrevê-los como **células T reguladoras (Treg)**. Entretanto, a própria caracterização dessas células teve seus problemas, e parece que existem diferentes tipos de células Treg. Embora algumas exijam um contato intercelular para exercer a sua ação supressora, outros dependem de citocinas solúveis para mediar seu efeito.

Linfócitos T CD4+ e CD8+ conseguem suprimir respostas imunes

Examinaremos inicialmente os linfócitos T supressores CD8+. Um exemplo experimental está relacionado com a cepa de camundongo B10.A (2R), que apresenta uma baixa resposta imune à lactato desidrogenase β (LDHβ), associada à presença do gene *H-2Eβ* do haplótipo k, em lugar de b. As células linfoides obtidas desses animais após imunização com LDHβ exibem baixa proliferação *in vitro* na presença de antígeno; entretanto, após depleção dos linfócitos CD8+, os linfócitos CD4+ remanescentes produzem uma resposta muito maior. O novo acréscimo de linfócitos CD8+ restitui a supressão ativa. Os linfócitos T supressores humanos também podem pertencer ao subgrupo CD8. Assim, por exemplo, os linfócitos supressores CD8+CD28– podem impedir que os linfócitos B apresentadores de antígeno suprarregulem moléculas B7 coestimuladoras, levando, assim, a incapacidade de esses linfócitos B induzirem o auxílio dos linfócitos T para a produção de anticorpos.

Embora esses experimentos mostrem claramente que os linfócitos T CD8+ podem mediar a supressão, o ponto de vista atual é que as células Treg CD4+CD25+Foxp3+ constituem os principais efetores da supressão e têm a capacidade de suprimir a atividade dos linfócitos T CD4+, dos linfócitos T CD8+, das células dendríticas e dos linfócitos B. Se forem utilizados anti-CD25 e complemento para induzir a depleção de linfócitos CD25+ dos linfonodos ou do baço de camundongos BALB/c, e, em seguida, as células CD25– remanescentes forem transferidas para camundongos BALB/c atímicos (*nude*), os receptores irão desenvolver diversas doenças autoimunes. Entretanto, se forem administrados linfócitos CD4+CD25+ subsequentemente, logo após os linfócitos CD25–, os camundongos não desenvolvem doença autoimune, sugerindo que a população CD4+CD25+ contém células Treg que inibem os linfócitos T autorreativos. Muitos experimentos semelhantes estabeleceram que os linfócitos T CD4+CD25+ incluem, de fato, células Treg capazes de mediar a supressão da autoimunidade, da rejeição de enxertos e de respostas alérgicas. Como o CD25 (a cadeia α do receptor de IL-2) é um marcador geral de ativação celular, não é possível utilizá-lo como característica para definir linfócitos T reguladores. Na verdade, a expressão de Foxp3 constitui a definição mais específica dessas células como linfócitos T reguladores. O Foxp3 é um fator de transcrição *forkhead,* que controla a expressão de diversos genes envolvidos na determinação do fenótipo supressor (Figura 9.13). Com efeito, se o gene *Foxp3* for introduzido em linfócitos T CD4+CD25– virgens, eles são convertidos em células capazes de suprimir a

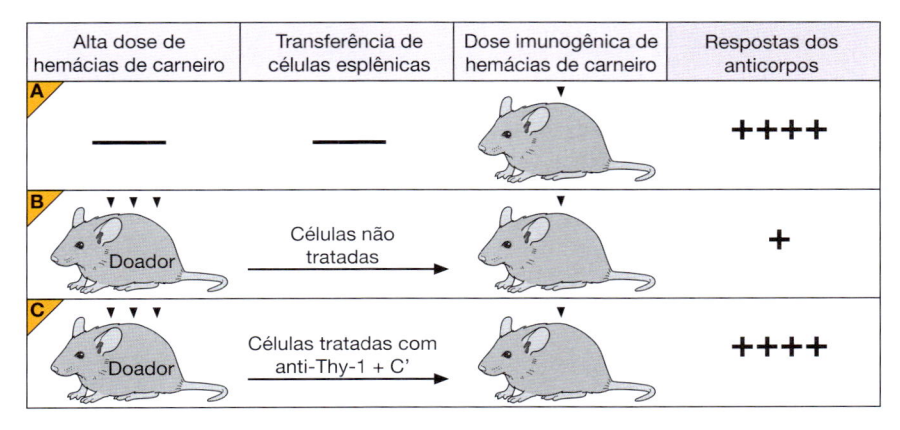

Figura 9.12 Demonstração de células T supressoras. **A.** Um camundongo de cepa apropriada, imunizado com uma dose imunogênica de hemácias de carneiro produz uma forte resposta de anticorpos. Todavia, se as células esplênicas de um doador da mesma cepa ao qual foi aplicada anteriormente uma injeção com alta dose de antígeno (**B**) forem transferidas em primeiro lugar para o animal singênico, elas deprimem a resposta dos anticorpos a uma dose normalmente imunogênica do antígeno. O efeito desaparece (**C**) se as células esplênicas forem inicialmente tratadas com um antissoro específico contra linfócitos T (anti-Thy-1) mais complemento (C'), mostrando que as células supressoras são linfócitos T. (Fonte: Gershon R.K. e Kondo K. (1971) *Immunology* **21**, 903-914. Reproduzida, com autorização, de Wiley.)

proliferação de linfócitos T (Figura 9.14). Essas células transfectadas com Foxp3 recém-adquirido são, à semelhança das células Treg recém-isoladas, capazes de proteger os camundongos contra o desenvolvimento de doença autoimune em vários modelos animais.

As células Treg podem ocorrer naturalmente ou podem ser induzidas por antígeno

As células Treg CD4$^+$CD25$^+$ compreendem duas populações principais: as **células Treg de ocorrência natural (nTreg)**, que expressam Foxp3 desde o momento de sua produção no timo, e as **células Treg induzíveis (iTreg)**, que surgem na periferia a partir de precursores CD4$^+$CD25$^-$ Foxp3$^-$ e que expressam Foxp3 e CD25

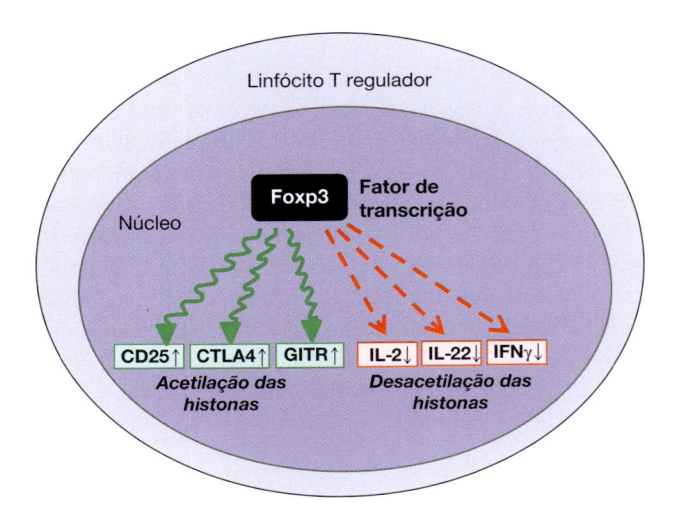

Figura 9.13 Papel do fator de transcrição Foxp3 na mediação da supressão. O Foxp3, presente no núcleo de linfócitos T reguladores, liga-se às regiões promotoras dos genes CD25, CTLA-4 e GITR (relacionado com a família de TNFR induzido por glicocorticoides) e recruta enzimas histona acetiltransferases, causando, assim, a acetilação das histonas naquela área do DNA e facilitando, portanto, a ativação da transcrição gênica. Todavia, quando Foxp3 liga-se a promotores associados aos genes IL-2, IL-22 e IFNγ, ele recruta as enzimas histona desacetilases, com consequente repressão da transcrição gênica.

após ativação (Figura 9.15). As células Treg de ocorrência natural também expressam CTLA-4, OX40, GITR (molécula relacionada com a família do receptor de TNF induzida por glicocorticoide), L-selectina e TGFβ de superfície celular. Em geral, a ativação dessas células é específica para antígeno; entretanto, subsequentemente, podem suprimir as respostas a outros antígenos, uma situação designada como supressão ligada. O mecanismo preciso utilizado para suprimir as respostas imunes ao antígeno iniciador ou a outros antígenos ainda está sendo estabelecido, porém exige habitualmente um contato intercelular entre o regulador e o regulado. Os mecanismos propostos incluem apoptose mediada por perforina/granzima do linfócito T regulado e interferência mediada por CTLA-4 na ativação das células dendríticas. Algumas células Treg induzidas possuem fenótipo muito semelhante, e acredita-se também que tenham ação supressora por meio de mecanismos dependentes de contato celular.

Diferentes tipos de linfócitos supressores/reguladores

Também já foram descritos linfócitos T reguladores que não exigem contato intercelular. Assim, células CD4 humanas estimuladas por antígeno na presença de IL-10 podem transformar-se em células Tr1 CD25$^+$CTLA-4$^+$GITR$^+$Foxp3$^+$, que secretam IL-10, uma citocina que consegue mediar funções imunossupressoras (Figura 9.16). Outra população de células iTreg com fenótipo semelhante ao das células Tr1 é constituída pelas células Th3, que são definidas pela sua capacidade de secretar o TGFβ, outra citocina com propriedade imunossupressora. Deve-se assinalar que os vários subgrupos diferentes de linfócitos T CD4$^+$ (Treg, Th1, Th2, Th17 etc.) podem não ser retidos como tipo celular específico durante toda a vida, de modo que uma célula pertencente a determinado subgrupo pode ter a capacidade de ser convertida em um subgrupo diferente em determinadas condições microambientais.

Foram também descritos vários tipos de linfócitos T γδ imunorreguladores, embora essas células permaneçam relativamente pouco caracterizadas. Entretanto, a capacidade dessas células de produzir IL-10 e TGFβ certamente sugere que elas tenham o

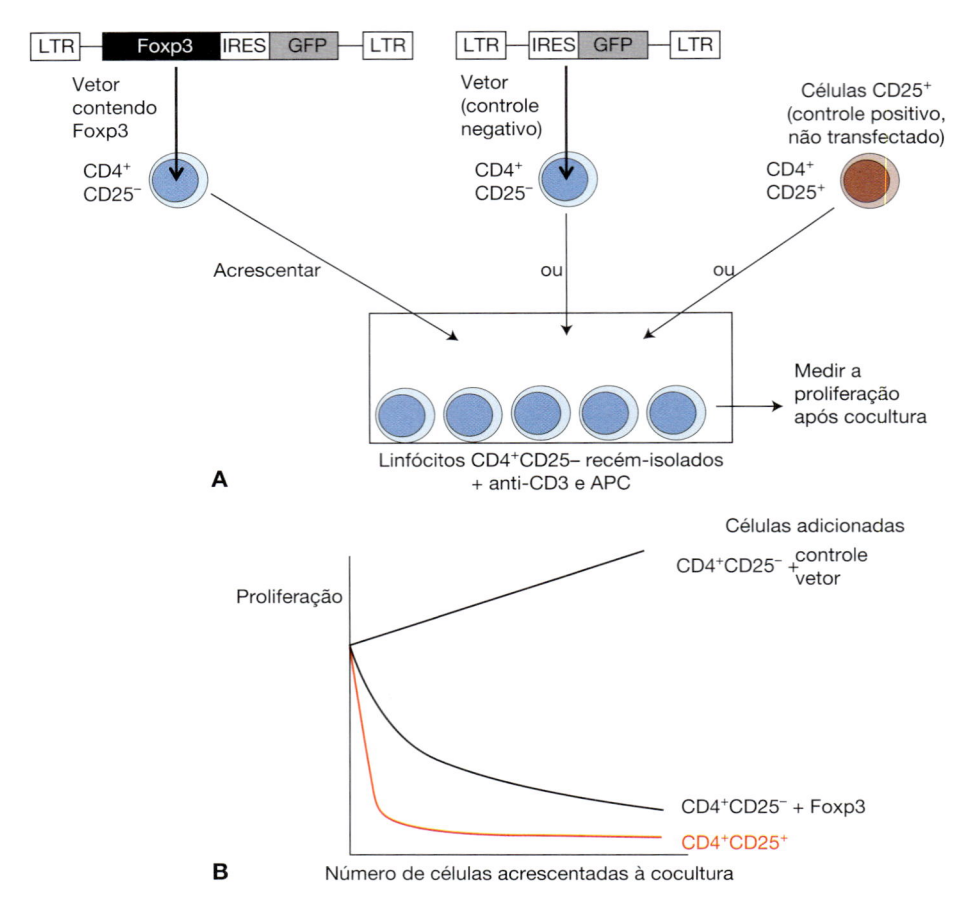

A

Linfócitos CD4⁺CD25– recém-isolados
+ anti-CD3 e APC

B Número de células acrescentadas à cocultura

Figura 9.14 A aquisição de Foxp3 confere atividade reguladora aos linfócitos T. **A.** O gene *Foxp3* foi introduzido em um vetor retroviral composto de repetições terminais longas (LTR) 5' e 3', de um sítio de entrada interno ao ribossomo (IRES) e de uma proteína fluorescente verde (GFP). Esse construto ou o vetor sem Foxp3 foi então transfectado em linfócitos CD4⁺CD25⁻ (que não têm atividade de linfócitos T reguladores). Foram adicionadas quantidades variáveis (até 2,5 × 10⁴) de linfócitos T transfectados ou de células Treg CD4⁺CD25⁺ recém-isoladas não transfectadas (como controle positivo, *vermelho*) a uma cultura de 2,5 × 10⁴ linfócitos CD4⁺CD25⁻ recém-isolados, estimulados com um mAc anti-CD3 na presença de células apresentadoras de antígeno. **B.** A proliferação (medida pela incorporação de TdR marcado com H³) foi inibida por linfócitos T CD25⁻ transfectados com Foxp3 em grau comparável ao observado com as células Treg CD4⁺CD25⁺ recém-isoladas, indicando que Foxp3 confere atividade supressora aos linfócitos T. (Fonte: Adaptada de Hori S., Nomura T., e Sakaguchi S. (2003) *Science* **299,** 1057-1061.)

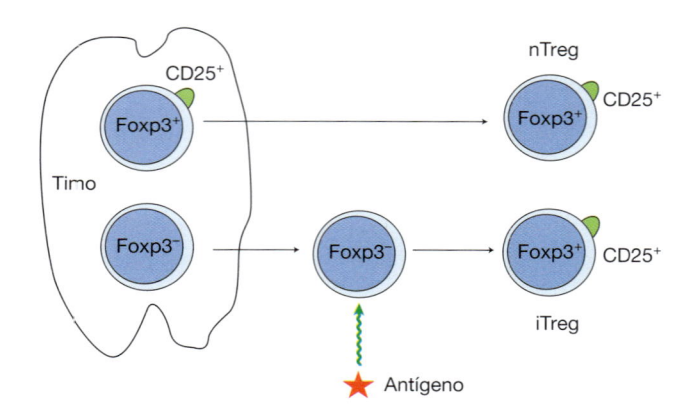

Figura 9.15 Linfócitos T reguladores de ocorrência natural e induzíveis. Os linfócitos T reguladores de ocorrência natural (nTreg) já expressam Foxp3 e CD25 durante o processo de amadurecimento no timo e são capazes de atuar imediatamente para suprimir as respostas imunes após a sua passagem na periferia. Em contrapartida, os linfócitos T reguladores induzíveis (iTreg) não têm inicialmente expressão de Foxp3 e CD25 nem capacidade de suprimir respostas imunes. Entretanto, podem ser convertidos em células Treg Foxp3⁺CD25⁺ funcionais após alterações na expressão gênica em consequência de sua estimulação por antígeno nos tecidos linfoides secundários.

potencial de inibir respostas imunes. Algumas células T γδ são Foxp3⁺ e, apesar de secretarem quantidades substanciais de TGFβ, suprimem a proliferação das células T por um mecanismo dependente de contato celular. Outro tipo de célula potencialmente reguladora é o linfócito NKT, que possui um TCR invariante, que responde a glicolipídios à base de ceramida (glicoesfingolipídios) e lipídios à base de glicerol (p. ex., fosfolipídios de membrana) próprios e estranhos apresentados por CD1d e, dependendo do contexto estimulador, tem a capacidade de se transformar em subgrupos que produzem citocinas Th1, como interferona-γ (IFNγ), citocinas Th2, incluindo IL-4 ou citocinas Th17, como IL-17, IL-21 e IL-22.

Não são apenas os linfócitos T que podem atuar como supressores. Existem linfócitos B reguladores que atenuam as respostas imunes em virtude de sua capacidade de secretar IL-10. Recentemente, vários estudos também mostraram que populações de células granulocíticas e monocíticas, que têm a capacidade de inibir a ativação de linfócitos T, são encontradas em situações patológicas, sobretudo em tumores. Essas **células supressoras de origem mieloide** (MDSC) parecem ser capazes de limitar as respostas dos linfócitos T por vários mecanismos, incluindo depleção de

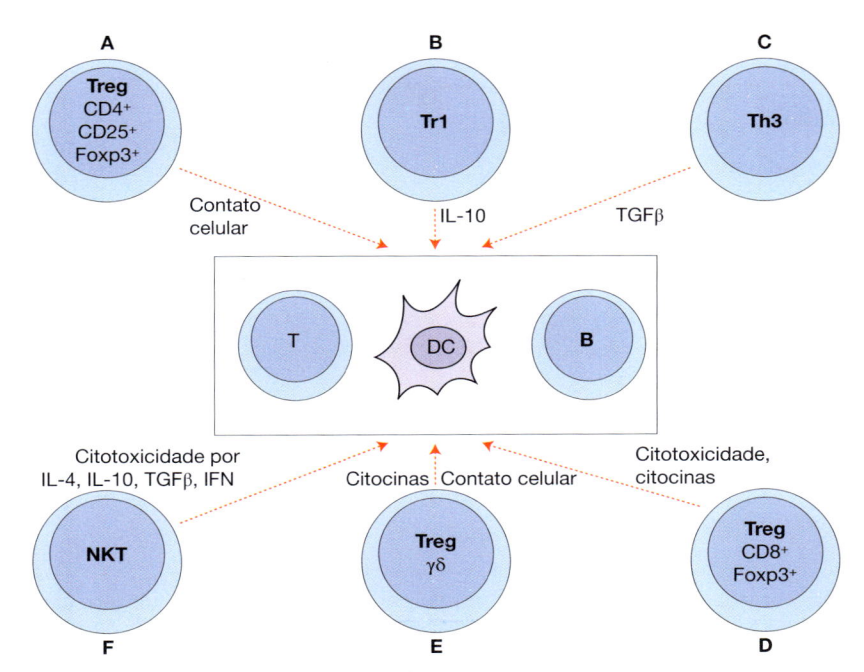

Figura 9.16 A diversidade de linfócitos T reguladores/supressores. Já foram descritos vários tipos diferentes de linfócitos T reguladores/supressores que podem atuar, em graus variáveis, para inibir linfócitos T efetores, linfócitos B e células dendríticas. Incluem: células Treg de ocorrência natural e induzidas, que geralmente exercem ação supressora por meio de mecanismos que exigem contato intercelular (**A**); células Tr1 secretoras de IL-10 (**B**); células Th3 secretoras de TGFβ (**C**); células CD8 que podem exercer ação supressora utilizando citotoxicidade ou citocinas (**D**); linfócitos T imunossupressores que apresentam um TCR γδ (**E**); e linfócitos T NK (NKT) para os quais foram propostos modos de atuação mediados por citocinas e citotoxicidade (**F**).

L-arginina, levando à interrupção da proliferação celular. Seu papel na regulação fisiológica normal das respostas imunes, se houver algum, é ainda um tanto obscuro no momento atual.

Espera-se que pesquisas em andamento possam ajudar a esclarecer as funções dos vários tipos de células supressoras/reguladoras.

Alguns dos principais fatores que controlam a resposta imune, que já foram discutidos até o momento, estão resumidos na Figura 9.17.

Redes imunoneuroendócrinas reguladoras

À medida que nos concentramos cada vez mais nas artimanhas do sistema imune, existe o risco de enxergarmos o corpo como um conjunto de células mieloides e linfoides, que perambulam em uma grande bolsa, e de não levarmos em conta a fisiologia integrada do organismo. Dentro de um contexto fisiológico mais amplo, a atenção tem sido cada vez mais dispensada para as interações entre os sistemas imunológico e neuroendócrino.

As células imunológicas possuem os receptores que possibilitam a recepção de sinais de uma grande gama de hormônios: corticosteroides, insulina, hormônio do crescimento, estradiol, testosterona, prolactina, agentes beta-adrenérgicos, acetilcolina, endorfinas e encefalinas. De modo geral, os glicocorticoides e os androgênios deprimem as respostas imunes, enquanto os estrogênios, o hormônio do crescimento (GH), a tiroxina e a insulina exercem o efeito oposto.

Uma alça de retroalimentação neuroendócrina que afeta as respostas imunes

A secreção de **glicocorticoides** constitui uma importante resposta aos estresses induzidos por uma ampla gama de estímulos, como mudanças extremas de temperatura, medo, fome e lesão física. Esses hormônios também são liberados em consequência de respostas imunes e limitam essas respostas em uma alça de retroalimentação neuroendócrina. Assim, a IL-1β (Figura 9.18),

a IL-6 e o TNF são capazes de estimular a síntese de glicocorticoides e o fazem por meio do eixo hipotalâmico-hipofisário-suprarrenal. Isso, por sua vez, leva à infrarregulação da atividade dos linfócitos Th1 e dos macrófagos, completando, assim, o circuito de retroalimentação negativa (Figura 9.19). Embora os glicocorticoides também inibam os linfócitos Th2, os mecanismos pelos quais inibem os linfócitos Th1 e Th2 são diferentes, e a inibição dos linfócitos Th1 é muito mais potente. Eles reprimem fortemente o fator de transcrição T-bet, que é necessário para a diferenciação do fenótipo Th1, porém inibem com menos intensidade o fator de transcrição GATA3 necessário para a diferenciação com células Th2. Os efeitos imunossupressores dos glicocorticoides são reforçados pela indução dos linfócitos T reguladores. Por conseguinte, a incubação de células dendríticas com o glicocorticoide dexametasona resulta na expressão de GILZ (zíper de leucina induzido por glicocorticoides), que leva as células dendríticas a promover a expressão de Foxp3 nas células Treg induzíveis.

"Psicoimunologia"

Os tecidos linfoides tanto primários quanto secundários são ricamente inervados pelo sistema nervoso simpático. A enzima dopamina β-hidroxilase catalisa a conversão da dopamina em norepinefrina, um neurotransmissor catecolamínico, que é liberada dos neurônios simpáticos nesses tecidos. Camundongos nos quais foi induzida a deleção do gene para essa enzima por recombinação homóloga exibiram maior suscetibilidade à infecção por *Mycobacterium tuberculosis* e redução na produção das citocinas IFNγ e TNF por linfócitos Th1 em resposta a esse patógeno intracelular. Embora esses animais não tenham demonstrado nenhum defeito congênito evidente do sistema imune, foi também constatado comprometimento das respostas de linfócitos Th1 após a imunização desses camundongos com o hapteno TNP acoplado a KLH. Essas observações sugerem que a norepinefrina participe na determinação da potência da resposta imune.

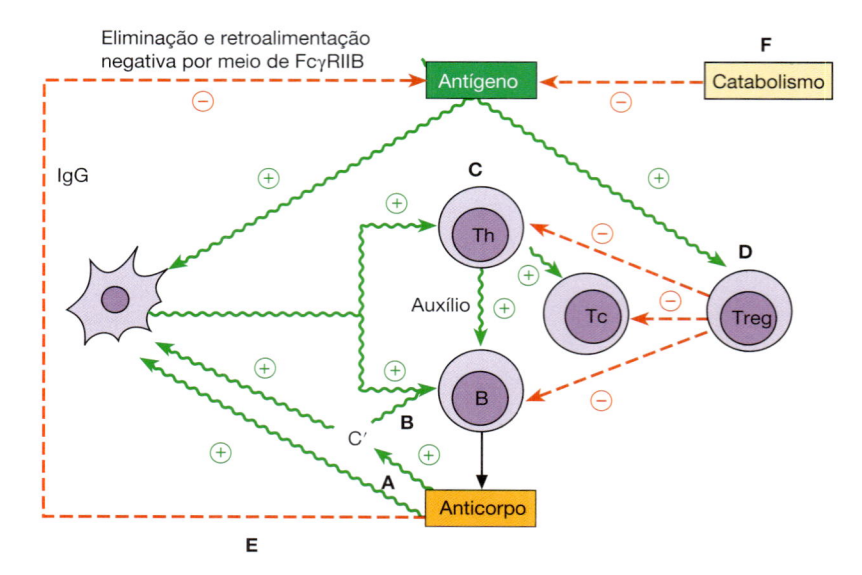

Figura 9.17 Regulação da resposta imune. **A.** Os anticorpos conseguem estimular respostas imunes por meio de cobertura do antígeno para aumentar a captação por células apresentadoras de antígeno profissionais do MHC da classe II⁺ e processamento e apresentação subsequentes aos linfócitos T auxiliares, pela formação de complexos Ag-Ac que se ligam a receptores Fc nas células dendríticas foliculares para a apresentação do antígeno intacto aos linfócitos B, e pela ativação do complemento por meio da via clássica, com consequente geração de C3b, que atua como opsonina, e C3d (**B**), que está envolvido na coestimulação dos linfócitos B. Os linfócitos T auxiliares (**C**) fornecem auxílio para a ativação dos linfócitos B e dos linfócitos T citotóxicos. Em algumas circunstâncias, o antígeno estimulará preferencialmente os linfócitos T reguladores/supressores (**D**), que irão infrarregular as respostas dos linfócitos T e B. Além de ativar a resposta, os anticorpos também são capazes de infrarregular as respostas imunes (**E**) ao facilitar a eliminação do antígeno do corpo, ao mascarar o epítopo e, no caso dos anticorpos IgG, por meio de retroalimentação negativa pelo FcγRIIb nos linfócitos B. Evidentemente, o catabolismo (**F**) do antígeno pela resposta imune bem-sucedida e pelos processos normais de degradação do corpo também resulta em perda da estimulação do sistema imune.

A pele desnervada apresenta acentuada redução da infiltração de leucócitos em resposta à lesão local, implicando a atuação dos neurônios cutâneos no recrutamento dos leucócitos. Os nervos simpáticos que suprem os vasos linfáticos e os linfonodos estão envolvidos na regulação do fluxo de linfa e podem participar no controle da migração das células dendríticas com receptores beta-adrenérgicos dos locais de inflamação para os linfonodos locais. Com frequência, os mastócitos e os nervos apresentam correlação anatômica próxima e o fator de crescimento neural provoca desgranulação dos mastócitos. O sistema digestório também apresenta substancial inervação e grande número de células efetoras imunes. Nesse contexto, a capacidade da substância P de estimular e a da somatostatina de inibir a proliferação dos linfócitos na placa de Peyer podem ser importantes.

Parece haver uma interação da inflamação com o crescimento de nervos em regiões de cicatrização e reparo de feridas. Os mastócitos frequentemente estão presentes em grande número, a IL-6 induz o crescimento de neuritos, e a IL-1 intensifica a produção do fator de crescimento neural em explantes de nervo isquiático. A IL-1 também aumenta o sono de ondas lentas quando introduzida no ventrículo lateral do encéfalo, e tanto a IL-1 quanto a interferona produzem efeitos pirogênicos por meio de sua ação sobre o centro de controle da temperatura.

Embora não se tenha esclarecido exatamente como esses diversos efeitos neuroendócrinos se encaixam na regulação das respostas imunes, em um nível mais fisiológico, o estresse e os ritmos circadianos modificam o funcionamento do sistema imune. Foram observados que determinados fatores, como contenção, ruídos e ansiedade relacionada com exames influenciam diversas funções imunes, como fagocitose, proliferação de linfócitos, atividade das células NK e secreção de IgA. Os estudos que mostram supressão das respostas imunes pelo condicionamento pavloviano fornecem uma elegante demonstração do controle pelo sistema nervoso. No modelo clássico de Pavlov, um estímulo, como o alimento, que produz de modo não condicionado uma determinada resposta, nesse caso a salivação, é pareado repetidamente a um estímulo neutro, que não produz a mesma resposta. Por fim, o estímulo neutro torna-se um estímulo condicionado e provoca salivação na ausência de alimento. Foi administrada ciclofosfamida (fármaco imunossupressor) a ratos como estímulo não condicionado e sacarina repetidamente como estímulo condicionado; subsequentemente, houve depressão da resposta dos anticorpos quando os animais foram estimulados com antígeno, com apenas o estímulo condicional, a sacarina. À medida que se acumulam dados, torna-se mais claro como as redes imunoneuroendócrinas podem desempenhar um papel na alergia e em doenças autoimunes, como artrite reumatoide, diabetes tipo 1 e esclerose múltipla.

Efeitos da dieta sobre a imunidade

A desnutrição diminui a eficiência da resposta imune

O acentuado aumento da suscetibilidade dos indivíduos desnutridos à infecção pode ser atribuído a muitos outros fatores: condições sanitárias e higiene pessoal precárias, alta densidade demográfica e educação inadequada sobre saúde. Todavia, além disso, a **desnutrição proteico-calórica** tem efeitos importantes sobre a imunocompetência. A atrofia disseminada dos tecidos linfoides e a redução substancial dos linfócitos T CD4 circulantes estão na base do grave comprometimento da imunidade celular. As respostas dos anticorpos podem estar intactas, porém eles exibem menor

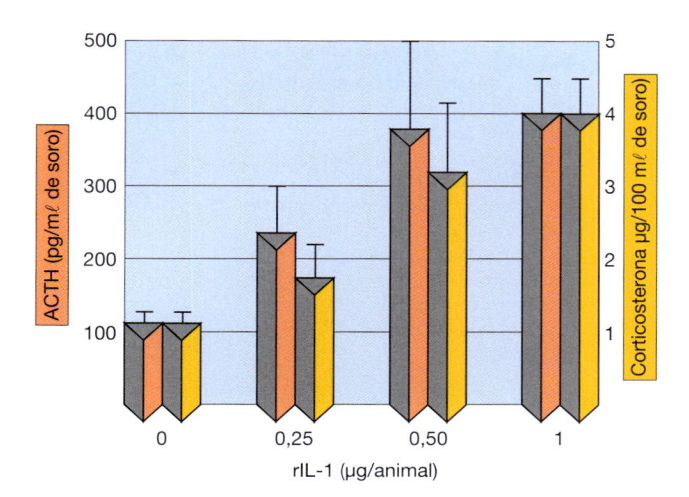

Figura 9.18 Aumento dos níveis sanguíneos de ACTH e de corticosterona em camundongos C3H/HeJ 2 h após a injeção de IL-1 recombinante. Os valores são médias ± erro padrão da média (EPM) para grupos de sete ou oito camundongos. O significado da cepa de camundongos usada é que ela carece de receptores para lipopolissacarídio (LPS) bacteriano, de modo que os efeitos não podem ser atribuídos à contaminação da preparação de IL-1 por LPS. (Fonte: Besedovsky H. *et al.* (1986) *Science* **233,** 652-654. Reproduzida, com autorização, de AAAS.)

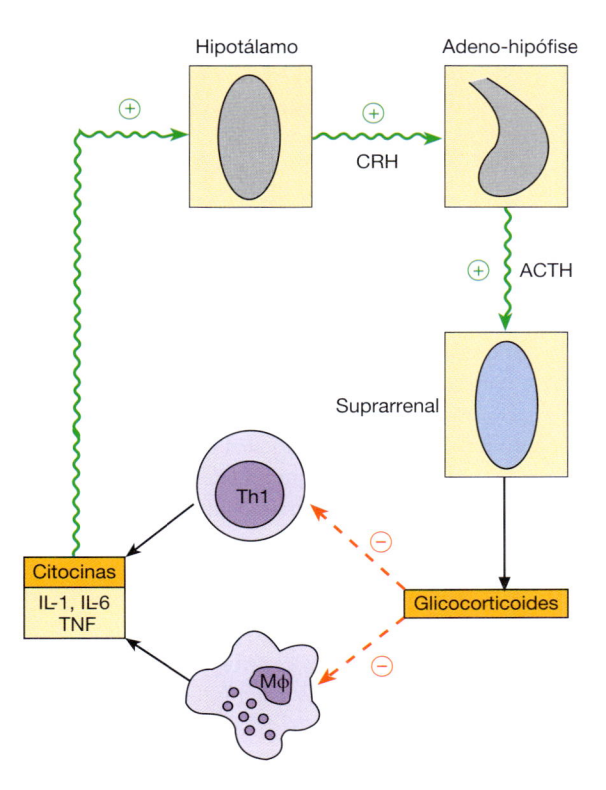

Figura 9.19 Retroalimentação negativa dos glicocorticoides sobre a produção de citocinas. É quase certa a existência de outros circuitos reguladores baseados em interações neuroendócrinas com o sistema imune, visto que as células linfoides e mieloides nos órgãos linfoides tanto primários quanto secundários podem produzir hormônios e neuropeptídios, e as glândulas endócrinas clássicas, bem como neurônios e células da glia, podem sintetizar citocinas e receptores apropriados. A produção de prolactina e seus receptores por células linfoides periféricas e timócitos merece atenção. A expressão do receptor de prolactina nos linfócitos é suprarregulada após ativação e, na doença autoimune, testemunha os efeitos benéficos da bromocriptina, um inibidor da síntese de prolactina, no modelo NZB × NZW de lúpus eritematoso sistêmico murino. ACTH, hormônio adrenocorticotrófico; CRH, hormônio de liberação da corticotropina.

afinidade; a fagocitose das bactérias é relativamente normal, porém a destruição intracelular subsequente está comprometida. Em geral, as deficiências de vitaminas B6 (piridoxina), B9 (ácido fólico), C e E resultam em comprometimento das respostas imunes.

A deficiência de zinco é bastante interessante, visto que reduz a atividade do timo e dos hormônios tímicos, desvia o equilíbrio dos linfócitos Th1/Th2 para respostas com predomínio de Th2, diminui a efetividade da vacinação e resulta em declínio na atividade das células fagocitárias e células NK. Enquanto isso, a deficiência de ferro compromete o surto oxidativo nos neutrófilos e macrófagos, visto que a flavocitocromo NADPH oxidase é uma enzima que contém ferro.

Obviamente, existe outro lado para tudo isso, uma vez que a restrição moderada no aporte calórico total e/ou uma acentuada redução na ingestão de gordura melhoram as doenças autoimunes, pelo menos em modelos animais. Os ácidos graxos poli-insaturados (AGPI) ômega-3, que são encontrados em óleos de peixe, demonstraram ser protetores em alguns ensaios clínicos de pacientes com artrite reumatoide. Esse fato talvez não seja muito surpreendente, tendo em vista a observação já bem estabelecida de que os AGPI são capazes de infrarregular a produção de diversas citocinas pró-inflamatórias, incluindo TNF.

As vitaminas A e D exercem efeitos imunomoduladores

O ácido retinoico, um metabólito da **vitamina A**, estimula o desenvolvimento de linfócitos T reguladores e linfócitos Th2, porém inibe a produção de linfócitos Th17. Entre as células que produzem ácido retinoico, destacam-se as células dendríticas no intestino, que levam ao *imprinting* de linfócitos T com o receptor de quimiocina CCR9 e a integrina $\alpha_4\beta_7$, o ligante para a adressina da mucosa MAdCAM-1. Essa situação assegura que os linfócitos apropriados sejam guiados para os tecidos linfoides associados ao intestino. A **vitamina D** também é um importante regulador. É produzida não apenas pela derme irradiada com UV após exposição à luz solar, mas também por macrófagos ativados. A hipercalcemia associada à sarcoidose é atribuível à produção da vitamina por macrófagos nos granulomas ativos. Essa vitamina é um potente inibidor da proliferação de linfócitos T e da produção de citocinas por Th1. Isso gera uma alça de retroalimentação bem definida nos locais de inflamação onde os macrófagos ativados por IFNγ produzem vitamina D, que suprime os linfócitos T que sintetizam interferona. A vitamina D também infrarregula a apresentação de antígeno pelos macrófagos e promove a formação de células gigantes multinucleadas em lesões granulomatosas crônicas. Assim como a vitamina A, a vitamina D promove a atividade dos linfócitos Th2, particularmente nas mucosas, estimula a atividade das células Treg e infrarregula a diferenciação das células Th17: muitas funções para uma pequena vitamina.

Influência do gênero e do envelhecimento

Com frequência, as mulheres produzem respostas imunes discretamente mais fortes do que os homens e são muito mais suscetíveis à doença autoimune, um problema que será discutido de modo mais pormenorizado no Capítulo 17. É interessante observar que tanto os receptores de estrogênio quanto os de androgênio são encontrados em vários tipos celulares no sistema imune, incluindo

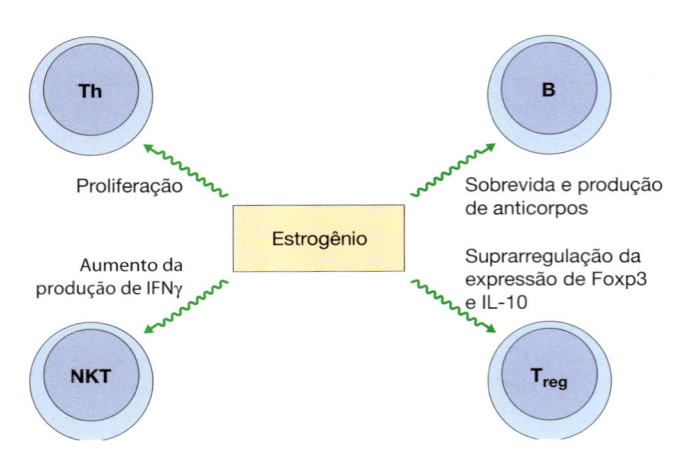

Figura 9.20 Alguns efeitos do estrogênio sobre a função dos linfócitos.

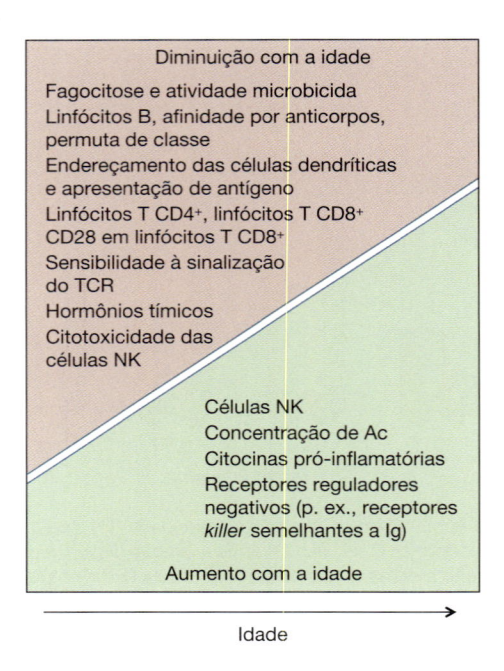

Figura 9.21 Tendências de alguns parâmetros imunológicos com a idade.

linfócitos e macrófagos. Embora as pesquisas sobre o papel do estrogênio nas respostas imunes frequentemente tenham levado a dados aparentemente contraditórios, foi constatado que ele muitas vezes estimula as respostas dos linfócitos T auxiliares, dos linfócitos B e dos linfócitos NKT; entretanto, foi também demonstrado que ele intensifica a atividade dos linfócitos T reguladores (Figura 9.20). De modo semelhante, a privação de androgênio induzida por castração de camundongos machos pós-puberais aumenta os níveis de linfócitos T nos tecidos linfoides secundários e promove a proliferação de linfócitos T.

A prolactina, um hormônio hipofisário, também possui atividade imunoestimuladora para várias células do sistema imune, incluindo linfócitos T, linfócitos B, células NK, macrófagos e células dendríticas. Foi demonstrado que esse hormônio intensifica as respostas dos anticorpos ao diminuir a deleção clonal de linfócitos B e o limiar para interromper a anergia nos linfócitos B, e foram descritos níveis elevados de prolactina em várias doenças autoimunes sistêmicas.

Imunossenescência

Os idosos são mais suscetíveis à infecção e apresentam resposta diminuída às vacinas, em comparação com pessoas mais jovens. Impulsionada pelo aumento da longevidade, a atenção concentra-se, cada vez mais, em entender como o nosso sistema imune se desgasta com a idade. Atualmente, há evidências bem definidas de um declínio da resposta imune tanto inata quanto adaptativa (Figura 9.21).

A involução do timo que ocorre na puberdade resulta em diminuição da produção de linfócitos T e redução na produção de hormônio tímico. Com o avanço da idade, observa-se declínio do número absoluto de linfócitos T e linfócitos B, porém ocorre aumento do número absoluto de células NK. Ocorre acúmulo de linfócitos T de diferenciação terminal em resposta à infecção latente por citomegalovírus e outros patógenos, reduzindo a capacidade de produzir respostas adequadas a patógenos recentemente encontrados. Embora ocorra declínio de ambas as populações de linfócitos T CD4+ e CD8+, talvez as alterações mais profundas sejam observadas no compartimento das células CD8. Após divisões repetidas, os linfócitos CD8+ perdem a expressão da molécula CD28 necessária para a coestimulação. Uma vida inteira de produção de respostas imunes, associada à redução da produção tímica já mencionada, leva finalmente a exaustão clonal dos linfócitos T. Essa exaustão é uma consequência do fato de que as respostas dos linfócitos dependem da proliferação clonal. Existe um número finito de vezes que uma célula consegue se dividir, conhecido como limite de Hayflick, que está associado a encurtamento dos telômeros nas extremidades dos cromossomos. Uma vez alcançado esse limite, as células atingem a senescência e não têm mais capacidade de se dividir. Os linfócitos senescentes, que possuem um fenótipo de memória, podem ocupar nichos que poderiam ser de outro modo ocupados por linfócitos T em proliferação em resposta à infecção.

No que concerne aos linfócitos B, há declínio do número de células e, pelo menos nos camundongos, diminuição na capacidade de permuta de classe dos linfócitos B do sangue periférico e esplênicas. Os níveis da enzima citidina desaminase induzida por ativação (AID) estão reduzidos em linfócitos B isolados de camundongos idosos; essa enzima é necessária tanto para a permuta de classe quanto para a maturação de afinidade. De modo bastante paradoxal, há aumento não apenas dos níveis de anticorpos IgM, mas também dos anticorpos IgG e IgA nos indivíduos idosos. Entretanto, pelo menos alguns desses anticorpos exibem afinidade relativamente baixa. O aumento nos níveis totais de anticorpos IgG e IgA pode refletir a secreção por plasmoblastos da medula óssea de anticorpos com hipermutação somática limitada.

Quanto às respostas inatas, ocorre diminuição da atividade fagocitária dos neutrófilos e dos macrófagos, bem como de sua atividade microbicida. As células dendríticas nos camundongos parecem ter capacidade reduzida de endereçamento para os linfonodos e capacidade também diminuída de estimular os linfócitos T. Nem tudo declina com a idade. Ocorre aumento das citocinas pró-inflamatórias, incluindo IL-1, IL-6 e TNF, e, conforme já assinalado, o número de células NK também aumenta. Entretanto, a resposta proliferativa dessas células NK à IL-2 e a sua capacidade de destruição estão comprometidas, devido ao aumento na expressão dos receptores inibidores.

Imunogenética

- A resposta imune é controlada por múltiplos genes
- Os genes de imunoglobulinas e TCR sofrem rearranjo para criar uma enorme diversidade de receptores antígeno-específicos, porém podem ocorrer "furos" no repertório
- O MHC é extremamente polimórfico e codifica moléculas que se ligam a peptídios para apresentação subsequente ao receptor de linfócitos T.

Estimulação antigênica e competição

- As respostas imunes são estimuladas, em grande parte, por antígenos. À medida que o nível de antígeno cai em consequência de uma resposta imune efetiva, o mesmo ocorre com a intensidade da resposta
- Os antígenos e os epítopos nos antígenos podem competir entre si. Alguns epítopos podem ser imunodominantes
- No caso dos linfócitos T, a competição dos epítopos ocorre pelos sulcos do MHC disponíveis.

O complemento e os anticorpos ajudam a regular as respostas imunes

- Os antígenos recobertos por C3d conseguem reforçar as respostas de anticorpos por ligação cruzada do receptor de complemento CD21 ao BCR
- Os anticorpos IgM, IgG e IgE são capazes de reforçar as respostas dos anticorpos, seja por ativação do complemento pela via clássica (IgM, IgG), seja ao facilitar a captação de antígeno pelas APC mediada por FcR
- A IgG também tem a capacidade de limitar as respostas de anticorpos por meio de um mecanismo de retroalimetnação negativa por intermédio do $Fc\gamma RIIb$ inibitório nos linfócitos B e também por efeitos independentes de Fc, que envolvem o mascaramento de epítopos, de modo que o antígeno não seja mais identificado pelo BCR nos linfócitos B
- Os receptores antígeno-específicos nos linfócitos podem interagir com idiótipos nos receptores de outros linfócitos, de modo a formar uma rede (de Jerne) capaz de regular normalmente as respostas imunes.

Morte celular induzida por ativação

- Os linfócitos T ativados expressam membros da família do receptor de TNF, incluindo Fas, que atuam como receptores da morte
- A estimulação desses receptores restringe a expansão clonal ilimitada ao promover a morte celular induzida por ativação (AICD).

Membros da superfamília CD28 que regulam negativamente a resposta imune

- A superfamília do CD28 contém tanto moléculas coestimuladoras (CD28, ICOS) como membros inibitórios (PD-1, CTLA-4, BTLA)
- Os motivos de permuta de imunorreceptor baseado em tirosina (ITSM) em PD-1 e BTLA recrutam a SHP-2 (e, possivelmente, SHP-1) fosfatase, enquanto um motivo YVKM no CTLA-4 recruta SHP-2 e PP2A fosfatases
- Essas fosfatases desfosforilam moléculas de sinalização que atuam na ativação dos linfócitos T, como a fosfatidilinositol 3-quinase.

Imunorregulação por linfócitos T

- As células T reguladoras (Treg) podem suprimir a atividade dos linfócitos T tanto auxiliares quanto citotóxicos, bem como a atividade das células dendríticas e linfócitos B
- Os efetores da supressão incluem células Treg CD4$^+$CD25$^+$ Foxp3$^+$ de ocorrência natural, que se originam diretamente no timo, e células Treg induzíveis, que só expressam Foxp3 após a sua ativação na periferia. Ambas parecem atuar predominantemente por mecanismos dependentes de contato celular
- Outros tipos de linfócitos T reguladores atuam por meio da secreção de citocinas imunossupressoras, com produção de IL-10 por linfócitos Tr1 e liberação de TGFβ por linfócitos Th3. As células T $\gamma\delta$ imunorreguladoras, os linfócitos T supressores CD8$^+$, alguns linfócitos NKT, os linfócitos B reguladores e as células supressoras mieloides também podem contribuir para a inibição das respostas imunes
- Os linfócitos Th1 e Th2 inibem-se mutuamente por meio da produção de suas respectivas citocinas, IFNγ e IL-4/IL-13
- As células Treg e os linfócitos Th-17 também exibem uma relação recíproca. O fator de transcrição Foxp3 associado à atividade dos linfócitos T reguladores bloqueia o fator de transcrição RORγt necessário para a atividade das células Th17.

Redes imunoneuroendócrinas reguladoras

- Os sistemas imunológico, neurológico e endocrinológico interagem, formando circuitos reguladores
- A retroalimentação por citocinas aumenta a produção de corticosteroides e é importante, visto que bloqueia a atividade dos linfócitos Th1 e dos macrófagos
- Os estrogênios podem intensificar as respostas dos linfócitos T e das células B, mas também podem promover a atividade das células reguladoras.

Efeitos da dieta sobre a imunidade

- A desnutrição proteico-calórica compromete acentuadamente a imunidade celular e a potência microbicida dos fagócitos
- Os ácidos graxos poli-insaturados infrarregulam a produção de citocinas pró-inflamatórias
- Tanto a vitamina A quanto a vitamina D estimulam as células Th2 e Treg e, portanto, também inibem os linfócitos Th1 e Th17, respectivamente.

Influência do gênero e do envelhecimento

- As mulheres frequentemente produzem respostas imunes discretamente mais fortes do que os homens
- Há algumas evidências sugerindo que os hormônios sexuais contribuam para diferenças de gênero na resposta imune
- Os indivíduos idosos são mais propensos à infecção e apresentam resposta menos efetiva às vacinas
- A capacidade das células fagocitárias de englobar e destruir microrganismos diminui com a idade, assim como a eficiência do endereçamento das células dendríticas para os linfonodos e a ativação dos linfócitos T
- A involução do timo na puberdade resulta em diminuição na produção de linfócitos T

- O número de linfócitos T CD4+, linfócitos T CD8+ e linfócitos B declina com a idade, embora ocorra aumento no número de células NK
- Os linfócitos T de diferenciação terminal acumulam-se em resposta a infecções latentes, reduzindo a capacidade de produzir respostas adequadas a patógenos recentemente encontrados

- A concentração de anticorpos circulantes frequentemente está elevada em adultos mais velhos, porém esses anticorpos tendem a apresentar afinidade mais baixa
- Os níveis das citocinas pró-inflamatórias TNF, IL-1 e IL-6 também aumentam com a idade.

LEITURA ADICIONAL

Basu R., Hatton R.D., and Weaver C.T. (2013) The Th17 family: flexibility follows function. *Immunological Reviews* **252**, 89–103.

Brennan P.J., Brigl M., and Brenner M.B. (2013) Invariant natural killer T cells: an innate activation scheme linked to diverse effector functions. *Nature Reviews Immunology* **13**, 101–117.

Burzyn D., Benoist C., and Mathis D. (2013) Regulatory T cells in nonlymphoid tissues. *Nature Immunology* **14**, 1007–1013.

Carroll M.C. and Isenman D.E. (2012) Regulation of humoral immunity by complement. *Immunity* **37**, 199–207.

Chen L. and Flies D.B. (2013) Molecular mechanisms of T cell co-stimulation and co inhibition. *Nature Reviews Immunology* **13**, 227–242.

Germain R.N. (2012) Maintaining system homeostasis: the third law of Newtonian immunology. *Nature Immunology* **13**, 902–906.

Goronzy J.J. and Weyand CM. (2013) Understanding immunosenescence to improve responses to vaccines. *Nature Immunology* **14**, 428–436.

Li M.O. and Rudensky A.Y. (2016) T cell receptor signalling in the control of regulatory T cell differentiation and function. *Nature Reviews Immunology* **16**, 220–233.

Loftus R.M. and Finlay D.K. (2016) Immunometabolism: Cellular Metabolism Turns Immune Regulator. *Journal of Biological Chemistry* **291**, 1–10.

Okazaki T., Chikuma S., Iwai Y., Fagarasan S., and Honjo T. (2013) A rheostat for immune responses: the unique properties of PD 1 and their advantages for clinical application. *Nature Immunology* **14**, 1212–1218.

Orrù V., Steri M., Sole G., *et al.* (2013) Genetic variants regulating immune cell levels in health and disease. *Cell* **155**, 242–256.

Riella L.V., Paterson A.M., Sharpe A.H., and Chandraker A. (2012) Role of the PD 1 pathway in the immune response. *American Journal of Transplantation* **12**, 2575–2587.

Rosenblum M.D., Way S.S., and Abbas A.K. (2016) Regulatory T cell memory. *Nature Reviews Immunology* **16**, 90–101.

Rosser E.C. and Mauri C. (2015) Regulatory B cells: origin, phenotype, and function. *Immunity* **42**, 607–612.

Veldhoen M. and Brucklacher Waldert V. (2012) Dietary influences on intestinal immunity. *Nature Reviews Immunology* **12**, 696–708.

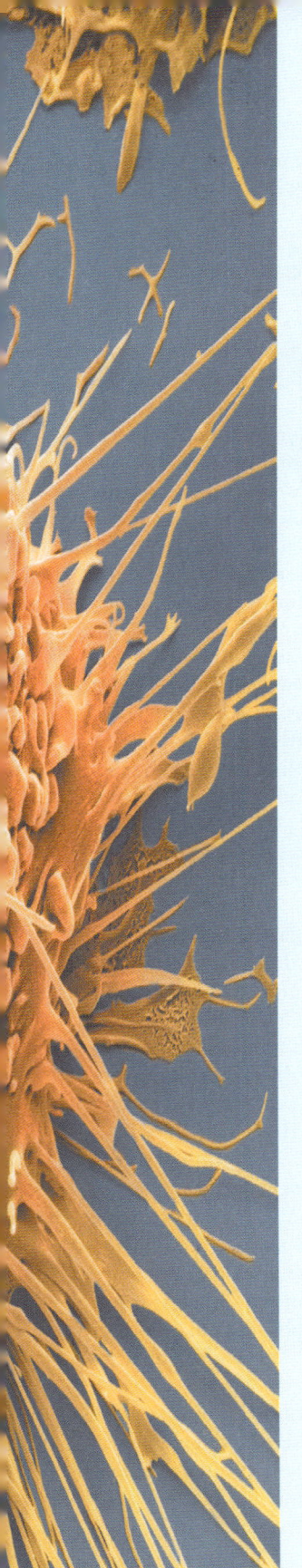

Para lembrar

O sistema imune depende das células das respostas inata e adaptativa. As respostas inatas, que não são específicas de antígenos e que carecem de memória imunológica, envolvem os neutrófilos, os eosinófilos, os mastócitos, os basófilos, os monócitos, os macrófagos, as células NK e vários tipos de células dendríticas. Em contrapartida, a resposta adaptativa, altamente específica de antígenos, que se caracteriza pelo desenvolvimento de memória imunológica, é mediada por linfócitos. Esses linfócitos, que recombinam genes para receptores de antígenos, de modo a gerar uma diversidade absolutamente inacreditável de reconhecimento de antígenos, compreendem as células T auxiliares, reguladoras e citotóxicas e as células B produtoras de anticorpos.

Introdução

Neste capítulo, iremos examinar o desenvolvimento (**ontogenia**) das células do sistema imune no indivíduo, bem como a evolução (**filogenia**) da resposta imune desde espécies primitivas até os mamíferos.

Praticamente todas as células da resposta imune, com exceção das células dendríticas foliculares, originam-se de células-tronco hematopoéticas pluripotentes. Essas células-tronco diferenciam-se ao longo de várias vias de desenvolvimento, e as células destinadas a se tornarem linfócitos T precisam migrar em primeiro lugar para o timo.

ONTOGENIA

Antígenos CD

A análise das células do sistema imune frequentemente envolve a detecção de moléculas de superfície celular, que possibilitam aos cientistas diferenciar um tipo celular de outro. Com efeito, a expressão dessas moléculas está associada, com muita frequência, à diferenciação das células ao longo de vias de desenvolvimento. Em geral, a detecção desses denominados "marcadores de superfície celular" requer o uso de anticorpos como sondas para sua expressão. Imunologistas dos mais longínquos cantos do mundo que produziram anticorpos monoclonais dirigidos contra moléculas de superfície nas células B e T, nos macrófagos, neutrófilos, células *natural killer* (NK) e assim por diante, reúnem-se de tempos em tempos para comparar as especificidades de seus reagentes em seminários internacionais, cujo espírito de cooperação deveria ser uma lição para a maioria dos políticos. Quando se constata que um grupo de anticorpos monoclonais reage com o mesmo polipeptídio, esses anticorpos representam claramente uma série de reagentes definidores de determinado marcador e são designados por um número CD (**conjunto de diferenciação**), que define o antígeno de superfície celular específico reconhecido por esses anticorpos. Em 2016, havia 371 antígenos CD designados, alguns dos quais subdivididos em diferentes variantes. A Tabela 10.1 fornece uma lista dos mais relevantes para nossa discussão, e uma lista completa está disponível no *site* www.hcdm.org/. É importante perceber que o nível de expressão de moléculas de superfície celular frequentemente modifica-se à medida que as células se diferenciam ou são ativadas, e que existem "subpopulações" de células, que expressam determinadas moléculas de modo diferencial. Quando expressa em baixo nível, a "presença" ou "ausência" de determinado antígeno CD pode ser bastante subjetiva, porém é preciso ter em mente que uma expressão de baixo nível não significa necessariamente falta de relevância biológica.

Células-tronco hematopoéticas

A hematopoese origina-se no saco vitelino inicial; entretanto, à medida que a embriogênese prossegue, a função de fornecer nichos para a hematopoese é assumida pelo fígado do feto e, por fim, pela medula óssea, onde continua durante toda a vida. As **células-tronco hematopoéticas (HSC)** pluripotentes dão origem aos eritrócitos (hemácias), aos leucócitos e aos megacariócitos, que geram as plaquetas. Com frequência, esses vários tipos celulares são designados, em seu conjunto, como "elementos figurados do sangue" (Figura 10.1). As HSC possuem uma capacidade substancial de se renovar por meio da criação de outras células-tronco. Por conseguinte, um animal pode ser totalmente protegido contra os efeitos letais de altas doses de irradiação pela injeção de células da medula óssea, que irão repovoar seus sistemas linfoide e mieloide. A capacidade de autorrenovação não é absoluta e declina com a idade, paralelamente a um encurtamento dos telômeros.

No camundongo, as HSC são, em sua maioria, CD34$^-$, Sca-1$^+$, CD150$^+$, CD48$^-$, flt3$^-$, c-*kit* (CD117)$^+$ e lin$^-$, enquanto o fenótipo de superfície da principal população de HSC humanas consiste em CD34$^+$, CD90 (Thy-1)$^+$, CD38$^-$, CD45RA$^-$ e lin$^-$. De modo impressionante, apenas 10 HSC são suficientes para evitar a morte em camundongos com IDCG que recebem uma dose letal de irradiação.

Além das HSC mencionadas, a medula óssea também contém **células-tronco mesenquimais**, que dão origem às **células do estroma da medula óssea**, que sustentam a hematopoese e que, na presença de sinais apropriados, diferenciam-se também em adipócitos (células adiposas), osteócitos (células ósseas) e condrócitos (células cartilaginosas). As HSC diferenciam-se no microambiente das células do estroma, que produzem vários fatores de crescimento, incluindo IL-2, IL-3, IL-4, IL-5, IL-6, IL-7, IL-11 e IL-15, G-CSF, GM-CSF, fator da célula-tronco (SCF), ligante flt3, eritropoetina (EPO), trombopoetina (TPO) e assim por diante. O SCF permanece associado à matriz extracelular e atua sobre as células-tronco primitivas por meio de seu receptor, o receptor de membrana de tirosinoquinase, c-*kit*, para promover a sobrevida das HSC, impedindo a sua apoptose. A hematopoese precisa ser mantida sob controle rigoroso, por exemplo, pelo fator transformador de crescimento β (TGF-β), que exerce um efeito citostático sobre as HSC.

Os camundongos com imunodeficiência combinada grave (IDCG) fornecem um excelente ambiente para fragmentos de fígado e timo do feto humano que, quando implantados de modo contíguo, irão produzir elementos figurados do sangue por 6 a 12 meses.

O timo é necessário para o desenvolvimento das células T

O timo é organizado em uma série de lóbulos formados por redes de células epiteliais derivadas embriologicamente em uma evaginação do endoderma intestinal da terceira bolsa faríngea. Esses lóbulos formam zonas corticais e medulares bem definidas (Figura 10.2),

Tabela 10.1 Alguns dos principais marcadores de conjuntos (*clusters*) de diferenciação (CD) nas células humanas.

CD	Expressão	Funções
CD1	IDC, subgrupo B	Apresenta o glicolipídio e outros antígenos não peptídicos às células T
CD2	T, NK	Receptor para o coestimulador CD58 (LFA-3)
CD3	T	Unidade de transdução de sinal do receptor de células T
CD4	T restrita ao MHC da classe II, IDC, Mo, Mφ	Receptor para MHC da classe II
CD5	Subgrupo T, B	Envolvido na sinalização do receptor de antígeno
CD8	T restrita ao MHC da classe I	Receptor para MHC da classe I
CD16	G, NK, B, Mφ, IDC	FcγRIII (receptor de IgG de afinidade média)
CD19	B, FDC	Parte do complexo receptor de antígeno das células B
CD20	B	Fornece sinais para a ativação e proliferação das células B
CD21	B, FDC	CR2. Receptor para C3d e vírus Epstein-Barr. Parte do complexo do receptor de antígeno das células B
CD23	B, Mo, FDC	FcεRII (receptor de IgE de baixa afinidade)
CD25	T, *B, *Mo, *Mφ	Cadeia α do receptor de IL-2
CD28	T, *B	Receptor para coestimuladores CD80/CD86 (B7.1 e B7.2)
CD32	B, Mo, Mφ, IDC, FDC, G, NK	FcγRII (receptor de IgG de baixa afinidade)
CD40	B, Mφ, IDC, FDC	Receptor para o coestimulador CD154 (CD40L)
CD45RA	Células T em repouso/virgens, B, G, Mo, NK	Fosfatase, ativação celular
CD45RO	Célula T efetora, Mo, Mφ, IDC	Fosfatase, ativação celular
CD64	Mo, Mφ, IDC	FcγRI (receptor de IgG de alta afinidade)
CD79a/CD79b	B	Elementos transdutores de Igα/Igβ do receptor de células B
CD80	*B, *T, Mφ, IDC	Receptor B7.1 para coestimulador CD28 e para sinal inibidor CTLA4
CD86	B, IDC, Mo	Receptor B7.2 para coestimulador CD28 e sinal inibidor CTLA4
CD95	Disseminada	Receptor de Fas para FasL (CD178). Transmite sinais apoptóticos

Uma lista completa pode ser encontrada na seção Browse da base de dados Human Cell Differentiation Molecules: www.hcdm.org/
*, ativado; B, Linfócitos B; FDC, células dendríticas foliculares; G, granulócitos; IDC, células dendríticas interdigitadas; Mast, mastócitos; Mφ, macrófagos; Mo, monócitos; NK, células *natural killer*, T, linfócitos T.

em que as células epiteliais proporcionam o microambiente para a diferenciação das células T. As células epiteliais corticais e medulares do timo expressam moléculas do MHC das classes I e II e, portanto, são capazes de apresentar o antígeno às células T em desenvolvimento. Em camundongos tanto recém-nascidos quanto adultos, os progenitores das células T chegam da medula óssea em ondas de imigração, e ocorrem interações das proteínas da matriz extracelular com uma variedade de moléculas de adesão/guiamento, que incluem o CD44 e a integrina α_6. Várias quimiocinas também desempenham um papel essencial, e CXCL12 (fator derivado das células do estroma-1, SDF-1) é um quimioatraente particularmente potente para as células progenitoras T CXCR4+ nos seres humanos.

Hormônios tímicos

As células epiteliais do timo produzem uma série de hormônios peptídicos, incluindo timulina, timosina α_1, fator humoral tímico (THF) e timopoetina (e seu pentapeptídio ativo, a timopoetina, TP-5), que são capazes de promover o aparecimento de marcadores de diferenciação das células T e uma variedade de funções das células T em cultura com HSC *in vitro*. Os níveis circulantes desses hormônios *in vivo* começam a declinar a partir da puberdade e alcançam níveis infinitamente baixos em torno dos 60 anos de idade. Apenas a timulina é de origem exclusivamente tímica. Esse nonapeptídio dependente de zinco tende a normalizar o equilíbrio das respostas imunes: restaura a avidez dos anticorpos e a produção de anticorpos em camundongos

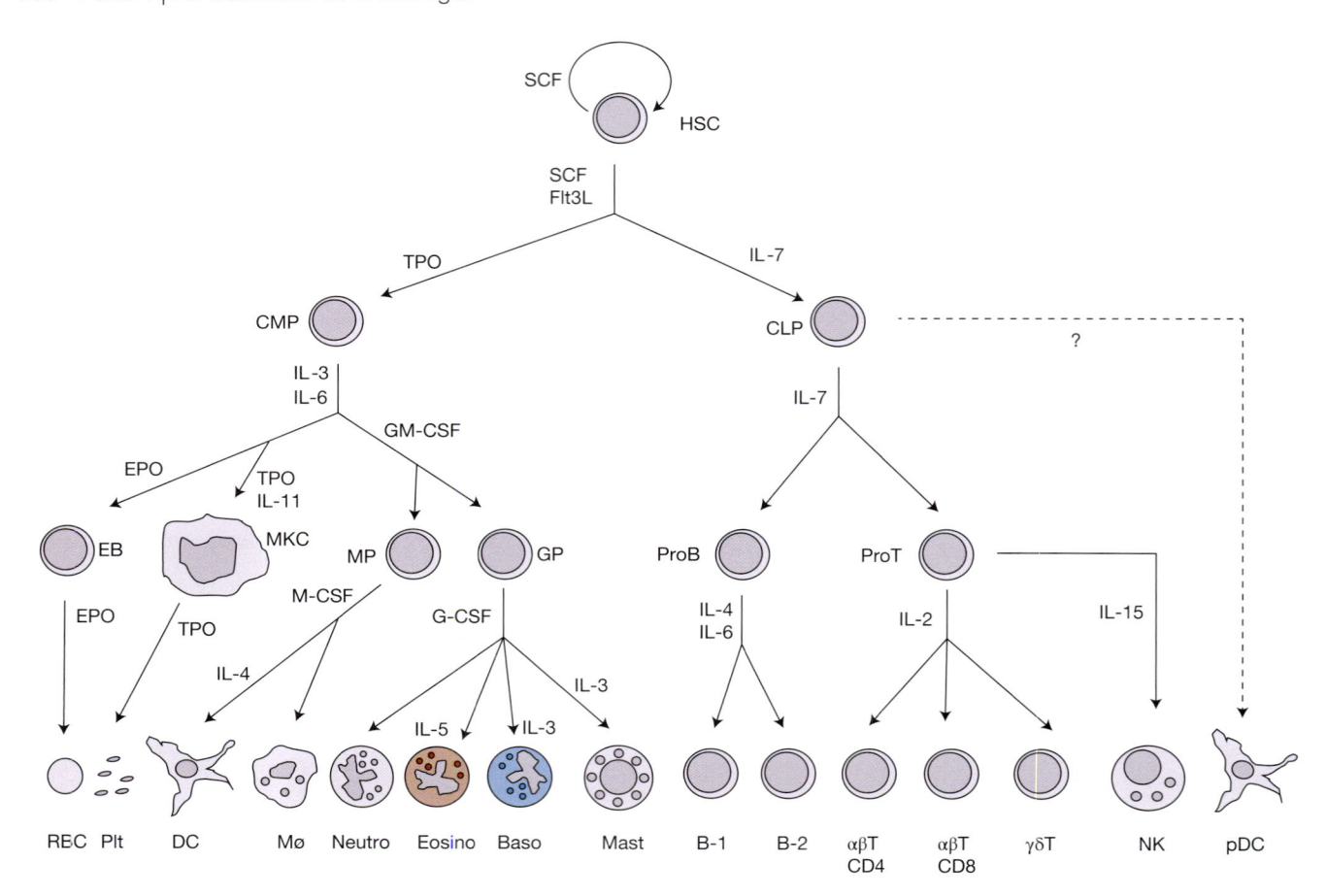

Figura 10.1 A célula-tronco hematopoética pluripotencial e sua progênie, que se diferenciam sob a influência de uma série de citocinas solúveis e fatores do crescimento dentro do microambiente da medula óssea. A expressão de vários fatores de transcrição nuclear (não mostrados) dirige o processo de diferenciação. Por exemplo, o gene *Ikaros* codifica um fator de transcrição com dedos de zinco, que é de importância crítica para estimular o desenvolvimento de um precursor mieloide/linfoide comum em um progenitor linfoide restrito, dando origem às células T, B e NK. As células dendríticas tanto convencionais quanto plasmocitoides podem originar-se da via mieloide, e é possível que as células dendríticas plasmocitoides também se originem do progenitor linfoide comum. Fatores de crescimento/citocinas: EPO, eritropoetina; Flt3L, ligante da tirosinoquinase-3 semelhante a FMS; G-CSF, fator estimulador de colônias de granulócitos; GM-CSF, fator estimulador de colônias de granulócitos-macrófagos (assim denominado pela sua capacidade de promover a formação de colônias mistas desses dois tipos celulares a partir de progenitores da medula óssea, seja em cultura de tecido ou por transferência para um receptor irradiado, onde aparecem colônias no baço); IL-3, interleucina-3 (frequentemente denominada multi-CSF, visto que estimula progenitores das plaquetas, dos eritrócitos, de todos os tipos de células mieloides e também das células dendríticas plasmocitoides); M-CSF, fator estimulador de colônias de monócitos; SCF, fator de célula-tronco; TPO, trombopoetina. Células: B-1 e B-2, subpopulações de células B; Baso, basófilo; EB, eritroblasto, CLP, progenitor linfoide comum; CMP, progenitor mieloide comum; Eosino, eosinófilo; GP, progenitor dos granulócitos; HSC, célula-tronco hematopoética, Mø, macrófago; Mast, mastócito; DC, célula dendrítica mieloide; MKC, megacariócito; MP, progenitor de monócitos/macrófagos/DC; Neutro, neutrófilo; NK, *natural killer*; Plt, plaquetas; pDC, célula dendrítica plasmocitoide; RBC, eritrócito.

idosos e ainda estimula a atividade supressora em animais com anemia hemolítica autoimune induzida por eritrócitos de rato de reação cruzada. A timulina pode ser considerada como um verdadeiro hormônio; é secretada pelo timo de modo regulado e atua à distância do timo como imunorregulador fisiológico sensível, que contribui para a manutenção da homeostasia dos subgrupos de células T.

Interações celulares no timo

As células epiteliais grandes especializadas no córtex externo, conhecidas como células "nutridoras" (Figura 10.2B), estão associadas a grandes quantidades de linfócitos situados dentro de bolsas produzidas pelas longas extensões da membrana dessas células. As células epiteliais da parte profunda do córtex possuem prolongamentos ramificados, ricos em MHC da classe II, e conectam-se

por junções celulares especializadas, denominadas desmossomos, para formar uma rede através da qual os linfócitos corticais devem passar em seu trajeto até a medula. As células dendríticas mieloides convencionais são capazes de migrar da periferia para o córtex e os espaços perivasculares. Os linfócitos corticais estão densamente aglomerados em comparação com os da medula (Figura 10.2A), muitos deles estão se dividindo, em um grande número está sofrendo apoptose. Em seu trajeto até a medula, os linfócitos atravessam um cordão de macrófagos "sentinelas" e células dendríticas plasmocitoides da junção corticomedular. Além de migrar para o córtex, outras células dendríticas mieloides residem na medula. As células epiteliais queratinizadas na medula formam os corpúsculos de Hassall altamente característicos, que possuem uma estrutura espiralada (Figura 10.2B) e atuam como sistema de descarte para timócitos que estão morrendo, talvez após fagocitose por células dendríticas.

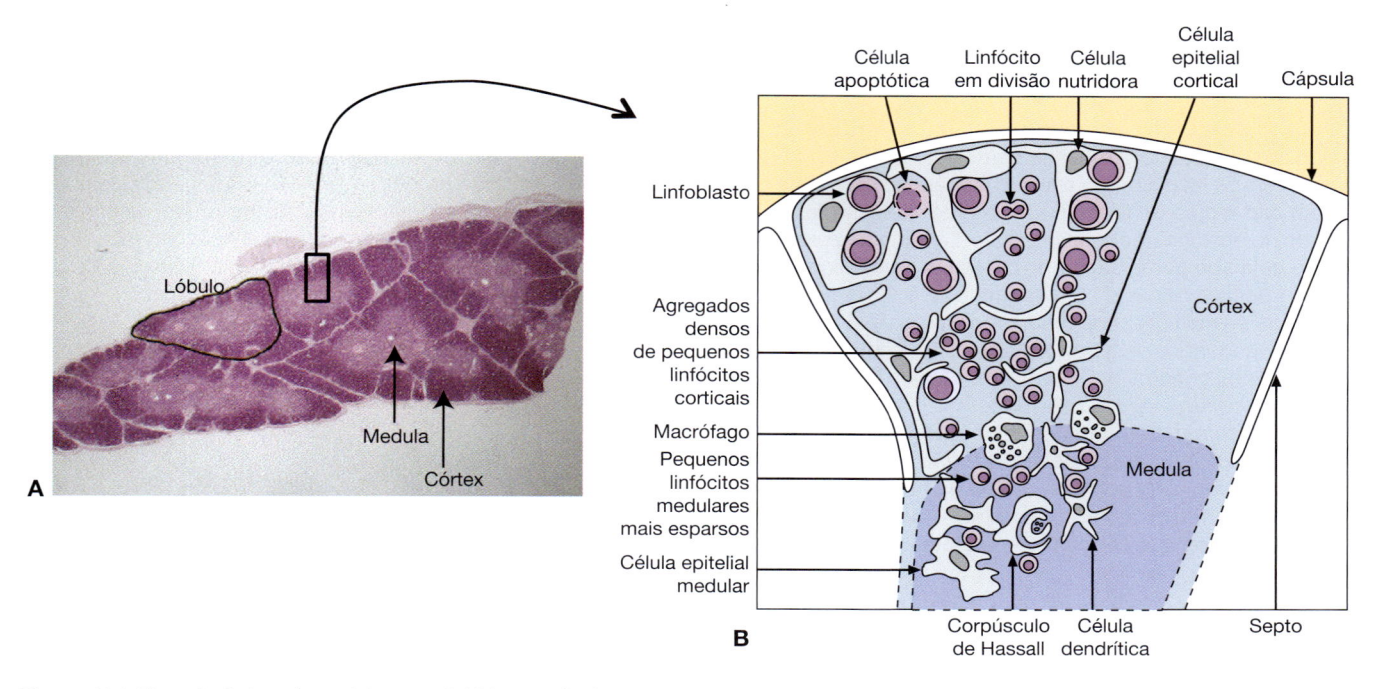

Figura 10.2 Timo. **A.** O timo é parcialmente dividido em lóbulos por septos de tecido conjuntivo. Observe o córtex externo definido e a medula interna aparente dentro de cada lóbulo. (Fonte: Rand S. Swenson, Dartmouth Medical School.) **B.** Características celulares de um lóbulo do timo. Ver a descrição no texto. (Fonte: Adaptada de Hood L.E. *et al.* (1984), *Immunology,* 2nd edn. Benjamin Cummings, California, p. 261.)

No ser humano, o timo começa a sofrer involução (retração) nos primeiros 12 meses de vida. O espaço epitelial tímico, onde são geradas as células T, torna-se reduzido. Essa evolução continua durante toda a vida, com uma redução estimada de cerca de 3% por ano na meia-idade (35 a 45 anos) e de cerca de 1% ao ano posteriormente. Na verdade, a produção de células T é mais vigorosa nos primeiros 12 meses de vida. O tamanho do timo não apenas sofre uma redução progressiva, mas também ocorre substituição dos timócitos por tecido conjuntivo e tecido adiposo, de modo que a geração de células T na verdade declina ainda mais do que parece ocorrer, baseando-se no tamanho do órgão. De certo modo, o timo é cada vez mais descartável, visto que, como veremos adiante, ele estabelece um reservatório de células T periféricas de longa duração, que possibilita ao hospedeiro resistir à sua perda, sem insuficiência catastrófica da função imunológica – compare os efeitos mínimos da timectomia no adulto com a **influência drástica no recém-nascido** (Marco histórico 10.1). Todavia, o timo do adulto mantém algum tecido cortical e medular contendo uma variedade normal de subgrupos de timócitos, com amplo espectro de rearranjos do gene do TCR. Pacientes adultos que recebem medula óssea com depleção de células T ou células-tronco hematopoéticas do sangue periférico após terapia ablativa são capazes de produzir novas células T virgens em uma velocidade inversamente proporcional à sua idade. Essas observações estabelecem que as novas células T são geradas na vida adulta, embora em menor velocidade do que nos primeiros anos de vida.

As células-tronco da medula óssea tornam-se células T imunocompetentes no timo

As evidências disso provêm de experimentos de reconstituição de hospedeiros irradiados. Um animal irradiado que recebe enxerto de medula óssea acaba repondo as células T e B destruídas pela irradiação. Entretanto, se o animal for submetido a timectomia antes da irradiação, as células da medula óssea não irão reconstituir a população de linfócitos T.

Com 11 a 12 dias no embrião de camundongo, as células-tronco linfoblastoides da medula óssea começam a colonizar a periferia do rudimento epitelial no timo. Se o timo for retirado nesse estágio e incubado em cultura de órgão, haverá produção de uma variedade completa de linfócitos T maduros. Essa geração não é observada em culturas de timos com 10 dias e mostra que os colonizadores linfoblastoides dão origem à progênie de pequenos linfócitos imunocompetentes.

Ontogenia das células T

A diferenciação é acompanhada de alterações nos marcadores de superfície

Os progenitores das células T provenientes da medula óssea entram no timo através de vênulas na junção corticomedular. As células T em desenvolvimento no timo são denominadas timócitos. Os timócitos imaturos recém-chegados carecem de correceptores CD4 e CD8 e, portanto, são designados como células **duplo-negativas (DN)** (Figura 10.3). Entretanto, apresentam certos receptores de quimiocinas, como CCR7 e CCR9. Sob a influência de quimiocinas, incluindo CCL19 e CCL21 (detectado por CCR7) e CCL25 (reconhecido por CCR9), os timócitos migram pelo córtex do timo em direção à zona subcapsular externa, antes de expressar um TCR gerado aleatoriamente, e também passam a expressar tanto CD4 quanto CD8, tornando-se células **duplo-positivas (DP).** Em seguida, passam por um processo designado como educação tímica, que compreende duas etapas – seleção positiva e seleção negativa (Figura 10.3) – de modo a assegurar que as células CD4 ou CD8 **positivas simples (SP)**

Marco histórico 10.1 | A função imunológica do timo

Ludwig Gross constatou que uma forma de leucemia murina podia ser induzida em cepas com baixo índice de leucemia por meio de inoculação de tecido leucêmico filtrado de cepas com alto índice de leucemia, contanto que isso fosse realizado no período neonatal imediato. Como o timo era conhecido pela sua participação no processo leucêmico, Jacques Miller decidiu testar a hipótese de que o vírus de Gross só poderia se multiplicar no timo neonatal por meio de infecção de camundongos com baixo índice de leucemia, submetidos a timectomia neonatal. Os resultados foram compatíveis com essa hipótese; todavia, estranhamente, os animais de uma cepa morreram de uma doença consumptiva, que, segundo Miller deduziu, poderia ter sido causada pela suscetibilidade à infecção, visto que um número menor de camundongos morreu quando os animais foram transferidos dos estábulos transformados que serviam corno biotério para alojamentos "mais limpos".

A necropsia revelou que os animais apresentavam atrofia do tecido linfoide e baixos níveis de linfócitos no sangue, e, portanto, Miller decidiu testar a sua imunocompetência antes do início da doença consumptiva. Para a sua grande surpresa, os enxertos cutâneos, até mesmo de ratos (Figura M10.1.1) bem como de outras cepas de camundongos, foram totalmente aceitos. Esses fenômenos não foram induzidos por timectomia posteriormente durante a vida, e, ao

relatar seus resultados preliminares (Miller J.F.A.P., *Lancet* **ii**, 748-749), em 1961, Miller sugeriu que "durante a embriogênese, o timo deve produzir as células que geram células imunologicamente competentes, muitas das quais devem ter migrado para outros locais por ocasião do nascimento." Em suma, um magnífico exemplo do método científico e de sua aplicação por um cientista de primeira categoria.

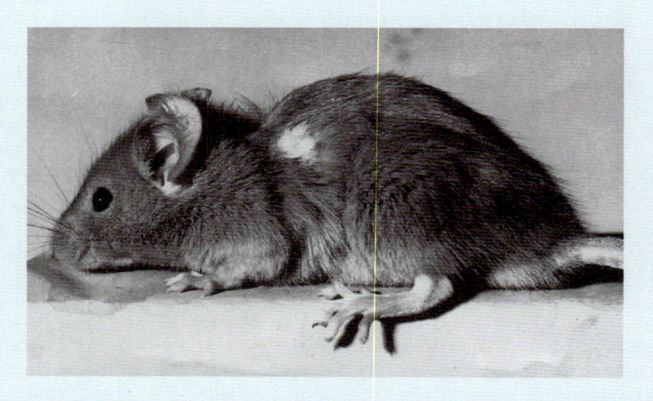

Figura M10.1.1 Aceitação de enxerto cutâneo de rato por um camundongo que foi submetido a timectomia no período neonatal.

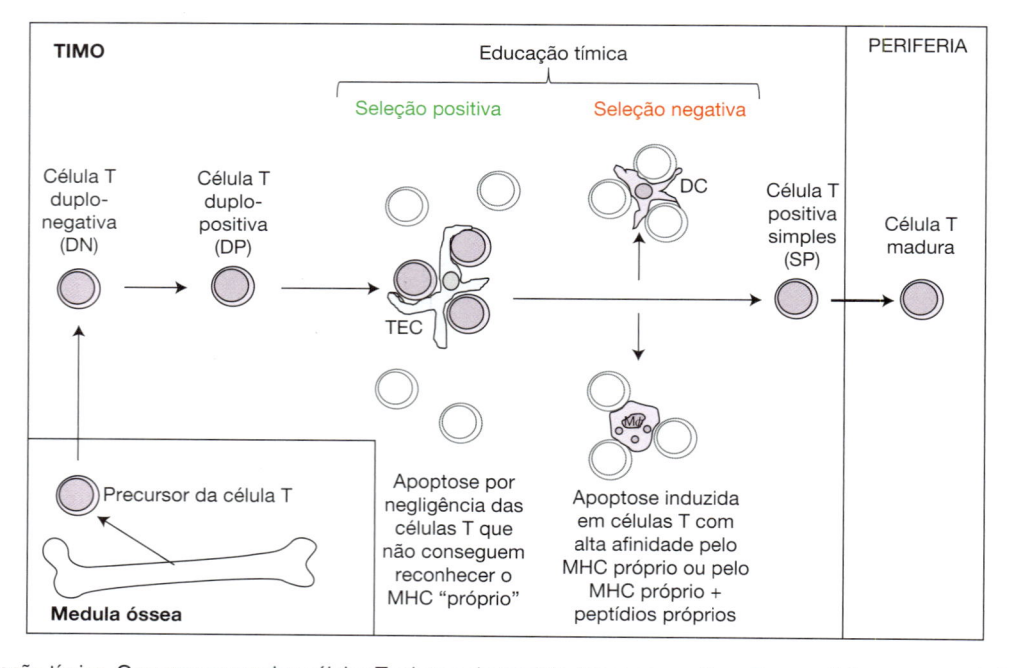

Figura 10.3 Educação tímica. Os precursores das células T migram da medula óssea para o timo. Essas células carecem de TCR e não expressam CD4 nem CD8 (*i. e.*, são "duplo-negativas" [DN]). Após recombinação produtiva de seus genes das cadeias α e β do receptor de célula T (TCR), as células T expressam um TCR de superfície celular, juntamente com CD4 e CD8, passando a constituir células "duplo-positivas" (DP). A seleção positiva nas células epiteliais tímicas (TEC) que expressam o MHC tanto da classe I quanto da classe II resgata células de uma via de apoptose "predefinida", que ocorreria por negligência dessas células. Desde que tenham gerado um TCR capaz de reconhecer o MHC "próprio" com afinidade baixa ou intermediária, são salvas da negligência, e essas células resgatadas são então protegidas da apoptose, a não ser que sofram seleção negativa subsequente, devido à interação de alta afinidade de seu TCR com o MHC próprio ou com o MHC próprio + peptídios próprios presentes nas células dendríticas (DC) e nos macrófagos (Mø). Por conseguinte, as células T positivas simples (SP) CD4⁺CD8⁻ e CD4⁻CD8⁺ que deixam o timo possuem um TCR com potencial de detectar peptídios estranhos apresentados pelo MHC "próprio".

que saem do timo tenham um TCR que possa reconhecer peptídios derivados de antígenos estranhos apresentados pelas variantes do MHC do próprio indivíduo.

Os primeiros desses progenitores, as células DN1 (Figura 10.4) preservam a pluripotencialidade e expressam altos níveis da molécula de adesão CD44 e do receptor do fator de célula-tronco (SCF) (c-*kit*, CD117). À medida que amadurecem e produzem células DN2, começam a expressar CD24 e a cadeia α do receptor de IL-2 (CD25). Essas células tornam-se cada vez mais restritas à produção de células T, e ocorre grave comprometimento do desenvolvimento de células T em camundongos com *knockout Notch-1⁻/⁻*, sendo a sinalização por meio da molécula de superfície

celular Notch-1 necessária para o comprometimento das células DN1 e DN2 na linhagem de células T. Com efeito, os ligantes de Notch-1, com os nomes bastante exóticos de Jagged-1, Jagged-2, δ-*like*-1 e δ-*like*-4, são expressos em células epiteliais do timo de modo altamente regulado. A diferenciação subsequente em células DN3, com perda de CD44 e c-*kit*, e uma infrarregulação da expressão de CCR7 acompanham a sua chegada na zona subcapsular. A expressão transitória dos genes ativadores da recombinação, *RAG-1* e *RAG-2*, juntamente com aumento na acessibilidade da cromatina, possibilita a recombinação dos genes da cadeia γ e da cadeia δ do TCR ou dos genes da cadeia β do TCR durante os estágios de DN2 e DN3, resultando em comprometimento

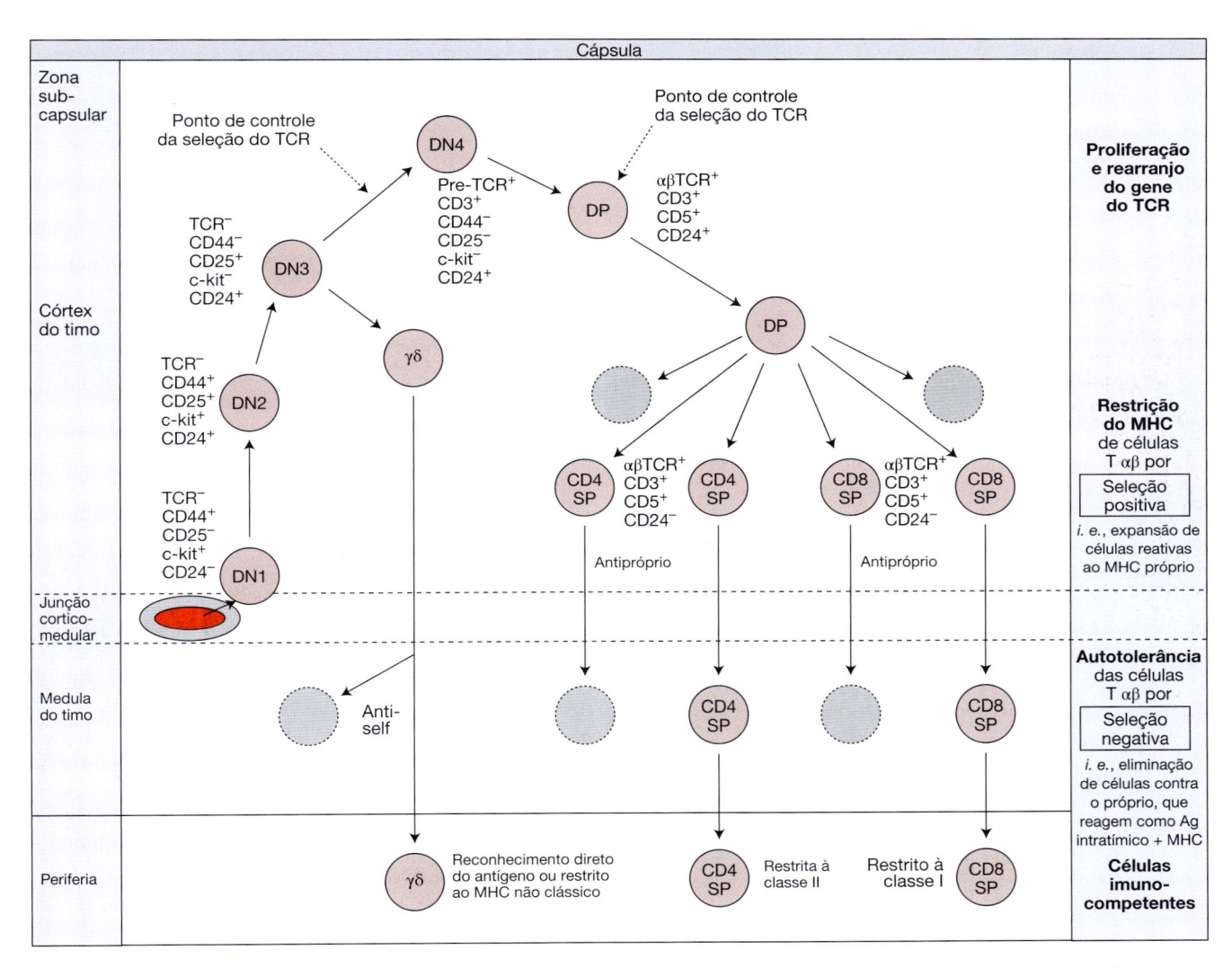

Figura 10.4 Diferenciação das células T no timo. Os precursores das células provenientes da medula óssea entram no timo através dos vasos sanguíneos, na junção corticomedular. A transição entre as diferentes populações de precursores das células T CD4⁻CD8⁻ (duplo-negativas, DN) no timo caracteriza-se pela expressão diferencial de CD44, CD25, c-*kit* e CD24. As células DN3 são incapazes de progredir para o estágio DN4, a não ser que realizem o arranjo bem-sucedido de um de seus dois *loci* do gene da cadeia β do receptor de células T (TCR). O rearranjo bem-sucedido da cadeia α do TCR para formar o receptor maduro é obrigatório para a diferenciação além do estágio CD4⁺CD8⁺ inicial (duplo-positivo, DP). As células T duplo-positivas que apresentam um TCR αβ são submetidas a seleção positiva e negativa, e as células T "inúteis" (*i. e.*, aquelas incapazes de reconhecer o MHC próprio) que morrem por negligência durante a seleção positiva e as células autorreativas selecionadas negativamente estão indicadas na cor *cinza*. As células autorreativas com especificidade para antígenos próprios não expressos no timo podem ser tolerizadas por contato periférico extratímico com o antígeno. As células T γδ, que se desenvolvem a partir de precursores das células T DN3, parecem reconhecer diretamente o antígeno, de modo análogo às moléculas de anticorpo nas células B, embora algumas sejam restritas por moléculas não clássicas semelhantes ao MHC. Os detalhes e a localização dos processos de seleção negativa para as células T γδ não estão bem caracterizados. As células NKT, que não são mostradas no diagrama para maior simplicidade, originam-se das células T duplo-positivas, tornando-se células CD4⁺CD8⁻, CD4⁻CD8⁺ ou CD4⁻CD8⁻ que apresentam um TCR αβ invariante e o marcador NK1.1. Em geral, reconhecem antígenos apresentados por CD1d.

final com a linhagem de células T. As células T γδ separam-se no estágio de DN3 e expressam CD3, o complexo transdutor de sinal do TCR. Nesse estágio, o desenvolvimento de células T γδ exige a expressão do fator de transcrição SOX13. Essas células, cujo destino é efetuar uma transição de DN3 para DN4 no TCR αβ, também expressam CD3. A perda de CD25 significa a passagem dos precursores de células T αβ na população DN4, que se diferenciam subsequentemente nos timócitos CD4+ (o marcador para o reconhecimento do MHC da classe II) e CD8+ (reconhecimento da classe I) **duplo-positivos (DP)**. O rearranjo dos genes da cadeia α do TCR ocorre quando *RAG-1* e *RAG-2* são mais uma vez expressos de modo transitório imediatamente após a expressão do CD4 e CD8.

Os timócitos DP reexpressam CCR7, causando a sua migração da zona subcapsular de volta ao córtex, cruzando por fim a junção corticomedular e entrando na medula. Ocorre perda de CD4 ou CD8 com a diferenciação dos timócitos DP em **precursores de células T positivos simples (SP) CD4+** (principalmente **células T auxiliares e células T reguladoras**) e **CD8+** (principalmente **citotóxicas**). Observe que as células γδ permanecem duplo-negativas (*i. e.*, CD4−CD8−, exceto para o pequeno subgrupo que expressa CD8).

Além dos fatores anteriormente citados, o desenvolvimento dos timócitos depende fundamentalmente de IL-7, que é produzida no local pelas células epiteliais do timo e necessária para a transição para o estágio de DN3. A sinalização por meio do receptor de IL-7 e c-*kit* também ajuda a impulsionar a extensa proliferação inicial que ocorre nos timócitos antes do rearranjo dos genes do TCR.

Os fatores que determinam se as células duplo-positivas tornam-se células positivas simples CD4+ restritas à classe II ou células CD8+ restritas à classe I no timo ainda não estão totalmente esclarecidos. Foram propostos dois cenários principais. A hipótese **estocástica/de seleção** sugere que a expressão do correceptor CD4 ou CD8 é inativada de modo aleatório e que, em seguida, são selecionadas células para sobreviver que possuem uma combinação de TCR-correceptor capaz de reconhecer um peptídio-MHC apropriado. Por outro lado, a hipótese **instrutiva** declara que a interação do TCR com o MHC-peptídio resulta em sinais que instruem as células T a desativar a expressão do correceptor "inútil", incapaz de reconhecer a classe específica do MHC. Para conciliar o fato de que existem dados que sustentam ambas as hipóteses, foram propostos vários outros modelos, incluindo a proposta de que a intensidade do **sinal mais forte** ou a **maior duração do sinal** favoreçem o desenvolvimento de células CD4. Esses vários modelos continuam sendo objeto de controvérsia entre a comunidade imunológica. O que está bastante claro, entretanto, é o fato de que a expressão dos fatores de transcrição Th-POK e GATA3 é importante para o desenvolvimento das células T CD4+, enquanto a produção do fator de transcrição RUNX3 favorece o desenvolvimento de células T CD8+.

As células NKT constituem um subgrupo distinto de células T αβ

As células NKT, que se originam de células T convencionais no estágio duplo-positivo do desenvolvimento dos timócitos, expressam marcadores associados tanto às células T quanto às células NK, como um TCR e o receptor tipo lectina-C NK1.1, respectivamente.

O TCR das células NKT é composto, em sua maior parte, de uma cadeia α invariável do TCR (Vα14Jα18 nos camundongos, Vα24J18 nos seres humanos), juntamente com uma cadeia β Vβ8 (camundongos) ou Vβ11 (seres humanos). Essas células reconhecem glicolipídios, como a isoglobotri-hexosilceramida (iGb3) lisossômica endógena e o antígeno microbiano, manosídeo de fosfatidilinositol das micobactérias. Esses antígenos são apresentados ao TCR invariante pela molécula não polimórfica CD1d semelhante ao MHC da classe I, e, quando ativadas, as células NKT secretam grandes quantidades de citocinas, incluindo IFNγ e IL-4 (*i. e.*, citocinas tanto do tipo Th1 quanto do tipo Th2). Foi sugerido que as células NKT podem atuar principalmente como células reguladoras.

O desenvolvimento dos receptores αβ

É necessário haver rearranjo dos genes da região *V, D* e *J* para gerar o TCR (ver Capítulo 4). Com cerca de 15 dias de desenvolvimento fetal, podem-se detectar células com o TCR γδ no timo do camundongo, seguidas, em pouco tempo, pelo aparecimento de uma versão "**pré-TCR**" do TCR αβ. O gene da cadeia β do TCR sofre habitualmente rearranjo no estágio de DN3 e associa-se a uma cadeia pré-α invariante, pTα, para formar um "pré-TCR", sendo necessário o rearranjo funcional da cadeia β para ocorrer transição para o estágio DN4 (Figura 10.4). A sinalização por meio do pré-TCR ocorre de maneira independente do ligante, em que as moléculas pré-TCR têm como alvo constitutivo as balsas lipídicas. A ativação das cascatas de sinalização envolvendo as vias de Ras/MAPK e da fosfolipase Cγ1 recruta Ets-1 e outros fatores de transcrição, estimulando a proliferação e a diferenciação das células DN3 em DN4 e, subsequentemente, em células DP, além de mediar a inibição por retroalimentação do rearranjo adicional do gene *Vβ* do TCR. O desenvolvimento subsequente de células pré-T exige o rearranjo dos segmentos gênicos **Vα**, de modo a possibilitar a formação do TCR αβ maduro.

O rearranjo dos genes *Vβ* na cromátide-irmã é suprimido após a expressão do pré-TCR (lembre-se de que cada célula contém dois cromossomos para cada conjunto [*cluster*] α e β). Por conseguinte, cada célula só expressa uma única cadeia β do TCR e o processo de supressão dos genes homólogos na cromátide-irmã é denominado **exclusão alélica e também é observado nos *loci* dos genes das imunoglobulinas.** Essa exclusão é, pelo menos em parte, causada pela metilação de histonas, mantendo uma estrutura fechada da cromatina, que impede o acesso das recombinases aos segmentos do gene do TCR no alelo excluído.

As cadeias α nem sempre são excluídas de modo alélico, de modo que muitas células T imaturas no timo apresentam dois receptores específicos de antígenos, cada um com a sua própria cadeia α, porém compartilhando uma cadeia β em comum. Entretanto, ocorre habitualmente perda da expressão de uma das cadeias α durante a maturação das células T, deixando a célula com um TCR αβ de única especificidade. Todavia, cerca de 1 a 8% das células T periféricas em camundongos e seres humanos apresentam TCR de superfície celular que possuem a mesma cadeia β, mas que podem empregar uma de duas cadeias α diferentes. Essas células T de dupla especificidade podem ampliar o repertório de TCR para incluir o reconhecimento de peptídios antigênicos estranhos que, de outro modo, não seriam selecionados no timo.

O desenvolvimento dos receptores γδ

Diferentemente do TCR αβ, o TCR γδ parece ser capaz, em muitos casos, de ligar-se diretamente ao antígeno, sem a necessidade de apresentação do antígeno por moléculas do MHC ou semelhantes ao MHC (*i. e.*, o TCR reconhece diretamente o antígeno de modo semelhante ao anticorpo). A linhagem γδ não produz um "pré-receptor", e os camundongos que expressam transgenes γ e δ com rearranjo não efetuem o rearranjo de quaisquer segmentos gênicos γ ou δ adicionais, indicando uma exclusão alélica dos genes da cromátide-irmã.

Diferentemente do ser humano, as células T γδ no camundongo predominam em associação a células epiteliais. Uma característica curiosa das células que deixam o timo fetal é a restrição na utilização do gene *V*. Praticamente toda a primeira onda de células γδ fetais expressam Vγ5 e colonizam a pele; a segunda onda utiliza predominantemente Vγ6 e semeia o útero na fêmea. Na vida adulta, a diversidade de receptores é muito maior, em virtude do elevado grau de variação juncional, embora as células intraepiteliais no intestino usem de modo preferencial Vγ4, enquanto aquelas no tecido linfoide encapsulado tendem a expressar Vγ4, Vγ1.1 e Vγ2. Convém assinalar que, só para confundir, existem outras nomenclaturas sobre a numeração dos genes Vγ murinos individuais. O conjunto Vγ na pele prolifera rapidamente e secreta IL-2 com exposição a queratinócitos submetidos ao calor, sugerindo um papel na vigilância de sinais de traumatismo. As células T γδ no tecido linfoide periférico respondem bem ao antígeno da tuberculose PPD ("derivado proteico purificado") e aos epítopos conservados de micobactérias e da proteína do choque térmico hsp65 própria. Entretanto, evidências de camundongos *knockout* para o TCR γδ sugerem que, de modo global, no adulto, as células T γδ podem ter uma pequena contribuição para a proteção específica contra patógenos. Dois grandes subgrupos γδ predominam no ser humano, Vγ9 Vδ2 e Vγ1 Vδ2. O grupo Vγ9 aumenta de 25% do total de células γδ no sangue do cordão umbilical para cerca de 70% no sangue do adulto; ao mesmo tempo, a proporção de Vγ1 cai de 50% para menos de 30%. A maior parte do grupo Vγ9 apresenta o fenótipo de memória ativado CD45RO, provavelmente em consequência de estimulação por ligantes comuns para o TCR Vγ9 Vδ2, como os componentes antigênicos com fosfato não proteináceos das micobactérias, *Plasmodium falciparum* e superantígeno enterotoxina A estafilocócica.

As células são selecionadas de modo positivo no timo para reconhecimento do MHC próprio

A capacidade das células T de reconhecer peptídios antigênicos em associação ao MHC próprio é desenvolvida no timo. Se um animal F1 H-2^k × H-2^b for sensibilizado a determinado antígeno, as células T sensibilizadas (*primed*) têm a capacidade de reconhecer esse antígeno nas células de apresentação de haplótipo *H-2^k* ou *H-2^b* (*i. e.*, os camundongos podem utilizar o haplótipo parental como elemento de restrição de reconhecimento). Entretanto, se as células da medula óssea de F1 H-2^k × H-2^b forem utilizadas para reconstituir uma F1 irradiada que anteriormente foi submetida a timectomia e tratada com timo H-2^k, as células T subsequentemente sensibilizadas só podem reconhecer antígenos no contexto de H-2^k, e não de H-2^b (Figura 10.5). Por conseguinte, é o **fenótipo do timo que imprime a restrição H-2** nas células T em diferenciação.

A Figura 10.5 também mostra que a incubação do enxerto de timo com desoxiguanosina, que destrói as células da linhagem de macrófagos e células dendríticas, não tem nenhum efeito sobre o *imprinting* (impressão), sugerindo que essa função é

Camundongos *b* × *k* submetidos a timectomia	Enxerto de timo do haplótipo	Irradiação e reconstituição com medula óssea *b* × *k*	Sensibilização com KLH	Resposta proliferativa de células T sensibilizadas à KLH em células apresentadoras de antígeno do haplótipo	
				H-2^b	*H-2^k*
🐁	*b* × *k*	→		++	++
🐁	*b*	→		++	–
🐁	*b* tratado com dGuo	→		++	–
🐁	*k*	→		–	++
🐁	*k* tratado com dGuo	→		–	++

Figura 10.5 *Imprinting* (impressão) de restrição das células T auxiliares H-2 pelo haplótipo do timo. Os camundongos hospedeiros eram de cruzamentos de primeira geração (F1) entre cepas de haplótipo *H-2^b* e *H-2^k*. Foram submetidos a timectomia e receberam enxertos de timos fetais de 14 dias, irradiados e reconstituídos com medula óssea de F1. Após *priming* com o antígeno de hemocianina de *Megathura crenulata* (KLH, *keyhole limpet hemocyanin*), foi avaliada a resposta proliferativa das células T do linfonodo à KLH em células apresentadoras de antígeno de cada haplótipo parental. Em alguns experimentos, os lobos do timo foram cultivados com desoxiguanosina (dGuo), que destrói as células intratímicas da linhagem de macrófagos/células dendríticas, porém isso não teve nenhum efeito sobre a seleção positiva. (Fonte: Lo D. e Sprent J. (1986) *Nature* **319**, 672-675. Reproduzida, com autorização, de Nature Publishing Group.)

desempenhada por células epiteliais. A confirmação disso provém de um estudo mostrando que camundongos H-2^k submetidos a irradiação letal, reconstituídos com medula óssea de F1 b × k e, em seguida, tratados por meio de injeção intratímica de uma linhagem de células epiteliais tímicas H-2^b, desenvolveram células T restritas pelo haplótipo *b*. As células epiteliais são ricas em moléculas de superfície do MHC tanto da classe I quanto da classe II, e o ponto de vista atual é que as células T duplo-positivas (CD4⁺CD8⁺) com receptores que reconhecem o MHC próprio nas células epiteliais são selecionadas de modo positivo para diferenciação em células positivas simples CD4⁺CD8⁻ ou CD4⁻CD8⁺. As evidências disso provêm, em grande parte, de estudos conduzidos em camundongos transgênicos. Gostaríamos de citar um exemplo experimental: os não profissionais da área podem precisar se agarrar a seus haplótipos, colocar suas bolsas de gelo e concentrar-se.

Um estudo altamente sofisticado começa com um clone de células T citotóxicas produzido em fêmeas H-2^b contra células masculinas da mesma cepa. O clone reconhece um peptídio derivado do antígeno masculino, H-Y, que é observado em associação às moléculas H-2D^b do MHC próprio. As cadeias α e β para o receptor de células T desse clone são agora introduzidas como transgenes em camundongos com IDCG, que carecem da capacidade de rearranjo de seus próprios genes de receptores da região variável da linhagem germinativa; por conseguinte, o único TCR que poderia ser possivelmente expresso é aquele codificado pelos transgenes, contanto que, naturalmente, estejamos examinando fêmeas, e não machos (nos quais o clone seria eliminado por autorreatividade). Se fêmeas com IDCG transgênicas tiverem o haplótipo *H-2^b* original (p. ex., F1 híbridos entre haplótipos *b × d*), o receptor peptídico anti-H-2^b/H-Y é amplamente expresso nas células precursoras citotóxicas CD8⁺ (Tabela 10.2A), enquanto transgênicos H-2^d que carecem de H-2^b só produzem timócitos duplo-positivos CD4⁺CD8⁺ sem células positivas simples CD4⁺CD8⁻ ou CD4⁻CD8⁺. Por conseguinte, quando células CD4⁺CD8⁺ expressam seu transgene

do TCR, elas só se diferenciam em células imunocompetentes CD8⁺ se entrarem em contato com células epiteliais tímicas do haplótipo do MHC reconhecido por seu receptor. Dizemos que esses timócitos de reconhecimento próprio estão sendo **selecionados positivamente**. A seleção positiva é acompanhada de sinalização intracelular, e as proteínas tirosinoquinases fyn e lck são ativadas nos timócitos duplo-positivos CD4⁺CD8⁺ que amadurecem em células positivas simples CD8⁺.

Tolerância das células T

A indução da tolerância imunológica é necessária para evitar a autorreatividade

Em essência, os linfócitos usam receptores que reconhecem antígenos estranhos por complementaridade de formato. No caso das células B, trata-se do formato do antígeno apenas; entretanto, naturalmente, as células T reconhecem as estruturas criadas quando o peptídio liga-se ao MHC. Em grande parte, os blocos de construção utilizados para formar as moléculas dos micróbios e dos hospedeiros são os mesmos, assim como os formatos montados das moléculas *próprias* e *não próprias,* que precisam ser discriminadas pelo sistema imune, de modo a evitar qualquer autorreatividade potencialmente desastrosa. A restrição de cada linfócito a uma única especificidade facilita muito o trabalho de estabelecer a autotolerância, simplesmente porque exige apenas um mecanismo que provoque deleção funcional das células autorreativas, deixando ileso o restante do repertório. A diferença mais radical entre moléculas próprias e não próprias reside no fato de que, no início da vida, os linfócitos em desenvolvimento são circundados por antígenos próprios e normalmente só encontram antígenos não próprios em um estágio mais avançado e, em seguida, no contexto adjuvante e de liberação de citocinas habitualmente associadas à infecção. A evolução explorou essas diferenças para estabelecer os mecanismos de **tolerância imunológica ao próprio** (Marco histórico 10.2).

Tabela 10.2 Seleção positiva e negativa em camundongos transgênicos com IDCG que possuem os receptores αβ de um clone de células T H-2D^b citotóxico para o antígeno masculino H-Y (*i. e.*, o clone é do haplótipo *H-2^b* e é feminino antimasculino). **A.** As únicas células T são as que apresentam o TCR transgênico já rearranjado, visto que os camundongos com IDCG são incapazes de efetuar o rearranjo de seus próprios genes V. Os clones são apenas expandidos além do estágio CD4⁺CD8⁺ quando selecionados positivamente por meio de contato com o haplótipo do MHC (*H-2^b*) reconhecido pelo clone original do qual foi derivado o transgene. Além disso, quando o TCR reconheceu a classe I, foram selecionadas apenas células CD8⁺. **B.** Quando o clone transgênico antimasculino é expresso em células T intratímicas em um ambiente masculino, a forte ligação do TCR às células com antígeno masculino as elimina.

Fenótipo dos timócitos	A. Seleção positiva		B. Seleção negativa	
	Haplótipo das fêmeas transgênicas		Camundongos H-2^b transgênicos	
	H-$2^{b/d}$	*H-$2^{d/d}$*	Machos	Fêmeas
CD4⁻CD8⁻ TCR⁻	+	++	+++	+
CD4⁺CD8⁺ TCR⁺	++	+	−	+++
CD4⁻CD8⁺ TCR⁺⁺	+	−	−	+
CD4⁺CD8⁻ TCR⁺⁺	−	−	−	−

Dados de: von Boehmer H. *et al.* (1989) In *Progress in Immunology*, Vol. 7 (eds. Melchers F. *et al.*). Springer-Verlag, Berlin, p. 297.
+, medida bruta do número relativo de células T no timo que apresentam o fenótipo indicado.

Marco histórico 10.2 | A descoberta da tolerância imunológica

Em meados da década de 1940, John Owen fez a observação intrigante de que bezerros gêmeos não idênticos (dizigóticos), que compartilhavam a mesma circulação placentária e, portanto, que tinham circulações ligadas, cresciam com um número apreciável de eritrócitos do outro gêmeo no sangue; se não tivessem compartilhado a mesma circulação ao nascimento, as hemácias do gêmeo injetadas durante a vida adulta teriam sido rapidamente eliminadas por uma resposta imunológica. A partir desse achado, Frank Macfarlane Burnet e Frank Fenner conceberam a ideia de que antígenos potenciais que alcançam as células linfoides durante a sua fase de desenvolvimento imunologicamente imatura podem, de algum modo, suprimir especificamente qualquer resposta futura a este antígeno quando o animal alcançar a maturidade imunológica. Na opinião desses pesquisadores, isso deveria fornecer um mecanismo para o estabelecimento de uma ausência de responsividade aos constituintes do próprio corpo, permitindo, assim, que as células linfoides façam a importante distinção entre o "próprio" e o "não próprio". Com base nesses dados, quaisquer células estranhas introduzidas no corpo durante o desenvolvimento imunológico devem levar o animal a tratá-las posteriormente como componentes "próprios", e os estudos de Peter Medawar e colaboradores mostraram que a **tolerância imunológica** ou ausência de responsividade pode ser induzida artificialmente dessa maneira. Por conseguinte, a injeção neonatal de células de camundongo CBA em animais recém-nascidos de cepa A suprime a sua capacidade de rejeitar imunologicamente um enxerto de CBA na vida adulta (Figura M10.2.1). A tolerância também pode ser induzida com antígenos solúveis; por exemplo, a injeção de albumina sérica bovina sem adjuvante em coelhos por ocasião do nascimento faz com que os animais não produzam anticorpos quando posteriormente estimulados com essa proteína.

A persistência do antígeno é necessária para manter a tolerância. Nos experimentos de Medawar, o estado de tolerância foi permanente, visto que as células CBA injetadas sobreviveram, e os animais continuaram a ser quiméricos (*i. e.*, apresentando tanto células A quanto células CBA). No que concerne a antígenos não vivos, como a albumina sérica bovina solúvel, ocorre perda gradual da tolerância, visto que, na ausência do antígeno, as células imunocompetentes recém-recrutadas, que são geradas ao longo da vida, não estão se tornando tolerantes. Como o recrutamento de novos linfócitos T competentes é drasticamente restringido

pela retirada do timo, é interessante observar que o estado de tolerância persistente por muito mais tempo nos animais timectomizados.

A importância vital dos experimentos de Medawar e de sua equipe foi a demonstração de que a exposição a um antígeno pode resultar em um estado de tolerância imunológica. Conforme discutido no texto, existe uma janela de suscetibilidade à deleção clonal de linfócitos T autorreativos em uma fase imatura de seu desenvolvimento ontogênico no timo (e, no caso das células B, na medula óssea). Embora em modelos animais seja frequentemente mais fácil impor uma tolerância durante o período neonatal, quando há uma produção extensa de linfócitos virgens, a tolerância pode ser induzida durante toda a vida. Observe que, em geral, as células T virgens são mais facilmente tolerizáveis do que as células de memória.

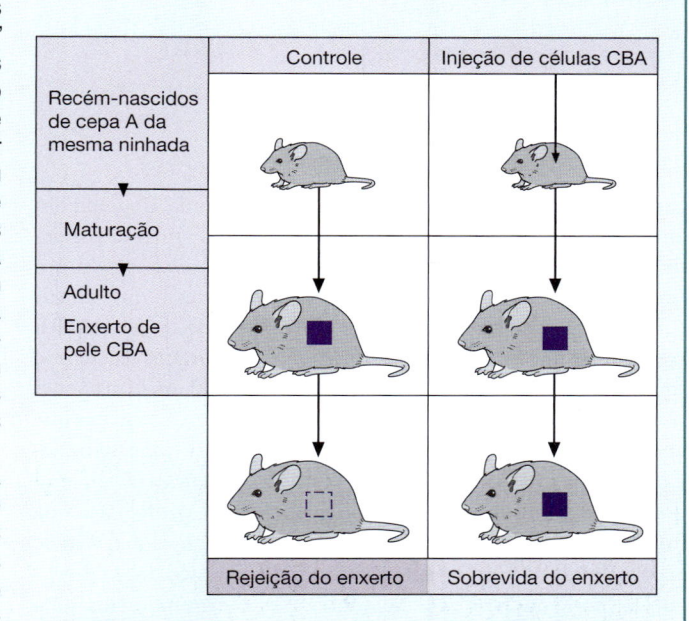

Figura M10.2.1 Indução de tolerância ao enxerto cutâneo CBA estranho em camundongos da cepa A por meio de injeção de antígeno no período neonatal. O efeito é específico do antígeno, visto que os camundongos tolerantes podem rejeitar normalmente outros enxertos. (Fonte: Billingham R. *et al.* (1953) *Nature* **172**, 603-606. Reproduzida, com autorização, de Nature Publishing Group.)

A autotolerância é induzida no timo

Como as células T em desenvolvimento são encontradas no timo, o esperado é que isso seria o meio no qual a exposição a antígenos próprios nas células adjacentes induziria tolerância. Esta é uma expectativa razoável. Quando células-tronco na medula óssea do haplótipo H-2^k são cultivadas com timo fetal de origem H-2^d, as células em amadurecimento tornam-se tolerantes a H-2^d, conforme demonstrado pela sua incapacidade de produzir uma resposta proliferativa linfocítica mista quando cultivadas com estimuladores do fenótipo H-2^d; a responsividade a terceiros não é afetada. Outros experimentos com timos tratados com desoxiguanosina mostraram que as células responsáveis pela indução de tolerância

eram macrófagos ou células dendríticas derivadas da medula óssea e sensíveis à desoxiguanosina, presentes em quantidades abundantes na junção corticomedular (Tabela 10.3).

A deleção clonal intratímica leva à autotolerância

Parece haver pouca dúvida sobre a possibilidade de deleção física das células T fortemente autorreativas no timo. Se analisarmos o experimento descrito na Tabela 10.2B, podemos constatar que os machos com IDCG que apresentam os transgenes rearranjados que codificam o receptor αβ que reage com o antígeno H-Y masculino não possuem quaisquer células tímicas imunocompetentes que possam expressar esse receptor, enquanto as fêmeas que

Tabela 10.3 Indução de tolerância em células-tronco da medula óssea por meio de incubação com macrófagos ou células dendríticas sensíveis à desoxiguanosina (dGuo) no timo. Evidentemente, as células da medula óssea induzem tolerância ao próprio haplótipo. Por conseguinte, as células indutoras de tolerância tímicas podem ser substituídas por progenitores no inóculo de medula óssea (Jenkinson E.J. *et al.* (1985) *Transplantation* **39**, 331) ou por células dendríticas adultas do baço, mostrando que é o estágio de diferenciação da célula T imatura, e não qualquer natureza especial da célula apresentadora de antígeno tímica, que leva à tolerância (Matzinger P. and Guerder S. (1989) *Nature* **338**, 74).

Células da medula óssea	Incubação com timo H-2^d	Indução de tolerância ao haplótipo H-2		
		k	**d**	**b**
k	Não tratado	+	+	−
k	Tratado com d-Guo	+	−	−
k + d	Tratado com d-Guo	+	+	−

carecem de H-Y o fazem. Por conseguinte, quando reagem com autoantígenos no timo, as células T em desenvolvimento sofrem deleção. Em outras palavras, as células autorreativas sofrem um processo de **seleção negativa** no timo, um processo que constitui a **tolerância central** das células T. A expressão do gene **AIRE (regulador autoimune)** nas células epiteliais tímicas atua como interruptor geral, que dirige a ativação transcricional dos genes para diversos autoantígenos específicos de órgãos (*i. e.*, genes que apenas de outro modo seriam expressos em seus respectivos órgãos). A expressão ectópica desses antígenos provoca a eliminação dos timócitos autorreativos correspondentes. A confirmação da importância da expressão do *AIRE* para essa deleção clonal veio de experimentos que utilizaram um modelo transgênico duplo desenvolvido por Goodnow e colaboradores. Nesses camundongos, uma versão ligada à membrana de lisozima de ovo de galinha (HEL, *hen egg lysozyme*) é expressa transgenicamente como antígeno "neopróprio" (como esse antígeno "estranho" está sempre presente, torna-se essencialmente um autoantígeno), e são também gerados grandes números de timócitos específicos para esse antígeno pela introdução do TCR relevante como o outro transgene. Quando o transgene HEL está ligado ao promotor de insulina de rato (RIP, *rat insulin promoter*) específico de tecido, ocorre expressão do antígeno "próprio" tanto nas células β das ilhotas de Langerhans do pâncreas quanto no timo. Na ausência de AIRE, a expressão de HEL estimulada por RIP não ocorre no epitélio do timo, porém ainda é observada nas ilhotas pancreáticas. As células T transgênicas em desenvolvimento que normalmente sofrem deleção no timo escapam da deleção nos camundongos com deficiência de *Aire* e destroem as células β no pâncreas (Figura 10.6).

A deleção dos timócitos também ocorre quando as células tímicas apresentam determinados componentes próprios que atuam como superantígenos, visto que, nesse caso, o antígeno reage com toda a família de receptores Vβ por meio de reconhecimento de estruturas não variáveis em um segmento Vβ. Por exemplo, camundongos do genótipo *Mls^a* deletam células que apresentam Vβ6, sendo *Mls* um

locus que codifica um superantígeno de células B que induz uma forte proliferação nas células T Vβ6 a partir de uma cepa que possui um alelo *Mls* diferente. Até mesmo superantígenos exógenos, como a enterotoxina B estafilocócica que ativa as famílias de células Vβ3 e Vβ8 no adulto, podem induzir apoptose em timócitos imaturos precoces utilizando essas famílias de receptores.

Fatores que afetam a seleção positiva ou negativa no timo

As células T que não expressam TCR ou que expressam um TCR de afinidade muito baixa não recebem sinais de sobrevida e morrem por negligência. Nas células remanescentes, a ocupação do TCR pelo complexo MHC-peptídio constitui a base da seleção positiva e negativa. Entretanto, como o mesmo sinal MHC-peptídio pode ter dois resultados totalmente diferentes? Bem, a seleção positiva e a seleção negativa podem ocorrer com baixos e altos graus de ligação do TCR, respectivamente. Por exemplo, altas concentrações de anticorpos contra o CD3 associado ao TCR induzem apoptose nos timócitos, o que não ocorre com concentrações baixas. Além disso, foram publicados muitos exemplos mostrando que o mesmo peptídio irá induzir seleção positiva em baixa concentração e seleção negativa em alta concentração. Isso levou ao modelo de avidez, que postula que a ausência de interação ou uma interação com avidez muito baixa entre a célula T e o peptídio-MHC levam à morte por negligência, enquanto uma interação com avidez baixa/intermediária produz uma seleção positiva de timócitos duplo-positivos CD4$^+$CD8$^+$, e uma interação de alta avidez leva à deleção clonal. Por conseguinte, a ocupação do TCR com o MHC próprio nas células epiteliais corticais leva a expansão e seleção positiva de clones que reconhecem o MHC próprio, talvez com toda uma gama de afinidades; entretanto, a ocupação do TCR com alta afinidade pelo MHC próprio (+ peptídio próprio) nas células epiteliais medulares e células dendríticas leva à eliminação e, portanto, a uma seleção negativa. Vamos concluir com uma advertência: o modelo de avidez pode ser substancialmente correto, porém seria uma simplificação excessiva. Por exemplo, determinados superantígenos, que podem causar deleção clonal de determinadas famílias Vβ, são incapazes de expandi-las, mesmo em concentrações muito baixas, quando o modelo teria indicado uma seleção positiva. Esse achado gerou outros modelos envolvendo mudanças de conformação na interface de ligação entre TCR e peptídio-MHC. Tendo em vista as complexas interações de peptídios que se comportam como agonistas, agonistas parciais e antagonistas, é provável que ainda não se tenha proferido a última palavra (não que isso algum dia aconteça em ciência!).

A tolerância das células T também pode ser produzida por anergia clonal

Já cogitamos a ideia da necessidade de ocupação do TCR e de um sinal coestimulador de uma célula apresentadora de antígeno para a estimulação das células T; entretanto, quando não há o sinal coestimulador, a célula T torna-se anérgica. A tolerância das células T que ocorre fora do timo é designada como **tolerância periférica**. Por conseguinte, a anergia pode ser induzida nas células T por antígenos periféricos *in vivo* quando apresentados por células que carecem de moléculas coestimuladoras. As células T anérgicas são incapazes de produzir IL-2, mesmo quando subsequentemente recebem sinais por meio de seu TCR, com coestimulação concomitante

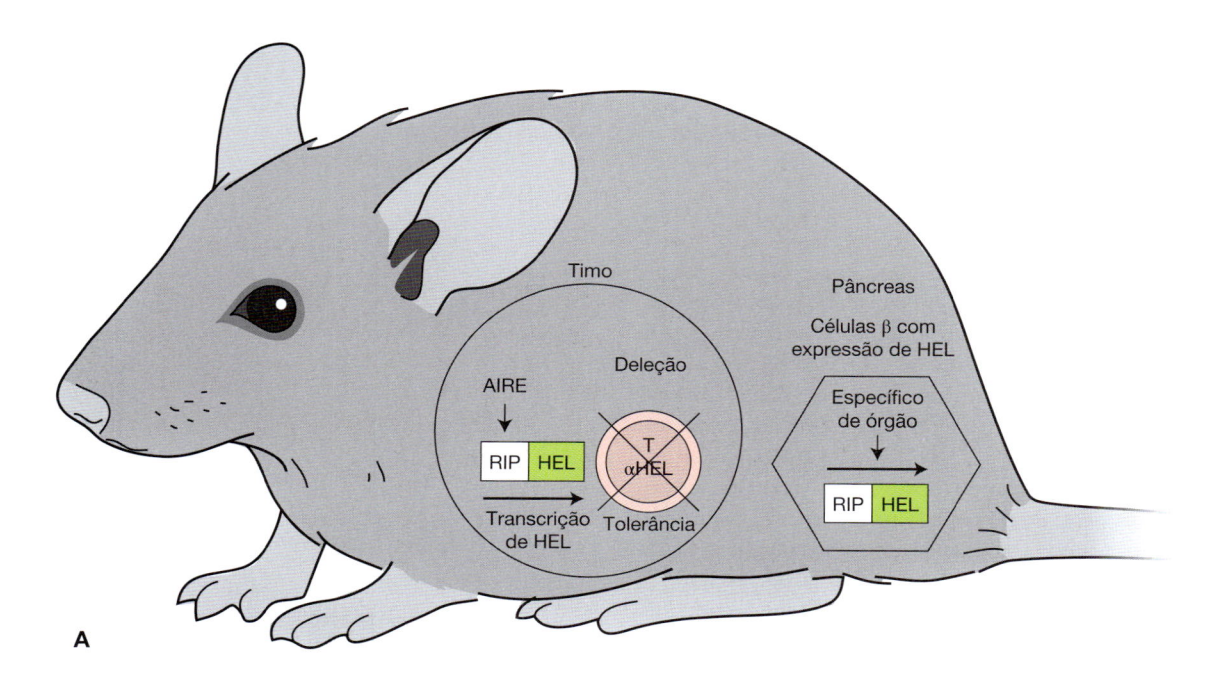

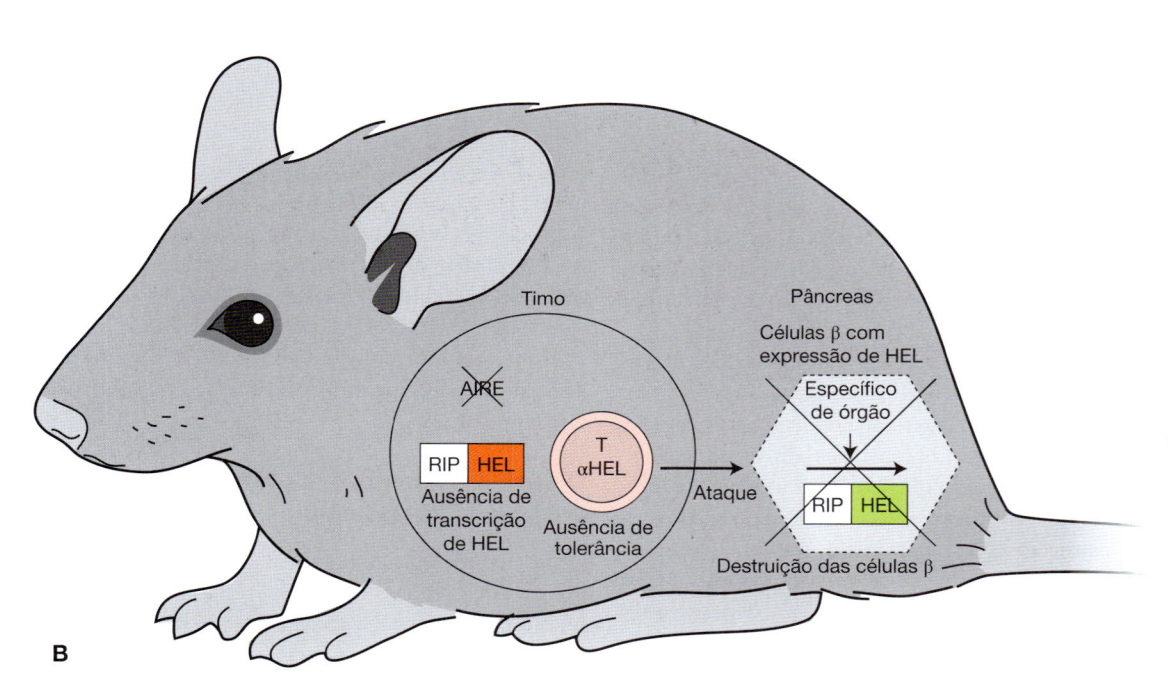

Figura 10.6 O gene AIRE dirige a expressão ectópica de autoantígenos específicos de órgãos no timo. Camundongos transgênicos duplos foram gerados pelo cruzamento de camundongos transgênicos que expressam uma forma de lisozima de ovo de galinha (HEL) ligada à membrana sob o controle do promotor de insulina de rato (RIP) com camundongos que expressam o TCR $\alpha\beta$ 3A9 transgênico específico para o peptídio de 46-61 aminoácidos da HEL apresentado pela molécula do MHC da classe II I-A^k. Normalmente, esses camundongos tolerizam as células T transgênicas no timo (**A**), porém isso não ocorreu quando os camundongos foram retrocruzados com camundongos com *knockout* do gene AIRE (**B**). A incidência de diabetes do tipo 1 aumentou acentuadamente na ausência da expressão do AIRE. (Dados de: Liston A. *et al.* (**2004**) *Journal of Experimental Medicine* **200,** 1015-1026.)

pela ligação cruzada de CD28 em sua superfície celular. Em alguns modelos experimentais, a anergia pode ser anulada fornecendo níveis elevados de IL-2 exógena (*i. e.*, a anergia é uma tolerância potencialmente reversível, o que não ocorre com a deleção clonal por apoptose, visto que as células deletadas não existem mais).

A falta de comunicação pode causar ausência de reatividade

São precisos dois para dançar o tango: se a molécula própria não consegue ocupar o TCR, não pode haver nenhuma resposta. O isolamento anatômico de moléculas, como a proteína da lente do olho e a proteína básica da mielina no encéfalo, praticamente as impede de estabelecer contato com linfócitos, exceto talvez por diminutas quantidades de produtos metabólicos de degradação que extravasam e que podem ser capturados por células apresentadoras de antígenos, porém em concentrações bem abaixo daquelas necessárias para estimular a célula T virgem correspondente.

Mesmo quando um tecido é exposto a linfócitos circulantes, a concentração de peptídio processado na superfície celular pode ser insuficiente para atrair a atenção de uma célula potencialmente autorreativa na ausência do coestimulador B7. Essa situação foi demonstrada de modo bastante sofisticado em animais com dois transgenes: um para o TCR de uma célula T citotóxica CD8 específica para a glicoproteína do vírus da coriomeningite linfocitária (CML), e o outro para a própria glicoproteína expressa nas células β do pâncreas pelo promotor de insulina. Qual é o resultado? Um silêncio assustador: as células T não foram deletadas nem tolerizadas, e tampouco as células B foram atacadas. Se esses camundongos fossem então infectados pelo vírus da CML, as células T transgênicas seriam apresentadas com concentrações adequadas da glicoproteína processada no contexto adjuvante de uma infecção verdadeira e agora seriam estimuladas. A prole sensibilizada, com avidez aumentada e, portanto, capacidade de reconhecer as baixas concentrações da glicoproteína processada nas células β, atacou seus alvos, mesmo na ausência de B7 e provocou diabetes (Figura 10.7). Isso pode parecer uma ninharia, porém o princípio pode ter implicações importantes para a indução da autoimunidade por meio de epítopos de células T de reação cruzada.

As moléculas especificamente restritas a determinados órgãos que normalmente não expressam o MHC da classe II representam outro caso especial, visto que não teriam a oportunidade de interagir com células T auxiliares CD4 específicas de tecido.

Também haveria silêncio imunológico se um indivíduo não tivesse genes codificadores de receptores de linfócitos dirigidos contra autodeterminantes específicos. A análise da resposta de autoanticorpos experimentalmente induzida contra o citocromo *c* sugere apenas as partes da molécula que exibem variação de espécie são autoantigênicas, enquanto as regiões altamente conservadas, onde os genes não se alteraram por um tempo muito maior, parecem ser silenciosas, supostamente pelo fato de que as especificidades autorreativas tiveram tempo de desaparecer durante a evolução.

As células B diferenciam-se no fígado fetal e, em seguida, na medula óssea

Existe uma série de marcadores de diferenciação associados à maturação das células B (Figura 10.8). Os precursores dos linfócitos B, as células pró-B, são encontrados entre as ilhas de

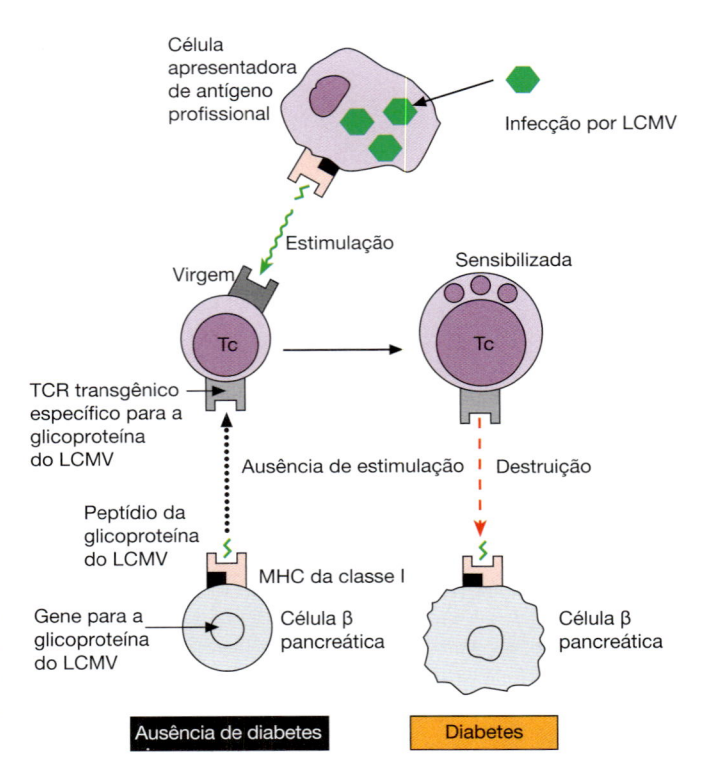

Figura 10.7 Perda de percepção mútua de um precursor de célula T citotóxica virgem e seu alvo celular B7-negativo apresentando epítopos em baixa concentração. A sensibilização (*priming*) da célula virgem por uma infecção natural e ataque subsequente pelas células sensibilizadas de maior avidez no tecido-alvo. LCMV, vírus da coriomeningite linfocitária. (Fonte: Ohashi P.S. *et al.* (1991) *Cell* **65**, 305-317. Reproduzida, com autorização, de Elsevier.)

células hematopoéticas do fígado fetal em torno de 8 a 9 semanas de gestação nos seres humanos e 14 dias no camundongo. A produção de células B diminui no fígado do recém-nascido e é assumida, em sua maior parte, pela medula óssea durante o resto da vida. As células reticulares do estroma da medula óssea, que expressam moléculas de adesão e secretam IL-7, emitem longos prolongamentos dendríticos, estabelecendo um contato íntimo com progenitores de células B positivos para o receptor de IL-7.

O Pax5 é um importante fator determinante na diferenciação das células B

O desenvolvimento das células hematopoéticas ao longo da linhagem de células B exige a expressão de E2A e do fator de células B inicial (EBF); a ausência de um deles impede o progresso das células pró-B para o estágio de célula pré-B (Figura 10.9). É também necessária a expressão do gene *Pax5,* que codifica o fator de transcrição BSAP (proteína ativadora específica de células B). Por conseguinte, em camundongos com *knockout Pax5*$^{-/-}$, as células pré-B iniciais (que contêm genes de cadeia pesada de imunoglobulinas com rearranjo parcial) são incapazes de sofrer diferenciação em células B maduras com Ig$^+$ de superfície (Figura 10.9). Todavia, se as células pré-B de camundongos com *knockout Pax5*$^{-/-}$ forem tratadas com as citocinas apropriadas *in vitro,* podem ser estimuladas a produzir células T, células NK, macrófagos, células dendríticas, granulócitos e até mesmo osteoclastos!

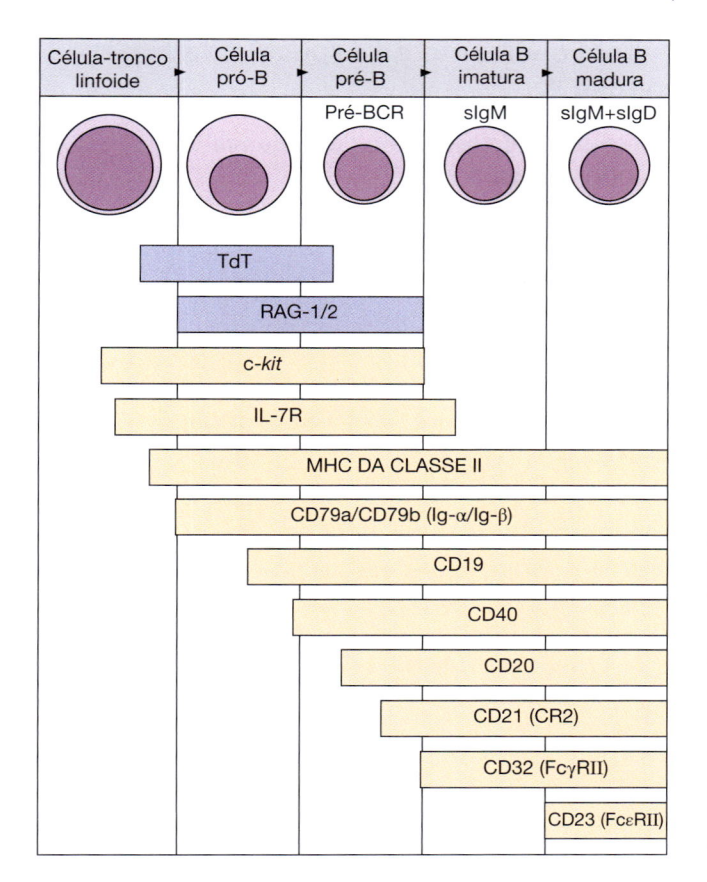

Figura 10.8 Alguns dos marcadores de diferenciação das células B em desenvolvimento. Momento de aparecimento das enzimas envolvidas no rearranjo e na diversificação dos genes de Ig (*barras azuis*) e dos marcadores de superfície definidos por anticorpos monoclonais (*barras em tom laranja*, ver a lista dos membros CD na Tabela 10.1).

Esses achados inesperados demonstram claramente que a célula pré-B inicial tem o potencial de se deslocar de seu trajeto escolhido e proporcionar uma fonte de células para muitas outras linhagens. Entretanto, essas células pré-B não são pluripotentes como as células-tronco hematopoéticas da medula óssea e são incapazes de recuperar camundongos submetidos a irradiação letal. É evidente que o *Pax5* atua como gene mestre de importância crítica, direcionando o desenvolvimento das células B ao longo da via correta, e executa essa função ao reprimir a expressão de genes, como os que codificam Notch-1, mieloperoxidase e receptor do fator estimulador de colônias de monócitos/macrófagos, que estão associados a outras linhagens, enquanto ativa genes específicos da célula B, incluindo Ig-α, CD19 e a proteína adaptadora BLNK.

As células B-1 e B-2 representam duas populações distintas

Existe uma subpopulação de células B (designada como **células B-1**), além da IgM de superfície, que expressa CD5. Produzem os denominados "anticorpos naturais", que fornecem uma primeira linha preexistente de defesa da IgM contra micróbios comuns. Os progenitores das células B-1 migram do fígado fetal para a cavidade peritoneal em uma base bastante inicial da vida. O **fenótipo da célula B-1 – alto nível de IgM de superfície, baixo nível de IgD de superfície, CD43$^+$ e CD23$^-$** – é compartilhado por uma subpopulação minoritária que, entretanto, é CD5$^-$; essas duas populações são denominadas B-1a e B-1b, respectivamente (Figura 10.10). As células B convencionais (**células B-2**) possuem o **fenótipo de baixo nível de IgM de superfície, alto nível de IgD de superfície, CD5$^-$, CD43$^-$ e CD23$^+$**.

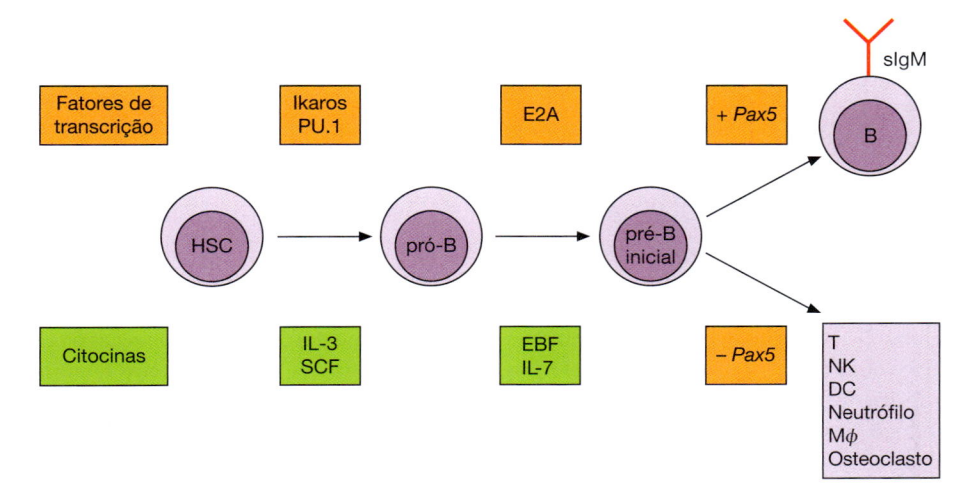

Figura 10.9 O *Pax5* é necessário para a diferenciação das células B. As células-tronco hematopoéticas (HSC), sob a influência do fator de célula-tronco (SCF), da IL-3 e dos fatores de transcrição Ikaros e PU.1, podem se diferenciar em células pró-B. A diferenciação posterior em células pré-B exige a presença do fator de transcrição E2A, juntamente com o fator de célula B inicial (EBF) e IL-7. Os camundongos mutantes E2A homozigotos carecem de células pré-B, havendo um bloqueio do rearranjo $D_H J_H$ no *locus* da cadeia pesada de Ig, mais redução acentuada de RAG-1, Ig-α, CD19 e transcritos λ5. Se não houver expressão de *Pax5* no estágio pré-B inicial, ocorre interrupção abrupta da diferenciação ao longo da via da linhagem de células B. Essas células pré-B iniciais sofreram rearranjo da Ig D_H para J_H, indicando a intenção de transformação em células B. Entretanto, mesmo nesse estágio avançado, podem fazer outras escolhas de linhagem, conforme evidenciado pelo fato de que, na ausência de expressão de *Pax5*, podem dar origem a vários outros tipos celulares se receberem as citocinas apropriadas. Com efeito, os clones *Pax5$^{-/-}$* são capazes de se desenvolver em células T quando transferidos para camundongos imunodeficientes, quando expressam genes de TCR rearranjados, além de seu rearranjo inicial de genes das cadeias pesadas de Ig.

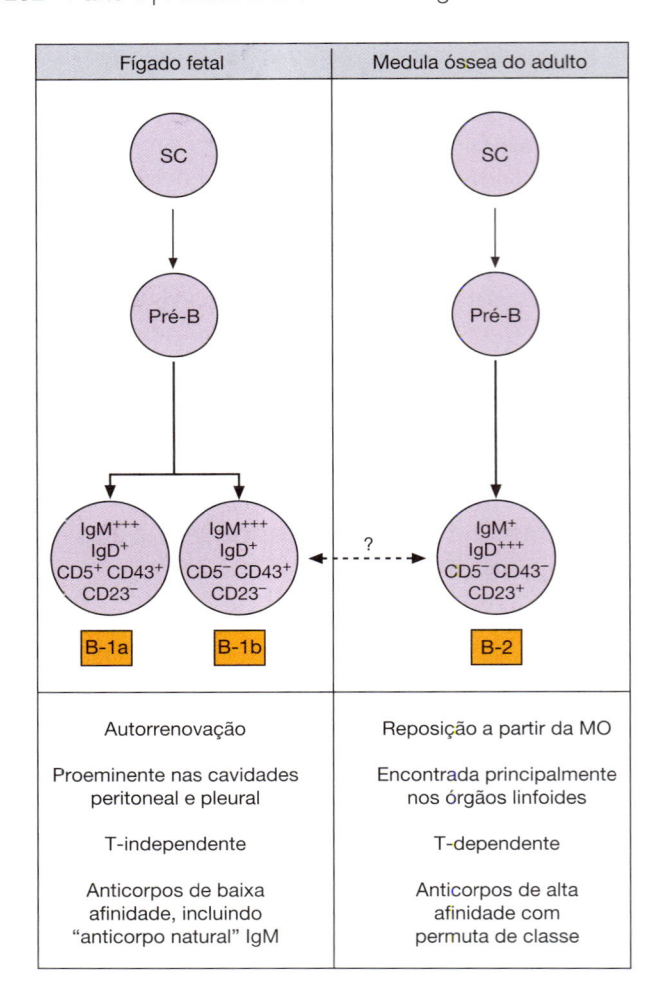

Fígado fetal	Medula óssea do adulto

Figura 10.10 Desenvolvimento de subpopulações separadas de células B. As células B-1 produzem particularmente IgM de menor afinidade como "anticorpo natural". Em contrapartida, as células B-2 dão origem ao anticorpo IgG de maior afinidade, produzido por células B dependentes de células T auxiliares que mudaram de classe, que sofrem hipermutação somática V(D)J e seleção antigênica subsequente. Acredita-se que, embora esses subgrupos possam ser capazes de dar origem um ao outro em algumas circunstâncias, eles geralmente são mantidos como linhagens separadas.

Pelo menos nos camundongos, as células B-1a, B-1b e B-2 originam-se de progenitores distintos. Embora as células B-1 possam se deslocar para um fenótipo B-2, e, possivelmente vice-versa, existe uma conversão mínima entre as duas linhagens em circunstâncias normais. As células B-1 são particularmente prevalentes nas cavidades peritoneal e pleural e mantêm o seu número por autorreposição. Um importante fator que influencia a autorrenovação pode ser a produção constitutiva de IL-10, visto que o tratamento de camundongos com anti-IL-10 desde o nascimento praticamente elimina o subgrupo B-1. A predisposição à autorrenovação pode constituir a base de sua excessiva suscetibilidade a se tornarem leucêmicas, e as células malignas na leucemia linfocítica crônica são quase sempre CD5$^+$.

As células B-1 tendem a usar determinados genes *V* da linhagem germinativa e respondem a antígenos independentes do timo tipo 2. Além disso, podem participar da geração de redes de idiótipos relacionadas com a autotolerância e a resposta a antígenos microbianos conservados.

Desenvolvimento da especificidade das células B

A sequência de rearranjos dos genes das imunoglobulinas

Existe uma sequência ordenada de rearranjos de genes da Ig durante a diferenciação inicial das células B (Figura 10.11):

- **Estágio 1:** inicialmente, os segmentos **D-J** em ambos os alelos dos *loci* dos genes da cadeia pesada de Ig (um de cada genitor) sofrem rearranjo, de modo que um segmento *D* é colocado próximo a um segmento *J*. Em geral, a natureza aleatória desse processo de rearranjo faz com que a combinação *DJ* em um alelo seja diferente daquela no outro alelo
- **Estágio 2:** ocorre agora um processo de recombinação **V-DJ** em apenas um dos dois alelos da cadeia pesada, em que um segmento *V* escolhido de modo aleatório é colocado próximo ao segmento *DJ* já recombinado. Se esse rearranjo for *improdutivo* (*i. e.*, os segmentos adjacentes estão unidos em uma estrutura de leitura incorreta ou de modo a gerar um códon de terminação distalmente ao ponto de *splicing*), ocorrerá um segundo rearranjo *V-DJ* no *locus* da cadeia pesada irmã. Se não for obtido um rearranjo produtivo, podemos dar à célula pré-B um carinhoso adeus
- **Estágio 3:** se houver um rearranjo produtivo, o segmento *VDJ* na célula pré-B utiliza o gene *Cμ* da região constante da cadeia pesada (C$_H$) para sintetizar cadeias pesadas μ. Aproximadamente ao mesmo tempo, dois genes, **VpreB** *(CD179a)* e **λ5** *(CD179b)*, com homologia para os segmentos V_L e C_L das cadeias leves λ, respectivamente, são transcritos temporariamente para formar uma **cadeia leve substituta**, que se associa às cadeias pesadas μ convencionais para gerar um receptor "IgM" de superfície substituto, juntamente com as cadeias Ig-α (CD79a) e Ig-β (CD79b) necessárias para iniciar a sinalização na célula B. Esse receptor substituto assemelha-se estreitamente ao receptor pré-Tα/β nas células pré-T precursoras das células que apresentam TCR αβ
- **Estágio 4:** o receptor de superfície sofre ligação cruzada, possivelmente pela interação de λ5 com galactina-1 nas células do estroma da medula óssea. Isso resulta em sinalização pelo receptor da célula pré-B por meio de Ig-α/β e **exclusão alélica** subsequente, por meio da qual ocorre supressão de qualquer outro rearranjo de genes da cadeia pesada em uma cromátide-irmã
- **Estágio 5:** a expressão dos fatores reguladores da interferona IRF-4 e IRF-8 contrarregula a produção de VpreB e λ5 e induz o rearranjo dos genes convencionais da cadeia leve. Isso envolve recombinações **V-J** no primeiro e, em seguida, no outro alelo da **cadeia leve** κ até obter um rearranjo *Vκ-J*. Se isso falhar, há uma tentativa de obter um rearranjo produtivo dos alelos da **cadeia leve** λ. A expressão subsequente de uma cadeia κ ou λ com rearranjo produtivo possibilita a síntese de **IgM de superfície** convencional
- **Estágio 6:** a molécula de IgM de superfície proíbe qualquer outro embaralhamento de genes por exclusão alélica de quaisquer genes de cadeia leve não rearranjados. A IgD de superfície que tem uma sequência VDJ idêntica à cadeia pesada da IgM é produzida por *splicing* alternativo do transcrito de RNA da cadeia pesada, e a célula B IgM$^+$IgD$^+$ virgem está agora pronta para o seu encontro com o antígeno.

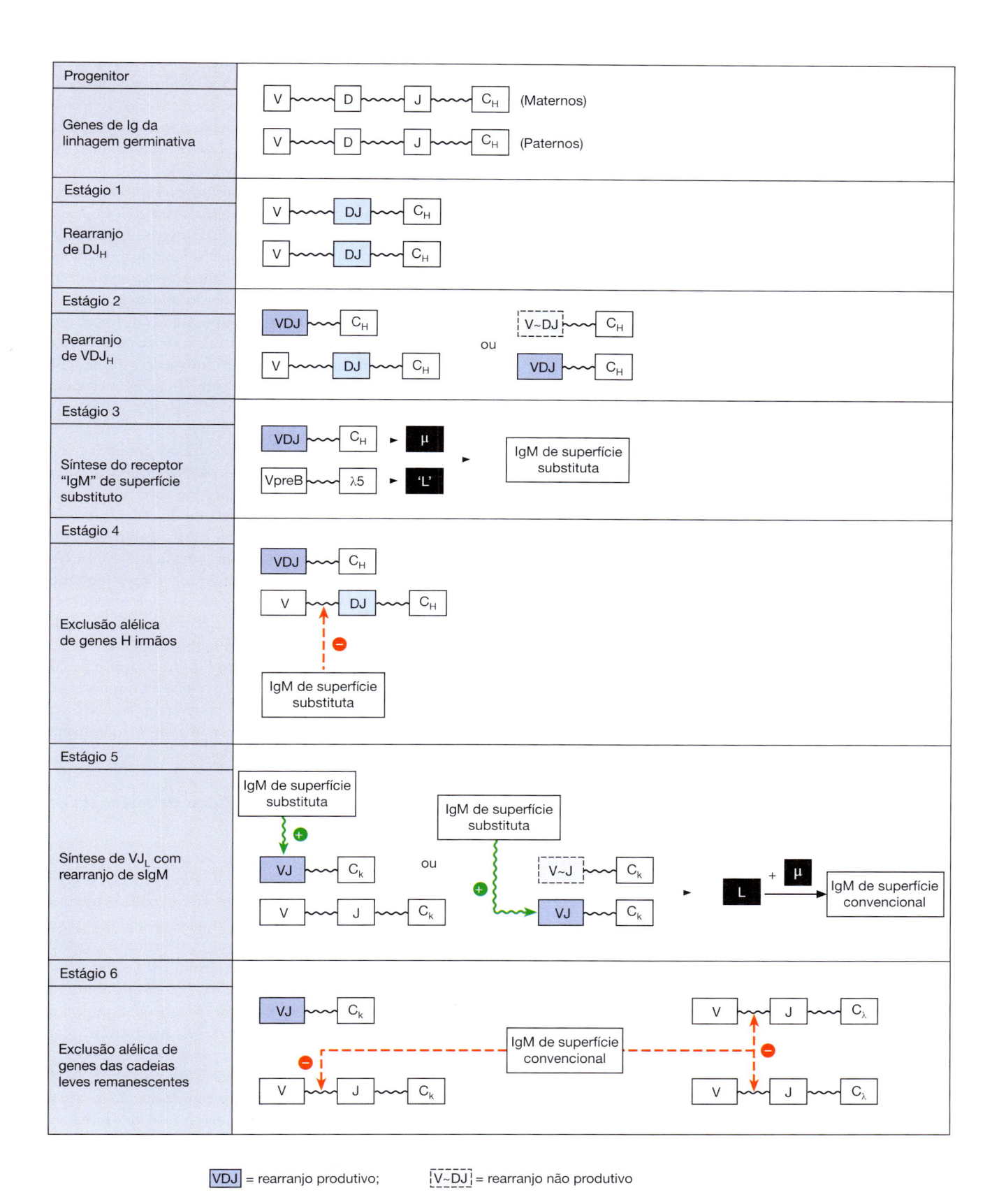

VDJ = rearranjo produtivo; V~DJ = rearranjo não produtivo

Figura 10.11 Sequência de rearranjos dos genes das células B e exclusão alélica.

Após estimulação antigênica, ocorre perda de IgD, e, na presença da célula T auxiliar apropriada, pode ocorrer **permuta de classe** das células B-2 de IgM para a produção de anticorpos **IgG, IgA** ou **IgE**, juntamente com hipermutação somática dos genes *V(D)J* e seleção de clones de maior afinidade. Após a diferenciação da célula B em plasmócito, ocorre perda de praticamente toda a Ig de superfície em consequência da conversão celular da produção de anticorpo transmembrana para a forma solúvel (secretada).

Exclusão alélica

Como cada célula possui cromossomos derivados de ambos os pais, a célula B em diferenciação tem quatro grupos de genes de cadeias leves (duas capa e duas lambda) e duas cadeias pesadas para escolher. Já descrevemos como, após a ocorrência do rearranjo do DNA de *VDJ* dentro de um grupo de cadeia pesada e o rearranjo *VJ* em um grupo de cadeia leve, os genes *V* nos outros quatro cromossomos são mantidos no estado de linhagem germinativa (*i. e.*, hereditário) por um mecanismo de exclusão alélica, de modo que a célula seja capaz de expressar apenas uma cadeia pesada e uma cadeia leve. Isso é essencial para a atuação da seleção clonal, visto que a célula então só é programada para produzir um único anticorpo que utiliza como receptor de superfície celular para o antígeno. Além disso, esse mecanismo de exclusão gênica impede a formação de moléculas contendo duas cadeias leves diferentes ou duas cadeias pesadas diferentes, que teriam sítios de combinação não idênticos e, portanto, que seriam funcionalmente monovalentes em relação à maioria dos antígenos; esses anticorpos não seriam aglutinantes e a sua tendência seria ter baixa avidez, visto que não poderia atuar o efeito bônus da multivalência.

Tolerância das células B

Deleção clonal e anergia clonal

À semelhança das células T, tanto a deleção quanto a anergia podem operar nas células B, de modo a impedir qualquer reatividade ao próprio. Evidências excelentes para a deleção são obtidas de camundongos com transgenes que codificam a IgM, que se liga a moléculas H-2K de todos os haplótipos *H-2*, com exceção de *d* e *f*. Camundongos com haplótipo *H-2ᵈ* expressam a IgM transgênica em quantidades abundantes no soro, enquanto 25 a 50% do total de células B apresentam o anticorpo transgênico. Foi constatado que cruzamentos F1 *d* × *k* são totalmente incapazes de expressar o transgene (*i. e.*, células B programadas para anti-H-2Kᵏ foram expressas em camundongos *H-2ᵈ*, porém sofreram deleção em camundongos positivos para H-2Kᵏ, que, nessas circunstâncias, atua como autoantígeno).

A tolerância por meio de anergia das células B foi claramente demonstrada em outro estudo, em que camundongos duplo-transgênicos foram induzidos a expressar tanto a lisozima solúvel quanto um anticorpo de alta afinidade contra a lisozima. Os animais foram totalmente tolerantes, e não foi possível imunizá-los para produzir antilisozima, e tampouco o anticorpo transgênico apareceu no soro, embora estivesse presente em quantidades abundantes na superfície das células B. Essas células anérgicas eram capazes de ligar seus receptores de superfície ao antígeno, porém não eram ativadas. Por conseguinte, esses linfócitos tolerizados podem "enxergar" o antígeno, porém carecem da capacidade de responder.

A ocorrência de deleção ou de anergia como resultado do encontro com o próprio provavelmente depende da concentração e da capacidade de ligação cruzada dos receptores Ig. No primeiro dos dois modelos de tolerância das células B mencionados anteriormente, o autoantígeno H-2Kᵏ seria ricamente expresso nas células em contato com os linfócitos B em desenvolvimento e poderia efetivamente produzir ligação cruzada. No segundo caso, a lisozima, mascarada como molécula própria, é essencialmente monovalente em relação aos receptores em uma célula B antilisozima e não produziria facilmente ligação cruzada. A hipótese foi testada pela aplicação de um segmento hidrofóbico transmembrana ao transgene da lisozima, de modo que o antígeno pudesse se multiplicar inserido na membrana celular. Qual foi o resultado? Houve eliminação das células B que expressavam o transgene antilisozima de alta afinidade.

Outro mecanismo de autocensura, a edição do receptor, também pode atuar. Já discutimos um tipo de edição do receptor, em que rearranjos secundários substituem outro gene *V* em um segmento *(V(D)J)* já rearranjado. Todavia, a edição do receptor também pode ocorrer por substituição integral de toda uma cadeia leve. Isso pode ser mais bem explicado por um exemplo. Se os genes de Ig de cadeias pesadas e leves, que codificam um autoanticorpo anti-DNA de alta afinidade, forem introduzidos como transgenes em um camundongo, observa-se a produção de uma variedade de cadeias leves por reembaralhamento genético até obter uma combinação com a cadeia pesada, que não possui mais atividade anti-DNA (*i. e.*, a autorreatividade é excluída por edição). Com frequência, isso envolve a substituição de uma cadeia leve k por um novo rearranjo realizado no *locus* da cadeia leve λ e está associado a uma reexpressão dos genes *RAG-1/2*.

Uma vez na periferia, a maior parte do reservatório de células B permanece estável; as células B (e células T) dos linfonodos de camundongos não sensibilizados sobreviveram tranquilamente por um período de pelo menos 20 meses quando transferidas para animais com IDCG idênticos para H-2.

A tolerância também pode resultar de ausência de auxílio das células T

Com proteínas solúveis, pelo menos, as células T sofrem tolerização com mais facilidade do que as células B (Figura 10.12), e, dependendo da concentração circulante de proteínas, pode-se observar a presença de várias células B autorreativas no corpo, que não podem ser estimuladas por componentes próprios T-dependentes, visto que as células T necessárias para fornecer o auxílio T-B necessário já são tolerantes – podemos descrever as células B como desamparadas. Se pensarmos no determinante de um componente próprio que se combina com os receptores em uma célula B autorreativa como hapteno, e em outro determinante que precisa ser reconhecido por uma célula T como carreador (ver Figura 7.23), a tolerância da célula T ao carreador irá impedir o fornecimento do auxílio da célula T, e a célula B não irá apresentar nenhuma reatividade. Tomemos o C5 como exemplo; o C5 circula normalmente em concentrações que produzem tolerização das células T, mas não das células B. Algumas cepas de camundongos apresentam deficiência congênita de C5, e suas células T podem auxiliar cepas C5-positivas a produzir anticorpos dirigidos contra C5 (*i. e.*, as cepas C5-positivas ainda apresentam células B induzíveis, porém estão desamparadas e necessitam de células T não tolerizadas da cepa C5-negativa) (Figura 10.13).

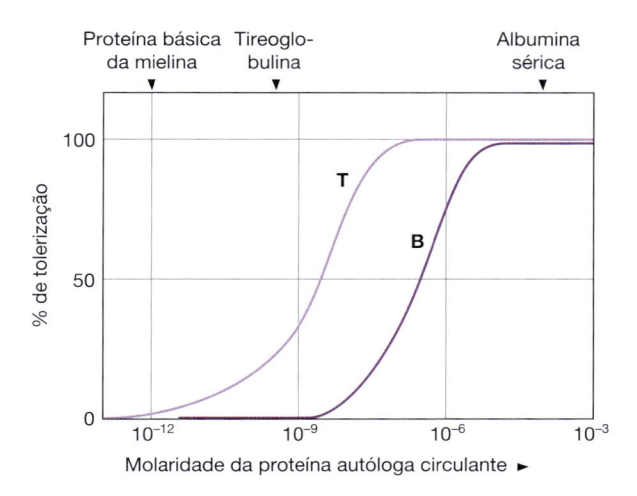

Figura 10.12 Suscetibilidade relativa das células T e B à tolerância por autoantígenos circulantes. Os autoantígenos circulantes em baixa concentração não induzem tolerância; em concentração intermediária (p. ex., tireoglobulina), as células T sofrem tolerização moderada; moléculas como a albumina, que circulam em altas concentrações, causam tolerização das células B e T.

Convém assinalar a observação de que a injeção de altas doses de um antígeno solúvel sem adjuvante, mesmo quando administrada vários dias após imunização primária com esse antígeno, impediu o aparecimento de anticorpos mutantes de alta afinidade. Experimentos de transferência mostraram que as células T são tolerantes. Isso significa que, até mesmo quando uma resposta imune está em curso, as células T auxiliares no centro germinativo são necessárias para possibilitar as mutações que levam à maturação da afinidade do anticorpo.

Lembre-se de que, ao longo da vida de um animal, novas células-tronco hematopoéticas diferenciam-se continuamente em linfócitos imunocompetentes, e o que é cedo na ontogenia para elas pode ser tarde para o hospedeiro; isso significa que os mecanismos

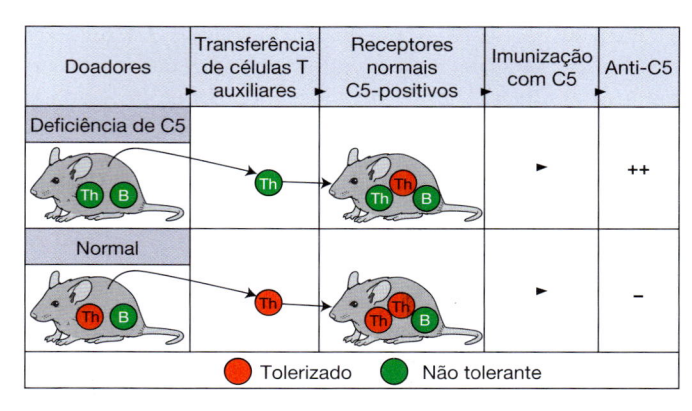

Figura 10.13 O C5 circulante causa tolerização das células T, mas não das células B, deixando-as sem auxílio. Animais com deficiência congênita de C5 não apresentam tolerização das células T auxiliares e podem ser usados para eliminar a tolerância em camundongos normais.

de autotolerância ainda estão atuando nos linfócitos imaturos, mesmo no adulto. Os vários mecanismos que acabamos de discutir estão resumidos na Figura 10.14.

Os linfócitos passam por estágios de diferenciação independentes e dependentes de antígeno

Antes da expressão de receptores específicos para antígenos em sua superfície celular, o desenvolvimento dos linfócitos tanto T quanto B é, por definição, independente de antígenos. À medida que se desenvolvem, os precursores das células T αβ e das células B começam a expressar um "pseudo"-receptor de antígenos (utilizando pré-Tα ou VpreBλ5, respectivamente), porém ele não é em si específico para antígenos. Somente após a recombinação e a expressão dos genes para ambas as cadeias do receptor convencional (Ig H + L,

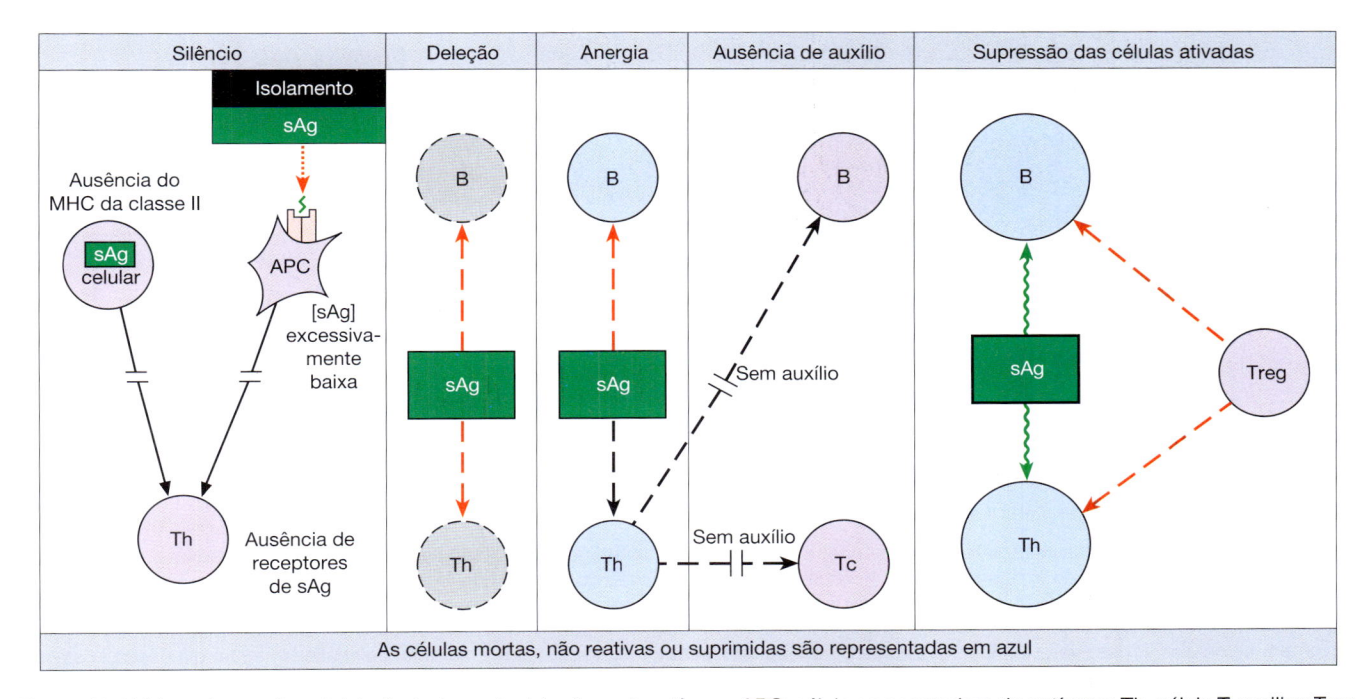

Figura 10.14 Mecanismos de autotolerância (ver o texto). sAg, autoantígeno; APC, célula apresentadora de antígeno; Th, célula T auxiliar; Treg, célula T reguladora; Tc, precursor da célula T citotóxica.

TCR α3 ou TCR λδ) é que os linfócitos são capazes de reconhecer e responder a antígenos específicos. Inicialmente, a maioria dos antígenos encontrados consiste em antígenos próprios, incluindo as moléculas do MHC que são tão essenciais para a educação tímica das células T. Quando deixam os tecidos linfoides primários, a diferenciação posterior depende da estimulação específica de antígenos dos linfócitos nos tecidos linfoides secundários (Figura 10.15).

Ontogenia das células *natural killer*

As células *natural killer* (NK) diferenciam-se a partir de progenitores linfoides comuns na medula óssea. Os precursores NK podem permanecer na medula óssea ou podem migrar para os linfonodos, o fígado ou o timo. Os precursores, nesses locais, são estimulados a proliferar e a se diferenciar por várias citocinas, das quais a IL-15 é de importância particular. Nos estágios iniciais de sua diferenciação, carecem de muitos dos marcadores das células NK maduras, como CD16 (FcγRIII) e os receptores NK inibidores e estimuladores. Após a expressão dos receptores inibidores e sua ocupação subsequente por moléculas do MHC próprio, ocorre um processo designado como "educação" ou "licenciamento" das células NK, que é de importância fundamental para a sua transformação em células NK funcionais totalmente maduras (Figura 10.16). Em seguida, as células NK maduras podem deslocar-se da medula óssea, dos linfonodos, do fígado ou do timo para outros locais do corpo, incluindo tecidos da mucosa, como o trato respiratório, o trato GI e o útero.

Imunidade neonatal

O útero constitui um ambiente relativamente estéril; entretanto, a partir do momento de seu nascimento, o lactente fica totalmente exposto ao mundo microbiano potencialmente hostil. O corpo é colonizado por uma enorme variedade de micróbios, que constituem, em seu conjunto, a microbiota, cuja maior parte consiste em comensais inócuos, mas entre os quais podem se esconder alguns microrganismos potencialmente patogênicos. As respostas imunes precoces são moduladas pela composição da microbiota, juntamente com a genética e a alimentação do indivíduo.

É a resposta inata que habitualmente desempenha o papel predominante no recém-nascido. Isso inclui o reconhecimento de patógenos pelos receptores de reconhecimento de padrões nas células fagocitárias, juntamente com a participação potencial das células NK, células NKT invariantes, células T λδ e células B B-1. As respostas das células B convencionais (B-2), juntamente com as respostas das células T auxiliares, citotóxicas e reguladoras, são relativamente imaturas por ocasião do nascimento, e, de modo geral, há um desvio para as respostas Th2 no recém-nascido. Além disso, os linfonodos e o baço continuam relativamente subdesenvolvidos por ocasião do nascimento nos seres humanos, exceto quando houve exposição intrauterina a antígenos, como nas infecções congênitas pelo vírus da rubéola ou outros microrganismos.

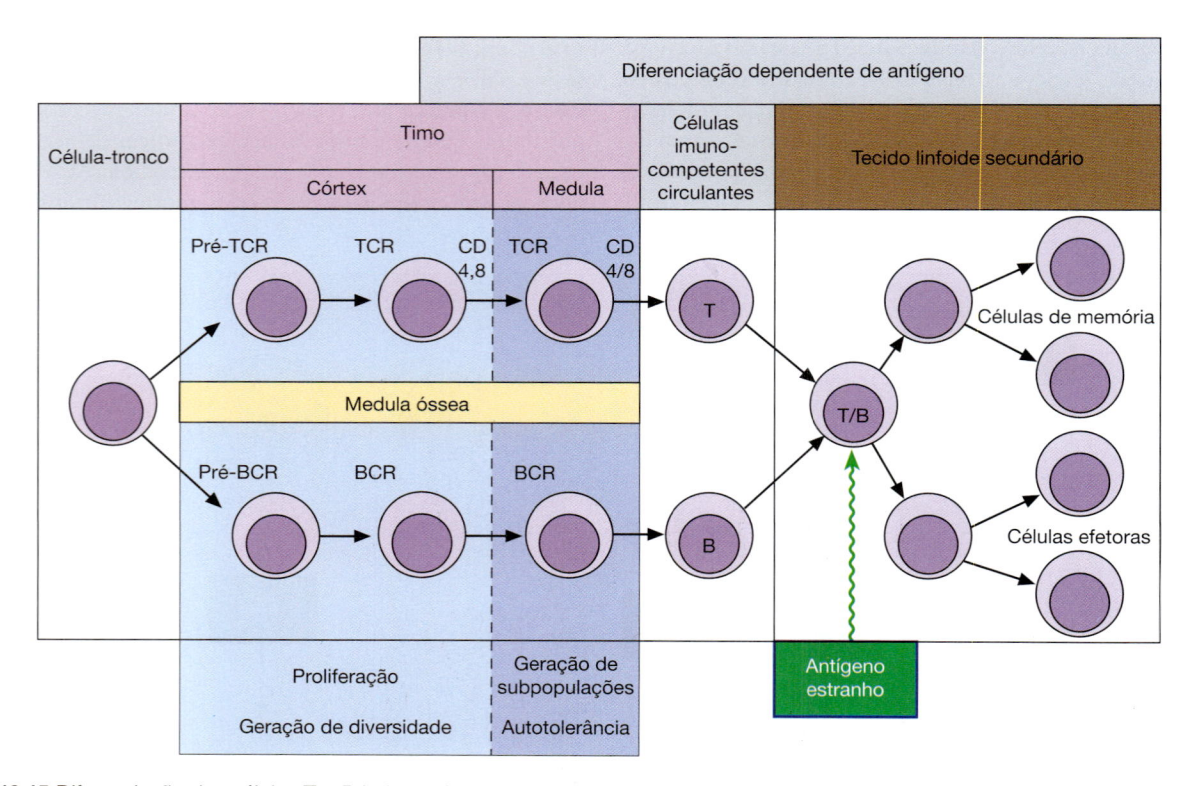

Figura 10.15 Diferenciação das células T e B independente e dependente de antígeno. A diferenciação inicial dos precursores das células T e das células B é independente do antígeno, até haver recombinação e expressão dos genes dos receptores de antígenos. Após a expressão de um TCR, os timócitos corticais tornam-se "duplo-positivos" para CD4 e CD8. A seleção positiva para o reconhecimento do haplótipo MHC próprio ocorre no córtex, e, subsequentemente, ocorre seleção negativa na medula, com perda da expressão de CD4 ou CD8 à medida que os linfócitos tornam-se células T "positivas simples". As células B apresentam recombinação dos genes das imunoglobulinas na medula óssea, e os processos de seleção, que ainda são pouco caracterizados, ocorrem nesse local. As células T e as células B deixam os tecidos linfoides primários como células imunocompetentes e implantam-se nos tecidos linfoides secundários, onde podem ser ativadas por antígeno estranho, resultando na geração de linfócitos efetores e de memória.

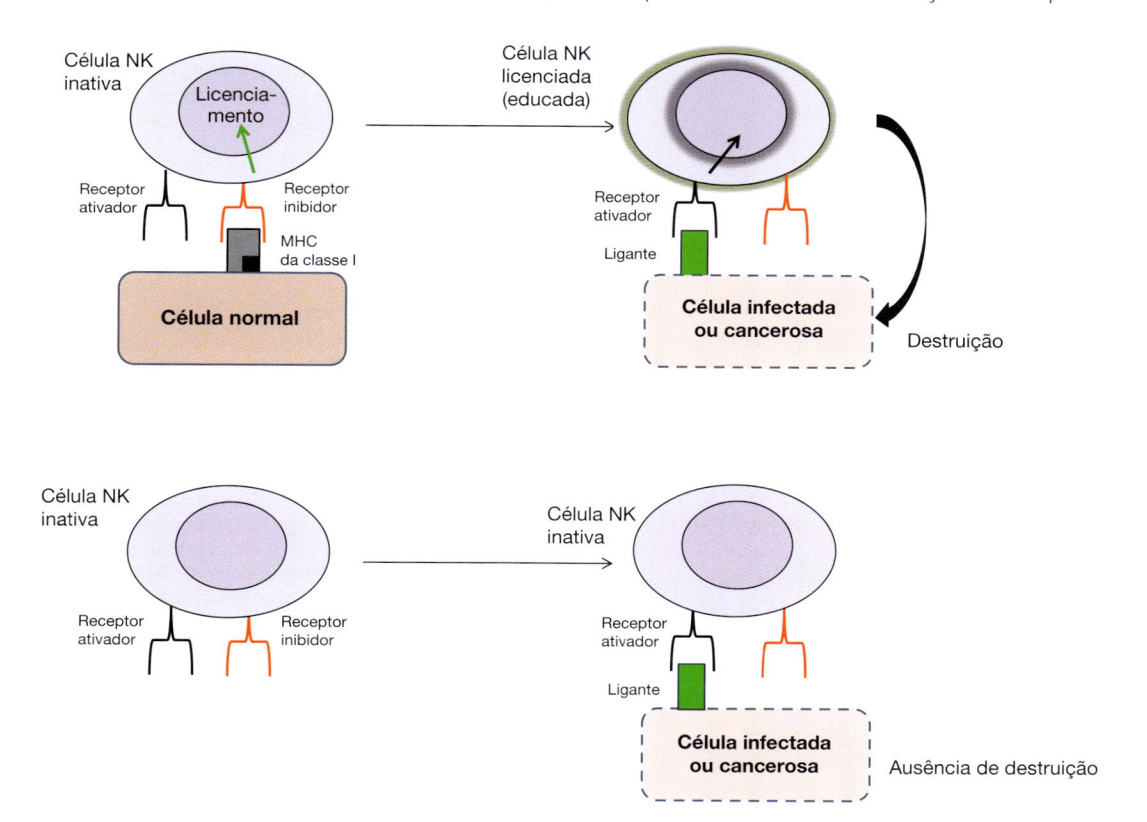

Figura 10.16 Licenciamento das células NK. As células *natural killer* possuem receptores tanto ativadores quanto inibidores. De modo bastante paradoxal, durante o seu desenvolvimento inicial, essas células necessitam de sinais emitidos pelos seus receptores inibidores, de modo a assegurar a sua sobrevida e a adquirir uma reatividade aumentada a sinais fornecidos pelos seus receptores ativadores. Subsequentemente, são capazes de destruir células-alvo que perderam a expressão das moléculas do MHC da classe I. As células NK não licenciadas (não educadas) não são capazes de destruir esses alvos.

Embora a capacidade de rejeitar enxertos e de desencadear uma resposta humoral esteja parcialmente desenvolvida por ocasião do nascimento, o sistema imune ainda está relativamente imaturo e, portanto, não totalmente imunocompetente. Os níveis de imunoglobulinas, com uma exceção, estão baixos, particularmente na ausência de infecção intrauterina. A exceção é a IgG adquirida por transferência placentária da mãe, utilizando o receptor Fc neonatal, FcRn. A associação de imunidade imatura e presença de anticorpos maternos potencialmente "bloqueadores" que poderiam limitar o acesso do antígeno aos receptores de células B poderia comprometer a geração da memória imunológica contra infecções naturais e vacinas no recém-nascido. Entretanto, a IgG materna é catabolizada com uma meia-vida de aproximadamente 3 semanas, e, por conseguinte, ocorre uma queda da concentração de IgG no decorrer dos primeiros 2 meses, acentuada pelo aumento do volume sanguíneo do lactente em crescimento. Subsequentemente, a velocidade de síntese de IgG pelas próprias células B do recém-nascido supera a velocidade de degradação da IgG materna, e a concentração global aumenta de modo contínuo. As outras imunoglobulinas não atravessam a placenta, e os níveis baixos, porém significativos, de IgM no sangue do cordão umbilical são sintetizados pelo lactente (Figura 10.17). A IgM alcança os níveis do adulto em torno dos 9 meses de idade. Apenas traços de IgA, IgD e IgE estão presentes na circulação do recém-nascido.

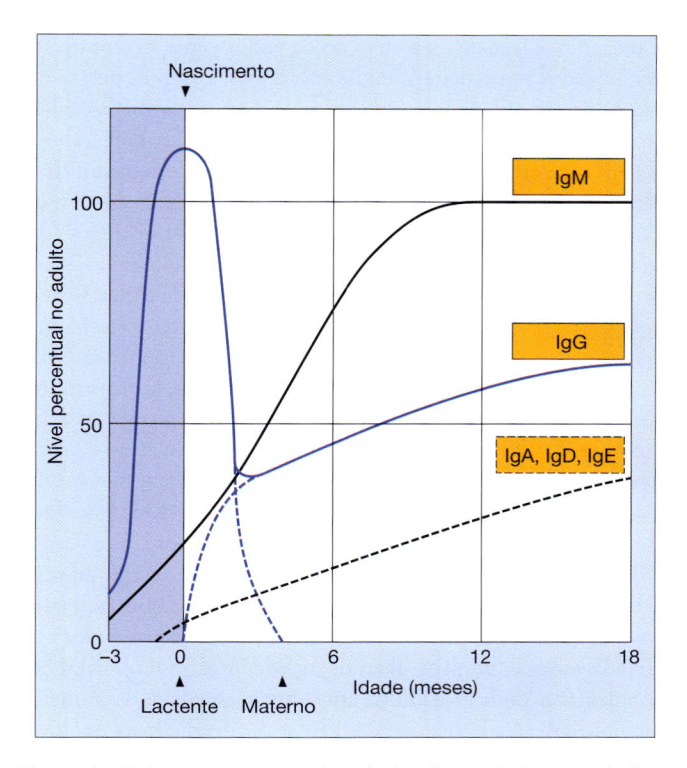

Figura 10.17 Desenvolvimento dos níveis séricos de imunoglobulinas no ser humano. (Fonte: Adaptada de Hobbs J.R. [1969] In *Immunology and Development* [Ed. M. Adinolfi]. Heinemann, Londres, p. 118.)

FILOGENIA

A evolução da resposta imune

Defesas primitivas

Praticamente todos os organismos vivos possuem mecanismos que evoluíram para protegê-los contra a infecção. As endonucleases de restrição não surgiram para facilitar a vida do geneticista molecular, mas para fornecer proteção aos procariotos (bactérias e *Archaea*) contra a infecção por vírus bacteriófagos, cortando em pedacinhos o DNA estranho. As amebas são eucariotos unicelulares, que têm a capacidade de englobar e, subsequentemente, degradar o material particulado por fagocitose, um processo que evoluiu como estratégia de defesa importante em todo o reino animal (ver Marco histórico 1.1). O reconhecimento e a subsequente **rejeição do não próprio** podem ser identificados nos invertebrados bem no início da escala evolutiva, como as esponjas marinhas. Assim, os dedos de parabiose (colocados uns ao lado dos outros) de uma esponja marinha da mesma colônia tornam-se permanentemente unidos, porém os membros de diferentes colônias rejeitam-se mutuamente dentro de 7 a 9 dias.

Defesas dos vegetais contra a infecção

Até agora, as respostas imunes nos vegetais só foram investigadas em um número relativamente pequeno de espécies, e grande parte da pesquisa concentrou-se no modelo do vegetal superior *Arabidopsis*, membro da família da mostarda, e em sua resposta à infecção pela bactéria *Pseudomonas syringae*. Todavia, é evidente que as plantas são capazes de detectar padrões moleculares associados a patógenos (PAMP) utilizando receptores de reconhecimento de padrões (PRR) de superfície celular, que iniciam uma cascata de sinalização da MAP quinase, que ativa um surto respiratório para gerar espécies reativas de oxigênio. Além disso, a ativação de vários genes da imunidade leva à produção de determinadas moléculas, como as defensinas com poderosa atividade antimicrobiana. Um desses PRR é FLS2 (sensível à flagelina 2), que detecta a flagelina bacteriana. Como os vegetais carecem de um sistema de defesa móvel, essa **imunidade ativada por PAMP (PTI)** constitui uma característica de cada célula vegetal individual (Figura 10.18). Quando os patógenos conseguem escapar das respostas da PTI, uma segunda linha de defesa, a **imunidade ativada por efetor (ETI)** mais rápida e mais forte, é mobilizada. Essas respostas da ETI dependem do reconhecimento direto ou indireto de patógenos dentro da célula vegetal por detectores citoplasmáticos, como as proteínas de repetição rica em leucina de ligação a nucleotídio (NLR), codificadas por genes *R* (de resistência). A ETI resulta na geração de alguns dos mesmos compostos antimicrobianos produzidos durante a PTI; todavia, além disso, inicia uma **resposta de hipersensibilidade (RH) imediata**, que leva à apoptose localizada, reduzindo rapidamente o crescimento do agente infeccioso. A RH também induz um "estado imune" de **resistência sistêmica adquirida (RSA)**, que persiste por várias semanas e que se estende a uma ampla variedade de patógenos bacterianos, virais e fúngicos, além do agente infeccioso inicial. Uma série de genes de RSA codifica uma ampla variedade de proteínas microbicidas, que podem ser induzidas por mediadores químicos endógenos, como o ácido salicílico, o ácido jasmônico e o ácido azelaico. Curiosamente, o ácido jasmônico também contribui para a resistência contra insetos herbívoros!

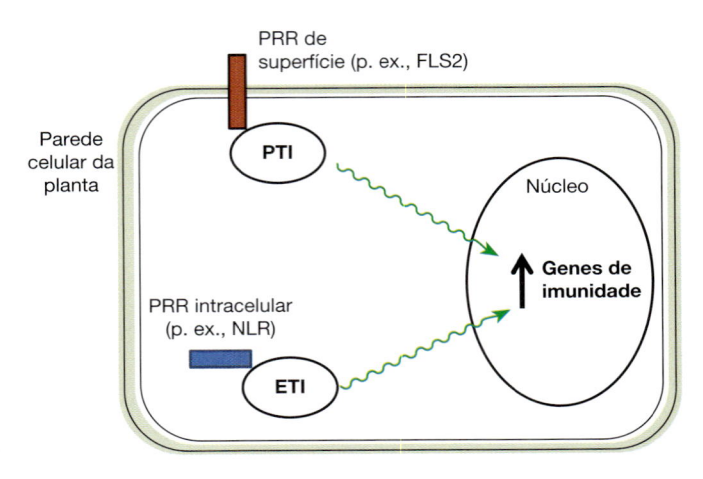

Figura 10.18 Defesa contra a infecção nas células vegetais. A primeira linha de defesa é proporcionada por receptores de reconhecimento de padrões de superfície celular (p. ex., flagelina sensível 2 [FLS2]), que estimulam a imunidade desencadeada por PAMP (PTI). Isso é sustentado pela detecção intracelular de patógenos que provocam imunidade ativada por efetor (ETI), envolvendo receptores, como proteínas de repetição rica em leucina de ligação a nucleotídio (NLR). Tanto a PTI quanto a ETI levam a um aumento na expressão dos genes de imunidade que codificam moléculas que atuam na proteção contra a infecção (p. ex., defensinas).

Mecanismos de defesa microbianos dos invertebrados

Em muitos filos, a **fagocitose** é intensificada por meio de revestimento com **aglutininas** e **bactericidinas** capazes de se ligar aos PAMP na superfície dos micróbios, constituindo, assim, a base para o reconhecimento do "não próprio". É notável o fato de que a infecção induz com muita rapidez a síntese de uma bateria impressionante de **peptídios antimicrobianos** nos insetos superiores, após a ativação de fatores de transcrição que se ligam a motivos de sequências promotoras homólogos aos elementos reguladores envolvidos na resposta da fase aguda nos mamíferos. Assim, a molécula *toll* em *Drosophila* é um receptor para PAMP que ativa o NFκB nessas moscas. A *Drosophila* com mutação de perda de função em *toll* mostra-se suscetível a infecções fúngicas. Os peptídios antimicrobianos produzidos por insetos incluem peptídios cíclicos com ponte de dissulfeto, como as **defensinas** antigram-positivos e o peptídio antifúngico **drosomicina**. Os peptídios lineares induzíveis por infecção incluem as **cecropinas** e uma série de polipeptídios antigram-negativos ricos em glicina ou em prolina. As cecropinas, que também foram identificadas em mamíferos, são peptídios fortemente catiônicos com hélices α anfipáticas, que causam desintegração letal das membranas bacterianas pela criação de canais iônicos.

Existem também elementos de um sistema complemento primordial entre as ordens inferiores. No límulo, existe um inibidor da protease, uma **β₂-macroglobulina** estruturalmente homóloga a C3 com tiol éster interno. Possivelmente, essa β₂-macroglobulina pode representar uma versão ancestral de C3, que é ativada por proteases liberadas em um local de infecção, depositada no micróbio e reconhecida como ligante para as células fagocitárias. O receptor do complemento CR3 é uma integrina, e as integrinas relacionadas nos insetos podem abrigar ancestrais comuns. A menção do límulo pode ter estimulado uma rede neuronal nos leitores com boa memória para lembrar a síntese de **limulina** (ver Capítulo 1), que é homóloga à proteína C reativa (CRP) da fase aguda nos mamíferos; presumivelmente, atua como lectina para opsonizar bactérias e constitui um produto da linhagem evolutiva que leva finalmente ao C1q, uma lectina ligadora da manose, e à proteína surfactante pulmonar.

A outra estratégia importante desenvolvida efetivamente por invertebrados consiste em isolar um microrganismo invasor. Por exemplo, esse isolamento é realizado por meio de cascatas proteolíticas que produzem um coágulo de **hemolinfa** "gelificada" ao redor do agressor.

As respostas imunes adaptativas aparecem com os vertebrados

Vertebrados inferiores

Os vertebrados ágnatos, que compreendem a lampreia e a feiticeira (peixe-bruxa), possuem células semelhantes a linfócitos, que expressam um receptor linfocitário variável A (VLRA) apenas transmembrana em células que pode mediar respostas celulares e um VLRB em células que medeiam respostas humorais. Este último também é produzido como molécula secretada. Apesar de não serem membros da superfamília das imunoglobulinas, os VLRA contêm regiões variáveis e constantes. Utilizam uma citidina desaminase semelhante a APOBEC em um mecanismo de conversão gênica para gerar diversidade. As respostas adaptativas genuínas das células T e B só aparecem na árvore filogenética quando alcançamos os vertebrados gnatostomados.

Aparecimento do sistema BCR-TCR-MHC

O aparecimento de um timo nos vertebrados gnatostomados (peixes cartilaginosos, peixes ósseos [teleósteos], anfíbios, répteis, aves e mamíferos) está associado à presença de moléculas do MHC. Os vertebrados gnatostomados mais primitivos, os peixes cartilaginosos, possuem células T e B bem definidas, bem como genes ativadores da recombinação (RAG) e conjuntos diversificados de genes de receptores que permitem, pela primeira vez na evolução, a geração de receptores de antígenos (BCR e TCR) criados por estratégias de recombinação genética. Esses vertebrados também apresentam imunoglobulinas, constituídas de cadeias pesadas e leves. Pode-se argumentar que vemos células B-1 (CD5-positivas) T-independentes filogeneticamente mais antigas às quais se junta uma nova população de B-2 T-dependente. Entretanto, as respostas humorais secundárias de alta afinidade e T-dependentes são apenas observadas nos vertebrados homeotérmicos, como as aves e os mamíferos, e estão diretamente correlacionadas com a evolução dos centros germinativos.

Geração de diversidade de anticorpos

Os mecanismos para a geração de diversidade de anticorpos diferem à medida que passamos de uma espécie para outra. Já estamos familiarizados com o sistema dos mamíferos, em que eventos de recombinação envolvem múltiplos segmentos gênicos V, D e J. O tubarão *Heterodontus francisci* também apresenta muitos genes V, porém as oportunidades de junção combinatória são fortemente restritas pela estreita ligação entre os segmentos V, D, J e C individuais, o que pode constituir um fator na resposta humoral restrita dessa espécie. Em contrapartida, existe apenas um gene V operacional no *locus* da cadeia leve nas galinhas, porém este sofre extensa diversificação somática com o uso de pseudogenes V adjacentes não funcionais, em um processo de conversão gênica. Os que gostam de camelos devem notar que eles não apenas sobrevivem com pouca água, mas que, à semelhança das lhamas, uma proporção de seus anticorpos funcionais carecem de cadeias leves. A alça CDR3 particularmente longa na região variável da cadeia pesada compensa a ausência de uma cadeia leve nesses anticorpos.

A evolução de linhagens de células B e T distintas foi acompanhada do desenvolvimento de locais separados de diferenciação

Os efeitos diferenciais de bursectomia e timectomia neonatais em galinhas sobre as respostas humorais e celulares subsequentes abriram o caminho para o reconhecimento final das diferentes linhagens de linfócitos que desempenham essas funções (Figura 10.19). À semelhança do timo, a bolsa de Fabricius desenvolve-se como uma evaginação embrionária do endoderma intestinal, desta vez do intestino posterior, e não do intestino anterior, e proporciona o microambiente para proteger as células-tronco que chegam e direcionar a sua diferenciação para linfócitos B imunocompetentes. A bursectomia neonatal teve um efeito profundo sobre os níveis globais de imunoglobulinas e sobre a produção de anticorpos específicos após imunização, porém não influenciou excessivamente a

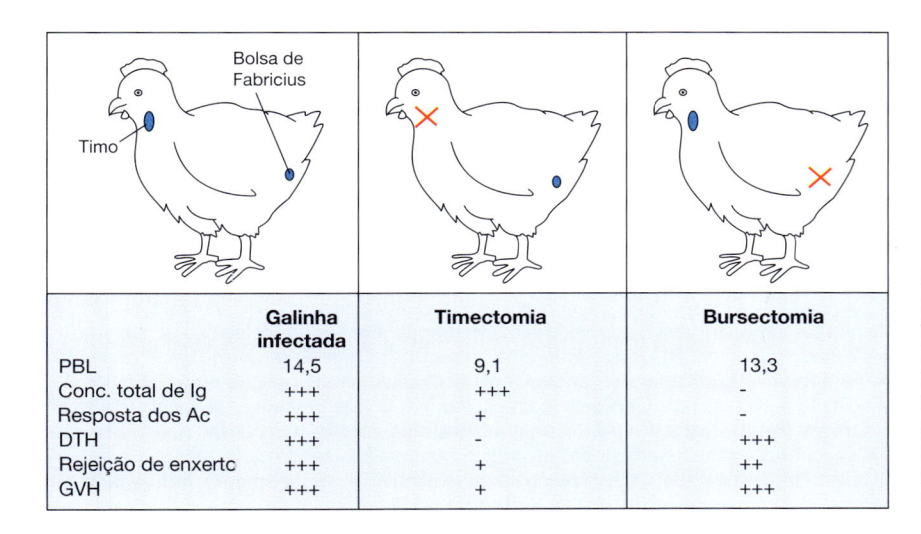

	Galinha infectada	Timectomia	Bursectomia
PBL	14,5	9,1	13,3
Conc. total de Ig	+++	+++	-
Resposta dos Ac	+++	+	-
DTH	+++	-	+++
Rejeição de enxerto	+++	+	++
GVH	+++	+	+++

Figura 10.19 Efeito da bursectomia e da timectomia neonatais sobre o desenvolvimento da competência imunológica em galinhas. PBL, contagem de linfócitos do sangue periférico $\times 10^3$; conc. total de Ig, concentração de imunoglobulinas circulantes; resposta dos Ac, resposta dos anticorpos à imunização com antígeno específico; DTH, hipersensibilidade de tipo tardio; GVH, reação de enxerto-*versus*-hospedeiro. (Fonte: Adaptada de Cooper M.D. *et al.* (1966) *Journal of Experimental Medicine* **123**, 75.)

resposta de hipersensibilidade de tipo tardio (DTH) mediada por células à tuberculina, nem afetou a rejeição de enxerto ou as respostas de enxerto-*versus*-hospedeiro. Por outro lado, a timectomia comprometeu visivelmente as reações mediadas por células e inibiu a produção de anticorpos contra a maioria dos antígenos proteicos.

A localização anatômica distinta da diferenciação de células B em um órgão linfoide separado na galinha teve um imenso valor para os avanços nesse campo, visto que possibilitou a realização dos tipos de experimentos descritos anteriormente. Todavia, muitos anos se passaram na busca infrutífera de uma bolsa equivalente nos mamíferos, antes que se percebesse que o principal local de geração das células B era, de fato, a própria medula óssea.

As moléculas de reconhecimento celular exploram a superfamília de genes das imunoglobulinas

Quando a natureza depara-se por acaso com uma estrutura proteica ("motivo" é o termo em voga) que medeia com sucesso alguma função útil, as forças seletivas da evolução garantem que ela seja amplamente explorada. Assim, as moléculas envolvidas no reconhecimento de antígenos, que foram descritas nos Capítulos 3 e 4, são membros da **superfamília de genes das imunoglobulinas**, relacionada pela sequência e, presumivelmente, por um ancestral comum. Todos os polipeptídios membros dessa família, que abrange as cadeias de Ig pesadas e leves, as cadeias dos receptores de células T, as moléculas do MHC, a β_2-microglobulina, e várias centenas de outras moléculas, são compostos de uma ou mais unidades de homologia

de imunoglobulina. Cada **domínio do tipo imunoglobulina** tem aproximadamente 110 aminoácidos de comprimento e caracteriza-se por determinados resíduos conservados ao redor das duas cisteínas encontradas em cada domínio e pelos aminoácidos hidrofóbicos e hidrofílicos alternados, que dão origem às fitas de folhas β antiparalelas, com comprimentos variáveis curtos interpostos, formando giros invertidos – a "**dobra de imunoglobulina**" (ver Capítulo 2).

Uma característica muito importante da estrutura do domínio da Ig é a complementaridade mútua, que possibilita fortes interações interdomínio não covalentes, como aquelas entre V_H e V_L e as duas regiões C_H3 das imunoglobulinas. A duplicação e a diversificação gênicas podem criar famílias mútuas de moléculas que interagem, como CD4 com o MHC da classe II, CD8 com o MHC da classe I e IgA com o receptor de poli-Ig (Figura 10.20). De modo semelhante, as moléculas de adesão intercelular ICAM-1 e N-CAM (Figura 10.20) são ricas nesses domínios, e a longa história evolutiva de N-CAM sugere fortemente que essas estruturas tiveram um aparecimento precoce na filogenia como mediadores de reconhecimento intercelular.

Nas esponjas marinhas, as estruturas da superfamília das Ig são encontradas tanto na porção extracelular do receptor de tirosinoquinases (RTK) quanto nas moléculas de reconhecimento celular (CRM), que se acredita estejam envolvidas na rejeição de aloenxerto. As **integrinas**, cujos membros incluem o antígeno associado à função leucocitária 1 (LFA-1) e os antígenos muito tardios (VLA, *very late antigens*), formam outra superfamília estrutural que contém diversas moléculas de superfície das células hematopoéticas relacionadas com a adesão a proteínas da matriz extracelular e a ligantes de superfície celular; sua função consiste em direcionar os leucócitos para determinados tecidos.

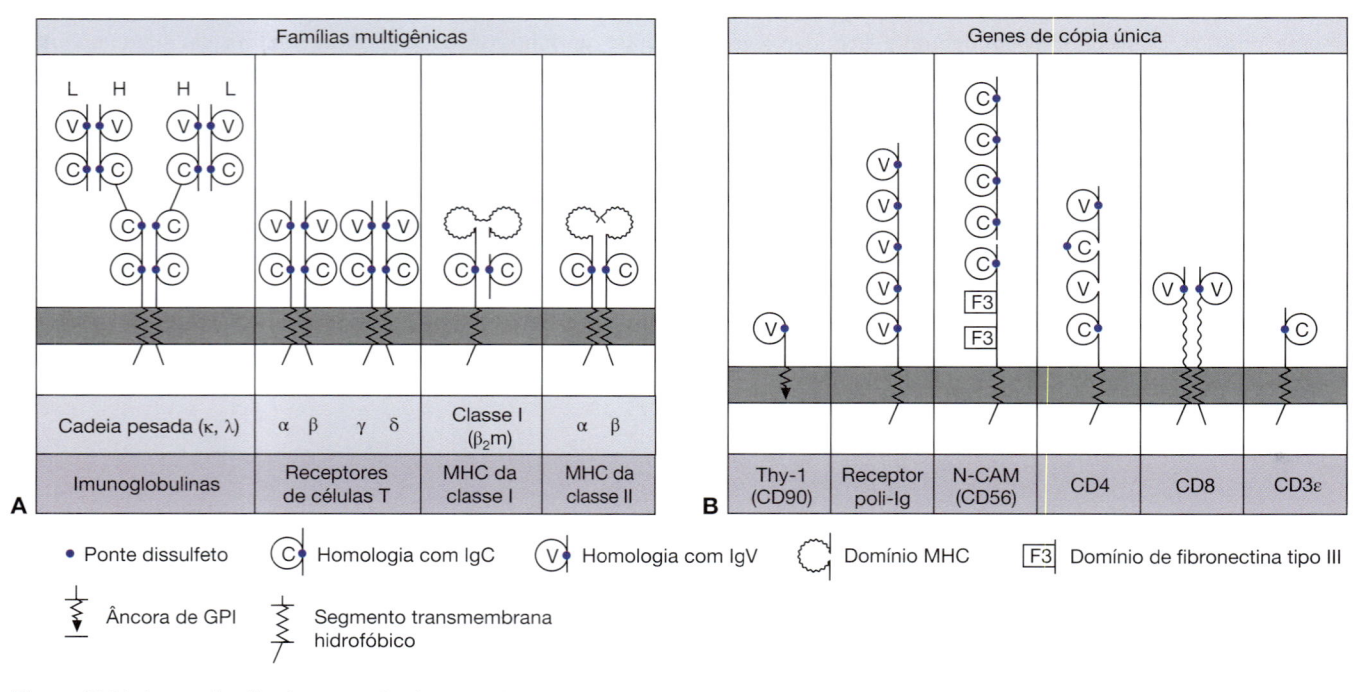

Figura 10.20 A superfamília de genes das imunoglobulinas compreende genes que codificam um grande número de moléculas de superfície, as quais compartilham uma estrutura comum, o domínio tipo imunoglobulina, sugerindo uma evolução a partir de um único gene ancestral primordial. A figura mostra apenas alguns exemplos. **A.** Famílias multigênicas envolvidas no reconhecimento de antígeno (a cópia única de β_2-microglobulina [β_2m] é incluída, em virtude de sua associação à classe I). **B.** Genes de cópia única. Thy-1 está presente nas células T e nos neurônios. O receptor poli-Ig transporta a Ig secretora através das mucosas. N-CAM, é uma molécula de adesão nas células neuronais, nas células NK e em uma subpopulação de células T. CD8 é encontrado como heterodímero $\alpha\beta$ ou homodímero $\alpha\alpha$, sendo cada cadeia α e β codificada por um único gene. (Fonte: Hunkapiller T. e Hood L. (1986) Immunology: The growing immunoglobulin gene superfamily. *Nature* **323**, 15. Reproduzida, com autorização, de *Nature* **323**, 15. Reproduzida, com autorização, de Nature Publishing Group.)

Os antígenos CD ajudam a distinguir diferentes populações de leucócitos

- As moléculas de superfície celular, definidas por anticorpos monoclonais, são designadas por números de CD, que podem atuar como "marcadores" da diferenciação celular.

As células-tronco hematopoéticas pluripotenciais da medula óssea dão origem a todos os elementos figurados do sangue

- A expansão e a diferenciação são estimuladas por fatores de crescimento solúveis (estimuladores de colônias) e por contato com células do estroma reticular.

A diferenciação das células T ocorre no microambiente do timo

- As células T precursoras que se originam das células-tronco na medula óssea seguem o seu trajeto até o timo, sob a influência de quimiocinas, de modo a se tornarem células T imunocompetentes.

Ontogenia das células T

- A diferenciação em subgrupos de células T imunocompetentes é acompanhada de alterações no fenótipo de superfície, que podem ser reconhecidas por anticorpos monoclonais
- Os genes do TCR sofrem rearranjo no córtex do timo, produzindo um TCR $\gamma\delta$ e um pré-TCR $\alpha\beta$, que consiste em um pré-Tα invariante associado a um Vβ convencional, antes do rearranjo final do Vα para gerar o TCR $\alpha\beta$ maduro
- As células pré-T duplo-negativas CD4⁻CD8⁻ são estimuladas e expandidas por sinais mediados por Notch e outros sinais para se tornarem duplo-positivas CD4⁺CD8⁺
- As células epiteliais do timo selecionam positivamente células T CD4⁺CD8⁺ com avidez pelo seu haplótipo MHC, de modo que ocorre desenvolvimento de células T positivas simples CD4⁺ ou CD8⁺, que são restritas ao reconhecimento do antígeno no contexto do haplótipo da célula epitelial
- As células NKT, que expressam tanto TCR quanto marcadores de células NK, como NK1.1., apresentam regiões variáveis de TCR altamente restritas e reconhecem antígenos glicolipídicos apresentados pela molécula semelhante ao MHC, CD1d. Secretam IL-4 e IFNγ e podem atuar como células reguladoras.

Tolerância das células T

- A indução de tolerância imunológica é necessária para evitar a autorreatividade
- As células T de alta avidez que reagem com antígenos próprios apresentados por células dendríticas medulares e macrófagos são eliminadas por seleção negativa. O paradigma de que a ligação de baixa avidez ao MHC-peptídio produz seleção positiva, e de que a alta avidez produz seleção negativa é provavelmente verdadeiro de uma maneira ampla, mas pode necessitar de alguma modificação
- O regulador autoimune (AIRE) dirige a expressão ectópica de vários antígenos próprios específicos de órgãos nas células epiteliais medulares do timo, levando à deleção das células T relevantes
- A autotolerância também pode ser obtida por inativação funcional dos linfócitos; anergia

- As células T reguladoras normalmente suprimem as atividades das células T autorreativas que escapam dos processos de deleção ou de anergia
- Surge também um estado que é efetivamente autotolerante quando há incapacidade de apresentar adequadamente um autoantígeno aos linfócitos, em consequência de sequestro, ausência de classe II na célula apresentadora de antígeno ou baixa concentração do complexo peptídio-MHC (próprio críptico).

As células B diferenciam-se no fígado fetal e, em seguida, na medula óssea

- Tornam-se células B imunocompetentes após passar pelos estágios de células pró-B, pré-B e B imaturas
- A expressão de *Pax5* é essencial para a progressão do estágio pré-B para o da célula B imatura.

As células B-1 e B-2 representam duas subpopulações distintas de células B

- As células B-1 representam uma população menor, que expressa altos níveis de sIgM e baixos níveis de sIgD. As células B-1a são CD5⁺, enquanto as células B-1b são CD5⁻. A maioria das células B convencionais, a população B-2, são sIgM^{lo}, sIgD^{hi}, CD5⁻ e pode gerar anticorpos de alta afinidade. A população B-1 predomina no início da vida, apresenta alto nível de conectividade idiótipo-anti-idiótipo e produz anticorpos polirreativos IgM de baixa afinidade, muitos dos quais são autoanticorpos, e anticorpos antibacterianos IgM "naturais" T-independentes, que aparecem espontaneamente.

Desenvolvimento da especificidade das células B

- A sequência de rearranjos gênicos variáveis de Ig é *DJ* e, em seguida, *VDJ*.
- A transcrição *VDJ* produz cadeias μ, que se associam a cadeias VpreBλ5 para formar um receptor semelhante a IgM de superfície substituta
- Esse receptor sinaliza a exclusão alélica de cadeias pesadas não rearranjadas e inicia o rearranjo de *V-Jk* e, se não for produtivo, de *V-Jλ*.
- Se o rearranjo em qualquer estágio for não produtivo (i. e., se não levar a uma estrutura de leitura aceitável de genes), ocorre rearranjo do alelo no cromossomo-irmão
- Os mecanismos de exclusão alélica asseguram que cada linfócito seja programado para apenas um anticorpo.

Indução da tolerância nos linfócitos B

- A tolerância nas células B é induzida por deleção clonal, anergia clonal, edição do receptor e "desamparo", devido à tolerização preferencial das células T necessária para cooperar na estimulação de células B.

Ontogenia das células *natural killer* (NK)

- As células NK desenvolvem-se na medula óssea e expressam receptores inibidores para o MHC da classe I e receptores estimuladores que reconhecem uma variedade de ligantes de superfície celular
- A ligação dos receptores inibidores NK a moléculas do MHC próprio em um processo designado como "educação" ou "licenciamento" constitui uma etapa necessária no desenvolvimento de células NK funcionalmente maduras.

A resposta geral no recém-nascido

- A IgG materna atravessa a placenta e proporciona um alto nível de imunidade passiva por ocasião do nascimento
- A resposta imune domina no período neonatal
- As respostas imunes inatas e adaptativas precoces são moduladas pela genética, pela alimentação e pela composição da microbiota.

Evolução da resposta imune

- Até mesmo os organismos procariotos precisam se defender contra a infecção, utilizando, por exemplo, endonucleases de restrição para destruir o DNA estranho
- Os vegetais utilizam a imunidade estimulada por PAMP (PTI) auxiliada pela imunidade estimulada por efetor (ETI), que podem levar à resistência sistêmica adquirida (RSA) à infecção, com ampla especificidade e duração de várias semanas
- O reconhecimento do próprio é de importância fundamental para os organismos multicelulares, até mesmo formas inferiores como as esponjas marinhas

- Os invertebrados possuem mecanismos de defesa baseados na fagocitose, na destruição por uma multiplicidade de peptídios microbicidas e aprisionamento do invasor por coagulação da hemolinfa
- As respostas das células B e T são bem definidas nos vertebrados, e a evolução dessas linhagens distintas foi acompanhada do desenvolvimento de locais separados de diferenciação
- O sucesso da estrutura de domínio da imunoglobulina, por meio de sua capacidade de ligação mútua não covalente, foi explorado pela evolução para produzir a superfamília de genes de Ig muito grande de moléculas de reconhecimento, incluindo Ig, TCR, MHC das classes I e II, β_2-microglobulina, CD4, CD8, receptor poli-Ig e Thy-1. Outra superfamília, a das integrinas, que inclui as moléculas LFA-1 e VLA, está relacionada com a ligação dos leucócitos às células endoteliais e proteínas da matriz extracelular.

LEITURA ADICIONAL

Chien Y H., Meyer C., and Bonneville M. (2014) γ T cells: First line of defense and beyond. *Annual Review of Immunology* **32**, 121–155.

Cook D.E., Mesarich C.H. and Thomma B.P. (2015) Understanding plant immunity as a surveillance system to detect invasion. *Annual Review Phytopathology* **53**, 541–563.

Fink P.J. (2013) The biology of recent thymic emigrants. *Annual Review of Immunology* **31**, 31–50.

Flajnik M.F. and Kasahara M. (2010) Origin and evolution of the adaptive immune system: genetic events and selective pressures. *Nature Reviews Genetics* **11**, 47–59.

Frenette P.S., Pinho S., Lucas D., and Scheiermann C. (2013) Hematopoietic stem cell niche and a stepping stone for regenerative medicine. *Annual Review of Immunology* **31**, 285–316.

Melchers F. (2015) Checkpoints that control B cell development. *Journal of Clinical Investigation* **125**, 2203–2210.

PrabhuDas M., Adkins B., Gans H., *et al.* (2011) Challenges in infant immunity: implications for responses to infection and vaccines. *Nature Immunology* **12**, 189–194.

Prinz I., Silva Santos B., and Pennington D.J. (2013) Functional development of γ T cells. *European Journal of Immunology* **43**, 1988–1994.

Seo W. and Taniuchi I. (2016) Transcriptional regulation of early T-cell development in the thymus. *European Journal of Immunology* **46**, 531–538.

Tarlinton D. and Good Jacobson K. (2013) Diversity among memory B cells: origin, consequences, and utility. *Science* **341**, 1205–1211.

Ugarte F. and Forsberg E.C. (2013) Haematopoietic stem cell niches: new insights inspire new questions. *The EMBO Journal* **32**, 2535–2547.

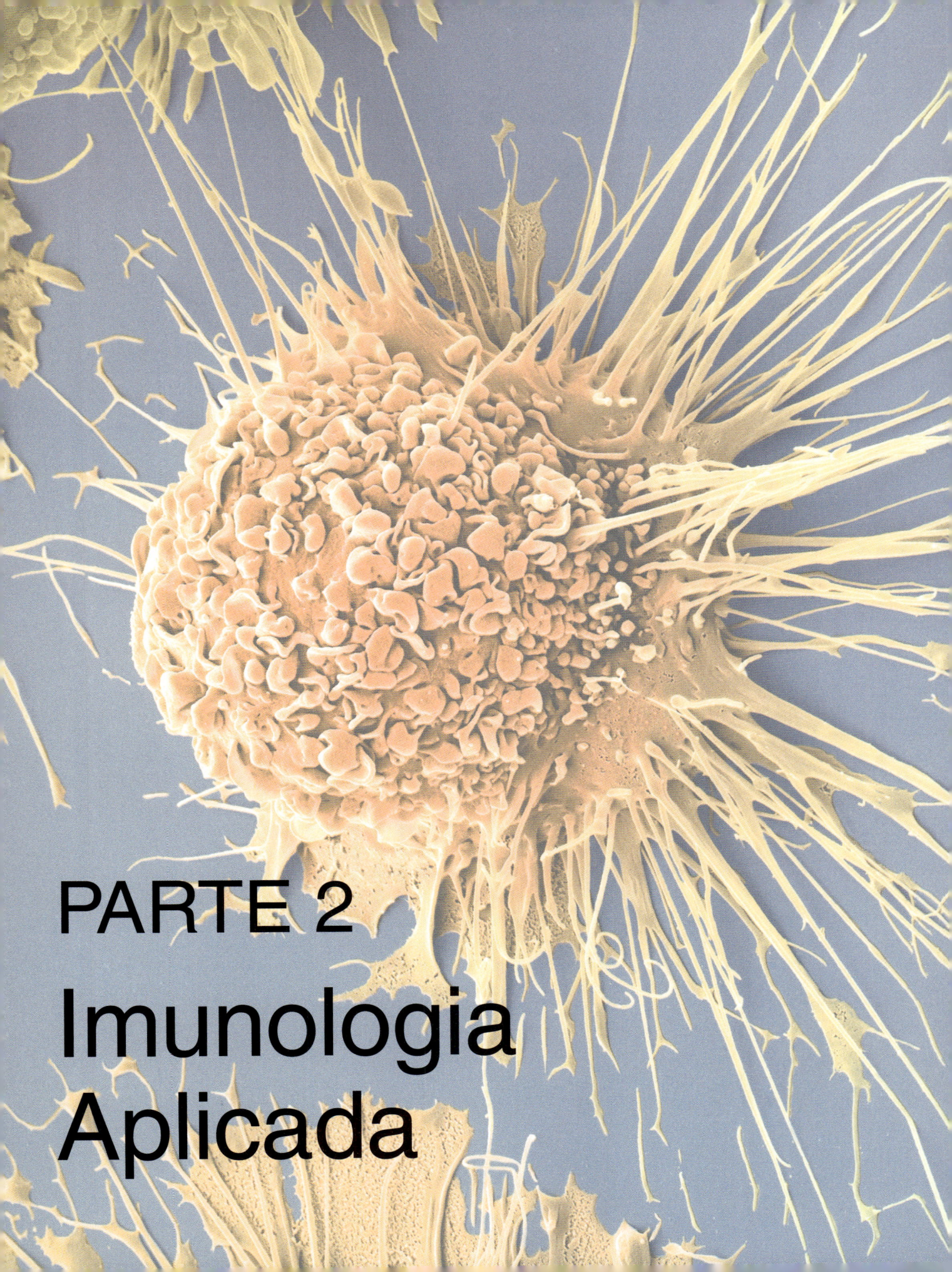

PARTE 2

Imunologia Aplicada

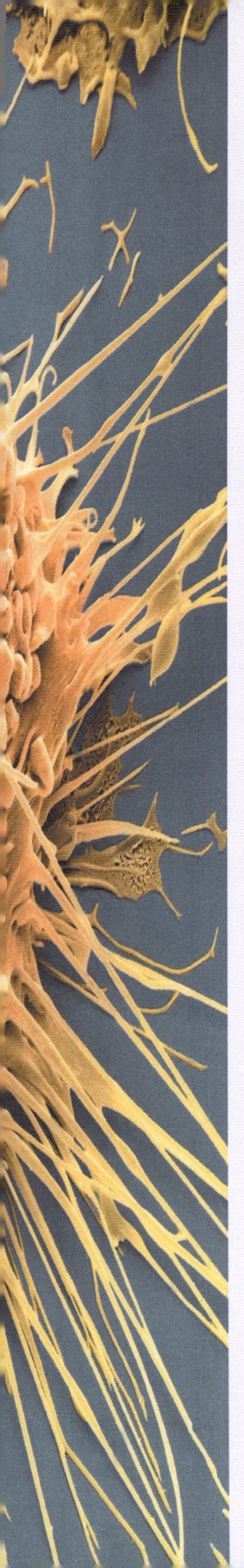

CAPÍTULO 11
Estratégias Concorrentes Durante a Infecção

Principais tópicos

Para lembrar

O sistema imune possui uma ampla variedade de células e de moléculas à sua disposição para combater as infecções. Os fagócitos englobam pequenos patógenos, como bactérias, vírus e fungos e, em seguida, utilizam uma ampla diversidade de componentes microbicidas para destruir o organismo aprisionado. Os patógenos que são demasiado grandes para serem fagocitados, como, por exemplo, os helmintos parasitas, podem ser destruídos pela liberação de substâncias tóxicas por células como os eosinófilos. Os anticorpos também são efetivos contra patógenos extracelulares e atuam predominantemente por meio de seus efeitos como opsoninas para fagocitose e pela iniciação da via clássica de ativação do complemento. O complemento também pode ser ativado diretamente por patógenos extracelulares, seja pela via alternativa, seja pela via da lectina. O sistema imune precisa empregar diferentes estratégias contra os patógenos intracelulares, visto que estes geralmente não são suscetíveis às células fagocitárias nem à imunidade humoral. Os linfócitos T citotóxicos e as células NK destroem as células hospedeiras infectadas por vírus, privando, assim, o patógeno da capacidade de sofrer replicação. No caso das bactérias intracelulares, como *Mycobacterium tuberculosis*, que reside nos macrófagos, as propriedades de ativação dos macrófagos da IFNγ é importante.

Introdução

Nossos micróbios adversários possuem enormes oportunidades de desenvolver estratégias para escapar das defesas imunes. Muitas bactérias podem dividir-se aproximadamente a cada 20 a 60 min, e a replicação de seus ácidos nucleicos proporciona a oportunidade de mutações, as quais podem resultar em alterações dos antígenos reconhecidos pelo sistema imune. Os vírus e os parasitas também alteram constantemente seus antígenos por meio de mutação e outros mecanismos.

Os patógenos continuam cobrando um preço aterrorizante (Figura 11.1), particularmente nos países em desenvolvimento. Infecções de aparecimento recente, incluindo variantes da influenza A H1N1 e H5N1, *E. coli* O157:H7, *Clostridium difficile*, príons, *Legionella pneumophila, Chlamydia trachomatis*, HIV e vírus Ebola, estão derrubando os recursos destinados aos cuidados de saúde. Além disso, ressurgiram adversários antigos, como o vírus da dengue, o vírus do Nilo Ocidental, a cólera, a peste, a febre do Vale do Rift e a doença de Lyme. Mais da metade dos patógenos humanos consiste em zoonoses, isto é, infecções encontradas em outras espécies diferentes dos seres humanos, mas que podem ser transmitidas dos animais para os seres humanos. As mudanças climáticas que atualmente estão ocorrendo em consequência do aquecimento global podem levar a um aumento das doenças infecciosas transmitidas por vetores, como a malária, em muitas partes do mundo, incluindo os EUA e a Europa. Neste capítulo, iremos analisar as várias estratégias concorrentes e frequentemente engenhosas que nós e nossos inimigos desenvolvemos.

A infecção continua sendo um importante problema da assistência à saúde

Em meados do século passado, parecia que a introdução de antibióticos e outros fármacos contra patógenos tinha finalmente derrotado as doenças infecciosas, porém hoje em dia a multirresistência

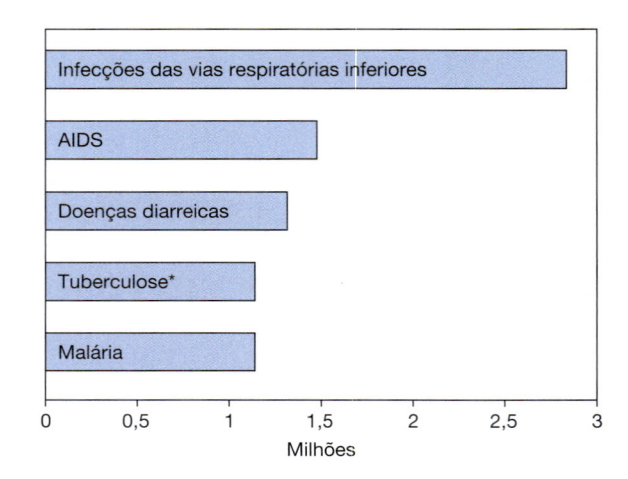

Figura 11.1 Estimativa das mortes anuais por doença infecciosa. Essas cinco causas são responsáveis por aproximadamente 90% das mortes por doenças infecciosas em todo o mundo. *Estão excluídas as mortes por tuberculose em pacientes infectados pelo HIV. (Dados baseados no Global Burden of Disease Study 2010 de Lozano R. *et al.* (2012) *Lancet* **380**, 2095-2128.)

a fármacos tornou-se um problema extremamente preocupante, conforme observado nos casos de tuberculose, malária, *Streptococcus pneumoniae, Enterococcus faecalis, Pseudomonas aeruginosa* e *Staphylococcus aureus* resistente à meticilina (MRSA). A resistência aos fármacos sulfa apareceu com *S. aureus* na década de 1940, à penicilina na década de 1950, à meticilina na década de 1980 e à vancomicina em 2002.

As infecções que surgem depois de 48 h de internação hospitalar podem ter sido adquiridas no hospital e são então designadas como infecções hospitalares ou nosocomiais; o MRSA e outros microrganismos multirresistentes frequentemente estão à espreita nessas instituições, como o faz *Clostridium difficile* tipo 027, que possui uma mutação que resulta em produção de altos níveis de toxina. Também se observa cada vez mais que os agentes infecciosos estão relacionados com muitas doenças "não infecciosas", como a associação de *Helicobacter pylori* a úlceras e câncer gástricos, e vários vírus também estão associados a outros cânceres.

Inflamação revisitada

A reação inicial aos patógenos que rompem as barreiras protetoras externas consiste habitualmente em uma resposta inflamatória aguda, que envolve o influxo de leucócitos, complemento, anticorpos e outras proteínas plasmáticas para o local de infecção ou de lesão. Isso foi discutido nos capítulos introdutórios, porém agora iremos reexaminar com mais detalhes os mecanismos da inflamação. O leitor pode sentir necessidade de rever as seções pertinentes nos Capítulos 1 e 2, particularmente aquelas relacionadas com as Figuras 1.13 e 1.14.

Mediadores da inflamação

As respostas inflamatórias agudas envolvem uma complexa variedade de mediadores (Figura 11.2). Alguns desses mediadores atuam diretamente sobre a parede muscular lisa que circunda as arteríolas para alterar o fluxo sanguíneo. Outros atuam sobre as vênulas, provocando contração das células endoteliais com abertura

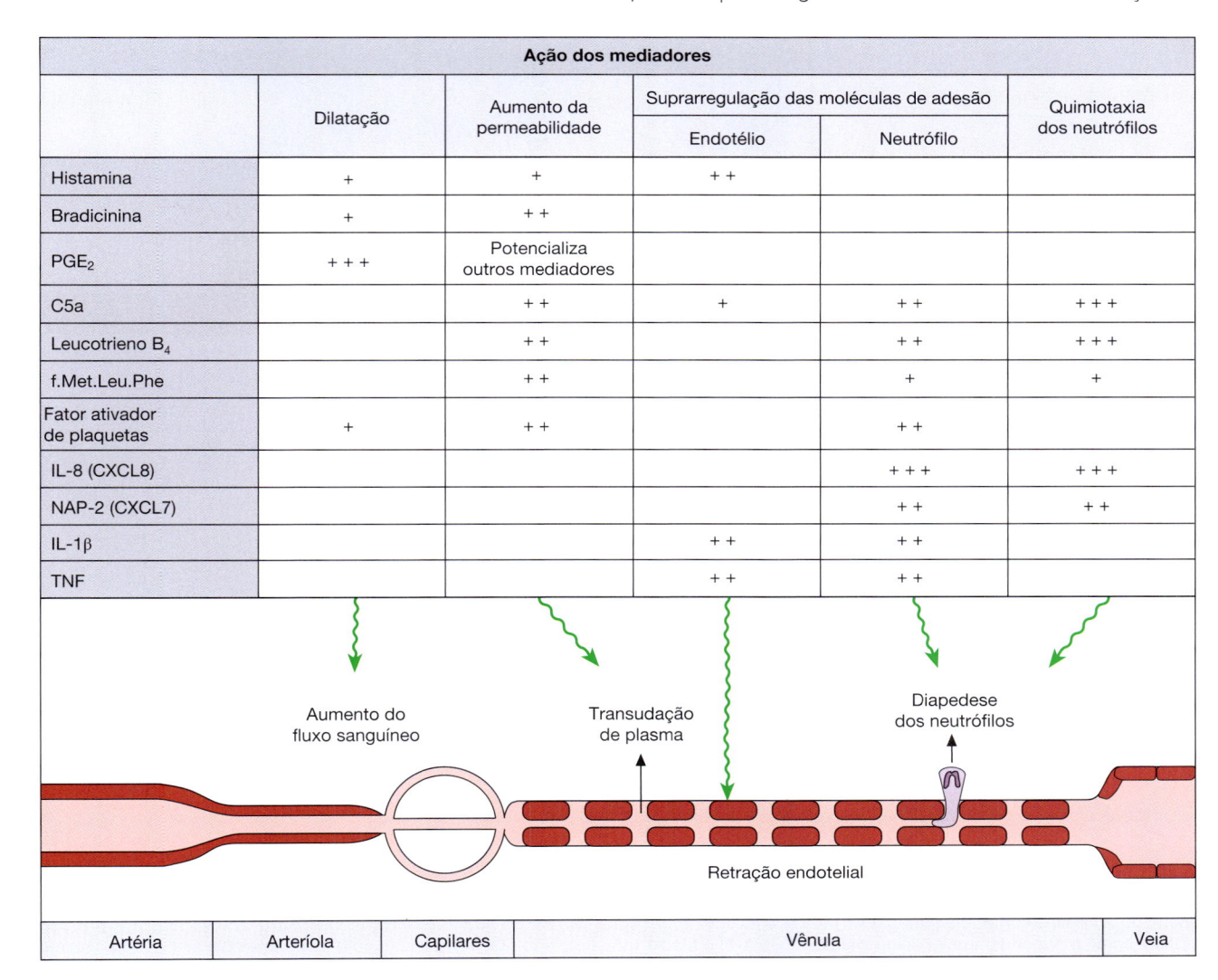

Ação dos mediadores					
	Dilatação	Aumento da permeabilidade	Suprarregulação das moléculas de adesão		Quimiotaxia dos neutrófilos
			Endotélio	Neutrófilo	
Histamina	+	+	+ +		
Bradicinina	+	+ +			
PGE$_2$	+ + +	Potencializa outros mediadores			
C5a		+ +	+	+ +	+ + +
Leucotrieno B$_4$		+ +		+ +	+ + +
f.Met.Leu.Phe		+ +		+	+
Fator ativador de plaquetas	+	+ +		+ +	
IL-8 (CXCL8)				+ + +	+ + +
NAP-2 (CXCL7)				+ +	+ +
IL-1β			+ +	+ +	
TNF			+ +	+ +	

Aumento do fluxo sanguíneo

Transudação de plasma

Diapedese dos neutrófilos

Retração endotelial

| Artéria | Arteríola | Capilares | Vênula | Veia |

Figura 11.2 Os principais mediadores da inflamação aguda. O leitor deve consultar novamente a Figura 1.14 para recordar a variedade de produtos gerados pelo mastócito. As citocinas de ação mais tardia, como a interleucina IL-1β, originam-se, em grande parte, dos macrófagos, que também secretam prostaglandina E$_2$ (PGE$_2$), leucotrieno B$_4$ e a quimiocina ativadora de neutrófilos NAP-2 (CXCL7).

transitória das junções interendoteliais e consequente transudação de plasma. A migração dos leucócitos da corrente sanguínea é facilitada por mediadores solúveis, que suprarregulam a expressão das moléculas de adesão tanto no endotélio dos vasos sanguíneos quanto nos leucócitos. Outros mediadores atuam como fatores quimiotáxicos para atrair os leucócitos até o local da inflamação.

Os leucócitos ligam-se às células endoteliais por meio de emparelhamento de moléculas de adesão

Os leucócitos que estão atuando nos vasos sanguíneos precisam ser redirecionados de modo a migrar para o local inflamado. Isso pode ser comparado a querer conduzir touros em debandada pela rua principal de Pamplona para seguir calmamente pelas ruas secundárias. A aderência dos leucócitos à parede dos vasos sanguíneos pela interação da ligação complementar de moléculas de superfície celular representa uma etapa absolutamente crucial. Várias classes de moléculas desempenham essa função, e algumas delas atuam como lectinas para se ligar a um ligante de carboidrato no parceiro complementar.

Iniciação da resposta inflamatória aguda

Um evento muito inicial consiste na suprarregulação da P-selectina e do fator ativador de plaquetas (PAF) nas células endoteliais que revestem as vênulas pela histamina ou trombina liberadas em resposta ao estímulo inflamatório original. O recrutamento dessas moléculas das vesículas de armazenamento intracelulares assegura o seu aparecimento dentro de poucos minutos na superfície celular. Isso alerta os neutrófilos sobre a existência de uma infecção ou lesão tecidual nas adjacências; isso pode ser comparado a acenar com a mão para que o ônibus pare. A ocupação do domínio semelhante à lectina na extremidade da molécula de P-selectina com determinantes de carboidratos de sialil-Lewis^x existentes no ligante de glicoproteína 1 da P-selectina (PSGL-1) na superfície do neutrófilo faz com que a célula desacelere e, em seguida, **role** ao longo da parede endotelial e ajude o PAF a se acoplar ao receptor correspondente. Isso, por sua vez, aumenta a expressão de superfície das integrinas, o antígeno funcional leucocitário 1 (LFA-1) e Mac-1, que ligam o neutrófilo com muita firmeza à superfície endotelial (Figura 11.3).

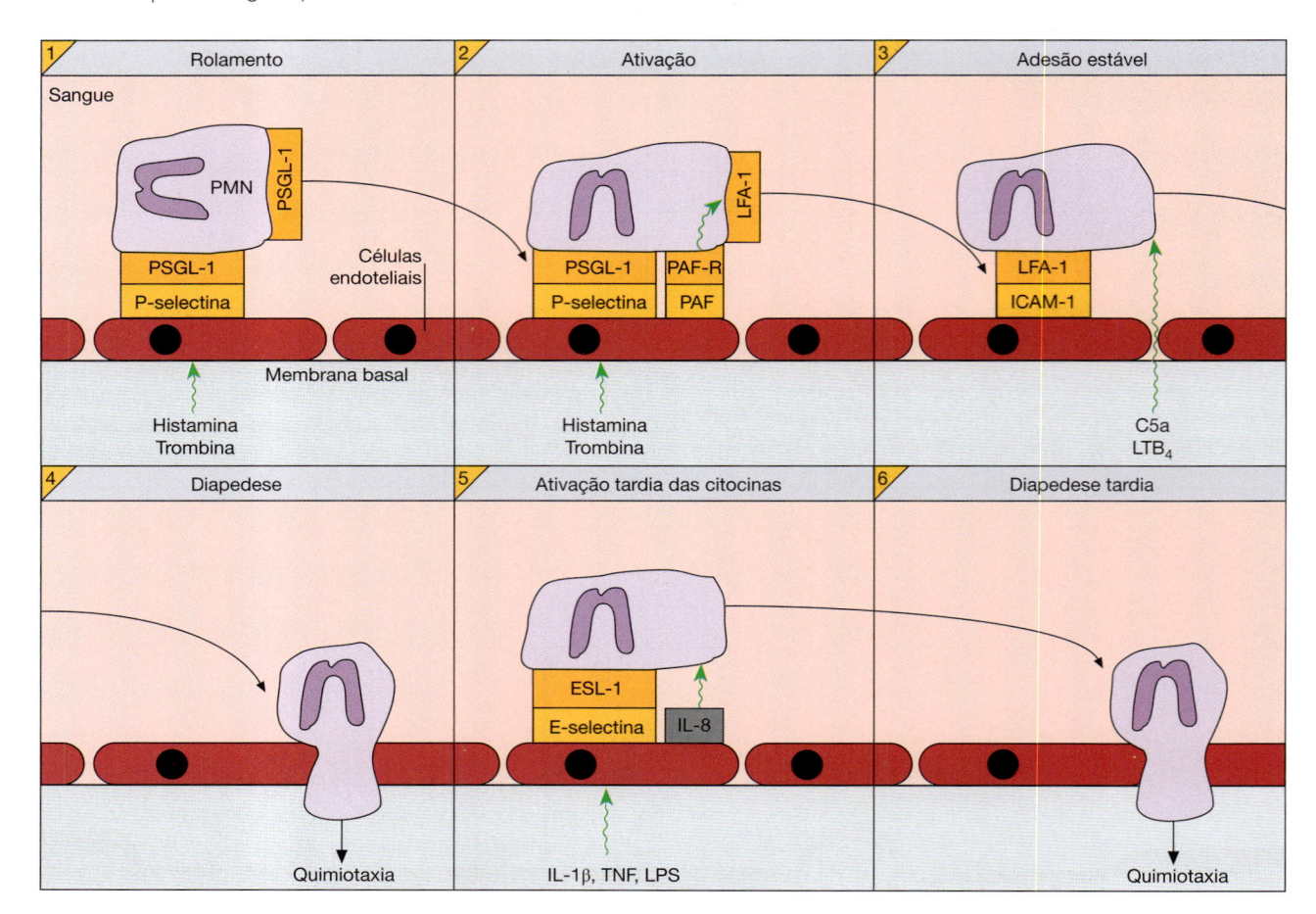

Figura 11.3 Eventos iniciais na inflamação, que afetam a marginação e a diapedese dos neutrófilos. (**1**) Os mediadores, como a histamina e a trombina, induzem a suprarregulação da P-selectina na parede do vaso. Ocorre interação (rolamento) do leucócito com o endotélio após ligação a ligantes existentes no neutrófilo polimorfonuclear (PMN), como o ligante de glicoproteína da P-selectina 1 (PSGL-1, CD162). (**2**) A indução subsequente do fator ativador de plaquetas (PAF) e a sua ligação ao receptor de PAF no neutrófilo ativam o leucócito, resultando na expressão de integrinas, como o antígeno funcional leucocitário 1 (LFA-1) e Mac-1 (não ilustrado). (**3**). A molécula de adesão intercelular 1 (ICAM-1) também é expressa no endotélio, possibilitando uma adesão estável por meio de interação com o LFA-1. Um gradiente quimiotáxico é proporcionado pelo C5a e pelo leucotrieno B_4 (LTB$_4$), resultando (**4**) em diapedese dos neutrófilos ativados. (**5**) A expressão subsequente da E-selectina endotelial (promovida por IL-1β, TNF e LPS) e da IL-8 induz a ligação e a ativação de mais neutrófilos e (**6**) sua diapedese para dentro dos tecidos. (Compare os eventos envolvidos no endereçamento e na transmigração dos linfócitos, Figura 6.14.)

A ativação dos neutrófilos também aumenta sua responsividade a agentes quimiotáxicos, e, sob a influência do C5a e do leucotrieno B_4, eles saem da circulação e utilizam um processo denominado **diapedese** para se espremer através das junções afrouxadas entre as células endoteliais dos vasos sanguíneos. Em seguida, migram através da membrana basal e ao longo do gradiente quimiotáxico até o local da inflamação. Neste local, fagocitam os microrganismos e utilizam seus vários mecanismos de destruição para eliminar os patógenos (ver Capítulo 1). Além disso, liberam redes extracelulares de neutrófilos (NET), que atuam como a teia de uma aranha para capturar a presa e, assim, impedir a sua propagação (Figura 11.4). As NET contêm diversos agentes antimicrobianos, incluindo elastase, proteinase 3, gelatinase, triptase, proteína de aumento da permeabilidade bactericida (BPI), catepsina G, mieloperoxidase, lactoferrina e a catelicidina LL-37, também contribuindo diretamente para a destruição dos microrganismos.

A lesão do endotélio vascular, que expõe a membrana basal, e as toxinas bacterianas, como o lipopolissacarídio (LPS), desencadeiam as vias da coagulação sanguínea e da fibrinólise. A ativação

das plaquetas, por exemplo, pelo contato com o colágeno da membrana basal ou com o PAF endotelial induzido, leva à liberação de numerosos mediadores inflamatórios, incluindo a histamina e várias quimiocinas armazenadas em grânulos. Alguns mediadores recém-sintetizados, como a IL-1β, são traduzidos a partir do mRNA nas plaquetas anucleadas. Ocorre agregação das plaquetas ativadas, e a formação de **trombo** é iniciada por aderência, por intermédio da glicoproteína Ib plaquetária, ao fator de von Willebrand na superfície vascular. Esses tampões plaquetários são especializados em deter a perda de sangue de uma artéria lesionada; por outro lado, no sistema venoso, o local lesionado é vedado por um **coágulo de fibrina**, resultante da ativação do sistema de coagulação intrínseco por meio do contato do fator de Hageman (fator XII) com a superfície exposta da membrana basal. O fator de Hageman ativado também desencadeia a ação dos sistemas da cinina e plasmina, e vários dos produtos resultantes influenciam o processo inflamatório, incluindo a bradicinina e os fibrinopeptídios que, juntamente com os componentes do complemento C3a e C5a, aumentam a permeabilidade vascular e a trombina, que contribui para a ativação do endotélio.

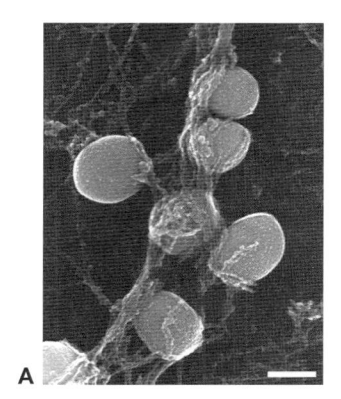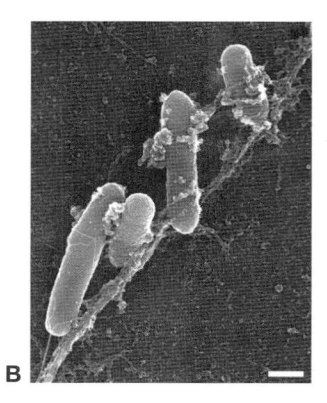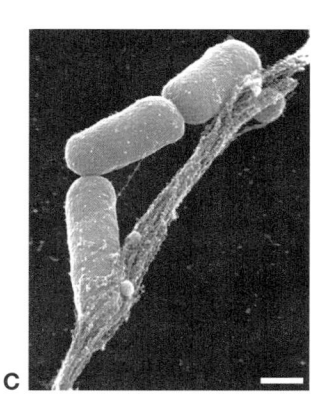

Figura 11.4 Redes extracelulares de neutrófilos. A liberação de proteínas granulares e de cromatina dos neutrófilos leva à formação de redes extracelulares de neutrófilos (NET), que impedem a disseminação das bactérias e asseguram que as substâncias microbicidas liberadas pelos neutrófilos sejam mantidas na adjacência imediata das bactérias, para que ocorram destruição ótima dos micróbios e danos colaterais mínimos aos tecidos do hospedeiro. Micrografia eletrônica de varredura das NET de neutrófilos ativados pela IL-8: *Staphylococcus aureus* (**A**); *Salmonella typhimurium* (**B**); *Shigella flexneri* (**C**). A *barra* indica 500 nm. (Fonte: Brinkman V. *et al.* (2004) *Science* **303**, 1532. Reproduzida, com autorização, de AAAS.)

O processo inflamatório em curso

Os macrófagos teciduais estimulados pela presença de infecção ou lesão local secretam uma série impressionante de mediadores. Em particular, as citocinas IL-1β e TNF atuam posteriormente à histamina ou à trombina para estimular as células endoteliais e manter o processo inflamatório por meio de suprarregulação da E-selectina e manutenção da expressão da P-selectina. Por conseguinte, a expressão da E-selectina ocorre 2 a 4 h após o início da inflamação aguda e depende da ativação da transcrição gênica. A E-selectina ocupa a glicoproteína ligante 1 da E-selectina (ESL-1) no neutrófilo. Outros componentes de ação mais tardia são as **quimiocinas** (citocinas quimiotáxicas) IL-8 (CXCL8) e o peptídio ativador de neutrófilos 2 (NAP-2, CXCCL7), que são altamente efetivos como quimioatraentes de neutrófilos. A IL-1β e o TNF também atuam nas células endoteliais, nos fibroblastos e nas células epiteliais para estimular a secreção de outra quimiocina, MCP-1 (CCL2), que atrai os fagócitos mononucleares para o local de inflamação, de modo a reforçar e manter a reação de defesa contra a infecção.

Talvez seja um bom momento para lembrarmos o papel importante das quimiocinas (Tabela 8.2) na atração seletiva de diversos tipos de leucócitos para os focos inflamatórios. Normalmente, as quimiocinas inflamatórias são induzidas por produtos microbianos, como o LPS, e por citocinas pró-inflamatórias, incluindo IL-1β, TNF e IFNγ. Em uma generalização muito ampla, as quimiocinas da subfamília CXC, como a IL-8, são específicas para neutrófilos e, em graus variáveis, para os linfócitos, enquanto as quimiocinas com o motivo CC são quimiotáxicas para células T, monócitos, células dendríticas e, de modo variável, para as células *natural killer* (NK), os basófilos e os eosinófilos. A eotaxina (CCL11), em particular, é quimiotáxica para os eosinófilos, e a presença de concentrações significativas desse mediador, juntamente com RANTES (regulado por meio de ativação de célula T normal expressa e secretada [CCL5]), na superfície das mucosas contribui para o aumento no número de eosinófilos presentes nesses tecidos. As diferentes quimiocinas ligam-se aos glicosaminoglicanos específicos, heparina e sulfato de heparana, de modo que, após a secreção, o gradiente quimiotáxico pode ser mantido por fixação à matriz extracelular, como forma de arcabouço.

Evidentemente, toda essa operação serve para concentrar as defesas imunes em torno dos microrganismos invasores. Esses microrganismos ficam recobertos por anticorpos, pelos componentes do complemento C3b, iC3b e C4b e por determinadas proteínas da fase aguda, como a proteína C reativa. Por conseguinte, passam a constituir alvos de fagocitose pelos neutrófilos e macrófagos; sob a influência dos mediadores inflamatórios, ocorre suprarregulação dos receptores de complemento e Fc, aumento das respostas fagocitárias e estimulação da capacidade destrutiva, contribuindo para as más notícias aos micróbios.

Naturalmente, é benéfico recrutar os linfócitos para os locais de infecção, e devemos lembrar que as células endoteliais nessas áreas expressam VCAM-1, que atua como receptor de endereçamento para as células T de memória ativadas VLA-4-positivas, enquanto muitas quimiocinas (ver Tabela 8.2) são quimiotáxicas para os linfócitos.

Regulação e resolução da inflamação

Com sua habitual prudência, a evolução estabeleceu mecanismos reguladores para impedir que a inflamação fuja do controle. Em nível humoral, temos uma série de proteínas reguladoras do complemento: o inibidor de C1, a proteína de ligação de C4b, as proteínas de controle de C3, os fatores H e I, o receptor do complemento CR1 (CD35), o fator acelerador da decomposição (DAF, CD55), a proteína cofator de membrana (MCP, CD46), a imunoconglutinina e o fator de restrição homólogo 20 (HRF20, CD59). Algumas das proteínas da fase aguda derivadas do transudato plasmático, incluindo o α-1 antiquimiotripsinogênio, a α-1 antitripsina, o cofator-2 da heparina e o inibidor do ativador do plasminogênio 1 são inibidores da protease, que ajuda a proteger os tecidos das proteases liberadas pelas células inflamatórias, como os neutrófilos.

Em nível celular, a prostaglandina E$_2$ (PGE$_2$), o fator transformador de crescimento β (TGFβ) e os glicocorticoides são potentes reguladores. A PGE$_2$ é um potente inibidor da proliferação dos linfócitos e da produção de citocinas pelas células T e pelos macrófagos. O TGFβ desativa os macrófagos, inibindo a produção de intermediários reativos do oxigênio e infrarregulando a expressão do MHC da classe II. Os glicocorticoides endógenos produzidos pelo eixo hipotálamo-hipófise-suprarrenal exercem seus efeitos anti-inflamatórios por meio de repressão de vários genes para citocinas pró-inflamatórias e moléculas de adesão e pela indução dos inibidores da inflamação, a lipocortina-1, o inibidor da proteinase secretada por leucócitos (SLPI, um inibidor da elastase dos neutrófilos) e o antagonista do receptor de IL-1. A IL-10 inibe a apresentação de antígeno, a produção de citocinas e a destruição por macrófagos mediada pelo óxido nítrico (NO), sendo esta última inibição acentuadamente intensificada pela ação sinérgica com a IL-4 e o TGFβ.

Uma vez eliminado o agente que provocou a reação inflamatória, ocorre reparo de qualquer tecido lesionado. Quando a inflamação traumatiza os tecidos em consequência de sua intensidade e extensão, o TGFβ desempenha um importante papel na cicatrização subsequente das feridas, estimulando a divisão dos fibroblastos e o depósito de novos elementos da matriz extracelular.

Inflamação crônica

Se um agente inflamatório persistir, em virtude de sua resistência à degradação metabólica ou devido à incapacidade do sistema imune deficiente de eliminar o micróbio infeccioso, observa-se mudança no caráter da resposta inflamatória celular. O local passa a ser dominado por macrófagos com morfologia variável: muitos deles exibem aparência ativada, alguns podem formar as denominadas células "epitelioides", e outros podem sofrer fusão para formar células gigantes. Com frequência, observa-se também a presença de linfócitos com várias aparências. Com frequência, forma-se uma estrutura designada como **granuloma**, que circunda os agentes infecciosos, isolando-os do restante do corpo (ver hipersensibilidade tipo IV no Capítulo 14).

Estratégias de sobrevida das bactérias

As bactérias têm, em sua maioria, uma existência extracelular, tornando-as suscetíveis às **células fagocitárias** e ao **complemento**. Os neutrófilos e os macrófagos podem empregar seus **receptores de reconhecimento de padrões** para identificar diretamente **padrões moleculares associados aos patógenos (PAMP)** nos micróbios. O complemento pode ser ativado pelas vias alternativa ou da lectina. Entretanto, a situação fica realmente desconfortável para os microrganismos com a entrada em cena dos **anticorpos**, visto que o complemento pode então ser também ativado pela via clássica, para não mencionar o fato de que as bactérias serão opsonizadas com muita eficiência para intensificar a fagocitose (ver Figura 2.1). Entretanto, os microrganismos não aceitam essa situação passivamente e desenvolveram um grande número de estratégias para evitar a sua destruição.

Como é o caso de praticamente todos os agentes infecciosos, se você imaginar alguma estratégia possível de proteção, algum micróbio já terá desenvolvido essa estratégia (Tabela 11.1).

Escapando da fagocitose

As paredes celulares das bactérias não são todas iguais (Figura 11.5) e, em alguns casos, são inerentemente resistentes aos agentes microbicidas; entretanto, muitas outras estratégias são utilizadas para

---

Tabela 11.1 Exemplos de mecanismos utilizados por bactérias para evitar a resposta imune do hospedeiro.

Processo imune	Exemplo	Mecanismo
Fagocitose	*Pneumococcus*	A cápsula limita a aderência (ver Figura 11.6)
	Yersinia enterocolitica	Inibição do esqueleto de actina nos fagócitos por meio de clivagem de RhoA por YopT (ver Figura 11.8)
Complemento	*Haemophilus influenzae*	Clivagem de C5a por uma protease (ver Figura 11.7)
	Neisseria gonorrhoeae	Inibição da inserção do complexo de ataque à membrana (ver Figura 11.7)
Apoptose	*Shigella flexneri*	A ativação da caspase-1 mediada por IpaB induz apoptose (ver Figura 11.8)
	Mycobacterium tuberculosis	O aumento da expressão de *bcl2* e Rb inibe a apoptose
Produção de citocinas	*Vibrio cholerae*	Inibição da secreção de IL-12 pela toxina da cólera
	Bordetella pertussis	Indução de IL-1β e de IL-4 pela toxina de pertússis
Anticorpo	*Staphylococcus aureus*	A opsonização pela IgG para fagocitose é bloqueada pela ligação da proteína A ao anticorpo na "ordem errada"
	Neisseria gonorrhoeae	Variação antigênica por meio de recombinação no gene *pilE*
Ativação das células T	*Helicobacter pylori*	A citotoxina vacuolizante VacA inibe as vias de sinalização da calcineurina
	Salmonella typhimurium	Interfere na capacidade das células dendríticas de apresentar o antígeno às células T

Fonte: Adaptada de Merrell D.S. e Falkow S. (2004) *Nature* 430, 250. Reproduzida, com autorização, de Nature Publishing Group.

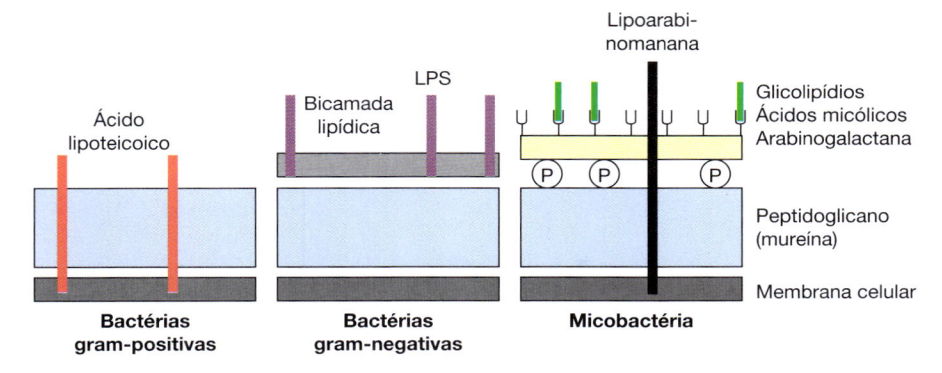

Figura 11.5 Estrutura das paredes celulares bacterianas. Todos os tipos apresentam uma membrana celular interna e uma parede de peptidoglicano, que pode ser clivada pela lisozima. A bicamada lipídica externa das bactérias gram-negativas que é suscetível à ação das proteínas do complemento ou catiônicas contém algumas vezes lipopolissacarídios (LPS; também conhecido como endotoxina; composto de um polissacarídio hidrofílico na parte distal da membrana [que forma os antígenos O-específicos altamente polimórficos] fixado a um polissacarídio central basal, ligado ao lipídio A hidrofóbico de ancoragem à membrana). Existem mais de 170 variantes de antígeno O de *Escherichia coli* conhecidas. A parede celular das micobactérias é altamente resistente à degradação. Algumas vezes, as bactérias gram-positivas e gram-negativas também possuem fímbrias ou flagelos. Todos os três tipos de parede celular bacteriana (das bactérias gram-positivas, gram-negativas e micobactérias) podem ou não ser recobertos por uma cápsula externa. Quando presentes, as cápsulas externas frequentemente protegem as bactérias contra a fagocitose.

escapar das defesas fagocitárias (Figura 11.6) ou mediadas pelo complemento (Figura 11.7). Um mecanismo comum pelo qual as bactérias virulentas conseguem escapar da fagocitose é a síntese de uma **cápsula** externa, que não adere com facilidade às células fagocitárias e que recobre as moléculas de carboidratos na superfície bacteriana que, de outro modo, poderiam ser reconhecidas por receptores nos fagócitos. Por exemplo, apenas 10 pneumococos encapsulados podem matar um camundongo; entretanto, se a cápsula for removida por meio de tratamento com hialuronidase,

são necessárias 10.000 bactérias para provocar uma infecção fatal. Muitos patógenos desenvolvem cápsulas que impedem fisicamente o acesso dos fagócitos ao C3b depositado na parede celular das bactérias.

Outros microrganismos possuem moléculas de superfície celular com atividade **antifagocitária**, e alguns chegam até a secretar **exotoxinas**, que intoxicam os leucócitos. Outra estratégia ainda é entrar em uma célula não fagocitária e esconder-se do fagócito profissional.

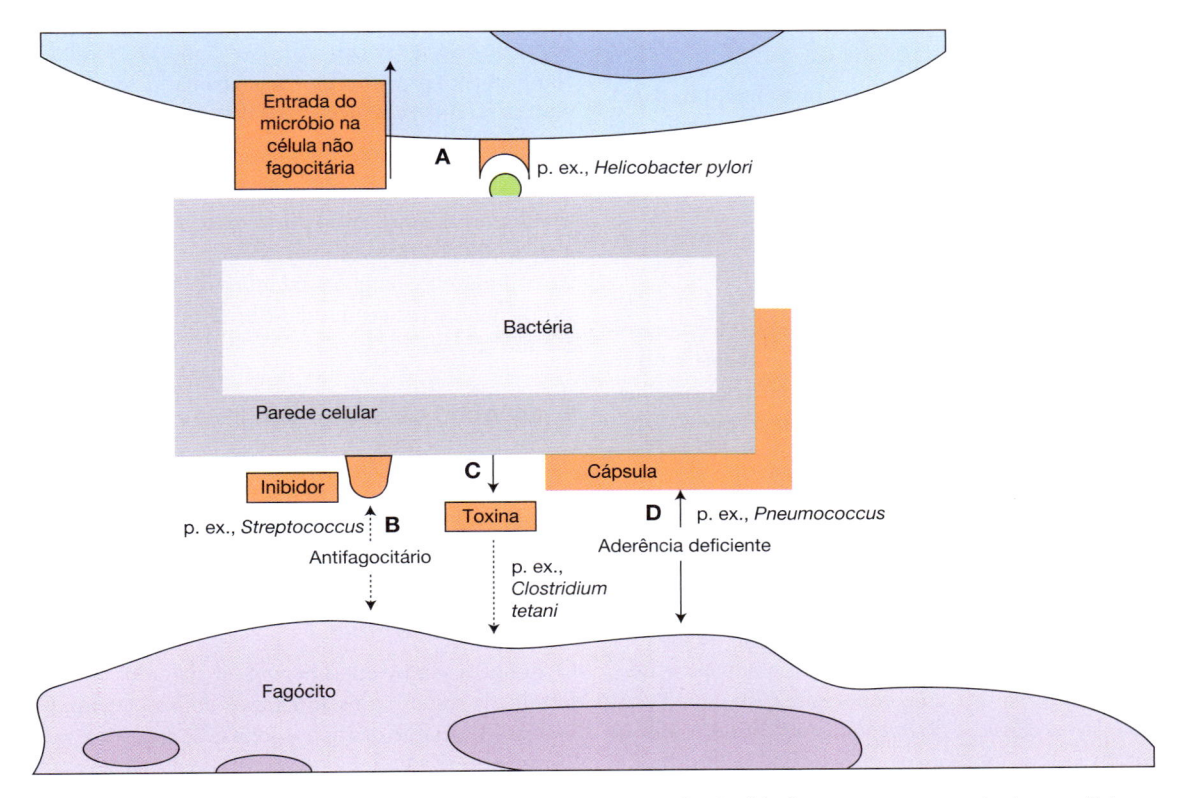

Figura 11.6 Estratégias das bactérias extracelulares para escapar da fagocitose. O micróbio fixa-se ao componente de superfície para entrar na célula não fagocitária (**A**); inibidor de superfície da fagocitose (**B**); a exotoxina intoxica o fagócito (**C**); a cápsula resulta em aderência deficiente ao fagócito (**D**).

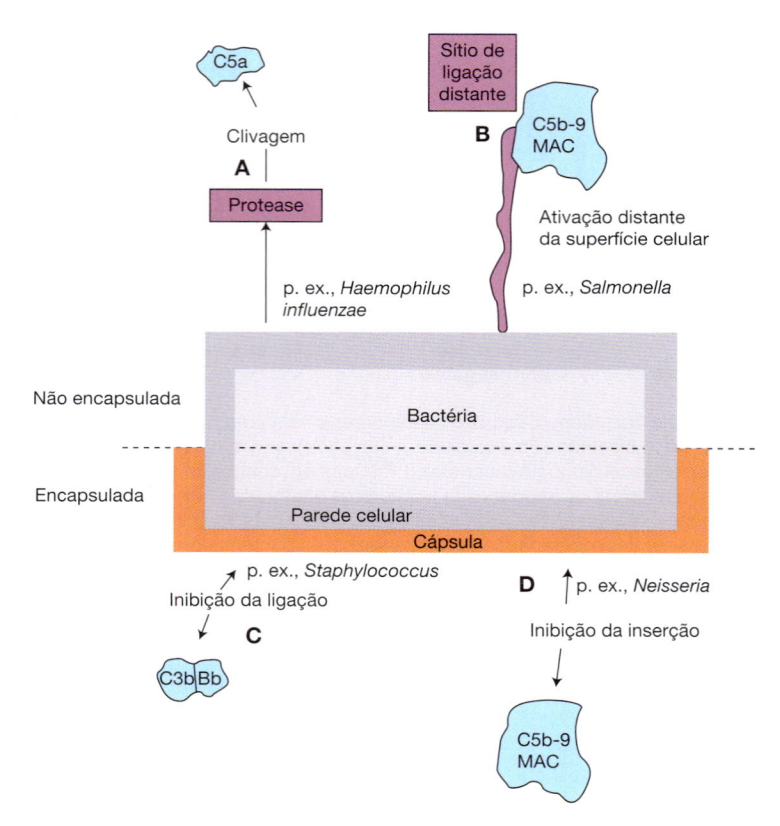

Figura 11.7 Estratégia das bactérias extracelulares para escapar do complemento. Degradação acelerada do complemento pela ação de produtos microbianos (**A**); os efetores do complemento são desviados da parede celular microbiana (**B**); a cápsula proporciona uma superfície não estabilizadora para a convertase da via alternativa (**C**); cápsula impermeável ao complexo de ataque à membrana (MAC) do complemento (**D**).

Escapando do complemento

Ativação deficiente

As cápsulas bacterianas mais uma vez desempenham um papel. Em geral, tendem a ser ativadores precários do complemento, e as pressões seletivas têm favorecido a síntese de cápsulas cujos componentes de superfície não permitem a ligação estável da convertase C3bBb da via alternativa.

Aceleração da degradação

O fator H, a proteína semelhante ao fator H 1 (FHL-1) e a proteína de ligação do C4b (C4BP) são membros dos reguladores da família de ativação do complemento (RCA). Determinadas moléculas de superfície das bactérias, notavelmente as que são ricas em ácido siálico, ligam-se ao fator H, que então atua como foco para a degradação de C3b pela serina protease fator I (ver Capítulo 1). Por exemplo, isso é observado com *Neisseria gonorrhoeae*. De modo semelhante, as regiões hipervariáveis das proteínas M de determinadas cepas de *Streptococcus pyogenes* (estreptococos do grupo A) são capazes de se ligar à FHL-1, enquanto outras cepas infrarregulam a ativação do complemento por meio de uma interação com C4BP, atuando, dessa vez, como cofator para a degradação mediada pelo fator I do componente C4b da C3 convertase C4b2a da via clássica. *Haemophilus influenzae*, todos os estreptococos do grupo A e os estreptococos dos grupos B, C e G de origem humana produzem uma C5a peptidase, que atua como fator de virulência por meio de clivagem proteolítica, inativando, assim, o C5a.

Desvio

Algumas espécies evitam a lise desviando-se o local de ativação do complemento para uma proteína "chamariz" secretada ou para uma posição na superfície bacteriana distante da membrana celular.

Resistência

Os microrganismos gram-positivos (ver Figura 11.5) desenvolveram camadas espessas de peptidoglicano, que resistem à inserção do complexo de ataque à membrana (MAC) lítico C5b–9 dentro da membrana celular das bactérias. Muitas cápsulas fazem o mesmo (Figura 11.7).

Escapando da destruição pelos macrófagos

As bactérias gram-negativas entéricas no intestino desenvolveram diversos métodos para influenciar a atividade dos macrófagos, induzindo à apoptose, impedindo a fusão do fagossomo com o lisossomo e afetando o citoesqueleto de actina (Figura 11.8).

Variação antigênica

Os antígenos individuais podem ser alterados na presença de determinada resposta dos anticorpos do hospedeiro. Os exemplos incluem a variação das lipoproteínas de superfície no espiroqueta *Borrelia burgdorferi* responsável pela doença de Lyme, das enzimas envolvidas na síntese de estruturas de superfície em *Campylobacter jejuni* e dos *pili* em *Neisseria meningitidis*. Além disso, podem surgir novas cepas, como ocorreu com *E. coli* 0157:H7 potencialmente

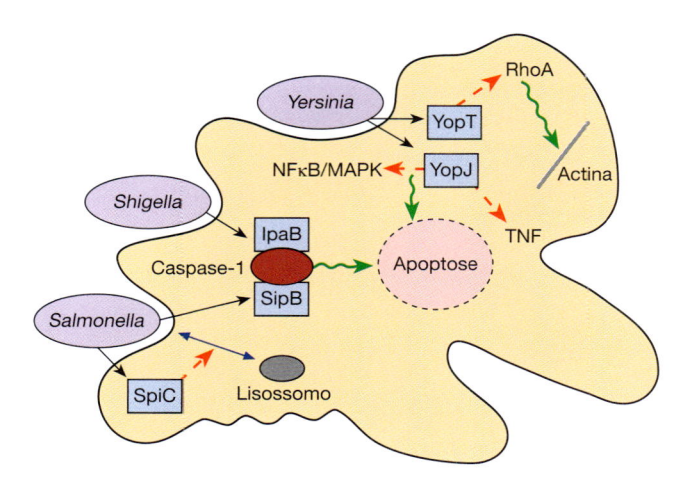

Figura 11.8 Evasão das defesas do macrófago por bactérias entéricas. As moléculas IpaB (antígeno de plasmídio de invasão B) e SipB (proteína de invasão B de *Salmonella*), secretadas por *Shigella* e *Salmonella*, respectivamente, podem ativar a caspase-1 e, assim, desencadear uma série de eventos que irão levar à morte do macrófago por apoptose. A proteína SpiC (ilha de patogenicidade C de *Salmonella*) de *Salmonella* inibe o tráfego de vesículas celulares e, portanto, é capaz de impedir a fusão dos lisossomos com as vesículas fagocitárias. *Yersinia* produz diversas moléculas Yop (proteínas externas de *Yersinia*), que são capazes de interferir no funcionamento normal do fagócito. Por exemplo, YopJ inibe a produção de TNF e infrarregula o NFκB e as MAP quinases, facilitando, dessa maneira, a apoptose por meio de inibição das vias antiapoptóticas. A YopT impede a fagocitose pela modificação da GTPase RhoA envolvida na regulação do citoesqueleto de actina. (Fonte: Adaptada de Donnenberg M.S. (2000) *Nature* **406**, 768.)

fatal, que podem causar a síndrome hemolítico-urêmica e que parece ter surgido há cerca de 50 anos pela incorporação de genes da toxina shiga no genoma de *E. coli* 055.

O hospedeiro contra-ataca as bactérias

Os anticorpos podem derrotar essas tentativas desonestas de evitar a fagocitose, neutralizando as moléculas antifagocitárias e ligando-se à superfície dos microrganismos para ativar o complemento, resultando na opsonização do patógeno para a sua ingestão por neutrófilos e macrófagos ou preparando-o para lise pelo complexo de ataque à membrana terminal (Marco histórico 11.1). Entretanto, a produção de anticorpos pelas células B exige habitualmente o auxílio das células T, e essas células precisam ser ativadas por células apresentadoras de antígeno.

Conforme discutido no Capítulo 1, porém tão importante que merece ser repetido, os padrões moleculares associados aos patógenos (PAMP), como a importantíssima endotoxina de lipopolissacarídio (LPS) das bactérias gram-negativas, os peptidoglicanos, os ácidos lipoteicoicos, as mananas, o DNA bacteriano, o RNA de fita dupla e os glicanos, são moléculas que são amplamente expressas por patógenos microbianos, mas que não estão presentes nos tecidos do hospedeiro. Por conseguinte, essas moléculas atuam como um serviço de alerta para o sistema imune, que detecta sua presença utilizando receptores de reconhecimento de padrões (PRR) expressos na superfície das células apresentadoras de antígeno. Convém lembrar que esses receptores incluem um receptor de manose (CD206) e o receptor de depuração (CD204),

---

Marco histórico 11.1 | Os efeitos protetores dos anticorpos

A pesquisa pioneira que levou ao reconhecimento da proteção antibacteriana proporcionada pelos anticorpos concentrou-se nos últimos anos do século XIX. Um bom momento para iniciar a história é a descoberta feita por Emile Roux e Alexandre Yersin, em 1888, no Instituto Pasteur em Paris, de que a exotoxina do bacilo da difteria poderia ser isolada de um filtrado sem bactérias do meio utilizado para a cultura do microrganismo. Emil von Behring (Figura M11.1.1) e Shibasaburo Kitasato no Instituto Koch em Berlin, em 1890, prosseguiram as pesquisas e mostraram que animais poderiam desenvolver imunidade contra essas toxinas, devido à produção de substâncias neutralizantes específicas, designadas, de modo geral, como **anticorpos** (anticorpos estranhos) (Figura M11.1.2). Esses pesquisadores ainda conseguiram efetuar a transferência passiva da imunidade para outro animal com soro contendo a antitoxina. O início da era da soroterapia ocorreu em 1894, quando Roux tratou com sucesso pacientes com difteria com injeção de soro equino imune.

Em 1903, Sir Almroth Wright (Figura M11.1.3), em Londres, propôs que a principal ação da produção aumentada de anticorpos após uma infecção era reforçar a destruição pelos fagócitos. Ele denominou os anticorpos de **opsoninas** (do grego *opson*, molho ou tempero), visto que preparavam as bactérias como alimento para as células fagocitárias, e confirmou amplamente suas previsões mostrando que os

anticorpos aumentavam acentuadamente a fagocitose das bactérias *in vitro*, ligando de modo inteligente a imunidade inata à imunidade adaptativa.

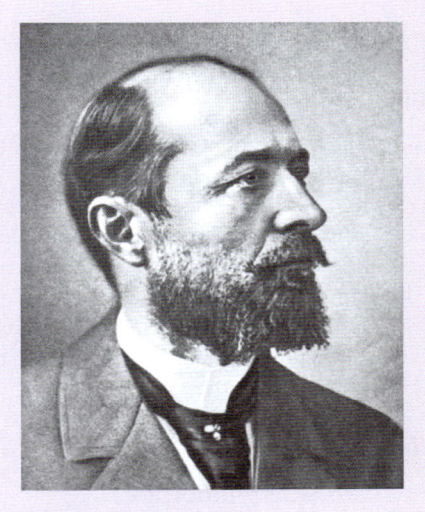

Figura M11.1.1 Emil von Behring (1854–1917). (Fonte: The Wellcome Collection, Londres.)

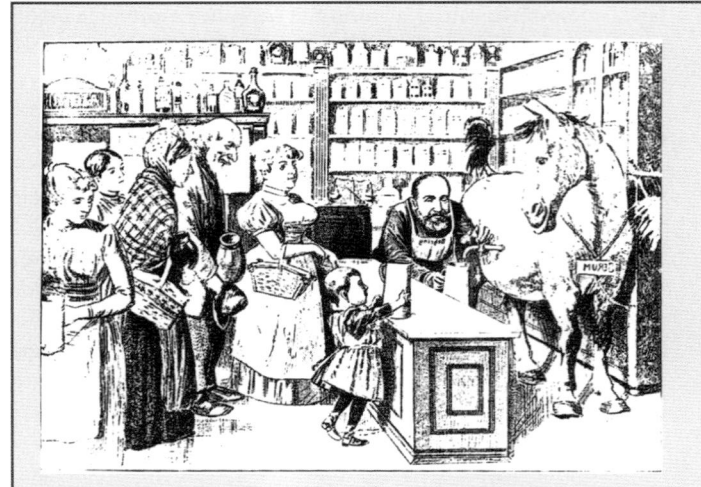

Figura M11.1.2 Von Behring extraindo soro utilizando uma torneira. Caricatura de Lustigen Blättern, 1894. Legenda: "Soro direto do cavalo! Coletado fresco." (Fonte: The Wellcome Collection, Londres.)

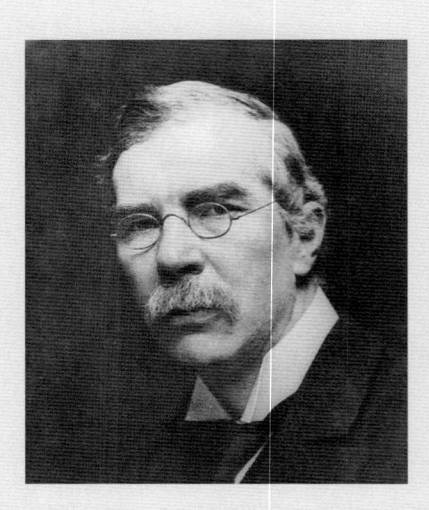

Figura M11.1.3 Sir Almroth Wright (1861–1947). (Fonte: The Wellcome Collection, Londres.)

George Bernard Shaw até mesmo referiu-se à proposta de Almroth Wright em sua peça, *O Dilema do Médico*. No prefácio, fez uma descrição evocativa da função das opsoninas: "os glóbulos brancos ou fagócitos que atacam e devoram os germes da doença para nós só fazem o seu trabalho quando amanteigamos os germes da doença, tornando-os apetitosos com um molho natural, ao qual Sir Almroth deu o nome de opsoninas." (Um relato mais extenso da imunologia na virada do século XIX pode ser encontrado em Silverstein A.M (2009) *A History of Immunology*, 2nd ed. Elsevier.)

que medeiam a eliminação das bactérias da circulação por fagócitos. A proteína ligadora LPS (LBP) transfere o LPS para o PRR CD14 nos monócitos, nos macrófagos, nas células dendríticas e nas células B. Isso leva ao recrutamento da molécula receptora *Toll-like* 4 (TLR4), que ativa a expressão dos genes pró-inflamatórios, incluindo os genes para IL-1β, IL-6, IL-12 e TNF, e a suprarregulação das moléculas coestimuladoras CD80 (B7.1) e CD86 (B7.2). Embora cada um dos cerca de 13 receptores *Toll-like* reconheçam estruturas microbianas amplamente expressas, foi sugerido que, em conjunto, eles são capazes de discriminar, em certo grau, os diferentes patógenos pela detecção de combinações específicas de PAMP, em um método semelhante a um "código de barras".

Neutralização das toxinas

Os anticorpos circulantes podem neutralizar moléculas antifagocitárias solúveis e outras exotoxinas (p. ex., fosfolipase C de *Clostridium perfringens*) liberadas pelas bactérias. A ligação do anticorpo nas adjacências do sítio biologicamente ativo da toxina bloqueia de modo estereoquímico a reação com o substrato, enquanto a combinação distante do sítio ativo também pode causar inibição por meio de mudanças de conformação alostéricas. Quando complexada com o anticorpo, a toxina pode ser incapaz de sofrer rápida difusão e mostra-se suscetível à fagocitose.

Opsonização das bactérias

Independentemente de anticorpos

As diferenças existentes entre as estruturas dos carboidratos nas bactérias e no hospedeiro são exploradas pelas **colectinas**, uma série de moléculas com ultraestrutura semelhante ao C1q e que possuem domínios de lectina C-terminais. Incluem a lectina ligadora de manose (MBL) que, por meio de sua ligação à manose terminal na superfície bacteriana, inicia a ativação do complemento independente de anticorpos. Outras colectinas, as proteínas surfactantes pulmonares SP-A e SP-D e, no gado bovino, a conglutinina, também reconhecem ligantes de carboidratos e podem atuar como opsoninas (ver Marco histórico 11.1), mediando a fagocitose por meio de sua ligação ao receptor C1q.

Aumentada por anticorpos

As bactérias encapsuladas que resistem à fagocitose tornam-se extremamente atraentes para os neutrófilos e os macrófagos quando recobertas por anticorpos, e sua velocidade de eliminação da corrente sanguínea é notavelmente aumentada (Figura 11.9). A eliminação menos efetiva das bactérias recobertas em animais com deficiência de complemento ressalta a sinergia entre anticorpos e o complemento para a opsonização, que é mediada por receptores específicos para o fragmento Fc da imunoglobulina e o complemento na superfície do fagócito (Figura 11.10). Evidentemente, é vantajoso que as subclasses de IgG que se ligam fortemente aos receptores Fc de IgG (p. ex., IgG1 e IgG3 no ser humano) também fixem efetivamente o complemento, e constata-se que o C3b ligado à IgG é uma opsonina muito eficiente, visto que ela ocupa simultaneamente dois receptores (FcR e CR). Os complexos que contêm C3b e C4b podem exibir imunoaderência aos receptores CR1 do complemento nos eritrócitos, de modo a produzir agregados que são transportados com extrema rapidez até o fígado e o baço para fagocitose.

Nesse estágio, pode ser pertinente fornecer mais detalhes sobre os **receptores do complemento**. O receptor **CR1** (CD35) para o C3b também está presente nos neutrófilos, nos eosinófilos,

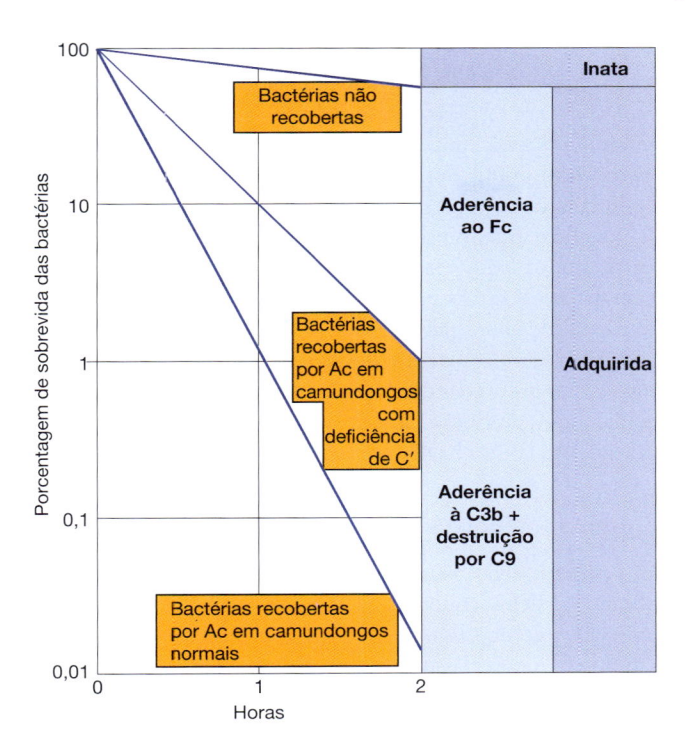

meio de sua ligação a C3b ou C4b para desassociar as C3/C5 convertases e atuam como cofatores para a inativação proteolítica de C3b e C4b pelo fator I.

Os receptores **CR2** (CD21) para iC3b, C3dg e C3d estão presentes nas células B e nas FDC e transduzem sinais acessórios para a ativação das células B, particularmente nos centros germinativos. Esses receptores atuam como o receptor para o vírus Epstein-Barr (EBV), ligando-se à principal glicoproteína do envelope viral, a gp350, e facilitando, assim, a entrada do vírus nas células B, com as moléculas do MHC da classe II atuando como correceptores que se ligam à gp42 viral.

Os receptores **CR3** (CD11b/CD18, com ampla expressão nos leucócitos, incluindo neutrófilos, eosinófilos, monócitos, macrófagos e células NK) ligam-se a iC3b, C3dg e C3d. Esses receptores estão relacionados com LFA-1 e com o **CR4** (CD11c/DC18, que possui uma distribuição celular semelhante ao CR3 e que se liga ao iC3b e C3dg) por serem membros da subfamília das integrinas β_2 (ver Tabela 6.1). O **CR5** é encontrado nos neutrófilos e nas plaquetas e liga-se à C3d e C3dg. Foram descritos vários outros receptores do complemento, incluindo alguns com especificidade para C1q, para C3a e C4a e a molécula CD88 com especificidade para C5a.

Figura 11.9 Efeito dos anticorpos opsonizantes e do complemento sobre a velocidade de eliminação das bactérias virulentas do sangue. As bactérias não recobertas são fagocitadas de modo bastante lento (imunidade inata); todavia, após revestimento com anticorpos (Ac) (imunidade adquirida), a aderência aos fagócitos aumenta muitas vezes. A aderência é menos efetiva em animais com deficiência de complemento. Essa situação é hipotética, porém realista; a proliferação natural das bactérias foi ignorada.

nos monócitos, nas células B e nas células dendríticas foliculares (FDC) dos linfonodos. Juntamente com o receptor CR3 (CD11b/CD18), tem a principal responsabilidade de eliminar complexos contendo C3. Os genes que codificam CR1, a proteína de ligação de C4b e o fator H estão ligados, formando um aglomerado. Todas as três proteínas desempenham uma função reguladora por

Proteção das superfícies mucosas pelo sistema imune

Os patógenos, em sua maioria, têm acesso ao corpo por meio das superfícies mucosas, quer se trate de infecções gastrintestinais, respiratórias ou sexualmente transmitidas. Já enfatizamos a natureza crítica das barreiras mucosas, que proporcionam uma interface potencialmente hostil contra essas hordas de micróbios. Com uma área de aproximadamente 400 m², mais ou menos do tamanho de uma ou duas quadras de tênis, o epitélio das mucosas do adulto constitui um sistema de proteção imune complexo e altamente organizado.

As superfícies mucosas do intestino são defendidas por mecanismos tanto antígeno-específicos quanto antígeno-inespecíficos. Entre os mecanismos inespecíficos, os peptídios antimicrobianos

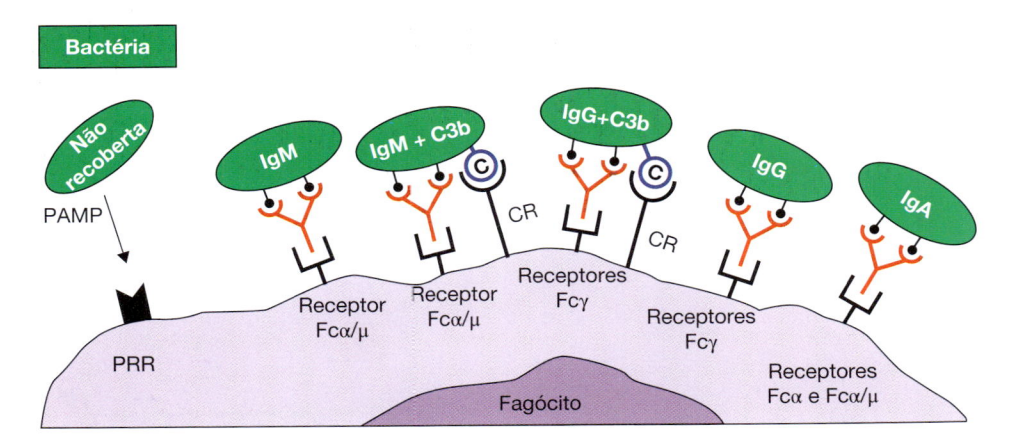

Figura 11.10 A imunoglobulina e o complemento aumentam acentuadamente a aderência das bactérias (e de outros antígenos) a macrófagos e neutrófilos. As bactérias não recobertas aderem aos receptores de reconhecimento de padrões (PRR), como vários receptores *Toll-like* (TLR) e o receptor de ligação da manose. O Fcα/μR nos macrófagos liga-se às bactérias recobertas por IgM. Os receptores de alta afinidade para o Fc da IgG e para o C3b (CR1) e o iC3b (CR3) na superfície dos macrófagos e dos neutrófilos aumentam consideravelmente a força da ligação. O efeito de aumento do complemento deve-se ao fato de que duas moléculas de IgG adjacentes podem fixar muitas moléculas de C3b, aumentando, assim, o número de ligações ao macrófago (ver "efeito bônus da multivalência"). As bactérias opsonizadas com IgA podem aderir ao fagócito por meio do Fcα/μR já mencionado ou do FcαRI (CD89), que está presente na superfície dos macrófagos e dos neutrófilos.

são produzidos não apenas por neutrófilos e macrófagos, mas também pelo epitélio da mucosa. Conforme descrito no Capítulo 1, os peptídios antimicrobianos denominados defensinas provocam lise das bactérias por meio de ruptura de suas membranas superficiais. A imunidade específica é proporcionada pela IgA secretora e IgM, com predomínio da IgA1 nas áreas superiores e da IgA2 no intestino grosso. As outras superfícies mucosas também são protegidas, em sua maioria, predominantemente pela IgA, com a exceção dos tecidos do sistema genital tanto masculino quanto feminino, onde o isótipo de anticorpo dominante é a IgG. Os anticorpos IgA são responsáveis pela proteção nos líquidos corporais externos, lágrimas, saliva, secreções nasais e líquidos que banham a superfície do intestino e dos pulmões. Essa proteção é obtida pelo revestimento das bactérias e dos vírus com IgA, impedindo, assim, a sua aderência às células epiteliais das mucosas, que é essencial para a infecção viral e a colonização bacteriana. As próprias moléculas de IgA secretora possuem uma adesividade inata muito baixa às células epiteliais, porém os receptores Fc de alta afinidade para essa classe de Ig estão presentes nos macrófagos e nos neutrófilos. Essas células fagocitárias são capazes de migrar através do epitélio intestinal para dentro do lúmen do intestino, onde têm a capacidade de mediar a fagocitose (Figura 11.11A).

Quando um agente infeccioso consegue penetrar na barreira de IgA, depara-se com a próxima linha de defesa do sistema secretor, que é tripulada pela IgE. Na verdade, a maior parte da IgE sérica origina-se de plasmócitos nos tecidos mucosos e seus linfonodos de drenagem locais. Embora esteja presente em baixas concentrações, a IgE está firmemente ligada aos receptores Fc do mastócito, e o contato com o antígeno (à semelhança do efeito independente de anticorpo do C3a e C5a) leva à liberação de mediadores, que recrutam efetivamente agentes da resposta imune e geram uma reação inflamatória aguda local. Assim, a histamina, devido à sua ação de aumentar a permeabilidade vascular, provoca transudação de IgG e complemento para a área, enquanto os fatores quimiotáxicos para neutrófilos e eosinófilos atraem as células efetoras necessárias para eliminar o microrganismo infeccioso recoberto por IgG e C3b específicos (Figura 11.11B). A ocupação dos receptores Fcγ e C3b nos macrófagos locais por esses complexos leva à secreção de fatores que reforçam ainda mais esses eventos de permeabilidade vascular e quimiotáxicos. De modo geral, pode-se dizer que a exclusão imune no intestino não é inflamatória, porém a eliminação imune dos organismos que penetram na mucosa é pró-inflamatória.

Quando o organismo opsonizado é demasiado grande para ser fagocitado, os fagócitos podem utilizar a citotoxicidade celular dependente de anticorpos (ADCC), e há também evidências de sua participação nos parasitoses.

Os tecidos mucosos contêm várias populações de células T, porém o seu papel e o das células epiteliais mucosas, além da função auxiliar para a produção local de anticorpos, são menos relevantes para a defesa contra bactérias extracelulares.

Algumas infecções bacterianas específicas

Em primeiro lugar, vamos examinar como essas considerações aplicam-se à defesa contra a infecção por microrganismos comuns, como os estreptococos e os estafilococos. Os **estreptococos** beta-hemolíticos foram classificados por Rebecca Lancefield de acordo com o seu antígeno de carboidrato, e o mais importante para a doença humana pertence ao grupo A. *Streptococcus pyogenes* provoca comumente faringite aguda e impetigo, um distúrbio cutâneo, mas também é responsável pela escarlatina e emergiu como causa da síndrome do choque tóxico muito mais rara, porém frequentemente fatal, e da fasciíte necrosante sempre alarmante. Algumas vezes, ocorrem febre reumática e nefrite glomerular como sequelas pós-infecciosas graves.

O fator de virulência mais importante é a proteína M de superfície (cujas variantes formam a base da tipagem de Griffith). Essa molécula liga-se à proteína de controle do complemento, o fator H, protegendo, assim, as bactérias da lesão mediada pelo complemento. Todavia, a proteção pode ser fornecida por anticorpos contra a proteína M, que opsonizam as bactérias para fagocitose subsequente. A capacidade dos estreptococos do grupo A de induzir a produção de autoanticorpos de reatividade cruzada, que

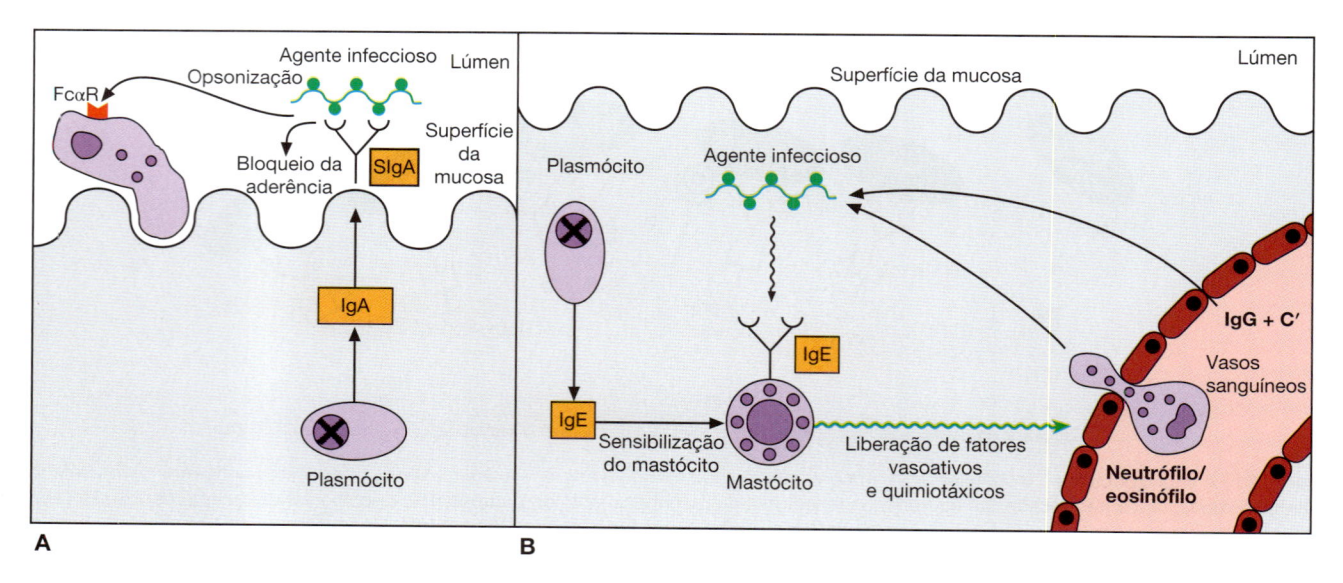

Figura 11.11 Defesa das superfícies mucosas. **A.** A IgA opsoniza microrganismos e impede a aderência à mucosa. **B.** A IgE recruta agentes da resposta imune, desencadeando a liberação de mediadores pelos mastócitos.

se ligam à miosina cardíaca, resulta em doença autoimune pós-estreptocócica. A presença de anticorpos em altos títulos contra a exotoxina estreptolisina O (ASO), que danifica as membranas, indica infecção estreptocócica recente. As exotoxinas pirogênicas estreptocócicas, SPE-A, SPE-C e SPE-H, e a exotoxina mitogênica estreptocócica SMEZ-2 constituem os superantígenos associados à escarlatina e à síndrome do choque tóxico. As toxinas são neutralizadas por anticorpos, e a reação intradérmica eritematosa contra a toxina injetada (reação de Dick) é apenas observada em indivíduos sem anticorpos. Os anticorpos também podem neutralizar enzimas bacterianas, como a hialuronidase, que atuam para disseminar a infecção.

Os estreptococos *mutans* (*Streptococcus mutans* e *S. sobrinus*) constituem uma importante causa de cáries dentárias. Esses microrganismos possuem uma enzima glicosiltransferase, que converte a sacarose em polímeros de glicose (glucanas), que auxiliam a aderência à superfície do dente. Ensaios clínicos em pequena escala com vacinas derivadas de glicosiltransferase, habitualmente associadas a componentes das adesinas fibrilares I/II antigênicas de superfície, mostraram que a IgA salivar contra os estreptococos *mutans* pode aumentar e, em alguns casos, interferir na colonização.

As formas virulentas de **estafilococos**, como *Staphylococcus aureus*, resistem à fagocitose. Tanto os estafilococos quanto os estreptococos expressam proteínas de superfície, que se ligam à região Fc da cadeia pesada da IgG (proteína A e proteína G, respectivamente) e que servem para limitar as funções efetoras mediadas por anticorpos pela sua ligação aos anticorpos na "ordem errada". Os fatores de virulência codificados por genes de *S. aureus* também incluem adesinas e o ácido teicoico da parede celular na superfície das bactérias, a toxina-1 da síndrome do choque tóxico, enterotoxinas e enzimas. A proteína de ligação à penicilina 2a é capaz de sintetizar peptidoglicanos, até mesmo na presença de antibióticos betalactâmicos. Outros fatores de virulência são adquiridos de bacteriófagos lisogênicos, incluindo a leucocidina Panton-Valentine e a proteína inibidora da quimiotaxia (CHIP). Embora o *S. aureus* seja prontamente fagocitado na presença de quantidades adequadas de anticorpos, uma pequena proporção das bactérias ingeridas sobrevive, e é difícil eliminar por completo esses microrganismos. Quando a infecção é inadequadamente controlada, podem ocorrer lesões graves no hospedeiro imunizado, em consequência de reações de hipersensibilidade tardia tipo IV. A "superbactéria" *S. aureus* resistente à meticilina (MRSA), que já era também resistente a todos os antibióticos betalactâmicos, adquiriu agora resistência à vancomicina após a transferência de resistência ao fármaco do *Enterococcus*. Novos fármacos, como a linezolida e a daptomicina, podem ser utilizados no tratamento das infecções por MRSA, porém existem casos raros de desenvolvimento de resistência também a esses antibióticos – uma situação realmente assustadora.

Outros exemplos em que os anticorpos são necessários para superar as propriedades inerentemente antifagocitárias das **cápsulas bacterianas** são observados na imunidade a pneumococos, meningococos e *Haemophilus influenzae*. *Bacillus anthrax* possui uma cápsula antifagocitária, composta de um γ-polipeptídio de ácido D-glutâmico; todavia, embora os anticorpos anticapsulares promovam efetivamente a captação por neutrófilos, a exotoxina é tão potente que as vacinas são inadequadas, a não ser que também estimulem a imunidade antitoxina. Além de liberar essas exotoxinas tão letais, *Pseudomonas aeruginosa* também produz

uma elastase, que inativa o C3a e o C5a; em consequência, são observadas apenas respostas inflamatórias mínimas na ausência de anticorpos neutralizantes.

O estratagema de **desviar a ativação do complemento** para locais insensíveis é bem observado em diferentes cepas de microrganismos gram-negativos salmonela e *E. coli*, que variam no número de cadeias laterais oligossacarídicas O-específicas ligadas ao polissacarídio central ligado ao lipídio A da endotoxina (ver Figura 11.5). As variantes com cadeias laterais longas são relativamente insensíveis à destruição pelo soro por meio da via alternativa do complemento; à medida que as cadeias laterais tornam-se cada vez mais curtas, a sensibilidade ao soro aumenta. Embora todas as variantes ativem a via alternativa, apenas as que apresentam cadeias laterais curtas ou que carecem de cadeias laterais possibilitam a inserção do complexo de ataque à membrana citotóxica próxima à bicamada lipídica externa. Por outro lado, os anticorpos concentram o complexo para um sítio mais vulnerável.

A destruição eficiente dos gonococos depende da formação do complexo de ataque à membrana, e raros indivíduos que carecem de C8 ou C9 mostram-se suscetíveis à infecção por ***Neisseria***. *N. gonorrhoeae* (gonococos) liga-se especificamente às proteínas do complemento e impede a sua inserção nas membranas externas. A IgA e a IgG produzidas no trato genital em resposta a esses microrganismos inibem a fixação das bactérias por meio de seus *pili* às células da mucosa, porém são incapazes de proporcionar uma proteção adequada contra a reinfecção. Isso se deve, pelo menos em parte, a um mecanismo de mudança antigênica efetivo, que altera a sequência da pilina expressa por conversão gênica. No que concerne às células T, as proteínas associadas à opacidade (Opa) das colônias gonocócicas ligam-se à isoforma da cauda longa de CD66a contendo o motivo de inibição baseado na tirosina do imunorreceptor (ITIM) nas células T CD4+ e, portanto, inibem a sua ativação e proliferação. A incapacidade de obter uma boa proteção também pode representar um reflexo da capacidade dos gonococos de produzir uma protease que clive uma sequência rica em prolina existente na região da dobradiça da IgA1 (mas não da IgA2), embora a presença, na maioria dos indivíduos, de anticorpos neutralizantes contra essa protease possa interferir na sua atividade proteolítica. Os meningococos, que infectam com frequência a nasofaringe, *H. influenzae* e *Streptococcus pneumoniae* possuem IgA1 proteases semelhantes.

A **cólera** é causada pela colonização do intestino delgado por *Vibrio cholerae* e pela ação subsequente de sua enterotoxina. As subunidades B da toxina ligam-se aos receptores de monossialogangliosídio GM1 e translocam a subunidade A através da membrana, onde ela ativa a adenilciclase. O consequente aumento do cAMP provoca então a perda de líquido ao inibir a captação de cloreto de sódio e ao estimular a secreção ativa de Cl− pelas células epiteliais intestinais. Os anticorpos IgA sintetizados no local contra o lipopolissacarídio e a toxina do *V. cholerae* proporcionam uma proteção independente contra a cólera, os primeiros ao inibir a aderência das bactérias à parede intestinal, e os segundos, ao bloquear a ligação da toxina ao seu receptor. De acordo com essa análise, os dados epidemiológicos mostram que lactentes alimentados com leite materno contendo altos títulos de anticorpos IgA específicos contra esses antígenos têm menos probabilidade de desenvolver cólera clínica.

A Figura 11.12 fornece um resumo dos mecanismos pelos quais os anticorpos podem ajudar a superar as diferentes facetas da invasão bacteriana.

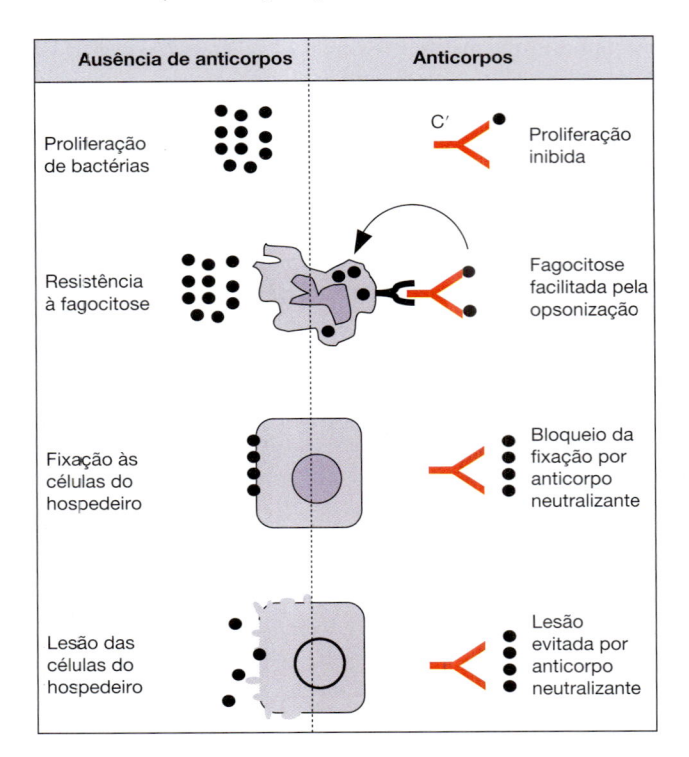

Figura 11.12 Defesas dos anticorpos contra a invasão bacteriana. Os anticorpos são capazes de impedir a proliferação de bactérias, por exemplo, ao bloquear mecanismos de transporte metabólicos, como os receptores para substâncias de quelação do ferro, e ao ativar o complemento. A resistência à fagocitose pode ser superada pela opsonização das bactérias para reconhecimento subsequente pelos receptores Fc nos neutrófilos e nos macrófagos. A produção de anticorpos contra as fímbrias, o ácido lipoteicoico e as cápsulas pode impedir a fixação das bactérias às células hospedeiras. Os anticorpos neutralizantes dirigidos contra toxinas bacterianas podem impedir o dano às células do hospedeiro.

O hábitat das bactérias intracelulares permite que escapem de muitas das defesas do hospedeiro

Diversas espécies de bactérias evoluíram para residir dentro das células do hospedeiro. Nesse local, estão escondidas de muitas das defesas, como fagocitose, anticorpos e complemento, que o sistema imune regularmente emprega contra patógenos. Entretanto, nem tudo está perdido, visto que o hospedeiro dispõe de várias estratégias que ele pode utilizar para lidar com essas bactérias, incluindo várias respostas mediadas por células.

Estratégias de sobrevivência das bactérias

Yersinia e *Salmonella* estão entre o número seleto de patógenos bacterianos que desenvolveram mecanismos especiais para entrar nas **células do hospedeiro** normalmente **não fagocitárias** e nelas sobreviver e multiplicar-se. A primeira entra por meio da ligação de sua proteína da membrana externa, a invasina, a múltiplos receptores de β_1-integrina na célula do hospedeiro. No caso de *Salmonella*, diversas proteínas bacterianas, incluindo a proteína de invasão de salmonela A (SipA) e as proteínas externas de salmonela SopA, SopB, SopD e SopE$_2$ estimulam determinados eventos, como rearranjos do citoesqueleto e ondulações da membrana para facilitar a entrada nas células do hospedeiro.

Algumas cepas de bactérias, como os bacilos da tuberculose e da hanseníase, e os microrganismos *Bacilli*, *Listeria* e *Brucella* escapam do ataque do sistema imune assumindo descaradamente uma vida intracelular dentro de um de seus redutos, nada menos do que o **macrófago fagocitário**. Os fagócitos mononucleares constituem um alvo adequado para esses microrganismos, visto que são muito móveis e possibilitam uma ampla disseminação pelo corpo. A entrada das bactérias é facilitada pela captação fagocitária após ligação aos receptores de reconhecimento de padrões e, após opsonização, aos receptores Fcγ e C3b. Uma vez no interior, muitas dessas bactérias desafiam o poderoso macrófago, subvertendo de várias maneiras seus mecanismos de destruição. Os microrganismos como o *Mycobacterium tuberculosis* neutralizam o pH no fagossomo e inibem a fusão subsequente com os lisossomos (Figura 11.13). O peptidoglicano e glicolipídios da parede celular das micobactérias, como a lipoarabinomanana, inibem a ativação dos macrófagos. *Listeria monocytogenes* utiliza uma lisina, a listeriolisina O, para escapar da prisão do fagossomo e viver livremente dentro do citoplasma; algumas riquétsias (e o protozoário *Trypanosoma cruzi*) podem fazer o mesmo, utilizando outras lisinas. Algumas bactérias, embora de hábito principalmente extracelular, podem invadir células não fagocitárias. Um exemplo é *Helicobacter pylori*, que é capaz de residir nas células epiteliais, que passam a atuar como reservatório para reinfecção.

A defesa contra bactérias intracelulares exige o recrutamento da imunidade mediada por células T

Em uma primorosa série de experimentos, George Mackaness demonstrou a importância das reações da imunidade mediada por células T (CMI) para a destruição das bactérias intracelulares e o estabelecimento de um estado imune. Animais infectados com doses moderadas de *M. tuberculosis* superam a infecção e tornam-se imunes à exposição subsequente ao bacilo. A imunidade pode ser transferida para um receptor normal pelos linfócitos T, mas não por macrófagos ou pelo soro de um animal imune. Essa visão, de que a imunidade específica é mediada por células T, é corroborada pela maior suscetibilidade à infecção por bacilos da tuberculose e da hanseníase observada em camundongos que tiveram os linfócitos T deprimidos por timectomia, juntamente com anticorpos monoclonais anticélulas T, ou nos quais houve ruptura dos genes TSR por recombinação de genes homólogos (camundongos *knockout*).

Os macrófagos ativados destroem parasitas intracelulares

Quando os monócitos se estabelecem pela primeira vez nos tecidos, transformando-se em macrófagos "residentes", eles encontram-se fundamentalmente em um estado de repouso, com capacidade microbicida mínima. Entretanto, o desenvolvimento de um ambiente inflamatório os ativa parcialmente, e o recrutamento subsequente de células Th1 específicas para o patógeno leva à sua ativação completa. A produção de fatores ativadores dos macrófagos, como as citocinas IFNγ, TNF e linfotoxina, por essas células Th1 faz com que os macrófagos sejam agora capazes de destruir micróbios intracelulares obrigatórios (Figura 11.14). Entre os mecanismos de destruição que são suprarregulados, os mais importantes são aqueles mediados por intermediários reativos de oxigênio e radicais NO·. Sem dúvida alguma, o macrófago ativado é uma

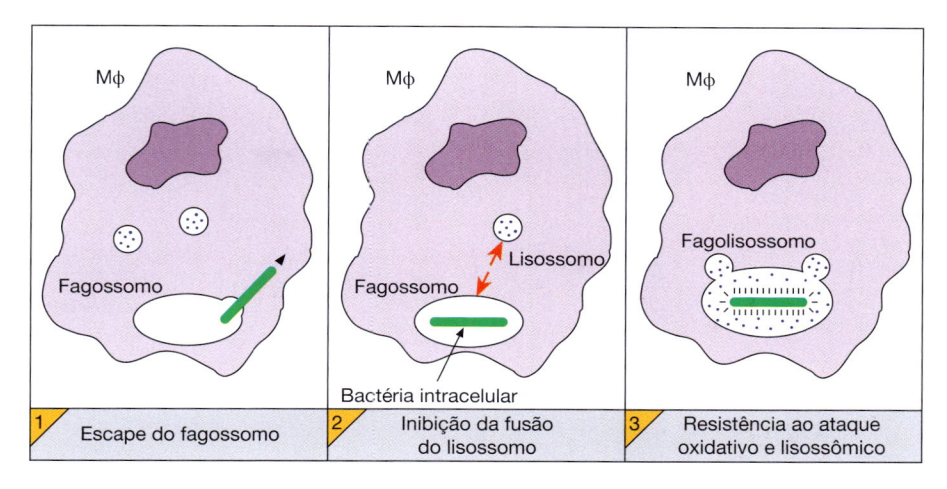

Figura 11.13 Evasão da morte por fagocitose de bactérias intracelulares residentes em macrófagos (Mϕ).

célula formidável, com capacidade de secretar 60 substâncias ou mais que atuam nas reações inflamatórias crônicas (Figura 11.15) – não o tipo de indivíduo que gostaríamos de encontrar em um beco em uma noite escura!

Agora, o mecanismo de imunidade mediada por células T nos experimentos de Mackaness tornou-se claro. As células T especificamente sensibilizadas reagem com o antígeno processado derivado das bactérias intracelulares existentes na superfície do macrófago infectado em associação a moléculas do MHC da classe II; a liberação subsequente de citocinas ativa o macrófago e o torna capaz de destruir os microrganismos que ele fagocitou (Figura 11.16).

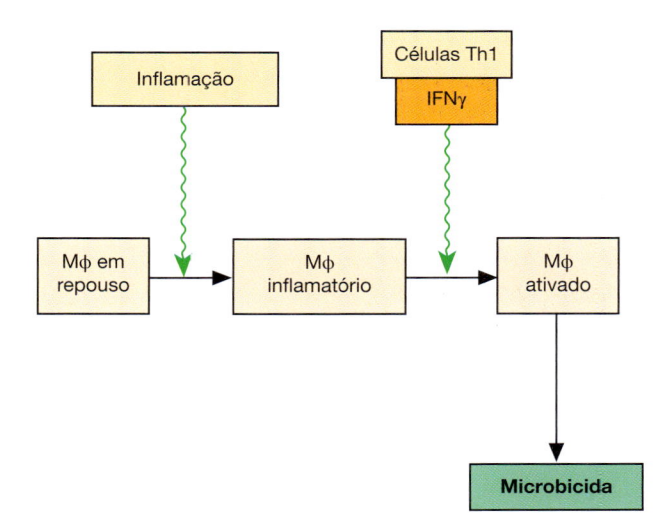

Figura 11.14 Estágios na ativação dos macrófagos (Mϕ) para a função microbicida. Os macrófagos obtidos de locais de inflamação apresentam aumento considerável de tamanho, conteúdo de hidrolase ácida, secreção de proteases neutras e função fagocitária. Por exemplo, os receptores C3b nos Mϕ residentes em repouso não são livremente móveis na membrana e, portanto, não permitem o processo de "abertura em zíper" necessário para a fagocitose; em consequência, ligam-se aos eritrócitos recobertos por C3b, porém não os ingerem. Por outro lado, os Mϕ inflamatórios possuem receptores C3 que exibem considerável mobilidade lateral, e os eritrócitos opsonizados com C3 são prontamente fagocitados. Além da acentuada suprarregulação dos mecanismos de destruição intracelular, a ativação que ocorre em resposta às citocinas Th1, como a IFNγ, é acompanhada de alterações notáveis dos componentes de superfície.

Exemplos de infecções bacterianas intracelulares

Listeria

O microrganismo *Listeria monocytogenes*, que é habitualmente adquirido pelos seres humanos após a ingestão de alimentos contaminados, como laticínios não pasteurizados, representa um risco particular para as gestantes, tendo em vista a sua associação ao abortamento séptico (*i. e.*, um aborto intervencionista ligado a infecção uterina). Após a interação da molécula de superfície celular bacteriana, a internalina A, com a E-caderina nas células epiteliais, o microrganismo atravessa o epitélio e entra na corrente sanguínea. Ocorre disseminação para o baço e o fígado, onde há internalização fagocitária nos macrófagos, e nos hepatócitos por meio de ligação de outra molécula de superfície microbiana, a internalina B, ao receptor do fator de crescimento do hepatócito. A IFNγ secretada pelas células NK e Th1 estimula a ativação dos macrófagos necessária para a eliminação final da *Listeria* intracelular (Figura 11.17). A ação bactericida dos neutrófilos e o papel central da IL-12 também merecem nossa atenção, assim como o recrutamento das células dendríticas pela quimiocina CCL2 (MCP-1) produzindo TNF e óxido nítrico. Acredita-se que essas e outras populações de células dendríticas realizem a sensibilização cruzada das células T CD8+ com antígenos de *Listeria* derivados de macrófagos infectados. Durante a infecção primária, as células T CD8 restritas à molécula H2-M3 não clássica do MHC parecem desempenhar um papel particularmente importante, enquanto as células T CD8 restritas ao MHC da classe I clássico fazem uma contribuição mais significativa durante a infecção secundária. Camundongos mutantes que carecem de células T αβ e/ou γδ mostram que esses dois tipos celulares têm contribuições comparáveis para a resistência contra a infecção primária por *Listeria*; todavia, cabe ao TCR αβ a principal responsabilidade pela imunidade protetora. As células T γδ controlam a resposta tecidual local na área de multiplicação dos micróbios, e os mutantes *knockout* γδ desenvolvem abscessos enormes quando infectados por *Listeria*.

Tuberculose

A tuberculose (TB) está demonstrando um comportamento agressivo, auxiliada pela emergência de cepas multirresistentes de *Mycobacterium tuberculosis*. Estima-se que 1,5 milhão de mortes

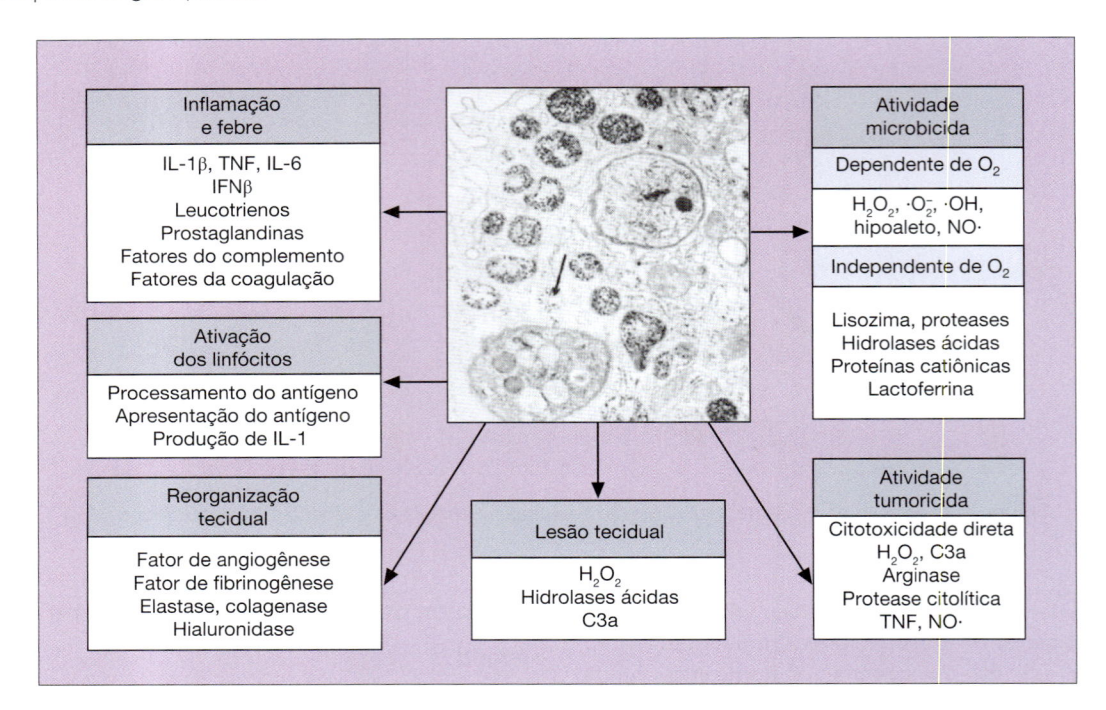

Figura 11.15 Papel do macrófago ativado na iniciação e mediação da inflamação crônica, com reparo tecidual concomitante, e na destruição dos micróbios e das células tumorais. É possível que os macrófagos se diferenciem ao longo de vias distintas para desempenhar essas diferentes funções. A micrografia eletrônica mostra um macrófago altamente ativado, com numerosas estruturas lisossômicas que estão destacadas pela captação de torotraste; observa-se a fusão de uma delas (indicada com *seta*) com um fagossomo que contém um protozoário *Toxoplasma gondii*. (Fonte: C. Jones. Com autorização.)

no mundo inteiro tenham sido causadas por TB em 2014. Esse número inclui aproximadamente 390.000 indivíduos com AIDS que morreram de tuberculose – com efeito, a TB é o principal causador de morte de pacientes infectados pelo HIV, respondendo por cerca de 25% de todos os óbitos nesse grupo.

Em relação aos mecanismos de defesa do hospedeiro, conforme observado na infecção por *Listeria*, os macrófagos **murinos** ativados pela IFNγ podem destruir micobactérias intracelulares, em grande parte pela geração de radicais NO· tóxicos. O *M. tuberculosis*

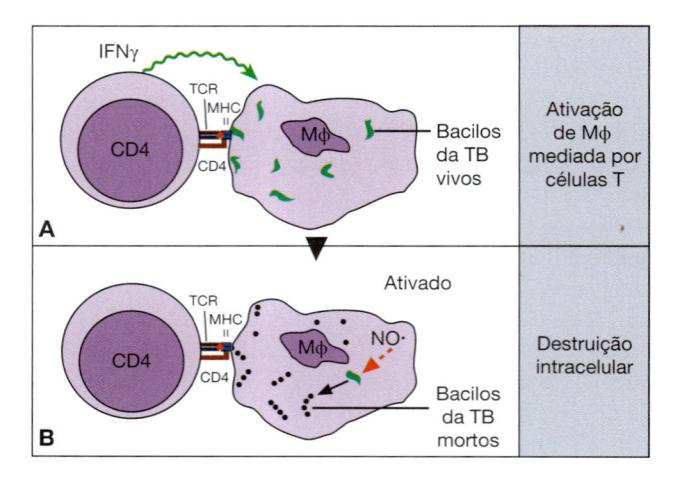

Figura 11.16 A "conexão citocina": destruição inespecífica de bactérias intracelulares por macrófagos murinos, desencadeada por uma reação de imunidade mediada por células T específicas. **A.** A célula Th1 CD4 específica reconhece peptídeos micobacterianos associados ao MHC da classe II e libera IFNγ que ativa o macrófago (Mφ). **B.** O Mφ ativado destrói a TB intracelular, principalmente pela geração de NO× tóxico.

dentro dos macrófagos pode ser englobado por autofagia nessas células, com fusão subsequente com lisossomos que contêm uma variedade de compostos microbicidas. Alguns macrófagos infectados alcançam um estágio no qual estão demasiado incapacitados para serem ativados por mensagens das células T, e, nessa situação, surgiu uma estratégia um tanto implacável, em que o hospedeiro mobiliza células CD8 e, possivelmente CD4 citotóxicas e NK para executar os macrófagos impotentes e liberar as micobactérias vivas, as quais, agora, podem ser capturadas por células fagocitárias que migraram recentemente, suscetíveis à ativação pela IFNγ, sendo portanto eliminadas sumariamente (Figura 11.16). O papel vital das células T αβ e γδ na TB murina é indicado por uma incapacidade de controlar a infecção em camundongos *knockout* para a cadeia β do TCR (que carecem de TCR αβ) e camundongos *knockout* para a cadeia δ do TCR (que carecem de TCR γδ).

Linhagens endogâmicas de camundongos diferem acentuadamente na sua suscetibilidade à infecção por várias micobactérias. A resistência está associada a um maior estado de sensibilização dos macrófagos independente de células T para atividade bactericida, envolvendo radicais de oxigênio e nitrogênio. Além disso, os macrófagos de linhagens resistentes apresentam aumento na expressão do MHC da classe II e maior explosão respiratória, são ativados mais prontamente pela IFNγ e induzem melhor estimulação das células T. Por outro lado, os macrófagos de linhagens suscetíveis tendem a exercer efeitos supressores sobre a proliferação de células T contra antígenos micobacterianos. Os macrófagos infectados por *M. tuberculosis* secretam IL-6, que tem a propriedade de inibir a sinalização da IFNγ nos macrófagos adjacentes. A suscetibilidade e a resistência ao *M. tuberculosis* em modelos murinos dependem de diversos genes, incluindo o *SLC11A1* (membro 1 da família 11 de carreadores de solutos, um transportador

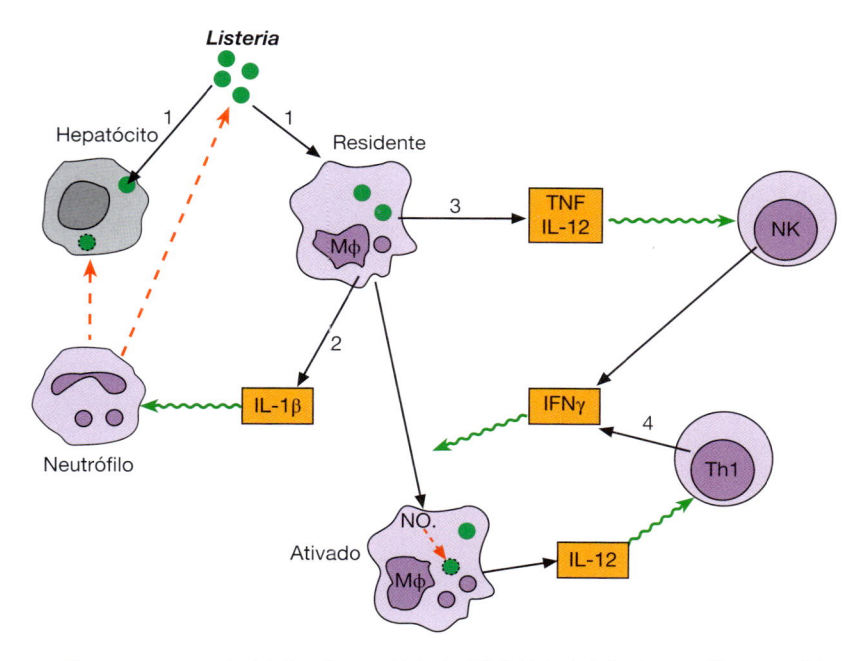

Figura 11.17 Ativação dos macrófagos em resposta à infecção por *Listeria*. (1) A *Listeria* infecta macrófagos residentes e hepatócitos; (2) os Mφ liberam IL-1β, que ativa os neutrófilos para destruir os bacilos de *Listeria* por contato direto e que são citotóxicos para os hepatócitos infectados; (3) os Mφ infectados liberam TNF e IL-12, que estimulam as células NK a secretar IFNγ, o qual, por sua vez, ativa o macrófago a produzir NO· e a destruir a *Listeria* intracelular; a IFNγ e a IL-12 derivada de Mφ recrutam células Th1, que reforçam a ativação dos Mφ por meio da produção de IFNγ (4). (Fonte de dados: Rogers H.W. *et al.* (1995) The *Immunologist* **3**, 152.)

de íons metálicos divalentes acoplado a prótons, anteriormente denominado Nramp1) e genes no *locus* gênico *sst1* (supersuscetibilidade à tuberculose 1, também envolvido nos mecanismos de defesa dos macrófagos contra uma gama diversificada de patógenos intracelulares, incluindo *Listeria monocytogenes* e *Chlamydia pneumoniae*). Foram identificados vários polimorfismos no gene humano *SLC11A1,* e existem estudos em andamento para ligar os polimorfismos individuais à suscetibilidade.

Quando o hospedeiro tem dificuldade em eliminar efetivamente esses microrganismos, a resposta crônica da IC ao antígeno local é impulsionada pela liberação de citocinas, incluindo TNF e várias quimiocinas. Ocorre acúmulo de macrófagos densamente aglomerados, que liberam fatores angiogênicos e fibrogênicos e que estimulam a formação do tecido de granulação (tecido conjuntivo e capilares recém-desenvolvidos) e, por fim, fibrose (excesso de tecido conjuntivo fibroso). Os macrófagos ativados transformam-se em células epitelioides e fundem-se, formando células gigantes. Conforme sugerido anteriormente, o granuloma resultante representa uma tentativa do corpo de isolar um local de infecção persistente.

A situação é complicada no **ser humano**, visto que os macrófagos humanos estimulados pela IFNγ são incapazes de eliminar por completo os bacilos da TB intracelulares. A detecção da lipoproteína triacilada PAMP do *M. tuberculosis* pelo heterodímero TLR1/TLR2 estimula a produção pelos macrófagos de citocinas pró-inflamatórias, como a IL-1β, a NO sintase induzível e a expressão de moléculas coestimuladoras. Além disso, o receptor de reconhecimento de padrões intracelular NOD2 reconhece o peptidoglicano micobacteriano, muramil dipeptídio, resultando mais uma vez na produção de citocinas pró-inflamatórias. Entretanto, a interferência no fagossomo e a resistência à destruição por macrófagos possibilitam a sobrevida das micobactérias e, portanto, o potencial de escapar do granuloma em algum momento futuro.

Os produtos micobacterianos Ag85B (uma micolil transferase) e ESAT-6 (alvo antigênico de secreção precoce 6) são potentes indutores da IFNγ das células T CD4+ humanas. Além disso, as células T CD8+ podem reconhecer antígenos peptídicos micobacterianos apresentados pelo MHC da classe I. Foram descritas células T αβ que proliferam em resposta a antígenos lipídicos micobacterianos, como as dide-hidroximicobactinas apresentadas por moléculas CD1a do hospedeiro e ácido micólico apresentado por CD1b. Embora essas células *in vitro* possam secretar IFNγ e TNF e possam ser citotóxicas, sua função *in vivo* permanece obscura. No que concerne às células T γδ no ser humano, as que apresentam um TCR Vγ$_2$ Vδ$_2$ reconhecem antígenos proteicos, pirofosfatos de isopentenila e pirofosfatos de prenila do *M. tuberculosis,* porém mais uma vez qualquer possível papel protetor *in vivo* permanece especulativo.

Hanseníase

A hanseníase humana manifesta-se ao longo de um espectro, que abrange desde a forma **tuberculoide,** com lesões que contêm pequenos números de microrganismos viáveis, até a forma **lepromatosa,** que se caracteriza por uma abundância de *Mycobacterium leprae* dentro dos macrófagos. A IC, mais do que a imunidade humoral, é importante para o controle do bacilo da hanseníase. Embora o estado tuberculoide esteja associado a boas reações de hipersensiblidade dérmica celular e a uma tendência a respostas do tipo Th1, estas ainda não são adequadas o suficiente para erradicar por completo os bacilos. Na forma lepromatosa, observa-se baixa reatividade das células T aos bacilos integrais e respostas dérmicas precárias à lepromina (um extrato de bacilos inativados), embora haja numerosos plasmócitos que contribuem para um alto nível de anticorpos circulantes, indicando uma atividade mais proeminente das células Th2. A expressão do receptor A2 semelhante à Ig leucocitária (LILRA2) está aumentada nas lesões de pacientes com a forma lepromatosa, causando bloqueio da atividade antimicrobiana dirigida pelo TLR e produção reduzida de IL-12 pró-inflamatória, porém aumento da secreção de IL-10 imunossupressora por monócitos.

Estratégias para a sobrevivência dos vírus

Quando estão fora das células, os vírus são circundados por um envoltório proteico – o capsídio. No caso dos vírus com envelope, o capsídio é envolvido por uma bicamada lipídica que, embora seja derivada da membrana celular do hospedeiro, também incorpora proteínas virais necessárias para a fixação celular. Entretanto, todos os vírus precisam passar parte de seu ciclo de vida dentro das células hospedeiras. Nesse aspecto, eles não têm escolha, visto que não possuem todos os componentes necessários para a replicação de seu ácido nucleico. Durante a sua existência extracelular, o vírus é suscetível à neutralização por anticorpos capazes de bloquear a ligação aos receptores nas células hospedeiras; além disso, pode ser englobado e destruído por fagócitos e pode ser lesionado pelos efeitos do complemento (p. ex., por opsonização para fagocitose ou por lise dos vírus envelopados). Todavia, à semelhança das bactérias intracelulares discutidas anteriormente, o vírus, uma vez no interior da célula hospedeira, fica efetivamente escondido de muitas respostas do hospedeiro. Além disso, muitos vírus provocam infecções latentes, em que o genoma viral encontra-se em um estado inativo dentro das células hospedeiras. Somente após reativação é que há produção de proteínas virais que podem ser processadas para apresentação por moléculas do MHC da classe I às células T citotóxicas CD8$^+$, com destruição subsequente da célula infectada. Isso priva o vírus de seu hábitat, e todos os vírus liberados pela célula destruída tornam-se acessíveis aos efeitos combinados das células fagocitárias, dos anticorpos e do complemento. Embora seja um método bastante brutal, visto que envolve a destruição de nossas próprias células, na medida em que ocorre razoavelmente no início da infecção, ele não causa grande problema, visto que podemos habitualmente substituir as células destruídas. Todavia, durante infecções virais crônicas, a destruição de nossas próprias células por células T citotóxicas pode se tornar tão extensa que a resposta imune irá causar mais dano que o próprio vírus, levando à imunopatologia.

Os vírus representam um terrível inimigo

O HIV e o vírus influenza, entre outros, são capazes de modificar rapidamente seus antígenos por mutação genética. Outros vírus parecem surgir do nada. Considere a síndrome respiratória aguda grave (SARS) causada pelo coronavírus associado à SARS (SARSCoV). Esse vírus emergiu como infecção humana na província de Guangdong, na China, em novembro de 2002, quase certamente a partir de um dos coronavírus relacionados, encontrados em diversas espécies de animais. Esse coronavírus disseminou-se rapidamente para Hong Kong e, em seguida, para Beijing, Hanoi e Cingapura. Pouco depois, foi levado a Toronto por um viajante infectado. Felizmente, a infecção foi rapidamente controlada pelo isolamento dos indivíduos infectados e rastreamento de seus contatos, e a cadeia de transmissão foi rompida em julho de 2003. De acordo com os dados da Organização Mundial da Saúde, 8.098 pessoas

contraíram a doença em 26 países, e 774 morreram. Nem de longe isso pode ser comparado com as mais de 4.500 mortes por dia em consequência da infecção pelo HIV; todavia, a breve epidemia de SARS teve um efeito econômico substancial, particularmente no leste da Ásia, e é impossível prever se e quando haverá um futuro surto de SARS.

Os vírus essencialmente precisam superar quatro níveis de defesa: (i) as barreiras físicas e químicas externas do corpo, (ii) os fatores antivirais intrínsecos, (iii) a imunidade inata e (iv) a imunidade adaptativa. Um grupo de proteínas antivirais intrínsecas, designadas como **fatores de restrição**, são coletivamente capazes de bloquear cada estágio do ciclo de vida dos vírus: a entrada, o desencapsulamento, a replicação, a tradução, a montagem e a liberação. Por exemplo, a proteína TRIM5α (motivo de interação tripartido 5α) tem como alvo o capsídio retroviral em células de macacos e é responsável pela incapacidade do HIV-1 de infectar células na maioria dos primatas não humanos. As citidina desaminases APOBEC3 também atuam como fatores de restrição, nesse caso por meio de hipermutação do genoma retroviral. Todavia, os vírus desenvolveram uma ampla gama de estratégias de sobrevivência para superar a resposta do hospedeiro, incluindo o direcionamento direto para os fatores de restrição e a inibição das respostas imunes inatas e adaptativas.

Os macrófagos são capazes de captar rapidamente vírus de modo inespecífico e destruí-los. Todavia, em alguns casos, os macrófagos possibilitam a replicação, e, se o vírus for capaz de provocar efeitos citopáticos em órgãos vitais, a infecção pode ser letal; no caso de agentes não citopáticos, como os vírus da coriomeningite linfocítica, da doença aleutiana do vison e da anemia infecciosa equina, pode ocorrer infecção persistente. Os vírus podem evitar o reconhecimento pelo sistema imune do hospedeiro por meio de sua latência ou abrigo em locais privilegiados, porém eles também desenvolveram uma série maliciosamente ardilosa de estratégias de evasão.

A imunidade pode ser evitada por alterações antigênicas

Os vírus influenza modificam os antígenos por meio de variação e mudança antigênicas

No decorrer de seu constante duelo com o sistema imune, os vírus modificam continuamente a estrutura de seus antígenos de superfície. Por exemplo, o vírus influenza A utiliza processos denominados "variação antigênica" e "mudança antigênica" para alterar seus antígenos hemaglutinina (H) e neuraminidase (N) de superfície. A hemaglutinina é empregada pelo vírus para a sua adesão às células do hospedeiro antes da infecção, e a neuraminidase libera vírus recém-formados a partir do ácido siálico de superfície da célula infectada; desses dois antígenos, a hemaglutinina é o mais importante para o estabelecimento de imunidade protetora. Ocorrem alterações menores na antigenicidade desses antígenos por meio de mutações pontuais do genoma viral (**variação antigênica**), porém as alterações importantes (**mudança antigênica**) surgem por meio de troca em massa de material genético com reservatórios de diferentes vírus em outros hospedeiros animais, como espécies aviárias (p. ex., galinhas, perus e patos) e suínos (Figura 11.18). Quando as alterações na hemaglutinina são suficientes para tornar a imunidade prévia ineficaz, surgem novas pandemias de influenza, como aquelas ocorridas em 1888,

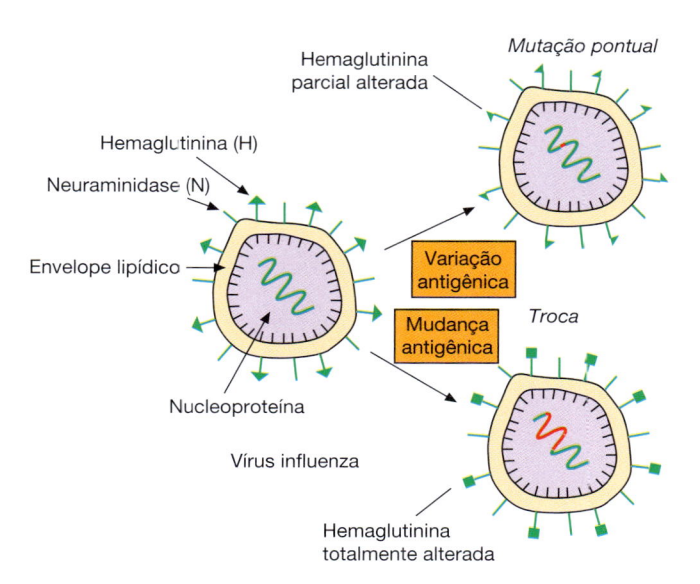

Figura 11.18 Variação e mudança antigênicas no vírus influenza. As alterações na estrutura da hemaglutinina causadas por variação antigênica podem ser pequenas o suficiente para proporcionar proteção por imunidade às cepas iniciais. Isso pode não ocorrer com as alterações radicais do antígeno associadas à mudança antigênica, e, em consequência, surgem novas epidemias virais. Houve 32 pandemias (epidemias disseminadas que ocorrem em toda a população) de influenza documentadas desde a primeira pandemia bem descrita de 1580. A partir de 1900, houve quatro pandemias associadas à emergência, por mudança antigênica, da gripe espanhola em 1918 com a estrutura H1N1 (a nomenclatura oficial atribui números a cada variante importante de hemaglutinina e neuraminidase), a gripe asiática em 1957 (H2N2), a gripe de Hong Kong em 1968 (H3N2) e a "gripe suína" em 2009 (outra variante de H1N1). Observe que cada nova pandemia foi causada por uma alteração fundamental da hemaglutinina. A pandemia de 1918 matou, segundo estimativas, 40 milhões de pessoas.

1918, 1957 e 1968 após mudanças antigênicas no vírus influenza A. Em 1997, o vírus H5N1 aviário infectou seres humanos em Hong Kong e está agora em circulação por grande parte do globo, com alguns casos fatais. Desde então, surgiram vários outros vírus influenza aviária, causando doença ou, em certas ocasiões, mortes em seres humanos, incluindo o vírus H9N2 em Hong Kong, em 1999 e 2003, o H7N7 nos Países Baixos, em 2003, e o H7N3 no Canadá, em 2004. Em junho de 2009, a Organização Mundial da Saúde declarou a emergência de uma pandemia mundial causada por uma nova cepa de H1N1, que se originou em suínos. Felizmente, a taxa de mortalidade associada a esse vírus foi bem menor do que muitos temiam, embora possamos não ter tanta sorte na próxima vez.

Rinovírus | O vírus do resfriado comum

Os vírus mutantes podem ser favorecidos pela pressão seletiva dos anticorpos. De fato, uma estratégia para a geração de mutantes em determinado epítopo é o crescimento do vírus em cultura tecidual na presença de um anticorpo monoclonal que reage com o epítopo; somente os mutantes que não se ligam ao anticorpo monoclonal irão escapar e multiplicar-se. Esse princípio constitui a base da variação antigênica característica dos rinovírus do resfriado comum. O local no vírus para fixação ao receptor viral ICAM-1 nas células da mucosa é uma bolsa hidrofóbica situada no assoalho de um cânion. Após ligação, a ICAM-1 catalisa a

penetração do vírus, forçando o capsídio viral a assumir um estado de abertura ampla, com liberação subsequente do RNA viral. Os anticorpos produzidos em resposta à infecção por rinovírus são muito grandes para penetrar no cânion viral e reagem com a margem do cânion. As mutações que ocorrem na margem permitem, assim, que o vírus possa escapar da resposta imune do hospedeiro, sem afetar o sítio conservado para ligação à célula-alvo. Todavia, foram identificados alguns anticorpos monoclonais neutralizantes, que estabelecem contato com uma proporção significativa do cânion, superpondo-se diretamente ao sítio de ligação da ICAM-1.

A mutação pode produzir epítopos de células T não funcionais

Diversos vírus, incluindo os vírus das hepatites B e C e o HIV, são capazes de sofrer mutações que impedem a estimulação das células T citotóxicas. Essas mutações modificam resíduos que poderiam contribuir para peptídios capazes de se ligar ao MHC ou ser subsequentemente reconhecidos pelo TCR.

Alguns vírus interferem no processamento e/ou na apresentação do antígeno

Praticamente todas as etapas no processamento e na apresentação subsequente do antígeno pelo MHC da classe I às células T citotóxicas podem ser sabotadas por um ou outro vírus (Figura 11.19). O citomegalovírus humano (HCMV) é particularmente competente nessa sabotagem, produzindo toda uma gama de proteínas que interferem no processamento e na apresentação do antígeno. A via do MHC da classe II não é isenta de interferência viral. A Nef do HIV afeta o tráfego das vesículas e o processamento endocítico envolvidos na geração de peptídios, e a proteína EIA do adenovírus interfere na suprarregulação mediada por IFNγ da expressão do MHC da classe II.

Os vírus podem interferir nos mecanismos efetores imunes

Jogando com as respostas humorais do hospedeiro

Assim como as bactérias possuem proteínas capazes de se ligar à região Fc do anticorpo, alguns vírus também apresentam essas moléculas. Os herpes-vírus simples (HSV) tipos 1 e 2, o vírus da pseudorraiva, o vírus da varicela-zóster e o citomegalovírus murino possuem proteínas que, pela sua ligação "na ordem errada" aos anticorpos, podem inibir funções efetoras mediadas pela região Fc.

Conforme descrito para as bactérias, os vírus podem bloquear a indução da resposta inflamatória mediada pelo complemento e, portanto, podem impedir a sua destruição. A proteína de controle do complemento do vírus da vacínia (VCP) liga-se ao C3b e ao C4b, tornando as C3 convertases das vias clássica e da lectina *C*4b2a, bem como da via alternativa *C*3bBb, suscetíveis à destruição mediada pelo fator I. Por sua vez, o herpes-vírus simples tipo 1 subverte a cascata do complemento em virtude de sua glicoproteína C de superfície, que se liga ao C3b, interferindo na sua interação com C5 e properdina.

O vírus Epstein-Barr (EBV) infecta as células B por meio da ligação de alta afinidade de sua glicoproteína do envelope gp350/220 ao receptor de complemento CR2. Os membros da família de reguladores da ativação do complemento (RCA) também são usados como receptores celulares para diversos vírus, como o

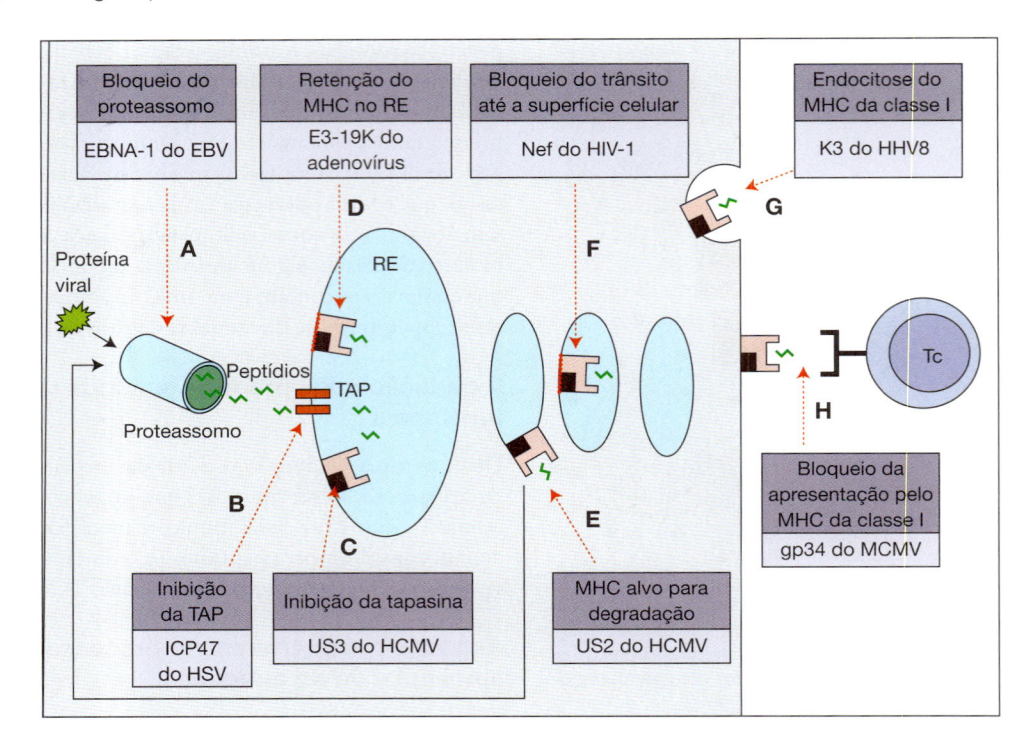

Figura 11.19 A interferência viral no processamento e na apresentação do antígeno pelo MHC da classe I. Muitos vírus desenvolveram maneiras de evitar a detecção por células T citotóxicas CD8+, e aqui apresentamos apenas alguns exemplos entre as numerosas estratégias que são empregadas. **A.** O antígeno nuclear 1 (EBNA-1) do vírus Epstein-Barr (EBV) contém repetições de glicina-alanina, que inibem o processamento das proteínas virais mediado por proteassomos. **B.** A ligação do peptídio à TAP é inibida pela proteína 47 da célula infectada (ICP47) do herpes-vírus simples (HSV). **C.** O citomegalovírus humano (HCMV) produz uma proteína, a US3, que inibe a tapasina (não mostrada), um componente essencial do complexo de carregamento de peptídios. **D.** A proteína E3-19K do adenovírus causa retenção das moléculas do MHC da classe I no retículo endoplasmático (RE). **E.** O redirecionamento das moléculas da classe I para o citosol para a sua degradação pelo proteassomo constitui a manobra muito furtiva da proteína US2 do HCMV. **F.** A proteína Nef do HIV-1 causa retenção das moléculas do MHC da classe I no aparelho de Golgi, com direcionamento subsequente para os lisossomos. **G.** Mesmo quando alcança a superfície celular, a molécula do MHC da classe I não é segura. A proteína K3 do herpes-vírus humano 8 (HHV8) associado ao sarcoma de Kaposi pode removê-la da superfície celular por um processo que envolve endocitose e ubiquitinação. **H.** A proteína gp34 do CMV murino interfere no reconhecimento do complexo peptídio-MHC pelo TCR na célula T citotóxica CD8+.

CD46 (proteína do cofator da membrana) pelo vírus do sarampo e herpes-vírus humano 6 (HHV6), e CD55 (fator acelerador da decomposição) por vírus ECHO e vírus Coxsackie. De modo sinistro, o HIV recoberto por anticorpo e complemento pode ser mais virulento do que os vírus não opsonizados. Por motivos óbvios, os anticorpos que medeiam esse efeito são designados como "anticorpos potencializadores".

A imunidade celular também pode ser manipulada

O vírus para influenza tipo 2 inibe fortemente a função das células Tc pela infrarregulação da expressão da granzima B. Os homólogos virais das citocinas do hospedeiro e seus receptores atuam como imunossupressores. A proteína BCRF1 do EBV (vIL-10) apresenta uma homologia de 84% com a IL-10 humana e ajuda o vírus a escapar dos efeitos antivirais da IFNγ por meio de infrarregulação das células Th1. Os poxvírus codificam homólogos solúveis do receptor de IFNα/β e do receptor de IFNγ, com consequente inibição competitiva da ação das três interferonas. O ortopoxvírus humano produz uma proteína de ligação da IL-18 (IL-18BP), que inibe a produção de IFNγ induzida por IL-18 e as respostas das células NK. Os herpes-vírus e os poxvírus possuem vários genes que codificam proteínas semelhantes às quimiocinas e semelhantes aos receptores de quimiocinas, que podem subverter a ação de numerosas quimiocinas. A lista simplesmente aumenta cada vez mais. As estratégias anti-IFN são particularmente numerosas, e muitos vírus produzem proteínas capazes de bloquear a ativação da via JAK/STAT induzida por IFN. Um alvo viral central também é ativação da proteinoquinase dependente de RNA de fita dupla (PKR) e outros componentes da célula envolvidos no estabelecimento de um estado antiviral após exposição a IFN. Quando o vírus da febre suína africana (ASFV) infecta macrófagos, sua proteína A238L inibe ambas as vias de ativação celular dependentes de NFκB e de calcineurina. O genoma do ASFV também codifica um homólogo do antígeno CD2 (vCD2), que interfere na função dos linfócitos.

A apoptose de uma célula poderia ser considerada como uma má notícia para um vírus que reside de modo confortável no interior dessa célula. Por conseguinte, mais uma vez não é surpreendente que os vírus tenham desenvolvido maneiras de evitar a apoptose. Citamos apenas dois exemplos: o HHV8 produz uma proteína inibidora de FLICE viral (vFLIP), que é um homólogo do prodomínio da caspase-8 e que, portanto, protege as células contra a apoptose, enquanto o ASFV produz homólogos de IAP (inibidor da apoptose) e Bcl2 para inibir a apoptose. Por outro lado, algumas proteínas virais, incluindo Vpr do HIV-1 e HBx do HBV, são pró-apoptóticas, neste caso auxiliando talvez a disseminação das partículas virais.

Contra-ataque do hospedeiro contra vírus

Proteção por anticorpos séricos

Os anticorpos podem neutralizar os vírus por uma variedade de mecanismos. Podem causar inibição estereoquímica da combinação com o sítio receptor nas células, impedindo, dessa maneira, a penetração e a multiplicação intracelular subsequente; um bom exemplo é fornecido pelo efeito protetor dos anticorpos contra a hemaglutinina do vírus influenza. De modo semelhante, os anticorpos contra a hemaglutinina do vírus do sarampo impedem a entrada do microrganismo na célula, e a disseminação do vírus de uma célula para outra é interrompida por anticorpos contra o antígeno de fusão. O anticorpo pode destruir uma partícula viral livre diretamente pela ativação da via clássica do complemento ou pode produzir agregação, aumento da fagocitose e morte intracelular subsequente pelos mecanismos já descritos. No que diz respeito aos efeitos mediados por anticorpos, uma vez infectadas, as células irão depender da ADCC, conforme relatado para o herpes, a vacínia e a caxumba.

A proteção mais bem definida por anticorpos é observada em doenças com longos períodos de incubação, em que o vírus precisa passar pela corrente sanguínea antes de alcançar o tecido que finalmente irá infectar. Por exemplo, na poliomielite, o vírus tem acesso ao corpo pelo trato gastrintestinal e, por fim, passa para a circulação para alcançar as células do encéfalo que serão infectadas. No sangue, o vírus é neutralizado por níveis muito baixos de anticorpos específicos, enquanto o período prolongado antes que o vírus infecte o encéfalo dá tempo suficiente para produzir uma resposta imune secundária em um hospedeiro sensibilizado.

Fatores locais

No caso de outras doenças virais, como a influenza e o resfriado comum, o período de incubação é curto, devido ao fato de que o órgão-alvo final do vírus é o mesmo que serve de porta de entrada. Há pouco tempo para que uma resposta primária de anticorpos seja produzida, e, com toda probabilidade, a **rápida produção de interferona** constitui o mecanismo mais significativo utilizado para combater a infecção viral. Estudos experimentais certamente indicam que, depois de um pico inicial de produção de interferona, ocorre uma rápida queda nos títulos de vírus vivos nos pulmões de camundongos infectados pelo vírus influenza (Figura 11.20). Os anticorpos, que são avaliados pelos títulos séricos, parecem chegar ao local tarde demais para ter qualquer valor no processo de recuperação. Entretanto, os níveis de anticorpos podem estar elevados nos líquidos locais que banham as superfícies infectadas (p. ex., mucosa nasal e pulmão), apesar dos baixos títulos séricos, e é a produção de **anticorpos antivirais** (mais proeminentemente a IgA secretora) pelas células sensibilizadas imunologicamente e mobilizadas no local que tem grande importância na **prevenção de infecção subsequente.** Infelizmente, no que diz respeito ao resfriado comum, é provável que uma infecção subsequente seja causada por um vírus antigenicamente não relacionado, o que dificulta obter uma imunidade geral aos resfriados.

A imunidade celular alcança os vírus intracelulares

Os anticorpos não conseguem ter acesso ao citosol das células. Por conseguinte, a IC é necessária para lidar com vírus que se escondem dentro das células do hospedeiro infectadas (Figura 11.21).

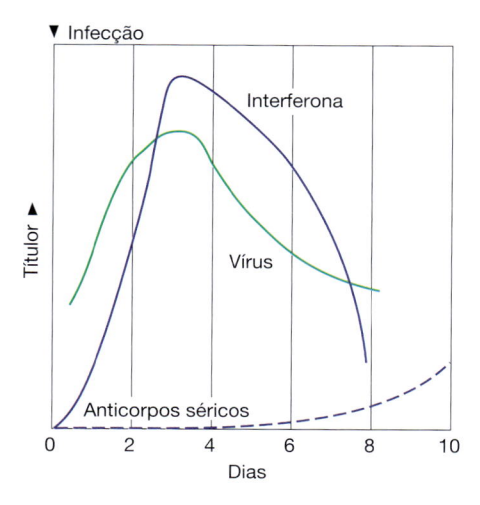

Figura 11.20 Aparecimento da interferona e dos anticorpos séricos em relação à recuperação da infecção pulmonar de camundongos pelo vírus influenza. (Fonte: Adaptada de Isaacs A. (1961) *New Scientist* **11**, 81.)

A importância da IC na recuperação de infecções virais é ressaltada pela incapacidade de crianças com imunodeficiência primária de células T de combater esses vírus, enquanto pacientes com deficiência de Ig, porém com IC intacta, não apresentam esse problema.

As células NK podem destruir alvos infectados por vírus

Ocorrem reconhecimento e destruição precoces de uma célula infectada por vírus antes de sua multiplicação se houver um benefício óbvio para o hospedeiro. A importância das células NK nesse papel como agente da imunidade inata pré-formada pode ser estimada a partir de observações de pacientes extremamente raros que apresentam ausência total dessas células e que são acometidos por infecções virais recorrentes potencialmente fatais, como EBV, varicela e citomegalovírus. A célula NK possui dois grupos de receptores de superfície: os **receptores ativadores *killer***, que se ligam a carboidratos e a outras estruturas expressas coletivamente por todas as células, e os **receptores inibidores *killer***, que reconhecem moléculas do MHC da classe I e anulam o sinal do receptor ativador. Por conseguinte, as células NK inspecionam tecidos à procura de ausência de elementos próprios, conforme indicado pela expressão aberrante ou ausente do MHC da classe I, que ocorre em determinadas infecções virais e em algumas células tumorais. A produção de TNFα durante a infecção viral não apenas protege as células adjacentes, como também ativa as células NK.

As células T citotóxicas medeiam a imunidade contra vírus

Os linfócitos T de um hospedeiro sensibilizado são diretamente citotóxicos para as células infectadas por vírus, e os novos antígenos peptídicos associados ao MHC na superfície da célula-alvo são reconhecidos por receptores αβ específicos nos linfócitos T citotóxicos. A infrarregulação do MHC da classe I não representa nenhum problema para as células T com receptor γδ, visto que reconhecem a proteína nativa do envoltório viral (p. ex.,

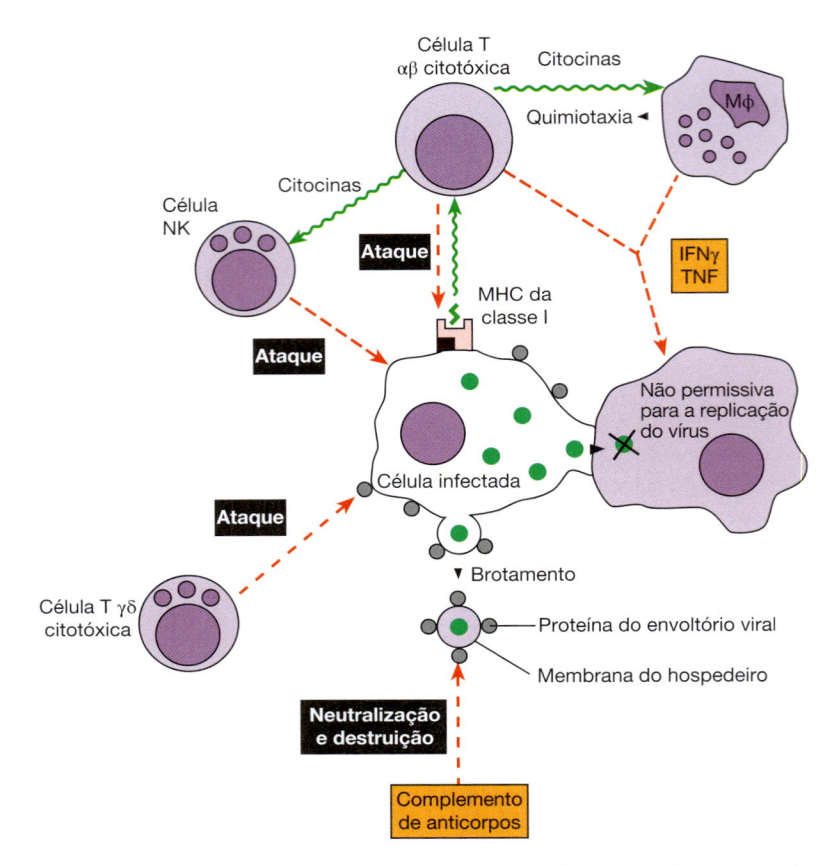

Figura 11.21 Controle da infecção por vírus com envelope ("brotamento"). O vírus livre liberado por brotamento da superfície celular é neutralizado por anticorpos. As células T citotóxicas específicas destroem diretamente os alvos infectados por vírus e podem liberar citocinas, que atraem os macrófagos (Mφ), sensibilizam células contíguas para torná-las resistentes à infecção viral (IFNγ e TNF) e ativam células NK citotóxicas. As células NK podem reconhecer a ausência do MHC da classe I na membrana da célula infectada no caso de vírus que provocam infrarregulação da expressão da classe I, ou podem participar da citotoxicidade celular dependente de anticorpos (ADCC), se houver anticorpos contra as proteínas do envoltório viral ligados à célula infectada. Nesse grupo de vírus em brotamento estão incluídos: oncornavírus (= vírus de RNA oncogênico, por exemplo, leucemogênico murino), ortomixovírus (influenza), paramixovírus (caxumba, sarampo), togavírus (dengue), rabdovírus (raiva), arenavírus (coriomeningite linfocítica), adenovírus, herpes-vírus (simples, varicela-zóster, citomegalovírus, Epstein-Barr, doença de Marek), poxvírus (vacínia), papovavírus (SV40, polioma) e vírus da rubéola.

glicoproteína do herpes-vírus simples) na superfície celular (Figura 11.21). Depois de uma infecção natural, ocorre produção de anticorpos e de células T citotóxicas (CTL); a proteção subsequente é permanente sem reinfecção.

As citocinas recrutam efetores e proporcionam um "cordão sanitário"

Estudos realizados sobre a transferência da proteção contra a influenza, a coriomeningite linfocítica, a vacínia, a ectromelia e a infecção por CMV indicaram que as células T CD8, mas não as células T CD4, constituem a principal força de defesa. A resposta automática seria implicar a citotoxicidade; entretanto, é preciso lembrar que as células CD8 também produzem citocinas. Isso pode ser crucial quando os vírus escapam do mecanismo citotóxico e conseguem penetrar lateralmente em uma célula adjacente. Neste momento, a IC pode ter algumas cartas novas para jogar: se as células T estimuladas pelo antígeno viral liberam citocinas, como IFNγ e quimiocinas dos macrófagos ou monócitos, os fagócitos mononucleares atraídos para o local são ativados para secretar TNF, o qual irá exercer uma ação sinérgica com IFNγ, tornando as células não permissivas para a replicação de qualquer vírus adquirido por transferência intercelular (Figura 11.21). Dessa

maneira, o local de infecção pode ser circundado por um cordão de células resistentes. À semelhança de IFNα, IFNγ aumenta a citotoxicidade inespecífica das células NK contra as células infectadas. Essa produção de "interferona imune" (IFNγ) e de TNF em resposta a componentes virais distintos do ácido nucleico proporciona um valioso mecanismo auxiliar no caso de vírus que são, intrinsecamente, estimuladores fracos para a síntese de interferona tipo I (IFNα e IFNβ).

Imunidade a fungos

Com frequência, as infecções por fungos oportunistas tornam-se estabelecidas em hospedeiros imunocomprometidos ou em situações nas quais a flora comensal normal é perturbada pela administração prolongada de antibióticos de amplo espectro. A fagocitose, particularmente após a ativação dos macrófagos por IFNγ e TNF mediada por células Th1, desempenha um importante papel no combate às infecções fúngicas. Assim, por exemplo, níveis diminuídos de IFNγ estão associados a um risco aumentado de candidíase sistêmica. Entretanto, conforme já ressaltado para determinadas bactérias, alguns fungos (p. ex., *Histoplasma capsulatum*) são capazes de residir favoravelmente em macrófagos. Os intermediários reativos do oxigênio são fungicidas para a maioria das espécies, visto que induzem modificações das proteínas e causam lesão dos ácidos nucleicos e peroxidação dos lipídios. O contra-ataque dos fungos inclui inibição da explosão respiratória pela catalase, manitol e melanina. Após a inalação de *Aspergillus fumigatus,* os macrófagos alveolares fagocitam e destroem os conídios (esporos), embora as proteases fúngicas possam ajudar a proteger os esporos dessa atividade. Nos pulmões, os conídios podem germinar, produzindo hifas ramificadas, que provavelmente são atacadas pela liberação de oxidantes e do conteúdo granular fungicida dos neutrófilos.

Foi constatado que as células NK possuem atividade antifúngica constitutiva contra, por exemplo, *Cryptococcus neoformans,* enquanto essa atividade contra o microrganismo precisa ser induzida no CTL. No caso de *A. fumigatus,* a resposta imune adaptativa torna-se ativada após a captação de conídios e hifas por células dendríticas locais e apresentação subsequente às células T nos linfonodos de drenagem. Os componentes da parede celular dos fungos podem emitir sinais para as células dendríticas por meio de vários receptores de reconhecimento de padrões (Figura 11.22), resultando na liberação de IL-12, que estimula a resposta das células Th1. Embora as respostas Th17 também possam ser induzidas pelos fungos, parece que essas respostas podem ser vantajosas ou desvantajosas para o controle do patógeno. O resultado pode depender do contexto da infecção.

O papel dos anticorpos também é complexo e nem sempre vantajoso, embora existam exemplos claros de efeitos protetores, como os anticorpos dirigidos contra a proteína do choque térmico 90 (hsp90) de *Candida albicans,* que são protetores contra a doença disseminada em pacientes com AIDS. A proteína de ligação da manose é capaz de aglutinar *Candida albicans* e ativar subsequentemente o sistema complemento.

As fosfolipases, as proteases e as elastases produzidas por muitos fungos atuam como fatores de virulência. Os fungos dimórficos, como *Blastomyces dermatitidis, Coccidioides immitis* e *Histoplasma capsulatum,* passam de bolores filamentosos para leveduras unicelulares, embora algumas espécies de *Candida,* incluindo *Candida albicans,* possam assumir a forma de leveduras, blastosporos, pseudo-hifas ou hifas, dependendo do local de infecção. Acredita-se que as alterações antigênicas que acompanham essas mudanças morfológicas atuem como fatores de virulência. As adesinas na superfície dos fungos também se comportam como fatores de virulência, visto que a sua neutralização por fragmentos da região variável dos anticorpos pode bloquear a infecção em um modelo animal de candidíase vaginal.

Imunidade a parasitoses

A Figura 11.23 fornece uma lista dos diversos organismos responsáveis por algumas das principais parasitoses. O número de pessoas afetadas é verdadeiramente assustador, e a soma do sofrimento

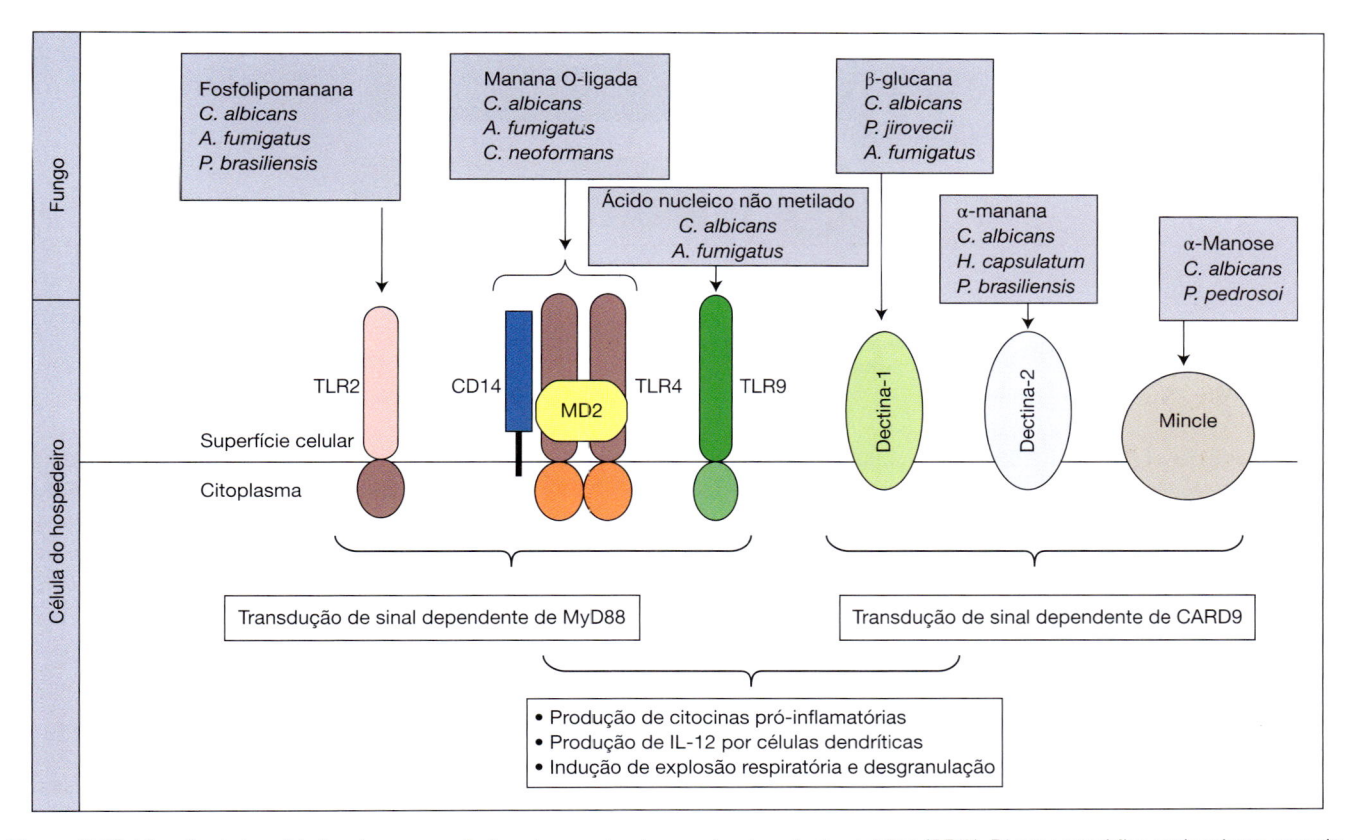

Figura 11.22 Ativação da imunidade a fungos mediada pelo receptor de reconhecimento de padrões (PRR). Diversos padrões moleculares associados ao patógeno diferentes, que estão presentes nas paredes celulares dos fungos, podem ativar a resposta imune tanto inata quanto adaptativa por meio das vias canônicas de MyD88 ou CARD9, após o seu reconhecimento por PRR nas células hospedeiras. CARD9, proteína 9 contendo domínio de recrutamento da caspase; TLR, receptor *Toll-like*; *A. fumigatus, Aspergillus fumigatus; C. albicans, Candida albicans; C. neoformans, Cryptococcus neoformans; F. pedrosoi, Fonsecaea pedrosoi; H. capsulatum, Histoplasma capsulatum; P. brasiliensis, Paracoccidioides brasiliensis; P. jirovecii, Pneumocystis jirovecii.* (Fonte: Adaptada de Romani L. (2004) *Nature Reviews Immunology* **4**, 1-23.)

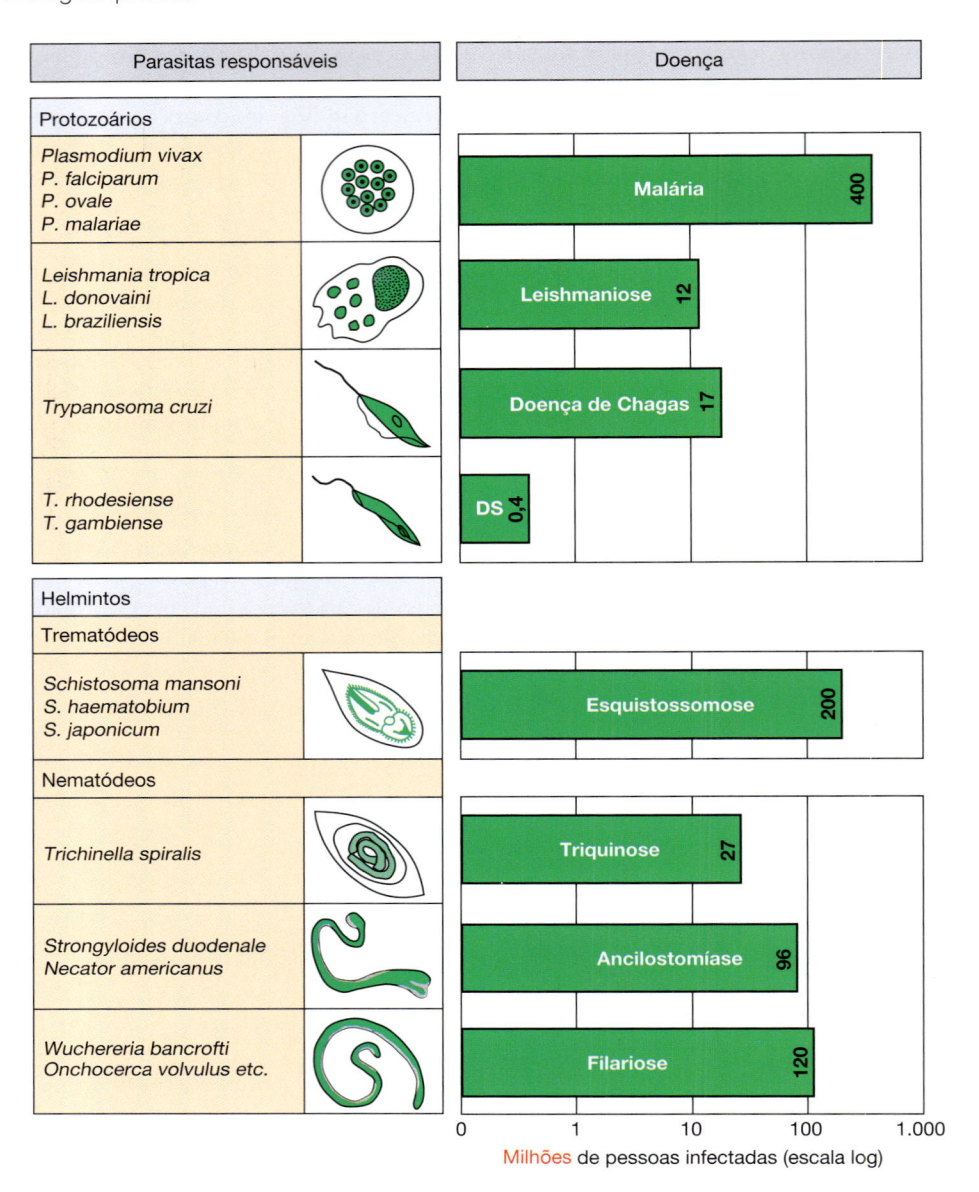

Figura 11.23 Alguns parasitas importantes nos seres humanos e a enormidade do número de pessoas infectadas. DS, doença do sono. (Fonte de dados: Organização Mundial da Saúde, www.who.int.)

causado por esses organismos é demasiado grande para compreender. As consequências das parasitoses poderiam ser, em um dos extremos, a ausência de resposta imune, resultando em superinfecção devastadora, e, no outro extremo, uma resposta imunopatológica exagerada e potencialmente fatal. À semelhança de todos os agentes infecciosos, um parasita, para ser bem-sucedido, precisa dirigir o seu curso entre esses extremos, evitando a destruição em massa do hospedeiro humano e, ao mesmo tempo, escapando da destruição pelo sistema imune.

As respostas do hospedeiro

O hospedeiro mobiliza uma ampla variedade de mecanismos de defesa, porém é possível afirmar, de modo geral, que ocorre uma resposta humoral quando os organismos invadem a corrente sanguínea (malária, tripanossomíase), ao passo que aqueles que crescem dentro dos tecidos (p. ex., leishmaniose cutânea) habitualmente induzem a IC (Figura 11.24). Com frequência,

o hospedeiro com infecção crônica é resistente à reinfecção por novos microrganismos, uma situação denominada **imunidade concomitante**. Essa situação é observada particularmente na esquistossomose, mas também na malária. As formas residentes e infecciosas devem diferir de alguma maneira que ainda precisa ser identificada com precisão.

Imunidade humoral

Os anticorpos de especificidade correta, presentes em concentrações e afinidade adequadas, são razoavelmente efetivos na proteção contra parasitas hematogênicos, como *Trypanosoma brucei* e contra estágios de esporozoíta e merozoíta da malária. Por conseguinte, os indivíduos que recebem IgG de adultos com imunidade sólida em áreas endêmicas da malária são temporariamente protegidos contra a infecção, e os mecanismos efetores envolvidos consistem em opsonização para fagocitose e lise dependente do complemento.

Parasita	*Trypanosoma brucei*	*Plasmodium*	*Trypanosoma cruzi*	*Leishmania*
Hábitat	Livre no sangue 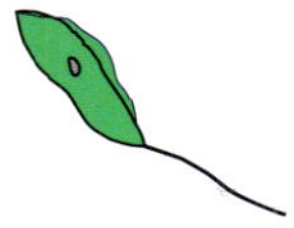	Dentro do eritrócito ou hepatócito 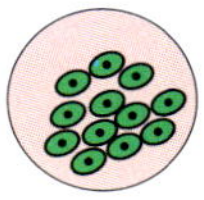	Dentro do macrófago 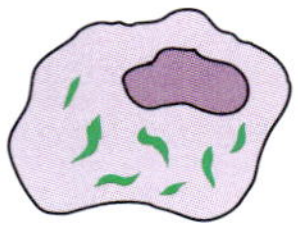	Dentro do macrófago 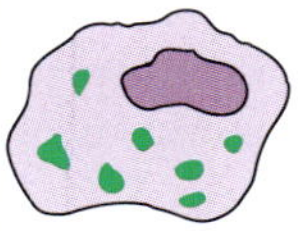
Anticorpo				
Importância	+ + + +	+ + +	+ +	+
Mecanismo	Lise com complemento Opsonização para fagocitose	Bloqueio da invasão Opsonização para fagocitose	Limitação da disseminação na infecção aguda	Limitação da disseminação
Meios de evasão	Variação antigênica	Hábitat intracelular Variação antigênica	Hábitat intracelular	Hábitat intracelular
Celular				
Importância	–	+	+ + + (Fase crônica)	+ + + +
Mecanismo	–	Ativação dos macrófagos mediada por citocinas para o estágio eritrocitário. CTL no estágio hepático	Ativação dos macrófagos por citocinas e destruição por TNF, metabólitos do O_2 e NO Papel das células T citotóxicas	

Figura 11.24 A importância relativa das respostas de anticorpos e celulares nas infecções por protozoários.

Uma característica marcante da reação imune a helmintoses, como *Trichinella spiralis* nos seres humanos e *Nippostrongylus brasiliensis* no rato, consiste em eosinofilia e níveis elevados de anticorpos IgE produzidos. Nos seres humanos, os níveis séricos de IgE podem aumentar desde valores normais de cerca de 100 ng/mℓ para até 10.000 ng/mℓ. Todas essas alterações exibem as características da resposta às citocinas do tipo Th2, e é notável o fato de que, em animais infectados por helmintos, a injeção de anti-IL-4 reduza acentuadamente a produção de IgE, enquanto a administração de anti-IL-5 suprime a eosinofilia. A IL-13 na pele, que juntamente com a IL-4 constitui um fator de mudança para a produção de IgE, parece desempenhar um importante papel na proteção contra esquistossomos. A estimulação antígeno-específica dos mastócitos sensibilizados pela IgE leva à exsudação de proteínas séricas contendo altas concentrações de anticorpos protetores em todas as principais classes de Ig e à liberação do fator quimiotático dos eosinófilos. A IgE pode facilitar a ADCC contra os esquistossômulos, a forma imatura inicial do esquistossomo, e isso pode ser mediado por eosinófilos, monócitos, macrófagos e plaquetas. Os esquistossômulos também podem ser destruídos por eosinófilos, utilizando a IgG para ADCC por meio de ligação de seus receptores FcγRII ao organismo recoberto por IgG (Figura 11.25); a proteína básica principal dos grânulos eosinofílicos é liberada sobre o parasita e provoca a sua destruição. Pode também haver uma necessidade localizada de células Th1, visto que foi demonstrada a importância de IFNγ no fígado para a imunidade contra esquistossomos. Convém assinalar dois pontos adicionais. As reações mediadas por IgE podem ser vitais para a recuperação da infecção, enquanto a resistência nos hospedeiros vacinados pode depender mais de anticorpos IgG e IgA pré-formados.

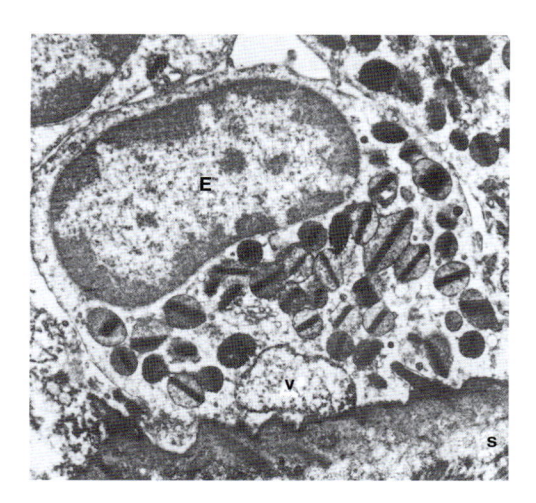

Figura 11.25 Micrografia eletrônica mostrando um eosinófilo (E) fixado à superfície de um esquistossômulo (S) na presença de anticorpo específico. A célula desenvolve grandes vacúolos (V), que parecem liberar o seu conteúdo sobre o parasita (16.500×). (Fonte: D.J. McLaren e C.D. Mackenzie. Reproduzida com autorização.)

Imunidade celular

Exatamente como determinadas bactérias e fungos, alguns parasitas adaptaram-se à vida no interior dos macrófagos, apesar de essa célula dispor de poderosos mecanismos microbicidas, incluindo NO·. Os organismos intracelulares, como *Toxoplasma gondii*, *Trypanosoma cruzi* e *Leishmania* spp., utilizam uma variedade de estratagemas para subverter os sistemas de destruição dos macrófagos; todavia, mais uma vez, a exemplo das infecções por micobactérias, as células T produtoras de citocinas são de importância crucial para estimular os macrófagos a liberar a sua capacidade de destruição e eliminar os intrusos indesejáveis.

O equilíbrio das citocinas produzidas é de suma importância. A infecção de camundongos por *Leishmania major* ilustra esse aspecto; o organismo provoca doença fatal nos camundongos suscetíveis, enquanto outras linhagens são resistentes. Isso é controlado, em parte, por alelos do gene *SLC11A1;* entretanto, conforme discutido anteriormente no Capítulo 8, há uma estimulação excessiva das células Th2 nos camundongos suscetíveis, com produção de IL-4 que não ajuda a eliminar a infecção, enquanto as cepas resistentes caracterizam-se pela expansão das células Th1 que secretam IFNγ em resposta aos antígenos apresentados por macrófagos que abrigam os protozoários vivos. Os organismos como os plasmódios da malária (e, de modo incidental, riquétsias e clamídias) que vivem em células que não são fagócitos profissionais podem ser eliminados por meio de ativação dos mecanismos de defesa intracelulares. Entretanto, a indução da IFNγ e das células T CD8⁺ é particularmente importante para a proteção. A interleucina-12 e o óxido nítrico também são necessários, e as células NK podem desempenhar um papel auxiliar, produzindo quantidades adicionais de IFNγ. Foi observada citotoxicidade direta por células T CD8⁺ contra as células hepáticas que abrigam esporozoítas da malária. Convém assinalar que, após o reconhecimento de uma

associação entre HLA-B53 e a proteção contra a malária grave, foi demonstrada uma reação dos CTL restrita a B53 a um nonâmero conservado de um antígeno específico do estágio hepático no sangue periférico de indivíduos resistentes. Em um estudo de caso-controle de grande porte da malária em crianças na Gâmbia, foi constatado que o antígeno protetor B53 da classe I é comum em crianças do oeste da África, porém raro em outros grupos raciais, dando maior credibilidade à hipótese de que o polimorfismo do MHC desenvolveu-se principalmente por meio de seleção natural por patógenos infecciosos.

A eliminação das infestações do intestino por helmintos exige uma combinação das forças da imunidade celular e humoral para expelir o hóspede indesejado. Um dos modelos estudados é a resposta ao *Nippostrongylus brasiliensis;* estudos de transferência em ratos mostraram que, embora o anticorpo produza algum dano aos vermes, as células T de doadores imunes também são necessárias para a expulsão vigorosa, provavelmente obtida por meio de uma associação de estimulação da motilidade intestinal mediada por mastócitos e ativação das células caliciformes intestinais por citocinas. As células caliciformes secretam mucinas que circundam o verme, protegendo, assim, as superfícies colônica e intestinal da invasão pelo parasita (Figura 11.26). Outro modelo, que consiste na infecção de camundongos por *Trichinella spiralis,* reforça a importância de ativar as respostas de citocinas mais apropriadas

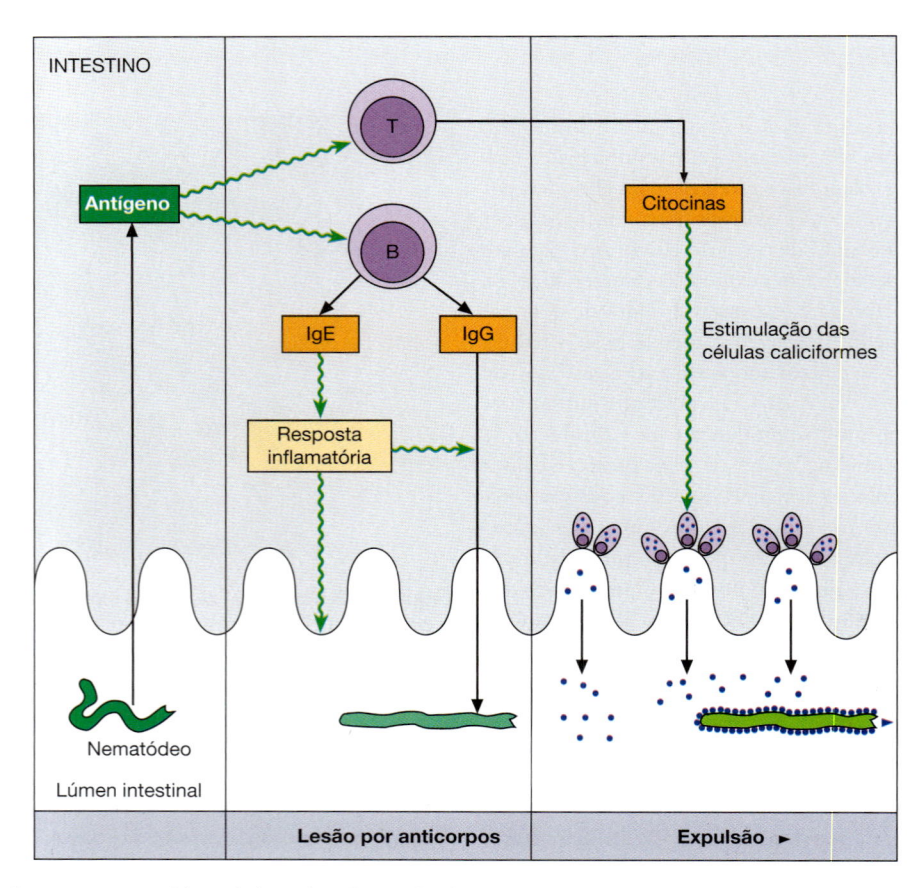

Figura 11.26 Expulsão de vermes nematódeos do intestino. O parasita é inicialmente lesionado por anticorpos IgG que entram no lúmen intestinal, talvez em consequência da inflamação mediada por IgE e possivelmente auxiliados por células acessórias da ADCC. Determinadas citocinas, como IL-4, IL-13 e TNF, liberadas por ativação antígeno-específica das células T, estimulam a proliferação das células caliciformes e a secreção de muco, que recobre o verme lesionado e facilita a sua expulsão do corpo pelo aumento da motilidade intestinal induzido por mediadores dos mastócitos, como leucotrieno D_4, e diarreia em consequência da inibição da absorção de sódio dependente de glicose pela histamina e PGE_2 derivadas dos mastócitos.

das células T. Uma cepa, que expele rapidamente os vermes adultos, produz grandes quantidades de IFNγ e de anticorpos IgG2a, ao passo que os camundongos mais suscetíveis, por outro lado, produzem quantidades mínimas de IFNγ, favorecendo as classes de anticorpos IgG1, IgA e IgE. Evidentemente, a estratégia de proteção varia de acordo com a infecção.

Estratégias de evasão do parasita

Resistência aos mecanismos efetores

Alguns truques para evitar as defesas do complemento são interessantes. O *T. cruzi* criou elegantemente uma molécula semelhante ao DAF, que acelera a decomposição do C3b. A molécula SCIP1 do *Schistosoma mansoni* (proteína inibidora C 1 do esquistossomo) é uma forma da proteína muscular paramiosina exposta na superfície, que tem a capacidade de se ligar ao C9, inibindo, assim, a sua polimerização e evitando a formação do complexo de ataque à membrana. A proteína da membrana eritrocitária 1 do *Plasmodium falciparum* (PfEMP1) é expressa na superfície dos eritrócitos infectados e pode ligar-se ao CR1 (CD35) em outros eritrócitos infectados, levando à aglomeração dos eritrócitos, o que pode facilitar a disseminação do parasita com exposição mínima ao sistema imune do hospedeiro. De modo semelhante, os esporozoítas da malária eliminam seu antígeno circum-esporozoíta quando ele se liga a anticorpos, enquanto *Trypanosoma brucei* libera seus antígenos de superfície em solução para atuar como proteínas "chamariz". Em ambos os casos, esses sistemas de eliminação e atração são adequados para os parasitas ou os estágios do ciclo de vida do parasita, que têm apenas um breve contato com o sistema imune.

Os parasitas protozoários que se escondem dos efeitos dos anticorpos utilizando o interior de um macrófago como santuário bloqueiam os mecanismos microbicidas por meio de métodos semelhantes àqueles exibidos por bactérias intracelulares.

O *Toxoplasma gondii* inibe a fusão do fagossomo com o lisossomo por meio de alinhamento das mitocôndrias da célula do hospedeiro ao longo da membrana do fagossomo. O *Trypanosoma cruzi* escapa do fagossomo para dentro do citoplasma, enquanto os parasitas *Leishmania* são circundados por um lipofosfoglicano, que os protege da exploração oxidativa pela remoção dos radicais de oxigênio. Eles também infrarregulam a expressão do MHC, da CD80 e da CD86, diminuindo, assim, a estimulação das células T.

Evitando o reconhecimento do antígeno pelo hospedeiro

Alguns parasitas se **disfarçam** para se parecer com o hospedeiro. Esse disfarce pode ser obtido por mimetismo molecular, conforme demonstrado pela reatividade cruzada entre os antígenos de *Ascaris* e o colágeno humano. Outro método é recobrir a superfície com proteínas do hospedeiro. Os esquistossomos são muito bons nessa tarefa; o verme adulto capta glicoproteínas dos eritrócitos hospedeiros, moléculas do MHC e IgG e vive tranquilamente nos vasos mesentéricos do hospedeiro, apesar do fato de que o sangue que o banha contém anticorpos passíveis de evitar uma reinfecção.

Outro estratagema muito astuto, comparável a mudar de lugar as traves no futebol, é a **variação antigênica,** em que os parasitas escapam da ação citocida dos anticorpos sobre suas formas circulantes no sangue pelo truque engenhoso de alterar sua própria constituição antigênica. A Figura 11.27 ilustra como o tripanossoma continua infectando o hospedeiro, mesmo após o aparecimento de anticorpos totalmente protetores, efetuando mudança para a expressão de uma nova variante antigênica que não pode ser reconhecida por esses anticorpos; à medida que são sintetizados anticorpos contra os novos antígenos, o parasita mais uma vez escapa, mudando para outra variante, e assim sucessivamente. Dessa maneira, o parasita pode permanecer na corrente sanguínea por um tempo suficiente para dar-lhe a oportunidade de transmissão

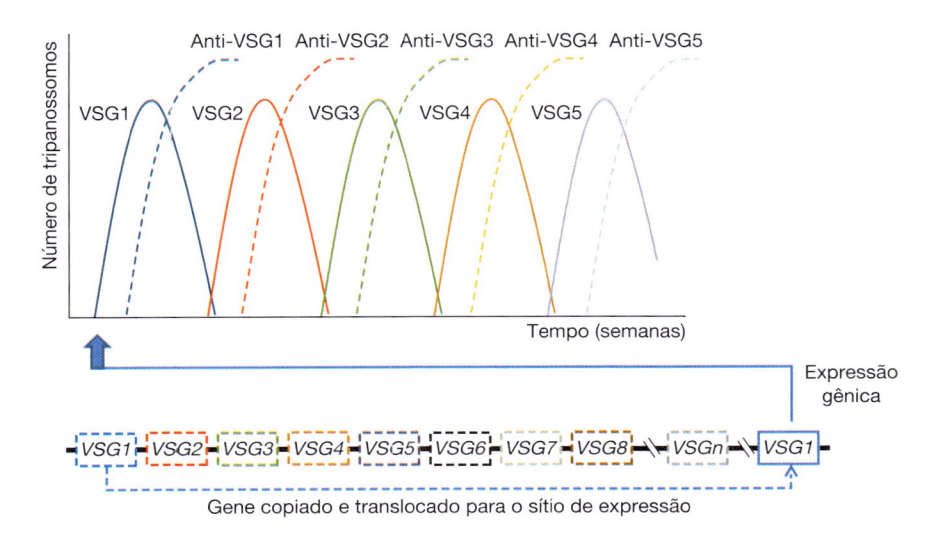

Figura 11.27 Variação antigênica durante a infecção crônica por tripanossomos. À medida que são produzidos anticorpos dirigidos contra a variante inicial da glicoproteína de superfície VSG1, os tripanossomos sanguíneos são recobertos antes de sua fagocitose e não são mais infecciosos, deixando um pequeno número de parasitas viáveis que adquiriram uma nova constituição antigênica. Nesse estágio, essa nova variante (VSG2) multiplica-se até que ela também seja neutralizada pela resposta primária dos anticorpos e substituída pela variante VSG3. Em qualquer momento, apenas uma das variantes da glicoproteína de superfície é expressa e recobre a superfície do protozoário, com exclusão de todos os outros antígenos. Quase 9% do genoma (aproximadamente 1.000 genes) do tripanossomo são dedicados à geração de VSG. A mudança ocorre por meio de inserção de um gene duplicado em uma nova localização do genoma, próxima ao promotor.

por insetos hematófagos ou por contato direto com o sangue contaminado. O mesmo fenômeno foi observado com *Plasmodium* spp., e isso pode explicar por que, em áreas hiperendêmicas, as crianças são sujeitas a repetidos ataques de malária nos primeiros anos e, em seguida, adquirem imunidade vigorosa à infecção. A imunidade presumivelmente deve ser desenvolvida contra todas as variantes antigênicas antes que seja possível obter uma proteção total, e, com efeito, sabe-se que a IgG de indivíduos com imunidade estável pode efetivamente eliminar a malária em crianças pequenas.

Desvio da resposta imune do hospedeiro

A imunossupressão tem sido observada na maioria das parasitoses estudadas. Por exemplo, durante a infecção por tripanossomos, ocorre ativação policlonal das respostas das células T e B, desviando a resposta imune da produção de anticorpos específicos. Uma prolina racemase (uma enzima que catalisa a interconversão das formas L- e D- da prolina) secretada do *T. cruzi* foi identificada como mitógeno de células B. Os parasitas também podem manipular subgrupos de células T para o seu próprio benefício. A filariose fornece um exemplo: as citocinas que são induzidas pela infecção por filárias, que incluem TGFβ e IL-10, favorecem as respostas mediadas por células T reguladoras.

Levantamentos epidemiológicos concordam com o fato de que os anticorpos IgE desempenham um papel protetor na esquistossomose; entretanto, revelaram também uma subpopulação humana suscetível, que produz anticorpos IgM e IgG4 capazes de bloquear a ADCC mediada por IgE. A capacidade de determinados helmintos de induzir a ativação policlonal de células B produtoras de IgE é vantajosa para o parasita e, portanto, não tão satisfatória para o hospedeiro, visto que uma concentração elevada de IgE irrelevante ligada a um mastócito irá expulsar as moléculas de IgE específicas contra o parasita e diminuir a possibilidade de ativação do mastócito pelo antígeno específico, de modo a iniciar uma reação de defesa protetora.

Imunopatologia

Quando os parasitas persistem cronicamente diante de uma resposta imune, a interação com o antígeno estranho frequentemente provoca reações que causam lesão tecidual. Um exemplo é a síndrome nefrótica induzida por imunocomplexos observada em crianças nigerianas associada à malária quartã, que é causada por *Plasmodium malariae* e que se caracteriza por um padrão de calafrios e febre de 72 h relacionado com o ciclo de vida do parasita. Os níveis aumentados de TNF são responsáveis por alterações pulmonares na malária aguda, na malária cerebral em camundongos e debilitação grave dos bovinos com tripanossomíase. Outro exemplo é a lesão hepática resultante da formação de granulomas mediada por IL-4 em torno dos ovos de esquistossomos (ver Figura 14.29); um dos antígenos desses ovos induz diretamente a produção de IL-10 nas células B, contribuindo, assim, para o domínio de Th2. De modo notável, a reação de hipersensibilidade ajuda os ovos a escapar dos capilares sanguíneos intestinais para o lúmen intestinal, de modo a continuar o ciclo fora do corpo, um efeito mediado pelo TNF.

A reação cruzada entre o parasita e os elementos próprios pode resultar em autoimunidade, e esse processo foi proposto como a base da miocardiopatia na doença de Chagas. É também pertinente ressaltar que a imunossupressão inespecífica, que é tão disseminada nas doenças parasitárias, tende a aumentar a suscetibilidade às infecções bacterianas e virais, e, nesse contexto, a associação entre o linfoma de Burkitt e a malária foi atribuída a uma resposta inadequada do hospedeiro ao vírus Epstein-Barr.

Príons

A variante da doença de Creutzfeldt-Jakob (DCJv) foi descrita pela primeira vez em 1996 e, assim como o *scrapie* de ovinos e a encefalopatia espongiforme bovina (EEB) é classificada como encefalopatia espongiforme transmissível (EET) causada por príons. O príon da EEB, responsável pela "doença da vaca louca", adaptou-se aos seres humanos após o consumo da carne de animais alimentados com restos de animais abatidos. Essa doença provocou grande susto, particularmente no epicentro da infecção na Grã-Bretanha, em virtude da natureza imprevisível da "epidemia". Entretanto, no final de 2015, o número de mortes no Reino Unido por DCJv manteve-se em 178, e pode ser que o enorme número de mortes originalmente previstas por alguns modelos matemáticos na verdade não se concretize.

Nas EET, a proteína priônica celular (PrP^c) não patogênica normal, de função desconhecida, torna-se anormalmente dobrada, levando à formação de agregados patogênicos relativamente resistentes à protease, designados como PrP^{Sc} (a proteína "*scrapie*"). Infelizmente, o papel do sistema imune nas doenças priônicas parece consistir em ajudar mais a doença do que em combatê-la. Em geral, a infecciosidade multiplica-se e alcança altos níveis nos tecidos linfoides, antes de se propagar para o sistema nervoso central, com células dendríticas foliculares (FDC) no baço, linfonodos e placas de Peyer envolvidas nessa multiplicação. As FDC expressam naturalmente altos níveis de PrP^c que, em seguida, é convertida em PrP^{Sc} após exposição ao agente da EET. Os linfócitos B desempenham um papel auxiliar por meio da produção de TNF e linfotoxina, isto é, citocinas necessárias para a formação de redes de FDC nos tecidos linfoides secundários, enquanto a linfotoxina ainda é necessária para a manutenção do estado diferenciado das FDC. Além das FDC, os macrófagos e as células dendríticas parecem estar envolvidos na replicação da PrP^{Sc}, proporcionando, assim, um reservatório de infecciosidade. Ainda não foi esclarecido se há indução de respostas imunes inatas contra a PrP^{Sc}, porém não parecem ocorrer respostas imunes adaptativas, possivelmente devido ao estabelecimento de tolerância imunológica para a PrP^{Sc} de ocorrência natural. Os príons infecciosos passam da FDC para os nervos periféricos nos tecidos linfoides secundários e, em seguida, migram para o SNC.

Após a sua entrada no SNC, os príons infecciosos causam ativação dos astrócitos e das células da micróglia, sendo estas últimas os macrófagos do encéfalo. É possível que a infecção da micróglia por PrP^{Sc} leve à sua conversão de um fenótipo fagocitário para um fenótipo pró-inflamatório deletério. Espera-se que as pesquisas em andamento venham esclarecer a contribuição do sistema imune nas doenças priônicas.

- A imunidade a infecções envolve uma constante luta entre as defesas do hospedeiro e o patógeno que procura desenvolver estratégias de evasão.

Inflamação revisitada

- A inflamação constitui uma importante reação de defesa iniciada pela infecção ou por uma lesão tecidual
- Os mediadores liberados suprarregulam as moléculas de adesão nas células endoteliais e nos leucócitos, causando inicialmente o rolamento dos leucócitos ao longo da parede do vaso e, em seguida, a sua passagem através do vaso sanguíneo ao longo do gradiente quimiotáxico para alcançar o local de inflamação
- A IL-1β, o TNF e as quimiocinas, como a IL-8, estão envolvidos na manutenção do processo inflamatório
- A inflamação é controlada por proteínas reguladoras do complemento, pela PGE$_2$, pelo TGFβ, por glicocorticoides e pela IL-10
- A incapacidade de eliminar o agente iniciador leva a uma resposta inflamatória crônica, dominada por macrófagos, com formação frequente de granulomas.

Suscetibilidade das bactérias extracelulares à destruição por fagocitose e complemento

- O LPS liga-se à LBP, que transfere o LPS para o complexo CD14-TLR4, com consequente ativação de genes na APC, que codificam citocinas pró-inflamatórias
- As bactérias procuram evitar a fagocitose e, nessa tentativa, revestem-se com cápsulas, secretam exotoxinas que destroem os fagócitos ou impedem reações inflamatórias, desviam o complemento para locais inofensivos ou colonizam locais relativamente inacessíveis
- Para combater esses truques, os anticorpos neutralizam as toxinas, facilitam as lesões mediadas pelo complemento na superfície bacteriana e superam a natureza antifagocitárias das cápsulas, opsonizando-as com Ig e C3b
- O sistema imune secretor protege as superfícies mucosas externas. A IgA secretora inibe a aderência das bactérias e tem a capacidade de opsonizá-las. A IgE ligada aos mastócitos pode iniciar o influxo de IgG protetora, complemento e neutrófilos.

Bactérias que crescem em um hábitat intracelular

- As bactérias intracelulares, como os bacilos da tuberculose e da hanseníase, crescem dentro dos macrófagos. Desafiam os mecanismos de destruição e, para isso, bloqueiam a ativação dos macrófagos, neutralizam o pH no fagossomo, inibem a fusão dos lisossomos e escapam do fagossomo para o citoplasma
- As bactérias intracelulares são destruídas pela IC: as células T auxiliares liberam citocinas ao contato com macrófagos infectados, que ativam poderosamente a formação de óxido nítrico (NO·), intermediários de oxigênio reativos (ROI) e outros mecanismos microbicidas.

Imunidade a infecções virais

- Os vírus procuram evitar o sistema imune por meio de alterações na antigenicidade de seus antígenos de superfície. As mutações pontuais provocam variação antigênica, porém as alterações radicais que levam a epidemias podem resultar da troca em massa de material genético com vírus diferentes em outros hospedeiros animais (mudança antigênica)
- Alguns vírus subvertem a função do sistema complemento para o seu próprio benefício
- Os vírus podem interferir em quase todas as etapas do processamento e da apresentação do antígeno às células T
- Os anticorpos neutralizam os vírus livres e são particularmente efetivos quando o vírus precisa seguir o seu trajeto pela corrente sanguínea de modo a alcançar o seu alvo final
- Quando o alvo e a porta de entrada são os mesmos (p. ex., os pulmões), a IFN é dominante na recuperação da infecção
- Os anticorpos são importantes na prevenção da reinfecção
- Os vírus "em brotamento", que podem invadir células adjacentes sem serem expostos a anticorpos, são combatidos pela IC. As células infectadas expressam, em sua superfície, um peptídio antigênico viral processado em associação ao MHC da classe I pouco tempo depois da entrada do vírus, e a rápida destruição da célula por células T $\alpha\beta$ citotóxicas impede a multiplicação do vírus que depende do mecanismo de multiplicação da célula hospedeira intacta. As células Tc $\gamma\delta$ reconhecem a proteína nativa do envoltório viral na superfície da célula-alvo. As células NK também são citotóxicas
- As células T e os macrófagos que produzem IFNγ e TNF banham as células adjacentes e impedem que se tornem infectadas por disseminação lateral do vírus.

Imunidade a fungos

- As infecções por fungos oportunistas são comuns nos hospedeiros imunossuprimidos
- Os componentes da parede celular dos fungos são detectados por receptores de reconhecimento de padrões do hospedeiro, que emitem um sinal por meio das vias MyD88 ou CARD9 canônicas
- A fagocitose desempenha um importante papel no combate aos fungos
- Os CTL e as células NK exibem atividades antifúngicas
- Os anticorpos nem sempre são vantajosos, mas parecem ajudar a proteger contra infecções sistêmicas por *Candida* em pacientes com AIDS.

Imunidade a parasitoses

- As doenças por protozoários e helmintos parasitas afetam centenas de milhões de pessoas. Em geral, os anticorpos mostram-se efetivos contra as formas hematogênicas. A produção de IgE aumenta nas infestações por helmintos e pode resultar em influxo de Ig e eosinófilos mediado por mastócitos; os esquistossomos recobertos por IgG ou IgE são destruídos por eosinófilos aderentes por meio de mecanismos extracelulares envolvendo a liberação de proteínas catiônicas e peroxidase
- Os organismos como *Leishmania* spp., *Trypanosoma cruzi* e *Toxoplasma gondii* escondem-se dos anticorpos dentro dos macrófagos, utilizam as mesmas estratégias que as bactérias parasitárias intracelulares para sobreviver e, assim como elas, são destruídos quando os macrófagos são ativados por citocinas de Th1, produzidas durante respostas imunes celulares. O NO· constitui um importante agente destruidor
- As células T CD8 também desempenham um papel protetor

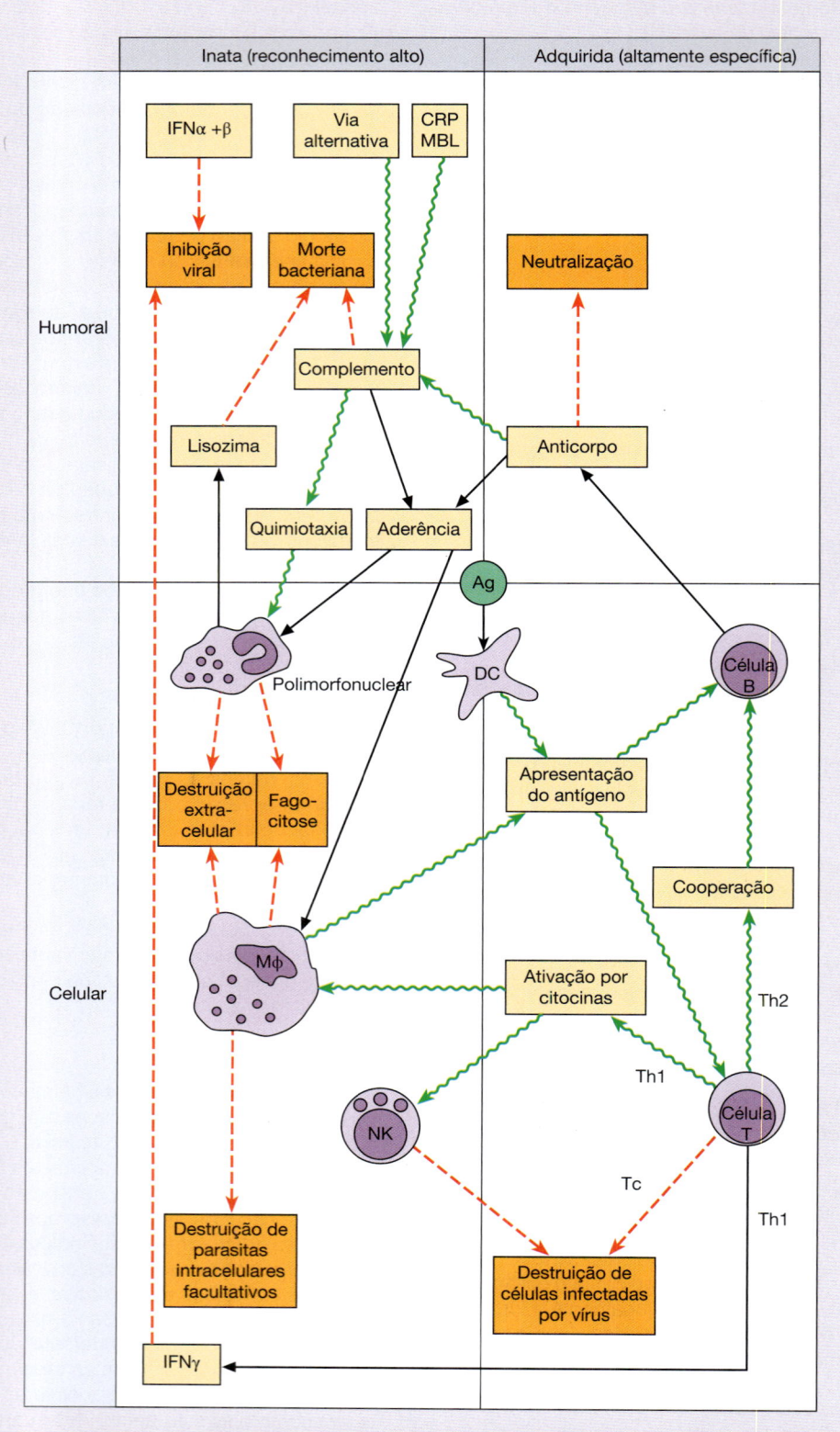

Figura 11.28 Esquema simplificado para ressaltar as interações de imunidade inata e adquirida. A célula dendrítica que apresenta o antígeno às células B na forma de imunocomplexos é a célula dendrítica folicular dos centros germinativos, enquanto a célula dendrítica interdigitada positiva para o MHC da classe II apresenta o antígeno às células T. CRP, proteína C reativa; MBL, lectina ligadora de manose. (Fonte: Adaptada de Playfair J.H.L. (1974) *British Medical Bulletin* **30**, 24.)

- A expulsão de helmintos intestinais depende, habitualmente, das respostas das células Th2 e exige a ação coordenada de anticorpos, a liberação de mucina por células caliciformes estimuladas por citocinas e a produção de contração intestinal e diarreia por mediadores dos mastócitos
- Alguns parasitas evitam o seu reconhecimento disfarçando-se como hospedeiros por meio de mimetismo molecular ou pela absorção de proteínas do hospedeiro na sua superfície
- Outros microrganismos, como *Trypanosoma brucei* e várias espécies causadoras de malária, possuem a extraordinária capacidade de expressar em sua superfície um antígeno dominante, que é substituído por mecanismos de mudança genética por uma molécula diferente quando ocorre formação de anticorpos contra a primeira variante
- Os parasitas também tendem, em sua maioria, a suprimir de modo inespecífico as respostas do hospedeiro
- A persistência crônica do antígeno parasitário na presença de uma resposta imune frequentemente provoca reações imunopatológicas que causam lesão tecidual, como a síndrome nefrótica por imunocomplexos, os granulomas hepáticos e as lesões autoimunes do coração. A imunossupressão generalizada aumenta a suscetibilidade às infecções bacterianas e virais
- Quando analisamos as características da resposta à infecção bacteriana, viral e fúngica e à parasitose, percebemos com mais clareza o mecanismo pelo qual a resposta adquirida específica atua para ampliar e intensificar os mecanismos imunes inatos; a Figura 12.28 fornece um resumo das interações.

Doenças priônicas

- O *scrapie*, a EEB e a DCJv são encefalopatias espongiformes transmissíveis causadas por príons
- Observa-se o desenvolvimento de formas de proteína priônica do hospedeiro (PrP) com dobramento anormal e resistentes à protease
- As FDC nos tecidos linfoides são infectadas antes da disseminação do agente infeccioso para o SNC.

LEITURA ADICIONAL

Aguzzi A., Nuvolone M., and Zhu C. (2013) The immunobiology of prion diseases. *Nature Reviews Immunology* **13**, 888–902.

Alcami A., Hill A.B., and Koszinoski U.H. (2007) Viral interference with the host immune response. In *Topley & Wilson's Microbiology & Microbial Infections*, 10th edn. Wiley Blackwell, Oxford, pp. 617–644.

Barth K., Remick D.G., and Genco C.A. (2013) Disruption of immune regulation by microbial pathogens and resulting chronic inflammation. *Journal of Cellular Physiology* **228**, 1413–1422.

Baxt L.A., Garza Mayers A.C., and Goldberg M.B. (2013) Bacterial subversion of host innate immune pathways. *Science* **340**, 697–701.

Centers for Disease Control and Prevention. The following websites of the Centers for Disease Control and Prevention contain a large body of information: http://www.cdc.gov/DiseasesConditions/, parasitic diseases: http://www.cdc.gov/parasites/

Epperson M.L., Lee C.A., and Fremont DH. (2012) Subversion of cytokine networks by virally encoded decoy receptors. *Immunology Reviews* **250**, 199–215.

Goering R., Dockrell H., Zuckerman M., Roitt I., and Chiodini P. (2012) *Mim's Medical Microbiology*, 5th edn. Saunders, London.

Goubau D., Deddouche S., and Reis e Sousa C. (2013) Cytosolic sensing of viruses. *Immunity* **38**, 855–869.

Lewis D.B. (2006) Avian flu to human influenza. *Annual Review of Medicine* **57**, 139–154.

Liu L., Johnson H.L., Cousens S., *et al.* (2012) Global, regional, and national causes of child mortality: an updated systematic analysis for 2010 with time trends since 2000. *Lancet* **379**, 2151–2161.

Lozano R., Naghavi M., Foreman K., *et al.* (2012) Global and regional mortality from 235 causes of death for 20 age groups in 1990 and 2010: a systematic analysis for the Global Burden of Disease Study 2010. *Lancet* **380**, 2095–2128.

Netea M.G., Joosten L.A., van der Meer J.W., Kullberg B.J., and van de Veerdonk F.L. (2015) Immune defence against Candida fungal infections. *Nature Reviews Immunology* **15**, 630–642.

O'Garra A., Redford P.S., McNab F.W., Bloom C.I., Wilkinson R.J., and Berry M.P. (2013) The immune response in tuberculosis. *Annual Review of Immunology.* **31**, 475–527.

Papayannopoulos V. and Zychlinsky A. (2009) NETs: a new strategy for using old weapons. *Trends in Immunology* **30**, 513–521.

Pradeu T. and Cooper E.L. (2012) The danger theory: 20 years later. *Frontiers in Immunology* **287**, 1–9.

Schuren A.B., Costa A.I., and Wiertz E.J. (2016) Recent advances in viral evasion of the MHC Class I processing pathway. *Current Opinion in Immunology* **40**, 43–50.

Underhill D.M. and Pearlman E. (2015) Immune Interactions with Pathogenic and Commensal Fungi: A Two-Way Street. *Immunity* **43**, 845–858.

von Moltke J., Ayres J.S., Kofoed E.M., Chavarría Smith J., and Vance R.E. (2013) Recognition of bacteria by inflammasomes. *Annual Review of Immunology* **31**, 73–106.

Zipfel P.F., Hallström T., and Riesbeck K. (2013) Human complement control and complement evasion by pathogenic microbes – tipping the balance. *Molecular Immunology* **56**, 152–160.

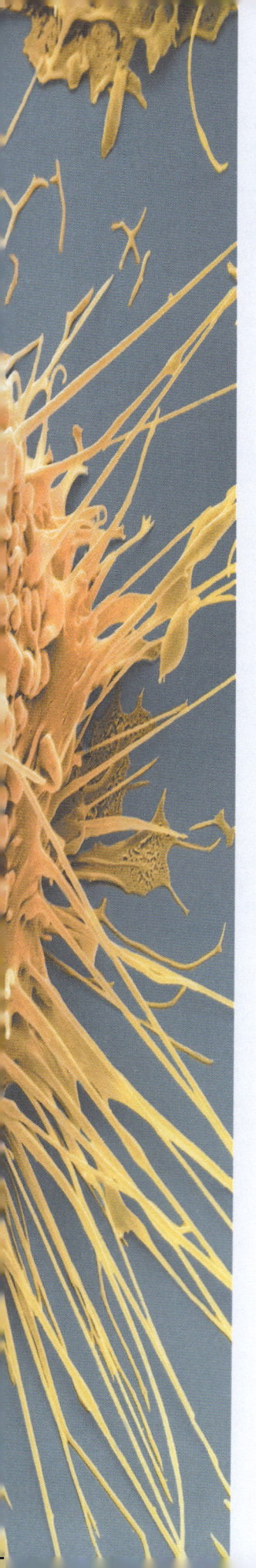

CAPÍTULO 12
Vacinas

Principais tópicos

Para lembrar

Os mecanismos pelos quais resistimos à investida dos micróbios já foram discutidos. Esses mecanismos incluem a imunidade humoral, celular e inata. Um dos grandes triunfos da medicina foi a capacidade de aproveitar esses mecanismos por meio da vacinação com o objetivo de proteger o indivíduo contra um grande número de doenças infecciosas.

Introdução

O controle da infecção é abordado de vários ângulos. Os avanços na saúde pública – o abastecimento de água, os sistemas de esgoto, a educação na higiene pessoal – impedem a disseminação da cólera e de muitas outras doenças. Os antibióticos tiveram grande impacto nas doenças bacterianas. Outra estratégia é oferecer uma ajuda à resposta imune. Essa ajuda pode ser proporcionada pela administração de componentes individuais da resposta imune, como os anticorpos, pelo uso de agentes imunopotencializadores, como as citocinas, ou, mais comumente, pela exposição do sistema imune a determinado antígeno, de modo a estimular a resposta imune adquirida a gerar memória – um procedimento designado

como vacinação (Marco histórico 12.1). Tradicionalmente, o objetivo das vacinas tem sido a produção de respostas contra agentes infecciosos; todavia, cada vez mais, as vacinas também estão sendo exploradas em outras áreas, como as neoplasias malignas.

Imunidade adquirida passivamente

Administração passiva de anticorpos

A proteção temporária contra infecções e a eliminação de toxinas podem ser obtidas pela administração de anticorpos isolados do plasma de um indivíduo que apresenta altos títulos de anticorpos contra o patógeno ou um animal hiperimunizado (Tabela 12.1 e Figura 12.1). Antes da introdução dos antibióticos, o soro equino contendo toxinas antitetânicas ou antidiftéricas era extensamente empregado de modo profilático; todavia, hoje em dia, é menos comumente utilizado, em virtude das complicações da doença do soro (hipersensibilidade tipo III) e do desenvolvimento de hipersensibilidade imediata (tipo I) em resposta à proteína estranha. Além disso, à medida que os anticorpos adquiridos são utilizados por meio de sua combinação com o antígeno ou são catabolizados normalmente, ocorre perda dessa proteção. Na atualidade, o uso

---

 ### Marco histórico 12.1 | Vacinação

A ideia de que os sobreviventes de doenças infecciosas graves raramente contraem de novo a mesma infecção foi incorporada ao folclore há séculos. Em uma descrição da terrível peste que assolou Atenas, Tucídides observou que, em geral, os que cuidavam dos doentes eram indivíduos que já tinham sido infectados e se recuperado da doença. As tentativas deliberadas de evitar as infecções induzindo uma forma menor da doença em indivíduos saudáveis nos demais aspectos eram comuns na China da idade média. Nesse país, desenvolveu-se a prática de inalar um pó preparado a partir das crostas da varíola como forma de proteção contra qualquer infecção futura. Na Índia, inoculava-se o material da crosta em pequenas feridas da pele. Essa prática de variolação (do latim, *varus,* uma doença facial pustulosa) foi introduzida na Turquia, onde os habitantes eram determinados a impedir a devastação das epidemias de varíola que interfeririam na venda lucrativa de suas deslumbrantes filhas aos haréns dos ricos.

Em 1773, o escritor Voltaire nos conta que o crédito pela disseminação da prática da variolação na Europa Ocidental deve ser atribuído a Lady Wortley Montague, uma mulher notavelmente empreendedora, esposa do embaixador inglês em Constantinopla, na época de George I. Com pouco escrúpulo, ela inoculou varíola na própria filha, diante dos protestos do capelão, que acreditava que essa medida só pode ter sucesso com infiéis, e não com cristãos. Entretanto, tudo correu bem, e o procedimento foi adotado na Inglaterra, a despeito de sua natureza perigosa, com mortalidade de 0,5 a 2%. Esses riscos terríveis eram aceitos, visto que, naquela época, como declarou Voltaire, "sessenta pessoas em cada cem contraem varíola. Dessas sessenta, vinte morrem em sua melhor fase da vida, e um número muito maior carrega as marcas em seus rostos durante toda a sua vida."

Edward Jenner (1749-1823) (Figura M12.1.1), um médico em Gloucestershire, Inglaterra, sugeriu a uma de suas pacientes que ela poderia estar com varíola, porém ela lhe garantiu que esse diagnóstico era impossível, visto que ela já havia contraído vacínia durante o seu trabalho de ordenhadora (mais uma vez o folclore!). Isso levou Jenner a realizar uma série de experimentos, nos quais demonstrou que a inoculação prévia do ser humano com vacínia, que não era virulenta (*i. e.*, não patogênica), fornecia proteção contra uma infecção subsequente por varíola. A princípio, suas ideias depararam-se com uma violenta oposição, porém foram finalmente aceitas e ele se tornou mundialmente famoso; as sociedades cultas de todos os lugares o elegiam como membro, embora seja intrigante observar que o College of Physicians em Londres tenha exigido a sua aprovação em um exame na área de estudos clássicos, e que a Royal Society o tenha agraciado com um Fellowship pelo seu trabalho sobre o comportamento de nidificação do cuco. Ao todo, ele inoculou milhares de pessoas no galpão de seu jardim em sua casa em Berkeley, Gloucestershire, que hoje se transformou em museu e local de pequenos simpósios (bastante interessante de visitar, se tiver a oportunidade).

O próximo avanço seminal nas vacinas originou-se da pesquisa de Louis Pasteur, que desenvolveu a teoria dos germes como causa da doença. Uma cultura de bacilos da cólera aviária, que foi acidentalmente esquecida em uma bancada durante os meses quentes de verão, perdeu grande parte de sua capacidade de causar doença; entretanto, aves que foram inoculadas com essa cultura velha tornaram-se resistentes a culturas virulentas frescas do bacilo. Essa **atenuação** dos microrganismos **virulentos** foi reproduzida por Pasteur para o antraz e a raiva, utilizando condições anormais de cultura e passagem. Reconhecendo a importância da pesquisa de Jenner para seus próprios experimentos, Pasteur deu a seu tratamento o nome de **vacinação,** um termo que resistiu à prova do tempo.

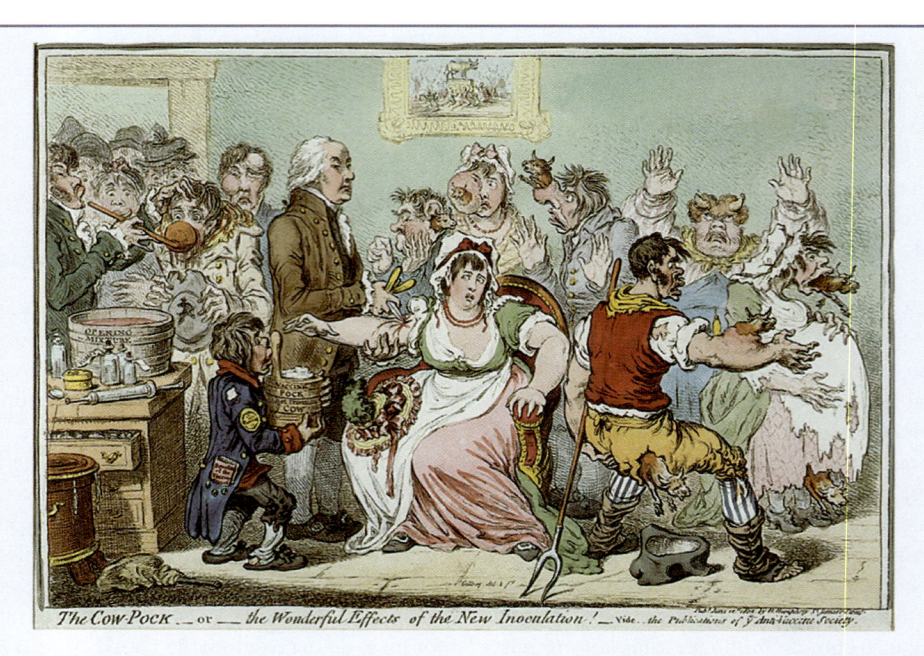

Figura M12.1.1 Edward Jenner entre pacientes no Smallpox and Inoculation Hospital, St Pancras, Londres. Água-forte de J. Gillray, 1802. (Fonte: Wellcome Centre Medical Photographic Library, Londres.)

Tabela 12.1 Exemplos de terapia passiva com anticorpos contra infecções e toxinas.

Condição	Origem do anticorpo	Uso
Tétano	Policlonal humano	Antitoxina. Tratamento de feridas com risco de tétano em pacientes com imunização incompleta ou incerta
Botulismo	Policlonal de cavalo	Antitoxina. Profilaxia pós-exposição do botulismo
Picadas de cobras (várias)	Policlonal de cavalo	Antiveneno. Tratamento após picada de cobra venenosa
Picadas de aranhas (várias)	Policlonal de cavalo, policlonal de coelho	Antiveneno. Tratamento após picada de aranha venenosa
Picada de carrapato causador de paralisia	Policlonal de cão	Antiveneno. Tratamento após picada por carrapato causador de paralisia
Ferroada de peixe-pedra	Policlonal de cavalo	Antiveneno. Tratamento após ferroada de peixe-pedra
Ferroada de água-viva	Policlonal de carneiro	Antiveneno. Tratamento após ferroada com água-viva venenosa
Infecção por vírus da hepatite B	Policlonal humano	Antiviral. Prevenção da infecção em profissionais de laboratório e outras pessoas acidentalmente inoculadas com o vírus da hepatite B e em lactentes de mães infectadas durante a gestação ou portadoras de alto risco
Raiva	Policlonal/monoclonal humano	Antiviral. Após mordedura de um animal possivelmente infectado
Infecção por vírus varicela-zóster	Policlonal humano	Antiviral. Indivíduos soronegativos com risco aumentado de varicela grave
Infecção por citomegalovírus	Policlonal hmano	Antiviral. Profilaxia em pacientes imunossuprimidos
Infecção por vírus sincicial respiratório	Anticorpo monoclonal IgG1 murino humanizado	Antiviral. Prevenção de doença grave das vias respiratórias inferiores em lactentes e crianças de alto risco

janela de oportunidade para intervenção, visto que o vírus da raiva precisa ter acesso ao SNC para causar doença, e os anticorpos circulantes podem impedir esse evento. Os anticorpos passivos usados no tratamento da raiva são aumentados com a vacinação.

Aquisição de anticorpos maternos

Nos primeiros meses de vida, enquanto o sistema linfoide do lactente está iniciando lentamente a sua função, a proteção do feto é proporcionada por anticorpos IgG de origem materna, adquiridos por transferência placentária, e ao recém-nascido, pela absorção intestinal de imunoglobulinas presentes no colostro (Figura 12.1). A principal imunoglobulina no leite é a IgA secretora (SIgA), que não é absorvida pelo lactente, mas que permanece no intestino para proteger as superfícies mucosas. Nesse aspecto, é bastante notável assinalar que os anticorpos SIgA são dirigidos contra antígenos bacterianos e virais frequentemente presentes no intestino, e acredita-se que as células produtoras de IgA, que respondem aos antígenos intestinais, migrem e colonizem o tecido mamário (como parte do sistema imune da mucosa), onde os anticorpos produzidos aparecem no leite. Existe uma forte possibilidade de vacinação mucosa de futuras mães contra determinadas infecções. É também importante destacar o argumento de que uma das funções mais importantes dos anticorpos encontra-se no seu papel por aquisição materna. A hipótese formulada é a de que os anticorpos maternos atenuam muitas infecções, possibilitando o amadurecimento da imunidade celular em condições controladas.

Imunoglobulina intravenosa

A imunoglobulina intravenosa (IgIV) é uma preparação de IgG obtida por fracionamento em larga escala do plasma reunido de milhares de doadores de sangue saudáveis. As preparações são administradas a indivíduos com imunodeficiências associadas a diminuição ou ausência de anticorpos circulantes. A IgIV também tem valor no tratamento de vários distúrbios associados a infecções, como a síndrome do choque tóxico estreptocócico. A IgIV também é eficaz no tratamento de várias doenças autoimunes e inflamatórias, como púrpura trombocitopênica idiopática, polineuropatia desmielinizante inflamatória crônica e síndrome de Guillain-Barré. O mecanismo de ação nesses pacientes sem imunodeficiência ainda não foi elucidado, embora evidências recentes tenham sugerido que a IgIV provavelmente module a atividade imune por meio de ácidos siálicos na molécula de Ig.

Transferência adotiva de células T citotóxicas

Trata-se de uma operação muito trabalhosa e restrita a células autólogas ou a casos em que o doador compartilha um alelo do MHC da classe I. A transferência adotiva de linfócitos T citotóxicos autólogos demonstrou ser efetiva para intensificar as respostas imunes específicas com EBV e para reduzir a carga viral em pacientes com doença linfoproliferativa pós-transplante.

Princípios da vacinação

Imunidade de grupo

No caso do tétano, a imunização ativa é benéfica para o indivíduo, mas não para a comunidade, visto que não irá eliminar os microrganismos encontrados nas fezes de animais domésticos e

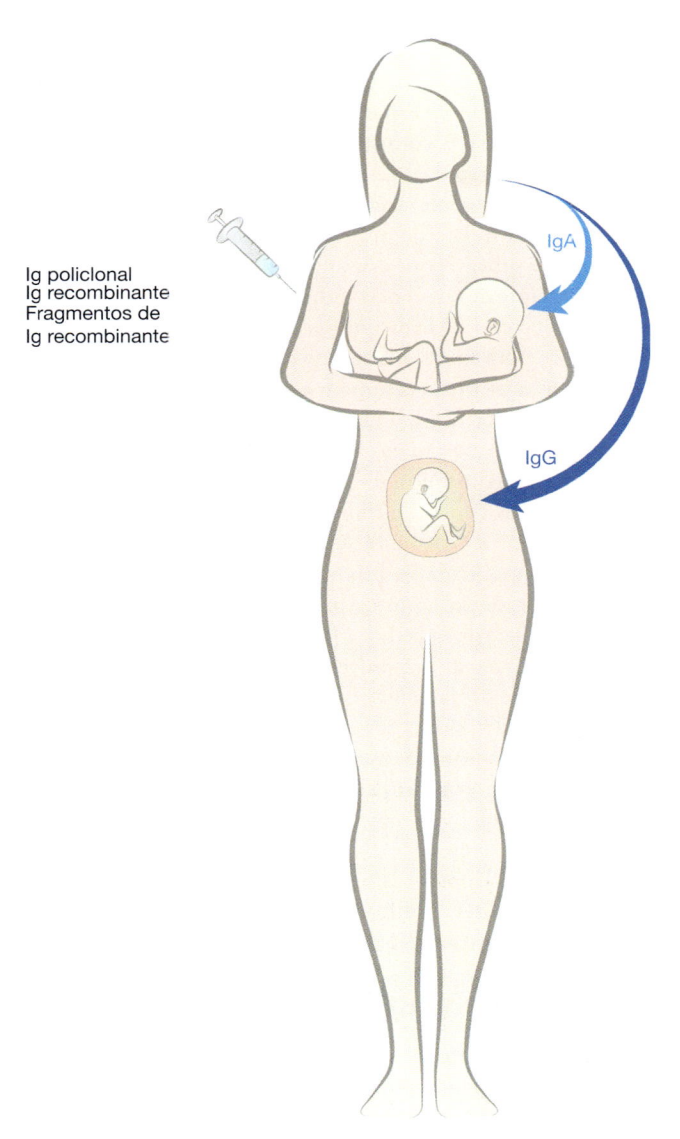

Figura 12.1 Imunidade passiva produzida por: passagem transplacentária da mãe para o feto, aquisição de IgA presente no colostro e no leite da mãe pelo lactente e injeção de anticorpos policlonais, anticorpos monoclonais recombinantes ou fragmentos de anticorpos (Fab ou scFv).

da imunidade passiva é restrito, em grande parte, aos antivenenos, em que há necessidade de um efeito terapêutico imediato para um evento habitualmente raro, como picada de serpente, e à profilaxia de determinadas infecções virais, incluindo citomegalovírus (CMV) e raiva. Entretanto, com a emergência de cepas de bactérias resistentes a antibióticos, e a preocupação com a possibilidade de bioterrorismo, houve um renovado interesse pela imunização passiva contra agentes infecciosos. Cada vez mais, é provável que as preparações de anticorpos policlonais sejam substituídas por anticorpos monoclonais humanos ou associações desses anticorpos. Por exemplo, um anticorpo monoclonal murino humanizado (Synagis, MedImmune) é utilizado para evitar a doença causada pelo vírus sincicial respiratório (RSV) em bebês e lactentes pequenos. Foi desenvolvido um coquetel de dois anticorpos monoclonais humanos contra o vírus da raiva para uso como profilaxia pós-exposição após mordedura ou arranhadura por um animal com raiva, como cão ou morcego, e esse coquetel está em fase de ensaios clínicos. Nesse caso, há uma

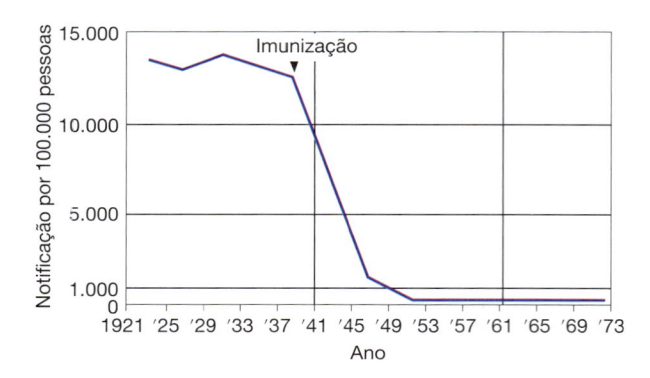

Figura 12.2 Notificação de difteria na Inglaterra e no País de Gales por 100.000 pessoas, mostrando a acentuada queda que ocorreu após a imunização. (Fonte: Dick G. (1978) *Immunisation.* Update Books. Reproduzida, com autorização, de Springer.)

que persistem no solo, na forma de esporos altamente resistentes. Quando uma doença depende da transmissão humana, a imunidade em apenas uma determinada parcela da população pode ajudar toda a comunidade se resultar em uma queda na taxa de reprodução (*i. e.*, o número de casos subsequentes produzidos por cada indivíduo infectado) para menos de um; nessas circunstâncias, a doença será extinta: observe, por exemplo, o desaparecimento da difteria em comunidades onde cerca de 75% das crianças foram imunizadas (Figura 12.2). Todavia, esse número precisa ser mantido; não há espaço para a complacência. Por outro lado, ocorreram surtos focais de sarampo em comunidades contrárias à imunização por motivos religiosos, levantando um importante ponto para os pais de modo geral. Toda pessoa precisa comparar qualquer desvantagem percebida associada à vacinação em relação ao risco aumentado de doença em seu filho desprotegido.

Mecanismo de ação das vacinas

As vacinas são efetivas, em virtude da imunidade adaptativa e da memória imune. A memória de anticorpos encontra-se em dois compartimentos. No primeiro, na forma de anticorpos preexistentes no sangue e nos tecidos, prontos para atacar o patógeno sem qualquer estimulação celular – esta constitui, provavelmente, a primeira linha de defesa mais poderosa contra a exposição a muitos patógenos. Esses anticorpos podem ser mantidos em níveis relativamente elevados durante muitos anos, provavelmente produzidos por plasmócitos de vida longa na medula óssea, embora essa suposição não seja universalmente aceita. De certo modo, a parte mais crucial da "memória" dos anticorpos pode ser comparada com a vida longa desses plasmócitos. Entretanto, a segunda forma do componente de memória dos anticorpos, as células B de memória, também pode ser crucial, em alguns casos, para a proteção mediada por vacinas. Nessa situação, o contato com o patógeno estimula a proliferação e a diferenciação das células B, que passam a produzir grandes quantidades de anticorpos. Da mesma maneira, o contato de células B de memória com o patógeno pode ser importante para reforçar o número de plasmócitos e as concentrações séricas de anticorpos para o próximo encontro com o patógeno. A memória das células T também existe em dois compartimentos. As células T de memória efetoras são encontradas nos tecidos periféricos, onde podem responder imediatamente ao contato de células infectadas por patógenos com atividades

efetoras. As células T de memória centrais são encontradas principalmente nos linfonodos, onde podem responder ao contato de patógenos por meio de expansão e diferenciação em efetores. A memória das células T consiste em respostas de células T CD8$^+$ e CD4$^+$. Evidentemente, as respostas das células T são mais pertinentes nas infecções por vírus, parasitas e bactérias intracelulares.

O melhor correlato de proteção de muitas vacinas atuais é o anticorpo, e é provável que esse anticorpo constitua o mecanismo mais importante de resistência induzida por vacina à doença. Isso é compatível com a ideia de que as células T representam a maior contribuição para a imunidade viral durante a infecção primária, enquanto os anticorpos assumem esse papel durante a infecção secundária (Figura 12.3). Todavia, é importante assinalar que os mecanismos de proteção das vacinas podem variar amplamente entre diferentes patógenos, diferentes indivíduos e doses diferentes de patógenos às quais o indivíduo é exposto e diferentes vias de exposição.

Além da capacidade de produzir imunidade efetiva, diversas condições cruciais precisam ser preenchidas para que uma vacina seja considerada bem-sucedida (Tabela 12.2). Os antígenos precisam estar prontamente disponíveis, e a preparação deve ser estável, de baixo custo e obviamente segura, tendo em mente que os indivíduos vacinados são, com mais frequência, crianças saudáveis. Evidentemente, o primeiro contato com o antígeno durante a vacinação não deve ser prejudicial, e a manobra consiste em evitar os efeitos patogênicos da infecção, mantendo, ao mesmo tempo, imunógenos protetores.

A Figura 12.4 mostra as principais abordagens na produção de vacinas existentes, e, em seguida, essas técnicas são descritas uma de cada vez.

Uso de organismos mortos como vacinas

A maneira mais simples de destruir a capacidade dos micróbios de provocar doença, mantendo ainda a sua constituição antigênica, consiste em evitar a sua replicação por meio de sua destruição apropriada. É extremamente difícil cultivar helmintos parasitas e, em menor grau, protozoários em quantidade suficiente para a produção de vacinas com organismos mortos. Esse problema não é observado com muitas bactérias e vírus, e, nesses casos, os microrganismos inativados produzem um certo número de antígenos seguros para imunização. Entre os exemplos, destacam-se as vacinas contra influenza, cólera e poliomielite inativada (Salk) (Figura 12.5). É preciso ter cuidado para assegurar que não sejam destruídos antígenos protetores importantes no processo de inativação.

Os organismos vivos atenuados possuem muitas vantagens como vacinas

O objetivo da atenuação consiste em produzir um organismo modificado capaz de simular o comportamento natural do micróbio original, sem causar doença significativa. Em muitos casos, a imunidade conferida por vacinas com organismos mortos, mesmo quando administrada com adjuvante, é frequentemente inferior àquela que resulta de infecção por organismos vivos. Isso se deve, presumivelmente, ao fato de que a replicação dos micróbios vivos confronta o hospedeiro com uma **dose maior e mais sustentada de antígeno**, e de que, com os vírus em brotamento, as células infectadas são necessárias para o estabelecimento de uma

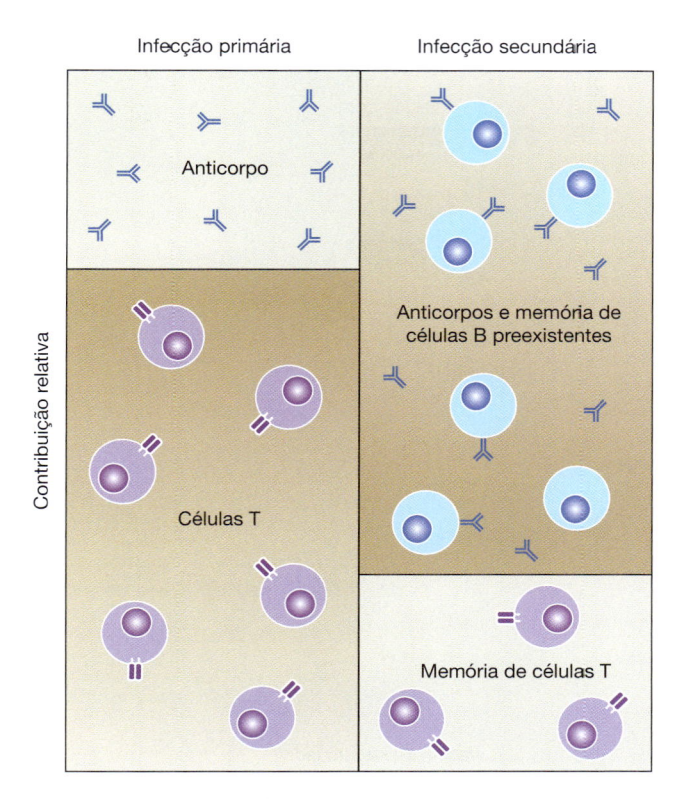

Infecção primária   Infecção secundária

Contribuição relativa

Anticorpo

Células T

Anticorpos e memória de células B preexistentes

Memória de células T

Figura 12.3 Vista esquemática das contribuições relativas da imunidade humoral e celular durante infecções virais primárias ou secundárias. Durante uma infecção viral primária, as respostas das células T antivirais são fundamentais para reduzir a replicação viral, além de contribuir para o desenvolvimento de uma resposta de anticorpos efetiva. As respostas primárias de anticorpos dependentes de células T são produzidas durante a infecção e levam tempo para sofrer mudança de classe das imunoglobulinas e hipermutação somática, possivelmente para fornecer assistência às células T específicas de vírus na resolução da infecção. Após a recuperação de uma infecção primária (ou após vacinação), os anticorpos que persistem e são específicos contra vírus representam a primeira linha de defesa contra a infecção secundária. Se houver uma infecção secundária, os anticorpos circulantes e, presumivelmente, as células B de memória que proliferam e se diferenciam em células secretoras de anticorpos irão reduzir a disseminação do vírus e dar tempo para o desenvolvimento de uma resposta antiviral das células T. As células B de memória são altamente eficientes na apresentação de antígenos específicos e, portanto, também podem estar envolvidas na apresentação mais rápida e mais eficiente às células T. A memória das células T preexistentes também desempenha um papel na proteção contra infecções secundárias. Entretanto, até mesmo quando houve declínio ou perda da memória das células T, a manutenção a longo prazo das respostas de anticorpos antivirais irá suprimir a replicação viral até que seja gerada uma nova resposta de células T específicas contra o vírus a partir do repertório virgem. (Fonte: Adaptada de Amanna I.J. e Slifka M.K. (2009) *Antiviral Research* **84**, 119-130.)

boa **memória de células T citotóxicas**. Outra vantagem importante do uso de organismos vivos é a capacidade de que **ocorra uma resposta imune em grande parte no local da infecção natural**. Isso está bem ilustrado pela resposta da IgA nasofaríngea à vacinação contra a poliomielite. Em contraste com a ineficiência da injeção parenteral de vacina com microrganismos mortos, a administração intranasal produziu uma boa resposta local de anticorpos. Todavia, embora essa resposta tenha declinado no decorrer de um período de 2 meses, aproximadamente, a imunização oral com vírus atenuado vivo estabeleceu um nível de anticorpos IgA persistentemente elevado (Figura 12.6).

Tabela 12.2 Fatores necessários para o sucesso de uma vacina.

Fator	Requisitos
Eficácia	Precisa produzir níveis protetores de imunidade: no local apropriado de natureza relevante (Ac, célula T CD4 e célula T CD8) de duração adequada
Disponibilidade	Prontamente cultivados em grandes quantidades ou fonte acessível de subunidade
Estabilidade	Estável em condições climáticas extremas, de preferência sem exigir refrigeração
Preço acessível	O preço precisa possibilitar o seu uso em países em desenvolvimento
Segurança	Eliminar qualquer patogenicidade

De fato, há uma forte onda de interesse em estratégias de imunização pela mucosa. O sistema imune da mucosa envolve as mucosas que recobrem os tratos respiratório, digestório e urogenital, bem como a conjuntiva, a orelha e os ductos de todas as glândulas exócrinas, cuja proteção inclui anticorpos SIgA.

Métodos clássicos de atenuação

O objetivo da atenuação, que consiste na produção de um organismo que cause apenas uma forma muito leve da doença natural, pode ser igualmente alcançado se for possível identificar cepas heterólogas que sejam virulentas para outras espécies, porém avirulentas para os seres humanos. O melhor exemplo disso foi a demonstração seminal feita por Jenner de que a vacínia protegia contra a varíola. Subsequentemente, um esforço global realmente notável da Organização Mundial da Saúde (OMS), combinando a vacinação extensa com métodos seletivos de controle epidemiológico, **erradicou por completo a varíola como doença humana** – uma conquista maravilhosa. Por conseguinte, embora, segundo estimativas, 300 milhões de pessoas tenham morrido de varíola no século XX, não houve nenhuma notificação de morte pelo vírus desde 1978. Incentivada por esse sucesso, a OMS iniciou um programa para erradicar a poliomielite, utilizando a vacina contra pólio atenuada para bloquear a transmissão do vírus, e, apesar de contratempos, espera-se que essa meta seja alcançada em um futuro não muito distante. O progresso dessa campanha pode ser acompanhado em http://www.polioeradication.org.

A própria atenuação foi originalmente obtida pela modificação empírica das condições de crescimento de um microrganismo. Louis Pasteur foi o primeiro a obter a produção de formas vivas, porém não virulentas do bacilo da cólera aviária e do antraz (ver Marco histórico 12.1) por artifícios, como a cultura em temperaturas mais altas e em condições anaeróbicas, e foi capaz de conferir imunidade por meio de infecção pelos microrganismos atenuados. Uma cepa virulenta de *Mycobacterium tuberculosis* tornou-se casualmente atenuada em 1908, quando Albert Calmette e Camille Guérin, no Instituto Pasteur, em Lille, na França, acrescentaram bile ao meio de cultura, em uma tentativa de obter um crescimento

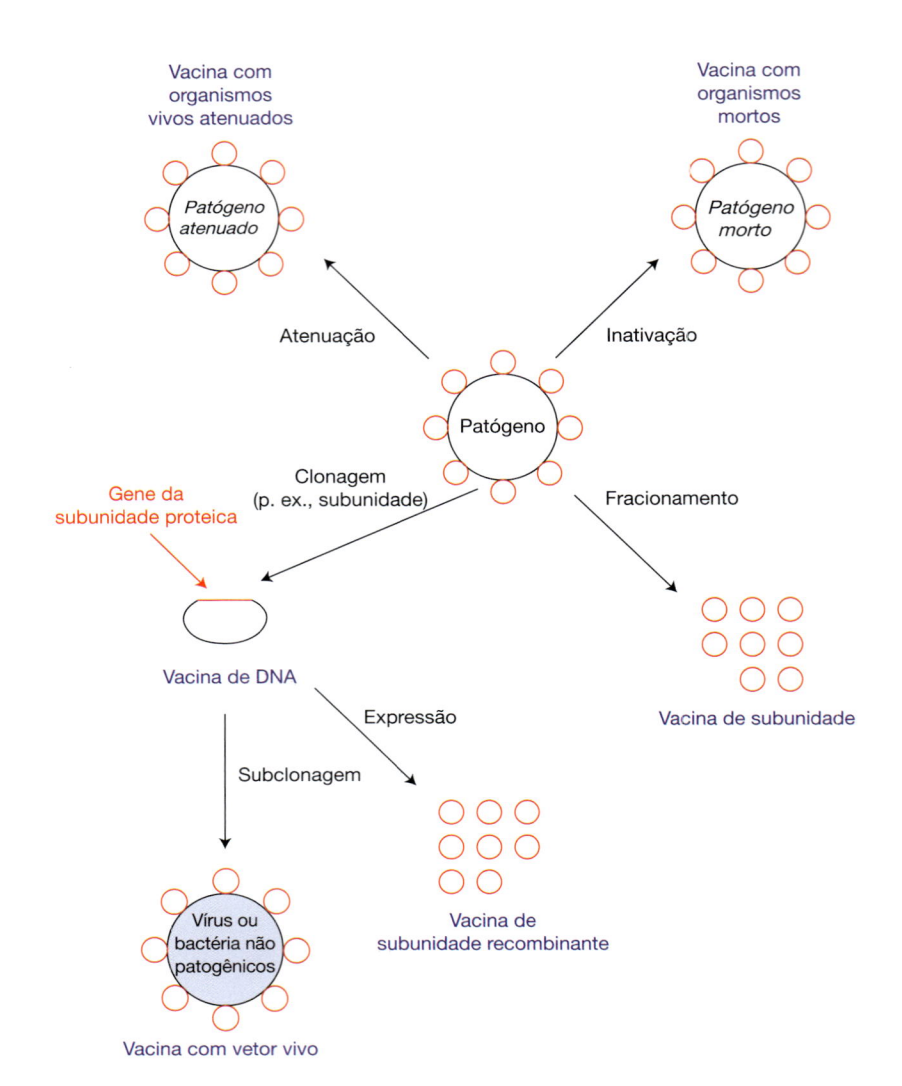

Figura 12.4 Técnicas clássicas de vacina.

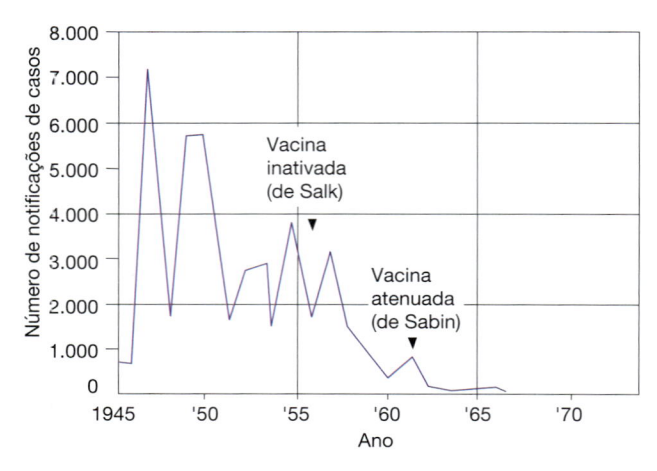

Figura 12.5 Notificações de poliomielite paralítica na Inglaterra e no País de Gales, mostrando os efeitos benéficos da imunização da comunidade com vacinas com vírus mortos e vivos. (Fonte: Dick G. (1978) *Immunisation.* Update Books. Reproduzida, com autorização, de Springer.)

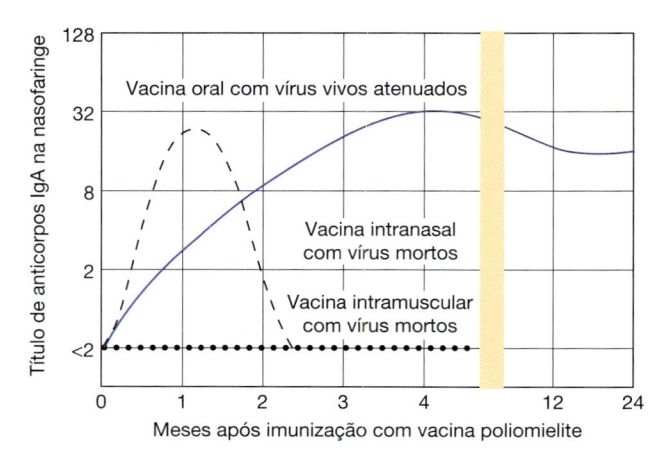

Figura 12.6 Resposta da IgA local à vacina contra poliomielite. A síntese de anticorpos secretores locais limita-se às áreas anatômicas específicas que foram diretamente estimuladas pelo contato com o antígeno. (Fonte de dados: Ogra P.L. *et al.* (1975). In *Viral Immunology and Immunopathology* (Ed. Notkins A.L.). Academic Press, New York, p. 67.)

disperso. Depois de 13 anos de cultura em meio contendo bile, a cepa continuou atenuada e foi utilizada com sucesso para vacinar crianças contra a tuberculose. O mesmo microrganismo, o BCG (bacilo de Calmette-Guérin), é, hoje em dia, amplamente utilizado em muitos países para a imunização de lactentes e de crianças e adolescentes tuberculino-negativos. Todavia, a sua eficácia varia amplamente, desde, por exemplo, proteção em 80% dos indivíduos vacinados no Reino Unido, até uma falta total de eficácia no sul da Índia. Essa variabilidade não é totalmente compreendida; todavia, acredita-se que seja devido a diversos fatores, incluindo diferenças locais na composição antigênica da vacina e nas cepas das micobactérias ambientais, além de diferenças nos alelos MHC e outros fatores genéticos nas várias populações humanas.

A atenuação por adaptação ao frio foi aplicada ao vírus influenza e a outros vírus respiratórios; o microrganismo é capaz de crescer nas temperaturas mais baixas (32 a 34°C) das vias respiratórias superiores, porém não provoca doença clínica, em virtude de sua incapacidade de sofrer replicação nas vias respiratórias inferiores (37°C). Em 2003, nos EUA, foi licenciada uma vacina intranasal contendo cepas do vírus influenza atenuadas adaptadas ao frio.

Atenuação pela tecnologia do DNA recombinante

É preciso dizer que muitos dos métodos clássicos de atenuação são um tanto empíricos, e que é difícil controlar ou prever o resultado. Com o conhecimento da constituição genética desses microrganismos, podemos aplicar o delicado bisturi do biólogo molecular para direcionar deliberadamente as alterações necessárias para obter uma atenuação bem-sucedida. Assim, a recombinação genética está sendo utilizada para desenvolver várias cepas atenuadas de vírus, como o vírus influenza, não apenas com menor virulência para os seres humanos, mas também com uma taxa aumentada de multiplicação em ovos (possibilitando a adaptação que cepas recentemente endêmicas de influenza sejam adaptados para a rápida produção de vacinas).

É provável que o **tropismo** de microrganismos atenuados para o **local** de **infecção natural** seja acentuadamente explorado no futuro próximo para estabelecer a imunidade intestinal contra a febre tifoide e a cólera, utilizando formas atenuadas de *Salmonella typhi* e de *Vibrio cholerae*, nas quais os genes de virulência foram identificados e modificados por engenharia genética.

Vetores microbianos como vacinas

Um artifício engenhoso consiste em utilizar um vírus não patogênico como cavalo de Troia para genes que codificam proteínas de um patógeno. A incorporação desses genes "estranhos" em vetores virais recombinantes atenuados, como os vírus *fowlpox* e *canarypox* e a cepa Ankara do vírus da vacínia modificada (MVA), que infectam hospedeiros mamíferos, mas que são incapazes de sofrer replicação efetiva, proporciona uma poderosa estratégia de vacinação, com muitos benefícios. Os genes podem ser derivados de microrganismos de cultura difícil ou de natureza inerentemente perigosa, e os próprios construtos apresentam replicação deficiente, não se integram, são estáveis e relativamente fáceis de preparar. As proteínas codificadas por esses genes são adequadamente expressas *in vivo* no que diz respeito a glicosilação e secreção e são processadas para apresentação ao MHC pelas células infectadas, conferindo efetivamente ao hospedeiro uma imunidade tanto humoral quanto celular.

Uma ampla variedade de genes foi expressa em vetores do vírus da vacínia, e foi demonstrado que os produtos dos genes que codificam proteínas do envelope viral, como a hemaglutinina do vírus influenza, a glicoproteína do vírus da estomatite vesicular, a gp120 do HIV-1 e a glicoproteína D do herpes-vírus simples, poderiam ser processados corretamente. O antígeno de superfície da hepatite B (HBsAg) foi secretado por células infectadas pelo vírus da vacínia recombinante, como as partículas de 22 nm características (Figura 12.7). Utilizando essa técnica, chimpanzés foram protegidos contra os efeitos clínicos do vírus da hepatite B, e os camundongos que foram inoculados com hemaglutinina do vírus influenza recombinante produziram células T citotóxicas e foram protegidos contra a influenza.

A atenção também se concentrou no BCG como veículo para antígenos necessários para induzir imunidade de células T mediada por CD4. O microrganismo é avirulento, apresenta baixa frequência de complicações graves, pode ser administrado a qualquer momento depois do nascimento, exibe fortes propriedades adjuvantes e proporciona imunidade celular de longa duração após uma única injeção.

A capacidade de *Salmonella* de induzir **respostas da mucosa por imunização oral** foi explorada na elaboração de vetores para possibilitar a expressão de qualquer antígeno proteico ligado à enterotoxina de *E. coli*, um poderoso imunoestimulante das mucosas. Existe uma possibilidade de que a vacinação VO seja aplicável não apenas para o estabelecimento da imunidade da mucosa intestinal, mas também para proporcionar uma proteção sistêmica. Por exemplo, *Salmonella typhimurium* não apenas invade o revestimento da mucosa do intestino, mas também infecta células do sistema mononuclear fagocitário em todo o corpo, estimulando, dessa maneira, a produção de anticorpos humorais e secretores, bem como a imunidade mediada pelas células T CD4⁺ e CD8⁺. Tendo em vista a possibilidade de produzir *Salmonella* atenuada para expressar proteínas de *Shigella*, da cólera, de esporozoítas da malária e outros, é viável considerá-las como vacinas orais potenciais. *Salmonella* também pode apresentar "genes estranhos" dentro de plasmídios de DNA separados e, após fagocitose por células apresentadoras de antígenos, os plasmídios podem ser liberados do fagossomo para dentro do citosol se o plasmídio tiver um gene de listeriolisina recombinante, ou se a bactéria for um mutante cuja parede celular se desintegre dentro do fagossomo. Em seguida, o plasmídio migra para o núcleo, onde é transcrito para produzir o antígeno desejado. De modo bastante surpreendente, esses microrganismos atenuados são muito efetivos quando inalados e podem induzir respostas imunes mucosas e sistêmicas substanciais, comparáveis àquelas obtidas pela via parenteral.

Limitações para o uso das vacinas atenuadas

As vacinas atenuadas para poliomielite (Sabin), sarampo, caxumba, rubéola, varicela-zóster e febre amarela obtiveram uma aceitação geral. Entretanto, com as vacinas com vírus vivos, existe uma possibilidade de incorporação do ácido nucleico ao genoma do hospedeiro ou de reversão para uma forma virulenta. A reversão tem menos probabilidade de ocorrer se as cepas atenuadas contiverem várias mutações. Outra desvantagem das cepas atenuadas é a dificuldade e o custo de manter locais apropriados para armazenamento em temperaturas frias, particularmente em lugares remotos. Em doenças como a hepatite viral, a AIDS e o câncer, os

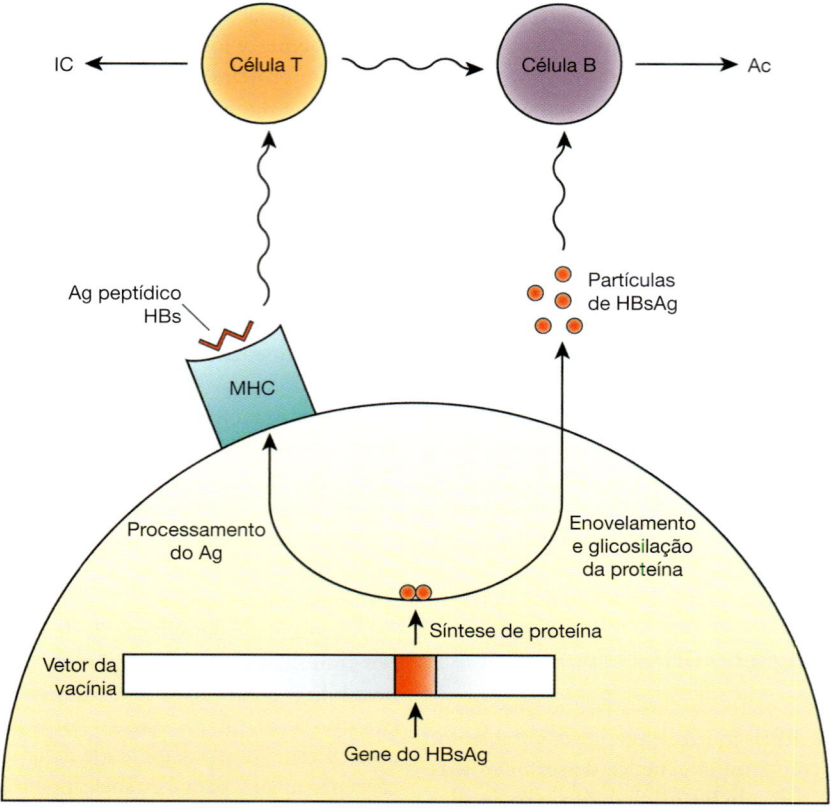

IC ← Célula T ⤳ Célula B → Ac

Ag peptídico HBs

MHC

Partículas de HBsAg

Processamento do Ag

Enovelamento e glicosilação da proteína

Síntese de proteína

Vetor da vacínia

Gene do HBsAg

Célula infectada por vacínia

Figura 12.7 Vacina com antígeno de superfície da hepatite B (HBsAg), utilizando como carreador um vírus da vacínia atenuado. A proteína HBsAg é sintetizada pelo mecanismo da célula hospedeira: parte é secretada para formar a partícula HBsAg de 22 nm, que estimula a produção de anticorpos (Ac), e parte segue a via de processamento do antígeno para estimular a imunidade celular (IC) e a atividade das células T auxiliares.

perigos associados às vacinas com organismos vivos são assustadores. A maioria das vacinas está associada a um risco muito pequeno, porém ainda real de complicações, e nunca é demais ressaltar que esse **risco precisa ser avaliado em relação à probabilidade esperada de contrair a doença com suas próprias complicações**. Embora esse risco seja mínimo, alguns podem preferir evitar a vacinação geral e depender de um curso intensivo, apoiado, se necessário, pela imunização passiva nos locais próximos a surtos isolados de doenças infecciosas.

É importante identificar as crianças com imunodeficiência antes da injeção de organismos vivos; uma criança com comprometimento da reatividade das células T pode ser sobrepujada pelo BCG e morrer. Tampouco é aconselhável administrar vacinas com organismos vivos a pacientes tratados com esteroides, fármacos imunossupressores ou radioterapia, ou que apresentem distúrbios malignos, como linfoma e leucemia; as gestantes também precisam ser incluídas nesse grupo, em virtude da vulnerabilidade do feto.

Uso em veterinária

Naturalmente, para uso em veterinária, existe um pouco menos de preocupação quanto aos efeitos colaterais menores, e foram obtidos resultados excelentes com o uso de cepas existentes de vacínia para peste bovina no gado e raiva em raposas, por exemplo. Neste último caso, uma vacina com vírus da vacínia recombinante, expressando a glicoproteína de superfície da raiva, foi distribuída com uma isca no ar e imunizou cerca de 80% das raposas naquela área. Não foram observados casos subsequentes de raiva, porém as considerações epidemiológicas indicam que, devido à maior densidade de raposas, isso leva à necessidade de imunizar maior porcentagem. Por conseguinte, é preciso aumentar a eficácia da vacina, ou o abate dos animais precisa continuar – uma consequência interessante da interferência nos ecossistemas. Menos complicado é o uso dessa imunização para controlar surtos locais de raiva em espécies raras de mamíferos, como o cão-selvagem-africano (mabeco), que são ameaçadas de extinção pelo vírus em determinadas reservas de caça.

Vacinas de subunidades

Em geral, um patógeno inteiro contém numerosos antígenos que não estão relacionados com a resposta protetora do hospedeiro, podendo causar problemas ao suprimir a resposta aos antígenos protetores ou ao provocar hipersensibilidade, conforme discutido no último capítulo. A vacinação com os antígenos protetores isolados pode evitar essas complicações, e a identificação desses antígenos abre então a possibilidade de produzi-los de modo sintético em circunstâncias nas quais o crescimento do organismo em grandes quantidades é inviável, ou o isolamento dos componentes individuais é excessivamente dispendioso.

O uso de componentes purificados como vacinas bacterianas

As exotoxinas bacterianas, como aquelas produzidas pelos bacilos da difteria e do tétano, vêm sendo usadas há muito tempo como imunógenos. Em primeiro lugar, elas naturalmente precisam ser destoxificadas, o que pode ser obtido mediante tratamento com formaldeído, quando isso não destrói os principais determinantes imunogênicos (Figura 12.8). Por conseguinte, a imunização com **toxoide** irá induzir a formação de anticorpos protetores, que neutralizam a toxina por bloqueio estereoquímico do sítio ativo e estimulam a retirada por células fagocitárias. Em geral, o toxoide é administrado após adsorção ao hidróxido de alumínio, que atua como adjuvante e produz títulos mais elevados de anticorpos. Além de seu uso como vacinas para produzir uma resposta de anticorpos protetores contra o tétano e a difteria, os toxoides frequentemente são conjugados com outras proteínas, peptídios ou polissacarídios para proporcionar epítopos de células T auxiliares para esses antígenos. Variantes atóxicas das próprias toxinas, como a variante CRM197 da toxina diftérica, também podem ser utilizadas para proporcionar epítopos de células T para antígenos, como o polissacarídio do *Haemophilus influenzae* tipo b (Hib).

Uma vacina de subunidade viral | O vírus da hepatite B (HBV)

Em 1965, Baruch Blumberg descreveu pela primeira vez um antígeno associado à hepatite no sangue de aborígenes australianos. Subsequentemente, foi constatado que esse "antígeno Austrália" era uma partícula formada a partir do antígeno de superfície do vírus da hepatite B. Inicialmente, foram isoladas partículas de antígeno do plasma de portadores do HBV, que foram inativadas e utilizadas como vacina. Mais tarde, as partículas foram preparadas em levedura. A vacina de subunidade do HBV representou um marco histórico na vacinologia, visto que foi a primeira produzida com a tecnologia do DNA recombinante. Uma faceta muito interessante dessa vacina é que ela foi originalmente utilizada em pequenos grupos de risco expostos a produtos do sangue, como médicos e enfermeiros. Mais tarde, tornou-se amplamente usada,

inclusive nos países em desenvolvimento. Como o HBV está associado ao câncer de fígado, e existem mais de 300 milhões de indivíduos infectados no mundo inteiro, a vacina HBV é a primeira a prevenir o câncer em larga escala.

Vacinas de carboidratos

Em virtude da densa distribuição superficial de estruturas de glicanos característicos em diversos patógenos e células malignas, os carboidratos constituem alvos atraentes para vacinas à base de anticorpos. Entretanto, a natureza dos glicanos causa alguns problemas sérios em termos de indução de anticorpos protetores. Em primeiro lugar, os glicanos tendem a ser fracamente imunogênicos. Devem ser acoplados a uma proteína carreadora para proporcionar uma fonte de células T auxiliares CD4+. Em segundo lugar, os anticorpos antiglicano normalmente exibem baixa afinidade em relação aos anticorpos antiproteína. Dependem acentuadamente dos efeitos de avidez para a ocorrência de ligação em concentrações fisiológicas. Em terceiro lugar, os glicanos são habitualmente heterogêneos nos patógenos ou células-alvo, e, por conseguinte, a eficácia de qualquer resposta antiglicano específica torna-se diluída. Todavia, os glicoconjugados estão sendo cada vez mais elaborados (Figura 12.9) como vacinas potenciais. As vacinas de carboidratos licenciadas incluem aquelas contra *Haemophilus influenzae* tipo b (Hib), *Neisseria meningitidis*, *Salmonella typhi* e *Streptococcus pneumoniae*.

Vacinas de DNA e de RNA

As equipes que trabalharam com J. Wolff e P. Felgner experimentaram uma nova estratégia de terapia gênica, que envolvia a ligação do DNA de carga negativa a lipídios catiônicos, que se fixariam à superfície de carga negativa das células vivas e, em seguida, presumivelmente entrariam nelas. A surpresa foi a de que os controles que receberam injeção de DNA sem os lipídios apresentaram, na realidade, uma **captação ainda maior de DNA** e expressão da proteína codificada, dando origem, assim, a toda a nova tecnologia de **vacinação de DNA ou imunização genética**. Foi rapidamente constatado que o DNA injetado atua como fonte de imunógeno

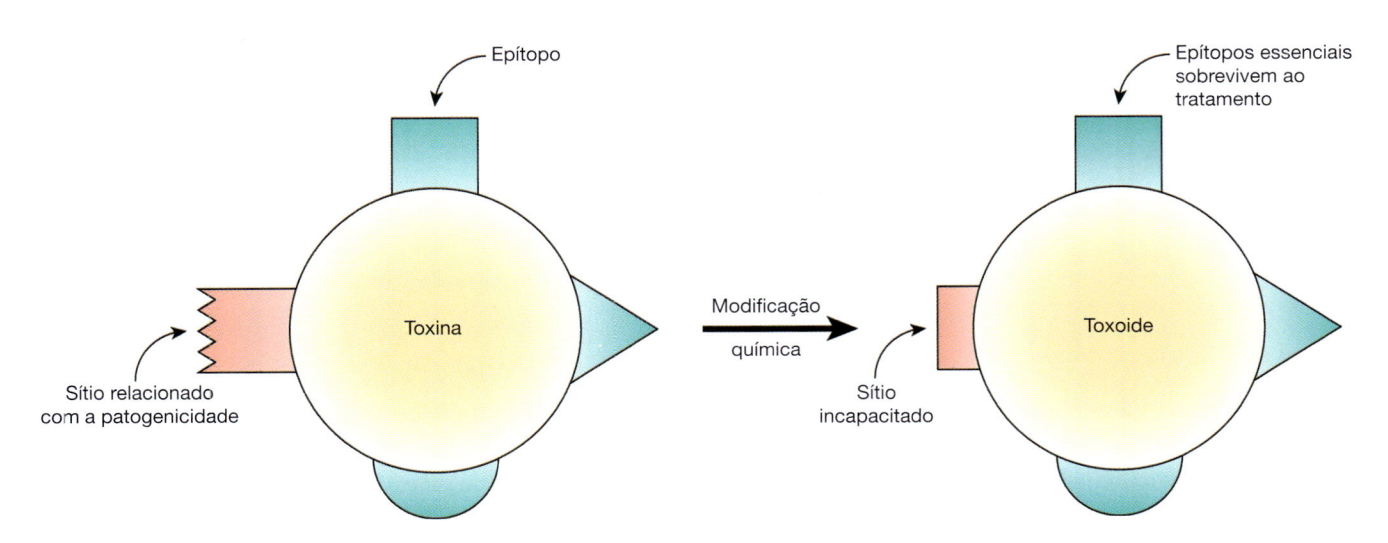

Figura 12.8 Modificação da toxina em toxoide inócuo, sem perder muitos dos determinantes antigênicos. Os anticorpos produzidos em resposta ao toxoide reagem bem com a toxina original e levam à sua eliminação.

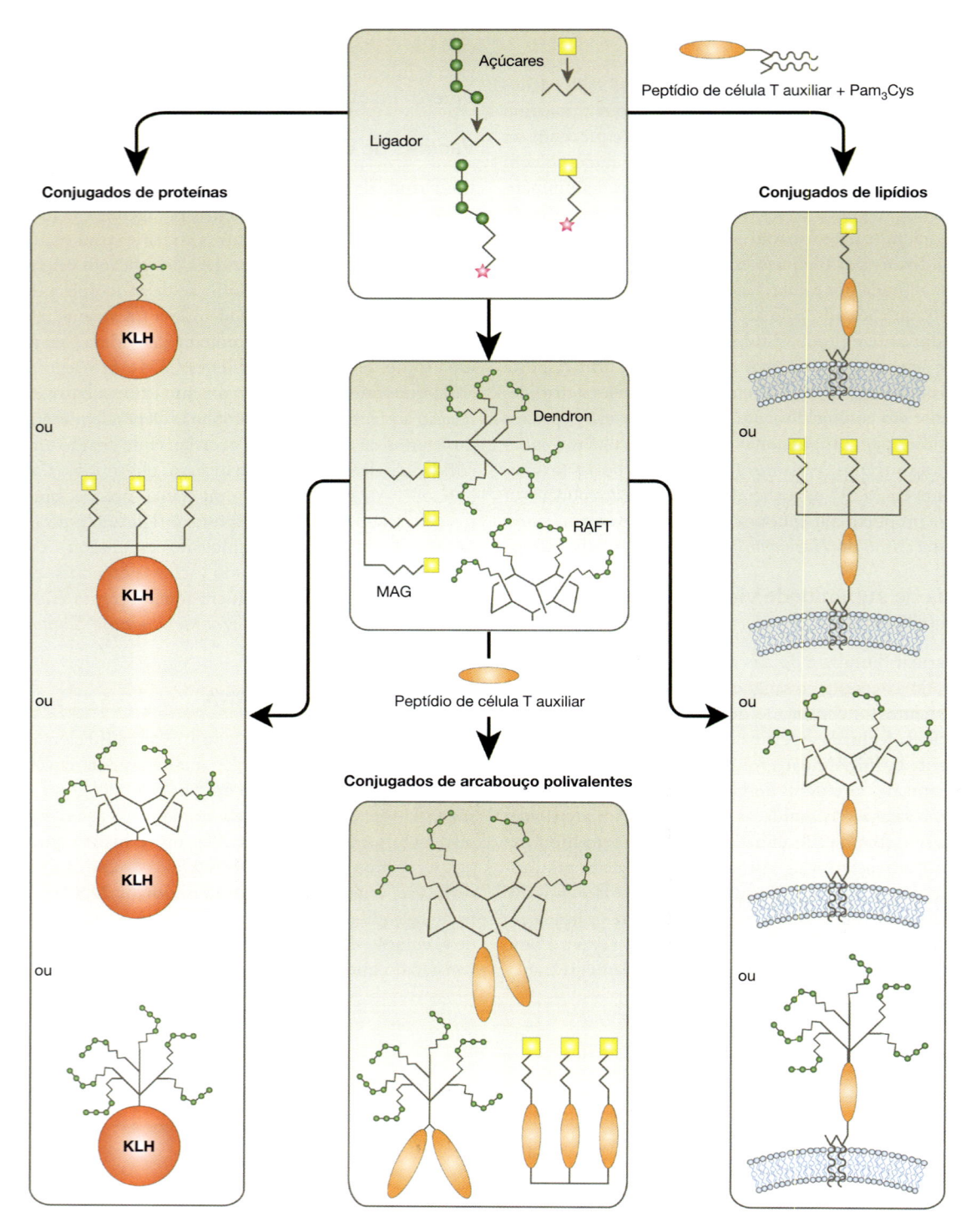

Figura 12.9 Representação esquemática do planejamento de imunógeno glicoconjugado. Começando a partir de glicanos ativados (a *estrela* indica o grupo ativado) de fontes naturais ou sintéticas, a figura mostra a produção de três categorias de imunógenos glicoconjugados: conjugados de proteínas, conjugados de lipídios e conjugados de arcabouço polivalente. As necessidades de exibição polivalente e de epítopos de células T auxiliares, que são cruciais para a obtenção de respostas de anticorpos com mudança de classe, vigorosas e de longa duração, são satisfeitas em cada uma das categorias. Nos conjugados de proteínas (*painel da esquerda*), os glicanos ativados ligam-se de modo covalente a carreadores proteicos imunogênicos (p. ex., hemocianina do molusco *Megathura cremulata* [KLH]), que fornecem epítopos de células T auxiliares e possibilitam uma exposição polivalente. Os conjugados de lipídios (*painel da direita*), formados por ligação covalente de glicanos ativados a peptídios de células T auxiliares fixados a porções lipídicas, possibilitam a polivalência por meio de formulação em membranas lipídicas. Além disso, os glicanos ativados podem ser inicialmente conjugados a arcabouços polivalentes sintéticos (p. ex., dendron, um glicopeptídio antigênico múltiplo [MAG], e molde funcionalizado endereçável regiosseletivamente [RAFT]) (*painel do centro*), que então podem ser utilizados para produzir conjugados de proteínas e lipídios. Como alternativa, os conjugados e arcabouços polivalentes podem ser produzidos pela adição de peptídios de células T auxiliares apenas. Em geral, são incluídos adjuvantes nas formulações finais de vacinas glicoconjugadas (p. ex., alume ou QS-21). Observe que a tripalmitoil-S-glicerila-cisteinilserina (Pam₃Cys) possui propriedades adjuvantes. (Fonte: Astronomo R.D. e Burton D.R. (2010) *Nature Reviews Drug Discovery* **9,** 308-324. Reproduzida, com autorização, de Nature Publishing Group.)

in situ e pode induzir respostas imunes vigorosas, particularmente respostas imunes celulares. Algumas vezes, o DNA utilizado nesse procedimento é designado como **DNA desnudo** para repetir o fato de que as proteínas associadas são retiradas do ácido nucleico.

A unidade de transcrição composta pelo gene cDNA com um terminador poli A é fixada no lugar em um plasmídio de DNA com um promotor, como o do citomegalovírus, e uma sequência bacteriana CpG como adjuvante. Em geral, é injetado no músculo, onde pode proporcionar a expressão prolongada da proteína. A célula principal é a célula apresentadora de antígeno dendrítica, que pode ser transfectada diretamente, que pode realizar a endocitose do antígeno solúvel secretado pelas células musculares dentro dos espaços intersticiais do músculo e que pode captar células que foram destruídas ou lesionadas pela vacina. As sequências imunoestimuladoras CpG ocupam o receptor *Toll-like 9* (TLR9) e, portanto, provocam a síntese de IFNα e IFNβ, IL-12 e IL-18, que promovem a formação de células T auxiliares (Th)1; isso, por sua vez, gera uma boa imunidade celular, auxilia a síntese de determinadas classes de anticorpos (p. ex., IgG2a no camundongo) pelas células B e induz boas respostas das células T citotóxicas, refletindo, presumivelmente, a expressão da proteína no citosol e o seu processamento na via do MHC da classe I. Iremos analisar um exemplo. É preciso lembrar que mutações pontuais (desvio) frequentes no gene que codifica a hemaglutinina de superfície do vírus influenza dão origem a uma variação antigênica substancial, enquanto as proteínas internas principais, que induzem respostas de imunidade mediada pelas células T, foram relativamente conservadas. Seguindo essa linha de raciocínio, a nucleoproteína DNA deve proporcionar ampla proteção pelas células T contra outras cepas do vírus influenza, o que de fato ocorre (Figura 12.10). Uma associação de DNA codificadores de hemaglutinina (incluídos apenas por motivos regulamentares) e genes de nucleoproteínas conferiu a primatas não humanos e furões uma boa proteção contra a infecção, e também protegeu os furões contra uma cepa de vírus humano epidêmica antigenicamente distinta de modo mais efetivo do que a vacina atual clinicamente licenciada. A vacinação também pode ser obtida ao recobrir os plasmídios com

minúsculas partículas de ouro ou micropartículas de poli (lactídio coglicolídio) (PLG) catiônicas e ao injetá-los em células epidérmicas da pele com pistola de hélio "biolístico" de alta pressão, uma técnica que utiliza 10 a 100 vezes menos DNA de plasmídio do que injeção muscular.

Até o momento, a vacinação direta com DNA não tem sido tão bem-sucedida em seres humanos ou em primatas não humanos quanto nos camundongos. Entretanto, as numerosas vantagens potenciais dessa técnica, incluindo a sua simplicidade e facilidade de controle de qualidade, por exemplo, significa que muitos esforços foram envidados ou estão sendo envidados para melhorar a vacinação de DNA nos seres humanos. Um deles é o protocolo de *"prime-boost"*. O nível de expressão do antígeno proteico persistente, porém baixo, pelas vacinas de DNA estabelece um reservatório de células B de memória de afinidade relativamente alta, que pode ser prontamente revelado por meio de reforço com antígeno proteico (Figura 12.11). Isso deu origem a uma estratégia de *prime-boost,* em que essas células de memória são expandidas por reforço com um vetor viral não replicante, como o vírus *fowlpox* ou a cepa modificada Ankara do vírus da vacínia, apresentando um gene codificador do antígeno. Os camundongos imunizados dessa maneira com a hemaglutinina do vírus influenza produziram níveis elevados e satisfatórios de anticorpos IgG2a e foram protegidos contra a exposição ao vírus vivo. De maneira notável, até 30% das células T CD8 circulantes foram específicas para o epítopo imunizante, conforme indicado pela ligação ao tetrâmero do MHC da classe I. Uma estratégia semelhante com *Plasmodium berghei* produziu altos níveis de células T CD8 peptídio-específicas, secretoras de IFNγ, que protegeram contra a exposição a esporozoítas.

Recentemente, um considerável interesse concentrou-se em vacinas de RNA, que apresentam várias vantagens importantes sobre o DNA. Em primeiro lugar, o RNA só precisa ser liberado no citoplasma da célula hospedeira para ser traduzido em proteína, enquanto o DNA precisa ser inicialmente transcrito em mRNA no núcleo, antes de retornar ao citoplasma para tradução. Em segundo lugar, as questões de segurança associadas à possível integração do DNA nos cromossomos do hospedeiro estão ausentes no caso do RNA. Em terceiro lugar, o RNA pode ter um efeito adjuvante muito acentuado, desencadeando respostas inatas que finalmente podem levar a respostas imunes adaptativas mais efetivas. A principal vantagem que classicamente foi associada ao RNA é a sua estabilidade muito baixa em comparação com a do DNA. Entretanto, avanços recentes na sua formulação e administração superaram, em grande parte, essas desvantagens. Existem duas formas principais de vacina de RNA: (i) mRNA não amplificador convencional e (ii) replicons de RNA obtidos por engenharia a partir dos genomas de vírus de RNA de fita positiva, particularmente alfavírus, como os vírus Sindbis, da floresta Semliki e da encefalite equina da Venezuela (VEE). A técnica convencional exige altas doses de mRNA para a obtenção de níveis satisfatórios de antígeno, embora os protocolos de otimização tenham sido úteis. A grande vantagem da segunda técnica é a ocorrência de amplificação do RNA (mRNA autoamplificador [SAM]) dentro das células do hospedeiro para produzir grandes quantidades de antígeno. A prova do conceito das vacinas de RNA foi agora demonstrada em vários modelos animais, e a previsão é a de que isso irá constituir uma plataforma de vacina essencial para o futuro.

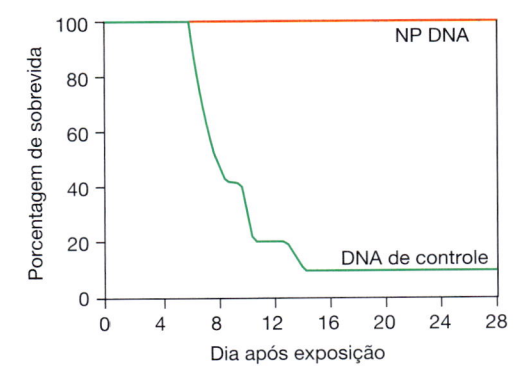

Figura 12.10 Proteção de exposição a influenza de cepa cruzada após vacinação com nucleoproteína DNA. Os camundongos foram imunizados três vezes, a intervalos de 3 semanas, com 200 mg de nucleoproteína (NP) ou DNA vetor (controle) e expostos de modo letal a uma cepa heteróloga de vírus influenza 3 semanas após a última imunização. A sobrevida dos camundongos que receberam NP DNA foi significativamente maior que a dos camundongos que receberam o vetor (p = 0,0005). (Fonte de dados: Liu M.A. *et al.* (1993) *DNA and Cell Biology* **12**, 777-783.)

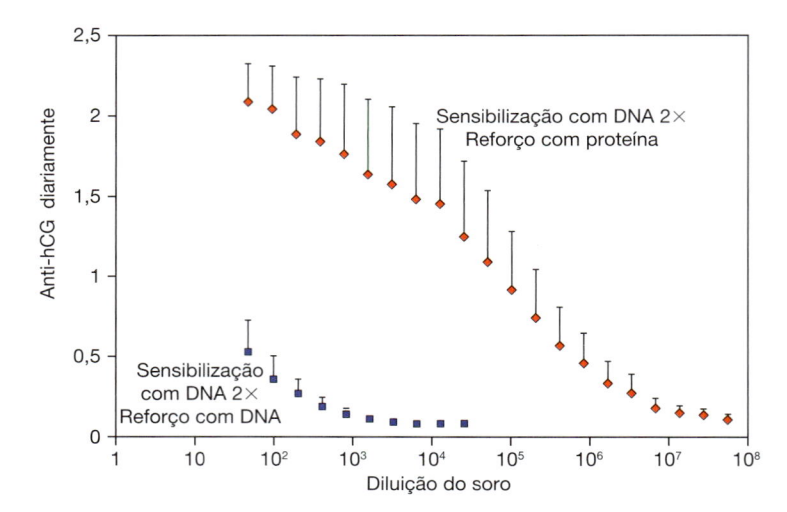

Figura 12.11 Indução de células de memória por vacina de DNA e reforço da produção de anticorpos com o imunógeno proteico, cadeia β da gonadotropina coriônica humana (hCG β). Grupos de cinco camundongos F1(C57BL/6 × BALB/c) receberam, cada um, 50 mg do plasmídio de DNA de hCG β nas semanas 0 e 2; um dos grupos recebeu outra injeção do plasmídio, enquanto o outro recebeu um reforço com 5 mg do antígeno proteico de hCG β em adjuvante Ribi. As diluições do soro foram testadas para anticorpos dirigidos contra hCG β por meio de ELISA indireto. São mostrados os títulos médios + EP. (Fonte de dados: Laylor R. *et al.* (1999) *Clinical and Experimental Immunology* **117**, 106.)

Novas abordagens para o desenvolvimento de vacinas

Pode-se dizer que as vacinas convencionais, que obtiveram enorme sucesso contra uma variedade de patógenos, seguem uma estratégia de "mimetismo simples", que remonta ao trabalho de Jenner e de Pasteur. A estratégia essencial consiste em utilizar patógenos atenuados ou mortos, com uso ocasional de subunidades purificadas ou recombinantes. Essas vacinas são direcionadas principalmente para patógenos que apresentam uma diversidade antigênica muito pequena e que parecem depender, em grande parte, da proteção proporcionada por anticorpos. A técnica convencional tem tido muito menos sucesso para uma variedade de outros patógenos, notavelmente os que exibem uma considerável diversidade antigênica ou para os quais a imunidade proporcionada pelas células T pode ser de maior importância para a proteção contra patógenos (Figura 12.12). Como exemplo, iremos considerar o HIV. Uma vacina com vírus vivos atenuados protege macacos contra

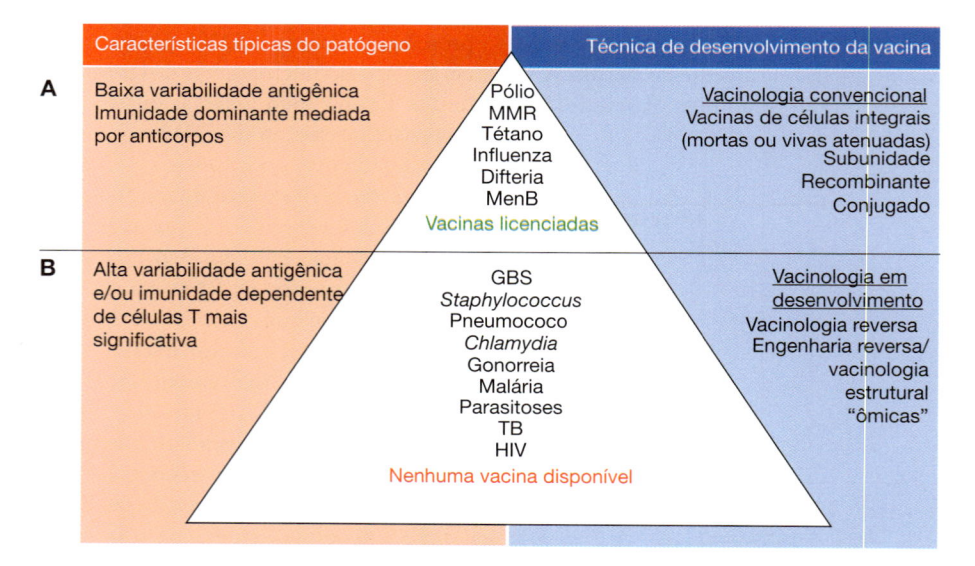

Figura 12.12 Representação esquemática da vacinologia convencional e da vacinologia em desenvolvimento na era pós-genoma. **A.** A maioria das vacinas licenciadas é direcionada para patógenos que apresentam baixa variabilidade antigênica e para patógenos contra os quais a proteção depende da imunidade mediada por anticorpos. Normalmente, essas vacinas foram desenvolvidas utilizando a vacinologia convencional. **B.** São mostrados vários patógenos para os quais não se dispõe de nenhuma vacina, em virtude de sua alta variabilidade antigênica e/ou necessidade de induzir imunidade dependente de células T para obter proteção. Novas técnicas estão sendo aplicadas ao desenvolvimento de vacinas contra esses patógenos na era pós-genoma. As vacinas/doenças mostradas na figura são exemplos selecionados de cada categoria e não constituem uma lista completa. MenB é o primeiro exemplo de uma vacina atualmente licenciada, que foi produzida por vacinologia reversa (Figura 12.13). TB, *Mycobacterium tuberculosis;* MMR, caxumba, sarampo e rubéola; MenB, meningite B; GBS, *Streptococcus* do grupo B. (Fonte de dados: Rinuado C.D. *et al.* (2009) *Journal of Clinical Investigation* **9**, 2515-2525.)

a infecção pela mesma cepa do SIV (vírus da imunodeficiência símia, o equivalente do HIV nos macacos), porém é muito menos efetiva contra outras cepas do SIV. Evidentemente, para que uma vacina humana contra o HIV seja efetiva, ela deve proteger contra a maioria das cepas virais circulantes no mundo inteiro. As vacinas de vírus mortos e de subunidade contra o HIV/SIV tendem a ser ineficazes, em decorrência da enorme variabilidade e instabilidade das proteínas de superfície do envelope (ver também Capítulo 13). Outra doença altamente problemática para o desenvolvimento de vacina é a tuberculose; a imunidade contra esse patógeno intracelular tende a envolver as células T, mais do que atividades protetoras proporcionadas por anticorpos.

Nesses últimos anos, o desenvolvimento de vacinas passou a utilizar cada vez mais as ferramentas da moderna biologia molecular. Para as vacinas bacterianas, o desenvolvimento da genômica foi crucial. Na atualidade, dispõe-se pelo menos de uma sequência completa para todos os principais patógenos humanos. Isso facilitou o desenvolvimento da "vacinologia reversa" defendida por Rino Rappuoli e colaboradores. A estratégia essencial identifica o repertório completo de antígenos de superfície bacterianos, investiga a capacidade dos antígenos de induzir imunidade em modelos animais e, em seguida, elabora uma combinação de antígenos a ser utilizada na vacina. Essa elegante abordagem está ilustrada na Figura 12.13 para o desenvolvimento bem-sucedido de uma vacina contra *Neisseria meningitidis* (MenB) do sorogrupo B, que constitui a causa mais comum de doença meningocócica nos países desenvolvidos e que desafiou as técnicas convencionais de vacina durante décadas.

Vírus altamente variáveis, como o HIV e o vírus da hepatite C (HCV) também causam sérios problemas no desenvolvimento de vacinas. Aqui, uma das abordagens que está sendo adotada pode ser descrita como engenharia reversa ou vacinologia estrutural. Assim, anticorpos amplamente neutralizantes, capazes de atuar contra um amplo espectro de isolados globais, como exige uma vacina, foram descritos em infecções naturais e estão sendo estudados em termos de sua interação com proteínas de superfície do envelope. A ideia é que as informações moleculares obtidas podem ser utilizadas para modificar as proteínas do envelope ou para projetar novos imunógenos passíveis de serem usados como vacinas para induzir a produção de anticorpos amplamente neutralizantes. Esse mesmo conceito poderia levar à produção de uma vacina influenza universal, com capacidade de proteger contra todos ou a maioria dos subtipos e cepas de influenza, evitando, assim, a necessidade de vacinações anuais. A imunodominância constitui um dos grandes problemas no desenvolvimento de vacinas contra patógenos altamente variáveis (*i. e.*, o patógeno evolui de tal modo que as respostas imunes mais vigorosas tendem a ser produzidas contra as regiões mais variáveis do patógeno). Na atualidade, inúmeras estratégias estão sendo exploradas para tentar concentrar as respostas das células B e das células T nos epítopos mais conservados.

O desenvolvimento de vacinas modernas será acentuadamente auxiliado por novas tecnologias no estudo das respostas imunes. Em particular, as respostas dos anticorpos podem ser agora examinadas de maneira detalhada que, há apenas alguns anos, era inimaginável, por meio do advento do sequenciamento de nova geração (NGS) e métodos automáticos para produção de anticorpos monoclonais. A vacinologia de sistemas, o uso das ferramentas da biologia de sistemas para ajudar a entender e prever as respostas imunes, também está em rápido desenvolvimento. O uso das tecnologias de alto rendimento, como *microarray*, RNA-seq e proteômica e metabolômica baseadas na espectrometria de massa após imunização, é fundamental para a vacinologia de sistemas. De modo global, os avanços tecnológicos estão levando a uma nova era no planejamento racional de vacinas.

Vacinas atuais

As Tabelas 12.3 e 12.4 apresentam as vacinas estabelecidas de uso atual, com os calendários de sua administração. As diferenças regionais nos calendários de vacinação refletem não apenas diferentes graus de percepção de risco de infecção, mas também outras considerações locais. As crianças com menos de 2 anos de idade apresentam respostas inadequadas ao polissacarídio capsular de *H. influenzae* T-independente, de modo que, na atualidade, são rotineiramente vacinadas com o antígeno conjugado com toxoide tetânico ou variante atóxica CRM197 da toxina diftérica. A morbidade e a mortalidade consideráveis associadas à hepatite B, a sua epidemiologia complexa e a dificuldade em identificar indivíduos de alto risco levaram à vacinação rotineira nos EUA a partir do nascimento. No Reino Unido, a vacina BCG é administrada de modo rotineiro. Entretanto, isso não ocorre nos EUA, onde o fato de a vacinação fazer com que os indivíduos se tornem positivos no teste cutâneo de Mantoux, resultando, assim, na incapacidade de utilizar esse teste como método de excluir a possibilidade de tuberculose durante a investigação de suspeita de infecção, é considerado como uma desvantagem excessiva. Tendo em vista o constante desvio antigênico e a mudança antigênica ocasional que ocorrem com o vírus da influenza, é necessário produzir uma nova vacina a cada ano para cada hemisfério.

Vacinas em desenvolvimento

À semelhança de outros agentes farmacêuticos, o desenvolvimento de vacinas passa por vários estágios. Os estudos pré-clínicos bem-sucedidos, realizados em modelos animais, são seguidos de ensaios clínicos de fase I em voluntários para a avaliação inicial da segurança e da resposta imune. Se todos os resultados forem satisfatórios, ensaios clínicos de fase II são então conduzidos em um pequeno número de indivíduos para obter uma indicação da eficácia. Se o ensaio clínico de fase II for bem-sucedido, e a indústria e autoridades regulamentares decidirem prosseguir, segue-se um estudo de porte muito maior (fase III) para estabelecer por completo a eficácia e a segurança, seguido de aprovação regulamentar para a distribuição. Por fim, os ensaios clínicos de fase IV estabelecem a eficácia e a segurança em grande número de pessoas. Todo esse processo pode levar até 20 anos e tem um custo de mais de 500 milhões de dólares.

Hoje em dia, muitas vacinas estão em fase de desenvolvimento para doenças contra as quais ainda não se dispõe de vacinas ou contra as quais as vacinas disponíveis deixam a desejar. A **tuberculose** é um bom exemplo desta última situação. A vacina BCG vem sendo utilizada por mais de 80 anos, porém só é eficaz na proteção de crianças e adolescentes contra a TB disseminada e meníngea, e apenas em algumas áreas do mundo, sendo, em grande parte, ineficaz contra a TB pulmonar, que constitui a forma mais comum da doença em adultos. Na verdade, a TB continua sendo um problema realmente significativo nos países em desenvolvimento,

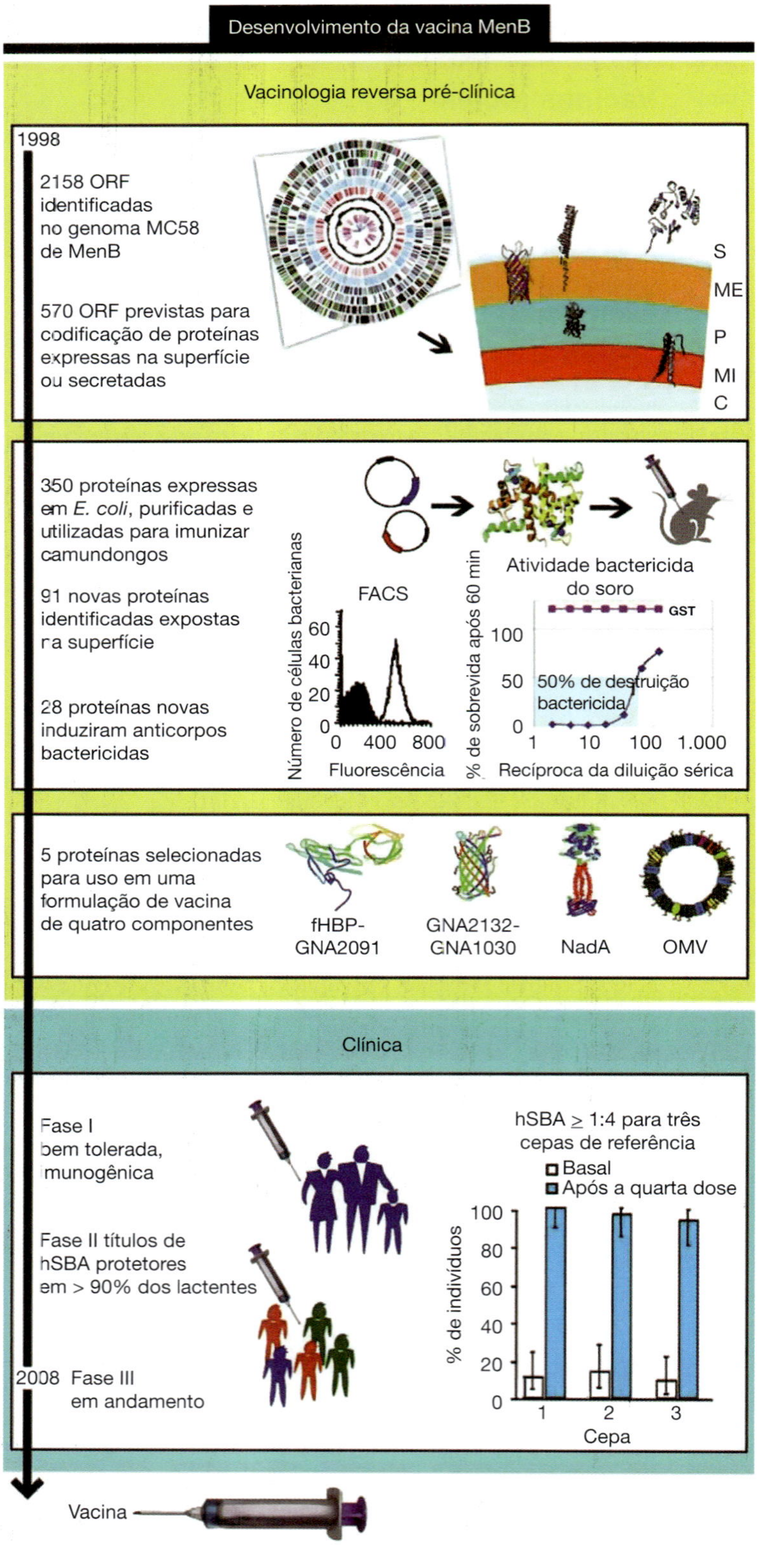

Figura 12.13 Desenvolvimento da vacina MenB. O desenvolvimento pré-clínico foi baseado em uma abordagem de vacinologia reversa, em que a sequência do genoma da cepa virulenta da meningite B (MenB), MC58, foi utilizada para identificar estruturas de leitura abertas (ORF) previstas para codificar proteínas expostas na superfície (*i. e.*, secretadas [S] ou localizadas na membrana externa [ME]), que então foram expressas em *E. coli,* purificadas e utilizadas para imunizar camundongos. Em seguida, os anticorpos produzidos nos camundongos foram utilizados para confirmar a exposição de superfície da vacina potencial por meio de seleção de células ativadas por fluorescência (FACS) e para identificar proteínas que induziram atividade bactericida. Esse processo de rastreamento resultou na identificação de várias novas vacinas potenciais, incluindo GNA 1870 (que é fHBP), GNA 1994 (que é NadA), GNA2132, GNA 1030 e GNA2091. A formulação da vacina MenB abrangente consiste em quatro componentes: proteínas de fusão fHBPGNA2091 e GNA2132-GNA1030, NadA e OMV da cepa da vacina MeNZB da Nova Zelândia. O desenvolvimento clínico utilizando essa formulação mostrou, em ensaios clínicos de fases I e II, que a vacina é bem tolerada e imunogênica. A vacina induziu atividade bactericida, utilizando complemento humano (hSBA), com títulos superiores a 1:4, o que indica geração de anticorpos capazes de destruir as bactérias em um nível que se correlaciona com a proteção antibacteriana, em mais de 90% dos lactentes após a quarta dose. Essa vacina entrou em ensaios clínicos de fase III em 2008 e foi aprovada para uso na Europa, em 2013. P, periplasma; MI, membrana interna; C, citoplasma. (Fonte: Rinuado C.D. *et al.* (2009) *Journal of Clinical Investigation* **9**, 2515-2525. Reproduzida, com autorização, de American Society for Clinical Investigation.)

Tabela 12.3 Vacinas atuais licenciadas para uso nos EUA e/ou na Europa.

Vacina	Componente antigênico	Uso
Infecções bacterianas (+ virais em algumas combinações)		
Antraz	Alume adsorvido a antígeno protetor (PA) de *Bacillus anthracis*	Indivíduos que manuseiam animais infectados ou produtos de origem animal. Equipe de laboratório que trabalha com *B. anthracis*
BCG	Bacilo de Calmette-Guérin, cepa viva atenuada de *Mycobacterium bovis*	Crianças e adolescentes em regiões geográficas onde a vacina demonstrou ser efetiva, incluindo Reino Unido. Não é utilizada rotineiramente nos EUA
Cólera	*Vibrio cholerae* inativado, juntamente com a subunidade B recombinante da toxina da cólera	Vacina oral para viajantes que se dirigem a áreas endêmicas ou epidêmicas
Difteria, tétano, *pertussis*, poliomielite, hepatite B	Toxoide diftérico adsorvido em alume, toxoide tetânico, *pertussis* acelular, vírus da poliomielite inativado e antígeno de superfície recombinante do vírus da hepatite B	Imunização rotineira de crianças
Difteria, tétano, *pertussis*, poliomielite, *Haemophilus influenzae* tipo b	Outra vacina de combinação pentavalente, incluindo polissacarídios capsulares de *Haemophilus influenzae* tipo b conjugados com toxoide tetânico ou variante CRM197 atóxica da toxina diftérica	Imunização rotineira de crianças
Meningocócica	Vacinas conjugadas e de polissacarídio para os grupos A, C, W-135 e Y. A vacina para o grupo B consiste em múltiplos componentes	Imunização rotineira de crianças no Reino Unido
Pneumocócica	Polissacarídio de cada um dos 23 ou de cada um dos sete tipos capsulares de pneumococo, conjugados com toxoide diftérico e adsorvido em alume	Imunização rotineira de crianças (EUA). Indivíduos com risco de infecção pneumocócica, por exemplo, indivíduos idosos, indivíduos submetidos a esplenectomia ou várias doenças crônicas (Reino Unido)
Febre tifoide	Antígeno polissacarídico Vi de *Salmonella typhi*	Viajantes para países com condições sanitárias precárias, técnicos de laboratório que manuseiam amostras de casos suspeitos
Infecções virais		
Hepatite A	Vírus da hepatite A inativado adsorvido em alume	Indivíduos de risco, por exemplo, equipe de laboratório trabalhando com o vírus, pacientes com hemofilia, viajantes para áreas de alto risco
Hepatite B	Antígeno de superfície do vírus da hepatite B (HBsAg) recombinante adsorvido em alume	Imunização rotineira de crianças (EUA). Indivíduos com alto risco de contrair a hepatite B (Reino Unido)
Influenza (inativado)	Cepas do vírus influenza trivalentes inativadas recomendadas pela OMS	Imunização rotineira de lactentes (EUA). Indivíduos com alto risco de complicações por contraírem o vírus influenza (Reino Unido)
Influenza (vírus vivo atenuado)	Cepas do vírus influenza trivalentes atenuadas recomendadas pela OMS	Indivíduos de 5 a 49 anos de idade com alto risco de complicações por contraírem o vírus influenza
Vírus da encefalite japonesa	Vírus da encefalite japonesa inativado	Indivíduos com risco de contrair o vírus da encefalite japonesa
Sarampo, caxumba e rubéola (MMR)	Vírus do sarampo, da caxumba e da rubéola vivos atenuados	Imunização rotineira de crianças
Papilomavírus	Partículas semelhantes a vírus	Profilaxia contra infecções pelo papilomavírus humano (HPV), incluindo prevenção do câncer do colo do útero

Tabela 12.3 Vacinas atuais licenciadas para uso nos EUA e/ou na Europa. (Continuação)		
Poliomielite (inativada, Salk)	Poliovírus tipos 1, 2 e 3 inativados	Imunização rotineira de crianças. Protege contra paralisia causada por poliovírus, porém não impede a disseminação do vírus silvestre da pólio (para o qual se utiliza a vacina poliomielite oral [Sabin] contendo os vírus vivos atenuados tipos 1, 2 e 3)
Raiva	Vírus da raiva inativado	Indivíduos em risco
Rotavírus	Vírus vivo atenuado	Oral para evitar a diarreia e a desidratação associadas ao rotavírus em lactentes
Encefalite transmitida por carrapato	Vírus da encefalite transmitida por carrapato inativado	Indivíduos em risco, por exemplo, indivíduos que trabalham, caminham ou acampam em áreas infectadas
Varicela-zóster	Vírus varicela-zóster vivo atenuado	Crianças saudáveis soronegativas com mais de 1 ano de idade em contato próximo com indivíduos com alto risco de varicela grave. Profissionais de saúde soronegativos que tenham contato direto com pacientes. Uma vacina com vírus atenuado concentrado é utilizada para evitar o zóster em indivíduos idosos
Febre amarela	Vírus da febre amarela vivo atenuado	Pessoas que viajam ou que vivem em áreas onde a infecção é endêmica e funcionários de laboratório que manuseiam o vírus ou amostras clínicas de casos suspeitos

As vacinas contendo separadamente os componentes individuais das vacinas polivalentes também são licenciadas.

e houve também um aumento acentuado de casos nos países ocidentais. O aumento alarmante da suscetibilidade à TB em indivíduos com HIV/AIDS levou à ocorrência de TB em até metade dos indivíduos infectados pelo HIV, e cepas multirresistentes estão aparecendo no mundo inteiro. Isso levou a uma pesquisa urgente de vacinas potenciais aprimoradas.

O desenvolvimento de vacinas contra parasitoses demonstrou ser particularmente difícil | Malária

A malária mata mais de 600.000 pessoas por ano no mundo inteiro e provoca doença em centenas de milhões, cuja maioria consiste em crianças pequenas que vivem na África Subsaariana. Um grande avanço no controle da malária foi a constatação de que a impregnação de mosquiteiros com o inseticida piretroide reduz em 40% as mortes causadas pelo *Plasmodium falciparum*. Entretanto, com a emergência de cepas de parasitas da malária resistentes a fármacos e relatos de uma resistência crescente dos mosquitos aos inseticidas, é necessário desenvolver vacinas. Essa meta parece ser alcançável, visto que, embora as crianças sejam muito suscetíveis, os adultos residentes em áreas altamente endêmicas adquirem uma imunidade protetora, mas não esterilizante, possivelmente mediada por anticorpos.

A malária é uma parasitose complexa transmitida por mosquitos (Figura 12.14). Tradicionalmente, as vacinas tiveram, como alvo, um único estágio do ciclo infeccioso. Os estágios incluem o esporozoíta (a forma pela qual o hospedeiro é inicialmente infectado após a picada do mosquito), o estágio hepático da infecção, o estágio sanguíneo, em que ocorre infecção dos eritrócitos, e o estágio de transmissão, no qual os gametas são captados pelo mosquito para completar o ciclo. Um dos problemas enfrentados pelos especialistas que desenvolvem vacinas é a considerável variação de sequência aparente nas proteínas do parasita da malária.

A vacina em potencial contra a malária mais pesquisada e promissora é denominada RTS,S (GlaxoSmithKline, GSK) e está sendo avaliada pela GSK, juntamente com a PATH Malaria Vaccine Initiative e a Bill and Melinda Gates Foundation. O "R" refere-se à região de repetição central da proteína circum-esporozoíta (CSP) do *Plasmodium falciparum;* o "T" refere-se aos epítopos da CSP das células T; e o "S" indica o antígeno de superfície da hepatite B (HBsAg). Esses componentes são combinados em uma única proteína de fusão ("RTS") e coexpressos em células de levedura com HBsAg livre. A proteína de fusão RTS e a proteína "S" livre sofrem montagem espontânea em partículas RTS,S. A vacina inclui o adjuvante AS01. Essa vacina tem por objetivo induzir a produção de anticorpos para evitar a infecção hepática e foi utilizada em dois grupos: crianças de 5 a 17 meses de idade e lactentes de 6 a 12 semanas. Em 2013, os resultados obtidos de 18 meses de acompanhamento do ensaio de fase III mostraram uma eficácia de 46% no primeiro grupo e de 27% no segundo grupo. Em 2016, os resultados finais indicaram alguma proteção no primeiro grupo com quatro doses da vacina, porém nenhuma proteção no segundo grupo.

Apesar do sucesso modesto da RTS,S, há um forte argumento de que a vacina mais efetiva tende a ter como alvo muitos antígenos em diferentes estágios do ciclo de vida do parasita. Por exemplo, foi observado que as células T CD8[+] são capazes de

Tabela 12.4 Centers for Disease Control and Prevention (CDC) – calendário de vacinação recomendado de 0 a 18 anos de idade nos EUA, 2014. As recomendações devem ser lidas em muitas notas de rodapé, que são apresentadas no *website* dos CDC (www.cdc.gov/vaccines/schedules/hcp/imz/child-adolescent.html).

Vacina	Nascimento	1 mês	2 meses	4 meses	6 meses	9 meses	12 meses	15 meses	18 meses	19 a 23 meses	2 a 3 anos	4 a 6 anos	7 a 10 anos	11 a 12 anos	13 a 15 anos	16 a 18 anos
Hepatite B (HepB)	1ª dose	← 2ª dose →		← 3ª dose →												
Rotavírus (RV) RV1 (série de 2 doses); RV5 (série de 3 doses)			1ª dose	2ª dose												
Difteria, tétano e pertússis acelular (DTaP: < 7 anos)			1ª dose	2ª dose	3ª dose			← 4ª dose →				5ª dose				
Tétano, difteria e pertússis acelular (DTaP: ≥ 7 anos)														(DTaP)		
Haemophilus influenzae tipo b (Hib)			1ª dose	2ª dose			← 3ª ou 4ª dose →									
Conjugado pneumocócico (PCV13)			1ª dose	2ª dose	3ª dose		← 3ª ou 4ª dose →									
Polissacarídio pneumocócico (PPSV23)																
Poliovírus inativado (IPV) (< 18 anos)			1ª dose	2ª dose	← 3ª dose →							4ª dose				
Influenza (IIV; LAIV) 2 doses para alguns					Vacinação anual (IIV apenas)						Vacinação anual (IIV ou LAIV)					
Sarampo, caxumba, rubéola (MMR)							← 1ª dose →					2ª dose				
Varicela (VAR)							← 1ª dose →					2ª dose				
Hepatite A (HepA)							← Série de 2 doses →									
Papilomavírus humano (HPV2: apenas mulheres; HPV4: homens e mulheres)														(série de 3 doses)		
Meningocócica (Hib-Men-CY ≥ 6 semanas; MenACWY-D ≥ 9 meses; MenACWY-CRM ≥ 2 meses)														1ª dose		Reforço

Legenda:

- ■ (amarelo) Intervalo de idade recomendado para todas as crianças
- ■ (verde) Intervalo de idade recomendado para imunização de recuperação
- ■ (roxo) Intervalo de idade recomendado para determinados grupos de alto risco
- ■ (verde/roxo) Intervalo de idade recomendado durante o qual a recuperação é incentivada e para determinados grupos de alto risco
- □ Não recomendada rotineiramente

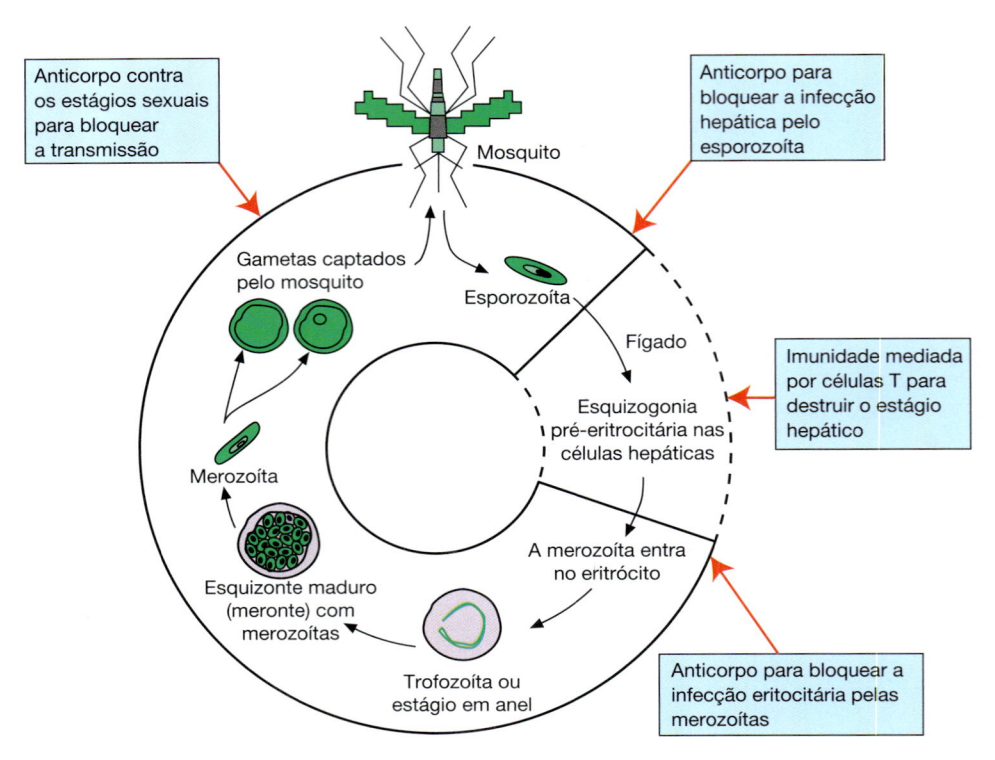

Figura 12.14 Vacina direcionada para o ciclo de vida da malária. São ilustrados alguns dos estágios potenciais do ciclo mais investigados para servir de alvo às estratégias de vacina.

proporcionar uma proteção estéril contra os parasitas da malária no estágio hepático em camundongos. Todavia, o número de células T CD8+ antígeno-específicas é muito alto, sugerindo que pode não ser prudente confiar exclusivamente nesse mecanismo. Surgiram dados encorajadores sobre a combinação de respostas imunes aos estágios hepático e sanguíneo do parasita, particularmente com o uso de vetores virais, que podem induzir respostas efetivas de anticorpos e de células T. Além disso, dados obtidos em seres humanos e em camundongos sugerem que os anticorpos que bloqueiam a transmissão podem ser benéficos.

Uma das oportunidades mais promissoras na pesquisa de uma vacina contra malária está relacionada com a definição do genoma completo da malária, que deve ajudar a identificar mais alvos para a vacina, conforme descrito anteriormente para a "vacinologia reversa". As vacinas contra a malária produzidas a partir de organismos inteiros (p. ex., esporozoítas irradiados) constituem uma alternativa para as vacinas recombinantes que estão sendo investigadas.

Por fim, é preciso assinalar que, à semelhança de várias infecções virais, é possível que a imunidade mediada por células T possa contribuir para a patologia da malária. Foram observados leucócitos infiltrantes no encéfalo de pacientes que morreram de malária cerebral, e a resistência à malária tem sido correlacionada com um déficit na função das células T em alguns casos.

Vacinas para proteção contra o bioterrorismo

A guerra biológica tem uma história longa e sombria. Um exemplo antigo ocorreu em 1346, quando um grupo de Tártaros arremessou em catapultas cabeças e corpos infectados por peste sobre os muros da cidade de Kaffa, no Mar Negro, em uma tentativa de retomar a cidade do controle dos genoveses. Em 1763, os britânicos estavam em guerra contra os índios americanos e, como suposto gesto de "boa vontade", doaram cobertores infectados por varíola, resultando em muitas mortes nas tribos nativas. Durante todo o último século, muitos países pelo mundo tinham programas de armas biológicas. Particularmente alarmantes para os cidadãos norte-americanos foram os casos de antraz que ocorreram no final de 2001, após exposição a correspondências deliberadamente contaminadas com esporos de antraz e enviadas a escritórios de empresas de comunicação na cidade de Nova York e em Boca Raton, na Flórida, e a dois senadores norte-americanos em Washington, DC.

Além do antraz (*Bacillus anthracis*), da varíola e da peste (*Yersinia pestis*) já mencionados, muitos outros agentes infecciosos podem ser potencialmente usados para bioterrorismo, incluindo a toxina do *Clostridium botulinum* (botulismo), *Francisella tularensis* (tularemia) e os vírus Ebola, Marburg, Lassa e da febre hemorrágica sul-americana. Por conseguinte, esforços estão sendo envidados para desenvolver vacinas contra essas doenças, nos casos em que ainda não se dispõe atualmente de vacinas efetivas. Foi obtido um sucesso considerável no Vaccine Research Center of the National Institutes of Health em Bethesda, Maryland, nos EUA, com o desenvolvimento de uma vacina que protege macacos contra a infecção letal pelo vírus Ebola. A vacina utiliza adenovírus que não se replica como vetor para a introdução de genes do vírus Ebola e a expressão de proteínas do vírus nos animais antes da exposição ao vírus. Após a erradicação da varíola, a vacinação rotineira contra essa doença foi suspensa. A preocupação com o possível uso desse agente como arma biológica levou a pedidos de reintrodução da vacinação rotineira contra a varíola. Na atualidade, apenas um pequeno número de pesquisadores de laboratório, profissionais da área de saúde importantes e militares são vacinados, visto que se acredita que a vacinação rotineira de toda a população levaria, inevitavelmente, a um pequeno número de mortes relacionadas com a vacina, uma situação aceita quando uma doença é endêmica, mas não no caso de uma doença atualmente "extinta". Todavia, a vacina está sendo estocada em caso de necessidade. Incidentalmente, a vacinação contra a varíola também protegeria contra o vírus *monkeypox* relacionado.

Imunização contra o câncer

A constatação de que vários tipos diferentes de câncer humano estão estreitamente associados a agentes infecciosos sugere que a vacinação contra agentes, como o papilomavírus humano (câncer do colo do útero), o vírus Epstein-Barr (linfoma de Burkitt e outros linfomas, carcinoma de nasofaringe), *Helicobacter pylori* (câncer de estômago), vírus da hepatite B (câncer de fígado), HTLV-1 (leucemia de células T do adulto) e herpes-vírus humano 8 (sarcoma de Kaposi) deve levar a uma redução substancial na incidência desses tumores. Foram também desenvolvidas vacinas contra o câncer contra diversos antígenos associados a tumores, incluindo o antígeno carcinoembrionário (câncer colorretal), idiótipos de imunoglobulina (linfoma de células B), MAGE (melanoma) e assim por diante. Os resultados obtidos até hoje foram um tanto abaixo do ideal utilizando antígenos próprios associados a tumores, porém existe a esperança de que estratégias como a ativação direcionada de células dendríticas possam levar a melhor taxa de respostas.

Outras aplicações das vacinas

Uma vacina baseada no hormônio gonadotropina coriônica humana, produzida pelo blastocisto pré-implantação e essencial para o estabelecimento essencial da gravidez, foi objeto de ensaios clínicos como contraceptivo imunológico. Também estão sendo desenvolvidas vacinas para o tratamento de alergias e doenças autoimunes. Em geral, essas vacinas têm por objetivo reajustar o equilíbrio Th1/Th2, ativar as células T reguladoras ou restabelecer a tolerância por deleção clonal ou anergia. Outras vacinas também estão sendo desenvolvidas contra agentes de adicção, incluindo tabaco e cocaína.

Adjuvantes

Por motivos práticos e econômicos, a imunização profilática deve envolver o número mínimo de injeções e a quantidade mínima de antígeno. Já ressaltamos as vantagens inquestionáveis dos organismos atenuados que se replicam nesse aspecto; entretanto, os organismos mortos e, em particular, os produtos purificados frequentemente exigem um adjuvante que, por definição, é uma substância incorporada ao antígeno ou injetada simultaneamente com ele, que potencializa a resposta imune (do latim *adjuvare* – ajudar).

Foram descritos dois tipos de adjuvantes: **imunoestimulação** e **administração de antígeno**. A imunoestimulação resulta da ação de moléculas para potencializar diretamente as respostas imunes. Os imunoestimulantes incluem agonistas do receptor *Toll-like* (TLR), citocinas e exotoxinas bacterianas. A explosão

de conhecimentos sobre a imunidade inata nessa última década aumentou acentuadamente o potencial de planejamento racional de imunoestimulantes. A ativação das células dendríticas é particularmente importante, visto que leva a um aumento na captação de antígeno, à migração para os linfonodos e à sensibilização das células T CD4⁺ para as respostas das células B e T. Os veículos de administração do antígeno servem para a apresentação ótima dos antígenos ao sistema imune, impedindo, pelo menos em parte, a dispersão do antígeno e promovendo a sua liberação lenta ("efeitos de depósito"). Esses veículos podem administrar de modo mais efetivo não apenas o antígeno, mas também os imunoestimulantes. Os exemplos incluem sais minerais, como o alume, emulsões como o adjuvante de Freund, lipossomos e complexos imunoestimulantes (ISCOM). Na realidade, muitos adjuvantes combinam, em graus variáveis, as propriedades de imunoestimulação e administração de antígeno.

Conforme assinalado anteriormente, as vacinas convencionais com organismos vivos atenuados normalmente não necessitam de adjuvantes, embora algumas vezes as respostas possam ser intensificadas pelos adjuvantes (p. ex., vacina hepatite A). Entretanto, a imunogenicidade das proteínas costuma ser relativamente baixa, e há necessidade do uso de adjuvantes. Isso normalmente é observado se a proteína for apresentada na forma monomérica solúvel, como a gp120 do HIV, e não em uma forma particulada repetida multimérica, como o antígeno de superfície do HBV. Nos seres humanos, os adjuvantes mais amplamente utilizados baseiam-se em géis formados de sais de alumínio e são coletivamente designados como **adjuvantes de "alume".** Os antígenos são adsorvidos nas partículas de alumínio, e a formulação adjuvante apropriada é selecionada com base na imunogenicidade. A atividade do alume é atribuída aos efeitos de depósito e de imunoestimulação, com base na formação de partículas e indução de inflamação. O alume é utilizado em várias vacinas licenciadas, incluindo vacinas contra hepatite A, papilomavírus humano (HPV), difteria-pertússis-tétano (DPT), *Haemophilus influenzae* e poliomielite inativada.

As **emulsões** foram muito utilizadas na pesquisa de vacinas e estão começando a ser aplicadas nos seres humanos. O adjuvante clássico é o de Freund, que é uma emulsão de água em óleo. A formulação completa consiste em uma emulsão de água em óleo-parafina mais micobactérias inativadas. A forma incompleta não tem as micobactérias. A persistência do óleo nos tecidos e a produção ocasional de abscessos estéreis significam que esse adjuvante (forma incompleta; a forma completa é ainda menos apropriada) não pode ser usado em vacinas humanas. Os montanídeos assemelham-se ao adjuvante de Freund incompleto, porém são biodegradáveis e têm sido utilizados em ensaios clínicos de vacinas contra HIV, malária e câncer. Ribi, uma formulação de uso comum em trabalhos experimentais, é uma emulsão de água em óleo, que incorpora o monofosforil lipídio A (MPL) e o dimicolato de trealose (TDM) micobacteriano. O MLA é um derivado de um dos estimuladores mais potentes das células apresentadoras de antígenos, isto é, o lipídio A do lipopolissacarídio (LPS) das bactérias gram-negativas. Embora o lipídio A tenha muitos efeitos colaterais, seu derivado, MLA, é muito menos tóxico. MF59 (Chiron – agora Novartis) é uma emulsão de óleo em água, que foi usada com segurança em milhões de doses de uma vacina contra influenza na Europa. Estimula efetivamente as respostas dos anticorpos e das células T CD4⁺, mas não as respostas das células T CD8⁺ em seres humanos e primatas não humanos.

AS02 (GlaxoSmithKline) é uma emulsão de óleo em água à qual foram acrescentados dois imunoestimulantes, 3D-MPL e QS21. 3D-MPL é um derivado do MPL, e QS21 é uma saponina, originalmente obtida da casca de árvores, que estimula a imunidade tanto humoral quanto celular. AS02 é considerado um adjuvante potencialmente forte para vacinas nas quais a imunidade mediada por anticorpos e por células T pode ser importante, como a vacina contra o HIV, ou em que a imunidade mediada por células T tenda a ser fundamental, como na TB.

Os antígenos particulados induzem respostas imunes muito melhores do que as proteínas solúveis. Os ISCOM tiram proveito disso ao aprisionar os antígenos em estruturas semelhantes a gaiolas com saponinas. O ISCOMATRIX (CSL) aprimora esse conceito básico. Oligonucleotídios sintéticos (desoxirribonucleotídios) contendo motivos CpG não metilados (CpG ODN) são imunoestimulantes poderosos, que atuam por meio de interação com TLR9. As diferentes famílias de CpG ODN podem estimular preferencialmente diferentes células – células B, células NK, células dendríticas, células T CD8+ – envolvidas nas respostas imunes. Os lipossomos, os virossomos e partículas semelhantes a vírus possuem a capacidade de apresentar antígenos em uma forma multimérica e podem estimular respostas imunes acentuadas.

Diversos patógenos entram no corpo através das superfícies mucosas, e a indução de respostas imunes nessas superfícies pode ser crucial para proporcionar a melhor proteção contra doenças. Muitos dos adjuvantes descritos anteriormente podem ser utilizados como adjuvantes da mucosa. Todavia, há também uma variedade de moléculas que são particularmente efetivas como adjuvantes da mucosa, mais notavelmente a toxina da cólera (CT) e a enterotoxina termolábil de *E. coli* (LT). Formas modificadas das toxinas e suas subunidades podem estimular intensamente as respostas das mucosas por meio de mecanismos que ainda não estão bem elucidados.

A Tabela 12.5 fornece um resumo de alguns dos adjuvantes que têm sido utilizados e que estão em fase de desenvolvimento para uso em vacinas humanas.

Tabela 12.5 Classes de adjuvantes clinicamente usados e testados.

Nome do adjuvante	Classe	Mecanismo ou receptor	Tipo de resposta imune	Fase clínica ou nome do produto licenciado
Análogos do dsRNA (p. ex., poli(I:C))	IM	TLR3	Ac, T_H1, células T CD8+	Fase 1
Análogos do lipídio A (p. ex., MPL, RC529, GLA, E6020)	IM	TLR4	Ac, T_H1	Cervarix, Supervax, Pollinex Quattro, Melacine
Flagelina	IM	TLR5	Ac, T_H1, T_H2	Fase 1
Imidazoquinolinas (p. ex., Imiquimod, R848)	IM	TLR7 e TLR8	Ac, T_H1	Aldara
CpG ODN	IM	TLR9	Ac, T_H1, células T CD8+	Fase 3
Saponinas (p. ex., QS21)	IM	Desconhecido	Ac, T_H1, T_H2, células T CD8+	Fase 3
Ligantes de lectina tipo C (p. ex., TDB)	IM	Mincle, Nalp3	Ac, T_H1, T_H17	Fase 1
Ligantes CD1d (p. ex., α-galactosilceramida)	IM	CD1d	Ac, T_H1, T_H2, células NKT CD8+	Fase 1
Sais de alumínio (p. ex., oxi-hidróxido de alumínio, fosfato de alumínio)	PF	Nalp3, ITAM, administração de Ag	Ac, T_H2	Numerosos produtos licenciados
Emulsões (p. ex., MF59, AS03, AF03, SE)	PF	Recrutamento de células imunes, ASC, captação de Ag	Ac, T_H1, T_H2	Fluad, Pandemrix
Virossomos	PF	Administração de Ag	Ac, T_H1, T_H2	Epaxal, Inflexal V
AS01 (MPL,QS21, lipossomos)	C	TLR4	Ac, T_H1, células T CD8+	Fase 3
AS02 (MPL,QS21, emulsão)	C	TLR4	Ac, T_H1	Fase 3
AS04 (MPL, sal de alumínio)	C	TLR4	Ac, T_H1	Cervarix
AS15 (MPL, QS21, CpG, lipossomos)	C	TLR4 e TLR9	Ac, T_H1, células T CD8+	Fase 3
GLA-SE (GLA, emulsão)	C	TLR4	Ac, T_H1	Fase 1

(Continua)

Tabela 12.5 Classes de adjuvantes clinicamente usados e testados. (Continuação)

Nome do adjuvante	Classe	Mecanismo ou receptor	Tipo de resposta imune	Fase clínica ou nome do produto licenciado
IC31 (CpG, peptídio catiônico)	C	TLR9	Ac, T_H1, T_H2, células T CD8$^+$	Fase 1
CAF01 (TDB, lipossomos catiônicos)	C	Mincle, administração de Ag	Ac, T_H1, células T CD8$^+$	Fase 1
ISCOM (saponina, fosfolipídio)	C	Desconhecidos	Ac, T_H1, T_H2, células T CD8$^+$	Fase 2

Ac, anticorpo; Ag, antígeno; ASC, proteína semelhante a partícula associada à apoptose contendo o domínio de recrutamento da caspase; C, combinação da molécula imunomoduladora e formulação particulada; dsRNA, RNA ce fita dupla; IM, molécula imunomoduladora; ITAM, motivo de ativação baseado na tirosina do imunorreceptor; PF, formulação particulada; TDB, dibe-henato de trealose. Algumas formulações particuladas (como sais de alumínio e emulsões) também geram atividade imunomoduladora.
Fonte: Reed S.G. et al. (2013) Nature Medicine **19**, 1597-1608. Reproduzida, com autorização, de Nature Publishing Group.

RESUMO

Imunidade adquirida passivamente

- Pode-se obter uma proteção temporária contra infecção ou a eliminação de toxinas com a administração passiva de preparações de anticorpos. Classicamente, são utilizados antissoros de animais hiperimunizados e de seres humanos imunes na proteção passiva; entretanto, anticorpos monoclonais humanos estão se tornando cada vez mais disponíveis
- Os anticorpos maternos proporcionam uma proteção essencial ao recém-nascido enquanto ocorre amadurecimento de seu sistema imune.

Princípios da vacinação

- As vacinas são efetivas, em virtude da memória imune humoral e celular. Provavelmente, os anticorpos induzidos por vacinação são cruciais na proteção contra a maioria das bactérias e contra muitos vírus e parasitas
- A imunidade de grupo é importante na redução da incidência da doença quando ocorre transmissão entre seres humanos.

Organismos mortos como vacinas

- Bactérias e vírus mortos têm sido amplamente usados como vacinas efetivas.

Organismos vivos atenuados

- As vantagens consistem na maior dose de antígeno habitualmente fornecida por um organismo em multiplicação, na tendência a produzir melhor imunidade celular e na geração de uma resposta imune no local da infecção natural
- Os vetores não patogênicos, como adenovírus, vírus fowlpox atenuado e o vírus vacínia Ankara modificado podem ser usados como "cavalos de Troia" para genes de organismos patogênicos de atenuação difícil
- O BCG é um bom veículo para antígenos que exigem imunidade de células T CD4, e construtos de Salmonella podem proporcionar imunidade oral e sistêmica. A imunização intranasal está adquirindo popularidade
- O risco com organismos vivos atenuados reside na reversão para a forma virulenta e no perigo para indivíduos imunocomprometidos.

Vacinas de subunidades

- Os organismos integrais possuem uma multiplicidade de antígenos, alguns dos quais não são protetores, podendo induzir hipersensibilidade ou até mesmo causar imunossupressão
- Nesses casos, faz sentido utilizar componentes purificados ou produzidos por recombinação
- Os toxoides (toxinas inativadas) são efetivos como vacinas na prevenção de doenças causadas por alguns agentes bacterianos
- A partícula de antígeno de superfície da hepatite B é um exemplo clássico de vacina viral de subunidade efetiva
- Muitas vacinas bacterianas bem-sucedidas têm como alvo glicanos na superfície do organismo e utilizam preparações de glicoconjugados
- O DNA que codifica as proteínas de um patógeno pode ser injetado diretamente no músculo para gerar as proteínas in situ e produzir respostas imunes. As vantagens consistem em estabilidade, facilidade de produção e baixo custo. O método não tem sido tão efetivo nos seres humanos quanto nos camundongos, porém os desenvolvimentos mais recentes, como DNA prime, com reforço de proteína ou vetor, são promissores. Talvez ainda mais promissor seja o desenvolvimento de vacinas de RNA, particularmente com o uso de vetores autorreplicantes.

Novas abordagens para vacinas

- O crescimento da genômica foi crucial, visto que proporcionou uma abordagem racional à identificação de muitos outros alvos para vacinas contra bactérias. A "vacinologia reversa" foi aplicada com sucesso ao desenvolvimento de uma vacina MenB
- Os patógenos altamente variáveis, como o HIV e o HCV, representam problemas particulares para a elaboração de vacinas, visto que exigem a indução de respostas imunes amplamente protetoras. Aqui, técnicas moleculares estão sendo adotadas para descrever como anticorpos amplamente neutralizantes interagem com seus alvos e como usar a informação para o planejamento racional de candidatos a vacinas.

Vacinas atuais

- Tanto nos EUA quanto no Reino Unido, as crianças são vacinadas rotineiramente com toxoides diftérico e tetânico e pertússis acelular (vacina DTP tripla), cepas atenuadas de sarampo, caxumba e rubéola (MMR), poliomielite inativada e polissacarídio capsular de *H. influenzae* tipo b (Hib) ligado a um carreador
- Vacinas contra antraz, vírus da encefalite japonesa, hepatite A, febre amarela, cólera e raiva, entre outras, não são administradas rotineiramente, porém estão disponíveis para viajantes e grupos de alto risco.

Vacinas em desenvolvimento

- Foi relatado que uma vacina malária está apresentando sucesso moderado. Muitos argumentam que uma vacina bem-sucedida deve ter como alvo múltiplos antígenos e vários estágios do ciclo de vida da malária
- A maioria das vacinas HIV investigadas até o momento em seres humanos falharam, com um possível sucesso parcial. Esforços estão sendo envidados em diversas frentes para gerar vacinas utilizáveis

- Estão sendo desenvolvidas vacinas contra muitos patógenos, incluindo *Clostridium difficile,* vírus da dengue, herpes-vírus simples e vírus do Nilo Ocidental.

Adjuvantes

- Os adjuvantes geram respostas imunes acentuadas e de maior duração. Em geral, não são necessários para vacinas com organismos vivos atenuados, porém são cruciais para vacinas subunitárias de proteínas
- Os adjuvantes atuam por imunoestimulação e fornecimento de antígenos ou ambos
- A imunoestimulação ocorre pela ação de moléculas, como agonistas do TKR, citocinas e exotoxinas bacterianas para intensificar diretamente as respostas imunes, envolvendo, em particular, as células dendríticas. Os veículos para a administração do antígeno impedem a sua dispersão e promovem a sua liberação lenta. Incluem sais minerais e emulsões
- Determinados adjuvantes, como a toxina da cólera, são potentes na estimulação das respostas das mucosas, o que pode ser muito apropriado para determinados patógenos cuja infecção ocorre através das mucosas.

LEITURA ADICIONAL

Allen A. (2008) *Vaccine: the Controversial Story of Medicine's Greatest Life Saver.* W.W. Norton & Company, New York.

Amanna I.J., Messaoudi I., and Slifka M.K. (2008) Protective immunity following vaccination: how is it defined? *Human Vaccines* **4**, 316–319.

Amanna I.J. and Slifka M.K. (2009) Wanted, dead or alive: new viral vaccines. *Antiviral Research* **84**, 119–130.

Astronomo R.D. and Burton D.R. (2010) Carbohydrate vaccines: developing sweet solutions to sticky situations? *Nature Reviews Drug Discovery* **9**, 308–324.

Barrett A.D. and Beasley D.W. (2009) Development pathway for biodefense vaccines. *Vaccine* **27**, D2–D7.

Burton D.R., Ahmed R., Barouch D.H., et al. (2012) A blueprint for HIV vaccine discovery. *Cell Host Microbe* **12**, 396–407.

Casadevall A., Dadachova E., and Pirofski L.A. (2004) Passive antibody therapy for infectious diseases. *Nature Reviews Microbiology* **2**, 695–703.

De Gregorio E., D'Oro U., Bertholet S., and Rappuoli R. (2013) Vaccines. In *Fundamental Immunology*, Vol. **43** (ed. Paul W.E.). Lippincott Williams and Wilkins, Philadelphia, pp. 1032–1068.

Delany I., Rappuoli R., and De Gregorio E. (2014) Vaccines for the 21st century. *Embo Molecular Medicine* **6**, 708–720.

Frazer I.H., Lowy D.R., and Schiller J.T. (2007) Prevention of cancer through immunization: prospects and challenges for the 21st century. *European Journal of Immunology* **37** (Suppl 1), S148–S155.

Galson J.D., Pollard A.J., Trück J., and Kelly D.F. (2014) Studying the antibody repertoire after vaccination: practical applications. *Trends in Immunology* **35**, 319–331.

Geall A.J., Mandl C.W., and Ulmer J.B. (2013) RNA: the revolution in nucleic acid vaccines. *Seminars in Immunology* **25**, 152–159.

Henderson D.A. (2009) *Smallpox – the Death of a Disease: the Inside Story of Eradicating a Worldwide Killer*. Prometheus Books, New York.

Kaufmann S.H. (2012) Tuberculosis vaccine development: strength lies in tenacity. *Trends in Immunology* **33**, 373–379.

Kaufmann S.H., McElrath M.J., Lewis D.J., and Del Giudice G. (2014) Challenges and responses in human vaccine development. *Current Opinion in Immunology* **28**, 18–26.

Li S., Nakaya H.I., Kazmin D.A., Oh J.Z., and Pulendran B. (2013) Systems biological approaches to measure and understand vaccine immunity in humans. *Seminars in Immunology* **25**, 209–218.

Offit P.A. (2007) *Vaccinated: One Man's Quest to Defeat the World's Deadliest Diseases*. Smithsonian Books, New York.

Oldstone M.B. (2009) *Viruses, Plagues, and History: Past, Present and Future*, 2nd edn. Oxford University Press, Oxford.

Plotkin S.A. (2010) Correlates of protection induced by vaccination. *Clinical Vaccine and Immunology* **17**, 1055–1065.

Reed S.G., Orr M.T., and Fox C.B. (2013) Key roles of adjuvants in modern vaccines. *Nature Medicine* **19**, 1597–1608.

Reperant L.A., Rimmelzwaan G.F., and Osterhaus A.D. (2014) Advances in influenza vaccination. *F1000Prime Reports* **6**, 47.

Stanisic D.I., Barry A.E., and Good M.F. (2013) Escaping the immune system: How the malaria parasite makes vaccine development a challenge. *Trends in Parasitology* **29**, 612–622.

Taylor K., Nguyen A., and Stéphenne J. (2009) The need for new vaccines. *Vaccine* **27**, G3–G8.

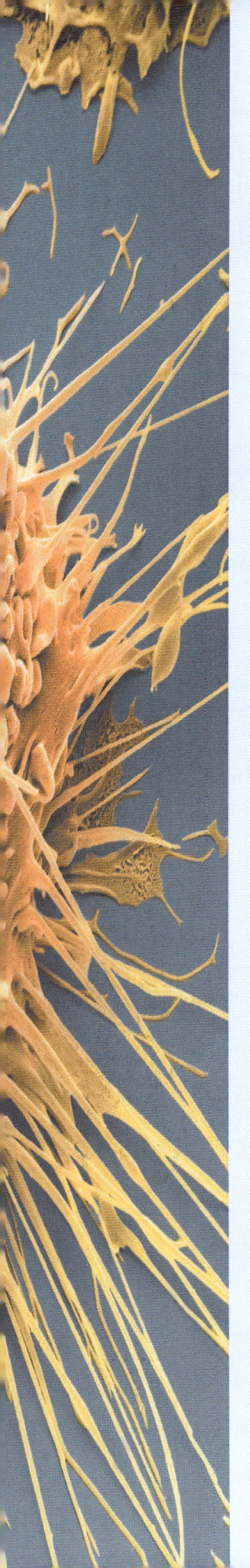

CAPÍTULO 13
Imunodeficiência

Principais tópicos

Para lembrar

As células-tronco hematopoéticas pluripotentes na medula óssea podem seguir as vias mieloide ou linfoide para se diferenciar nos vários tipos celulares que medeiam a resposta imune. A migração das células no sistema imune da circulação sanguínea para os tecidos envolve moléculas de adesão celular, fatores quimiotáxicos e componentes do complemento que regulam a resposta inflamatória. Após a sua entrada nos tecidos, as células fagocitárias da resposta inata englobam patógenos e, subsequentemente, os destroem utilizando uma diversidade de agentes microbicidas. As células *natural killer* (NK) atuam no combate às infecções intracelulares, em que os patógenos estão protegidos dos efeitos dos fagócitos e do complemento. A resposta imune adquirida, que envolve as células B produtoras de anticorpos, juntamente com as células T auxiliares, citotóxicas e reguladoras, fornecem um apoio a essas respostas inatas. Embora normalmente todas as células e as moléculas do sistema imune interajam de modo efetivo para combater a infecção, existe sempre a possibilidade de que um ou mais participante falhe, devido a defeitos gênicos hereditários ou a danos causados por fatores externos.

Introdução

De acordo com o ditado segundo o qual "se algo pode dar errado, dará", existe uma multiplicidade de estados de imunodeficiência nos seres humanos que **não são secundários** a fatores ambientais. Esses "experimentos da natureza" oferecem indícios valiosos sobre a função dos fatores defeituosos envolvidos. Anteriormente, ressaltamos a maneira pela qual a interação do complemento, dos anticorpos e das células fagocitárias constitui a base de um mecanismo de defesa tripartida contra infecções piogênicas (produtoras de pus) por bactérias, que exigem opsonização prévia para a sua fagocitose. Portanto, não é surpreendente que a deficiência de qualquer um desses fatores possa predispor o indivíduo a infecções repetidas desse tipo. Naturalmente, os pacientes com deficiência de células T apresentam um padrão de infecção acentuadamente diferente e mostram-se suscetíveis a bactérias, vírus e fungos intracelulares, que normalmente são erradicados pela imunidade celular (IC).

As seções que seguem fornecem alguns exemplos dessas **doenças por imunodeficiência primária (DIP)** geneticamente determinadas e relativamente incomuns. A gravidade dessas doenças pode variar, dependendo da mutação específica em determinado gene. Assim, por exemplo, alguns pacientes podem apresentar mutação que leve à ausência completa do produto gênico, enquanto outros podem exibir mutação que só produz um ligeiro defeito no enovelamento da proteína, com consequente comprometimento relativamente menor da função. Em seguida, examinaremos os vários fatores ambientais, como infecção e desnutrição, que podem ser responsáveis pelas **imunodeficiências secundárias** muito mais prevalentes. Por fim, trataremos detalhadamente da infecção pelo HIV/AIDS em termos da história natural da infecção pelo HIV, ciclo de vida do vírus, tratamento e vacinas.

Deficiências de sinalização dos receptores de reconhecimento de padrões

O reconhecimento de padrões moleculares associados aos patógenos (PAMP) por células dendríticas e outras células da resposta imune é fundamental para a detecção de microrganismos. Foram descritos diversos defeitos gênicos que resultam em comprometimento da sinalização por meio dos receptores de reconhecimento de padrões (PRR). A proteína adaptadora MyD88 é necessária para a sinalização por vários receptores *Toll-like* (TLR), e os pacientes que apresentam deficiência de MyD88 padecem de infecções potencialmente graves por bactérias piogênicas, incluindo pneumococos e *Salmonella*. A quinase-4 associada ao IL1R (IRAK4) está envolvida na sinalização por meio dos receptores de IL-1 e IL-18 e também pelo heterodímero TLR1/2, heterodímero TLR2/6, TLR7 e TLR8. Em indivíduos com deficiência de IRAK4, observa-se mais comumente a presença de bactérias gram-positivas piogênicas, incluindo *Streptococcus pneumoniae* e *Staphylococcus aureus*. Em resposta à ocupação por seus ligantes, os TLR intracelulares (TLR3, TLR7, TLR8 e TLR9) interagem com a molécula acessória UNC93B1 residente no RE. As deficiências dessa proteína estão associadas particularmente à encefalite por herpes-vírus simples, assim como a mutação no TLR3 ou nas moléculas de sinalização TRAF e TRIF.

Defeitos das células fagocitárias (Tabela 13.1)

Na **doença granulomatosa crônica**, os monócitos, macrófagos e neutrófilos são incapazes de produzir intermediários reativos do oxigênio, em virtude de um defeito no sistema de nicotinamida adenina dinucleotídio fosfato (NADPH) oxidase (ver Capítulo 1), que é normalmente ativado por fagocitose. O citocromo b_{558}, um componente desse sistema, é constituído de subunidades de *phox* (fagócito oxidase) de 91 e 22 kDa, e, na forma da doença ligada ao X, são observadas mutações no gene que codifica a maior dessas subunidades (Figura 13.1). Na maioria dos casos, não há produção de citocromo, porém uma variante de mutação gp91 possibilita a síntese de baixos níveis da proteína (Figura 13.2), e pode-se melhorar o distúrbio por meio de tratamento com γ-interferona (IFNγ). Como seria esperado, o *knockout* de gp91^{phox} proporciona um modelo murino acessível. Os 30% dos pacientes com doença granulomatosa crônica que herdam o distúrbio de acordo com um padrão autossômico recessivo expressam uma forma defeituosa da oxidase em consequência de mutações na subunidade menor do citocromo p22^{phox} ou nas moléculas p40^{phox}, p47^{phox} ou p67^{phox} do citosol (Figura 13.1).

Curiosamente, a variedade de patógenos infecciosos que acometem esses pacientes é relativamente restrita. O patógeno mais comum é *Staphylococcus aureus;* entretanto, determinados bacilos gram-negativos, bem como fungos, como *Candida albicans* e *Aspergillus fumigatus,* estão frequentemente envolvidos (Figura 13.3). Existem dois fatores subjacentes a essa restrição. Em primeiro lugar, muitas bactérias ajudam a provocar sua própria destruição pela geração de H_2O_2 por meio de seus próprios processos metabólicos; entretanto, se forem catalase-positivas, o peróxido é destruído, e as bactérias sobrevivem. Por conseguinte, os neutrófilos desses pacientes englobam prontamente os estafilococos catalase-positivos na presença de anticorpo e complemento, porém são incapazes de destruí-los no meio intracelular. Em segundo lugar, os microrganismos mais virulentos tendem a ser os que são altamente resistentes aos mecanismos microbicidas independentes de oxigênio do fagócito.

A ausência da subunidade β do CD18 das β_2-integrinas provoca **deficiência de adesão dos leucócitos (DAL)** do tipo I, causando comprometimento da quimiotaxia dos neutrófilos e

Tabela 13.1 Algumas deficiências de células fagocitárias.

Gene defeituoso	Distúrbio	Infecções típicas
Subunidade β *de CD18*	Deficiência da adesão dos leucócitos 1	Bactérias piogênicas
MVK	Síndrome de hiper-IgD (HIDS)	Nenhuma
NLRP3, IL1RN	Síndrome periódica associada à criopirina	Nenhuma
SLC35C1	Deficiência de adesão dos leucócitos 2	Bactérias piogênicas
FERMT3	Deficiência de adesão dos leucócitos 3	Bactérias piogênicas
IFNγR1, IFNγR2, subunidade β1 compartilhada por IL-12 p40, IL-12R/IL-23R, STAT1, IRF8, GATA2, IGS15	Suscetibilidade mendeliana à doença micobacteriana	Micobactérias, *Salmonella*, vírus
LYST	Chédiak-Higashi	*Staph. aureus, Strep. pyogenes*, pneumococos, *Aspergillus* spp., *Pseudomonas aeruginosa*
MEVF	Febre familiar do Mediterrâneo	Nenhuma
p22phox, p40phox, p47phox, p67phox ou *gp91phox*	Doença granulomatosa crônica	*Staph. aureus, Aspergillus fumigatus, Candida albicans*
TNFRSFIA	Síndrome periódica associada ao receptor de TNF (TRAPS)	Nenhuma

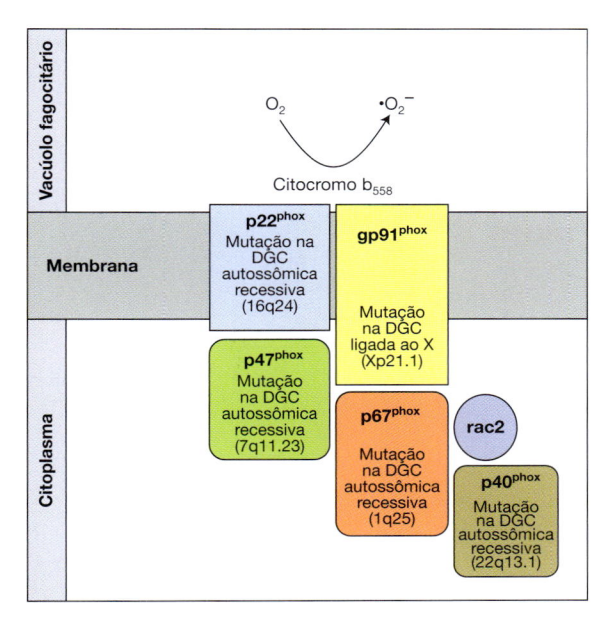

Figura 13.1 Mutações nos componentes da NADPH oxidase responsáveis pela doença granulomatosa crônica (DGC). O citocromo b_{558}, encontrado na membrana dos fagócitos, é composto de $p22^{phox}$ e $p91^{phox}$. Após ativação celular, as proteínas do citosol, $p47^{phox}$ e $p67^{phox}$ e $p40^{phox}$, juntamente com a pequena proteína de ligação ao GTP, rac2, associam-se ao citocromo b_{553} e formam o complexo NADPH oxidase ativo, resultando na geração do ânion superóxido (ver Figura 1.29). A maioria dos pacientes com DGC apresenta a forma da doença ligada ao X, envolvendo mutações no gene *gp91phox*. As mutações nos genes que codificam outros componentes da NADPH oxidase são responsáveis pelas formas autossômicas da doença.

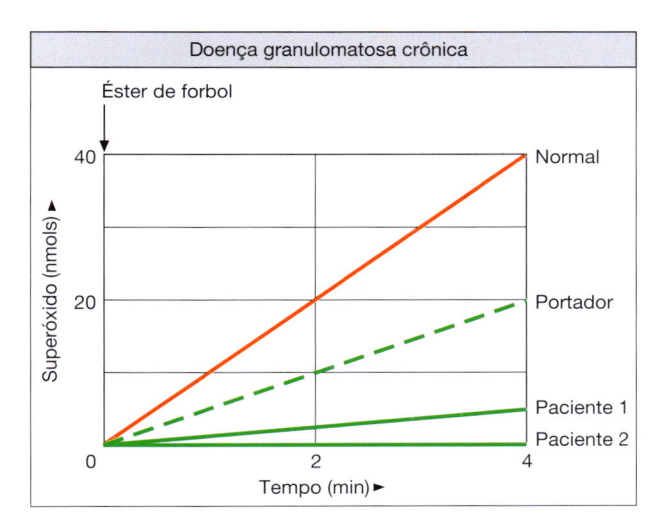

Figura 13.2 Defeito no surto respiratório em neutrófilos de pacientes com doença granulomatosa crônica. A ativação da NADPH oxidase é medida pela produção de ânion superóxido ($\cdot O_2^-$; ver Figura 1.29) após estimulação com acetato de miristato de forbol. O paciente 2 apresenta uma mutação de *p91phox*, que impede a expressão da proteína, enquanto o paciente 1 tem uma mutação diferente de *p91phox*, que resulta em níveis muito baixos, porém mensuráveis. Muitos portadores da doença ligada ao X expressam níveis intermediários, como no indivíduo mostrado que é mãe do paciente 2. (Dados de: Smith R.M. e Curnutte J.T. (1991) *Blood* **77**, 673.)

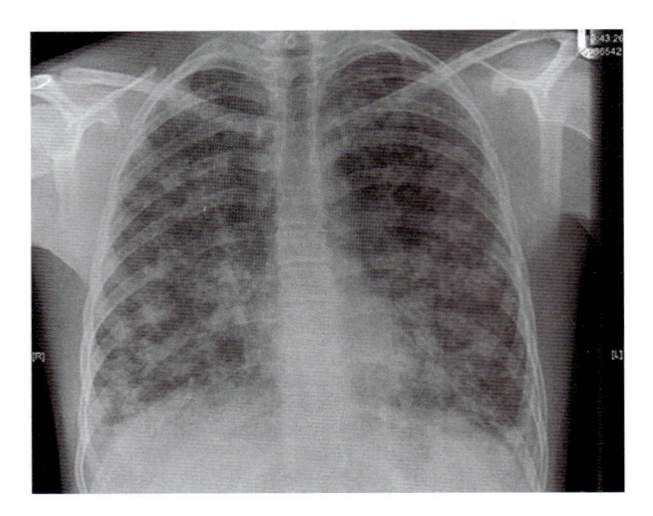

Figura 13.3 Pneumonite fulminante em um paciente com doença granulomatosa crônica (DGC). A radiografia de tórax de um menino de 15 anos de idade com DGC autossômica recessiva, mostrando infiltrados densos bilaterais em decorrência de pneumonite por *Aspergillus fumigatus* e *Absidia corymbifera*. (Fonte: Slatter M.A. e Gennery A.R. (2008) *Clinical Experimental Immunology* **152**, 389-396. Reproduzida, com autorização, de Wiley.)

infecção bacteriana recorrente. A emigração dos monócitos, eosinófilos e linfócitos não é afetada, visto que essas células podem retornar ao sistema alternativo de β_1-integrina VCAM-1/VLA-4. Por outro lado, a DAL do tipo II resulta de um transportador de GDP-fucose defeituoso, codificado pelo gene *SLC35C1,* resultando em uma incapacidade de fucosilar estruturas de sialil-Lewis e atuam como mediadoras da adesão dos leucócitos, enquanto a mutação do gene *FERMT3* que codifica a molécula de ativação das integrinas, kindling-3, é responsável pela DAL do tipo III.

Na doença de **Chédiak-Higashi** e no correspondente murino "beige", a disfunção dos neutrófilos, das células NK e das células T citotóxicas está associada a defeitos no gene *LYST* (*lysosomal trafficking*). Ocorre acúmulo de grânulos intracitoplasmáticos gigantes, devido à migração deficiente do compartimento endossômico/lisossômico tardio dentro da célula. Os pacientes apresentam algumas vezes infecções piogênicas fatais, particularmente por *Staphylococcus aureus*. A maioria apresenta uma "fase acelerada" da doença, em que ocorre proliferação incessante de células T; entretanto, o distúrbio pode ser potencialmente controlado por transplante de células-tronco hematopoéticas.

A **suscetibilidade mendeliana à doença micobacteriana (SMDM)** nos seres humanos, envolvendo o bacilo Calmette-Guérin (BCG) ou micobactérias não tuberculosas, pode ser atribuída a mutações em vários genes, incluindo os que codificam as cadeias do receptor de IFNγ (IFNγR1 e IFNγR2), a subunidade p40 da IL-12, a subunidade β1 compartilhada de IL-12R/IL-23R, a molécula do transdutor de sinal e ativador de transcrição-1 (STAT1), o fator regulador de interferona 8 (IRF8), GATA2 e IGS15 (gene estimulado por interferona 15). Além de sua propensão particular a infecções micobacterianas, os pacientes com SMDM também apresentam maior suscetibilidade a outras bactérias intracelulares, particularmente *Salmonella,* e a vírus. Como a IL-12 estimula a diferenciação do subgrupo Th1 produtor de IFNγ, coletivamente os genes envolvidos na SMDM ressaltam muito bem o papel da IFNγ como mediadora na proteção contra a infecção intracelular.

Distúrbios autoinflamatórios

Existem mais de 30 **distúrbios autoinflamatórios**. Alguns são causados por um defeito em um único gene (monogênicos), enquanto outros são de natureza poligênica. Estão incluídos aqui pelo fato de representarem uma deficiência da resposta imune relacionada com genes que, por meio de vários mecanismos, afetam a atividade dos neutrófilos, dos monócitos e dos macrófagos. Esses distúrbios caracterizam-se por episódios de inflamação aparentemente não provocada, febre, exantema, dores articulares e musculares e dor abdominal ou torácica. O tema comum consiste em desregulação da expressão ou controle das citocinas pró-inflamatórias, como a IL-1β. Assim, um desses distúrbios, a **febre familiar do Mediterrâneo**, é causado por mutações no gene *MEFV*, que codifica a pirina, um regulador inflamassomo, expresso predominantemente nos neutrófilos e em monócitos ativados. Os inflamassomos geram caspase-1 ativa, que converte a pró-IL-1β na forma ativa da citocina. O padrão de herança pode ser autossômico recessivo (*i. e.*, são necessárias ambas as cópias do gene para haver o defeito) ou autossômico dominante (apenas uma cópia do gene é necessária para o defeito), dependendo da gravidade da mutação específica envolvida. A **síndrome periódica associada à criopirina (CAPS)** está associada a mutações autossômicas dominantes no gene *NLRP3,* enquanto a condição conhecida como **deficiência do antagonista do receptor de interleucina-1 (DIRA)** envolve uma mutação autossômica recessiva no gene *IL1RN*, que codifica o antagonista do receptor de IL-1 (IL-1RA), resultando em atividade descontrolada da IL-1β (Figura 13.4).

Outra citocina pró-inflamatória importante é, naturalmente, o fator de necrose tumoral (TNF) e a **síndrome periódica associada ao receptor de TNF (TRAPS)** é causada por mutações de herança dominante no gene *TNFRSFIA*, que codifica o receptor

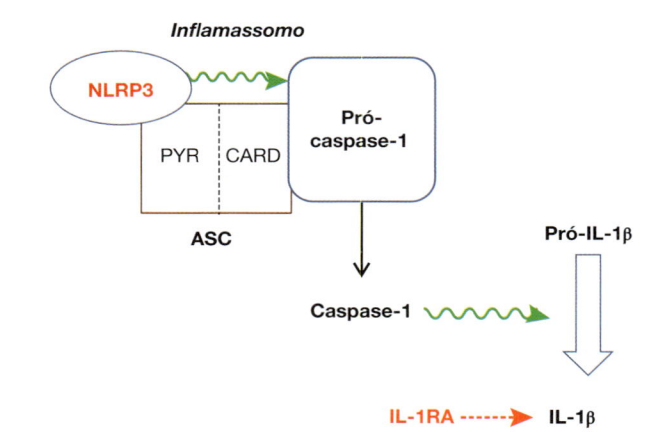

Figura 13.4 Distúrbios autoinflamatórios envolvendo a IL-1β. Os inflamassomos de várias composições resultam na geração de caspase-1, que subsequentemente cliva a pró-IL-1β, gerando a citocina inflamatória IL-1β. Foi constatado que as mutações os genes que codificam NLRP3 e IL-1RA (indicados em *vermelho*) são responsáveis por dois dos distúrbios autoinflamatórios. O IL-1RA é o antagonista do receptor de IL-1, cujas mutações impedem o controle da IL-1β em excesso. A ASC (proteína semelhante a *speck* associada à apoptose contendo um domínio de recrutamento de caspase) é uma proteína adaptadora, que contém um domínio de pirina (PYR) para ligar-se à molécula sensora NLRP3 e um domínio de ativação e recrutamento de caspase (CARD) para ligar-se à pró-caspase-1.

de TNF p55. Outra febre periódica hereditária, a **síndrome de hiper-IgD (HIDS)**, também designada como hiperimunoglobulinemia D com síndrome de febre periódica, é causada por mutação autossômica recessiva no gene da mevalonato quinase (*MVK*), levando indiretamente a uma produção aumentada de isoprenoides pró-inflamatórios.

Outras células da resposta inata afetadas na imunodeficiência primária

As células *natural killer* (NK) desempenham um importante papel na vigilância e destruição subsequente de células infectadas, bem como na produção de citocinas, como a IFNγ. A mutação do gene *MCM4,* que codifica um componente da DNA helicase, resulta em uma doença autossômica recessiva, caracterizada por uma ausência completa ou por números muito baixos de células NK, tornando os pacientes suscetíveis a infecções virais e micobacterianas. Defeitos nos genes da *ADA* (adenosina desaminase),

JAK-3 e *yc* são responsáveis pela SCID-NK, que será discutida mais adiante, neste capítulo. A **atividade** das células NK pode ser afetada por mutações em vários genes, incluindo *DOCK8* e *MAGT1*. DOCK8 é um fator de troca de nucleotídio guanina (GEF) envolvido na sinalização celular, e a ocorrência de mutações nesse gene não apenas afeta a função das células NK, como também provoca defeitos na ativação das células B e na sobrevida das células T CD8+. Os pacientes mostram-se particularmente propensos a infecções bacterianas e virais da pele e os pulmões. O gene que codifica a proteína transportadora de magnésio 1 (*MAGT1*) é um de vários genes associados à imunodeficiência, mapeado no cromossomo X (Figura 13.5). Defeitos no gene *MAGT1* resultam em expressão diminuída do receptor ativador de NKG2D nas células NK e células T, e os pacientes acometidos mostram-se particularmente suscetíveis à infecção pelo vírus Epstein-Barr.

As mutações autossômicas dominantes no gene que codifica o fator de transcrição GATA2 comprometem a produção de células dendríticas, monócitos, neutrófilos e células NK, além das

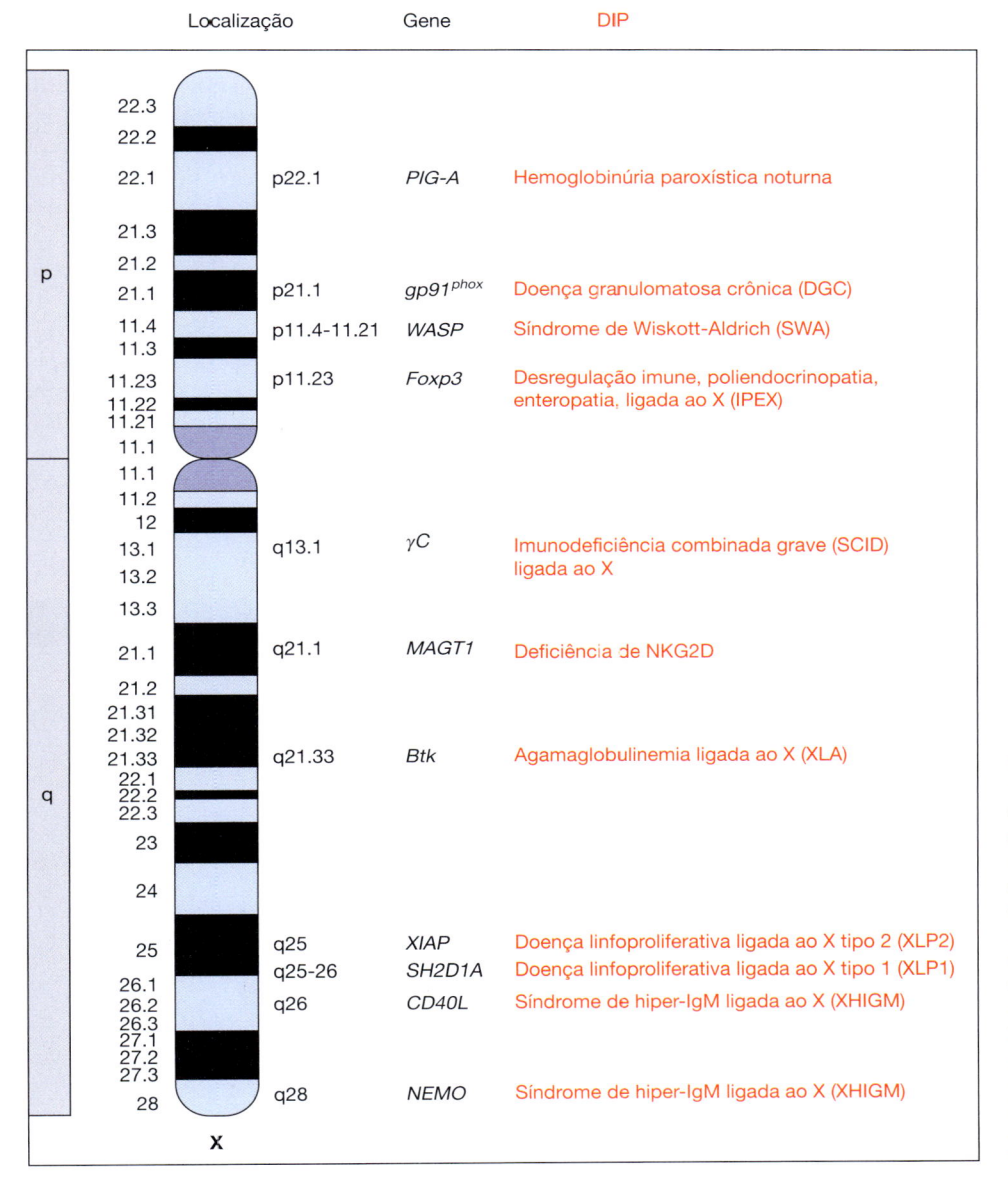

Figura 13.5 *Loci* das principais síndromes de imunodeficiência ligadas ao X. Os homens têm mais probabilidade de serem afetados por genes recessivos ligados ao X, visto que, diferentemente da situação observada nas mulheres que possuem dois cromossomos X, não há necessidade de homozigosidade. Em alguns casos, a localização precisa do gene relevante ainda não está estabelecida. Foram também descritas várias outras imunodeficiências raras ligadas ao X. Algumas das doenças por imunodeficiência primária (DIP) listadas (p. ex., DGC, SCID, HIGM) também podem ser causadas por genes defeituosos em outros cromossomos.

células T, enquanto mutações no fator de transcrição IRF8 possuem um efeito menos profundo, interferindo principalmente no desenvolvimento das células dendríticas e monócitos e, em particular, conferindo ao indivíduo uma suscetibilidade às infecções micobacterianas.

Os mastócitos não escapam à possibilidade de comprometimento por mutações genéticas. Os indivíduos que herdam defeitos no gene *PLCG2* que codifica a fosfolipase Cγ-2 desenvolvem deficiência de anticorpos e desregulação imune associadas a PLCG2 (PLAID), em que uma das características consiste em urticária ao frio, na qual os mastócitos do paciente sofrem desgranulação espontânea em temperaturas frias.

Deficiências do sistema complemento (Tabela 13.2)

Defeitos nas proteínas de controle

A importância do complemento na defesa contra infecções é ressaltada pela ocorrência de infecções repetidas potencialmente fatais causadas por bactérias piogênicas em pacientes que carecem de fator I, o inativador de C3b. Em virtude dessa incapacidade de destruir o C3b, ocorre ativação contínua da via alternativa pela alça de retroalimentação, resultando em níveis muito baixos de C3 e fator B, com níveis normais de C1, C4 e C2.

Os eritrócitos são bombardeados diariamente com C3b gerado pela formação de C3 convertase da fase líquida da via alternativa a partir da hidrólise espontânea do tiol-éster interno de C3. Para lidar com esse problema, o eritrócito apresenta, em sua superfície, vários componentes reguladores. O complexo C3 convertase é dissociado pelo fator acelerador do decaimento (DAF; CD55) e por receptores do complemento CR1 (sem esquecer o fator H da fase líquida); em seguida, o C3b é desmembrado pelo fator I, juntamente com CR1, a proteína cofator de membrana (MCP) ou o fator H (Figura 13.6). Existem também dois inibidores do complexo de ataque à membrana, o fator de restrição homólogo (HRF) e a molécula protectina (CD59) abundante que, por meio de sua ligação ao C8, impedem o desdobramento da primeira

molécula de C9 necessária para a inserção na membrana. O DAF, o HRF e a protectina ligam-se à membrana por âncoras de glicosil fosfatidilinositol. Em uma condição denominada **hemoglobinúria paroxística noturna (HPN)**, ocorre um defeito na capacidade de síntese dessas âncoras, em consequência de uma mutação no gene *PIG-A* ligado ao X, que codifica a enzima necessária para acrescentar *N*-acetilglicosamina ao fosfatidilinositol. Na ausência desses reguladores do complemento, ocorre lise dos eritrócitos. O fenótipo com níveis normais dessas moléculas protetoras é designado como "tipo I". No fenótipo da HPN do tipo II, existe um defeito no DAF, ao passo que, na forma tipo III mais grave, a protectina e o HRF também são afetados, e observa-se um acentuado aumento da suscetibilidade à lise espontânea mediada por complemento (Figura 13.6). Um anticorpo monoclonal dirigido contra o componente C5 do complemento, o eculizumabe, mostra-se efetivo no tratamento da HPN, impedindo a clivagem mediada pela C5 convertase e, portanto, a geração do complexo de ataque à membrana.

Os polimorfismos nos fatores reguladores do complemento H e I, bem como no fator B, C2 e C3 estão associados ao desenvolvimento de **degeneração macular relacionada com a idade (DMI)**, a principal causa de comprometimento visual nos países desenvolvidos e a terceira causa (depois das cataratas e do glaucoma) no mundo inteiro. Essas associações parecem estar relacionadas com o aumento das respostas inflamatórias observadas em pacientes com DMI. Nessa condição, foram também descritos polimorfismos em genes ligados a angiogênese, metabolismo dos lipídios e remodelagem da matriz extracelular.

Um gene defeituoso para o inibidor de C1 está associado ao **angioedema hereditário** e pode levar a episódios recorrentes de edema não inflamatório circunscrito agudo, mediado por um fragmento de C2 vasoativo (Figura 13.7). Os pacientes sintetizam pequenas quantidades do inibidor, cujo nível pode ser elevado para valores úteis pela administração do esteroide anabólico sintético, danazol, ou o próprio inibidor purificado. O ácido ε-aminocaproico, que bloqueia a liberação da cinina C2 induzida por plasmina, proporciona um tratamento alternativo.

Tabela 13.2 Algumas deficiências das vias do complemento.

Gene defeituoso	Distúrbio	Infecções típicas
C1q, C1r, C1 s	Predisposição à doença autoimune mediada por imunocomplexos, como o lúpus eritematoso sistêmico	Bactérias piogênicas
Inibidor de C1	Angioedema hereditário	Habitualmente nenhuma
C2, C3, fator I	Predisposição à doença autoimune mediada por imunocomplexos, como o lúpus eritematoso sistêmico e a degeneração macular relacionada com a idade	Bactérias piogênicas
C5, C6, C7, C8, C9, fator D, properdina	Deficiências de C5, C6, C7, C8, C9, fator D e properdina	*Neisseria gonorrhoeae, N. meningitidis*
C2, C3, fator B, fator H, fator I	Degeneração macular relacionada com a idade	Bactérias piogênicas
MASP-2	Deficiência de MASP-2	*Strep. pneumoniae*
MBL	Deficiência de MBL	Nenhuma
PIG-A	Hemoglobinúria paroxística noturna	Habitualmente nenhuma

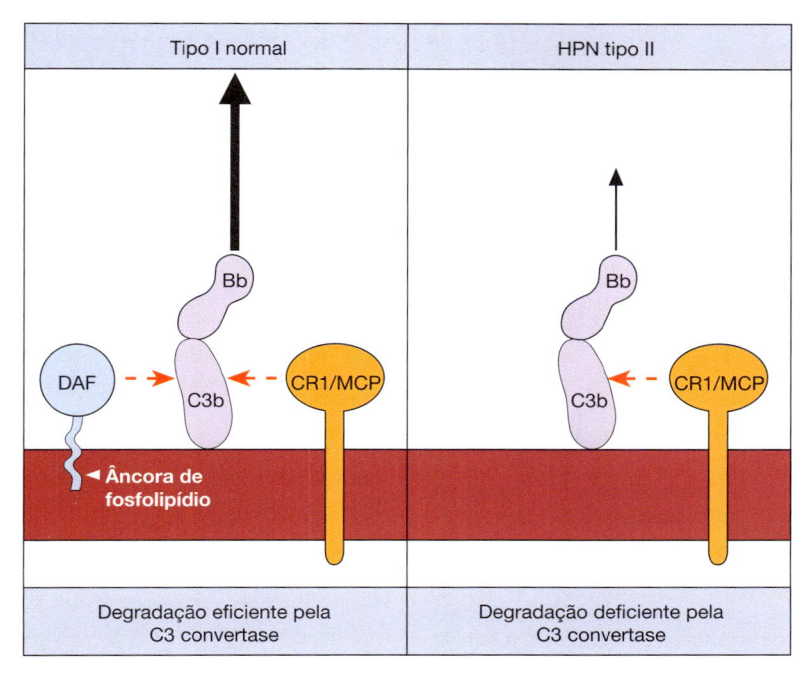

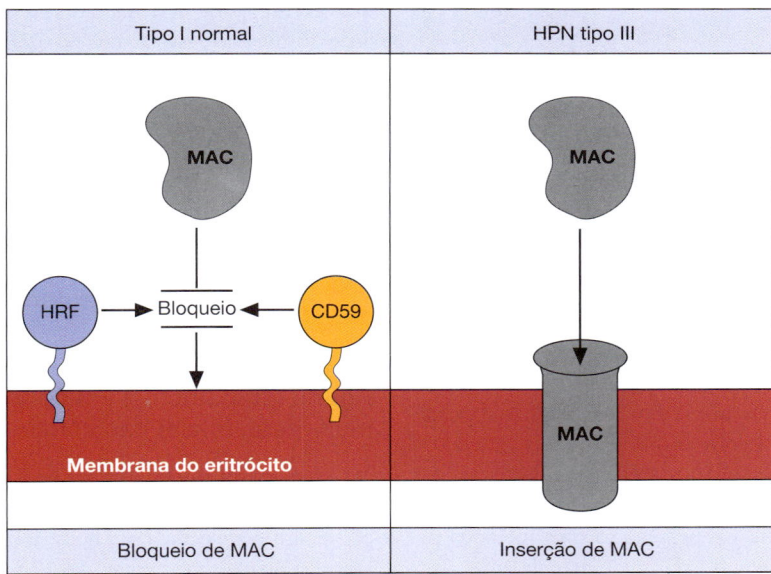

Figura 13.6 Hemoglobinúria paroxística noturna (HPN). Uma mutação no gene *PIG-A,* que codifica a α-1,6-*N*-acetilglicosaminil-transferase, resulta em incapacidade de sintetizar as âncoras de glicosilfosfatidilinositol, priva a membrana eritrocitária de proteínas de controle do complemento e torna a célula suscetível à lise mediada por complemento. A HPN do tipo II está associada a um defeito do DAF, e o tipo III mais grave, à deficiência adicional de CD59 (protectina) e HRF. DAF, fator acelerador do decaimento; CR1, receptor do complemento tipo I; MCP, proteína cofator de membrana; HRF, fator de restrição homólogo; MAC, complexo de ataque à membrana.

Deficiência de componentes das vias do complemento

As deficiências de C1q, C1r, C1 s, C2 e C3, bem como do fator I, podem predispor ao desenvolvimento de doenças autoimunes mediada por imunocomplexos, como o lúpus eritematoso sistêmico (LES), principalmente em virtude de uma capacidade diminuída de eliminar efetivamente os imunocomplexos e o material apoptótico. É importante ter em mente o foco da resposta autoimune no LES sobre os constituintes moleculares das bolhas que aparecem na superfície das células apoptóticas, visto que a ligação de C1q a esses corpos apoptóticos e a sua eliminação adquirem importância

fundamental. Assim é que camundongos com deficiência de C1q desenvolvem títulos elevados de anticorpos antinucleares e morrem de glomerulonefrite grave. A deficiência de qualquer um dos componentes iniciais do complemento também está associada a infecções recorrentes por bactérias piogênicas, particularmente no caso da deficiência de C3, que naturalmente irá afetar todas as três vias de ativação do complemento.

Os pacientes com deficiência nos componentes do complexo de ataque à membrana (*i. e.*, C5, C6, C7, C8 e C9) exibem maior suscetibilidade à infecção disseminada por *Neisseria gonorrhoeae* e *N. meningitidis.* Essas infecções também são características de

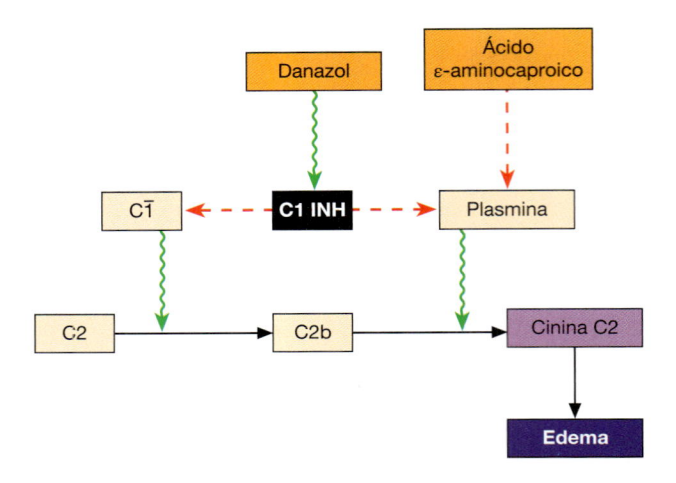

Figura 13.7 Deficiência do inibidor de C1 e angioedema. O inibidor de C1 inibe, de modo estequiométrico, o C1, a plasmina, a calicreína e o fator de Hageman ativado, e a sua deficiência leva à formação da cinina C2 vasoativa pelo mecanismo mostrado. A síntese de inibidor de C1 pode ser reforçada pelo esteroide sintético, danazol; como alternativa, os episódios podem ser controlados pela administração de concentrado do inibidor de C1 ou de ácido ε-aminocaproico para inibir a plasmina.

deficiências nos componentes da via alternativa, o fator D e a properdina. É interessante assinalar que a incapacidade de produzir um complexo de ataque à membrana não exerce um efeito substancial sobre a incidência de outros tipos de infecção. A proteção adequada precisa ser assegurada, em grande parte, pela opsonização dos microrganismos com anticorpo e/ou os componentes do complemento C3b, C4b e iC3b para fagocitose subsequente, e pelo mecanismo de aderência imune, em que os microrganismos recobertos por esses componentes iniciais do complemento ligam-se ao receptor do complemento CR1 nos eritrócitos e, em seguida, são levados até o fígado ou o baço para destruição.

As mutações que resultam em níveis diminuídos de lectina ligadora de manose (MBL) são bastante comuns; todavia, na maioria dos casos, isso não resulta em aumento detectável das infecções. Presumivelmente, a ativação do complemento por outras lectinas de mamíferos, como a ficolina, ou pela via clássica mediada por anticorpos compensa a ausência da via mediada pela MBL. Entretanto, outros indivíduos com deficiência de serina protease-2 (MASP-2) associada à MBL, em consequência de mutação que torna a enzima não funcional, apresentam um aumento no número de infecções piogênicas por microrganismos como *Streptococcus pneumoniae*.

Deficiências de citocinas e dos receptores de citocinas

Tendo em vista o seu papel fundamental na coordenação da resposta imune, é absolutamente evidente que os defeitos geneticamente determinados nas citocinas podem ter consequências adversas. Pacientes com síndrome de WHIM (verrugas, hipogamaglobulinemia, infecções e mielocatexia) apresentam mutações no gene que codifica o receptor de quimiocina CXCR4. Mutações autossômicas recessivas nos genes que codificam a IL-10 e nas cadeias IL-10R1 e IL-10R2 do receptor de IL-10 levam a uma regulação defeituosa das células mieloides e ao desenvolvimento de doença intestinal inflamatória, com uma consequência adicional de suscetibilidade a *Cryptosporidium*. Observa-se também uma incidência aumentada de infecção por esse protozoário em pacientes com mutações no gene que codifica o receptor de IL-21. Outros dois exemplos de defeitos nas vias das citocinas são as mutações autossômicas recessivas em *IL-17RA* e mutações autossômicas dominantes em *IL-17F*, ambas resultando em aumento da suscetibilidade a infecções bacterianas e à candidíase.

Deficiência primária de células B (Tabela 13.3)

Diversos defeitos gênicos podem resultar em bloqueio em determinado estágio no desenvolvimento das células linfoides (Figura 13.8).

Agamaglobulinemia em consequência de falha da maturação inicial das células B

Na **agamaglobulinemia ligada ao X (XLA),** o defeito ocorre no estágio de célula pré-B, e observa-se uma acentuada redução na produção de imunoglobulina nos homens afetados, com poucos folículos linfoides ou plasmócitos nos linfonodos. Ocorrem mutações no gene da tirosinoquinase de Bruton (*Btk*), conforme observado também

Tabela 13.3 Algumas deficiências que afetam os linfócitos B.		
Gene defeituoso	**Distúrbio**	**Infecções típicas**
BAFFR, CD19, ICOS, TACI, MHC da classe II, vários componentes do complemento, MSH5, substância P	Imunodeficiência variável comum	*S. pneumoniae, H. influenzae, Mycoplasma* spp.
Btk	Agamaglobulinemia ligada ao X	*S. aureus, S. pyogenes, S. pneumoniae, N. meningitidis, H. influenzae, Pneumocystis jirovecii*
Ig Cμ, λ5, Igα ou BLNK	-	*S. aureus, S. pyogenes, S. pneumoniae, N. meningitidis, H. influenzae, Pneumocystis jirovecii*
Desconhecido	Deficiência seletiva de IgA	Principalmente assintomática, algumas vezes infecções broncopulmonares
ADA, RAG-1, RAG-2, Artemis, AK2	SCID-B	Amplas (virais, bacterianas, fúngicas)

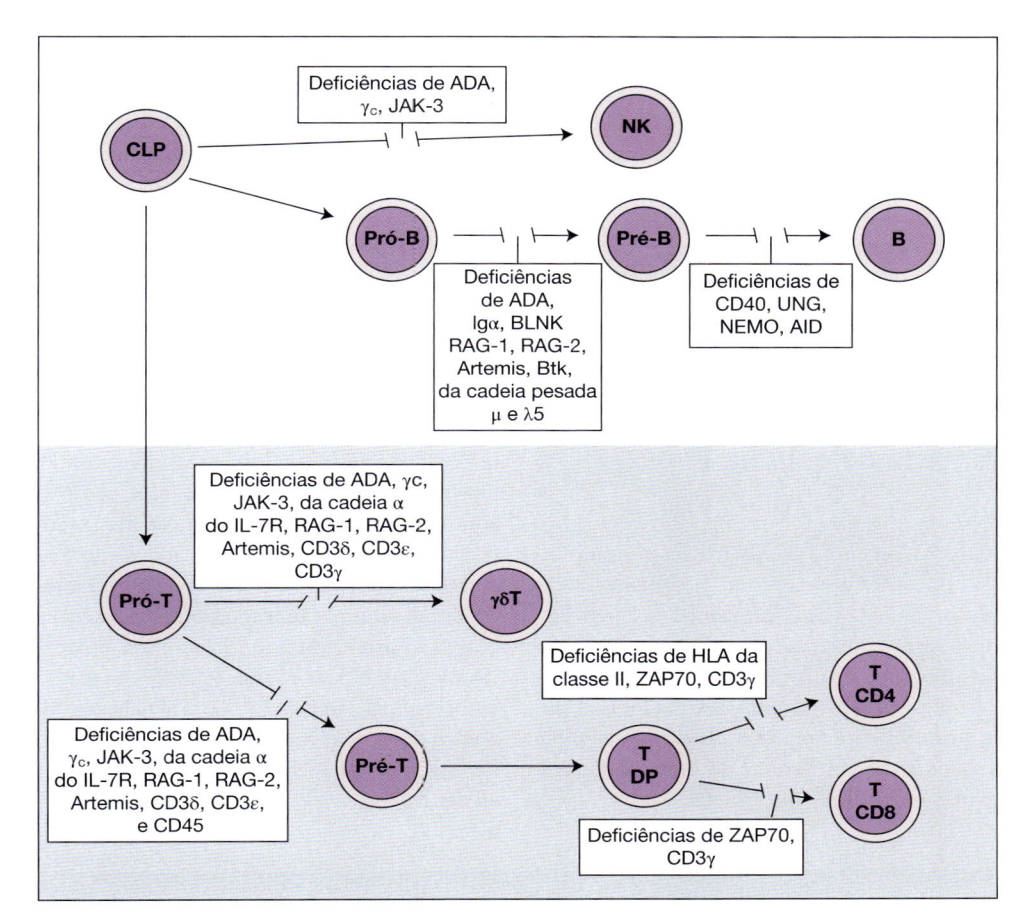

Figura 13.8 A ocorrência de bloqueios no desenvolvimento das células linfoides resulta em imunodeficiência. O local e a natureza da mutação irão determinar o grau de comprometimento da função do produto gênico. Por conseguinte, embora a herança homozigota do gene mutante frequentemente provoque bloqueio absoluto no desenvolvimento das populações relevantes de linfócitos, algumas mutações só causam bloqueio parcial do desenvolvimento. Além disso, até mesmo algumas mutações com perda de função só suprimem parcialmente a diferenciação dos linfócitos. Este é o caso das deficiências da cadeia γ de CD3 e do HLA da classe II, cujas consequências são habitualmente menos graves do que em muitas outras imunodeficiências. ADA, adenosina desaminase; AID, citidina desaminase induzida por ativação; CLP, progenitor linfoide comum; DP, duplo-positivo; RAG, gene ativador de recombinação.

em camundongos *xid*. As crianças estão sujeitas a infecções repetidas por bactérias piogênicas – *Staphylococcus aureus, Streptococcus pyogenes* e *S. pneumoniae, Neisseria meningitidis, Haemophilus influenzae* – e por um protozoário, *Pneumocystis jirovecii,* que provoca uma forma incomum de pneumonia. As respostas imunes celulares são normais, e as infecções virais são rapidamente controladas.

A ocorrência de mutações na cadeia pesada μ ou na cadeia λ₅, que juntas formam o receptor de IgM substituto nas células pré-B, resulta em um fenótipo semelhante àquele observado na XLA, com parada no estágio de pró-B. O fenótipo comparável deve-se ao fato de que *Btk* emite o sinal para a diferenciação da célula pró-B em pré-B por meio desse complexo receptor da célula pré-B. Outras mutações que produzem um fenótipo semelhante incluem aquelas nos genes para a proteína de transdução de sinal Igα (CD79a) e para a proteína BLNK (ligador de células B), que mais uma vez é necessária para a transição das células pró-B em pré-B.

Deficiências que afetam determinados isótipos de anticorpos

A mais comum de todas as imunodeficiências primárias é a **deficiência seletiva de IgA.** Tanto a IgA circulante quanto a forma dimérica secretora são afetadas, e o fenótipo também pode ser ampliado para incluir o isótipo IgG2. Em alguns pacientes, observa-se uma ausência completa de IgA, enquanto outros apresentam baixos níveis desses anticorpos. Os pacientes com deficiência seletiva de IgA são, em sua maioria, assintomáticos, presumivelmente pelo fato de que outras classes de anticorpos (incluindo IgM transportada até a superfície das mucosas pelo receptor de poli-Ig) são capazes de efetuar uma compensação. A **imunodeficiência variável combinada (IDVC)**, caracterizada por baixos níveis de IgG e IgA e/ou IgM, frequentemente ocorre na mesma família de pacientes com deficiência seletiva de IgA, e, algumas vezes, há conversão gradual de uma doença para outra em alguns membros da família. Os defeitos gênicos em ambas as IDP na maioria dos pacientes ainda não estão totalmente definidos, porém foram descritas mutações em alguns genes em um pequeno número de pacientes com IDVC, incluindo os genes que codificam TAC1, CD19, ICOS, a substância P, o MHC da classe II, componentes do complemento, a proteína de reparo de combinação imprópria MSH5 e o receptor BAFF de superfície das células B. Os pacientes portadores dessas deficiências de anticorpos podem ser protegidos contra infecções piogênicas recorrentes por meio de injeções intravenosas ou subcutâneas de imunoglobulina humana misturada.

A hipogamaglobulinemia transitória é observada no início da vida

Ocorre um grau natural de deficiência de imunoglobulinas nos lactentes humanos quando o nível materno de IgG declina, podendo esse problema se tornar grave em lactentes muito prematuros. A **hipogamaglobulinemia transitória da lactância** mais prolongada, que se caracteriza por infecções respiratórias recorrentes, está associada a baixos níveis de IgG, que frequentemente se normalizam por volta dos 4 anos de idade. Observa-se uma deficiência no número de linfócitos circulantes e de sua capacidade de auxiliar a produção de Ig pelas células B, porém isso se normaliza quando a doença sofre resolução espontânea.

Deficiência primária de células T (Tabela 13.4)

Os pacientes sem células T ou com função deficiente dessas células são vulneráveis a infecções oportunistas, e, como a função das células B depende, em grande parte, das células T, a deficiência de células T também tem impacto negativo sobre a imunidade humoral. Com frequência, a disfunção das células T permite o aparecimento de alergias, neoplasias linfoides malignas e síndromes autoimunes; presumivelmente, estas últimas surgem em consequência da seleção negativa ineficiente no timo ou da incapacidade de gerar células reguladoras apropriadas.

Desenvolvimento deficiente do timo

A **síndrome de DiGeorge**, em que ocorrem mutações no fator de transcrição TBX1 envolvido no desenvolvimento embrionário, caracteriza-se por uma incapacidade de desenvolvimento adequado do timo a partir da terceira e quarta bolsas faríngeas (as crianças com síndrome de DiGeorge também carecem de glândulas paratireoides e apresentam anormalidades cardiovasculares graves). Em consequência, as células-tronco hematopoéticas não podem se diferenciar em linfócitos T, e as áreas "dependentes do timo" no tecido linfoide estão escassamente ocupadas; por outro lado, são observados folículos linfoides, porém até mesmo esses folículos estão pouco desenvolvidos. As respostas imunes celulares são indetectáveis e, embora os lactentes possam combater as infecções bacterianas comuns, podem ser sobrepujados por vacinas com organismos vivos atenuados, como sarampo ou BCG, se administradas por engano. Pode ocorrer produção de anticorpos, porém a resposta é subnormal, refletindo a necessidade da participação cooperativa das células T. O tratamento com enxerto de timo neonatal restaura a imunocompetência, porém é essencial haver alguma compatibilidade entre o MHC nas células tímicas não linfocíticas e células periféricas para obter uma atividade apropriada dos linfócitos T. A ausência completa do timo é muito rara, e, com frequência, o indivíduo apresenta uma síndrome de DiGeorge parcial, em que as células T podem aumentar de 6% ao nascimento para cerca de 30% dos linfócitos circulantes totais

Tabela 13.4 Algumas deficiências que afetam os linfócitos T.

Gene defeituoso	Distúrbio	Infecções típicas
AIRE	Síndrome poliendócrina autoimune 1	*Candida albicans*
ATM	Ataxia telangiectasia	Broncopulmonares
CIITA	Deficiência do MHC da classe II	Broncopulmonares
CD3γ	Deficiência de CD3γ	Bactérias e vírus
CD40L, CD40, AID, NEMO ou *UNG*	Síndrome de hiper-IgM	*Pneumocystis jirovecii, Toxoplasma, Cryptosporidium parvum*
FAS ou *FASL*	Síndrome linfoproliferativa autoimune	Nenhuma
Foxp3	Desregulação imune, poliendocrinopatia, enteropatia ligada ao X (IPEX)	Nenhuma
γC, RAG-1, RAG-2, artemis, ADA ou cadeia γ de IL-7R	Síndrome de Omenn	Amplas (virais, bacterianas, fúngicas)
γC, RAG-1, RAG-2, artemis, ADA, AK2, JAK3, cadeia γ de IL-7R	SCID	Amplas (virais, bacterianas, fúngicas)
NBS1	Síndrome de quebra de Nijmegen	Broncopulmonares
PNP	Deficiência de PNP	Amplas (virais, bacterianas, fúngicas)
SH2DIA	Doença linfoproliferativa ligada ao X tipo 1	Vírus Epstein-Barr
STAT3	Síndrome de hiper-IgE	Bactérias extracelulares, estafilococos, *Aspergillus* spp., *C. albicans*
TAP-1, TAP-2 ou *tapasina*	Deficiência do MHC da classe I	Broncopulmonares
TEX1	Síndrome de DiGeorge	Múltiplas
WASP	Síndrome de Wiskott-Aldrich	Bactérias extracelulares encapsuladas

no final do primeiro ano (em comparação com 60 a 70% em crianças normais de 1 ano de idade); as respostas dos anticorpos são adequadas.

Interrupção da diferenciação inicial das células T

A ocorrência de mutação do gene que codifica a enzima de degradação das purinas, a **purina nucleosídio fosforilase**, resulta em acúmulo do metabólito desoxi-GTP nas mitocôndrias. Foi sugerido que isso impeça a manutenção normal do DNA mitocondrial, levando à liberação do citocromo *c* das mitocôndrias e indução de apoptose particularmente nos timócitos CD4+ CD8+ (duplo-positivos). Algumas células T "escapam", porém fornecem uma proteção inadequada contra infecções, e a doença é habitualmente fatal, a não ser que seja oferecido um transplante de células-tronco hematopoéticas. Além das infecções recorrentes, os pacientes habitualmente apresentam disfunção neurológica e autoimunidade.

Alguns genes diferentes, incluindo RAG-1, RAG-2, Artemis, cadeia α do receptor IL-7, adenosina desaminase e a cadeia γc compartilhada do receptor de interleucina, foram ligados ao desenvolvimento da **síndrome de Omenn**. Como veremos adiante, a ocorrência de mutações desses genes também é responsável pela imunodeficiência combinada grave (SCID); entretanto, na síndrome de Omenn, as mutações específicas envolvidas são "defeituosas" e resultam em um fenótipo menos devastador. Por exemplo, as mutações em RAG permitem que algumas células T escapem, visto que a recombinação VDJ não é totalmente abolida. Com frequência, os pacientes apresentam eosinofilia e elevação da IgE e, algumas vezes, possuem doença autoimune que acomete a pele e o intestino.

A **deficiência do MHC da classe II** (algumas vezes designada como "síndrome do linfócito nu") está associada a infecções broncopulmonares recorrentes e diarreia crônica no primeiro ano de vida, com morte por infecções virais fulminantes com uma idade média de 4 anos, a não ser que esses lactentes acometidos recebam tratamento bem-sucedido com transplante de células-tronco hematopoéticas. O distúrbio é causado por mutações que afetam qualquer um dos vários fatores de transcrição que controlam a expressão dos genes de classe II, por exemplo, o transativador de classe II (CIITA). A expressão fraca das moléculas da classe II em células epiteliais do timo impede visivelmente a seleção positiva de células T CD4+, e as que escapam não são estimuladas pela ausência de classe II nas células apresentadoras de antígeno. Observe também que, em raros casos, pacientes com mutações nos genes *TAP-1, TAP-2* ou *tapasina* apresentam deficiência do MHC da classe I.

Deficiências que levam a uma disfunção na colaboração de células T e células B

A imunidade celular (IC) está deprimida em pacientes imunodeficientes com trombocitopenia e eczema (**síndrome de Wiskott-Aldrich**) ou com **ataxia telangiectasia**. A proteína da síndrome de Wiskott-Aldrich (**WASp**) desempenha um papel fundamental na ligação de vias de transdução de sinal e citoesqueleto à base de actina por aglomeração física com actina por intermédio do complexo GTPase Cdc42 e Arp2/3 (proteína relacionada com a actina), que regula a polimerização da actina. Por conseguinte, as mutações no gene *WASP* no cromossomo X afetam de modo adverso a motilidade das células T, a quimiotaxia dos fagócitos, o trânsito das células dendríticas e a polarização do citoesqueleto

das células T para as células B durante a colaboração entre células T e células B. A baixa IC e o comprometimento da produção de anticorpos nos meninos acometidos constituem consequências que não surpreendem. A **ataxia telangiectasia,** uma síndrome de quebra cromossômica, é um distúrbio autossômico recessivo da infância, que se caracteriza por ataxia cerebelar progressiva com degeneração das células de Purkinje, hipersensibilidade aos raios X e incidência indevidamente alta de câncer. O gene mutante da ataxia telangiectasia (*ATM*) codifica a proteinoquinase Atm, um membro da família da fosfatidilinositol 3-quinase que atua na regulação do ciclo celular e no reparo de quebras de filamento duplo do DNA. Além disso, a Atm quinase é necessária para a autorrenovação das células-tronco hematopoéticas ao inibir o estresse oxidativo nessas células. Outra doença caracterizada por disfunção imune, sensibilidade à radiação e incidência aumentada de câncer é a **síndrome de quebra de Nijmegen,** em que ocorre uma mutação no gene *NBS1* que codifica a nibrina, um componente do complexo de reparo de quebras de DNA de fita dupla, que é fosforilado por Atm. Tanto o Atm quanto a nibrina são necessários para uma recombinação de permuta de classe eficiente nas células B.

Os nomes de algumas condições clínicas podem, à primeira vista, não sugerir que se trata de imunodeficiências. Considere, por exemplo, a **síndrome de hiper-IgM,** em que há frequentemente concentrações séricas elevadas de IgM e IgD. Esse distúrbio raro caracteriza-se por infecções bacterianas recorrentes e níveis muito baixos ou ausência de IgG, IgA e IgE. Na maioria dos casos, os pacientes apresentam uma forma da doença ligada ao X, que envolve mutações pontuais e deleções no gene que codifica a molécula CD40L (CD154) das células T. Essas mutações são mapeadas, em sua maioria, na parte da molécula que atua na interação com CD40 da célula B, tornando as células T incapazes de transmitir os sinais necessários para a permuta de classe de Ig nas células B. Com menos frequência, as mutações responsáveis são a mutação do gene *NEMO* ligada ao X (modificador essencial de NFκB, alternativamente conhecido como IKKγ) ou dos genes *CD40* autossômico, citidina desaminase induzida por ativação (*AID*) ou uracila-DNA glicosilase (*UNG*). Nesses casos, o defeito é observado nas células B, e não nas células T auxiliares.

A causa genética mais comum da **síndrome de hiper-IgE (HIES)** é uma mutação no gene *STAT3*. Além dos níveis elevados de IgE, são observados números diminuídos de células Th17. O fenótipo HIES também inclui várias características anatômicas distintas, como articulações hiperextensíveis e ausência ou atraso da perda dos dentes primários, de modo que os pacientes apresentam dois conjuntos de dentes.

Raros casos de deficiência funcional de células T originam-se da mutação na cadeia γ do complexo CD3, em que os pacientes apresentam níveis normais de células T circulantes, porém com expressão reduzida de receptores de células T em sua superfície celular, bem como de mutações da ZAP-70 quinase, que resultam em diminuição no número de células T CD8+.

Algumas imunodeficiências podem causar de modo bastante paradoxal uma resposta imune hiperativa

Já assinalamos que a produção excessiva de algumas classes de anticorpos (p. ex., IgM ou IgE) podem resultar de defeitos gênicos específicos. Agora, fica também claro que a "imunodeficiência" que afeta os mecanismos de regulação ou tolerância irá resultar em intensificação indesejável de tipos específicos de resposta imune. Assim, tendo em vista o importante papel de Foxp3 na indução das células T reguladoras, não é surpreendente ouvir que as mutações com perda de função no gene *Foxp3* possuem efeito acentuado, sendo responsáveis pela síndrome **IPEX** (desregulação imune, poliendocrinopatia, enteropatia ligada ao X), em que a falta de regulação na atividade das células leva ao desenvolvimento de doença autoimune multissistêmica e, com frequência, fatal. A **síndrome poliendócrina autoimune 1 (APS-1)**, algumas vezes designada como APECED (poliendocrinopatia autoimune com candidíase e distrofia ectodérmica), um distúrbio clínico ligeiramente menos grave, é causada por mutações no gene *AIRE*, que levam a uma tolerância central inadequada de células T. Em contrapartida, a APS-2 é geneticamente muito mais complexa e, à semelhança da grande maioria das doenças autoimunes (ver Capítulo 17), não é causada por um defeito em um único gene.

Os defeitos no Fas (CD95) ou no ligante Fas (CD95L) levam ao desenvolvimento da **síndrome linfoproliferativa autoimune (SLPA)** na qual ocorre apoptose defeituosa dos linfócitos, resultando em aumento do número de células T CD4⁻CD8⁻ (duplo-negativas) no sangue periférico e em desenvolvimento de doença autoimune.

Imunodeficiência combinada grave

Nas deficiências primárias de células T descritas anteriormente, há pelo menos algumas células T maduras presentes, embora sejam funcionalmente deficientes. Entretanto, na **doença por imunodeficiência combinada grave (SCID)**, há normalmente uma incapacidade absoluta de desenvolvimento das células T, de modo que a SCID representa a forma mais grave de imunodeficiência primária, afetando aproximadamente uma criança a cada 80.000 nascimentos vivos. Esses lactentes exibem defeitos profundos na imunidade celular e humoral, e, na ausência de intervenção médica, ocorre morte dentro do primeiro ano de vida, em consequência de infecções oportunistas graves e recorrentes. É comum a ocorrência de diarreia prolongada, causadas por infecções gastrintestinais e pneumonia por *Pneumocystis jirovecii; Candida albicans* cresce vigorosamente na boca ou na pele. Se forem vacinados com microrganismos atenuados, esses lactentes imunocomprometidos habitualmente morrem de infecção progressiva.

Vários defeitos gênicos diferentes podem ser responsáveis pelo desenvolvimento da SCID

Mutações em vários genes diferentes podem causar SCID, que envolve um bloqueio no desenvolvimento das células T, juntamente com deficiência direta ou indireta de células B. Em alguns casos, as células NK também não conseguem se desenvolver (ver Figura 13.8).

Defeitos na via de sinalização das citocinas

Cerca de 40% dos pacientes com SCID apresentam mutações na **cadeia γ comum** (γ_c) dos receptores para interleucinas IL-2, IL-4, IL-7, IL-9, IL-15 e IL-21. Entre esses receptores, o IL-7R é o mais crucial para a diferenciação dos linfócitos, e a ocorrência de mutações na **cadeia α do IL-7R** ou em **JAK-3,** que transduz o sinal γ_c, também resulta em SCID (Figura 13.9).

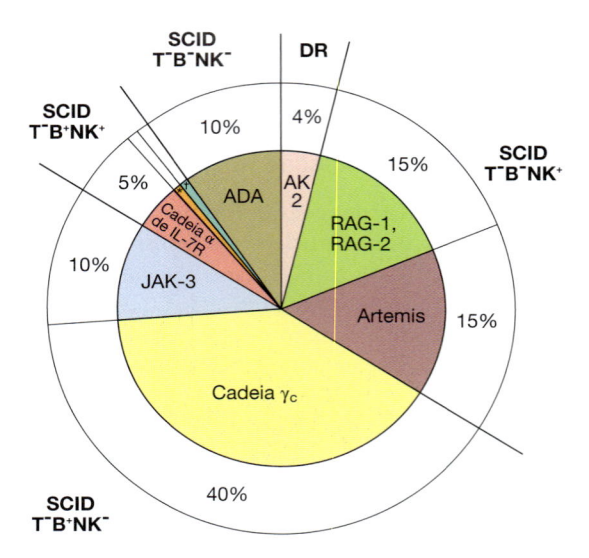

Figura 13.9 Defeitos genéticos responsáveis pela imunodeficiência combinada grave (SCID). O fenótipo da SCID depende do defeito gênico específico responsável. Por exemplo, nos 15% de casos de SCID provocados por mutação do gene *Artemis,* observa-se ausência completa de células T e B, porém as células NK estão presentes (*i. e.*, SCID T⁻B⁻NK⁺), ao passo que, nos 10% dos casos decorrentes de defeitos do gene ADA, as células NK também estão ausentes (SCID T⁻B⁻NK⁻). As mutações em CD3δ, CD3ε, CD3ζ ou CD45 (*) ou na coronina reguladora de actina 1A (†) respondem, cada uma, por < 1% dos casos de SCID. As mutações no gene AK2 dão origem à disgenesia reticular (DR). Podem ocorrer alguns casos raros de SCID, em que mutações gênicas constituem os fatores responsáveis.

A SCID pode resultar de grave deficiência na recombinação de VDJ

Diferentemente da presença furtiva de células T imunocompetentes que acompanha a deficiência parcial de *RAG* na síndrome de Omenn, as mutações disfuncionais graves das enzimas recombinases, que catalisam a introdução de quebras de filamentos duplos, possibilitando a recombinação subsequente dos segmentos *V, D* e *J* dos *loci* dos genes das imunoglobulinas e dos receptores de células T, impedem o aparecimento de quaisquer linfócitos maduros (ver Figura 13.8). A falha no mecanismo de recombinação de VDJ também constitui uma característica de pacientes com SCID, com gene *Artemis* defeituoso. Artemis é um componente essencial do complexo de proteinoquinase dependente de DNA, que realinha e repara as extremidades codificadoras livres criadas pelas enzimas RAG.

Outras causas de SCID

Em 10% dos pacientes com SCID, ocorre deficiência genética da enzima de degradação das purinas, a adenosina desaminase (ADA), resultando em acúmulo do metabólito dATP, que é tóxico para as células progenitoras linfoides de maturação inicial (ver Figura 13.8). Se houver mutação da cadeia δ ou ε de CD3 do complexo do receptor de células T, ocorrerá bloqueio no desenvolvimento das células T, contrastando nitidamente com a deficiência da cadeia γ de CD3, que não impede a diferenciação das células T, porém resulta em sua ativação deficiente. Mutações da proteína tirosina fosfatase de CD45 também podem dar origem à SCID em casos muito raros. A **disgenesia reticular**, em que ocorrem mutações no gene da adenilato quinase 2 (*AK2*) mitocondrial, é uma variante rapidamente fatal da SCID associada a um bloqueio na diferenciação tanto dos precursores de células mieloides quanto de células linfoides.

Imunodeficiência combinada em consequência de controle defeituoso hereditário da função dos linfócitos

A **doença linfoproliferativa ligada ao X (XLP)** ou síndrome de Duncan é uma imunodeficiência progressiva, caracterizada por febre, faringite, linfadenopatia e disgamaglobulinemia (*i. e.*, deficiência seletiva de uma ou mais classes de anticorpos, mas não de todas elas). Os pacientes são particularmente vulneráveis à infecção pelo vírus Epstein-Barr (EBV). Ocorrem mutações no gene *SH2DIA* que codifica SAP (proteína associada à molécula sinalizadora de ativação dos linfócitos [SLAM]), que se liga a SLAM por meio de seu domínio SH2. Como a estimulação de SLAM leva a uma forte indução de IFNγ nas células T e atua sobre as células B, intensificando a proliferação e aumentando a suscetibilidade à apoptose, as mutações em SAP que afetam de modo adverso a ativação de SLAM irão enfraquecer a resposta imune, particularmente no que diz respeito à infecção por EBV, cuja replicação nas células B é acentuadamente controlada por células T hospedeiras.

Diagnóstico das imunodeficiências primárias

Defeitos nas imunoglobulinas podem ser avaliados por estimativas quantitativas; níveis de < 200 mg/dℓ sugerem uma deficiência de anticorpos. A resposta imune humoral pode ser examinada por meio de triagem do soro de indivíduos com > 6 meses de idade à procura de anticorpos naturais IgM contra polissacarídios bacterianos e, naqueles que não pertencem ao grupo sanguíneo AB, contra antígenos dos grupos sanguíneos A e B (iso-hemaglutininas A e B). As respostas dos anticorpos IgG podem ser medidas após vacinação com toxoide tetânico, toxoide diftérico, *Haemophilus influenzae* tipo B e outras vacinas com subunidades ou com microrganismos mortos – mas não vacinas com microrganismos vivos. CD19, CD20 e CD22 são os principais marcadores usados para a contagem de células B por imunofluorescência.

Os pacientes com deficiência de células T são hiporreativos ou não reativos a testes cutâneos com antígenos, como tuberculina, *Candida* e vírus da caxumba. A reatividade das células mononucleares do sangue periférico ao mitógeno fito-hemaglutinina constitui um bom indicador de reatividade dos linfócitos T, bem como uma reação a linfócitos mistos unidirecional (ver Capítulo 15). A contagem de células T é mais rapidamente efetuada por citometria de fluxo utilizando anticorpos monoclonais CD3, CD4 e CD8. Os círculos de excisão do receptor de células T (TREC), moléculas de DNA circular que resultam da recombinação do gene do TCR, podem ser medidos por meio de reação da cadeia da polimerase (PCR) e são usados para quantificar emigrações tímicas recentes como medida da liberação de células T do timo.

Dispõe-se de testes *in vitro* para o complemento e para a ação bactericida e outras funções dos neutrófilos. Pode-se detectar a ausência de um surto oxidativo (respiratório) nos neutrófilos de pacientes com doença granulomatosa crônica pela incubação dos leucócitos com di-hidrorrodamina 123 (DHR) e catalase, seguida de ativação com forbol 12 miristato 13-acetato (PMA). Em seguida, identifica-se a capacidade dos neutrófilos de oxidar a DHR a rodamina por meio de citometria de fluxo.

Se os testes anteriormente descritos forem sugestivos de imunodeficiência primária, o diagnóstico pode ser confirmado por testes genéticos para mutações do gene relevante.

Tratamento das imunodeficiências primárias

A intervenção precoce com antibióticos e antifúngicos tem importância imediata, com opção de antimicrobianos profiláticos em baixas doses e a longo prazo para evitar a reinfecção e complicações subsequentes, como perda auditiva após otite média (infecção da orelha média).

Reposição dos componentes ausentes

Conforme assinalado anteriormente, se houver um doador compatível adequado, o tratamento de escolha consiste em transplante de células-tronco hematopoéticas da medula óssea, do sangue do cordão umbilical ou do sangue periférico de adulto, e esse tratamento levou à reconstituição de respostas imunes em pacientes com várias imunodeficiências primárias, incluindo SCID, deficiência de adesão dos leucócitos, doença de Chédiak-Higashi e síndrome de Wiskott-Aldrich. Em pacientes com SCID-ADA sem doador compatível, pode-se repor a enzima ausente por meio de injeções intramusculares semanais de ADA bovina conjugada com polietilenoglicol; esse tratamento aumenta enormemente a meia-vida biológica da ADA, de poucos minutos para a enzima livre até 48 a 72 h para o conjugado.

As deficiências que afetam respostas humorais podem ser compensadas, em certo grau, pela administração intravenosa de imunoglobulina (IVIg) a cada 3 a 4 semanas. A terapia com citocina com G-CSF para aumentar o número de neutrófilos em pacientes com neutropenia, a administração de IFNγ para estimular os fagócitos em pacientes com DGC ou a administração de IL-2 para estimular os linfócitos naqueles com IDVC podem ser úteis.

Terapia gênica

O tratamento ideal para pacientes quando não se dispõe de transplante compatível é a correção do defeito gênico. Os primeiros ensaios de terapia gênica para imunodeficiências primárias foram iniciados há mais de 20 anos, e tem havido um avanço contínuo nessa abordagem, com alguns contratempos ao longo do caminho. Os pacientes tratados com esse procedimento eram, em sua maioria, aqueles com SCID ADA⁻, nos quais o gene normal da ADA é inserido em um vetor retroviral, que é então utilizado para introduzir o gene funcional nas células-tronco hematopoéticas CD34⁺ do próprio paciente (Figura 13.10). Mais recentemente, essa abordagem foi ampliada para a substituição do gene defeituoso do receptor de citocina γ$_c$ em pacientes com essa forma de SCID, embora, neste caso, seja necessária mais cautela, visto que alguns desses pacientes desenvolveram leucemia após o tratamento. Todavia, em ambos os tipos de SCID, a terapia gênica proporcionou um benefício clínico duradouro, com restauração das respostas imunes contra patógenos comuns. Ensaios clínicos utilizando o gene que codifica a proteína da síndrome de Wiskott-Aldrich (WASp) em pacientes portadores da síndrome de

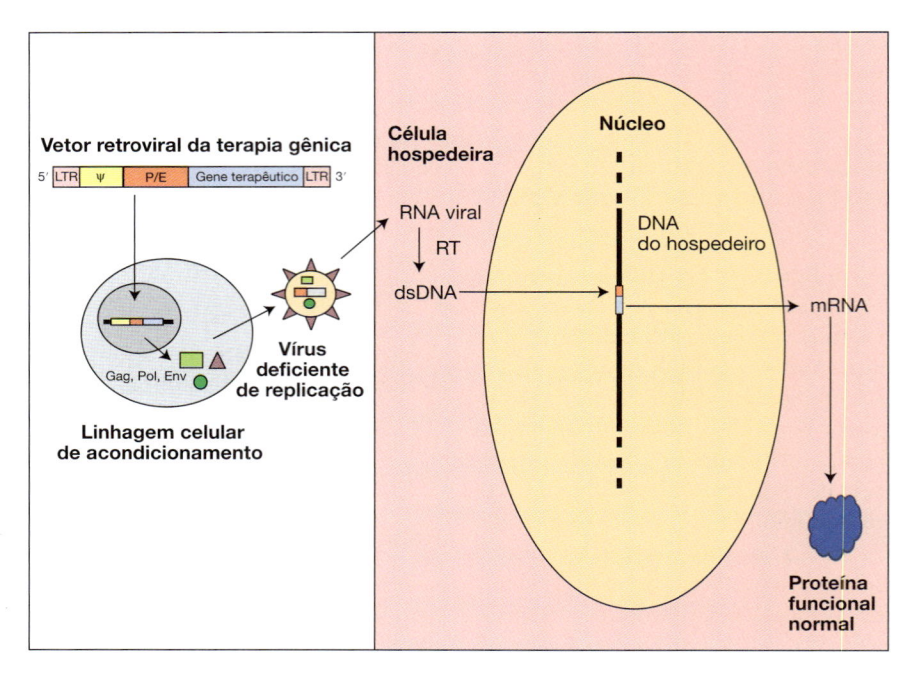

Figura 13.10 Terapia gênica. Em um vetor retroviral típico, os genes Gag (proteína do cerne), Pol (transcriptase reversa [RT]) e Env (envelope viral) são substituídos pelo gene terapêutico, juntamente com as sequências reguladoras promotoras (P) e amplificadoras (E) apropriadas. As repetições terminais longas (LTR) 5' e 3' incluem sequências que atuam na integração gênica, e a sequência ψ (psi) dirige o acondicionamento do ácido nucleico viral. O vetor retroviral que contém o gene terapêutico é transfectado em uma linhagem celular de acondicionamento, que contém genes previamente integrados que codificam as proteínas Gag, Pol e Env essenciais. As partículas virais que são produzidas por essa linhagem celular não terão os genes para essas proteínas e, portanto, não poderão produzir subsequentemente outras partículas infecciosas após a introdução do gene terapêutico nas células-tronco hematopoéticas do hospedeiro. Nas células do paciente, ocorre transcrição reversa do RNA viral em DNA de fita dupla, que se integra subsequentemente ao DNA cromossômico do hospedeiro. Em seguida, o gene terapêutico pode ser transcrito em mRNA para a produção de um tipo funcional da proteína previamente defeituosa.

Wiskott-Aldrich também levaram ao desenvolvimento de leucemia em alguns pacientes. Um pequeno número de pacientes com a forma da doença granulomatosa crônica ligada ao X foi tratado com um gene *gp91^phox* funcional, porém geralmente com benefício apenas a curto prazo. O progresso futuro irá depender de avanços no planejamento de vetores para melhorar a segurança e a eficiência da transferência gênica e facilitar um direcionamento mais preciso dos sítios de integração gênica. O uso de vetores lentivirais autoinativadores (os lentivírus, que incluem o HIV, são uma subfamília de retrovírus) incorporando promotores específicos de tecido está sendo explorado em ensaios clínicos atuais.

Imunodeficiência secundária

Muitos fatores podem causar depressão inespecífica da resposta imune. A IC, em particular, pode estar comprometida em um estado de desnutrição, até mesmo o grau que pode ser encontrado em áreas urbanas das regiões mais afluentes do mundo. Nesse aspecto, a deficiência de ferro é particularmente importante, assim como as deficiências e zinco e de selênio.

As infecções virais raramente não são imunossupressoras, e a acentuada queda da IC que acompanha o **sarampo** tem sido atribuída à supressão específica da produção de IL-12 por ligação cruzada viral de CD46 na superfície dos monócitos (proteína do cofator da membrana). O vírus imunossupressor mais notório, o vírus da imunodeficiência humana (HIV), será discutido na próxima seção. Na hanseníase lepromatosa e na malária, há evidências de limitação da reatividade imune imposta pela distorção

das vias de trânsito linfoides normais, e, além disso, na malária, a função dos macrófagos parece ser aberrante. O desvio do equilíbrio entre células Th1 e Th2 em consequência da presença de infecção também pode deprimir o subgrupo mais apropriado para proteção imune.

Muitos agentes terapêuticos, como raios X, fármacos citotóxicos e corticosteroides, podem ter efeitos desastrosos sobre o sistema imune. Os **distúrbios linfoproliferativos B**, como a leucemia linfocítica crônica, o mieloma e a macroglobulinemia de Waldenstrom, estão associados a graus variáveis de hipogamaglobulinemia e comprometimento das respostas humorais. As infecções comuns por bactérias piogênicas contrastam com a situação observada na doença de Hodgkin, em que os pacientes apresentam todas as características de deficiência da IC – suscetibilidade ao bacilo da tuberculose, *Brucella, Cryptococcus* e herpes-vírus-zóster.

Síndrome de imunodeficiência adquirida (AIDS)

A síndrome de imunodeficiência adquirida (AIDS) é uma doença devastadora, que já havia matado mais de 25 milhões de pessoas no fim de 2008. De acordo com o relatório do UNAIDS, de 2013, cerca de 35 milhões de pessoas, em 2012, eram portadoras do vírus da imunodeficiência humana (HIV), o agente responsável pela AIDS (Figura 13.11). Em 2012, houve quase 2,3 milhões de novas infecções, um valor menor do que nos anos anteriores. O epicentro da doença é a África Subsaariana, com quase dois terços das infecções pelo HIV no mundo inteiro, uma taxa estimada de

Estimativa de adultos e crianças infectados pelo HIV | 2012

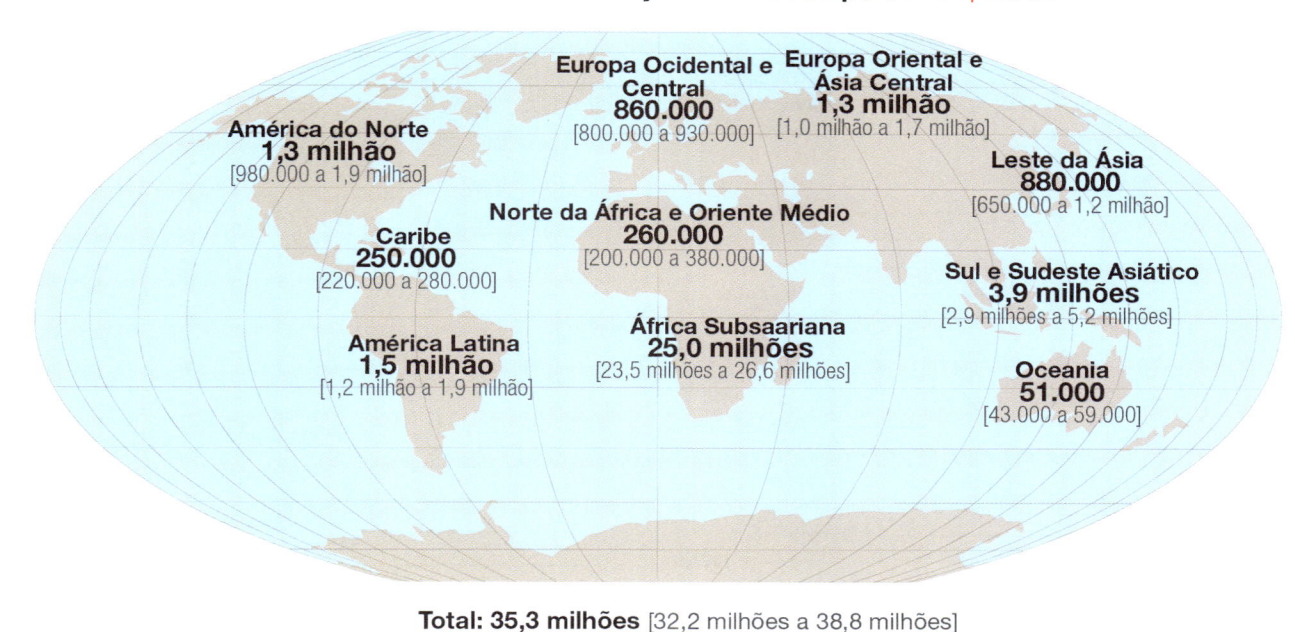

Total: 35,3 milhões [32,2 milhões a 38,8 milhões]

Figura 13.11 Estimativa de adultos e crianças portadores do HIV no final de 2012 em regiões do mundo. Estima-se que um total de cerca de 35 milhões de indivíduos estejam infectados. (Fonte: www.unaids.org. Reproduzida, com autorização, de UNAIDS.)

5% de infecção em adultos, com mais de um milhão de mortes em 2012. Cada vez mais, o HIV/AIDS tem uma face feminina; as mulheres com mais de 16 anos de idade representam quase 50% de todas as pessoas que convivem com o HIV ou a AIDS (próximo de 60% na África Subsaariana). Outro dado demográfico fundamental é que as crianças com menos de 15 anos de idade respondem por cerca de 10% de todos os indivíduos infectados.

O primeiro caso notificado de AIDS foi em 1981. A síndrome foi caracterizada por uma predisposição a infecções oportunistas (*i. e.*, infecções facilmente evitadas por um sistema imune de função normal); a incidência de um tipo agressivo de sarcoma de Kaposi ou linfoma de células B; e a depleção concomitante das células T $CD4^+$. Suspeitou-se de que a AIDS fosse causada por um vírus previamente desconhecido, transmitido por contato com líquidos corporais, e, em 1983, o HIV-1 foi isolado e identificado. Na verdade, existem dois HIV estreitamente relacionados, o HIV-1 e o HIV-2 menos virulento, que diferem tanto na sua origem quanto na sequência. Os casos de AIDS são, em sua maioria, causados pelo HIV-1. O HIV-2 é encontrado predominantemente na África Ocidental.

Tanto o HIV-1 quanto o HIV-2 têm a sua origem em primatas não humanos. Com base em semelhanças de sequência (Figura 13.12) com os vírus da imunodeficiência símios (SIV), o HIV constitui, provavelmente, o produto da evolução dos SIV estreitamente relacionados, que passaram de seus hospedeiros primatas não humanos para os seres humanos entre o início e o meio do século XX. O parente mais próximo do HIV-1 é o SIV_{cpz}, cujo hospedeiro natural é o chimpanzé *Pan troglodytes*. O HIV-2 está mais estreitamente relacionado com o SIV_{smm} do mangabei *Cercocebus atys*. O mapeamento filogenético e as análises de sequência indicam várias zoonoses independentes do SIV_{cpz} e SIV_{smm} no século passado. A principal hipótese formulada é a de que o SIV_{cpz} e SIV_{smm} foram transmitidos a seres humanos por exposição da pele ou das mucosas ao sangue de animais infectados. Esse cenário é compatível com a exposição direta regular de caçadores no comércio de carne de animais silvestres ao sangue de primatas.

Com base nas sequências virais, o HIV-1 é classificado em quatro grupos: M (*main*), O (*outlier*), N (não M, não O) e P (um vírus provavelmente transmitido de gorilas para seres humanos), representando, cada um deles, uma zoonose distinta (Figura 13.12). De modo semelhante, o HIV-2 é classificado em oito grupos, de A a H. O HIV-1 do grupo M disseminou-se por todo o mundo e é ainda subclassificado em clades A a K, que predominam em diferentes regiões geográficas. Os outros três grupos, N, O e P, limitam-se principalmente ao Gabão, Camarões e países vizinhos do Oeste da África.

A evolução das diferentes clades do grupo M ocorreu mais provavelmente na população humana após um evento de transmissão cruzada entre espécies. A descoberta de um isolado de HIV-1 de 1959, que parece ser um ancestral das clades B e D, é compatível com esse ponto de vista. Além disso, a descoberta de um segundo isolado de 1960, altamente divergente do isolado de 1959, mostra que o vírus já havia sofrido uma considerável diversificação há 50 anos. Estima-se que o ancestral comum mais antigo do grupo M seja do início do século XX, sugerindo que o HIV-1 vem infectando os seres humanos há mais tempo do que se acreditava, passando despercebido clinicamente entre populações da África Central Ocidental. A disseminação inicial da AIDS pode ter resultado de vários fatores econômicos, sociais e comportamentais (p. ex., uso de agulhas não esterilizadas para injeções parenterais e vacinações), que facilitaram a transmissão do vírus.

Em geral, o HIV não provoca AIDS imediatamente, e continua havendo controvérsias em relação ao mecanismo preciso pelo qual o vírus causa danos ao sistema imune, e se todos os indivíduos infectados pelo HIV-1 necessariamente irão desenvolver a doença.

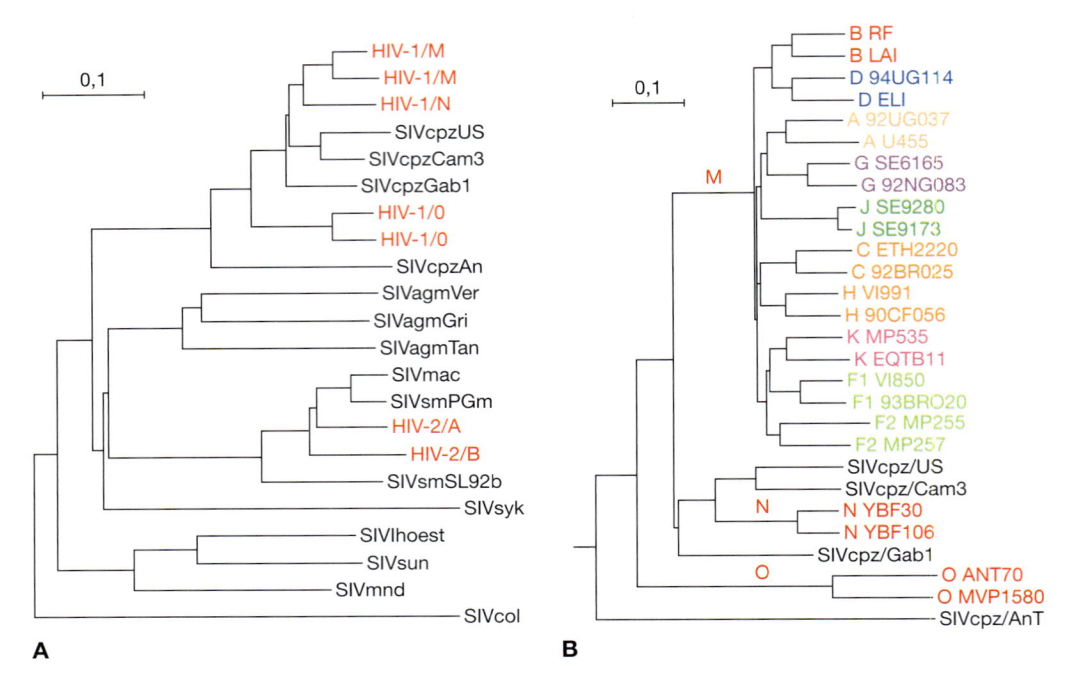

Figura 13.12 Evolução dos vírus da AIDS. São mostradas duas árvores evolutivas, nas quais a *barra de escala* indica uma divergência da sequência de proteínas de 10%. **A.** Árvore mostrando as origens dos lentivírus de primatas. As cepas de SIV possuem um sufixo indicando a espécie de origem (p. ex., o SIV$_{cpzUS}$ é o SIV de um chimpanzé em cativeiro nos EUA). As origens distintas do HIV-1 e do HIV-2 (mostradas em *vermelho*) são evidentes. Essa árvore foi produzida a partir das sequências da proteína Pol. **B.** Árvore mostrando a relação entre os grupos e clades do HIV-1 e SIV$_{cpz}$. Essa árvore foi obtida a partir de sequências da proteína Env. (Fonte: Sharp P.M. (2002) *Cell* **108**, 305-312. Reproduzida, com autorização, de Elsevier.)

Foram realizados avanços significativos desde a identificação do HIV, porém muitos aspectos ainda são um enigma, e é difícil obter uma cura ou uma vacina.

Evolução clínica da doença | Da infecção à AIDS

Em geral, a infecção inicial ocorre por exposição aos líquidos corporais de um indivíduo infectado. O HIV é encontrado na forma de partículas virais livres e células infectadas no sêmen, no líquido vaginal e no leite materno. Atualmente, a via mais comum de transmissão no mundo inteiro é a relação sexual. O uso de agulhas contaminadas para a administração intravenosa de drogas e o uso de sangue ou hemoderivados para fins terapêuticos também constituem meios comuns de infecção pelo HIV. A pesquisa de HIV no sangue doado praticamente eliminou a transmissão pela administração inadvertida de sangue humano infectado nos países desenvolvidos. Outra via importante de transmissão é da mãe infectada para o filho. As mães podem transmitir o HIV aos filhos durante o parto ou durante a amamentação. A probabilidade de transmissão perinatal pode ser significativamente reduzida se a mãe for submetida a terapia antirretroviral.

Duas a 8 semanas após a infecção (Figura 13.13), mais de 50% dos indivíduos apresentam sintomas de viremia aguda. Esses sintomas assemelham-se a um episódio de influenza e consistem em febre alta, faringite, cefaleia e aumento de volume dos linfonodos. Esse quadro é designado como síndrome retroviral aguda, cujos sintomas habitualmente desaparecem de modo espontâneo em 1 a 4 semanas. Durante essa fase aguda, há uma explosão de replicação viral, particularmente nas células T CD4$^+$ do intestino, com acentuado declínio correspondente nas células T CD4$^+$

circulantes. Nesse momento, a maioria dos indivíduos também apresenta uma forte resposta das células T CD8$^+$ específicas para HIV (Figura 13.13), que destrói as células infectadas, seguida da produção de anticorpos anti-HIV específicos (soroconversão). Acredita-se que as células T CD8$^+$ sejam importantes no controle da viremia primária. Os níveis do vírus alcançam um pico e, em seguida, caem à medida que ocorre um rebote das contagens de células T CD4$^+$, porém para um nível ainda abaixo do normal (800 células/mℓ, em comparação com 1.200 células/mℓ). Atualmente, o melhor indicador de prognóstico para o indivíduo consiste no nível basal de vírus persistente no sangue após o desaparecimento dos sintomas da viremia aguda (o "ponto de controle").

Após a infecção primária, segue-se um período de latência clínica (assintomático ou com poucos sintomas), durante o qual o HIV continua sofrendo replicação, enquanto a função e o número de células T CD4$^+$ declinam gradualmente. Existem vários mecanismos propostos de contribuição para a depleção das células T CD4$^+$ durante a infecção pelo HIV. Em primeiro lugar, há os efeitos citopáticos diretos do vírus sobre a célula T hospedeira. Em segundo lugar, as células infectadas possuem maior suscetibilidade à indução da apoptose. Em terceiro lugar, efeitos de "espectador" podem levar à perda de células não infectadas por exposição a produtos ou moléculas virais, resultando em ativação imune. Por fim, ocorre eliminação das células CD4$^+$ infectadas por células T CD8$^+$ que reconhecem os peptídios virais apresentados pelo MHC da classe I.

A grande maioria dos indivíduos infectados pelo HIV evolui, com o passar do tempo, para a AIDS. Normalmente, o período assintomático dura entre 2 e 15 anos; entretanto, o número de células T CD4$^+$ funcionais acaba caindo abaixo de um limiar (cerca

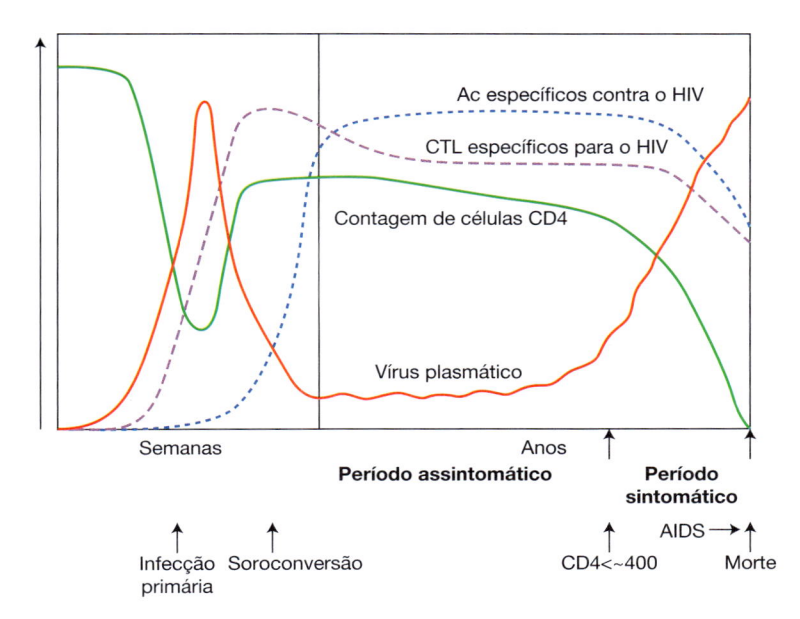

Figura 13.13 Evolução típica da infecção pelo HIV. A infecção primária caracteriza-se por uma rápida elevação do vírus no plasma e rápido declínio das células T CD4⁺ circulantes. Os níveis plasmáticos do vírus alcançam um pico e declinam para um nível baixo aproximadamente constante ("*set point*"), que é preditivo do tempo de evolução para a doença. A contagem de células T CD4⁺ recupera-se um pouco, porém alcança um nível mais baixo do que aquele anterior à infecção. A resposta das células T CD8⁺ HIV-específicas é ativada quando o vírus alcança um pico e é provavelmente importante para controlar a infecção primária. A resposta dos anticorpos específicos contra o HIV leva mais tempo para iniciar e resulta em soroconversão. O início da resposta dos anticorpos neutralizantes é ainda mais lento (ver Figura 13.17). A infecção primária é seguida de latência clínica por um período da ordem de uma década. Não há sintomas aparentes, porém a depleção de células T CD4⁺ continua nos tecidos linfoides. Por fim, a depleção de células T CD4⁺ é tão pronunciada que a resistência a infecções oportunistas começa a diminuir, levando finalmente a um colapso completo do sistema imune ativo e à morte. A intervenção farmacológica pode reduzir a carga viral plasmática abaixo do nível de detecção e evitar a depleção de células T CD4⁺.

de 400 células/mℓ), e começam a aparecer infecções oportunistas. Após a queda da contagem de células T CD4⁺ para menos de 200 células/mℓ, o indivíduo é classificado como portador de AIDS.

Nos estágios iniciais da doença pelo HIV-1, os micróbios oportunistas típicos que escapam do sistema imune celular comprometido são espécies orais de *Candida* e *Mycobacterium tuberculosis*, que se manifestam na forma de candidíase oral e tuberculose, respectivamente. Mais tarde, os pacientes frequentemente apresentam herpes-zóster em consequência da ativação do vírus varicela-zóster latente de um caso prévio de varicela. É também comum o desenvolvimento de linfomas de células B induzidos por EBV e de sarcoma de Kaposi, um câncer de células endoteliais, provavelmente devido aos efeitos das citocinas secretadas em resposta à infecção pelo HIV e a um herpes-vírus (HHV-8) encontrado nos tumores. A coinfecção pelo vírus da hepatite C-HIV também é comum, e a progressão da doença devido à hepatite C é acelerada. A pneumonia causada pelo fungo *Pneumocystis jirovecii* é frequente nesses pacientes e era frequentemente fatal antes da introdução da terapia antifúngica efetiva. Nos estágios finais da AIDS, os patógenos proeminentes que causam infecção incluem *Mycobacterium avium* e citomegalovírus. As infecções respiratórias constituem a principal causa de morte em indivíduos com AIDS. Embora as infecções e os cânceres anteriormente citados sejam típicos, nem todos os indivíduos com AIDS irão desenvolver essas doenças, e ainda se observa a ocorrência de vários outros tumores e infecções, embora sejam menos proeminentes.

O tempo de evolução da infecção pelo HIV para a AIDS varia acentuadamente, devido a variações genéticas no vírus e/ou no hospedeiro. Por exemplo, alguns vírus são naturalmente atenuados e estão associados a uma evolução mais lenta da doença.

O tipo HLA do hospedeiro também pode ser importante. A homozigosidade do HLA da classe I está ligada a uma progressão mais rápida, provavelmente devido a uma resposta menos diversa das células T à infecção. Certos tipos de HLA estão associados a diferentes prognósticos: HLA-B57 e HLA-B27 estão associados a uma evolução mais lenta, enquanto HLA-B35 está associado a uma evolução mais rápida. Há também indivíduos altamente resistentes à infecção pelo HIV, devido à presença de uma mutação no receptor de quimiocina CCR5, que atua como correceptor para o HIV, conforme discutido adiante.

Dois grupos pequenos de indivíduos são de interesse particular para os pesquisadores, em virtude de sua capacidade de permanecer livre de doença após exposição ao HIV. O primeiro grupo, constituído por indivíduos que não apresentam progressão a longo prazo, é claramente infectado pelo vírus, porém controla a sua replicação em baixos níveis e não evolui para a doença. Nesse grupo, alguns indivíduos praticamente não têm vírus detectáveis e são designados como controladores de elite. O segundo grupo, constituído por indivíduos soronegativos altamente expostos, tem sido repetidamente exposto ao HIV, porém permanece livre de doença e sem vírus detectável. De maneira intrigante, alguns membros deste último grupo parecem possuir células T CD8⁺ específicas para HIV, sugerindo uma exposição prévia ao vírus ou, pelo menos, a antígenos virais não infecciosos. Não se sabe ao certo se a resposta imune observada nesses indivíduos é responsável pela eliminação da infecção pelo HIV. Todavia, esses indivíduos são alvo de grande interesse para o planejamento e o desenvolvimento de uma vacina. Agora, iremos examinar aspectos essenciais do próprio vírus, incluindo tropismo celular, genoma e ciclo de vida.

Genoma do HIV-1

O HIV-1 é um retrovírus, o que significa que possui um genoma de RNA, mas que a replicação passa pelo DNA, com a participação da enzima transcriptase reversa. O HIV-1 pertence a um grupo de retrovírus, denominado lentivírus, do latim *lentus,* que significa "lento", em virtude da evolução lenta da doença associada à infecção por esses vírus. O genoma do HIV-1 é composto de aproximadamente 9 kb de RNA, que consiste em nove genes diferentes que codificam 15 proteínas. Duas cópias do genoma de fita simples são acondicionadas na partícula viral, juntamente com outras enzimas e proteínas acessórias. Três das estruturas de leitura codificam as poliproteínas Gag (antígeno grupo-específico), Pol (polimerase) e Env (envelope), que sofrem clivagem proteolítica em proteínas estruturais e enzimas individuais (Figura 13.14). A poliproteína Gag é clivada em quatro proteínas estruturais, MA (matriz), CA (capsídio), NC (nucleocapsídio) e p6, enquanto Env é clivada em duas proteínas, SU (gp120 de superfície) e TM (gp41 transmembrana). A clivagem de Pol produz as enzimas PR (protease), RT (transcriptase reversa) e IN (integrase), que são encapsuladas na partícula viral. São também codificadas várias proteínas acessórias, das quais três – Vif, Vpr e Nef – são acondicionadas dentro da partícula viral. As proteínas acessórias remanescentes são Tat, Rev e Vpu. As funções das 15 proteínas do HIV estão resumidas na Figura 13.14 e discutidas em relação ao ciclo de vida do HIV, adiante.

Ciclo de vida do HIV-1

Entrada do vírus

Acredita-se que a fixação inicial do vírus à célula seja mediada principalmente por interações inespecíficas das espículas do envelope que decoram a superfície do vírus com moléculas-alvo de superfície das células T. A espícula do envelope é um trímero de heterodímeros, composto de subunidades de glicoproteína de superfície (gp120) e glicoproteína transmembrana (gp41). Os componentes de açúcar e as partes com carga positiva na gp120 provavelmente medeiam a ligação a lectinas de superfície celular e a proteoglicanos de sulfato de heparana de carga negativa, respectivamente.

O primeiro evento de ligação específico de receptor ocorre quando a gp120 na espícula do envelope viral liga-se ao CD4 na superfície da célula T-alvo (Figura 13.15). O HIV-1 infecta especificamente células que expressam CD4, incluindo linfócitos T, macrófagos e células dendríticas. O CD4 liga-se com alta afinidade a uma cavidade recuada da gp120 revelada por uma estrutura da gp120 em complexo com CD4. Esse processo de ligação desencadeia diversas mudanças de conformação da gp120, que expõem e formam o sítio de ligação do correceptor. Com mais frequência, o correceptor é o receptor de quimiocina CCR5 ou CXCR4. Esses receptores normalmente atuam na quimioatração,

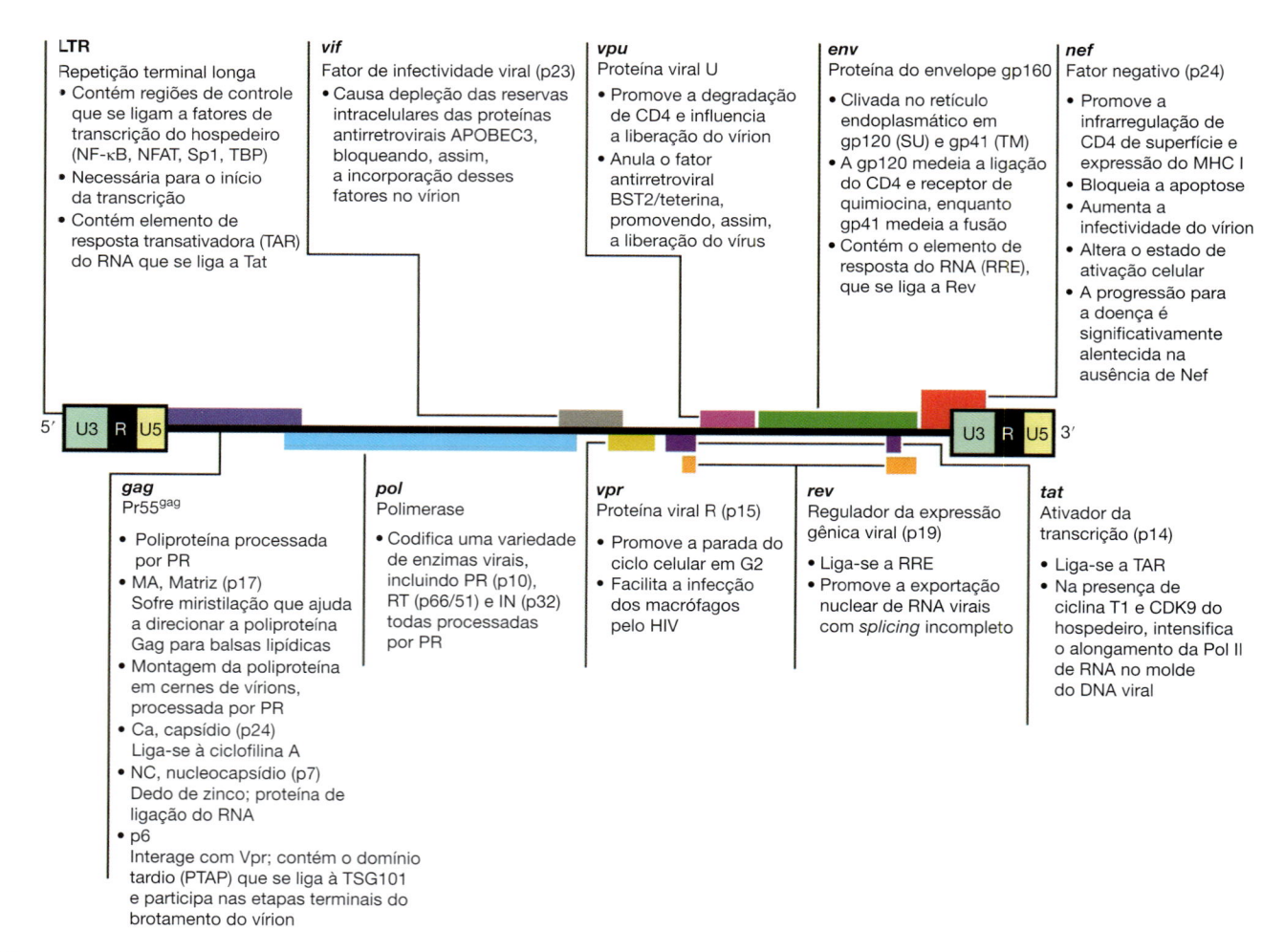

Figura 13.14 Genoma do HIV-1. A figura mostra a organização do genoma e apresenta um resumo das funções dos produtos gênicos. (Fonte: Greene W.C. e Peterlin B.M. (2002) *Nature Medicine* **8**, 673-680. Reproduzida, com autorização, de Nature Publishing Group.)

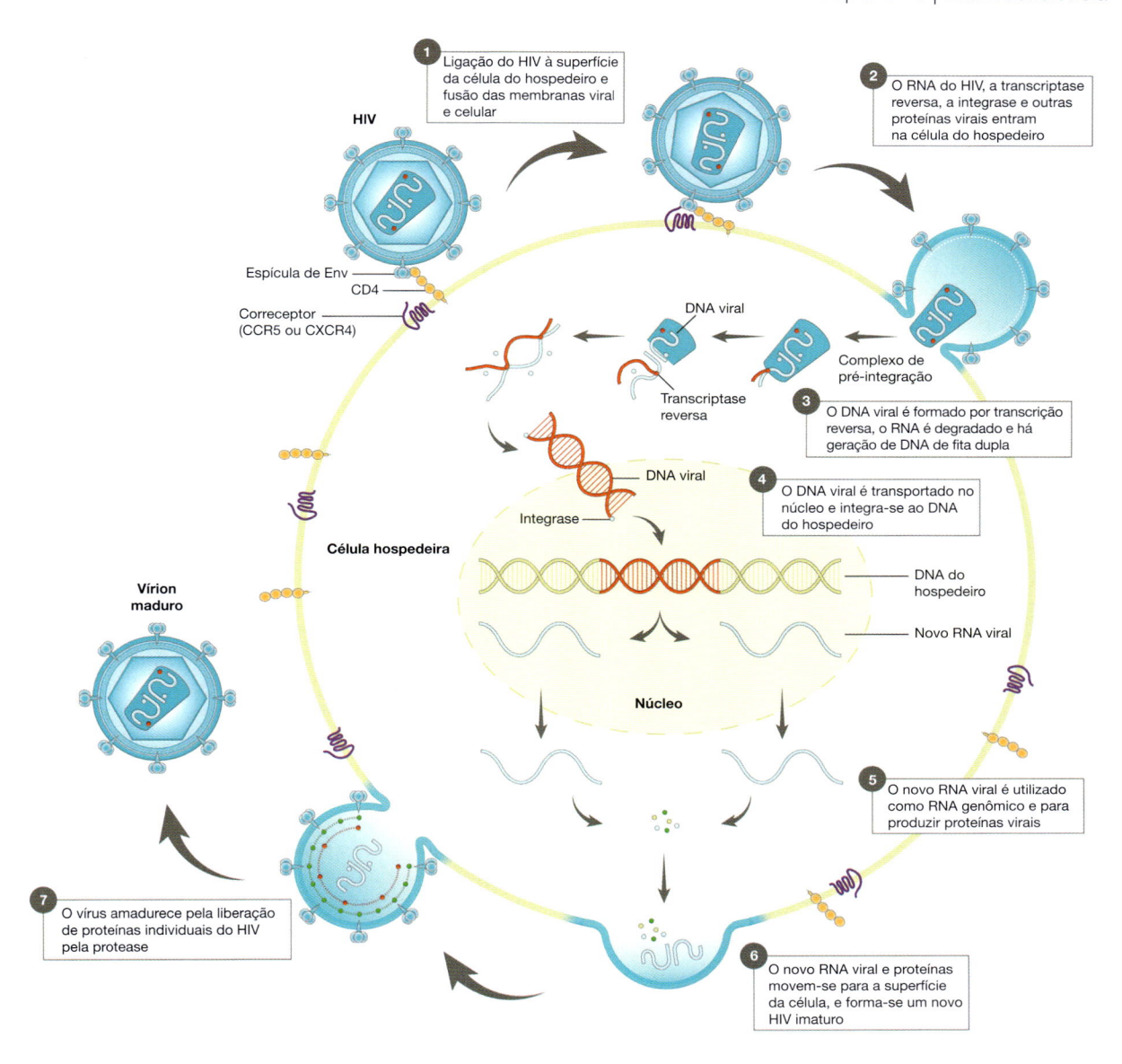

Figura 13.15 Etapas no ciclo de replicação do HIV.

em que as células imunes deslocam-se ao longo de gradientes de moléculas de quimiocinas até locais de inflamação. Os HIV-1 são frequentemente agrupados pelo uso do correceptor. Os vírus R5 utilizam o CCR5, os vírus X4 utilizam CXCR4, e os vírus trópicos duplos R5X4 utilizam tanto o CCR5 quanto o CXCR4. Os vírus R5 só necessitam de baixos níveis de CD4 expressos na superfície das células T-alvo, enquanto os vírus X4 exigem níveis mais altos. Por conseguinte, a expressão diferencial de CD4 e correceptores torna os diferentes tipos (ou subtipos) de células T diferentes mais suscetíveis à infecção por vírus X4 ou R5: os vírus X4 infectam células T CD4+ virgens e células dendríticas maduras, enquanto os alvos preferidos *in vivo* dos vírus R5 incluem células dendríticas imaturas, macrófagos e células T CD4+ efetoras ativadas ou de memória. No início as variantes R5 foram designadas como "macrófago-trópicas" quando as variantes foram classificadas como nas linhagens celulares das quais conseguiam crescer *in vitro,* e, de modo semelhante, os vírus X4 foram designados como "linfócito-trópicos". Essas designações iniciais das variantes

do HIV são enganosas, visto que os vírus R5 infectam linfócitos, razão pela qual as designações foram modificadas para refletir o uso do correceptor.

A ligação ao correceptor induz mudanças de conformação na glicoproteína transmembrana gp41, resultando na exposição do peptídio de fusão N-terminal altamente hidrofóbico da gp41, anteriormente oculto na estrutura da espícula. O peptídio de fusão insere-se na membrana da célula T hospedeira como um arpão, desestabilizando a membrana da célula T-alvo e gerando um intermediário de fusão gp41 α-helicoidal estendido, designado como "intermediário pré-grampo". Esse intermediário é instável e sofre facilmente colapso sobre ele próprio, formando um feixe de seis hélices ou "grampo", que compreende três α-hélices internas dispostas de modo antiparalelo a três α-hélices externas. Acredita-se que o colapso da gp41 nesse feixe de seis hélices extremamente estável proporcione a força termodinâmica para a fusão. Os feixes de seis hélices constituem um motivo estrutural comum entre outras proteínas de fusão virais e celulares; outros vírus que apresentam proteínas de superfície com semelhanças estruturais à gp41 incluem o vírus influenza, SARS e o vírus Ebola. Embora ainda não se entenda bem como a formação do feixe de seis hélices possibilita a fusão das membranas celular e viral, se a formação do feixe for impedida com o uso de análogos peptídicos que competem pela ocupação das α-hélices externas, a fusão também é anulada. Um desses peptídios foi desenvolvido em um fármaco contra o HIV, o primeiro de uma classe de fármacos denominados inibidores da entrada viral.

A fusão é um processo altamente cooperativo, que ocorre em uma escala cronológica de minutos, e foi sugerido que ela exija a interação de uma a várias espículas com receptores e correceptores correspondentes para ser um processo eficiente.

Após a fusão, a partícula viral perdeu seu exterior envelopado, permanecendo o cerne viral ou complexo de transcrição reversa. Esse complexo é composto de dois RNA virais, RT, IN, tRNA^{Lys}, matriz (p17), nucleocapsídio (p7), proteína do capsídio (p24) e Vpr.

Transcrição reversa e integração

Em seu trajeto até o núcleo, a RT utiliza as duas moléculas de RNA de fita simples contidas no cerne viral como molde para converter o genoma viral em uma cópia de cDNA de fita dupla do genoma viral. A RT não possui mecanismo de revisão e introduz cerca de 0,1 a 1 mutação por replicação do genoma. Possui três atividades: atividades de DNA polimerase dependente de RNA, ribonuclease H (RNase H) e DNA polimerase dependente de DNA. A atividade da RNase H degrada o molde de RNA, à medida que o DNA de fita de sentido negativo é sintetizado pela atividade de DNA polimerase dependente de RNA, e a atividade de DNA polimerase dependente de DNA catalisa a geração de um cDNA viral de fita dupla.

Após transcrição reversa, o complexo contém praticamente os mesmos fatores do que antes, exceto que o genoma de RNA foi substituído por um cDNA recém sintetizado. Esse complexo, que é designado como complexo de pré-integração, sofre translocação para o núcleo, possivelmente por meio de filamentos de actina e microtúbulos.

A integração do cDNA viral ao genoma da célula T do hospedeiro é mediada pela integrase e pelas ações de várias proteínas do hospedeiro (Figura 13.15). Isso requer a sequência de LTR viral e é direcionada, de preferência, para áreas de transcrição ativa. A integração pode levar ao cDNA viral latente ou de transcrição ativa, designado como pró-vírus. O pró-vírus ativo serve de molde para a replicação e transcrição virais. A latência explica a incapacidade das terapias virais utilizadas até hoje de eliminar por completo o vírus de indivíduos infectados e representa o grande desafio para a cura completa da infecção pelo HIV. O número de células com infecção latente em um indivíduo infectado é muito pequeno, da ordem de 10^6.

Replicação

A replicação do vírus começa após a integração, com a produção de transcritos virais nascentes por RNA polimerases celulares (Figura 13.15). A transcrição é regulada por proteínas que se ligam dentro das sequências de LTR que ladeiam o genoma do vírus. Por exemplo, a ativação das células T resulta na expressão do fator de transcrição NFκB. NFκB liga-se a vários promotores, incluindo aqueles dentro das 5'-LTR.

A produção das proteínas virais é bifásica. Durante a fase inicial (também denominada fase independente de Rev), os transcritos virais são totalmente processados (i. e., todos os locais de splicing internos são utilizados), poliadenilados e exportados para o citoplasma, como todos os outros transcritos celulares. A tradução desses transcritos resulta em três produtos gênicos: Tat, Rev e Nef. À semelhança de outros vírus, o HIV-1 utiliza totalmente um único molde e, portanto, para que os outros genes sejam expressos, são utilizados padrões de splicing alternativos (quatro sítios de 5'-splicing diferentes, oito sítios de 3'-splicing diferentes). Um sinal de localização nuclear no N-terminal de Rev o orienta de volta ao núcleo pós-tradução, com o auxílio do fator celular, importina β. Esse domínio rico em arginina também atua como sítio de ligação para um alvo de RNA, o elemento de resposta de Rev (RRE), que está localizado dentro do íntron env de todos os mRNA que sofreram splicing incompleto. O splicing de transcritos do HIV por fatores de splicing celular é um processo ineficiente, dando tempo para a ligação de Rev ao RRE. Ocorre multimerização cooperativa do Rev ao longo do RNA, e esse complexo Rev-RRE associa-se à exportina/Crm1 por meio de um sinal de exportação nuclear no C-terminal de Rev. Isso possibilita o transporte eficiente dos transcritos que sofreram splicing parcial ou que não apresentam splicing do núcleo para o citoplasma antes que os fatores de splicing sejam capazes de processar os transcritos.

Essas ações do Rev possibilitam o início da segunda fase da expressão gênica, e os mRNA com splicing parcial e sem splicing são traduzidos em Env, Vif, Vpr e Vpu e Gag e Gag-Pol, respectivamente. Trata-se de uma adaptação crucial por parte do vírus, visto que os transcritos com íntrons normalmente são retidos e degradados quando não podem ser processados. Sem Rev, o HIV-1 não é capaz de transportar o seu material genético (que contém múltiplos íntrons) até o citoplasma, onde ocorre montagem de partículas virais recém-sintetizadas; na verdade, em experimentos nos quais o Rev é removido do genoma, os clones virais resultantes são incompetentes quanto à sua replicação.

O Tat e o Nef também são cruciais na replicação do HIV. Na ausência de Tat, a transcrição começa, porém a polimerase é incapaz de sofrer alongamento eficiente ao longo do genoma viral. Tat liga-se a uma estrutura bem definida na extremidade 5' do RNA, recruta fatores de alongamento positivos e promove a taxa de replicação viral. O Nef atua de modo diferente em comparação com Tat e Rev; não se liga diretamente ao RNA viral, porém atua no ambiente da célula infectada para favorecer a replicação. As atividades do Nef incluem a capacidade de afetar as cascatas de sinalização, infrarregular a expressão de CD4 na superfície da célula infectada e promover a geração de mais vírions infecciosos, bem como a disseminação do vírus. Além disso, por meio de infrarregulação das moléculas do MHC da classe I na superfície celular, o Nef compromete as respostas imunológicas adaptativas ao HIV e inibe a apoptose, prolongando, assim, a vida da célula infectada e aumentando a replicação viral.

O número de mecanismos pelos quais o HIV promove a sua própria reprodução é espantoso. Reflete a rápida renovação e a infidelidade inerente na replicação do HIV. O vírus coletou amostras de um enorme número de diferentes interações proteína-proteína e proteína-ácido nucleico em sua dança com os seres humanos, e a pressão de seleção produziu interações que favorecem a sobrevida e a expansão do vírus. Essa evolução se deu em uma escala de tempo muito mais curta do que o normalmente observado.

Montagem, brotamento e maturação do vírus

A montagem de novas partículas virais ocorre na membrana plasmática da célula infectada (Figura 13.15). Uma das proteínas virais traduzidas no citosol durante a fase tardia da expressão gênica é a proteína precursora Gag, p55. A p55 dirige-se para a membrana plasmática e liga-se à bicamada lipídica, onde ocorre a sua montagem em cernes virais imaturos e onde as glicoproteínas Env estão fixadas pela âncora transmembrana de gp41. Outras proteínas virais estruturais também são montadas na membrana celular, especificamente com duas cópias do genoma do RNA viral, a poliproteína Gag-Pol, Vpr, Vif e Nef. Uma das proteínas estruturais essenciais encontrada é p6, que conecta o cerne do vírus aos componentes do complexo de seleção endossômico nos locais de brotamento na membrana plasmática. Imediatamente antes do brotamento, outros fatores do hospedeiro, incluindo fatores de restrição virais citoplasmáticos, como APOBEC3G, podem ser incorporados ao vírion. Coincidente com o brotamento do vírion imaturo a partir da membrana plasmática, ocorre processamento proteolítico de p55 e Gag-Pol, gerando a partícula viral madura.

APOBEC3G é uma molécula interessante, que tem a capacidade de restringir a replicação viral por meio de desaminação da citidina do DNA e consequente perda da funcionalidade dos genomas virais. A proteína Vif do HIV-1 liga-se à APOBEC3G e, direcionando-a para a degradação por proteassomo, reduz a sua incorporação aos vírions. A APOBEC3G é expressa em células primárias, como linfócitos e macrófagos, e, em consequência, o Vif é essencial para a replicação do vírus nessas células.

Outro fator de restrição importante do HIV é o TRIM5α, que é responsável pela resistência das células de primatas à infecção por diversos retrovírus. O alvo é a proteína do capsídio, e atua ao bloquear uma etapa inicial da infecção retroviral antes da transcrição reversa. Entretanto, a proteína humana é, em grande parte, ineficiente contra o HIV-1. Por fim, embora o antígeno do estroma da medula óssea 2 (BST2) ou teterina seja uma molécula capaz de suprimir a liberação efetiva de vírions que brotaram a partir da superfície das células infectadas, Vpu neutraliza a sua ação por meio de sua remoção do sítio de brotamento na superfície celular.

Para concluir, é importante assinalar que grande parte da propagação da infecção pelo HIV-1 *in vivo* provavelmente ocorre por disseminação do vírus de uma célula para outra célula, e não por partículas virais livres. As proteínas Env na superfície da célula infectada ocupam receptores em células T-alvo vizinhas, porém a transferência do HIV ainda requer o brotamento viral. Aparentemente, ocorre transferência direcionada de partículas de HIV-1 por meio de sítios de contato entre células T infectadas e não infectadas, em um arranjo que foi denominado sinapse virológica, devido a semelhanças com a sinapse imunológica encontrada entre células T e células dendríticas. O Nef promove a formação dessas sinapses entre macrófagos e células T infectados.

Terapia do HIV-1

Nesses últimos anos, foram realizados grandes progressos na contenção da replicação do HIV em indivíduos infectados e no alentecimento ou bloqueio da evolução para AIDS. Dispõe-se de muitos fármacos novos. Muitas etapas no ciclo de vida do vírus constituem alvos potenciais para fármacos, incluindo: (i) entrada; (ii) fusão; (iii) transcrição reversa; (iv) integração; (v) transcrição/transativação; (vi) montagem; e (vii) maturação.

Atualmente, cinco classes de fármacos dirigidas para quatro etapas estão em uso clínico. A primeira classe de antirretrovirais que se tornou disponível foi a dos inibidores da transcrição reversa análogos de nucleosídios/nucleotídios. Esses análogos de nucleosídios/nucleotídios são incorporados à fita do DNA viral em crescimento, levando ao término da cadeia e à produção de vírus não infeccioso. A transcrição reversa também pode ser inibida por uma segunda classe de fármacos, os inibidores da transcrição reversa não análogos de nucleosídios/nucleotídios, que se ligam de modo alostérico a um local distante do sítio de ligação do substrato. Os inibidores da protease viral inibem a clivagem das poliproteínas Gag e Pol. O primeiro inibidor da fusão, a enfuvirtida, foi aprovado pela Federal Food and Drug Administration (FDA) nos EUA, em 2003. Trata-se de um peptídio que se liga à gp41 para inibir a fusão. O primeiro inibidor da integrase foi aprovado nos EUA, em 2007.

Um grande problema na terapia da infecção pelo HIV consiste no desenvolvimento de resistência aos fármacos. A natureza da transcrição reversa propensa a erro, a grande carga viral e a rápida taxa de replicação do vírus em muitos indivíduos infectados significam que eles geralmente abrigam um número muito grande de variantes do HIV. A administração de fármacos pode levar à seleção de uma variante resistente. A resistência farmacológica a muitos inibidores da protease e a alguns dos análogos nucleosídios mais potentes pode desenvolver-se dentro de poucos dias, visto que uma única mutação na enzima-alvo confere resistência a muitos desses fármacos. O desenvolvimento de resistência a outros agentes antirretrovirais, como a zidovudina (AZT), exige múltiplas mutações (três ou quatro para a AZT) e um tempo correspondentemente maior. Em consequência do desenvolvimento relativamente rápido de resistência a todos os fármacos contra o HIV quando utilizados como monoterapia, a supressão bem-sucedida do HIV exige atualmente uma terapia de combinação. Normalmente, a terapia antirretroviral (TAR) consiste na administração de uma associação de fármacos que atuam por diferentes mecanismos.

A TAR demonstrou-se muito efetiva no manejo dos níveis virais em indivíduos infectados. Durante as primeiras 2 semanas de tratamento, a carga do vírus no plasma declina muito rapidamente, refletindo a inibição da produção de vírus pelas células infectadas e a rápida eliminação dos vírus livres da circulação (meia-vida de cerca de 30 min). Os resultados indicam que a meia-vida das células infectadas produtivamente é de cerca de 2 dias. No final de 2 semanas, os níveis plasmáticos de vírus diminuíram em mais de 95%, significando uma perda quase completa de células T CD4$^+$ infectadas produtivamente. Observa-se uma elevação concomitante das contagens de células T CD4$^+$ no sangue periférico quando a replicação do HIV e a infecção são controladas. Esse aumento foi atribuído a três mecanismos: a redistribuição das células de memória CD4$^+$ dos tecidos linfoides para a circulação; a redução dos níveis anormais de ativação imune associada à diminuição da destruição das células infectadas por células T CD8$^+$; e aparecimento de novas células T virgens no timo.

Após a eliminação inicial rápida e quase completa do vírus livre, uma segunda fase lenta de declínio do vírus reflete a redução muito lenta da produção viral em reservatórios de vida mais longa, como as células dendríticas e os macrófagos, de células T CD4$^+$ de memória com infecção latente que foram ativadas. Foi sugerida uma terceira fase, que é ainda mais lenta e que resulta da reativação de pró-vírus integrados em células T de memória e em outros reservatórios de longa vida da infecção. As células dendríticas foliculares armazenam o vírus na forma de imunocomplexos, transformando-os em fontes potenciais de vírus infecciosos a longo prazo. Esses reservatórios latentes podem persistir durante vários anos e mostram-se resistentes à terapia farmacológica atual do HIV.

Nesses últimos anos, um interesse considerável concentrou-se no uso de fármacos antirretrovirais na prevenção da infecção pelo HIV ou profilaxia pré-exposição (PrEP). Os estudos clínicos realizados mostraram que a administração oral de tenofovir ou de uma associação de tenofovir e entricitabina (Truvada) diariamente pode reduzir acentuadamente as infecções entre indivíduos com alto risco de adquirir a infecção. Os US Centers for Disease Control and Prevention acrescentaram, em 2014, Truvada para PrEP às suas diretrizes para a prevenção do HIV.

Vacinas contra o HIV-1

A maioria dos epidemiologistas concorda com o fato de que o método mais eficiente para o controle da pandemia do HIV-1 seria uma vacina efetiva. Lamentavelmente, o desenvolvimento dessa vacina depara-se com alguns obstáculos importantes, que estão estreitamente associados às características do vírus. Esses obstáculos incluem a variabilidade do vírus, a natureza das espículas do envelope do vírus e a capacidade de integração do vírus aos cromossomos do hospedeiro, tornando-se latente.

Maioria das vacinas virais parece ser efetiva porque simula a infecção natural e desencadeia respostas de anticorpos neutralizantes. Os plasmócitos de longa vida na medula óssea secretam anticorpos neutralizantes, que são encontrados no soro e que podem atuar imediatamente, inativando as partículas virais (Figura 13.16). Com efeito, a probabilidade de que uma vacina será efetiva é frequentemente avaliada pela determinação dos níveis séricos de anticorpos neutralizantes. Além disso, ao estabelecer contato com o vírus, as células B de memória induzidas pela vacina

são estimuladas a secretar anticorpos neutralizantes. Estudos realizados em macacos mostraram que os anticorpos neutralizantes podem proteger contra o HIV. Se, após a administração sistêmica de anticorpos neutralizantes, os macacos forem estimulados em seguida com um vírus humano (HIV)/símio (SIV) híbrido, os animais não apresentam nenhum sinal de infecção (*i. e.*, exibem imunidade esterilizante). Entretanto, é necessário que os anticorpos neutralizantes estimulados pela vacinação sejam ativos contra um amplo espectro de diferentes variantes do HIV (os denominados anticorpos amplamente neutralizantes). Sabe-se que esses anticorpos existem, porém ainda não foram desenvolvidos imunógenos para estimular a sua produção. Na verdade, a infecção natural pelo HIV raramente desencadeia uma resposta potente de anticorpos amplamente neutralizantes, ressaltando a dificuldade de encontrar um imunógeno apropriado. A infecção natural tende a estimular a produção de anticorpos neutralizantes tipo-específicos (Figura 13.17). Quando esses anticorpos alcançam um limiar crítico, surge um vírus resistente. Por fim, ocorre uma resposta de anticorpos neutralizantes contra esse vírus, e surge um novo vírus resistente, e assim por diante. Aparentemente, o vírus está sempre um passo à frente da resposta dos anticorpos neutralizantes.

Parece que o desafio será desenvolver uma vacina contra o HIV que produza imunidade esterilizante por meio da estimulação de anticorpos amplamente neutralizantes. De fato, não se acredita que a maioria das vacinas efetivas atuais contra outros vírus proporcione imunidade esterilizante. Com efeito, elas produzem títulos séricos suficientes de anticorpos neutralizantes para atenuar a infecção, que é então contida por imunidade celular ou inata, evitando a ocorrência de sintomas francos. Em outras palavras, a vacinação protege contra a doença, e não contra a infecção. As dificuldades em produzir anticorpos amplamente neutralizantes podem ser atribuídas à natureza da espícula do envelope do HIV (Figura 13.18), que é uma estrutura metaestável, densamente recoberta por glicanos e que apresenta proeminentemente regiões variáveis imunodominantes.

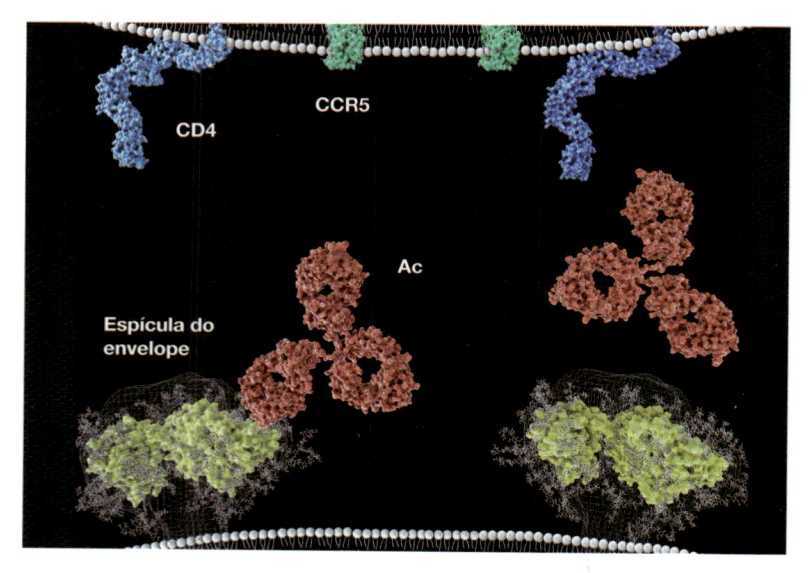

Figura 13.16 Modelo para neutralização do HIV por anticorpos. A entrada do vírus é mediada pela interação das espículas do envelope na superfície do vírus com CD4 e CCR5 na superfície da célula-alvo. A molécula de anticorpo (Ac) apresenta um volume molecular próximo ao de uma espícula. Por conseguinte, espera-se que a fixação de uma molécula de anticorpo a uma espícula provoque uma forte interferência estérica com a fixação e/ou fusão do vírus. Além disso, alguns anticorpos parecem ter a capacidade de inativar espículas, induzindo rearranjos na conformação. (Fonte: Adaptada de Poignard *et al.* (2001) *Annual Review of Immunology,* **19,** 253-274; e Schief *et al.* (2010) *Current Opinion in HIV and AIDS* **4,** 431-440.)

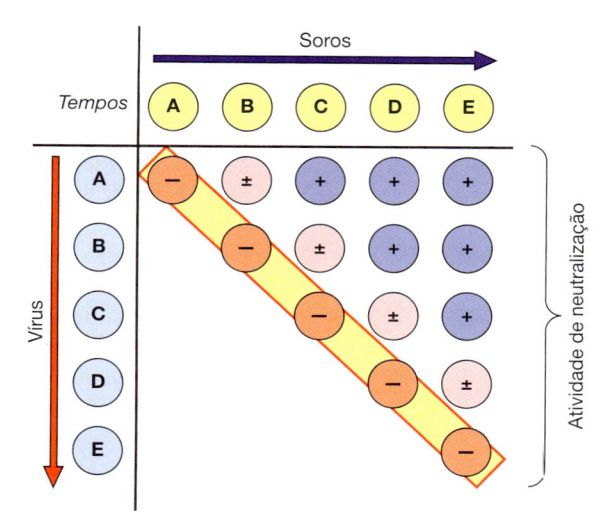

Figura 13.17 Modelo para a resposta de anticorpos neutralizantes na infecção pelo HIV. A a E referem-se aos vírus e soros entre os momentos A e E durante a infecção de um indivíduo. O soro coletado no tempo A não tem atividade neutralizante significativa contra o vírus isolado do plasma do indivíduo infectado no momento A. O soro coletado no momento B apresenta alguma atividade fraca. O soro obtido no ponto C e em momentos subsequentes neutraliza claramente o vírus do momento A. Quando a concentração sérica de anticorpos neutralizantes alcança determinado limiar após a exposição a determinada variante predominante do vírus, a pressão da seleção é exercida, de modo que emerge uma nova variante resistente à neutralização do enorme reservatório de variantes existentes no indivíduo infectado. Observa-se o desenvolvimento de uma resposta de anticorpos neutralizantes a essa nova variante e o ciclo se repete. (Fonte: Richman D.D. *et al.* (2003) *Proceedings of the National Academy of Sciences of the USA* **100**, 4144-4149. Reproduzida, com autorização, da National Academy of Sciences.)

Estudos em modelos animais mostraram que é possível obter proteção contra a doença por diversos vírus por meio de estimulação da resposta imune celular com vacinação. Na ausência de métodos efetivos para desencadear a produção de anticorpos amplamente neutralizantes, grande parte da pesquisa de vacinas contra o HIV tem sido direcionada para as respostas imunes celulares. A principal justificativa tem sido que, se for possível produzir respostas imunes potentes das células T nos indivíduos vacinados, a resposta poderá reduzir o dano às células T CD4[+] após a infecção primária e reduzir o *set point* viral. Como o *set point* viral tem sido correlacionado com o tempo de evolução para a AIDS, isso deverá proporcionar um benefício direto aos indivíduos vacinados. Além disso, a redução da carga viral média no plasma de indivíduos vacinados deve reduzir a taxa de transmissão, visto que ela se correlaciona com a carga viral plasmática. Por conseguinte, a vacinação deve proporcionar benefício para a população como um todo. Por fim, a redução do dano às células T CD4[+] na infecção primária pode ajudar a manter a imunidade contra muitos patógenos por um longo período de tempo.

Os estudos sobre as denominadas "vacinas de células T" foram conduzidos, em sua maior parte, em macacos. Os resultados foram variados. As melhores respostas das células T CD8[+], pelo menos em termos de medidas ELISPOT, foram obtidas utilizando vetores virais recombinantes para expressar os produtos gênicos de HIV/SIV. Em particular, os adenovírus vetores, isoladamente ou em associação a outros vetores ou vacinação de DNA, produziram respostas das células T significativas. Essas respostas proporcionaram alguma proteção em alguns modelos de macacos, mas não em outros.

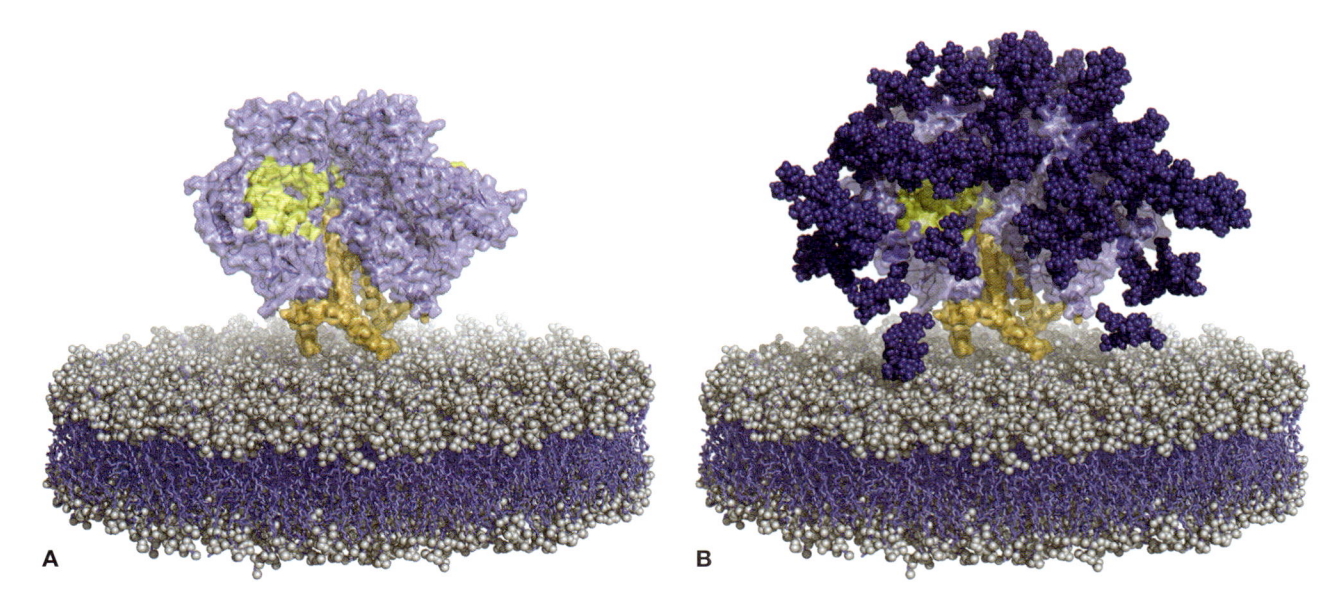

Figura 13.18 Estrutura da espícula do envelope do HIV. A espícula do envelope com composição (gp120)$_3$(gp41)$_3$ é representada na bicamada da membrana do vírus. A estrutura de uma molécula que constitui, em grande parte, a parte externa do trímero foi determinada por cristalografia e microscopia crioeletrônica. No vírus, segmentos transmembrana e um domínio citoplasmático mantêm o trímero sobre a superfície. **A.** As três moléculas de gp41 são mostradas na cor *castanha*, as três moléculas de gp120 densamente agrupadas, em *púrpura-claro*, e o sítio de ligação de CD4 em *amarelo*. **B.** O trímero inclui agora as cadeias de glicana (*azul-escuro*) que recobrem grande parte da superfície da espícula, tornando difícil o acesso do anticorpo. (Fonte: Joe Jardine e Christina Corbaci.)

Foram realizados cinco ensaios clínicos de vacinas contra o HIV humano em maior escala. Dois ensaios clínicos, relatados em 2003, basearam-se na gp120 monomérica recombinante e podem ser descritos como "vacinas de anticorpos", visto que o esperado é que produzissem respostas principalmente de anticorpos. Entretanto, as respostas não neutralizaram isolados típicos de HIV, e as vacinas não demonstraram nenhuma eficácia. Um ensaio clínico, relatado em 2007, foi baseado em um adenovírus vetor que codifica as proteínas internas do HIV, Gag, Pol e Nef, e foi descrito como "vacina de células T". A vacina não demonstrou nenhuma eficácia. A princípio, acreditou-se que a vacina tivesse aumentado as taxas de infecção, porém estudos detalhados questionaram essa interpretação. O ensaio clínico relatado em 2009 baseou-se em um vetor canarypox, que codifica Gag, Pro e Env do HIV, com reforço por Env (gp120 recombinante). Foi descrita como "vacina de anticorpos e de células T". O ensaio clínico descreveu uma possível eficácia modesta próxima aos limites da significância estatística, que pareceu ter duração muito curta. Por fim, em 2013, outro ensaio clínico de vacina, envolvendo um *prime* de DNA (Gag, Pol, Nef, Env) e reforço de adenovírus (Gag, Pol, Env) não teve nenhuma eficácia.

De modo global, fica evidente que o desenvolvimento de uma vacina contra o HIV representa um dos maiores desafios para a medicina moderna. Muitos acreditam que o sucesso irá exigir o desenvolvimento de imunógenos passíveis de produzir tanto respostas potentes de anticorpos amplamente neutralizantes quanto respostas imunes celulares.

RESUMO

Doenças por imunodeficiência primária (DIP)

- As imunodeficiências primárias são muito menos comuns do que as secundárias, ocorrem em consequência de um defeito gênico e podem afetar quase qualquer componente da resposta imune
- Caracterizam-se por infecções oportunistas
- Várias mutações ligadas ao X produzem DIP no sexo masculino
- As DIP esclarecem a importância dos componentes individuais do sistema imune no combate a determinados agentes infecciosos
- O tratamento consiste em antibióticos profiláticos, Ig intravenosa, transplante de células-tronco hematopoéticas e, potencialmente, terapia gênica.

DIP que afetam as respostas inatas

- A ocorrência de mutações nos genes que codificam receptores de reconhecimento de padrões ou suas moléculas adaptadoras e sinalizadoras associadas afeta particularmente as respostas inatas
- Os defeitos nas células fagocitárias ou no complemento resultam em infecções por bactérias que normalmente seriam eliminadas por opsonização e fagocitose
- Quando há uma incapacidade de produzir o complexo de ataque à membrana, há apenas um espectro muito limitado de aumento de infecções, principalmente por *Neisseria* spp.
- Os defeitos nos componentes do complemento estão associados à degeneração macular relacionada com a idade ou à doença autoimune mediada por imunocomplexos
- Uma mutação em qualquer um dos vários genes que atuam na resposta da IFNγ leva a um aumento da suscetibilidade a infecções por micobactérias
- As mutações que influenciam as vias da IL-1β ou do TNF podem levar ao desenvolvimento de distúrbios autoinflamatórios, em que a inflamação ocorre na ausência de estímulo.

Imunodeficiências primárias de células B

- A deficiência seletiva de IgA constitui a DIP mais comum, porém os indivíduos acometidos são frequentemente assintomáticos
- Na agamaglobulinemia ligada ao X, todas as classes de anticorpos estão ausentes ou apenas presentes em concentrações extremamente baixas, devido a um defeito na tirosinoquinase de Bruton, resultando em parada de maturação no estágio da célula pré-B
- A imunodeficiência variável comum está associada a baixos níveis de IgG e IgA e/ou IgM.

Imunodeficiências primárias de células T

- Os pacientes com deficiências de células T mostram-se suscetíveis a bactérias, vírus e fungos intracelulares
- A ausência de células T funcionais compromete as respostas das células B
- Na síndrome de DiGeorge completa, a ausência de timo leva a uma incapacidade de produzir células T, embora, na maioria dos casos, exista apenas um defeito parcial
- As mutações que afetam a enzima purina nucleosídio fosforilase causam acúmulo de metabólitos tóxicos, que afetam particularmente as células T
- Os genes ligados à síndrome de Omenn assemelham-se aos responsáveis pela SCID, porém o local da mutação efetiva é diferente e não produz um efeito tão profundo
- A ausência de moléculas do MHC da classe I ou da classe II resulta em incapacidade de seleção positiva das células T no timo
- Diversos defeitos gênicos, incluindo aqueles associados à síndrome de Wiskott-Aldrich e à síndrome de hiper-IgM, afetam de modo adverso a capacidade das células T de interagir com os linfócitos B
- As mutações em genes necessários para a atividade reguladora das células T resultam em distúrbios autoimunes.

Imunodeficiência combinada grave

- As mutações nulas em vários genes diferentes, incluindo γc, *ADA*, *RAG-1*, *RAG-2*, *JAK-3*, *Artemis* e a cadeia α do *IL-7R* podem resultar em SCID
- Ocorre bloqueio completo no desenvolvimento das células T e, portanto, observa-se ausência completa de auxílio às células B. Dependendo do defeito gênico específico, as células B e/ou as células NK também podem estar ausentes
- A maioria dos casos de terapia gênica para DIP procurou inserir um gene normal para ADA ou γc.

Imunodeficiência secundária

- A imunodeficiência pode surgir como consequência secundária de desnutrição, distúrbios linfoproliferativos, agentes como raios X e fármacos citotóxicos e infecções virais.

Síndrome de imunodeficiência adquirida (AIDS)

- A AIDS resulta da infecção pelos lentivírus HIV-1 ou HIV-2, sendo o HIV-1 muito mais prevalente no mundo inteiro
- O HIV-1 infecta as células CD4+, incluindo células T CD4+, macrófagos e células dendríticas
- A depleção das células T CD4+, de maneira drástica na infecção primária, particularmente no intestino, e, em seguida, mais lentamente no decorrer de um período de anos na latência clínica, provoca dano ao sistema imune, tornando o indivíduo suscetível a patógenos oportunistas (AIDS)
- O HIV-1 é um retrovírus, que entra nas células em virtude da interação das espículas do envelope com CD4 e os receptores de quimiocinas, CCR5 ou CXCR4. Ocorre transcrição reversa do genoma de RNA, e o cDNA viral resultante é integrado aos cromossomos da célula T do hospedeiro
- O DNA pró-viral integrado pode permanecer latente nas células por longos períodos de tempo, causando enormes problemas para a eliminação completa do vírus de um indivíduo e, portanto, dificultando uma cura completa da infecção pelo HIV-1
- O DNA pró-viral pode ser transcrito para gerar novas partículas virais com o auxílio de várias proteínas acessórias do vírus, que atuam para auxiliar a replicação viral e/ou adaptar o mecanismo das células T do hospedeiro para a produção de vírus
- Uma importante característica do HIV consiste na enorme diversidade do vírus, observada até mesmo em um único indivíduo infectado, devido aos erros inerentes envolvidos na transcrição de um genoma de RNA, à rápida renovação do vírus e à elevada carga viral normalmente presente no indivíduo
- A diversidade e a latência dos vírus representam grandes desafios para a terapia farmacológica; todavia, o desenvolvimento de fármacos tem sido bem-sucedido, e os esquemas de associações de fármacos podem manter o vírus sob controle durante muitos anos, se não indefinidamente
- O planejamento de vacinas também lutou contra a diversidade dos vírus, e ainda não foram desenvolvidos imunógenos capazes de estimular a produção de anticorpos amplamente neutralizantes ou respostas de células T potentes o suficiente para conter de modo significativo o problema da ampla diversidade dos HIV, embora os esforços envidados sejam intensos, e haja pistas promissoras

LEITURA ADICIONAL

Arhel N. and Kirchhoff F. (2010) Host proteins involved in HIV infection: new therapeutic targets. *Biochimica et Biophysica Acta* **1802**, 313–321.

Badolato R. (2013) Defects of leukocyte migration in primary immunodeficiencies. *European Journal of Immunology* **43**, 1436–1440.

Barouch D.H. and Deeks S.G. (2014) Immunologic strategies for HIV 1 remission and eradication. *Science* **345**, 169–174.

Broder S. (2010) The development of antiretroviral therapy and its impact on the HIV 1/AIDS pandemic. *Antiviral Research* **85**, 1–18.

Burton D.R., Poignard P., Stanfield R.L., and Wilson, I.A. (2012). Broadly neutralizing antibodies present new prospects to counter highly antigenically diverse viruses. *Science* **337**, 183–186.

de Jesus A.A., Canna S.W., Liu Y. and Goldbach-Mansky R. (2015) Molecular mechanisms in genetically defined autoinflammatory diseases: disorders of amplified danger signaling. *Annual Review of Immunology* **33**, 823–874.

Durandy A., Kracker S., and Fischer A. (2013) Primary antibody deficiencies. *Nature Reviews Immunology* **13**, 519–533.

Fauci A.S. and Marston H.D. (2014) Ending AIDS – is an HIV vaccine necessary? *New England Journal of Medicine* **370**, 495–498.

Fischer A., Hacein Bey Abina S., and Cavazzana Calvo M. (2013) Gene therapy of primary T cell immunodeficiencies. *Gene* **525**, 170–173.

Fodil N., Langlais D., and Gros P.(2016) Primary Immunodeficiencies and Inflammatory Disease: A Growing Genetic Intersection. *Trends in Immunology* **37**, 126–140.

Greene W.C. and Peterlin B.M. (2002) Charting HIV's remarkable voyage through the cell: basic science as a passport to future therapy. *Nature Medicine* **8**, 673–680.

Klasse P.J., Shattock R., and Moore J.P. (2008) Antiretroviral drug based microbicides to prevent HIV 1 sexual transmission. *Annual Review of Medicine* **59**, 455–471.

Kohn D.B. (2010) Update on gene therapy for immunodeficiencies. *Clinical Immunology* **135**, 247–254.

Malim M.H. and Bieniasz P.D. (2012) HIV restriction factors and mechanisms of evasion. *Cold Spring Harbor Perspectives in Medicine* **2**, a006940.

Malim M.H. and Emerman M. (2008) HIV 1 accessory proteins – ensuring viral survival in a hostile environment. *Cell Host & Microbe* **3**, 388–398.

McMichael A.J., Borrow P., Tomaras G.D., Goonetilleke N., and Haynes B.F. (2010) The immune response during acute HIV 1 infection: clues for vaccine development. *Nature Reviews Immunology* **10**, 11–23.

Milner J.D. and Holland S.M. (2013) The cup runneth over: lessons from the ever expanding pool of primary immunodeficiency diseases. *Nature Reviews Immunology* **13**, 635–648.

Mukherjee S. and Thrasher A.J. (2013) Gene therapy for PIDs: progress, pitfalls and prospects. *Gene* **525**, 174–181.

Ochs H.D., Smith C.I.E., and Puck J.M. (eds.) (2013) *Primary Immunodeficiency Diseases – A Molecular and Genetic Approach*, 3rd edn. Oxford University Press, Oxford.

Orange J.S. (2013) Natural killer cell deficiency. *Journal of Allergy and Clinical Immunology* **132**, 515–525.

Picard C., Al-Herz W., Bousfiha A. *et al.* (2015) Primary Immunodeficiency Diseases: an Update on the Classification from the International Union of Immunological Societies Expert Committee for Primary Immunodeficiency 2015. *Journal of Clinical Immunology* **35**, 696–726.

Richman D.D., Margolis D.M., Delaney M., Greene W.C., Hazuda D., and Pomerantz R.J. (2009) The challenge of finding a cure for HIV infection. *Science* **323**, 1304–1307.

Sharp P.M. and Hahn B.H. (2008) AIDS: prehistory of HIV 1. *Nature* **455**, 605–606.

Siliciano R.F. and Greene W.C. (2011) HIV latency. *Cold Spring Harbor Perspectives in Medicine* **1**, a007096.

Skattum L., van Deuren M., van der Poll T., and Truedsson L. (2011) Complement deficiency states and associated infections. *Molecular Immunology* **48**, 1643–1655.

Tilton J.C. and Doms R.W. (2010) Entry inhibitors in the treatment of HIV 1 infection. *Antiviral Research* **85**, 91–100.

Walker B.D. and Yu X.G. (2013) Unravelling the mechanisms of durable control of HIV 1. *Nature Reviews in Immunology* **13**, 487–498.

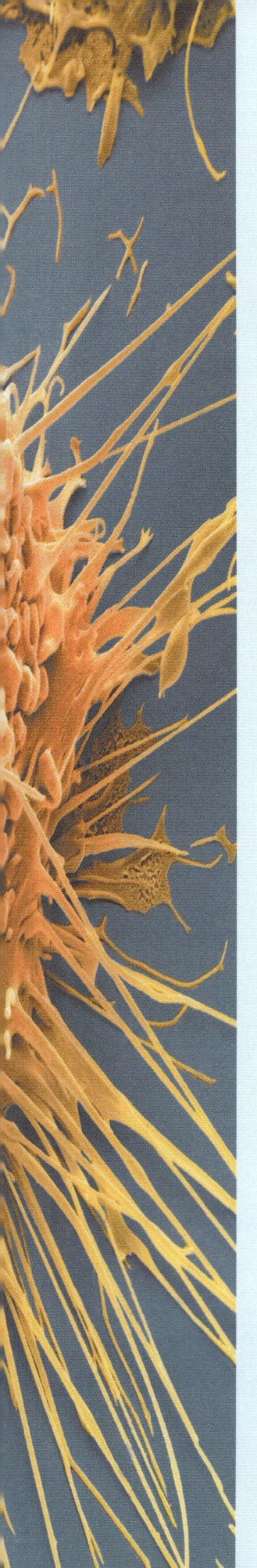

CAPÍTULO 14
Alergia e Outras Hipersensibilidades

Principais tópicos

Para lembrar

As infecções são combatidas por meio de respostas imunes apropriadas que detectam antígenos estranhos. No caso das respostas adaptativas, é necessária a ocorrência de proliferação clonal dos linfócitos para gerar um número suficiente de células antígeno-específicas. São produzidos anticorpos de uma classe apropriada para eliminar a infecção, que se ligam à superfície do patógeno. A formação de imunocomplexos contendo IgM ou IgG desencadeia a ativação da via clássica do complemento. A IgG e componentes do complemento opsonizam microrganismos para a sua fagocitose subsequente. No caso de infecções por parasitas, a IL-4 e IL-13 produzidas por células Th2 estimulam a produção de IgE pelas células B. Os patógenos intracelulares são combatidos por células NK, células T citotóxicas e células Th1, que produzem fatores de ativação dos macrófagos, como a IFNγ.

Introdução

Na **alergia**, a resposta imune estende-se além de seu limite habitual de reconhecimento exclusivo de patógenos estranhos para incluir também o que deveriam ser antígenos ambientais inócuos. Essa resposta é uma forma de **hipersensibilidade**, uma imunidade excessivamente zelosa que também pode assumir a forma de reatividade a antígenos próprios ou a antígenos de outra espécie. De fato, no passado, as respostas autoimunes eram frequentemente descritas como respostas autoalérgicas. As respostas de hipersensibilidade levam à lesão tecidual: a **imunopatologia**. Deve-se ressaltar que os mecanismos subjacentes às reações de hipersensibilidade são os mesmos normalmente utilizados pelo corpo no combate à infecção; o problema é que essas reações ocorrem com intensidade muito mais alta, são dirigidas contra antígenos que não representam nenhuma ameaça e/ou estão ocorrendo em locais inapropriados no corpo. Os vários estados de hipersensibilidade foram originalmente classificados por Gell e Coombs em tipos I-IV (Figura 14.1A-D), e essa classificação continua tendo grande utilidade. As alergias (rinite alérgica, asma, eczema e alergias alimentares) são mediadas, em sua maioria, por reações de hipersensibilidade tipo I, embora algumas formas de eczema sejam causadas por reações tipo IV. Alguns acréscimos subsequentes à classificação original incluíram um tipo V e uma hipersensibilidade inata (Figura 14.1E-F). Deve-se assinalar também que, em determinado estado patológico, pode-se observar a atuação de mais de um tipo de hipersensibilidade.

Hipersensibilidade tipo I | Desgranulação dos mastócitos mediada por IgE

Anafilaxia

As primeiras descrições de respostas inapropriadas a antígenos estranhos estão relacionadas com a **anafilaxia** (Marco histórico 14.1). Esse fenômeno caracteriza-se por intensa constrição dos bronquíolos e brônquios, contração do músculo liso e dilatação

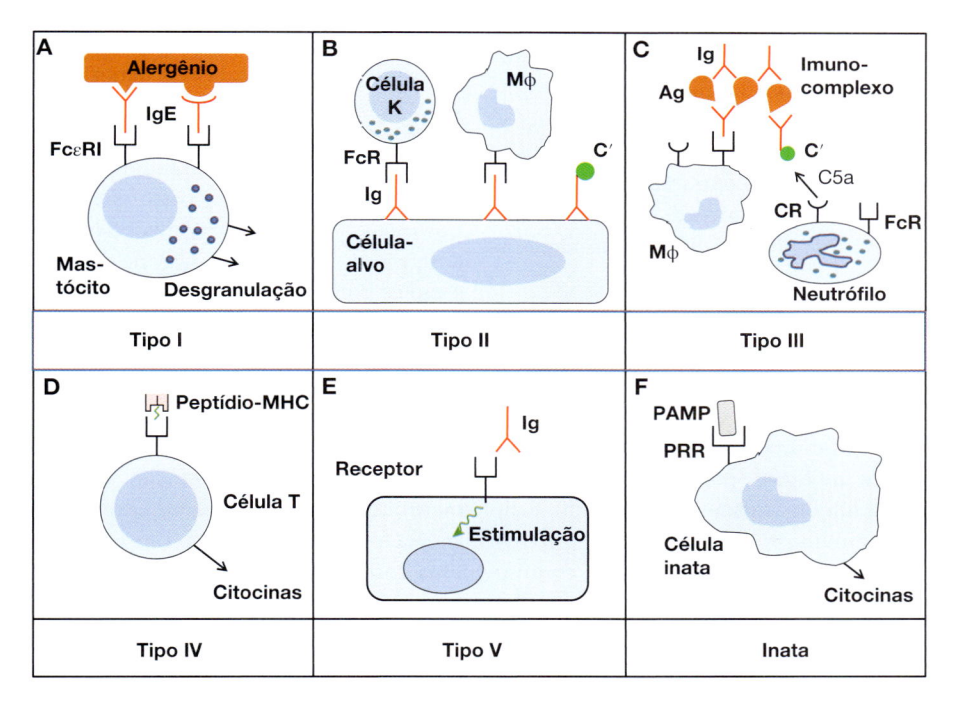

Figura 14.1 Seis categorias de hipersensibilidade. Tipo I: desgranulação dos mastócitos mediada por IgE. Tipo II: citotoxicidade dependente de anticorpos, que pode ser mediada por células *killer* (K) que possuem citotoxicidade celular dependente de anticorpos (ADCC), por opsonização para fagocitose ou pela ativação da via clássica do complemento, com geração do complexo de ataque à membrana. Tipo III: mediada por imunocomplexos, que pode resultar em ativação das células fagocitárias, levando a uma resposta inflamatória (bem como à agregação das plaquetas e ativação dos mastócitos, não mostradas). Tipo IV: tipo tardio (celular), envolvendo a liberação de citocinas pelas células T. Tipo V: hipersensibilidade estimuladora, em que os anticorpos atuam como agonistas em receptores de superfície celular. A hipersensibilidade inata resulta, por exemplo, de ativação excessiva dos receptores de reconhecimento de padrões (PRR). Ag, antígeno; C, complemento; CR, receptor de complemento; FcεR1, receptor de IgE de alta afinidade; FcR, receptor Fc para anticorpo da classe apropriada; Ig, imunoglobulina; Mø, macrófago; MHC, complexo principal de histocompatibilidade; PAMP, padrão molecular associado ao patógeno; TCR, receptor de células T.

Marco histórico 14.1 | A descoberta da anafilaxia

As reações de hipersensibilidade que ocorrem em alguns indivíduos a agentes ambientais normalmente inócuos são observadas desde tempos imemoriais. O interesse científico por essas reações foi despertado pelas observações de Charles Richet e Paul Portier. Durante um cruzeiro nos Mares do Sul no iate do príncipe Albert de Mônaco, o príncipe, presumivelmente sofrendo as consequências de um contato com *Physalia* (a água-viva conhecida como caravela-portuguesa, com tentáculos terríveis), sugeriu que a produção de toxina pela água-viva poderia ser interessante. Deixemos que a história seja contada pelas próprias palavras de Richet e Portier (1902):

"A bordo do iate do príncipe, foram realizados experimentos comprovando que um extrato aquoso de glicerina dos filamentos de *Physalia* é extremamente tóxico para patos e coelhos. De volta à França, não foi possível obter nenhuma *Physalia* e decidi estudar comparativamente os tentáculos da *Actiniaria* (anêmona-do-mar). Enquanto nos empenhávamos para determinar a dose tóxica (de extratos), descobrimos logo que era necessário aguardar alguns dias antes da fixação,

visto que vários cães só morreram no quarto ou quinto dia após a administração ou ainda mais tarde. Mantivemos os animais que não haviam recebido uma dose suficiente para morrer, de modo a realizar segunda investigação quando se recuperassem. Nesse momento, ocorreu um acontecimento imprevisto. Os cães que haviam se recuperado eram extremamente sensíveis e morreram poucos minutos após a administração de pequenas doses. O experimento mais típico, cujo resultado foi inquestionável, foi realizado em um cão particularmente saudável. Foi administrada uma primeira dose de 0,1 mℓ de extrato de glicerina sem que o animal adoecesse; 22 dias depois, como estava em perfeita saúde, apliquei uma segunda injeção da mesma quantidade. Em poucos segundos, o animal já estava extremamente doente, a sua respiração tornou-se difícil, ele mal conseguia se arrastar, deitou de lado, teve diarreia, vomitou sangue e morreu em 25 minutos."

O desenvolvimento de sensibilidade a substâncias relativamente inócuas foi denominado **anafilaxia** por esses autores, em contraste com **profilaxia**.

---

dos capilares. Podem ocorrer respostas anafiláticas potencialmente fatais em indivíduos altamente alérgicos a picadas de insetos, pólen, alimentos, fármacos como penicilina ou outros agentes. Em muitos casos, apenas uma injeção de epinefrina em tempo hábil, que reverte rapidamente a ação da histamina sobre a contração do músculo liso e a dilatação capilar, pode evitar a morte. Os indivíduos com risco conhecido recebem seringas previamente preenchidas com epinefrina para autoadministração.

Sir Henry Dale reconheceu que a histamina simula as alterações sistêmicas da anafilaxia e, além disso, que a exposição do útero de cobaia sensibilizada ao antígeno induz contração imediata associada a desgranulação explosiva dos mastócitos, responsável pela liberação de histamina e de vários outros mediadores da anafilaxia (ver Figura 1.14).

Mastócitos

Nos roedores, foram reconhecidos dois tipos principais de **mastócitos**: os mastócitos da mucosa intestinal e os do peritônio e outros locais de tecido conjuntivo. Esses mastócitos diferem em vários aspectos, como, por exemplo, no tipo de protease e proteoglicana presentes nos grânulos e na sua capacidade de proliferação e diferenciação em resposta à estimulação pela interleucina 3 (IL-3) (Tabela 14.1). Os dois tipos possuem precursores em comum e são interconversíveis, dependendo das condições ambientais, sendo o fenótipo MC_t (triptase) da mucosa favorecido pela IL-3, e o MC_{tc} (triptase e quimase) do tecido conjuntivo promovido por níveis relativamente altos do fator de células-tronco (ligante c-kit). Nos seres humanos, os mastócitos da mucosa intestinal e dos alvéolos pulmonares são, em sua maioria, positivos apenas para triptase, enquanto os da pele, da submucosa intestinal e de outros tecidos conjuntivos são positivos para triptase, quimase e carboxipeptidase. Uma terceira população menos frequente é apenas positiva para quimase e é encontrada na mucosa nasal e na submucosa intestinal.

A desgranulação é desencadeada por ligação cruzada dos receptores de IgE nos mastócitos

Os mastócitos e seus equivalentes circulantes, os basófilos, exibem quantidades abundantes do receptor FcϵRI de alta afinidade (K_a 10^{10} M^{-1}) para IgE (ver Tabela 3.2). O receptor também é expresso, embora em níveis consideravelmente mais baixos, nas células de Langerhans, células dendríticas, monócitos, macrófagos, neutrófilos, eosinófilos, plaquetas e epitélio intestinal. Nos basófilos e nos mastócitos, o receptor é um tetrâmero, constituído de uma cadeia α, uma cadeia β tetraspan e duas cadeias γ ligadas por dissulfeto, ao passo que, em outros tipos celulares, nos quais o receptor está envolvido mais na apresentação de antígeno do que em sua ação de desencadear a desgranulação, a cadeia β está ausente, de modo que o receptor é um trímero. A cadeia α possui dois domínios tipo Ig externos, que são responsáveis pela ligação da região Cε3 da IgE (Figura 14.2), enquanto cada cadeia γ e cadeia β contêm um motivo de ativação baseado na tirosina do imunorreceptor (ITAM) citoplasmático para sinalização celular. Na ausência de IgE ligada, o nível de FcϵRI cai de modo substancial. Entretanto, na sua presença, ocorre suprarregulação do receptor nos mastócitos, e, como a cadeia γ é compartilhada com o FcγRIIIA do mastócito, há uma consequente infrarregulação competitiva do receptor Fc para IgG. A anafilaxia é mediada pela reação do alergênio com os anticorpos IgE na superfície do mastócito. A ligação cruzada desses anticorpos pelo alergênio provoca ligação cruzada dos receptores aos quais os anticorpos estão ligados. Isso resulta em sinalização intracelular, que desencadeia a desgranulação e a liberação de mediadores inflamatórios (Figura 14.1A). Observe que, conforme ilustrado nessa figura, os dois anticorpos podem ser contra diferentes epítopos no mesmo alergênio, e que os anticorpos antialergênios deverão ser representados na superfície dos mastócitos em uma frequência razoavelmente alta para que possa ocorrer ligação cruzada eficiente. O evento de importância

Tabela 14.1 Comparação dos dois tipos principais de mastócitos.

Características	Mastócito da mucosa	Mastócito do tecido conjuntivo
Gerais		
Abreviatura*	MC_t	MC_{tc}
Distribuição	Intestino e pulmão	A maioria dos tecidos**
Diferenciação favorecida por	IL-3	Fator de células-tronco
Atividade dependente de células T	+	–
Receptor Fcε de alta afinidade	2×10^5/célula	3×10^4/célula
Grânulos		
Coloração pelo azul alciano e safranina	Azul e marrom	Azul
Ultraestrutura	Rolos	Grades/redes
Protease	Triptase	Triptase e quimase
Proteoglicano	Sulfato de condroitina	Heparina
Desgranulação		
Liberação de histamina	+	++
Liberação de LTC_4:PGD_2	25: 1	1: 40
Bloqueada por cromoglicato dissódico/teofilina	–	+

*Baseada na protease em grânulos.
**Predominam na pele e na submucosa intestinal normais.

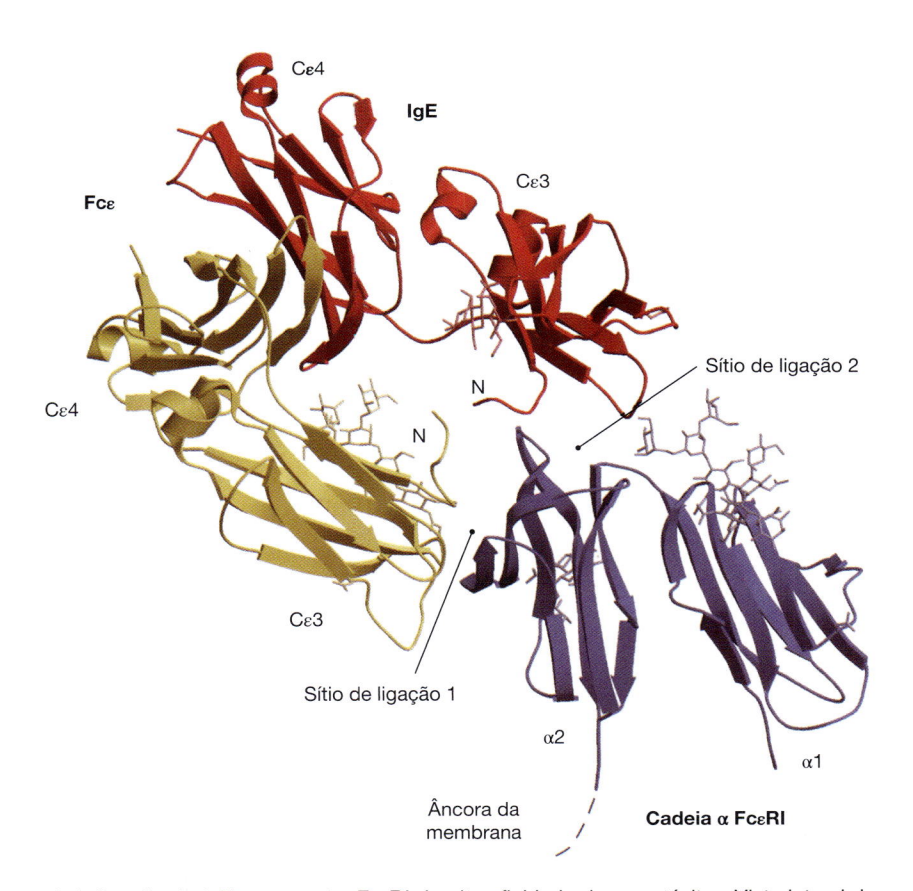

Figura 14.2 Base estrutural da ligação da IgE ao receptor FcεRI de alta afinidade dos mastócitos. Vista lateral do complexo com as duas cadeias Fc em *amarelo* e *vermelho* e a cadeia α FcεRI em *azul*; os resíduos de carboidratos são mostrados como bastões. Os dois domínios Cε3 do dímero de cadeia pesada da IgE ligam-se de modo assimétrico a dois sítios de interação distintos na cadeia α do receptor. A alça de volta β em um Cε3 liga-se ao longo de um lado do domínio α2, enquanto as alças de superfície mais a região de ligação Cε2-Cε3 no outro Cε3 interagem com o topo da interface α1-α2. A estequiometria 1:1 dessa ligação assimétrica impede a ligação de uma IgE a duas moléculas de receptores e assegura que a estimulação em consequência da agregação α-α só ocorra por meio de ligação multivalente à IgE de superfície (ver Figura 14.3). (Fonte: Ted Jardetzky. Reproduzida com autorização.)

crítica consiste na agregação dos receptores por ligação cruzada, que é claramente demonstrado pela capacidade dos anticorpos antirreceptores divalentes de estimular o mastócito.

A agregação das cadeias α FcεRI ativa as proteínas tirosinoquinases Lyn e Fyn associadas às cadeias β, e, se os agregados persistirem, isso leva à transfosforilação das cadeias β e γ de outros receptores FcεRI dentro do grupo e ao recrutamento da Syk quinase (Figura 14.3). A série subsequente de etapas de ativação induzidas por fosforilação leva finalmente à desgranulação dos mastócitos, com liberação de mediadores pré-formados e síntese de metabólitos do ácido araquidônico formados pelas vias da ciclo-oxigenase e lipo-oxigenase (ver Figura 1.14). Os mediadores pré-formados liberados dos grânulos incluem histamina, heparina, triptase, quimase, carboxipeptidase, fatores quimiotáxicos dos eosinófilos, neutrófilos e monócitos, fator ativador das plaquetas e serotonina. Por outro lado, os leucotrienos LTB_4, LTC_4 e LTD_4, a prostaglandina PGD_2, e os tromboxanos são todos recém-sintetizados. Ocorre também liberação das citocinas tipo Th2, IL-4, IL-5, IL-6, IL-9, IL-10, IL-13, bem como IL-1, IL-3, IL-8, IL-11, fator estimulador de colônias de granulócitos-macrófagos (GM-CSF), TNF (fator de necrose tumoral), CCL2 (proteína quimiotática de monócitos-1 [MCP-1]), CCL5 (RANTES) e CCL11 (eotaxina). Em circunstâncias normais, esses mediadores ajudam a coordenar o desenvolvimento de uma reação inflamatória aguda defensiva (e, nesse contexto, não podemos esquecer que os fragmentos do complemento C3a e C5a também podem estimular os mastócitos por meio dos receptores de complemento). Quando há liberação maciça desses mediadores em condições anormais, como na hipersensibilidade tipo I, os efeitos broncoconstritores e vasodilatadores tornam-se claramente ameaçadores.

Alergia atópica

O termo **atopia** (do grego *atopos*, que significa "fora do lugar") refere-se à produção de níveis inapropriados de IgE contra alergênios externos. Clinicamente, a hipersensibilidade tipo I pode manifestar-se na forma de **reações imunológicas no trato gastrintestinal, eczema** (dermatite atópica), **asma e/ou febre do feno** (conjuntivite e rinite alérgicas sazonais). Essas condições

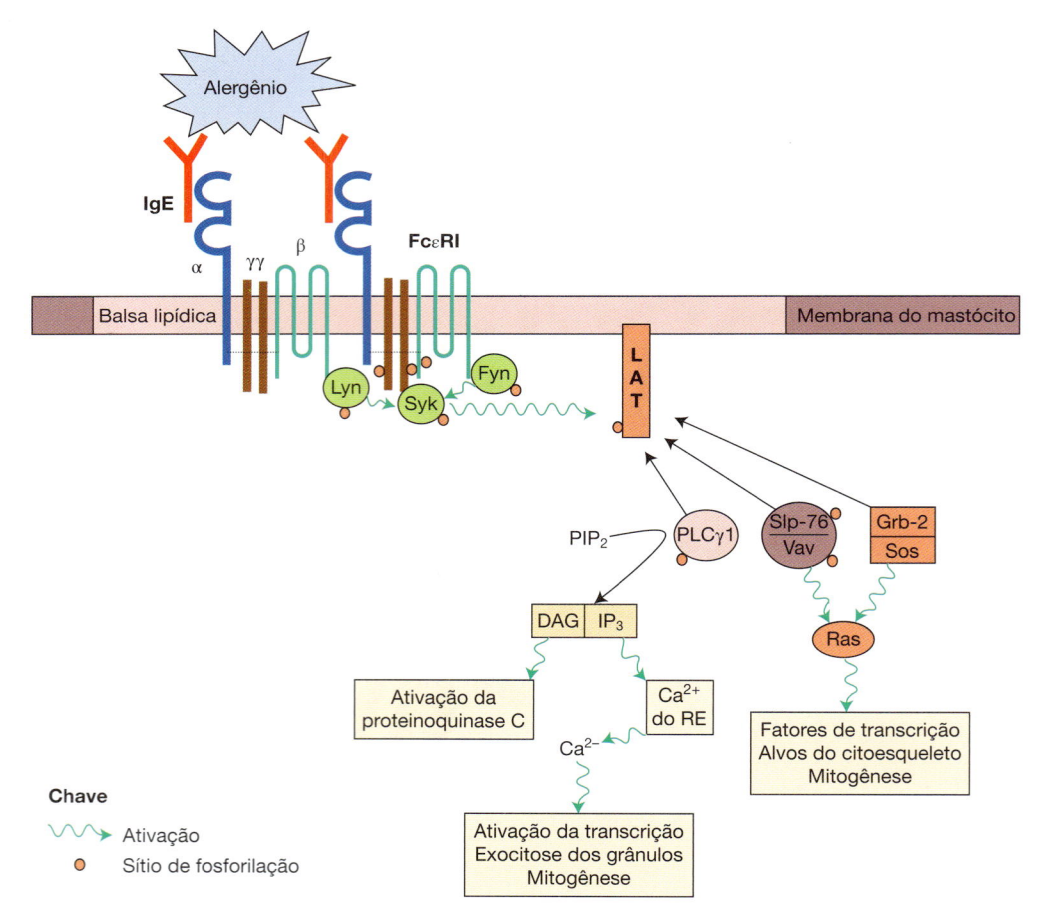

Figura 14.3 Ativação do mastócito. A ligação cruzada do receptor FcεRI de IgE de alta afinidade por meio da ligação de alergênio multivalente à IgE leva à desgranulação do mastócito. A figura mostra um esquema simplificado de alguns dos eventos de sinalização. A agregação das cadeias α de FcεRI em balsas lipídicas leva os ITAM nas cadeias β e γ do receptor a interagir com as proteínas tirosinoquinases Lyn, Syk e Fyn. A fosforilação de Syk leva à sua ativação, que, por sua vez, fosforila e ativa as proteínas adaptadoras de membrana LAT1 e LAT2 (NTAL), que recrutam a fosfolipase Cγ1 (PLCγ1) e moléculas adaptadoras relacionadas com a ativação de cascatas de GTPase/quinase. A ativação de PLCγ1 gera diacilglicerol (DAG), cujo alvo é a proteinoquinase C, enquanto o 1,4,5-trifosfato de inositol (IP_3) eleva o nível citoplasmático de Ca^{2+} pela depleção das reservas do RE. A concentração elevada de cálcio ativa fatores de transcrição e provoca exocitose dos grânulos. Os complexos Grb-2/Sos e Slp-76/Vav associam-se ao adaptador LAT1, e Grb-2/Sos também associa-se a LAT2 e desencadeia a cascata de quinase seriada induzida por Ras GTPase, levando à ativação de fatores de transcrição e a rearranjos do citoesqueleto de actina. (Fonte: Turner H. e Kinet J.-P. (1999) *Nature (Supplement on Allergy and Asthma)* **402**, B24. Reproduzida, com autorização, de Nature Publishing Group.)

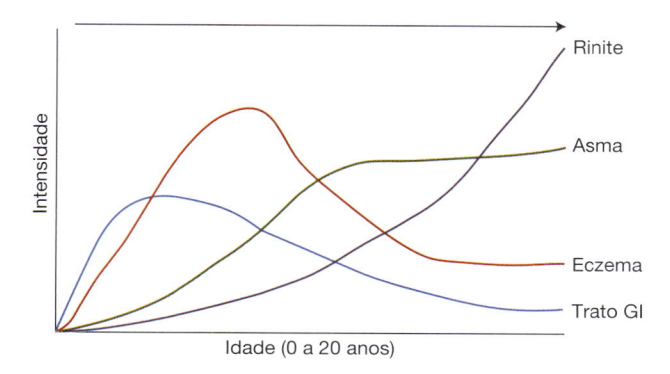

Figura 14.4 A marcha da alergia. Em muitas crianças, ocorre progressão temporal no desenvolvimento das alergias. Entretanto, observe que, com muita frequência, ocorre desenvolvimento simultâneo de alergias, ou a ordem de progressão pode ser diferente, por exemplo, com rinite precedendo a asma. (Adaptada de Ulrich Wahn, World Allergy Organization.)

frequentemente ocorrem no mesmo indivíduo; de fato, muitos indivíduos desenvolvem essas alergias em uma sequência ordenada, que foi designada como "marcha da alergia" (Figura 14.4). Assim, lactentes e crianças com alergias gastrintestinais e cutâneas apresentam um aumento de 2 a 3 vezes no risco de desenvolvimento subsequente de asma e rinite alérgica.

Respostas clínicas a alergênios

Nos países ocidentalizados, algumas estimativas sugerem que até 30% dos adultos e 45% das crianças podem apresentar, em maior ou menor grau, alergias ao pólen de gramíneas, pelos de animais, fezes de ácaros na poeira doméstica (Figura 14.5) e assim por diante. Mesmo se esses números forem uma superestimativa, é evidente que as alergias afetam um enorme número de pessoas, e que a sua incidência vem aumentando de modo substancial nessas últimas

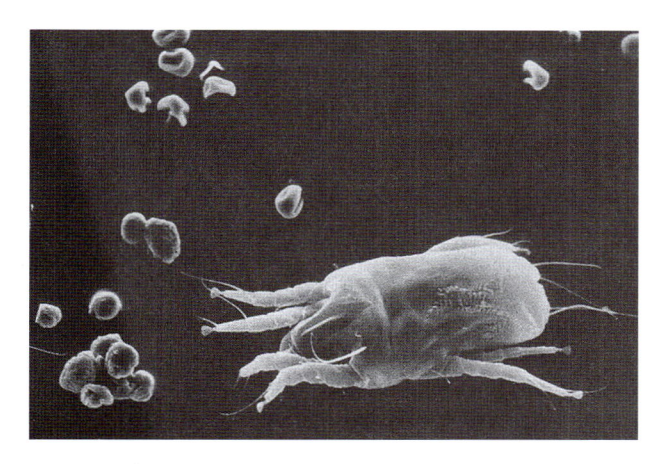

Figura 14.5 Ácaro de poeira doméstica – uma importante causa de doença alérgica. A micrografia eletrônica mostra o ácaro de aparência bastante asquerosa, denominado *Dermatophagoides pteronyssinus,* com partículas fecais embaixo, à esquerda. Uma cama de casal típica pode conter até 200 milhões de ácaros, produzindo, cada um deles, aproximadamente 20 partículas fecais/dia, contendo, cada partícula, 0,2 ng de alergênio Der p 1 proteoliticamente ativo. Os grãos de pólen bincôncavos (parte superior, à esquerda) mostrados para comparação indicam o tamanho da partícula que pode ser transportada pelo ar e alcançar os pulmões. O ácaro em si é muito grande para isso. (Fonte: E. Tovey. Reproduzida com autorização.)

décadas. Numerosos alergênios foram clonados (Tabela 14.2), e vários deles são enzimas. Por exemplo, o alergênio Der p 1 de ácaros da poeira doméstica é uma cistina protease, que aumenta a permeabilidade da mucosa brônquica, facilitando, assim, a sua própria passagem, juntamente com outros alergênios, através do epitélio, o que permite acesso às células do sistema imune e sua sensibilização. O receptor de baixa afinidade CD23 para IgE (FcεRII) nas células B infrarregula a síntese de IgE após ligação cruzada mediada por antígeno da IgE ligada. Entretanto, o Der p 1 cliva proteoliticamente CD23 e, portanto, reduz o seu impacto negativo sobre a síntese de IgE. Além disso, o Der p 1 também cliva CD25 (a cadeia α do receptor de IL-2) nas células T e, portanto, limita a ativação das células Th1, desviando a resposta imune para a produção de IgE dependente de Th2.

A reação anafilática local à injeção de antígeno na pele de pacientes atópicos manifesta-se na forma de **pápula e eritema** (Figura 14.6), que se torna máxima dentro de aproximadamente 30 minutos e desaparece em cerca de uma hora, pode ser seguida de uma resposta de fase tardia, envolvendo um infiltrado de eosinófilos que alcança um pico em cerca de 5 horas. O contato do alergênio com a IgE ligada à célula na árvore bronquial produz os sintomas de **asma**, enquanto os encontros no nariz e nos olhos resultam em **rinite e conjuntivite alérgicas** (febre do feno). Trezentos milhões de indivíduos no mundo inteiro sofrem de asma, e a Organização Mundial da Saúde estima que os custos econômicos associados à asma ultrapassem os da tuberculose e do HIV/AIDS juntos. A asma pode estar associada a agentes encontrados no local de trabalho, e, neste caso, é descrita como **asma ocupacional**. Aqui, os alergênios incluem di-isocianato de tolueno em tintas em aerossol, vapores de colofônia em soldas usadas na indústria eletrônica e caspas (partículas de pele velha nos pelos de animais) encontradas por tratadores de animais. Embora a maioria dos pacientes asmáticos tenha **asma extrínseca** associada a atopia, alguns pacientes não são atópicos, e, portanto, diz-se que eles apresentam asma intrínseca ou idiopática.

A biopsia e o lavado brônquico de pacientes asmáticos revelam a presença de **mastócitos e eosinófilos** como as principais células efetoras secretoras de mediadores, enquanto as células T proporcionam o microambiente necessário para sustentar a reposta inflamatória crônica, que é uma característica histopatológica essencial (Figura 14.7). A consequente obstrução variável ao fluxo de ar e a hiper-reatividade brônquica constituem as principais características clínicas e fisiológicas da doença.

A atopia também pode se manifestar como **eczema (dermatite atópica)** (Figura 14.8), em que os agressores ambientais consistem frequentemente em ácaros da poeira doméstica, gatos domésticos e baratas. Lembrando a inflamação na asma, os testes cutâneos com Der p 1 nesses pacientes com eczema produzem um infiltrado de eosinófilos, células T, mastócitos e basófilos. O número de indivíduos acometidos é comparável ao número de asmáticos. O efeito benéfico dos inibidores da calcineurina, a ciclosporina e, mais recentemente, o tacrolimo tópico em pacientes com eczema ressalta o importante papel das células T na patogenia dessa doença.

A alergia a antígenos alimentares, apesar de ser menos prevalente do que a intolerância a alimentos (que é causada por fatores não imunológicos e frequentemente mal definidos), ocorre em cerca de 3 a 8% das crianças e 1 a 3% dos adultos. A sensibilização da IgE a **alergênios alimentares** pode ocorrer no **trato gastrintestinal**, e, antigamente, acreditava-se que alergênios potenciais, como

Tabela 14.2 Alguns exemplos de alergênios.

Categoria	Origem	Alergênios	Exemplo
Inseto	Fezes de ácaro da poeira doméstica (*Dermatophagoides pteronyssinus*)	Der p1 a Der p 14	Der p 1: cisteína protease
	Veneno de abelha (*Apis mellifera*)	Api m 1 a 7	Api m 1: fosfolipase A_2
	Barata-alemã (*Blattella germanica*)	Bla g 1 a 6	Bla g 2: protease aspártica
Animais de companhia	Gato (*Felis domesticus*)	Fel d 1 a 7	Fel d 4: lipocalina
	Cão (*Canis domesticus*)	Can f 1 a 4	Can f 3: albumina
Árvores	Bétula (*Betula verrucosa*)	Bet v 1 a 7	Bet v7: ciclofilina
	Aveleira (*Corylus avellana*)	Cor a 1 a 11	Cor a 8: proteína de transferência de lipídio
Gramíneas e plantas	Erva-dos-prados (*Phleum pretense*)	Phl p 1 a 13	Phl p 13: poligalacturonase
	Azevém (*Lolium perenne*)	Lol p 1 a 11	Lol p 11: inibidor da tripsina
	Ambrósia (*Ambrosia artemisiifolia*)	Amb a 1 a 7	Amb a 5: neurofisina
Bolores	*Aspergillus fumigatus*	Asp f 1 a 23	Asp f 12: proteína do choque térmico p90
	Cladosporium herbarum	Cla h 1 a 12	Cla h 3: aldeído desidrogenase
Alimentos	Amendoim	Ara h 1 a 8	Ara h 1: vicilina
	Leite de vaca (*Bos domesticus*)	Bos d 1 a 8	Bos d 4: α-lactalbumina
	Ovos de galinha (*Gallus domesticus*)	Gal d 1 a 5	Ga d 2: ovalbumina
Fármacos	Penicilina	–	Amoxicilina
	Fluoroquinolona	–	Ciprofloxacino
Alergênios ocupacionais	Di-isocianato de tolueno	–	–
	Látex (obtido da seringueira, *Hevea brasiliensis*)	Hev b 1 a 13	Hev b 1: fator de alongamento

Para uma lista completa, ver International Union of Immunological Societies Allergen Nomenclature Sub-Committee (www.alergen.org).

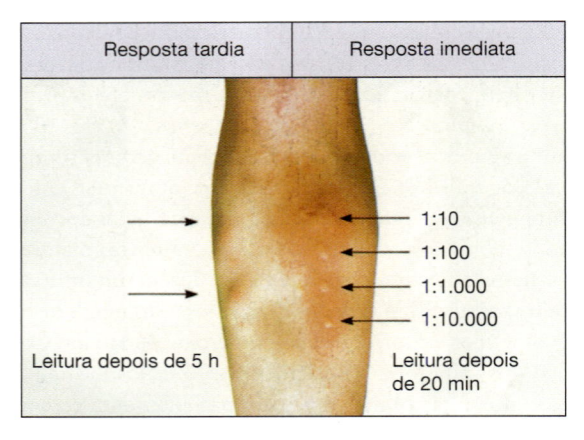

Figura 14.6 Alergia atópica. Testes cutâneos com punctura com alergênio do pólen de gramíneas em um paciente com rinite alérgica típica do verão. Os testes cutâneos foram realizados 5 h (*à esquerda*) e 20 min (*à direita*) antes de realizar a fotografia. Os testes à direita mostram uma titulação típica de uma reação imediata tipo I de pápula e eritema. A reação cutânea de fase tardia (*à esquerda*) pode ser claramente observada em 5 h, particularmente quando precedida de uma acentuada resposta imediata. São fornecidos os valores da diluição do alergênio.

leite de vaca, ovos, nozes e frutos do mar, deviam ser evitados durante a gestação e a amamentação e excluídos da dieta do lactente durante os primeiros 2 anos. Entretanto, tornou-se evidente que essa abordagem pode, na realidade, levar a um aumento, mais do que a uma diminuição da alergia alimentar. Por conseguinte, há muito controvérsia sobre introduzir ou não alimentos comumente alergênicos no início da vida.

A alergia a amendoins é observada em cerca de 1% das crianças, e, à semelhança de outros alergênios, as reações são, algumas vezes, potencialmente fatais ou, em certas ocasiões, até mesmo fatais. Aditivos alimentares, como sulfitos, também podem causar reações adversas. Acredita-se que a ausência de alergia alimentar na maioria dos indivíduos seja devido a anticorpos IgA e IgG4 que competem efetivamente com a IgE pela ligação ao alergênio e à presença de células T reguladoras Foxp3[+], capazes de inibir tanto as células Th2 quanto os mastócitos. O contato do alimento com IgE específica nos mastócitos no trato gastrintestinal pode produzir reações locais, resultando em dor abdominal, cólica, diarreia e vômitos, ou pode permitir a entrada do alergênio no corpo, causando uma alteração da permeabilidade intestinal por meio

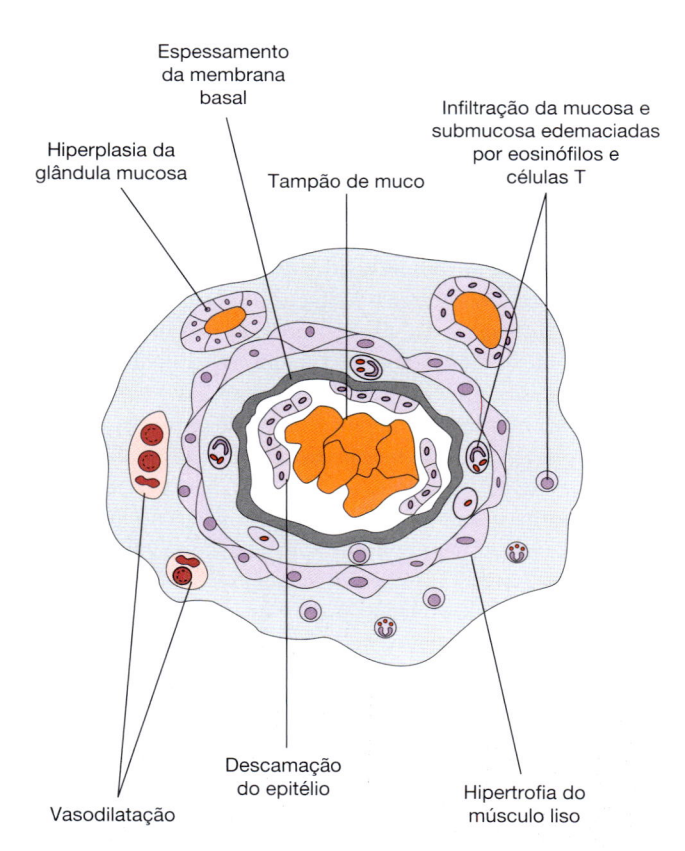

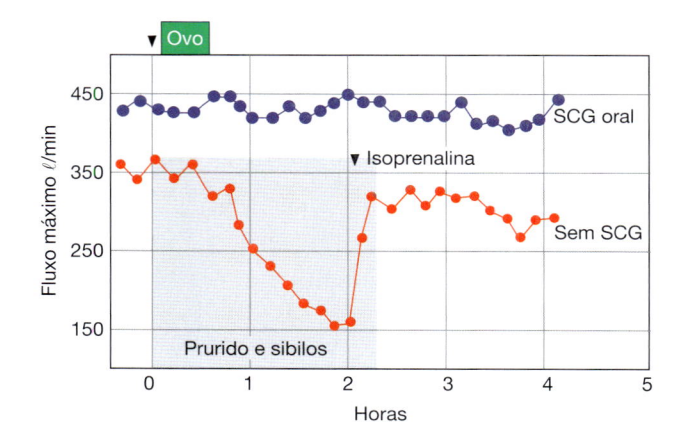

Figura 14.9 O papel da sensibilidade intestinal no desenvolvimento da asma por alergênios alimentares. Após a ingestão de ovo, um paciente teve asma dentro de poucas horas, conforme indicado pela depressão do pico de fluxo de ar na prova de função pulmonar. Os sintomas no estágio do órgão-alvo foram neutralizados pela isoprenalina, um agonista dos receptores beta-adrenérgicos. Entretanto, cromoglicato de sódio (SCG) oral, que impede a ativação dos mastócitos antígeno-específicos, também impediu o início da asma após estimulação oral com ovo. Observe que o SCG administrado por via oral não exerce efeito sobre a resposta de um asmático a um alergênio inalado. (Fonte: Brostoff J. (1986) In *Food Allergy* (eds. Brostoff J. e Challacombe S.J.), Baillière Tindall, London, p. 441. Reproduzida, com autorização, de Elsevier.)

Figura 14.7 Alterações patológicas na asma. Diagrama de corte transversal de uma via respiratória na asma grave.

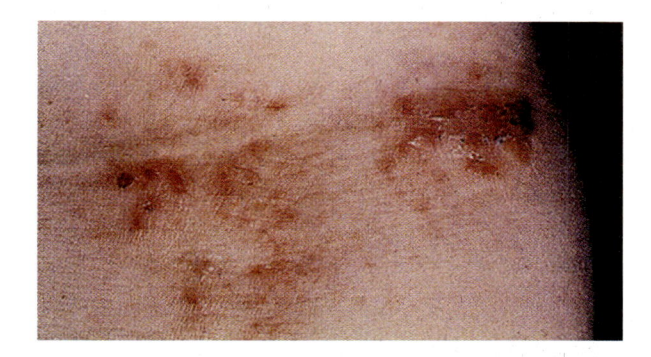

Figura 14.8 Reação do eczema atópico na parte posterior de um joelho de uma criança alérgica a arroz e ovos. (Fonte: J. Brostoff. Reproduzida com autorização.)

da liberação de mediadores. O alergênio pode formar complexos com anticorpos e provocar lesões distais por meio de depósitos nas articulações, por exemplo, ou pode sofrer livre difusão para outros locais sensibilizados, como a pele (Figura 14.8) ou os pulmões, onde irá causar uma reação anafilática local adicional. Assim, a ingestão de morangos pode produzir **reações urticariformes** (áreas cutâneas elevadas e pruriginosas), e o ovo pode precipitar uma crise de asma em indivíduos apropriadamente sensibilizados. O papel do intestino sensibilizado, que atua como "portão" para possibilitar a entrada de alergênios, é fortemente sugerido por experimentos em que o cromoglicato de sódio oral, um estabilizador dos mastócitos, impediu a ocorrência subsequente de asma após a ingestão do alimento agressor (Figura 14.9).

A **alergia anafilática a fármacos** manifesta-se nas respostas dramáticas a fármacos como a **penicilina**, que atua como hapteno de proteínas corporais por meio de ligação covalente, induzindo a síntese de IgE. No caso da penicilina, o anel betalactâmico liga-se ao ε-amino da lisina, formando o determinante peniciloil. A especificidade precisa dos anticorpos IgE possibilita a discriminação entre fármacos estreitamente semelhantes, de modo que alguns pacientes podem ser alérgicos à amoxicilina, mas podem tolerar a benzilpenicilina, que só difere por modificações mínimas das cadeias laterais (Figura 14.10).

Mecanismos patológicos na asma

A asma afeta aproximadamente 10% dos indivíduos no mundo inteiro. Agora, iremos analisar de modo mais detalhado os eventos que geram a cronicidade da asma. Existe uma **fase inicial** da resposta brônquica ao antígeno inalado, que envolve essencialmente mastócitos mediadores, e uma **fase tardia** inflamatória, dominada pelos eosinófilos. **Ambas as fases dependem de IgE**, como mostra a acentuada atenuação observada em pacientes asmáticos tratados com o anticorpo monoclonal anti-IgE humanizado, o **omalizumabe**, que reduz a IgE a níveis quase indetectáveis. As células Th2 ativadas e um tipo de célula, designado como células linfoides inatas de grupo 2 (ILC2), produzem IL-13, que constitui um mediador essencial das alterações estruturais associadas à asma, denominadas remodelagem das **vias respiratórias**. A remodelagem das vias respiratórias envolve espessamento das paredes das vias respiratórias e aumento da adventícia (tecido conjuntivo mais externo), submucosa e músculo liso. Após lesão, o epitélio das vias respiratórias secreta as citocinas IL-25, IL-33 e linfopoetina do estroma tímico (TSLP), que, em seu conjunto, atuam na ativação das células Th2, células ILC2, células dendríticas,

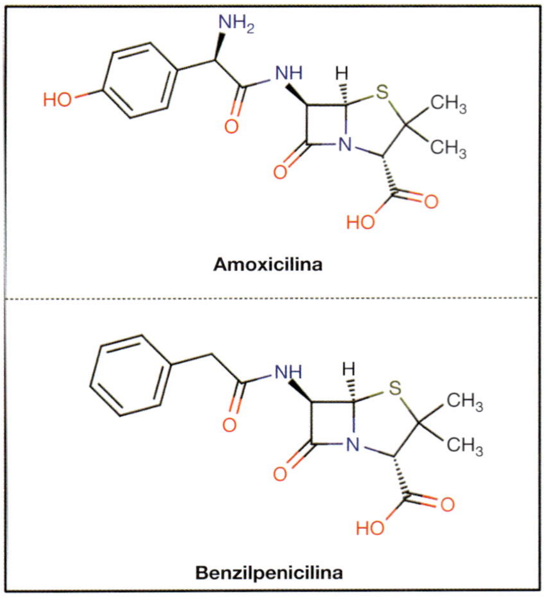

Figura 14.10 Alergia a fármacos. A capacidade da resposta alérgica mediada por IgE de distinguir entre dois antibióticos estreitamente relacionados, a amoxicilina e a benzilpenicilina, possui importância clínica para o tratamento da doença bacteriana em pacientes com alergia a fármacos e fornece um exemplo interessante da capacidade discriminatória fina da resposta imune adaptativa.

mastócitos, basófilos, eosinófilos e células NKT. Ao secretar as citocinas tipo Th2, IL-5 e IL-13, as células ILC2 inatas ajudam a fortalecer a resposta Th2 adaptativa.

Os mastócitos também contribuem para o recrutamento dos eosinófilos por meio da secreção de triptase, que pode ativar o receptor 1 semelhante ao receptor do fator da coagulação II (F2RL1, receptor ativador por protease-2 [PAR-2] na superfície das células endoteliais e epiteliais, nos fibroblastos e no músculo liso. A ativação do receptor leva à produção de TNF, IL-1β e IL-4, promovendo a expressão das moléculas de adesão do endotélio vascular, VCAM-1, ICAM-1 e P-selectina, que recrutam eosinófilos e basófilos. Um importante estímulo deflagrador da reação de fase tardia é a **ativação dos macrófagos alveolares** por meio da interação do alergênio com IgE ligada ao FcεRII de baixa afinidade, resultando em aumento significativo na produção de TNF e IL-1β. Essas citocinas estimulam a liberação dos poderosos **quimioatraentes dos eosinófilos** CCL5 (RANTES), CCL11 (eotoxina) e CCL12 (MCP5) pelas células epiteliais brônquicas e fibroblastos. Observe também que o CCL5 e o CCL11 podem contribuir diretamente para a inflamação local por meio de desgranulação dos basófilos independente de IgE.

Nesse estágio, entra em campo um novo jogador: as células T sensibilizadas migram até o local de inflamação sob a influência do CCL11. Juntamente com a secreção de citocinas pelas células ILC2 já mencionadas, os fatores de transcrição GAGA-3 e c-maf e a presença de prostaglandina E_2 promovem o **desenvolvimento de células Th2**, e as respostas são acentuadamente deslocadas para esse subgrupo particular de células T na **asma** (Figura 14.11). O encontro com peptídios derivados de alergênios nas células apresentadoras de antígeno promove a síntese de IL-4, IL-5 e IL-13. A IL-4 estimula ainda mais a liberação de CCL11, enquanto a IL-5 suprarregula os receptores de quimiocinas nos eosinófilos, mantém a sua sobrevida

por um efeito inibitório sobre a apoptose natural e está envolvida no recrutamento da medula óssea a longo prazo. As células Th17 também estão presentes e promovem respostas inflamatórias dos neutrófilos e dos macrófagos nos pulmões.

Neste momento, a situação parece ficar complicada para os tecidos brônquicos, e numerosos fatores contribuem para a disfunção das vias respiratórias induzida por alergênios: (i) uma sopa virtual de **broncoconstritores,** entre os quais os leucotrienos são particularmente importantes, banha as células musculares lisas; (ii) **edema** das paredes das vias respiratórias; (iii) alteração da regulação neural do tônus das vias respiratórias por meio da ligação da proteína básica principal (MBP) dos eosinófilos a autorreceptores M2 nas terminações nervosas, com aumento da liberação de **acetilcolina;** (iv) **descamação das células epiteliais** das vias respiratórias, devido à ação tóxica da MBP, havendo uma forte correlação entre o número de células descamadas no líquido do lavado broncoalveolar e a concentração de MBP; (v) **hipersecreção de muco** devido à IL-13 e, em menor grau, à IL-4, leucotrienos e fator ativador das plaquetas, que atuam sobre as glândulas submucosas e seus elementos neurais de controle; e, por fim, (vi) uma resposta de tipo reparo, que envolve a produção do fator de crescimento dos fibroblastos, TGFβ e fator de crescimento derivado das plaquetas, a deposição de colágeno, a formação de tecido cicatricial e fibroso e hipertrofia do músculo liso, levando a um estreitamento exagerado das vias respiratórias (*i. e.*, broncoconstrição) em resposta a uma variedade de estímulos ambientais (Figura 14.7). A grande variedade de citocinas e mediadores produzidos pelas células epiteliais (incluindo células endoteliais), fibroblastos e células musculares lisas dos pulmões pode ser responsável pela persistência da inflamação das vias respiratórias e pelas alterações estruturais permanentes em pacientes com doença crônica, mesmo na ausência ou na aparente ausência de exposição contínua a alergênios inalados aos quais os indivíduos são sensíveis, uma situação em que não se pode esperar qualquer benefício da imunoterapia convencional.

Diferentemente dos asmáticos atópicos, os **asmáticos intrínsecos** apresentam testes cutâneos negativos aos aeroalergênios comuns, não têm história clínica ou familiar de alergia, apresentam níveis séricos normais de IgE e não exibem anticorpos IgE específicos detectáveis contra alergênios comuns. Todavia, assemelham-se aos atópicos em aspectos importantes: as biopsias brônquicas revelam aumento da expressão de IL-4, IL-13, CCL5 e CCL11 e do mRNA para a cadeia pesada ε, sugerindo a síntese local de IgE. Existe algum papel para a IgE específica contra vírus ou para autoanticorpos IgE contra FcεRI?

Rinite e conjuntivite alérgicas (febre do feno)

As manifestações mais comuns da febre do feno, que são muito familiares para muitos leitores, consistem em rinite (inflamação da mucosa do nariz, causando espirros, congestão nasal ou coriza) e conjuntivite (hiperemia e inflamação da conjuntiva dos olhos, com prurido). Embora não seja uma doença particularmente grave, pode ter um impacto negativo e substancial sobre a qualidade de vida do indivíduo. Os alergênios agressores são encontrados no pólen em árvores, gramíneas ou ervas daninhas. Os estudos de associação genômica ampla (GWAS) identificaram quase 20 genes que contribuem para a suscetibilidade ao desenvolvimento de febre do feno. A rinite alérgica compartilha

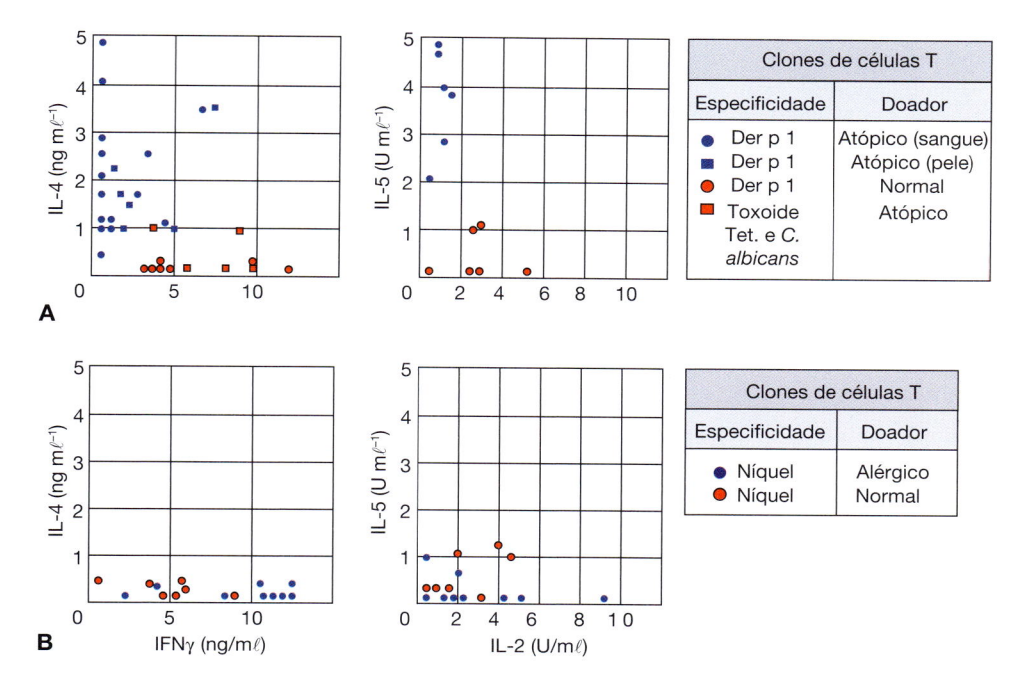

Figura 14.11 Domínio das células Th2 na alergia atópica. Demonstrado por perfis de citocinas de clones de células T CD4 antígeno-específicas de pacientes com alergia atópica tipo I (**A**) e indivíduos com sensibilidade de contato tipo IV (**B**), em comparação com controles normais. Cada ponto representa o valor de um clone individual. Os arquétipos de clones de Th1 apresentam altos níveis de IFNγ e IL-2 e baixos níveis de IL-4 e IL-5; os clones Th2 exibem o inverso. O nível elevado de IL-4 estimula a permuta para a produção de IgE pelas células B e promove ainda mais o desvio para Th2. (Fonte: Kapsenberg M.L. *et al.* (1991) *Immunology Today* **12**, 392.)

muitas características patológicas com a asma, o que talvez não seja muito surpreendente tendo em vista que ambas as condições afetam as vias respiratórias. Entretanto, embora ocorra frequentemente lesão extensa do epitélio na asma, observa-se habitualmente um dano mínimo ao epitélio nasal. Os processos imunológicos são bastante semelhantes; por exemplo, são observados números aumentados de células T CD4+ e eosinófilos, e a produção local de IgE e de citocinas, como IL-5, constitui uma característica de ambas as condições.

Eczema

A função da pele como barreira desempenha um papel fundamental na exclusão de alergênios, e são encontradas mutações no gene que codifica a filagrina, um componente essencial da barreira, em alguns pacientes com **dermatite atópica** (eczema). As células de Langerhans da pele e outras populações de células dendríticas expressam FcεRI, e os alergênios que chegam são captados como complexos de alergênio-IgE e transferidos para a via de processamento do MHC da classe II para apresentação às células Th2. Os queratinócitos de pacientes com dermatite atópica produzem quantidades substanciais de uma citocina denominada linfopoetina do estroma tímico (TSLP), que ajuda as células dendríticas a estimular a diferenciação das células Th2. As quimiocinas CC produzidas pelos queratinócitos e fibroblastos atraem preferencialmente os eosinófilos e as células Th2 de memória CLA+ de endereçamento cutâneo. As células Th2 representam 80 a 90% das células T no infiltrado (pelo menos durante os estágios iniciais da inflamação), respondem pela maior parte da resposta específica ao alergênio agressor e produzem uma variedade de citocinas, incluindo IL-4, IL-13 e IL-31. A interleucina-31, em particular,

exerce efeitos inibitórios sobre a diferenciação das células epidérmicas. Pacientes com dermatite atópica são propensos a infecções, particularmente por *Staphylococcus aureus,* e, com a ocorrência de lesões cutâneas, há uma participação crescente das células Th1, Th17 e Th22 em resposta à estimulação microbiana. Como o próprio nome sugere, as células Th2 secretam predominantemente IL-22, juntamente com IL-13 e TNF.

Etiologia da alergia

Existe uma forte predisposição familiar ao desenvolvimento de alergia atópica (Figura 14.12), o que sugere a atuação de fatores genéticos. Em um estudo sobre alergia ao amendoim, gêmeos monozigóticos apresentaram uma taxa de concordância de 64%, em comparação com 7% em gêmeos dizigóticos. É evidente que o desenvolvimento de alergia atópica depende de numerosas interações genéticas complexas com vários fatores ambientais. A idade, o sexo, a história de infecção, o estado nutricional e a exposição a alergênios desempenham um papel. Um fator óbvio é a capacidade geral de sintetizar o isótipo IgE – quanto mais elevado o nível de IgE no sangue, maior a probabilidade de apresentar atopia (Figura 14.12). Os estudos genéticos realizados forneceram evidências de que muitos genes diferentes contribuem para a suscetibilidade ao desenvolvimento da asma, incluindo HLA-DQ, genes que codificam as citocinas IL-33 e TSLP, os receptores de citocinas IL-33R e a cadeia β do IL-2R e o fator de transcrição SMAD3 (Figura 14.13), embora nenhum gene isolado constitua por si só um fator predisponente particularmente forte.

Entretanto, uma associação interessante é aquela observada com polimorfismos em diversos receptores de reconhecimento de padrão (PRR). Que relevância isso pode ter para a doença atópica?

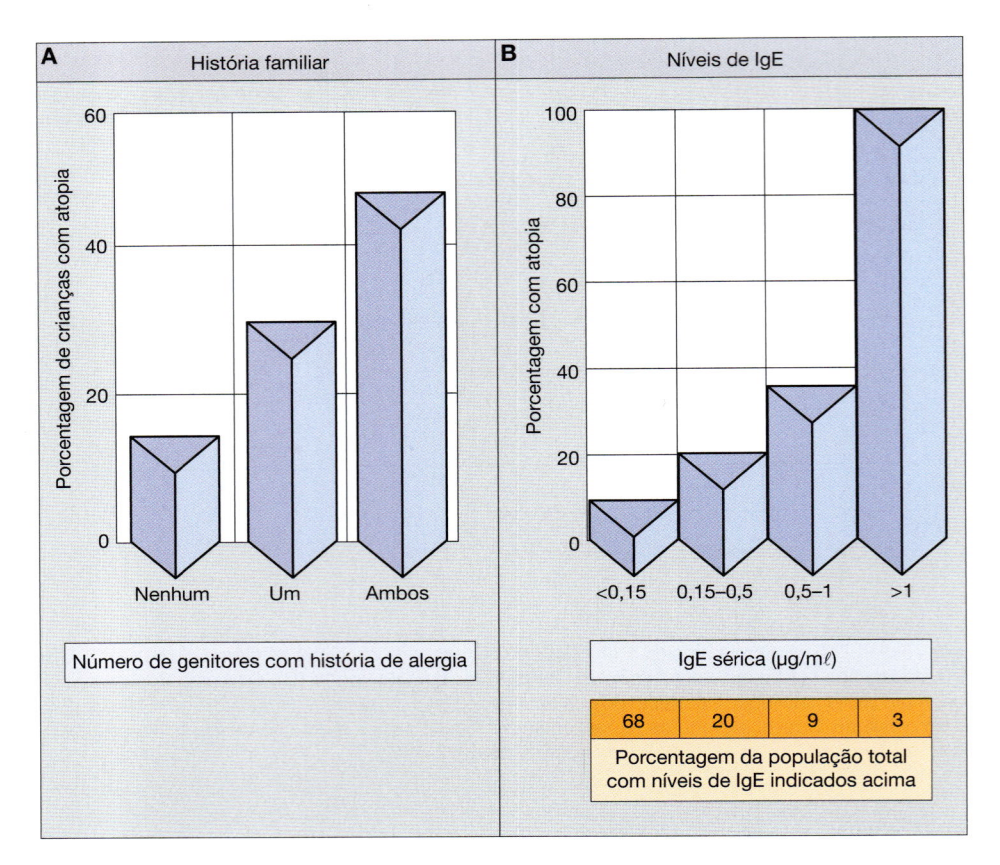

Figura 14.12 Fatores de risco na alergia. **A.** História familiar. **B.** Níveis de IgE – quanto mais elevada a concentração sérica de IgE, maior a probabilidade de desenvolver atopia.

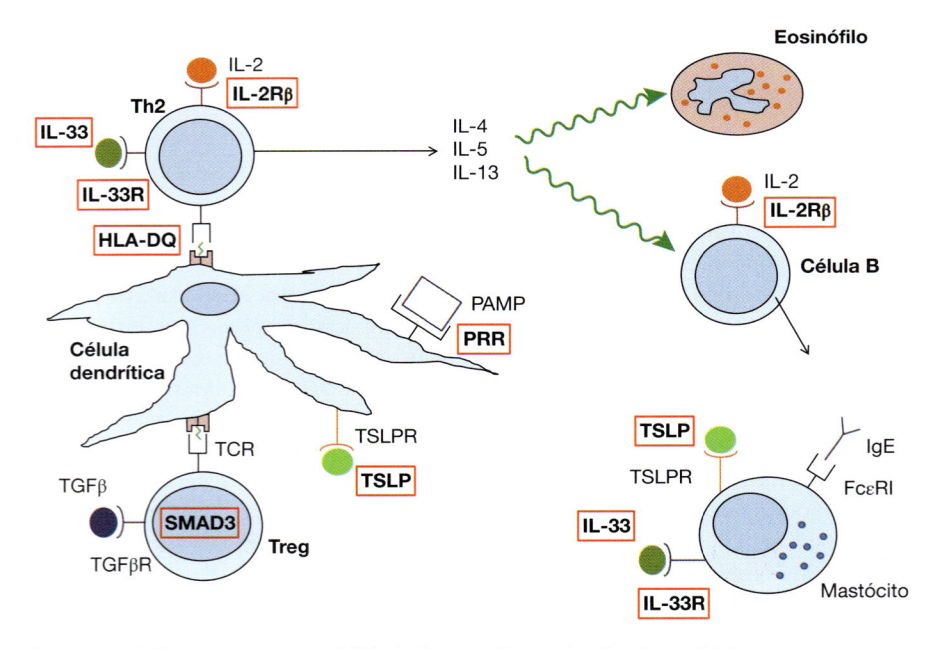

Figura 14.13 Produtos gênicos que influenciam a suscetibilidade à asma. Foram implicados múltiplos genes que atuam em vários estágios da resposta de hipersensibilidade tipo I. Os exemplos incluem aqueles indicados em *retângulos vermelhos*. IL-2Rβ, cadeia β do receptor de interleucina-2; PAMP, padrão molecular associado ao patógeno; PRR, receptor de reconhecimento de padrão; TSLP, linfopoetina do estroma tímico; TSLPR, receptor de TSLP.

Bem, o reconhecimento de patógenos por células dendríticas, mediado por PRR, é importante no desenvolvimento do equilíbrio correto entre as respostas das células Th1 e Th2. O raciocínio atual percorre as seguintes linhas. Por ocasião do nascimento, o sistema imune neonatal é desviado para respostas do tipo Th2; entretanto, na presença de um ambiente microbiano hostil, observa-se um desvio para as respostas Th1. Esse desvio estende-se para os alergênios inalados e, algumas vezes, é designado como desvio imune. Todavia, na ausência de infecções repetidas por patógenos comuns (devido a um ambiente "mais limpo" e ao uso precoce disseminado de antibióticos), o sistema imune mantém um fenótipo Th2, o que irá favorecer a secreção de IL-4 e IL-13 (promovendo a produção de IgE) e IL-5 (promovendo a eosinofilia). Essa ideia forma a base da hipótese de higiene apresentada para explicar o aumento na incidência das alergias observado nos países altamente desenvolvidos e até mesmo mais expressivo nos países que se tornam altamente desenvolvidos, como a antiga Alemanha Oriental, onde os níveis de alergia atópica começaram a alcançar aqueles observados na Alemanha Ocidental após a reunificação. Entretanto, o quadro geral relacionado com o desenvolvimento econômico é complexo – não vamos esquecer que os poluentes ambientais, como partículas de diesel de escapamento, já foram apontados como cofatores nas crises de asma.

Recentemente, houve também grande interesse em procurar compreender mais detalhadamente o papel da função do epitélio como barreira nas respostas alérgicas. O comprometimento das zônulas de oclusão entre as células epiteliais, talvez causado por poluentes químicos ou físicos ou por infecção, deverá levar evidentemente a um maior acesso dos patógenos e alergênios.

Diagnóstico

A sensibilidade normalmente é avaliada pela resposta à estimulação intradérmica com antígeno. A liberação de histamina e de outros mediadores produz rapidamente uma reação de **pápula e eritema** (ver Figura 14.6) que se torna máxima dentro de 30 min e, em seguida, desaparece. Essas reações imediatas de pápula e eritema podem ser seguidas de uma fase tardia no local de injeção na pele (ver Figura 14.6), que algumas vezes dura 24 h, lembrando aquelas observadas após estimulação dos brônquios e da mucosa nasal de indivíduos alérgicos e caracterizada, de modo semelhante, por uma infiltração densa com eosinófilos e células T.

A correlação entre as respostas ao teste de punctura e a medição da IgE sérica específica de alergênio é muito boa. Em alguns casos, a estimulação intranasal com alergênio pode provocar uma resposta até mesmo quando ambos os testes são negativos, provavelmente em consequência da síntese local de anticorpos IgE.

Terapia

Se considerarmos a sequência de reações desde a exposição inicial a alergênios até a produção de doença atópica, pode-se verificar que vários pontos na cadeia proporcionam alvos legítimos para a terapia (Figura 14.14).

Evitar os alergênios

Em indivíduos em que o(s) alergênio(s) agressor(es) foi/foram identificado(s), é desejável evitar o contato com o(s) alergênio(s), embora isso seja algumas vezes problemático. A relutância de alguns pais em se desfazer do gato da família para interromper os sibilos do pequeno Algernon é, algumas vezes, muito surpreendente.

Imunoterapia de dessensibilização

A **injeção subcutânea** repetida de pequenas quantidades de alergênio pode levar a uma notável melhora em indivíduos sujeitos a anafilaxia por veneno de inseto ou febre do feno. Há estudos em andamento para avaliar o benefício do uso dessa abordagem para pacientes com asma e eczema. A **imunoterapia alergênica por via sublingual (SLIT)** pode ser autoadministrada em casa e está associada a um menor risco de reações sistêmicas graves do que a administração subcutânea, porém isso precisa ser considerado em relação ao fato de que ela algumas vezes não é tão efetiva quanto a imunoterapia injetável. O mecanismo pelo qual a dessensibilização atua não está totalmente esclarecido, mas pode reforçar a síntese de anticorpos "bloqueadores" IgG, que desviam o alergênio do contato com a IgE ligada aos tecidos e/ou que infrarregulam a síntese de IgE pela ocupação do receptor FcγRIIB nas células B por IgG específica de alergênio ligada a moléculas de alergênio que

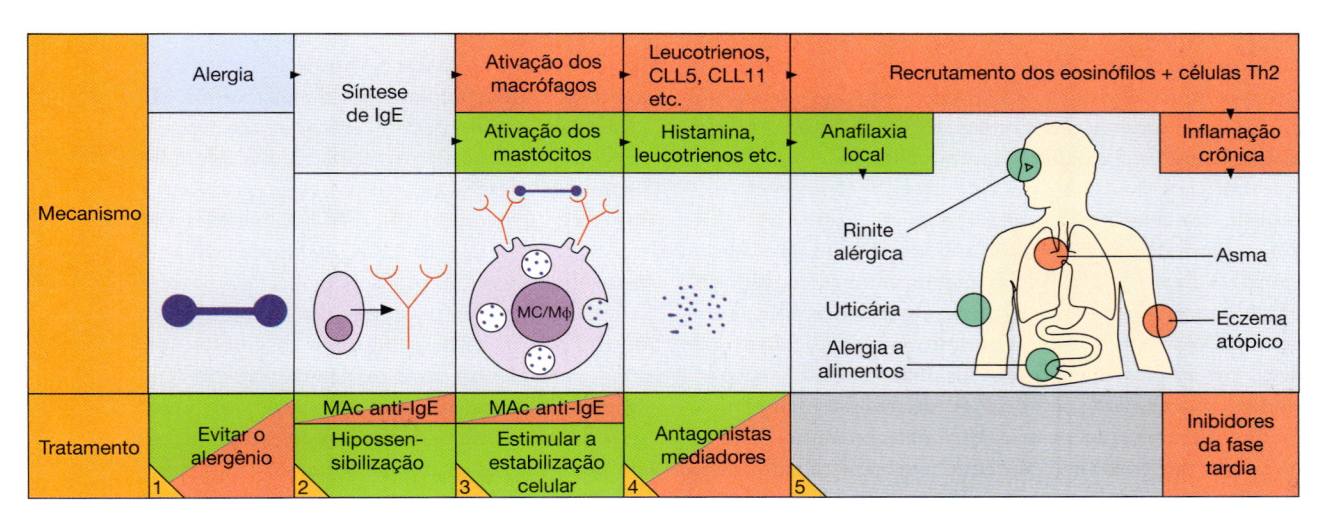

Figura 14.14 Alergias atópicas e seu tratamento: áreas de respostas locais e possíveis terapias. Os eventos e tratamentos relacionados com a anafilaxia local são representados em *verde*, e a inflamação crônica, em *vermelho*. MAc, anticorpo monoclonal.

ocupam receptores de IgE de superfície (ver o Capítulo 9 para a regulação da produção de Ac por IgG). Além disso, a cooperação dos linfócitos T é importante para a síntese de IgE e a patogenia mediada por eosinófilos; por conseguinte, os efeitos benéficos da exposição ao antígeno também podem ser mediados pela indução de células T anérgicas ou reguladoras e por uma mudança na produção de citocinas de Th2 para Th1.

Bloqueio da ação da IgE

Já mencionamos o anticorpo monoclonal humanizado, **omalizumabe**, dirigido contra o domínio FcεRI de ligação de Cε3 da IgE, que proporciona uma terapia relativamente nova para as formas graves de asma. O omalizumabe reduz os níveis circulantes de IgE para quase zero por neutralização direta, e, como efeito secundário, isso diminui a expressão dependente de IgE do receptor FcεRI nos mastócitos. Em consequência, há muito menos receptores no mastócito para a ligação de IgE, e praticamente não ocorre nenhuma ligação de IgE. Por conseguinte, não é surpreendente que esse anticorpo tenha tido sucesso em ensaios clínicos concluídos e que tenha sido subsequentemente aprovado pela FDA para uso em adultos e adolescentes com asma atópica persistente moderada ou grave, cujos sintomas foram inadequadamente controlados com corticosteroides inalados. O omalizumabe também foi aprovado para uso em adultos e adolescentes com urticária idiopática crônica, cujos sintomas não são totalmente controlados por anti-histamínicos.

Inibição das células efetoras

Alguns agentes, como **isoprenalina** e **cromoglicato de sódio** inalados, que impedem a ativação dos mastócitos têm proporcionado grande alívio. O cromoglicato de sódio bloqueia a atividade dos canais de cloro e mantém as células em um estado fisiológico de repouso normal, o que provavelmente contribui para seus efeitos inibidores sobre uma ampla variedade de funções celulares, como desgranulação dos mastócitos, quimiotaxia dos eosinófilos e neutrófilos e liberação de mediadores, bem como broncoconstrição reflexa. Alguns desses efeitos, ou todos eles, são responsáveis pelas suas ações antiasmáticas.

A ativação dos macrófagos por meio de interação do alergênio com IgE ligada à superfície constitui, claramente, um importante fator iniciador das reações tardias, conforme discutido anteriormente, e a resistência a esse estímulo pode ser alcançada de modo muito efetivo com o uso de corticosteroides. Sem dúvida alguma, os **corticosteroides inalados** revolucionaram o tratamento da asma. A principal ação desses fármacos consiste em suprimir a transcrição de diversos genes inflamatórios, incluindo, no contexto atual, aqueles que codificam várias citocinas.

Antagonismo dos mediadores

Há muito tempo, foi comprovada a utilidade dos **antagonistas do receptor H1 de histamina** no tratamento sintomático da doença atópica. Os novos fármacos dessa classe, como a **loratadina** e a **fexofenadina**, mostram-se efetivos na rinite e na redução do prurido da dermatite atópica, embora tenham pouco benefício na asma. Além disso, a **cetirizina** possui efeitos úteis no recrutamento dos eosinófilos na reação de fase tardia. Os β_2-**agonistas** seletivos de ação curta, como Ventolin®, cujo princípio ativo é o **salbutamol** (albuterol), são inalados para aliviar os sintomas leves a moderados da asma. Esses agonistas dos receptores beta-adrenérgicos aumentam os níveis de cAMP, com consequente relaxamento do músculo liso brônquico e inibição da desgranulação dos mastócitos. Um importante avanço foi a introdução dos β_2-**agonistas de ação longa**, como o **salmeterol** e o **formoterol**, que, embora estejam potencialmente associados a um risco de efeitos colaterais substanciais, protegem contra a broncoconstrição por mais de 12 h e podem ser usados durante um curto período para controlar os sintomas quando o tratamento com outros fármacos não é suficiente. Os potentes **antagonistas do receptor de leucotrienos**, como o **montelucaste**, também são efetivos na asma e na rinite alérgica.

A **teofilina** foi introduzida para o tratamento da asma há quase 100 anos e, como **inibidor da fosfodiesterase (PDE)**, aumenta o nível intracelular de cAMP, causando broncodilatação.

Limitação da inflamação crônica

Alguns fármacos impedem a ocorrência de doença atópica em mais de um estágio. A **cetirizina** é um caso desse tipo, com seus efeitos duplos sobre o receptor de histamina e o recrutamento dos eosinófilos. Os **corticosteroides** parecem fazer quase tudo; além de seu papel na estabilização dos macrófagos, esses fármacos inibem com firmeza a ativação e a proliferação das células Th2, que constituem a força propulsora dominante subjacente na asma crônica; além disso, podem interromper o desenvolvimento do estreitamento irreversível das vias respiratórias. Por conseguinte, os esteroides inalados (p. ex., budesonida, mometasona, fluticasona) com elevada potência anti-inflamatória, mas com efeitos colaterais mínimos em virtude do metabolismo hepático, proporcionam a terapia de primeira linha para a maioria dos pacientes com asma crônica.

Hipersensibilidade tipo II | Citotoxicidade dependente de anticorpos

Quando existe um antígeno presente na superfície de uma célula, o seu reconhecimento por um anticorpo tem o potencial de levar à morte dessa célula por citotoxicidade mediada por complemento ou celular (Figura 14.15). Pode ocorrer ativação do complemento pela via clássica, e, a não ser que as células estejam protegidas por proteínas reguladoras do complemento (que, de fato, é habitualmente o caso), a produção do complexo de ataque à membrana (MAC) irá levar à morte celular. Na hipersensibilidade tipo II, a produção excessiva de MAC será sobrepujada pelo efeito protetor das proteínas reguladoras do complemento de superfície celular.

Ocorre um mecanismo citotóxico muito diferente, a **citotoxicidade celular dependente de anticorpos (ADCC)**, quando células-alvo recobertas com anticorpos são destruídas por um processo não fagocitário extracelular, envolvendo leucócitos que se ligam ao alvo pelos seus receptores Fc específicos (p. ex., FcγR no caso da IgG; Figura 14.15). A ADCC pode ser mediada por vários tipos diferentes de leucócitos, incluindo células NK, monócitos, neutrófilos e eosinófilos. Embora seja facilmente observada como fenômeno *in vitro* (p. ex., esquistossômulos recobertos por IgG ou IgE podem ser destruídos por eosinófilos; ver Figura 11.25), a existência de um papel ou não para a ADCC *in vivo* continua sendo uma questão difícil. Do ponto de vista funcional, o esperado seria que esse mecanismo citotóxico extracelular fosse importante em situações nas quais o alvo é demasiado grande para ingestão por fagocitose (p. ex., grandes parasitas e tumores sólidos). Além disso, poderia atuar como sistema de apoio para a destruição mediada por células T.

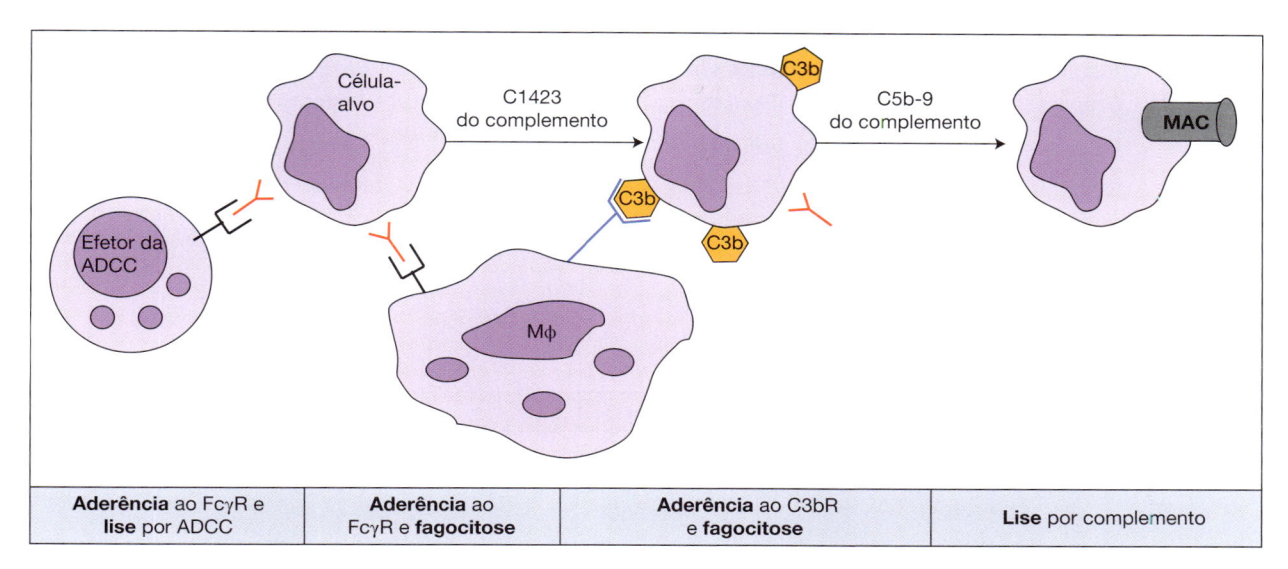

Figura 14.15 Hipersensibilidade citotóxica dependente de anticorpos (tipo II). Os anticorpos dirigidos contra antígenos de superfície celular provocam morte celular não apenas por lise dependente de complemento, utilizando o complexo de ataque à membrana (MAC) C5b-C9, mas também por reações de aderência a Fcγ e C3b, levando à fagocitose, ou por destruição extracelular não fagocitária por citotoxicidade celular dependente de anticorpos (ADCC). Os monócitos e neutrófilos ativados por IFNγ humanos destroem células tumorais recobertas de Ac utilizando seus receptores FcγRI; as células NK destroem os alvos por meio de receptores FcγRIII.

Reações tipo II entre membros da mesma espécie (reações aloimunes)

Reações transfusionais

Ocorrem anticorpos contra os antígenos A ou B dos **grupos sanguíneos AB0** (Figura 14.16) espontaneamente quando não há antígeno na superfície dos eritrócitos; por conseguinte, uma pessoa do grupo A irá apresentar anti-B, uma pessoa do grupo sanguíneo B irá apresentar anti-A, e a pessoa com grupo sanguíneo 0 terá ambos os anticorpos anti-A e anti-B. Em geral, essas **iso-hemaglutininas** consistem em IgM e pertencem à classe dos "anticorpos naturais" (Tabela 14.3). Após transfusão, os eritrócitos incompatíveis são recobertos por iso-hemaglutininas, causando grave hemólise intravascular mediada por complemento. A refratariedade clínica a transfusões de plaquetas é frequentemente causada por aloimunização HLA, porém esse problema habitualmente pode ser evitado pela depleção dos leucócitos das plaquetas.

Anticorpos maternos

Os **grupos sanguíneos Rh (*rhesus*)** constituem o outro sistema antigênico importante. De interesse particular é o fato de que mãe com grupo sanguíneo RhD-negativo (*i. e.*, genótipo *dd*) pode ser facilmente sensibilizada pelas hemácias do feto com antígenos RhD (genótipo *DD* ou *Dd*). Isso ocorre com mais frequência por ocasião do nascimento do primeiro filho, quando o sangramento placentário pode liberar um grande número de eritrócitos do recém-nascido na mãe. Os anticorpos produzidos são predominantemente da classe IgG e, diferentemente da IgM anti-A e anti-B citada anteriormente para o sistema de grupo sanguíneo AB0, são capazes de atravessar a placenta em qualquer gestação subsequente. A reação com o antígeno D existente nos eritrócitos fetais leva à sua destruição por meio de aderência opsônica, causando doença hemolítica do feto e do recém-nascido (eritroblastose fetal) (Figura 14.17A,B).

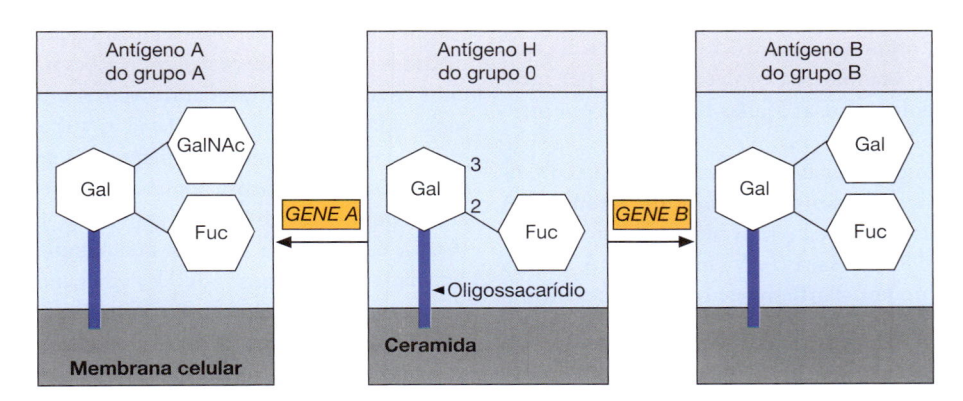

Figura 14.16 O sistema AB0. Os genes alélicos A e B codificam transferases que acrescentam *N*-acetilgalactosamina (GalNAc) ou galactose (Gal), respectivamente, à substância H. O oligossacarídio é ancorado à membrana celular por acoplamento a uma esfingomielina denominada ceramida. Oitenta e cinco por cento da população secretam substâncias do grupo sanguíneo na saliva, onde os oligossacarídios estão presentes na forma de conjugados polipeptídicos solúveis formados sob a ação de um gene secretor (*se*). Fuc, fucose.

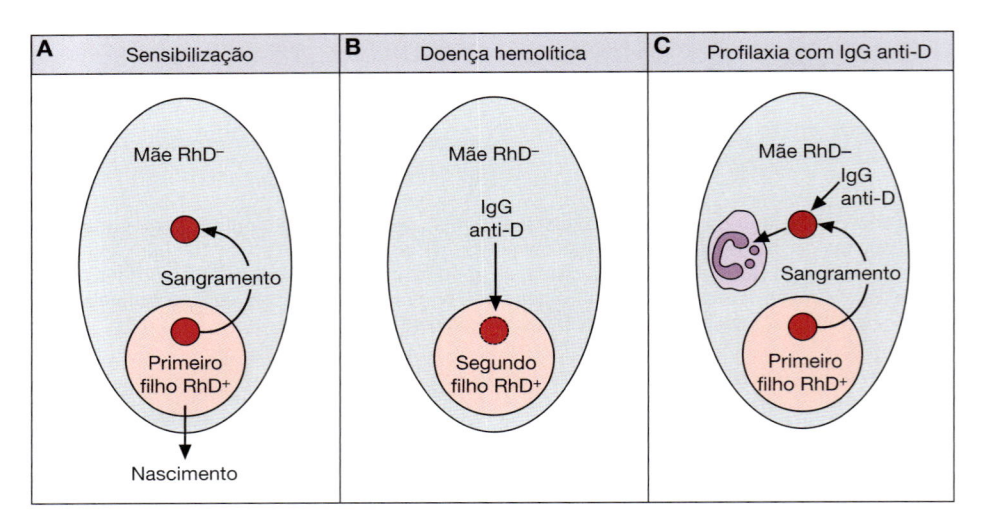

Grupo sanguíneo (fenótipo)	Genótipo	Antígeno	Anticorpo sérico
A	*AA, A0*	A	Anti-B
B	*BB, B0*	B	Anti-A
AB	*AB*	A e B	Nenhum
0	*00*	H	Anti-A Anti-B

Tabela 14.3 Grupos sanguíneos AB0 e anticorpos séricos.

Figura 14.17 Doença hemolítica do feto e do recém-nascido por incompatibilidade *rhesus*. **A.** Os eritrócitos RhD-positivos do primeiro filho sensibilizam a mãe RhD-negativa. **B.** A IgG anti-D materna atravessa a placenta e recobre os eritrócitos do segundo feto RhD-positivo, causando doença hemolítica por hipersensibilidade tipo II. **C.** A administração profilática de IgG anti-D durante a primeira gestação e por ocasião do parto remove os eritrócitos do feto por fagocitose e impede a sensibilização da mãe.

Esses anticorpos anti-D não são capazes de aglutinar eritrócitos RhD-positivos *in vitro*, em virtude da baixa densidade de sítios antigênicos; todavia, os eritrócitos recobertos por anti-D podem sofrer aglutinação pela adição de um soro anti-imunoglobulina (teste de Coombs; Figura 14.18).

As **mães RhD-negativas são tratadas de modo profilático** com IgG anti-D com 28 e 34 semanas de gestação e novamente dentro de 72 h após o parto se o recém-nascido for RhD-positivo (Figura 14.17C). Isso elimina o risco de sensibilização por meio da rápida remoção dos eritrócitos RhD-positivos da circulação materna por fagocitose antes que os eritrócitos fetais sejam capazes de induzir uma resposta materna e talvez também por meio de efeitos infrarreguladores sobre as células B maternas por meio do receptor FcγRIIb inibitório.

Outra doença que resulta da passagem transplacentária de anticorpos maternos é a **trombocitopenia aloimune neonatal**. A queda no número de plaquetas melhora acentuadamente com injeções intravenosas de IgG humana (IgIV) misturada. A eficácia dos fragmentos Fcγ e do anti-FcγR sugere que esse mecanismo atue por bloqueio dos receptores Fcγ.

Aloenxertos de órgãos sólidos

Os aloenxertos podem provocar a produção de anticorpos, particularmente contra antígenos MHC incompatíveis em receptores de transplante. Os anticorpos podem ser diretamente citotóxicos por meio da ativação do complemento, ou podem causar aderência das células fagocitárias ou ataque por ADCC. Os anticorpos também podem levar à aderência das plaquetas quando se ligam a antígenos na superfície do endotélio vascular (ver Figura 15.6). A rejeição hiperaguda é causada por anticorpos pré-formados no receptor do enxerto.

Reações de hipersensibilidade tipo II autoimunes

Ocorre produção de autoanticorpos contra os eritrócitos do próprio paciente na **anemia hemolítica autoimune**. Esses anticorpos reagem a 37°C com epítopos em antígenos do complexo *rhesus*, distintos daqueles que provocam reações transfusionais. Os eritrócitos recobertos por esses anticorpos apresentam redução de sua meia-vida, em grande parte devido à sua aderência a macrófagos esplênicos. Mecanismos semelhantes são responsáveis pela anemia em pacientes com doença por crio-hemaglutinina, que apresentam anticorpos monoclonais anti-I após infecção por *Mycoplasma pneumoniae* e, em alguns casos de hemoglobinúria paroxística a frio associada aos anticorpos de Donath-Landsteiner com atividade lítica e específicos para o grupo sanguíneo P. Esses anticorpos são principalmente do isótipo IgM e só reagem a temperaturas bem abaixo de 37°C. Os autoanticorpos IgG contra glicoproteínas de superfície das plaquetas são responsáveis pela depleção de plaquetas na **púrpura trombocitopênica idiopática**, principalmente por meio de eliminação mediada pelo receptor Fcγ por macrófagos teciduais no baço e no fígado.

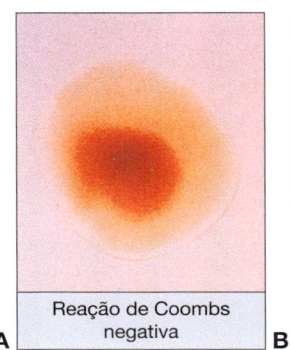
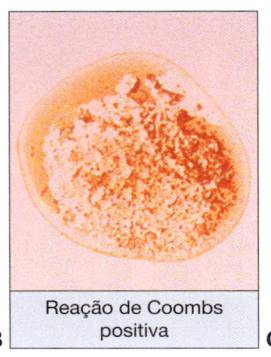
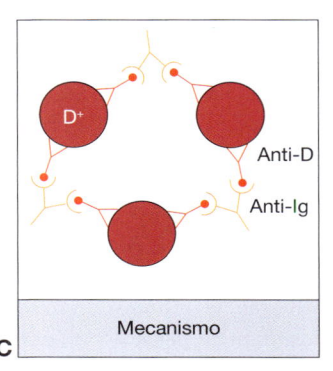

A Reação de Coombs negativa

B Reação de Coombs positiva

C Mecanismo

Figura 14.18 Teste de Coombs para eritrócitos recobertos por anticorpos. Esse teste é utilizado para a detecção de anticorpos *rhesus* e diagnóstico de anemia hemolítica autoimune. (Fonte: A. Cooke. Reproduzida com autorização.)

Na síndrome de Goodpasture, os autoanticorpos reconhecem o colágeno tipo IV na membrana basal glomerular do rim. Esses anticorpos, juntamente com componentes do complemento, ligam-se à membrana basal no local onde a ação do sistema complemento total resulta em grave lesão (Figura 14.19A). Pode-se também incluir a retirada dos receptores de acetilcolina da placa motora muscular por autoanticorpos na miastenia *gravis*, como outro exemplo de hipersensibilidade tipo II.

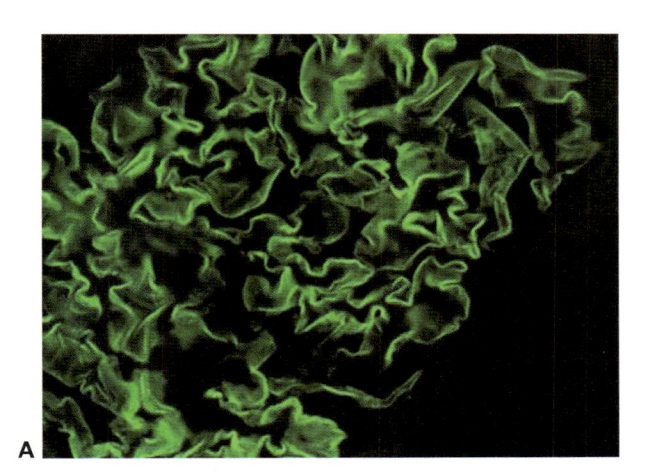

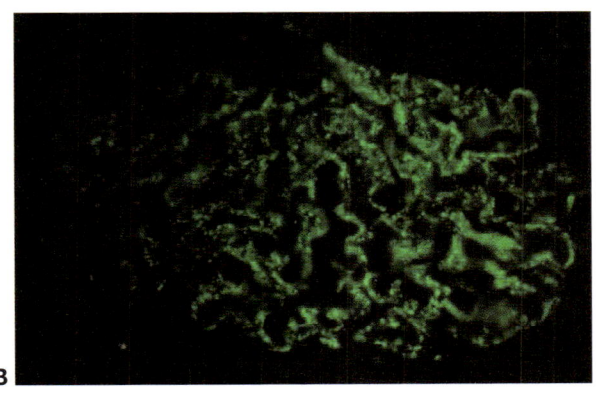

Figura 14.19 Glomerulonefrite. **A.** Na síndrome de Goodpasture por hipersensibilidade tipo II com depósito linear de anticorpo na membrana basal glomerular, visualizada aqui por coloração de amostra de biopsia de rim humano com anti-IgG fluorescente; e em contraste com o lúpus eritematoso sistêmico (LES) (**B**), em que a hipersensibilidade tipo III está associada ao depósito de complexos de antígeno-anticorpo, que podem ser visualizados como massas distintas que revestem a membrana basal glomerular após coloração imunofluorescente com anti-IgG. São obtidos padrões semelhantes com um anti-C3 fluorescente. (Fonte: S. Thiru. Reproduzida com autorização.)

Reações farmacológicas tipo II

Os fármacos podem acoplar-se a componentes do corpo e, consequentemente, sofrer conversão de hapteno em imunógeno completo, que pode desencadear uma resposta imune em alguns indivíduos. Se o fármaco formar um complexo imunogênico com a superfície de células sanguíneas circulantes, ele adquire o potencial de estimular a produção de anticorpos citotóxicos para o complexo célula-fármaco. Quando o uso do fármaco é suspenso, a sensibilidade não é mais evidente. Exemplos desse mecanismo são observados na **anemia hemolítica**, algumas vezes associada à administração contínua de clorpromazina ou fenacetina, na **agranulocitose** associada à amidopirina ou quinidina, e em um subgrupo de pacientes com **púrpura trombocitopênica** tratados com quantidades excessivas de penicilina.

Hipersensibilidade tipo III | Mediada por imunocomplexos

O corpo pode ser exposto a quantidades excessivas de antígeno durante um longo período de tempo em diversas circunstâncias: infecção persistente, autoimunidade contra componentes próprios e contato repetido com agentes ambientais. A união desses antígenos e anticorpos para formar um complexo no corpo pode dar origem a reações inflamatórias agudas por meio de uma variedade de mecanismos (Figura 14.20). Em primeiro lugar, complexos intravasculares podem agregar as plaquetas (Figura 14.20A) com duas consequências: fornecem uma fonte de aminas vasoativas e também podem formar microtrombos, que podem resultar em isquemia local (redução do suprimento sanguíneo e, portanto, do oxigênio aos tecidos). Os imunocomplexos também podem estimular os macrófagos, por meio de seus receptores Fcγ, para liberar as citocinas pró-inflamatórias IL-1β e TNF, intermediários reativos de oxigênio e óxido nítrico (Figura 14.20B). Os complexos que são insolúveis frequentemente não podem ser digeridos após fagocitose por macrófagos e, portanto, proporcionam um estímulo ativador persistente. Se o complemento for ativado, a geração do fator quimiotáxico C5a irá levar a um influxo de neutrófilos (Figura 14.20C), que fagocitam (ou procuram fagocitar) os imunocomplexos. Por sua vez, isso resulta na liberação extracelular do conteúdo dos grânulos dos neutrófilos, particularmente quando o complexo é depositado sobre uma membrana basal e não pode ser fagocitado (a denominada "fagocitose frustrada"). Naturalmente, as enzimas proteolíticas (incluindo proteases neutras e colagenase), as enzimas formadoras de cinina, as proteínas policatiônicas e os intermediários reativos de oxigênio e nitrogênio que são liberados irão causar dano aos tecidos locais e intensificar as respostas inflamatórias. As anafilatoxinas C3a e C5a produzidas após a ativação do complemento irão desencadear a liberação de mediadores dos mastócitos, com consequentes alterações da permeabilidade vascular (Figura 14.20D). Outros danos podem ser mediados por um processo designado como lise reativa, em que os C5, C6 e C7 ativados fixam-se à superfície de células adjacentes (embora não sejam sensibilizadas com anticorpo) e, subsequentemente, ligam-se a C8 e C9. Tendo em vista todas essas possíveis consequências da formação de imunocomplexos, a necessidade do sistema de inibidores presentes no corpo deve ficar absolutamente clara.

O resultado da formação de imunocomplexos *in vivo* depende não apenas das quantidades absolutas de antígeno e de anticorpo, mas também de suas proporções relativas, que determinam a natureza dos imunocomplexos e, portanto, a sua distribuição no organismo. Entre um **excesso de anticorpos** e um **excesso leve de antígenos**, os complexos são rapidamente precipitados e tendem a se localizar no sítio de introdução do antígeno, ao passo que, no **excesso moderado** a **acentuado de antígeno**, há formação de complexos solúveis.

A ligação covalente C3b ao imunocomplexo impede as interações Fc–Fc necessárias para formar grandes agregados insolúveis, e esses pequenos complexos ligam-se aos receptores de complemento CR1 no eritrócito humano e são transportados até macrófagos fixos no fígado e no baço, onde são destruídos com segurança. Este constitui um importante papel do eritrócito, uma célula que, com frequência, é injustamente ignorada na discussão do sistema imune. Se houver defeitos nesse processo, por exemplo, deficiências de componentes na via clássica, ou, talvez, se houver sobrecarga do sistema, pode ocorrer doença disseminada, envolvendo o depósito de complexos nos rins, nas articulações, na pele e no plexo corióideo (redes de capilares nas paredes dos ventrículos do encéfalo).

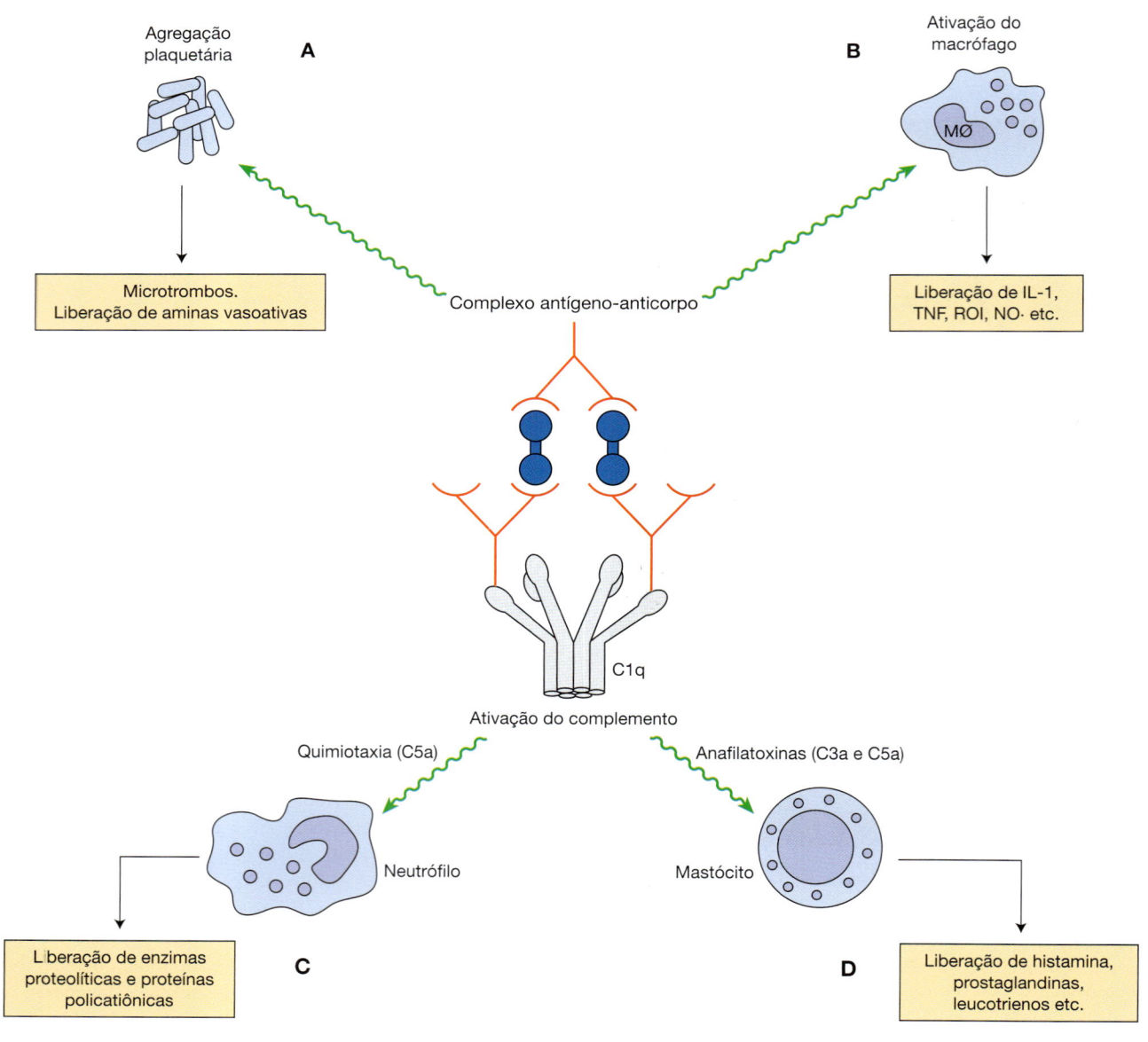

Figura 14.20 Hipersensibilidade mediada por imunocomplexos (tipo III) – mecanismos patogênicos subjacentes. ROI, intermediários de oxigênio reativos; NO, óxido nítrico.

Lesões inflamatórias em consequência de complexos formados localmente

Reação de Arthus

Maurice Arthus constatou que a injeção intradérmica de antígeno solúvel em coelhos hiperimunizados com altos níveis de anticorpos precipitantes produzia uma reação de eritema e edema, que alcançava um grau máximo em 3 a 8 h e, em seguida, habitualmente desaparecia. A lesão era caracterizada por infiltração intensa por neutrófilos (Figura 14.21A,B). O antígeno injetado precipita com o anticorpo, frequentemente na vênula, com demasiado rapidez para que o sistema complemento clássico possa impedi-lo; subsequentemente, o complexo é capaz de ligar-se ao complemento, e, com o uso de reagentes fluorescentes, é possível demonstrar a presença de antígeno, imunoglobulina e componentes do complemento nessa lesão, conforme ilustrado pela resposta inflamatória a depósitos de imunocomplexos contendo antígeno de superfície da hepatite B em um paciente com periarterite nodosa (Figura 14.21C). A produção de anafilatoxina (C3a, C4a e C5a), a desgranulação dos mastócitos, a ativação dos macrófagos, a agregação plaquetária e o influxo de neutrófilos contribuem todos para o processo. A reação de Arthus pode ser atenuada pela depleção de neutrófilos por mostarda nitrogenada ou do complemento por anti-C5a; as formas solúveis das proteínas reguladoras do complemento CD46 (proteína cofator de membrana) e CD55 (fator acelerador do decaimento) também são inibidoras.

Reações a antígenos inalados

As **reações intrapulmonares tipo Arthus** a antígenos exógenos inalados são responsáveis por vários distúrbios de hipersensibilidade tipo III. As graves dificuldades respiratórias associadas ao **pulmão do fazendeiro** ocorrem dentro de 6 a 8 h após exposição a actinomicetos termofílicos que crescem no feno mofado. A inalação de esporos bacterianos na poeira do feno introduz o antígeno nos pulmões, e ocorre uma reação de hipersensibilidade mediada por imunocomplexos. Situações semelhantes surgem no pulmão do criador de aves, em que os antígenos consistem, provavelmente, na mucina intestinal aviária e na IgA e IgG aviárias presentes na poeira de fezes secas, e em muitos outros casos curiosamente denominados **alveolite alérgica extrínseca** em consequência da inalação contínua de partículas orgânicas, como a doença do lavador de queijo (esporos de *Penicillium casei*), o pulmão dos peleiros (proteínas do pelo da raposa) e a doença dos cortadores de casca do bordo (esporos de *Cryptostroma*). As evidências de que uma reação anafilática imediata tipo I pode algumas vezes ser importante no início de uma reação de Arthus provêm do estudo

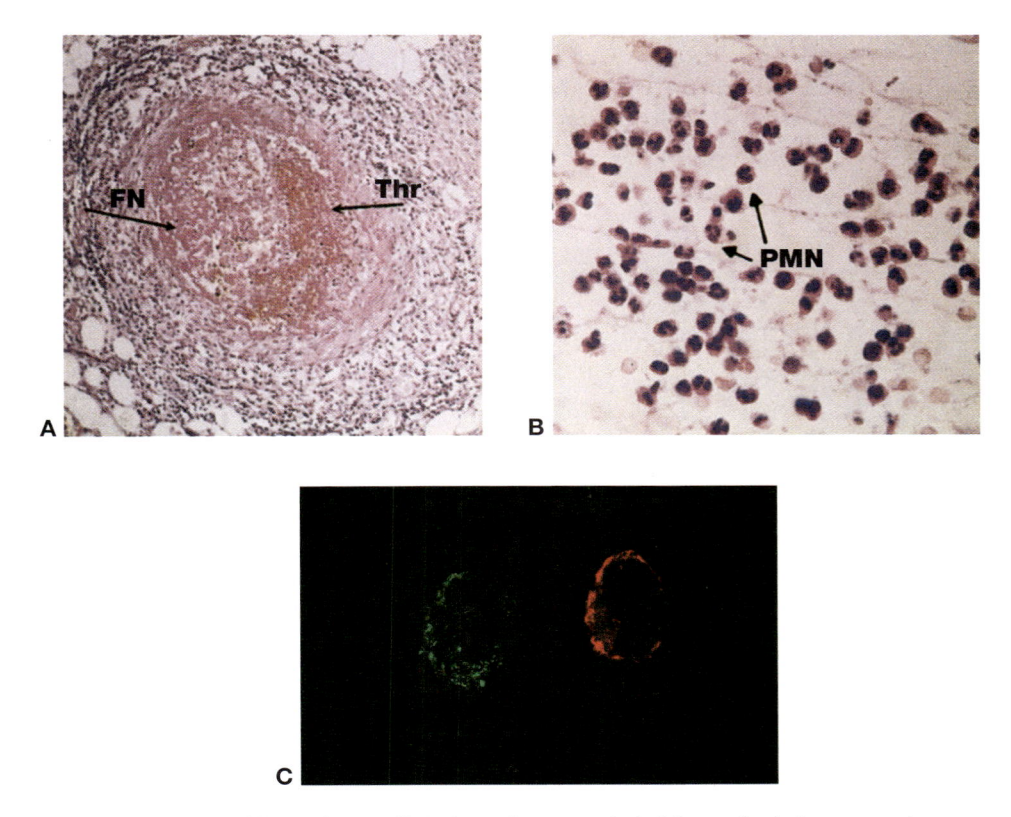

Figura 14.21 Histologia da reação inflamatória aguda na poliarterite nodosa associada à formação de imunocomplexos com antígeno de superfície da hepatite B (HBsAg). **A.** Vaso mostrando a formação de trombo (Thr) e necrose fibrinoide (FN), circundado por um infiltrado inflamatório misto, constituído principalmente de neutrófilos. **B.** Vista em grande aumento da resposta inflamatória aguda no tecido conjuntivo frouxo de um paciente com poliarterite nodosa; os neutrófilos polimorfonucleares (PMN) são proeminentes. **C.** Estudos por imunofluorescência de imunocomplexos na artéria renal de um paciente com hepatite B crônica, corados com antiantígeno da hepatite B conjugado com fluoresceína (*à esquerda*) e anti-IgM conjugado com rodamina (*à direita*). A presença de antígeno e de anticorpo nas túnicas íntima e média da parede arterial indica o depósito dos complexos nesse local. Os depósitos de IgG e de C3 também são detectáveis com a mesma distribuição. (Fonte: (**A**) e (**B**) N. Woolf. (**C**) A. Nowoslowski. Reproduzida com autorização.)

de pacientes com aspergilose broncopulmonar alérgica, que apresentam níveis elevados de IgE e de anticorpos IgG precipitantes contra espécies de *Aspergillus*.

Reações a infecções residentes ou antígenos próprios

Com frequência, as reações tipo III são provocadas pela liberação local de antígeno por microrganismos infecciosos presentes no corpo; por exemplo, as filárias vivas, como *Wuchereria bancrofti*, são relativamente inócuas, porém o parasita morto encontrado nos vasos linfáticos inicia uma reação inflamatória que se acredita seja responsável pela obstrução do fluxo linfático e consequente **elefantíase** bastante monstruosa. A morte de células microbianas após quimioterapia pode causar a liberação abrupta de antígenos microbianos e, nos indivíduos com altos níveis de anticorpos, pode produzir reações muito dramáticas mediadas por imunocomplexos, como o **eritema nodoso leproso** na pele de pacientes com hanseníase lepromatosa tratados com dapsona (Figura 14.22) e a reação de Jarisch-Herxheimer em pacientes com sífilis tratados com penicilina.

Uma variante interessante da reação de Arthus é observada na artrite reumatoide, na qual ocorre formação local de complexos na articulação, devido à produção de IgG anti-IgG autoassociativa pelos plasmócitos sinoviais.

Doença resultante de complexos circulantes

Glomerulonefrite por imunocomplexos

O depósito de complexos é um processo dinâmico, e a ocorrência de doença prolongada só é observada quando o antígeno é persistente, como nas infecções crônicas e doenças autoimunes.

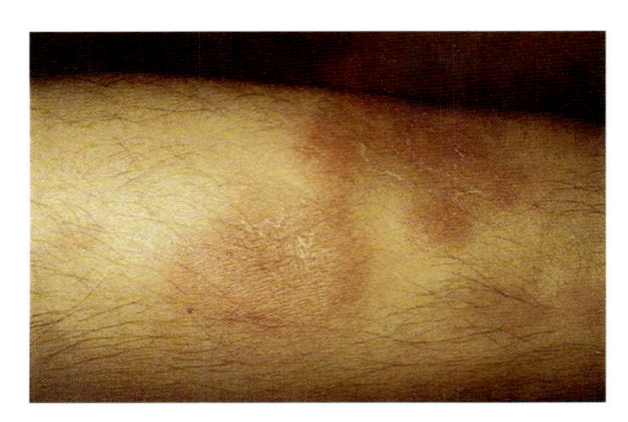

Figura 14.22 Eritema nodoso leproso, antebraço. O paciente apresenta hanseníase lepromatosa com superposição de eritema nodoso leproso. Esses nódulos com inflamação aguda eram extremamente sensíveis, e o paciente estava febril. (Fonte: G. Levene. Reproduzida com autorização.)

Nos glomérulos renais, **os pequenos complexos alcançam o lado epitelial, enquanto os complexos maiores são retidos dentro ou no lado endotelial da membrana basal glomerular** (Figura 14.23). Eles se acumulam na forma de grânulos "nodulares" contendo antígeno, imunoglobulina e complemento (C3), revelados por imunofluorescência (Figura 14.19B), que aparecem como grandes massas amorfas na microscopia eletrônica. O processo inflamatório causa dano à membrana basal por meio da ocupação dos complexos com células efetoras que apresentam receptores Fcγ, conforme ilustrado pela ausência de glomerulonefrite, apesar do depósito de imunocomplexos nos rins de híbridos F1 New Zeland (B × W) com *knockout* para FcγR (um modelo murino

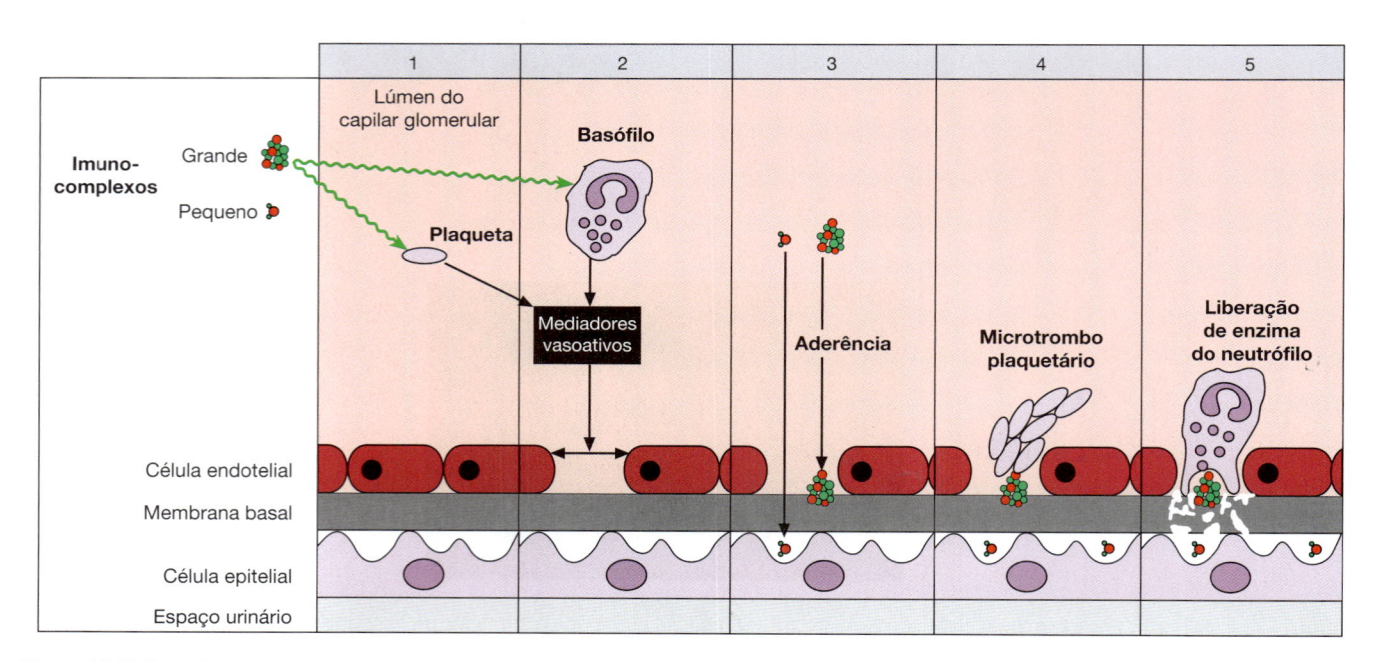

Figura 14.23 Deposição de imunocomplexos no glomérulo renal. (1) Os complexos induzem a liberação de mediadores vasoativos dos basófilos e das plaquetas, que causam (2) separação das células endoteliais. (3) Fixação de complexos maiores à membrana basal exposta, com passagem de complexos menores para o lado epitelial. (4) Os complexos induzem agregação plaquetária. (5) Os neutrófilos atraídos por quimiotaxia liberam o conteúdo dos grânulos na "fagocitose frustrada" para lesionar a membrana basal e causar extravasamento de proteínas séricas. A deposição de complexos é favorecida no capilar glomerular, visto que ele constitui um importante local de filtração e apresenta elevada pressão hidrodinâmica. A deposição é acentuadamente reduzida em animais com depleção de plaquetas ou tratados com antagonistas das aminas vasoativas.

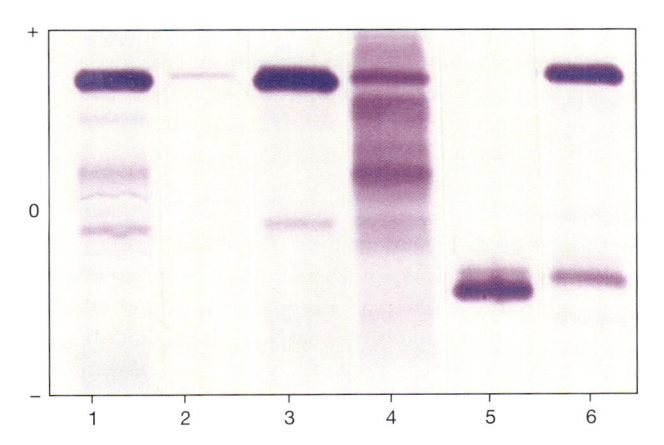

Figura 14.24 Proteinúria demonstrada por eletroforese. Faixa 1: Soro normal com referência. A principal banda mais próxima ao catodo é a albumina. Faixa 2: Urina normal mostrando traço de albumina. Faixa 3: Proteinúria glomerular mostrando um importante componente de albumina. Faixa 4: Proteinúria em consequência de lesão tubular com padrão eletroforético totalmente diferente. Faixa 5: Proteinúria de Bence Jones, representando cadeias leves de paraproteína excretadas. Faixa 6: Proteinúria de Bence Jones com traço de paraproteína intacta. Algumas das amostras foram concentradas. (Fonte: T. Heys. Reproduzida com autorização.)

de lúpus eritematoso sistêmico [LES] humano). A proteinúria (níveis elevados de proteína na urina) resulta do extravasamento de proteínas séricas através da membrana lesionada, e a albumina sérica, por ser pequena, aparece na urina (Figura 14.24, faixa 3).

Muitos casos de glomerulonefrite estão associados a imunocomplexos circulantes, e as biopsias fornecem um padrão de coloração fluorescente semelhante ao da Figura 14.19B, que mostra depósitos de DNA/anti-DNA/complemento no rim de um paciente com LES. A doença que pode ocorrer após infecção por determinadas cepas dos denominados estreptococos "nefritogênicos" e a síndrome nefrótica associada à malária constituem exemplos bem conhecidos em que foram implicados complexos com antígenos do microrganismo infeccioso. A nefrite por imunocomplexos pode surgir no curso de infecções virais crônicas, conforme observado em indivíduos coinfectados pelo HIV e pelo vírus da hepatite C.

Depósito de imunocomplexos em outros locais

Os plexos corióideos no encéfalo constituem um importante local de filtração e, portanto, também são suscetíveis à deposição de imunocomplexos. Esse fator poderia ser responsável pela frequência de distúrbios do sistema nervoso central no LES. Os pacientes com comprometimento neurológico tendem a apresentar depressão do componente C4 do complemento no líquido cerebrospinal (LCS), e, ao exame *post mortem*, foi constatado que os pacientes com LES com distúrbios neurológicos e títulos elevados de anti-DNA apresentam depósitos dispersos de imunoglobulina e DNA no plexo corióideo. A pan-encefalite esclerosante subaguda está associada a uma elevada razão de anticorpo contra sarampo entre o LCS e o soro, e podem-se observar depósitos contendo Ig e Ag do sarampo no tecido neural.

As erupções cutâneas vasculíticas também são características do lúpus eritematoso tanto sistêmico quanto discoide (Figura 14.25), e as biopsias das lesões revelam depósitos de Ig e C3 na membrana basal, entre a derme e a epiderme.

Outro exemplo de hipersensibilidade por imunocomplexos é a febre hemorrágica da dengue e a síndrome do choque da dengue que podem ocorrer durante uma segunda infecção pelo vírus da dengue. Existem cinco tipos de vírus, e os anticorpos produzidos contra um tipo durante a primeira infecção podem não neutralizar uma segunda cepa, porém até facilitar a sua entrada e replicação nos monócitos e macrófagos por meio de fixação do complexo a receptores Fc. A produção aumentada do vírus leva à formação de imunocomplexos e ativação intravascular maciça da via clássica do complemento. Em alguns casos, fármacos como a penicilina tornam-se antigênicos após conjugação com proteínas do corpo e formam complexos que medeiam reações de hipersensibilidade tipo III.

Tratamento

Obviamente, devem-se evitar, se possível, antígenos exógenos inalados passíveis de induzir reações tipo III. A eliminação dos microrganismos associados à doença por imunocomplexos com quimioterapia pode provocar outra reação, devido à liberação de quantidades abundantes de antígeno. Com frequência, são utilizados cromoglicato de sódio, heparina e salicilatos, e estes últimos

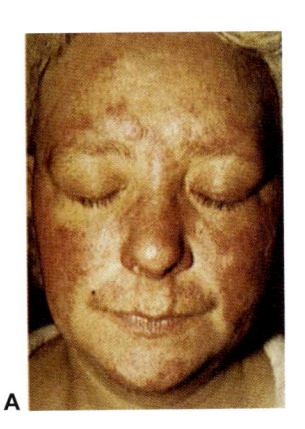
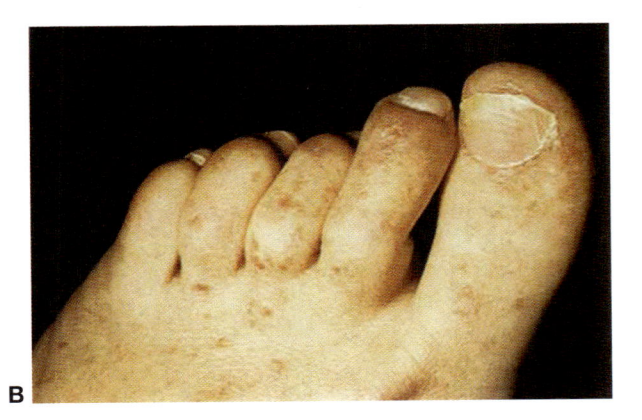

Figura 14.25 Exantemas cutâneos vasculíticos causados pelo depósito de imunocomplexos. **A.** Aparência facial no lúpus eritematoso sistêmico (LES). As lesões de início recente são simétricas, vermelhas e edematosas. Com frequência, são mais pronunciadas nas áreas da face mais expostas à luz (*i. e.*, parte superior das bochechas e ponte do nariz, bem como proeminências da fronte). **B.** Lesões vasculíticas no LES. São observadas pequenas máculas purpúricas.

constituem um estabilizador efetivo das plaquetas, bem como um potente agente anti-inflamatório. Os corticosteroides são inibidores particularmente potentes da inflamação e são imunossupressores. Em muitos casos, particularmente os que envolvem autoimunidade, podem-se administrar agentes imunossupressores convencionais, como clorambucila, ciclofosfamida ou azatioprina.

Hipersensibilidade tipo IV | Celular (tipo tardio)

Diferentemente dos tipos I a III, que são mediados por anticorpos, a hipersensibilidade tipo IV é mediada por células T. Embora o anticorpo possa estar presente em um estado pré-formado, as células T antígeno-específicas precisam de tempo para proliferar e, em seguida, sintetizar e secretar citocinas; por esse motivo, a hipersensibilidade tipo IV é também designada como hipersensibilidade do "tipo tardio" (DTH). Esse tipo de hipersensibilidade é encontrado em muitas reações alérgicas a agentes infecciosos, na dermatite de contato decorrente de sensibilização a determinadas substâncias químicas simples e na rejeição de transplantes. Talvez o exemplo mais conhecido seja a **reação de Mantoux** obtida pela injeção cutânea de tuberculina (um extrato de *Mycobacterium tuberculosis*) em um indivíduo no qual a infecção prévia pela micobactéria induziu um estado de imunidade celular (IC). A reação caracteriza-se por eritema e induração (endurecimento do tecido) (Figura 14.26A), que só aparecem depois de várias horas e alcançam um nível máximo em 24 a 48 h para em seguida desaparecer. Ao exame histológico, a fase inicial da reação é observada como uma bainha perivascular de células mononucleares nos vasos sanguíneos, seguida de exsudação mais extensa de células

mono e polimorfonucleares. Estas últimas migram logo para fora da lesão, deixando um infiltrado predominantemente de células mononucleares, que consiste em linfócitos e células da série monócito-macrófago (Figura 14.26B). Isso contrasta com o caráter essencialmente "neutrofílico" da reação de Arthus (Figura 14.21B).

Reações comparáveis contra proteínas solúveis são obtidas quando a sensibilização é induzida pela incorporação do antígeno ao adjuvante de Freund completo. Em alguns casos, mas não em todos, se os animais forem sensibilizados apenas com antígeno ou com adjuvante de Freund incompleto (que carece das micobactérias presentes no adjuvante completo), o estado de hipersensibilidade tardia é de menor duração, e a resposta dérmica é mais transitória. Isso era anteriormente conhecido como sensibilidade de "Jones-Mote", porém agora é habitualmente designado como **hipersensibilidade basofílica cutânea**, devido à elevada proporção de basófilos que infiltram a lesão cutânea.

A base celular da hipersensibilidade tipo IV

A lesão da hipersensibilidade resulta de uma interação exagerada entre o antígeno e os mecanismos imunes celulares normais. Após sensibilização prévia, as células T de memória reconhecem o peptídio antigênico juntamente com moléculas do MHC da classe II em uma célula apresentadora de antígeno, como célula de Langerhans ou célula dendrítica dérmica, e são ativadas a sofrer proliferação. As células T estimuladas liberam várias citocinas que medeiam a resposta de hipersensibilidade subsequente, particularmente ao atrair e ativar macrófagos se pertencerem ao subgrupo Th1, ou eosinófilos, se forem células Th2. As células T auxiliares também ajudam os precursores Tc a se tornarem células *killer*, que podem causar dano às células-alvo infectadas por

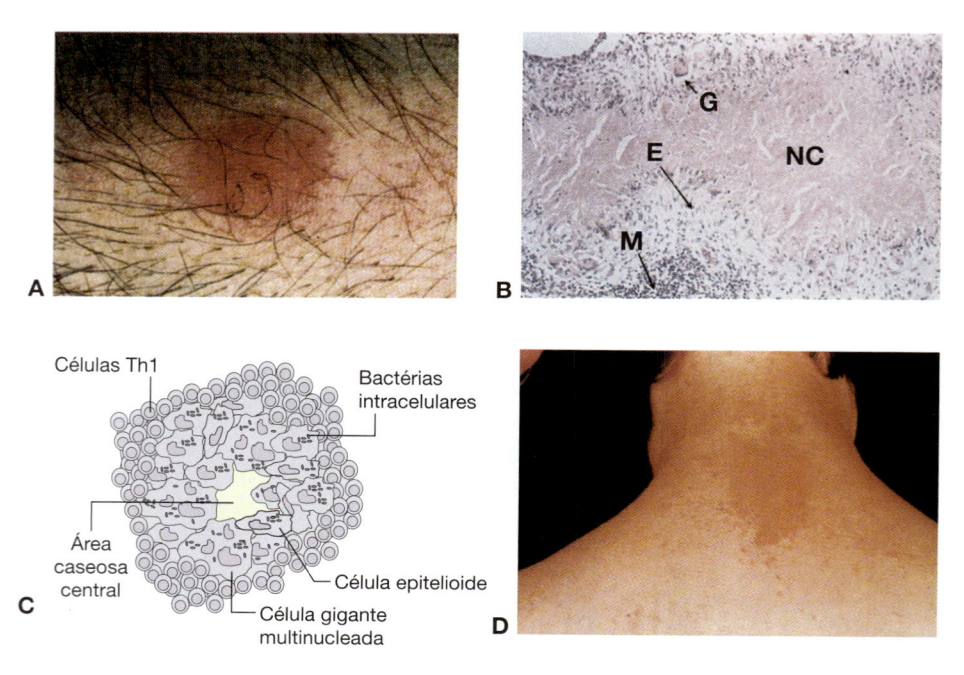

Figura 14.26 Reações de hipersensibilidade celular (tipo IV). **A.** Teste de Mantoux mostrando a reação de hipersensibilidade celular à tuberculina, caracterizada por induração e eritema. (Fonte: J. Brostoff. Reproduzida com autorização.) **B.** Lesão inflamatória crônica tipo IV no pulmão tuberculoso, mostrando necrose caseosa (NC), células epitelioides (E), células gigantes (G) e células inflamatórias mononucleares (M). (Fonte: R. Barnetson. Reproduzida com autorização.) **C.** Representação diagramática de um granuloma com necrose caseosa "tipo queijo" central. **D.** Reação de hipersensibilidade de contato tipo IV ao níquel, causada pelo fecho de um colar. (Fonte: (**D**) British Society for Immunology. Reproduzida com autorização.)

vírus (Figura 14.27); As células citotóxicas αβTCR CD8 são ativadas pelo reconhecimento de complexos do MHC da classe I com proteínas virais processadas, enquanto as células *killer* γδTCR atuam por meio de ligação a proteínas virais nativas na superfície das células infectadas. As células Th17 também desempenham um papel. Assim, camundongos *knockout* para IL-17 apresentam comprometimento das respostas de DTH, e ocorre secreção de IL-17A e IL-22 por clones de células T específicas para níquel em pacientes alérgicos a esse alergênio. As citocinas liberadas pelas células Th17 causam ativação de vários tipos celulares, incluindo macrófagos, fibroblastos e células epiteliais que, em seguida, liberam mais citocinas pró-inflamatórias que contribuem para a patologia.

Lesão tecidual produzida por reações tipo IV

Infecções

O desenvolvimento de hipersensibilidade celular a produtos bacterianos é provavelmente responsável pelas lesões, como cavitação, caseificação e toxemia geral, observadas na tuberculose humana e nas lesões cutâneas granulomatosas encontradas em pacientes com a forma limítrofe da hanseníase. Quando a batalha entre as bactérias que se replicam e as defesas do corpo não se mostra a favor do hospedeiro, o antígeno persistente provoca uma reação de DTH local crônica. A liberação contínua de citocinas por linfócitos T sensibilizados leva ao acúmulo de grandes números de macrófagos, muitos dos quais dão origem a grupos de células epitelioides (macrófagos que se diferenciam, assemelhando-se morfologicamente a células epiteliais), enquanto outros se fundem para formar macrófagos multinucleados, designados como células gigantes. Os macrófagos que apresentam peptídios derivados de antígenos bacterianos, utilizando suas moléculas do MHC da classe I de superfície, podem tornar-se alvos das células T citotóxicas e podem ser destruídos. Ocorrerá lesão tecidual adicional em consequência da citotoxicidade indiscriminada dos macrófagos ativados por citocinas. Morfologicamente, essa combinação de tipos celulares com linfócitos e fibroblastos em proliferação, associados a áreas de fibrose e necrose, é denominada **granuloma crônico** e representa a tentativa do corpo de isolar um local de infecção persistente (Figuras 14.26B,C e 14.27). Convém assinalar que os granulomas também podem originar-se da persistência de complexos antígeno-anticorpo ou de materiais inorgânicos não digeríveis, como talco, dentro dos macrófagos, embora os granulomas não imunológicos possam ser diferenciados pela ausência de linfócitos.

Os exantemas cutâneos no sarampo e as lesões associadas ao herpes simples podem ser atribuídos, em grande parte, a reações de tipo tardio, com lesão extensa mediada por Tc das células

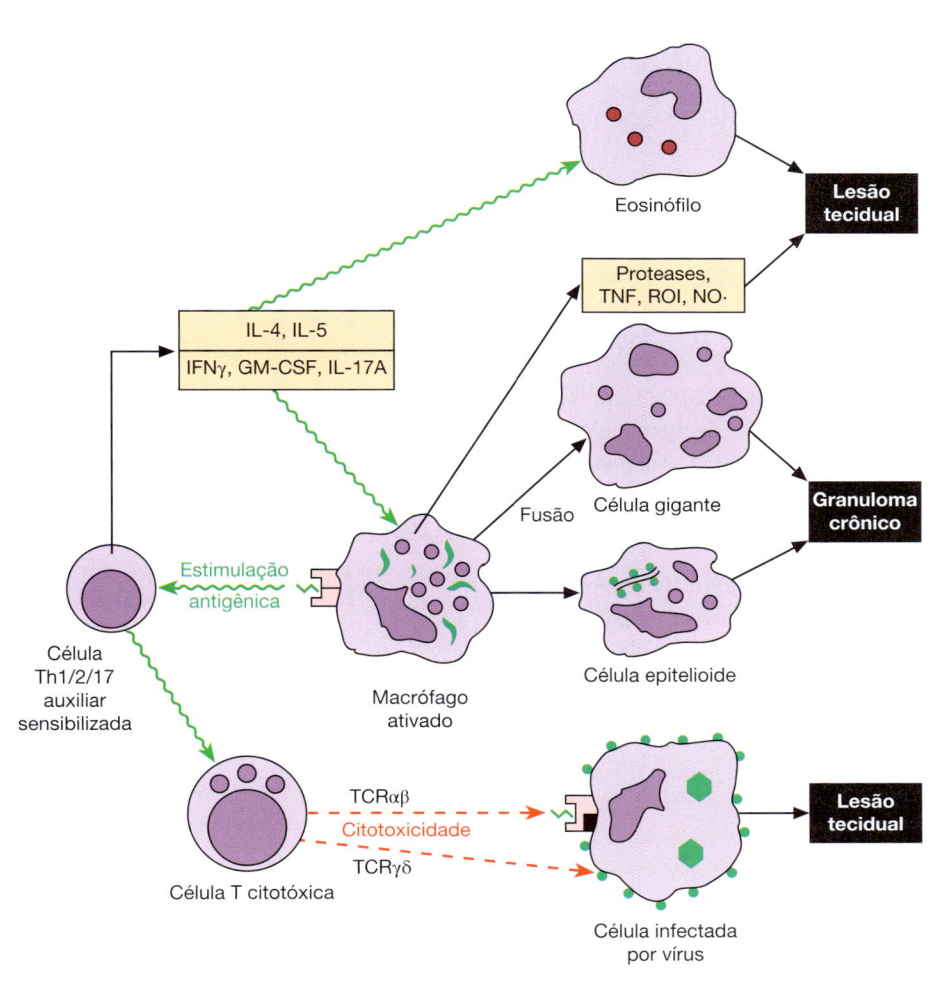

Figura 14.27 A base celular da hipersensibilidade tipo IV. As células Th1 ativam os macrófagos e as células T citotóxicas. A IL-17A das células citotóxicas Th17 também são capazes de ativar os macrófagos. As células Th2 recrutam eosinófilos. ROI, intermediários reativos do oxigênio; NO, óxido nítrico.

infectadas por vírus. Da mesma forma, as células T citotóxicas específicas podem causar extensas destruição das células hepáticas infectadas pelo vírus da hepatite B. A hipersensibilidade celular também foi demonstrada nas doenças fúngicas, candidíase, dermatomicose, coccidioidomicose e histoplasmose, bem como na doença parasitária, leishmaniose.

Doença intestinal inflamatória

A doença de Crohn e a colite ulcerativa constituem as duas formas principais de doença intestinal inflamatória (DII) e constituem entidades distintas, embora ambas provavelmente resultem de uma desregulação das respostas imunes das mucosas a antígenos microbianos no intestino, envolvendo alterações da barreira epitelial e autofagia aberrante. Na **doença de Crohn**, observa-se predominantemente um perfil de citocinas semelhante a Th1, e a doença caracteriza-se por inflamação granulomatosa transmural com acometimento de toda a parede intestinal, desde a mucosa até a serosa, e pelo desenvolvimento de fibrose, microperfurações e fístulas. Pode ocorrer inflamação em todo o trato gastrintestinal. As mutações no gene *NOD2*, que codifica um receptor de reconhecimento de padrões citoplasmático para o muramil dipeptídio do peptidoglicano da parede celular bacteriana, estão fortemente associadas a uma suscetibilidade à doença de Crohn. Por outro lado, na **colite ulcerativa**, ocorre inflamação mais superficial envolvendo as células Th2, que se limita ao colo e ao reto. Verifica-se também a presença de células NKT CD1d-restritas na lâmina própria.

A DII pode ser induzida em camundongos com imunodeficiência combinada grave (SCID) pela transferência de células T CD4 CD45RB^{hi} (virgens), porém a colite que se desenvolve pode ser curada pela transferência subsequente de células T reguladoras CD4$^+$ CD25$^+$ CD45RB^{lo}. As células reguladoras secretam as citocinas supressoras TGFβ e IL-10, porém o equilíbrio durante os episódios de doença está a favor de células agressoras que pertencem à população Th1 estimulada por IL-12, que produzem TNF e IFNγ. A IFNγ estimula a produção adicional de TNF pelos macrófagos, e esta última citocina constitui um fator contribuinte essencial na patologia da DII, induzindo a apoptose dos enterócitos. Juntamente com a IL-21, o TNF também estimula a produção de metaloproteinases da matriz por células do estroma. Essas enzimas degradam a matriz extracelular e a membrana basal, levando à apoptose dos enterócitos. O anticorpo monoclonal anti-TNF constitui uma terapia muito efetiva. O tratamento probiótico com lactobacilos e *Streptococcus salivarius* parece manter a remissão na colite grave, é menos draconiano e de menor custo (lembre-se da simpática propaganda do iogurte). Há ensaios clínicos em andamento para estabelecer a eficácia dos probióticos.

A colite experimental induzida em camundongos SJL/J pela administração de oxazolona manifesta-se como inflamação relativamente superficial, semelhante à colite ulcerativa humana. Inicialmente, é mediada por células Th2 produtoras de IL-4, porém rapidamente substituída por uma resposta Th2 atípica, envolvendo células NKT produtoras de IL-13. Foi também constatado que o tecido inflamado em pacientes com colite ulcerativa contém um número aumentado de células NKT **não clássicas** produtoras de IL-13 que, diferentemente da maioria das células NKT, não apresentam TCR invariante. À semelhança do TNF e da IL-21, a IL-13 contribui para a apoptose dos enterócitos. Além disso, a

produção de IL-23 por macrófagos e células dendríticas estimula o desenvolvimento das células Th17 e de células linfoides inatas, ambas as quais provavelmente desempenham um papel na DII. Certamente, o recrutamento de neutrófilos pela IL-17A irá exacerbar ainda mais o processo inflamatório.

Sarcoidose

A sarcoidose é uma doença de etiologia desconhecida, que acomete o tecido linfoide e envolve a formação de granulomas crônicos. Acredita-se que a causa seja uma resposta Th1 inflamatória crônica a um agente infeccioso, fator ambiental ou autoantígeno. Foram obtidas evidências de uma resposta imune exagerada a componentes de micobactérias e propionibactérias. Os pacientes apresentam uma reação granulomatosa dentro de algumas semanas após a injeção intradérmica de extrato esplênico de outro paciente com sarcoidose – a **reação de Kveim**.

Dermatite de contato

A via de inoculação epidérmica tende a favorecer o desenvolvimento de uma resposta das células Th1 por meio de processamento por células de Langerhans dendríticas ricas em classe II (ver Figura 2.8F), que migram para os linfonodos e apresentam o antígeno aos linfócitos T. Por conseguinte, as reações de tipo tardio na pele frequentemente são produzidas por materiais estranhos de baixo peso molecular, capazes de se ligar a peptídios no sulco das moléculas do MHC na superfície das células de Langerhans, formando novos antígenos. As reações caracterizam-se por um infiltrado de células mononucleares, que alcança um pico dentro de 12 a 15 h, acompanhado de edema da epiderme, com formação de microvesículas (Figura 14.28). Entretanto, essa história tem uma reviravolta incomum, possivelmente pelo fato de o reagente desencadeante ser um hapteno reativo. A reação mononuclear tardia depende totalmente de eventos muito precoces (1 a 2 h) mediados por IgM específica para hapteno, produzida por células B-1 que, juntamente com o complemento, ativa os vasos locais para permitir o recrutamento das células T. Pode ocorrer hipersensibilidade de contato em indivíduos que se tornam sensibilizados enquanto trabalham com substâncias químicas, como cloreto de picrila e cromatos, ou que entram em contato repetidamente com a substância urushiol da hera venenosa. A *p*-fenileno diamina presente em algumas tinturas de cabelo, a neomicina em pomadas de uso tópico e os sais de níquel formados em objetos como fechos de níquel de bijuterias (Figura 14.26D) podem provocar reações semelhantes. Os clones de células T específicos para sais de níquel isolados deste último grupo produzem um perfil de citocinas tipo Th1 (IFNγ, IL-2) com estimulação antigênica (Figura 14.11B). As células NKT invariantes, que produzem tanto a citocina "Th1" IFNγ quanto a citocina "Th2" IL-4, também estão presentes no infiltrado cutâneo de pacientes com dermatite de contato, bem como células Th17 que secretam IL-17A e IL-23 em resposta a alergênios de contato.

Psoríase

A psoríase caracteriza-se por proliferação acentuada dos queratinócitos epidérmicos e por diferenciação epidérmica incompleta acelerada. Por motivos que ainda não foram elucidados, em cerca de 25% dos pacientes, as manifestações cutâneas estão associadas à **artrite psoriática**, que se caracteriza por inflamação e destruição

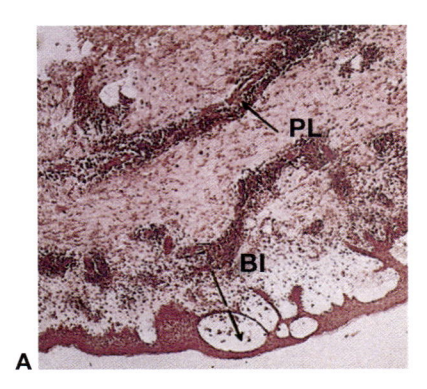
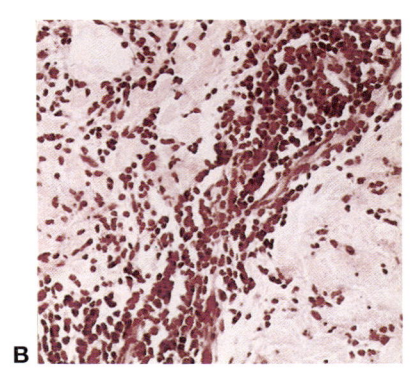

Figura 14.28 Sensibilidade de contato. **A.** A formação de infiltrados linfocíticos perivasculares (PL) e vesículas (BI) caracterizam uma reação de sensibilidade de contato da pele. **B.** Vista em grande aumento, mostrando a natureza linfocítica do infiltrado em uma reação de hipersensibilidade de contato. (Fonte: N. Woolf. Reproduzida com autorização.)

articulares. A inflamação cutânea envolve neutrófilos e células T CD4 e CD8, que são CD45RO⁺, indicando que elas tenham experiência com antígenos. A liberação de IFNγ induz hiperplasia da epiderme e, juntamente com o TNF, aumenta a expressão de ICAM-1 nos queratinócitos epidérmicos, facilitando, assim, a aderência das células T. Experimentos realizados em um modelo de xenoenxerto cutâneo de psoríase, envolvendo o transplante de pele humana em camundongos com SCID identificaram que a forma ativada do transdutor de sinal e ativador da transcrição 3 (STAT3), uma molécula sinalizadora celular, localiza-se no núcleo dos queratinócitos epidérmicos após a transferência de células T CD4, mas não CD8, indicando que a sinalização de STAT3 desempenha um papel central nas interações entre células CD4 ativadas e queratinócitos. Os agentes biológicos que são efetivos no tratamento da psoríase incluem o etanercepte (proteína de fusão do receptor de TNF-IgG) e os anticorpos monoclonais humanos adalimumabe (anti-TNF), ustequinumabe (anti-IL-12 e IL-13) e secuquinumabe (anti-IL-17A). O efalizumabe, um anticorpo monoclonal IgG1 humanizado, dirigido contra CD11a (LFA-1), também é efetivo, porém foi retirado do mercado devido a problemas de segurança. Recentemente, foi constatado que a produção de IL-22 por células Th17 medeia a proliferação dos queratinócitos e a hiperplasia das células epidérmicas, proporcionando outro alvo terapêutico potencial. Os fármacos que interferem na sinalização, como o inibidor de JAK tofacitinibe que atenua as respostas Th1 e Th17, também estão em fase de pesquisa.

Outros exemplos

As respostas excessivas por células Th2 podem causar lesão dos tecidos por meio de ativação dos eosinófilos (Figura 14.27). Conforme assinalado anteriormente, as células T que sintetizam IL-5 são responsáveis, em grande parte, pelo influxo contínuo de eosinófilos na asma e na dermatite atópica. As células Th2 também são responsáveis pela patologia hepática na esquistossomose, que foi atribuída a uma reação contra enzimas solúveis derivadas dos ovos alojados nos capilares (Figura 14.29).

Foi sugerido que a resposta de DTH Th1-Th2 relativamente mista, induzida por picadas de insetos hematófagos, como o mosquito-palha (*Phlebotomus papatasi*), pode representar uma adaptação do inseto para direcionar a resposta imune do hospedeiro para o seu próprio benefício. Por conseguinte, foi constatado que o aumento do fluxo sanguíneo associado aos locais de DTH permite que os mosquitos se alimentem duas vezes mais rápido em comparação com a sua alimentação em locais de pele normal.

A contribuição das reações de DTH para a rejeição de aloenxerto é discutida no Capítulo 15, enquanto o possível papel das células Tc no controle das células cancerosas é considerado no Capítulo 16. Em determinadas doenças autoimunes que acometem órgãos específicos, como o diabetes melito tipo I, as reações de hipersensibilidade celular proporcionam, sem dúvida alguma, o principal mecanismo de destruição celular.

A inflamação intestinal na **doença celíaca**, uma enteropatia associada a HLA-DQ2/8, é precipitada por exposição à gliadina presente na alimentação (um componente do glúten do trigo). O distúrbio está associado ao que provavelmente consiste em um aumento geneticamente relacionado da atividade da transglutaminase da mucosa (o principal antígeno-alvo dos autoanticorpos antiendomísio). Essa enzima é responsável pela desamidação dos resíduos de glutamina na gliadina e cria um novo epítopo da célula T, que se liga de modo eficiente ao DQ2 e é reconhecido por células Th1 CD4⁺ intraepiteliais secretoras de IFNγ. A produção local de IL-15 também desempenha um papel, aumentando a expressão de moléculas não clássicas do MHC da classe I,

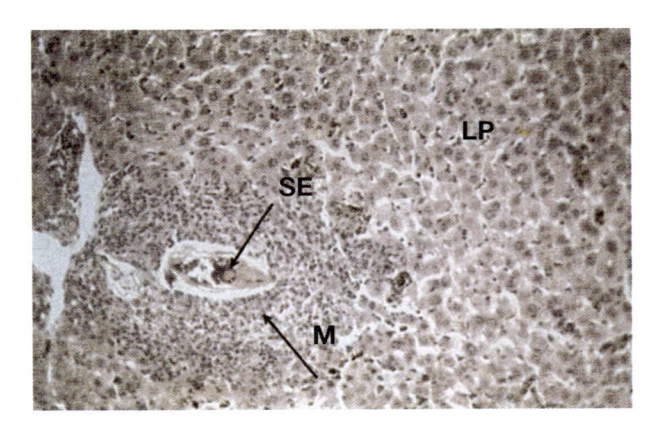

Figura 14.29 Resposta mediada por Th2 ao ovo de esquistossomo. Lesão de hipersensibilidade tipo Th2 de células inflamatórias (M) ao redor de um ovo de esquistossomo (SE) no parênquima hepático (LP). (Fonte: M. Doenhoff. Reproduzida com autorização.)

como MICA nas células epiteliais, e de receptores para elas, como NKG2D, em células T αβ CD8⁺, células T γδ e células NK intraepiteliais, levando à destruição citotóxica das células epiteliais.

Um acréscimo à classificação original | Hipersensibilidade estimuladora ("tipo V")

Embora Gell e Coombs só tenham classificado quatro tipos de reação de hipersensibilidade, um quinto tipo (tipo V) é algumas vezes acrescentado. Esse tipo é, em alguns aspectos, semelhante à hipersensibilidade tipo II, visto que é produzido por anticorpos dirigidos contra antígenos de superfície celular; todavia, neste caso, os anticorpos não medeiam seus efeitos por citotoxicidade, porém são dirigidos contra um receptor de superfície celular e atuam como agonista, levando à estimulação da célula. Quando o hormônio tireoestimulante (TSH) liga-se a seu receptor nas células epiteliais da tireoide, ocorre ativação da adenilil ciclase, e há geração do "segundo mensageiro" cAMP para estimular a produção de hormônios tireoidianos. Uma vez produzidos níveis suficientes desses hormônios, uma alça de retroalimentação negativa interrompe a produção de TSH. O **anticorpo tireoestimulante** encontrado em pacientes com doença de Graves é um autoanticorpo dirigido contra o receptor de TSH, que simula o efeito do TSH, exceto que, neste caso, há secreção contínua do autoanticorpo por plasmócitos, o que proporciona uma estimulação constante da tireoide, levando ao hipertireoidismo. Foram descritos autoanticorpos agonistas que estimulam o receptor AT1 de angiotensina II em pacientes com pré-eclâmpsia e com hipertensão.

Reações de hipersensibilidade inatas

Muitas infecções provocam **síndrome do choque tóxico**, que se caracteriza por hipotensão (pressão arterial baixa), hipoxia (escassez de oxigênio), oligúria (diminuição do débito urinário) e anormalidades microvasculares. Essa síndrome é mediada por elementos do sistema imune inato, independentemente da atuação de respostas imunes adquiridas.

A **sepse** (septicemia) associada a **bactérias gram-negativas** resulta em liberação excessiva de TNF, IL-1β, e IL-6 por meio da estimulação dos receptores de reconhecimento de padrões nos macrófagos e nas células endoteliais pela endotoxina lipopolissacarídio (LPS). Normalmente, isso aumentaria as defesas do hospedeiro, auxiliando o recrutamento de fagócitos pela promoção da aderência ao endotélio, sensibilizando os neutrófilos para a produção subsequente de intermediários reativos do oxigênio, induzindo respostas febris (ocorre melhora contínua das respostas imunes entre 33 e 44°C) e assim por diante. Infelizmente, o excesso de LPS circulante e as citocinas liberadas em resposta à sua presença levam a uma fisiopatologia indesejada em locais distantes. Isso ocorre, por exemplo, na **síndrome de angústia respiratória do adulto**, provocada por uma invasão maciça do pulmão por neutrófilos. Há uma concentração prolongada e patologicamente elevada de óxido nítrico; todavia, além disso, o LPS pode ativar a via alternativa do complemento, o que pode estar associado à sua capacidade de induzir a liberação de tromboxano A_2 e de prostaglandina das plaquetas, resultando em **coagulação intravascular disseminada**. Embora o principal responsável na sepse por microrganismos gram-negativos seja o LPS, os **microrganismos gram-positivos** possuem uma variedade de componentes que atuam sobre elementos de defesa

do hospedeiro para iniciar o choque séptico. Assim, a aderência do *Staphylococcus aureus* a macrófagos induz a síntese de TNF, e a agregação de plaquetas mediada por peptidoglicanos pelo mesmo microrganismo provoca coagulação intravascular disseminada. As enterotoxinas estafilocócicas e estreptocócicas induzem a síndrome do choque tóxico por mecanismos muito diferentes. Ao atuar como **superantígenos**, as enterotoxinas reagem diretamente com famílias de receptores de células T específicos e dão origem à liberação maciça de citocinas, incluindo o TNF e o fator inibidor da migração de macrófagos (MIF).

Existem vários tratamentos em fase de pesquisa, incluindo o uso de anti-TNF e IL-1Ra, porém com sucesso bastante limitado até hoje. A atenção do leitor já foi dirigida para a **síndrome periódica associada ao receptor do fator de necrose tumoral** (TRAPS) e para a **hemoglobinúria paroxística noturna** no Capítulo 13. O consumo indevido de C3 está associado à glomerulonefrite mesangiocapilar e à lipodistrofia (degeneração do tecido adiposo) parcial em pacientes com o denominado **fator nefrítico C3**, um autoanticorpo IgG capaz de ativar a via alternativa por meio de sua combinação com a C3bBb convertase e sua estabilização.

Em pacientes com **fibrose pulmonar idiopática**, observa-se uma resposta deficiente à lesão tecidual do pulmão, com desequilíbrio entre reparo de feridas e fibrinólise. A produção de TGFβ e de TNF pelas células epiteliais e macrófagos provoca proliferação dos fibroblastos e superprodução de matriz extracelular. Em geral, os agentes anti-inflamatórios não demonstraram ser benéficos nessa doença. Entretanto, ensaios clínicos de fase III da pirfenidona, uma pequena molécula inibidora com múltiplos efeitos, incluindo inibição da produção de TGFβ e TNF, confirmaram estudos anteriores, mostrando que esse fármaco pode retardar significativamente a progressão da doença.

As características neuropatológicas da **doença de Alzheimer** consistem nas placas extracelulares e nos emaranhados neurofibrilares intracelulares. Embora vários genes tenham sido associados ao desenvolvimento da doença de Alzheimer, a associação mais forte encontrada até hoje tem sido com a variante APOE ε4 do gene que codifica a apolipoproteína E, um transportador de colesterol. As placas senis contêm peptídios hidrofóbicos β-amiloides (denominados Aβ) de 4 kDa, derivados da proteína precursora β-amiloide (APP). Normalmente, a APP é clivada por uma α-secretase em produtos solúveis, que não podem formar o fragmento β-amiloide de Alzheimer. Todavia, em indivíduos com essa doença neurodegenerativa, os peptídios Aβ patogênicos são produzidos após processamento proteolítico sequencial da APP pela β-secretase (BACE, enzima de clivagem e APP no sítio β) e γ-secretase (composta de pressenilina-1 e 2). Acredita-se que os peptídios Aβ agregados produzidos por essa via possam desencadear a apoptose nos neurônios. Foi sugerido que o sistema imune também desempenha um papel no desenvolvimento da patologia. Assim, há evidências de que a micróglia responda ao Aβ pela produção de respostas inflamatórias, que resultam na liberação de espécies reativas de oxigênio que causam dano aos tecidos.

Embora anticorpos dirigidos contra Aβ e vacinas à base de Aβ tenham demonstrado resultados promissores em modelos animais, as abordagens imunoterapêuticas até o momento para o tratamento de pacientes com doença de Alzheimer têm sido ineficazes. Os únicos fármacos que apresentam efeitos benéficos são aqueles que modificam a função colinérgica, e, até mesmo aqui, os efeitos observados têm sido modestos.

- A estimulação excessiva dos mecanismos efetores normais do sistema imune pode levar à lesão tecidual, e falamos de reações de hipersensibilidade, entre as quais podem ser reconhecidos vários tipos.

Hipersensibilidade tipo I | Desgranulação dos mastócitos mediada por IgE

- A anafilaxia envolve a contração do músculo liso e a dilatação dos capilares
- A febre do feno e a asma representam os distúrbios alérgicos atópicos mais comuns e resultam da exposição a alergênios inalados. O eczema (dermatite atópica) também é extremamente comum
- A atopia decorre de uma resposta excessiva da IgE a antígenos (alergênios), que leva a reações anafiláticas locais em áreas de contato com o alergênio
- Isso depende da reação do antígeno com anticorpo IgE específico ligado, por meio de seu Fc, ao receptor de alta afinidade FcεRI dos mastócitos e basófilos
- A ligação cruzada e o agrupamento dos receptores de IgE ativam as proteínas tirosinoquinases Lyn e Fyn, recrutam outras quinases e levam à liberação de mediadores dos grânulos, incluindo histamina, leucotrienos e fator ativador das plaquetas, além de fatores quimiotáxicos dos eosinófilos e neutrófilos, bem como numerosas outras citocinas
- Enquanto a reação imediata ao alergênio (30 min no máximo) deve-se à ativação dos mastócitos, uma reação de fase tardia, que alcança um pico em 5 h e envolve a infiltração de eosinófilos, é iniciada pela ativação dos macrófagos por meio da IgE ligada à superfície; O TNF e a IL-1β secretados agora atuam sobre as células epiteliais e os fibroblastos, liberando poderosos quimioatraentes dos eosinófilos, como CCL5 e CCL11
- Na asma, o prolongamento acentuado da resposta ao alergênio é causado por células Th2 e células ILC2 que mantêm o recrutamento dos eosinófilos que causam dano aos tecidos por meio da liberação de IL-5. As células Th17 promovem as respostas dos neutrófilos e macrófagos. A sopa de broncoconstritores potentes, o efeito lesivo da proteína básica principal dos eosinófilos e a hipersecreção de muco estimulada pela IL-13 e IL4 contribuem para a lesão das vias respiratórias que caracteriza a asma crônica
- Muitas alergias alimentares envolvem a hipersensibilidade tipo I
- Os fatores genéticos incluem a ligação a diversos receptores de reconhecimento de padrões, citocinas, receptores de citocinas e HLA-DQ
- A exposição a infecções que estimulam Th1 pode influenciar fortemente o ajuste do "imunostato" para a tendência às respostas de Th1 ou Th2, em que esta última aumenta o risco de alergia pela promoção da síntese de IgE e recrutamento dos eosinófilos
- O antígeno agressor é identificado por testes de punctura intradérmicos, produzindo reações imediatas de pápula e eritema, por testes de estimulação e pela determinação da IgE específica de alergênio
- Quando possível, o melhor tratamento consiste em evitar o alergênio
- O anticorpo monoclonal dirigido contra o domínio de ligação do receptor da IgE reduz acentuadamente a síntese e os níveis de IgE e diminui a reatividade dos mastócitos
- O tratamento sintomático consiste no uso de β2-agonistas de ação longa e antagonistas dos leucotrienos. O cromoglicato de sódio bloqueia a atividade dos canais de cloro, estabilizando, assim, os mastócitos e inibindo a broncoconstrição. A teofilina é um inibidor da fosfodiesterase, que eleva o nível intracelular de cAMP, causando broncodilatação
- A asma crônica é dominada por células Th2 ativadas, e o seu tratamento consiste em esteroides inalados, que apresentam uma ampla gama de ações anti-inflamatórias, incluindo a capacidade de bloquear a produção de mediadores pelos macrófagos ou células Th2 estimulados. Quando necessário, esses fármacos são suplementados com β2-agonistas de ação longa
- Os ciclos de injeção ou administração sublingual de antígenos podem dessensibilizar por meio da produção de anticorpos IgG bloqueadores ou reguladores ou por meio da regulação das células T.

Hipersensibilidade tipo II | Citotoxicidade dependente de anticorpos

- A hipersensibilidade tipo II envolve a morte das células que apresentam anticorpos fixados a um antígeno de superfície
- As células podem ser captadas por células fagocitárias às quais aderem por meio de seu revestimento de IgG ou C3b, lisadas pelo complemento ou destruídas por efetores da ADCC
- Os exemplos incluem: reações transfusionais, doença hemolítica do feto e do recém-nascido por incompatibilidade *rhesus*, destruição de enxerto mediada por anticorpos, reações autoimunes dirigidas contra eritrócitos, plaquetas e membrana basal glomerular renal e hipersensibilidade em consequência da cobertura dos eritrócitos ou plaquetas por um fármaco.

Hipersensibilidade tipo III | Mediada por imunocomplexos

- A hipersensibilidade tipo III resulta dos efeitos de complexos antígeno-anticorpo por: (i) ativação do complemento, resultando em desgranulação dos mastócitos e atração dos neutrófilos, os quais liberam mediadores que causam lesão tecidual em contato com o complexo; (ii) estimulação dos macrófagos para liberar citocinas pró-inflamatórias; e (iii) agregação das plaquetas, produzindo microtrombos e liberação de aminas vasoativas
- Quando os níveis de anticorpos circulantes estão elevados, o antígeno é precipitado próximo ao local de entrada no corpo. A reação cutânea caracteriza-se por infiltração de neutrófilos, edema e eritema, os quais alcançam um grau máximo dentro de 3 a 8 h (reação de Arthus)
- Os exemplos incluem pulmão de fazendeiro, doença dos criadores de aves e aspergilose pulmonar, em que os antígenos inalados provocam níveis elevados de anticorpos, reações a um aumento abrupto do antígeno causado pela morte celular dos micróbios durante a quimioterapia da hanseníase ou da sífilis, poliarterite nodosa associada a complexos com o vírus da hepatite B e um elemento de lesão sinovial na artrite reumatoide
- Na presença de excesso relativo de antígeno, ocorre formação de complexos solúveis, que são removidos por meio de sua ligação aos receptores CR1 C3b nos eritrócitos. Se esse sistema for sobrecarregado, ou se houver deficiência dos componentes da via clássica do complemento, os complexos circulam no estado livre e são depositados em circunstâncias de aumento da permeabilidade vascular em determinados locais preferidos: o glomérulo renal, as articulações, a pele e o plexo corióideo

- Os exemplos incluem: glomerulonefrite associada ao lúpus eritematoso sistêmico (LES) ou infecções por estreptococos, malária e coinfecção pelo HIV e vírus da hepatite C; distúrbios neurológicos no LES e pan-encefalite esclerosante subaguda; e choque hemorrágico na dengue.

Hipersensibilidade tipo IV | Celular (tipo tardio)

- Baseia-se na interação do antígeno com células T sensibilizadas e representa uma lesão tecidual, em consequência de reações inapropriadas de imunidade celular
- Ocorre liberação de citocinas, incluindo IFNγ, que ativam os macrófagos e são responsáveis pelos eventos que ocorrem em uma resposta de hipersensibilidade tardia típica, como reação de Mantoux à tuberculina, isto é, o aparecimento tardio de uma reação de induração e eritema, que alcança um grau máximo em 24 a 48 h e se caracteriza, histologicamente, por infiltração com fagócitos mononucleares e linfócitos
- A provocação contínua de hipersensibilidade tardia pela persistência do antígeno leva à formação de granulomas crônicos
- As células do tipo Th2 que produzem IL-5 também podem produzir lesão tecidual, em virtude de sua capacidade de recrutar eosinófilos

- As células T CD8 são ativadas por antígenos do MHC da classe I, tornando-se diretamente citotóxicas para células-alvo que apresentam o antígeno apropriado
- A produção de IL-22 por células Th17 em pacientes com psoríase resulta em proliferação dos queratinócitos e hiperplasia das células epidérmicas
- Os exemplos incluem: lesão tecidual que ocorre em infecções bacterianas (tuberculose, hanseníase), virais (sarampo, herpes), fúngicas (candidíase, histoplasmose) e parasitárias (leishmaniose, esquistossomose), dermatite de contato em consequência da exposição a cromatos e hera venenosa, picadas de insetos e psoríase. A doença intestinal inflamatória pode resultar de reações tipo Th1 (doença de Crohn) ou de células NKT "semelhantes a Th2" (colite ulcerativa) contra bactérias intestinais. A doença celíaca constitui uma resposta aberrante à gliadina do trigo.

Hipersensibilidade estimuladora (tipo V)

- O anticorpo reage com um componente essencial de superfície, como um receptor de hormônio e "ativa" a célula
- Um exemplo é o hipertireoidismo na doença de Graves, devido a um autoanticorpo anti-TSHR estimulador. A Tabela 14.4 fornece uma comparação das características desses cinco tipos de hipersensibilidade adquirida.

Tabela 14.4 Comparação dos principais tipos de hipersensibilidade envolvendo respostas adquiridas.

		Anafilática (I)	Citotóxica (II)	Mediada por complexos (III)	Celular (IV)	Estimuladora (V)
Reação mediada por anticorpos		Ac homocitotrópico	Ac humoral	Ac humoral	Nenhuma	Ac humoral
		Ligação a mastócitos	± FC*	± FC*	(mediada por células T)	Sem FC*
Antígeno		Habitualmente exógeno (p. ex., grão de pólen)	Superfície celular	Extracelular	Associado ao MHC nos macrófagos ou nas células-alvo	Superfície celular
Resposta a antígeno intradérmico:	Reação máx.	30 min (+ reação tardia)	–	3 a 8 h	24 a 48 h	–
	Aparência	Pápula e eritema	–	Eritema e edema	Eritema e induração	–
	Histologia	Desgranulação dos mastócitos; edema; (reação celular tardia, incluindo eosinófilos)	–	Reação inflamatória aguda; predomínio de neutrófilos	Inflamação perivascular; migração de polimorfonucleares, deixando predominantemente células mononucleares	–
Transferência da sensibilidade para pessoa normal			Anticorpo sérico		Células linfoides	Anticorpo sérico
Exemplos:		Alergia atópica, por exemplo, febre do feno	Doença hemolítica do feto e do recém-nascido (Rh)	Glomerulonefrite por imunocomplexos Pulmão do fazendeiro	Reação de Mantoux à TB Reação granulomatosa à TB Sensibilidade de contato	Doença de Graves

*FC, fixação do complemento.

Reações de hipersensibilidade inata

- Algumas infecções provocam uma "síndrome do choque tóxico", que se caracteriza pela liberação excessiva de TNF, IL-1β e IL-6 e pela ativação da via alternativa do complemento
- A síndrome de angústia respiratória aguda associada a bactérias gram-negativas é causada principalmente pela endotoxina lipopolissacarídio (LPS), que provoca invasão maciça do pulmão por neutrófilos
- Os microrganismos gram-positivos causam liberação de TNF e do fator inibidor da migração de macrófagos (MIF) por meio de uma ação direta sobre os macrófagos e estimulação de famílias selecionadas de células T pelos superantígenos enterotoxinas
- A aberração dos mecanismos inatos pode constituir a base da fibrose pulmonar idiopática
- Foi proposto que as respostas inatas desempenham um papel como fator contribuinte na patogenia da doença de Alzheimer.

LEITURA ADICIONAL

Alcorn J.F., Crowe C.R., and Kolls J.K. (2010) T_H17 cells in asthma and COPD. *Annual Review of Physiology* **72**, 495–516.

Berin M.C. and Sampson H.A. (2013) Food allergy: an enigmatic epidemic. *Trends in Immunology* **34**, 390–397.

Chapel H., Haeney M., Misbah S., and Snowden N. (2014) *Essentials of Clinical Immunology*, 6th edn. Blackwell Publishing, Oxford.

Frew A.J. (2008) Sublingual immunotherapy. *New England Journal of Medicine* **358**, 2259–2264.

Holgate S.T., Church M.K., Broide D.H., and Martinez F.D. (2011) *Allergy*, 4th edn. Saunders, London.

Licona Limón P., Kim L.K., Palm N.W., and Flavell R.A. (2013) T_H2, allergy and group 2 innate lymphoid cells. *Nature Immunology* **14**, 536–542.

Martinez F.D. and Vercelli D. (2013) Asthma. *Lancet* **382**, 1360–1372.

Moran T.P., Vickery B.P., and Burks A.W. (2013) Oral and sublingual immunotherapy for food allergy: current progress and future directions. *Current Opinion in Immunology* **25**, 781–787.

Otsuka A., Nonomura Y., and Kabashima K. (2016) Roles of basophils and mast cells in cutaneous inflammation. *Seminars in Immunopathology* **38**, 563–570.

Palomares O., Yaman G., Azkur A.K., Akkoc T., Akdis M., and Akdis C.A. (2010) Role of Treg in immune regulation of allergic diseases. *European Journal of Immunology* **40**, 1232–1240.

Peloquin J.M., Goel G, Villablanca E.J., and Xavier R.J. (2016) Mechanisms of Pediatric Inflammatory Bowel Disease. *Annual Review of Immunology* **34**, 31–64.

Rothenberg M.E. and Hogon S.P. (2006) The eosinophil. *Annual Review of Immunology* **24**, 147–174.

Torgerson D.G., Ampleford E.J., Chiu G.Y., *et al.* (2011) Meta analysis of genome wide association studies of asthma in ethnically diverse North American populations. *Nature Genetics* **43**, 887–892.

Valenta R., Ferreira F., Focke Tejkl M., *et al.* (2010) From allergen genes to allergy vaccines. *Annual Review of Immunology* **28**, 211–241.

Wesemann D.R. and Nagler C.R. (2016) The Microbiome, Timing, and Barrier Function in the Context of Allergic Disease. *Immunity* **44**, 728–738.

Wolter S. and Price H.N. (2014) Atopic dermatitis. *Pediatric Clinics of North America* **61**, 241–260.

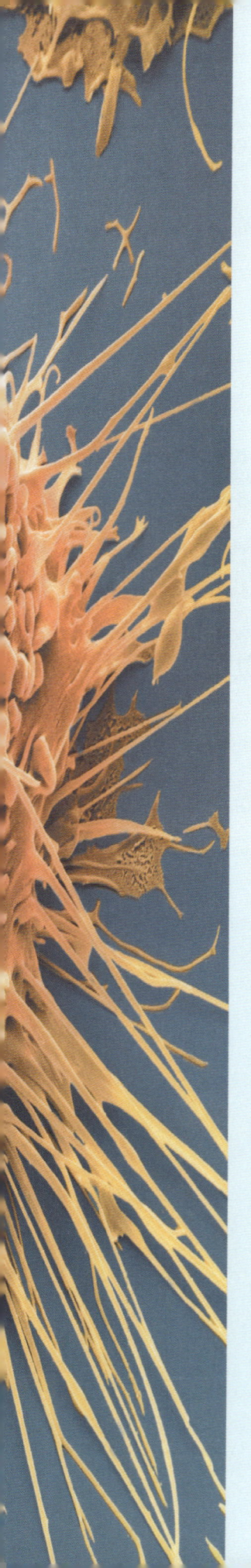

CAPÍTULO 15
Transplante

Principais tópicos

Para lembrar

Embora as células da resposta inata e os linfócitos B da resposta adaptativa reconheçam antígenos intactos, os linfócitos T reconhecem antígenos processados, na forma de peptídios apresentados por moléculas do MHC na superfície celular. Em termos de população, existe uma incrível diversidade de genes do MHC, que se acredita tenham evoluído em resposta à diversidade de patógenos. Os mecanismos de recombinação V(D)J associados aos anticorpos e receptores de linfócitos T têm o potencial de gerar respostas contra praticamente qualquer antígeno estranho, incluindo moléculas do MHC alogênicas.

Introdução

A substituição de órgãos comprometidos por um transplante de tecido saudável vem sendo, há muito tempo, um dos objetivos da medicina, porém tem sido frustrado, em grande parte, pelas tentativas pouco cooperativas do organismo de rejeitar enxertos provenientes de outros indivíduos. Infelizmente, uma porcentagem relativamente alta de linfócitos T possui receptores específicos para "alo-MHC" (*i. e.*, variantes do MHC de outros indivíduos). Além disso, pode haver produção de anticorpos contra antígenos não próprios existentes nos tecidos ou órgãos transplantados. Essas limitações exigem a tipagem dos tecidos e a imunossupressão na maioria dos casos de transplantes de indivíduos geneticamente não idênticos.

Tipos de enxerto

Em primeiro lugar, iremos definir os termos empregados para referir-se a transplantes entre indivíduos e espécies:

- *Autoenxerto* – tecido reimplantado no doador original
- *Isoenxerto* – enxerto entre indivíduos **singênicos** (*i. e.*, de constituição genética idêntica), como gêmeos idênticos ou camundongos da mesma cepa endogâmica pura
- *Aloenxerto* – enxerto entre indivíduos **alogênicos** (*i. e.*, membros da mesma espécie, porém com constituição genética diferente), por exemplo, entre seres humanos ou entre uma raça de camundongo e outra
- *Xenoenxerto* – enxerto entre indivíduos **xenogênicos** (*i. e.*, de espécies diferentes), como, por exemplo, de suíno para seres humanos.

A maioria dos tipos de transplante clínico (Tabela 15.1) consiste em aloenxertos, embora, hoje em dia, exista grande interesse na utilização de enxertos de outras espécies. O procedimento de aloenxerto mais comum é a transfusão de sangue, cujas consequências infelizes da incompatibilidade incluem hemólise (lise das hemácias), coagulação intravascular, calafrios e náuseas. Entretanto, essas reações são raras, visto que o sangue transfundido naturalmente foi submetido a prova cruzada para grupos sanguíneos AB0 e Rh.

Uma considerável atenção tem sido dedicada à rejeição de enxertos sólidos, como a pele, e é importante descrever a sequência de eventos. Por exemplo, nos camundongos, o aloenxerto de pele se estabelece e torna-se vascularizado em alguns dias. Entre 3 e 9 dias, a circulação diminui gradualmente, e observa-se infiltração crescente da base do enxerto por linfócitos e monócitos. A necrose começa a ser macroscopicamente visível, e, depois de 1 dia ou mais, o enxerto desprende-se por completo (Figura M15.1.1). **A rejeição**

Tabela 15.1 Os principais órgãos e tecidos transplantados.

Órgão/tecido	Doador morto	Doador vivo
Sangue	–	14 milhões de unidades
Pele	–	48.000
Córnea	47.000	–
Células-tronco hematopoéticas	–	18.000
Rim	11.161	5.732
Fígado	6.203	252
Coração	2.531	–
Pulmão	1.922	1
Rim/pâncreas	761	1
Pâncreas	256	–
Intestino	108	1
Coração/pulmão	23	

Os números refletem os transplantes realizados nos EUA, em 2013, sendo valores aproximados para o sangue, a pele, a córnea e as células-tronco hematopoéticas. Os enxertos de pele são, em sua maioria, autólogos. As células-tronco hematopoéticas originam-se da medula óssea, do sangue periférico ou do sangue do cordão umbilical, e 60% são autólogos.
Fonte de dados: OPTN (optn.transplant.hrsa.gov) 2014.

é um fenômeno imunológico, que exibe tanto memória quanto especificidade (Marco histórico 15.1). Além disso, o receptor de linfócitos T de um doador que já rejeitou um enxerto apresentará rejeição acelerada de outro enxerto do mesmo tipo (Figura 15.1), mostrando que as células linfoides são sensibilizadas e conservam a memória do primeiro contato com os antígenos do enxerto.

Tipos de rejeição

Vários mecanismos imunológicos podem contribuir para a rejeição, que pode ocorrer imediatamente após o transplante ou que pode levar mais tempo para se manifestar. Os três tipos principais de rejeição, com base no tempo levado para a sua ocorrência, são os seguintes:

- *Rejeição hiperaguda* – ocorre poucos minutos após o transplante e resulta de anticorpos preexistentes no receptor, dirigidos contra o doador, que se ligam ao endotélio dos vasos sanguíneos no órgão doado
- *Rejeição aguda* – leva vários dias ou semanas após o transplante e é mediada por linfócitos
- *Rejeição crônica* – leva meses ou anos para se manifestar e envolve mecanismos que, com frequência, ainda estão pouco definidos.

As características desses três tipos diferentes de rejeição estão resumidas na Tabela 15.2. Tanto a rejeição hiperaguda quanto a rejeição aguda estão se tornando menos comuns graças à pesquisa cuidadosa de compatibilidade entre doador e receptor e aprimoramento dos esquemas imunossupressores. Entretanto, a rejeição crônica continua representando um problema substancial. Com frequência, a sobrevivência do paciente é muito mais longa que a do enxerto, e um grande número de receptores de transplante acaba exigindo um novo enxerto. Infelizmente, os enxertos repetidos tendem a apresentar um tempo de sobrevida mais curto.

Controle genético dos antígenos do transplante

A especificidade dos antígenos envolvidos na rejeição de enxertos encontra-se sob controle genético. Indivíduos geneticamente idênticos, como camundongos de raça pura ou gêmeos monozigóticos, possuem antígenos de transplante idênticos, e é possível efetuar enxertos livremente entre eles. A segregação mendeliana dos genes que controlam esses antígenos foi revelada por experimentos de intercruzamento entre camundongos de diferentes raças puras. Como esses animais têm cruzamento puro dentro de determinada raça e sempre aceitam enxertos uns dos outros, eles devem ser homozigotos para os genes de "transplante". Consideremos duas dessas raças, A e B, com genes alélicos que diferem em cada *locus*. Em cada caso, os genes paternos e maternos serão idênticos e terão a mesma constituição genética, como *A/A* e *B/B* respectivamente. O cruzamento das raças A e B dá origem a uma primeira geração familiar (F1) com constituição *A/B*. Agora, todos os camundongos F1 irão aceitar enxertos de um dos genitores,

---

 ### Marco histórico 15.1 | A base imunológica da rejeição de enxertos

A especialidade dos transplantes deve muito a Sir Peter Medawar, o renomado cientista que iniciou e inspirou o seu desenvolvimento. Até mesmo na virada do século XX, existia um paradigma aceito de que os enxertos entre membros não relacionados de uma espécie seriam rejeitados de imediato, depois de um breve período inicial de aceitação (Figura M15.1.1). A existência de uma base genética subjacente para a rejeição tornou-se evidente a partir das observações de Padgett em Kansas City, em 1932, de que os aloenxertos de pele entre membros da mesma família tinham tendência a sobreviver por mais tempo do que aqueles entre indivíduos sem parentesco, bem como a partir da demonstração fundamental feita por James Barrett Brown, em St. Louis, em 1937, de que gêmeos monozigóticos (*i. e.*, geneticamente idênticos) aceitavam enxertos de pele um do outro. Entretanto, foi apenas com as pesquisas realizadas por Medawar nos primeiros anos da Segunda Guerra Mundial, motivadas pela necessidade de tratar tripulantes de aviões com queimaduras terríveis que a rejeição foi trazida ao campo da imunologia. Esse pesquisador demonstrou que um segundo enxerto de determinado doador era rejeitado mais rapidamente e com mais intensidade do que o primeiro e que, além disso, um enxerto obtido de um indivíduo sem parentesco era rejeitado com a cinética de uma primeira reação (Figura M15.1.2). Essa **rejeição secundária** caracteriza-se por **memória** e **especificidade** e, portanto, exibe todas as características fundamentais de uma resposta imunológica. Isso foi confirmado posteriormente pela transferência da capacidade de expressar uma reação secundária com linfócitos.

A mensagem era clara: para obter um transplante bem-sucedido de tecidos e de órgãos nos seres humanos, seria necessário superar essa barreira imunogenética. Foi obtido um sucesso limitado por Joseph Murray, no Peter Bent Brigham Hospital (Boston) e por Jean Hamburger, em Paris, que transplantaram rins entre gêmeos dizigóticos aplicando doses subletais de radiação X. O avanço fundamental veio quando o relatório de Robert Schwartz e William Damashek sobre os efeitos imunossupressores do fármaco antimitótico, a 6-mercaptopurina, foi aplicado independentemente por Roy Calne e por Charles Zukowski, em 1960, para prolongar a sobrevida de aloenxertos renais em cães. Esse achado foi seguido rapidamente pelo enxerto bem-sucedido, realizado por Murray em 1962, de um rim cadavérico de doador não aparentado, sob a proteção imunossupressora da azatioprina, o derivado mais efetivo da 6-mercaptopurina desenvolvido por George Hutchings e Gertrude Elion.

Essa história é emoldurada pelos vencedores do Prêmio Nobel, e os leitores que têm interesse histórico irão adquirir um maior conhecimento sobre o desenvolvimento desse campo e as mentes dos cientistas que deram à medicina esse maravilhoso prêmio com a obra de Hakim N.S. e Papalois V. (eds.) (2003), *History of Organ and Cell Transplantation,* Imperial College Press, Londres, e Brent L. (1996) *A History of Transplantation Immunology,* Academic Press, Londres.

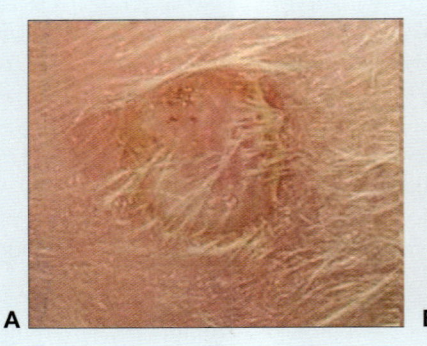 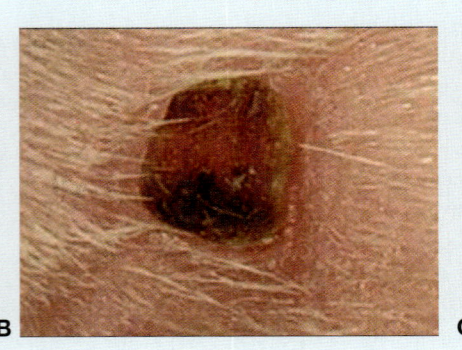 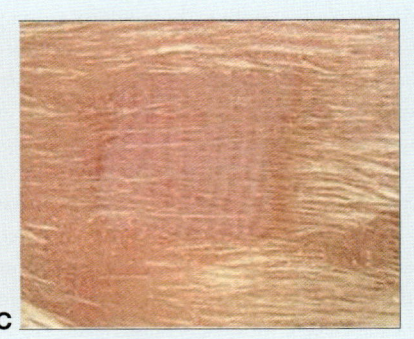

Figura M15.1.1 Aspectos de enxertos de pele em camundongos. Enxerto sofrendo rejeição (**A**); rejeição completa (escara) (**B**); e, para comparação, enxerto de pele totalmente cicatrizado (**C**), sem vidências de rejeição. (Fonte: McFarland H.I. e Rosenberg A.S. *Current Protocols in Immunology.* Unit Number: UNIT 4.4. Reproduzida, com autorização, de Wiley.).

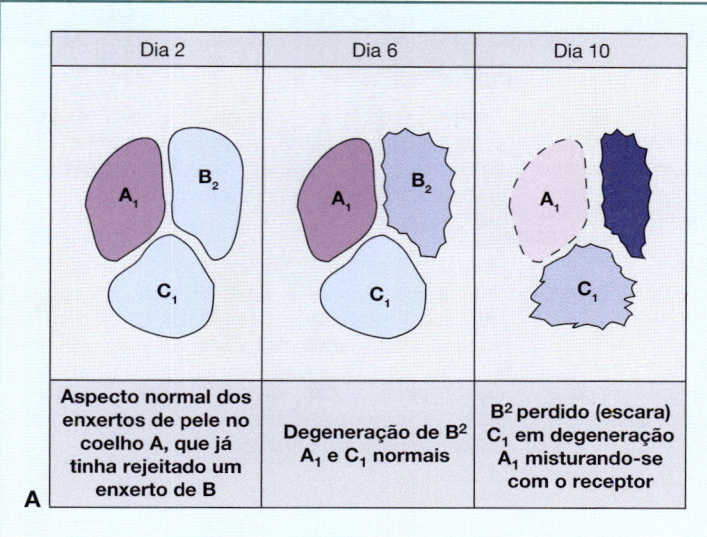

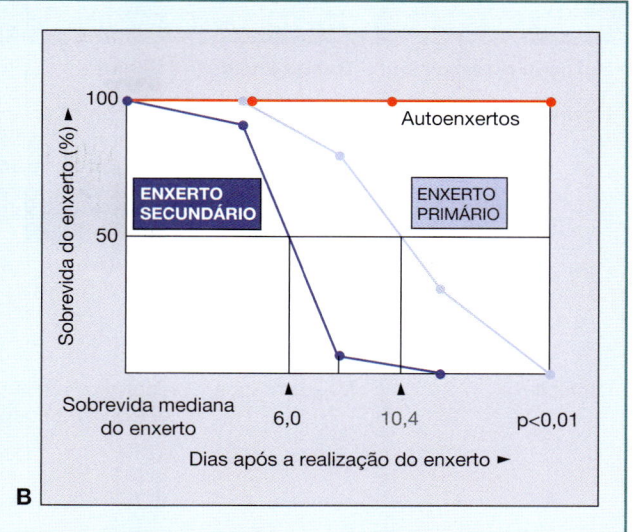

Figura M15.1.2 Memória e especificidade na rejeição de aloenxertos de pele em coelhos. **A.** São aplicados autoenxertos e aloenxertos de pele obtidos de dois doadores B e C não aparentados ao coelho A, que já tinha rejeitado um primeiro enxerto de B (B$_1$). Embora o autoenxerto A permaneça intacto, o enxerto C$_1$ observado pela primeira vez sofre rejeição primária, enquanto o segundo enxerto de B (B$_2$) se desprende com muita rapidez. **B.** Tempos de sobrevida medianos de aloenxertos cutâneos primários e secundários, mostrando a rejeição secundária mais rápida, com sobrevida mediana de 50% do enxerto de 6 dias, em comparação com 10 dias para a rejeição primária. (Fonte: Medawar P.B. (1944) *Journal of Anatomy* **78**, 176. Reproduzida, com autorização, de Wiley.)

mostrando que eles são imunologicamente tolerantes tanto a A quanto a B, devido ao fato de que os antígenos de transplante de cada genitor são expressos de forma codominante (ver Figura 4.28). Com o intercruzamento da geração F1, deve-se esperar uma distribuição média dos genótipos para os descendentes F2, como mostra a Figura 15.2; apenas um em cada quatro não deverá ter genes *A* e, portanto, deve rejeitar um enxerto A, devido à falta de tolerância, e um em quatro deve rejeitar enxertos B pela mesma razão. Por conseguinte, para cada *locus*, três de quatro descendentes da geração F2 aceitarão enxertos da raça parental.

No camundongo, foram estabelecidos cerca de 40 desses *loci*; entretanto, conforme assinalado anteriormente, o conjunto complexo de *loci* denominado H-2 (HLA nos seres humanos) predomina, no sentido de que ele controla os antígenos de transplante "fortes", que provocam reações intensas a aloenxertos. Nos capítulos anteriores, descrevemos com algum detalhe a estrutura (ver Figura 4.19) e a biologia desse **complexo principal de histocompatibilidade (MHC)** (ver Marco histórico 4.2). Tendo em vista a segregação mendeliana e a expressão codominante desses genes, é evidente que, nas populações não consanguíneas, os irmãos têm uma chance de 1:4 de identidade com relação ao MHC. Os antígenos de transplante não H-2 ou "menores", como o H-Y masculino, são reconhecidos pelos linfócitos T como peptídios processados em associação às moléculas do MHC. Não devemos ser enganados pelo termo "menor", acreditando que esses antígenos não podem provocar graves problemas de rejeição; eles o fazem, porém mais lentamente do que o MHC.

Algumas outras consequências da incompatibilidade do MHC

As diferenças do MHC da classe II provocam reação linfocitária mista (MLR)

Quando células mononucleares do sangue periférico (CMSP) de indivíduos de diferentes haplótipos da classe II são cultivadas juntas, ocorrem ativação e proliferação dos linfócitos (MLR), e os linfócitos T de cada população reagem contra determinantes do MHC do classe II na superfície das células da outra população. As células que respondem são predominantemente linfócitos T CD4$^+$, que são estimulados pelos determinantes da classe II presentes principalmente nos linfócitos B, nos macrófagos e especialmente nas células dendríticas. Por conseguinte, a MLR é inibida por antissoros contra determinantes da classe II nas células estimuladoras.

Camundongo de raça A previamente enxertado	Transferência de linfócitos T	Camundongo de raça A virgem	Rejeição
1 — A B	→	A B	Secundária
2 — A B	→	A C	Primária
3 — A C	→	A B	Primária

Figura 15.1 A rejeição de enxerto induz memória, que é específica e que pode ser transferida pelos linfócitos T. No experimento 1, um receptor da raça A de linfócitos T de outro camundongo de raça A, que já tinha rejeitado um enxerto de um animal da raça B, irá apresentar rejeição (*i. e.*, rejeição secundária) acelerada de um enxerto B. Isso ocorre embora o camundongo que recebeu o enxerto não tenha sido previamente enxertado. Os experimentos 2 e 3 mostram a especificidade do fenômeno com relação à raça C geneticamente não aparentada.

Tabela 15.2 Os vários tipos de rejeição de enxertos.

Rejeição do enxerto	Tempo levado	Causa	Características
Hiperaguda	Minuto	Anticorpos preexistentes, devido à incompatibilidade de grupo sanguíneo ou pré-sensibilização ao MHC da classe I por meio de transfusão de sangue	Os anticorpos ligam-se ao endotélio dos vasos sanguíneos no enxerto, resultando em ativação do complemento, recrutamento dos neutrófilos, agregação das plaquetas e coagulação do sangue
Aguda	Vários dias	Ativação dos linfócitos	Linfócitos T citotóxicos atacam as células do doador que expressam MHC estranho. Os linfócitos T auxiliares e os linfócitos B colaboram na produção de anticorpos contra aloantígenos
Crônica	Meses a anos	Múltiplos mecanismos imunes ou recidiva da doença original	Os mecanismos não estão totalmente elucidados. Pode envolver os linfócitos, fagócitos, anticorpos e complemento

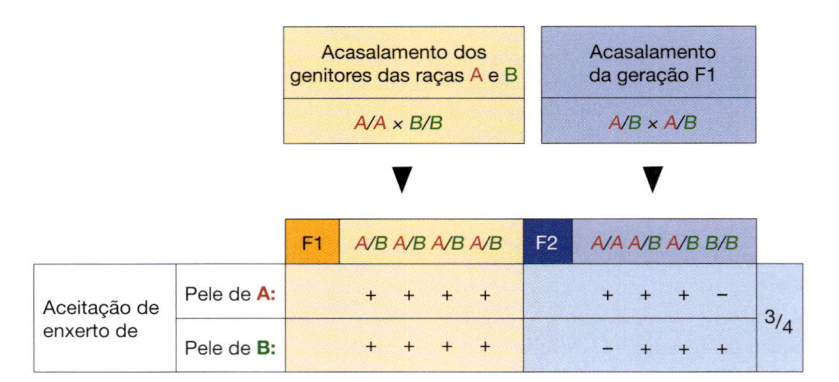

Figura 15.2 Herança dos genes que controlam os antígenos de transplante. *A* representa um gene que expressa o antígeno A, enquanto *B* corresponde ao gene alélico no mesmo *locus* genético. As raças puras são homozigotas para *A/A* e para *B/B*, respectivamente. Como os genes são codominantes, um animal com genoma *A/B* expressa ambos os antígenos, torna-se tolerante a eles e, portanto, aceita enxertos de doadores A ou B. A ilustração mostra que, para cada gene que controla uma especificidade de antígeno de transplante, três quartos da geração F2 irão aceitar um enxerto de pele de um dos genitores. Para os genes *n*, a fração é $(3/4)^n$. Se animais *A/B* de F1 forem cruzados com um genitor *A/A*, metade da prole será *A/A*, e metade *A/B*; apenas estes últimos irão aceitar enxertos B.

Reação enxerto *versus* hospedeiro (GVH)

Quando linfócitos T competentes são transferidos de um doador para um receptor que é incapaz de rejeitá-los, as células enxertadas sobrevivem e têm tempo de reconhecer os antígenos do hospedeiro e de reagir imunologicamente contra eles. Em lugar da reação normal ao transplante do hospedeiro contra o enxerto, deparamo-nos com o inverso, isto é, uma reação enxerto *versus* hospedeiro (GVH) (Figura 15.3). Nos roedores jovens, pode haver inibição do crescimento (animal com atraso do crescimento), aumento do tamanho do baço e anemia hemolítica (devido à produção de anticorpos contra os eritrócitos). Nos seres humanos, observa-se a ocorrência de febre, anemia, perda de peso, exantema, diarreia e esplenomegalia, e os principais mediadores da patologia consistem em citocinas, particularmente o fator de necrose tumoral (TNF). Quanto " maior" a diferença entre antígenos de transplante, mais grave será a reação. Quando o doador e o receptor diferem nos *loci* HLA ou H-2, as consequências podem ser fatais, embora se deva ressaltar que as reações a antígenos menores dominantes de transplante ou suas combinações possam ser igualmente difíceis de controlar.

Nos seres humanos, a reação GVH pode ocorrer em indivíduos imunocomprometidos que recebem enxertos de células-tronco hematopoéticas (p. ex., para tratamento da imunodeficiência combinada grave) ou como forma de tratamento para o câncer. Os linfócitos T competentes no sangue ou presentes em órgãos transplantados, administrados a pacientes imunossuprimidos, também podem mediar reações GVH.

Mecanismos de rejeição dos enxertos

Diversos componentes do sistema imune podem mediar um ataque contra o órgão ou tecido estranho e, assim, contribuir para a rejeição.

Os linfócitos podem mediar a rejeição

O papel principal desempenhado pelos linfócitos na rejeição primária é compatível com a histologia da reação inicial, mostrando a ocorrência de infiltração por células mononucleares, com número muito pequeno de leucócitos polimorfonucleares (PMN) ou plasmócitos (Figura 15.4). O efeito notável da timectomia neonatal no prolongamento da sobrevida de transplantes de pele

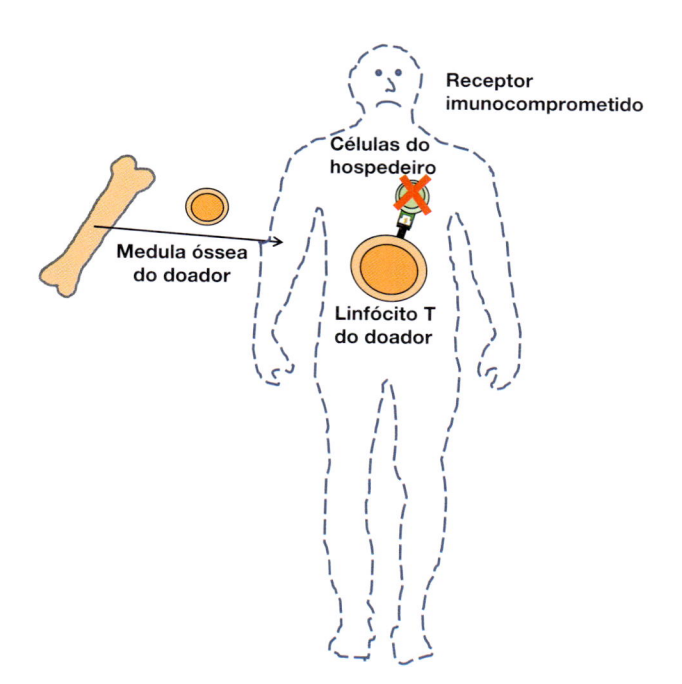

Figura 15.3 Reação enxerto *versus* hospedeiro. Quando linfócitos T imunocompetentes são inoculados em um hospedeiro incapaz de reagir contra eles, as células enxertadas ficam livres para reagir contra os antígenos estranhos nas células do hospedeiro. A consequente reação pode ser fatal.

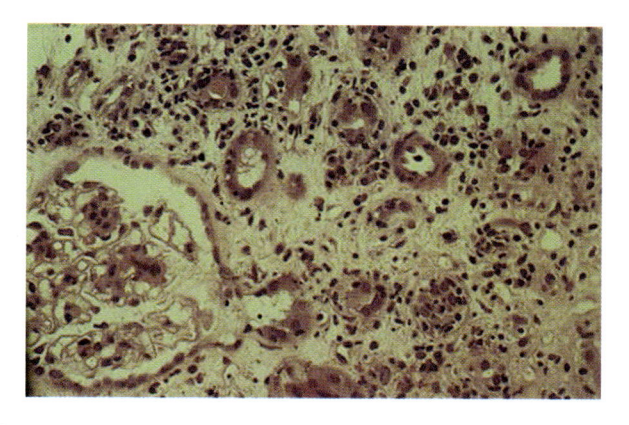

Figura 15.4 Rejeição aguda de aloenxerto renal humano, mostrando a infiltração celular densa do interstício por células mononucleares. (Fonte: M. Thompson e A. Dorling. Reproduzida com autorização.)

e a sobrevida longa de enxertos em crianças com deficiências tímicas implicam os linfócitos T nessas reações. Nas galinhas, a rejeição de aloenxertos e a reatividade do GVH são influenciadas pela timectomia neonatal, mas não pela bursectomia. Evidências mais diretas foram obtidas de estudos *in vitro,* mostrando que os linfócitos T retirados de camundongos que rejeitaram um aloenxerto poderiam destruir células-alvo apresentando os antígenos do enxerto *in vitro.* Embora os linfócitos T citotóxicos CD8 sejam importantes na rejeição dos aloenxertos, vários modelos murinos indicaram que, na ausência de linfócitos T CD4, os aloenxertos podem ser aceitos indefinidamente. Com efeito, a rejeição pode ser mediada por linfócitos T CD4 na ausência de linfócitos T CD8, talvez pelo fato de que os linfócitos CD4 algumas vezes têm potencial citotóxico para alvos da classe II. Todavia, em animais

intactos, a secreção de citocinas pelos linfócitos T CD4 irão recrutar e ativar linfócitos T CD8, linfócitos B, linfócitos NKT e macrófagos, todos com potencial de contribuir para o processo de rejeição. Além disso, a interferona-γ suprarregula a expressão do MHC nas células-alvo do enxerto, aumentando, assim, a sua vulnerabilidade aos linfócitos T citotóxicos CD8.

Reconhecimento do MHC alogênico por linfócitos T do receptor

Convém lembrar que definimos o MHC pela sua capacidade de provocar a rejeição mais potente de enxertos entre membros da mesma espécie. Essa intensidade de rejeição do MHC incompatível é uma consequência da **frequência muito alta de linfócitos T alorreativos** (*i. e.*, células que reagem com aloenxerto) **existentes nos indivíduos normais**. Embora apenas uma fração de uma porcentagem da população de linfócitos T normais seja específica para determinado peptídio, mais de 10% dos linfócitos T reagem com aloantígenos. Foram descritas duas vias principais de reconhecimento. Na **via direta,** numerosos linfócitos T alorreativos do receptor reconhecem o **alo-MHC (*i. e.*, do enxerto)** na superfície das células do doador, ao passo que, na **via indireta,** um número menor de linfócitos T do receptor reconhece peptídios derivados do **alo-MHC** (e aloantígenos menores de transplante) apresentados por moléculas do MHC próprio nas células apresentadoras de antígeno do próprio receptor (Figura 15.5A, B).

O MHC alogênico difere do receptor essencialmente pelos resíduos do sulco que entram em contato com o peptídio processado, porém muito menos nas regiões helicoidais mais conservadas, que são reconhecidas pelo TCR. Pelo fato de apresentar um sulco de estrutura diferente, o alo-MHC é capaz de ligar-se a vários peptídios derivados de proteínas comuns ao doador e ao hospedeiro, que não seriam capazes de se encaixar no sulco do MHC do hospedeiro e, portanto, incapazes de induzir autotolerância. Por conseguinte, os linfócitos T do hospedeiro que reconhecem o alo-MHC, juntamente com peptídios comuns, não são eliminados e ficam disponíveis para reagir com o grande número de peptídios diferentes que se ligam ao alossulco das células apresentadoras de antígeno (APC) do doador, que migram para os tecidos linfoides secundários do receptor do enxerto. Em alguns casos, os resíduos polimórficos estão localizados nas regiões das hélices do MHC que entram em contato direto com o TCR, e, por acaso, uma proporção do repertório de linfócitos T apresenta reação cruzada e liga-se ao MHC do doador com alta afinidade. A ligação do linfócito T à APC é particularmente intensa, visto que os TCR ligam-se a todas as moléculas do MHC do doador nas APC, ao passo que, no caso do reconhecimento normal do complexo MHC-peptídio, apenas uma pequena proporção dos sulcos do MHC é preenchida pelo peptídio específico em questão. Essas vias diretas de imunização pelo MHC do aloenxerto, que habitualmente são iniciadas pelas APC mais potentes, as células dendríticas, predominam nos primeiros eventos de sensibilização, visto que essa fase aguda da rejeição pode ser bloqueada por anticorpos contra o alo-MHC da classe II.

Entretanto, com o passar do tempo, à medida que as APC do doador no enxerto são substituídas por células do receptor, a via indireta de sensibilização, que envolve a apresentação de **peptídios alogênicos** processados pelo **MHC do hospedeiro** (Figura 15.5B), pode começar a atuar. Embora os linfócitos T que reconhecem peptídios derivados de proteínas polimórficas do enxerto possam

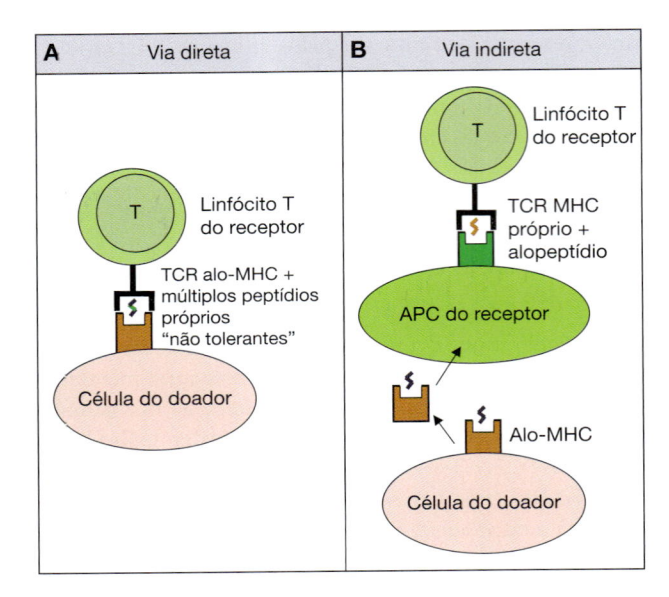

Figura 15.5 Reconhecimento dos antígenos do enxerto por linfócitos T alorreativos. **A.** Via direta. Os receptores de células T (TCR), presentes nas células T do receptor, reconhecem diretamente o MHC alogênico (em *marrom*) sobre a superfície das células apresentadoras de antígenos (APC) do doador. As diferenças polimórficas entre os alótipos do MHC afetam, em grande parte, a ligação dos peptídios, e não o contato do TCR com o MHC do doador. Nessas circunstâncias, a molécula do MHC alogênico do doador será percebida como semelhante ao MHC "próprio" pelos linfócitos T do receptor; entretanto, diferentemente do MHC próprio, o sulco do MHC do doador nas APC do enxerto liga-se a grandes números de peptídios processados comuns ao enxerto e ao receptor, aos quais os linfócitos T reativos do hospedeiro não desenvolveram tolerância e que podem, consequentemente, provocar uma reação em até 10% desses linfócitos T do hospedeiro. Isso determina a intensidade da resposta ao aloenxerto. Essa explicação para a elevada frequência de linfócitos T alorreativos tem uma credibilidade ainda maior com o isolamento de clones individuais de linfócitos T, que reagem com o MHC próprio e com o alo-MHC, ligando-se, cada um deles, a uma sequência peptídica diferente. O reconhecimento direto do MHC do doador pelas células T do receptor também pode ocorrer se o polimorfismo limitado na hélice α também permitir a ligação dos TCR ao alo-MHC, independentemente do peptídio associado. Múltiplas ligações dessa natureza entre a APC e o linfócito T podem dar origem a uma interação forte o suficiente para possibilitar a ativação dos linfócitos T. **B.** Via indireta. As APC do receptor processam o MHC do doador (em *marrom*) e moléculas de histocompatibilidade menor do doador e, assim como o fazem com qualquer outra molécula proteica, apresentam em seguida os peptídios alogênicos produzidos (em *marrom*), utilizando o seu MHC próprio (em *verde*). A população inicial pequena de linfócitos T que são estimulados pela via indireta sofre expansão com o passar do tempo.

existir em baixa frequência, de modo comparável com aquelas observadas com qualquer antígeno estranho, o enxerto implantado por um período prolongado terá tempo suficiente para expandir significativamente essa pequena população, de modo que a rejeição posterior pode depender progressivamente dessa via indireta. Nessas circunstâncias, pode-se constatar que o MHC da classe II antirreceptor prolonga a sobrevida de aloenxertos renais em ratos.

Papel dos anticorpos

As células alogênicas podem ser destruídas por reações citotóxicas mediadas por anticorpos (hipersensibilidade do tipo II). A consideração dos diferentes mecanismos pelos quais os aloenxertos renais podem ser rejeitados ilustra a contribuição dos anticorpos no processo de rejeição.

Na rejeição hiperaguda, os anticorpos que se ligam ao endotélio do vaso sanguíneo no rim doado ativam a via clássica do complemento e iniciam a cascata da coagulação sanguínea. Os vasos sanguíneos são obstruídos por plaquetas agregadas, e os neutrófilos também são rapidamente recrutados, em consequência da ativação do complemento.

A **rejeição aguda** de um rim caracteriza-se por infiltração celular densa (Figura 15.4) e ruptura dos capilares peritubulares. Os linfócitos T citotóxicos CD8+ atacam as células do enxerto, cuja expressão antigênica do MHC foi suprarregulada pela IFNγ. Também existem linfócitos T CD4+, incluindo linfócitos com fenótipo Th17. Ocorre expressão suprarregulada das moléculas coestimuladoras CD80 e CD86 nas células do epitélio tubular, promovendo, assim, a ativação dessas respostas celulares, que são ainda mais auxiliadas pela produção local de algumas quimiocinas. Embora alguns linfócitos T possam se tornar sensibilizados no próprio enxerto, a apresentação de antígenos pelas células dendríticas tanto do doador quanto do receptor ocorre predominantemente nos linfonodos de drenagem. A rejeição humoral aguda, que envolve anticorpos anti-MHC do doador, pode contribuir para os episódios de rejeição aguda. A ligação do anticorpo específico contra o enxerto leva ao depósito de quantidades substanciais do componente C4d do complemento nos capilares peritubulares. Os depósitos de imunoglobulina nas paredes dos vasos induzem a agregação das plaquetas nos capilares glomerulares, levando à insuficiência renal aguda (Figura 15.6). É preciso considerar também a possibilidade de lesão das células recobertas por anticorpos, por meio da citotoxicidade celular dependente de anticorpos (ADCC).

A **rejeição crônica** consiste em fibrose glomerular e tubular e, com frequência, está associada a depósitos subendoteliais de imunoglobulina e de C4d nos capilares glomerulares e peritubulares. Algumas vezes, isso pode constituir uma expressão de um distúrbio por imunocomplexos (causando a patologia renal que resultou originalmente na necessidade de substituir o rim danificado) ou, possivelmente, de formação de complexos com antígenos solúveis derivados do rim enxertado.

Por conseguinte, a complexidade da ação e da interação dos fatores celulares e humorais na rejeição dos enxertos é considerável, e a Figura 15.7 apresenta uma tentativa de resumir os mecanismos postulados.

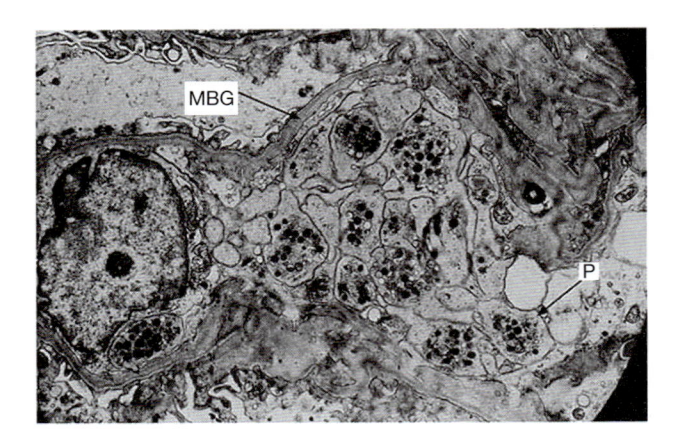

Figura 15.6 Rejeição tardia aguda de aloenxerto renal humano, mostrando a agregação plaquetária em um capilar glomerular, induzida pelo depósito de anticorpos na parede do vaso. Micrografia eletrônica; MBG, membrana basal glomerular; P, plaqueta. (Fonte: K. Porter, Reproduzida com autorização.).

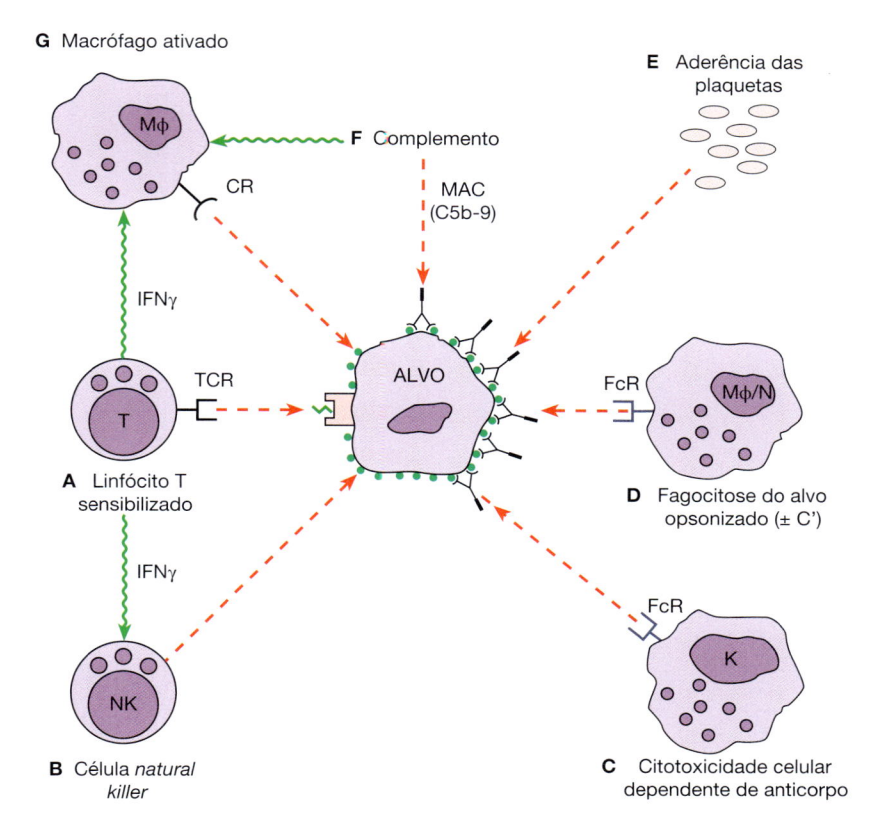

Figura 15.7 Mecanismos de destruição das células-alvo. **A.** Destruição direta por linfócitos Tc e dano indireto aos tecidos por meio da liberação de citocinas pelas células Th1, como IFNγ e TNF. **B.** Destruição direta por células NK, intensificada pela interferona. **C.** Ataque por citotoxicidade celular dependente de anticorpos. **D.** Fagocitose da célula-alvo recoberta por anticorpos (reforçada pelo C3b ligado). **E.** Aderência das plaquetas ao anticorpo ligado à superfície do endotélio vascular do enxerto, resultando na formação de microtrombos. **F.** Citotoxicidade mediada pelo complemento. **G.** Os macrófagos ativados de modo inespecífico por agentes como IFNγ e, possivelmente, pelo C3b podem ser citotóxicos para as células do enxerto, talvez por meio de ação extracelular do TNF e dos radicais ·O_2^- gerados na superfície da célula. IFN, interferona; K, célula *killer* (qualquer célula capaz de mediar a ADCC), Mø, macrófago; N, neutrófilo; NK, célula *natural killer*.

Há também circunstâncias em que os anticorpos podem, de fato, proteger um enxerto contra a destruição, um fenômeno conhecido como reforço.

Compatibilidade entre doador e receptor

Tendo em vista que a demanda de transplantes é muito superior ao suprimento de órgãos disponíveis (Figura 15.8), é fundamental aumentar ao máximo as chances de que o enxerto será imunologicamente aceito pelo receptor. Como as diferenças no MHC são responsáveis pela rejeição mais terrível dos enxertos, esforços prodigiosos têm sido envidados para definir essas especificidades antigênicas, em uma tentativa de reduzir ao máximo a rejeição pela compatibilidade do enxerto e do receptor, de modo muito semelhante à prova cruzada realizada para transfusões de sangue (de modo incidental, o grupo AB0 proporciona antígenos de transplante vigorosos).

Tipagem HLA dos tecidos

Os alelos HLA são definidos pelas suas sequências gênicas, e os indivíduos podem ser tipados pela reação da cadeia da polimerase (PCR), utilizando pares de iniciadores (*primers*) discriminativos. As moléculas codificadas pelos *loci HLA-DP, HLA-DQ* e *HLA-DR* da classe II desencadeiam respostas dos linfócitos T CD4, enquanto os produtos dos genes *HLA-A, HLA-B* e *HLA-C* constituem alvos dos linfócitos T CD8 alorreativos.

Polimorfismo do sistema HLA humano

Com tantos alelos em cada *locus* e vários *loci* em cada indivíduo (Figura 15.9), pode-se perceber facilmente que isso leva a um grau excepcional de polimorfismo. Isso possui grande valor potencial para as espécies, visto que a necessidade de reconhecimento por linfócitos T de suas próprias especificidades individuais proporciona uma defesa contra o mimetismo molecular microbiano, em que toda uma espécie poderia ser colocada em risco pela sua incapacidade de reconhecer como estranho um microrganismo capaz de formar complexos MHC-peptídios semelhantes aos próprios. É também possível que, de algum modo, a existência de um elevado grau de polimorfismo possa ajudar a manter a diversidade do reconhecimento antigênico no sistema linfoide de determinada espécie e também assegurar a heterozigosidade (vigor híbrido).

Valor da compatibilidade dos tipos teciduais

Os avanços nas técnicas cirúrgicas e o uso de fármacos imunossupressores diminuíram os efeitos da incompatibilidade das especificidades do HLA na sobrevida de enxertos sólidos; entretanto, a maioria dos especialistas em transplante prefere um grau razoável de compatibilidade (ver Figura 15.18). A tipagem tecidual pode ser efetuada por métodos sorológicos, que empregam painéis de anticorpos específicos para cada alelo HLA diferente e que possibilitam a detecção das variantes HLA na superfície celular dos

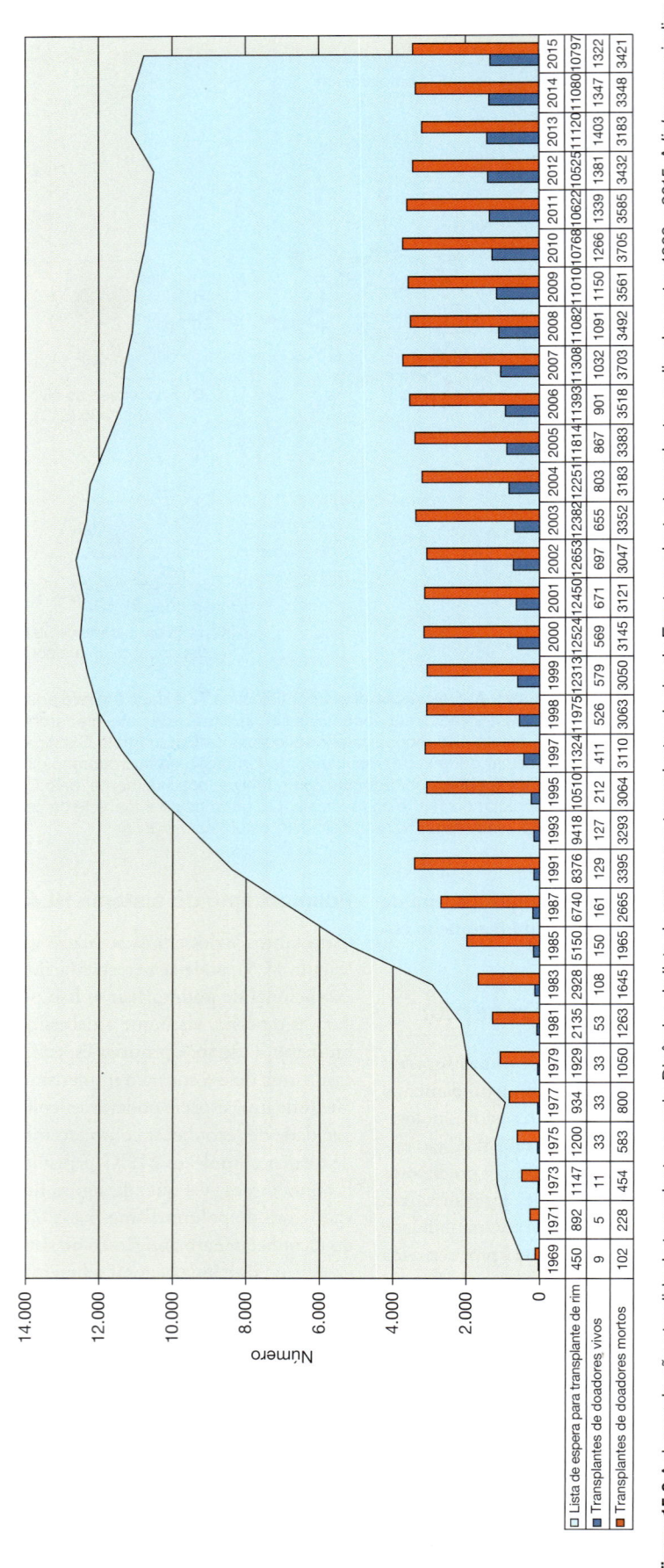

Figura 15.8 A demanda não atendida de transplantes renais. Dinâmica da lista de espera por transplantes de rim da Eurotransplant e transplantes realizados entre 1969 e 2015. A *linha curva* indica o número de pacientes aguardando um transplante de rim, e abaixo, o histograma mostra o número muito menor de transplantes realizados, estando os transplantes de doadores mortos indicados por *barras de cor laranja* e os transplantes de doadores vivos, por *barras pretas*. (Fonte: *Eurotransplant Annual report 2015* (ed. Rahmel A). Eurotransplant International Foundation, Leiden.)

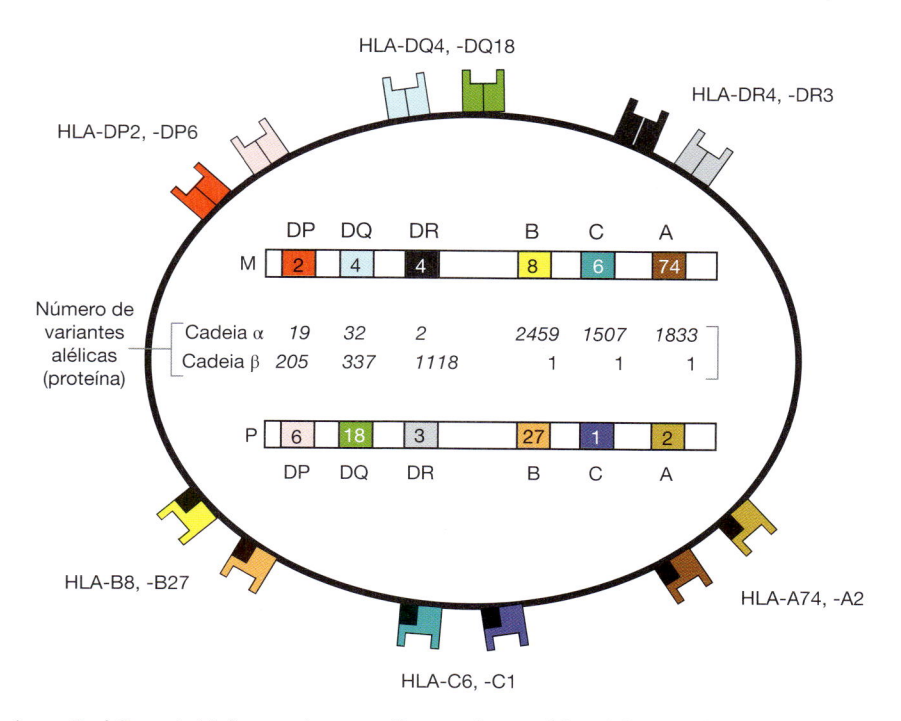

Figura 15.9 Especificidades polimórficas do HLA e sua herança. Como existem vários alelos possíveis em cada *locus,* a probabilidade de que um par aleatório de indivíduos da população geral tenha especificidades HLA idênticas é muito baixa. Na verdade, os genes do MHC das classes I e II são os mais polimórficos do genoma, e o número de diferentes sequências proteicas codificadas pelas variantes alélicas identificadas até janeiro de 2014 está indicado pelos algarismos em *itálico,* no centro da figura (dados de http://hla.alleles.org/nomenclature/stats.html). O número de variantes alélicas em nível de nucleotídios é ligeiramente maior, devido, por exemplo, a variações nas sequências de íntrons. No exemplo apresentado, o indivíduo expressa os alelos específicos das cadeias α e β nos *loci* DP (ver Figura 4.24) no cromossomo materno (M), que especificam o HLA-DP2 (as nomenclaturas são muito mais complexas do que esta para permitir a designação de subtipos e variações de nucleotídios dos íntrons) e herdou aqueles para HLA-DP6 no cromossomo paterno (P) e assim por diante. Esses genes são expressos de modo codominante, e, portanto, as células podem expressar até seis alelos diferentes das moléculas principais da classe I e, em suas APC profissionais, até pelo menos seis moléculas diferentes da classe II. O fato de que existem habitualmente dois genes DRβ herdados em ambas as cópias do cromossomo 6 e o potencial de pareamento *trans,* bem como de pareamento *cis* de algumas cadeias α e β da classe II, aumentam ainda mais a diversidade do HLA do indivíduo. Por outro lado, a homozigosidade de qualquer um dos *loci* reduz o número de variantes. Observe que nem todos os polimorfismos na sequência de nucleotídios resultam em polimorfismo em nível das proteínas e, além disso, que nem todos os polimorfismos da cadeia polipeptídica influenciam a ligação dos peptídios antigênicos ou dos receptores de linfócitos T à molécula do MHC e, portanto, afetam a rejeição dos transplantes. Todas as moléculas do MHC da classe I utilizam a mesma cadeia β, a β$_2$-microglobulina, que não é polimórfica, que é codificada fora do MHC e que não forma parte do sulco de ligação de peptídios. Existe uma chance de 1:4 de que dois irmãos sejam idênticos quanto ao MHC, visto que cada grupo de especificidades de um único cromossomo forma um haplótipo, que habitualmente é herdado em bloco, produzindo quatro combinações possíveis de cromossomos maternos e paternos. Os pais e a prole só podem ser idênticos (chance de 1:2) se a mãe e o pai tiverem um haplótipo em comum.

leucócitos. Essas técnicas estão sendo cada vez mais substituídas por técnicas de genética molecular, como o uso de iniciadores (*primers*) oligonucleotídicos específicos de sequência para determinar as variantes. A compatibilidade HLA-DR é a mais crítica para assegurar a sobrevida do enxerto, seguida por HLA-B e, depois, por HLA-A. Com efeito, apenas esses três *loci* são frequentemente tipados. Entretanto, todas as incompatibilidades dos *loci* dos MHC podem contribuir para a sensibilização, que adquire importância particular se, no futuro, houver necessidade de outro enxerto. Além da tipagem dos receptores e dos doadores em potencial, são realizadas provas cruzadas, de modo a assegurar a ausência de anticorpos pré-existentes contra antígenos do doador no receptor proposto. Os enxertos de células-tronco hematopoéticas, incluindo transplantes de medula óssea, exigem um grau muito alto de compatibilidade, devido ao maior potencial de doença enxerto *versus* hospedeiro, além das reações hospedeiro *versus* enxerto; nesse aspecto, a maior acurácia dos métodos de tipagem do DNA e a inclusão da tipagem do HLA-DQ podem ser de grande utilidade.

Tendo em vista os muitos milhares de diferentes fenótipos HLA possíveis (Figura 15.9), trabalha-se habitualmente com um grande número de receptores potenciais em nível continental (p. ex., Eurotransplant, www.eurotransplant.org.), de modo que, quando um enxerto torna-se disponível, é possível obter a melhor compatibilidade possível. A situação pode ser melhorada quando a reserva de órgãos disponíveis aumentar com o desenvolvimento de bancos de armazenamento de tecidos a longo prazo; todavia, no momento atual, as técnicas não são boas o suficiente para isso, exceto no caso de células-tronco hematopoéticas, que podem ser mantidas viáveis, mesmo após congelamento e descongelamento. No caso de órgãos duplos, como os rins, podem-se utilizar doadores vivos; os irmãos oferecem a maior chance de compatibilidade satisfatória. Entretanto, o uso de doadores vivos está associado a problemas éticos difíceis, e os órgãos são, com mais frequência, obtidos de doadores com morte encefálica, em que houve perda de toda a função encefálica, incluindo a do tronco encefálico que controla a respiração.

Existe um interesse ativo na possibilidade de utilizar órgãos de animais ou substitutos mecânicos, enquanto alguns até mesmo tentam evitar que a doença ocorra em primeiro lugar!

Imunossupressão

Os transplantes são, em sua maioria, aloenxertos, e é praticamente impossível obter compatibilidade plena entre doador e receptor. Por esse motivo, é necessário administrar fármacos imunossupressores potentes e potencialmente tóxicos (Figura 15.10), de modo a limitar a rejeição imunológica. O desenvolvimento de uma resposta imunológica exige a proliferação ativa de um número relativamente pequeno de linfócitos sensíveis ao antígeno para produzir uma população de células sensibilizadas grande o suficiente para ser efetiva. Muitos dos fármacos imunossupressores utilizados em receptores de transplante foram inicialmente desenvolvidos para a quimioterapia do câncer, em virtude de sua toxicidade para as células em divisão. Além das complicações generalizadas da imunossupressão, esses fármacos antimitóticos são particularmente tóxicos para as células da medula óssea e do intestino delgado e, portanto, precisam ser utilizados com muita cautela. Por conseguinte, como os fármacos utilizados não são específicos apenas para linfócitos antidoador, os pacientes submetidos a terapia imunossupressora tendem a se tornar suscetíveis a infecções oportunistas, com várias doenças virais, bacterianas, fúngicas e parasitárias. Esses pacientes também são mais propensos a desenvolver cânceres induzidos por vírus, como linfomas, câncer de colo do útero e sarcoma de Kaposi.

A imunossupressão é utilizada da seguinte maneira:

■ *Terapia de indução:* o objetivo, aqui, é obter uma imunossupressão intensiva por ocasião do transplante, de modo a assegurar que o sistema imune seja detido quando for desencadeado com a chegada do enxerto estranho. Tipicamente, são utilizados anticorpos contra linfócitos T (p. ex., globulina antitimócito de coelho) e/ou antagonistas do receptor de IL-2 (como o basiliximabe, que se liga ao CD25, a cadeia α do receptor de IL-2)

■ *Terapia de manutenção:* se a imunossupressão for retirada, haverá rejeição imunológica do órgão ou tecido do doador. Por esse motivo, os receptores de transplante necessitam habitualmente de manutenção permanente com fármacos imunossupressores. É preciso alcançar um equilíbrio entre atenuação adequada da resposta imune para evitar a rejeição do enxerto, enquanto se limita a toxicidade dos fármacos, e a manutenção de responsividade imune suficiente para que o paciente possa combater as infecções. Tipicamente, são utilizados inibidores da calcineurina (tacrolimo ou ciclosporina), inibidores do metabolismo das purinas (azatioprina ou micofenolato de mofetila) e inibidores do mTOR (rapamicinas), frequentemente em associação com esteroides

■ *Tratamento dos episódios de rejeição:* a rejeição humoral pode ser tratada com imunoglobulina intravenosa, plasmaférese e o anticorpo anti-CD20, o rituximabe. Além disso, utilizam-se comumente vários agentes imunossupressores ativos contra linfócitos T.

Os agentes ativos contra linfócitos T, como os anticorpos anti-CD3, são amplamente utilizados. A cadeia α do receptor de IL-2 (CD25), que é expressa por células T ativadas, mas não em repouso, representa outro alvo passível de ser explorado. O basiliximabe é um anticorpo anti-CD25 quimérico (região V murina, região C humana) com benefício particular na prevenção da rejeição aguda de transplantes renais quando administrados em associação com ciclosporina e corticosteroides.

Outro agente biológico efetivo contra os linfócitos T é o belatacepte, uma proteína de fusão do domínio extracelular do CTLA-4 com o Fc da IgG1 humana, em que a substituição de dois aminoácidos do CTLA-4 resulta em aumento da capacidade de bloquear a atividade das moléculas coestimuladoras CD80/CD86, necessárias para a ativação das células T. Nos ensaios clínicos de fase III, esse fármaco demonstrou ser tão efetivo quanto a ciclosporina, porém com menos efeitos deletérios sobre o rim.

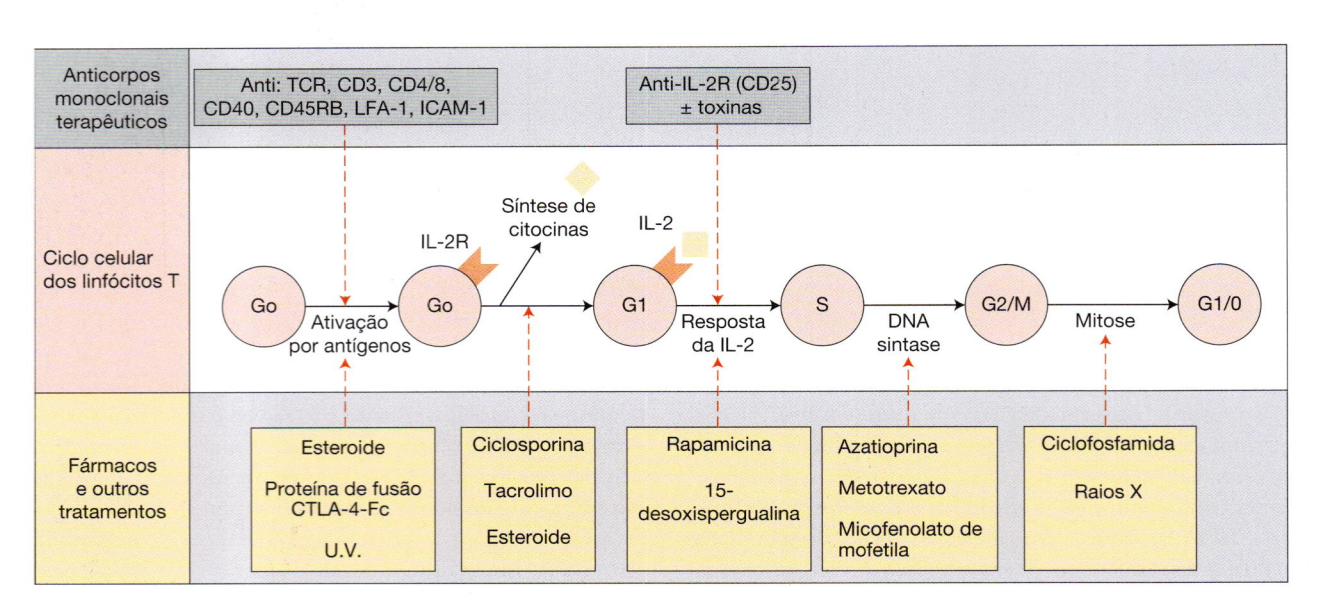

Figura 15.10 Agentes imunossupressores que bloqueiam o ciclo celular das células T. Pode-se utilizar vários anticorpos e fármacos inibidores no transplante e/ou em outras situações clínicas para bloquear a proliferação das células T. Pode-se esperar que o tratamento simultâneo com fármacos que atuam em estágios sequenciais do desenvolvimento da resposta de rejeição leve a um acentuado sinergismo, e isso pode ser claramente observado com a ciclosporina e a rapamicina.

Um fármaco comumente utilizado nesse campo é a **azatioprina,** que inibe a síntese de ácidos nucleicos e que exerce efeito preferencial sobre as reações mediadas por linfócitos T. Vários metabólitos fúngicos, como grupo, melhoraram acentuadamente a sobrevida dos enxertos nos transplantes humanos e também são benéficos no tratamento de distúrbios imunológicos, em virtude de sua capacidade de serem direcionados contra os linfócitos T. **Ciclosporina** é um peptídio cíclico hidrofóbico neutro de 11 aminoácidos, produzido pelo fungo *Beauveria nivea.* A ciclosporina atua como **inibidor da calcineurina** e bloqueia seletivamente a transcrição da IL-2 nas células T ativadas. As células em repouso que possuem memória vital para a imunidade a infecções microbianas são poupadas, e observa-se pouca toxicidade nas células em divisão no intestino e na medula óssea; entretanto, quando utilizada em altas doses, a nefrotoxicidade torna-se um problema substancial. A ciclosporina também afeta diretamente as células dendríticas, inibindo várias de suas funções, inclusive processamento do antígeno, síntese de TNF e IL-12, expressão dos receptores de quimiocinas e migração celular. A ciclosporina está firmemente estabelecida como terapia de primeira linha na profilaxia e no tratamento da rejeição dos transplantes. Outro fármaco imunossupressor específico para linfócitos T é o **tacrolimo,** que contém uma estrutura em anel macrolídica; embora também tenha sido originalmente encontrado em um fungo, o tacrolimo é isolado da bactéria *Streptomyces tsukubaensis.* À semelhança da ciclosporina, o tacrolimo é um inibidor da calcineurina, que bloqueia várias atividades das células T e das células dendríticas; todavia (mais uma vez como a ciclosporina), tem a desvantagem de ser nefrotóxico quando administrado em altas doses.

As **rapamicinas (sirolimo** e **everolimo)** também são macrolídios; todavia, diferentemente do tacrolimo, bloqueiam os sinais de mTOR induzidos pela associação da IL-2 a seu receptor. O sirolimo é um produto do *Streptomyces hygroscopicus,* enquanto o everolimo é um derivado 2-hidroxietil substituído do sirolimo. Outro grupo de fármacos imunossupressores é constituído pelos profármacos **micofenolato de mofetila** e **micofenolato de sódio,** que, quando metabolizados a ácido micofenólico, inibem a enzima monofosfato de inosina desidrogenase, que é necessária para a proliferação dos linfócitos.

No que concerne aos detalhes moleculares do mecanismo de ação desses fármacos, a ciclosporina forma complexos com a ciclofilina A, um membro da família das **imunofilinas,** enquanto o tacrolimo forma complexos com outro membro dessa família, a proteína de ligação de FK (FKBP) (Figura 15.11). Em seguida, esses complexos interagem e inibem a fosfatase calcineurina dependente de calmodulina, que ativa a transcrição do NFAT (fator nuclear dos linfócitos T ativados) o fator para a IL-2 nos linfócitos T ativados. Embora as rapamicinas também se liguem à FKBP, o complexo exibe atividade muito diferente e inibe a mTOR (alvo da rapamicina) serina/treonina quinase. A atividade de imunossupressora das rapamicinas é, pelo menos em parte, explicada pelo fato de que o mTOR é crucial na transdução dos sinais proliferativos, como aqueles mediados pelo receptor de IL-2. Além de seu papel no transplante, a ciclosporina é prescrita para distúrbios, nos quais há suspeita de reações de hipersensibilidade mediadas por linfócitos T. Com efeito, os benefícios da ciclosporina em doenças como a artrite reumatoide, a psoríase, a síndrome nefrótica idiopática, o diabetes melito tipo 1, a

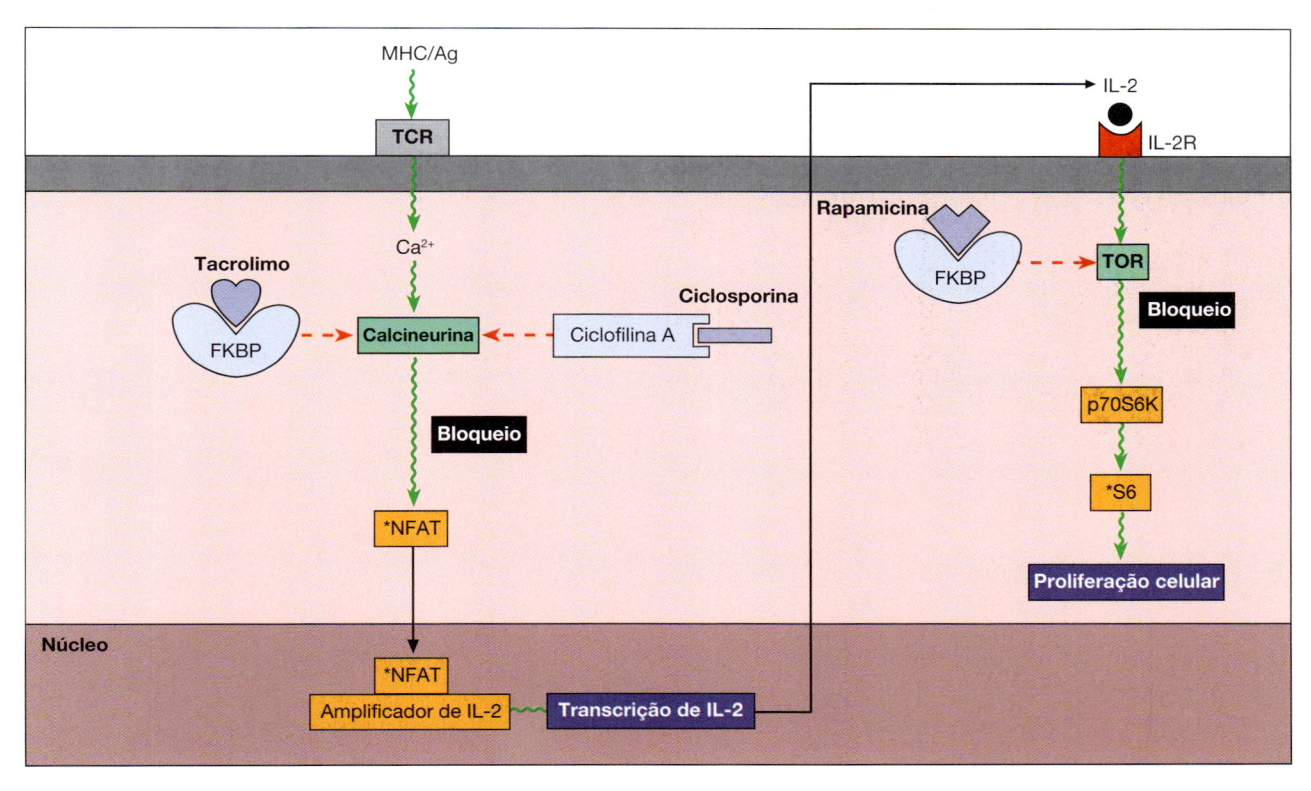

Figura 15.11 Modo de ação da ciclosporina, do tacrolimo e da rapamicina. Os complexos de ciclosporina com ciclofilina A e do tacrolimo com FKBP (proteína de ligação do FK506 [tacrolimo]) ligam-se e inativam a fosfatase calcineurina, que é responsável pela ativação do fator nuclear dos linfócitos T ativados (NFAT), o fator de transcrição para a síntese de IL-2. O complexo rapamicina-FKBP inibe a TOR (alvo da rapamicina) quinase e, portanto, bloqueia a ativação da p70 S6 quinase por sinais transduzidos da IL-2, inibindo, assim, a proliferação celular.

síndrome de Behçet, a doença de Crohn ativa, a anemia aplásica e a asma grave dependente de corticosteroides foram interpretados como sugestivos ou confirmatórios do papel patogênico do sistema imune. A inibição da proliferação dos queratinócitos pela ciclosporina pode contribuir para o resultado favorável observado em pacientes com psoríase que são tratados com esse fármaco. O rápido efeito benéfico e a recidiva quando o tratamento é interrompido constituem características comuns do tratamento com ciclosporina. Em virtude de sua nefrotoxicidade, a ciclosporina precisa ser administrada em doses abaixo das que causam fibrose renal, em consequência da estimulação da produção de TGFβ por vários tipos de células.

Como a ciclosporina e a rapamicina atuam em diferentes estágios da ativação dos linfócitos T (Figura 15.10), ambos os fármacos demonstram um grau impressionante de sinergismo, que possibilita a sua administração simultânea em doses consideravelmente menores, com probabilidade correspondentemente menor de efeitos colaterais. Os esteroides, como a prednisolona, intervêm em muitas etapas da resposta imune, afetando, por exemplo, a recirculação dos linfócitos e a geração de células efetoras citotóxicas; além disso, a sua notável potência anti-inflamatória depende de determinadas características, como inibição da aderência dos neutrófilos ao endotélio vascular em uma área inflamatória e supressão das funções dos monócitos/macrófagos, como atividade microbicida e resposta às citocinas. Os corticosteroides formam complexos com receptores intracelulares, os quais, em seguida, ligam-se a genes reguladores e bloqueiam a transcrição de TNF, IFNγ, IL-1β, IL-2, IL-3, IL-6 e MHC da classe II (*i. e.*, bloqueiam a expressão das citocinas por linfócitos e macrófagos, enquanto a ciclosporina exerce a sua principal ação sobre os linfócitos).

Indução da tolerância a antígenos do enxerto

Para evitar as desvantagens da imunossupressão geral, precisamos suprimir apenas a reatividade do hospedeiro aos antígenos do enxerto, deixando intactos os demais componentes do aparelho imunológico – em outras palavras, é necessária a indução de **tolerância a antígenos específicos**.

Foi constatado que as células hematopoéticas representam uma excelente fonte de aloantígenos tolerogênicos, e a produção de quimerismo misto estável por essas células obtidas da medula óssea está demonstrando ser um método potente de induzir uma tolerância específica robusta ao transplante de órgãos sólidos, com incompatibilidades importantes do MHC. Todavia, o transplante bem-sucedido de medula óssea alogênica em adultos imunocompetentes normalmente exige o tratamento citoablativo dos receptores com irradiação ou fármacos citotóxicos, o que levou a uma restrição de seu uso a doenças malignas. Um estudo mais encorajador em camundongos mostrou a viabilidade de induzir tolerância de longa duração não apenas às células da medula óssea, mas também a enxertos de pele totalmente incompatíveis para o MHC em receptores virgens submetidos a transplante de medula óssea em altas doses e **bloqueio coestimulador** por uma única injeção de anticorpo monoclonal anti-CD154 (CD40L), mais uma proteína de fusão CTLA-4-Ig (Figura 15.12). Um macroquimerismo hematopoético persistente é obtido com uma proporção significativa de linfócitos do doador no timo, indicando deleção intratímica dos linfócitos T reativos do doador.

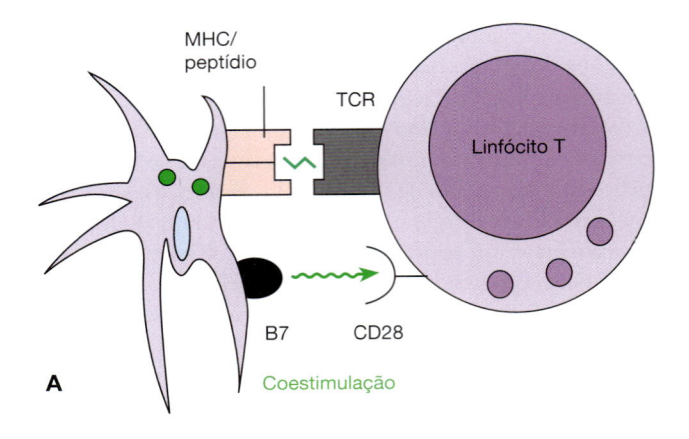

A Coestimulação

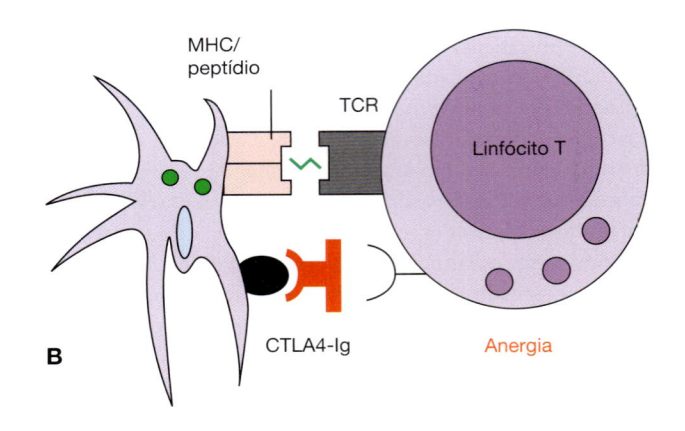

B CTLA4-Ig — Anergia

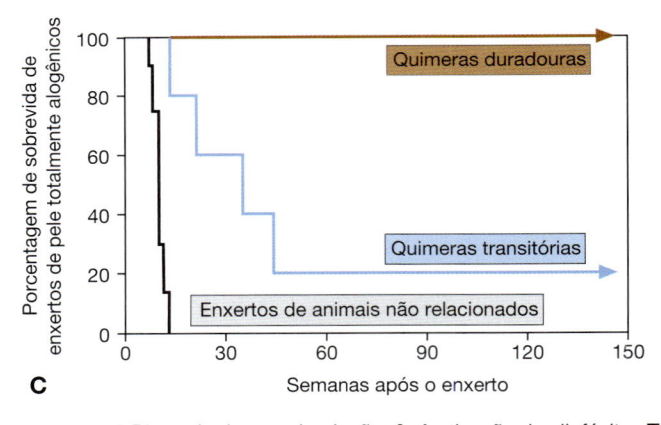

C

Figura 15.12 Bloqueio da coestimulação. **A.** A ativação dos linfócitos T exige sinais coestimuladores, em particular a ocupação de CD28 na superfície dos linfócitos T por moléculas B7 (CD80 e CD86) na superfície da APC. **B.** O CTLA-4 liga-se a CD80/86 com maior afinidade do que à CD28, e, por conseguinte, a proteína de fusão solúvel CTLA-4-Ig tem a capacidade de bloquear esses sinais coestimuladores, resultando em anergia dos linfócitos T. De modo semelhante, um anticorpo monoclonal contra o CD40L no linfócito T iria bloquear os sinais coestimuladores normalmente fornecidos por CD40 na APC. **C.** Indução de tolerância e macroquimerismo por transplante de medula óssea totalmente alogênica, mais bloqueio da coestimulação. Os camundongos B6 receberam células da medula óssea da cepa B10.A totalmente alogênica com injeções de anti-CD154 (CD40L) e a proteína de fusão CTLA-4-Ig, que bloqueia as interações CD80/CD86-CD28. Oito camundongos mostrando uma persistência a longo prazo de células doadoras de múltiplas linhagens (macroquimerismo) foram totalmente tolerantes a enxertos de pele B10.A. Cinco camundongos com quimerismo transitório apresentaram um prolongamento moderado da sobrevida do enxerto de pele, em comparação com enxertos de animais não relacionados. (Fonte de dados: Wekerle T. *et al.* (2000). *Nature Medicine* **6**, 464.)

Embora esse protocolo permita a enxertia ("pega") duradoura da medula óssea e de órgãos sólidos, parece que o bloqueio direto apenas com anti-CD154 e CTLA-4-Ig é suficiente para induzir tolerância a enxertos de órgãos sólidos. A estimulação de linfócitos T alorreativos pelo enxerto na presença de bloqueio da coestimulação leva à apoptose, um processo promovido pela rapamicina, que melhora o estado de tolerância. O Bcl-x$_L$ (ver Figura 9.8) impede tanto a apoptose das células T quanto a indução de tolerância por esse tratamento, revelando a importância da deleção de linfócitos T apoptóticos para o estabelecimento de ausência de responsividade antígeno-específica. Em outra reviravolta, os linfócitos T apoptóticos "renascem" produzindo IL-10, de modo que a sua fagocitose, juntamente com o antígeno, leva à apresentação do antígeno em uma forma tolerogênica, que mantém a tolerância por meio da produção de células imunorreguladoras.

Apesar da função da célula dendrítica **madura** como principal estimuladora dos linfócitos T em repouso, as células dendríticas "**imaturas**" podem apresentar o antígeno na ausência de coestimuladores B7 e, por mecanismos semelhantes aos descritos anteriormente, em experimentos de bloqueio da coestimulação, parecem ter um forte potencial para a indução da tolerância. Esse conceito é particularmente relevante para a ausência de responsividade específica gerada por transplantes de fígado que, por ser um órgão hematopoético, exporta continuamente grandes números dessas células dendríticas imaturas.

Os anticorpos monoclonais anti-CD4 e anti-CD8 que não causam depleção, ao privarem os linfócitos T de sinais totalmente ativadores, podem torná-las anérgicas quando entram em contato com o antígeno por meio de seus receptores específicos. Essas células anérgicas podem induzir uma ausência de reatividade nos linfócitos T recentemente recrutados ("tolerância infecciosa") e, assim, estabelecer uma aceitação específica e indefinida dos enxertos de pele em camundongos, apesar das barreiras dos antígenos de transplante menores múltiplos ou da classe I (Figura 15.13). Convém assinalar que os aloenxertos de pele representam o desafio mais difícil para a indução da tolerância, enquanto os transplantes de órgãos, como o coração, que são menos exigentes do que a pele, exigem imunoterapia menos agressiva.

Tendo em vista a ampla variedade de epítopos peptídicos diferentes apresentados pelo MHC do enxerto, o ataque frontal dos linfócitos T alorreativos pela administração de peptídios tolerogênicos representa um grande desafio, e a estratégia de utilizar o bloqueio da coestimulação pelos antígenos proporcionados pelo próprio enxerto parece constituir uma abordagem mais promissora.

O xenoenxerto é uma proposta prática?

Como o suprimento de órgãos humanos de doadores para transplante está muito aquém da demanda, está surgindo um interesse geral pela viabilidade da utilização de órgãos de animais. Os suínos são preferíveis aos primatas como doadores, tanto em termos de aceitabilidade ética quanto ao risco de zoonoses – os primatas não humanos abrigam muitos retrovírus e herpes-vírus que têm o potencial de causar doença significativa nos seres humanos. As valvas cardíacas porcinas têm sido utilizadas com sucesso há décadas em milhões de pacientes submetidos a valvoplastia. Todavia, nesse caso, as valvas cardíacas apresentam imunogenicidade muito reduzida por seu tratamento prévio com glutaraldeído. Esse procedimento de fixação não pode ser utilizado quando há necessidade

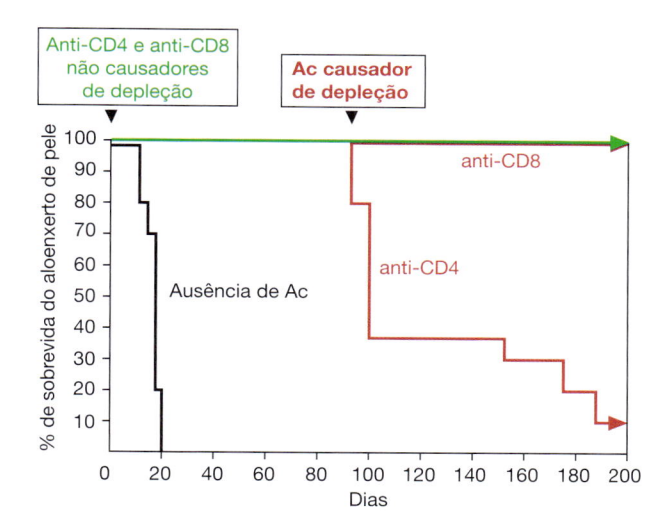

Figura 15.13 Indução de tolerância a aloenxertos por anti-CD4 mais anti-CD8 que não causam depleção. A tolerância a enxertos de pele de doadores com múltiplas incompatibilidades de antígenos de transplante menores foi obtida pela injeção concomitante de anticorpos monoclonais IgG2a contra linfócitos CD4 e CD8, que não induzem depleção celular (*seta verde*). A manutenção da tolerância depende da presença contínua do antígeno, que possibilita a interação das células não reativas com células imunocompetentes recém-formadas na superfície das mesmas células apresentadoras de antígenos, tornando-as não reativas por meio de um mecanismo de tolerância infecciosa. A perda da tolerância com a depleção de linfócitos CD4, mas não das células CD8 (*setas vermelhas*), mostra que a tolerância ativa é mantida pelo subtipo CD4. Na verdade, a tolerância pode ser transferida por linfócitos T reguladores CD4$^+$/CD25$^+$. (Fonte de dados: S.P. Cobbold e H. Waldmann.)

de transplante de coração ou de outro órgão funcionante. Por conseguinte, o primeiro obstáculo a ser vencido nesses casos é a **rejeição hiperaguda**, que ocorre em consequência dos anticorpos naturais xenorreativos do hospedeiro. A estrutura de carboidrato, a galactose α-1,3-galactose (Galα-1,3-Gal) está ausente nos seres humanos, nos símios e nos macacos do Velho Mundo, devido a uma mutação no gene que codifica a α-1,3-galactosiltransferase nessas espécies. Por esse motivo, não são imunologicamente tolerantes a essa estrutura de carboidrato não própria. Além disso, possuem anticorpos pré-formados contra o epítopo Galα-1,3-Gal, que está presente em muitas bactérias comuns e que é expresso abundantemente no endotélio vascular xenogênico dos suínos. Os anticorpos naturais ligam-se ao endotélio e ativam o complemento na ausência de reguladores do sistema complemento humano, como o fator acelerador do decaimento, CD59 e MCP (ver Figura 13.6), desencadeando o fenômeno da rejeição hiperaguda. Novas estratégias de engenharia genética para a solução desse problema estão delineadas na Figura 15.14. Suínos geneticamente modificados também estão sendo explorados como fonte potencial de células das ilhotas para transplante em pacientes com diabetes melito tipo 1.

A crise seguinte é a **rejeição vascular aguda**, que ocorre dentro de 6 dias à medida que a produção *de novo* de anticorpos é induzida em resposta aos xenoantígenos no epitélio do doador. A IL-12 e a IFNγ inibem a rejeição vascular aguda de xenoenxertos e, a longo prazo, a IFNγ pode proteger o enxerto, promovendo a formação de NO·, que impede a constrição dos vasos sanguíneos. Foi obtido um grau limitado de sucesso utilizando babuínos como receptores de corações ou rins de porcos com *knockout* da α-1,3-galactosiltransferase, embora, no caso de enxertos de rim,

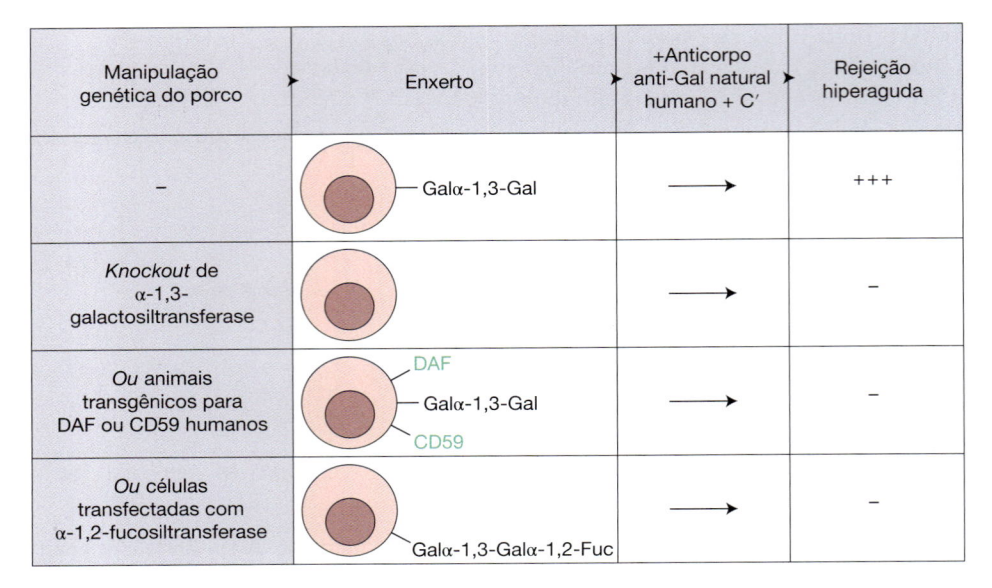

Manipulação genética do porco	Enxerto	+Anticorpo anti-Gal natural humano + C'	Rejeição hiperaguda
–	Galα-1,3-Gal	⟶	+++
Knockout de α-1,3-galactosiltransferase		⟶	–
Ou animais transgênicos para DAF ou CD59 humanos	DAF / Galα-1,3-Gal / CD59	⟶	–
Ou células transfectadas com α-1,2-fucosiltransferase	Galα-1,3-Galα-1,2-Fuc	⟶	–

Figura 15.14 Estratégias para evitar a rejeição hiperaguda mediada por complemento de um xenoenxerto causada pela reação dos anticorpos antigalactose naturais com a Galα-1,3-Gal existente na superfície das células do enxerto porcino. Os xenoenxertos de coração ou de rim de suínos com *knockout* de α-1,3-galactosiltransferase podem funcionar por períodos razoáveis de tempo em babuínos, assim como corações de suínos transgênicos que expressam as proteínas reguladoras do complemento humanas, o fator acelerador do decaimento (DAF) ou CD59. A transfecção de células suínas com α-1,2-fucosiltransferase leva à "cobertura" da estrutura Galα-1,3-Gal com uma fucose terminal, impedindo, assim, a ligação do anticorpo antigalactose. Outras estratégias envolvem a transfecção com genes que codificam uma α-galactosidase ou o scFv recombinante intracelular, que reage com a α-1,3-galactosiltransferase.

esquemas imunossupressores bastante intensos tenham sido utilizados juntamente com cotransplante de tecido tímico, com o propósito de induzir tolerância no receptor.

Mesmo quando os problemas imunológicos são solucionados, ainda resta saber se o xenoenxerto será compatível com a vida humana por um período prolongado de tempo. Há também uma preocupação quanto aos retrovírus endógenos suínos (PERV), que estão relacionados com os vírus associados a leucemias em diversas espécies. Tendo em vista que os receptores de PERV-A, PAR-1 e PAR-2, estão amplamente distribuídos nos tecidos humanos, essas preocupações são justificadas, embora ainda não se saiba ao certo se a infecção de células humanas por esses vírus teria consequências deletérias.

Terapias com células-tronco

O transplante ideal é constituído **inteiramente de células do receptor** (*i. e.*, autoenxerto), o que eliminaria a necessidade de imunossupressão. É possível isolar células-tronco de vários órgãos adultos, inclusive a medula óssea. Por exemplo, foi demonstrado que as células-tronco pluripotentes derivadas da medula óssea humana induzem neovascularização terapêutica e miocardiogênese em um modelo de infarto do miocárdio em ratos. O desenvolvimento de técnicas de substituição de núcleos celulares também criou a possibilidade de clonagem terapêutica, utilizando células-tronco embrionárias (Figura 15.15). Há um acúmulo crescente de dados sobre vários fatores de crescimento necessários para guiar as

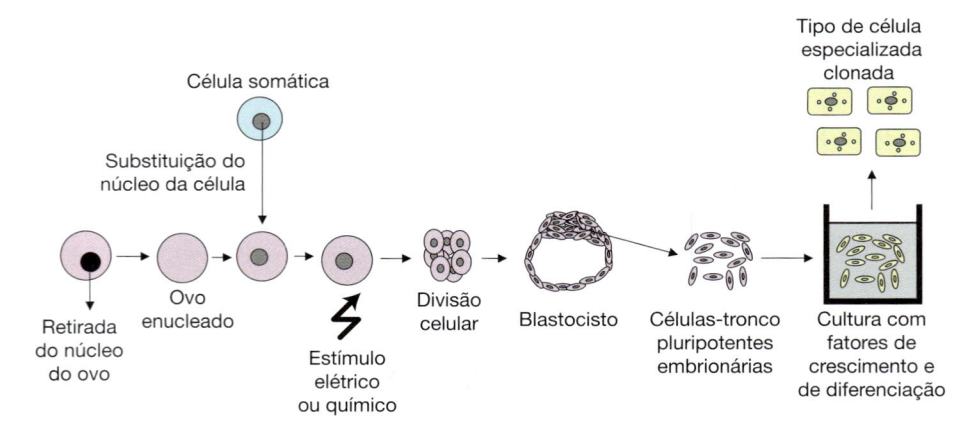

Figura 15.15 Substituição dos núcleos celulares para clonagem terapêutica. O núcleo de um ovo é substituído pelo núcleo de uma célula do corpo, como célula de glândula mamária ou da pele. Em seguida, o ovo é estimulado eletricamente ou com substâncias químicas para iniciar a divisão celular. Após o seu desenvolvimento em embrião, as células-tronco podem ser isoladas e, em seguida, estimuladas a se desenvolver no tipo celular desejado por meio de cultura com fatores de crescimento e de diferenciação apropriados.

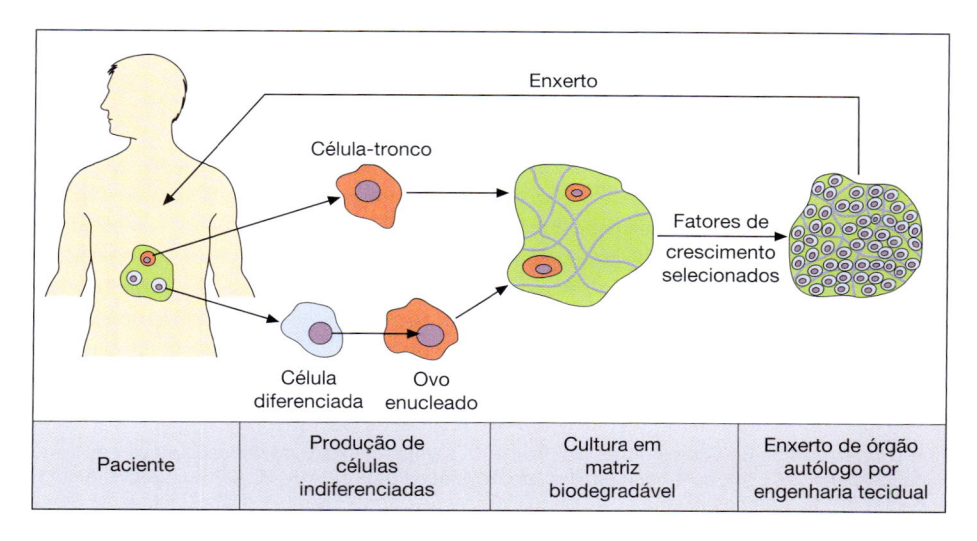

Figura 15.16 Produção de enxertos autólogos por engenharia tecidual. São obtidas células indiferenciadas diretamente do paciente, na forma de células-tronco adultas ou por meio de substituição do núcleo celular em oócitos enucleados. Essas células são cultivadas em matriz biodegradável com fatores de crescimento apropriados, de modo a produzir um tecido formado por células diferenciadas, que podem funcionar como enxerto autólogo.

células-tronco relativamente indiferenciadas para a forma madura desejada, como, por exemplo, células pancreáticas, nervos ou hepatócitos para tratamento regenerativo ou eritrócitos para transfusão.

Um avanço excitante surgiu há alguns anos com a clonagem da ovelha "Dolly", o primeiro animal clonado produzido a partir de uma única célula obtida de um animal adulto. Essa clonagem reprodutiva levou a preocupações de que embriões humanos clonados pudessem ser reimplantados e utilizados na tentativa de reproduzir seres humanos clonados. Entretanto, na clonagem terapêutica, o embrião cresce apenas por alguns dias, de modo a proporcionar uma fonte de células-tronco para diferenciação e expansão subsequentes *in vitro*. Um importante passo nessa direção foi o anúncio, feito em 2005, de que uma equipe da University of Newcastle, no Reino Unido, conseguiu clonar um blastocisto humano. Mais recentemente, vários grupos foram capazes de reprogramar geneticamente células teciduais de adultos introduzindo genes que codificam diversos fatores de transcrição, de modo a gerar células designadas como células-tronco pluripotentes induzidas. Essas poderosas tecnologias têm o potencial de revolucionar o tratamento da paralisia e de distúrbios neurodegenerativos, como as doenças de Parkinson e de Alzheimer, utilizando a transferência de células neuronais derivadas de células-tronco. A terapia com células-tronco também está sendo ativamente explorada para o tratamento de doenças cardíacas, diabetes melito, comprometimento visual e muitas outras afecções. O potencial de crescimento das células-tronco em matriz, de modo a desenvolver tecidos ou até mesmo órgãos inteiros, oferece novas oportunidades para evitar o problema da rejeição de aloenxertos (Figuras 15.16). O primeiro transplante bem-sucedido de tecido obtido por engenharia foi relatado em 2008, em que uma traqueia desenvolvida a partir das próprias células-tronco do receptor foi implantada em um paciente com colapso das vias respiratórias após infecção grave por *M. tuberculosis*.

Experiência clínica com enxertos

Locais privilegiados

Os **enxertos de córnea** sobrevivem sem necessidade de imunossupressão. Por serem avasculares, tendem a não sensibilizar o receptor. Essa proteção privilegiada é reforçada pela produção local de fatores imunossupressores, como TGFβ, IL-1Ra, expressão limitada do MHC e presença estratégica do FasL, que pode induzir apoptose dos linfócitos infiltrativos. Todavia, as córneas transplantadas tornam-se turvas se o indivíduo tiver sido **pré-sensibilizado**. Os enxertos de **cartilagem** também são bem-sucedidos, porém outro fator é a proteção proporcionada aos condrócitos pela matriz. No caso dos ossos e das artérias, realmente não faz diferença se os enxertos morrem, visto que eles ainda podem proporcionar uma estrutura para a colonização pelas células do hospedeiro.

Enxertos renais

Centenas de milhares de rins já foram transplantados no mundo inteiro, e, com o aperfeiçoamento do tratamento desses pacientes, foi obtida uma taxa de sobrevida satisfatória (Figura 15.17). A longo prazo (1 ano ou mais), a conveniência da compatibilidade dos *loci* HLA-A, HLA-B e HLA-DR tornou-se evidente, embora o efeito não seja impressionante (Figura 15.18).

Os pacientes que já estão parcialmente imunossuprimidos por ocasião do transplante, devido à uremia, apresentam certo grau de não reatividade imunológica. A **combinação** de dois ou três fármacos imunossupressores, por exemplo, um inibidor da calcineurina, como a ciclosporina, a azatioprina (hoje em dia frequentemente substituído pelo micofenolato de mofetila) e um glicocorticoide, como a prednisolona, tem constituído a base para o manejo a

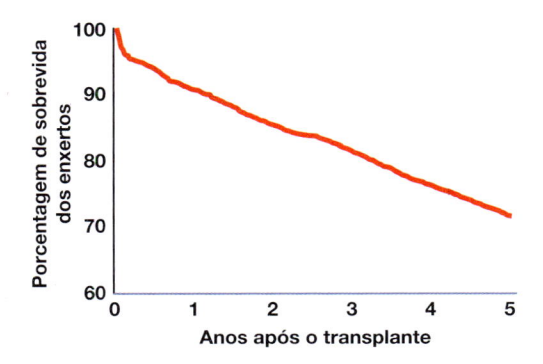

Figura 15.17 Sobrevida de enxertos primários de rim cadavérico. Dados relativos a transplantes realizados entre 1994 e 2003. (Fonte de dados: OPTN (optn.transplant.hrsa.gov) 2011.)

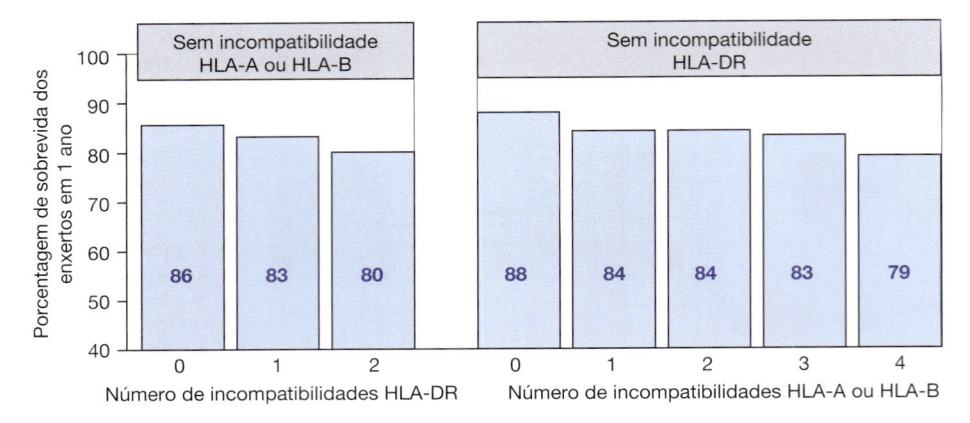

Figura 15.18 Contribuição da compatibilidade MHC na sobrevida do enxerto renal. Sobrevida do primeiro enxerto de rim cadavérico em 1 ano para o período de janeiro de 1993 a dezembro de 1997 (n = 12.584), com base em incompatibilidades para HLA-A, HLA-B e HLA-DR. A compatibilidade exerce uma influência significativa, $p < 0,001$, para ambos os grupos de dados. (Fonte de dados: Guido Persijn e Jacqueline Smits da Eurotransplant.)

longo prazo dos enxertos renais (Figura 15.10). O sinergismo entre a ciclosporina e a rapamicina também é explorado em virtude de seus efeitos benéficos. No início, esses fármacos são administrados em doses relativamente altas, na fase de indução, durante os primeiros meses após a realização do transplante, quando a resposta imune contra o doador é mais vigorosa; em seguida, são utilizadas concentrações reduzidas para a fase de manutenção subsequente, que habitualmente é necessária durante toda a vida do paciente. Se a função renal for precária durante uma crise de rejeição, pode-se utilizar a diálise renal. Quando o transplante é realizado devido à glomerulonefrite induzida por imunocomplexos, o tratamento imunossupressor administrado pode ajudar a evitar o desenvolvimento de uma lesão semelhante no rim transplantado. Pacientes com anticorpos dirigidos contra a membrana basal glomerular (p. ex., síndrome de Goodpasture) tendem a destruir seus transplantes renais, a não ser que sejam inicialmente tratados com plasmaférese e fármacos imunossupressores.

Transplantes de coração

A taxa global de sobrevida de 1 ano para transplantes de coração aumentou para mais de 85% (Figura 15.19), auxiliado consideravelmente pela introdução da terapia imunossupressora combinada do tipo descrito anteriormente. Com exceção do problema da rejeição, é provável que o número de pacientes que poderiam se beneficiar do transplante de coração seja muito maior do que o número de indivíduos que morrem com corações saudáveis. Tendo em vista a relativa falta de doadores, mais atenção está sendo dispensada para a possibilidade da terapia gênica, de corações obtidos por engenharia tecidual, enxertos xenogênicos e substitutos mecânicos.

Transplantes de fígado

As taxas de sobrevida dos transplantes de fígado ortotópicos (na posição normal ou habitual) são apenas um pouco inferiores às dos transplantes de coração (Figura 15.19). A capacidade hepatotrófica

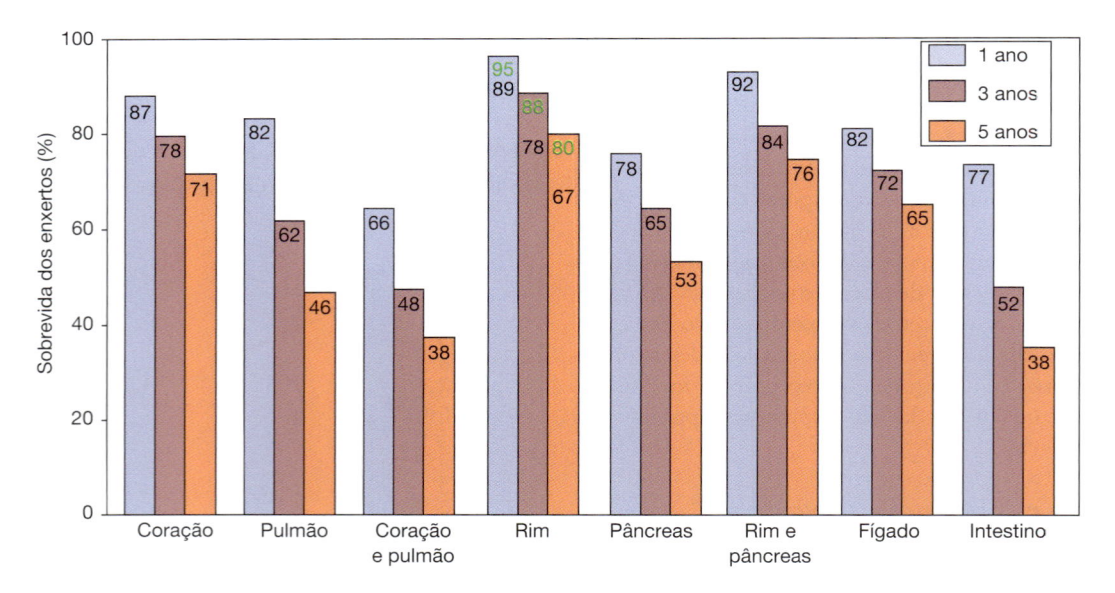

Figura 15.19 Comparação das taxas de sobrevida de enxertos de diferentes órgãos. Para os rins, o maior número observado refere-se a transplantes de doadores vivos, enquanto o valor mais baixo, à situação mais comum de órgãos de doadores mortos. Os transplantes de fígado sobrevivem por um tempo semelhante, sejam eles ou não de doadores vivos ou mortos. As taxas de sobrevida para transplantes repetidos de todos os órgãos geralmente são um pouco menores. (Fonte de dados: OPTN (optn.transplant.hrsa.gov) 2008.)

do tacrolimo é um bônus adicional, que o torna o fármaco preferido para transplante de fígado. Os episódios de rejeição são controlados com esteroides em altas doses e, se não forem efetivos, com globulina antilinfócito. O uso de uma solução de hidroxietil amido coloidal sintético, que contém lactobionato, permite que o fígado seja preservado por 24 h ou mais, o que revolucionou a logística dos transplantes de fígado. Para melhorar o prognóstico dos pacientes com neoplasias malignas primárias do fígado ou dos ductos biliares, que eram considerados inoperáveis, foi utilizado o transplante de agrupamentos de órgãos tendo o fígado como órgão central (p. ex., transplante de fígado e pâncreas, ou de fígado, pâncreas, estômago e intestino delgado ou até mesmo colo). Entretanto, o desfecho não é muito favorável, visto que até 75% dos pacientes transplantados por causa de câncer hepático sofrem recidiva do tumor no decorrer do primeiro ano. No futuro, precisamos nos concentrar na criação de fígados autólogos a partir de células adultas, quando as técnicas de engenharia tecidual estiverem desenvolvidas o suficiente.

A experiência com o transplante de fígado entre suínos revelou um achado inesperado. Muitos dos animais conservaram os órgãos enxertados em condições saudáveis por muitos meses, sem nenhuma forma de imunossupressão, e apresentaram um estado de não reatividade a enxertos de pele ou de rim do mesmo doador. A tolerância verdadeira é induzida pelas células-tronco hematopoéticas intra-hepáticas e células dendríticas imaturas (ver anteriormente) do doador e, possivelmente, também pelo próprio parênquima hepático, que produz grandes quantidades de moléculas solúveis do MHC da classe I.

Há pesquisas em andamento sobre a transferência de hepatócitos isolados e fixados a microcarreadores revestidos de colágeno, que são injetados por via intraperitoneal para a correção de deficiências isoladas, como síntese de albumina. Essa abordagem interessante tem aplicação muito mais ampla como veículo geral para a terapia gênica.

Enxerto de células-tronco hematopoéticas

Os pacientes com determinados distúrbios de imunodeficiência e anemia aplásica são candidatos óbvios ao tratamento com **células-tronco hematopoéticas** pluripotentes, isoladas da medula óssea, do sangue periférico ou do sangue do cordão umbilical; o mesmo se aplica a pacientes com leucemia, linfoma, mieloma e câncer de mama metastático, tratados de modo radical com quimioterapia intensiva e, possivelmente, radioterapia do corpo inteiro, na tentativa de erradicar as células neoplásicas, conforme discutido no Capítulo 16.

A medula óssea contém não apenas células-tronco hematopoéticas, mas também células-tronco mesenquimais, que podem dar origem a cartilagens, tendões e ossos; após expansão em cultura por um fator de 5 a 10 vezes, essas células proporcionam um tratamento excelente para crianças com osteogênese imperfeita, um distúrbio genético em que os osteoblastos produzem colágeno do tipo I anormal, com consequente osteopenia (redução moderada da densidade óssea) e deformidades ósseas graves. Foram obtidos resultados favoráveis com transplante de células-tronco *in utero* para tratamento da imunodeficiência combinada grave (SCID), utilizando populações de medula óssea paterna enriquecida com o marcador CD34 de células-tronco. Do ponto de vista prático, foi constatado que o sangue do cordão umbilical contém

células-tronco hematopoéticas suficientes para reposição da medula óssea; entretanto, uma abordagem ainda mais conveniente consiste na administração de citocinas, como o fator estimulador de colônias de granulócitos (G-CSF), para mobilizar as células-tronco do doador para fora da medula óssea, de modo a aumentar o número de células-tronco do sangue periférico (CTSP). O transplante com CTSP autólogas (envolvendo a reinfusão de linfócitos CD34⁺ obtidos antes da terapia mieloablativa) ou alogênicas resulta em recuperação mais rápida das contagens de neutrófilos e de plaquetas do que a observada após transplante de medula óssea e, em muitos centros, está substituindo rapidamente a medula óssea como fonte dessas células. As células alogênicas podem exercer um efeito de enxerto *versus* tumor, embora esse efeito deva ser ponderado com o risco de doença enxerto *versus* hospedeiro (DGVH). O transplante de células-tronco hematopoéticas também está sendo cada vez mais explorado como mecanismo para induzir tolerância a antígenos do doador em transplantes de órgãos sólidos, criando um estado de quimerismo no receptor, que, em seguida, leva a deleção ou inativação dos linfócitos alorreativos relevantes.

A doença enxerto *versus* hospedeiro resulta da existência de linfócitos T alogênicos no enxerto

A DGVH, causada por uma reação enxerto contra hospedeiro (*i. e.*, reconhecimento dos antígenos do receptor por linfócitos T alogênicos do inóculo de medula óssea ou derivado do sangue periférico) representa uma complicação grave e, algumas vezes, fatal. A incidência dessa doença é reduzida se for inicialmente efetuada depleção dos linfócitos T com um coquetel de anticorpos monoclonais contra linfócitos T.

Espera-se realmente que a enxertia ("pega") bem-sucedida e a prevenção de reações GVH após transplante de células alogênicas possam ser obtidas na prática clínica por estratégias, como bloqueio da coestimulação (ver Figura 15.12), sem necessidade de tratamento de crioablação do enxerto ou do receptor. Até que essa estratégia seja concretizada, os resultados bem-sucedidos são mais provavelmente obtidos com doadores altamente compatíveis, sobretudo quando se pretende evitar reações GVH fatais, e, nessa situação, os irmãos oferecem a melhor chance de encontrar um doador compatível. Sem dúvida alguma, os antígenos de transplantes menores não HLA são importantes, e a sua compatibilidade é mais difícil. A DGVH aguda, que surge nos primeiros 100 dias após a infusão de células alogênicas, acomete principalmente a pele, o fígado e o sistema digestório. O tratamento atual consiste em esteroides, como prednisolona, em associação com ciclosporina ou tacrolimo; entretanto, considera-se que a inclusão do metotrexato nesse esquema possa melhorar a eficácia. A DGVH crônica (*i. e.*, que ocorre depois de 100 dias) apresenta prognóstico relativamente favorável quando limitada à pele e ao fígado; entretanto, se houver acometimento de vários órgãos, lembrando clinicamente a esclerose sistêmica progressiva, o desfecho é sombrio. Os pacientes são tratados com ciclosporina e prednisolona. A patogenia da DGVH pode envolver inicialmente a secreção de IL-1β, TNF e IFNγ pelo tecido lesionado do hospedeiro, e as células dendríticas tanto do doador quanto do receptor ativam os linfócitos Th1 do doador a secretar IL-2 e maiores quantidades de IFNγ. O hospedeiro é atacado por linfócitos T citotóxicos e células NK do doador, utilizando ambas as vias do Fas–FasL e da perforina/granzima B para induzir morte celular apoptótica, também com a participação da produção de TNF. Há esperança de que as células Treg possam ser mobilizadas para limitar esse processo, e existem experimentos em andamento com modelos animais para avaliar a eficácia dessas abordagens. Em um desses modelos, camundongos tratados com anticorpo monoclonal anti-IL-21 apresentaram redução da taxa de mortalidade por DGVH, que foi associada a aumento das células Treg induzíveis por Foxp3+ na lâmina própria do colo. Por conseguinte, o bloqueio da IL-21 *in vivo* levou à indução das células Treg a favor da diferenciação dos linfócitos Th1 e Th17 induzida por IL-21.

Outros órgãos e tecidos

Espera-se que os avanços nas técnicas de controle do processo de rejeição estimulem a realização de transplante em várias outras áreas, como, por exemplo, no diabetes melito tipo 1, em que o número de transplantes registrados está aumentando rapidamente. A taxa de sobrevida de órgãos atual em 5 anos situa-se em torno de 75% para transplante simultâneo de **pâncreas e rim** (Figura 15.19). O transplante de **células das ilhotas pancreáticas** isoladas constitui uma opção mais atraente, que evita a necessidade de cirurgia de grande porte e parece exigir menos imunossupressão do que aquela necessária após transplante de pâncreas. Injeta-se colagenase no ducto pancreático de um doador com morte encefálica, e as ilhotas recuperadas são purificadas por centrifugação com gradiente de densidade. Em seguida, as ilhotas são infundidas na veia porta do fígado do receptor, a partir da qual se alojam nos sinusoides hepáticos. Recentemente, esse procedimento foi ampliado com sucesso, utilizando ilhotas isoladas de um fragmento de pâncreas retirado de um doador vivo. Naturalmente, os benefícios do transplante de células das ilhotas pancreáticas como alternativa para as injeções de insulina precisam ser ponderados em relação aos riscos da imunossupressão necessária.

A taxa de sobrevida de enxerto em 5 anos para **pulmão** e para **coração-pulmão** simultâneos está aumentada, porém ainda está aquém de satisfatória (Figura 15.19). O transplante de intestino também precisa ser aperfeiçoado, com taxa de sobrevida do enxerto em 5 anos de 38% nos EUA (Figura 15.19). Aguarda-se também o dia em que o transplante bem-sucedido de **pele** para queimaduras letais se torne mais comum.

O enxerto de **tecidos neurais** tem o potencial de beneficiar pacientes com doenças neurodegenerativas, como a doença de Parkinson, a doença de Huntington e o acidente vascular encefálico (AVE). Com efeito, o transplante de tecido mesencefálico fetal humano no encéfalo de pacientes com doença de Parkinson mostrou que os neurônios dopaminérgicos desse tecido podem integrar-se aos circuitos neuronais do encéfalo. Alguns pacientes foram capazes de interromper o tratamento com l-dopa por um período de vários anos. Todavia, esse transplante está longe de ser efetuado de modo rotineiro, e os resultados de estudos clínicos têm sido muito variados. Conforme assinalado anteriormente, os pesquisadores estão recorrendo a células-tronco como fonte de neurônios. Células-tronco pluripotentes induzidas podem ser geradas em pacientes adultos, evitando a necessidade de tipagem tecidual, bem como as objeções éticas quanto ao uso de células-tronco embrionárias. Entretanto, ainda é necessário aprender muito sobre os mecanismos envolvidos nas decisões do destino das células, que determinam se essas células irão se transformar em neurônios, astrócitos ou outros tipos de células.

A infertilidade, incluindo a que resulta de intervenção médica, como o tratamento citotóxico de pacientes com câncer, é muito preocupante. Por conseguinte, é muito gratificante receber informações de resultados bem-sucedidos de gestações em mulheres que realizaram transplantes de **ovário**. Mais recentemente, várias mulheres realizaram transplante bem-sucedido de **útero** doado das mães ou de uma parente próxima. A criopreservação de **espermatozoides** constitui uma estratégia bem-sucedida no tratamento de homens adultos com câncer, de modo a proteger os espermatozoides do tratamento mutagênico do câncer. Isso não é possível para meninos pré-puberais, porém uma alternativa para esse grupo consiste na criopreservação das **células-tronco espermatogônicas** para reintrodução após o tratamento, visto que as células de Sertoli que sustentam a diferenciação em espermatozoides maduros irão funcionar normalmente. Existe o potencial de identificar e corrigir defeitos genéticos das espermatogônias antes de sua reintrodução, porém os comitês de ética evitam esse tipo de reparo à "Frankenstein". Nos casos de infertilidade masculina em consequência de disfunção das células de Sertoli, seria mais aceitável desenvolver espermátides maduras por meio de cultura de espermatogônias com células de Sertoli derivadas de um indivíduo normal.

Um número muito pequeno de indivíduos recebeu transplante de **mão** ou **face**, porém esses tipos de procedimento levantam muitos problemas cirúrgicos e éticos e ainda se encontram em estágio inicial de desenvolvimento.

A cirurgia de revascularização miocárdica, que é substancialmente mais comum, envolve autoenxerto de veia safena da perna, de artérias torácicas internas ou da artéria radial do braço. O **vaso sanguíneo** é enxertado no coração, de modo a evitar uma artéria coronária obstruída ou lesionada. Os enxertos vasculares realizados em outras áreas do corpo podem utilizar vasos sanguíneos sintéticos, feitos com materiais como Dacron® ou politetrafluoroetileno (PTFE), autoenxertos ou, muito raramente, aloenxertos. As pesquisas prosseguem sobre a produção de vasos sanguíneos por engenharia genética, utilizando, por exemplo, células-tronco humanas cultivadas em arcabouços de polímero biodegradáveis, revestidos de fibronectina, na presença de mediadores apropriados, como o fator de crescimento do endotélio vascular.

O feto como aloenxerto

Uma consequência do polimorfismo em uma população não consanguínea é que a mãe e o feto quase certamente apresentam MHC diferentes. Na placenta hemocorial humana, o sangue materno com linfócitos imunocompetentes circula em contato com o trofoblasto fetal, e precisamos explicar como o feto evita a rejeição de aloenxerto, apesar do desenvolvimento de uma resposta imune proporcional das mães, conforme evidenciado pelo aparecimento de anticorpos anti-HLA e linfócitos citotóxicos. De fato, a sensibilização prévia por enxerto de pele não afeta a gestação, demonstrando que as células trofoblásticas estão imunologicamente protegidas; na verdade, mostram-se resistentes à maioria dos mecanismos citotóxicos, embora sejam potencialmente suscetíveis às células NK ativadas pela IL-2. A Figura 15.20 fornece um resumo de algumas das numerosas especulações propostas sobre esse assunto.

Sem dúvida alguma, o fator mais importante é a ausência bem documentada de antígenos convencionais do MHC das classes I e II no sinciciotrofoblasto placentário e no citotrofoblasto,

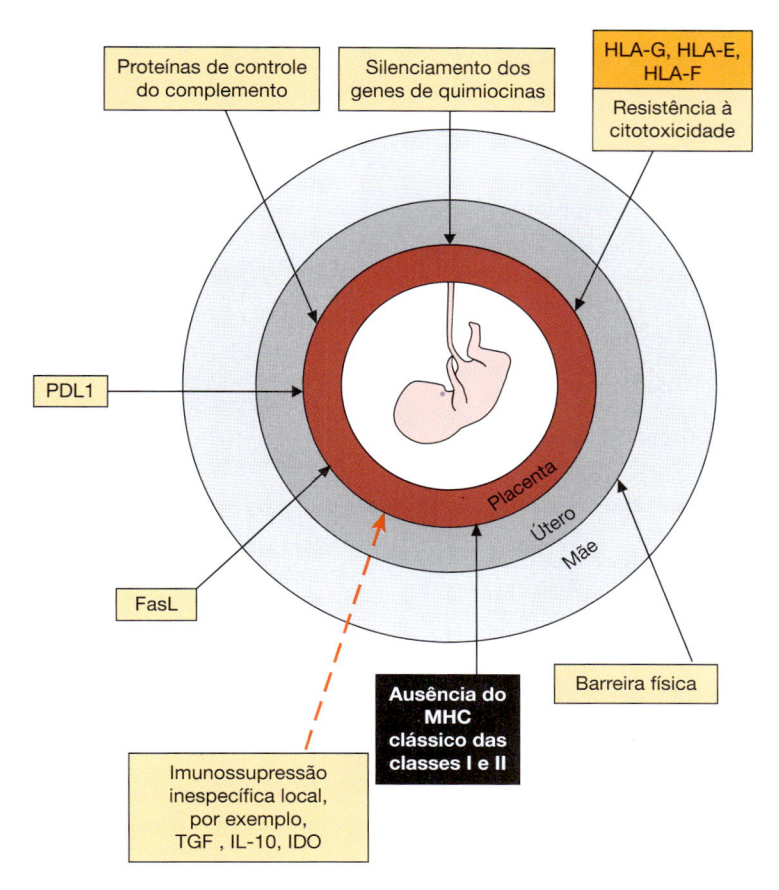

Figura 15.20 Mecanismos postulados para explicar a sobrevida do feto como aloenxerto na mãe. IDO, indolamina 2,3-dioxigenase.

protegendo o feto de um ataque alogênico. Essas mudanças fundamentais na regulação dos genes do MHC também levam à expressão singular das proteínas não clássicas do HLA-E, HLA-F e HLA-G no citotrofoblasto extraviloso. Essas moléculas, que exibem polimorfismo muito limitado (foram descritas 15, 22 e 50 variantes de sequência genômica que codificam apenas 6, 4 e 16 proteínas variantes, respectivamente, para HLA-E, HLA-F e HLA-G), podem proteger o trofoblasto da destruição pelas células NK do endométrio uterino, que normalmente atacariam as células sem moléculas do MHC da classe I. A IgG materna anti-MHC paterno é encontrada em 20% das primeiras gestações, e essa frequência aumenta para 75 a 80% nas mulheres multíparas. Alguns desses anticorpos exibem reação cruzada com HLA-G, porém a vulnerabilidade das células trofoblásticas ao complemento é bloqueada pela presença, em sua superfície, de proteínas de controle, que inativam a C3 convertase. Camundongos nos quais o gene da proteína reguladora do complemento Crry foi suprimido desenvolvem inflamação placentária e morte fetal. As análises imuno-histoquímicas realizadas revelaram o depósito de componentes do complemento na placenta dessas fêmeas de camundongos, porém se esses animais forem cruzados com camundongos nos quais o componente C3 do complemento foi suprimido, o efeito deletério da ausência de Crry é anulado. Isso indica claramente um papel para a inibição da ativação do complemento como um dos mecanismos que ajudam a manter o feto semialogênico nos camundongos. A presença do ligante Fas na interface materno-fetal do trofoblasto pode contribuir para limitar a agressão imunológica contra o feto, embora o fato de que fêmeas de camundongos *gld*

que carecem de FasL e fêmeas de camundongos *lpr* que carecem de Fas dão à luz uma prole viva sugere que esse mecanismo não é essencial para a manutenção da gestação. De modo semelhante, a presença de ligante de morte programada 1 (PDL1) nas células do sinciciotrofoblasto é notável. A supressão da atividade dos linfócitos T, dos linfócitos B e das células NK também ocorre por meio da geração de metabólitos tóxicos do triptofano pela enzima catabólica indolamina 2,3-dioxigenase, que está presente nas células trofoblásticas e nos macrófagos.

As citocinas parecem desempenhar um papel complexo na gestação pós-implantação, tendo em vista a produção de fatores de crescimento, como CSF-1 e GM-CSF, que exercem influência trófica sobre a placenta, e do fator transformador do crescimento β (TGFβ), que poderia ajudar a atenuar qualquer ativação das células NK por eventos potencialmente abortivos, como exposição intrauterina a lipopolissacarídio (LPS) ou a interferonas. Na verdade, a produção de IL-10 e TGFβ imunossupressores por linfócitos T reguladores pode ser central, limitando qualquer ataque imunológico ao feto. As células que apresentam as características de linfócitos T reguladores de ocorrência natural (ou seja, linfócitos CD4+CD25+CTLA-4+GITR+FoxP3+) são encontradas em números aumentados, tanto na circulação quanto na decídua, durante o primeiro e o segundo trimestre da gestação humana. Foi demonstrado que a ausência desses linfócitos T reguladores resulta em rejeição imunomediada do feto nos camundongos. Foi também proposto que, pelo menos nos camundongos, o silenciamento de genes de quimiocinas nas células estromais da decídua limita a infiltração por linfócitos Th1 e Tc1.

A rejeição do enxerto é uma reação imunológica

• Mostra especificidade, a resposta secundária é rápida, a rejeição é mediada por linfócitos, e há produção de anticorpos específicos contra o enxerto.

Controle genético dos antígenos do transplante

• Em cada espécie de vertebrado, existe um complexo principal de histocompatibilidade (MHC), que é responsável por provocar as reações mais intensas contra enxertos
• Os antígenos do MHC parentais são expressos de modo codominante nas superfícies celulares
• Os irmãos têm uma chance de 1:4 de identidade para o MHC.

Outras consequências da incompatibilidade do MHC

• As moléculas do MHC da classe II provocam uma reação linfocitária proliferativa mista quando ocorre interação de linfócitos geneticamente diferentes
• As diferenças entre moléculas da classe II são responsáveis, em grande parte, pela reação dos linfócitos enxertados contra antígenos do hospedeiro (reação enxerto versus hospedeiro [GVH]).

Mecanismos de rejeição dos enxertos

• Os anticorpos pré-formados causam rejeição hiperaguda dentro de poucos minutos
• Os linfócitos CD8 e CD4, os anticorpos e o complemento participam na rejeição aguda que pode ocorrer vários dias após a realização de transplante
• A intensidade da rejeição do aloenxerto deve-se ao número surpreendentemente grande de células precursoras aloespecíficas, que reconhecem diretamente o alo-MHC (via direta); a rejeição mais tardia envolve cada vez mais peptídios alogênicos apresentados pelo MHC próprio (via indireta)
• Pode ocorrer rejeição crônica meses ou anos após o transplante, podendo envolver linfócitos, fagócitos, anticorpos e/ou complemento.

Prevenção da rejeição de enxertos

• A rejeição pode ser minimizada por prova cruzada do doador e do enxerto para o grupo AB0 e tipos teciduais MHC. Os antígenos do MHC do indivíduo são tipados por técnicas sorológicas ou de genética molecular. HLA-DR, HLA-A e HLA-B são os mais importantes para a determinação de compatibilidade
• Os fármacos que provocam imunossupressão geral, como os agentes antimitóticos (p. ex., azatioprina), os esteroides anti-inflamatórios e os anticorpos monoclonais antilinfócitos, podem bloquear a rejeição do enxerto. A ciclosporina, o tacrolimo e as rapamicinas são específicos para linfócitos T; os complexos de ciclosporina e tacrolimo, com seus ligantes celulares (ciclofilina A e FKBP, respectivamente) bloqueiam a calcineurina, uma fosfatase que ativa o fator de transcrição da IL-2, NFAT, enquanto as rapamicinas (que também formam complexos com a FKBP) inibem a mTOR quinase envolvida na proliferação celular
• Experimentalmente, a depressão antígeno-específica por meio de indução da tolerância pode ser obtida com injeção de medula óssea alogênica, com bloqueio da coestimulação por anti-CD154 (CD40L) e uma proteína de fusão CTLA-4-Ig. Os precursores das células dendríticas também podem induzir tolerância por meio da apresentação de antígenos, na ausência de coestimuladores B7.

Xenoenxerto

• Há estratégias em desenvolvimento para evitar a ocorrência de rejeição hiperaguda de enxertos porcinos em seres humanos, devido à reação dos anticorpos naturais do hospedeiro com epítopos de galactose α-1,3-galactose nas células suínas, bem como a rejeição vascular aguda por anticorpos adquiridos e produzidos pela resposta de anticorpos xenogênicos.

Terapia com células-tronco

• As células-tronco podem ser isoladas de vários tecidos adultos e têm o potencial de fornecer materiais para autoenxertos
• A introdução de fatores de transcrição em células adultas pode ser usada para produzir células-tronco pluripotentes induzidas.

Experiência clínica com enxertos

• Os transplantes de córnea e de cartilagem são avasculares, produzem fatores imunossupressores locais e são comparativamente bem tolerados
• O transplante de rim produz resultados excelentes, embora seja normalmente necessária imunossupressão durante toda vida do indivíduo
• Altas taxas de sucesso estão sendo obtidas com transplantes de coração e de fígado. O transplante de pulmão é menos bem-sucedido. Células das ilhotas isoladas do pâncreas estão sendo cada vez mais usadas para o tratamento de pacientes com diabetes melito do tipo 1
• Os enxertos de células-tronco hematopoéticas para tratamento da imunodeficiência e da anemia aplásica são aceitos quando obtidos de irmãos compatíveis; entretanto, é difícil evitar a doença GVH quando são utilizadas células-tronco hematopoéticas alogênicas sem antes erradicar os linfócitos T do enxerto ou, de preferência, induzir tolerância por meio do bloqueio da coestimulação. Em lugar da medula óssea, podem-se utilizar células-tronco hematopoéticas isoladas do sangue periférico, após mobilização dessas células da medula óssea utilizando o fator estimulador de colônias de granulócitos
• O transplante de tecido neural obteve algum sucesso em pacientes com doença de Parkinson
• As tentativas de obter tecidos por engenharia, como a traqueia, estão sendo cada vez mais bem-sucedidas.

O feto como aloenxerto

• As diferenças entre o MHC da mãe e do feto implicam que, como enxerto potencial, o feto precisa ser protegido contra o ataque ao transplante pela mãe
• Um importante mecanismo de defesa consiste na ausência de antígenos clássicos do MHC das classes I e II na interface materno-fetal
• A placenta expressa proteínas do MHC da classe I não clássicas, HLA-G, HLA-E e HLA-F, que podem atuar para inibir a citotoxicidade por células NK maternas
• As células trofoblásticas apresentam, em sua superfície, proteínas reguladoras do complemento, que decompõem a C3 convertase e, assim, bloqueiam qualquer lesão mediada pelo complemento
• A produção local de IL-10 e do TGFβ por linfócitos T reguladores CD4⁺CD25⁺Foxp3⁺, a degradação do triptofano pela indolamina 2,3-dioxigenase, a presença de FasL e PDL1 e o silenciamento dos genes das quimiocinas contribuem para a proteção contra reações indesejáveis.

LEITURA ADICIONAL

Cornell L.D., Smith R.N., and Colvin R.B. (2008) Kidney transplantation: mechanisms of rejection and acceptance. *Annual Review of Pathology* **3**, 189–220.

Cooper D.K., Ekser B., Ramsoondar J., Phelps C., and Ayares D. (2016) The role of genetically engineered pigs in xenotransplantation research. *The Journal of Pathology* **238**, 288–299.

Erlebacher A. (2013) Mechanisms of T cell tolerance towards the allogeneic fetus. *Nature Reviews Immunology* **13**, 23–33.

Ford M.L. (2016) T Cell Cosignaling Molecules in Transplantation. *Immunity* **44**, 1020–1033.

Hardinger K.L. and Brennan D.C. (2013) Novel immunosuppressive agents in kidney transplantation. *World Journal of Transplantation* **3**, 68–77.

Johannesson B., Sui L., Freytes D.O., Creusot R.J., and Egli D. (2015) Toward beta cell replacement for diabetes. *EMBO Journal* **34**, 841–855.

Kaplan B., Burkhart, G., Lakkis F.G., and Morris R. (eds.) (2011) *Immunotherapy in Transplantation: Principles and Practice.* Wiley Blackwell, Oxford.

Kiskinis E. and Eggan K. (2010) Progress toward the clinical application of patient specific pluripotent stem cells. *Journal of Clinical Investigation* **120**, 51–59.

Morris P. and Knechtle S.J. (2013) *Kidney Transplantation – Principles and Practice*, 7th edn. Saunders. London.

Nankivell B.J. and Alexander S.I. (2010) Rejection of the kidney allograft. *New England Journal of Medicine* **363**, 1451–1462.

Stegall M.D., Chedid M.F., and Cornell L.D. (2012) The role of complement in antibody mediated rejection in kidney transplantation. *Nature Reviews Nephrology* **8**, 670–678.

Suryavanshi D., Prabhakaran S., Matas A.J., and Humar A. (2013) Immunosuppression: use in transplantation. In *Encyclopedia of Life Sciences*. John Wiley & Sons, Ltd., Chichester. DOI: 10.1002/9780470015902.a0001242.pub3.

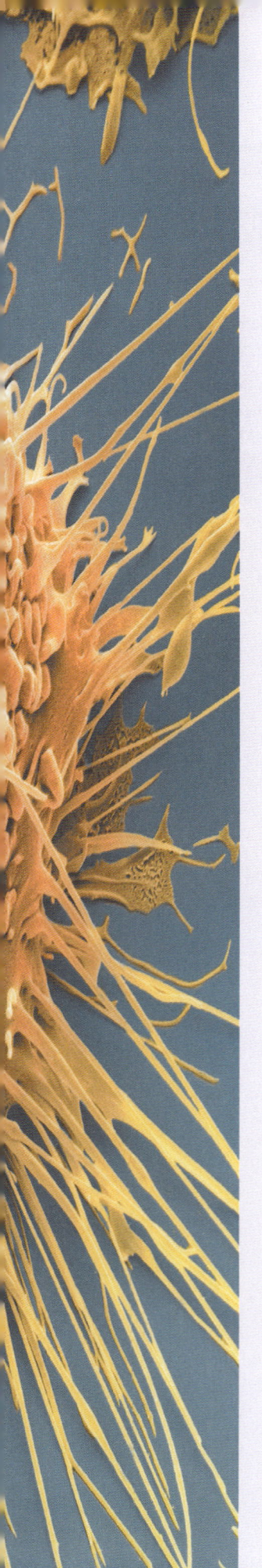

CAPÍTULO 16
Imunologia dos Tumores

Principais tópicos

Para lembrar

Nos capítulos anteriores, foi discutido como o sistema imune torna-se ativado em resposta a agentes infecciosos que rompem as barreiras formadas por tecidos e desencadeiam uma resposta apropriada por meio de uma associação de componentes inatos e adaptativos. Como já ressaltamos, um elemento fundamental para a iniciação de uma resposta imune vigorosa é a detecção do não próprio, inicialmente na forma de padrões moleculares associados aos patógenos (PAMP), que são reconhecidos por meio de sua ligação a receptores de reconhecimento de padrões (PRR) solúveis ou fixados a macrófagos, células dendríticas e outras células do sistema imune inato. A ativação das células dendríticas mediada pelos PAMP desencadeia o seu processo de maturação e consequente migração para os linfonodos, onde desempenham uma função de importância crítica como células apresentadoras de antígenos (APC), possibilitando uma resposta das células T a determinantes não próprios, na forma de peptídios estranhos. Dessa maneira, a ativação das APC do sistema imune inato mediada por PAMP habilita efetivamente as células do sistema imune adaptativo a responder ao antígeno. Na ausência dessa autorização, não ocorre ativação produtiva das células T e das células B, minimizando, assim, a possibilidade de autoimunidade e de respostas imunes indesejáveis. Quando ativadas produtivamente, as células T diferenciam-se em células efetoras, que coordenam as respostas das células B, a ativação dos macrófagos e a destruição por células citotóxicas, entre outras funções. Dessa maneira, os componentes inato e adaptativo do sistema imune trabalham de modo cooperativo para identificar e combater os microrganismos. O sistema imune evoluiu para discriminar o próprio do não próprio, com base no princípio pragmático de que tudo que seja reconhecido como não próprio pode ser perigoso e, portanto, justifica a sua expulsão do organismo. Na busca incessante do não próprio, nosso sistema imune bem intencionado algumas vezes trabalha contra nós, e a rejeição de órgãos transplantados é um bom exemplo disso. Entretanto, existem também situações em que o próprio pode se transformar em sério problema preocupante, sendo o câncer um exemplo eminente disso. Como veremos mais adiante, o câncer também resulta, com demasiado frequência, em uma situação em que nosso sistema imune depara-se com um dilema que, na melhor das hipóteses, faz com que as forças imunes não sejam imobilizadas em resposta à ameaça, de modo que, no pior caso, o sistema imune torna-se recrutado a favor do tumor. Nesse dilema, um aspecto fundamental é a ausência de evidências claras, na forma de PAMP, da necessidade de uma resposta imune. Para complicar ainda mais o problema, os cânceres frequentemente comportam-se de modo semelhante a feridas, atraindo a atenção do sistema imune, porém recebendo um auxílio, em lugar de uma resposta hostil que seria mais apropriada.

Introdução

Um importante problema relacionado com o câncer é o fato de que o sistema imune tem considerável dificuldade em produzir respostas imunes vigorosas e/ou duradouras contra essas entidades, em grande parte devido à preocupação compreensível de nosso sistema imune com o reconhecimento do não próprio. Como **a maioria dos cânceres surge posteriormente durante a vida**, enquanto os agentes infecciosos representam uma ameaça desde o momento em que nascemos, **nosso sistema imune está muito mais orientado para reconhecer o não próprio do que para identificar uma alteração do próprio.** Isso faz sentido, visto que a infecção representa uma pressão seletiva muito mais potente, dentro de uma perspectiva genética, do que o câncer, visto que este último, em geral, não impede a transmissão bem-sucedida dos genes para a próxima geração. Por conseguinte, é compreensível que nosso sistema imune tenha evoluído com foco muito mais concentrado na infecção do que em mutações como ameaça à nossa sobrevivência a longo prazo.

Como os tumores são próprios e normalmente não estão associados a agentes infecciosos (embora, como veremos, existam algumas exceções importantes), as células tumorais carecem de PAMP que normalmente são necessários para desencadear respostas imunes vigorosas. Por conseguinte, embora os processos mutacionais associados ao desenvolvimento de câncer frequentemente gerem **neoantígenos** que, em princípio, são capazes de induzir respostas das células T, essas respostas, na prática, são altamente silenciadas, devido a mecanismos que atuam para impedir a emergência de autoimunidade. Em consequência, as respostas reguladoras bem intencionadas das células T e outros mecanismos que atuam para limitar o desenvolvimento da autoimunidade (como infrarregulação das respostas das células T mediada por CTLA-4 e PD-1) conspiram para suprimir a resposta imune contra o câncer. Além disso, os tumores também manipulam ativamente o sistema imune para minimizar as respostas imunes que efetivamente podem emergir. Com efeito, há evidências crescentes de que os tumores frequentemente recrutam macrófagos e neutrófilos, bem como outras células imunes inatas, e "reeducam" essas células no sentido de adquirir um fenótipo relacionado com a cicatrização de feridas com a finalidade de sustentar o crescimento e a sobrevida do tumor.

Outro grande impedimento para o desenvolvimento de uma resposta imune antitumoral vigorosa é o fato de que os tumores surgem de modo progressivo, no decorrer de um longo período de tempo, o que possibilita a seleção de células efetivamente invisíveis ao sistema imune. Se não fossem, essas células seriam eliminadas pelo sistema imune com o desenvolvimento do tumor. Infelizmente, esse processo de **imunoedição** seleciona os tumores "mais aptos", que, por definição, são muito difíceis de serem enfrentados pelo sistema imune. Entretanto, depois de muitos anos de não conseguir nenhum resultado nas tentativas de planejar maneiras de superar todos os obstáculos anteriormente mencionados à imunoterapia, a boa notícia é a de que os progressos recentes na área de estratégias de bloqueio baseada em anticorpos CTLA-4 e PD-1, bem como da imunoterapia baseada em anticorpos passivos contra outros marcadores associados a tumores, estão finalmente levando a um notável avanço terapêutico no tratamento de muitos tipos de câncer. Depois de muitos falsos começos, a imunoterapia do câncer chegou verdadeiramente.

Transformação celular e câncer

Em termos simples, o **câncer é um estado em que as células escapam dos controles normais que governam a divisão celular e a longevidade das células**, entre outros aspectos. Como os tecidos que compõem o câncer são formados por bilhões de células que há muito tempo renunciaram à independência (mas também às limitações) que acompanha os profissionais autônomos, existem algumas regras rigorosas a seguir. Essas regras governam a divisão, o tempo de sobrevida, o movimento e a função das células.

As células transformadas quebram as regras que governam a multicelularidade

Uma das regras fundamentais que precisam ser observadas pelas células de um organismo multicelular é a seguinte: **não se dividir, a não ser que receba permissão explícita para fazê-lo**. A "permissão", nesse contexto, é concedida na forma de **fatores do crescimento**, que se ligam a receptores de superfície celular e deflagram a cadeia de processos que levam à expressão pelo hospedeiro de novos produtos gênicos necessários para coordenar a divisão celular e a duplicação de todo o conteúdo da célula. A divisão celular é mantida sob controle rigoroso nos organismos complexos, e isso garante que todos os órgãos possam alcançar um tamanho previsível, que é obtido pela regulação do suprimento de fatores de crescimento específicos de tecidos. Em geral, os fatores de crescimento são liberados de **modo parácrino** para assegurar que as células dependam de outros para lhes fornecer a permissão para sofrer divisão. Como veremos adiante, o câncer frequentemente supera essa restrição pela aquisição da capacidade de produzir seus próprios fatores de crescimento ou por meio de mutações que simulam sinais fornecidos pelos fatores de crescimento.

Outra regra, que tem poucas exceções, é a seguinte: **permaneça em suas próprias imediações**. Assim, uma célula que nasceu na pele ali permanece, um hepatócito não se desgarra do fígado, e um cardiomiócito permanece no coração; as células diferenciadas não tiram férias para outras partes do corpo. As células do sistema imune representam uma exceção muito importante a essa regra, visto que, em virtude de seu papel de farejar hóspedes indesejáveis, elas têm a permissão de entrar nos tecidos e farejar à procura de coisas que estejam fora do lugar. Entretanto, as células do sistema imune constituem uma exceção, visto que a grande maioria das células normais não transformadas não se afasta de seu ambiente local; quando o fazem, elas normalmente morrem por apoptose.

Uma terceira regra básica para os organismos multicelulares é a seguinte: **viva enquanto estiver executando eficientemente a função que lhe foi destinada**. As células que sofrem lesão ou infecção ou que se tornam senescentes são normalmente destruídas (ou se destroem por apoptose) e substituídas. Embora possa parecer difícil que as células existentes em nosso corpo não tenham planos de aposentadoria, a natureza sabe algumas coisas relativas à sobrevida do mais forte, e, neste último jogo, a incapacidade de tomar decisões firmes é arriscar-se a perder todo o rebanho.

As regras anteriormente mencionadas que governam as sociedades celulares asseguram que as células dentro dos organismos multicelulares complexos possam funcionar como cooperativa, dividindo o trabalho, maximizando a eficiência e mantendo seus vários tecidos especializados dentro da dimensão necessária. Naturalmente, há uma série de mecanismos complicados, dos quais nem todos estão totalmente elucidados, que asseguram o cumprimento de todas as regras precedentes. Entretanto, não há dúvida de que esses princípios reguladores tenham possibilitado o desenvolvimento de organismos multicelulares cada vez mais sofisticados, como os seres humanos, que podem escolher um estilo de vida menos perigoso e mais bem-sucedido que nunca teria sido possível com o funcionamento de um organismo unicelular. Por definição, os cânceres são compostos de células que quebram algumas das regras anteriores que governam a sociedade celular ou todas elas. Essas células exibem divisão celular descontrolada, não realizam qualquer trabalho útil, vivem por muito mais tempo do que as células correspondentes normais, consomem recursos preciosos e, com frequência, invadem outros tecidos, impedindo o desempenho de sua função ao competir pelo suprimento sanguíneo e nutrientes. Esse comportamento egoísta torna as células cancerosas uma grande ameaça à sobrevivência de toda a empresa multicelular, de modo que é extremamente desejável que essas células sejam identificadas e eliminadas. Felizmente, existe uma série de mecanismos **celulares intrínsecos**, que serão discutidos mais adiante, cuja finalidade é limitar o desenvolvimento dos cânceres, enquanto o sistema imune desempenha um papel **celular extrínseco** caso esses mecanismos venham a falhar. Antes de discutirmos essas defesas internas e externas contra o câncer, iremos examinar os eventos que podem levar ao desenvolvimento do câncer.

O câncer representa mais um espectro de condições do que uma doença única

O câncer não é uma doença única, porém representa um amplo espectro de condições provocadas por uma falha nos controles que normalmente regulam o comportamento celular em um organismo multicelular complexo. As principais diferenças entre os tipos de câncer baseiam-se, em grande parte, no caráter singular de seu tecido de origem. Por conseguinte, existem diferenças consideráveis entre cânceres que se originam na pele, no fígado, nos pulmões, no intestino ou no sangue. Como cada um desses tipos de células possuem ambientes e expressão gênica singulares, a natureza das mutações que irão permitir que cada uma dessas células desobedeça ao controle social sobre o comportamento celular também será diferente. Os cânceres podem ser **benignos**, quando o câncer é incapaz de se disseminar para outros tecidos, ou **malignos**, quando o câncer é invasivo e propaga-se para outros tecidos do corpo. As células que sofrem **transformação maligna** escapam desses controles, invadem os tecidos adjacentes e, por fim, podem migrar para outros locais do corpo, estabelecendo tumores secundários.

Embora as primeiras teorias formuladas sobre a natureza do câncer tenham sugerido que o crescimento celular anormal fosse causado por agentes infecciosos, como o vírus, essas teorias foram gradualmente suplantadas pela ideia de que o câncer era causado principalmente por **mutágenos** – isto é, agentes que provocam mutação genética. Hoje em dia, já está bem aceito que a maioria dos carcinógenos (*i. e.*, agentes que causam câncer) atua ao provocar **dano ao DNA**, seja direta ou indiretamente. Esse dano pode ser relativamente sutil, resultando em mutações pontuais que alteram um único aminoácido na proteína codificada pelo gene afetado, ou mais dramático, provocando translocação de segmentos cromossômicos inteiros de um cromossomo para outro (Figura 16.1).

Em geral, os resultados desses fenômenos mutagênicos têm pouca consequência, visto que o dano ao DNA irá ser reparado, ou a célula será destruída por apoptose. Entretanto, em uma pequena minoria dos casos, os eventos mutagênicos são capazes de produzir células com propriedades que lhes permitem desobedecer às regras já mencionadas, que normalmente governam o comportamento celular nos organismos pluricelulares. Todavia, isso não acontece da noite para o dia, devido à existência de barreiras formidáveis contra a transformação maligna. É importante ressaltar que os **cânceres quase nunca se originam de lesões genéticas isoladas, mas progridem por uma série de etapas, desde um estado normal não transformado até uma condição**

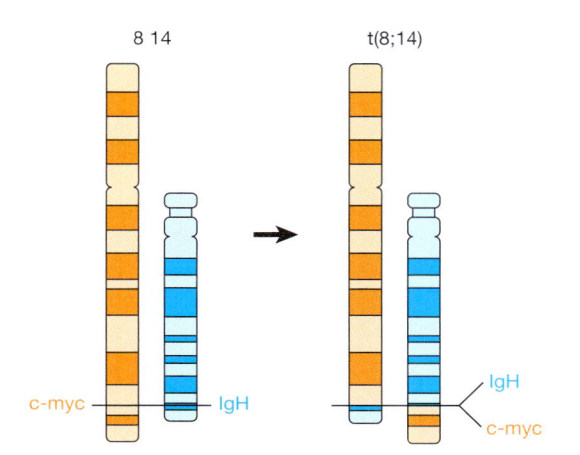

Figura 16.1 Translocação do gene c-*myc* para o *locus* da cadeia μ no linfoma de Burkitt. O linfoma de Burkitt é uma neoplasia de células B, com incidência relativamente alta entre crianças africanas, nas quais existe uma associação ao vírus Epstein-Barr (EBV). Na maioria dos casos estudados, o gene c-*myc*, que está localizado na banda q24 do cromossomo 8, é unido por uma translocação recíproca ao gene da cadeia pesada μ na banda q32 do cromossomo 14, conforme ilustrado aqui. Foi sugerido que os mecanismos normais que infrarregulam o gene c-*myc* não são mais capazes de atuar sobre o gene translocado, de modo que a célula é mantida no modo de ciclagem. Com menos frequência, o gene c-*myc* sofre translocação para o sítio dos *loci* κ (cromossomo 2) ou λ (cromossomo 22).

de transformação completa (Figura 16.2). Com frequência, a aquisição de determinadas mutações irá predispor à aquisição de mutações adicionais em consequência da produção de instabilidade no DNA. Essa progressão é facilitada pela aquisição progressiva e aleatória de uma série de mutações, que cooperam para produzir o estado canceroso. Devido às diferentes pressões seletivas que atuam em tecidos distintos são observadas combinações diversas de mutações nos cânceres que se originam de diferentes tipos de tecidos. Além disso, embora alguns dos mesmos genes essenciais (como *P53, RAS, MYC, PTEN, RB*) sofram, com

frequência, mutações na maioria dos cânceres, essas mutações podem ser acompanhadas de **inúmeras outras mutações (da ordem de centenas), que são singulares ao tumor específico**. Esta última propriedade representa um enorme desafio quando tentamos identificar antígenos específicos de tumores, que são compartilhados por muitos indivíduos, com o propósito de reforçar as respostas imunes contra esses tumores.

A transformação celular é um processo em múltiplas etapas

A transformação celular é um processo em múltiplas etapas, que envolvem uma combinação de lesões genéticas, que afetam os genes que regulam, entre outros aspectos, a entrada e a saída do ciclo celular e a morte das células (apoptose). Normalmente, o câncer está associado a **mutações ativadoras** dos genes que promovem a proliferação celular, como *MYC* e *RAS*, resultando em aumento da atividade, estabilidade ou expressão dos produtos proteicos desses genes. Esses genes, que em seu estado hiperativo promovem o desenvolvimento do câncer, são conhecidos como **oncogenes**. Paralelamente a esse processo, observam-se, com frequência, **mutações de perda de função** (em que a função da proteína codificada pelo gene é em parte ou totalmente perdida) ou **mutações de interferência dominante** (*i. e.*, mutações que geram uma proteína que perdeu a sua função normal e que também é capaz de inibir a atividade de qualquer proteína natural remanescente) em genes que promovem a parada do ciclo celular ou a apoptose das células lesionadas, tendo, como exemplos marcantes, *P53* e *RB*. Estes últimos genes são denominados **genes supressores tumorais**, visto que, em sua forma natural, os produtos desses genes atuam para se opor ao desenvolvimento do câncer. A expressão desregulada dos genes envolvidos no controle da morte celular programada (como *BCL-2* ou *ABL*) também constitui uma característica comum de muitas neoplasias malignas. Por conseguinte, os cânceres normalmente representam a consequência de mutações cooperativas em oncogenes e genes supressores tumorais, que atuam de modo sinérgico para produzir o estado de transformação completa (Figura 16.3).

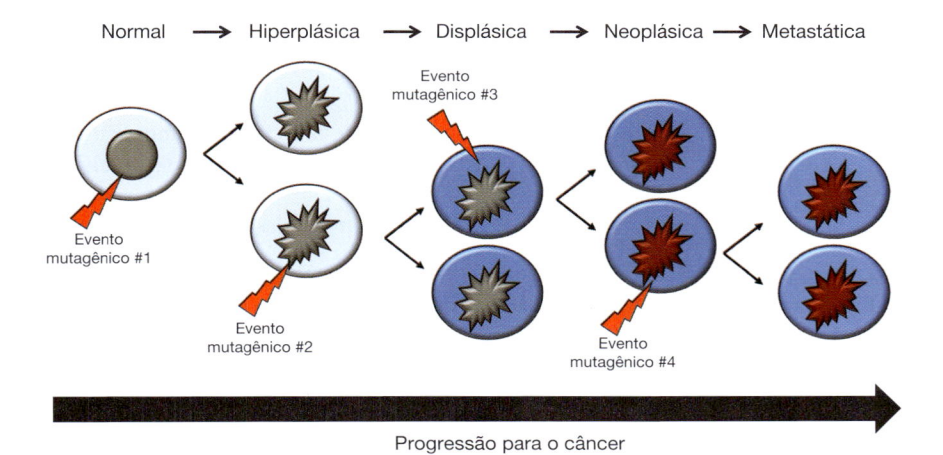

Figura 16.2 O desenvolvimento do câncer é um processo em múltiplas etapas. Raramente os cânceres originam-se de mutações isoladas, porém ocorrem em consequência da aquisição gradual de múltiplas mutações, que transformam progressivamente uma célula normal em uma célula maligna progressivamente mais anormal. Em cada etapa da progressão, as células transformadas adquirem características (p. ex., capacidade de crescer independentemente dos fatores de crescimento, resistência a apoptose, capacidade de invadir os tecidos adjacentes, adaptações que possibilitam a sua evasão do sistema imune) que lhes conferem uma vantagem competitiva sobre as células adjacentes e reduzem ao máximo a detecção e/ou rejeição do sistema imune.

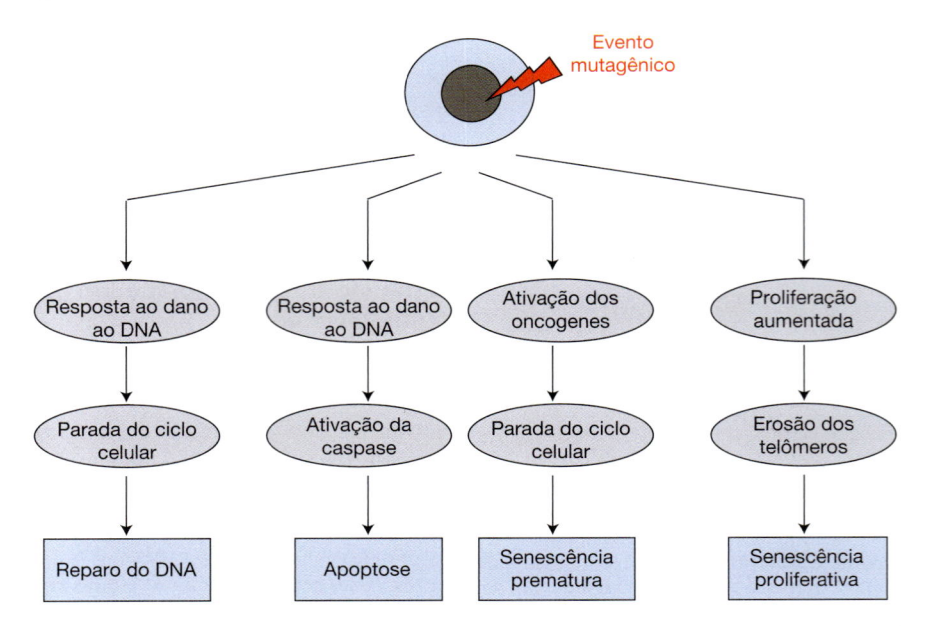

Figura 16.3 Mecanismos celulares intrínsecos da supressão tumoral. Normalmente, o dano ao DNA ativa uma diversidade de medidas à prova de falhas, que resultam em reparo do DNA, parada do ciclo celular, apoptose ou senescência da célula afetada. Esses mecanismos asseguram que a grande maioria das mutações que iniciam o dano ao DNA não progrida para o câncer.

Algumas mutações promovem o câncer, enquanto muitas são simplesmente inconsequentes

É importante assinalar que as mutações que se acumulam dentro de um tumor são, em sua maioria, irrelevantes e não geram qualquer vantagem funcional para o tumor. Essas mutações são denominadas **mutações passageiras** e surgem em consequência de outras mutações (como mutações na proteína p53 relacionada com o reparo do DNA), que resultam em aumento da taxa de mutação ou diminuição na taxa de reparo do DNA. As mutações essenciais que ajudam a criar o estado canceroso (*i. e.*, transformado) são denominadas **mutações condutoras**. As mutações condutoras são as que estimulam células para o estado transformado e normalmente são mutações de ganho de função em oncogenes (como c-*Myc, Ras* e B-*Raf*) ou mutações de perda de função em genes supressores tumorais, que resultam no estado transformado. Essas mutações condutoras possuem impacto funcional sobre o desenvolvimento dos tumores, enquanto as mutações passageiras simplesmente ocorrem devido à instabilidade genética inerente dos cânceres. Por conseguinte, de modo semelhante ao motorista e passageiros de um ônibus, é o motorista ou condutor que decide para onde o ônibus está indo, e não os passageiros, que estão simplesmente fazendo a viagem. Uma das consequências do aparecimento de mutações passageiras em tumores é o fato de que muitas delas irão gerar **neoantígenos**, que são exclusivos de um indivíduo e que não são compartilhados por indivíduos portadores do mesmo câncer. Com efeito, iniciativas recentes de sequenciamento genômico amplo do câncer revelaram que os tumores podem ter mais de 500 mutações, que são peculiares de determinado tumor. Além disso, o sequenciamento do tecido de diferentes áreas de tumores específicos também revelou a existência de uma considerável heterogeneidade genética, até mesmo dentro do mesmo tumor (Figura 16.4). Isso representa uma séria desvantagem para o desenvolvimento de terapias baseadas no reforço da imunidade contra neoantígenos cancerosos compartilhados, visto

que os **neoantígenos que surgem não serão, em sua maioria, compartilhados por um número significativo de pacientes**, de modo que não constituem alvos atraentes para ensaios clínicos. Na verdade, muitos neoantígenos até mesmo não são compartilhados por todas as células dentro de determinado tumor. Entretanto, como veremos adiante, existem maneiras de contornar esse problema por meio de reativação das respostas imunes em um processo independente de antígeno.

Por conseguinte, **o câncer surge em consequência de uma combinação de mutações gênicas condutoras**, que afetam oncogenes e genes supressores tumorais, de modo que se trata de um evento com probabilidade relativamente baixa. Na verdade, quando se consideram os trilhões de células que um ser humano comum produz ao longo de sua vida, nossos corpos estão notavelmente bem adaptados para limitar a formação de células que conseguem escapar dos controles normais que governam a proliferação celular. Dito isso, tendo em vista que um ser humano comum vive quase 80 anos, o câncer ocorre, efetivamente, em uma porcentagem significativa de indivíduos. Iremos agora analisar alguns dos fatores que afetam a incidência do desenvolvimento do câncer.

A incidência do câncer varia entre os tecidos

Os cânceres podem se originar a partir de quase todos os tecidos do corpo, porém são mais comumente encontrados nos epitélios – as lâminas de células que formam a camada superior da pele e que revestem as paredes das cavidades e dos tubos dentro do corpo. Os cânceres que se desenvolvem nos epitélios são denominados **carcinomas**, e esses tumores são responsáveis por mais de 80% de todas as mortes por câncer nos países ocidentais. Esse fato está provavelmente relacionado com dois fatores: em primeiro lugar, os epitélios são os que correm maior risco de exposição aos agentes causadores de câncer (**carcinógenos**), visto que eles revestem as superfícies do corpo que estão em contato direto com o ambiente (p. ex., pele, pulmões, boca, esôfago, estômago,

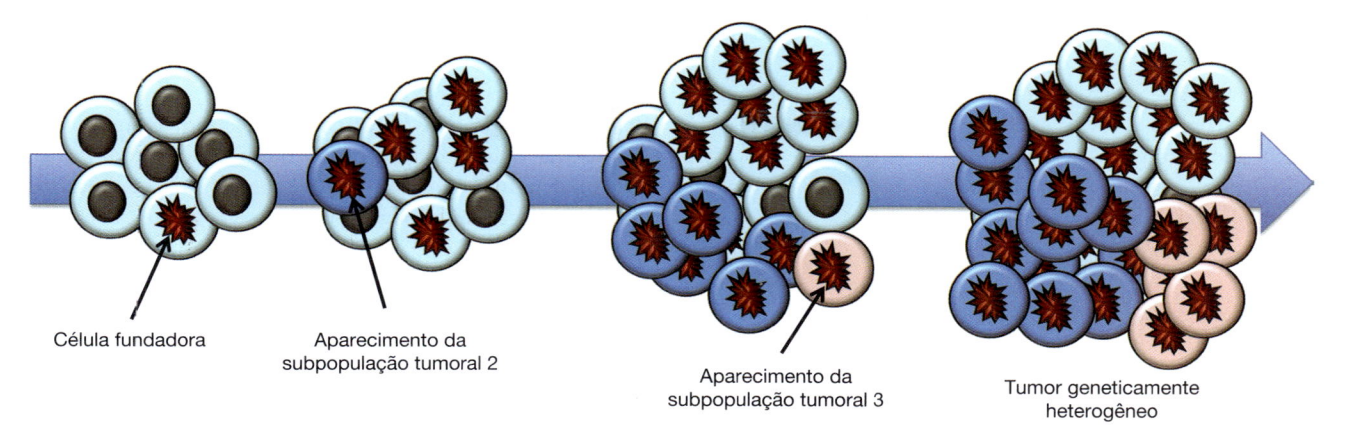

Célula fundadora

Aparecimento da
subpopulação tumoral 2

Aparecimento da
subpopulação tumoral 3

Tumor geneticamente
heterogêneo

Figura 16.4 Os tumores sólidos exibem considerável heterogeneidade genética. Em consequência de sua instabilidade genética inerente, à medida que o câncer cresce, surgem variantes genéticas na população, devido à aquisição de mutações passageiras ou condutoras adicionais, que não são compartilhadas por todas as células do tumor. Além disso, estresses como privação de nutrientes, privação de oxigênio e ataque imune, que podem não afetar igualmente todas as células dentro do tumor, também exercem uma seleção positiva das células dentro do tumor que são capazes de sobreviver a esses estresses. Em virtude dessa variação genética, os tumores frequentemente representam um mosaico de genótipos, com considerável variação na diversidade de mutações presentes, até mesmo em diferentes partes do mesmo tumor. Isso representa um considerável problema para a identificação de "neoantígenos", que são compartilhados por todas as células dentro do tumor.

intestino, vias urinárias, colo do útero). O ambiente constitui uma importante fonte de carcinógenos, que podem ser de natureza química, física ou biológica. O outro fator importante que governa a alta probabilidade do câncer de se originar a partir do epitélio é a elevada taxa de reposição das células epiteliais, em consequência de lesão ou infecção, o que significa que essas células sofrem divisão constante. Os cânceres originam-se mais frequentemente em tecidos que apresentam elevada taxa de mitose, provavelmente porque essas células já estão sofrendo divisão em uma taxa relativamente alta, e porque as barreiras à divisão celular são menores do que nos tecidos que não estão sofrendo divisão (*i. e.*, na fase pós-mitótica). Como as células em divisão precisam replicar seus genomas, um processo que pode ser por si só uma fonte de mutação, devido a erros cometidos pela DNA polimerase, essas células podem constituir uma fonte de instabilidade genética.

Os outros tumores malignos originam-se de tecidos não epiteliais distribuídos em todo o corpo. Os tumores que surgem dos vários tecidos conjuntivos, denominados **sarcomas**, respondem por 1% dos tumores encontrados em clínicas de oncologia. O segundo grupo de tumores de origem não epitelial surgem dos vários tipos celulares que constituem os tecidos formadores do sangue (*i. e.*, hematopoéticos) e incluem as células do sistema imune. Esses tumores, denominados **neoplasias malignas hematopoéticas**, incluem as **leucemias e os linfomas**, que respondem por aproximadamente 17% das mortes relacionadas com câncer. O último grupo de tumores não epiteliais origina-se de vários componentes dos sistemas nervosos central (*i. e.*, encéfalo) e periférico (*i. e.*, medula espinal e tecido nervoso periférico), e esses tumores são conhecidos como **tumores neuroectodérmicos**. São responsáveis por cerca de 2,5% das mortes por câncer.

Dependendo do tecido de origem e do estágio de transformação, os cânceres podem crescer lentamente ou de modo bastante rápido, podem ter poucas metástases ou ser altamente agressivos; alguns cânceres são relativamente sensíveis ao tratamento, enquanto outros são refratários e resistem até mesmo aos tratamentos mais prolongados. Normalmente, o tratamento para o câncer envolve cirurgia (para tumores sólidos), seguida de fármacos citotóxicos ou radiação, isoladamente ou em associação, de modo a destruir as células errantes, enquanto preserva ao mesmo tempo o maior número possível de células normais (não malignas). Esta última consideração normalmente estabelece um limite sobre as doses de radiação ou de fármacos citotóxicos que podem ser administradas na esperança de erradicar a carga tumoral.

Os agentes mutagênicos, incluindo os vírus, podem provocar transformação celular

Conforme discutido anteriormente, o câncer surge, com mais frequência, como resultado do acúmulo de mutações aleatórias que afetam os genes que controlam as taxas de mitose, a apoptose e outras funções celulares. Quase todos os carcinógenos são agentes mutagênicos, isto é, agentes que provocam mutações dos genes. Por conseguinte, os tecidos que comumente apresentam maiores níveis de exposição a carcinógenos também correm maior risco de mutação. Tendo em vista que os tecidos epiteliais estão continuamente expostos a substâncias que podem conter carcinógenos (p. ex., o ar que respiramos, o alimento que ingerimos, os líquidos que bebemos, os vírus que nos infectam), pode-se deduzir que as células desses tecidos correm maior risco de adquirir mutações passíveis de resultar em câncer. Todavia, em virtude dos mecanismo de detecção e reparo dos danos ao DNA, bem como os mecanismos que limitam a capacidade de replicação das células anormais (incluindo a simples eliminação dessas células por apoptose, bem como a indução de um estado não replicativo, denominado **senescência**), é importante assinalar que a grande maioria das mutações não resulta em desenvolvimento de câncer. Entretanto, quando os cânceres surgem, eles mais comumente são encontrados nos tecidos epiteliais, visto que, conforme assinalado anteriormente, esses tecidos são os que correm maior risco de lesão ou infecção.

Os vírus também são capazes de causar câncer por meio de sua inserção no genoma de seus hospedeiros. Isso pode resultar em câncer por dois mecanismos diferentes: em primeiro lugar, o genoma viral pode ter um gene que permita o escape das células do hospedeiro aos controles normais exercidos para restringir a divisão celular e/ou limitar a sua sobrevivência; e, em segundo lugar, o vírus pode integrar seu genoma próximo ao gene do hospedeiro que regule a proliferação e/ou apoptose; podendo resultar na expressão aberrante desses genes.

Mecanismos celulares intrínsecos de supressão tumoral

Como o crescimento descontrolado das células constitui uma força potencialmente destrutiva, existem vários sistemas celulares intrínsecos "à prova de falha", que servem para reduzir a probabilidade de ocorrência de transformação celular (Figuras 16.3 e 16.5). Esses sistemas entram em ação quando sinais anormais são gerados dentro das células e tipicamente "punem" essas células por meio de privação de sua capacidade de sofrer divisão, um estado denominado senescência replicativa (transitoriamente, em alguns casos, ou permanentemente, em outros) ou pela destruição definitiva dessas células. Iremos agora analisar alguns desses mecanismos naturais de repressão do câncer, visto que são de importância fundamental para suprimir o desenvolvimento do câncer.

Os fatores de crescimento são essenciais para a divisão celular

Conforme assinalado anteriormente neste capítulo, um dos limites mais importantes contra a proliferação é que **todas as células normalmente necessitam de sinais provenientes de outras células (*i. e.*, fatores de crescimento) para possibilitar a ocorrência de divisão celular**. Por conseguinte, para que haja desenvolvimento de um tumor, as células precisam adquirir um suprimento contínuo de fatores de crescimento ou devem tornar-se independentes da necessidade de sinalização por esses fatores. Os tumores normalmente conseguem isso por meio de mutações que amplificam a expressão dos receptores dos fatores de crescimento (que pode levar à ativação constitutiva do receptor), pela aquisição da capacidade de produzir seus próprios fatores de crescimento (*i. e.*, estimulação autócrina) ou por mutação das proteínas essenciais de transdução de sinais nas cascatas de sinalização dos fatores de crescimento. Um bom exemplo deste último mecanismo é a proteína Ras, que é encontrada na forma mutante em cerca de 30% dos cânceres humanos. As mutações de Ras que

oferecem aos tumores uma vantagem proliferativa normalmente consistem em mutações de ganho de função, que circundam a bolsa de ligação de GTP da Ras, que produzem uma proteína Ras constitutivamente hiperativa, simulando, assim, a ação da estimulação contínua dos receptores dos fatores de crescimento. Outro exemplo interessante é B-Raf, uma quinase de localização distal, alvo da proteína Ras. As mutações de ganho de função em B-Raf, que tipicamente aumentam em 50 a 500 vezes a atividade catalítica dessa quinase, são comumente observadas no melanoma maligno. Muitos outros eventos oncogênicos atuam de modo semelhante, desacoplando a necessidade normal de estimulação dos receptores dos fatores de crescimento para que ocorra divisão celular. Felizmente, quando esses eventos oncogênicos ocorrem, eles com frequência não resultam em proliferação contínua, visto que os sinais de crescimento excessivos são frequentemente identificados como anormais e levam à **senescência celular prematura**, um estado em que as células são detidas de modo permanente e são incapazes de sofrer divisão subsequente (Figuras 16.3 e 16.5). A senescência prematura induzida por oncogenes é mediada, em parte, pela suprarregulação de inibidores da quinase dependentes de ciclinas, proteínas que interferem nas enzimas essenciais envolvidas na coordenação da divisão celular.

O encurtamento dos telômeros atua como barreira à transformação celular

Todas as células possuem um número limitado de divisões celulares que conseguem realizar – o denominado "limite de Hayflick" em homenagem a Leonard Hayflick, que primeiro o descreveu. Esse fenômeno resulta de problemas na replicação das extremidades dos cromossomos (os telômeros), que sofrem encurtamento progressivo a cada ciclo de divisão celular. O encurtamento dos telômeros não constitui um problema durante um número significativo de divisões celulares (cerca de 45 a 50 ou mais), visto que os telômeros são compostos de DNA repetitivo não codificador, que parece estar nesse local com o propósito de proteger as regiões codificadoras dos cromossomos. Entretanto, chega um ponto em que os telômeros sofreram tanta erosão que as extremidades dos cromossomos começam a se fundir, e, nesse momento, as células perdem a sua capacidade de divisão, independentemente de receberem quantidades suficientes de fatores de crescimento ou sinais distais. Diz-se que essas células

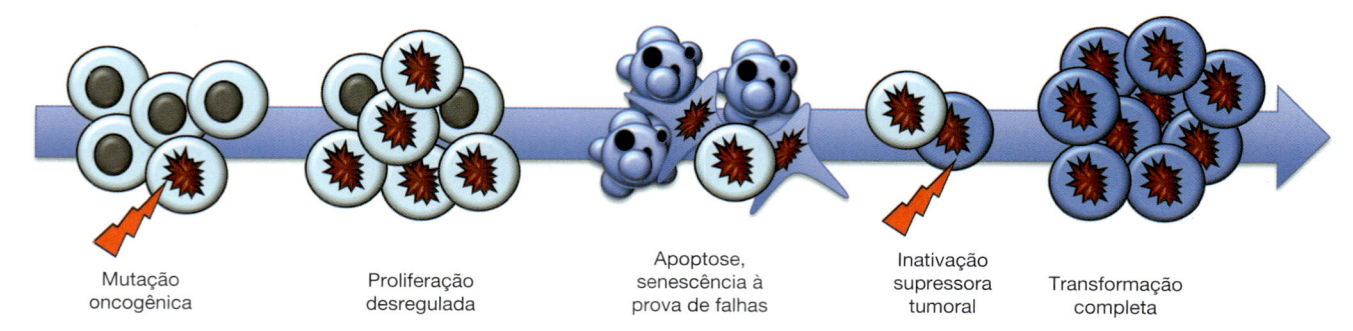

Mutação oncogênica

Proliferação desregulada

Apoptose, senescência à prova de falhas

Inativação supressora tumoral

Transformação completa

Figura 16.5 As células precisam vencer as barreiras intrínsecas contra a supressão tumoral para sofrer transformação completa. Com a aquisição de mutações oncogênicas que aumentam a taxa de proliferação celular, a senescência celular prematura e a apoptose tornam-se ativadas para eliminar ou suprimir o desenvolvimento adicional de um tumor. Entretanto, o aparecimento de outras mutações que inativam os genes supressores tumorais essenciais, como p53 e ARF, que estão envolvidos na indução da apoptose ou senescência, pode levar à progressão das células transformadas no fenótipo totalmente transformado.

entraram em **senescência proliferativa** ou alcançaram o limite de Hayflick, e isso atua como barreira natural ao desenvolvimento de tumores (Figura 16.3). Quando os tumores conseguem superar o limite de Hayflick, isso parece ocorrer em consequência da reativação da telomerase, uma enzima capaz de proceder ao reparo das extremidades dos telômeros, mas que normalmente não é expressa nas células diferenciadas.

As proteínas supressoras tumorais monitoram a divisão celular

Os produtos dos **genes supressores tumorais**, como p53 e pRb, atuam como outra barreira à transformação. Esses produtos gênicos estão envolvidos em redes de sinalização que monitoram a integridade do genoma, além de confirmar que os sinais proliferativos corretos foram recebidos antes de permitir a entrada no ciclo celular. Em caso de dano ao DNA ou na presença de sinais mitogênicos aberrantes, as proteínas supressoras tumorais p53 e pRb podem interromper o ciclo celular, que é seguido de reparo do DNA e reentrada no ciclo celular, parada permanente do ciclo celular (senescência) ou morte celular por apoptose (Figura 16.3).

Apesar das várias barreiras naturais à transformação, conforme discutido anteriormente, os cânceres claramente ocorrem quando as células conseguem superar essas medidas à prova de falhas em consequência de uma série de mutações adquiridas. Todavia, sem as contramedidas citadas anteriormente, o câncer seria, sem dúvida alguma, muito mais comum do que já é. Por exemplo, indivíduos que nascem com um único alelo *P53* mutante (síndrome de Li-Fraumeni) correm risco acentuadamente aumentado de desenvolver câncer ao longo da vida, e alguns indivíduos desenvolvem vários tipos de câncer de modo concomitante. De forma semelhante, as mutações hereditárias de *RB* também aumentam acentuadamente a probabilidade de desenvolver determinados tumores, como retinoblastoma ocular, um câncer que deu origem ao nome deste gene.

Mecanismos celulares extrínsecos da supressão tumoral

Uma vez descritas as medidas de **segurança internas** que normalmente limitam o desenvolvimento do câncer, iremos analisar agora as forças externas (*i. e.*, mediadas por outras células) que provavelmente são úteis nesse aspecto. Devido à possibilidade bastante improvável de que a natureza tenha previsto a introdução dos transplantes de órgãos na prática médica, foi sugerido, há muito tempo, que a rejeição altamente eficiente dos transplantes MHC incompatíveis pelo nosso sistema imune deve ter evoluído para algum outro propósito. A capacidade de rejeitar transplantes de tecido pode ser encontrada muito longe na árvore evolutiva – até mesmo nos vermes anelídeos. Bem antes da elucidação do papel do MHC nas respostas imunes, Lewis Thomas sugeriu que o mecanismo de rejeição de aloenxertos representava uma maneira pela qual as células do organismo podiam ser mantidas sob **vigilância imunológica**, de modo que as células alteradas com potencial neoplásico pudessem ser identificadas e sumariamente eliminadas. Por conseguinte, a resposta de rejeição a enxertos representa, mais provavelmente, um exemplo extremo de um sistema de imunovigilância, que normalmente serve para limitar

o desenvolvimento de câncer por meio do reconhecimento do "próprio alterado", em oposição ao não próprio. Dessa maneira, que tipo de resposta imune tende a ser de maior utilidade para a eliminação de tumores nascentes?

As respostas das CTL e células NK podem ser de maior utilidade

As armas disponíveis do sistema imune para combater patógenos microbianos (complemento, reagentes da fase aguda, fagocitose, produção de espécies reativas de oxigênio, mobilização de proteases destrutivas, anticorpos) tendem, em sua maioria, a ser em grande parte ineficazes contra as células transformadas. Isso nos deixa com dois mecanismos principais à nossa disposição: as células *natural killer* (NK) e as células T citotóxicas (CTL). Conforme discutido no Capítulo 1, após reconhecimento de um alvo apropriado, as células NK e CTL (ou células Tc) podem utilizar pelo menos duas estratégias principais para destruir o alvo. Em primeiro lugar, o conteúdo de seus grânulos citotóxicos pode sofrer desgranulação na membrana da célula-alvo, liberando as granzimas destruidoras de células no interior da célula-alvo, com o auxílio da proteína formadora de poros, a perforina. As granzimas ativam o mecanismo de morte celular dentro da célula-alvo, conforme discutido no Capítulo 8. Em segundo lugar, as CTL e as células NK também podem ativar células transformadas por meio de exposição do ligante Fas (CD95L) na superfície celular, que estimula seus receptores correspondentes no tumor, levando também à apoptose da célula-alvo. Entretanto, as CTL e as células NK utilizam mecanismos muito diferentes para reconhecer as células transformadas.

Exigências para a destruição mediada por células NK

Um cenário ideal seria ver a incapacidade de um tumor de expressar o complemento normal de moléculas do MHC. Isso iria atrair a atenção das células NK e, com efeito, isso provavelmente ocorre quando surgem células transformadas, levando ao ataque mediado por células NK, seguida de morte do tumor nascente. Outra maneira pela qual as células transformadas podem atrair a atenção das células NK consiste na suprarregulação da expressão de moléculas não clássicas do MHC (como MICA e MICB), que também atuam como ligantes para ativar receptores NK. A partir de nossa discussão dos receptores NK no Capítulo 4, é importante lembrar que a expressão de moléculas não clássicas do MHC pode ser suprarregulada em resposta à infecção viral, bem como ao dano do DNA e outras formas de estresse celular. Por conseguinte, os estresses encontrados no microambiente do tumor ou o dano ao DNA que ocorre devido ao próprio processo de transformação celular podem levar à expressão dessas moléculas não clássicas do MHC, resultando em ataque mediado por células NK. Entretanto, como iremos discutir de modo mais pormenorizado adiante, a não ser que o ataque mediado por células NK consiga exterminar toda a população de células transformadas, o processo contínuo de matança mediada por NK pode resultar na seleção de sobreviventes com padrões relativamente normais de moléculas do MHC. Estas últimas células finalmente irão repovoar o tumor, e, se esse cenário acontecer, o tumor resultante poderá ser relativamente impérvio à destruição mediada por células NK.

Exigências para a destruição mediada por CTL

Considerando agora as CTL, precisamos lembrar inicialmente que essas células exigem a presença de um peptídio de ligação do MHC reconhecido por um receptor de células T. Para preencher essa exigência, em algum ponto do trajeto para sua transformação, **o tumor necessitaria produzir um novo epítopo** (*i. e.*, um neo-epítopo), em consequência de mutação ou da expressão de uma nova proteína que não foi sujeita à tolerância central durante a seleção das células T. Para produzir uma resposta vigorosa das células T CD8⁺ ou CD4⁺, este neoepítopo precisa se ligar com alta afinidade ao MHC e, de modo sumamente importante, **ser apresentado no sucesso no contexto das moléculas coestimuladoras apropriadas** (*i. e.*, ligantes CD28 B7-1/B7-2). Isso permitiria a destruição seletiva mediada por Tc das células tumorais apresentando o neoepítopo. Entretanto, o problema com este último cenário é que, **devido à necessidade de maturação das células dendríticas** (*i. e.*, ocupação dos PRR das células dendríticas com PAMP) para apresentar o antígeno às células T virgens, os neoantígenos provavelmente não provocam respostas imunes vigorosas ou duradouras, mesmo que surjam em primeiro lugar. Uma ressalva a isso pode ser o local onde um número suficiente de células tumorais morre em consequência de pressões seletivas dentro do microambiente tumoral (como hipoxia ou privação de nutrientes, devido a uma deficiência do suprimento sanguíneo local). Neste último cenário, o **tumor pode liberar padrões moleculares associados a risco (DAMP)** em quantidade suficiente para ativar as células dendríticas locais que ingerem o conteúdo das células tumorais que morrem, levando à apresentação desses antígenos de maneira restrita à classe II (Figura 16.6). Como alternativa, a ingestão de antígenos tumorais por uma célula dendrítica ativada por DAMP também pode levar à apresentação cruzada de antígenos tumorais em moléculas do MHC da classe I. No primeiro caso, as CTL resultantes serão células T CD4⁺, ao passo que, no último cenário, as CTL efetoras resultantes serão células T CD8⁺.

A tolerização das respostas das células T é problemática

Um importante obstáculo ao desenvolvimento de respostas imunes antitumorais mediadas por células T produtivas, conforme assinalado anteriormente, é o fato de que o aparecimento de antígenos tumorais na **ausência de ativação das células dendríticas** irá levar à tolerização de qualquer resposta de células T que possa surgir (Figura 16.6), ou à supressão dessas respostas, devido à co-emergência de células T reguladoras. Atualmente, há evidências consideráveis sugerindo que isso é o que de fato acontece no caso de muitos tumores sólidos: as respostas das células T são iniciadas, porém **são interrompidas, devido à ocupação do CTLA-4 e/ou PD-1 nas células T**, seja por ligantes para o último presente no tumor, ou em células dentro do estroma do tumor. Entretanto, como iremos discutir mais adiante, neste capítulo, apesar da incapacidade do sistema imune de erradicar tumores que conseguem escapar da destruição mediada por CTL, as populações de células T anérgicas podem ser reativadas com sucesso por meio de redução de seu limiar de ativação. Isso pode ser obtido pelo **bloqueio de moléculas de pontos de controle imunes** (como CTLA-4 e PD-1) que estão envolvidas na infrarregulação celular intrínseca das respostas imunes ou regulação celular extrínseca por meio das células Treg.

As respostas mediadas por anticorpos também podem ser protetoras

Embora as respostas mediadas por CTL e células NK provavelmente sejam, sem dúvida alguma, as respostas de maior utilidade para a erradicação dos tumores, há também algumas evidências de que as respostas dos anticorpos também podem ser protetoras em determinadas circunstâncias. Em primeiro lugar, no contexto da imunoterapia passiva (que será discutida mais adiante, neste capítulo), anticorpos monoclonais terapêuticos dirigidos contra

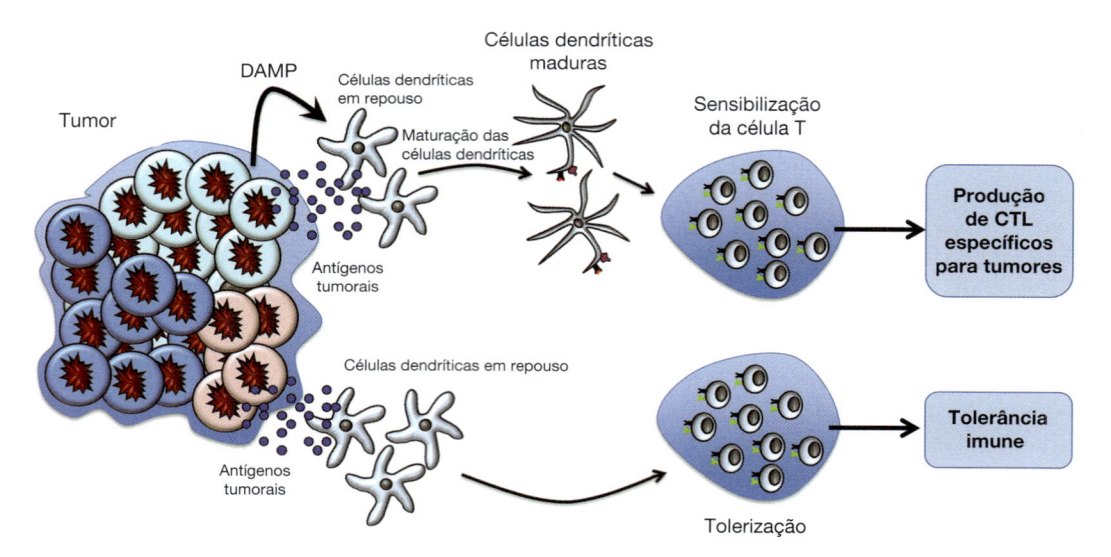

Figura 16.6 Os padrões moleculares associados a risco (DAMP) derivados de tumores podem ser de importância crítica no desencadeamento de respostas imunes vigorosas contra tumores. Como os cânceres normalmente carecem de determinantes não próprios na forma de PAMP, a morte celular dentro do leito tumoral, levando à liberação de DAMP, pode desempenhar um papel fundamental no desencadeamento de respostas inflamatórias e imunes às células transformadas. Os DAMP liberados das células tumorais que morrem, em associação a antígenos tumorais, podem ser suficientes para ativar células dendríticas locais e macrófagos, levando à sensibilização das células T contra os antígenos tumorais apresentados. Por outro lado, a captação de antígenos tumorais pelas células dendríticas na ausência de estímulo para maturação de células dendríticas irá levar à anergia das células T e/ou à indução de células Treg contra células T específicas para tumores.

antígenos tumorais expostos na superfície da célula podem direcionar células NK para seus alvos e possibilitar a destruição por essas células por meio da citotoxicidade celular dependente de anticorpos (ADCC). Como alternativa, esses anticorpos também podem bloquear o acesso de ligantes estimuladores (como fator de crescimento da epiderme [EGF]) a seus receptores correspondentes, que se tornam amplificados em determinados tumores. Todavia, há também algumas evidências recentes de que as **respostas de anticorpos naturais geradas pelo hospedeiro podem possibilitar a captura de antígenos do tumor pelas células dendríticas**; utilizando esses imunocomplexos, as células dendríticas apresentam esses antígenos à células T apropriadas para sensibilizar respostas eficientes das CTL. Além disso, as respostas de anticorpos naturais que são geradas contra antígenos tumorais também seriam extremamente úteis para possibilitar ataques de ADCC mediados por células NK, bem como para opsonizar células tumorais para captação por meio de fagocitose realizada por macrófagos que possuem receptores Fcγ.

O problema do câncer sob a perspectiva imunológica

Tendo discutido o tipo de respostas imunes que, em princípio, podem impedir o desenvolvimento do câncer, iremos analisar agora a situação que ocorre quando os cânceres crescem, apesar das medidas de segurança intrínsecas e extrínsecas discutidas anteriormente. O desenvolvimento de tumores com demasiado frequência significa que essas células estão **voando abaixo do radar e evitam por completo as atenções do sistema imune, ou adquirem mutações ou outras adaptações que permitem que elas se livrem dessas atenções caso ocorram**. Tendo em vista a atual riqueza acumulada de evidências demonstrando que as células transformadas empregam uma diversidade de estratégias para escapar e manipular o sistema imune, isso sugere fortemente que a **imunovigilância** de fato desempenha um papel nas defesas do organismo contra a transformação celular. Com efeito, pode-se dizer que os tumores estão repletos de vários **mecanismos de escape imunológicos** (Figura 16.7) e, portanto, assemelham-se a infecções bem-sucedidas. Iremos examinar agora as principais estratégias de evasão imune empregadas pelos tumores.

Os cânceres mobilizam múltiplas estratégias para evitar e repelir o ataque imune

Em primeiro lugar, os tumores frequentemente não despertam a atenção séria do sistema imune pelo fato de serem **altamente semelhantes ao próprio**. Conforme discutido anteriormente, como os cânceres não são agentes infecciosos, eles normalmente carecem de assinaturas moleculares (*i. e.*, PAMP), que normalmente permitem ao sistema imune reconhecer que algo está claramente errado. Isso parece constituir grande parte do problema e, com frequência, resulta em tolerização das células T que poderiam reconhecer potencialmente os antígenos tumorais. Em segundo lugar, quando determinantes não próprios fortes (neoantígenos) surgem durante a transformação celular, tendem a ser eliminados pela destruição imunomediada das células que expressam esses antígenos, um processo denominado **imunovigilância**, que será discutido adiante. Entretanto, devido à instabilidade genética e à heterogeneidade dos tumores, conforme discutido anteriormente (Figura 16.4), é altamente improvável que uma resposta imune dirigida contra um único neoantígeno seja suficiente para exterminar todas as células do tumor, pela simples razão de que **nem todas as células do tumor irão expressar os mesmos neoepítopos**. As células tumorais sobreviventes irão rapidamente repovoar o tumor e serão inacessíveis ao ataque imune, a não ser que expressem também um neoepítopo decente. Um terceiro problema é o fato de que os tumores frequentemente mobilizam uma bateria de estratégias para repelir os ataques imunes de maneira ativa, por meio da secreção de fatores (como IL-10 ou TGFβ) ou da expressão de moléculas

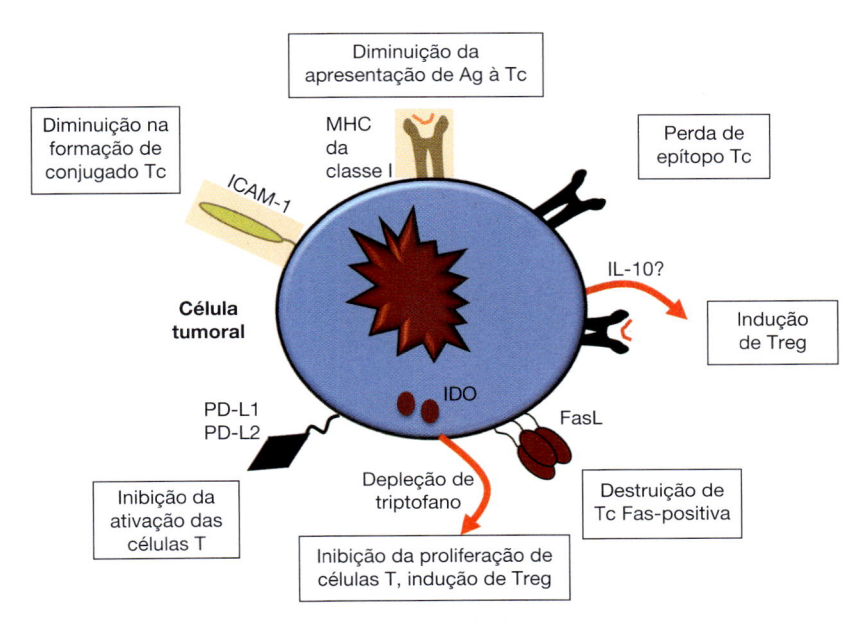

Figura 16.7 Os tumores estão repletos de estratégias de escape do sistema imune. Com frequência, as células transformadas infrarregulam moléculas que podem facilitar o ataque mediado por células T ou células NK (p. ex., perda de moléculas do MHC ou epítopos Tc, perda de ICAM-1) ou suprarregulam/secretam moléculas que podem destruir os linfócitos (p. ex., FasL) ou que podem anergizar as celulas T que infiltram o tumor (p. ex., PD-L1, PD-L2, IL-10, IDO).

de superfície (como ligantes CTLA-4 ou PD-1) que **desativam as respostas das células T**. Em quarto lugar, os tumores também têm a habilidade de domar o sistema imune e mudá-lo para seus próprios objetivos por meio da produção de fatores que **reeducam as células imunes inatas associadas ao tumor a um modo imunossupressor ou do tipo de cicatrização de feridas**.

Por conseguinte, os **cânceres não atraem as atenções sérias e duradouras do sistema imune ou produzem um ambiente tolerogênico para o tumor**. Como veremos adiante, esse estado tolerogênico pode ser passivo, ou pode ser mantido por meio da secreção de uma variedade de fatores pelo tumor, que mantêm ativamente esse estado. Isso algumas vezes é considerado, do ponto de vista antropomórfico, como sinais de um comportamento diabolicamente inteligente em nome do tumor. Entretanto, é fato que os cânceres dispõem de uma grande arma em seu arsenal: o tempo. De fato, os cânceres insinuam-se furtivamente no sistema imune durante longos períodos de tempo em virtude de sua estreita semelhança com o próprio, carecendo de sinais claros de perigo. Do ponto de vista genético, são plásticos o suficiente para possibilitar uma seleção negativa (pelo sistema imune) para eliminar as células imunogênicas e também selecionar positivamente células capazes de ativar mecanismos imunossupressores naturais que normalmente protegem contra o desenvolvimento da autoimunidade. Vamos examinar algumas dessas questões de modo mais detalhado.

Os cânceres carecem de PAMP e contêm poucos determinantes não próprios

A natureza em grande parte invisível dos cânceres, do ponto de vista do sistema imune, deve-se principalmente ao fato de que os **cânceres representam o próprio** e, portanto, são desprovidos de PAMP que normalmente são necessários para iniciar uma resposta imune efetiva. Como o desenvolvimento dos cânceres normalmente é iniciado por fatores ambientais (p. ex., agentes e radiação que causam danos ao DNA) e, em geral, não apresentam um componente infeccioso, eles habitualmente não atraem a atenção do sistema imune para algo semelhante à situação dos microrganismos que contêm PAMP. Como veremos adiante, a exceção a essa regra geral aplica-se aos cânceres que são iniciados por vírus (como EBV, HBV ou HPV), que representam uma minoria de casos. Na ausência de PAMP para despertar e ativar as respostas imunes adaptativas, a liberação de DAMP em consequência de morte celular dentro do tumor tende a desempenhar um importante papel na ativação de APC locais. Como os tumores de crescimento rápido frequentemente sofrem de privação de nutrientes e oxigênio, bem como de outros estresses, a maioria dos tumores sólidos apresenta taxas significativas de morte celular. Por conseguinte, os DAMP derivados de tumores (como membros da família estendida da IL-1) podem desempenhar um papel fundamental no desencadeamento de respostas imunes antitumorais quando ocorrem.

A ausência de coestimulação pode levar à tolerização a antígenos tumorais

Aliado ao problema da ausência de determinantes não próprios está o fato de que as células do sistema imune adaptativo normalmente não entram nos tecidos periféricos, a não ser que sejam recrutadas por células do sistema imune inato, em consequência de respostas inflamatórias iniciadas por PAMP. Por conseguinte, mesmo quando um tumor expressa uma ou mais moléculas que

normalmente não são expressas no organismo (p. ex., em consequência de uma mutação que cria uma nova sequência de aminoácidos), é pouco provável que seja iniciada uma resposta imune adaptativa, a não ser que essa molécula seja, de algum modo, apresentada ao sistema imune adaptativo no contexto da coestimulação apropriada. Isso nos remete ao problema dos PAMP. Convém lembrar que as células dendríticas residentes nos tecidos são imaturas e não migram para os linfonodos para a apresentação do antígeno, a não ser que sejam ativadas por um PAMP ou por outra fonte de estimulação de PRR. Por conseguinte, um neoantígeno produzido por um tumor tende a ser ignorado pelo sistema imune, a não ser que seja apresentado por uma célula dendrítica madura; de outro modo, ocorrerá tolerização a esse antígeno (Figura 16.6). Por conseguinte, grande parte da ausência de atuação do sistema imune adaptativo nos tumores pode ser explicada por apatia ou tolerância das células T; os tumores podem criar um microambiente onde ocorre **tolerização** dos linfócitos que infiltram o tumor em virtude da incapacidade das células dendríticas de expressar as moléculas coestimuladoras apropriadas.

Entretanto, conforme assinalado anteriormente, os tumores que liberam quantidades significativas de DAMP endógenos podem ativar as células dendríticas e tornar-se sujeitos ao ataque imune efetivo, podendo resultar em rejeição do tumor ou imunoedição de subgrupos específicos do tumor (Figura 16.6). Por outro lado, os tumores que não liberam DAMP podem ser simplesmente considerados como próprios e podem não desencadear respostas imunes significativas. Existem também outras razões pelas quais o sistema imune pode tornar-se tolerante a um tumor. Conforme descrito de modo mais detalhado, adiante, os tumores promovem ativamente um ambiente imunossupressor por meio do recrutamento de vários tipos de células dentro do estroma tumoral, que podem manipular ativamente respostas imunes. Isso inclui macrófagos e células Treg que são explorados pelo tumor para criar uma proteção imunossupressora por meio da produção de fatores solúveis, como IL-10 e TGFβ.

Os tumores expressam moléculas que desativam as respostas das células T

Embora possa ocorrer indução à tolerância por omissão, há também numerosas evidências de que os tumores com frequência tolerizam ativamente as células dendríticas na vizinhança por meio da secreção de IL-10 e VEGF (fator de crescimento endotelial vascular), bem como fatores passíveis de suprimir a ativação, proliferação e diferenciação das células T, como TGFβ (Figura 16.8). Um modo essencial de tolerização das células T no ambiente tumoral parece ser a expressão de superfície dos **ligantes PD-1 e CTLA-4, que atuam como "desativadores" para as células T ativadas**, por meio de competição pela ligação a CD28 na célula T (p. ex., CTLA-4) ou supressão ativa das vias de transdução de sinais das células T por PD-1 (Figura 16.9). Conforme discutido no Capítulo 8, convém lembrar que CTLA-4 e PD-1 são moléculas que são suprarreguladas nas células T ativadas e desempenham um importante papel no término das respostas das células T. Por conseguinte, a ocupação de CTLA-4 ou PD-1 pelo tumor ou células dentro do estroma tumoral representa uma maneira altamente efetiva de sufocar as respostas emergentes das células T. Entretanto, conforme iremos descrever detalhadamente neste capítulo, a neutralização mediada por anticorpo de PD-1 ou de seus ligantes PD-L1 e PD-L2 ou a

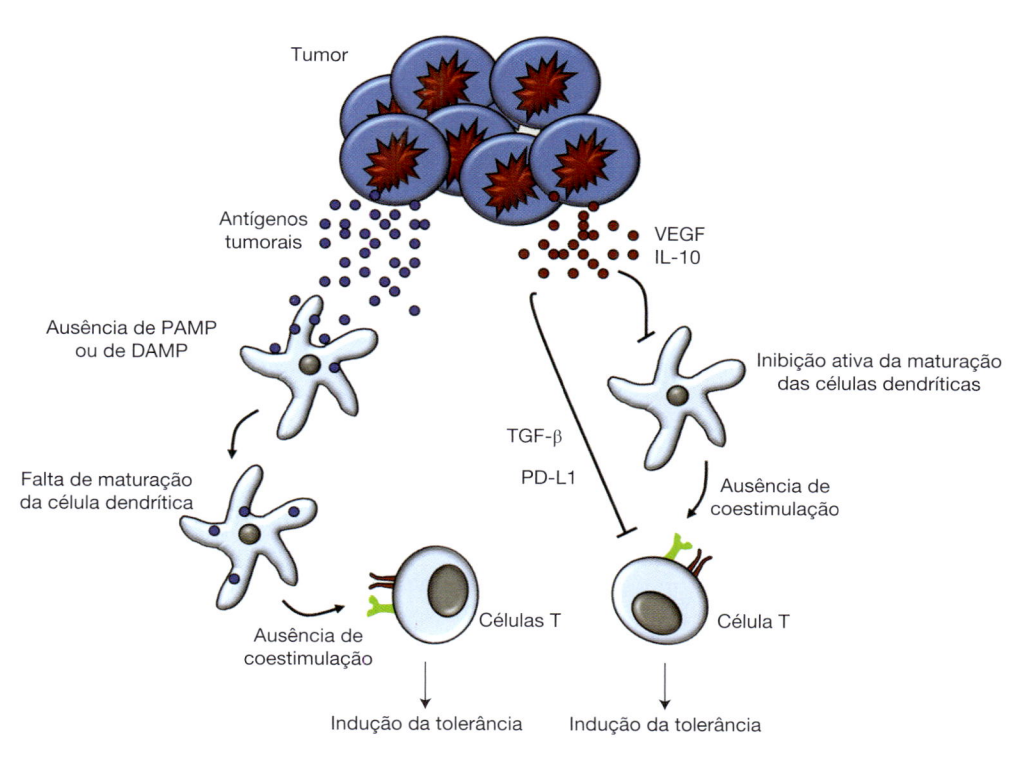

Figura 16.8 Os tumores tolerizam ativamente aos antígenos tumorais. A tolerância das células T a antígenos tumorais pode ocorrer de modo passivo, devido à falta de PAMP ou de DAMP no ambiente do tumor para promover a maturação das células dendríticas e a coestimulação apropriada, ou ativamente, devido à secreção de fatores (como IL-10, VEGF e TGFβ) pelo tumor, que inibem ativamente a maturação das células dendríticas ou a função das células T. A tolerização das células T também pode ocorrer por meio da expressão de moléculas de pontos de controles imunes pelo tumor, que ocupam as moléculas CTLA-4 ou PD-1 nas células T (ver Figura 16.9).

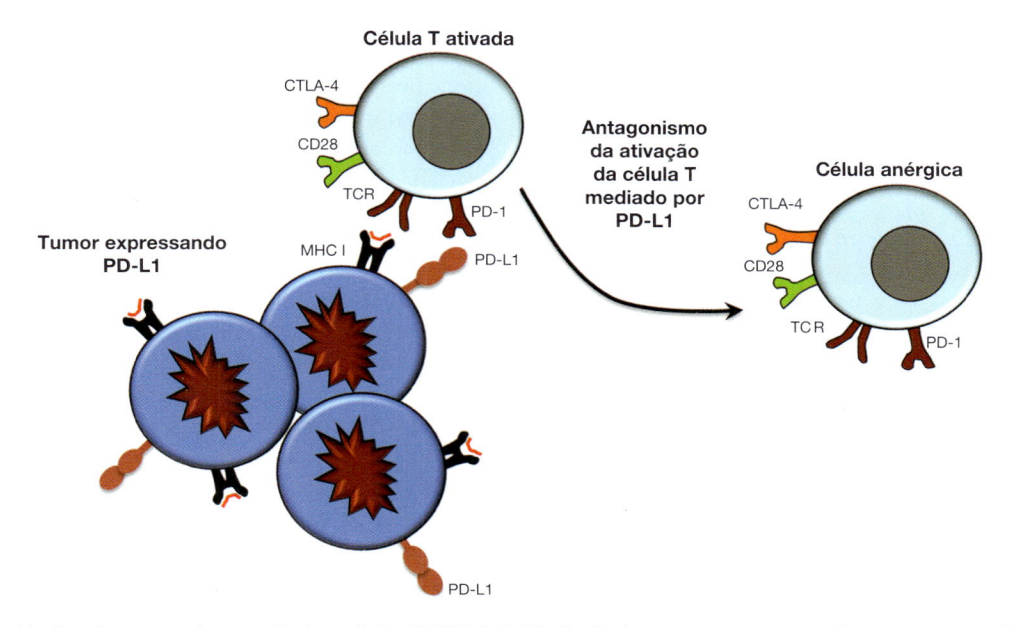

Figura 16.9 As moléculas de pontos de controle das células T (CTLA-4, PD-1) são frequentemente ocupadas por tumores, de modo a suprimir as respostas das células T antitumorais. Evidências emergentes sugerem fortemente que os tumores ocupam, com muita frequência, moléculas de pontos de controle imunes nas células T, como PD-1 e CTLA-4, que tem como efeito anergizar as células T no ambiente tumoral. Felizmente, anticorpos bloqueadores contra CTLA-4, PD-1, PD-L1 e PD-L2 podem reativar as células T específicas contra tumores para tratamento de vários cânceres sólidos.

neutralização semelhante de CTLA-4 mostraram-se efetivas para superar a imunossupressão dentro do ambiente do tumor. Com efeito, em consequência dos resultados altamente promissores dos ensaios clínicos realizados, vários desses agentes foram aprovados para uso na imunoterapia do câncer humano, e centenas de ensaios clínicos estão em andamento para avaliar estratégias semelhantes de bloqueio de **pontos de controle imunes**.

Outra maneira importante de frustrar as respostas das células T parece ser a **manipulação do ambiente metabólico** dentro do tumor, levando à depleção do aminoácido essencial, triptofano, que é necessário para a proliferação das células T. Numerosos estudos apontaram a enzima catabólica do triptofano, a **indolamina 2,3-dioxigenase (IDO)**, como fator central no desenvolvimento e na progressão do tumor. A IDO pode ser suprarregulada dentro das células do tumor, bem como dentro do estroma tumoral e células imunes recrutadas para o tumor; essa enzima ajuda a criar um ambiente imune tolerante em virtude de sua capacidade de suprimir a proliferação das células T ativadas e células NK, que são preferencialmente sensíveis à depleção de triptofano. Além disso, a IDO também foi implicada na geração e ativação das células T reguladoras. A suprarregulação da IDO parece ocorrer em numerosos tumores, em consequência de mutações de perda de função no gene *Bin1*, um gene supressor tumoral amplamente inativado durante a progressão do tumor. Além da depleção do próprio triptofano, acredita-se também que os produtos de degradação do triptofano, como a L-quinurenina (Kyn), possam bloquear a ativação das células T e deflagrar o processo de apoptose das células T, enquanto também promovem a emergência de células Treg (por meio de um mecanismo dependente de TGFβ). Pequenas moléculas inibidoras da IDO exibem atividade antineoplásica e cooperam na imunoterapia, radioterapia e quimioterapia para estimular a rápida regressão dos tumores agressivos.

Os tumores também podem diminuir a sua vulnerabilidade ao ataque das células T citotóxicas pela expressão do FasL de superfície e de uma molécula inibidora do crescimento, RCAS1, que reagem com as células T que possuem seus receptores correspondentes, interrompendo-as em seu caminho. Conforme já assinalado, os tumores também secretam outros fatores imunossupressores, como TGFβ e IL-10 (Figura 16.8). Esses fatores podem ajudar a manter a distância as respostas imunes, **induzindo populações de células T supressoras ou reguladoras** que inibem as respostas ao tumor. As respostas T reguladoras (Treg) naturais, que normalmente protegem contra o desenvolvimento da autoimunidade também impedem as respostas vigorosas das células T contra tumores. Além disso, é preciso ter em mente que defeitos internos no mecanismo de morte celular, que facilitaram inicialmente o estabelecimento do tumor, também podem tornar essas células resistentes aos melhores efetores das células T citotóxicas e células NK para erradicá-las. A existência desses mecanismos de "Houdini" favorece a ideia de que o sistema imune adaptativo desempenha um importante papel na supressão do crescimento dos tumores.

A imunoedição e a perda de antígenos subvertem o desenvolvimento de respostas vigorosas das células T

A ocorrência de mutações pontuais sutis dos oncogenes, como o *RAS*, que exercem efeitos profundos na função dos produtos proteicos desses genes e que contribuem para a transformação neoplásica, podem não ter capacidade de criar totalmente quaisquer epítopos novos passíveis de resultar em ataque imune. De modo semelhante, a perda completa da expressão de importantes genes supressores tumorais, como *P53* ou *RB*, em consequência de mutações sem sentido também não tem a capacidade de criar novos epítopos. Quando o processo de transformação gera neoantígenos fortes, as respostas antitumorais que surgem são frequentemente atenuadas por meio de **imunoedição** e **perda de antígenos**. Isso tem mais probabilidade de ocorrer, visto que, durante o curso da transformação celular, que pode levar muitos anos, o tumor é submetido a pressão seletiva pelo sistema imune do hospedeiro. Em virtude da plasticidade genética das populações celulares transformadas, isso leva sempre ao escape imune de mutantes que perderam ou reduziram ao máximo a capacidade que o sistema imune utiliza para reconhecer a presença da massa tumoral em crescimento (Figura 16.10). Desse modo, o sistema imune pode exercer uma pressão seletiva darwiniana sobre as mutações causadoras de câncer que, em grande parte, são imunologicamente silenciosas: um processo que foi denominado **imunoedição**. Por exemplo, foi constatado que tumores induzidos experimentalmente em camundongos são menos imunogênicos se tiverem crescido sob pressão imune. Entretanto, se esses mesmos tumores crescem inicialmente em camundongos imunodeficientes *RAG2*-nulos, seguido de transplante em camundongos de tipo silvestres virgens, 50% desses tumores não se desenvolvem, em comparação com 100% quando cresceram inicialmente em camundongos de tipo silvestre.

Quando ocorre, a perda de epítopos antigênicos do tumor representa outro mecanismo de evasão, e as mutações em um vírus oncogênico podem aumentar o seu potencial tumorigênico. Por conseguinte, a associação frequente de uma variante de alto risco do papilomavírus humano com tumores do colo do útero em mulheres HLA-B7 é atribuída à perda de um epítopo da célula T que, de outro modo, poderia desencadear uma resposta citolítica protetora mediada por B7. Além da perda de antígeno, os tumores podem tornar-se menos imunogênicos sob pressão do sistema imune por meio de infrarregulação das moléculas do MHC que estão presentes em determinados antígenos, ou por meio de mutações que alteram o processamento antigênico para apresentação ao MHC. A infrarregulação das moléculas HLA da classe I para tornar o tumor um alvo menos atraente para as células T citolíticas constitui um estratagema favorito. Esta é uma característica comum das metástases do câncer de mama e também se aplica ao carcinoma do colo do útero, em que, do ponto de vista prognóstico, a perda de HLA-B44 nas lesões malignas constitui um indicador de progressão do tumor. Em lugar de perder a expressão de todas as moléculas da classe I e arriscar-se a atrair a atenção das células NK, os tumores podem perder apenas a expressão de alelos da classe I, que são capazes de apresentar peptídios antigênicos às células T.

A **teoria da vigilância imune** sugere que deveriam ocorrer mais tumores em indivíduos com sistemas imunes adaptativos suprimidos. Isso certamente se aplica aos **tumores fortemente imunogênicos**. Observa-se um considerável aumento dos cânceres de pele em pacientes imunossuprimidos que vivem nas regiões ensolaradas do norte de Brisbane, e, em geral, os receptores de transplante submetidos a tratamento com agentes imunossupressores são excessivamente suscetíveis a cânceres de pele, associados, em grande parte, ao papilomavírus, e linfomas positivos

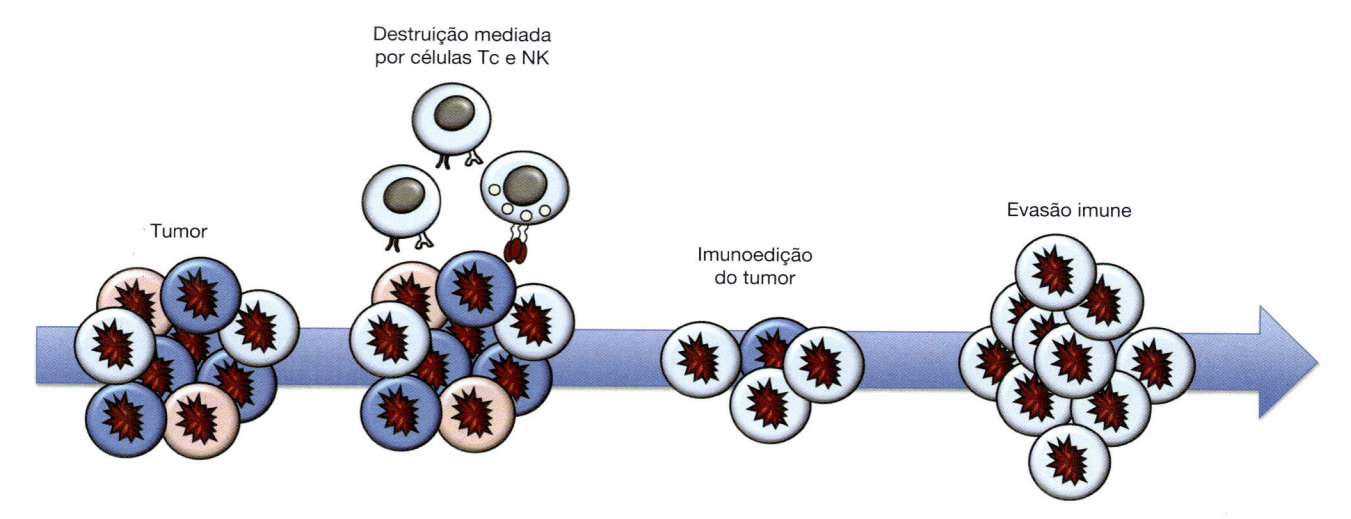

Figura 16.10 A imunoedição pode levar à seleção de tumores fracamente imunogênicos. As respostas imunes antitumorais que surgem nos estágios iniciais do câncer frequentemente são atenuadas por meio de imunoedição por células Tc e NK, que reconhecem antígenos tumorais fortes. Devido à plasticidade genética das populações de células transformadas, a imunoedição sempre leva à seleção de mutantes de evasão imune, que perderam ou reduziram ao máximo a capacidade que o sistema imune utiliza para reconhecer a presença da massa tumoral em crescimento. Por conseguinte, o sistema imune exerce uma pressão seletiva darwiniana para a ocorrência de outras mutações, que são, em grande parte, imunologicamente silenciosas; esse processo foi denominado imunoedição.

para EBV. Os linfomas de Burkitt associados ao EBV surgem com excessiva frequência em regiões de alta incidência de malária, que reconhecidamente compromete a eficácia do sistema imune. De modo semelhante, os linfomas que se desenvolvem em crianças com deficiência de células T ligada à síndrome de Wiskott-Aldrich ou à ataxia telangiectasia expressam genes *EBV*. Esses pacientes apresentam uma expressão incomumente restrita de proteínas latentes do EBV, que constituem os principais epítopos-alvo potenciais do reconhecimento imune, enquanto as moléculas de adesão celular, como a molécula de adesão intercelular 1 (ICAM-1) e a molécula associada à função dos linfócitos 3 (LFA-3), que medeiam a formação de conjugados com as células Tc, não podem ser detectadas em sua superfície (Figura 16.7). Como a maioria dos indivíduos normais apresenta células Tc específicas para EBV e altamente eficientes, isso deve indicar que apenas por meio de infrarregulação das moléculas de superfície apropriadas é que as células do linfoma podem escapar até mesmo à vigilância limitada das células T que opera nesses pacientes.

Embora as respostas imunes adaptativas bem-sucedidas possam ser superadas durante o estabelecimento de muitos tumores, isso não significa necessariamente que o sistema imune não possa ser manipulado para produzir uma resposta efetiva. Com efeito, conforme discutido mais adiante, progressos recentes na área de **inibidores dos pontos de controle das células T** demonstraram ser consideravelmente promissores em ensaios clínicos, argumentando que a manipulação da resposta imune pode reativar efetivamente células T dormentes específicas contra tumores.

As respostas inflamatórias podem aumentar o crescimento tumoral e conferir resistência ao ataque imune

Embora os tumores possam adquirir adaptações que minimizam a sua detecção pelas células imunes, isso não significa que os tumores sejam invisíveis ao sistema imune. Na verdade, conforme discutido de modo mais detalhado na próxima seção, os tumores são, com

frequência, densamente infiltrados por **macrófagos associados a tumores (TAM)** e neutrófilos; entretanto, paradoxalmente, essas células muitas vezes são recrutadas ativamente pelo tumor e podem promover a sua proliferação e progressão. Na verdade, é geralmente exato dizer que a presença de TAM dentro de um tumor constitui um indicador prognóstico sombrio, visto que essas células mais frequentemente trabalham a favor do tumor, e não contra ele. Como veremos na seção seguinte, os efeitos paradoxais da inflamação sobre o crescimento dos tumores estão relacionados com diversos fatores, incluindo a produção de citocinas e quimiocinas (como IL-1, IL-6 e IL-8) que geram um ambiente favorável para a cicatrização de feridas. Esses mediadores solúveis podem recrutar neutrófilos e macrófagos, os quais, por sua vez, produzem citocinas adicionais, fatores de crescimento e outros fatores solúveis, que promovem a proliferação do tumor, bem como o crescimento de novos vasos sanguíneos (angiogênese), que são necessários para as células em rápida proliferação. A densidade dos macrófagos correlaciona-se com um prognóstico sombrio em cerca de 80% dos cânceres, e, atualmente, há muitas evidências de que os tumores com frequência "reeducam" os macrófagos por meio do suprimento de citocinas anti-inflamatórias (como IL-10 e TGFβ), que podem gerar um ambiente anti-inflamatório dentro do tumor. Isso pode levar à supressão de qualquer resposta das células T que possam emergir. Por conseguinte, o recrutamento de macrófagos para os tumores pode proporcionar um ambiente que conspira a favor do tumor, e não contra ele. Como isso não fosse suficiente, há evidências crescentes de que as células inflamatórias associadas a tumores, particularmente macrófagos e neutrófilos, podem ainda promover a progressão para neoplasias malignas e metástases por meio da produção de espécies reativas de oxigênio e nitrogênio, que podem provocar dano ao DNA e, consequentemente, gerar outras mutações. Dessa maneira, os tumores podem manipular as células do sistema imune para seus próprios fins, o que contribui ainda mais para a dificuldade de desenvolver imunidade contra o tumor.

A inflamação pode intensificar a formação, a promoção e a progressão dos tumores

Atualmente, há evidências consideráveis de que a inflamação pode promover o desenvolvimento dos tumores, bem como a sua progressão e invasão. De fato, há evidências cada vez mais numerosas de que o estabelecimento de um **ambiente inflamatório constitui um componente essencial de todos os tumores sólidos**. Muitas causas ambientais de câncer (fumo de tabaco, asbesto, poluentes) ou risco aumentado de câncer (obesidade, alcoolismo, infecção, autoimunidade) estão associadas à inflamação crônica. As evidências iniciais que apontam para um papel da inflamação como cofator passível de influenciar o crescimento dos tumores provêm de estudos que demonstraram que as infecções pós-operatórias em pacientes com câncer frequentemente levam ao rápido crescimento de metástases que estavam inativas (*i. e.*, tumores secundários) após ressecção cirúrgica da massa tumoral primária. Posteriormente, essas observações foram confirmadas pelo tratamento com LPS de camundongos portadores de tumores, mostrando que isso exercia um efeito significativo sobre o crescimento dos tumores, além de promover o estabelecimento de metástases. Hoje em dia, está bem demonstrado que **infecção e inflamação crônicas estão entre os fatores epignéticos e ambientais mais importantes, capazes de influenciar o estabelecimento e a progressão de determinados tumores**. Por exemplo, existe uma associação significativa entre o abuso crônico de álcool – que leva à inflamação dos tecidos hepáticos e pancreáticos – e cânceres desses órgãos. De modo semelhante, a doença intestinal inflamatória está associada a um risco aumentado de câncer de colo; a hepatite viral crônica está associada ao câncer de fígado; a infecção por *Helicobacter pylori* está associada ao câncer de estômago; a exposição ao asbesto e à sílica está associada a uma inflamação pulmonar persistente e ao câncer de pulmão.

Embora a infecção ou autoimunidade possam aumentar o risco de câncer, nenhuma delas constitui um pré-requisito essencial para a ocorrência de inflamação associada a tumores, e **as condições** que acompanham a formação de tumores sólidos quase sempre levam à criação de um ambiente inflamatório. Por conseguinte, por que os tumores sólidos induzem uma resposta inflamatória? Isso provavelmente se deve ao fato de que um ambiente inflamatório pode ser facilmente explorado pelo tumor para servir seus próprios interesses, e, em associação com a seleção positiva de células dentro do tumor capazes de induzir uma resposta inflamatória (por meio da secreção de quimiocinas, por exemplo), isso culmina no recrutamento de células do sistema imune inato (Figura 16.11). Em segundo lugar, em algum momento durante a formação dos tumores sólidos, o suprimento sanguíneo do tumor inevitavelmente irá se tornar um fator limitante à medida que o tumor aumenta de volume, de modo que ocorrerá morte de um número significativo de células necróticas dentro do tumor, resultando na liberação de DAMP. Este último evento simula efetivamente uma lesão estéril e também contribui para o recrutamento de células imunes inatas para o tumor. Como veremos adiante, a inflamação desempenha um papel na formação e progressão do câncer por meio de duas funções principais pelas quais as células do sistema imune inato se destacam: a secreção de citocinas/quimiocinas, fatores de crescimento e a produção de espécies reativas de oxigênio e nitrogênio, que são capazes de provocar dano ao DNA. Existem duas situações a considerar.

No local onde não há câncer preexistente, a inflamação duradoura e prolongada (em consequência de infecção ou autoimunidade, ou devido a um agente ambiente que provoca inflamação) pode recrutar células do sistema imune inato, como neutrófilos, que podem contribuir para o dano ao DNA no local de inflamação, por meio da produção de espécies reativas de oxigênio e nitrogênio. Essa lesão do DNA pode contribuir para a transformação celular e, em conjunto com mediadores solúveis (como citocinas e fatores do crescimento) produzidos por outras células inflamatórias, pode levar às condições que resultam em desenvolvimento completo de neoplasia maligna. Na outra situação, **em que já existe um câncer em formação ou estabelecido**, a produção

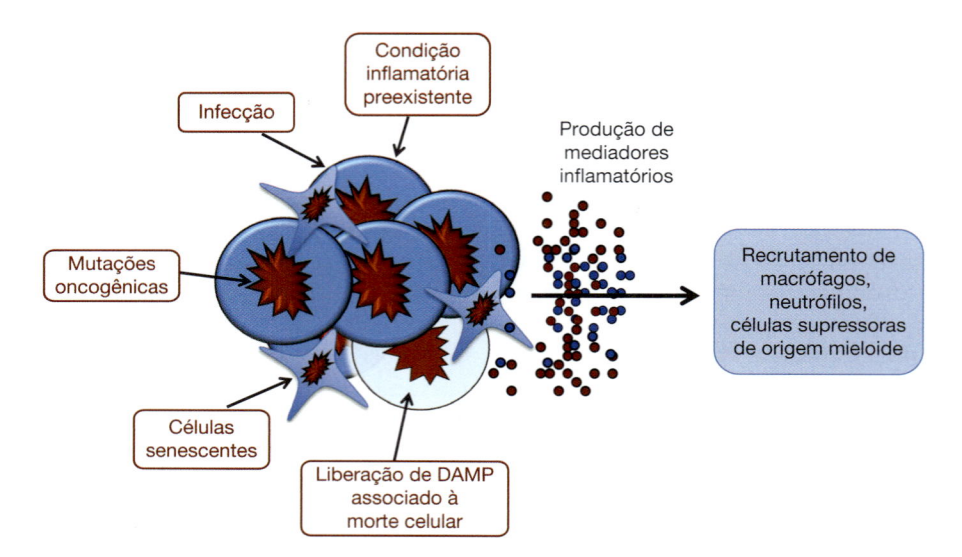

Figura 16.11 A inflamação dentro do ambiente tumoral pode ser causada por múltiplos fatores. A inflamação associada ao tumor pode ser provocada por diversos fatores, incluindo condição autoinflamatória preexistente (como doença intestinal inflamatória) ou inflamação crônica causada por infecção ou irritantes químicos/físicos. A inflamação também pode ocorrer após a formação do tumor, em consequência da liberação de DAMP (padrão molecular associado a risco) associado à morte celular pelo tumor, por meio de mutações oncogênicas (p. ex., mutações IRAK ou Ras), que suprarregulam a sinalização inflamatória dentro das células do tumor, ou em consequência de dano ao DNA, que provoca senescência celular prematura, levando à produção de citocinas por essas últimas células.

de fatores de recrutamento de macrófagos e neutrófilos (p. ex., CSF-1, CCL2, IL-8) pelo tumor ou pelo seu estroma pode mais uma vez recrutar células imunes inatas que possibilitam ao tumor beneficiar-se da variedade de fatores mitogênicos, de cicatrização de feridas e angiogênicos que essas células têm a capacidade de produzir. Estes últimos fatores, em associação com as espécies anteriormente citadas produzidas por neutrófilos e macrófagos, que provocam dano ao DNA, podem ajudar o tumor a progredir e a se tornar mais agressivo, por meio da aquisição de outras mutações e de um suprimento sanguíneo mais abundante. Em ambas as situações, as células do sistema imune inato também podem ajudar a proteger o tumor contra resposta das células T por meio da criação de um ambiente imunossupressor ou tolerogênico dentro do leito tumoral. Iremos agora analisar de modo mais detalhado alguns desses aspectos.

As respostas inflamatórias podem aumentar o crescimento e a progressão dos tumores

Embora tenhamos a tendência a pensar nas respostas imunes como destrutivas – provavelmente com razão quando consideramos que grande parte dos estágios iniciais de uma resposta imune tem por objetivo a detecção e a eliminação de elementos não próprios – uma função significativa e, com frequência, despercebida do sistema imune consiste em restaurar a integridade normal dos tecidos após a resolução da infecção por meio da estimulação da **cicatrização de feridas**. Para essa finalidade, os macrófagos e outras células imunes inatas secretam fatores de crescimento, como TNF, IL-6, ligantes da família do EGF e outros mediadores, que podem estimular a proliferação dos tecidos locais e do endotélio com a finalidade de substituir as células que foram destruídas durante os estágios agudos da infecção ou após lesão estéril (Figura 16.12). Hoje em dia, existem muitas evidências de que os tumores, por meio do recrutamento e da "reeducação" das células inflamatórias para um fenótipo de cicatrização de feridas, podem tirar proveito das propriedades estimuladoras de crescimento dessas células para subverter as ações do sistema imune inato. Dessa maneira, os tumores se fazem passar por "feridas que nunca cicatrizam" e utilizam as funções de reparo tecidual do sistema imune com propósito para o qual nunca foram destinadas. Por exemplo, a produção de TNF no microambiente do tumor pode estimular as células tumorais positivas para receptores de TNF levando à ativação do fator de transcrição NFκB. Esse fator pode ter duas grandes consequências: por um lado, o NFκB pode promover a expressão de outras citocinas, como IL-1 e IL-6, que podem ter efeitos autócrinos de promoção do crescimento sobre o tumor; por outro lado, a ativação do NFκB pode resultar na expressão de diversas moléculas inibitórias da apoptose dentro do tumor, que podem tornar essas células mais resistentes à destruição. O tumor recebe vários benefícios dos efeitos combinados da exposição ao TNF. Nessas situações, o tratamento com anticorpos neutralizantes anti-TNF pode trazer benefícios terapêuticos. De modo semelhante, os inibidores do NFκB também estão em fase de avaliação como agentes quimioterápicos potenciais.

Outro efeito benéfico do recrutamento de células imunes inatas para o tumor é a aquisição de maior suprimento sanguíneo. Com o recrutamento para regiões hipóxicas, como são frequentemente encontradas nos tumores sólidos, os macrófagos podem ativar um programa de angiogênese, resultando na secreção de fatores, como o VEGF-A, que são capazes de induzir o brotamento de novos vasos sanguíneos (Figura 16.12). A IL-8 também foi frequentemente implicada na promoção de um ambiente próangiogênico nos tumores.

Fontes de inflamação associada a tumores

Obviamente, os agentes infecciosos, por meio de seus PAMP associados, podem ligar-se diretamente a PRR, induzindo a produção de citocinas e de quimiocinas e levando a um influxo de células imunes inatas no tecido. Iremos analisar adiante como esse tipo de inflamação duradoura pode levar à lesão do DNA e à transformação; entretanto, a questão é como os tumores geram um ambiente inflamatório na ausência de infecção ou de condição inflamatória preexistente?

Hoje em dia, tornou-se cada vez evidente que, na maioria dos casos, se não em todos eles, **os tumores sólidos produzem um ambiente inflamatório pró-tumorigênico**, que parece ser essencial para o crescimento, a progressão e até mesmo a invasão do tumor. Evidências emergentes sugerem que o dano ao DNA, que leva à **senescência celular prematura**, constitui uma fonte de estresse inflamatório, que pode contribuir para a inflamação associada a tumores. Embora a indução de senescência celular prematura seja considerada um dos mecanismos celulares intrínsecos para suprimir o desenvolvimento do câncer (ver Figura 16.3), há também evidências de que essas células expressam uma diversidade de citocinas e quimiocinas, constituindo o denominado **fenótipo secretor associado à senescência (SASP)**, que pode representar um programa de cicatrização de feridas. Quando associados a outras mutações, como perda de p53, os fatores associados ao SASP podem ajudar a criar um ambiente inflamatório dentro do tumor, que pode levar ao recrutamento de macrófagos e neutrófilos (ver Figura 16.11).

O **dano ao DNA** também pode levar à produção direta de fatores inflamatórios (sem recurso para a produção de células senescentes), devido, pelo menos em parte, à ativação do fator de transcrição NFκB por um mecanismo que ainda não está bem elucidado (ver Figura 16.11). O NFκB, que é um regulador mestre da transcrição, é comumente ativado "a jusante" de muitas citocinas, como TNF, IL-1 e IL-18. A ativação do NFκB pode levar à expressão de literalmente dúzias de outras citocinas, quimiocinas e fatores do crescimento, muitos dos quais exercem efeitos mitogênicos sobre o tumor e também promovem a angiogênese. Por conseguinte, a ativação direta do NFκB associada ao dano ao DNA pode ser capaz de ativar um programa de cicatrização de feridas, que se torna prolongado nas células transformadas. A ativação do NFκB também pode suprarregular a expressão de produtos gênicos antiapoptóticos, como membros da família Bcl-2, tornando o tumor mais resiliente à privação de oxigênio e nutriente que frequentemente ocorre no ambiente tumoral.

A morte celular dentro do ambiente tumoral, em consequência da maior expansão do tumor em relação a seu suprimento de sangue e nutrientes, pode levar à liberação de DAMP (como membros da família da IL-1). Por sua vez, os DAMP podem desencadear a liberação de citocinas e quimiocinas por células do próprio tumor ou por células do estroma tumoral, que levam ao recrutamento de mais macrófagos e neutrófilos para o leito tumoral (ver Figura 16.11). Evidências recentes também sugerem que determinados DAMP, como IL-18 e IL-33, também podem induzir um

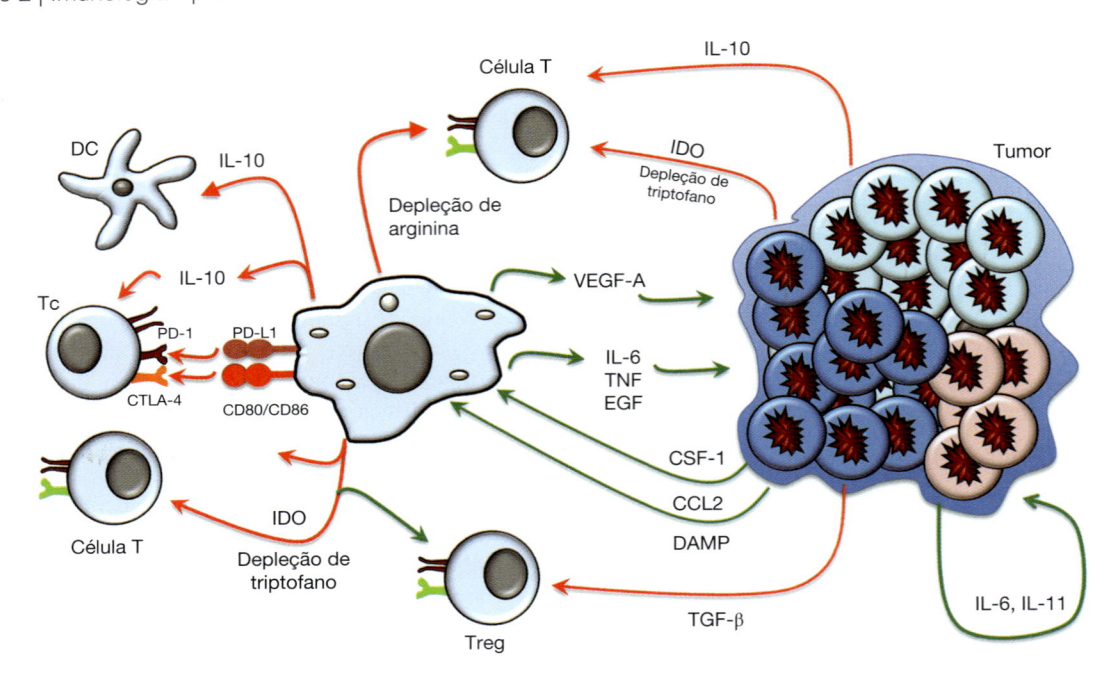

Figura 16.12 Os macrófagos associados a tumores (TAM) frequentemente geram um ambiente anti-inflamatório no interior do tumor. Os macrófagos podem ser recrutados para tumores por meio da secreção de quimiocinas, como CSF-1 e CCL2, ou por meio da liberação de DAMP pelo tumor. Os tumores também secretam outras citocinas, como IL-6 e IL-11, que podem exercer efeitos autócrinos de indução da proliferação do tumor, além de suprarregular fatores antiapoptóticos, que podem proteger o tumor de estresses, como depleção de oxigênio e de nutrientes. Os TAM podem produzir um meio imunossupressor na adjacência do tumor por meio de uma multiplicidade de estratégias, incluindo produção de IL-10, expressão de IDO (indolamina 2,3-dioxigenase), que pode causar depleção de triptofano (cuja presença é necessária para a proliferação de células T), bem como estimular a expressão de células Treg, a expressão de moléculas de pontos de controle imunes (como PD-L1/PD-L2 ou CD80/CD86), que podem ocupar PD-1 ou CTLA-4 nas células T infiltrantes, e a depleção de arginina em consequência da presença de arginase (que também é necessária para a proliferação das células T). Os TAM também podem sustentar diretamente a proliferação do tumor por meio da secreção de EGF, de IL-6 e de outros fatores e também podem facilitar a angiogênese para nutrir o tumor por meio da secreção do VEGF-A. Os tumores também exercem seus próprios efeitos imunossupressores por meio de IL-10, TGFβ e IDO.

programa de reparo tecidual nas células Treg, de modo bastante independente de sua função imunossupressora que leva à produção da anfirregulina, um membro da família do EGF, por essas células.

Por fim, e conforme discutido de modo mais detalhado na próxima seção, determinadas **mutações oncogênicas**, que produzem formas constitutivas ativas de proteínas envolvidas em cascatas de transdução de sinal de fatores do crescimento (como Ras, Raf, MyD88) também podem levar diretamente à produção de citocinas e quimiocinas que promovem o recrutamento dos macrófagos e neutrófilos para dentro do tumor.

Por conseguinte, existe uma diversidade de maneiras pelas quais os tumores em formação podem promover um ambiente inflamatório, levando ao recrutamento de TAM e de outras células imunes inatas, como neutrófilos, células dendríticas, mastócitos e um tipo singular de célula imune inata, que foi designada como "célula supressora de origem mieloide".

Algumas mutações oncogênicas podem estimular a produção de citocinas e quimiocinas pró-inflamatórias para recrutar células imunes inatas

Conforme assinalado anteriormente, determinadas mutações oncogênicas que criam proteínas de transdução de sinais constitutivamente ativas podem levar à produção direta de citocinas inflamatórias. Uma proporção substancial de tumores apresenta mutações da Ras ou de seu alvo distal, B-Raf, que tornam essas proteínas constitutivamente ativas. A Ras ou B-Raf constitutivamente ativas levam à ativação das quinases MEK e ERK "a jusante", o que tem o efeito de ativar uma série de fatores de transcrição capazes de promover a divisão celular. Entre os alvos desses fatores de transcrição, destacam-se os genes da IL-6 e da IL-8, e, em consequência, os tumores que sofrem mutações de ganho de função em Ras e B-Raf frequentemente expressam essas citocinas. Se esse evento fosse deletério para o tumor, seria esperado o aparecimento de variantes clonais quando a expressão de IL-6 e IL-8 fosse silenciada. Entretanto, pelo contrário, parece que a secreção dessas citocinas pode intensificar o crescimento dos tumores por diversas maneiras, conforme já descrito anteriormente. Uma possibilidade é que a IL-6 possa exercer efeitos autócrinos sobre o próprio tumor, que promovem o crescimento e a sobrevivência, atuando para intensificar a divisão celular ou levar à expressão de proteínas antiapoptóticas (Figura 16.13). Outra possibilidade é a de que a IL-6 atue de modo parácrino nas células adjacentes do estroma para promover a angiogênese, aumentando, assim, o suprimento sanguíneo para o tumor. Na verdade, foram encontradas evidências dessa última situação em modelos murinos, nos quais o crescimento de tumores cutâneos induzidos por substâncias químicas foi reduzido em camundongos com *knockout* de *IL-6*, o que estava relacionado com os efeitos da IL-6 sobre as células endoteliais adjacentes, e não sobre o próprio tumor. O uso de camundongos com *knockout* de *IL-6* também forneceu evidências claras de que esses animais são resistentes ao desenvolvimento do mieloma maligno, uma neoplasia maligna que afeta a linhagem de células B. Além disso, foi constatado que diversos polimorfismos promotores da IL-6, que resultam na produção de níveis mais elevados dessa enzima, correlacionam-se com um prognóstico mais sombrio no câncer de mama.

De modo semelhante, foi constatado que a IL-8 derivada de tumores promove a infiltração dos tumores por neutrófilos e macrófagos, que, conforme discutido anteriormente, podem promover o crescimento tumoral por meio da produção de outras citocinas pró-inflamatórias, como IL-1 e TNF, além de secretar metaloproteases passíveis de remodelar a matriz extracelular e promover a disseminação do tumor (Figura 16.13). A atividade das células inflamatórias também resulta em aumento do recrutamento de células endoteliais e promove a angiogênese. O uso de anticorpos neutralizantes anti-IL-8 em modelos de tumores induzidos por Ras levou a uma acentuada redução no crescimento do tumor.

Embora o fato de que os tumores possam recrutar deliberadamente células do sistema imune inato por meio da secreção de quimiocinas e citocinas pró-inflamatórias seja muito deletério, isso sugere que uma maneira de atacar esses tumores possa ser a neutralização desses fatores com anticorpos monoclonais apropriados. Hoje em dia, esses anticorpos já estão disponíveis e foram aprovados para uso em determinadas condições, como a psoríase.

Os macrófagos associados a tumores frequentemente exibem polarização para um fenótipo anti-inflamatório

Hoje em dia, há evidências extensas sugerindo que, na maioria dos tumores sólidos, com exceção dos cânceres colorretais, os macrófagos associados a tumores (TAM) são frequentemente mobilizados e redirecionados pelo tumor para proporcionar um ambiente imunossupressor anti-inflamatório, passível de antagonizar as respostas imunes mediadas por células T que possam surgir (Figura 16.12). Conforme discutido no Capítulo 8, os macrófagos ativados exibem uma grande diversidade de respostas relacionadas com a transcrição, dependendo do ambiente tecidual e da natureza do estímulo ativador ao qual são expostos. **Nesses últimos anos,** foram identificadas duas populações principais de macrófagos, denominadas M1 (ou macrófagos **ativados classicamente**) e **M2** (ou macrófagos **ativados de modo alternativo**), embora essa terminologia seja, quase certamente, uma simplificação excessiva, visto que os macrófagos exibem plasticidade funcional, que se assemelha mais a uma complexa paleta de cores do que a um esquema binário. Entretanto, de modo geral, os macrófagos M1 são produzidos em resposta a IFNγ ou a PAMP microbianos e expressam altos níveis de citocinas pró-inflamatórias (p. ex., TNF, IL-1, IL-6, IL-12, IL-23), bem como níveis elevados de expressão de moléculas do MHC da classe II de superfície. Por outro lado, os macrófagos M2 podem ser induzidos por meio de exposição a IL-4, IL-10 e IL-13, e, normalmente, esses macrófagos expressam baixos níveis de MHC da classe II e IL-12, porém níveis elevados de IL-10 e arginase. Os TAM são considerados, em sua maioria, M2 do tipo anti-inflamatório, porém é preciso assinalar que os TAM frequentemente produzem IL-6, IL-1 e TNF, que geralmente são considerados citocinas M1. Como se trata de uma área de intensa pesquisa, é difícil fazer, agora, qualquer generalização, porém a mensagem final é a de que os **TAM normalmente são polarizados para um fenótipo que trata o tumor como uma ferida, que exige cicatrização**, e não como uma infecção que precisa ser eliminada.

Os fatores que parecem ser importantes no recrutamento de TAM para o tumor incluem o CSF-1, o CCL2 bem como DAMP da família de IL-1, que atraem macrófagos por meio de sua ligação aos receptores correspondentes. De fato, o uso de anticorpos neutralizantes tendo como alvos CSF-1 e CCL2 ou seus receptores correspondentes produziu resultados promissores em modelos murinos de câncer, e, hoje em dia, essa abordagem encontra-se em ensaios clínicos de fase inicial para terapia do câncer. Os TAM podem proteger diretamente o tumor do influxo de células imunes por meio da produção de citocinas anti-inflamatórias, como IL-10, ou ligantes inibitórios das células T, como PD-L1 ou B7-H4, ambos os quais podem suprimir o desenvolvimento de respostas efetivas das células T. A IL-10 derivada dos macrófagos também pode suprimir a produção de IL-12 pelas células dendríticas, fornecendo

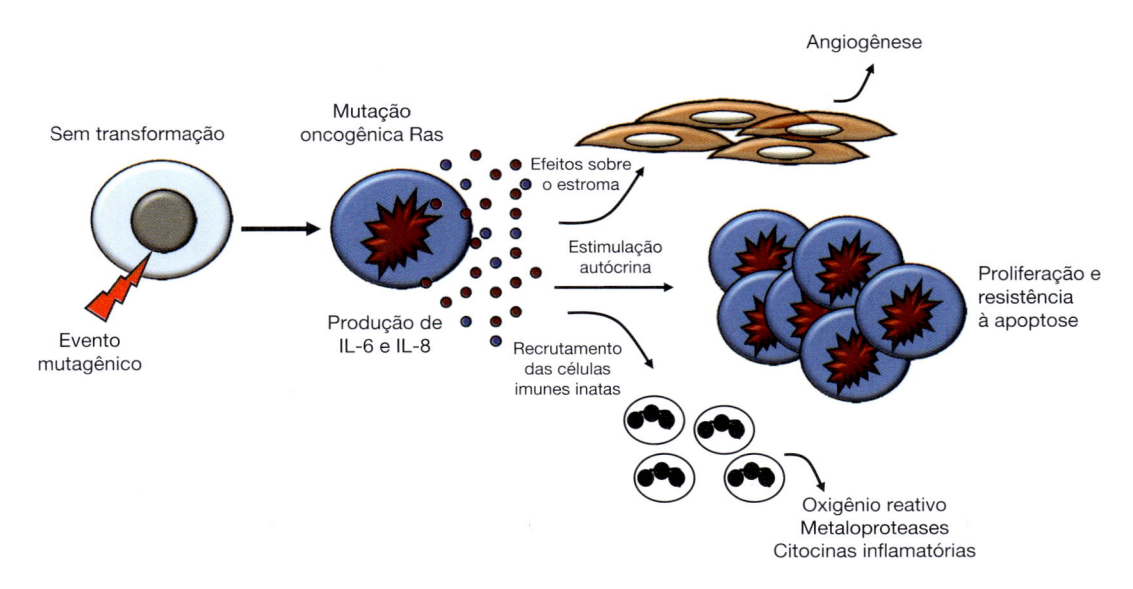

Figura 16.13 As mutações ativadoras de Ras dentro do tumor podem levar à produção de citocinas/quimiocinas pró-inflamatórias. As mutações de oncogenes Ras e B-Raf podem resultar na produção de citocinas pró-inflamatórias, como IL-6 e IL-8, que podem exercer uma diversidade de efeitos favoráveis à sobrevida e ao crescimento dos tumores.

outro mecanismo para frustrar a produção de CTL (Figura 16.12). Por fim, conforme assinalado anteriormente, os TAM também foram implicados na criação de condições de depleção de nutrientes, que podem bloquear a proliferação das células T. O metabolismo da L-arginina (pela arginase-1) ou a produção de IDO, que leva à depleção de triptofano, foram implicados na proteção de tumores da ação dirigida das respostas efetivas dos CTL.

Em situações nas quais os tumores mantêm um ambiente inflamatório para seus próprios fins, é possível atacar esses tumores com anticorpos neutralizantes dirigidos contra as citocinas/quimiocinas (ou seus receptores) responsáveis pelo recrutamento dos macrófagos (CSF-1, CCL2) ou citocinas específicas que estimulam o crescimento do tumor (p. ex., IL-6) ou aquelas responsáveis pela manutenção de um suprimento sanguíneo adequado (VEGF-A). Além disso, os agentes anti-inflamatórios disponíveis também podem ter utilidade nessas situações.

Um ambiente inflamatório também pode favorecer mutações adicionais

As células inflamatórias, particularmente os macrófagos e neutrófilos ativados, podem causar dano ao DNA, por meio da produção de espécies reativas de oxigênio e nitrogênio e, assim, gerar mutações que podem levar à transformação celular (Figuras 16.13 e 16.14). Caso isso ocorra de modo ocasional, é tolerável e pode ser considerado como um dos inconvenientes de um sistema imune vigoroso. Além disso, as células com dano ao DNA podem ser tratadas por meio de reparo do DNA, eliminação por apoptose ou um dos outros mecanismos celulares intrínsecos de supressão tumoral, conforme discutido anteriormente neste capítulo (ver Figura 16.3). Entretanto, quando a resposta inflamatória persiste por vários meses ou anos, como ocorre na colite e na hepatite viral crônicas, por exemplo, a resposta inflamatória pode aumentar acentuadamente o risco de transformação maligna, devido à produção de instabilidade genética no local de inflamação. No momento atual, ainda não está realmente esclarecido se as espécies

reativas de oxigênio e de nitrogênio geradas por células imunes inatas causam diretamente dano ao DNA, ou se esse processo ocorre indiretamente por meio da depleção de reservatórios citoplasmáticos de nucleotídios em consequência de oxidação, levando à lesão indireta do DNA pela incorporação incorreta de nucleotídios durante a replicação do DNA (Figura 16.14). Como alternativa, as citocinas produzidas por neutrófilos e macrófagos (p. ex., TNF) podem causar dano ao DNA por meio da produção de espécies reativas de oxigênio no interior das células do tumor.

Independentemente do mecanismo preciso de dano ao DNA desencadeado pela inflamação crônica, há, hoje em dia, poucas dúvidas de que uma resposta inflamatória possa iniciar a formação de tumores, bem como exacerbar o desenvolvimento daqueles já estabelecidos. Como exemplo disso, amostras de tecido de indivíduos com câncer hepatocelular frequentemente exibem infiltração do tumor por neutrófilos, e observa-se um fenômeno semelhante em modelos murinos dessa doença (Figura 16.15). De maneira notável, a depleção de neutrófilos em modelos murinos, utilizando anticorpos neutrófilos, compromete drasticamente a progressão desse tipo de câncer (Figura 16.15). Conforme assinalado em seções precedentes, isso representa uma oportunidade para atacar tumores por meio de neutralização de alguns dos fatores (como IL-6 ou CSF-1) dos quais dependem os tumores para criar um ambiente inflamatório e recrutar neutrófilos e macrófagos até o estroma tumoral. Uma abordagem alternativa seria neutralizar os fatores secretados por células imunes inatas (p. ex., VEGF, TNF), que são recrutados no leito tumoral. Agora, iremos retornar ao tópico dos antígenos tumorais e considerar algumas das fontes comuns dos neoepítopos que surgem durante o desenvolvimento do câncer.

Antígenos tumorais

Para que uma vigilância imune efetiva possa operar, as células cancerosas precisam exibir alguma estrutura discriminativa nova capaz de ser reconhecida pelo sistema imune; essas moléculas são frequentemente designadas como **antígenos tumorais**.

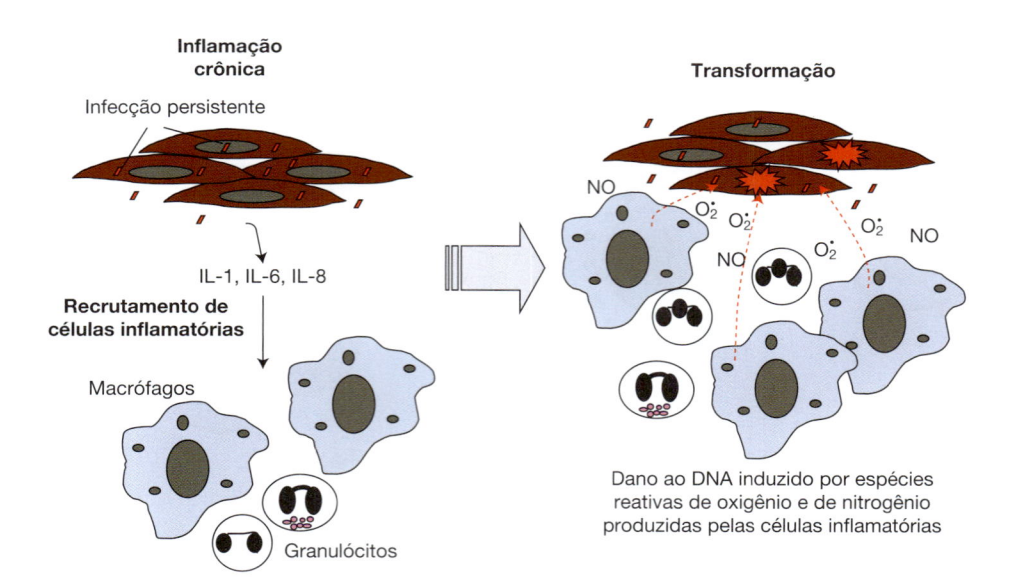

Figura 16.14 A inflamação crônica pode promover a transformação maligna ou a progressão do tumor. A inflamação crônica e persistente pode levar a uma instabilidade genética por meio do recrutamento de macrófagos e outras células imunes inatas que são capazes de provocar dano ao DNA, devido à produção de espécies reativas de oxigênio e de nitrogênio. O dano ao DNA persistente pode resultar na produção de mutações que podem levar à transformação celular ou que podem tornar as células transformadas ainda mais agressivas.

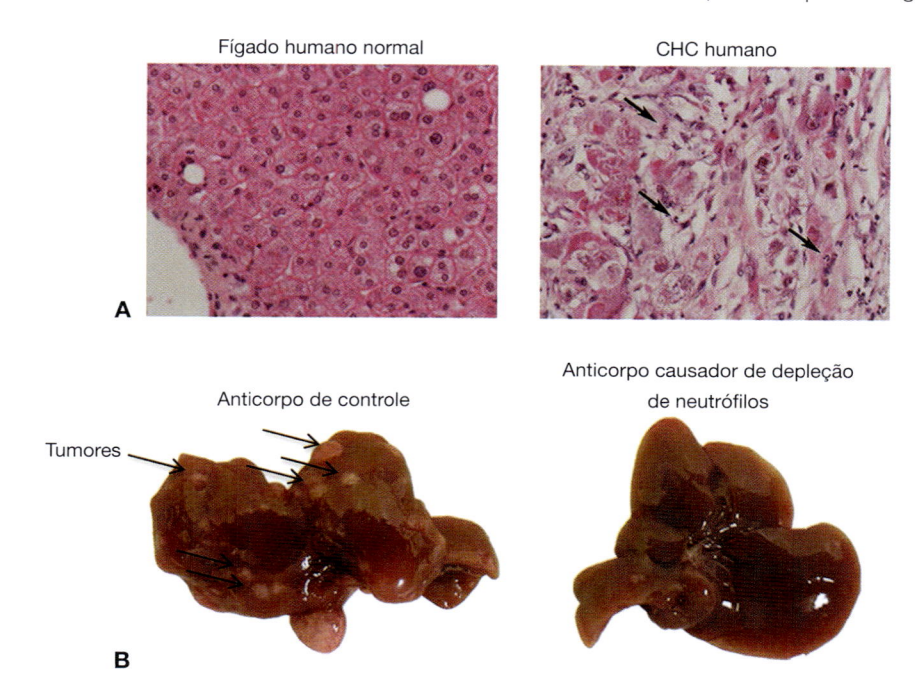

Fígado humano normal

CHC humano

A

Anticorpo de controle

Anticorpo causador de depleção de neutrófilos

Tumores

B

Figura 16.15 A depleção de neutrófilos pode reduzir a progressão do tumor. **A.** Corte tecidual de um fígado humano normal (*à esquerda*) *versus* um indivíduo com carcinoma hepatocelular humano (*à direita*), exibindo uma extensa infiltração de neutrófilos (*setas*). **B.** Em um modelo murino de carcinoma hepatocelular, os anticorpos antineutrófilos (*à direita*) podem retardar consideravelmente o aparecimento de tumores. (Fonte: Derek Mann. Reproduzida com autorização.)

Para que o sistema imune possa produzir uma resposta antitumoral efetiva, o tumor no mínimo precisa ter a sua presença reconhecida por meio da expressão de moléculas que normalmente não são encontradas no organismo ou, por outro lado, pela ausência de expressão de uma molécula geralmente presente nas células saudáveis (Figura 16.16). Um bom exemplo desta última situação é fornecido pelas moléculas do MHC da classe I, que são exibidas na superfície de quase todas as células nucleadas; a incapacidade de expressar moléculas do MHC constitui um dos critérios utilizados pelas células NK para selecionar células-alvo que precisam ser atacadas, e, em consequência, essas células podem desempenhar uma importante função na vigilância imune. O antígeno tumoral ideal deve ser expresso pelas células do tumor,

mas não pelas células normais, e a sua presença seria necessária para o crescimento ou a manutenção do tumor, evitando, assim, a perda da expressão desse antígeno pelo tumor por meio de seleção imune. Outro mecanismo também aceitável seria usar como alvos antígenos altamente expressos pelo tumor, mas que também são expressos, em uma quantidade restrita, pelas células normais não transformadas, dependendo da possibilidade ou não de manter o dano potencial aos tecidos normais dentro de uma faixa aceitável. Entretanto, poucos antígenos tumorais identificados até o momento preenchem esse perfil ideal; na maioria dos casos, as proteínas tumorais representam proteínas ou outras moléculas sem mutação, que são expressas de maneira aberrante pelo tumor. Outros antígenos tumorais representam formas mutantes de proteínas que aparecem em consequência da **instabilidade genômica** que contribuiu para a formação inicial do tumor. Conforme discutido anteriormente, muitos desses últimos antígenos surgem em consequência de mutações passageiras e, portanto, serão específicos do tumor em determinado indivíduo e não serão compartilhados por outros indivíduos, tornando difícil selecionar antígenos candidatos passíveis de ter ampla utilidade.

Identificação dos antígenos tumorais

Apesar dos problemas de imunoedição e heterogeneidade dos tumores delineados anteriormente, diversas estratégias têm sido utilizadas para identificar os antígenos tumorais. As primeiras abordagens envolveram a imunização de camundongos com células tumorais, de modo a produzir painéis de anticorpos monoclonais, que eram subsequentemente testados quanto à sua capacidade de discriminar entre células não transformadas e células transformadas da mesma linhagem celular. Esse tipo de abordagem teve sucesso limitado na identificação de antígenos tumorais *autênticos*,

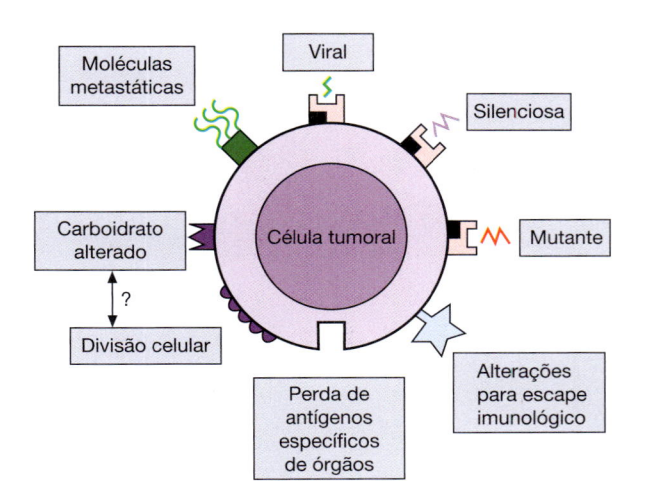

Figura 16.16 Alterações de superfície associadas a tumores.

porém frequentemente levou à identificação de moléculas de superfície celular que são hiperexpressas ou que apresentam modificações pós-tradução em determinados tipos de células tumorais.

Um exemplo clássico é o **receptor do fator 2 de crescimento epidérmico humano (HER2)**, que está amplificado em 15 a 20% dos cânceres de mama e confere maior agressividade a esses tumores (Figura 16.17). O HER2 (também denominado Neu) foi descoberto originalmente por Robert Weinberg e colaboradores, utilizando técnicas de triagem genética para pesquisar oncogenes transformadores. A transfecção do cDNA derivado de uma linhagem celular quimicamente transformada resultou na identificação do oncogene HER2/Neu, que está relacionado com o receptor do fator de crescimento epidérmico (EGFR). Subsequentemente, foi descoberto que o HER2 estava amplificado em um subgrupo de cânceres de mama e era importante para a manutenção desses tumores, visto que a ablação da expressão do HER2 levou à cessação da proliferação, seguida de apoptose. Os anticorpos dirigidos contra esse receptor mostram-se efetivos no tratamento dos subgrupos de cânceres de mama que apresentam hiperexpressão do HER2, particularmente quando utilizados em associação a agentes quimioterápicos padrão, como a doxorrubicina e o paclitaxel. A observação de que determinados tumores expressam quantidades anormais de algumas moléculas de superfície celular mostrou-se de grande utilidade, visto que várias dessas moléculas formaram o fundamento das terapias à base de anticorpos monoclonais, que são efetivas contra diversos tipos de câncer.

Em uma estratégia semelhante ao uso de anticorpos como sondas, foram também utilizadas bibliotecas de fagos Fv de cadeia simples com algum sucesso para sondagem das superfícies das células tumorais à procura da presença de antígenos de expressão diferencial, bem como antígenos específicos de tumor.

Outra abordagem envolve o isolamento de células T reativas ao tumor do sangue periférico ou do tecido tumoral de pacientes com câncer e no uso dessas células para triagem de células-alvo autólogas transfectadas com genes de uma biblioteca de cDNA derivado do tumor (Figura 16.18). A expansão das células T em resposta às células transfectadas com determinado cDNA identifica a proteína codificada por esse cDNA como antígeno tumoral em potencial. Uma abordagem alternativa utiliza peptídios eluídos de moléculas do MHC derivadas de tumor para estimular as APC a testar sua capacidade de induzir respostas de linfócitos reativos ao tumor. Subsequentemente, peptídios que induzem respostas positivas nesses ensaios podem ser identificados por purificação e sequenciamento; esta não é exatamente uma abordagem tecnicamente simples, porém, é exequível.

Outra estratégia, a **análise sorológica de bibliotecas de expressão de cDNA recombinante (SEREX)**, utiliza antissoro diluído de pacientes com câncer para triagem de anticorpos que reagem contra proteínas expressas por bibliotecas de cDNA geradas a partir de tecido tumoral (Figura 16.19). Essa abordagem fundamenta-se na pressuposição de que os anticorpos antitumorais indicam células T auxiliares específicas para esses antígenos. Com o uso desse método, foram isoladas mais de 1.500 proteínas imunogênicas, todas elas antígenos tumorais em potencial.

Iniciativas de sequenciamento profundo, como o 1000 Cancer Genomes Project ou o *The Cancer Genome Atlas*, que é uma iniciativa dos National Institutes of Health, criaram um catálogo abrangente de mutações tumorais somáticas, indentificadas com o uso de sequenciamento profundo. Esses recursos, juntamente com a evolução de técnicas de bioinformática que fornecem uma previsão da afinidade de ligação do MHC para alelos HLA expressas nos pacientes compatíveis, têm por objetivo mapear o

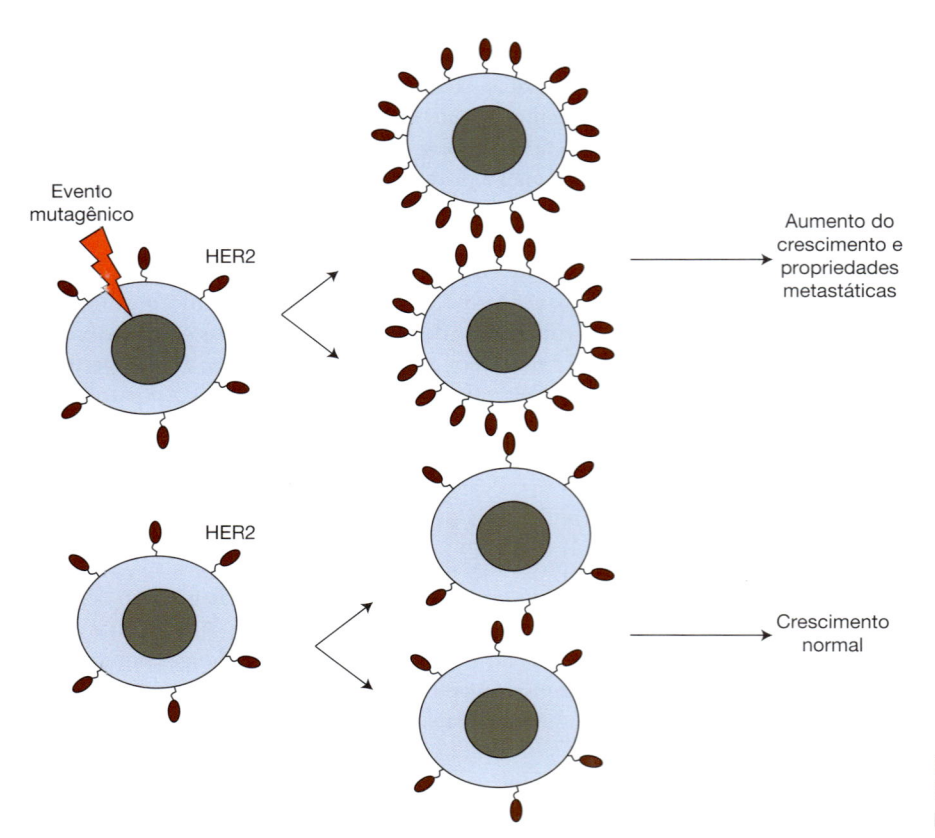

Figura 16.17 A amplificação do oncogene HER2/Neu pode levar a um aumento na proliferação e progressão para transformação maligna.

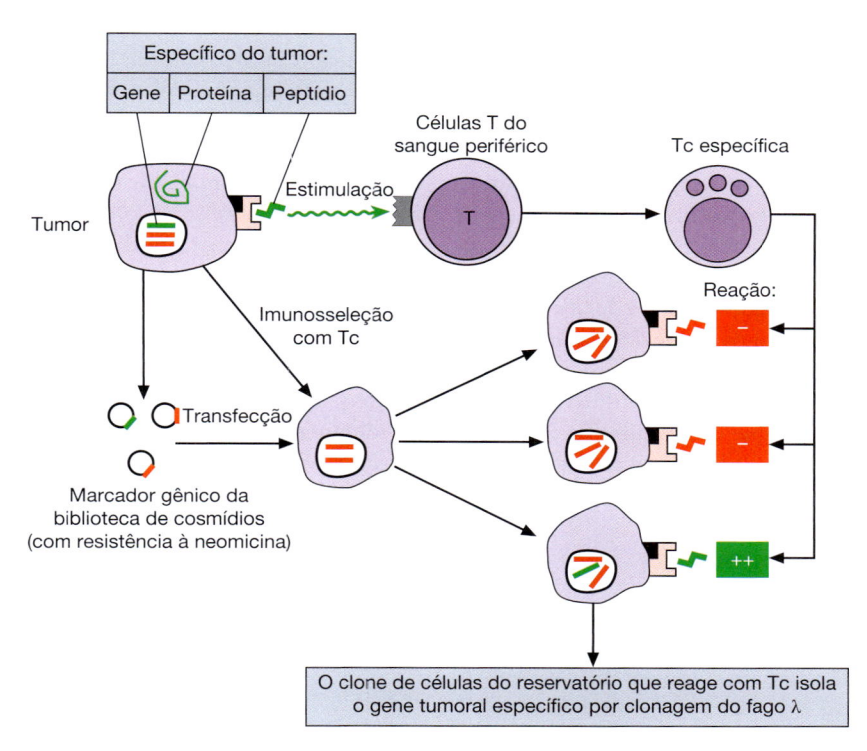

Figura 16.18 Identificação de um gene tumoral específico utilizando clones de células T citotóxicas (Tc) específicos de tumores, derivados de cultura de linfócitos tumorais mistos. Uma biblioteca de cosmídios, que incorpora o DNA tumoral, é transfectada em uma linhagem celular negativa para antígeno, derivada do tumor de tipo selvagem por imunosseleção com Tc. Pequenos reservatórios de células transfectadas são testadas contra Tc. Um reservatório positivo é clonado por limitação de diluição, e o gene tumoral específico (*MAGE-1*) é clonado a partir da(s) cavidade(s) positiva(s) para antígeno. O *MAGE-1* original pertence a uma família de 12 genes. Foram descobertos outros genes específicos do melanoma, incluindo *MART-1*, *gp100* e *tirosinase*. (Adaptada de van der Bruggen P. *et al.* (1991) *Science* **254**, 1643. Reproduzida, com autorização, de AAAS.)

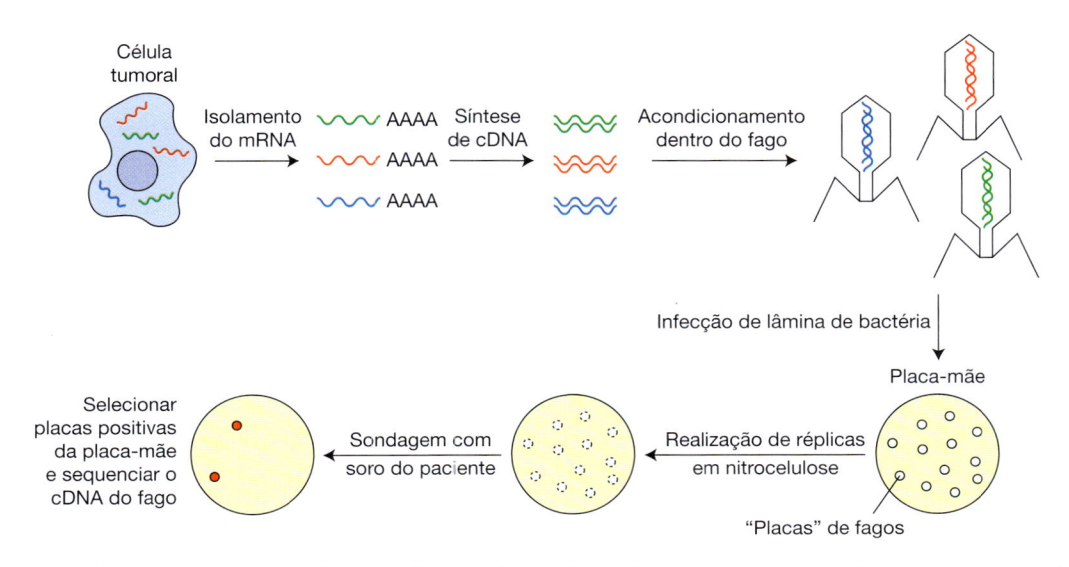

Figura 16.19 Identificação de antígenos tumorais por análise sorológica dos antígenos expressos por clonagem recombinante (SEREX). No método de SEREX, o mRNA isolado de biopsias do tumor é utilizado para construir bibliotecas de expressão de cDNA, que, em seguida, são acondicionados dentro do bacteriófago. Em seguida, uma lâmina de bactérias é infectada com a biblioteca de fagos em condições que permitem a expressão das proteínas derivadas do tumor. São efetuadas réplicas da lâmina de bactérias utilizando membranas de nitrocelulose; em seguida, são submetidas a sondagem com antissoros diluídos obtidos do paciente com câncer. As colônias de bactérias que expressam proteínas derivadas do tumor que são detectadas por anticorpos no soro do paciente podem ser então identificadas por isolamento do fago da colônia relevante e sequenciamento do cDNA abrigado dentro desse fago.

cenário de mutações potencialmente imunogênicas nos tumores sólidos. Foi identificada uma grande quantidade de novos antígenos tumorais com essas abordagens, porém é ainda muito cedo para especificar se antígenos úteis irão emergir, compartilhados por um número suficiente de pacientes para proporcionar uma base para estratégias de vacinação terapêutica. Além disso, é importante ressaltar que os ensaios de reconhecimento *in vitro* ou *in silico* podem não selecionar antígenos tumorais ideais ou válidos; a validação dos antígenos tumorais em potencial é evidentemente essencial, visto que as proteínas consideradas imunogênicas *in vitro* pode exibir pouca potência *in vivo*. O que é evidente, a partir desses estudos, é o fato de que não existe nenhuma escassez de neoepítopos produzidos por tumores, porém o achado de neoepítopos comumente produzidos que possuam verdadeiro potencial terapêutico continua sendo um grande problema. Entretanto, o que não é objeto de debate é o fato de que os antígenos tumorais existem efetivamente, e, agora, serão descritos alguns exemplos.

Classes de antígenos tumorais

Para gerar um antígeno tumoral, é necessária a expressão de moléculas que não estejam previamente presentes no organismo (como uma proteína associada a um vírus tumoral) ou que tenham sido expressas anteriormente à seleção do repertório de células T (como um antígeno fetal), ou cuja expressão tornou-se elevada a ponto de romper a tolerância. Com efeito, foi constatado que todos esses mecanismos geram antígenos tumorais. Os antígenos tumorais são classificados em várias categorias diferentes, dependendo de sua origem:

- Produtos de expressão de vírus oncogênicos
- Moléculas normalmente apenas expressas durante o desenvolvimento fetal
- Moléculas normalmente expressas em tecidos específicos
- Mutações em proteínas que surgem durante a oncogênese.

Examinaremos agora alguns exemplos específicos.

Antígenos codificados por vírus

Conforme assinalado anteriormente, uma minoria substancial de tumores (cerca de 10 a 15%) origina-se de infecção por **vírus oncogênicos**, vírus Epstein-Barr (EBV) nos linfomas, vírus da leucemia de células T humana 1 (HTLV-1) na leucemia, papilomavírus humano (HPV) no câncer cervical, vírus das hepatites B (HBV) e C (HCV) no carcinoma hepatocelular e herpes-vírus associado ao sarcoma de Kaposi (KSHV). Alguns desses vírus contêm genes homólogos a **oncogenes celulares**, que codificam fatores passíveis de suplantar os controles normais que regulam a divisão e a morte celulares (apoptose). Por conseguinte, a expressão desses genes pode levar à transformação maligna. Todavia, alguns outros vírus, como o HBV, podem aumentar em até 100 vezes o risco relativo de desenvolver câncer por um mecanismo que aparentemente não está relacionado com os efeitos mutagênicos diretos do vírus, mas com a inflamação crônica provocada pelo vírus. Conforme discutido anteriormente, a inflamação persistente com frequência pode promover o desenvolvimento de tumores, em lugar de suprimi-los. Por conseguinte, as respostas inflamatórias prolongadas podem atuar como deflagradores da transformação maligna e – quando ocorre inflamação depois que um tumor já se estabeleceu – também podem favorecer o crescimento tumoral por meio da produção de citocinas inflamatórias.

Os peptídios derivados de vírus, associados ao MHC na superfície da célula tumoral, comportam-se como poderosos antígenos de transplante, que geram células T citotóxicas (Tc) haplótipo-específicas. Todos os tumores induzidos por determinado vírus devem exibir o mesmo antígeno de superfície, independentemente de sua origem celular, de modo que a imunização com qualquer um desses tumores poderia conferir resistência ao estímulo subsequente aos outros, contanto que não houvesse mutações ardilosas do vírus (Marco histórico 16.1). Lamentavelmente, os vírus não são amigos inatos. Entretanto, o recente desenvolvimento de uma vacina efetiva que é altamente protetora contra infecção pelo HPV e câncer associado (predominantemente câncer cervical nas mulheres), bem como verrugas genitais, fornece uma boa ilustração do fato de que o sistema imune pode ser mobilizado para eliminar pelo menos algumas neoplasias malignas.

Expressão de genes normalmente silenciosos

A divisão celular descontrolada e desregulada das células cancerosas produz um meio no qual podem ser expressos os produtos de genes normalmente silenciosos. Algumas vezes, esses genes codificam antígenos de diferenciação, que normalmente estão associados a um estágio mais precoce de desenvolvimento. Por conseguinte, os tumores derivados do mesmo tipo celular frequentemente expressam esses **antígenos oncofetais**, que também estão presentes nas células embrionárias. Alguns exemplos seriam a α-fetoproteína no carcinoma hepático e o antígeno carcinoembrionário (CEA) no câncer de intestino. Alguns anticorpos monoclonais também reagem com tumores que se originam da crista neural e melanócitos fetais. Outro anticorpo monoclonal define o antígeno SSEA-1 encontrado em uma variedade de tumores humanos e em embriões de camundongos na fase inicial do desenvolvimento, mas que estão ausentes nas células adultas, com exceção dos granulócitos e monócitos humanos.

Entretanto, o salto quântico excitante tem a sua origem na observação original de que a nucleoproteína viral citosólica pode proporcionar um alvo para as células Tc, aparecendo na superfície celular como peptídio processado e associado ao MHC da classe I. Isso estabeleceu o princípio geral de que as proteínas intracelulares, que não estão destinadas a serem posicionadas na superfície da membrana plasmática, ainda podem sinalizar a sua presença às células T do meio externo pelo mecanismo de peptídio processado-MHC. Células T citotóxicas específicas para células tumorais, obtidas de culturas mistas de células do sangue periférico com tumor, podem ser usadas para estabelecer a identidade do antígeno, utilizando a estratégia descrita na Figura 16.18. Por meio de algum tipo de *tour de force*, foi identificado um gene que codifica um antígeno do melanoma, MAGE-1. Esse gene pertence a uma família de 12 genes, dos quais 6 são expressos em uma proporção significativa dos melanomas, bem como em tumores de cabeça e pescoço, câncer de pulmão de células não pequenas e carcinomas de bexiga. O MAGE-1 não é expresso nos tecidos normais, exceto as células da linhagem germinativa nos testículos, e dá origem a epítopos antigênicos das células T que, em vista da ausência de MHC da classe I nas células testiculares, devem ser

Marco histórico 16.1 | Os tumores podem induzir respostas imunes

A primeira evidência convincente sobre a existência de antígenos associados a tumores foi fornecida pelo trabalho de Richmond Prehn e Joan Main, que demonstraram com muita clareza que os **cânceres quimicamente induzidos** podem produzir respostas imunes contra eles próprios, mas não contra outros tumores produzidos pelo mesmo carcinógeno (Figura M16.1.1A). Os tumores induzidos por **vírus oncogênicos** são diferentes, visto que os peptídios virais processados estão presentes na superfície de todas as células neoplásicas que abriguem o genoma viral, de modo que as células Tc desenvolvidas contra um tumor irão apresentar reação cruzada com todos os outros produzidos pelo mesmo vírus (Figura M16.1.1B).

Avanços notáveis foram realizados por Thierry Boon e colaboradores. Em primeiro lugar, mostraram que a mutagênese randômica de tumores transplantáveis (*i. e.*, tumores

que podem ser transferidos dentro de uma raça pura de camundongos sem provocar rejeição) pode dar origem a uma progênie mutante com antígenos de transplante potentes. Em consequência, esses tumores não poderiam crescer em animais singênicos com sistema imune normal; por esse motivo, foram designados como variantes **tum**. A equipe de Boon desenvolveu uma poderosa tecnologia (ver Figura 16.18) que possibilitou o uso de clones de Tc específicos para a variante tum, de modo a efetuar a triagem de clones de cosmídios para o gene mutante. Esses dois avanços, o reconhecimento de que a mutação nos tumores pode gerar reações de transplante vigorosas e o desenvolvimento da técnica para a identificação dos antígenos relevantes com células Tc, prenunciaram avanços realmente notáveis na imunologia dos tumores, colocando-a definitivamente em destaque como área essencial na pesquisa do câncer.

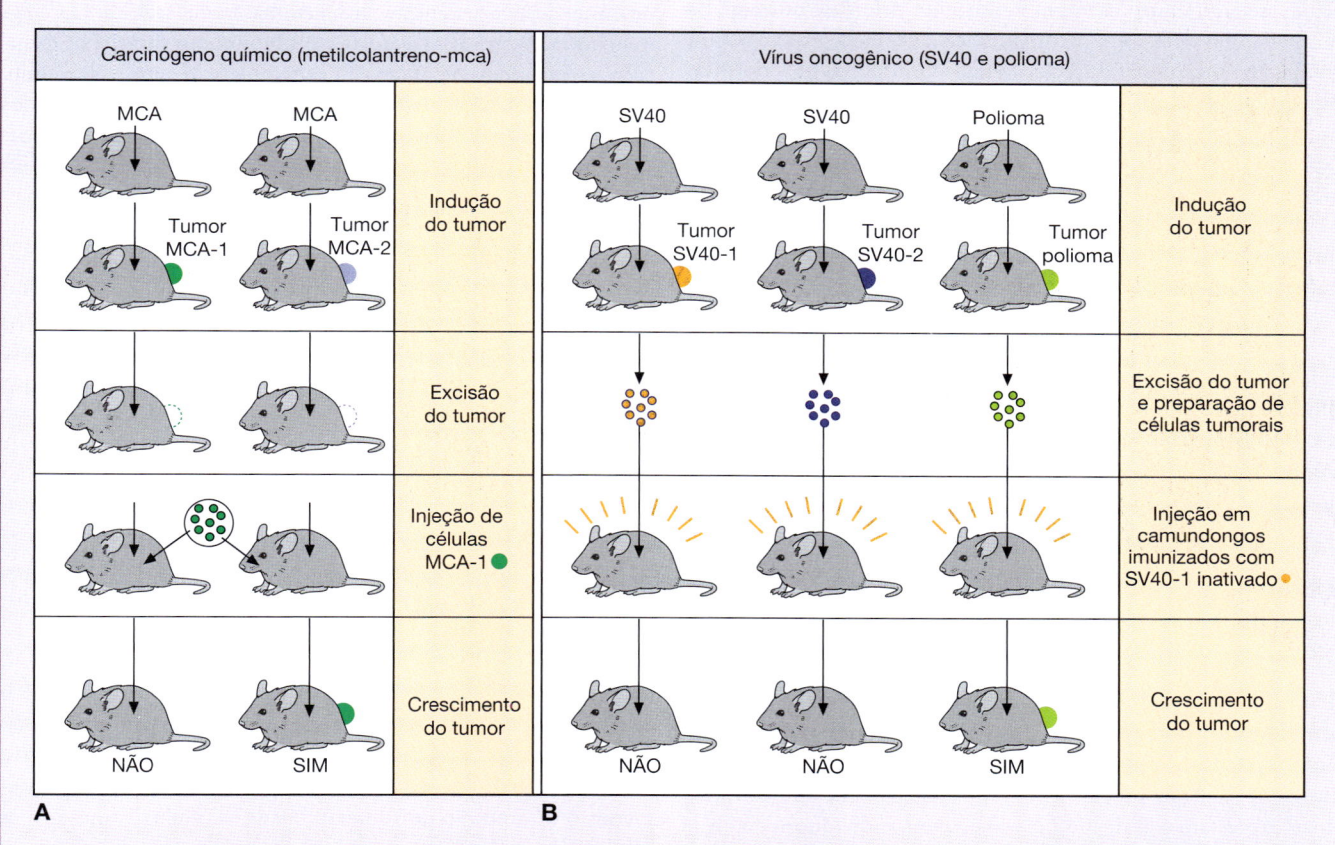

Figura M16.1.1 Especificidade da imunidade induzida por tumores. **A.** Um tumor MCA-1 induzido quimicamente pode levar à resistência a um implante do próprio tumor, mas não de um tumor produzido em um camundongo singênico pelo mesmo carcinógeno. Por conseguinte, cada tumor tem um antígeno individual, que se acredita, hoje em dia, seja uma proteína endógena mutante processada e complexada com uma proteína do choque térmico. Dados mais recentes sugerem que, se os animais imunizados forem expostos a um número muito menor de células tumorais, poderá ser observado um maior grau de proteção cruzada entre os tumores, que tem sido atribuída a um antígeno oncofetal de 44 kDa, possivelmente uma versão imatura de uma proteína do receptor de laminina. **B.** Os tumores produzidos por determinado vírus oncogênico imunizam contra tumores produzidos em camundongos singênicos pelo mesmo vírus, mas não por outros vírus. Por conseguinte, os tumores produzidos por um vírus oncogênico compartilham um antígeno comum.

considerados específicos do tumor. Essa pesquisa excitante revelou a existência do antígeno tumoral específico como expressão de um gene normalmente silencioso.

Mutações que surgem durante a transformação celular

A pesquisa de referência sobre mutantes tum (Marco histórico 16.1) nos persuadiu que mutações pontuais isoladas em oncogenes podem responder pela grande diversidade de antígenos encontrados nos tumores induzidos por carcinógenos. Há também evidências consideráveis sobre a produção de peptídios mutantes nos tumores humanos. O gene que codifica a proteína supressora tumoral p53 é um foco crucial bem conhecido de mutação em numerosos cânceres. As formas mutantes de p53, que são frequentemente encontradas em tumores, representam mutantes com perda de função ou interferência dominante (*i. e.*, cuja função se opõe à forma normal de tipo selvagem dessa proteína ao competir pelos mesmos sítios de ligação do DNA, porém com incapacidade de ativar transcrição), que não conseguem desencadear a resposta apropriada em células que sofreram dano ao DNA. Esse dano normalmente iria estimular a parada do ciclo celular ou a apoptose da célula afetada. Outro exemplo é fornecido pelo *RAS* oncogênico humano, que sofre comumente mutação, gerando proteínas com ganho de função, que diferem de seus correspondentes normais por mutações pontuais, que resultam em substituições de um único aminoácido nas posições 12, 13 ou 61. Essas mutações geram formas constitutivamente ativas de Ras, que promovem um aumento nas taxas de divisão celular por meio da ativação da via MAPK, e que foram relatadas em 40% dos cânceres colorretais humanos e em mais de 90% dos carcinomas de pâncreas, bem como em outras neoplasias malignas. Os peptídios Ras com mutação podem induzir linhagens de células T proliferativas *in vitro*.

Além dessas mutações comumente encontradas, há pouca dúvida de que sejam geradas centenas de mutações, muitas das quais produzem neoepítopos, durante a progressão da maioria dos tumores. Entretanto, a grande maioria dessas mutações é exclusiva do tumor específico (ou até mesmo de determinadas subpopulações de células dentro do mesmo tumor), e não compartilhada entre todos os indivíduos com o mesmo tipo de câncer.

Alterações na estrutura dos carboidratos

O controle interno caótico do metabolismo das células neoplásicas frequentemente leva à apresentação de estruturas anormais de carboidratos na superfície celular. Algumas vezes, observa-se um bloqueio da síntese (p. ex., deleção do grupo sanguíneo A). Em outros casos, pode ocorrer aumento na síntese de estruturas ausentes nas células progenitoras: assim, alguns cânceres gastrintestinais expressam o antígeno Le^a de Lewis em indivíduos Le(a⁻,b⁻), enquanto outros produzem cadeias ampliadas que apresentam Le^a ou Le(a,b) dimérico.

A síntese anormal de mucina pode ter consequências imunológicas. Por exemplo, as mucinas dos tecidos pancreático e mamário consistem em um núcleo polipeptídico com repetições em série de 20 aminoácidos com cadeias de carboidratos de ligação *O* verdadeiramente abundantes. Um anticorpo monoclonal SM-3 dirigido contra o polipeptídio central reage precariamente com o tecido normal, em que o epítopo é obscurecido por glicosilação, porém reage bem com os carcinomas de mama e de pâncreas que

apresentam cadeias de ligação *O* menos numerosas e mais curtas. As células Tc específicas para mucinas tumorais não são restritas ao MHC, e foi feita a sugestão ligeiramente herética de que os receptores de células T estejam ligados de modo polivalente a epítopos SM-3 separados por intervalos curtos nas mucinas não processadas; como alternativa, e mais de acordo com a posição de defesa, o reconhecimento é efetuado por células γδ.

Moléculas associadas ao potencial metastático

As alterações nos carboidratos de superfície podem exercer um efeito dramático nas neoplasias malignas. Por exemplo, os cânceres de colo que expressam sialil-Le^x apresentam prognóstico sombrio e maior propensão a sofrer metástases. Pacientes com câncer de pulmão cujos tumores apresentam deleção do grupo sanguíneo A apresentaram prognóstico muito mais sombrio do que aqueles com expressão contínua do grupo A; a constatação de que os pacientes que expressam H/Le^y/Le^b também tiveram prognóstico mais sombrio do que os indivíduos negativos para esses antígenos é compatível com essa observação.

A função do **CD44** (HERMES/Pgp-1) no tráfego celular, com base na sua interação com o endotélio vascular, confere-lhe certa proeminência na facilitação da disseminação metastática. O CD44 é encontrado em várias isoformas, com número variável de éxons entre a região transmembrana e a extremidade N-terminal comum. O epitélio normal expressa a isoforma CD44H com domínios de ligação de hialurano, porém carece dos éxons intervenientes v1-v10; a expressão de alguns desses éxons nos tumores indica uma vantagem proliferativa, visto que são encontrados com mais frequência em cânceres mais avançados. A transfecção estável de um tumor não metastático por um clone com cDNA do CD44, abrangendo os éxons v6 e v7, induziu a capacidade de formar tumores metastáticos – um efeito extremamente notável. Além disso, a injeção de um anti-CD44 v6 monoclonal impediu a formação de metástases nos linfonodos. Atualmente, foi demonstrado que os éxons v6 e v10 ligam-se ao grupo sanguíneo H e ao 4-sulfato de condroitina, respectivamente, e a hipótese mais recente é a de que esses carboidratos podem ligar-se ao CD44H do endotélio e, portanto, estabelecer ligações homotípicas entre si, com consequente produção de um nicho metastático.

Com bastante frequência, foram observadas alterações na expressão das moléculas do MCH da classe I. Por exemplo, a transformação oncogênica de células infectadas pelo adenovírus 12 está associada a uma acentuada redução de moléculas da classe I, em consequência de níveis muito baixos de mRNA do TAP-1 e TAP-2. Com frequência, as mutações levam a uma diminuição ou ausência de expressão da classe I, associada, na maioria dos casos, a um aumento do potencial metastático, refletindo, presumivelmente, a diminuição de vulnerabilidade às células T, mas não às células NK. Por exemplo, no câncer de mama, cerca de 60% dos tumores metastáticos carecem de moléculas da classe I.

Abordagens à imunoterapia do câncer

Embora a vigilância imune pareça atuar apenas contra tumores fortemente imunogênicos, a identificação de uma variedade de antígenos tumorais representa um avanço positivo (Tabela 16.1) e abriu caminho para explorar como esses antígenos podem ser utilizados para mobilizar o sistema imune do próprio paciente na

Tabela 16.1 Antígenos tumorais potenciais para imunoterapia.	
Antígeno	**Neoplasia maligna**
Específico do tumor	
Região V da imunoglobulina	Linfoma não Hodgkin de células B, mieloma múltiplo
Região V do TCR	Linfoma não Hodgkin de células T
p21/ras mutante	Câncer de pâncreas, colo e pulmão
p53 mutante	Cânceres colorretal, de pulmão, bexiga, cabeça e pescoço
Associado ao desenvolvimento	
Produto de fusão p210/bcr-abl	Leucemia mielógena crônica, leucemia linfoblástica aguda
MART-1/Melan A	Melanoma
MAGE-1, MAGE-3	Melanoma, câncer colorretal, de pulmão e gástrico
Família GAGE	Melanoma
Telomerase	Vários
Viral	
Papilomavírus humano	Câncer de colo do útero, do pênis
Vírus Epstein-Barr	Linfoma de Burkitt, carcinoma nasofaríngeo, distúrbios linfoproliferativos pós-transplante
Específico do tecido	
Tirosinase	Melanoma
gp100	Melanoma
Fosfatase ácida prostática	Câncer de próstata
Antígeno prostático específico	Câncer de próstata
Antígeno prostático específico de membrana	Câncer de próstata
Tireoglobulina	Câncer de tireoide
α-Fetoproteína	Câncer de fígado
Hiperexpressão	
HER2	Câncer de mama, de pulmão
Antígeno carcinoembrionário	Câncer colorretal, de pulmão e de mama
Muc-1	Câncer colorretal, de pâncreas, de ovário e de pulmão

Fonte: Fong L. e Engleman E.G. (2000) *Annual Review of Immunology* **18**, 245. Reproduzida, com autorização, de Annual Reviews.

luta contra o câncer. Todos concordam em um aspecto: para que a imunoterapia seja bem-sucedida, é essencial que a carga tumoral seja inicialmente reduzida por meio de cirurgia, radioterapia ou quimioterapia, visto que não apenas não seria razoável esperar que o sistema imune enfrentasse uma grande massa tumoral, como também as quantidades consideráveis de antígenos liberados por disseminação tenderia a impedir a produção de qualquer resposta significativa em alguns casos, em virtude da estimulação das células T reguladoras. Isso deixa os pequenos depósitos secundários como alvos apropriados para a imunoterapia.

Desse modo, que tipo de resposta imune é necessário para a destruição do tumor? Os estudos realizados ao longo dessas últimas décadas em modelos de camundongos, bem como em pacientes com câncer, sugerem que alguns critérios precisam ser preenchidos, de modo a realizar a destruição das células tumorais em quantidades suficientes para ter impacto positivo na evolução da doença. Em primeiro lugar, é necessário formar quantidades suficientes de células T com capacidade de reconhecimento altamente ávido de antígenos tumorais. Em seguida, essas células precisam ser capazes de circular até o local do tumor e invadir o estroma (células de sustentação) associado ao tumor. Por fim, esses linfócitos devem ser ativados no local do tumor e devem ser capazes de atuar sobre o tumor com grânulos citotóxicos ou fatores citotóxicos como FasL ou TRAIL. A experiência acumulada até hoje sugere que o preenchimento de todos esses critérios representa um imenso desafio, e que a imunoterapia apenas raramente tem a capacidade de oferecer uma "varinha de condão" para a cura. De maneira mais realista, as manipulações imunológicas, em associação com quimioterapia e radioterapia convencionais, provavelmente constituem o caminho certo a seguir.

Como veremos adiante, foram realizados progressos consideráveis em muitas áreas, em nosso esforço de aproveitar a capacidade do sistema imune de erradicar tumores. Uma abordagem que atualmente passou a ser aplicada em clínica é a manipulação baseada em anticorpos das proteínas de pontos de controle imunes, como CTLA-4 e PD-1, que normalmente servem para infrarregular as respostas das células T, conforme discutido anteriormente. As estratégias de bloqueio baseadas em anticorpos contra essas moléculas começaram a produzir os tipos de respostas antitumorais que os imunologistas acreditavam, há muito tempo, serem possíveis, e, recentemente, vários agentes terapêuticos para bloqueio dos pontos de controle foram aprovados para uso clínico. A imunoterapia passiva, que utiliza anticorpos monoclonais contra moléculas de superfície celular associadas a tumores, como HER2 ou CD20, também constitui outra abordagem bem-sucedida, que atualmente é de uso comum na prática clínica. Além disso, anticorpos monoclonais (mAb) dirigidos contra o VEGF-A também são atualmente utilizados no tratamento de uma variedade de cânceres. Entretanto, muitas outras estratégias também foram tentadas ou ainda se encontram em desenvolvimento, e várias delas também demonstraram sinais promissores em modelos murinos pré-clínicos. As abordagens à base de imunoterapia para o tratamento do câncer podem ser classificadas em categorias distintas:

- Imunoterapia passiva com anticorpos monoclonais
- Exposição de respostas latentes das células T tendo como alvo moléculas de pontos de controle imunes
- Terapia com citocinas independentes de antígeno
- Vacinação para estimular respostas imunes contra antígenos tumorais ou a vasculatura do tumor

- Transferência adotiva de células T, NK ou células dendríticas expandidas *ex vivo*
- Transferência adotiva de células T com receptor de antígeno quimérico (CAR) gerado *ex vivo*.

De todas essas abordagens, a imunoterapia passiva utilizando mAb humanizados contra moléculas que são suprarreguladas em determinados tumores (como HER2, EGFR ou CD20), bem como anticorpos dirigidos contra moléculas que suprimem as respostas das células T contra tumores (p. ex., CTLA-4, PD-1, PD-L1), surgiu como a imunoterapia mais bem-sucedida até o momento. Com efeito, mais de uma dúzia de mAb distintos recebeu aprovação regulamentar, e esses anticorpos são utilizados no tratamento clínico de uma variedade de cânceres. Todavia, outras abordagens também demonstraram ser promissoras em modelos pré-clínicos. Iremos examinar agora cada uma dessas abordagens de modo detalhado.

Imunoterapia passiva com anticorpos monoclonais

Depois de muitos indícios falazes, os mAb finalmente começaram a cumprir sua promessa inicial, e os resultados mais promissores das abordagens imunoterápicas ao tratamento do câncer foram obtidos com mAb humanizados. As primeiras tentativas de utilizar mAb de camundongos para fins terapêuticos foram acentuadamente dificultadas pelas respostas imunes vigorosas contra as sequências estranhas existentes nos anticorpos desses animais, a denominada resposta dos anticorpos humanos contra camundongos (HAMA). Além disso, os anticorpos contra camundongos frequentemente não conseguiram ativar ações citotóxicas desejáveis contra o tumor, como ativação do complemento e ADCC. Hoje em dia, essas dificuldades iniciais foram superadas, e numerosos mAb "humanizados" são, atualmente, objeto de ensaios clínicos, e foram aprovados diversos mAb dirigidos contra receptores de superfície celular para uso terapêutico no câncer (Tabela 16.2).

Tabela 16.2 mAb selecionados, aprovados ou em ensaios clínicos de fase final para terapia do câncer.

Antígeno-alvo	Formato	Indicação	Condição atual
HER2/neu	Não conjugado	Câncer de mama, gástrico	Aprovado para uso terapêutico
CD20	Não conjugado	Leucemia linfocítica crônica	Aprovado para uso terapêutico
CD20	Conjugados Y^{90} e I^{131}	Linfoma não Hodgkin de células B de baixo grau ou folicular	Aprovado para uso terapêutico
EGFR	Não conjugado	Câncer colorretal e câncer de cabeça e pescoço	Aprovado para uso terapêutico
VEGR	Não conjugado	Câncer colorretal, de pulmão, glioblastoma e câncer renal	Aprovado para uso terapêutico
CD52	Não conjugado	Leucemia linfocítica crônica	Aprovado para uso terapêutico
MHC da classe II	Não conjugado	Linfoma não Hodgkin	Ensaios clínicos de fase final
CTLA-4	Não conjugado	Melanoma, câncer de pulmão de células não pequenas, câncer de células renais, câncer de ovário	Aprovado para uso terapêutico
PD-1	Não conjugado	Melanoma	Aprovado para uso terapêutico
PD-L1	Não conjugado	Melanoma	Ensaios clínicos de fase final

Fonte: Sliwkowski M.X. e Mellman I. (2013) *Science* **341**, 1192–1198.

Anticorpos dirigidos contra marcadores tumorais de superfície celular

No início deste capítulo, descrevemos o exemplo do HER2 (receptor do fator de crescimento epidérmico humano 2, também denominado Neu ou erb-B2), um membro da família de receptores do fator de crescimento epidérmico, e sua expressão aumentada em um subgrupo de cânceres de mama (Figura 16.17). Essa descoberta levou ao desenvolvimento de anticorpos monoclonais dirigidos contra o HER2 (trastuzumabe — Herceptin®), que demonstrou ser efetivo contra tumores que hiperexpressam esse antígeno, levando à aprovação do Herceptin®, em 1998, para o tratamento do câncer. Depois desse sucesso, anticorpos dirigidos contra uma variedade de outras moléculas de superfície celular, como CD20, CD52, receptor de EGF e VEGF, foram aprovados para uso terapêutico, e, hoje em dia, muitos outros encontram-se em fase de pesquisa clínica. Por conseguinte, é muito provável que venhamos a testemunhar a introdução de numerosos outros anticorpos monoclonais na prática clínica dos próximos anos, seja como agentes terapêuticos isolados ou como adjuvantes da quimioterapia tradicional.

Os anticorpos dirigidos contra HER2 parecem atuar por meio de bloqueio dos sinais de promoção do crescimento propagados por esse receptor da família do EGF. Embora o HER2 não pareça se ligar diretamente ao EGF (ainda não foi identificado um ligante para esse receptor), ele é capaz de formar heterodímeros com outros membros da mesma família de receptores que se ligam ao EGF. Por conseguinte, os anticorpos dirigidos contra o receptor HER2 provavelmente interferem na sinalização dos fatores de crescimento dependentes do EGF, bem como nos sinais espontâneos do HER2 que são produzidos como resultado de sua alta expressão na superfície, provocando, assim, uma parada do crescimento, em lugar da destruição dos tumores HER2-positivos. Entretanto, com o uso de camundongos que carecem de receptores Fcγ, foi sugerido um importante papel para as respostas de ADCC mediadas pelas células NK como mecanismo de ação do Herceptin®.

Em geral, os anticorpos que reagem com antígenos na superfície das células tumorais também podem proteger o hospedeiro por opsonização e lise (modificada por proteínas reguladoras do complemento do hospedeiro) mediadas pelo complemento e por recrutamento de macrófagos e da função de ADCC das células NK pela ocupação dos receptores FcγRIII, embora esta última seja parcialmente anulada por sinais FcγRII inibitórios no caso dos macrófagos. Essas células que possuem FcR atuam não apenas como efetores citotóxicos, mas também como superfícies polivalentes que efetuam uma hiperligação pesada com células-alvo recobertas de anticorpos, proporcionando, em muitos casos, um sinal transmembrana que leva à apoptose ou à saída prematura do ciclo celular. Esse efeito parece sensibilizar as células neoplásicas à irradiação e à quimioterapia produtora de lesão do DNA e oferece a excitante perspectiva de novos tratamentos sinérgicos, cuja eficácia pode ser ampliada pela maior imunogenicidade das células em processo de destruição.

Imunoconjugados terapêuticos

Embora os anticorpos isolados sejam efetivos, foram realizados avanços excitantes na área dos imunoconjugados, particularmente no que se refere aos tumores sólidos. Os imunoconjugados terapêuticos consistem em um anticorpo dirigido contra um tumor ligado a um componente efetor tóxico, que pode ser um radioisótopo, uma toxina ou uma pequena molécula de fármaco. As

tentativas iniciais de tratamento de tumores com esses imunoconjugados foram desapontadoras, principalmente porque as cargas úteis citotóxicas conjugadas com os mAb eram agentes quimioterápicos convencionais (como a doxorrubicina), que não são tóxicos o suficiente quando administrados em pequenas doses. Estudos de dosimetria utilizando **radioimunoconjugados** indicaram que quantidades muito modestas, entre 0,01 e 0,001% do anticorpo administrado por grama de tumor sólido, alcançam efetivamente o local do tumor. Desse modo, se a dose inicial administrada ao paciente for de 10 micromolares, o que representa uma dose muito alta da maioria dos compostos citotóxicos, e menos de 0,01% dessa dose alcançar realmente o tumor, isso significa efetivamente que o fármaco ou a toxina efetores precisam atuar na faixa de picomolar. A natureza do problema pode ser compreendida quando se considera que muitos agentes quimioterápicos convencionais são efetivos na faixa de micromolar ou nanomolar alta.

Essa limitação levou a uma pesquisa de moléculas muito mais tóxicas para atuar como conjugados. As toxinas proteicas, como a exotoxina de *Pseudomonas* e a toxina da difteria, são altamente tóxicas *in vitro* e exibem atividade em modelos animais, mas também mostram-se altamente imunogênicas nos seres humanos e induzem rapidamente a produção de anticorpos neutralizantes, que limitam a sua eficácia e a possibilidade de administrar doses repetidas: um problema conhecido como resposta dos anticorpos humanos antitoxina (HATA). Em alguns casos, praticamente 100% dos pacientes desenvolveram respostas de HATA por ocasião do segundo tratamento com um imunoconjugado de toxina. Independentemente da resposta de HATA, outra desvantagem dos **imunoconjugados de toxina** consiste em uma síndrome que parece resultar de lesão inespecífica do endotélio induzida por toxina, denominada **síndrome do extravasamento vascular**, que também reduz as doses máximas toleradas desses conjugados que podem ser administradas. Entretanto, quando os pacientes apresentam imunossupressão grave, como, por exemplo, no caso de neoplasias hematológicas malignas, os imunoconjugados de toxina são benéficos; foram relatadas taxas de remissão completa muito impressionantes, aproximando-se de 70%, em pacientes com leucemia de células pilosas, utilizando um conjugado de anti-CD22-toxina de *Pseudomonas*.

Outra abordagem investigada durante vários anos tem por objetivo atual explorar as propriedades citotóxicas dos radionuclídios, como o iodo-131 e o ítrio-90, de modo a erradicar o tumor de uma forma altamente precisa. Vários ensaios clínicos foram conduzidos com esses radioimunoconjugados, e, embora tenham ocorrido alguns sucessos notáveis, os conjugados anti-CD20 marcados com Y^{90} e I^{131} para tratamento do linfoma não Hodgkin, por exemplo, os resultados geralmente foram decepcionantes. Tem sido difícil obter uma eficácia terapêutica com muitos radioimunoconjugados sem ultrapassar a **dose tolerada máxima**, e, com frequência, observam-se efeitos colaterais, como mieloablação. Foram feitas tentativas de reduzir esses efeitos tóxicos inespecíficos com o uso de emissores de partículas α, como astatina-211, que apresentam distâncias de penetração mais curtas do que os emissores β, o que diminui os danos colaterais às outras células. Essas manipulações produzem o efeito desejado, com absorção de doses até 1.000 vezes maiores nos órgãos-alvo com emissores α, em comparação com seus emissores β correspondentes. Todavia, há males que vêm para o bem, ou assim parece; os radioimunoconjugados de partículas α possuem meias-vidas que variam de 60 min a algumas horas ou mais, tornando-os impraticáveis para uso clínico rotineiro.

Por fim, a pesquisa de moléculas tóxicas na faixa picomolar alta levou à descoberta de inibidores da polimerização da tubulina (p. ex., auristatina) e moléculas que provocam rupturas do DNA de filamento duplo (p. ex., calicheamicina e espiramicina). Uma característica muito interessante desses agentes é que a sua conjugação com o anticorpo frequentemente os converte em **profármacos**, que exigem a retirada do anticorpo para readquirir a sua atividade. Como a ligação entre o fármaco e o anticorpo é estável no sangue, o conjugado praticamente não apresenta nenhuma toxicidade, até que seja ligado e internalizado por uma célula-alvo positiva para o antígeno. Hoje em dia, muitos desses **imunoconjugados de fármacos** estão em fase de ensaios clínicos ou foram aprovados para uso em uma variedade de cânceres, incluindo: leucemia mieloide aguda (anti-CD33–calicheamicina), câncer colorretal e pancreático (anti-CanAg–DM1), carcinoma de pulmão de pequenas células (anti-CD56–DM1), e várias outras neoplasias malignas (anti-HER2/Neu–DM1). Esforços consideráveis também estão sendo envidados para desenvolver compostos citotóxicos ainda mais potentes para a preparação de imunoconjugados de fármacos. Em virtude de sua estabilidade, potência e utilidade clínica, os imunoconjugados de fármacos pequenos provavelmente irão ocupar um lugar de destaque dentro de pouco tempo.

Ataque ao suprimento sanguíneo do tumor mediado por anticorpos

No caso dos tumores sólidos, são encontrados dois alvos principais. O primeiro é constituído por **metástases residuais mínimas na medula óssea**, que ocorrem em um terço à metade dos pacientes com câncer epitelial após tratamento radical curativo da lesão primária. O segundo consiste no **tecido reativo produzido pelo processo maligno**, como fibroblastos do estroma que expressam a glicoproteína F19 e vasos sanguíneos recém-formados.

Conforme discutido anteriormente, os tumores em geral não conseguem crescer além de 1 mm de diâmetro sem o suporte dos vasos sanguíneos. O tumor promove a formação desses vasos sanguíneos pela secreção de fatores angiogênicos, como VEGF. Os novos vasos sanguíneos são diferentes do ponto de vista tanto bioquímico quanto estrutural dos vasos sanguíneos normais em repouso e, portanto, proporcionam alvos diferenciais para anticorpos monoclonais terapêuticos, embora as próprias células cancerosas em um tumor sólido sejam menos vulneráveis aos anticorpos dirigidos contra antígenos específicos de sua superfície. Por conseguinte, os receptores para VEGF e Eph, a fibronectina oncofetal, as metaloproteases da matriz MMP-2 e MMP-9 e os marcadores de pericitos como aminopeptidase A e proteoglicano NG2 têm uma expressão alta e seletiva na vasculatura em processo de angiogênese. Esforços consideráveis têm sido envidados no desenvolvimento de inibidores da angiogênese, como anticorpos monoclonais humanizados contra o VEGF e o seu principal receptor, VEGF-R2.

Inibição da produção de citocinas pró-inflamatórias no ambiente do tumor

Com base na observação de que a produção de citocinas pró-inflamatórias, bem como metabólitos, por TAM e fibroblastos pode ser frequentemente benéfica para o tumor, pode haver casos nos quais anticorpos neutralizantes dirigidos contra o CSF-1, a IL-6, o TNF, o VEGF, bem como contra outras citocinas pró-inflamatórias e quimiocinas (ou, na verdade, seus receptores), podem exercer efeitos benéficos no sentido de reduzir o suprimento sanguíneo e a rede de suporte do estroma nas proximidades do tumor (Figura 16.12). Estudos realizados em camundongos demonstraram que os anticorpos neutralizantes contra o TNF, bem como os inibidores de NFκB, podem ter efeitos protetores em modelos de câncer de colo e de mama. Essas táticas também podem ser utilizadas para bloquear o recrutamento de macrófagos e outras células imunes que proporcionam ambientes imunossupressores de suporte para muitos tumores. O uso desses "antagonistas de macrófagos" está atualmente em fase de avaliação pré-clínica. É interessante observar que a terapia com anti-CXCR4 pode "mobilizar" células de LMC e LMA dos tecidos para o sangue, onde são mais vulneráveis à quimioterapia citotóxica; isso se deve à ruptura do direcionamento baseado no CXCR4 das células da LMC e LMA para os tecidos. Os inibidores de quinases que transduzem sinais de ocupação de receptores para essas citocinas e quimiocinas também estão em fase de avaliação.

Revelando respostas de células T latentes

Conforme assinalado anteriormente, os tumores exibem, com frequência, a presença de linfócitos infiltrantes, que parecem anérgicos, sugerindo que a reativação dessas células com estímulo apropriado, na direção correta, pode ser possível. De fato, uma dessas abordagens, o **bloqueio de proteínas de pontos de controle**, produziu resultados extremamente promissores nesses últimos anos, sugerindo que o avanço tão esperado na imunoterapia tumoral finalmente chegou.

Bloqueio do CLTA-4

No Capítulo 7, vimos que o CTLA-4 pode inibir a coestimulação do TCR por meio de elevação do limiar de ativação efetiva do TCR, em consequência da competição pelas moléculas CD80/CD86 das células dendríticas. O CTLA-4 é um homólogo de CD28, que apresenta maior avidez por CD80/CD86 do que CD28. Enquanto as células T virgens ou em repouso não expressam CTLA-4, as células T ativadas suprarregulam essa molécula na superfície das células T, onde o seu acúmulo além de determinado limiar possibilita a desativação das respostas das células T pelo sistema imune (Figura 16.9). Por conseguinte, a ativação das células T não apenas leva à expansão clonal e produção de efetores, como também proporciona o meio de interromper as respostas das células T. Infelizmente, o CTLA-4 também pode interromper o desenvolvimento de respostas das células T a tumores. Pouco depois da descoberta do papel do CTLA-4 na infrarregulação das respostas das células T a tumores, em meados da década de 1990, foi constatado que anticorpos dirigidos contra CD28 também reduziam as respostas antitumorais em camundongos. Por outro lado, anticorpos dirigidos contra o CTLA-4 aumentavam acentuadamente a eliminação dos tumores em modelos murinos, aparentemente em consequência da redução da razão entre células Treg Foxp3[+] e células T CD4[+] e CD8[+], dando a esperança de que essa estratégia poderia ser finalmente explorada para a imunoterapia do câncer. Outra vantagem dessa estratégia é que, como o alvo (*i. e.*, CTLA-4) encontra-se na célula T, e não no tumor, **ela não é dependente de um antígeno tumoral específico** e, em princípio, pode ser usada para diversos tipos de tumores. Por conseguinte, o bloqueio da interação do CTLA-4 com seus ligantes pode reforçar a capacidade dos linfócitos infiltrantes no tumor de executar a tarefa de atacar o tumor.

À semelhança de qualquer terapia direcionada para moléculas, a estrada que se estende desde a descoberta inicial até a clínica é longa e árdua. Entretanto, a terapia à base de mAb anti-CTLA-4 demonstrou produzir benefícios positivos em vários ensaios clínicos com uma variedade de tipos de tumores, incluindo melanoma, carcinoma de células renais e câncer de ovário. A primeira terapia direcionada com anti-CTLA-4 recebeu a aprovação da FDA como tratamento para o melanoma em 2011, criando, efetivamente, uma modalidade terapêutica totalmente nova, que foi denominada **terapia de bloqueio dos pontos de controle imunes** (Figura 16.20).

Bloqueio da PD-1

Outro ponto de controle imune intrínseco das células T também é regulado por interações da PD-1 na célula T com seus ligantes (PD-L1 e PD-L2), que são expressos em uma variedade de tipos celulares, incluindo tumores (Figura 16.20). À semelhança do CTLA-4, a PD-1 só é expressa nas células T ativadas; todavia, diferentemente do CTLA-4, a PD-1 inibe as respostas das células T por meio do recrutamento de moléculas para o TCR que diminuem a sinalização das células T. A PD-L1 é expressa em muitos tipos de células, incluindo células epiteliais, células endoteliais e células do sistema imune, enquanto a expressão da PD-L2 é muito mais restrita e parece ser limitada às APC. Foi demonstrado que os mAb dirigidos contra PD-L1 produzem uma notável resposta clínica em muitos tipos de tumores, incluindo melanoma, carcinoma de células não pequenas, carcinoma de células renais e linfoma de Hodgkin, e, após resultados promissores de fase 1 contra o melanoma avançado, a terapia com anticorpo anti-PD-1 recebeu a aprovação da FDA em 2014. Além disso, a imunoterapia combinada

com anti-CTLA-4/anti-PD-1 também demonstrou produzir sinais muito promissores no melanoma avançado, com uma regressão do tumor de 80% ou mais em cerca de 50% dos pacientes.

Bloqueio de outras proteínas de pontos de controle imunes

Embora as terapias que utilizam estratégias de bloqueio do CTLA-4 e da PD-1 estejam mais avançadas, outras moléculas de pontos de controle imunes ou moléculas inibitórias estão atualmente em fase de pesquisa. Essas moléculas incluem Lag-3, TIM-3 e VISTA. Uma estratégia relacionada envolve a inibição de membros da família da c-Cbl ubiquitina ligase, que foram implicados na dessensibilização do receptor de células T à estimulação pelo complexo peptídio-MHC. No Capítulo 7, verificamos que as células T virgens com deficiência de Cbl-b não têm necessidade de coestimulação dependente de CD28 para a sua ativação produtiva. Isso parece ser devido ao papel da Cbl-b na supressão de determinados sinais iniciados pelo TCR em circunstâncias normais, elevando, assim, o limiar de ativação das células T. Por conseguinte, as estratégias destinadas a inibir seletivamente a Cbl-b em células T que infiltram tumores podem diminuir o suficiente o seu limiar para ativação, de modo que possam ocorrer agora respostas imunes produtivas sem recorrer à coestimulação.

Problemas associados à terapia de bloqueio de pontos de controle imunes

Determinadas moléculas, como CTLA-4 e PD-1, desempenham claramente uma função importante no estabelecimento de limiares para a ativação das células T e no controle das respostas dessas

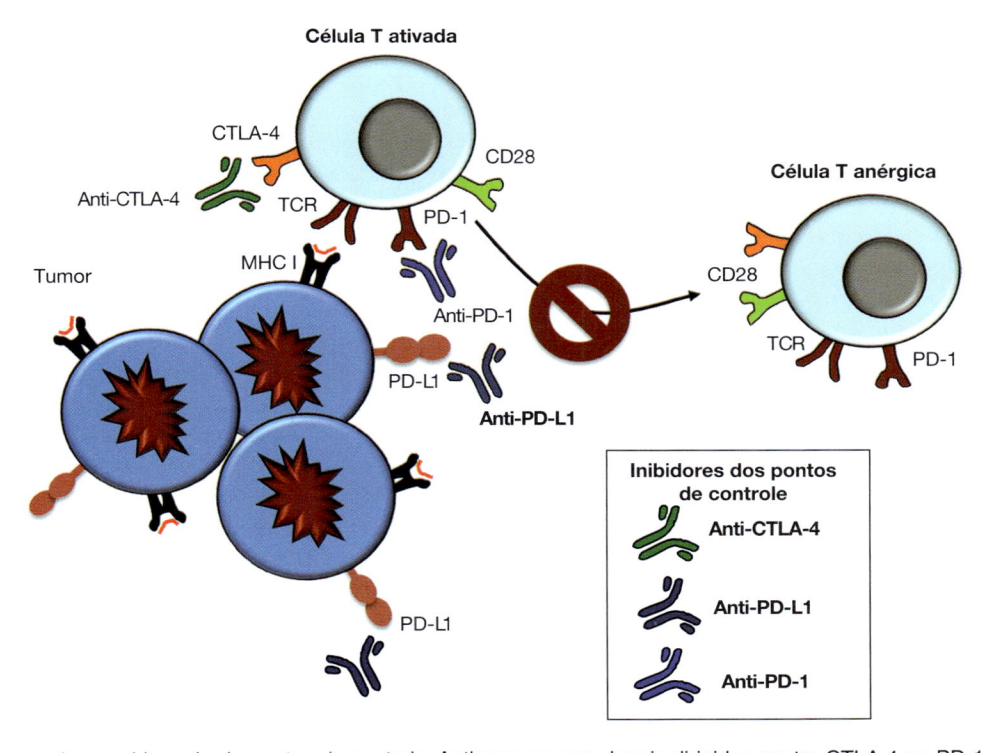

Figura 16.20 Imunoterapia com bloqueio de pontos de controle. Anticorpos monoclonais dirigidos contra CTLA-4 ou PD-1 na célula T ou, de modo alternativo, dirigidos contra PD-L1 ou PD-L2 no tumor ou em células dentro do estroma tumoral podem reativar células T previamente anergizadas dentro do leito tumoral, possibilitando a destruição eficiente pelas células T.

células quando ocorrem. Por conseguinte, existem efetivamente riscos associados à superação desses pontos de controle, entre os quais estão o desenvolvimento de autoimunidade. Com efeito, pacientes tratados com anticorpos anti-CTLA-4 podem desenvolver colite autoimune, dermatite, hepatite e outros efeitos colaterais. Entretanto, muitas dessas condições comportam muito menos risco à vida do que o câncer agressivo e podem ser tratadas com o uso de agentes imunossupressores, que não interferem acentuadamente na eliminação do tumor. Outro problema pode ser o ambiente imunossupressor do próprio tumor que pode impedir o desenvolvimento de respostas vigorosas das células T, apesar da elevação dos pontos de controle imunes. Por conseguinte, pode ser inicialmente necessário proceder à citorredução do tumor por meio de cirurgia ou tratamento prévio com quimioterapia ou radioterapia convencionais, de modo a possibilitar o desenvolvimento de respostas imunes vigorosas no contexto da terapia de bloqueio dos pontos de controle imunes.

Associação da inibição dos pontos de controle com outros tratamentos

Além de associar diferentes inibidores dos pontos de controle, cuja avaliação está sendo realizada em numerosos ensaios clínicos, é também provável que a associação de inibidores dos pontos de controle com outras formas de tratamento, como quimioterapia citotóxica convencional ou terapias direcionadas para moléculas, tenha a capacidade de produzir melhoras terapêuticas significativas. Os benefícios provavelmente são aditivos, e a inibição dos pontos de controle possivelmente também possui efeitos sinérgicos, privando o tumor de pelo menos parte da proteção oferecida por fatores secretados por TAM. Como alguns desses fatores, como a IL-6, exercem efeitos citoprotetores (p. ex., pela indução da expressão aumentada de genes antiapoptóticos), a criação de um ambiente antitumoral mais agressivo dentro do tumor tende a privá-lo de alguns de seus mecanismos protetores antiapoptóticos, tornando mais fácil a sua destruição por quimioterapia convencional.

Tratamento com citocinas independentes de antígenos

A primeira indicação clara de que a manipulação do sistema imune pode ser benéfica foi fornecida por estudos que utilizaram estratégias independentes de antígenos para reforçar de modo inespecífico a resposta imune a um tumor. As citocinas como a IL-2, a IFN e o TNF exercem efeitos pleiotrópicos sobre o sistema imune, e algumas delas demonstraram resultados promissores em modelos animais, bem como em contextos clínicos. A toxicidade sistêmica tem limitado a utilidade do TNF, que provoca hepatotoxicidade rápida e grave em modelos animais, sendo, portanto, de uso limitado no tratamento do câncer.

Tratamento com interleucinas

Foram administradas altas doses de IL-2 a pacientes com melanoma metastático ou câncer renal, e foi observada uma regressão pelo menos parcial do tumor em 15 a 20% dos pacientes, enquanto alguns deles apresentaram regressão completa. Os efeitos benéficos das altas doses de IL-2 podem ser atribuídos à estimulação das células T preexistentes reativas ao tumor ou à ativação das células NK. Com a ativação pela IL-2 ou IL-12, as células NK são capazes de destruir

uma variedade de células tumorais recentes *in vitro*, e, com base em estudos realizados em camundongos com glândulas mamárias contendo o oncogene *HER2/neu*, seria razoável conduzir um ensaio clínico para tratamento sistêmico com IL-12 em pacientes com câncer apresentando doença residual mínima, na tentativa de evitar a ocorrência de recidivas e inibir metástases incipientes. Devido aos resultados promissores observados com a administração de IL-2, foram conduzidos muitos ensaios clínicos subsequentes com vacinas antitumorais em associação com essa citocina.

Terapia com interferonas

Em ensaios clínicos que utilizaram IFNα e IFNβ, foram observadas uma taxa de resposta objetiva de 10 a 15% em pacientes com carcinoma renal, melanoma e mieloma, uma taxa de resposta aproximada de 20% entre pacientes com sarcoma de Kaposi, uma taxa de resposta positiva de cerca de 40% em pacientes com vários linfomas e uma taxa notável de 80 a 90% entre pacientes com leucemia de células pilosas e micose fungoide.

Quanto aos mecanismos dos efeitos antitumorais, as INF em alguns tumores podem atuar principalmente como agentes antiproliferativos; em outros tumores, a ativação das células NK e dos macrófagos pode ser importante, enquanto o aumento da expressão de moléculas do MHC da classe I pode tornar os tumores mais suscetíveis ao controle por mecanismos efetores imunes. Em algumas circunstâncias, o efeito antiviral também pode contribuir.

Em doenças como o câncer de células renais e a leucemia de células pilosas, as IFN induziram respostas em uma proporção significativamente mais alta de pacientes do que as terapias convencionais. Entretanto, dentro de um contexto mais amplo, a maioria dos pesquisadores acredita que o seu papel seja no tratamento combinado (p. ex., com imunoterapia ativa ou em associação a vários agentes quimioterápicos, em que foi constatada uma ação sinérgica em sistemas de tumores murinos). A IFNα e a IFNβ possuem ação sinérgica com a IFNγ, e esta última tem efeito sinérgico com o TNF. A IFNα atua como sensibilizadora à radiação, e a sua capacidade de aumentar a expressão dos receptores de estrogênio em culturas de células de câncer de mama sugere a possibilidade de combinar a IFN com agentes antiestrogênicos no tratamento dessa doença.

Fatores estimuladores de colônias

O desenvolvimento celular normal começa a partir de uma célula-tronco imatura com capacidade de autorrenovação ilimitada, prossegue com progenitores comprometidos e termina com células diferenciadas específicas de cada linhagem, com pouco ou nenhum potencial de autorrenovação. O tratamento direcionado para induzir a diferenciação das células tumorais baseia-se na hipótese de que a indução da maturação celular diminui e, possivelmente, suprime a capacidade de divisão do clone maligno. Ao longo dessas linhas, foi demonstrado que o GM-CSF intensifica a diferenciação, diminui a capacidade de autorrenovação e suprime a leucemogenicidade das células mieloides murinas. Atualmente, ensaios clínicos estão sendo conduzidos com produtos humanos recombinantes.

Mais de 100 anos transcorreram desde que o médico Coley deu o seu nome à mistura de produtos microbianos, denominada **toxina de Coley**. Essa mistura certamente ativa o sistema imune inato e produz remissão em uma minoria de pacientes. Foi sugerido que esses efeitos benéficos podem ser atribuídos à liberação de

TNF, visto que o endotélio vascular dos tumores é excessivamente sensível à lesão por essa citocina, e ocorre rapidamente necrose hemorrágica. É questionável se são alcançados níveis críticos de TNF nos seres humanos, visto que eles seriam muito tóxicos, embora um estudo envolvendo a perfusão de um membro isolado com TNF, IFNγ e melfalana tenha provocado lesões do endotélio tumoral, sem afetar a vasculatura normal. Há opiniões de que o fenômeno de Coley possa estar mais ligado ao reforço de uma imunidade antitumoral fraca preexistente.

Abordagens com vacinação

As respostas mediadas por células T, e não os anticorpos, tendem a ser mais efetivas no combate aos tumores sólidos, particularmente os que expressam antígenos intracelulares processados em sua superfície. Além disso, como os tumores são, em sua maioria, negativos para o MHC da classe II, parece que estamos nos concentrando essencialmente em respostas das células T citotóxicas CD8, embora as células T CD4 possam estar envolvidas em reações protetoras contra a vascularização associada aos tumores e sejam necessárias para a persistência das células T CD8.

Vacinação com antígenos virais

Com base na observação de que determinados tipos de câncer (p. ex., linfoma, carcinoma cervical, carcinoma hepatocelular) são causados por vírus oncogênicos, esforços estão sendo envidados para preparar vacinas apropriadas contra esses vírus. Os vírus associados ao câncer incluem o vírus Epstein-Barr (EBV), o papilomavírus humano (HPV), o vírus da hepatite B (HBV), o vírus da hepatite C (HCV), o vírus da leucemia de células T humanas-1 (HTLV-1) e o herpes-vírus associado ao sarcoma de Kaposi (KSHV). Os progressos no desenvolvimento de vacinas antitumorais têm sido dificultados pela baixa imunogenicidade de muitas das vacinas potenciais testadas. Felizmente, algumas dessas vacinas estão agora em fase de ensaios clínicos, e já iniciamos a era da vacinação contra vários tipos de câncer.

Papilomavírus humano

O HPV representa o garoto-propaganda de uma estratégia de vacinação bem-sucedida contra um câncer induzido por vírus, e, atualmente, pelo menos duas vacinas profiláticas diferentes dirigidas contra o HPV foram aprovadas para uso clínico. O HPV é endêmico na população humana, e cerca de 50% das mulheres tornam-se HPV-positivas em torno dos 24 anos; esse vírus é responsável pelo desenvolvimento da maioria dos carcinomas cervicais em mulheres, bem como pelo desenvolvimento de verrugas genitais, anais e penianas. No mundo inteiro, **o câncer do colo do útero constitui a segunda causa mais comum de câncer em mulheres**, e, a cada ano, quase 50% das mulheres com diagnóstico de câncer cervical (cerca de 500.000 no mundo inteiro) morrem dessa causa.

A pesquisa de uma vacina contra o HPV começou no final da década de 1980 e culminou com a aprovação da primeira vacina contra HPV profilática em 2006. Um ano depois, outra vacina contra HPV profilática também foi aprovada para uso humano. Essas vacinas demonstraram ser altamente efetivas contra o desenvolvimento do câncer do colo do útero em mulheres. Ambas as vacinas são compostas de proteína L1 recombinante, uma das duas proteínas do nucleocapsídio do HPV, derivada dos genótipos mais comuns do HPV, o HPV tipos 16 e 18, que são responsáveis por quase 70% dos cânceres cervicais. A proteína do nucleocapsídio L1 é montada em partículas semelhantes a vírus, que são morfologicamente idênticas aos víríons do HPV, porém obviamente não infecciosas; essa proteína produz uma resposta vigorosa de anticorpos neutralizantes, que confere proteção contra a infecção pelo HPV a partir de superfícies mucosas e epiteliais.

A vacinação contra HPV deve ser realizada idealmente antes que tenha ocorrido infecção, o que, na prática, significa antes de iniciar a atividade sexual. Embora isso não tenha sido investigado até o momento, é possível que as vacinas contra HPV possam demonstrar algum benefício nos estágios displásicos pré-cancerosos iniciais da progressão do câncer do colo do útero (i. e., após a ocorrência da infecção).

Vírus da hepatite B

No mundo inteiro, a infecção crônica pelo vírus da hepatite B é responsável por 80% de todos os cânceres de fígado e constitui uma importante causa de mortalidade. Embora a primeira vacina contra o HBV tenha se tornado disponível em 1981, essa vacina era baseada em plasma inativado obtido de doadores infectados e foi retirada do mercado em 1990, devido ao desenvolvimento de uma vacina mais segura e mais efetiva produzida por meio de uma abordagem de subunidades recombinantes. A vacina contra HBV contém uma forma recombinante de uma das proteínas do envelope viral, o antígeno de superfície da hepatite B (HBsAg). A imunização leva à produção de anticorpos neutralizantes vigorosos dirigidos contra o HBsAg, e a vacinação de recém-nascidos levou a uma acentuada redução das taxas de câncer de fígado. As tentativas de desenvolver uma vacina contra o vírus HCV relacionado tiveram pouco sucesso até o momento, apesar de vários ensaios clínicos conduzidos nos últimos anos. As vacinas baseadas em proteínas recombinantes, peptídios e DNA que codifica proteínas virais estão todas em vários estágios de desenvolvimento.

Há também estudos em andamento para o desenvolvimento de uma vacina contra EBV, que é responsável pelo linfoma de Burkitt, bem como pelo carcinoma nasofaríngeo, um dos cânceres mais comuns na China. A cavidade orofaríngea constitui o principal local de infecção pelo EBV, e a transmissão ocorre por contato oral, razão pela qual foi denominada "doença do beijo". A principal glicoproteína de superfície do EBV, a gp350/220, constitui o principal alvo dos anticorpos neutralizantes contra EBV, e foram desenvolvidas várias vacinas potenciais baseadas na gp350/220, porém essas vacinas geralmente necessitam de adjuvantes fortes para estimular imunidade suficiente.

Imunização com células tumorais integrais

Diversas abordagens que utilizam preparações de células tumorais integrais tanto autólogas quanto alogênicas foram tentadas em um esforço de desencadear respostas antitumorais. Essa abordagem tem a vantagem de que não precisamos necessariamente conhecer a identidade do antígeno envolvido. A desvantagem é que os tumores são, em sua maioria, fracamente imunogênicos e não apresentam antígenos efetivamente, de modo que não conseguem suplantar a **barreira à ativação das células T em repouso**. Convém lembrar que o complexo MHC-peptídio de superfície por si só não é suficiente; é necessária a coestimulação com moléculas, como B7–1 e B7–2 e, possivelmente, com determinadas citocinas para induzir as células T em G0 a sofrer proliferação e diferenciação ativas. Entretanto, após alcançar esse estágio, a **célula T ativada não precisa mais da coestimulação acessória** para reagir ao seu alvo, pelo qual possui avidez acentuadamente aumentada, em virtude da suprarregulação de moléculas de ligação acessória, como CD2 e LFA-1 (Figura 16.21). As abordagens de imunização com células integrais em grande parte não tiveram sucesso em ensaios clínicos realizados em seres humanos, possivelmente devido à quantidade muito limitada de moléculas antigênicas presentes nas células integrais, nas quais a maioria das proteínas presentes não é imunogênica.

Com o fornecimento de uma coestimulação apropriada, foram relatados resultados alentadores, pelo menos em modelos animais. A vacinação com células do melanoma murino transfectadas com B7 produziu células efetoras citolíticas CD8+, que protegeram contra a exposição subsequente ao tumor; em outras palavras, a transfecção permitiu que as células do melanoma apresentassem eficientemente seus próprios antígenos, enquanto as células não transfectadas eram alvos vulneráveis das células T citotóxicas assim produzidas. Uma observação reveladora adicional foi a de que uma linhagem de melanoma não imunogênica irradiada, que tinha sido transfectada com um vetor retroviral portador do gene *GM-CSF*, estimulou imunidade antitumoral potente e específica, quase certamente ao intensificar a diferenciação e a ativação das células apresentadoras de antígenos do hospedeiro.

Uma abordagem menos sofisticada, porém mais conveniente, que utiliza, em última análise, mecanismos semelhantes, envolve a administração das células do melanoma irradiadas juntamente com BCG que, ao estimular os receptores TLR e ao gerar uma quantidade abundante de citocinas inflamatórias, aumenta a eficiência de apresentação dos antígenos tumorais derivados de células necróticas. Em um estudo em larga escala com mais de 1.500 pacientes, 26% dos indivíduos vacinados estavam vivos dentro de 5 anos em comparação com apenas 6% daqueles tratados com a melhor terapia convencional disponível.

Vacinação contra neovascularização

Os tumores sólidos são constituídos de células malignas, bem como de uma variedade de tipos celulares não malignos, denominados coletivamente células do estroma, como as células endoteliais e os fibroblastos. Como os tumores sólidos não podem crescer e alcançar qualquer dimensão apreciável sem um suprimento sanguíneo, esses tumores estimulam a produção de novos vasos sanguíneos por meio da secreção de fatores angiogênicos, como o VEGF, que estimulam a proliferação das células endoteliais. Como os tumores em crescimento são altamente dependentes de seu suprimento sanguíneo, o ataque à vascularização do tumor por uma ação direcionada contra os antígenos seletivamente expressos nesses vasos sanguíneos pode privar o tumor de oxigênio e nutrientes, provocando regressão, como seria esperado. O VEGF, um dos membros de uma família de fatores angiogênicos, exerce seus efeitos por meio da interação com o seu receptor correspondente, o VEGF-R2 (também conhecido como KDR nos seres humanos e Flk-1 nos camundongos), que fornece sinais capazes de promover a proliferação, a sobrevida e a motilidade das células endoteliais. Os anticorpos dirigidos contra o VEGF-R2 ou, na verdade, contra o próprio VEGF podem bloquear a angiogênese tumoral em modelos de tumores murinos, porém a sua aplicação na prática clínica tem sido dificultada em decorrência de problemas relacionados com a administração de quantidades suficientes desses agentes para bloquear por completo a atividade do VEGF-R2. Uma estratégia alternativa envolve a **quebra da tolerância imune** às células endoteliais positivas para VEGF-R2

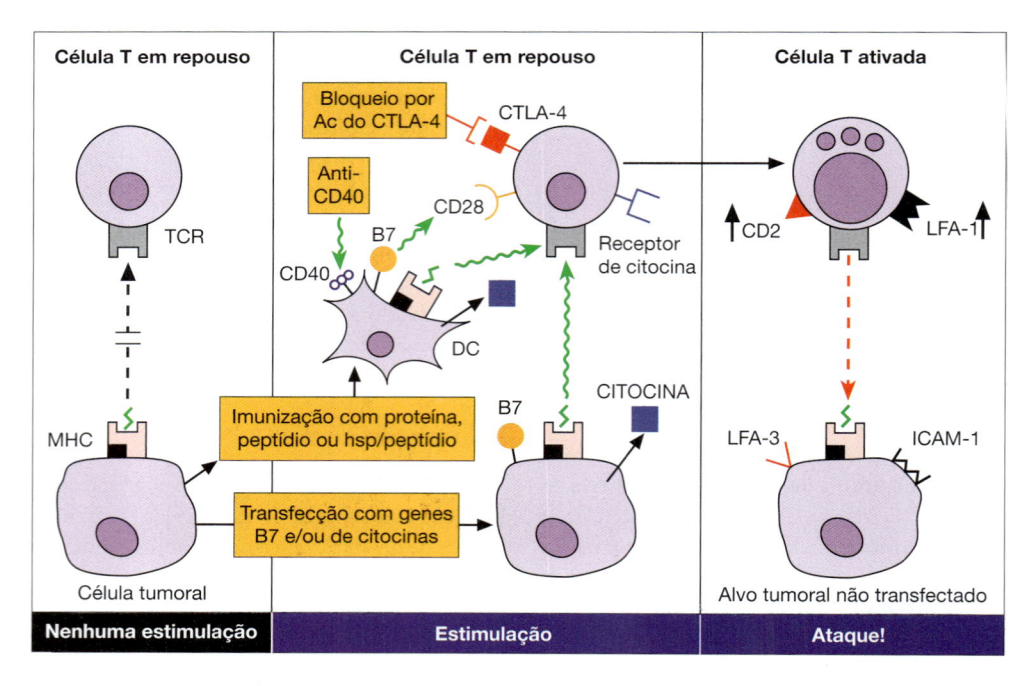

Figura 16.21 Imunoterapia por transfecção com moléculas coestimuladoras. O tumor pode apenas estimular as células T em repouso com o auxílio coestimulador de B7–1 e B7–2 (CD80/CD86) e/ou das citocinas, como GM-CSF, IFNγ e várias interleucinas (IL-2, IL-4 e IL-17). O bloqueio de CTLA-4 aumenta a imunogenicidade. Como alternativa, a célula T pode ser estimulada diretamente por antígenos tumorais apresentados por células dendríticas (DC), que podem ser ativadas por ligação cruzada de seu CD40 de superfície com o anticorpo. Uma vez ativada, a célula T com moléculas acessórias suprarreguladas pode então atacar o tumor original que carece de coestimuladores.

por meio de exposição de células dendríticas geradas *in vitro* com VEGF-R2 solúvel, seguida de transferência dessas células de volta ao animal. Uma importante vantagem dessa abordagem é que o endotélio do tumor, diferentemente do próprio tumor, é, em geral, estável, visto que representa um tecido não transformado, tornando improvável o aparecimento de células mutantes que tenham perdido a expressão do VEGF-R2. Foi relatado que essa estratégia produz anticorpos neutralizantes específicos contra VEGF-R2, bem como células citotóxicas capazes de destruir efetivamente as células endoteliais.

Terapia com vacinas de subunidades

A diversidade de antígenos tumorais potenciais identificados até hoje (ver Tabela 16.1) levou a um considerável investimento em ensaios clínicos terapêuticos, utilizando peptídios como vacinas. Devido ao trabalho pioneiro na caracterização dos antígenos específicos do melanoma, esse tumor tem sido o foco de numerosos estudos que exploram por completo a base acadêmica da imunologia moderna. Foram obtidos resultados alentadores em termos de benefícios clínicos ligados à geração de células T citotóxicas (CTL) após vacinação com peptídios complexados com proteínas do choque térmico ou modificados em resíduos de âncora da classe I para melhorar a ligação do MHC. Esses peptídios foram administrados isoladamente, utilizando vírus recombinantes (vírus da varíola aviária, adenovírus, vacínia) ou na forma de DNA desnudo, juntamente com adjuvante. A inclusão de fatores acessórios, como IL-2, GM-CSF, e o **bloqueio de CTLA-4** podem ser cruciais para o sucesso. Vacinas peptídicas potencialmente tolerogênicas podem ser convertidas em *primers* vigorosos para respostas das CTL por meio de ativação do CD40 com um anticorpo de ligação cruzada, que pode substituir o auxílio das células T na ativação direta das CTL (Figura 16.22). Foi também constatado que o tratamento com anti-CD40 isoladamente protege de modo parcial os camundongos com células do linfoma **CD40-negativas**,

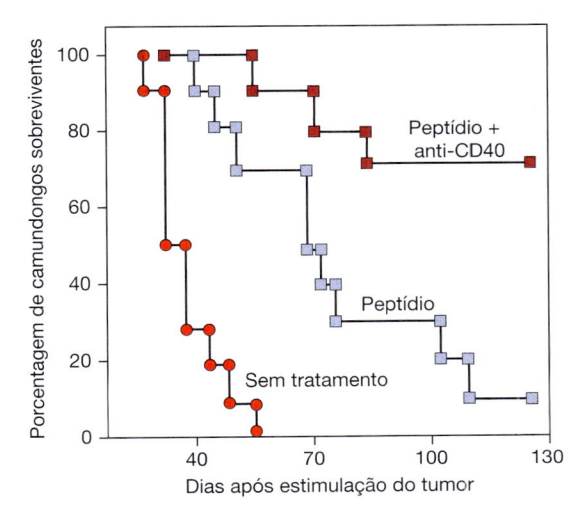

Figura 16.22 A ligação do CD40 aumenta o efeito protetor de uma vacina peptídica contra um tumor preexistente. Seis dias após a injeção de células singênicas transformadas por papilomavírus humano-16 (HPV16), os camundongos foram imunizados com o peptídio HPV16-E7 em adjuvante de Freund incompleto, com ou sem anticorpo monoclonal anti-CD40, ou foram mantidos sem tratamento. (Fonte de dados: Diehl L. *et al.* (1999) *Nature Medicine* **5**, 774.)

um efeito atribuído à ativação das APC dendríticas endógenas (ver Figura 16.21). Todavia, embora tenham sido relatadas algumas indicações promissoras de respostas imunes aos tumores com o uso dessas abordagens, a avaliação de múltiplos ensaios clínicos com vacinas, envolvendo 440 pacientes portadores principalmente de melanomas, produziu uma taxa de resposta objetiva de apenas 2,6%. Esse dado estatístico desanimadoramente baixo é bastante sério e sugere que ainda falta um caminho a percorrer antes que qualquer otimismo possa ser justificado.

Entretanto, seria prematuro descartar as abordagens de vacinação nesse estágio, visto que é preciso ter em mente que todos os ensaios clínicos conduzidos com essas vacinas foram realizados em pacientes com doença avançada. Além disso, todos os tratamentos padrão também falharam com frequência nesses indivíduos. A vacinação com antígenos tumorais pode demonstrar ser mais bem-sucedida quando se estabelece um diagnóstico precoce ou quando existe uma predisposição genética a uma forma familiar de câncer, como medida preventiva contra o desenvolvimento de tumor.

Expansão *ex vivo* de linfócitos ou células dendríticas

Transferência adotiva de células

A transferência adotiva de células (ACT) com grandes quantidades de células T expandidas *ex vivo* pode superar algumas das barreiras ao tratamento efetivo que são encontradas com as abordagens de vacinação convencionais (Figura 16.23). Pode ser até mesmo possível submeter a engenharia genética as células adotivas transferidas, de modo a expressar constitutivamente citocinas, como IL-2 ou GM-CSF, para reforçar a sua atividade. Uma abordagem alternativa, que será discutida de modo mais detalhado adiante, consiste na introdução de um receptor de células T artificial de modo que a célula T reinfundida seja capaz de reconhecer diretamente um antígeno tumoral, sem recorrer à apresentação de antígeno baseada no MHC pelo tumor. Por mais improvável que possa parecer esta última abordagem, as células T que exibem receptores de antígenos quiméricos (células T CAR) demonstraram ser muito promissoras em múltiplos ensaios clínicos. Retornando às células Tc convencionais, a geração de células T efetoras citotóxicas *ex vivo* tem o potencial de revelar respostas que não são evidentes em um ambiente onde podem estar presentes fatores inibitórios derivados do tumor ou células T reguladoras. A abordagem típica consiste em isolar células T dos pacientes e, em seguida, expandi-las *in vitro*, na presença de concentrações altas de IL-2 (Figura 16.23). Para aumentar ao máximo a probabilidade de expandir precursores raros de células T reativas ao tumor, é atualmente comum utilizar células dendríticas maduras que expressam sinais coestimuladores, juntamente com uma fonte de antígeno tumoral. Depois de um período de 2 a 3 semanas, pode-se obter uma expansão das células T de 1.000 vezes. Essas células T CD8 expandidas *in vitro* são então transferidas de volta ao paciente (até 10^{11} células por indivíduo!), mas podem desaparecer rapidamente se a carga tumoral for grande. A administração de IL-2 *in vivo* ou a cotransferência de células T CD4 podem melhorar a sobrevida das células T CD8; **a presença de células T CD4 parece ser crucial para a persistência das células T CD8** e para a função efetora citotóxica ideal. O insucesso das abordagens de vacinação que utilizam predominantemente peptídios com moléculas da

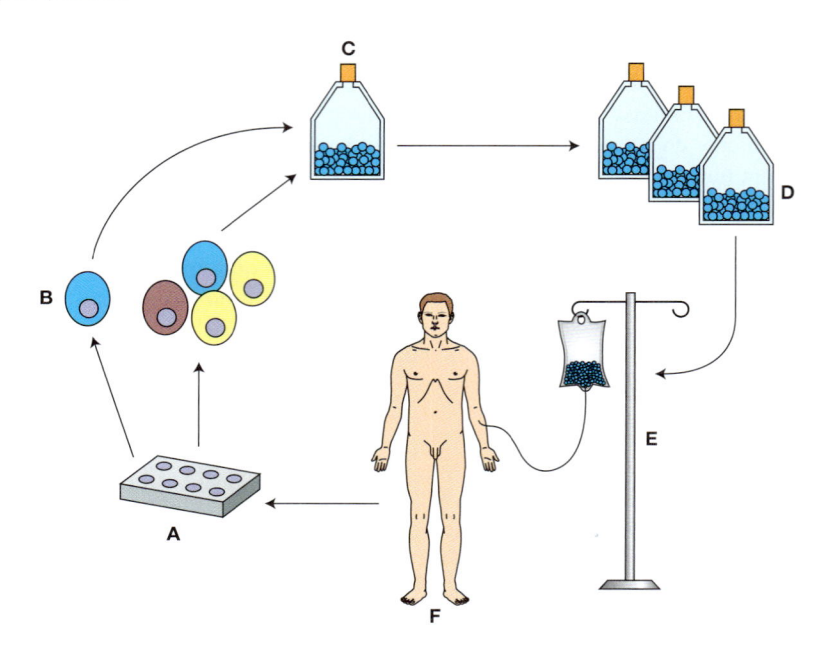

Figura 16.23 Aumento da eficácia da imunoterapia baseada na transferência adotiva de células. Diversas estratégias estão sendo utilizadas para aumentar a eficácia da terapia com células adotivas, usando células T expandidas *ex vivo*. **A.** As células T reativas ao tumor (em *azul-escuro*) obtidas do paciente são estimuladas *in vitro* por células apresentadoras de antígenos (APC). Para intensificar a estimulação das células T reativas ao tumor, as APC podem ser transfectadas com genes que codificam antígenos tumorais. **B.** A seleção de clones ou linhagens de células T reativas ao tumor pode ser melhorada utilizando tetrâmeros de peptídio-MHC ou anticorpos duplamente específicos para estimular os precursores das células T. **C e D.** Em seguida, as células específicas contra o tumor são expandidas em IL-2, sendo o processo seguido de infusão intravenosa das células T específicas contra o tumor no paciente (**E**). **F.** A persistência bem-sucedida das células T transferidas pode ser prolongada por meio de deleção prévia dos linfócitos do hospedeiro e/ou administração de citocinas homeostáticas (IL-2, IL-15, IL-21) após a infusão. (Adaptada de Riddell S.R. (2004) *Journal of Experimental Medicine* **200**, 1533.)

classe I pode ser atribuído à falta de expansão das células T CD4, e isso talvez deva ser considerado em estudos futuros. A ACT dos linfócitos expandidos *in vitro* em hospedeiros com depleção de linfócitos pode resultar em até **75% das células T circulantes com atividade antitumoral**, ou seja, bem acima dos níveis observados com vacinas peptídicas.

Embora o número de indivíduos que receberam essa terapia à base de ACT ainda seja pequeno, foram relatadas taxas de resposta objetiva muito impressionantes, de 40 a 50%, em pacientes com melanoma e depleção de linfócitos, com persistência das células transferidas por um período de até 4 meses. Evidentemente, é preciso ter em mente a existência de alguns riscos quando se transferem quantidades tão grandes de linfócitos ativados em um paciente, no mínimo a possibilidade de provocar autoimunidade contra outros tecidos além do tumor. Nessas situações, uma seleção cuidadosa dos antígenos tumorais para favorecer os que não estão expressos ou que exibem expressão mínima em outros tecidos além do tumor é evidentemente essencial.

Existem algumas indicações de que a erradicação do tumor mediada por linfócitos possa ser simplesmente um jogo de números. Embora as abordagens de vacinação com peptídios possam aumentar em 5 a 10 vezes o número de células reativas ao tumor, isso é muito pouco em comparação com observações de que até 40% das células T CD8 circulantes são reativas ao EBV em pacientes com mononucleose infecciosa. Indicações iniciais sugerem que a ACT é capaz de alcançar esses números impressionantes de células T específicas, particularmente quando associados a linfodepleção prévia. O ambiente linfopênico pode ser favorável, visto que isso pode proporcionar um espaço no compartimento linfoide para a chegada das células T e criar menos competição por citocinas homeostáticas, como a IL-7 e a IL-15. Outra vantagem dessa abordagem é que a depleção dos linfócitos do receptor pode remover as células T supressoras/reguladoras que se acredita possam desempenhar um papel significativo na atenuação das respostas antitumorais iniciais.

Terapia com células T com receptores de antígenos quiméricos

Uma abordagem interessante e altamente sofisticada para a transferência adotiva de células T, que demonstrou ser promissora em vários ensaios clínicos de pequeno porte, consiste na introdução *ex vivo* de **receptores de antígenos quiméricos (CAR)** artificiais, que são específicos para antígenos tumorais ou antígenos altamente expressos em células transformadas, em células T provenientes do paciente (Figura 16.24). As células T autólogas reformuladas são então reinfundidas no paciente, porém agora estão equipadas com um meio de **reconhecer diretamente o tumor de uma maneira totalmente independente da especificidade do TCR apresentado pela célula T CAR**. Os CAR são construídos pela combinação do sítio de ligação de antígeno de um anticorpo monoclonal dirigido contra um antígeno tumoral com alguns dos componentes de sinalização intracelular de um receptor de célula T (p. ex., cadeia ζ CD3). Esse receptor artificial possibilita o reconhecimento do antígeno no tumor, independentemente da restrição do MHC, enquanto conserva as propriedades antitumorais desejáveis de uma célula T (Figura 16.24). A ideia geral é a de que, com o reconhecimento do antígeno pelo ectodomínio

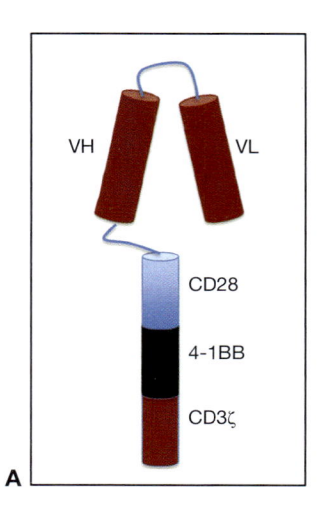 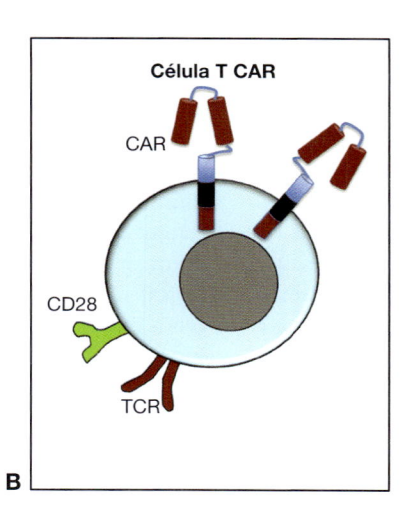 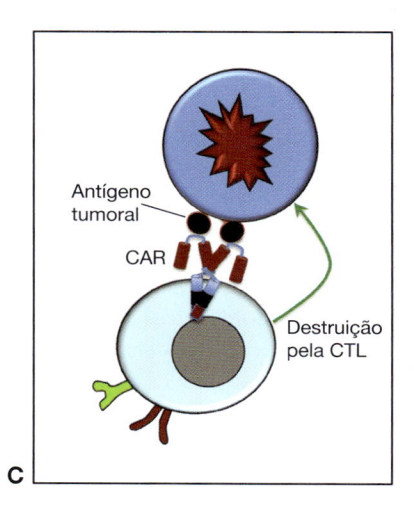

Figura 16.24 Células T com receptor de antígeno quimérico (CAR) dirigidas contra antígenos tumorais. As células T CAR são construídas por meio da introdução de um plasmídio que codifica um CAR artificial (**A**), que é específico para determinado antígeno tumoral ou um antígeno altamente expresso em células transformadas (como CD20), em células T provenientes do paciente (**B**). As células T CAR são capazes de reconhecer e destruir tumores de modo independente da especificidade do receptor de células T (TCR) da célula T produzida por engenharia (**C**). A parte citoplasmática do CAR contém elementos do CD28 e do complexo do correceptor CD3, que substituem a necessidade de coestimulação das células T CAR por CD80/CD86. CTL, célula T citotóxica.

do CAR por meio da ligação ao antígeno situado na membrana plasmática do tumor, o CAR torna-se agregado na célula T e leva à ativação da atividade citotóxica dessa célula contra o tumor. Para atuar, o domínio intracitoplasmático do CAR (*i. e.*, o endodomínio) precisa simular tanto a estimulação do TCR natural quanto a coestimulação por meio do CD28. Esse requisito é obtido pela combinação dos componentes do correceptor CD28 bem como dos motivos de ativação baseado na tirosina do imunorreceptor (ITAM) presentes no domínio ζ CD3 citoplasmático do complexo do TCR (Figura 16.24).

Embora a terapia com células T CAR adotivas possa parecer quase demasiado sofisticada para atuar efetivamente na prática, essa abordagem demonstrou ser promissora o suficiente em modelos murinos pré-clínicos para ser objeto de múltiplos ensaios clínicos de pequena escala em seres humanos, utilizando CAR dirigidos contra o CD19, que está hiperexpresso em várias neoplasias malignas de células B. Com efeito, os resultados obtidos no linfoma não Hodgkin têm sido impressionantes, e foi observada taxa de remissão completa de cerca de 90% na leucemia linfoblástica aguda. Há também CAR direcionados para o CD20 e o CD30 em fase de desenvolvimento. Poderíamos perguntar por que as células T CAR são necessárias quando a simples infusão de mAb, como o anticorpo anti-CD20, tem sido tão bem-sucedida no tratamento dos linfomas? Entretanto, as células T CAR oferecem o potencial de trânsito ativo para os locais tumorais, expansão *in vivo*, persistência a longo prazo e destruição mais completa das células tumorais. Além disso, essas terapias têm o potencial de constituir tratamentos de "único disparo", que induzem remissões completas e duradouras.

Dessa maneira, quais são as desvantagens? É preciso admitir que esses tratamentos são inerentemente perigosos. A não ser que as células T CAR sejam 100% específicas para determinado antígeno tumoral, existe o risco de efeitos fora do alvo capazes de eliminar populações de células endógenas. Com efeito, isso é o que acontece para as terapias disponíveis com células T CAR que têm como alvo CD19 ou CD20, que também estão expressos em células B não

transformadas. Todavia, esse efeito colateral pode ser reduzido pela infusão de imunoglobulinas. A substituição da função de outras populações celulares, como células T endógenas, se for contemplado o uso de CAR direcionados contra leucemias de células T ou linfomas, é mais problemática. Além disso, é preciso observar que qualquer terapia que envolva a retirada das células do próprio paciente, a sua modificação por meio da introdução de um novo gene, seguida de reintrodução no paciente, leva inevitavelmente a problemas relacionados com a produção inadvertida de novas mutações. O problema aqui é que a introdução do transgene CAR pode acabar transformando a população de células T CAR se o transgene ficar integrado próximo a um proto-oncogene ou dentro de um gene supressor tumoral. Outra limitação da abordagem é que o antígeno tumoral precisa estar expresso na superfície, o que não é o caso na grande maioria dos antígenos tumorais. Outro aspecto mais grave é que a atividade citolítica excessiva pode levar à síndrome de resposta inflamatória sistêmica (SRIS), que pode ser rapidamente fatal, envolvendo a produção excessiva de TNF e/ou IL-6 em virtude da hiperativação de grandes números de células T CAR. E, por fim, a geração de células T CAR tende a ser de alto custo e precisa ser adaptada às células do próprio paciente. É verdade que os orçamentos para saúde não são ilimitados, e, com frequência, as análises de custo-benefício descartam certas terapias simplesmente por não serem economicamente viáveis.

Apesar de todos os problemas mencionados, o desenvolvimento de terapias à base de CAR está avançando, e deverão ocorrer progressos excitantes nessa área no futuro próximo.

Terapia com células NK

Anteriormente, mencionamos a possível importância das células NK na vigilância e na destruição dos tumores, de modo que é lógico considerar que a expansão *in vivo* ou a transferência adotiva de grandes números de células NK ativadas também possa ter benefícios clínicos. As terapias à base de células NK estão um pouco atrasadas em relação às abordagens baseadas em células T, embora não estejam sendo negligenciadas. Ensaios clínicos realizados em pacientes com câncer avaliaram os efeitos da administração subcutânea diária de doses baixas de IL-2, após quimioterapia citotóxica em altas doses, quanto aos efeitos produzidos sobre as contagens de células NK e o nível de ativação nesses indivíduos. Embora se tenha observado a ocorrência de expansão, essas células NK não parecem ter atividade citotóxica máxima, talvez devido aos receptores NK inibitórios, que encontram os ligantes apropriados no tumor. Tentativas mais recentes envolveram o uso de células NK de **doadores haploidênticos** aparentados para tratamento de pacientes com leucemia mieloblástica aguda com prognóstico sombrio. Nesse caso, o objetivo é obter uma incompatibilidade parcial entre as células NK do doador e o receptor passível de provocar a ativação das células NK e, em consequência, maior destruição do tumor. A expansão e a persistência das células NK do doador foram observadas após imunossupressão dos receptores com altas doses, e foi obtida uma remissão completa em 5 de 19 pacientes – na verdade, sinais encorajadores.

Terapia com células dendríticas

O poder absoluto da **célula dendrítica** para a iniciação das respostas das células T tem sido foco de uma série constantemente crescente de estratégias imunoterapêuticas, que induziram respostas imunes protetoras específicas contra tumores por meio da injeção de células dendríticas isoladas e carregadas com lisados tumorais, antígenos tumorais ou peptídios derivados. Foi obtido um sucesso considerável em modelos animais e cada vez mais em pacientes humanos (Figura 16.25). O grande número de células dendríticas necessário para cada tratamento individual do paciente é obtido pela expansão de precursores CD34-positivos da medula óssea por meio de cultura com GM-CSF, IL-4 e TNF e, algumas vezes, com moléculas adicionais, como o fator de células-tronco (SCF) e o ligante da tirosinoquinase 3 semelhante a Fms (Flt3). Os monócitos CD14-positivos obtidos do sangue periférico são mais facilmente acessíveis e geram células dendríticas na presença de GM-CSF e IL-4; todavia, essas células precisam sofrer maturação adicional com TNF, o que aumenta o custo e a probabilidade de contaminação bacteriana. Outra abordagem consiste em expandir as células dendríticas *in vivo* pela administração do ligante Flt3. As contagens de células dendríticas no sangue circulante aumentam em 10 a 30 vezes, e essas células podem ser coletadas por leucoférese.

Alguns aspectos gerais podem ser mencionados. Em primeiro lugar, quando são utilizados peptídios para carregar as células dendríticas, é preciso identificar as sequências que se ligam firmemente a determinado haplótipo do MHC da classe I; as sequências irão variar entre pacientes com diferentes haplótipos e podem não incluir epítopos auxiliares CD4 potenciais. As proteínas recombinantes superam a maioria dessas dificuldades, e o uso de uma mistura deve ser ainda melhor, visto que deve recrutar mais CTL e ser capaz de "contornar" quaisquer mutações recentes dos antígenos tumorais. Entretanto, as proteínas captadas pelas células dendríticas são relativamente ineficazes na "ativação cruzada" das CTL CD8 por meio da via de processamento da classe I, embora várias táticas estejam sendo exploradas para solucionar esse problema: incluem a conjugação com um peptídio "transportador" HIV-tat, que aumenta em 100 vezes a apresentação da classe I e a transfecção com RNA e vetores recombinantes, como o vírus da varíola aviária. Em segundo lugar, o procedimento é trabalhoso e dispendioso; entretanto, caso venha a se tornar comum, o processo será otimizado, e, de qualquer modo, os custos precisam ser estabelecidos em relação às despesas do tratamento convencional e do benefício imensurável para o paciente. Em terceiro lugar, por que a administração de pequenos números de células dendríticas ativadas por antígeno induz respostas de células T específicas e a regressão do tumor em pacientes que já dispõem de quantidades abundantes de antígenos e células dendríticas? Conforme discutido anteriormente neste capítulo, as células dendríticas localizadas nos tecidos malignos ou nas proximidades frequentemente são imaturas, devido à ausência de PAMP ou em consequência da produção de VEGF, IL-10 ou de outros fatores pelo tumor, que podem interromper a maturação das células dendríticas para gerar células dendríticas "tolerogênicas" imaturas. Essas células dendríticas imaturas podem reprimir as respostas das células T reativas ao tumor ao nascimento, em lugar de cultivá-las. Os tumores também podem secretar quimiocinas para recrutar células T reguladoras CD4+CD25+Foxp3+, desviando o ambiente tumoral para um ambiente tolerogênico, e não imunogênico. Certamente, será interessante observar se essas estratégias direcionadas para estimular a maturação das células dendríticas imaturas ou para a neutralização de fatores derivados do tumor que polarizam as células dendríticas e os macrófagos dentro do ambiente tumoral para um estado anti-inflamatório poderão iniciar respostas antitumorais efetivas.

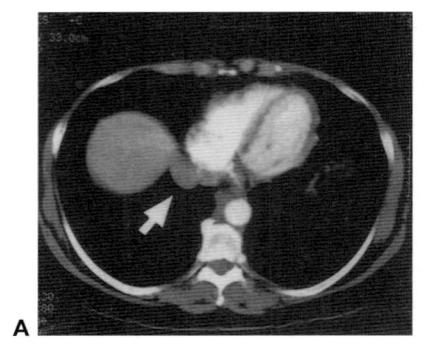
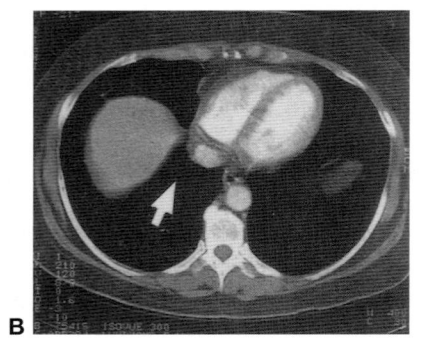

Figura 16.25 Resposta clínica à vacina autóloga, utilizando células dendríticas estimuladas com idiótipo de um linfoma de células B. Tomografia computadorizada do tórax do paciente: antes da vacina (**A**) e 10 meses após o término do tratamento com três doses da vacina (**B**). A *seta* em (**A**) indica massa paracardíaca. Todos os locais de doença regrediram, e o paciente permaneceu em remissão por 24 meses após iniciar o tratamento. (Fonte: Hsu F.J. *et al.* (1996) *Nature Medicine* **2**, 52. Reproduzida, com autorização, de Nature Publishing Group.)

Transformação celular

- O câncer é tipicamente causado por lesões genéticas, que afetam os genes que promovem a proliferação sequencial, com lesões que interferem na eliminação das células por apoptose
- O câncer não é uma doença única, porém representa um amplo espectro de condições causadas por uma falha dos mecanismos de controle que normalmente regulam a proliferação, a diferenciação e a sobrevivência das células
- A transformação celular é um processo em múltiplas etapas, que envolve a aquisição de uma série de mutações em oncogenes e genes supressores tumorais, que cooperam para produzir o estado totalmente transformado
- A incidência do câncer varia entre tecidos
- Os agentes mutagênicos, incluindo vírus, promovem a transformação celular.

Existe uma variedade de mecanismos celulares intrínsecos de supressão tumoral

- A necessidade de fatores de crescimento normalmente impede o crescimento descontrolado
- O encurtamento dos telômeros atua como barreira à transformação celular
- As proteínas supressoras tumorais monitoram a divisão celular e podem mobilizar uma variedade de contramedidas para a detecção de dano ao DNA ou de sinalização mitogênica aberrante, incluindo reparo do DNA, senescência celular prematura ou apoptose.

Existe uma variedade de mecanismos celulares extrínsecos de supressão tumoral

- As respostas das CTL e das células NK provavelmente são as mais efetivas na destruição do tumor
- Há algumas evidências de que as respostas mediadas por anticorpos também podem ser efetivas por meio da captura de antígenos tumorais e aumento de sua apresentação às células dendríticas. Além disso, a destruição mediada por anticorpos (ADCC) das células NK constitui outro mecanismo para tirar proveito da especificidade das respostas dos anticorpos
- Em geral, as células T exercem uma vigilância efetiva contra tumores associados a vírus oncogênicos ou à indução por UV, que são fortemente imunogênicos. Os tumores mais fracamente imunogênicos não são controlados por meio de vigilância das células T, embora algumas vezes sejam produzidas respostas de baixo grau
- As células NK desempenham um papel na contenção do crescimento e das metástases tumorais. Essas células podem atacar células tumorais negativas para o MHC da classe I, visto que as moléculas dessa classe transmitem um sinal de inativação negativa às células NK
- Os tumores desenvolvem uma variedade de mecanismos para escapar das respostas imunes do hospedeiro, confirmando que o sistema imune exerce uma pressão seletiva sobre os tumores.

O problema do câncer sob a perspectiva imunológica

- A preocupação do sistema imune com os agentes infecciosos, que possuem PAMP, nos inclinou a ignorar em grande parte (por meio de tolerização das células T ou emergência de células Treg) as entidades que carecem desses elementos
- Os cânceres empregam múltiplas estratégias de evasão, bem como estratégias para repelir o ataque imune
- As células transformadas não são, em geral, altamente imunogênicas e, portanto, não são fortemente reconhecidas por células do sistema imune. Isso tende a resultar em tolerização das respostas das células T que emergem. Os cânceres carecem de PAMP e contêm poucos determinantes não próprios
- A ausência de coestimulação das células T normalmente resulta em tolerância aos antígenos tumorais
- A imunoedição de antígenos tumorais vigorosos à medida que o câncer se desenvolve pode finalmente levar a um escape imune e subverte o desenvolvimento de respostas vigorosas das células T
- Os tumores expressam fatores, como ligantes B7, PD-L1 e PD-L2, que se ligam a reguladores dos pontos de controle das células T, como CTLA-4 e PD-1. A ocupação dos reguladores dos pontos de controle das células T por células do tumor ou células recrutadas para o estroma tumoral leva a uma supressão das respostas das células T aos tumores
- Os tumores sólidos quase sempre solicitam ativamente células imunes inatas para criar um ambiente anti-inflamatório, de cicatrização de feridas. As citocinas inflamatórias podem intensificar o crescimento do tumor e conferir resistência ao ataque imune.

A inflamação pode intensificar a formação, a promoção e a progressão dos tumores

- Os tumores sólidos são percebidos pelo sistema imune como feridas, que precisam ser cicatrizadas, e não atacadas
- Os tumores sólidos quase sempre recrutam macrófagos associados a tumores (TAM) e neutrófilos por meio da secreção de citocinas e quimiocinas, como CSF-1 e IL-8. Essas células podem fornecer ao tumor quantidades abundantes de citocinas e de fatores de crescimento, que podem promover a angiogênese (p. ex., VEGF, IL-8), desencadear a proliferação do tumor (p. ex., IL-6, EFG, IL-8), suprimir as respostas imunes antitumorais (p. ex., IL-10, TGFβ) e suprarregular as proteínas antiapoptóticas (p. ex., IL-6, IL-11)
- Os TAM também podem suprimir o desenvolvimento de respostas efetivas das células T por meio do fornecimento de ligantes CTLA-4 e PD-1
- A inflamação prolongada também pode predispor ao desenvolvimento de câncer (p. ex., de fígado, colo). A morte celular no tumor, em decorrência da privação de nutrientes e suprimento sanguíneo, também pode proporcionar um ambiente inflamatório por meio da liberação de DAMP dos tumores
- A infecção pode intensificar o crescimento e a sobrevida do tumor, utilizando a suprarregulação dependente de NFκB das proteínas antiapoptóticas, que podem tornar os tumores resistentes ao estresse. A ativação do NFκB estimulada pelo TLR também pode levar à produção de citocinas, como IL-1 e IL-6, que podem produzir efeitos autócrinos para promover o crescimento

- O ambiente inflamatório pode favorecer a ocorrência de mutação em consequência da produção de espécies reativas de oxigênio e de nitrogênio, que podem provocar dano ao DNA e produzir mutações que estimulam a transformação celular
- Determinadas mutações oncogênicas podem promover a produção de citocinas pró-inflamatórias e quimiocinas, recrutando, assim, células do sistema imune inato que podem aumentar a proliferação do tumor, a formação de novos vasos sanguíneos (angiogênese) e a disseminação do tumor.

Antígenos tumorais

- Hoje em dia, já foram identificados milhares de antígenos tumorais em potencial, porém a maioria é específica de determinados tumores e não é compartilhada pelos indivíduos. A identificação de neoantígenos neoplásicos compartilhados, que podem ser usados como vacinas, pode representar meta terapêutica inalcançável para a maioria dos cânceres
- A reativação de respostas de células T inativas contra neoantígenos específicos do paciente, utilizando inibidores dos reguladores dos pontos de controle das células T, como CTLA-4 ou PD-1, constitui um modo acessível de explorar terapeuticamente os neoantígenos dos cânceres
- Os peptídios processados derivados de vírus oncogênicos são poderosos antígenos de transplante associados ao MHC
- Alguns tumores expressam genes silenciados em tecidos normais: algumas vezes, esses genes foram previamente expressos durante a vida embrionária (antígenos oncofetais)
- Muitos tumores expressam antígenos fracos associados a mutações pontuais em oncogenes, como *ras* e *p53*. A Ig de superfície das células da leucemia linfocítica crônica (LLC) é um antígeno tumoral específico singular
- A desregulação das células tumorais provoca, com frequência, anormalidades estruturais nas estruturas de superfície de carboidratos.

Abordagens à imunoterapia do câncer

- A imunoterapia tende a ser muito mais efetiva após citorredução da massa tumoral
- A imunoterapia passiva, que utiliza mAb direcionados para antígenos presentes em níveis elevados nas células tumorais, como HER2, CD20, CD52 e EGFR, é, hoje em dia, de uso clínico de rotina. Esses anticorpos atuam ao favorecer o ataque das células transformadas por ADCC mediada pelas células NK e/ou prevenção da ligação de ligantes a receptores de fatores de crescimento
- Os anticorpos monoclonais conjugados com fármacos, toxinas ou marcadores radioativos podem ser direcionados contra células tumorais ou antígenos em vasos sanguíneos recém-formados ou fibroblastos reativos do estroma associados a neoplasia maligna

- Os anticorpos monoclonais direcionados contra reguladores negativos da ativação das células T (p. ex., CTLA-4, PD-1, PD-L1) forneceram resultados impressionantes em ensaios clínicos contra uma variedade de cânceres e foram aprovados para uso nos seres humanos. Esses inibidores dos pontos de controle reativam células T anérgicas que foram tolerizadas contra antígenos tumorais
- O ataque do suprimento sanguíneo do tumor mediado por anticorpos (p. ex., anti-VEGF) também é bem-sucedido, e a neutralização das citocinas envolvidas no recrutamento de macrófagos e neutrófilos para os tumores (p. ex., CSF-1, CCL-2, IL-8) ou na geração de um ambiente inflamatório pró-tumoral (IL-6, IL-11) será provavelmente de utilidade terapêutica
- Os mecanismos imunes inatos podem ser aproveitados. A IL-2 em altas concentrações pode intensificar as respostas ao melanoma maligno e a outros tumores, enquanto a IL-12 sistêmica pode ser efetiva contra a doença residual mínima. A IFNγ e a IFNβ são muito efetivas nos distúrbios das células T, na leucemia de células pilosas e na micose fungoide, porém são menos eficazes, porém ainda significativas no sarcoma de Kaposi e em vários linfomas; ambas podem ser usadas de modo sinérgico com outras terapias. O GM-CSF aumenta a proliferação e diminui a leucemogenicidade das leucemias mieloides murinas
- As vacinas contra o câncer, baseadas em proteínas virais oncogênicas, mostram-se efetivas e proporcionam medida profilática contra cânceres induzidos por vírus, como o câncer de colo do útero
- Os tumores fracamente imunogênicos provocam respostas antineoplásicas quando as células são administradas com adjuvante, BCG, ou quando transfectadas com moléculas coestimuladoras, como B7 e citocinas IFNγ, IL-2, IL-4 e IL-7
- As CTL CD8 são preferíveis para o ataque aos tumores sólidos, enquanto as células T auxiliares CD4 tendem a ser necessárias para a persistência e a função efetora ideal das células T CD8
- Foram identificados diversos antígenos tumorais em potencial, e esforços intensos estão sendo enviados na pesquisa de peptídios como vacinas de subunidades. A sua imunogenicidade pode ser ampliada por meio de sua associação com proteínas do choque térmico e por fatores acessórios, como GM-CSF, bloqueio de CTLA-4/PD-1 e estimulação anti-CD40
- Os ensaios clínicos que utilizaram vacinas à base de peptídios foram desapontadores, porém a imunoterapia baseada na transferência adotiva de células, utilizando células T CD8 expandidas *in vitro*, demonstrou ser mais promissora
- As células T que carregam receptores de antígenos quiméricos (CAR) direcionados contra CD19 também mostraram ser inicialmente promissoras em vários ensaios clínicos
- Foram criados imunógenos potentes por meio de estimulação de células dendríticas apresentadoras de antígenos com peptídios provenientes de antígenos do melanoma e regiões estruturais da Ig da LLC.

LEITURA ADICIONAL

Ancrile B.B., O'Hayer K.M., and Counter C.M. (2008) Oncogenic *Ras* induced expression of cytokines: a new target of anti cancer therapeutics. *Molecular Interventions* **8**, 22–27.

Banchereau J. and Palucka A.K. (2005) Dendritic cells as therapeutic vaccines against cancer. *Nature Reviews Immunology* **5**, 296–306.

Brown S.D., Warren R.L., Gibb E.A., *et al.* (2014) Neo antigens predicted by tumor genome meta analysis correlate with increased patient survival. *Genome Research* **24**, 743–750.

Grivennikov S.I., Greten F.R., and Karin M. (2010) Immunity, inflammation, and cancer. *Cell* **140**, 883–899.

Kahn J.A. (2009) HPV vaccination for the prevention of cervical intraepithelial neoplasia. *New England Journal of Medicine* **361**, 271–278.

Karin M., Lawrence T., and Nizet V. (2006) Innate immunity gone awry: linking microbial infections to chronic inflammation and cancer. *Cell* **124**, 823–835.

Loo D.T. and Mather J.P. (2008) Antibody based identification of cell surface antigens: targets for cancer therapy. *Current Opinion in Pharmacology* **8**, 627–631.

Mantovani A. and Allavena P. (2015) The interaction of anticancer therapies with tumor associated macrophages. *Journal of Experimental Medicine* **212**, 435–445.

Melief C.J.M., van Hall T., Arens R., Ossendorp F., and van der Burg S.H. (2015) Therapeutic cancer vaccines. *Journal of Clinical Investigation* **125**, 3401–3412.

Muranski P. and Restifo N.P. (2009) Adoptive immunotherapy of cancer using CD4⁺ T cells. *Current Opinion in Immunology* **21**, 200–208.

Murphy A., Westwood J.A., Teng M.W., Moeller M., Darcy P.K., and Kershaw M.H. (2005) Gene modification strategies to induce tumor immunity. *Immunity* **22**, 403–414.

Prendergast G.C., Smith C., Thomas S., *et al.* (2014) Indoleamine 2,3 dioxygenase pathways of pathogenic inflammation and immune escape in cancer. *Cancer Immunology, Immunotherapy* **63**, 721–735.

Rabinovich G.A., Gabrilovich D., and Sotomayor E.M. (2007) Immunosuppressive strategies that are mediated by tumor cells. *Annual Review of Immunology* **25**, 267–296.

Ramos C.A., Heslop H.E., and Brenner M.K. (2016) CAR T cell therapy for lymphoma. *Annual Review of Medicine* **67**, 165–183.

Reichert J.M. and Valge Archer, V.E. (2007) Development trends for monoclonal antibody cancer therapeutics. *Nature Reviews Drug Discovery* **6**, 349–356.

Ruffell B. and Coussens L.M. (2015) Macrophages and therapeutic resistance in cancer. *Cancer Cell* **27**, 462–472.

Sharma P. and Allison J.P. (2015) Immune checkpoint targeting in cancer therapy: toward combination strategies with curative potential. *Cell* **161**, 205–214.

Sliwkowski M.X. and Mellman I. (2013) Antibody therapeutics in cancer. *Science* **341**, 1192–1198.

Srivastava P.K. (2015) Neoepitopes of cancers: looking back, looking ahead. *Cancer Immunology Research* **3**, 969–977.

Taniguchi K. and Karin M. (2014) IL 6 and related cytokines as the critical lynchpins between inflammation and cancer. *Seminars in Immunology* **26**, 54–74.

Teng M.W., Galon J., Fridman W.H., and Smyth M.J. (2015) From mice to humans: developments in cancer immunoediting. *Journal of Clinical Investigation* **125**, 3338–3346.

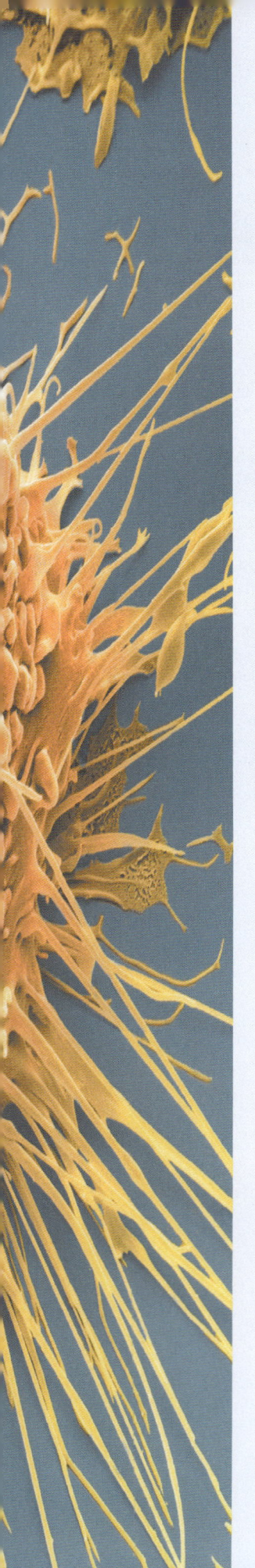

CAPÍTULO 17
Doenças Autoimunes

Principais tópicos

Para lembrar

Embora as respostas imunes sejam, em sua maioria, benéficas, tendo em vista que elas recrutam anticorpos, complemento, células fagocitárias, linfócitos e outros elementos, de modo a eliminar os patógenos infecciosos, a imunidade é, algumas vezes, direcionada inadvertidamente contra antígenos que não representam nenhuma ameaça. O termo hipersensibilidade é frequentemente empregado para descrever essas reações. Incluem respostas a antígenos ambientais que deveriam ser inócuos, conforme observado na alergia, que causam dano aos tecidos, bem como a rejeição de tecidos estranhos introduzidos no corpo por procedimentos de transplante. É evidente que os mecanismos geradores de diversidade envolvidos na recombinação dos genes dos receptores de antígenos V(D)J dos linfócitos têm o potencial de resultar no reconhecimento específico de praticamente qualquer antígeno. Uma desvantagem dessa flexibilidade é que alguns dos receptores de antígenos produzidos têm a capacidade de reconhecer os componentes do próprio organismo – os autoantígenos. Em geral, as células autorreativas que são potencialmente patogênicas (p. ex., as que possuem receptores de alta afinidade) são "eliminadas" pelos mecanismos de tolerância centrais e periféricos, resultando em deleção e anergia clonais, ou refreadas pelas células T reguladoras.

Introdução

Em todos os indivíduos, existe um certo grau de reconhecimento do próprio. Na verdade, é necessário que as células T sejam selecionadas positivamente no timo para o reconhecimento do **MHC próprio**. Além disso (exceto em indivíduos com imunodeficiência profunda), as células B autorreativas e as células T reativas aos peptídios + MHC próprios são detectáveis na circulação de todos os seres humanos, assim como os **autoanticorpos** (*i. e.*, anticorpos com capacidade de reagir contra componentes próprios). Nos indivíduos sem doença autoimune, esses anticorpos consistem predominantemente em autoanticorpos IgM de baixa afinidade, frequentemente produzidos por células B-1 CD5+ como parte do espectro de anticorpos "naturais". O termo **doença autoimune** é utilizado quando a **autoimunidade** resulta em **patologia**. A autoimunidade não patológica pode, de fato, ajudar na retirada de células e moléculas desgastadas ou danificadas. Por conseguinte, a existência de um baixo nível de autoimunidade parece constituir a norma e, em geral, não resulta em patologia. Todavia, quando a tolerância imunológica não consegue eliminar ou controlar linfócitos autorreativos patogênicos, surgem doenças autoimunes.

O espectro das doenças autoimunes

Entretanto, uma minoria expressiva de indivíduos, estimada em 5 a 8% da população, desenvolve realmente doenças autoimunes. Quando ocorrem, essas doenças permanecem, em sua maioria, por toda a vida. Embora algumas delas sejam de natureza relativamente branda, um número razoável está associado a morbidade e mortalidade significativas.

Na prática, nem sempre é evidente se determinada entidade clínica constitui, de fato, uma "doença autoimune" ou uma doença que não é causada primariamente por um ataque

Tabela 17.1 Critérios de classificação das doenças autoimunes. Nem todos esses critérios necessariamente precisam ser preenchidos, visto que, claramente, não será possível demonstrar, com frequência, a transferência da doença com soro e/ou linfócitos autorreativos nos seres humanos.

Indicações de que uma doença é autoimune

Presença de altos títulos de autoanticorpos e/ou linfócitos autorreativos *in vivo*

Ligação de autoanticorpos e/ou reatividade das células T ao autoantígeno *in vitro*

Transferência da doença com soro e/ou linfócitos autorreativos

Imunopatologia compatível com processos mediados por mecanismos autoimunes

Efeito benéfico das intervenções imunossupressoras

Exclusão de outras causas possíveis para a doença

Associação ao MHC

Modelo animal semelhante à doença humana

autoimune, mas que, entretanto, está associada a fenômenos autoimunes (Tabela 17.1). Algumas dessas doenças, incluindo a psoríase e a aterosclerose, são descritas posteriormente neste capítulo. Existem também diversas doenças autoinflamatórias, como as síndromes febris periódicas hereditárias, caracterizadas pela **ausência** de altos títulos de autoanticorpos ou de células T específicas para autoantígenos. Essas condições são causadas por uma disfunção dos componentes do sistema imune inato e, portanto, não dependem da supressão da tolerância imunológica específica, que também está estreitamente envolvida nas doenças autoimunes clássicas.

Nas doenças autoimunes convencionais, a distribuição tecidual do **autoantígeno** determina, em grande parte, se a doença é **"órgão-específica"** ou **"órgão-inespecífica"**. A **doença de Hashimoto** fornece um exemplo em que os antígenos que são reconhecidos são restritos, em grande parte, a um único órgão, neste caso, a tireoide (Figura 17.1A). Existe uma lesão específica dessa glândula endócrina, que envolve infiltração por células mononucleares (linfócitos, macrófagos e plasmócitos), destruição das células epiteliais da tireoide e formação de centros germinativos acompanhada da produção de anticorpos circulantes, que são específicos contra antígenos da tireoide (Marco histórico 17.1). Entretanto, em algumas outras doenças, a lesão tende a se localizar em um único órgão, embora os anticorpos sejam órgão-inespecíficos. Um bom exemplo seria a **cirrose biliar primária**, em que o pequeno dúctulo biliar constitui o principal alvo de infiltração por células inflamatórias; todavia, os anticorpos séricos presentes – principalmente mitocondriais – não são específicos do fígado.

As doenças autoimunes órgão-inespecíficas, como o próprio nome sugere, são de natureza sistêmica e, com frequência, apresentam um componente reumatológico. No **lúpus eritematoso sistêmico (LES)**, que é um excelente exemplo, verifica-se a presença de anticorpos antinucleares (ANA), que reagem com o

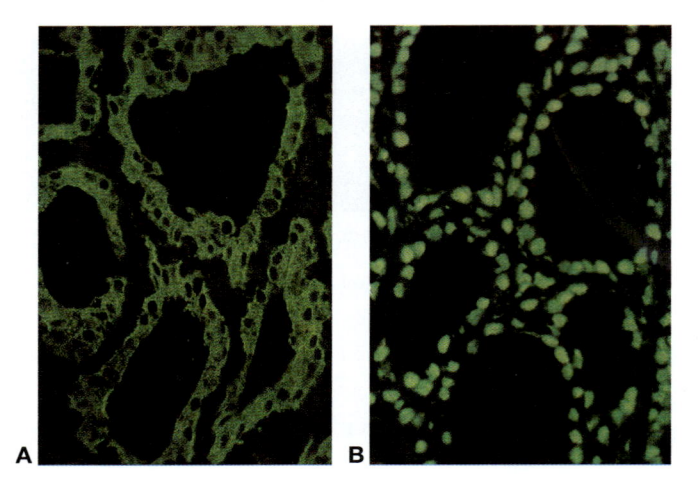

Figura 17.1 Exame com anticorpos fluorescentes nas doenças autoimunes. **A.** Os anticorpos dirigidos contra a tireoide peroxidase coram o citoplasma das células epiteliais da glândula tireoide. **B.** Coloração nuclear difusa de um corte da tireoide com anticorpos antinucleoproteína de um paciente com lúpus eritematoso sistêmico. (Fonte: G.F. Bottazzo. Reproduzida com autorização.)

núcleo de todos os tipos de células (Figura 17.1B), e as lesões não se limitam a qualquer órgão específico. As alterações patológicas são disseminadas e são observadas na pele (o exantema em asa de borboleta do "lúpus" na face é característico), nos glomérulos renais, nas articulações, nas serosas, nas células do sangue e vasos sanguíneos.

A Tabela 17.2 fornece uma lista de algumas das doenças autoimunes mais prevalentes e seus autoanticorpos associados. Grande parte de nossos conhecimentos sobre doença autoimune e o desenvolvimento de novas terapias efetivas resultaram do estudo de modelos animais (Tabela 17.3).

Superposição dos distúrbios autoimunes

Há tendência à ocorrência de mais de um distúrbio autoimune no mesmo indivíduo e, quando isso acontece, a associação frequentemente, porém nem sempre, é observada entre doenças dentro da mesma região do espectro autoimune órgão-específico ou órgão-inespecífico. Assim, os pacientes com tireoidite de Hashimoto exibem uma incidência muito mais alta de anemia perniciosa do que o esperado em uma população aleatória pareada quanto a idade e gênero (10% *versus* 0,15%). Por outro lado, tanto a tireoidite de Hashimoto quanto a doença de Graves da tireoide são diagnosticadas em pacientes com anemia perniciosa com uma frequência inesperadamente alta. Outras associações são observadas entre a doença de Addison (uma doença autoimune que acomete a glândula suprarrenal) e a doença autoimune da tireoide, e assim por diante.

A doença autoimune sistêmica, como o LES, está clinicamente associada a vários outros distúrbios, incluindo artrite reumatoide e síndrome de Sjögren.

Quais são as causas da doença autoimune?

Fatores genéticos

Os fenômenos autoimunes tendem a agregar-se em determinadas famílias. Por exemplo, parentes de primeiro grau (irmãos, pais e filhos) de pacientes com doença de Hashimoto apresentam uma alta incidência de autoanticorpos tireóideos e de tireoidite clínica e subclínica. Estudos paralelos revelaram a existência de relações semelhantes nas famílias de pacientes com anemia perniciosa, nas quais prevalecem anticorpos contra células parietais do estômago entre parentes que desenvolvem acloridria (níveis baixos ou ausência de ácido hipoclorídrico nas secreções gástricas) e gastrite

---

 Marco histórico 17.1 | A descoberta da autoimunidade da tireoide

Há mais de um século, Sergei Melnikoff, em 1900, relatou que alguns animais do sexo masculino eram capazes de produzir anticorpos que reconheciam seus próprios espermatozoides. Todavia, esses anticorpos não eram patogênicos, e, naquela época, havia uma ampla aceitação da opinião do cientista altamente conceituado Paul Ehrlich, de que o organismo não produziria respostas imunes prejudiciais contra ele próprio (uma situação que o próprio Ehrlich descreveu como "*horror autotoxicus*"). Entretanto, seguiram-se relatos de autoimunidade contra eritrócitos (William Donath e Karl Landsteiner, em 1904) e a lente (F.F. Krusius, em 1910). No início da década de 1930, Thomas Rivers e colaboradores desenvolveram o modelo de encefalomielite alérgica experimental (EAE) e forneceram evidências de que as células imunes podem atacar o encéfalo. Todavia, durante a primeira metade do século XX, havia um clima geral de ceticismo em torno da ideia de que era possível o desenvolvimento de doença em consequência da autoimunidade. Entretanto, durante a década de 1940, foram publicados mais relatos sobre o que parecia ser uma patologia autoimune. Por fim, todos os céticos remanescentes foram vencidos, em 1956, quando, de modo surpreendente,

três artigos importantes publicados em regiões distantes do mundo estabeleceram uma ligação entre a autoimunidade e a patologia na tireoide.

Em Boston (EUA), Noel Rose e Ernest Witebsky imunizaram coelhos com extrato de tireoide desses animais em adjuvante completo de Freund. Para a consternação de Witebsky e o prazer de Rose, esse procedimento resultou na produção de autoanticorpos dirigidos contra a tireoide e na destruição inflamatória crônica da arquitetura da glândula (Figura M17.1.1A, B).

Ao perceberem a queda do nível sérico de gamaglobulinas após a retirada do bócio na tireoidite de Hashimoto e a semelhança histológica (Figura M17.1.1C) com a dos coelhos de Rose e Witebsky, Ivan Roitt, Deborah Doniach e Peter Campbell, em Londres (Reino Unido), testaram a hipótese de que os plasmócitos na glândula tireoide poderiam estar produzindo um autoanticorpo dirigido contra algum componente da glândula, causando, assim, o dano tecidual e a resposta inflamatória crônica. Efetivamente, os soros dos primeiros pacientes testados tinham anticorpos precipitantes contra um autoantígeno nos extratos de tireoide normais, que foi logo identificado como tireoglobulina (Figura M17.1.2).

Por fim, em Dunedin (Nova Zelândia), Duncan Adams e Herbert Purves estavam procurando um fator circulante passível de ser responsável pelo hipertireoidismo da doença de Graves. Injetaram soro de um paciente em cobaias, cujas tireoides tinham sido previamente marcadas com I^{131} e acompanharam a liberação do material marcado radioativamente pela glândula com o transcorrer do tempo. Enquanto o hormônio tireoestimulante natural (TSH) da hipófise produziu um pico

de radioatividade sérica cerca de 4 h ou mais após a injeção no animal do teste, o soro obtido de pacientes com doença de Graves tinha um efeito estimulador prolongado (Figura M17.1.3). Por fim, foi demonstrado que o denominado **estimulador tireóideo de ação prolongada (LATS)** é uma IgG que simula o TSH por meio de sua reação com o receptor de TSH, mas que difere quanto a seu tempo de ação, em grande parte devido à sua meia-vida mais longa na circulação.

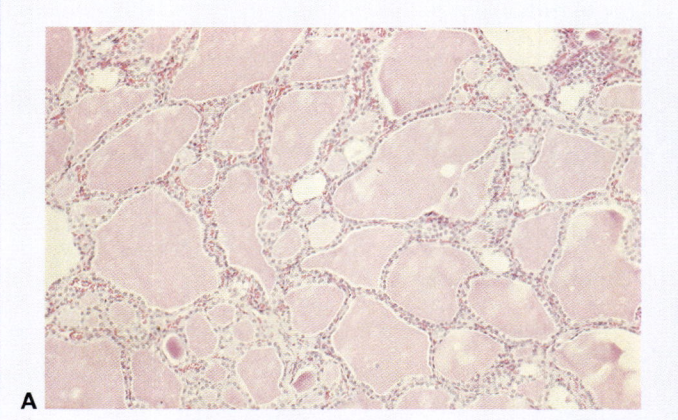

A

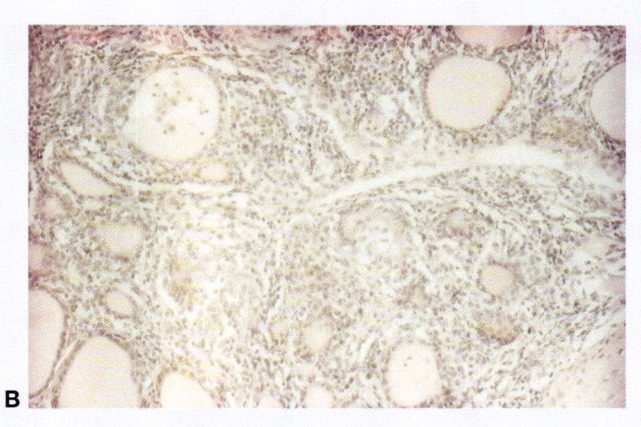

B

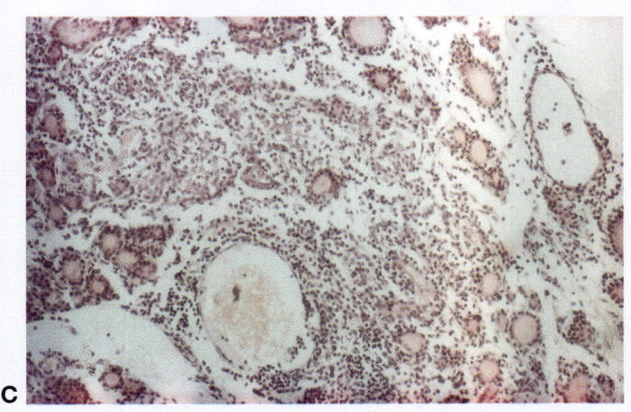

C

Figura M17.1.1 Tireoidite autoimune experimental. **A.** Arquitetura folicular da glândula tireoide normal. **B.** Tireoidite produzida por imunização com extrato de tireoide de ratos em adjuvante completo de Freund; as células inflamatórias crônicas invasoras destruíram a estrutura folicular. (Fonte: Rose N.R e Witebsky E. (1956). *Journal of Immunology* **76**, 417-427.) **C.** Semelhança entre as lesões da doença autoimune humana espontânea e aquelas induzidas no modelo experimental.

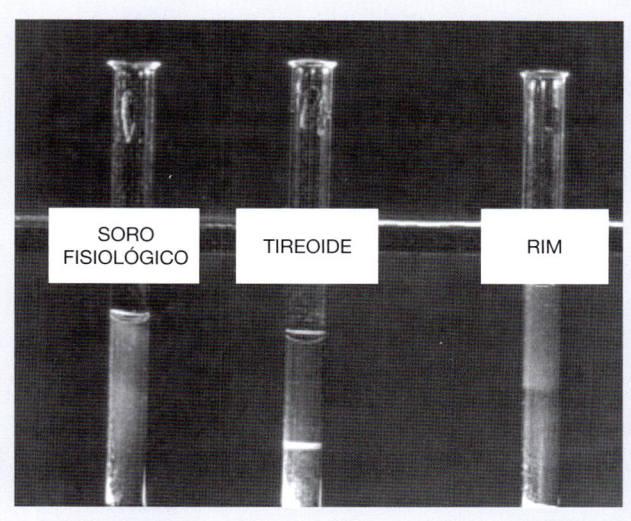

Figura M17.1.2 Autoanticorpos contra a tireoide no soro de um paciente com doença de Hashimoto, demonstrados por precipitação em ágar. O soro do teste é incorporado no ágar na parte inferior do tubo; a camada intermediária contém apenas ágar, enquanto o autoantígeno está presente na camada superior. À medida que o anticorpo sérico e o autoantígeno tireóideo difundem-se um na direção do outro, formam uma zona de precipitado opaco na camada intermediária. Os controles de soro fisiológico e extrato renal são negativos. (Adaptada de Roitt IM *et al.* (1956) *Lancet* **ii**, 820-821. Reproduzida, com autorização, de Elsevier.)

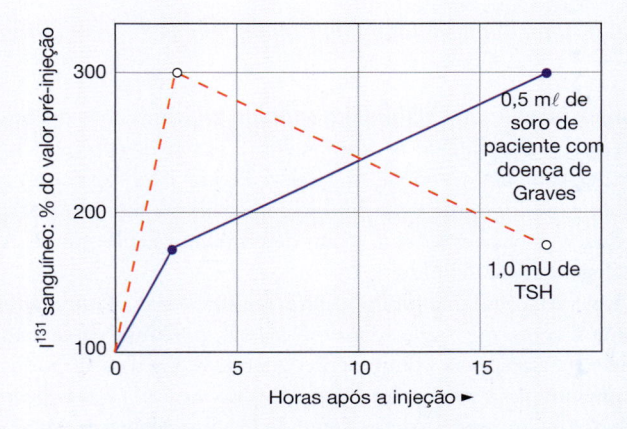

Figura M17.1.3 Estimulador tireóideo de ação prolongada na doença de Graves. A injeção de TSH provoca a rápida liberação de I^{131} da tireoide pré-marcada de animais, em contraste com a liberação prolongada que ocorre após a injeção de soro obtido de um paciente com doença de Graves. (Adaptada de Adams D.D. e Purves H.D. (1956) *Proceedings of the University of Otago Medical School* **34**, 11-12.)

Tabela 17.2 Principais doenças autoimunes. Existe um grande número de doenças autoimunes. Essa lista inclui as doenças mais prevalentes para as quais há fortes evidências de que a principal causa da patologia seja um ataque autoimune. Outras doenças que também podem ser autoimunes, mas para as quais a contribuição patogênica da autoimunidade requer mais investigação, são discutidas adiante.

Doença	Prevalência indicativa na população branca* (%)	Autoanticorpos característicos
Doença de Graves	1,12	Receptor de TSH (estimulador)
Artrite reumatoide	0,92	Proteínas citrulinadas, Fc da IgG
Doença de Hashimoto	0,55	Tireoide peroxidase, tireoglobulina
Síndrome de Sjögren	0,37	SS-A, SS-B
Anemia perniciosa	0,15	Fator intrínseco
Esclerose múltipla	0,14	Proteína básica da mielina
Espondilite anquilosante	0,13	Múltiplas proteínas do tecido conjuntivo e esqueléticas
Diabetes melito tipo 1	0,12	Ácido glutâmico descarboxilase 65, insulina, autoantígeno associado ao insulinoma 2 (IA-2), transportador de zinco 8 (ZnT8)
LES	0,08	dsDNA, Sm, U1RNP, SS-A, SS-B, histonas

*A verdadeira prevalência varia ligeiramente, dependendo da etnicidade e da localização geográfica.

Tabela 17.3 Modelos animais de doenças autoimunes espontâneas e induzidas. São apresentados alguns exemplos entre o grande número desses modelos. Há também um número muito grande de modelos animais obtidos por engenharia genética.

Modelo animal	Equivalente humano
Espontâneas	
Camundongo diabético não obeso (NOD)	Diabetes melito tipo 1
Galinhas de raça obesa	Doença de Hashimoto
Rato transgênico HLA-B27	Espondilite anquilosante
Camundongo NZB	Anemia hemolítica autoimune
F1 NZB × NZW	LES
Camundongo MRL/*lpr*	LES
Induzidas (por injeção de antígenos)	
Tireoidite autoimune experimental (TAE). Tireoglobulina com CFA em camundongos	Doença de Hashimoto
Encefalomielite autoimune experimental (EAIE). Proteína básica da mielina com CFA em camundongos	Esclerose múltipla
Artrite adjuvante. *Mycobacterium tuberculosis* com CFA em ratos	Artrite reumatoide
Artrite induzida por colágeno. Colágeno tipo II de rato com CFA em camundongos	Artrite reumatoide
Anemia hemolítica autoimune. Hemácias de rato administradas a camundongos	Anemia hemolítica autoimune

CFA, Adjuvante completo de Freund.

atrófica. No caso do LES, um irmão de um paciente com a doença tem uma probabilidade 20 vezes maior de desenvolver lúpus, em comparação com a população geral. A Figura 17.2 mostra uma árvore genealógica de uma família com diabetes melito tipo 1, na qual a doença está ligada a um determinado haplótipo HLA sorologicamente definido.

Essas relações familiares poderiam ser atribuídas a fatores ambientais, como microrganismos infecciosos, porém há evidências sólidas da atuação de componentes genéticos. Os dados obtidos de **gêmeos** são inequívocos. Quando a doença de Graves ou o diabetes melito tipo 1 (dependente de insulina) ocorrem em gêmeos, observa-se uma **taxa de concordância** (*i. e.*, ambos os gêmeos são afetados) muito maior nos gêmeos idênticos do que nos não idênticos. Em segundo lugar, foram cruzadas raças de animais que desenvolvem espontaneamente doença autoimune (ver Tabela 17.3). Em outras palavras, **a autoimunidade é geneticamente programada**.

A maioria das doenças autoimunes envolve múltiplos genes de suscetibilidade em cada paciente (*i. e.*, são **poligênicas**). Por exemplo, foram identificados até agora mais de 40 *loci* gênicos (incluindo *MHC, insulina, PTPN22, CTLA4* e *IL2RA*) que influenciam a suscetibilidade ao diabetes melito tipo 1 nos seres humanos. Por outro lado, existem alguns casos inacreditavelmente raros, em que uma mutação herdada nos genes *Foxp3* (resultando em IPEX [desregulação imune, poliendocrinopatia, enteropatia, síndrome ligada ao X]), *AIRE* (que causa a síndrome poliendócrina autoimune 1) ou *Fas* ou *FasL* (síndrome linfoproliferativa autoimune) é por si só responsável. Conforme discutido no Capítulo 13, essas doenças são, portanto, também classificadas como imunodeficiências primárias. As pesquisas genômicas amplas de genes de suscetibilidade proporcionaram alguma noção sobre a complexidade genética muito maior das doenças autoimunes convencionais. De modo geral, tanto em camundongos quanto em seres humanos, cada gene isoladamente confere apenas um

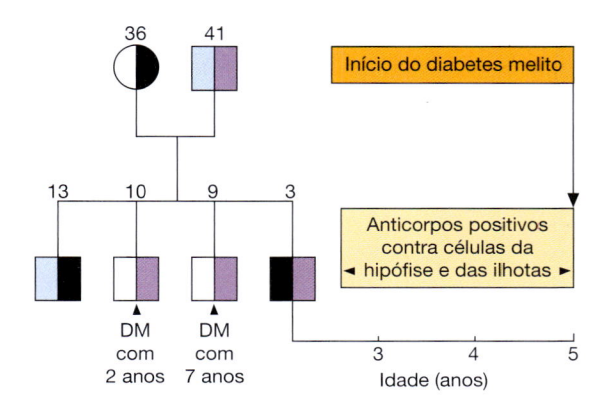

Figura 17.2 Ligação do haplótipo HLA e início do diabetes melito (DM) tipo 1. Haplótipos: □A3, B14, DR6; ■A3, B7, DR4; □A28, B51, DR4; e ■A2, B62, C3, DR4. A doença está ligada à presença do haplótipo A2, B62, C3, DR4. O irmão de 3 anos de idade tinha anticorpos dirigidos contra a superfície das células das ilhotas 2 anos antes do desenvolvimento de diabetes clínico, indicando a demora do processo patológico que precede a doença. (Fonte de dados: G.F. Bottazzo.)

Tabela 17.4 Associação do HLA com as doenças autoimunes. O risco relativo refere-se à probabilidade de desenvolver a doença, em comparação com um indivíduo que carece do alelo; destinam estudos típicos em populações de raça branca. Com frequência são diferentes em outros grupos étnicos.

Doença	Alelo HLA	Risco relativo
Associada à classe II		
Doença de Hashimoto	DR5	3,2
Doença de Graves	DR3	3,7
Diabetes melito tipo	DQ8	14
	DQ2 + DQ8	20
	DQ6	0,2
Doença de Addison	DR3	6,3
Artrite reumatoide	DR4	5,8
Síndrome de Sjögren	DR3	9,7
Esclerose múltipla	DR2	3
Associada à classe I		
Espondilite anquilosante	B27	87,4
Miastenia *gravis*	B8	3

aumento pequeno do risco. É a combinação desses genes que leva a um aumento substancial da probabilidade de desenvolver doença autoimune.

A associação genética mais forte com as doenças autoimunes é a ligação com o **complexo principal de histocompatibilidade (MHC)**: o HLA nos seres humanos e o H-2 nos camundongos. Entre os numerosos exemplos em seres humanos, destacam-se o risco aumentado de diabetes melito tipo 1 em indivíduos DQ8 e a maior incidência de DR3 na doença de Addison e de DR4 na artrite reumatoide (Tabela 17.4). Deve-se assinalar que essas associações variam de acordo com a etnia. Por exemplo, o HLA-B27 exibe uma ligação extremamente forte com a espondilite anquilosante, e a sua presença é observada em 95% dos pacientes brancos com essa doença, porém em apenas 50% dos pacientes afro-americanos.

O uso de anticorpos para definir as especificidades do MHC constitui uma abordagem informativa; entretanto, com a maior precisão adquirida com a utilização do sequenciamento gênico, tornou-se evidente que existe uma enorme variação dentro de cada um dos alelos definidos por anticorpos. Por conseguinte, a denominação dos alelos HLA pode ser muito complicada. Entretanto, em 2010, foi amplamente adotada uma nomenclatura padronizada, e pode-se encontrar uma explicação muito clara e detalhada no *site* http://hla.alleles.org/nomenclature. Por conseguinte, utilizando mais uma vez o HLA-B27 como exemplo, o acúmulo de dados de sequência obtidos de diferentes indivíduos levou rapidamente ao reconhecimento de que existem muitas variantes diferentes de HLA-B27, conferindo distintos graus de suscetibilidade. Vamos considerar apenas três exemplos: a variante alélica HLA-B*27:04 está mais fortemente associada à espondilite anquilosante do que HLA-B*27:05, enquanto o alelo HLA-B*27:06 exibe apenas uma associação muito fraca ou nenhuma. À medida que se acumulam mais dados, as variantes exatas que constituem os genes de suscetibilidade à doença estão se tornando mais claras. Algumas das associações do MHC observadas devem-se a um desequilíbrio de ligação com um gene de suscetibilidade à doença herdado em bloco com a variante do MHC. Todavia, ocorre frequentemente que

é o próprio gene MHC que leva a um aumento ou a uma redução do risco de desenvolvimento de determinada doença autoimune. Até mesmo uma diferença de um único aminoácido no sulco de ligação peptídica pode ter um impacto profundo no espectro de peptídios tanto próprios quanto estranhos que são apresentados. Assim, um ácido aspártico na posição do resíduo de aminoácido 57 na cadeia β do HLA-DQ confere resistência ao diabetes melito tipo 1, enquanto uma alanina, valina ou serina nessa posição confere suscetibilidade. A estreita relação com o MHC tampouco é inesperada, tendo em vista que, como veremos adiante, as doenças autoimunes são dependentes das células T, e as respostas dessas células são, em sua maioria, restritas ao MHC.

Entre os inúmeros *loci* não ligados ao MHC, encontram-se os genes que codificam autoantígenos (p. ex., receptor de TSH, insulina), receptores de reconhecimento de padrões (p. ex., NOD2), citocinas (p. ex., IL-12, IL-21) e seus receptores (p. ex., IL-7R e IL-23R), moléculas coestimuladoras (p. ex., CD40), moléculas sinalizadoras (p. ex., BLK, TRAF1) e fatores de transcrição (p. ex., STAT4, RORC). Os polimorfismos nesses genes aumentam a suscetibilidade ou levam à resistência em indivíduos predispostos nos demais aspectos, e alguns têm o potencial de alterar o equilíbrio entre os subgrupos Th1/Th2/Th17/Treg. Qualquer polimorfismo identificado em mais de uma doença autoimune é particularmente notável, e um bom exemplo é fornecido pelo gene *CTLA-4*, que está ligado a diversas condições, incluindo diabetes melito tipo 1, doença de Graves e artrite reumatoide. As variantes do *PTPN22* também foram implicadas na suscetibilidade a essas doenças, bem como a várias outras doenças autoimunes. Tendo em vista que o CTLA-4 de superfície celular e a tirosina fosfatase intracelular PTPN22 estão envolvidos na inibição da coestimulação das células T, talvez não seja surpreendente verificar que os defeitos na sua expressão ou função podem contribuir para o desenvolvimento de respostas autoimunes normalmente suprimidas.

A elucidação dessas condições poligênicas complexas é uma tarefa muito árdua. Se utilizarmos o LES como arquétipo, a análise genética da predisposição à doença é mais compatível com um modelo de probabilidade limiar, exigindo contribuições aditivas e/ou epistáticas (com supressão da função de outro gene) de múltiplos genes de suscetibilidade provavelmente ligados a diferentes estágios da patogenia da doença (Figura 17.3).

Influências hormonais

O fato de ter um genótipo XX ou XY tem um profundo efeito sobre muitos aspectos da vida! Isso inclui uma tendência geral à ocorrência mais frequente de doenças autoimunes nas mulheres do que nos homens (Figura 17.4), provavelmente devido, em essência, a diferenças nos padrões hormonais. Com efeito, em conjunto, 75% das doenças autoimunes são encontrados em mulheres e manifestam-se mais comumente durante os anos reprodutivos. O viés de gênero mais notável é observado no LES, em que, durante essa fase da vida, as mulheres têm uma probabilidade aproximadamente 10 vezes maior de desenvolver essa doença do que

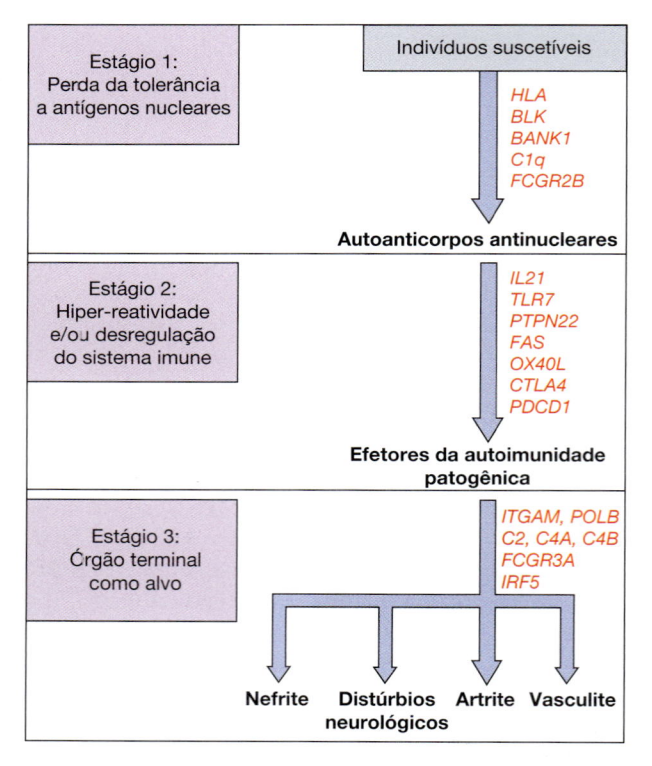

Figura 17.3 Possíveis estágios no desenvolvimento do lúpus eritematoso sistêmico (LES) em indivíduos suscetíveis. A partir de estudos de associação genômica ampla, foram implicados 20 a 50 genes no LES humano segundo estimativas, e alguns exemplos estão indicados em *vermelho*. *BLK*, tirosinoquinase linfoide B; *BANK1,* proteína de arcabouço das células B com repetições de anquirina 1; *IL21,* interleucina-21; *IRF5,* fator regulador de interferona 5; *ITGAM,* componente de integrina α_M do receptor do complemento CR3; *FCGR2B,* FcγRIIb; *FCGR3A;* FcγRIIIa; *PDCD1,* morte celular programada 1; *POLB,* DNA polimerase β.

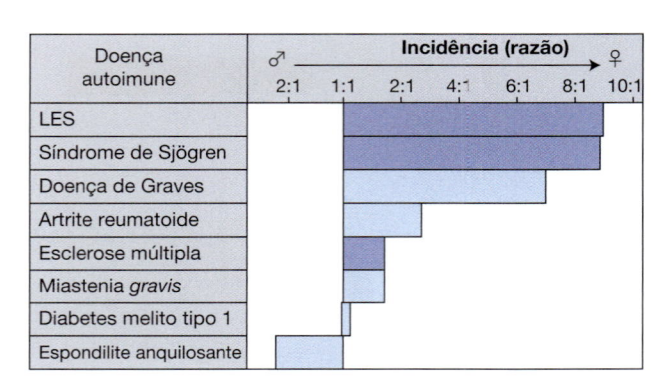

Figura 17.4 Incidência aumentada de doença autoimune em mulheres. A espondilite anquilosante é uma das pouquíssimas doenças autoimunes que contraria essa tendência, visto que é mais comum nos homens do que nas mulheres.

os homens. Entretanto, essa incidência cai para apenas 2,5 vezes após a menopausa. Foi sugerido que são encontrados níveis mais altos de estrogênios em pacientes do que nos controles. No modelo de camundongos NZB × NZW, o *knocking* da cadeia α do receptor de estrogênio na glomerulonefrite diminui os níveis de autoanticorpos, reduz a gravidade da glomerulonefrite e aumenta o tempo de sobrevida (Figura 17.5).

Com frequência, a gravidez está associada a uma redução na gravidade das doenças autoimunes, como, por exemplo, na artrite reumatoide, e observa-se, algumas vezes, uma recidiva notável depois do parto, ocasião em que ocorrem alterações drásticas dos hormônios, como a prolactina, sem esquecer a perda da placenta. Certamente, uma quietação geral das respostas imunes, de modo a impedir a rejeição imunológica do feto, seria compatível com certo grau de remissão de uma doença autoimune durante a gravidez. Entretanto, é preciso ter certa cautela ao fazer qualquer afirmação generalizada aqui, visto que algumas doenças autoimunes, como o LES, podem realmente agravar-se durante a gestação. É possível que a contribuição relativa dos vários subgrupos de células T para os diferentes tipos de doença autoimune e as alterações desses subgrupos durante a gravidez possam explicar, de algum modo, esses efeitos aparentemente contrários.

No Capítulo 9, ressaltamos a importância da retroalimentação imune neuroendócrina, que abrange o circuito de controle citocina-hipotálamo-hipófise-suprarrenal. Foram demonstradas anormalidades nessa alça de retroalimentação em vários distúrbios autoimunes. Os pacientes com artrite reumatoide e inflamação crônica contínua apresentam níveis normais de cortisol circulante, apesar da presença de citocinas inflamatórias que normalmente iriam estimular um aumento na secreção desse hormônio suprarrenal. As galinhas de raça obesa (OS) e várias cepas de camundongos com lúpus também apresentam respostas atenuadas dos corticosteroides induzidas por IL-1β.

Existe alguma contribuição do ambiente?

Estudos em gêmeos

As taxas de concordância relatadas na literatura tendem a variar até certo ponto de um estudo para outro, porém reforçam de maneira consistente o fato de que, embora haja uma forte contribuição genética, os genes herdados não fornecem toda

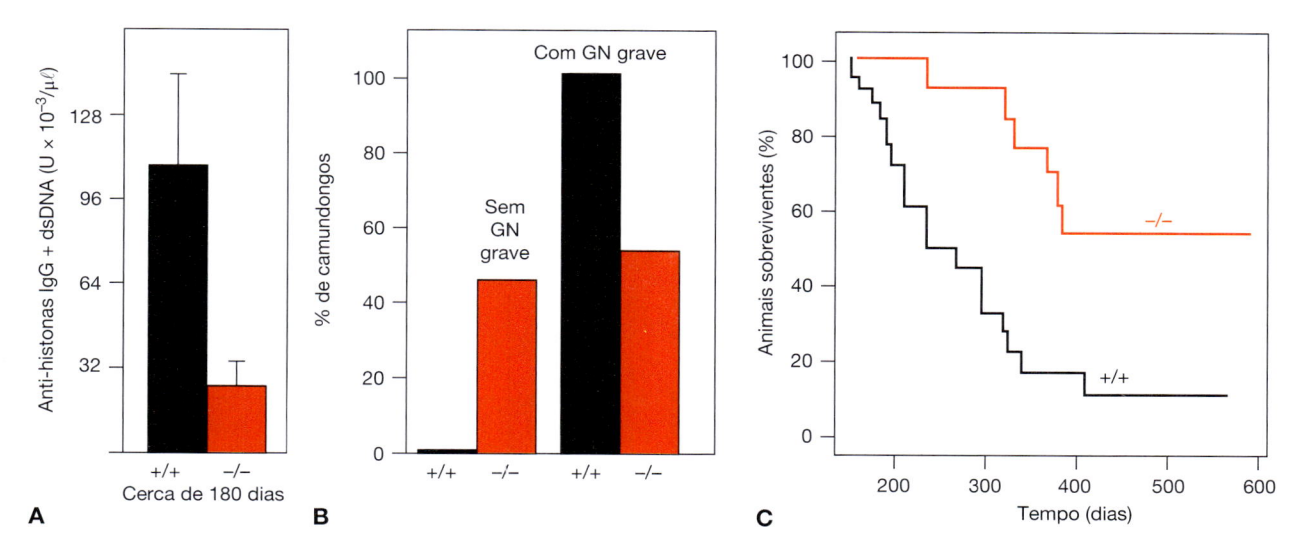

Figura 17.5 O *knockout* da cadeia α do receptor de estrogênio (ERα) inibe a formação de autoanticorpos e a nefrite e prolonga o tempo de sobrevida no lúpus murino. As fêmeas de camundongos F1 NZB×NZW que apresentam deleção homozigótica (⁻/⁻) da cadeia α do receptor de estrogênio: apresentam níveis mais baixos de autoanticorpos IgG contra uma mistura de histonas/dsDNA (**A**); exibem incidência reduzida de glomerulonefrite (GN) grave em comparação com irmãos ERα⁻/⁺ (**B**); e apresentam sobrevida mais longa (**C**). (Fonte de dados: Bynoté K.K. *et al.* (2008) *Genes and Immunity* **9**, 137-152.)

a explicação. Por conseguinte, até mesmo as taxas de concordância relativamente altas de 65% ou mais relatadas para o desenvolvimento de diabetes melito tipo 1 em gêmeos idênticos acompanhados ao longo da vida indicam de modo muito claro que deve haver também a participação de fatores não hereditários. Isso não significa necessariamente que tudo seja devido ao ambiente, visto que, embora os gêmeos monozigóticos tenham genes idênticos de imunoglobulinas e receptores de células T (TCR) da linhagem germinativa, os processos de diversificação dos receptores e das interações anti-idiotípicas internas são tão complexos que os repertórios de receptores resultantes são extremamente variáveis e certamente não são idênticos. Entretanto, em muitas outras doenças autoimunes, incluindo a doença de Graves e o LES, as taxas de concordância relatadas em gêmeos idênticos são apenas da ordem de 20 a 25%, abrindo muito mais espaços para outros fatores contribuintes. Embora a genética das doenças autoimunes esteja, pelo menos em parte, estabelecida, as influências não genéticas estão relativamente pouco elucidadas – particularmente nos seres humanos.

Alimentação

Quais agentes ambientais podemos identificar? Bem, a alimentação poderia ser um deles, embora haja evidências escassas até o momento para a maioria das doenças autoimunes. Há algumas evidências de que a suplementação de iodo em populações com deficiência desse elemento possa levar a um aumento na incidência de doença autoimune da tireoide, porém este é um caso bastante especial, visto que os hormônios tireoidianos são formados a partir de tirosinas iodadas, e há evidências sugerindo que a tireoglobulina iodada possua maior imunogenicidade. Outro caso especial é a resposta imune à gliadina, que está estreitamente associada ao desenvolvimento da doença celíaca. A alimentação também tem o potencial de alterar o microbioma e, portanto, pode exercer efeitos indiretos em qualquer doença autoimune que seja precipitada por infecção.

Fármacos

Embora muitas doenças autoimunes tenham sido associadas a uma ampla variedade de fármacos em relatos de casos, o exemplo mais firmemente estabelecido é o **lúpus induzido por fármacos**. A procainamida e a quinidina (ambas utilizadas no tratamento da arritmia cardíaca) e a hidralazina (um fármaco anti-hipertensivo) estão mais frequentemente implicadas nessa doença, que compartilha muitas características com o LES, embora a especificidade do anti-DNA exiba uma tendência contra o DNA de fita simples, e não contra o DNA de fita dupla (dsDNA), e os pacientes tendem a apresentar maior comprometimento articular e menos acometimento neurológico e renal.

Agentes ambientais não infecciosos

A luz solar é um agente desencadeante inquestionável das lesões cutâneas no LES. A necrose e a apoptose dos queratinócitos em consequência dos efeitos deletérios da luz solar levam à liberação de autoantígenos nucleares; no caso de apoptose, essas alterações estão associadas a bolhas na superfície celular, que aparecem caracteristicamente nesse tipo de morte celular. A situação não é amenizada pela fagocitose deficiente observada nessa doença, resultando em eliminação reduzida dos restos celulares da apoptose. A irradiação UV também estimula a produção das quimiocinas CCL e CXCL pelas células epiteliais da pele, resultando no recrutamento de células T e células dendríticas para a lesão inflamatória.

A exposição ocupacional a determinados agentes tem sido ligada ao desenvolvimento de doenças autoimunes. As associações particularmente convincentes consistem na exposição à sílica com o LES, a artrite reumatoide e a esclerodermia. Os solventes foram implicados, por exemplo, na esclerose múltipla, enquanto os pesticidas estão associados à artrite reumatoide. O tabagismo aumenta o risco de artrite reumatoide e das doenças de Hashimoto e de Graves. Os mecanismos ainda não estão bem esclarecidos.

Infecção

A suspeita aponta frequentemente na direção de um microrganismo infeccioso, e existem, na verdade, evidências substanciais em modelos animais de que a infecção pode desempenhar um importante papel no desenvolvimento das doenças autoimunes. Todavia, nos seres humanos, existe apenas um exemplo bem definido: a febre reumática aguda que ocorre após infecção por *Streptococcus* do grupo A. Em 3 a 4% dos pacientes não tratados, habitualmente em crianças, que desenvolvem faringite devido à infecção por *S. pyogenes*, ocorrem poliartrite, cardite e coreia (*i. e.*, inflamação das articulações e do coração, juntamente com movimentos involuntários). A ligação com a infecção reside no fato de que a proteína M estreptocócica compartilha uma homologia estrutural com a miosina cardíaca – uma situação bem definida de mimetismo molecular. Apesar de numerosas outras sugestões referentes à participação de micróbios no desenvolvimento de doenças autoimunes em indivíduos geneticamente suscetíveis, essas associações ainda estão no campo especulativo, devido à falta de evidências definitivas. Na maioria dos casos de doença autoimune humana, o problema relacionado com a identificação de supostos agentes infecciosos é o longo período de latência, que dificulta a detecção do agente desencadeante (ver Figura 17.2), e, em segundo lugar, é habitualmente impossível isolar microrganismos viáveis dos tecidos acometidos. Entretanto, as evidências claras de influências microbianas em modelos animais são convincentes o suficiente para justificar a procura de uma ligação entre patógenos e doenças autoimunes humanas.

A complexidade do problema aumenta ainda mais quando se considera que os micróbios ambientais podem, algumas vezes, **proteger** o indivíduo contra doenças autoimunes espontâneas. A incidência de diabetes melito aumenta acentuadamente quando camundongos NOD são mantidos em condições desprovidas de patógenos específicos, enquanto o vírus Sendai inibe o desenvolvimento da artrite no modelo de LES em camundongos MRL/*lpr*. A extraordinária variação na incidência do diabetes melito em colônias de camundongos NOD criados em uma ampla variedade de diferentes alojamentos de animais (Figura 17.6) confirma a influência notável da flora ambiental na expressão das doenças autoimunes.

Mecanismos nas doenças autoimunes

Embora as respostas inatas possam desempenhar um importante papel no desenvolvimento e na manutenção das doenças autoimunes, a autoimunidade patogênica representa, no nível mais fundamental, uma falha na tolerância imunológica específica. Tendo em vista que a tolerância é um mecanismo que só se aplica aos linfócitos, a contribuição da resposta adaptativa é mais do que evidente. Convém assinalar também que falamos de "falha" na tolerância. Isso pode significar que, em alguns casos, exista uma incapacidade de desenvolver tolerância em primeiro lugar; todavia, tendo em vista que as doenças autoimunes frequentemente só aparecem no início da meia-idade ou depois, parece que a tolerância atua efetivamente no início; entretanto, nos indivíduos geneticamente predispostos, um acúmulo de influências ambientais e, possivelmente, de mutações leva por fim a respostas patogênicas descontroladas contra o próprio. Ainda não está totalmente esclarecido se a resposta é ou não desencadeada por autoantígenos, antígenos estranhos, superantígenos ou outros ativadores policlonais, ou por

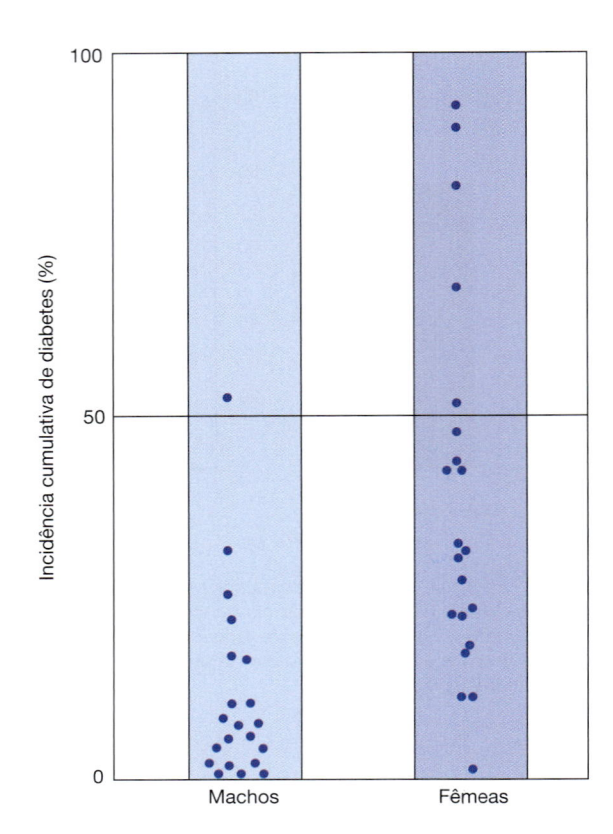

Figura 17.6 A incidência do diabetes melito espontâneo em colônias geograficamente dispersas de camundongos NOD com 20 semanas de idade. Cada ponto representa uma única colônia. A disseminação extrema dos valores não é atribuível a qualquer grau de desvio genético. A menor incidência nos machos é particularmente evidente. (Fonte de dados: Pozzilli P. *et al.* (1993) *Immunology Today* **14**, 193-196.)

anti-idiótipos. É também importante ter em mente que uma doença autoimune aparentemente idêntica pode surgir devido a um diferente conjunto de circunstâncias em determinados pacientes.

Tolerância não é absoluta

Entre os vários mecanismos de tolerância empregados pelo sistema imune, apenas a apoptose leva a uma perda dos linfócitos específicos para antígenos. Embora as células B de alta afinidade sejam tolerizadas por apoptose, particularmente a autoantígenos que circulam em altas concentrações, esse mecanismo mais extremo de lidar com linfócitos indisciplinados é dirigido, em grande parte, às células T durante a seleção negativa no timo. A edição dos receptores pode eliminar as células B autorreativas por meio de recombinação V(D)J continuada. As células B autorreativas que estão presentes na periferia habitualmente não causam nenhum problema, devido à ausência de auxílio das células T cognatas (ver Figura 10.13). Entretanto, para os autoantígenos que não são expressos em níveis adequados no timo, as células T autorreativas estarão disponíveis. O processamento de um autoantígeno leva à expressão preferencial de determinados peptídios (dominantes) nas células apresentadoras de antígenos (APC), enquanto outros (crípticos) só aparecem no sulco do MHC em concentrações muito baixas, que, embora sejam capazes de expandir suas células T cognatas no contexto da seleção positiva do timo, podem entretanto não fornecer um sinal potente o suficiente para a seleção negativa dessas células. Em consequência, as células T autorreativas e específicas para **epítopos crípticos** irão sobreviver no repertório, que, por conseguinte, irá exibir um viés para a autorreatividade fraca.

Respostas desencadeadas por autoantígenos

As galinhas de raça obesa (Obese Strain, OS) já mencionadas não tendem a aparecer no cardápio de nosso restaurante local, porém esse modelo animal de doença de Hashimoto desenvolve espontaneamente autoanticorpos IgG contra a tireoglobulina e uma resposta inflamatória crônica contra a tireoide, que destrói a glândula, causando hipotireoidismo. Se a fonte do antígeno for removida por tireoidectomia neonatal, não há formação de autoanticorpos. Em seguida, a injeção de tireoglobulina normal nesses animais induz a formação de anticorpos. A tireoidectomia de galinhas OS com tireoidite estabelecida é seguida de uma queda dramática nos títulos de anticorpos. Conclusões: a imunidade espontânea contra a tireoglobulina é desencadeada e mantida pelo autoantígeno da glândula tireoide. Além disso, como a resposta é totalmente dependente de células T, podemos inferir que tanto as células B quanto as células T são ativadas pela tireoglobulina nesse modelo.

Em geral, a doença humana é uma noz mais difícil de quebrar, e é preciso depender de evidências mais indiretas. As linhagens de células T foram estabelecidas a partir de glândulas com doença de Graves, e foi possível demonstrar uma estimulação direta por células integrais da tireoide. A retirada da suposta fonte de antígenos por tireoidectomia em pacientes com doença de Hashimoto é seguida de uma queda nos níveis séricos de gamaglobulinas, um dos indícios que levaram à descoberta da autoimunidade tireóidea (ver Marco histórico 17.1); incidentalmente, isso está de acordo com os dados obtidos das galinhas OS anteriormente citados. A produção de autoanticorpos IgG de alta afinidade, acompanhada de hipermutação em pacientes com doença autoimune da tireoide, fornece uma forte evidência de seleção das células B por antígenos, em uma resposta dependente das células T. Em termos simples, a razão disso é que os anticorpos IgG de alta afinidade só aparecem por meio de mutação e seleção desencadeadas pelo antígeno dentro dos centros germinativos. Um argumento mais indireto, porém igualmente convincente, é a formação regular de anticorpos contra um grupo de epítopos em um único autoantígeno ou em autoantígenos dentro de um único órgão (p. ex., tireoglobulina mais tireoide peroxidase, ou diferentes constituintes do nucleossoma). É difícil propor uma hipótese que não dependa finalmente da estimulação por antígenos. As células T são de importância crítica nessas respostas, visto que a depleção de células T CD4 em vários modelos animais suprime a produção de autoanticorpos.

A visibilidade dos autoantígenos para o sistema imune

No caso de alguns constituintes do organismo (p. ex., espermatozoides, lente e coração), os antígenos estão totalmente **sequestrados** (ocultos) do sistema imune, e, portanto, não há estabelecimento de nenhum grau de tolerância imunológica. Isso não representa um problema, a não ser que um contratempo (p. ex., traumatismo físico) provoque a liberação do antígeno na circulação, com ativação subsequente de linfócitos autorreativos. Em geral, até mesmo nessas situações, a experiência tem mostrado que

a injeção de extratos não modificados dos tecidos acometidos nos distúrbios autoimunes órgão-específicos não desencadeia prontamente a síntese de anticorpos.

Na maioria dos casos (p. ex., eritrócitos na anemia hemolítica autoimune, ribonucleoproteína [RNP] e nucleossoma presentes como bolhas na superfície das células apoptóticas no LES, e receptores de superfície em muitos casos de autoimunidade órgão-específica), os autoantígenos são facilmente acessíveis aos linfócitos circulantes. Presumivelmente, os antígenos presentes em concentrações adequadas no líquido extracelular serão processados por APC profissionais; entretanto, para os autoantígenos associados às células, os peptídios derivados só irão interagir "expressivamente" com células T específicas se houver moléculas apropriadas de superfície do MHC, se a concentração do peptídio processado associado a elas for significativa e, para as células T em repouso, se for possível a produção de sinais coestimuladores. Conforme veremos adiante, esses requisitos constituem restrições importantes.

Por conseguinte, a mensagem é que estamos todos sentados em um campo minado de células autorreativas, com acesso potencial a seus respectivos autoantígenos. Entretanto, como as doenças autoimunes só ocorrem em uma minoria da população, o corpo precisa dispor de mecanismos homeostáticos para evitar que essas células autorreativas sejam deflagradas em circunstâncias normais. Acredita-se que o elemento fundamental para o sistema seja o controle das células T auxiliares autorreativas, visto que as evidências favorecem fortemente a dependência de praticamente todas as respostas autoimunes com relação às células T; por conseguinte, a interação da célula T com o peptídio associado ao MHC passa a constituir uma consideração fundamental. Iniciamos com o pressuposto de que essas células normalmente não sejam reativas, em consequência de deleção clonal, anergia clonal, supressão T ou apresentação inadequada de autoantígenos. Imediatamente, pode-se supor um grau anormal de reatividade a antígenos próprios, em consequência da expressão intratímica relativamente baixa de determinada molécula. As anormalidades nas vias de sinalização que afetam os limiares para a seleção positiva e a seleção negativa no timo também afetariam a reatividade subsequente a autoantígenos periféricos. O mesmo poderia ocorrer com defeitos na morte celular apoptótica.

Obtenção de ajuda das células T para as células B específicas de autoantígenos

James Allison e William Weigle argumentaram, de maneira independente, que, se as células T autorreativas forem tolerizadas e, portanto, incapazes de colaborar com as células B na produção de autoanticorpos (Figura 17.7A), o fornecimento de novos determinantes carreadores (*i. e.*, epítopos das células T auxiliares) aos quais não foi estabelecida nenhuma autotolerância poderia proporcionar um "desvio das células T". Em outras palavras, a ajuda poderia ser agora fornecida por células B autorreativas, mesmo na ausência de linfócitos T autorreativos, levando à produção de autoanticorpos (Figura 17.7B).

Modificação do autoantígeno

Um novo carreador poderia se originar por meio de modificação pós-tradução da molécula, conforme observado, por exemplo, na citrulinação (modificação pós-tradução da arginina) da vimentina, do fibrinogênio, do colágeno tipo II e da α-enolase na

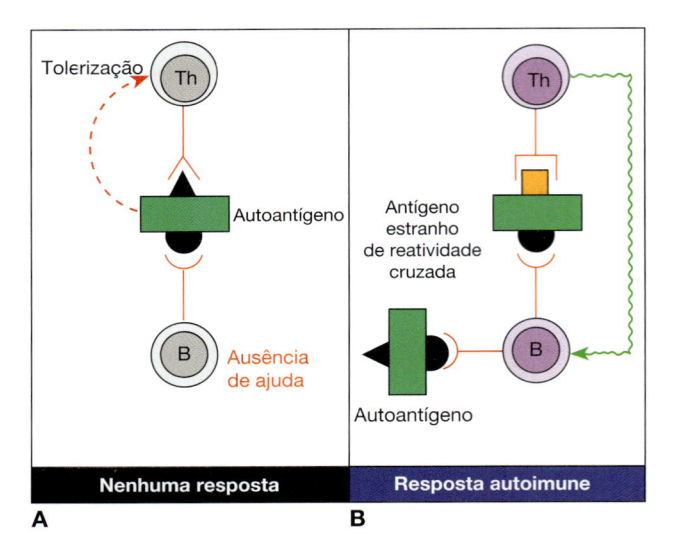

Figura 17.7 A autoimunidade pode surgir por desvio (*bypass*) de células T autorreativas. A ausência de células T auxiliares autorreativas funcionais pode ser contornada por antígenos de reatividade cruzada microbianos, que compartilham alguns epítopos com autoantígenos, porém nem todos. **A.** Não há células T autorreativas funcionais (em consequência de deleção, anergia ou supressão), e, portanto, não há nenhum auxílio para qualquer célula B autorreativa. Convém lembrar que as células T são, em geral, mais suscetíveis à tolerância do que as células B. Os linfócitos deletados (T) e não reativos (B) estão indicados na cor *cinza*. **B.** Epítopos exclusivos do antígeno microbiano podem ser processados e apresentados a células T auxiliares. Como esses epítopos estão fisicamente ligados aos epítopos de reatividade cruzada, há desvio das células T auxiliares autoantígeno-específicas, e a célula T específica contra o micróbio pode agora fornecer ajuda à célula B autorreativa (ou, na verdade, a qualquer célula T citotóxica não tolerizada). Para maior simplicidade, o processamento para associação do MHC foi omitido do diagrama.

artrite reumatoide. A modificação também pode ser obtida por meio de combinação com um fármaco. Entre muitos exemplos, a anemia hemolítica autoimune associada à administração de α-metildopa poderia ser atribuída à modificação da superfície dos eritrócitos, de modo a produzir um carreador para estimular as células B que reconhecem o antígeno *rhesus*. Em condições normais, esse antígeno é considerado "fraco" e teria menos probabilidade de induzir tolerância das células B do que os antígenos "mais fortes" presentes no eritrócito.

Mimetismo molecular dos epítopos de células T

Os epítopos das células B presentes em um antígeno microbiano podem exibir reação cruzada, em consequência do mimetismo molecular, com um epítopo de um autoantígeno humano. Todavia, como o antígeno microbiano e o antígeno próprio são apenas parcialmente semelhantes, não haverá tolerância das células T às sequências em outras partes do antígeno microbiano. Por conseguinte, as células T específicas para essas sequências estarão presentes e poderão ajudar as células B que reconhecem o epítopo de reatividade cruzada (Figura 17.7B). Já mencionamos que, na febre reumática, os anticorpos produzidos contra *Streptococcus* também reagem com o coração. Outro exemplo que não está tão bem estabelecido é fornecido pelas proteínas do envoltório de *Yersinia enterolytica,* que compartilham epítopos com o receptor do hormônio tireoestimulante (TSH).

A desvantagem desse modelo de reação cruzada de epítopo das células B é que, uma vez eliminado do corpo o reagente de reação cruzada, o epítopo da célula T não estará mais presente. Todavia, o agente infeccioso também pode simular um autoantígeno, produzindo um **epítopo de célula T microbiano de reação cruzada** nas APC profissionais, que podem ativar a célula T e suprarregular suas moléculas de adesão. Nesse estágio, a célula T possui **avidez** para ligar-se e ficar persistentemente ativada pelo **autoepítopo** apresentado na célula do tecido-alvo, contanto que esteja associado à molécula apropriada do MHC. Teoricamente, a célula T em repouso também poderia ser ativada por um **superantígeno** microbiano de maneira inespecífica para antígeno.

Embora tenhamos atribuído o papel dominante dos alelos do MHC como fatores de risco para doenças autoimunes à sua capacidade de apresentar epítopos antigênicos fundamentais às células T autorreativas, esses alelos também poderiam atuar de maneira muito distinta. Podemos lembrar que, durante a ontogenia intratímica, ocorre seleção positiva das células T por meio de sua interação fraca com peptídios próprios complexados com o MHC. Como cerca de **50% dos peptídios da classe II são derivados do MHC**, as células T maduras que deixam o timo terão sido selecionadas com um forte viés para o reconhecimento fraco de peptídios próprios do MHC apresentados pela classe II. Por conseguinte, deve existir um importante reservatório de células T autorreativas, vulneráveis à estimulação por epítopos de origem exógena e reatividade cruzada, que simulam esses peptídios do MHC. Isso é exatamente assim. A sequência QKRAA (a denominada sequência de "epítopo compartilhado") situa-se dentro de uma região polimórfica da cadeia DRβ do DR1 e de alguns alelos DR4, e também é encontrada nas proteínas do choque térmico dnaJ de *E. coli, Lactobacillus lactis* e *Brucella ovis*, bem como na proteína gp110 do vírus Epstein-Barr. Isso oferece uma oportunidade de ativar as células T com especificidade autorreativa para um peptídio processado contendo QKRAA apresentado por outra molécula HLA. Por conseguinte, a sequência QKRAAVDTY do alelo de suscetibilidade à artrite reumatoide, HLA-DRB1*04:01, é estreitamente semelhante à QKRAAYDQY da proteína do choque térmico dnaJ de *E. coli* (Tabela 17.5), e esse peptídio apresentado por DQ provoca a proliferação das células T sinoviais de pacientes com artrite reumatoide.

De fato, foi identificado um grande número de sequências peptídicas microbianas com graus variáveis de homologia com proteínas humanas (Tabela 17.5), embora se deva ressaltar que, nesse estágio, elas apenas fornecem indícios para estudos adicionais.

A simples existência de homologia não fornece nenhuma evidência de que a infecção por esse microrganismo irá levar necessariamente ao desenvolvimento de autoimunidade, visto que tudo depende de várias contingências, incluindo a maneira pela qual as proteínas são processadas pelas APC.

Epítopos carregados da célula T e disseminação dos epítopos

Um componente da membrana pode auxiliar a resposta imune a outro componente (reconhecimento associativo). No contexto da autoimunidade, um novo determinante auxiliar pode originar-se da modificação de um fármaco, conforme assinalado anteriormente, ou pela inserção do antígeno viral na membrana de uma célula infectada. É evidente que isso pode promover uma reação

Tabela 17.5 Mimetismo molecular. Alguns exemplos de homologias entre micróbios e componentes corporais como epítopos potenciais de células T de reação cruzada.			
Doença	**Molécula microbiana**		**Sequência**
Artrite reumatoide	Micróbio:	*Escherichia coli*	QKRAAVDTY
	Próprio:	HLA-DRB1*04:01	QKRAAYDQY
Esclerose múltipla	Micróbio:	Vírus Epstein-Barr	VYHFVKKHV
	Próprio:	Proteína básica da mielina	VVHFFKNIV
Esclerose múltipla	Micróbio:	*Chlamydia pneumoniae*	YGCLLPRNPRTEDQN
	Próprio:	Proteína básica da mielina	YGSLPQKSQRTQDEN
Diabetes melito tipo 1	Micróbio:	Vírus da hepatite C	AAARRWAC
	Próprio:	Ácido glutâmico descarboxilase 65	AAARKAAC
Miastenia *gravis*	Micróbio:	Poliovírus	TKESRGTT
	Próprio:	Receptor de acetilcolina	IKESRGTK
Febre reumática	Micróbio:	*Streptococcus pyogenes*	LTDQNKNLTTEN
	Próprio:	Miosina cardíaca	LTSQRAKLQTEN

a um componente celular preexistente, com base nos estudos realizados, em que a infecção de um tumor pelo vírus influenza induziu resistência às células tumorais não infectadas. De maneira comparável, o auxílio das células T pode ser proporcionado por uma molécula, como o DNA, que não é capaz de formar um epítopo da célula T, pela formação de um complexo com um carreador dependente da célula T, como uma histona. Quando isso é reconhecido pelo receptor de células B, o componente auxiliar é "carregado" à célula B, processado e apresentado como epítopo para reconhecimento pelas células T (Figura 17.8). Do mesmo modo, a resposta autoimune pode ser disseminada a outros epítopos da mesma molécula.

Mecanismos de desvio (*bypass*) do idiótipo

Os linfócitos com especificidade para antígenos exógenos poderiam ser conectados a linfócitos autorreativos por meio de conexões de redes idiotípicas (Figura 17.9). Por conseguinte, é concebível que um agente ambiental, como um parasita ou vírus, possa desencadear a produção de anticorpos que possuam um idiótipo de reatividade cruzada, que seja compartilhado com o receptor de uma célula B ou T autorreativa e, assim, desencadear uma resposta autoimune.

Ativação policlonal

Com frequência, os micróbios exibem propriedades adjuvantes, em virtude da presença de ativadores linfocitários policlonais, como as endotoxinas bacterianas. Os diversos autoanticorpos detectados em casos de mononucleose infecciosa certamente devem ser atribuídos à ativação policlonal das células B pelo vírus Epstein-Barr (EBV). Todavia, é difícil verificar como uma ativação policlonal pan-específica poderia dar origem aos padrões de autoanticorpos característicos dos diferentes distúrbios autoimunes, sem a atuação de algum fator

direcionador de antígenos. Entretanto, podemos imaginar cenários em que células B ou T ativadas de modo policlonal poderiam contribuir para a manutenção de uma resposta autoimune.

Defeitos na regulação

É preciso ressaltar que esses mecanismos de desvio (*bypass*) das células T auxiliares para a indução de autoimunidade não asseguram por si sós a continuidade da resposta, visto que animais normais demonstraram ser capazes de reduzir a produção de autoanticorpos por meio de interações com as células T reguladoras CD4, como, por exemplo, no caso de autoanticorpos eritrocitários induzidos em camundongos pela injeção de eritrócitos de ratos (Figura 17.10). Muitas pesquisas concentraram-se na célula T reguladora CD4$^+$CD25$^+$Foxp3$^+$ (ver Figura 9.14), que demonstrou suprimir muitos fenômenos autoimunes diferentes. Para fornecer apenas um entre inúmeros exemplos, a capacidade proliferativa das células Treg em resposta à proteína básica da mielina em pacientes com a forma remitente recorrente de esclerose múltipla declina paralelamente com a doença clínica (Figura 17.11).

Outro ator em cena é a célula NKT, que é deficiente nos camundongos NOD, mas que pode impedir o desenvolvimento do diabetes melito quando transferida a partir de doadores F1 (BALB/c × NOD). Foi também relatado que pacientes com uma variedade de doenças autoimunes apresentam uma redução no número ou na função desse tipo de célula.

As anormalidades nos mecanismos apoptóticos também contribuem para esses defeitos de regulação? As células T e B dos camundongos NOD mostram-se resistentes à apoptose, assim como os linfócitos da raça MRL/*lpr* de camundongos com lúpus, que possui uma mutação do gene *fas*. Essa mutação provoca linfoproliferação característica e, possivelmente, incapacidade de limitar a expansão dos clones de células T e B autorreativas por apoptose. O modelo de lúpus *gld* complementa essa situação, com mutações no *ligante fas*.

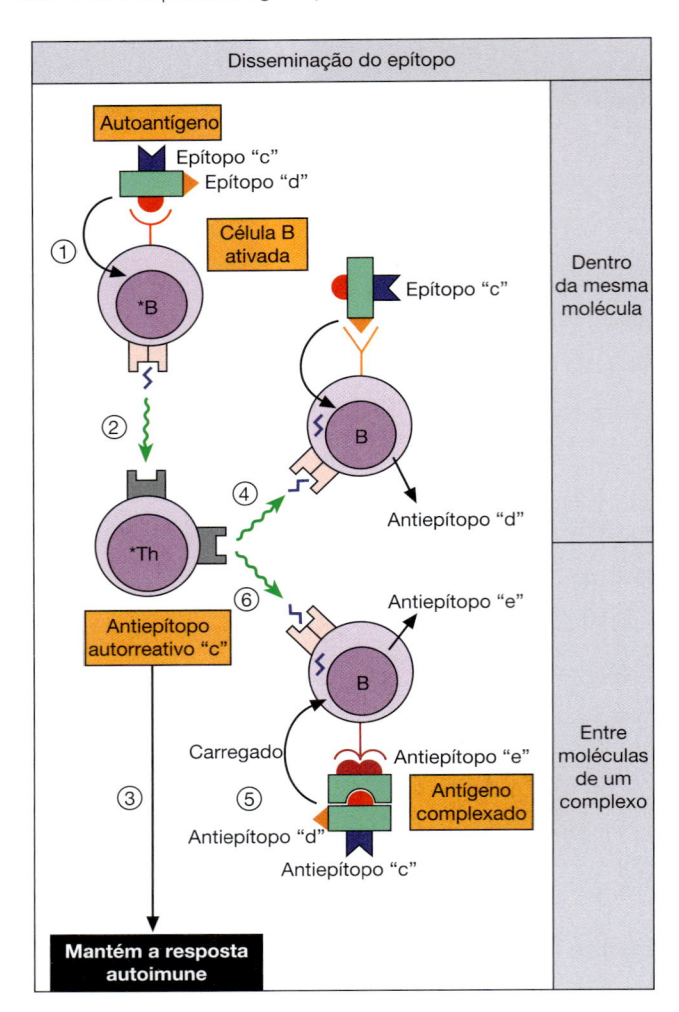

Figura 17.8 Disseminação do epítopo. Quando o autoantígeno é solúvel ou capaz de ser captado e processado após captura por uma célula B autorreativa ativada (1), um novo epítopo pode ser apresentado na classe II da célula B, que agora estimula uma célula T auxiliar autorreativa (antiepítopo "c") (2), que pode então manter uma resposta autoimune exclusivamente por estimulação do autoantígeno (3). Isso também pode produzir disseminação do epítopo dentro da mesma molécula, pela ajuda de uma célula B que captura o autoantígeno por meio de novo epítopo "d" (4), ou outro componente (epítopo "e") em um complexo intermolecular, como histona nucleossômica-DNA, que "carrega" a molécula com epítopos "c" e "d" dentro da célula B (5). O antígeno processado é apresentado pela célula B à célula T auxiliar (6). *Indica ativação.

A atenção também foi voltada para o receptor IgG regulador das células B, cuja função consiste em controle por retroalimentação por meio de sinalização de imunocomplexos de superfície. Nos camundongos propensos ao lúpus, a disfunção no receptor de células B FcγRIIB pode ser corrigida por transdução retroviral de um gene normal (Figura 17.12).

Anteriormente, concentramos a nossa atenção para as propriedades características da população B-1 no que se refere à sua tendência a sintetizar autoanticorpos IgM e à sua possível relação estreita com o estabelecimento da rede idiotípica reguladora, e devemos seriamente considerar a hipótese de que a atividade não regulada por essas células pode ser responsável por alguns distúrbios autoimunes. Nos seres humanos, uma alta proporção de células B-1 produz fatores reumatoides IgM (anti-Fcγ) e anti-DNA, utilizando genes de linhagem germinativa.

Expressão aberrante do MHC da classe II

Normalmente, apenas as apresentadoras de antígenos profissionais, como as células dendríticas, expressam moléculas do MHC da classe II. Por conseguinte, a maioria dos autoantígenos órgão-específicos habitualmente aparece na superfície das células do órgão-alvo no contexto das moléculas de classe I (presentes em todas as células nucleadas), mas não da classe II. Assim, os autoantígenos não podem ser apresentados às células T auxiliares pelas células teciduais que, por esse motivo, são imunologicamente silenciosas. Ricardo Pujol-Borrell, Gian Franco Bottazzo e colaboradores raciocinaram que, se os genes da classe II tivessem a sua repressão de algum modo retirada, e fossem sintetizadas moléculas da classe II, eles poderiam conferir a essas células a capacidade de apresentar peptídios às células T CD4+. Na verdade, esses pesquisadores conseguiram demonstrar que células da tireoide humana em cultura tecidual podem ser persuadidas a expressar moléculas HLA-DR (da classe II) em sua superfície, após estimulação com interferona-γ (IFNγ). Foi também relatada uma expressão inadequada da classe II nos dúctulos biliares de indivíduos com cirrose biliar primária e nas células endoteliais e em algumas células β do pâncreas no diabetes melito tipo 1.

Ainda não foi estabelecido se a expressão aberrante de moléculas da classe II nessas células por meio de ativação por algum fator, como a IFN induzida por vírus, é responsável por iniciar o processo autoimune por meio da ativação das células T auxiliares autorreativas, ou se a reação com células T já ativadas induz a classe II por intermédio da liberação de IFNγ, tornando a célula um alvo mais atraente para provocar lesão tecidual subsequente. Entretanto, a transfecção de camundongos com genes *H-2A* da classe II ligados ao promotor da insulina levou à expressão da classe II nas células β das ilhotas do pâncreas, porém não induziu autoimunidade. A falta de moléculas coestimuladores B7 parece ser responsável pela incapacidade dessas células β positivas para a classe II de ativar células T virgens, uma tarefa que pode ser deixada a cargo das APC profissionais.

O desequilíbrio das citocinas pode induzir autoimunidade

Por outro lado, a transfecção com o gene *IFNG* no promotor da insulina, nas mesmas circunstâncias, provocou uma reação inflamatória localizada no pâncreas, com expressão aberrante da classe II **e** diabetes melito; isso deve ter sido o resultado da autoimunidade, visto que o pâncreas normal enxertado no mesmo animal sofreu destino semelhante. Essa situação significa que a produção não regulada de citocinas, que provoca uma reação inflamatória localizada, pode iniciar a autoimunidade, provavelmente ao intensificar a apresentação do antígeno das ilhotas do pâncreas por recrutamento e ativação das células dendríticas, pelo aumento da concentração de autoantígeno intracelular processado disponível e pelo aumento de avidez pelas células T virgens por meio de suprarregulação das moléculas de adesão; talvez as células previamente anérgicas possam se tornar reativas ao antígeno. Uma vez ativadas, as células T podem agora interagir com as células β das ilhotas do pâncreas; que irão exibir quantidades aumentadas de moléculas da classe II e de adesão para as células T em sua superfície.

No que diz respeito às doenças humanas, foi proporcionada uma janela na atividade das citocinas no LES por meio de análise, mostrando a expressão de determinados genes que são

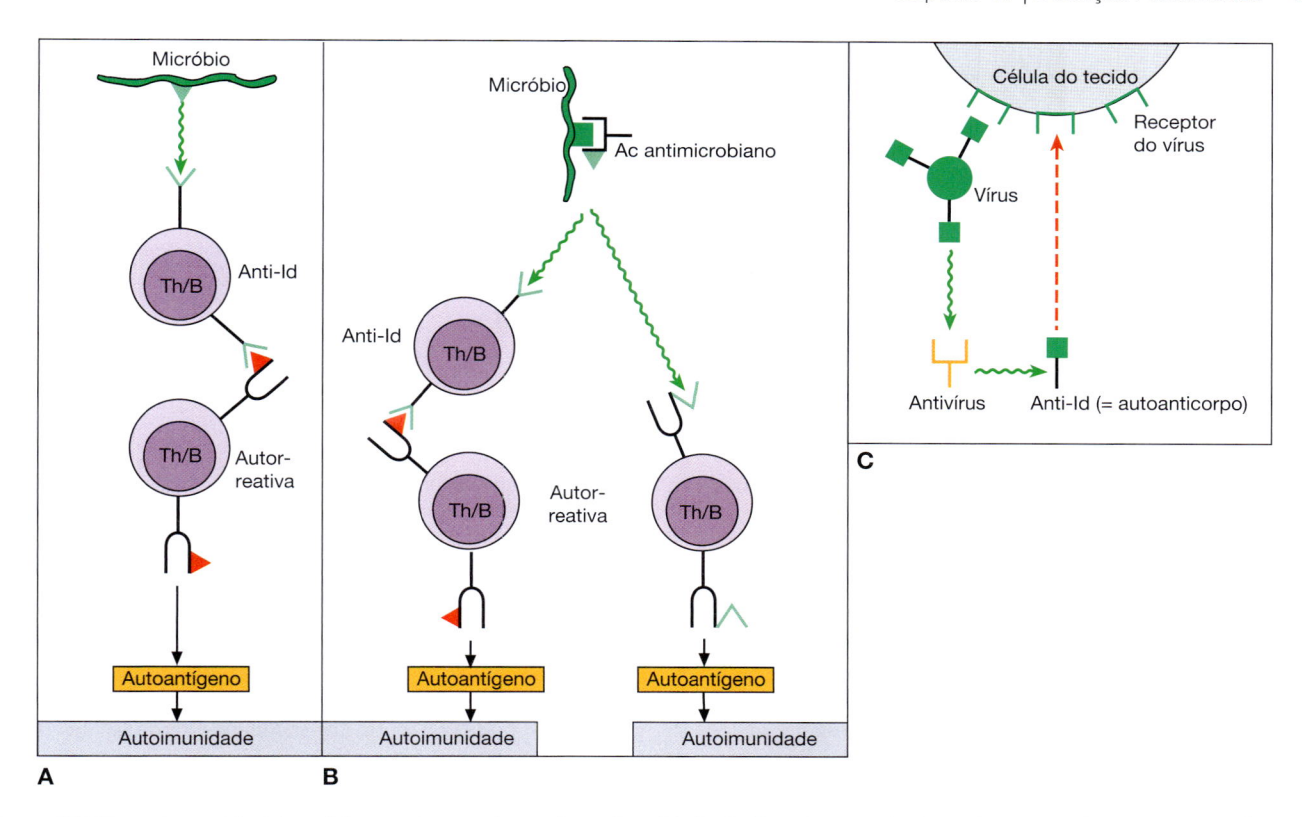

Figura 17.9 Mecanismos idiotípicos (Id) supostos que levam à autoimunidade. **A.** Reação cruzada do antígeno microbiano com os idiótipos do linfócito autorreativo. **B.** Os anticorpos antimicrobianos compartilham idiótipos com linfócitos autorreativos ou são anti-idiótipos. **C.** O anticorpo antiviral produz anti-idiótipo, que é um autoanticorpo dirigido contra o receptor viral.

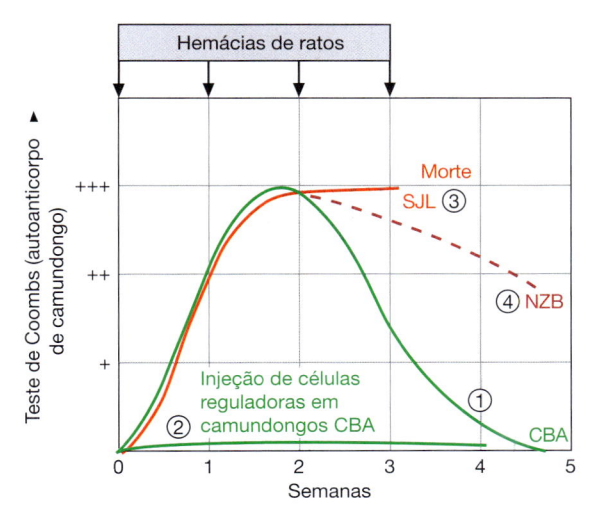

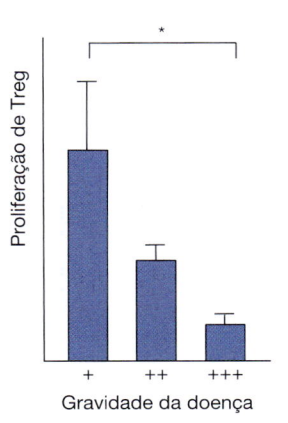

Figura 17.10 Regulação da autorreatividade. Quando camundongos da raça CBA (1) recebem injeções de hemácias de ratos, ocorre produção de autoanticorpos por esse antígeno de reação cruzada, que recobre os eritrócitos do camundongo hospedeiro e são detectados pelo teste de antiglobulina de Coombs. Apesar das injeções repetidas de hemácias de ratos, a resposta dos autoanticorpos é inativada pela expansão de células reguladoras CD4 específicas para eritrócitos do camundongo, que não afetam a produção de anticorpos contra os determinantes eritrocitários heterólogos. Quando essas células reguladoras são injetadas em camundongos CBA virgens (2), as hemácias de rato são incapazes de induzir autoanticorpos. A raça SJL (3), cuja atividade supressora declina rapidamente com a idade, é incapaz de regular a resposta autoimune e desenvolve doença particularmente grave. A resposta também é prolongada na raça NZB autoimune (4). (Fonte de dados: Cooke A. e Hutchings P. (1984) *Immunology* **51**, 489-492.)

Figura 17.11 Defeito das células T reguladoras em pacientes com esclerose múltipla recorrente remitente. A capacidade das células T reguladoras CD4+ Foxp3+ de responder à estimulação com proteína básica da mielina (MBP) humana correlaciona-se com o estágio da doença clínica (*$p < 0,01$ média ± e.p.m) (Fonte de dados: Carbone F. *et al.* (2014) *Nature Medicine* **20**, 69-74.)

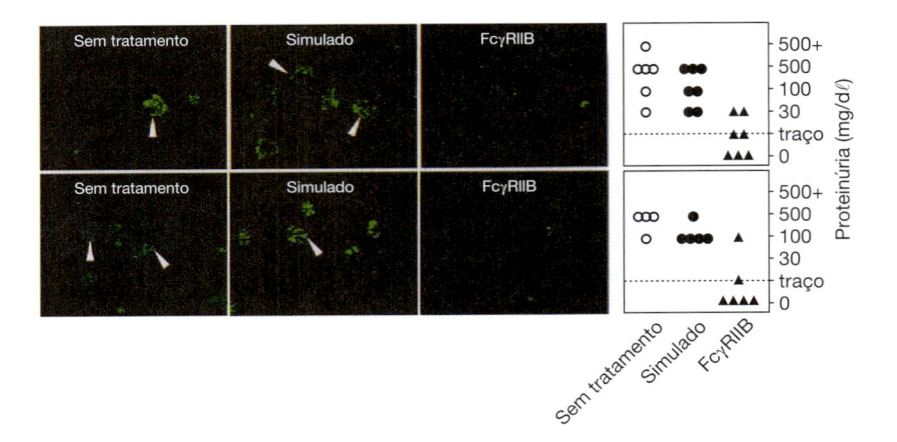

Figura 17.12 Transdução retroviral do receptor IgG regulador das células B (FcγRIIB) em camundongos propensos ao lúpus espontâneo. Seis meses após receber medula óssea com transdução retroviral FcγRIIB, observa-se uma redução nos depósitos de imunocomplexos, e ocorre melhora da função renal em camundongos suscetíveis ao lúpus NZM2410 (*fileira superior*) e BXSB (*fileira inferior*). Foram examinados cortes de tecido renal à procura de complexos de IgG por imunofluorescência direta (40×). As *pontas de seta* indicam complexos subendoteliais que sugerem a presença de lúpus ativo. (Fonte: McGaha T.L. *et al.* (2005) *Science* **307**, 590-593. Reproduzida, com autorização, de AAAS.)

suprarregulados pela interferona-α (Figura 17.13) e níveis elevados de citocinas, que se correlacionam com a presença de doença mais grave.

Efeitos patogênicos dos autoanticorpos

Veremos agora as evidências que ajudam a revelar os mecanismos pelos quais a autoimunidade, apesar de ocorrer, desempenha um **papel patogênico principal** na produção de lesões teciduais dentro do grupo de doenças designadas como "autoimunes". Iremos examinar inicialmente os efetores dos autoanticorpos.

Células sanguíneas

Os anticorpos antieritrocitários desempenham um papel dominante na destruição dos eritrócitos na **anemia hemolítica autoimune**. Os eritrócitos normais recobertos por autoanticorpos eluídos dos eritrócitos positivos no teste de Coombs (ver Figura 14.18) apresentam uma redução da meia-vida após reinjeção no indivíduo normal, basicamente em consequência de sua adesão aos receptores Fcγ nas células fagocitárias do baço.

A linfopenia que ocorre em pacientes com LES e com artrite reumatoide pode constituir um resultado direto dos anticorpos, visto que, nesses casos, foram descritos anticorpos não aglutinantes recobrindo os leucócitos.

Os anticorpos antiplaquetários são aparentemente responsáveis pela **púrpura trombocitopênica idiopática (PTI)**. Quando administrada a um indivíduo normal, a IgG obtida do soro de um paciente provoca redução das contagens de plaquetas, e o componente ativo pode ser absorvido das plaquetas. A trombocitopenia neonatal transitória, que pode ser observada em lactentes de mães com PTI, pode ser explicada em termos da passagem transplacentária de anticorpos IgG para o lactente.

A **síndrome do anticorpo antifosfolipídio** primária caracteriza-se por fenômenos tromboembólicos arteriais e venosos recorrentes, perda fetal recorrente, trombocitopenia e anticorpos antifosfolipídios (como anticorpos anticardiolipina e anti-β_2-glicoproteína 1). A transferência passiva desses anticorpos nos camundongos é bastante devastadora, resultando em menor taxa de fecundidade e abortos fetais recorrentes. Os anticorpos anti-β_2-glicoproteína 1 ativam as células endoteliais, os monócitos e as plaquetas, resultando finalmente em trombose. O trofoblasto

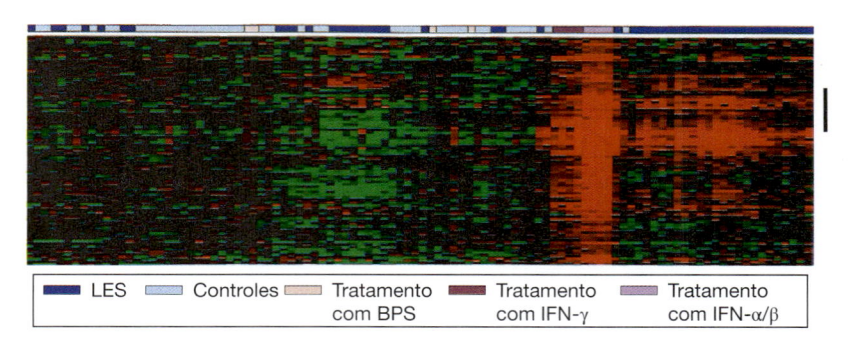

| ■ LES | ▢ Controles | ▢ Tratamento com BPS | ▢ Tratamento com IFN-γ | ▢ Tratamento com IFN-α/β |

Figura 17.13 A assinatura da IFNα em um subgrupo importante de pacientes com lúpus eritematoso sistêmico (LES). Padrões de expressão de genes induzidos pela IFN no sangue de pacientes com lúpus e de controles (*vermelho* = altamente expressos). A *barra preta* indica 22 dos genes suprarregulados pela IFN, que descrevem o "padrão de assinatura." (Fonte: Baechler E.C. *et al.* (2004) *Current Opinion in Immunology* **16**, 801-807. Reproduzida, com autorização, de Elsevier.)

placentário constitui um alvo primário desses anticorpos, visto que o citotrofoblasto viloso é um dos poucos tipos celulares que externaliza a fosfatidil serina durante o desenvolvimento.

Receptores de superfície

Glândula tireoide

Em determinadas circunstâncias, anticorpos dirigidos contra a superfície de uma célula podem estimulá-la, em vez de destruí-la (ver "hipersensibilidade estimuladora", no Capítulo 14). Isso certamente é o caso da **doença de Graves**, na qual foi estabelecida uma ligação direta com a autoimunidade após a descoberta de atividade estimuladora da tireoide no soro desses pacientes por Duncan Adams e Herbert Purves (ver Marco histórico 17.1), que finalmente mostraram que essa atividade era decorrente da presença de anticorpos dirigidos contra receptores de TSH (TSHR), que simulam o efeito desse hormônio (Figura 17.14A). Com uma estimulação constante pelo autoanticorpo, a glândula tireoide aumenta (uma situação designada como **bócio**), levando ao **hipertireoidismo** (tireoide hiperativa). Com frequência, esse hipertireoidismo é acompanhado de exoftalmia (em que os olhos fazem protrusão da órbita), que provavelmente é devida à inflamação causada pelo fato de que o TSHR também está expresso nos fibroblastos orbitais. Esta é um dos "experimentos de transferência passiva" da Natureza, que liga os anticorpos anti-TSHR mais diretamente à patogenia da doença de Graves.

Quando os anticorpos estimuladores da tireoide de uma gestante atravessam a placenta, eles levam ao desenvolvimento de hipertireoidismo neonatal (tireotoxicose neonatal) (Figura 17.15). Trata-se essencialmente de uma forma transitória da doença de Graves na prole, exceto que, neste caso, a doença é causada por autoanticorpos maternos e, portanto, não constitui uma doença "autoimune" no lactente. A IgG possui meia-vida de cerca de 3 semanas, e, portanto, a doença neonatal regride depois de algumas semanas, à medida que ocorre catabolismo da IgG materna. Todavia, é importante lembrar também que a permuta de classe para IgG que ocorreu na mãe exigiu o auxílio das células T. Por conseguinte, embora o anticorpo claramente pareça ser o efetor da doença de Graves, o defeito primário na resposta imune pode estar situado em outro processo, como, por exemplo, em nível da célula dendrítica, da célula T auxiliar ou da célula T reguladora.

Na **doença de Hashimoto**, ocorre tireoidite destrutiva, resultando em **hipotireoidismo**, em que se acredita que o dano seja causado por células T citotóxicas CD8+ que infiltram a glândula tireoide e, possivelmente, também por autoanticorpos IgG fixadores do complemento (Figura 17.14B).

Músculo e nervo

A fraqueza muscular transitória observada em uma pequena proporção de lactentes nascidos de mães com **miastenia *gravis***, assim como ocorre na doença de Graves, pode ser compatível com a passagem transplacentária de uma IgG. Neste caso, o anticorpo seria capaz de inibir a transmissão neuromuscular. Essa hipótese é fortemente sustentada pelo achado consistente de anticorpos contra receptores de acetilcolina (AChR) no músculo de indivíduos com miastenia e depleção desses receptores nas placas motoras. Além disso, os sintomas da miastenia podem ser induzidos em animais pela injeção de anticorpos monoclonais contra o AChR ou por imunização ativa com os próprios receptores purificados.

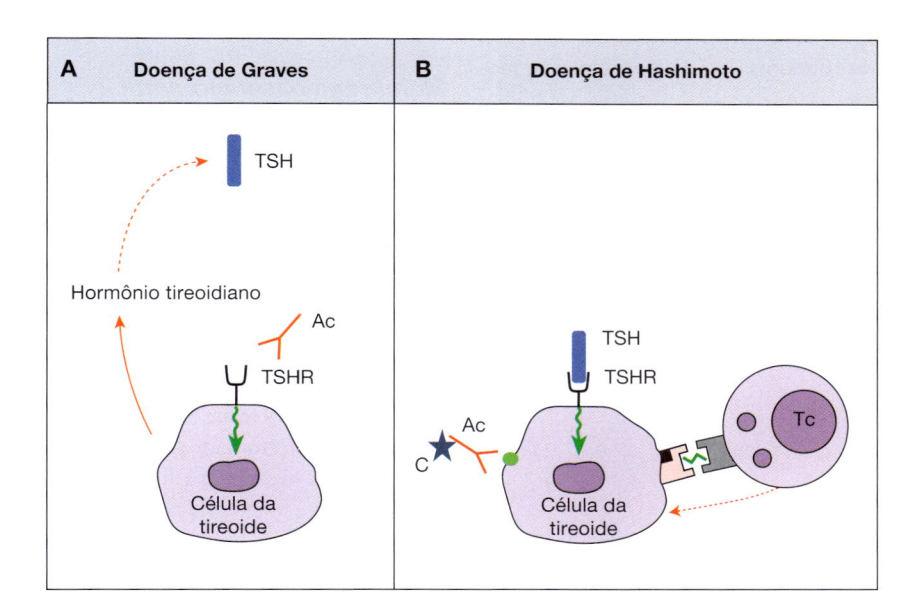

Figura 17.14 Doenças autoimunes da tireoide. São ilustrados dois tipos principais de doença autoimune da tireoide. **A.** Na doença de Graves, ocorre ligação de autoanticorpos ao receptor do hormônio tireoestimulante (TSHR) presente nas células epiteliais da glândula. Esses anticorpos atuam como agonistas e simulam o efeito do TSH. Os autoanticorpos são produzidos continuamente pelos plasmócitos, e, portanto, a sua produção não é afetada diretamente pelos níveis de hormônio tireoidiano, diferentemente dos níveis de TSH, que estão sujeitos a uma alça de retroalimentação negativa e que, portanto, diminuem quando são produzidos níveis adequados de hormônio tireoidiano. A ativação constante das células da tireoide pelo autoanticorpo estimulador resulta em hipertireoidismo. **B.** Na doença de Hashimoto, os autoanticorpos são dirigidos predominantemente contra a tireoide peroxidase e a tireoglobulina. As células da tireoide podem ser atacadas por células T citotóxicas que reconhecem os peptídios derivados desses autoantígenos e/ou por anticorpos fixadores do complemento dirigidos contra o autoantígeno intacto. Embora o TSH seja capaz de ligar-se ao receptor de TSH e de estimular as células da tireoide, a destruição da glândula pelo ataque autoimune resulta em hipotireoidismo.

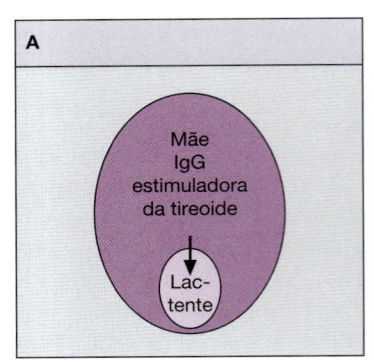 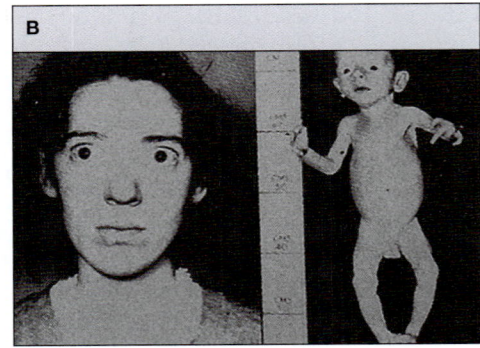

Figura 17.15 Tireotoxicose neonatal. **A.** Os autoanticorpos que estimulam a tireoide por meio dos receptores de TSH consistem em IgG, que atravessam a placenta. **B.** Por conseguinte, a mãe com tireotoxicose dá à luz um bebê com hiperatividade da tireoide, cuja resolução é espontânea à medida que ocorre catabolismo da IgG materna. (Fonte: A. MacGregor. Reproduzida com autorização.)

Entretanto, a maioria dos lactentes de mães miastênicas não apresenta doença muscular, e, como também parece ocorrer em outras doenças neonatais transitórias causadas por anticorpos maternos, isso está relacionado, em grande parte, com os níveis de autoanticorpos presentes na mãe.

É também possível induzir defeitos neuromusculares em camundongos mediante injeção de soro de pacientes com a síndrome de **Lambert-Eaton**, contendo anticorpos dirigidos contra os canais de cálcio pré-sinápticos. Na **síndrome de Guillain-Barré**, uma polineurite periférica de resolução espontânea, foram identificados autoanticorpos dirigidos contra os canais de sódio, que exibem reação cruzada com bacilos *Campylobacter*.

Estômago

A lesão histopatológica subjacente da gastrite autoimune associada à **anemia perniciosa** consiste em uma invasão por células mononucleares inflamatórias crônicas, que leva à destruição das células parietais gástricas. Isso, por sua vez, leva à perda da proteína de ligação da vitamina B_{12}, o fator intrínseco, e, consequentemente, ao desenvolvimento de anemia – visto que a vitamina B_{12} é necessária para a produção eficiente de eritrócitos. O desenvolvimento de acloridria é quase certamente acelerado pela ação inibitória dos anticorpos contra a bomba de prótons do estômago, uma ATPase dependente de H^+/K^+ na superfície celular. Cerca de 70% dos pacientes também apresentam autoanticorpos bloqueadores dirigidos contra o fator intrínseco.

Outros tecidos

Intestino

A tolerância normalmente adquirida a proteínas da dieta parece estar suprimida na **doença celíaca**, na qual é possível demonstrar a presença de autoanticorpos dirigidos contra a enzima transglutaminase 2 (TG2), bem como a ocorrência de hipersensibilidade das células T ao componente gliadina do glúten do trigo no intestino delgado. Como o glúten pode ligar-se à TG2, a captação do complexo pela IgA de células B específica para essa enzima pode "carregar" o glúten para dentro da célula B para o seu processamento e apresentação nas moléculas do MHC da classe II às células T auxiliares específicas para a gliadina (ver Figura 17.8). A estimulação das células B pode então ser seguida de secreção de autoanticorpos IgA anti-TG2.

Pele

A patogenia humoral do **pênfigo vulgar** é favorecida pela correlação entre a gravidade da doença e os títulos de autoanticorpos contra a desmogleína 3 (um membro da família da caderina de moléculas de adesão dependentes de Ca^{2+}) presente nas junções intercelulares das células epiteliais pavimentosas. De modo semelhante, acredita-se que os anticorpos contra a desmogleína 1 possam mediar a formação de bolhas na epiderme de indivíduos com **pênfigo foliáceo**.

Espermatozoides

Em alguns **homens inférteis**, a agregação dos espermatozoides é causada por autoanticorpos aglutinantes, interferindo na sua penetração no muco cervical.

Membrana basal glomerular

Em carneiros e outros animais de laboratório, a injeção de preparações de membrana basal glomerular (MBG) heteróloga de reação cruzada com adjuvante completo de Freund provoca glomerulonefrite. Os anticorpos dirigidos contra a MBG podem ser identificados por meio de coloração imunofluorescente com anti-IgG a partir de amostras de biopsia de animais com nefrite. Esses anticorpos são em grande parte, se não totalmente, absorvidos pelos rins *in vivo* e podem transferir passivamente a doença a outro animal da mesma espécie.

Uma situação realmente análoga é observada nos seres humanos com determinados tipos de glomerulonefrite, particularmente aquela associada à hemorragia pulmonar (**síndrome de Goodpasture**). A biopsia renal desses pacientes revela a presença de depósito linear de IgG e de C3 ao longo da membrana basal dos capilares glomerulares (ver Figura 14.19A). Lerner e colaboradores realizaram a eluição do anticorpo anti-MBG obtido de um rim acometido e o injetaram em um macaco-esquilo. O anticorpo fixou-se rapidamente à MBG do animal receptor e provocou nefrite fatal. É difícil evitar a conclusão de que a lesão observada nos seres humanos tenha sido o resultado direto do ataque da MBG por esses anticorpos fixadores de complemento. As alterações pulmonares observadas na síndrome de Goodpasture são atribuídas à reação cruzada com alguns dos anticorpos anti-MBG.

Coração

O lúpus eritematoso neonatal constitui a causa mais comum de **bloqueio cardíaco completo congênito** permanente. Quase todos os casos foram associados a títulos maternos elevados de anti-La/SS-B ou de anti-Ro/SS-A. A observação fundamental foi a de que o anti-Ro liga-se ao tecido cardíaco neonatal, e não do adulto, e altera o potencial de ação transmembrana pela inibição da repolarização. A IgG anti-Ro alcança a circulação fetal por passagem transplacentária; todavia, embora o coração materno e o coração fetal sejam expostos ao autoanticorpo, exceto em casos bastante raros, apenas este último é afetado – refletindo, presumivelmente, diferenças antigênicas ou estruturais entre o coração do adulto e o coração fetal. O anti-La liga-se também a corações de fetos afetados, reagindo contra a laminina da membrana basal.

Efeitos patogênicos dos complexos com autoantígenos

Lúpus eritematoso sistêmico

Quando há produção de autoanticorpos contra componentes solúveis aos quais têm acesso contínuo, ocorre formação de complexos que podem dar origem a reações de hipersensibilidade do tipo III, particularmente quando defeitos nos primeiros componentes da via clássica do complemento impedem a sua eliminação efetiva. Por conseguinte, embora a deficiência homozigota de complemento constitua uma causa rara de LES, o arquétipo das doenças causadas por imunocomplexos, essa condição representa o genótipo mais potente de suscetibilidade a doença identificado até hoje; mais de 80% dos indivíduos com deficiência homozigota de C1q e C4 apresentam LES. Até 50% dos pacientes possuem autoanticorpos contra a parte colagenosa do C1q; todavia, na verdade, existe uma grande variedade de diferentes autoantígenos no lúpus (ver Tabela 17.2), alguns dos quais são componentes do nucleossoma (ver Figura 17.1B), sendo o mais característico o **DNA de fita dupla** (dsDNA). O anti-dsDNA está presente em grandes quantidades nas crioglobulinas e na eluição ácida do tecido renal de pacientes com nefrite lúpica, onde pode ser identificado, em complexos contendo complemento por coloração imunofluorescente de amostras de biopsias renais de pacientes com sinais de disfunção renal. O padrão de coloração com anti-IgG ou anti-C3 fluorescentes é puntiforme ou "nodular-irregular", conforme descrito anteriormente (ver Figura 14.19B), em acentuado contraste com o padrão linear causado pelos anticorpos anti-MBG na síndrome de Goodpasture (Figura 14.19A). Os complexos aumentam de tamanho e passam a formar grandes agregados visíveis ao microscópio eletrônico como corcovas amorfas em ambos os lados da MBG. Durante a fase ativa da doença, os níveis séricos de complemento caem, à medida que os componentes são afetados por agregados imunes nos rins e na circulação. Como o próprio nome sugere, o depósito de complexos é disseminado, e 98% dos pacientes desenvolvem lesões na pele e/ou nas articulações e músculos, 64% nos pulmões, 60% no sangue e/ou no encéfalo, 40% nos rins e 20% no coração.

O próprio DNA não é um antígeno dependente do timo, e os autoanticorpos do LES incluem um grupo dirigido contra os antígenos fisicamente ligados que constituem o nucleossoma; pode-se imaginar um mecanismo de "carregamento" do tipo ilustrado na Figura 17.8. Como surgem "bolhas" no nucleossoma que contêm fragmentos de cromatina (DNA mais histonas) na superfície das células apoptóticas, e tendo em vista que a expansão espontânea de populações de células T específicas para nucleossoma precede o início clínico do LES, o cenário provável é o seguinte. O material do nucleossoma é capturado pelos receptores de superfície das células B anti-DNA e internalizado; em seguida, ocorre apresentação do complexo peptídio de histona processado-MHC da classe II às células T auxiliares específicas para histona, e começa a proliferação clonal de células produtoras de anticorpo anti-DNA (Figura 17.16). Os complexos de anti-DNA com material do nucleossoma circulante podem ser demonstrados, e esses complexos ligam-se, por meio da histona, ao sulfato de heparana extracelular, onde podem se acumular e provocar dano aos órgãos-alvos, como o glomérulo renal.

Artrite reumatoide

Evidência morfológica de atividade imunológica

As alterações articulares na artrite reumatoide são provocadas pela proliferação desregulada e invasiva das células sinoviais que se transformam naquilo que é designado como **pano** (*pannus*), que recobre e destrói a cartilagem e o osso (Figura 17.17). A membrana sinovial que circunda e mantém o espaço articular é invadida por grandes números de células T, em sua maior parte células CD4, em vários estágios de ativação, habitualmente associadas a células dendríticas e macrófagos (Figura 17.17D); com frequência, são observados plasmócitos (Figura 17.17E), e, algumas vezes, verifica-se até mesmo a presença de folículos secundários com centros germinativos. Há expressão disseminada do HLA-DR (classe II) de superfície; as células T e B, as células dendríticas e as células do revestimento sinovial e macrófagos são todos positivos, indicando alguma ação intensa. Essa atividade imunológica vigorosa proporciona um intenso estímulo para as células do revestimento sinovial, que se transformam no pano invasivo, produzindo, assim, erosão articular por meio da liberação de mediadores destrutivos. Além disso, pode haver desenvolvimento de nódulos reumatoides granulomatosos (Figura 17.17F,G).

Autossensibilização à IgG e formação de imunocomplexos

Os autoanticorpos dirigidos contra a região Fc da IgG (Figura 17.18A), conhecidos como **fatores reumatoides**, constituem uma característica da doença. A maioria dos pacientes com artrite reumatoide apresenta fatores reumatoides IgG ou IgM. É preciso levar em consideração uma característica singular e estranha dos fatores reumatoides IgG; como são, ao mesmo tempo, tanto antígenos quanto anticorpos, eles são capazes de **autoassociação** (Figura 17.18B). Podem-se detectar agregados de IgG nos tecidos sinoviais e no líquido articular, onde produzem reações inflamatórias agudas típicas. A porcentagem de açúcares do Fcγ que carecem totalmente de galactose na IgG de pacientes com artrite reumatoide é quase sempre maior que a dos controles.

Produção de lesão tecidual

Conforme explicado na legenda da Figura 17.18, os imunocomplexos podem ser estabilizados por moléculas de ligação de Fcγ polivalentes, fator reumatoide IgM e C1q; quando presentes no espaço articular, esses imunocomplexos podem provocar um influxo

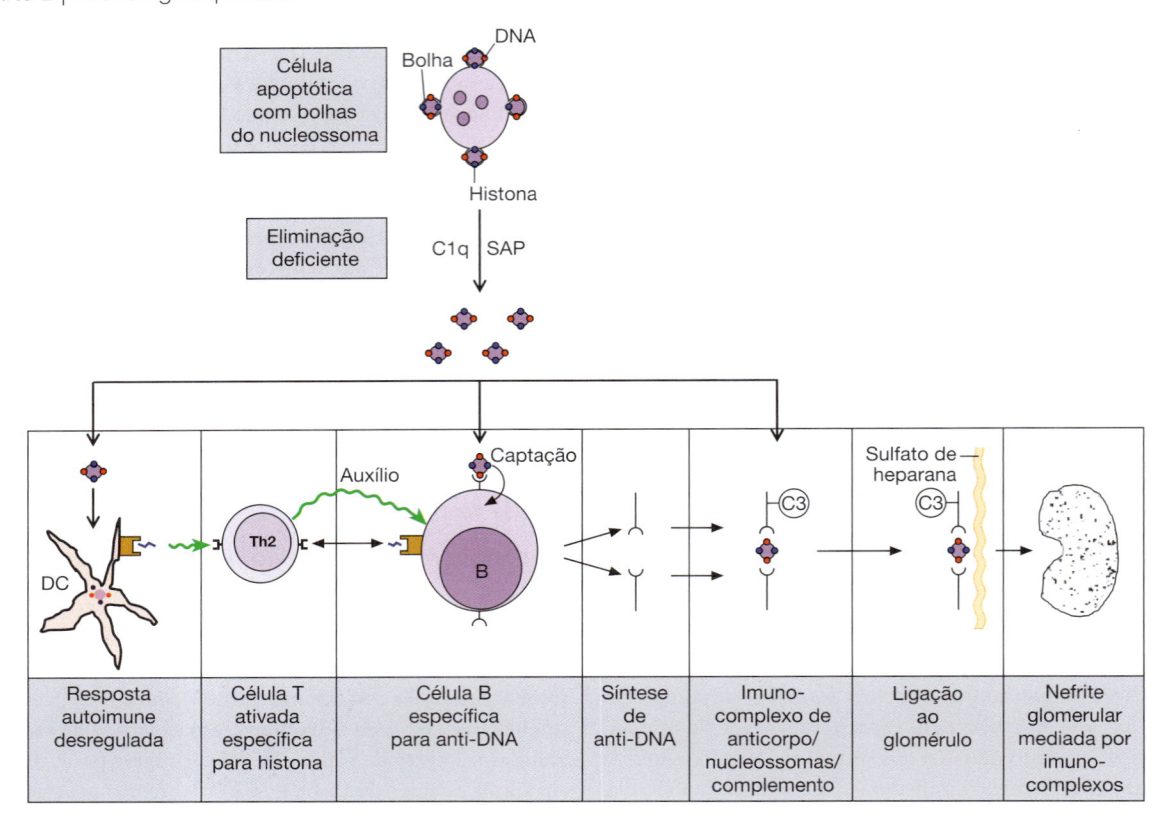

Figura 17.16 Via patogênica concebível que leva ao dano dos órgãos-alvo no LES. Os nucleossomas derivados de células apoptóticas podem estimular a produção de anti-DNA por um mecanismo de "carregamento" nos hospedeiros suscetíveis. Os complexos resultantes ligam-se ao sulfato de heparana na membrana basal glomerular, onde induzem glomerulonefrite. A elevada incidência de lúpus em indivíduos com deficiência de C1q e a suscetibilidade dos pacientes com lúpus a exantemas cutâneos após exposição à UV da luz solar, que induz apoptose das células cutâneas, são bem conhecidas. DC, célula dendrítica; SAP, precursor amiloide sérico.

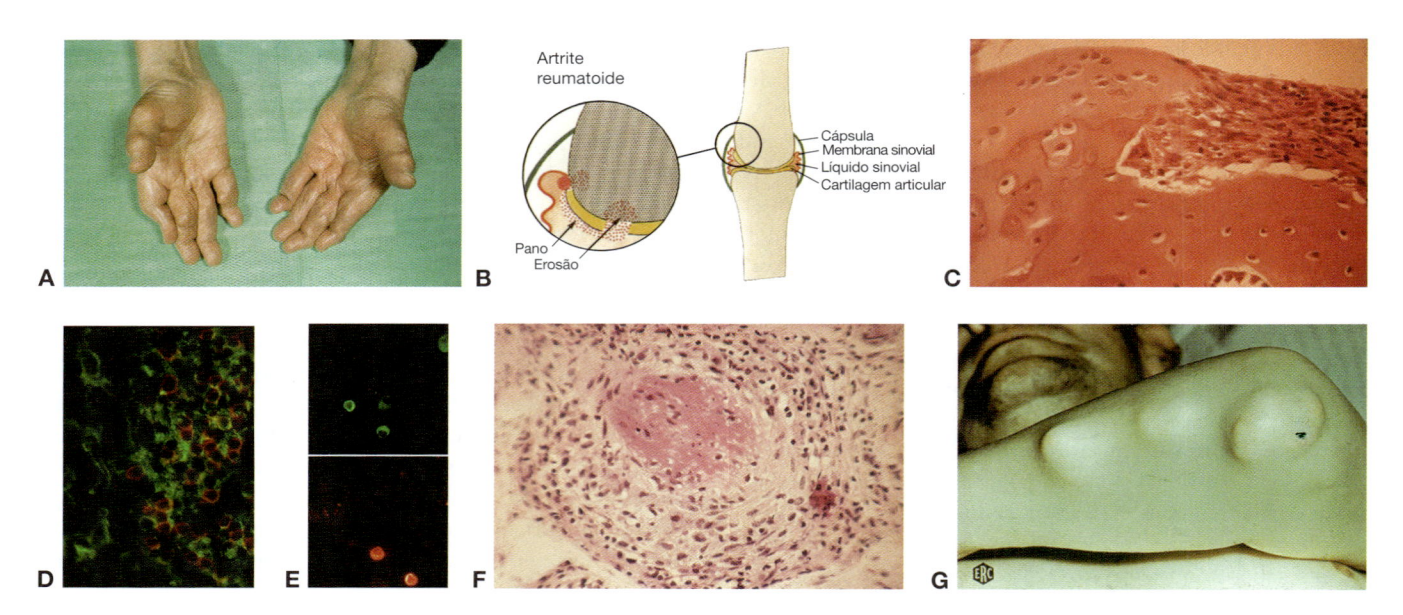

Figura 17.17 Artrite reumatoide. **A.** Mãos de um paciente com artrite reumatoide crônica. **B.** Representação esquemática de uma articulação, mostrando erosões ósseas e cartilaginosas abaixo do pano (*pannus*) derivado da membrana sinovial. (Fonte: D. Isenberg. Reproduzida com autorização.) **C.** Histologia do pano (*pannus*), mostrando a erosão bem definida do osso e da cartilagem na margem celular. (Fonte: L.E. Glynn. Reproduzida com autorização.) **D.** Sinóvia reumatoide mostrando células apresentadoras de antígeno positivas para a classe II (*verde*) em contato íntimo com células T CD4+ (*cor laranja*). (Fonte: G. Janossy. Reproduzida com autorização.) **E.** Plasmócitos isolados de tecido sinovial de um paciente, corados simultaneamente para IgM (com F(ab')₂ anti-μ marcado com fluoresceína) e para fator reumatoide (com Fcγ agregado marcado com rodamina). Dois dos quatro plasmócitos IgM-positivos parecem estar sintetizando fatores reumatoides. (Fonte: P. Youinou e P. Lydyard. Reproduzida com autorização.) **F.** Aspecto granulomatoso do nódulo reumatoide com área necrótica central circundada por células epiteliais, macrófagos e linfócitos dispersos. Os plasmócitos que produzem fator reumatoide podem ser frequentemente demonstrados, e a lesão provavelmente representa uma resposta à formação de complexos de anti-IgG insolúveis. **G.** Grandes nódulos reumatoides no antebraço.

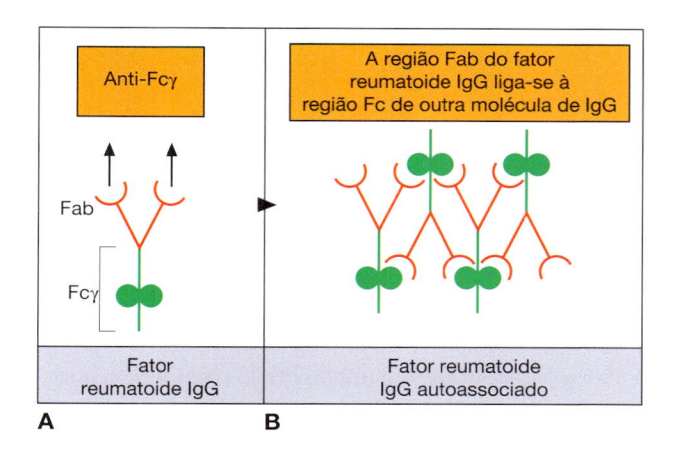

Figura 17.18 Complexos autoassociados de fator reumatoide IgG. **(A,B)** Apesar da afinidade relativamente baixa, a força da ligação é reforçada pelo "efeito bônus" da fixação mútua, e, além disso, esses complexos na articulação podem ser estabilizados pelo fator reumatoide IgM (IgM anti-Fcγ) e por C1q, que apresentam sítios de ligação polivalentes para IgG.

de neutrófilos, levando à liberação de intermediários de oxigênio reativos (ROI) e enzimas lisossômicas. Essas enzimas incluem proteases neutras e colagenase, que podem causar **lesão à cartilagem articular** pela decomposição dos proteoglicanos e fibrilas colágenas. Ocorre maior lesão quando os complexos tornam-se aderentes à cartilagem, visto que o neutrófilo liga-se a eles, porém é incapaz de internalizá-los ("fagocitose frustrada"). Em consequência, ocorre liberação extracelular das hidrolases lisossômicas no espaço entre a célula e a cartilagem.

Os agregados também podem estimular as células semelhantes a macrófagos do revestimento sinovial, seja diretamente pelos seus receptores de superfície ou indiretamente por fagocitose e resistência à digestão intracelular. Nesse ponto, é preciso reconhecer que a liberação de citocinas, como TNF e GM-CSF, pelas células T ativadas proporciona uma estimulação ainda mais potente dos macrófagos. As células sinoviais ativadas proliferam na forma de pano sobre a cartilagem, e, na margem desse tecido invasivo, pode-se observar a ocorrência de decomposição (Figura 17.17B,C), quase certamente em consequência de enzimas, ROI e, em particular, IL-1β, IL-6 e TNF. Os macrófagos ativados também secretam ativador do plasminogênio, e a plasmina formada em consequência ativa uma colagenase latente produzida pelas células sinoviais. Os produtos secretados pelo macrófago estimulado podem influenciar os condrócitos (as células que secretam e mantêm a cartilagem) a exacerbar a **decomposição da cartilagem**, enquanto os osteoclastos produzem **reabsorção óssea**, que constitui uma complicação adicional da doença grave.

Hipersensibilidade mediada por células T como fator patogênico nas doenças autoimunes

Artrite novamente

Na artrite reumatoide, a sinóvia cronicamente inflamada é densamente ocupada por células T ativadas, e o seu papel de importância crítica no processo patológico é ressaltado pelos efeitos benéficos do tratamento com ciclosporina e anti-CD4. Os níveis elevados

de IL-15 dentro da membrana sinovial podem recrutar e ativar as células T, cuja secreção de citocinas e capacidade de induzir a síntese de TNF e mais IL-15 pelos macrófagos levam ao desenvolvimento do pano, com consequente erosão da cartilagem e do osso (Figura 17.17C).

O processo antigênico da **artrite reativa** é mais acessível ao estudo, visto que é desencadeado por uma infecção do trato urogenital por *Chlamydia trachomatis* ou do trato gastrintestinal por *Yersinia, Salmonella, Shigella* ou *Campylobacter*. Todos esses micróbios são bactérias intracelulares obrigatórias ou facultativas, de modo que podem escapar do sistema imune escondendo-se dentro das células. Todavia, podemos estar lidando com mimetismo molecular. A infecção natural de camundongos por *Salmonella typhimurium* gera células T citotóxicas CD8, que reconhecem um epítopo imunodominante da molécula GroEL apresentada por Ib Qa-1 da classe II e apresenta reatividade cruzada com um peptídio da hsp60 do camundongo, possibilitando, assim, uma reação com os macrófagos estressados. Nos seres humanos, os indivíduos HLA-B27 correm risco particular de desenvolver artrite reativa, e a importância do componente microbiano é ressaltada por experimentos realizados em camundongos portadores de um transgene HLA-B27. Quando criados em um ambiente desprovido de germes, as lesões ficam restritas à pele; todavia, no ambiente microbiológico natural dos alojamentos de animais normais, a pele, o intestino e as articulações são afetados. Assim como ocorre na artrite reumatoide, por que as articulações constituem alvos e qual é o papel do B27? Apenas uma em cada 300 células T na sinóvia da artrite reativa é CD8 e, portanto, restrita ao MHC da classe I. É possível que uma sequência B27 de reatividade cruzada atue como epítopo críptico, perpetuando um estímulo microbiano discreto, com amplificação da resposta autoimune.

A **espondilite anquilosante (EA)** é outro distúrbio reumatológico estreitamente associado ao HLA-B27. Verifica-se a presença de autoanticorpos com especificidade para uma variedade de proteínas do tecido conjuntivo e tecido esquelético. Os efeitos benéficos da terapia com anti-TNF indicam que essa citocina desempenha um importante papel na patogenia da doença. Apesar da associação muito forte com a classe I, estudos no rato transgênico HLA-B27, um modelo para a EA humana, indicam que as células T citotóxicas CD8+ não desempenham um papel na patogenia da doença. Com efeito, a tendência das moléculas HLA-B27 a estarem mal dobradas no retículo endoplasmático e a sofrer dimerização subsequente leva a uma resposta de estresse à proteína não dobrada, resultando na produção excessiva de IL-23 pelas células Th17 após ativação do receptor de reconhecimento de padrões. Os polimorfismos do gene do receptor de IL-23 estão associados ao desenvolvimento da EA nos seres humanos.

Doença endócrina órgão-específica

Doença de Hashimoto

O infiltrado inflamatório na tireoidite de Hashimoto (ver Figura M17.1.1C) representa uma hipersensibilidade mediada por células T. A demonstração de moléculas da classe II nas células epiteliais da tireoide dos pacientes e a presença de células Th1 antígeno-específicas na glândula indicam a participação dessas células. A destruição das células epiteliais da tireoide pode envolver a ocupação do Fas em sua superfície, com indução subsequente de apoptose.

É necessário analisar os modelos animais para a obtenção de mais evidências, apesar de serem indiretas. A retirada das células T nas galinhas da raça obesa (OS) impede o desenvolvimento espontâneo de tireoidite, e, na célula-alvo, o limiar para a indução do MHC da classe II nas células epiteliais da tireoide das galinhas OS pela IFNγ é muito mais baixo do que aquele relatado para as células normais da tireoide, reforçando ainda mais o conceito de que a presença de uma anormalidade da glândula tireoide constitui um fator contribuinte para o fenótipo de suscetibilidade. Outro modelo, em que a tireoidite é induzida pela tireoglobulina em adjuvante completo de Freund (ver Figura M17.1.1B), pode ser transferido a receptores histocompatíveis virgens com clones de células T CD4+ específicos para peptídios que contêm tiroxina.

Diabetes melito tipo 1

Assim como na tireoidite autoimune, o diabetes melito tipo 1 envolve uma infiltração inflamatória crônica e a destruição do tecido periférico, neste caso, as células β secretoras de insulina das ilhotas de Langerhans do pâncreas. As respostas das células T *in vitro* a antígenos de células das ilhotas, incluindo a ácido glutâmico descarboxilase (GAD), refletem diretamente o risco de progressão para diabetes clínico. A força dos fatores de risco associados a determinados alelos HLA-DQ também apresenta uma forte influência da ação das células T. Embora as células T

CD8+ (incluindo, presumivelmente, as células citotóxicas) constituam a população mais abundante na lesão inflamatória, verifica-se também a presença de células T CD4+, células B, plasmócitos e macrófagos, porém há um número muito pequeno de células T Foxp3+ (reguladoras) ou células NK.

Com o objetivo de obter maior compreensão do ambiente celular e da destruição das células β das ilhotas pancreáticas, é preciso examinar o **camundongo diabético não obeso (NOD)**, que desenvolve espontaneamente uma doença diabética, que se assemelha estreitamente ao diabetes melito tipo 1 humano em sua variedade de respostas autoimunes e associação da destruição das ilhotas pancreáticas com um infiltrado crônico de células T e macrófagos (Figura 17.19). Muitas das células T que infiltram as ilhotas do pâncreas em camundongos diabéticos apresentam um perfil de citocinas do tipo Th1 e podem transmitir a doença a receptores NOD congênicos para a mutação da imunodeficiência combinada grave (SCID). Entretanto, aumentos da IL-21 derivada das células Th17 que resultam de polimorfismos associados ao NOD no sítio de ligação do fator de transcrição Sp1 na região promotora do gene *IL-21* também estão fortemente implicados.

Até 50% das células T infiltrantes isoladas das ilhotas pancreáticas de camundongos NOD pré-diabéticos são específicas para insulina e podem transmitir a doença a camundongos NOD jovens. Entretanto, as células T específicas para GAD também podem ser isoladas, e essas células também são diabetogênicas.

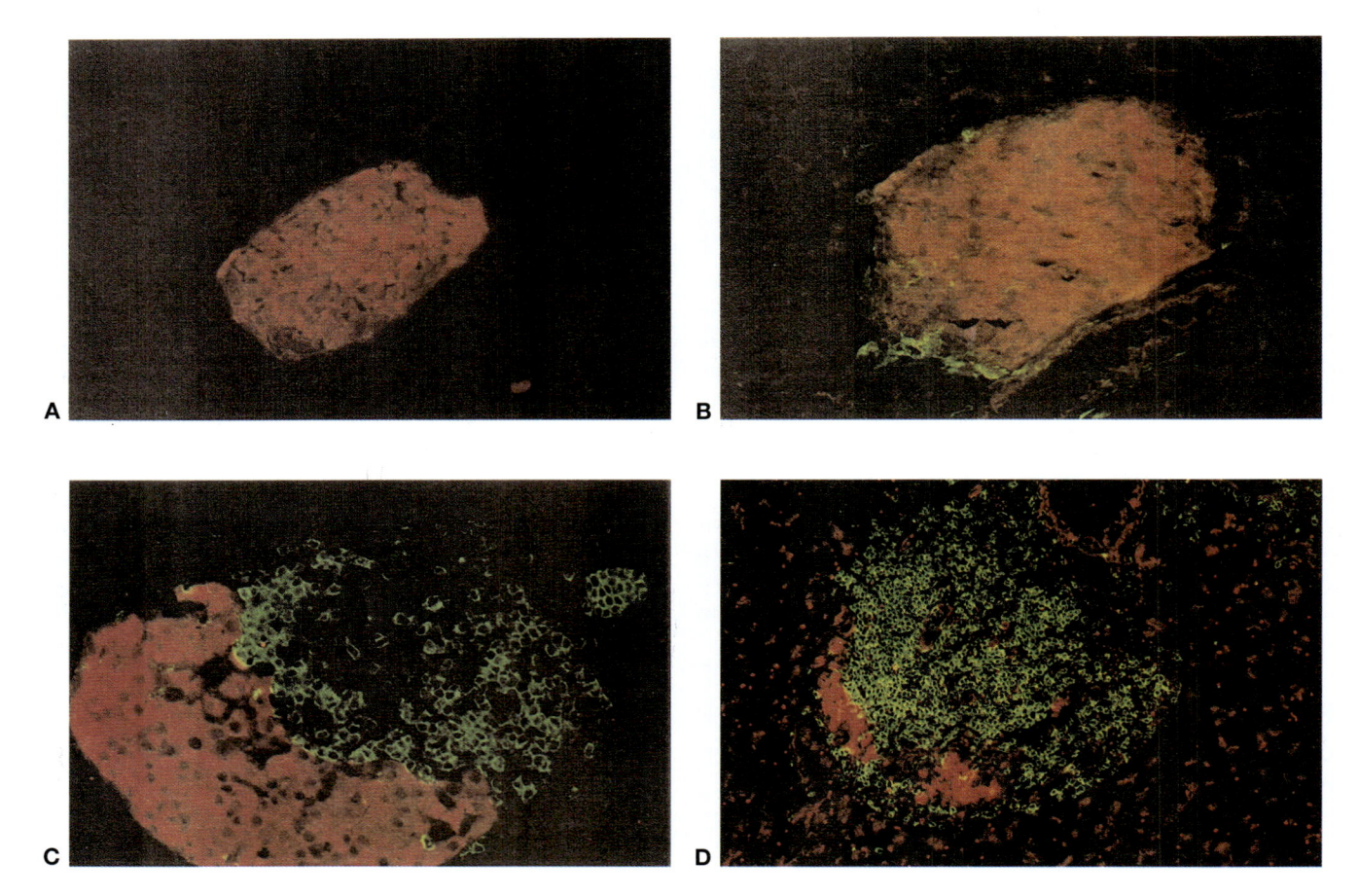

Figura 17.19 Destruição das células β das ilhotas pancreáticas por células T infiltrativas no camundongo diabético não obeso (NOD). **A.** Ilhota intacta normal. **B.** Infiltração inicial ao redor da ilhota. **C.** Penetração da ilhota por células T infiltrativas. **D.** Destruição quase completa das células produtoras de insulina, com substituição por células T invasoras. Insulina corada por anticorpos conjugados com rodamina e células T coradas por anti-CD3 com fluoresceína. (Fonte de dados: Quartey-Papafio R. *et al.* (1995) *Journal of Immunology* **154**, 5567-5575. Fotografias de J. Phillips.)

A GAD nos sistemas nervosos central e periférico produz ácido γ-aminobutírico (GABA) um importante neurotransmissor inibitório, a partir da glutamina. Autoanticorpos contra a GAD são observados não apenas no diabetes melito tipo 1, mas também na **síndrome do homem rígido**, em que há um defeito nas vias GABA-érgicas que controlam a atividade dos neurônios motores. Os anticorpos não podem ter ação patogênica, visto que a GAD está presente na face interna da membrana plasmática, enquanto as células T podem ser patogênicas. Ainda não foi estabelecido como o encéfalo, tão distinto das ilhotas pancreáticas, poderia ser especificamente um alvo, porém 30% dos pacientes desenvolvem efetivamente diabetes tipo 1.

Esclerose múltipla

A esclerose múltipla (EM) humana apresenta diversas semelhanças com a encefalomielite autoimune experimental (EAIE) em roedores, que é produzida por imunização com mielina, habitualmente proteína básica da mielina (MBP), em adjuvante completo de Freund, resultando em paralisia motora. Os clones de células T específicos para MBP transferem a doença. Nos seres humanos, o fenótipo DR2 sorologicamente definido (que corresponde ao haplótipo DRB1*15:01, DQA1*01:02, DQB1*06:02) está fortemente associado a uma suscetibilidade à EM. Além disso, pelo menos 37% das células T ativadas que respondem à IL-2/IL-4 no líquido cerebrospinal são específicas para componentes da mielina, em comparação com 5% de indivíduos com outros distúrbios neurológicos. As lesões inflamatórias da EM contêm vários tipos celulares diferentes, incluindo células T (particularmente a variedade Th1 e Th17), células B, células NKT e macrófagos. O endereçamento dos linfócitos para o SNC depende, em particular, da ligação da integrina α_4 ao VCAM-1 expresso no endotélio do encéfalo, conforme evidenciado pela eficácia estabelecida do natalizumabe (um anticorpo monoclonal anti-integrina α_4) no tratamento das recidivas da EM. Ensaios clínicos também estão em andamento para avaliar a eficácia do anticorpo monoclonal anti-IL-17A, o secuquinumabe.

Algumas outras doenças com atividade autoimune

Ataque à vasculatura

A **granulomatose de Wegener** caracteriza-se essencialmente por uma vasculite granulomatosa necrosante, associada à presença de anticorpos anticitoplasma de neutrófilos (cANCA, Figura 17.20). Embora esses autoanticorpos estejam dirigidos contra a protease III intracelular presente nos grânulos primários dos neutrófilos, a ativação dessas células pelo TNF provoca translocação da protease para a superfície celular. Em seguida, o autoanticorpo ativa a célula, provocando desgranulação com liberação de várias enzimas proteolíticas e formação de intermediários de oxigênio reativos (ROI), que causam lesão do endotélio dos vasos sanguíneos, sendo portanto responsáveis pelas lesões vasculíticas da doença.

A **arterite de células gigantes** (algumas vezes designada como arterite temporal, devido ao comprometimento frequente da artéria temporal) é uma vasculite de artérias de grande e médio calibres, que acomete cerca de 1 em 500 indivíduos com mais de 50 anos de idade. Os pacientes apresentam frequência aumentada de autoanticorpos antiferritina, e o nome da doença provém da presença de células gigantes multinucleadas que resultam da

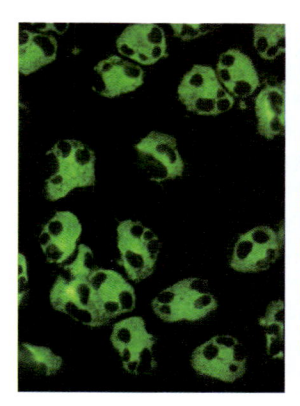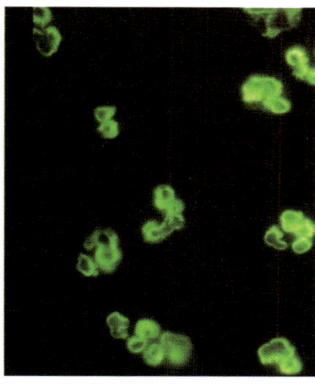

Figura 17.20 Anticorpos contra citoplasma de neutrófilos (ANCA). *À esquerda*: coloração citoplasmática difusa de cANCA específica para protease III na granulomatose de Wegener. *À direita*: coloração perinuclear para p-ANCA por anticorpos antimieloperoxidase na periarterite nodosa. Os neutrófilos fixados são tratados inicialmente com soro do paciente e, em seguida, com Ig anti-humana conjugada com fluoresceína. (Fonte: G. Cambridge. Reproduzida com autorização.)

fusão de macrófagos. A arterite de células gigantes está fortemente associada ao HLA-DR4 e é muito sensível a esteroides em altas doses. As células dendríticas, os macrófagos e as células T CD4+ das lesões provavelmente desempenham um papel central na patogenia. Acredita-se que os supostos autoantígenos, como a ferritina, sejam apresentados pelas células dendríticas às células Th1, cuja produção copiosa de IFNγ leva à secreção de IL-1β e de IL-6 pelos macrófagos. Os ROI e as metaloproteases da matriz também são produzidos pelos macrófagos ativados, causando lesão vascular. Além disso, a IFNγ estimula as células gigantes a produzir o fator de crescimento da célula endotelial vascular (VEGF), que promove o crescimento dos capilares, e a interferona também induz as células gigantes e os macrófagos convencionais a secretar o fator de crescimento derivado das plaquetas (PDGF), com consequente proliferação das células da íntima que formam o revestimento interno dos vasos sanguíneos.

A **esclerodermia** é classificada em vários subgrupos, incluindo esclerodermia localizada (morfeia), esclerose sistêmica cutânea limitada, esclerose sistêmica cutânea difusa e esclerose sistêmica *sine escleroderma*, em que os órgãos internos são acometidos, sem comprometimento cutâneo. Ocorre depósito aumentado de colágeno e de outros componentes da matriz, causando extensa fibrose da pele e dos órgãos internos em torno das artérias de pequeno calibre e microcirculação, resultando finalmente em oclusão capilar. A patogenia não está bem elucidada, porém a presença de anticorpos antinucleares (ANA), incluindo anticorpos dirigidos contra o centrômero, a topoisomerase-1 (Scl-70) e a RNA polimerase III na grande maioria dos pacientes com variantes de esclerose sistêmica, sugere alguma intrusão significativa de elementos autoimunes. Os pacientes com esclerodermia localizada também podem apresentar ANA, porém contra diferentes componentes nucleares, como as histonas. As lesões na esclerodermia são infiltradas por células T e B, macrófagos e mastócitos. As células T incluem as dos fenótipos Th1, Th2 e Th17. Ocorre suprarregulação de moléculas de adesão, como VCAM-1, ICAM-1 e E-selectina, bem como produção extensa de uma variedade de citocinas e quimiocinas pró-inflamatórias, que recrutam e ativam fibroblastos e miofibroblastos, contribuindo para o desenvolvimento da fibrose.

As **placas ateroscleróticas** consistem em lesões focais que ocorrem nas artérias musculares e elásticas de grande calibre. As placas provocam espessamento da íntima e são constituídas de uma cobertura fibrosa subendotelial de colágeno e tecido conjuntivo rico em matriz, células espumosas (macrófagos repletos de lipídios) e células musculares lisas em proliferação. A ruptura de uma placa leva à trombose. As células T CD4+ (principalmente do fenótipo Th1), as células T CD8+, as células B, os macrófagos, as células dendríticas, os mastócitos e os neutrófilos estão todos presentes nas lesões. Isso levou a aventar a hipótese de que a aterosclerose possa representar uma doença autoimune. Os principais autoantígenos em potencial consistem em lipoproteínas de baixa densidade (LDL), proteína do choque térmico (hsp) e β_2-glicoproteína-1. Os receptores de depuração dos macrófagos captam a LDL oxidada, incluindo os produtos de adição altamente pró-inflamatórios, malondialdeído e aldeído 4-hidroxinonenal, e podem então apresentar esses autoantígenos às células T. Além disso, acredita-se que os imunocomplexos que contêm IgG, LDL oxidada e β_2-glicoproteína-1 sejam pró-aterogênicos. É também importante ressaltar que a imunização com hsp65 micobacteriana induz a formação de lesões ateroscleróticas em locais submetidos a forte estresse hemodinâmico, e que uma dieta rica em colesterol agrava essas lesões. São produzidos anticorpos e células Th1 que reagem com hps60 humana, em virtude de sua homologia de sequência substancial com a hsp65 micobacteriana. Nos EUA, com uma prevalência de 1,7%, a aterosclerose seria quase a doença autoimune mais comum, se fosse geralmente aceita como tal.

Autoimunidade com acometimento da pele

Anteriormente, mencionamos algumas doenças autoimunes com acometimento da pele, incluindo a fibrose observada na esclerodermia e o exantema característico em asa de borboleta do lúpus eritematoso sistêmico. O mixedema pré-tibial é observado em alguns pacientes com doença de Graves, e aparecem bolhas cutâneas tanto no pênfigo vulgar quanto no pênfigo foliáceo. As evidências de que essas várias doenças representam doenças autoimunes são muito fortes. Entretanto, existem outras doenças que acometem a pele e que também podem ser autoimunes. Por exemplo, embora hoje em dia ainda não esteja bem esclarecido se a inflamação crônica na **psoríase**, uma condição que acomete cerca de 2% da população, seja desencadeada por um agente infeccioso, por um autoantígeno ou por uma resposta a células estressadas ou lesionadas, não há dúvida de que ela é mediada por células T ativadas presentes nas placas psoriáticas. Uma hipótese formulada é a de que células T específicas para estreptococos possam exibir reação cruzada com a queratina. A resposta é estimulada por células dendríticas, que secretam quantidades substanciais de IL-12 e IL-23. A eficiência terapêutica de antagonistas contra IL-23 ou IL-17A serve apenas para reforçar a contribuição imunológica dessa doença. Se for confirmada uma patologia autoimune, então a psoríase passará diretamente para o topo da "parada de sucessos" apresentada na Tabela 17.2. As células Th1, Th17 e Th22 estão todas presentes, bem como as células T CD8+ e as células T γδ. Sabe-se que a IL-22 é um potente indutor da proliferação dos queratinócitos.

Foi também implicado um componente autoimune na despigmentação cutânea observada no **vitiligo**. É preciso assinalar que essa doença apresenta uma incidência aumentada em pacientes com distúrbios autoimunes conhecidos, particularmente a doença de Graves. Acredita-se que as células T CD8+ autorreativas e específicas contra melanócitos possam destruir essas células, e verifica-se também a presença de anticorpos dirigidos contra os melanócitos. A expressão da quimiocina CXCL10 está aumentada na pele desses pacientes, e o seu receptor CXCR3 está presente nas supostas células T patogênicas. Uma descoberta particularmente interessante é a de que um anticorpo neutralizante dirigido contra a quimiocina CXCL10 levou a uma repigmentação em um modelo animal de vitiligo, revelando um alvo terapêutico em potencial.

Pesquisa de autoanticorpos

Com frequência, os autoanticorpos séricos constituem marcadores diagnósticos valiosos. O rastreamento do soro pode ser efetuado por imunofluorescência indireta em cortes de tecidos congelados (ver Figura 17.1). Dispõe-se de testes de aglutinação para fatores reumatoides e para tireoglobulina, anticorpos contra a tireoide peroxidase e antieritrocitários, bem como ELISA para anticorpos dirigidos contra o fator intrínseco, o DNA, a IgG, antígenos nucleares extraíveis e assim por diante. Por exemplo, os analisadores automáticos baseados em antígenos clonados de genes purificados em ELISA de microarranjos ou em ensaios de esferas a *laser* endereçável (ALBA, *addressable laser bead assays*) multiplexados estão assumindo um lugar de destaque e começando a suplantar a necessidade de imunofluorescência, que é um procedimento demorado e mais complexo.

Os testes para a detecção de autoanticorpos também podem ser valiosos no rastreamento de indivíduos com risco, incluindo, por exemplo, parentes de pacientes com doenças autoimunes, como diabetes melito tipo 1, em que os anticorpos dirigidos contra GAD, IA2 e insulina são preditivos de futuro desenvolvimento da doença (particularmente se todos os três anticorpos estiverem presentes). Infelizmente, não sabemos exatamente, hoje em dia, o que fazer para evitar o desenvolvimento da doença nos parentes com autoanticorpos positivos.

Opções terapêuticas

Autoimunidade órgão-específica

Como seria natural, a maioria das abordagens terapêuticas envolve a manipulação das respostas imunológicas (Figura 17.21). Entretanto, em muitas doenças de órgãos específicos, o controle metabólico é habitualmente suficiente (p. ex., reposição de tiroxina na doença de Hashimoto, insulina no diabetes melito tipo 1, vitamina B12 na anemia perniciosa). Na doença de Graves, podem ser administrados fármacos antitireóideos que bloqueiam a ação da tireoide peroxidase necessária para a síntese dos hormônios tireoidianos, ou, como alternativa, a tireoide é destruída com I[131], ou utiliza-se a abordagem cirúrgica de tireoidectomia subtotal. Os fármacos anticolinesterásicos são comumente usados para tratamento a longo prazo da miastenia *gravis*, e a timectomia também constitui uma opção, com eficácia bem estabelecida. O transplante de ilhotas pancreáticas pode ser realizado em diabéticos tipo 1, apesar de todos os problemas associados a qualquer enxerto (*i. e.*, escassez de doadores, necessidade de compatibilidade HLA e uso de agentes imunossupressores potencialmente prejudiciais). O encapsulamento das ilhotas do pâncreas para evitar a rejeição de aloenxerto constitui uma abordagem que está sendo ativamente explorada.

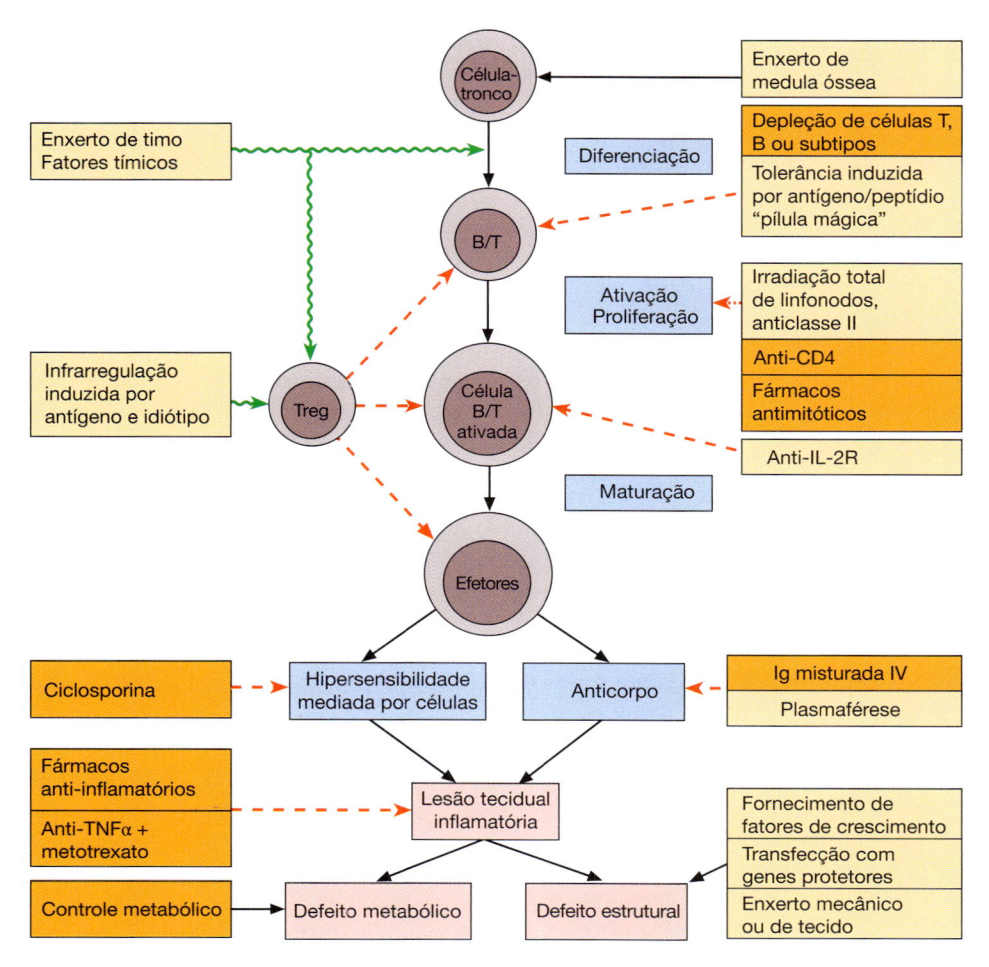

Figura 17.21 Tratamento das doenças autoimunes. Os tratamentos convencionais atuais estão indicados em *laranja-escuro*; algumas abordagens exequíveis são apresentadas nos boxes *laranja mais claro*. (No caso de enxerto vivo, na parte inferior da direita, a terapia imunossupressora usada pode proteger o tecido da lesão autoimune que afetou o órgão substituído.)

Tendo em vista a possibilidade de que a EM seja desencadeada por vírus, os pacientes têm sido tratados com IFNβ; as taxas de recidiva diminuíram em um terço na doença recidivante-remitente, e esse fármaco passou a constituir um tratamento padronizado para essa forma da doença. Entretanto, o efeito é apenas modesto na doença progressiva. É provável que a IFNβ não atue primariamente como agente antiviral na EM, porém tenha atividades anti-inflamatória e imunomoduladora por meio de múltiplas ações sobre as células T. O natalizumabe, um anticorpo monoclonal humanizado contra a integrina α_4, pode reduzir o número de recidivas em dois terços, embora esteja associado ao risco de desencadear leucoencefalopatia multifocal progressiva, um distúrbio que, na realidade, exacerba a degradação da mielina. Por conseguinte, deve ser utilizado com cautela.

Fármacos antirreumáticos modificadores da doença

Os anti-inflamatórios não esteroides (AINE) mostram-se efetivos para reduzir a inflamação em distúrbios reumatológicos, porém exercem pouco efeito sobre a progressão da doença. Os pacientes com artrite reumatoide e com muitas outras doenças autoimunes respondem de modo satisfatório a altas doses de esteroides, porém o seu uso a longo prazo está associado a efeitos colaterais adversos

significativos. Os fármacos antirreumáticos modificadores da doença (DMARD), como o metotrexato (MTX), a sulfassalazina, os sais de ouro e a leflunomida, podem ser efetivos. Por exemplo, o metabólito ativo da leflunomida inibe a síntese *de novo* da rUMP, resultando, assim, em parada do ciclo celular dos linfócitos em G1.

A descoberta de que a neutralização do TNF com um anticorpo monoclonal é altamente efetiva representou um importante avanço no tratamento e revelou o papel patogênico dessa citocina. Depois dessa observação, vários agentes anti-TNF foram aprovados para uso na artrite reumatoide, incluindo infliximabe, um anticorpo monoclonal anti-TNF quimérico murino-humano, adalimumabe, um anticorpo monoclonal anti-TNF humano, e etanercepte, uma proteína de fusão da região de ligação de ligante extracelular do receptor de TNF com a porção Fcγ da IgG. Os anticorpos anti-TNF podem ser usados efetivamente em associação com metotrexato.

Fármacos antimitóticos

Os agentes antimitóticos inespecíficos convencionais, como a azatioprina, a ciclofosfamida e o metotrexato, habitualmente em associação com esteroides, têm sido usados de modo efetivo, por exemplo, no tratamento do LES, da artrite reumatoide, da hepatite ativa crônica e da anemia hemolítica autoimune.

De certo modo, pelo fato de bloquear a secreção de citocinas pelas células T, a ciclosporina é um fármaco anti-inflamatório, e, tendo em vista que as citocinas, como a IL-2, também são obrigatórias para a proliferação dos linfócitos, esse fármaco também é um agente antimitótico. A ciclosporina apresenta eficácia comprovada no tratamento da uveíte, do diabetes melito tipo 1 em estágio inicial, da síndrome nefrótica e da psoríase, com eficácia moderada na púrpura trombocitopênica idiopática, no LES, na polimiosite, na cirrose biliar primária e na miastenia *gravis*.

A ciclofosfamida IV em altas doses associada ao hormônio adrenocorticotrófico (ACTH) ou à irradiação total dos linfonodos, por meio de seu efeito sobre o sistema imune periférico, retardou ou interrompeu a progressão da doença em cerca de dois terços dos pacientes com EM progressiva durante 1 a 2 anos, constituindo uma forte indicação de que a doença seja mediada por mecanismos imunes. Isso foi ainda mais reforçado pelo achado infeliz de que a IFNγ exacerba a doença na maioria dos pacientes.

Estratégias de controle imunológico

Manipulação celular

Algum dia no futuro, deverá ser possível corrigir quaisquer defeitos relevantes das células-tronco ou do processamento tímico por meio de terapia gênica, transplante de medula óssea ou timo ou, talvez neste último caso, por hormônios tímicos. Muitos centros estão realizando transplante de células-tronco autólogas após hematoimunoablação por meio de fármacos citotóxicos em casos graves de doença autoimune, em uma tentativa de "restaurar" a resposta imune. De modo global, mais de um terço dos casos difíceis de LES, esclerodermia, artrite reumatoide juvenil e do adulto e de outras doenças obtêm uma remissão sem uso de fármacos. A taxa de mortalidade relacionada com transplantes é de cerca de 5%, ou seja, comparável com aquela observada em pacientes com câncer.

Como a sinalização das células T é tão fundamental, ela constitui o alvo de muitas estratégias. A injeção de anticorpos monoclonais anti-MHC da classe II e de anticorpos anti-CD4 impede com sucesso o desenvolvimento do lúpus em modelos murinos espontâneos. Alguns especialistas utilizam a abordagem do anticorpo antirreceptor de IL-2 para obter a depleção das células T ativadas, porém seria apropriado retornarmos à nossa discussão do efeito duradouro do anti-CD4 não causador de depleção para a indução de tolerância (ver Figura 15.13), particularmente quando reforçada pela exposição repetida ao antígeno. Evidentemente, o reforço com antígeno constitui uma característica contínua evidente na doença autoimune, de modo que o anti-CD4 seria ideal como tratamento para distúrbios nos quais o "desligamento" natural de sinais tolerogênicos ainda é aceito pelas células CD4. O abatacepte, que foi aprovado para uso na artrite reumatoide, é uma proteína de fusão do domínio extracelular do CTLA-4 com Fcγ. A ligação do abatacepte ao CD80 e ao CD86 bloqueia a ação dessas moléculas coestimuladoras, resultando em anergia das células T.

O tratamento de pacientes com EM remitente-recorrente com pulsos de alentuzumabe (Campath-1H®, um anticorpo anti-CD52 humanizado) produziu uma redução brutal e surpreendentemente persistente na contagem de células T, e cerca de 80% dos pacientes não sofreram nenhuma recidiva ao longo de 3 anos após o tratamento. Esse resultado pode ser comparado com uma taxa de cerca de 50% dos pacientes tratados com IFNβ. É preciso contrapor essa melhora com os efeitos colaterais do tratamento com alentuzumabe, que incluem desenvolvimento de pancitopenia, trombocitopenia idiopática ou anemia hemolítica autoimune em alguns pacientes.

Agora, se considerarmos a hipótese de que os imunocomplexos do fator reumatoide desempenham um importante papel na patogenia das lesões articulares da artrite reumatoide, é lógico sugerir a abordagem radical de ablação das células B com rituximabe, um anticorpo monoclonal CD20 quimérico murino-humano, que também é utilizado no tratamento da leucemia de células B. As células B podem desempenhar um papel como células apresentadoras de antígenos para a ativação das células T e também constituem, naturalmente, a fonte dos anticorpos dirigidos contra peptídios/proteínas citrulinadas, que estão caracteristicamente associados à artrite reumatoide. Ensaios clínicos bem-sucedidos levaram à aprovação do rituximabe para uso, em associação com metotrexato, no tratamento de pacientes com artrite reumatoide que não respondem adequadamente ao tratamento com anti-TNF (Figura 17.22). Parece existir um futuro positivo para uma abordagem semelhante no tratamento de outras doenças autoimunes, nas quais as células B estão implicadas, como o LES.

Manipulação dos mediadores reguladores

Alguns modelos de doença autoimune espontânea podem ser corrigidos pela injeção de citocinas: a IL-1β cura o diabetes melito de camundongos NOD; o TNF impede o início dos sintomas do LES em híbridos NZB×W; e sabe-se que o fator transformador

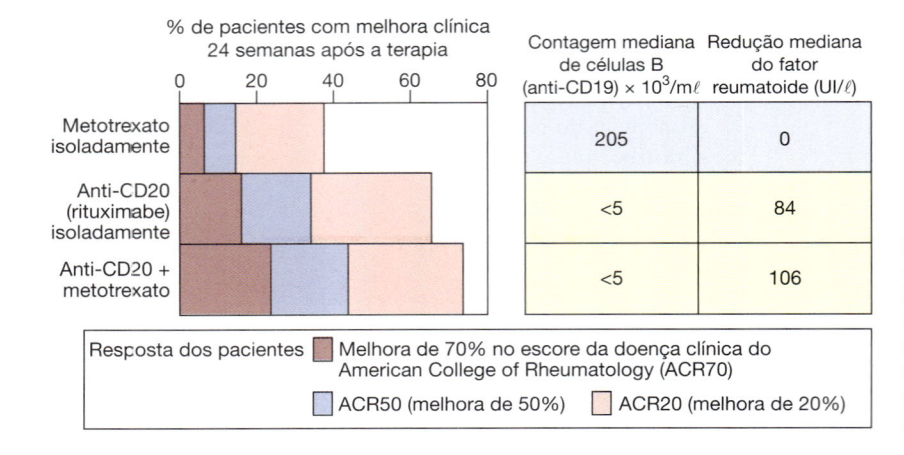

Figura 17.22 Terapia de depleção das células B em pacientes com artrite reumatoide ativa. O rituximabe, um anticorpo monoclonal humanizado específico para CD20 das células B, pode atuar em associação com os agentes antimitóticos, como a ciclofosfamida ou o metotrexato, produzindo acentuada melhora da doença. (Fonte de dados: Edwards J.C.W. *et al.* (2004) *New England Journal of Medicine* **350**, 2572-2581.)

do crescimento β1 (TGFβ1) protege contra a artrite colagenosa e a EAIE recidivante. A ação das citocinas pode ser bloqueada pelo uso de anticorpos monoclonais específicos, versões solúveis de receptores ou antagonistas naturais. Já discutimos anteriormente o uso dos anti-TNF. Outros agentes biológicos dirigidos para mediadores reguladores que foram aprovados para o tratamento da artrite reumatoide incluem anacinra, um antagonista do receptor de IL-1β não glicosilado recombinante, e o tocilizumabe, um antirreceptor de IL-6 humanizado. Os anticorpos monoclonais dirigidos contra a IL-15, a IL-17 e a subunidade p40 compartilhada da IL-12/IL-23 também estão sendo investigados quanto à sua eficácia no tratamento da artrite reumatoide, assim como pequenas moléculas inibidoras de p38, JAK3 e quinase de transdução de sinais syk envolvidas na ativação dos linfócitos.

Imunoglobulina normal de numerosos doadores

A injeção intravenosa de Ig obtida de vários milhares de doadores normais é usada, há muito tempo, para tratamento de pacientes com imunodeficiências que acometem as células B. Todavia, na década de 1980, foi descoberto que a imunoglobulina normal também apresenta frequentemente um efeito benéfico em várias doenças autoimunes. Essas doenças incluem uma variedade de distúrbios neuromusculares (p. ex., miastenia *gravis*), doenças hematológicas (p. ex., anemia hemolítica autoimune) e condições dermatológicas (p. ex., pênfigo vulgar). Foram propostos vários mecanismos para explicar esses efeitos notáveis, embora permaneçam bastante especulativos. Os efeitos inibidores das frações F(ab')₂ em pacientes com autoanticorpos contra o fator VIII pró-coagulante sugerem um possível papel das reações anti-idiotípicas. Todavia, em um modelo animal de artrite reumatoide (envolvendo a injeção de soro indutor de artrite a partir de camundongos transgênicos K/B × N em camundongos C57Bl/6), a administração de Fcγ bioquimicamente produzido ou recombinante, que possui glicanos 2,6-sialilados, reduziu a inflamação, possivelmente em consequência da expressão aumentada do FcγRIIb inibitório.

Restabelecimento da tolerância imunológica

O objetivo é apresentar o antígeno agressor em uma concentração e em uma forma que irão desligar a resposta autoimune continuada (*i. e.*, induzir tolerância imunológica específica). Este é o "Santo Graal" para o tratamento da doença autoimune, visto que procura lidar com o problema subjacente (*i. e.*, a supressão da tolerância imunológica específica), em lugar de ser o exercício de limitação de danos que constitui a base da maioria dos tratamentos atuais. Como as células T desempenham reconhecidamente essa função fundamental, é natural planejar uma estratégia baseada nos epítopos das células T, e não em antígenos integrais, certamente uma proposta muito mais prática, visto que ela reduz o problema de lidar com peptídios relativamente curtos. Entretanto, até hoje, as tentativas de restabelecer a tolerância imunológica têm tido muito pouco sucesso nos ensaios clínicos realizados.

Uma estratégia tem sido o desenvolvimento de análogos peptídicos de alta afinidade (ligantes peptídicos alterados), que irão se ligar obstinadamente à molécula apropriada do MHH e antagonizar a resposta ao autoantígeno. Como expressamos várias moléculas diferentes do MHC, isso não deve comprometer indevidamente as defesas contra micróbios. Todavia, estamos falando agora de pacientes, não de camundongos, e isso pode envolver

doses muito altas e repetidas do peptídio, embora, de modo favorável, os peptídios estejam quimicamente bem definidos, e a sua produção seja de custo relativamente baixo. A supressão antígeno-específica das células T seria vantajosa nesse aspecto, e a administração do peptídio sob uma "proteção" de anti-CD4 ou o uso de agonistas parciais que se ligam ao MHC, mas que não são reconhecidos pelo TCR, poderia ser viável. A injeção de um peptídio da MBP, particularmente na forma de derivado palmitoilado inserido em lipossomos, pode bloquear a EAIE, enquanto um peptídio da hsp60 pode impedir o desenvolvimento do diabetes melito no camundongo NOD.

Anteriormente, observamos que, como a superfície mucosa do intestino é exposta a uma multidão de microrganismos potencialmente imunogênicos, e tendo em vista que os enterócitos são particularmente vulneráveis ao dano causado por IFNγ e TNF, foi importante que as defesas imunes do intestino desenvolvessem mecanismos para deter as respostas das células do tipo Th1. Esse objetivo foi alcançado pela estimulação de células reguladoras que liberam citocinas, como o TGFβ e a IL-10, e suprimem as respostas indesejáveis. Por conseguinte, os antígenos da alimentação devem tolerizar as células Th1, e foi comprovado que esta é uma estratégia bem-sucedida para bloquear a EAIE, bem como o modelo de artrite por colágeno tipo II e o desenvolvimento de diabetes melito em camundongos NOD. O tolerógeno também pode ser administrado por inalação de aerossóis peptídicos (Figura 17.23), e esta pode ser uma maneira muito interessante de produzir supressão antígeno-específica das células T em muitos estados de hipersensibilidade. A indução

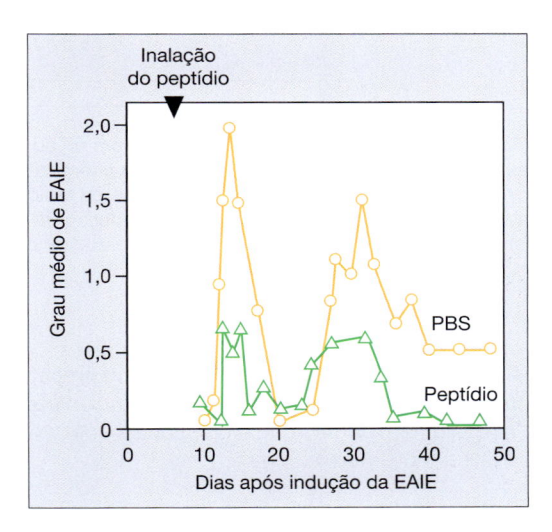

Figura 17.23 Influência da inalação de peptídios na encefalomielite autoimune experimental (EAIE) induzida por medula espinal de porco em adjuvante de Freund completo. Aerossóis do peptídio foram inalados 8 dias após a injeção do encefalitogênico. Uma única dose pode conferir proteção duradoura, que se estende indefinidamente se os camundongos forem submetidos a timectomia. A regulação é dependente da IL-10, e as células Th1 e Th2 podem ser tolerizadas. A administração de um único epítopo de células T peptídico pode induzir tolerância aos outros epítopos autoantigênicos da mesma proteína (supressão ligada) e a epítopos de antígenos diferentes dentro do tecido nervoso usados para imunização (tolerância espectadora). PBS, soro fisiológico tamponado com fosfato; o peptídio foi um 11-mer N-terminal acetilado da proteína básica da mielina com lisina na posição 4 substituída por alanina. (Fonte de dados: Metzler B. e Wraith D.C. (1996) *Annals of the New York Academy of Science* **778**, 228-242.)

de anergia ou a supressão ativa podem contribuir em diferentes graus. Os peptídios intranasais têm sido usados com sucesso para bloquear a artrite induzida por colágeno, a EAIE e os modelos de diabetes espontâneo em camundongos (NOD). É importante ressaltar que o tratamento pode ser efetivo até mesmo **após** a indução da doença (Figura 17.23) embora, na doença humana estabelecida, isso possa ser difícil, podendo exigir tratamento complementar, como anti-CD4 e redução preliminar das células T ativadas com ciclosporina ou esteroides.

Outra estratégia que está sendo utilizada para o diabetes melito tipo 1 consiste na administração de uma vacina DNA no músculo com o gene da proinsulina, de modo a administrar o autoantígeno na ausência de sinais de perigo.

Agora, isso é realmente importante. Um único epítopo interno da MBP pode inibir a doença induzida pela **mistura** de epítopos ou antígenos contidos na mielina intacta. Em outras palavras, um único epítopo pode induzir a supressão das células T patogênicas específicas para outros epítopos da mesma molécula ou de outras moléculas, contanto que sejam produzidas no mesmo órgão ou local. Já descrevemos esse processo como **tolerância espectadora relacionada com o órgão**, um fenômeno mais bem compreendido em termos de interações na mesma célula apresentadora de antígeno entre a célula reguladora ou célula T anérgica, que reconhece o epítopo supressor, e a célula Th1 patogênica, que reconhece um **epítopo diferente** processado a partir da mesma molécula ou de outra molécula do mesmo órgão (Figura 17.24).

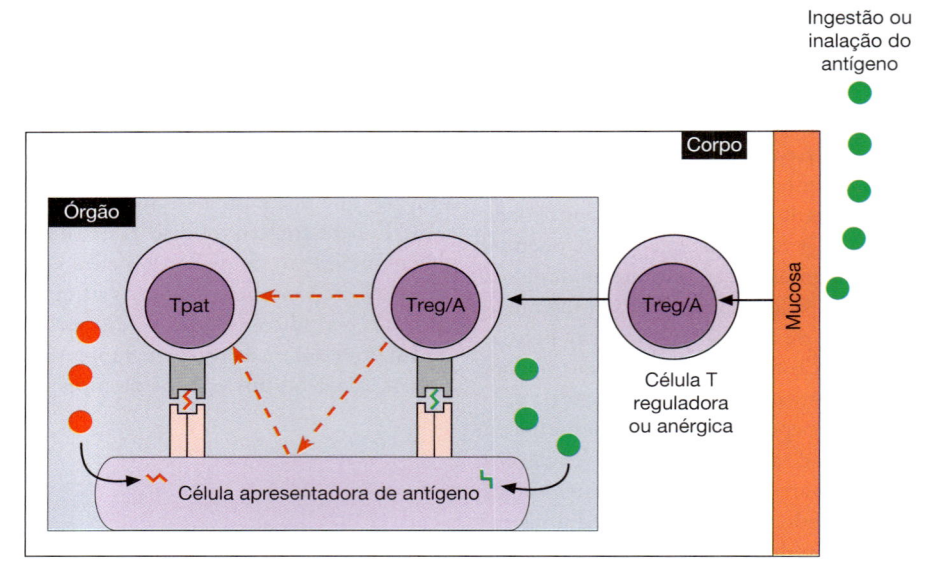

Figura 17.24 Tolerância espectadora relacionada com órgão, induzida pela ingestão ou inalação de um autoantígeno relacionado com órgão. As células T tolerógeno-específicas reguladoras ou anérgicas induzidas (Treg/A) entram no órgão e inibem as células T patogênicas (Tpat) na mesma célula apresentadora de antígeno que processa tanto o tolerógeno quanto o outro antígeno derivado do órgão, reconhecido pela célula patogênica. As células reguladoras atuam pela produção de IL-10 e TGFβ, que infrarregulam as células Th1, diretamente ou por meio de um efeito intermediário sobre a célula apresentadora de antígeno.

RESUMO

- O sistema imune estabelece um equilíbrio precário entre as respostas efetivas a patógenos do ambiente e o controle regulador de uma série de respostas potencialmente suicidas a moléculas próprias.

O espectro das doenças autoimunes

- Cinco a oito por cento dos indivíduos desenvolvem doenças autoimunes
- Nas doenças autoimunes **específicas de órgãos**, exemplificadas pela tireoidite de Hashimoto, doença de Graves e diabetes melito tipo 1, os autoantígenos-alvo e as lesões são restritos a determinado órgão. **Nas doenças autoimunes inespecíficas de órgãos (sistêmicas)**, como o LES e a artrite reumatoide, os autoanticorpos possuem reatividade disseminada, e as lesões envolvem o depósito de imunocomplexos circulantes
- Com muita frequência, os pacientes desenvolvem mais de uma doença autoimune.

Influências genéticas e ambientais

- Em geral, as doenças autoimunes envolvem múltiplas contribuições genéticas, incluindo polimorfismos associados ao HLA, autoantígenos, PRR, citocinas, receptores de citocinas, moléculas coestimuladoras e de sinalização e fatores de crescimento
- Setenta e cinco por cento das doenças autoimunes ocorrem em mulheres, mais comumente entre a puberdade e a menopausa
- Podem ocorrer alterações na gravidade da doença durante a gravidez
- O controle por retroalimentação dos linfócitos pela alça citocina-hipotálamo-hipófise-suprarrenal pode estar defeituoso na artrite reumatoide e em algumas outras doenças autoimunes
- Estudos conduzidos em gêmeos reforçam a importância das contribuições genéticas, mas também indicam uma forte influência ambiental

- Os fatores ambientais tanto microbianos quanto não microbianos estão envolvidos.

Mecanismos

- A doença autoimune representa uma supressão da tolerância imunológica
- O autoantígeno parece desencadear a resposta
- Os autoantígenos são, em sua maioria, facilmente acessíveis ao sistema imune, porém alguns deles, como proteínas da lente e dos espermatozoides, estão sequestrados (ocultos)
- O desenvolvimento de anticorpos mutantes de alta afinidade e as respostas imunes a grupos de antígenos anatomicamente relacionados indicam fortemente uma seleção dos autoantígenos pelas células B
- As células T específicas para peptídios próprios habitualmente apresentados em baixas concentrações (epítopos crípticos) podem não ser eliminadas no timo
- A modificação anormal do autoantígeno, a reação cruzada com antígenos exógenos ou o reconhecimento de "carregamento" de epítopos das células T auxiliares podem fornecer novos epítopos para as células T auxiliares não tolerizadas
- As células B e as células T podem ser estimuladas diretamente por ativadores policlonais, como o vírus Epstein-Barr ou superantígenos
- Defeitos nas células Treg Foxp3+ foram implicados em várias doenças autoimunes
- A desrepressão dos genes da classe II, resultando na expressão celular inapropriada da classe II, pode ajudar a perpetuar as reações autoimunes inicialmente desencadeadas pelas células dendríticas
- Com frequência, são observados desequilíbrios das citocinas nas doenças autoimunes.

Efeitos patogênicos do autoanticorpo humoral

- Acredita-se que os autoanticorpos desempenhem um papel central em muitas doenças autoimunes, incluindo anemia hemolítica autoimune, púrpura trombocitopênica idiopática, doença de Graves, miastenia *gravis,* anemia perniciosa e síndrome de Goodpasture
- A transferência passiva da doença é observada em "experimentos da natureza", nos quais a passagem transplacentária de autoanticorpo IgG materno provoca um distúrbio comparável, porém transitório, no feto e no recém-nascido (p. ex., doença de Graves, miastenia *gravis*)
- Nessas doenças, em que o anticorpo desempenha um papel central, a patologia pode ser simulada em modelos animais por meio de transferência passiva de autoanticorpos monoclonais.

Efeitos patogênicos dos complexos com autoantígenos

- Os imunocomplexos, habitualmente ligados ao complemento, aparecem nos rins, na pele e nas articulações de pacientes com LES, associados a lesões nos órgãos correspondentes
- A maioria dos pacientes com artrite reumatoide produz autoanticorpos contra IgG (fatores reumatoides), que se autoassociam para formar complexos
- Esses complexos resultam em inflamação aguda do espaço articular e estimulam a proliferação das células de revestimento sinoviais, formando o **pano** (*pannus*), que **provoca erosões na cartilagem e do osso subjacentes**, devido à liberação de IL-1β, IL-6, TNF, colagenase, protease neutra e intermediários de oxigênio reativos.

Hipersensibilidade mediada por células T como fator patogênico

- A supressão da doença por meio de tratamento com ciclosporina ou anti-CD4 fornece uma forte evidência da participação das células T. Por conseguinte, trata-se de um fator de risco ligado ao HLA
- A hipótese prevalente é a de que as lesões inflamatórias órgão-específicas são causadas por células Th1 e/ou células Th17 patogênicas autorreativas
- As células T ativadas estão presentes em grandes quantidades na sinóvia reumatoide, e a sua produção de TNF e IL-15 complementa o estímulo dos imunocomplexos para a formação do pano
- Com frequência, as células epiteliais da tireoide expressam MHC da classe II na doença tireóidea autoimune e as células Th1 infiltram a glândula
- A indução deliberada de doença em roedores por meio de imunização com antígenos tireóideos em adjuvante completo de Freund demonstra ainda mais que a autoimunidade pode causar tireoidite
- As células Th1 de camundongos NOD doentes, cuja doença simula o distúrbio humano na sua histopatologia e autoimunidade, podem produzir lesões pancreáticas típicas em camundongos jovens da mesma raça. A IL-21 secretada pelas células Th17 também pode desempenhar um importante papel
- A semelhança com a encefalomielite autoimune experimental, uma doença desmielinizante induzida pela imunização de roedores com mielina em adjuvante completo de Freund, sugere que a autoimunidade desempenha um papel central na EM. Cerca de um terço das células T passíveis de ativação pela IL-2 ou IL-4 no LCS de pacientes com EM possui especificidade para a mielina, e o fenótipo HLA-DR2 constitui um importante fator de risco.

Algumas outras doenças com componente autoimune

- As lesões vasculares imunologicamente mediadas são de importância central na granulomatose de Wegener, na arterite de células gigantes, na esclerodermia e na aterosclerose
- A psoríase e o vitiligo também podem ser doenças autoimunes.

Pesquisa de autoanticorpos

- Uma ampla variedade de autoanticorpos séricos proporciona marcadores diagnósticos valiosos
- Os testes de ELISA em fase sólida, cada vez mais utilizados na forma de microarranjos, são utilizados para a detecção de anticorpos
- A triagem por imunofluorescência pode ser realizada em cortes de tecido normal
- Os testes de aglutinação para fatores reumatoides e os ensaios com esferas a *laser* endereçáveis multiplexados estão entre outros exames complementares comumente realizados
- O rastreamento de autoanticorpos pode prever a ocorrência futura de doença autoimune em parentes próximos de pacientes com diabetes tipo 1.

Tratamento dos distúrbios autoimunes

- O tratamento envolve o controle metabólico e o uso de agentes anti-inflamatórios e imunossupressores
- O tratamento com anti-TNF produziu sucesso notável na artrite reumatoide
- Uma ampla variedade de tratamentos de controle imunológico potencial está em investigação intensiva. Essas terapias incluem depleção generalizada de células B e T e tentativas de induzir tolerância antígeno-específica

- A restauração da atividade defeituosa das células Treg pode ser potencialmente muito benéfica
- A tolerância espectadora relacionada com o órgão significa que epítopos isolados podem induzir a supressão de células patogênicas dentro de um órgão que reage a outros epítopos do mesmo antígeno ou de outros antígenos.

LEITURA ADICIONAL

Atkinson M.A., Eisenbarth G.S., and Michels A.W. (2014) Type 1 diabetes. *The Lancet* **383**, 69–82.

Bugatti S., Codullo V., Caporali R., and Montecucco C. (2007) B cells in rheumatoid arthritis. *Autoimmunity Reviews* **7**, 137–142.

Chapel M., Haeney M., Misbah S., and Snowden N. (2014) *Essentials of Clinical Immunology*, 6th edn. Blackwell Publishing, Oxford.

Cunningham M.W. (2009) Molecular mimicry. In *Encyclopedia of Life Sciences*. John Wiley & Sons, Ltd, Chichester.

Dendrou C.A., Fugger L., and Friese M.A. (2015) Immunopathology of multiple sclerosis. *Nature Reviews Immunology* **15**, 545–558.

Eizirik D.L., Colli M.L., and Ortis F. (2009) The role of inflammation in insulitis and β cell loss in type 1 diabetes. *Nature Reviews Endocrinology* **5**, 219–226.

Gelfand E.W. (2012) Intravenous immune globulin in autoimmune and inflammatory diseases. *New England Journal of Medicine* **367**, 2015–2025.

Giannakopoulos B. and Krilis S.A. (2013) The pathogenesis of the antiphospholipid syndrome. *New England Journal of Medicine* **368**, 1033–1044.

Guilherme L. and Kalil J. (2010) Rheumatic fever and rheumatic heart disease: cellular mechanisms leading to autoimmune reactivity and disease. *Journal of Clinical Immunology* **30**, 17–23.

Kugelberg E. (2016) Infection stimulates self-antigen presentation. *Nature Reviews Immunology* **16**, 534–535.

Lowes, M.A. Suárez Fariñas, M., and Krueger J.G. (2014) Immunology of psoriasis. *Annual Review of Immunology* **32**, 227–255.

Marsh S.G., Albert E.D., Bodmer W.F., *et al.* (2010) Nomenclature for factors of the HLA system, 2010. *Tissue Antigens* **75**, 291–455.

Masters S.L., Simon A., Aksentijevich I., and Kastner D.L. (2009) Horror autoinflammaticus: the molecular pathophysiology of autoinflammatory disease. *Annual Review of Immunology* **27**, 621–668.

Oh S., Rankin A.L., and Caton A.J. (2010) CD4⁺CD25⁺ regulatory T cells in autoimmune arthritis. *Immunological Reviews* **233**, 97–111.

Pascual V., Chaussabel D., and Banchereau J. (2010) A genomic approach to human autoimmune diseases. *Annual Review of Immunology* **28**, 535–571.

Rahman A. and Isenberg D.A. (2008) Systemic lupus erythematosus. *The New England Journal of Medicine* **358**, 929–939.

Rose N.R. and Mackay I.R. (eds.) (2014) *The Autoimmune Diseases*, 5th edn. Elsevier, Oxford.

Rosen A. and Casciola-Rosen L. (2016) Autoantigens as Partners in Initiation and Propagation of Autoimmune Rheumatic Diseases. *Annual Review of Immunology* **34**, 395–420.

Steinman L. (2014) Immunology of relapse and remission in multiple sclerosis. *Annual Review of Immunology* **32**, 257–281.

Tha In T., Bayry J., Metselaar H.J., Kaveri S.V., and Kwekkeboom J. (2008) Modulation of the cellular immune system by intravenous immunoglobulin. *Trends in Immunology* **29**, 608–615.

Wahren Herlenius M. and Dörner T. (2013) Immunopathogenic mechanisms of systemic autoimmune disease. *Lancet* **382**, 819–831.

Yuki N. and Hartung H P. (2012) Guillain–Barré Syndrome. *New England Journal of Medicine* **366**, 2294–2304.

Zenewicz L.A., Abraham C., Flavell R.A., and Cho J.H. (2010) Unraveling the genetics of autoimmunity. *Cell* **140**, 791–797.

Glossário

Acetato de forbolmiristato (PMA) Éster de forbol mitogênico, que estimula diretamente a proteino-quinase C e atua como promotor tumoral

Adjuvante Qualquer substância que potencialize inespecificamente a resposta imune a um antígeno

Adressina Molécula de adesão celular encontrada na superfície luminal do endotélio dos vasos sanguíneos e linfáticos que é reconhecida pelas moléculas mensageiras que direcionam os leucócitos para os tecidos adequados

Adressinas vasculares Moléculas de adesão celular existentes na superfície luminar do endotélio dos vasos sanguíneos e linfáticos, que são reconhecidas por moléculas que direcionam os leucócitos para os tecidos específicos

Afinidade (afinidade intrínseca) Constante de afinidade entre um receptor (p. ex., um local de ligação do antígeno a um anticorpo) e um ligante (p. ex., epítopo de um antígeno)

Alelo Variantes de um gene polimórfico em determinado *locus* genético

Alergênio Antígeno que causa alergia

Alergia Hipersensibilidade mediada por IgE, por exemplo, asma, eczema, rinite sazonal (febre do feno) e alergia alimentar

Aloenxerto Enxerto de tecido ou órgãos entre indivíduos alogênicos

Alogênico Termo aplicável às diferenças genéticas entre indivíduos da mesma espécie

Alótipo Variante alélica de um antígeno que, por não ser encontrado em todos os indivíduos, pode ser imunogênica em membros da mesma espécie portadores de uma versão diferente do alelo

Aminas vasoativas Substâncias (incluindo histamina e 5-hidroxitriptamina) que aumentam a permeabilidade vascular e estimulam a contração da musculatura lisa

Anafilatoxina Substância (p. ex., C3a, C4a ou C5a) com capacidade de deflagrar diretamente a desgranulação de mastócitos

Anafilaxia Reação de hipersensibilidade, muitas vezes fatal, deflagrada por IgE ou por desgranulação de mastócitos mediada por anafilatoxina, resultando em choque anafilático consequente à vasodilatação e à contração da musculatura lisa

Anergia Tolerância imunológica específica potencialmente reversível, na qual o linfócito se torna funcionalmente não reativo

Anticorpo biespecífico Anticorpo híbrido criado artificialmente, no qual cada um dos dois segmentos de ligação com antígenos é específico para um epítopo antigênico diferente. Esses anticorpos, que podem ser produzidos por ligação cruzada química ou por técnicas de DNA recombinante, podem ser usados para conectar dois antígenos ou células diferentes (p. ex., uma célula T citotóxica e uma célula tumoral)

Anticorpo fluorescente Anticorpo conjugado a um corante fluorescente, como FITC

Anticorpo humanizado Anticorpo monoclonal de origem não humana, produzido por engenharia genética, no qual todas as sequências (exceto as sequências CDR de ligação aos antígenos) foram substituídas por outras derivadas de anticorpos humanos. Esse procedimento é realizado de modo a atenuar a imunogenicidade dos anticorpos monoclonais utilizados com finalidades terapêuticas

Anticorpo monoclonal Anticorpo homogêneo originado de um único clone de células B; por essa razão, todos os anticorpos possuem sítios de ligação aos antígenos e isótipos idênticos

Antígeno Qualquer molécula que possa ser reconhecida por um anticorpo ou receptor de célula T

Antígeno CD Designação de grupos de diferenciação atribuída a moléculas da superfície dos leucócitos que são identificados por meio de um determinado grupo de anticorpos monoclonais

Antígeno de diferenciação Molécula da superfície celular expressa em determinado estágio do desenvolvimento, ou nas células de determinada linhagem

Antígeno oncofetal Antígeno cuja expressão normalmente se limita ao feto, mas que pode ser expresso nas neoplasias malignas dos adultos

Antígeno T-dependente Antígeno que depende das células T auxiliares para incitar uma resposta humoral (anticorpos)

Antígeno T-independente Antígeno capaz de desencadear uma resposta humoral (anticorpos) na ausência das células T

Antígenos de histocompatibilidade secundária Peptídios que não são codificados e processados pelo MHC e originam-se dos produtos alogênicos dos *loci* genéticos polimórficos. Quando combinados com as moléculas codificadas pelo MHC, esses antígenos contribuem para a rejeição dos enxertos, embora geralmente não seja tão intensa quanto a causada pela incompatibilidade do MHC

Antígenos Qa Moléculas "não clássicas" do MHC classe I de camundongos

Antígenos tumorais Antígenos cuja expressão está associada às células tumorais

Apoptose Um tipo de morte celular programada, que se caracteriza por digestão do DNA por endonuclease

Atopia Hipersensibilidade mediada por IgE, ou seja, asma, eczema, rinite sazonal e alergia alimentar

Autólogo Oriundo do mesmo indivíduo

Avidez (afinidade funcional) Intensidade da ligação entre duas moléculas (p. ex., antígeno e anticorpo) de acordo com a valência da interação. Assim sendo, a avidez sempre é igual ou maior que a afinidade intrínseca (ver afinidade)

Bainha linfoide periarteriolar (PALS) Tecido linfoide que forma a polpa branca do baço

Basófilo Tipo de granulócito encontrado no sangue, semelhante ao mastócito tecidual

BCG (bacilo Calmette-Guérin) *Mycobacterium tuberculosis* atenuado usado como vacina específica para tuberculose e como adjuvante

β₂-microglobulina Proteína com 12 kDa que não é codificada no MHC, mas faz parte da estrutura das moléculas codificadas pelo MHC classe I

Biolística Utilização de partículas pequenas (p. ex., ouro coloidal) como agente carreador (fármacos, ácido nucleico etc.) para dentro de uma célula. Depois do revestimento com o(s) agente(s) desejado(s), as partículas são injetadas na derme do receptor por uma pistola acionada a gás hélio

Bolsa lipídica Subdomínio da membrana, rico em colesterol e glicosfingolipídio, no qual se concentram as moléculas envolvidas na ativação celular

Bursa de Fabricius Órgão linfoide primário das aves, localizado na junção da cloaca com o intestino posterior; é o local de maturação das células B

Cadeia invariável Polipeptídio que se liga às moléculas do MHC classe II do retículo endoplasmático, direcionando-as para o compartimento endossômico final e impedindo sua associação prematura a peptídios próprios

Cadeia J Molécula que faz parte da estrutura da IgM pentamérica e da IgA dimérica

Camundongo *nude* Camundongo com deficiência de células T em consequência de um gene homozigoto anormal (*nu/nu*), resultando na agenesia do timo (e também na inexistência de pelos corporais)

Carreador Qualquer molécula que, ao ser conjugada a uma molécula não imunogênica (p. ex., um hapteno), torna esta última imunogênica porque fornece epítopos para as células T auxiliares que o hapteno não apresenta.

Caspases Família de cisteinoproteases envolvidas na produção de apoptose

CD3 Complexo trimérico de cadeias γ, δ e ε que, juntamente com um homodímero ζζ ou heterodímero ζη, atua como unidade transdutora de sinal para o receptor de célula T

CD4 Glicoproteína da superfície celular, geralmente das células T auxiliares, que reconhece moléculas MHC classe II das células apresentadoras de antígeno

CD8 Glicoproteína da superfície celular, geralmente das células T citotóxicas, que reconhece moléculas MHC classe II das células-alvo

Célula apresentadora de antígeno (APC) Termo empregado mais frequentemente para descrever células que apresentam peptídio antigênico processado e moléculas do MHC classe II ao receptor das células T CD4+ (p. ex., células dendríticas, macrófagos e células B). Todavia, é preciso mencionar que a maioria dos tipos de célula consegue apresentar peptídios antigênicos com MHC classe I às células T CD8+ (p. ex., como ocorre nas células infectadas por vírus)

Célula de Langerhans Célula dendrítica apresentadora de antígeno, positiva para receptor Fc e MHC classe II, encontrada na pele

Célula dendrítica (DC) Célula dendrítica interdigitada positiva para MHC classe II, que apresenta antígenos processados às células T nas áreas das células T dos tecidos linfoides secundários (obs.: trata-se de um tipo de célula diferente das células dendríticas foliculares)

Célula dendrítica interdigitada Célula dendrítica apresentadora de antígeno (MHC classe II positiva), encontrada nas áreas que concentram células T nos linfonodos e no baço (obs.: é uma célula diferente das células dendríticas foliculares)

Célula formadora de placa (PFC) Plasmócito secretor de anticorpos, detectado *in vitro* por sua capacidade de formar uma "placa" de eritrócitos sensibilizados por antígeno e destruídos na presença do complemento

Célula gigante Célula multinucleada grande, formada por macrófagos reunidos e frequentemente encontrada nos granulomas

Célula K (*killer*) Termo genérico aplicado a qualquer leucócito que participa da citotoxicidade celular dependente de anticorpos (ADCC)

Célula NK (*natural killer*) Leucócito granular grande que não se recombina nem expressa genes de imunoglobulina ou receptor de células T, mas consegue reconhecer e destruir algumas células tumorais e células infectadas por vírus por um mecanismo independente do MHC e de anticorpos. Também medeia a citotoxicidade celular dependente de anticorpo

Célula NKT Células linfoides NK1.1+ com morfologia e conteúdo granular intermediários entre as células T e NK. Expressam níveis baixos de TCR $\alpha\beta$ com uma cadeia a invariável e especificidade muito limitada de cadeias β, reconhecem antígenos lipídicos e glicolipídicos apresentados pela molécula CD1d não clássica semelhante ao MHC; são estímulos potentes para a produção de IL-4 e IFNγ

Célula-tronco Célula pluripotencial a partir da qual se originam células diferenciadas

Célula-tronco pluripotencial Célula que conserva o potencial de diferenciar-se em muitos tipos de células diferentes

Células B-1/B-2 As duas principais subpopulações de linfócitos B. As células B-1 têm níveis elevados de IgM de superfície e níveis mais baixos de IgD, são CD43$^+$ e CD23$^-$, e a maioria expressa o antígeno de superfície celular CD5; essas células são autorrenováveis e, com frequência, secretam níveis elevados de anticorpos que se ligam a vários antígenos ("poliespecificidade") com afinidade relativamente baixa. Entretanto, a maioria dos linfócitos B é do tipo B-2, que expressa níveis baixos de IgM de superfície e níveis mais altos de IgD de superfície, não expressa CD5 e é CD43$^-$ e CD23$^+$; essas células são geradas diretamente a partir de precursores na medula óssea e secretam anticorpos extremamente específicos

Células de Kuppfer Macrófagos teciduais fixos que revestem os sinusoides hepáticos

Células de memória Células T e B formadas por expansão clonal durante uma resposta imune primária e que estão "preparadas" para mediar uma resposta imune secundária ao mesmo antígeno

Células dendríticas foliculares Células dendríticas negativas para MHC classe II e positivas para receptor Fc, que apresentam imunocomplexos em suas superfícies e participam da estimulação das células B e da manutenção da memória das células B nos centros germinativos (obs.: trata-se de um tipo de célula diferente das células dendríticas interdigitadas)

Células efetoras Células que desempenham função imune (p. ex., liberação de citocinas, citotoxicidade)

Células espumosas Macrófagos que fagocitaram lipoproteínas de baixa densidade. Em geral, são encontrados nas placas ateroscleróticas

Células T auxiliares foliculares Subpopulação de células T auxiliares que direciona o desenvolvimento das células B, a recombinação por permuta de classe e sua sobrevivência nos centros germinativos

Células T reguladoras Células T (principalmente CD4$^+$) que suprimem a atividade funcional dos linfócitos e das células dendríticas

Células-tronco hematopoéticas Células-tronco autorrenováveis, capazes de dar origem a todos os elementos formados do sangue (*i. e.*, leucócitos, eritrócitos e plaquetas)

Centro germinativo Áreas bem-definidas nos tecidos linfoides secundários nas quais ocorrem a maturação das células B e a criação de memória

Ciclofosfamida Agente citotóxico utilizado como imunossupressor

Ciclosporina Agente imunossupressor específico para as células T, que é utilizado para evitar a rejeição de enxertos

Cininas Família de polipeptídios liberados durante as respostas inflamatórias e que aumentam a permeabilidade vascular e a contração da musculatura lisa

Citocinas Proteínas de baixo peso molecular que estimulam ou inibem a diferenciação, a proliferação ou a função das células imunes

Citofílico Que se liga às células

Citotoxicidade celular dependente de anticorpos (ADCC) Reação citotóxica na qual uma célula-alvo recoberta por anticorpos é destruída diretamente por um leucócito com receptor Fc (p. ex., célula NK, macrófago ou neutrófilo)

Citotóxico Que destrói as células

Citrulinação A conversão enzimática, pela peptidil arginina deiminase, de uma arginina em uma proteína a uma citrulina

Clone Células idênticas oriundas de um único progenitor

Cobertura Processo ativo no qual a ligação cruzada entre as moléculas da superfície celular (p. ex., por anticorpos) resulta na agregação e na migração subsequente das moléculas para um polo da célula

Coleção de anticorpos dos fagos Coleção de sequências gênicas da região variável de anticorpos clonados, que pode ser expressa como Fab ou como proteínas de fusão scFV com proteínas de revestimento dos bacteriófagos. Essas sequências podem ser encontradas na superfície dos fagos. O gene que codifica um anticorpo recombinante monoclonal é encarcerado na partícula do fago e pode ser selecionado da coleção depois da ligação do fago a um antígeno específico

Complemento Grupo de proteínas séricas, das quais algumas participam de uma cascata enzimática que produz as moléculas efetoras envolvidas na inflamação (C3a, C5a), fagocitose (C3b) e lise celular (C5b-9)

Complexo de ataque à membrana (MAC) Complexo formado pelos componentes do complemento C5b-C9, que formam um poro na membrana das células-alvo e provocam citólise ou apoptose

Componente secretor Produto da clivagem proteolítica do receptor de poli-Ig, que continua associado à IgA dimérica nas secreções seromucosas

ConA (concanavalina A) Mitógeno das células T

Congênico Animais cuja única diferença é um *locus* genético

Conjugado Complexo, unido por ligações covalentes, de duas ou mais moléculas (p. ex., fluoresceína conjugada ao anticorpo)

Coombs, teste de Exame complementar que utiliza anti-imunoglobulina para aglutinar hemácias recobertas por anticorpos

Córtex Camada externa (periférica) de um órgão

Cromatografia de afinidade Utilização de um anticorpo (ou antígeno) imobilizado para selecionar um antígeno (ou anticorpo) específico de uma mistura. O ligante purificado é, então, liberado pela ruptura da interação antígeno-anticorpo (p. ex., por alteração do pH)

Defensinas Família de pequenos peptídios antimicrobianos básicos, produzidos tanto por animais como por plantas

Deleção clonal Processo por meio do qual o contato com antígeno (p. ex., autoantígeno) em um estágio inicial da diferenciação dos linfócitos resulta em morte celular por apoptose

Desequilíbrio de *linkage* Ocorrência de dois alelos herdados simultaneamente com uma frequência maior do que a esperada com base no produto de suas frequências individuais

Determinante antigênico Grupo de epítopos (ver epítopo)

DiGeorge, síndrome de Imunodeficiência causada por uma anomalia congênita do desenvolvimento do timo, resultando na ausência de células T funcionais maduras

Diversidade combinatória O componente da diversidade de anticorpos e dos receptores de células T (TCR) que é gerado pela recombinação dos segmentos gênicos variáveis (*V*), de diversidade (*D* para as cadeias pesadas das imunoglobulinas e para as cadeias β e δ do TCR) e de junção (*J*)

Diversidade juncional Diversidade de junções de *splicing* dos segmentos recombinados de genes variáveis (V), de diversidade (D, para as cadeias pesadas das imunoglobulinas e para as cadeias β e δ do TCR) e de junção (J) dos genes dos anticorpos e do receptor das células T

Domínio Elemento estrutural de um polipeptídio

Edema Tumefação provocada pelo acúmulo de líquido nos tecidos

ELISA (ensaio imunossorvente ligado à enzima) Ensaio para detecção ou quantificação de um antígeno ou anticorpo usando um ligante (p. ex., uma anti-imunoglobulina) conjugado a uma enzima que altera a cor de um substrato

Endocitose Ingestão celular de macromoléculas por invaginação da membrana plasmática com formação de uma vesícula intracelular que envolve o material ingerido

Endógeno Originado do próprio organismo

Endossomos Vesículas intracelulares de superfície lisa nas quais o material endocitosado é levado para os lisossomos

Endotélio de parede alta da vênula (HEV) Vênula capilar formada por células endoteliais especializadas que permitem a migração dos linfócitos para dentro dos órgãos linfoides

Endotoxina Lipopolissacarídios patogênicos associados à parede celular das bactérias gram-negativas

Eosinófilo Classe de granulócitos cujos grânulos contêm proteínas catiônicas tóxicas

Epítopo Parte do antígeno reconhecida por um receptor de antígeno (ver determinante antigênico).

Epstein-Barr, vírus (EBV) Vírus responsável pela mononucleose infecciosa e pelo linfoma de Burkitt. Pode ser usado para imortalizar *in vitro* células B humanas

Equivalência Razão entre anticorpo e antígeno na qual a imunoprecipitação dos reagentes é quase completa

Eritema Vermelhidão provocada durante a inflamação em consequência da penetração dos eritrócitos nos espaços teciduais

Eritropoese Produção de eritrócitos (hemácias)

Estocástico Processo envolvendo no mínimo algum grau de aleatoriedade

Evolução convergente Evolução independente de semelhanças entre moléculas ou espécies

Exclusão alélica O fenômeno no qual é suprimido o rearranjo do outro alelo parental após o rearranjo bem-sucedido de um gene receptor de antígeno

Exotoxina Proteína patogênica secretada pelas bactérias

Explosão (*burst*) respiratória Aumento do metabolismo oxidativo que ocorre nas células fagocitárias depois da ativação

Exsudato Líquido extravascular (contendo proteínas e restos celulares) que se acumula durante a inflamação

Fab Fragmento monovalente de ligação ao antígeno, obtido depois da digestão da imunoglobulina por papaína. Consiste em uma cadeia leve íntegra e nos domínios VH e CH1 N-terminais da cadeia pesada

F(ab')2 Fragmento bivalente de ligação ao antígeno, obtido depois de digestão da imunoglobulina por pepsina. Consiste em duas cadeias leves e na parte N-terminal das duas cadeias pesadas unidas por pontes dissulfídricas

Fagócito Células, incluindo monócitos/macrófagos e neutrófilos, especializadas em englobar outras células e partículas

Fagolisossomo Vacúolo intracelular no qual ocorrem a destruição e a digestão do material fagocitado depois da fusão de um fagossomo com um lisossomo

Fagossomo Vacúolo intracelular produzido depois da invaginação da membrana celular ao redor do material fagocitado

Fas Membro da família do gene do receptor do TNF. A conexão do Fas (CD95) à superfície da célula pelo ligante Fas (CD178) existente nas células citotóxicas pode desencadear apoptose da célula-alvo portadora de Fas

Fator de necrose tumoral (TNF, também conhecido como TNFα) Juntamente com a citocina correlata conhecida como linfotoxina (TNFβ), recebeu originalmente esse nome em razão do seu efeito citotóxico sobre determinadas células tumorais; contudo, também desempenha funções inflamatórias e imunorreguladoras importantes

Fator reumatoide Autoanticorpos IgM, IgG ou IgA dirigidos contra a região Fc da IgG

Fatores estimuladores de colônia (CSF) Fatores que estimulam a proliferação e a diferenciação das células hematopoéticas

Fc Fragmento cristalizável da molécula de imunoglobulina que não participa da ligação ao antígeno e é obtido depois da digestão por papaína. Consiste na porção C-terminal das duas cadeias pesadas responsáveis pela ligação aos receptores Fc e ao C1q

Fc, receptores de Receptores da superfície celular que se ligam à porção Fc de determinadas classes de imunoglobulina

Fibroblasto Célula do tecido conjuntivo que produz colágeno e tem participação importante na cicatrização de feridas

Fluoresceína, isotiocianato de (FITC) Corante fluorescente verde usado para "marcar" anticorpos nos testes de imunofluorescência

Foxp3 Fator de transcrição existente no núcleo da maioria das células T reguladoras

Freund, adjuvante de O adjuvante de Freund completo consiste em uma emulsão de antígeno aquoso em óleo mineral que contém micobactérias destruídas pelo calor. O adjuvante de Freund incompleto não contém micobactérias

Fv Fragmento da região variável de uma cadeia leve ou pesada de anticorpo

Gamaglobulinas Proteínas séricas, sobretudo imunoglobulinas, que apresentam a maior mobilidade em direção ao catodo durante a eletroforese

Genes *Ir* (da resposta imune) Genes (incluindo os que fazem parte do MHC) que, em conjunto, determinam o nível global de resposta imune a determinado antígeno

Glomerulonefrite (GN) Inflamação das alças capilares dos glomérulos renais, frequentemente resultante da deposição de imunocomplexos

Granulócitos Células mieloides que contêm grânulos citoplasmáticos (*i. e.*, neutrófilos, eosinófilos e basófilos)

Granuloma Nódulo tecidual no qual são encontrados linfócitos, fibroblastos, células gigantes e células epitelioides (ambas derivadas de macrófagos ativados) e que se forma em decorrência da inflamação secundária à infecção crônica ou da persistência dos antígenos nos tecidos

Granzimas Serinoesterases encontradas nos grânulos dos linfócitos T citotóxicos e das células NK. Induzem apoptose da célula-alvo na qual penetram por meio de canais produzidos por perforinas inseridas na membrana celular pela célula citotóxica

H-2 Complexo de histocompatibilidade principal (MHC) de camundongo

Haplótipo Conjunto de variantes alélicas encontradas em determinada região genética

Hapteno Molécula de baixo peso molecular reconhecida pelo anticorpo pré-formado, mas que não é intrinsecamente imunogênica, a menos que esteja conjugada com uma molécula "carreadora" que forneça os epítopos reconhecidos pelas células T auxiliares

Hemaglutinina Qualquer molécula que aglutine os eritrócitos (hemácias)

Hematopoese Formação dos eritrócitos, dos leucócitos e das plaquetas

Heterozigoto Possui alelos diferentes em determinado *locus* de dois cromossomos homólogos

Hibridoma Linhagem de células híbridas obtidas pela fusão da célula de um tumor linfoide com um linfócito que, em seguida, adquire a imortalidade da célula tumoral e a função efetora (p. ex., secreção de anticorpos monoclonais) do linfócito

Hipermutação somática Ocorrência aumentada de mutações pontuais dos genes V(D)J da região variável da imunoglobulina recombinada, que acontece depois da estimulação antigênica e funciona como mecanismo para ampliar a diversidade e a afinidade dos anticorpos

Hipersensibilidade Resposta imune exagerada que acarreta consequências indesejáveis, por exemplo, lesão dos tecidos ou órgãos

Hipersensibilidade do tipo tardio (DTH) Reação de hipersensibilidade que ocorre em 48 a 72 h e é mediada pela liberação de citocinas por células T sensibilizadas

Histamina Amina vasoativa encontrada nos grânulos dos basófilos e dos mastócitos que, depois da desgranulação, aumenta a permeabilidade vascular e causa contração do músculo liso

HLA (antígeno leucocitário humano) Complexo principal de histocompatibilidade (MHC) humano

Homozigoto Possui o mesmo alelo em determinado *locus* de dois cromossomos homólogos

Humoral Pertencente ao líquido extracelular, incluindo plasma e linfa. O termo imunidade humoral é usado para descrever as respostas imunes mediadas por anticorpos

Idiótipo O conjunto completo de idiótopos na região variável de um anticorpo ou receptor de células T que reagem com soro anti-idiotípico

Idiótopo Epítopo formado por aminoácidos dentro da região variável de um anticorpo ou receptor de células T, que reage com um anti-idiótopo

Idiótopo regulador Idiótopo de anticorpo ou receptor da célula T capaz de regular as respostas imunes via interação com linfócitos que possuem idiótopos complementares (anti-idiótopos)

IgA secretória IgA dimérica encontrada nas secreções seromucosas

Imagem interna Epítopo em um anti-idiótipo que se liga de tal maneira que simula estrutural e funcionalmente um antígeno

Imunidade celular Respostas imunes mediadas por células T

Imunidade inata Imunidade que não é intrinsecamente influenciada por contato prévio com um antígeno, ou seja, todos os componentes da imunidade que não são mediados diretamente pelos linfócitos

Imunoadsorção Método de remoção do anticorpo ou do antígeno por meio de sua ligação a um antígeno ou anticorpo em uma fase sólida

Imunocomplexo Complexo formado pela ligação de um anticorpo a um antígeno, que também pode conter componentes do complemento

Imunofluorescência Técnica de detecção de antígenos celulares ou teciduais por utilização de um ligante acoplado a um marcador fluorescente (p. ex., uma anti-imunoglobulina conjugada com isotiocianato de fluoresceína)

Imunógeno Qualquer substância que desencadeie uma resposta imune. Embora todos os imunógenos sejam antígenos, nem todos os antígenos são imunógenos (ver hapteno)

Imunotoxina Conjugado bioquímico, ou proteína de fusão recombinante, formado por uma molécula imune (p. ex., um anticorpo ou fragmento de anticorpo) ligada a uma molécula citotóxica

Inflamação Resposta tecidual ao traumatismo, caracterizada por aumento do fluxo sanguíneo e entrada dos leucócitos nos tecidos, resultando em edema, eritema, elevação da temperatura e dor

Inflamassomo Complexo citoplasmático multiproteico que promove inflamação ao converter o precursor IL-1β em IL-1β ativa e, adicionalmente, ao estimular a síntese da IL-18

Integrinas Família de moléculas heterodiméricas de adesão celular

Interferonas (IFN) IFNα e IFNβ (interferonas tipo I) podem ser induzidas na maioria dos tipos celulares, enquanto IFNγ (interferona tipo II) é produzida pelos linfócitos T. Todos os três tipos induzem um estado antiviral nas células e, além disso, a IFNγ atua na regulação das respostas imunes

Interleucinas (IL) Designação de algumas das citocinas secretadas pelos leucócitos

Isótipo Estrutura da região constante do anticorpo, presente em todos os indivíduos normais, ou seja, classe ou subclasse de anticorpo

ITAM (*I*mmunoreceptor *t*yrosine-based *a*ctivation *m*otifs) Sequências consensuais de aminoácidos reconhecidos pela família src de tirosinoquinases. Esses fragmentos são encontrados nos domínios citoplasmáticos de várias moléculas de sinalização, inclusive nas unidades de transdução de sinais dos receptores de antígenos dos linfócitos e nos receptores Fc

ITIM (*I*mmunoreceptor *t*yrosine-based *i*nhibitory *m*otifs) Sequências de aminoácidos encontradas nos domínios citoplasmáticos de determinadas moléculas da superfície celular (p. ex., FcγRIIB, receptores inibitórios das células NK) que medeiam os sinais inibitórios

KIR Receptores das células *killer* semelhantes às imunoglobulinas, presentes nas células NK e em alguns linfócitos T γδ e αβ. Os KIR reconhecem as moléculas do MHC classe I e, como os receptores de lectina tipo C também encontrados nessas células, conseguem inibir ou ativar as células NK. Se houver sequências do ITIM no seu domínio citoplasmático, sua função é inibitória. Os KIR que não possuem ITIM conseguem se combinar com as moléculas adaptadoras que contêm ITAM e, nesses casos, conseguem ativar a célula NK ou o linfócito T

Knockout Uso da recombinação genética homóloga nas células-tronco embrionárias para substituir um gene funcional por outro com uma cópia defeituosa do gene. Os animais gerados por essa técnica podem ser transformados em homozigotos, permitindo assim a geração de um fenótipo nulo (*null*) para esse produto gênico

Lâmina própria Tecido conjuntivo subjacente ao epitélio nas mucosas

Lectina ligadora de manose (proteína ligadora de manose) Membro da família colectina das lectinas dependentes do cálcio e uma das proteínas da fase aguda. Atua como estimulador da via das lectinas de ativação do complemento e como opsonina da fagocitose depois de ligar-se à manose (uma molécula de açúcar encontrada comumente em sua forma exposta apenas na superfície dos microrganismos)

Lectinas Família de proteínas que se ligam a açúcares específicos existentes nas glicoproteínas e nos glicolipídios. Algumas lectinas vegetais são mitogênicas (p. ex., PHA, ConA)

Leucócito Célula sanguínea da série branca; existem vários tipos, os quais incluem neutrófilos, basófilos, eosinófilos, linfócitos, células NK e monócitos

Leucotrienos Produtos metabólicos do ácido araquidônico que promovem processos inflamatórios (p. ex., quimiotaxia, aumento da permeabilidade vascular) e são produzidos por vários tipos de células, incluindo mastócitos, basófilos e macrófagos

Ligante Termo geral usado para descrever uma molécula reconhecida por uma estrutura de ligação, por exemplo, um receptor

Linfa Líquido tecidual que é drenado e circula no sistema linfático

Linfadenopatia Aumento de tamanho dos linfonodos

Linfócito granular grande (LGL) Leucócitos (na verdade, a maioria não é de linfócitos) que contêm grânulos citoplasmáticos e atuam como células *natural killer* (NK) e *killer* (K). Os linfócitos T citotóxicos CD8⁺ ativados (Tc) também adquirem o aspecto morfológico do LGL

Linfócito T auxiliar (Th) Subclasse de células T que prestam a ajuda necessária (na forma de citocinas e/ou interações cognatas) à expressão da função efetora por outras células do sistema imune

Linfócito T citotóxico (CTL, Tc) Células T (geralmente CD8⁺) que destroem células-alvo depois de reconhecerem moléculas de MHC-peptídios estranhos expostos na membrana dessas células

Linfócito virgem (*naive*) Célula B ou T adulta, que ainda não foi ativada pelo contato inicial com um antígeno

Linfotoxina (também conhecida como TNFβ) Citocina derivada das células T, que é citotóxica para determinadas células tumorais e também desempenha funções imunorreguladoras

Linhagem germinativa Material genético transmitido pelos gametas

Lipopolissacarídio (LPS) Endotoxina originada das paredes celulares das bactérias gram-negativas, que desempenha ações inflamatórias e mitogênicas

Lisossomos Organelas citoplasmáticas ligadas à membrana, que contêm enzimas hidrolíticas necessárias à digestão do material fagocitado

Lisozima Enzima antibacteriana encontrada nos grânulos das células fagocitárias, nas lágrimas e na saliva; digere os peptidoglicanos das paredes celulares das bactérias

Macrófago Célula fagocitária grande, derivada do monócito sanguíneo; também atua como célula apresentadora de antígenos e pode mediar a ADCC

Marginação Adesão dos leucócitos ao endotélio dos vasos sanguíneos na fase inicial de uma reação inflamatória aguda

Mastócito Célula tecidual com grânulos abundantes, semelhante aos basófilos sanguíneos. Esses dois tipos de células possuem receptores Fc de grande afinidade pela IgE, os quais, quando estabelecem ligações cruzadas com o antígeno e a IgE, provocam a desgranulação e a liberação de alguns mediadores, incluindo histamina e leucotrienos

Medula Região interna (central) de um órgão

Megacariócito Precursor das plaquetas na medula óssea

Memória (imunológica) Característica da resposta imune adquirida dos linfócitos, na qual um segundo encontro com determinado antígeno produz uma resposta imune secundária mais rápida, intensa e duradoura que a resposta imune primária

Memória central Memória imunológica dependente das células T CCR7$^+$ que, sob a influência de quimiocinas, dirigem-se para os órgãos linfoides secundários onde dão origem às células T de memória efetoras CCR7$^-$

MHC (complexo principal de histocompatibilidade) Região genética que codifica as moléculas envolvidas na apresentação dos antígenos às células T. As moléculas MHC classe I são encontradas em quase todas as células nucleadas e são codificadas principalmente pelos *loci* H-2K, -D e -L nos camundongos e pelos *loci* HLA-A, -B e -C nos seres humanos; as moléculas MHC classe II são expressas pelas células apresentadoras de antígenos (principalmente células dendríticas, macrófagos e linfócitos B) e são codificadas pelos *loci* H-2A e -E nos camundongos e HLA-DR, -DQ e -DP nos seres humanos. As diferenças alélicas estão associadas à rejeição mais intensa dos enxertos entre uma espécie

Mieloma múltiplo Neoplasia maligna dos plasmócitos, que resulta em níveis altos de imunoglobulina monoclonal no soro e cadeias leves livres (proteína de Bence Jones) na urina

Mitógeno Substância que induz inespecificamente a proliferação dos linfócitos

Monócito Fagócito mononuclear presente no sangue, precursor do macrófago tecidual

Murino Relativo a camundongos

N-nucleotídios Nucleotídios codificadores acrescentados às junções entre os segmentos dos genes de anticorpo (e receptor de células T) variável (V), de diversidade (D) e de junção (J) durante a recombinação dos genes

Neutrófilo Principal granulócito polimorfonuclear fagocitário circulante. Entra nos tecidos nas fases iniciais da resposta inflamatória e também é capaz de mediar a citotoxicidade celular dependente de anticorpos (ADCC)

Oligoclonal Alguns clones diferentes, ou o produto de alguns clones diferentes

Opsonina Substância (p. ex., anticorpo ou C3b) que fomenta a fagocitose ao estimular a adesão do antígeno ao fagócito

Opsonização Revestimento do antígeno por opsoninas para promover a fagocitose

Órgãos linfoides primários Locais nos quais se desenvolvem os linfócitos imunocompetentes, ou seja, medula óssea e timo dos mamíferos

P-nucleotídios Sequências nucleotídicas palindrômicas geradas nas combinações entre os segmentos variável (V), de diversidade (D) e de junção (J) do anticorpo (e do receptor de células T) durante a recombinação gênica

Padrão molecular associado a risco (DAMP) Estrutura ou molécula produzida pelas células necróticas e que emite sinais de perigo depois da lesão tecidual com o propósito de ativar a resposta imune

Padrão molecular associado ao patógeno (PAMP) Moléculas (p. ex., lipopolissacarídio, peptidoglicano, ácidos lipoteicoicos e mananos) expressas em níveis altos pelos patógenos microbianos na forma de *motifs* repetitivos, que não existem nos tecidos do hospedeiro. Por isso, são usadas pelos receptores de reconhecimento de padrões (PRR) do sistema imune para diferenciar os patógenos dos antígenos próprios

PAF (fator ativador de plaquetas) Um alquilfosfolipídio liberado por vários tipos de células, incluindo mastócitos e basófilos, que exerce efeitos imunorreguladores nos linfócitos e monócitos/macrófagos e também estimula a agregação das plaquetas e a desgranulação

Paracórtex Parte de um órgão (p. ex., linfonodo) que se localiza entre o córtex e a medula

Perforina Molécula produzida por células T citotóxicas e células NK que, assim como o componente C9 do complemento, é polimerizada e forma um poro na membrana da célula-alvo, resultando em sua destruição

Permuta de classe Processo pelo qual uma célula B troca a classe, mas não a especificidade, de determinado anticorpo que produz (p. ex., mudança de um anticorpo IgM para IgG)

PHA (fitoemaglutinina) Lectina vegetal que atua como mitógeno para as células T

Placas de Peyer Parte do intestino associada ao tecido linfoide (GALT); consiste em nódulos linfoides bem demarcados, principalmente no intestino delgado

Plasmócito Linfócito B totalmente diferenciado, que secreta ativamente grande quantidade de anticorpos

Policlonal Muitos clones diferentes, ou o produto de muitos clones diferentes (p. ex., antissoro policlonal)

Polimórfico Estrutura ou sequência extremamente variável

Precipitina Precipitado de anticorpo e antígeno polivalente, devido à formação de complexos de alto peso molecular

Priming Processo de sensibilização inicial ao antígeno

Prostaglandinas (PG) Lipídios ácidos derivados do ácido araquidônico, capazes de aumentar a permeabilidade vascular, causar febre e estimular e inibir as respostas imunes

Proteassomo Complexo de enzimas proteolíticas citoplasmáticas envolvidas no processamento dos antígenos para gerar peptídios para serem combinados com o MHC

Proteína A Proteína da parede celular do *Staphylococcus aureus* que se liga à região Fc da IgG

Proteína C reativa Proteína de fase aguda capaz de ligar-se à superfície dos microrganismos, onde atua como estimulador da via clássica de ativação do complemento e como opsonina para fagocitose

Proteína do mieloma Anticorpo monoclonal secretado pelas células do mieloma

Proteínas de fase aguda Proteínas séricas, produzidas principalmente no fígado, cujas concentrações rapidamente se alteram (elevação de algumas e redução de outras) durante o início de uma resposta inflamatória

PWM (mitógeno da erva-dos-cancros) Lectina vegetal que funciona como mitógeno para células B dependentes das células T

Quimérico Combinação de indivíduos geneticamente diferentes (p. ex., depois de um transplante de medula óssea alogênica)

Quimiocinas Família de citocinas estruturalmente relacionadas que induzem seletivamente quimiotaxia e ativação de leucócitos. Também são importantes para o desenvolvimento dos órgãos linfoides, compartimentalização celular nos tecidos linfoides, desenvolvimento das células Th1/Th2, angiogênese e cicatrização de feridas

Quimiotaxia Movimento das células ao longo de um gradiente de concentração de fatores quimiotáticos

Radioimunoconjugado Conjugado bioquímico formado por uma molécula imune direcionadora, tal como anticorpo ou fragmento de anticorpo, combinado com um radionuclídio citotóxico

Regiões determinantes de complementaridade (CDR) Sequências hipervariáveis de aminoácidos dentro das regiões variáveis dos anticorpos e do receptor de célula T, que interagem com aminoácidos complementares do antígeno ou do complexo MHC-peptídio.

Regiões *framework* (FR) Sequências de aminoácidos relativamente conservadas, localizadas nos lados das regiões hipervariáveis das imunoglobulinas e das regiões variáveis dos receptores de células T, e que conservam a estrutura global comum a todos os domínios da região V

Regiões hipervariáveis Sequências de aminoácidos das regiões variáveis das imunoglobulinas e dos receptores dos linfócitos T, que apresentam a maior variabilidade e contribuem mais para o local de ligação do antígeno ou do peptídio-MHC

Reação enxerto *versus* hospedeiro (GVH) Reação que ocorre quando linfócitos T presentes em um enxerto reconhecem e atacam as células do hospedeiro

Reação linfocitária mista (MLR) Resposta proliferativa das células T, induzida pelas células que expressam MHC alogênico

Receptor de células T (TCR) Receptor antigênico heterodimérico do linfócito T encontrado em dois tipos alternativos formados por cadeias α e β ou por cadeias γ e δ. O TCR αβ reconhece fragmentos peptídicos dos antígenos proteicos apresentados pelas moléculas MHC existentes nas superfícies das células. A função do TCR γδ não é tão bem definida, mas esse receptor frequentemente consegue reconhecer proteínas naturais na superfície da célula

Receptor de poli-Ig Molécula receptora que se liga especificamente às Ig poliméricas que contêm cadeias J (*i. e.*, IgA secretória dimérica e IgM pentamérica) e as transporta através do epitélio da mucosa

Receptor de reconhecimento de padrões (PRR) Receptores associados às células ou solúveis que permitem que o sistema imune detecte padrões moleculares associados ao patógeno (PAMP) e padrões moleculares associados a risco (DAMP). Existem numerosos PRR diferentes, entre eles o receptor de manose (CD206), o receptor *scavenger* do macrófago (CD204) e os receptores *Toll-like*

Receptor *nodlike* Família de receptores de reconhecimento de padrão citoplasmático envolvida na percepção da presença dos patógenos

Receptores direcionadores Moléculas da superfície celular que direcionam os leucócitos para locais específicos do corpo

Receptores *scavenger* Receptores na superfície celular (p. ex., das células fagocitárias) que reconhecem células ou moléculas que precisam ser eliminadas do organismo

Receptores *Toll-like* (TLR) Família de receptores de reconhecimento de padrão envolvidos na detecção das estruturas associadas aos patógenos ou aos tecidos lesados do hospedeiro

Recombinação por permuta de classe Recombinação dos segmentos gênicos da região constante da cadeia pesada das imunoglobulinas (p. ex., troca de Cμ e Cδ por Cg1 para converter um anticorpo IgM [e IgD] em IgG1)

Rede de idiótipos Rede reguladora baseada nas interações dos idiótipos com os anti-idiótipos existentes nos anticorpos e nos receptores das células T

Região de dobradura Aminoácidos situados entre as regiões Fab e Fac da imunoglobulina, que conferem flexibilidade à molécula

Resposta imune adquirida Imunidade mediada por linfócitos e caracterizada por memória e especificidade antigênicas

Resposta imune primária Resposta imune relativamente fraca, que ocorre depois do primeiro encontro de linfócitos não sensibilizados (*naive*) com determinado antígeno

Resposta imune secundária Resposta imune qualitativa e quantitativamente ampliada, que ocorre depois do segundo encontro dos linfócitos *primed* (sensibilizados) por determinado antígeno

Ressonância plásmon de superfície Técnica baseada nas alterações do ângulo de reflexão da luz que ocorre depois do acoplamento do ligante a uma molécula-alvo imobilizada em um *chip* biossensor. Isso permite a observação das interações das proteínas (p. ex., ligação de um anticorpo a um antígeno) em "tempo real" (*i. e.*, por monitoramento contínuo da associação e da dissociação da reação reversível)

Restrição ao MHC Necessidade de que as células T reconheçam o antígeno processado apenas quando apresentado pelas moléculas MHC do haplótipo original associado à preparação da célula T

Roseta Partículas ou células ligadas à superfície de um linfócito (p. ex., eritrócitos de carneiro em torno de uma célula T humana)

scFv Molécula de cadeia única formada pelas regiões variáveis das cadeias leve e pesada de um anticorpo interligadas por uma conexão flexível

SCID (imunodeficiência combinada grave) Imunodeficiência que afeta os linfócitos T e B

Sequência de sinais de recombinação (RSS) Sequências conservadas de heptâmero (sete nucleotídios) ou nonâmero (nove nucleotídios) separadas por um espaçador com 12 ou 23 bases, que ocorrem na região 3' dos segmentos dos genes variáveis, nas regiões 5' e 3' dos segmentos dos genes de diversidade e na região 5' dos segmentos dos genes de articulação, tanto nos genes das imunoglobulinas quanto nos dos receptores de células T. Funcionam como sequências de reconhecimento das enzimas recombinases que medeiam o processo de recombinação gênica necessário à diversidade dos receptores de antígenos dos linfócitos

Sequências de troca Sequências repetitivas altamente conservadas, que medeiam a troca de classe no *locus* dos genes das cadeias pesadas das imunoglobulinas

Segmentos de genes de junção (*J*) Encontrados nos *loci* dos genes de imunoglobulinas e de receptores das células T que, com a recombinação genética, codificam parte da terceira região hipervariável (CDR3) dos receptores de antígenos

Segmentos gênicos de diversidade (*D*) Encontrados no gene da cadeia pesada das imunoglobulinas e nos *loci* de genes β e δ entre os segmentos gênicos *V* e *J*. Codificam parte da terceira região hipervariável (CDR3) dessas cadeias de receptor de antígeno

Segmentos gênicos variáveis (*V*) Genes que se recombinam com os segmentos gênicos de diversidade (*D*) e de junção (*J*) de modo a codificar as sequências de aminoácidos da região variável das imunoglobulinas e dos receptores de células T

Seleção clonal Seleção e ativação por antígeno de um linfócito com receptor complementar que, em seguida, prolifera para formar um clone expandido

Seleção negativa Deleção por apoptose no timo das células T que reconhecem os peptídios próprios apresentados pelas moléculas MHC próprias e que, consequentemente, impede o desenvolvimento de células T autoimunes. A seleção negativa das células B em desenvolvimento também ocorre quando elas encontram níveis altos de antígenos próprios na medula óssea

Seleção positiva Seleção das células T em desenvolvimento no timo que são capazes de reconhecer as moléculas MHC próprias. Ocorre para impedir a apoptose dessas células

Sinapse imunológica Ponto de contato entre o linfócito T e a célula apresentadora de antígenos, que é formado por reorganização e aglomeração das moléculas da superfície celular nas bolsas lipídicas. A sinapse facilita as interações de TCR e MHC (moléculas coestimuladoras e de adesão) e, desse modo, potencializa o sinal de ativação mediado por TCR

Singênico Geneticamente idêntico (p. ex., uma cepa de camundongos consanguíneos)

Sistema fagocitário mononuclear Sistema formado pelos monócitos sanguíneos e macrófagos teciduais

Sistema reticuloendotelial (RES) Termo mais antigo, usado para descrever a rede de células fagocitárias e endoteliais distribuída por todo o corpo

Sistêmico Distribuído por todo o corpo

***Splicing* diferenciado** Utilização e reunião (*splicing*) dos éxons diferentes de um transcrito primário de RNA com o propósito de gerar sequências diferentes de mRNA

Superantígeno Antígeno que reage com todos os linfócitos pertencentes a determinada família de receptores de células T ou região V da imunoglobulina e que, portanto, estimula (ou deleta) um número muito maior de células que o antígeno convencional

Superfamília das imunoglobulinas Família numerosa de proteínas caracterizadas pelo fato de possuírem domínios "do tipo imunoglobulina" com cerca de 110 aminoácidos dobrados em duas lâminas b. Inclui as imunoglobulinas, os receptores das células T e as moléculas do MHC

TAP Os transportadores associados ao processamento dos antígenos (TAP-1 e TAP-2) contêm peptídios antigênicos trazidos do citoplasma para o lúmen do retículo endoplasmático para incorporação às moléculas MHC classe I

Tecido linfoide associado à mucosa (MALT) Tecido linfoide existente nas superfícies mucosas dos sistemas respiratório, gastrintestinal e geniturinário

Tecido linfoide associado ao intestino (GALT) Inclui as placas de Peyer, o apêndice e os nódulos linfoides solitários da submucosa

Timócito Célula T em desenvolvimento no timo

Tirosinoquinases proteicas Enzimas capazes de fosforilar proteínas em tirosinas; atuam frequentemente em cascata nos sistemas de transdução de sinais das células

Título Medida da "potência" relativa (uma combinação de quantidade e avidez) de um anticorpo ou antissoro, geralmente representada pela maior diluição que ainda pode ser detectada em determinado teste (p. ex., no ELISA)

Tolerância Ausência de reatividade imunológica específica

Tolerância central Tolerância imunológica específica consequente à indução da apoptose dos linfócitos ou à anergia nos órgãos linfoides primários (medula óssea, no caso de tolerância das células B, e timo, no caso de células T)

Tolerância periférica Tolerância imunológica específica que ocorre fora dos órgãos linfoides primários

Tolerógeno Antígeno usado para induzir tolerância. Com frequência depende mais das circunstâncias da administração (p. ex., via e concentração) do que de qualquer propriedade intrínseca da molécula

Toxoide Toxina química ou fisicamente modificada que não causa danos, mas conserva sua imunogenicidade

Via alternativa (de ativação do complemento) Via de ativação englobando os componentes do complemento C3, fator B, fator D e properdina, que gera a C3 convertase C3bBb da via alternativa (na presença de um elemento ativador, como polissacarídio microbiano)

Via clássica (de ativação do complemento) Via de ativação que engloba os componentes do complemento C1, C2 e C4 que, depois da fixação de C1q (p. ex., por complexos antígeno-anticorpo), produzem a C3-convertase C4b2a da via clássica

Xenoenxerto Enxerto de tecido ou órgão entre indivíduos de espécies diferentes

Xenogênico Diferenças genéticas entre as espécies

Zona marginal Área externa da bainha linfoide periarteriolar esplênica (PALS), rica em células B, principalmente as que respondem aos antígenos timo-independentes

Índice Alfabético